严格依据新大纲及新教材编写 | 包含全部新增考点

2025

国家临床执业助理医师资格考试

辅导讲义（上册）

武汉大学中南医院 | 贺银成 编著

華中科技大學出版社
http://press.hust.edu.cn
中国·武汉

图书在版编目(CIP)数据

2025国家临床执业助理医师资格考试辅导讲义：上、下册／贺银成编著. -- 武汉：华中科技大学出版社，2024. 12.（2025. 2重印）-- ISBN 978-7-5772-1488-7

Ⅰ. R4

中国国家版本馆CIP数据核字第20248LU342号

2025国家临床执业助理医师资格考试辅导讲义(上、下册)　　贺银成　编著

2025 Guojia Linchuang Zhiye Zhuli Yishi Zige Kaoshi Fudao Jiangyi

总 策 划：车　巍

策划编辑：莫　愚　彭　斌

责任编辑：方寒玉　马梦雪

封面设计：MX DESIGN STUDIO Q:1765628429　廖亚萍

责任校对：李　弋

责任监印：朱　玢

出版发行：华中科技大学出版社(中国·武汉)　　电话：(027)81321913

武汉市东湖新技术开发区华工科技园　　邮编：430223

录　　排：华中科技大学惠友文印中心

印　　刷：三河市兴国印务有限公司

开　　本：787mm×1092mm　1/16

印　　张：76

字　　数：2354千字

版　　次：2025年2月第1版第2次印刷

定　　价：229.00元(全二册)

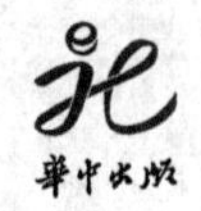

Foreword 前言

本人讲授国家临床执业助理医师资格考试（以下简称助理医师考试）复习课程已十余年，深受同学们的喜爱。本书就是在讲稿基础上，结合本人多年来对助理医师考试的潜心研究编著而成，以帮助同学们迅速抓住重点、掌握难点，了解命题规律。

全书共分十七篇，包括生物化学、生理学、病理学、药理学、医学心理学、医学伦理学、医学统计学、预防医学、卫生法规、传染病学与皮肤性病学、神经病学、精神病学、内科学（含诊断学相关内容）、外科学、妇产科学、儿科学和中医学基础。每篇又分为若干章，每章内容包括考纲要求、复习要点、常考点及参考答案四个部分。

全书按教科书的体例和顺序进行编排，这样更便于同学们对照复习。

本书按照最新版教材进行了修订，对所有考点逐一解析，讲练结合。利用大量图表，对一些相似的知识点进行对比、归纳总结，重点讲解常考点、易混点。由于助理医师考试科目繁多，复习时要求记忆的内容很多，所以书中也讲授了许多实用的记忆方法。

由于篇幅所限，本书所选考点例题不可能给出详尽解答。若有疑问，可以参阅《2025 国家临床执业及助理医师资格考试历年考点精析（上、下册）》。这是一本考题解析，收集了 1999—2024 年国家临床执业及助理医师资格考试的大部分考题，且对每道考题均作出了详尽解答。

同学们复习时也可参阅《2025 国家临床执业助理医师资格考试辅导讲义同步练习 3000 题》。这是一本专门针对助理医师考试的专业习题集，所精选的试题与《2025 国家临床执业及助理医师资格考试历年考点精析（上、下册）》中的考题并不相同，可以帮助同学们更牢固地掌握知识点，扩大知识面，提高复习效率。最后，同学们在临考前可以使用《2025 国家临床执业助理医师资格考试全真模拟 3 套卷》进行热身。

本书配有由本人主讲的全套课件，同学们可以结合本辅导讲义，自由听课，轻松复习。如需购买全套课件，可以通过以下方式联系：

同学们在复习助理医师考试实践技能时，可以参阅《2025 国家临床执业及助理医师资格考试实践技能应试指南》，且可选购由本人全程讲授的实践技能操作的全套课件。

同学们在使用本书过程中发现不足或错误之处，欢迎通过 2208463636@qq.com 指出，每指出一处错误，奖励 10 元，多人指出同一错误的，奖励首位指出者。

最后祝愿大家顺利通过 2025 年的助理医师考试！

贺银成

2024 年 12 月

需要特别说明的是,本书所有知识点、相关法律法规及考题均参照相关教材(主要是人民卫生出版社各版本相关教材)和最新考试大纲进行编写,因各版本教材及考纲内容表述很难统一,为了让考生如实了解考题和参考书原貌,并方便对比记忆,书中对某些医学专业术语未按现行标准(全国科学技术名词审定委员会规定的术语)进行表述,而是采取了习惯的表达形式。为了让考生知晓规范术语,特将本书中部分习惯表述或简称列表如下,以便考生查阅。此外,各种教材使用的医学名词并不统一,为与教材保持一致,本书中有些名词混用,如病人(患者)、β 受体阻断剂(β 受体阻断药、β 受体拮抗药)、血管紧张素Ⅱ受体阻滞剂(血管紧张素Ⅱ受体阻滞药、血管紧张素Ⅱ受体拮抗药)、钙通道阻滞剂(钙通道阻滞药、钙拮抗药)、支气管扩张药(支气管扩张剂、支气管舒张剂、支气管舒张药)、抗胆碱药(抗胆碱能药)、泼尼松(强的松)等。

习惯表述或简称	规范表述	习惯表述或简称	规范表述
低右	低分子右旋糖酐	冠脉	冠状动脉
内异症	子宫内膜异位症	急粒	急性粒细胞白血病
急单	急性单核细胞白血病	急粒-单	急性粒-单核细胞白血病
急淋	急性淋巴细胞白血病	慢粒	慢性粒细胞白血病
慢淋	慢性淋巴细胞白血病	幼淋	幼稚淋巴细胞白血病
早幼粒	急性早幼粒细胞白血病	幼单	幼稚单核细胞
原单	原始单核细胞	原淋	原始淋巴细胞
甲亢	甲状腺功能亢进(症)	甲减	甲状腺功能减退(症)
甲旁亢	甲状旁腺功能亢进(症)	甲旁减	甲状旁腺功能减退(症)
脾亢	脾功能亢进(症)	传染病	传染性疾病
甲危	甲状腺危象	甲扫	甲状腺核素扫描
甲瘤	甲状腺腺瘤	甲癌	甲状腺癌
房缺	房间隔缺损	室缺	室间隔缺损
二狭	二尖瓣狭窄	二闭	二尖瓣关闭不全
主狭	主动脉瓣狭窄	主闭	主动脉瓣关闭不全
三狭	三尖瓣狭窄	三闭	三尖瓣关闭不全
肺狭	肺动脉瓣狭窄	肺闭	肺动脉瓣关闭不全
房早	房性早搏(房性期前收缩)	室早	室性早搏(室性期前收缩)
房颤	心房颤动	室颤	心室颤动
左房(左室)	左心房(左心室)	右房(右室)	右心房(右心室)
心衰	心力衰竭	呼衰	呼吸衰竭
食管-胃底静脉曲张	食管胃底静脉曲张	非甾体类抗炎药	非甾体抗炎药
呼酸(呼碱)	呼吸性酸中毒(呼吸性碱中毒)	代酸(代碱)	代谢性酸中毒(代谢性碱中毒)
T 细胞	T 淋巴细胞	B 细胞	B 淋巴细胞
胰岛 α 细胞	胰岛 A 细胞	胰岛 β 细胞	胰岛 B 细胞
干性啰音	干啰音	湿性啰音	湿啰音
金葡菌	金黄色葡萄球菌	溶链	溶血性链球菌
克雷伯杆菌	克雷伯菌	淋菌	淋球菌
大肠杆菌	大肠埃希(氏)菌	革兰染色	革兰氏染色
M 受体	M(型)胆碱受体	N 受体	N(型)胆碱受体

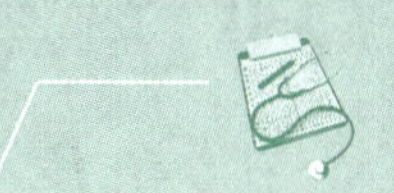

习惯表述或简称	规范表述	习惯表述或简称	规范表述
α受体	α肾上腺素能受体	β受体	β肾上腺素能受体
肾上腺素受体	肾上腺素能受体	风心病/风湿性心脏病	风湿性心脏瓣膜病
胸水	胸腔积液	腹水	腹腔积液
菌痢	细菌性痢疾	纤维母细胞	成纤维细胞
紫绀	发绀	水、钠(钠水)潴留	水钠潴留
上感	上呼吸道感染	房室阻滞	房室传导阻滞
化脑	化脓性脑膜炎	胆道蛔虫症	胆道蛔虫病
结脑	结核性脑膜炎	胆石病	胆石症
精分症	精神分裂症	革兰阳性	革兰氏阳性
视(神经)乳头水肿	视(神经)盘水肿	革兰阴性	革兰氏阴性
希恩(希汉)综合征	席汉综合征	体位性低血压	直立性低血压
大脑皮层	大脑皮质	血-脑屏障	血脑屏障
前列腺肥大	前列腺增生	首关消除	首过消除
人流	人工流产	乙肝/乙型肝炎	乙型病毒性肝炎
蛛网膜下腔	蛛网膜下隙	自身免疫病	自身免疫性疾病
直肠指诊	直肠指检	活检	活组织检查
放疗	放射治疗	化疗	化学(药物)治疗
环氧化酶	环氧合酶	血循环	血液循环
脑膜炎球菌	脑膜炎双球菌	促胃液素瘤	胃泌素瘤
占位病变	占位性病变	肝颈征	肝颈静脉反(回)流征
造口	造瘘	心梗	心肌梗死
大便(粪)潜血	大便隐血	支扩	支气管扩张症
全麻	全身麻醉	局麻	局部麻醉
展神经	外展神经	卒中	脑卒中
钩体	钩端螺旋体	胸片	胸部X线片
黏度	黏稠度	宫颈/底/体(癌)	子宫颈/底/体(癌)
扁桃腺炎	扁桃体炎	黑粪	黑便
巨幼细胞(性)贫血	巨幼红细胞(性)贫血	肌浆	肌质
动/静脉通路	动/静脉通道	颅压	颅内压
神经元	神经细胞	体检/查体	体格检查
脓痰	脓性痰	粉红色泡沫痰	粉红色泡沫样痰
胆碱酯酶/AChE	乙酰胆碱酯酶	心输出量/心排量	心排血量
胃肠反应	胃肠道反应	静滴	静脉滴注
支喘(哮喘)	支气管哮喘	尿感	尿路感染
泌尿系	泌尿系统	慢阻肺	慢性阻塞性肺疾病
眼压	眼内压	乳癌	乳腺癌
血沉	红细胞沉降率	泌/生乳素	催乳素
急进性肾炎	急进性肾小球肾炎	急性肾炎	急性肾小球肾炎
升压素	加压素	智能	智力

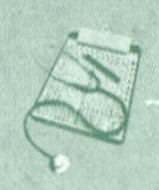

习惯表述或简称	规范表述	习惯表述或简称	规范表述
标记物	标志物	肺炎双球菌	肺炎链球菌
支原体肺炎	肺炎支原体肺炎	肝(肾)衰竭	肝(肾)功能衰竭
缺水	脱水	心律不整	心律不齐
胎儿窘迫	胎儿宫内窘迫	血道转移	血行转移
炎细胞/炎性细胞	炎症细胞	氨基苷类	氨基糖苷类

英文缩写	中文全称	英文缩写	中文全称
T	体温	Plt	血小板
VIP	血管活性肠肽	ACh	乙酰胆碱
P	脉率	Alb	血清清蛋白
R	呼吸	Scr	血肌酐
BP	血压	BUN	尿素氮
RBC	红细胞	ESR	红细胞沉降率
WBC	白细胞	ALT	丙氨酸转氨酶
G^+	革兰氏阳性	G^-	革兰氏阴性
NAP	中性粒细胞碱性磷酸酶	L	淋巴细胞
CoA	辅酶 A	N	中性粒细胞
COPD	慢性阻塞性肺疾病	iv	静脉注射
CNS	中枢神经系统	im	肌内注射
Hb	血红蛋白	TBil	总胆红素
AST	天冬氨酸转氨酶	Ret	网织红细胞
CRP	C-反应蛋白	HP	高倍视野

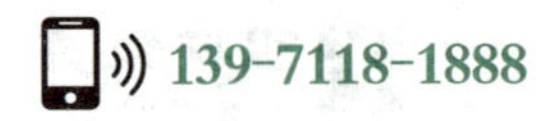

Contents 目录

上 册

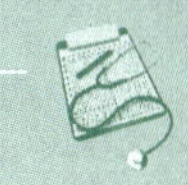

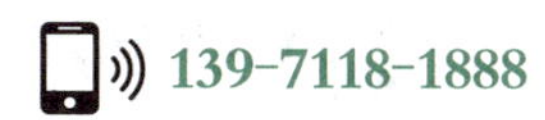

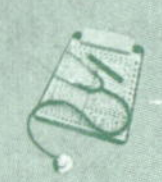

下　　册

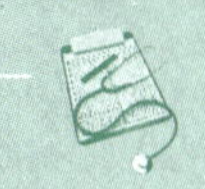

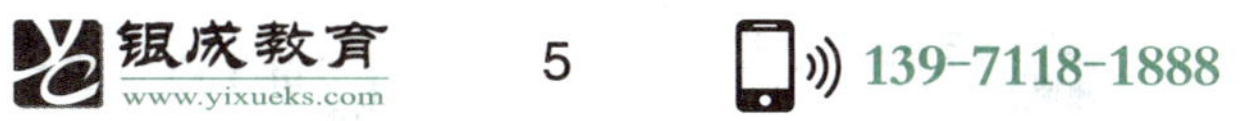

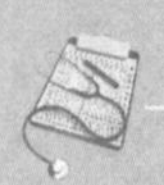

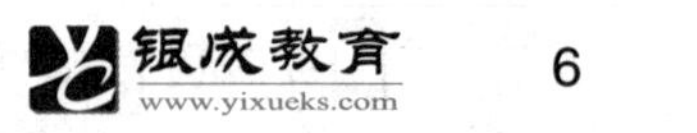

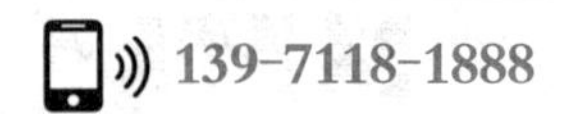

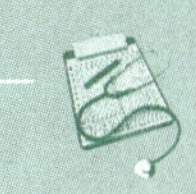

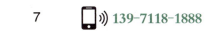

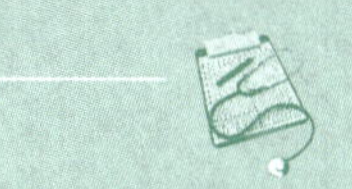

第一篇　生物化学

第1章　蛋白质的结构与功能

考纲要求

①蛋白质的分子组成：元素组成，基本单位。②蛋白质的分子结构：肽键与肽链，一级结构，二级结构，三级和四级结构的概念，蛋白质的分类。③理化性质：等电点，沉淀，变性。

复习要点

一、蛋白质的分子组成

1. 元素组成

(1)主要元素　尽管蛋白质的种类繁多，结构各异，但其元素组成相似，主要有碳（50%~55%）、氢（6%~7%）、氧（19%~24%）、氮（13%~19%）和硫（0~4%）。

(2)次要元素　有些蛋白质还含有少量磷和金属元素铁、铜、锌、锰、钴、钼、碘等。

(3)衡量元素　各种蛋白质的含氮量平均为16%。因蛋白质是体内主要的含氮物质，故测定生物样品含氮量即可推算出蛋白质的大致含量：每克样品含氮克数×6.25×100=100g样品中蛋白质含量（g%）。

2. 基本单位

(1)蛋白质的基本结构　蛋白质的基本结构单位为氨基酸，但不同蛋白质的各种氨基酸含量与排列顺序不同。蛋白质是高分子化合物，可以受酸、碱或蛋白酶作用而水解为游离氨基酸。

(2)氨基酸的通式　蛋白质水解生成的天然氨基酸有20种，其化学结构式具有一个共同特点，即在连接羧基的α碳原子上有一个氨基，故称为α-氨基酸，其结构式如右图所示。除甘氨酸外，组成天然蛋白质的20种氨基酸多属于*L*-α-氨基酸。

$$\mathrm{R-\overset{\displaystyle COO^-}{\overset{|}{\underset{\underset{\displaystyle H}{|}}{C}}}-{}^+NH_3}$$

氨基酸通式

$$\mathrm{H-\overset{\displaystyle COO^-}{\overset{|}{\underset{\underset{\displaystyle H}{|}}{C}}}-{}^+NH_3}$$

甘氨酸

(3)氨基酸的分类　组成人体蛋白质的20种氨基酸分以下5类。

类别	数量	氨基酸
非极性脂肪族氨基酸	7种	甘氨酸、丙氨酸、缬氨酸、亮氨酸、异亮氨酸、脯氨酸、甲硫氨酸
极性中性氨基酸	5种	丝氨酸、半胱氨酸、天冬酰胺、谷氨酰胺、苏氨酸
含芳香环的氨基酸	3种	苯丙氨酸、酪氨酸、色氨酸
酸性氨基酸	2种	谷氨酸、天冬氨酸
碱性氨基酸	3种	赖氨酸、精氨酸、组氨酸

【例1】组成人体蛋白质多肽链的基本单位是

A. L-α-氨基酸　　B. D-α-氨基酸　　C. L-β-氨基酸
D. D-β-氨基酸　　E. 以上都不是

【例 2】属于酸性氨基酸的是
A. 半胱氨酸　　B. 苏氨酸　　C. 苯丙氨酸
D. 谷氨酸　　E. 组氨酸

【例 3】不存在于人体蛋白质分子中的氨基酸是
A. 半胱氨酸　　B. 丝氨酸　　C. 甲硫氨酸
D. 脯氨酸　　E. 鸟氨酸

二、蛋白质的分子结构

1. 肽键与肽链

(1)肽键　肽或蛋白质多肽链中连接两个氨基酸的酰胺键称肽键,由一分子氨基酸的 α-氨基与另一分子氨基酸的 α-羧基脱去 1 分子水而生成。

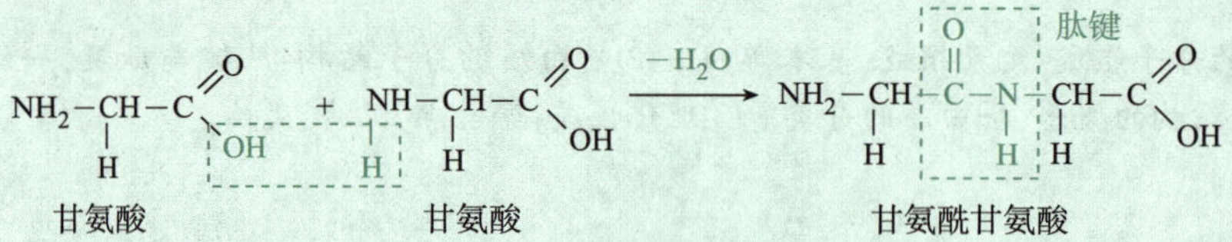

$$NH_2-\underset{H}{\underset{|}{CH}}-C(=O)OH + H-\underset{H}{\underset{|}{N}}-\underset{H}{\underset{|}{CH}}-C(=O)OH \xrightarrow{-H_2O} NH_2-\underset{H}{\underset{|}{CH}}-\overset{O}{\overset{\|}{C}}-\underset{H}{\underset{|}{N}}-\underset{H}{\underset{|}{CH}}-C(=O)OH$$

甘氨酸　　甘氨酸　　甘氨酰甘氨酸（肽键）

肽与肽键

(2)肽链　氨基酸通过肽键相连成肽链。两个氨基酸借肽键组成最简单的肽,称为二肽。二肽同样能与另一分子氨基酸缩合成三肽。如此类推,依次生成四肽、五肽……甚至形成多肽。肽链分子中的氨基酸相互衔接形成的长链,称为多肽链。一般而言,由 2~20 个氨基酸相连组成的肽称为寡肽。由更多个氨基酸相连而成的肽称为多肽。多肽链有两端,其游离 α-氨基的一端称为氨基末端或 N-端,游离 α-羧基的一端称为羧基末端或 C-端。每条多肽链中氨基酸残基顺序编号都是从 N-端开始,N-端在左,C-端在右。肽链中的氨基酸分子因脱水缩合而基团不全,称为氨基酸残基。

【例 4】多肽链中肽键的本质是
A. 疏水键　　B. 糖苷键　　C. 酰胺键
D. 二硫键　　E. 磷酸二酯键

2. 一级结构

在蛋白质分子中,从 N-端至 C-端的氨基酸排列顺序称为蛋白质的一级结构。一级结构中的主要化学键是肽键。此外,蛋白质分子中所有二硫键的位置也属于一级结构范畴。二硫键由两个半胱氨酸巯基(—SH)脱氢氧化而生成(如下图)。一级结构是蛋白质空间构象和特异生物学功能的基础。

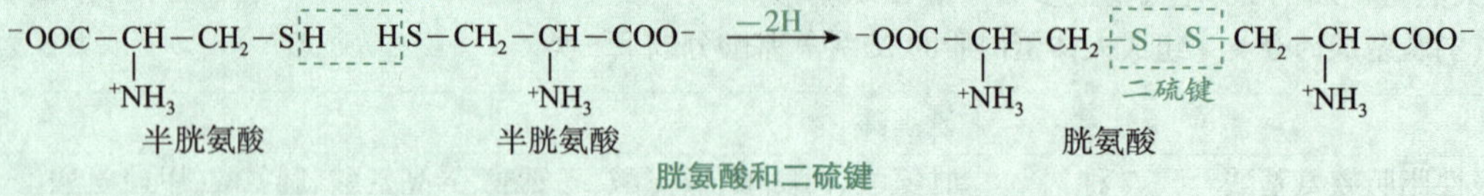

$$^{-}OOC-\underset{^{+}NH_3}{\underset{|}{CH}}-CH_2-SH\quad HS-CH_2-\underset{^{+}NH_3}{\underset{|}{CH}}-COO^{-} \xrightarrow{-2H} {}^{-}OOC-\underset{^{+}NH_3}{\underset{|}{CH}}-CH_2-S-S-CH_2-\underset{^{+}NH_3}{\underset{|}{CH}}-COO^{-}$$

半胱氨酸　　半胱氨酸　　胱氨酸（二硫键）

胱氨酸和二硫键

3. 二级结构

(1)二级结构的概念　蛋白质的二级结构是指蛋白质分子中某一段肽链的局部空间结构,也就是该段肽链主链骨架原子的相对空间位置,并不涉及氨基酸残基侧链的构象。二级结构的主要形式包括 α-螺旋、β-折叠、β-转角、Ω 环等。蛋白质的二级结构主要由氢键维系。

(2)α-螺旋　在 α-螺旋结构中,多肽链的主链围绕中心轴作有规律的螺旋式上升,螺旋的走向为顺时针方向,即所谓右手螺旋,氨基酸侧链伸向螺旋外侧。每 3.6 个氨基酸残基螺旋上升 1 圈,螺距为 0.54

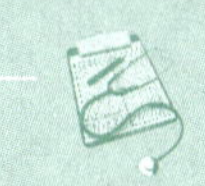

nm。α-螺旋的每个肽键的N—H和第四个肽键的羰基氧形成氢键，氢键的方向与螺旋长轴基本平行。

4. 三级结构

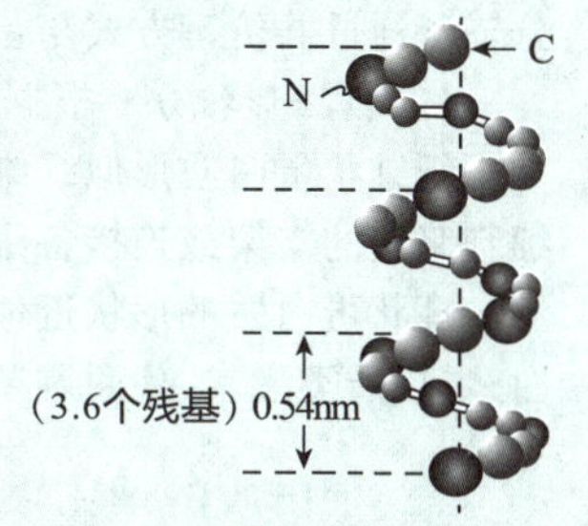

蛋白质的α-螺旋

蛋白质三级结构是指整条肽链中全部氨基酸残基的相对空间位置，也就是整条肽链所有原子在三维空间的排布位置。肌红蛋白是由153个氨基酸残基构成的单链蛋白质，含1个血红素辅基，能够进行可逆的氧合和脱氧。肌红蛋白分子中α-螺旋占75%，构成A至H 8个螺旋区，两个螺旋区之间有一段无规律卷曲，脯氨酸位于转角处。由于侧链R基团的相互作用，多肽链缠绕，形成一个球状分子，球表面有亲水侧链，疏水侧链则位于分子内部，形成一个疏水的“口袋”。血红素位于“口袋”中，它的铁离子通过配位键与组氨酸相连。

5. 四级结构

许多蛋白质有两条或两条以上的多肽链，肽链与肽链之间并不是通过共价键相连，而是由非共价键维系。每一条多肽链都有自己完整的一级、二级和三级结构，称为亚基。亚基与亚基之间特定的三维空间排布和相互作用，称为蛋白质的四级结构。如血红蛋白是由4个两种不同的亚基组成的四聚体，具有运输氧和CO_2的功能，但单个亚基无生物学活性。

	一级结构	二级结构	三级结构	四级结构
定义	蛋白质分子中从N→C端的氨基酸排列顺序	蛋白质分子中某一段肽链的局部空间结构	整条肽链中所有原子在三维空间的排布位置	蛋白质分子中各亚基间的空间排布
表现形式	肽链	α-螺旋、β-折叠 β-转角、Ω环	结构模体（亮氨酸拉链、锌指结构）、结构域	亚基
维系键	肽键（主要） 二硫键（次要）	氢键	疏水键、盐键、氢键、范德华力	氢键、离子键
意义	一级结构是蛋白质空间构象和特异性功能的基础，但不是决定空间构象的唯一因素	一个蛋白质分子可含有多种二级结构或多个同种二级结构，相邻的2个以上的二级结构可协同完成特定的功能	分子量较大的蛋白质常可折叠成多个结构较为紧密的区域，并各行其功能，称为结构域	含有四级结构的蛋白质，单独的亚基一般没有生物学功能

【例5】关于蛋白质二级结构的叙述，正确的是
A. 氨基酸的排列顺序　B. 每一氨基酸侧链的空间构象　C. 局部主链的空间构象
D. 亚基间相对的空间位置　E. 每一原子的相对空间位置

【例6】不属于蛋白质二级结构的是
A. β-折叠　B. Ω环　C. 右手螺旋
D. α-螺旋　E. β-螺旋(2020)

【例7】维系蛋白质分子中α-螺旋的化学键是
A. 盐键　B. 疏水键　C. 氢键
D. 肽键　E. 二硫键

【例8】维系蛋白质二级结构稳定的主要化学键是
A. 盐键　B. 氢键　C. 疏水作用
D. 肽键　E. 二硫键

6. 蛋白质的分类

(1)根据组成成分分　根据蛋白质组成成分可将蛋白质分为单纯蛋白质和缀合蛋白质。前者只含

有氨基酸,后者除蛋白质部分外,还含有非蛋白质部分。缀合蛋白质中的非蛋白质部分称为辅基,绝大部分辅基通过共价键方式与蛋白质部分连接。

(2)根据形状分 根据蛋白质形状可将蛋白质分为纤维状蛋白质和球状蛋白质两大类。

纤维状蛋白质形似纤维,其分子长轴的长度比短轴长 10 倍以上,多为结构蛋白质,较难溶于水,作为细胞坚实的支架或连接各细胞、组织和器官的细胞外成分,如胶原蛋白、弹性蛋白、角蛋白等。

球状蛋白质的形状近似于球形或椭圆形,多数可溶于水,许多具有生理学功能的蛋白质如酶、转运蛋白、蛋白质类激素、代谢调节蛋白、基因表达调节蛋白、免疫球蛋白等都属于球状蛋白质。

三、蛋白质的理化性质

1. 等电点

(1)等电点 蛋白质分子除两端的氨基和羧基可解离外,氨基酸残基侧链中某些基团,在一定的溶液 pH 条件下都可解离成带负电荷或正电荷的基团。当蛋白质溶液处于某一 pH 时,蛋白质解离成正、负离子的趋势相等,即成为兼性离子,净电荷为零,此时溶液的 pH 称为蛋白质的等电点(pI)。溶液的 $pH>$ 某一蛋白质的 pI 时,该蛋白质颗粒带负电荷;溶液的 $pH<$ 某一蛋白质的 pI 时,该蛋白质颗粒带正电荷。

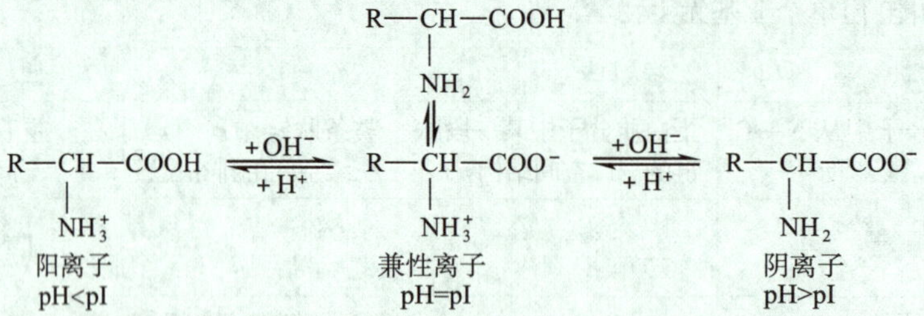

$$R-CH(NH_2)-COOH \rightleftharpoons$$

$$R-CH(NH_3^+)-COOH \underset{+H^+}{\overset{+OH^-}{\rightleftharpoons}} R-CH(NH_3^+)-COO^- \underset{+H^+}{\overset{+OH^-}{\rightleftharpoons}} R-CH(NH_2)-COO^-$$

阳离子 $pH<pI$　　兼性离子 $pH=pI$　　阴离子 $pH>pI$

蛋白质分子的两性电离特性

(2)血浆蛋白 体内蛋白质的等电点各不相同,大多数接近于 pH5.0。所以在人体体液 pH7.4 的环境下,大多数蛋白质解离成阴离子。少数蛋白质含碱性氨基酸较多,其等电点偏碱性,被称为碱性蛋白质,如鱼精蛋白、组蛋白等。也有少量蛋白质含酸性氨基酸较多,其等电点偏酸性,被称为酸性蛋白质,如胃蛋白酶、丝蛋白等。

【例 9】当溶液的 pH 与某种蛋白质的 pI 一致时,该蛋白质在此溶液中的存在形式是

A. 兼性离子　　B. 非兼性离子　　C. 带单价正电荷
D. 疏水分子　　E. 带单价负电荷

2. 变性

蛋白质变性是指在各种理化因素(加热、乙醇、强酸、强碱、重金属离子、生物碱试剂等)的作用下,蛋白质的空间构象被破坏,导致其理化性质的改变和生物学活性的丧失。

蛋白质变性主要是二硫键和非共价键的破坏,不涉及一级结构中氨基酸序列的改变。蛋白质变性后,其溶解度降低、黏度增加、结晶能力消失、生物学活性丧失,易被蛋白酶水解。

若蛋白质变性的程度较轻,去除变性因素后,有些(并非全部)蛋白质仍可恢复或部分恢复其原有的构象和功能,称为复性。许多蛋白质变性后,空间构象严重破坏,不能复原,称为不可逆性变性。

3. 沉淀

蛋白质变性后疏水侧链暴露在外,肽链融汇相互缠绕而聚集,因而从溶液中析出,这一现象被称为蛋白质沉淀。沉淀蛋白质的方法有以下几种:

(1)盐析 在蛋白质溶液中若加入大量中性盐(如硫酸铵、硫酸钠、氯化钠),蛋白质胶粒的水化膜即被破坏,其所带电荷也被中和,蛋白质胶粒因失去这两种稳定因素而沉淀。盐析时,若溶液的 pH 在蛋白质的等电点则效果最好。盐析沉淀的蛋白质不发生变性是其优点,故常用于天然蛋白质的分离;缺点是

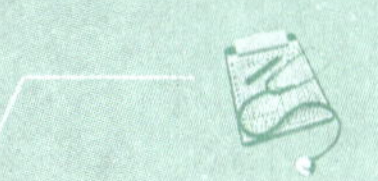

沉淀的蛋白质中混有大量中性盐，必须经透析除去。

(2)重金属盐沉淀蛋白质　重金属离子如 Ag^{+}、Hg^{2+}、Cu^{2+}、Pb^{2+}等，可与蛋白质的负离子结合，形成不溶性蛋白质沉淀。沉淀条件为 pH 稍大于蛋白质的等电点(pI)。临床上利用蛋白质与重金属盐结合形成不溶性沉淀这一特性，抢救重金属盐中毒患者。

(3)生物碱试剂与某些酸沉淀蛋白质　如苦味酸、鞣酸、钨酸、三氯醋酸、磺酸水杨酸、硝酸等，可与蛋白质的正离子结合成不溶性的盐沉淀。沉淀条件是 $pH<pI$。

(4)有机溶剂沉淀蛋白质　可与水混合的有机溶剂，如酒精、甲醇、丙酮等能与蛋白质争水，破坏蛋白质胶粒的水化膜，使蛋白质沉淀析出。

变性的蛋白质易于沉淀，沉淀的蛋白质不一定变性，凝固的蛋白质一定变性。

注意：①蛋白质变性后——黏度增加、溶解度降低、结晶能力消失、生物学活性丧失，易被蛋白酶水解。
②DNA 变性后——溶液黏度降低、DNA 在 260nm 处的吸光度增加(增色效应)。
③蛋白质变性后空间构象被破坏，但一级结构不受影响，部分蛋白质变性后可以复性。
④蛋白质水解时，一级结构被破坏，所有蛋白质水解后均不能复性。

【例 10】变性蛋白质的主要特点是
A. 不易被蛋白酶水解　B. 分子量降低　C. 溶解性增加
D. 生物学活性丧失　E. 共价键被破坏(2020)

【例 11】关于蛋白质变性的说法，错误的是
A. 黏度增加　B. 易于沉淀　C. 结晶能力消失
D. 肽键断裂　E. 溶解度降低(2022)

【例 12】蛋白质变性后不会发生的理化性质改变是
A. 生物学活性丧失　B. 结晶能力增加　C. 黏度增加
D. 易被蛋白酶水解　E. 溶解度降低(2023)

【例 13】乙醇可以使蛋白质沉淀的原理是
A. 破坏水化膜　B. 破坏溶液电荷平衡　C. 通过化学键共价交联
D. 形成二硫键　E. 使溶液达到等电点(2024)

常考点　氨基酸的一般特性；蛋白质的分子结构；蛋白质变性。

参考答案——详细解答见《2025 国家临床执业及助理医师资格考试历年考点精析(上、下册)》

1. ABCDE　2. ABCDE　3. ABCDE　4. ABCDE　5. ABCDE　6. ABCDE　7. ABCDE
8. ABCDE　9. ABCDE　10. ABCDE　11. ABCDE　12. ABCDE　13. ABCDE

第2章　核酸的结构、功能与核苷酸代谢

▶▶考纲要求

①核酸的分子组成:分类,基本成分,基本单位。②DNA 的结构与功能:一级结构,二级结构(双螺旋结构)。③RNA 的结构与功能:mRNA,tRNA,rRNA。④核酸的理化性质:紫外光吸收特征,变性和复性。⑤核苷酸的代谢:嘌呤核苷酸的分解产物,嘧啶核苷酸的分解产物。

▶▶复习要点

一、核酸的分子组成

1. 核酸的分类

核酸是以核苷酸为基本组成单位的生物大分子,具有复杂的结构和重要的生物学功能。核酸可分为脱氧核糖核酸(DNA)和核糖核酸(RNA)两类。DNA 主要存在于细胞核内,是遗传信息的携带者,决定细胞和个体的基因型。RNA 主要存在于细胞核和细胞质内,参与细胞内遗传信息的复制和表达。

2. 核酸的基本成分

核酸的基本组成单位是核苷酸。核苷酸由戊糖、碱基和磷酸组成。

(1)戊糖　核酸含有两种戊糖,差别在于第2位碳原子上是否含有羟基。RNA 分子中的戊糖第2位碳原子含有羟基,称为β-*D*-核糖。DNA 分子中的戊糖第2位碳原子上不含羟基,称为β-*D*-2′-脱氧核糖。

β-*D*-核糖　　　β-*D*-脱氧核糖

(2)碱基　是构成核苷酸的基本组分之一。碱基分为嘌呤和嘧啶两类。组成 DNA 的碱基包括 A(腺嘌呤)、G(鸟嘌呤)、C(胞嘧啶)、T(胸腺嘧啶)。组成 RNA 的碱基包括 A、G、C、U(尿嘧啶)。

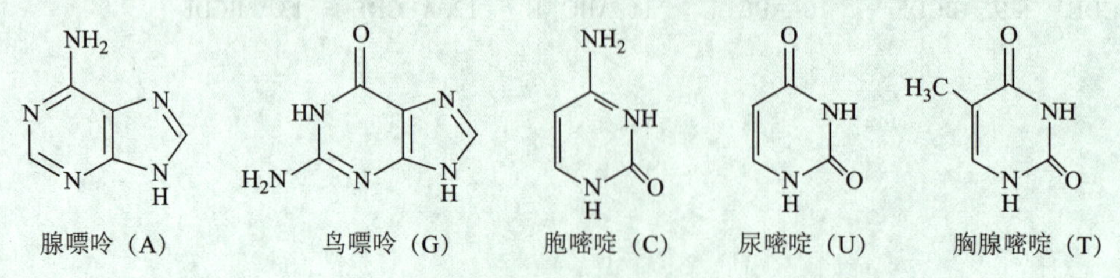

组成核酸分子的碱基

3. 核酸的基本单位

(1)核苷酸　碱基与戊糖通过糖苷键连接形成核苷,核苷与磷酸通过磷酸酯键相连接构成核苷酸。根据戊糖第2位碳原子是否含有羟基,分为核苷酸和脱氧核苷酸。核苷酸存在于 RNA 分子中,而脱氧核苷酸存在于 DNA 分子中。

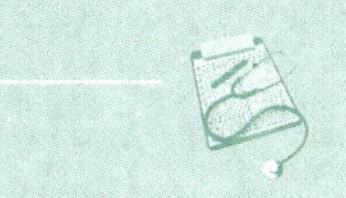

(2)5′-核苷酸　核苷酸中戊糖上的所有游离羟基均可与磷酸形成酯键,但生物体内多数核苷酸的磷酸是连接在核糖或脱氧核糖的C-5′上,形成5′-核苷酸。含有1个磷酸基团的核苷酸,称为核苷一磷酸(NMP)。含有2个磷酸基团的核苷酸,称为核苷二磷酸(NDP)。含有3个磷酸基团的核苷酸,称为核苷三磷酸(NTP)。如AMP是腺苷一磷酸,GDP是鸟苷二磷酸,CTP是胞苷三磷酸。

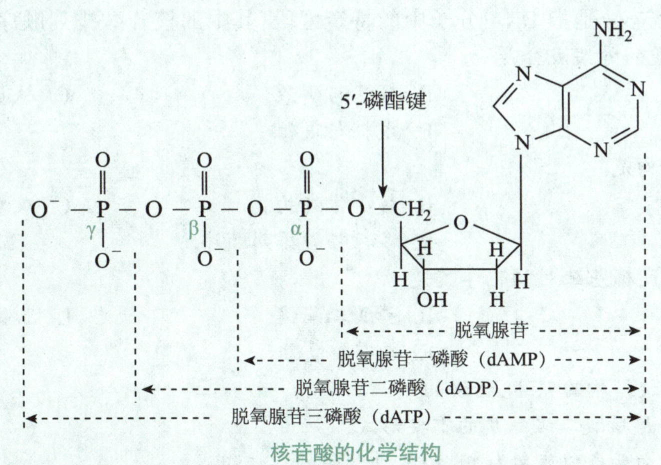

核苷酸的化学结构

【例1】可承载生物遗传信息的分子结构是
A. 胆固醇的侧链碳原子　　B. 脂蛋白的脂质组成　　C. 氨基酸的侧链基团
D. 核酸的核苷酸序列　　E. 不饱和脂肪酸的双键位置

【例2】储存并传递遗传信息的核酸分子是
A. DNA　　B. mRNA　　C. tRNA
D. rRNA　　E. siRNA(2023)

二、DNA的结构与功能

1. DNA的一级结构

DNA分子的一级结构是指核酸分子中核苷酸的排列顺序。由于DNA分子中核苷酸彼此之间的差别仅见于碱基部分,因此DNA的一级结构也指其碱基排列顺序,即DNA序列。核酸分子中的核糖(或脱氧核糖)和磷酸基团共同构成其骨架结构,但不参与遗传信息的贮存和表达。

2. DNA的二级结构——DNA双螺旋结构模型(Watson-Crick结构模型)

(1)DNA由两条多聚脱氧核苷酸链组成　两条多聚脱氧核苷酸链围绕着同一螺旋轴形成右手螺旋结构。它们在空间上的走向呈反向平行,一条链的走向为5′→3′,另一条链的走向为3′→5′。DNA双螺旋结构的直径为2.37nm,螺距为3.54nm。

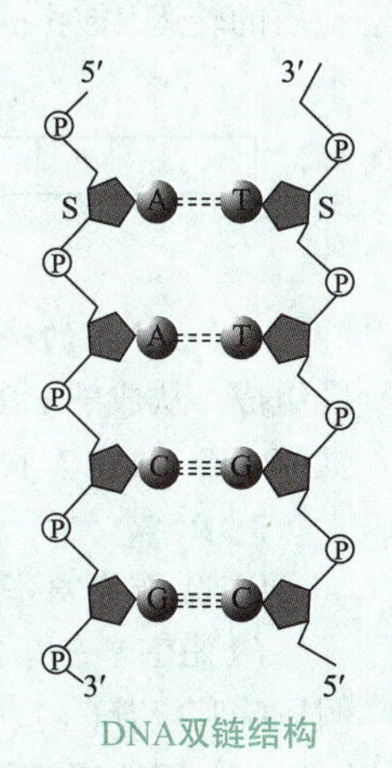

DNA双链结构

(2)核糖和磷酸位于外侧　由脱氧核糖和磷酸基团构成的亲水性骨架位于双螺旋结构的外侧,而疏水的碱基位于内侧。

(3)DNA双链之间形成互补碱基对　两条链的碱基间严格按A=T(2个氢键)、G≡C(3个氢键)配对存在,这种碱基配对关系称为互补碱基对,也称Watson-Crick配对。DNA的两条链则称为互补链,因此A+G与C+T的比值为1。碱基对平面与双螺旋结构的螺旋轴垂直。平均而言,每一螺旋有10.5个碱基对,每个碱基对之间的相对旋转角度为36°。每两个相邻的碱基对平面之间的垂直距离为0.34nm。

(4)碱基对的疏水作用力和氢键共同维持着DNA双螺旋结构的稳定　相邻的两个碱基对平面在旋进过程中会彼此重叠,由此产生了具有疏水性的碱基堆积力。这种碱基堆积力和互补链之间碱基对的氢键共同维系着 DNA 双螺旋结构的稳定,而且碱基堆积力对于双螺旋结构的稳定更为重要。

3. DNA 的功能

DNA 的基本功能是以基因的形式荷载遗传信息,并作为基因复制和转录的模板,是生命遗传的物质基础。基因从结构上定义,是指 DNA 分子中的特定区段,其中的核苷酸排列顺序决定了基因的功能。

【例 3】组成多聚核苷酸的骨架成分是

A. 碱基与戊糖　　B. 碱基与磷酸　　C. 碱基与碱基

D. 戊糖与磷酸　　E. 戊糖与戊糖

【例 4】DNA 的一级结构是

A. 多聚 A 结构　　B. 核小体结构　　C. 双螺旋结构

D. 三叶草结构　　E. 多核苷酸排列顺序

【例 5】维系 DNA 双链间碱基配对的化学键是

A. 氢键　　B. 磷酸二酯键　　C. 肽键

D. 疏水键　　E. 糖苷键

【例 6】有关 DNA 双螺旋结构的叙述,错误的是

A. DNA 双螺旋是核酸二级结构的重要形式

B. DNA 双螺旋由两条以脱氧核糖、磷酸作骨架的双链组成

C. DNA 双螺旋以右手螺旋的方式围绕同一轴有规律地盘旋

D. 两股单链从 5′ 至 3′ 端走向在空间排列相同

E. 两碱基之间的氢键是维持双螺旋横向稳定的主要化学键

三、RNA 的结构与功能

RNA 主要分为信使 RNA(mRNA)、转运 RNA(tRNA)和核糖体 RNA(rRNA)三类。

1. mRNA

DNA 通过转录而产生 mRNA,使 DNA 的遗传信息传至 RNA 分子,并以此作为蛋白质合成的模板,决定合成蛋白质的氨基酸排列顺序。mRNA 约占总 RNA 的 3%。真核细胞核内合成的 mRNA 初级产物是核不均一 RNA,其分子量比成熟的 mRNA 大,经剪接生成成熟的 mRNA,并移位到细胞质。

(1)mRNA 的首尾结构　mRNA 的 5′-端有 m^7GpppN(7-甲基鸟嘌呤-三磷酸核苷)帽结构,3′-端有多聚(A)尾(多聚腺苷酸尾)结构。目前认为,5′-帽结构和 3′-多聚(A)尾结构共同负责 mRNA 从核内向细胞质的转运、维系 mRNA 的稳定性以及翻译起始的调控。

	5′-非翻译区	编码区(开放阅读框ORF)	3′-非翻译区	
5′-帽结构		密码子		3′-多聚腺苷酸尾结构

真核生物mRNA的结构示意图

(2)mRNA 的碱基序列　mRNA 为蛋白质的生物合成提供模板。成熟的 mRNA 由编码区和非编码区组成。从成熟 mRNA 5′-端起的第一个 AUG(即起始密码)至终止密码之间的核苷酸序列,称为开放读框(ORF),决定多肽链的氨基酸序列。在 mRNA 开放读框的两侧,还有非编码序列。

2. tRNA

tRNA 作为氨基酸载体参与蛋白质的合成,是细胞内分子量最小的核酸,长度为 74~95 个核苷酸。

(1)tRNA 含有多种稀有碱基　稀有碱基是指除 A、G、C、U 外的一些碱基,包括双氢尿嘧啶(DHU)、假尿嘧啶核苷(ψ)、甲基化的嘌呤(m^7G、m^7A)等。tRNA 是含稀有碱基最多的 RNA。

(2)tRNA 具有特定的空间结构　tRNA 存在着一些核苷酸序列,能够通过碱基互补配对的原则,形

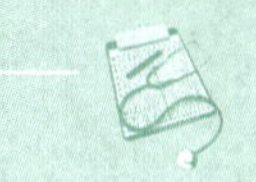

成局部双螺旋，呈三叶草形的二级结构。从5′-端→3′-端依次为：DHU环 + 反密码子环 + TψC环 + 相同的CCA结构（记忆为"三环一柄"）。

①DHU环　其功能是识别氨基酰tRNA合成酶。

②反密码子环　其功能是识别遗传密码。tRNA的反密码子环由7~9个核苷酸组成。居中的3个核苷酸构成一个反密码子，位于反密码子环内。反密码子可通过碱基互补的关系识别mRNA的密码子。在蛋白质生物合成中，氨基酰-tRNA的反密码子依靠碱基互补的方式辨认mRNA的密码子，从而正确地运送氨基酸参与肽链的合成。

③TψC环　其功能是识别核蛋白体。

④CCA-OH结构　为氨基酸接纳茎。所有tRNA的3′-端的最后3个核苷酸均为CCA，这是氨基酸的结合部位，称为氨基酸接纳茎，不同tRNA的氨基酸接纳茎结合不同的氨基酸。

5′　3′
CCA-OH
氨基酸臂
TψC环
DHU环
UCG　反密码子环

tRNA的结构

⑤三级结构　tRNA的三级结构呈倒"L"形。维系其三级结构主要依赖核苷酸之间的各种氢键。

3. rRNA

rRNA是细胞内蛋白质合成的场所，由蛋白质和RNA结合而成。rRNA是细胞中含量最多的RNA，占总RNA的80%以上。真核生物含有4种rRNA，其中28S、5.8S和5S存在于大亚基，18S存在于小亚基。

注意：①细胞内含量最多的RNA是rRNA，分子量最小的RNA是tRNA，含稀有碱基最多的RNA是tRNA。
②tRNA的一级结构为多核苷酸链，二级结构呈三叶草形，三级结构呈倒"L"形。

【例7】维系mRNA稳定性的主要结构是

A. 内含子　　B. 双螺旋结构　　C. 多聚腺苷酸尾
D. 三叶草结构　　E. 茎环结构

【例8】tRNA分子上3′-端序列的功能是

A. 辨认mRNA上的密码子　　B. 剪接修饰作用　　C. 辨认与核糖体结合的组分
D. 提供—OH与氨基酸结合　　E. 提供—OH与糖类结合

四、核酸的理化性质

核酸是两性电解质，在一定pH条件下带电荷，可用电泳或离子交换层析方法分离。

1. 紫外光吸收特征

核酸分子的碱基含有共轭双键，在260nm紫外波段具有最大吸收峰。利用这一性质，可以对核酸进行定量和纯度分析。

【例9】核酸对紫外线的最大吸收峰是

A. 220nm　　B. 230nm　　C. 260nm
D. 280nm　　E. 300nm

2. 变性和复性

(1)DNA变性　DNA在某些因素作用下，由双链解离为单链的过程称为DNA变性。引起DNA变性的因素包括加热、加酸或加碱等，其中最常用的使DNA变性的方法为加热。DNA变性的特点包括：

①结构变化　DNA变性时，维系碱基配对的氢键断裂（并不是多核苷酸链断裂），也就是说不破坏一级结构中脱氧核苷酸的序列。

②吸收值增加　DNA变性时，解链过程中，由于更多的共轭双键得以暴露，DNA在260nm处的吸光度随之增加，这种现象称为DNA的增色效应。它是监测DNA双链是否发生变性的一个最常用指标。

③溶液黏度降低　DNA变性时，由原来比较"刚硬"的双螺旋结构，分裂成两条比较柔软的单股多核

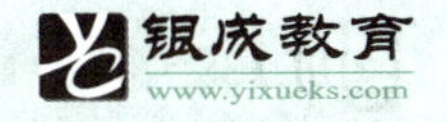

苷酸链,从而引起溶液黏度降低。

(2) **DNA 复性** DNA 的变性是可逆的。在适当条件下,变性的 DNA 两条互补链可重新配对,恢复天然的双螺旋结构,这一现象称为复性。热变性的 DNA 经缓慢冷却后即可复性,这一过程称为退火,退火产生减色效应。但是,热变性的 DNA 迅速冷却至 4℃以下,DNA 不可发生复性。

【例 10】DNA 变性的结果是

A. 双链解开 B. 紫外线吸收降低 C. 凝固
D. 生物学功能增强 E. 理化性质不发生任何改变

五、核苷酸的代谢

1. 嘌呤核苷酸的分解产物

体内嘌呤核苷酸的分解代谢主要在肝脏、小肠和肾脏中进行。首先在核苷酸酶的作用下,嘌呤核苷酸脱去磷酸,生成嘌呤核苷。其中,腺嘌呤核苷酸经过脱氨、水解生成次黄嘌呤,然后在黄嘌呤氧化酶催化下氧化为黄嘌呤。鸟嘌呤核苷酸则被直接水解,生成鸟嘌呤,然后经脱氨基作用生成黄嘌呤。黄嘌呤在黄嘌呤氧化酶催化下生成尿酸。尿酸为嘌呤核苷酸分解代谢的终产物。

AMP ⟶ ⟶ 次黄嘌呤 —(黄嘌呤氧化酶)⟶ 黄嘌呤 —(黄嘌呤氧化酶)⟶ 尿酸
GMP ⟶ ⟶ 鸟嘌呤 ⟶ 黄嘌呤

嘌呤核苷酸的分解代谢

2. 嘧啶核苷酸的分解产物

嘧啶碱的降解主要在肝中进行。嘧啶核苷酸首先经核苷酸酶及核苷酶的作用脱去磷酸及戊糖,生成嘧啶碱。胞嘧啶和尿嘧啶主要在肝脏内经脱氨、氧化、还原、脱羧等反应生成 β-丙氨酸、氨和 CO_2。胸腺嘧啶则分解为 β-氨基异丁酸、氨和 CO_2。与尿酸不同,嘧啶碱分解代谢产物均易溶于水。

胞嘧啶(C) ⟶ 尿嘧啶(U) ⟶ ⟶ 二氢尿嘧啶 ⟶ β-丙氨酸 + CO_2 + NH_3

胸腺嘧啶(T) ⟶ ⟶ ⟶ ⟶ β-脲基异丁酸 ⟶ β-氨基异丁酸 + CO_2 + NH_3

嘧啶核苷酸的分解代谢

【例 11】患者,男,58 岁。间断第一跖趾关节疼痛 3 年。3 年来间断发作左侧第一跖趾关节疼痛,多于午夜突然发作,剧痛,进行性加重,2 周左右可自行缓解。实验室检查:空腹血糖 6.2mmol/L,血尿酸 600μmol/L。本病最可能涉及的代谢途径异常是

A. 氨基酸代谢异常 B. 葡萄糖代谢异常 C. 核苷酸代谢异常
D. 脂质代谢异常 E. 三羧酸循环代谢异常(2024)

▶▶常考点 核酸的组成;DNA 双螺旋结构;RNA 的特性;嘌呤核苷酸的分解产物。

参考答案——详细解答见《2025 国家临床执业及助理医师资格考试历年考点精析(上、下册)》

1. ABCDE 2. ABCDE 3. ABCDE 4. ABCDE 5. ABCDE 6. ABCDE 7. ABCDE
8. ABCDE 9. ABCDE 10. ABCDE 11. ABCDE

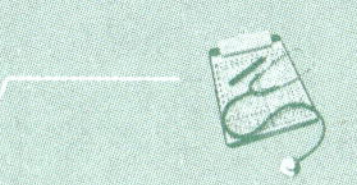

第 3 章 酶与酶促反应

考纲要求

①概述:酶的概念,酶促反应的特点。②酶的结构与功能:分子组成,活性中心与必需基团,酶原与酶原的激活,同工酶,关键酶。③影响酶促反应速率因素:酶浓度,底物浓度,温度,pH,激活剂,抑制剂。

复习要点

一、概述

1. 酶的概念

生物体内的新陈代谢过程是通过有序的、连续不断的、有条不紊的、各种各样的化学反应来体现的。酶是催化特定反应的蛋白质,是一种生物催化剂。酶能通过降低反应的活化能加快反应速率,但不能改变反应的平衡点。酶具有催化效率高、专一性强、作用条件温和等特点。

2. 酶促反应的特点

(1)酶与催化剂的共同点 ①它们在催化反应的过程中自身的质和量保持不变;②都只能加速热力学上能进行的反应;③它们都只能缩短达到化学平衡的时间,不能改变平衡点;④在可逆反应中,一般既可催化正反应,也可催化逆反应;⑤酶和一般催化剂加速反应的机制都是降低反应的活化能。

(2)酶的特点 酶是生物催化剂,遵守一般催化剂的共同规律,但酶也有与一般催化剂不同的特点。

①极高的催化效率 酶的催化效率通常比非催化反应高 $10^8 \sim 10^{20}$ 倍,比一般催化剂高 $10^7 \sim 10^{13}$ 倍。酶的高效催化性是通过降低反应所需的活化能实现的。这是因为,即使是热力学上允许进行的反应,也只有那些能量较高的活泼分子才有可能进行化学反应。这些能量较高的分子称为活化分子,它们在反应体系中通过分子-分子相互作用(碰撞)从其他分子获能。使分子从基础状态达到活化状态所需要的能量,称为活化能。活化能的高低决定反应体系活化分子的多少,即决定反应速率。欲提高反应速率,可外加能量(如加热),或降低反应所需的活化能。酶可通过降低反应的活化能而加速化学反应速率。

②高度的特异性 与一般催化剂不同,酶对所催化的底物具有较严格的选择性,即一种酶仅作用于一种或一类化合物,或一定的化学键,催化一定的化学反应并产生一定的产物,酶的这种特性称为酶的特异性或专一性。酶的特异性可分为两种类型:

A. 绝对专一性 有的酶只作用于特定结构的底物分子,进行一种专一的反应,生成一种特定结构的产物。这种特异性称为绝对专一性。如脲酶仅能催化尿素水解生成 CO_2 和 NH_3;琥珀酸脱氢酶仅催化琥珀酸与延胡索酸之间的氧化还原反应。

有些具有绝对专一性的酶可以区分光学异构体和立体异构体,只能催化一种光学异构体或立体异构体进行反应。例如,乳酸脱氢酶仅催化 *L*-乳酸脱氢生成丙酮酸,而对 *D*-乳酸无作用。

B. 相对专一性 有些酶对底物的专一性不是根据整个底物分子结构,而是依据底物分子中特定的化学键或特定的基团,因而可以作用于含有相同化学键或化学基团的一类化合物,这种选择性称为相对专一性。如磷酸酶对一般的磷酸酯键都有水解作用,可水解甘油或酚与磷酸形成的酯键。

③酶促反应具有可调节性 酶促反应受多种因素的调控,以适应机体对不断变化的内外环境和生命活动的需要。如酶原的激活使酶在合适的环境被激活和发挥作用。

④酶活性的不稳定性　酶是蛋白质,一切可使蛋白质变性的因素都可使酶变性失活。

【例 1】关于体内酶促反应特点的叙述,错误的是

A. 具有高催化效率　　B. 温度对酶促反应速率没有影响

C. 可大幅降低反应活化能　　D. 只能催化热力学上允许进行的反应　　E. 具有可调节性

二、酶的结构与功能

1. 酶的分子组成

(1)酶的分类　按分子组成不同,酶可分为单纯酶和结合酶。

①单纯酶　是指仅含有蛋白质的酶,如脲酶、某些蛋白酶、淀粉酶、脂酶、核酸酶等。

②结合酶　是指由酶蛋白和辅因子组成的酶。

	酶蛋白	辅因子
物质成分	蛋白质	非蛋白质
结合特点	一种酶蛋白常与一种辅因子结合形成全酶	一种辅因子可与不同的酶蛋白结合形成不同的全酶
参与反应	催化一定的化学反应	催化不同的化学反应
特性	决定反应的特异性	决定反应的种类和性质

(2)辅因子　按其与酶蛋白结合的紧密程度及作用特点,可将辅因子分为辅酶及辅基。

	辅酶	辅基
生化特性	辅酶与酶蛋白结合疏松 可以用透析或超滤的方法除去	辅基与酶蛋白结合紧密 不能通过透析或超滤的方法将其除去
生化作用	在酶促反应中,辅酶作为底物接受质子或基团后离开酶蛋白,参加另一酶促反应,并将所携带的质子或基团转移出去,或者相反	在酶促反应中,辅基不能离开酶蛋白 一般对热稳定
物质成分	多为小分子有机化合物,如 NAD^+、$NADP^+$	多为金属离子及小分子有机化合物(如 FAD、FMN)

记忆:辅基主要成分为**金**属离子+**小**分子物质,**不能**离开酶蛋白**独立**存在——记忆为**金鸡太小**,还**不能独立**(金鸡独立)。辅酶则与之相反。

2. 酶的活性中心与必需基团

(1)活性中心　酶的活性中心是酶分子中能与底物特异地结合并催化底物转变为产物的具有特定三维结构的区域,是酶分子执行其催化功能的部位。辅酶和辅基往往是酶活性中心的组成成分。

(2)必需基团　酶分子中有许多化学基团,但它们并非都与酶的活性有关,其中一些与酶活性密切相关的基团,称为酶的必需基团。有的必需基团位于酶的活性中心内,有的必需基团位于酶的活性中心外。①酶活性中心内的必需基团有结合基团和催化基团之分。结合基团的作用是识别和结合底物和辅酶,形成酶-底物复合物。催化基

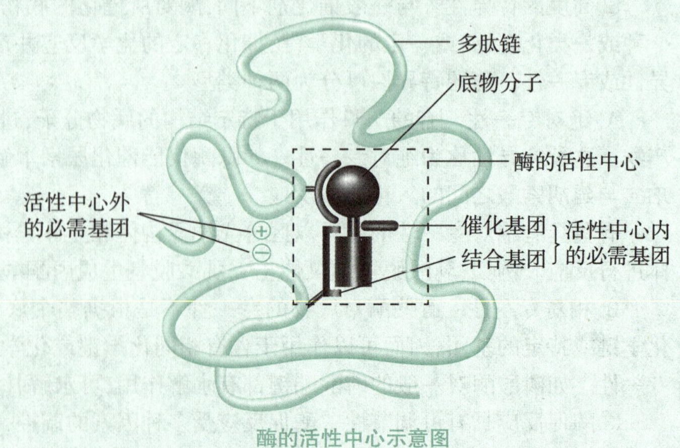

酶的活性中心示意图

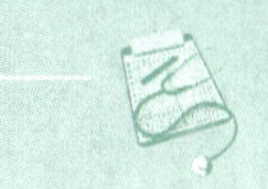

团的作用是影响底物中某些化学键的稳定性，催化底物发生化学反应，进而转变成产物。②酶活性中心外的必需基团虽然不直接参与催化作用，却为维持酶活性中心的空间构象和/或作为调节剂的结合部位所必需。

【例2】酶促反应中决定酶特异性的是

A. 作用物的类别　　B. 酶蛋白　　C. 辅基或辅酶
D. 催化基团　　E. 金属离子

【例3】酶活性中心外的必需基团的功能是

A. 结合多个底物分子　　B. 识别与结合辅酶　　C. 加快催化反应
D. 影响底物化学键的稳定性　　E. 维持酶活性中心的空间构象(2022)

3. 酶原与酶原激活

(1)酶原　处于无活性状态的酶的前身物质称为酶原。

(2)酶原激活　酶原在一定条件下，水解一个或几个特定的肽键，致使构象发生变化，表现出酶的活性，这个过程称为酶原激活。酶原激活实际上是酶的活性中心形成或暴露的过程，其生理意义为：①保护细胞本身的蛋白质不受蛋白酶的水解破坏；②保证合成的酶在特定部位和环境中发挥生理作用。如血液中通常存在的凝血酶原不会在血管中引起凝血，只有当出血时，血管内皮损伤暴露的胶原纤维所含的负电荷活化了FⅫ，进而将凝血酶原激活成凝血酶，才能发挥凝血作用，使血液凝固。

4. 同工酶

(1)定义　是指催化相同化学反应，但酶蛋白的分子结构、理化性质及免疫学性质均不相同的一组酶。

(2)同工酶的测定　同工酶的测定已应用于临床疾病的诊断。

①乳酸脱氢酶(LDH)　是由4个亚基组成的蛋白质，有5种同工酶，其中LDH_1的含量以心肌最高，LDH_3在骨骼肌含量较高，LDH_5在肝脏含量较高。

②肌酸激酶(CK)　是由M型和B型亚基组成的二聚体酶。脑中含CK_1(BB型)，心肌中含CK_2(MB型)，骨骼肌中含CK_3(MM型)。CK_2仅见于心肌，且含量很高。正常血液中的肌酸激酶主要是CK_3，几乎不含CK_2。心肌梗死后3~6小时血中CK_2活性升高，因此CK_2常作为早期诊断心肌梗死的指标之一。

5. 关键酶

细胞内的物质代谢途径往往是由多个连续的酶促反应组成的。在多个酶催化的代谢途径中，会有一个或几个酶活性易于受外界刺激而改变活性，进而对整条代谢途径的反应速率产生重大影响。这些环境因素的作用表现出催化活性的变化，进而调整代谢途径反应速率的酶，称为关键酶，也称调节酶。这些酶常是催化不可逆反应的酶，催化代谢途径分叉点反应的酶，或是催化代谢途径中限速反应的酶。这些酶分子一般具有明显的活性部位和调节部位。

【例4】关于同工酶的叙述，正确的是

A. 酶分子的一级结构相同　　B. 催化的化学反应相同　　C. 各同工酶的K_m相同
D. 同工酶的理化性质相同　　E. 同工酶的免疫学性质相同(2021)

三、影响酶促反应速率的因素

1. 酶浓度

在酶促反应系统中，当底物浓度大大超过酶的浓度，酶被底物饱和时，反应速率达最大速率。此时，反应速率和酶浓度呈正比关系。

2. 底物浓度

(1)米氏方程(Michaelis equation)　酶促反应动力学是研究酶促反应速率及其影响因素的科学。米氏方程也称米-曼方程，是解释酶促反应速率(v)与底物浓度[S]之间关系的方程式。

当其他因素不变时，底物浓度对反应速率的影响呈矩形双曲线。

①当底物浓度较低时　反应速率随底物浓度的增加而急剧上升,两者呈正比关系,反应呈一级反应。

②当底物浓度进一步增高　反应速率不再呈正比例增加,反应速率增加的幅度不断下降。

③当继续加大底物浓度时　反应速率不再增加,表现为零级反应。此时酶活性中心已被底物饱和。

$$v=\frac{V_{max}[S]}{K_m+[S]}$$

V_{max} 为最大反应速率

K_m 为米氏常数

[S] 为底物浓度

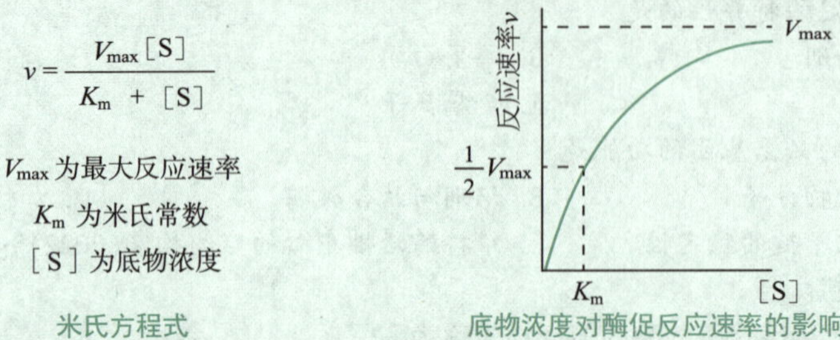

米氏方程式　　底物浓度对酶促反应速率的影响

(2)K_m　①K_m 值也称米氏常数,是酶促反应速率为最大速率一半时的底物浓度,为酶的特征性常数,只与酶的结构、底物、温度、pH、离子强度有关,而与酶浓度无关。②对于同一底物,不同的同工酶有不同的 K_m 值。③K_m 可以反映酶的亲和力大小,K_m 值越小,表示亲和力越大。

3. 温度

(1)酶促反应的最适温度　酶对温度的变化极为敏感,温度对酶促反应速率有双重影响。若自低温开始,逐渐升高温度,则酶促反应速率随之加快;但达到某一温度后,继续升高温度,则酶促反应速率反而下降。这是因为升高温度一方面可加快反应速率,同时也增加酶变性的机会。通常将酶促反应速率最快时反应体系的温度称为酶促反应的最适温度。

(2)酶的最适温度不是酶的特征性常数　人体组织中酶的最适温度多为35~40℃之间。能在较高温度生存的生物,细胞内酶的最适反应温度也较高,如 *Taq* DNA 聚合酶的最适温度为72℃。酶的最适温度不是酶的特征性常数,它与反应进行的时间有关。酶可以在短时间内耐受较高的温度。

4. pH

(1)酶促反应的最适 pH　酶活性受其所在环境 pH 的影响而有显著差异。通常将酶催化活性最高时反应体系的 pH 称为酶促反应的最适 pH。溶液 pH 偏离最适 pH 时,无论偏酸还是偏碱,都将使酶的活性降低。远离最适 pH 还会使酶变性失活。动物体内多数酶的最适 pH 接近中性,但也有例外,如胃蛋白酶的最适 pH 为1.8,肝精氨酸酶为9.8,胰蛋白酶为7.8。

(2)最适 pH 不是酶的特征性常数　它受底物浓度、缓冲液种类与浓度、酶纯度等因素的影响。

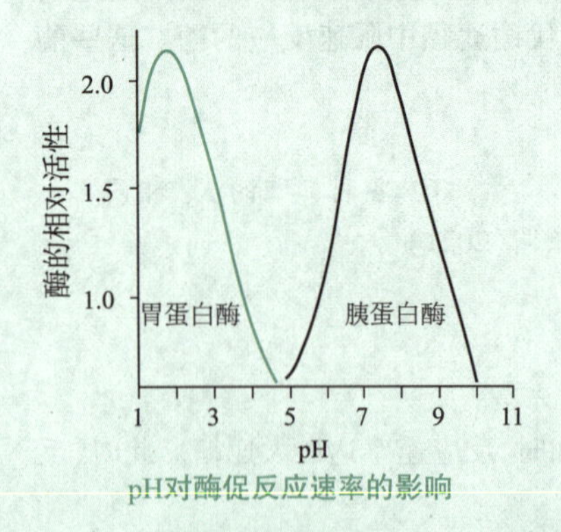

pH对酶促反应速率的影响

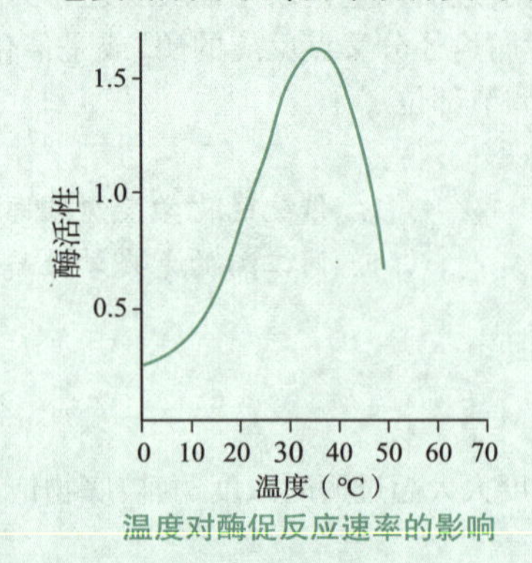

温度对酶促反应速率的影响

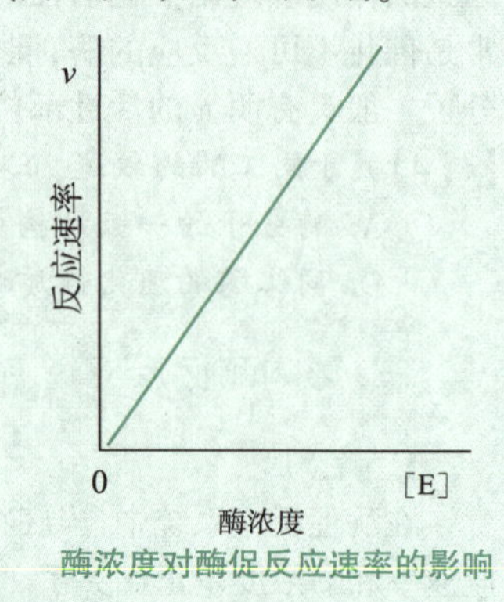

酶浓度对酶促反应速率的影响

5. 酶的抑制剂

凡能使酶催化活性下降而不引起酶蛋白变性的物质统称为酶的抑制剂。根据抑制剂与酶结合的紧密程度不同,酶的抑制作用分为不可逆性抑制和可逆性抑制。

(1)不可逆性抑制　抑制剂与酶活性中心上的必需基团形成共价结合,不能用简单透析、超滤等方

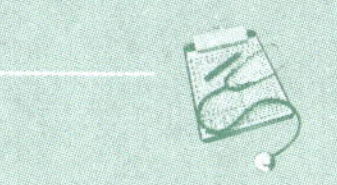

法予以去除,这一类抑制剂称为不可逆性抑制剂,所引起的抑制作用称为不可逆性抑制作用。

毒物	举例	作用机制	解毒剂
有机磷农药	敌百虫、敌敌畏、乐果、马拉硫磷	抑制胆碱酯酶	阿托品、解磷定
重金属离子	Hg^{2+}、Ag^{+}、Pb^{2+}、As^{3+}	抑制酶的巯基	二巯基丙醇
化学毒气	路易士气	抑制酶的巯基	二巯基丙醇

(2)可逆性抑制　是指抑制剂以非共价键与酶或中间复合物发生可逆性结合,使酶活性降低,应用简单透析、超滤等方法可以去除。可逆性抑制分为竞争性抑制、非竞争性抑制和反竞争性抑制。

	不可逆性抑制作用	竞争性抑制作用	非竞争性抑制作用	反竞争性抑制作用
作用机制	抑制剂与酶活性中心上的必需基团以共价键结合,使酶失活	抑制剂与酶的底物相似,可与底物竞争酶的活性中心,阻碍酶与底物结合成中间产物	抑制剂与酶活性中心外的必需基团结合,不影响酶与底物的结合,底物和抑制剂无竞争关系	抑制剂与酶和底物形成的中间产物结合,使中间产物的量下降
抑制剂的去除方法	不能用透析、超滤方法去除抑制剂	可用透析、超滤方法去除抑制剂	可用透析、超滤方法去除抑制剂	可用透析、超滤方法去除抑制剂
常考例子	有机磷抑制胆碱酯酶 重金属离子抑制巯基酶 路易士气抑制巯基酶	丙二酸抑制琥珀酸脱氢酶,磺胺药抑制二氢蝶酸合酶	亮氨酸抑制精氨酸酶 哇巴因抑制钠泵 麦芽糖抑制 α 淀粉酶	苯丙氨酸对胎盘型碱性磷酸酶的抑制
表观 K_m	—(反应终止)	增大	不变	减小
最大速率 V_{max}	—(反应终止)	不变	降低	降低

6. 激活剂

使酶由无活性变为有活性或使酶活性增加的物质,称为酶的激活剂。激活剂大多为金属离子,如 Mg^{2+}、K^{+}、Mn^{2+} 等;少数为阴离子,如 Cl^{-} 等;也有许多有机化合物激活剂,如胆汁酸盐等。

大多数金属离子激活剂对酶促反应是不可缺少的,这类激活剂称为必需激活剂,它们与酶、底物或酶-底物复合物结合参加反应,但不转化为产物。有些激活剂不存在时,酶仍有一定的催化活性,这类激活剂称为非必需激活剂。

【例 5】当底物足量时,生理条件下决定酶促反应速率的因素是

A. 酶含量　　B. 钠离子浓度　　C. 温度
D. 酸碱度　　E. 辅酶含量

【例 6】下列关于酶促反应调节的叙述,正确的是

A. 温度越高反应速率越快
B. 反应速率不受底物浓度的影响
C. 反应速率不受酶浓度的影响
D. 在最适 pH 下,反应速率不受酶浓度影响
E. 底物饱和时,反应速率随酶浓度增加而增加

【例 7】关于酶竞争性抑制剂特点的叙述,错误的是

A. 抑制剂与底物结构相似
B. 抑制剂与底物竞争酶分子中的底物结合部位
C. 当抑制剂存在时,K_m 值变大
D. 抑制剂恒定时,增加底物浓度,能达到最大反应速率
E. 抑制剂与酶共价结合

▶▶常考点　酶的组成及特性;辅酶成分;抑制剂。

参考答案——详细解答见《2025 国家临床执业及助理医师资格考试历年考点精析(上、下册)》

1. ABCDE　2. ABCDE　3. ABCDE　4. ABCDE　5. ABCDE　6. ABCDE　7. ABCDE

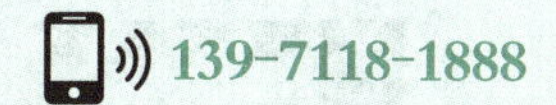

第4章 糖代谢

▶▶考纲要求

①糖的分解代谢:糖酵解和无氧氧化的主要过程、关键酶和生理意义,糖有氧氧化的基本过程、关键酶和生理意义,磷酸戊糖途径的生理意义。②糖原的合成与分解:概念,生理意义。③糖异生:概念,反应途径的关键酶,生理意义。④血糖:概念,血糖的来源和去路,血糖浓度的调节,高血糖和低血糖。

▶▶复习要点

一、糖酵解和无氧氧化

1. 糖酵解和无氧氧化的主要过程

一分子葡萄糖在细胞质中可裂解为两分子丙酮酸,此过程称为糖酵解,它是葡萄糖无氧氧化和有氧氧化的共同起始途径。糖的无氧氧化分为糖酵解和乳酸生成两个阶段。葡萄糖无氧氧化的全部反应发生在细胞质中,第一阶段是糖酵解,第二阶段为乳酸生成。

(1)糖酵解 共10步反应。

①葡萄糖磷酸化生成葡萄糖-6-磷酸 葡萄糖进入细胞后发生磷酸化反应,生成葡萄糖-6-磷酸。磷酸化后的葡萄糖,不能自由通过细胞膜而逸出细胞。催化此反应的是己糖激酶,是糖酵解的第一个关键酶。葡萄糖-6-磷酸是联系糖代谢各条途径的重要枢纽物质。

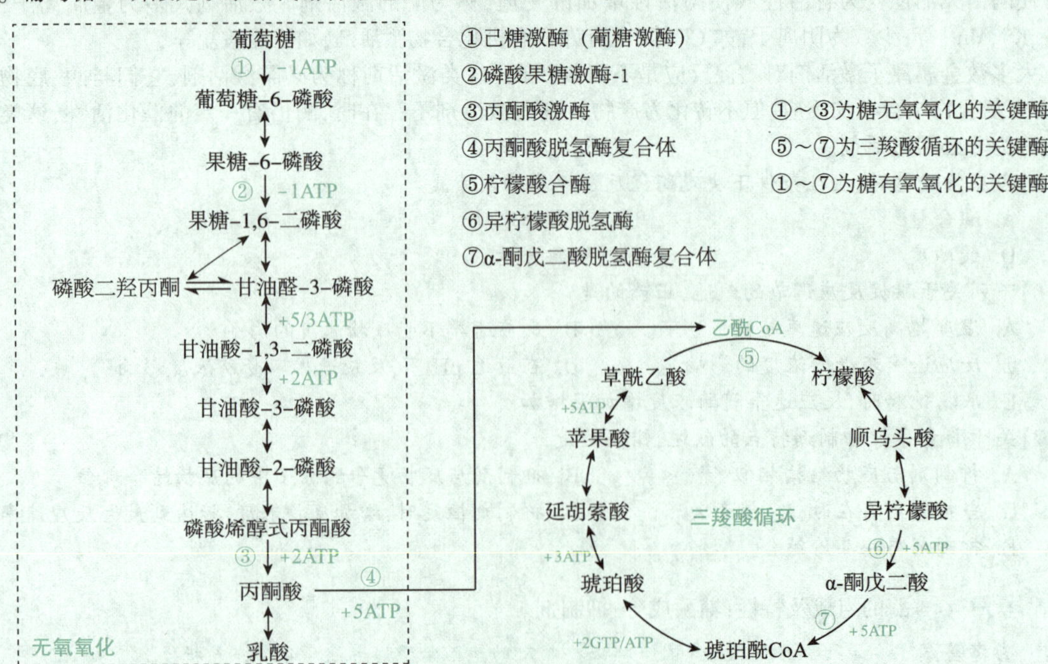

糖的无氧氧化和有氧氧化

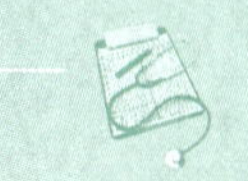

②葡萄糖-6-磷酸异构生成果糖-6-磷酸　由己糖磷酸异构酶催化,此反应为可逆反应。

③果糖-6-磷酸转变为果糖-1,6-二磷酸　由磷酸果糖激酶-1 催化,需要消耗 ATP,为不可逆反应。

④果糖-1,6-二磷酸裂解成磷酸二羟丙酮和甘油醛-3-磷酸　此反应可逆,由醛缩酶催化。

⑤磷酸二羟丙酮异构转变为甘油醛-3-磷酸　甘油醛-3-磷酸和磷酸二羟丙酮是同分异构体,在丙糖磷酸异构酶催化下可互相转变。

⑥甘油醛-3-磷酸氧化为甘油酸-1,3-二磷酸　由甘油醛-3-磷酸脱氢酶催化,以 NAD^+ 接受氢和电子。

⑦甘油酸-1,3-二磷酸发生底物水平磷酸化生成甘油酸-3-磷酸　由磷酸甘油酸激酶催化,这是糖酵解过程中第一次产生 ATP 的反应,此为底物水平磷酸化。

⑧甘油酸-3-磷酸变位生成甘油酸-2-磷酸　由磷酸甘油酸变位酶催化,此反应可逆。

⑨甘油酸-2-磷酸脱水生成磷酸烯醇式丙酮酸　由烯醇化酶催化,此反应可逆。

⑩磷酸烯醇式丙酮酸发生底物水平磷酸化生成丙酮酸　由丙酮酸激酶催化,此反应由乳酸脱氢酶催化,此反应不可逆,是第三个限速步骤,也是第二次底物水平磷酸化。

(2)丙酮酸被还原为乳酸　此反应由乳酸脱氢酶催化,丙酮酸还原成乳酸所需的氢原子由 $NADH+H^+$ 提供,后者来自上述第⑥步反应中的甘油醛-3-磷酸的脱氢反应。在缺氧情况下,这一对氢用于还原丙酮酸生成乳酸,$NADH+H^+$ 重新转变成 NAD^+,糖酵解才能再次进行。

2. 糖酵解的关键酶

糖酵解的关键酶有 3 个,即己糖激酶、磷酸果糖激酶-1 和丙酮酸激酶。这三种酶是糖酵解的限速酶,其活性可受别构效应剂和激素的调节。限速酶活性的高低决定着糖酵解的速度和方向。

3. 糖酵解的生理意义

①最重要的生理意义在于迅速提供能量,这对于肌收缩尤为重要。

②糖酵解是红细胞供能的唯一方式。红细胞没有线粒体,不能进行糖有氧氧化,只能依赖糖酵解供能。

③神经细胞、白细胞、骨髓细胞等代谢极为活跃,即使不缺氧,也常由糖酵解提供部分能量。

【例 1】糖酵解的关键酶是

A. 丙酮酸羧化酶　　B. 己糖激酶　　C. 果糖二磷酸酶

D. 葡萄糖-6-磷酸酶　　E. 磷酸化酶

二、糖有氧氧化

1. 糖有氧氧化的基本过程

有氧时,葡萄糖彻底氧化成 CO_2 和 H_2O,此反应过程称为有氧氧化。糖有氧氧化分为以下三个阶段。

(1)第一阶段　葡萄糖在细胞质中经糖酵解生成丙酮酸(同糖无氧氧化的第一阶段)。

(2)第二阶段　丙酮酸进入线粒体内,氧化脱羧生成乙酰 CoA,此反应由丙酮酸脱氢酶复合体催化。

$$\text{丙酮酸}+NAD^{+}+HS\text{-}CoA \xrightarrow{\text{丙酮酸脱氢酶复合体}} \text{乙酰}CoA+NADH+H^{+}+CO_2$$

(3)第三阶段　乙酰 CoA 进入三羧酸循环,并偶联发生氧化磷酸化。此循环以乙酰 CoA 和草酰乙酸缩合成含有三个羧基的柠檬酸开始,故称为三羧酸循环(也称为柠檬酸循环),其反应过程如下:

①乙酰 CoA 和草酰乙酸缩合成柠檬酸　此反应由柠檬酸合酶催化,为不可逆反应。

②柠檬酸经顺乌头酸转变为异柠檬酸　此反应可逆。

③异柠檬酸氧化脱羧转变为 α-酮戊二酸　此反应不可逆,由异柠檬酸脱氢酶催化。

④α-酮戊二酸脱羧转变为琥珀酰 CoA　此反应不可逆,由 α-酮戊二酸脱氢酶复合体催化。

⑤琥珀酰 CoA 转变为琥珀酸　此反应可逆,由琥珀酰 CoA 合成酶催化,经底物水平磷酸化生成 GTP 或 ATP,是三羧酸循环中唯一直接生成高能磷酸键的反应。

⑥琥珀酸脱氢生成延胡索酸　由琥珀酸脱氢酶催化,辅酶是 FAD,此反应可逆。

⑦延胡索酸加水生成苹果酸　由延胡索酸酶催化,此反应可逆。

⑧苹果酸脱氢生成草酰乙酸　由苹果酸脱氢酶催化,此反应可逆。

2. 糖有氧氧化的关键酶

催化糖有氧氧化的关键酶共有 7 个:己糖激酶、磷酸果糖激酶-1、丙酮酸激酶、丙酮酸脱氢酶复合体、柠檬酸合酶、异柠檬酸脱氢酶、α-酮戊二酸脱氢酶复合体。其中,柠檬酸合酶、异柠檬酸脱氢酶和 α-酮戊二酸脱氢酶复合体为三羧酸循环的关键酶。

3. 糖有氧氧化的生理意义

①为机体的生理活动提供能量。糖在有氧条件下彻底氧化释放的能量远多于糖酵解。1mol 葡萄糖在体内经有氧氧化彻底分解可净生成 30mol 或 32mol ATP,经糖酵解只能净生成 2mol ATP。

②糖有氧氧化途径中许多中间代谢产物是体内合成其他物质的原料,故与其他物质代谢密切联系。

③糖有氧氧化与糖的其他代谢途径也有密切联系,如糖酵解,磷酸戊糖途径,糖醛酸、果糖的代谢等。

【例 2】丙酮酸氧化脱羧生成的物质是

A. 丙酰 CoA　　B. 乙酰 CoA　　C. 羟甲戊二酰 CoA

D. 乙酰乙酰 CoA　　E. 琥珀酰 CoA

【例 3】催化三羧酸循环的关键酶是

A. 异柠檬酸脱氢酶　　B. 丙酮酸激酶　　C. 磷酸果糖激酶-1

D. 琥珀酸脱氢酶　　E. 苹果酸脱氢酶(2022)

【例 4】三大营养物质糖、脂肪、氨基酸的共同代谢途径是

A. 柠檬酸-丙酮酸循环　　B. 丙氨酸-葡萄糖循环　　C. 鸟氨酸循环

D. 乳酸循环　　E. 三羧酸循环(2024)

三、磷酸戊糖途径的生理意义

1. 为核酸的生物合成提供核糖

磷酸戊糖途径产生的核糖-5-磷酸可参与核苷酸的合成。

2. 提供 NADPH 作为供氢体参与多种代谢反应

①NADPH 是体内许多合成代谢的供氢体　如乙酰 CoA 合成脂肪酸、胆固醇;合成非必需氨基酸。

②NADPH 参与体内的羟化反应　如从鲨烯合成胆固醇,从胆固醇合成胆汁酸、类固醇激素等。

③NADPH 用于维持谷胱甘肽的还原状态　还原型谷胱甘肽是体内重要的抗氧化剂,可以保护含巯基的蛋白质或酶免受氧化剂(尤其是过氧化物)的损害。对红细胞而言,还原型谷胱甘肽的作用更为重要,可保护红细胞膜的完整性。我国南方地区有些人群的红细胞内缺乏葡萄糖-6-磷酸脱氢酶,不能经磷酸戊糖途径得到充足的 NADPH,难以使谷胱甘肽保持还原状态,因而表现为红细胞易于破裂,发生溶血性黄疸。这种溶血现象常在食用蚕豆(强氧化剂)后出现,故称为蚕豆病。

3. 相互转变

通过磷酸戊糖途径中的转酮醇基及转醛醇基反应,各种糖在体内得以相互转变。

【例 5】男孩,9 岁。2 天前食用蚕豆后感腰痛、乏力、呕吐、寒战、高热、黄疸。1 年前有类似症状。男孩发病的原因是体内先天性缺乏

A. 己糖激酶　　B. 葡萄糖-6-磷酸脱氢酶　　C. 丙酮酸脱氢酶

D. 葡萄糖-6-磷酸酶　　E. 乳酸脱氢酶(2022)

【例 6】蚕豆病是红细胞葡萄糖-6-磷酸脱氢酶(G-6-PD)缺乏症患者进食蚕豆或蚕豆制品后诱发的一种急性血管内溶血,其主要机制是体内缺乏

A. $NADP^+$　　B. NADPH　　C. NAD^+

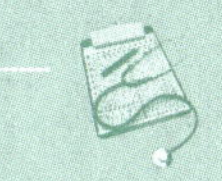

D. NADH　　　　　　　　　　E. FAD(2022)

四、糖原的合成与分解

糖原是体内糖的储存形式。肝和肌是储存糖原的主要组织器官，但肝糖原和肌糖原的生理意义有很大不同。肌糖原主要供肌收缩的急需；肝糖原则是血糖的重要来源。

1. 糖原合成

(1)概念　糖原合成是指由葡萄糖合成糖原的过程，主要在肝和肌组织中进行，其关键酶是糖原合酶。

(2)生理意义　肝和肌组织合成的糖原作为葡萄糖储备的生物学意义在于，当机体需要葡萄糖时它可以迅速被动用以备急需。

2. 糖原分解

(1)概念　糖原分解部位是肝、肌肉、肾脏。糖原分解习惯上指肝糖原分解为葡萄糖。称呼"肌糖原分解"时，一般专指肌肉中糖原转变为乳酸的过程。糖原分解的关键酶是糖原磷酸化酶。

(2)生理意义　由肝、肾糖原分解而来的葡萄糖-6-磷酸，在机体需要(如饥饿)时，可被葡萄糖-6-磷酸酶水解为葡萄糖，释放入血补充血糖。但肌组织缺乏葡萄糖-6-磷酸酶，故肌糖原不能分解为葡萄糖，只能进行糖酵解或有氧氧化。

五、糖异生

1. 概念

从非糖化合物转变为葡萄糖或糖原的过程称为糖异生。糖异生的原料为乳酸、甘油、生糖氨基酸、丙氨酸、丙酮酸、GTP、ATP。

2. 反应途径的关键酶

糖异生途径基本上是糖酵解的逆反应过程。糖酵解途径中大多数反应都是可逆的，但由三个关键酶(己糖激酶、磷酸果糖激酶-1、丙酮酸激酶)催化的反应是不可逆的。因此必须通过其他酶的催化，才能越过这三个不可逆反应进行糖异生。

(1)丙酮酸转变为磷酸烯醇式丙酮酸　反应由两步反应组成，分别由丙酮酸羧化酶和磷酸烯醇式丙酮酸羧激酶催化。乳酸、丙氨酸及柠檬酸循环的中间产物在进行糖异生时，都需要通过这条通路。

$$\text{丙酮酸}\xrightarrow{\text{丙酮酸羧化酶}}\text{草酰乙酸}\xrightarrow{\text{磷酸烯醇式丙酮酸羧激酶}}\text{磷酸烯醇式丙酮酸}$$

(2)果糖-1,6-二磷酸转变为果糖-6-磷酸　此反应由果糖二磷酸酶-1催化，从而越过了糖酵解中由磷酸果糖激酶-1催化的第二个不可逆反应。

$$\text{果糖-1,6-二磷酸}\xrightarrow{\text{果糖二磷酸酶-1}}\text{果糖-6-磷酸}$$

(3)葡萄糖-6-磷酸水解为葡萄糖　此反应由葡萄糖-6-磷酸酶催化，从而越过了糖酵解中由己糖激酶催化的第一个不可逆反应。

$$\text{葡萄糖-6-磷酸}\xrightarrow{\text{葡萄糖-6-磷酸酶}}\text{葡萄糖}$$

由此可见，参与糖异生反应的关键酶有4个，即丙酮酸羧化酶、磷酸烯醇式丙酮酸羧激酶、果糖二磷酸酶-1和葡萄糖-6-磷酸酶，其中以丙酮酸羧化酶最重要。

3. 生理意义

①维持血糖浓度的恒定是糖异生最主要的生理作用。

②糖异生是补充或恢复肝糖原储备的重要途径。

③肾脏糖异生增强有利于维持酸碱平衡。

4. 以上 4 种糖代谢途径的比较

	磷酸戊糖途径	糖原分解	糖原合成	糖异生
反应部位	胞液	肝、肾	肝、肌肉	肝肾(胞液+线粒体)
关键酶	葡萄糖-6-磷酸脱氢酶	糖原磷酸化酶	糖原合酶	丙酮酸羧化酶(最重要)
代谢产物	磷酸核糖、NADPH	葡萄糖	糖原	葡萄糖、糖原
生理意义	①为核酸合成提供核糖 ②提供大量 NADPH 参与多种代谢反应	调节血糖	储备能量	维持血糖稳定 补充糖原储备 肾糖异生维持酸碱平衡

【例 7】不能补充血糖的生化过程是

A. 食物中糖类的消化吸收　　B. 肌糖原分解　　C. 糖异生

D. 肝糖原分解　　E. 葡萄糖在肾小管的重吸收

A. 葡萄糖-6-磷酸脱氢酶　　B. 苹果酸脱氢酶　　C. 丙酮酸脱氢酶

D. NADH 脱氢酶　　E. 葡萄糖-6-磷酸酶

【例 8】属呼吸链中的酶是

【例 9】属三羧酸循环中的酶是

【例 10】属磷酸戊糖途径的酶是

【例 11】属糖异生的酶是

A. 果糖二磷酸酶-1　　B. 磷酸果糖激酶-1　　C. HMG-CoA 还原酶

D. 糖原磷酸化酶　　E. HMG-CoA 合成酶

【例 12】糖酵解途径的关键酶是

【例 13】糖原分解途径的关键酶是

【例 14】糖异生途径的关键酶是

【例 15】参与酮体和胆固醇合成的酶是

【例 16】胆固醇合成途径中的关键酶是

六、血糖

1. 血糖的概念

血糖是指血中的葡萄糖。血糖含量随进食、运动等变化而有所波动,但空腹血糖水平相对恒定,维持在 3.9~6.0mmol/L 之间。血糖浓度维持在恒定范围得益于血糖的来源与去路处于动态平衡。血糖浓度的相对恒定对保证组织器官,特别是大脑的正常生理活动具有重要意义。

2. 血糖的来源和去路

(1)血糖的来源　①饱餐后,食物消化吸收提供的血糖;②短期饥饿时,肝糖原分解补充血糖;③长期饥饿时,非糖物质通过糖异生补充血糖;④其他单糖(如果糖、半乳糖)可转变为葡萄糖,以补充血糖。

(2)血糖的去路　①有氧氧化分解供能,这是血糖的主要去路;②合成肝糖原和肌糖原储备;③转变为非糖物质,如脂肪、氨基酸、多种有机酸等;④转变为其他糖及衍生物,如核糖、脱氧核糖、唾液酸、氨基糖等;⑤当血糖浓度过高,超过肾糖阈时,葡萄糖可从尿中排出,出现糖尿。

3. 血糖浓度的调节

(1)肝、肌肉等组织器官对血糖浓度的调节　肝是调节血糖浓度的重要器官。肝以肝糖原的形式贮存葡萄糖,进食后肝贮存糖原的量可达肝重的 4%~5%,总量可达 70g。在空腹状态下,肝可将贮存的糖原分解为葡萄糖以补充血糖。另外,肝还可以通过糖异生作用维持禁食状态下血糖浓度的相对恒定。

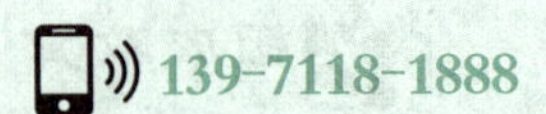

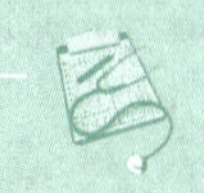

肌肉通过对血糖的摄取利用也对血糖浓度有一定的调节作用。肌肉可利用血糖合成肌糖原,肌糖原占肌肉重量的1%~2%,总量可达120~140g。因此,肌肉也是贮存糖原的重要组织。但由于肌肉缺乏糖原分解时所需要的葡萄糖-6-磷酸酶,所以肌糖原不能分解为葡萄糖以直接补充血糖。但肌肉剧烈运动时,肌糖原分解产生大量乳酸,可通过乳酸循环在肝内将乳酸异生为葡萄糖。

(2)激素的调节　多种激素可对血糖浓度进行调节。其中,胰岛素是体内唯一降低血糖的激素,升高血糖的激素有胰高血糖素、肾上腺素、糖皮质激素、生长激素等。

(3)神经调节　全身各组织的糖代谢还受神经的整体调节。当血糖浓度低于正常时,交感神经兴奋,可使肾上腺髓质增加肾上腺素的释放,从而使血糖升高。而迷走神经兴奋时,肝糖原合成增加,血糖水平降低。

4. 高血糖和低血糖

(1)高血糖　高血糖是指空腹血糖浓度高于7.0mmol/L。如果血糖浓度高于肾糖阈,就会形成糖尿。引起糖尿的原因包括:①遗传性胰岛素受体缺陷;②某些慢性肾炎、肾病综合征等引起肾对糖的重吸收障碍,但血糖及糖耐量曲线正常;③情绪激动时交感神经兴奋,肾上腺素分泌增加,肝糖原大量分解,导致生理性高血糖和糖尿;④静脉滴注葡萄糖速度过快,使血糖迅速升高而出现糖尿。

(2)低血糖　低血糖是指空腹血糖浓度低于2.8mmol/L。低血糖的病因包括:①胰性(胰岛β细胞功能亢进、胰岛α细胞功能低下等);②肝性(肝癌、糖原贮积症等);③内分泌异常(垂体功能低下、肾上腺皮质功能低下等);④肿瘤(胃癌等);⑤饥饿或不能进食者等。

▶▶常考点　各种糖代谢途径的关键酶。

参考答案——详细解答见《2025国家临床执业及助理医师资格考试历年考点精析(上、下册)》

1. ABCDE　2. ABCDE　3. ABCDE　4. ABCDE　5. ABCDE　6. ABCDE　7. ABCDE
8. ABCDE　9. ABCDE　10. ABCDE　11. ABCDE　12. ABCDE　13. ABCDE　14. ABCDE
15. ABCDE　16. ABCDE

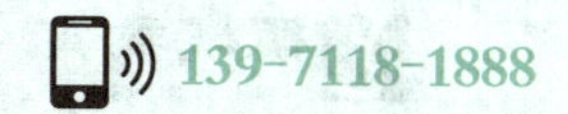

第5章 生物氧化

考纲要求

①概述:生物氧化的概念,生物氧化的特点。②呼吸链:呼吸链的概念,两条呼吸链的组成。③ATP的生成:ATP的生成和利用,影响氧化磷酸化的因素。

复习要点

一、概述

1. 生物氧化的概念

化学物质在生物体内的氧化分解过程,称为生物氧化。由于机体的反应条件温和,因此生物氧化有其特点:需要酶的催化,而且是分阶段、逐步完成的。细胞的胞质、线粒体、微粒体等均可进行生物氧化,但氧化过程及产物各不相同。在线粒体内的生物氧化,其产物是 CO_2 和 H_2O,需消耗氧,并伴随能量的产生,能量主要用于生成ATP等。而在微粒体、内质网等发生的氧化反应主要是对底物进行氧化修饰、转化等,并无ATP的生成。

2. 生物氧化的特点

	生物氧化	体外氧化(燃烧)
共同点	①都有能量产生;②最终都生成 CO_2 和 H_2O;③都遵循氧化还原反应的一般规律	
反应部位	细胞内进行	体外进行
反应条件	水溶液中,体温37℃左右,无高温	有氧环境,高温
氧化方式	加氧、脱氢、失电子	直接氧化(与氧结合)
反应产物	CO_2+H_2O+能量	CO_2+H_2O+能量
CO_2+H_2O	有机酸脱羧产生 CO_2,脱下的氢与氧结合产生 H_2O	CO_2 和 H_2O 由碳、氢直接与氧结合生成
能量释放	逐步释放	突然释放
能量利用率	高(约40%)	低(<25%)

二、呼吸链

1. 呼吸链的概念

在氧化呼吸链中,参与氧化还原作用的酶和辅酶按一定顺序排列在线粒体内膜上,起传递氢和电子的作用,分别称递氢体和递电子体。这一包含多种氧化还原组分的传递链称为氧化呼吸链。

2. 两条呼吸链的组成

(1)呼吸链的组成成分 呼吸链的主要成分有如下五类:

①辅酶Ⅰ和辅酶Ⅱ 辅酶Ⅰ也称烟酰胺腺嘌呤二核苷酸(NAD^+),是许多脱氢酶的辅酶,有传递氢和电子的功能。辅酶Ⅱ也称烟酰胺腺嘌呤二核苷酸磷酸($NADP^+$),可接受氢后生成 $NADPH+H^+$,发挥传递氢和电子的作用,但参与不同的反应。

②黄素酶或黄素蛋白 黄素酶种类很多,但辅基只有两种:黄素单核苷酸(FMN)和黄素腺嘌呤二核

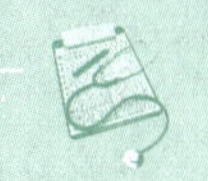

苷酸(FAD)。FMN 和 FAD 能可逆地进行加氢和脱氢反应,为递氢递电子体。

③辅酶 Q(CoQ)　为脂溶性醌类化合物,广泛存在于生物界,又名泛醌。其分子中的苯醌结构能可逆地进行加氢和脱氢反应,为递氢递电子体。

④铁硫蛋白(Fe-S)　是一类分子中含有非血红素铁和对酸不稳定的含硫蛋白质。铁硫蛋白种类较多,在线粒体内膜上往往与黄素酶或细胞色素结合成复合物存在。铁硫蛋白分子中所含的 Fe-S 构成活性中心,称为铁硫中心,其中的铁能可逆地进行氧化还原反应,每次传递一个电子。

⑤细胞色素(Cyt)　是一类以铁卟啉为辅基的结合蛋白质,可分为 a、b、c 三大类,每类又分为若干种。主要的细胞色素有 a、a_3、b、c、c_1。它们的共同作用特点是作为电子传递体,其卟啉环中的铁离子可进行可逆的氧化还原反应。细胞色素 a 和 a_3 不易分开,故统称为细胞色素 aa_3,也称为细胞色素氧化酶。

(2)组成呼吸链的4种酶复合体　线粒体呼吸链由4种酶复合体(复合体Ⅰ~Ⅳ)组成。因泛醌 CoQ(Q)和 Cyt c 与线粒体内膜结合不紧密,极易分离,故不包含在4种复合体中,参阅下图。

(3)两条呼吸链的组成及排列顺序　氧化呼吸链组分按氧化还原电位由低到高的顺序排列为:

①NADH 呼吸链　NADH→FMN→Fe-S→Q→Cyt b→Fe-S→Cyt c_1→Cyt c→CuA→Cyt a→Cyt a_3-CuB→O_2。

②$FADH_2$ 呼吸链(琥珀酸氧化呼吸链)　琥珀酸→FAD→Fe-S→Q→Cyt b→Fe-S→Cyt c_1→Cyt c→CuA→Cyt a→Cyt a_3-CuB→O_2。

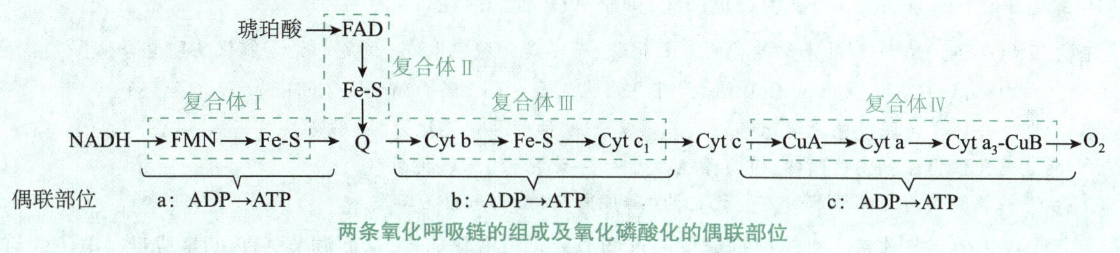

两条氧化呼吸链的组成及氧化磷酸化的偶联部位

【例1】体内细胞色素 c 直接参与的反应是

A. 生物氧化　　B. 脂肪酸合成　　C. 糖酵解

D. 肽键形成　　E. 叶酸还原

三、ATP 的生成

1. ATP 的生成

体内 ATP 的生成方式有两种,即底物水平磷酸化和氧化磷酸化。

(1)底物水平磷酸化　是与高能键水解反应偶联,直接将高能代谢物分子中的能量转移至 ADP,生成 ATP 的过程,能够产生少量的 ATP。

(2)氧化磷酸化　也称偶联磷酸化,是指代谢物脱下的氢,经线粒体氧化呼吸链电子传递释放能量,偶联驱动 ADP 磷酸化生成 ATP 的过程,它是细胞内生成 ATP 的主要方式,占90%。

2. ATP 的利用

ATP 是最重要的高能磷酸化合物,是细胞可以直接利用的最主要能量形式。ATP 水解生成 ADP 和 Pi,并释放出能量供机体利用。ATP 在体内能量捕获、转移、储存和利用过程中处于中心位置,生物体内能量的生成和利用都以 ATP 为中心。ATP 也可将其高能磷酸键转移给 UDP、CDP、GDP,生成相应的 UTP、CTP、GTP。UTP 可用于糖原合成,CTP 可用于磷脂合成,GTP 可用于蛋白质合成。

3. 影响氧化磷酸化的因素

(1)氧化磷酸化抑制剂　可阻断电子传递链的任何环节,或抑制 ADP 的磷酸化过程,导致 ATP 合成减少。氧化磷酸化抑制剂分为以下三类。

①呼吸链抑制剂　可在特异部位阻断线粒体呼吸链中的电子传递,阻断 ATP 的产生。如鱼藤酮、粉

蝶霉素 A、异戊巴比妥等可阻断复合体Ⅰ,从而阻断电子从铁硫中心到泛醌的传递。萎锈灵是复合体Ⅱ的抑制剂。抗霉素 A、黏噻唑菌醇为复合体Ⅲ的抑制剂。CN^-、N_3^- 为复合体Ⅳ的抑制剂。CO 与还原型 Cyt a_3 结合,阻断电子传递给 O_2。如下图所示,标注为"↓"。

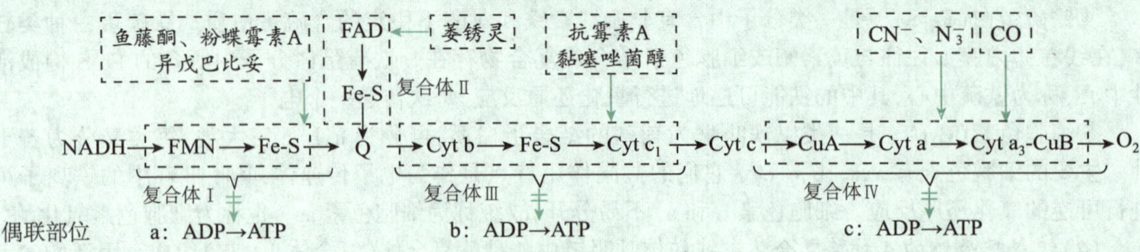

氧化磷酸化抑制剂的作用机制

②解偶联剂　可使氧化与磷酸化的偶联脱离,电子可沿呼吸链正常传递,但建立的质子电化学梯度被破坏,不能驱动 ATP 合酶来合成 ATP。其作用部位下图标示为"="，如二硝基苯酚(DNP)、新生儿棕色脂肪组织中的解偶联蛋白 1(UCP1)。

③ATP 合酶抑制剂　可同时抑制电子传递及 ADP 磷酸化。如寡霉素、二环己基碳二亚胺(DCCD)均可结合 F_0,阻断 H^+从 F_0 质子半通道回流,抑制 ATP 合酶活性。

注意:①CO、CN^-、N_3^- 抑制的是细胞色素 c 氧化酶,而不是细胞色素 c。细胞色素 c 氧化酶即复合体Ⅳ,由 CuA→Cyt a→Cyt a_3-CuB 组成,可见细胞色素 c 氧化酶含有的是 Cyt a、a_3,而不是 Cyt c。

②复合体Ⅰ被**异**戊巴比妥、**鱼**藤酮、**粉**蝶霉素 A 抑制——记忆为"一碗鱼粉"。

③复合体Ⅲ被**黏**噻唑菌醇、**抗**霉素 A 抑制——记忆为"三联抗菌"。

④**解**偶联剂为**二**硝基苯酚——记忆为"解偶联,当然为一分为二"。

(2)ADP 的调节作用　机体根据能量需求调节氧化磷酸化速率,从而调节 ATP 的生成量。电子的氧化和 ADP 的磷酸化是氧化磷酸化的根本,通常线粒体中氧的消耗量是被严格调控的,其消耗量取决于 ADP 的含量,因此,ADP 是调节机体氧化磷酸化速率的主要因素。当机体 ATP 浓度降低,ADP 浓度增高时,氧化磷酸化速度加快。

(3)甲状腺激素　可促进细胞膜上 Na^+,K^+-ATP 酶的表达,使 ATP 加速分解为 ADP 和 Pi,ADP 浓度增高而促进氧化磷酸化。另外,甲状腺激素(T_3)可诱导解偶联蛋白基因表达,使氧化释能和产热比率均增加,ATP 合成减少,导致机体耗氧量和产热同时增加,因此甲状腺功能亢进症病人基础代谢率增高。

(4)线粒体 DNA 突变　线粒体 DNA 突变可影响氧化磷酸化的功能,使 ATP 生成减少而致病。

【例 2】呼吸链电子传递过程中可直接被磷酸化的物质是

A. CDP　　B. ADP　　C. GDP
D. TDP　　E. UDP

【例 3】呼吸链抑制剂鱼藤酮可以抑制电子传递,其抑制对象是

A. 复合体Ⅰ　　B. 复合体Ⅱ　　C. 复合体Ⅲ
D. 复合体Ⅳ　　E. 复合体Ⅴ(2023)

【例 4】使褐色脂肪组织产热量增加的物质是

A. UTP　　B. ATP　　C. GDP
D. ADP　　E. UCP(2024)

常考点　往年很少考。

参考答案——详细解答见《2025 国家临床执业及助理医师资格考试历年考点精析(上、下册)》

1. ABCDE　2. ABCDE　3. ABCDE　4. ABCDE

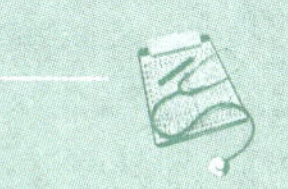

第 6 章　脂质代谢

▶考纲要求

①脂质概述:分类,生理功能。②甘油三酯的分解代谢:甘油三酯的水解,甘油的氧化分解,脂肪酸的β-氧化,酮体的生成和利用。③甘油三酯的合成代谢:合成的部位,合成的原料。④胆固醇的代谢:合成的部位、原料和关键酶,转化和去路。⑤血脂:血脂的组成与含量,血浆脂蛋白的分类、代谢及生理功能。

▶复习要点

一、脂质概述

1. 分类

脂质是脂肪和类脂的总称。脂肪即甘油三酯。类脂包括胆固醇及其酯、磷脂和糖脂等。

2. 生理功能

(1)脂肪的主要功能是储能和供能　脂肪是甘油三酯,其主要生理功能是储存能量及氧化供能。此外,脂肪还有保持体温、保护内脏、协助脂溶性维生素吸收的功能。

①储能　脂肪组织中的甘油三酯是机体的主要储能形式,正常人体内的脂肪量可抵抗 2~3 个月的饥饿。

②供能　甘油三酯是机体重要的能量来源。正常人生理活动所需能量的 17%~25% 由脂肪供给,空腹时机体 50%以上的能量来自脂肪的氧化。1g 甘油三酯彻底氧化可产生 38kJ 的能量,而 1g 蛋白质或碳水化合物只产生 17kJ 的能量。相同重量的甘油三酯产生的代谢能是糖原的 6 倍。因此,脂肪是禁食、饥饿时体内能量的主要来源。

(2)类脂是生物膜的重要组成成分　生物膜主要包括细胞膜、细胞器膜、核膜和神经髓鞘等。类脂特别是磷脂和胆固醇是生物膜的重要组分。

①磷脂　以双分子层形式构成生物膜的基本结构,其中鞘磷脂是神经髓鞘的主要组成成分。

②胆固醇　在维持生物膜通透性方面起重要作用。

③糖脂　也参与构成生物膜,在细胞膜信号转导活动中起着载体和受体的作用。

(3)脂类衍生物的调节作用

①某些脂类衍生物,如前列腺素、血栓烷、白三烯等,在细胞代谢的调节中发挥重要作用。

②胆固醇转化生成的 1,25-$(OH)_2$-D_3,可调节钙磷代谢;转化生成的类固醇激素可参与体内代谢。

③磷脂酰肌醇经磷酸化后再分解可产生甘油二酯和三磷酸肌醇,两者均为重要的第二信使物质,在细胞内信号转导中起重要作用。

【例 1】不属于体内脂质正常生理功能的是

A. 保持体温　　B. 传递电子　　C. 参与维生素吸收

D. 构成生物膜　　E. 参与信息传递

二、甘油三酯的分解代谢

1. 甘油三酯的水解

(1)概念　脂肪动员是指储存在白色脂肪细胞内的脂肪(甘油三酯)在脂肪酶作用下,逐步水解,释放游离脂肪酸和甘油供其他组织细胞氧化利用的过程。

曾经认为,脂肪动员由激素敏感性甘油三酯脂肪酶(HSL)调控。HSL 催化甘油三酯水解的第一步,是脂肪动员的关键酶。现在发现催化甘油三酯水解第一步并不是 HSL 的主要作用,而是下面所描述的第二步反应。脂肪动员还需要多种酶和蛋白质的参与,如脂肪组织甘油三酯脂肪酶(ATGL)、Perilipin-1。

脂肪在脂肪细胞内分解的第一步由 ATGL 催化,生成甘油二酯和脂肪酸;第二步由 HSL 催化,水解甘油二酯 sn-3 位酯键,生成甘油一酯和脂肪酸;第三步由甘油一酯脂肪酶催化,生成甘油和脂肪酸。

游离脂肪酸不溶于水,不能直接在血浆中运输。血浆清蛋白具有结合游离脂肪酸的能力,可将脂肪酸运送至全身,主要由心、肝、骨骼肌等摄取利用。

(2)关键酶 脂肪动员的关键酶为激素敏感性甘油三酯脂肪酶(HSL),受多种激素的调节。

①脂解激素 是指能启动脂肪动员、促进脂肪水解的激素,如肾上腺素、去甲肾上腺素、胰高血糖素。

②抗脂解激素 是指能抑制脂肪动员的激素,如胰岛素、前列腺素 E_2 等。

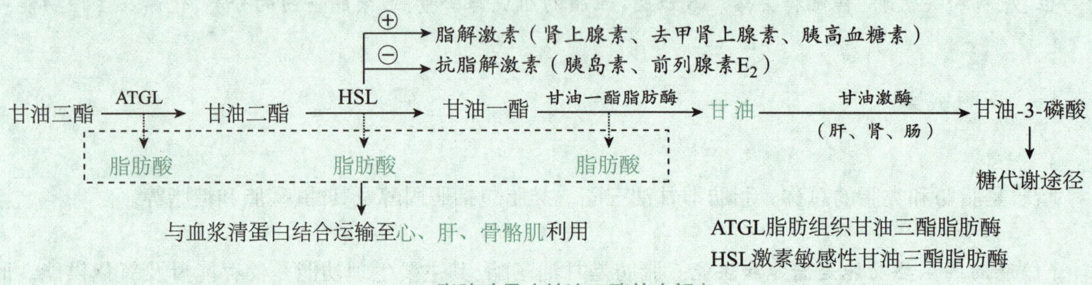

脂肪动员(甘油三酯的水解)

2. 甘油的氧化分解

甘油是甘油三酯的分解代谢产物之一。甘油可溶于水,可直接由血液运送至肝、肾、肠等组织利用。甘油在肝、肾、肠甘油激酶的作用下,转变为 3-磷酸甘油,然后经 α-磷酸甘油脱氢酶催化生成磷酸二羟丙酮,后者循糖代谢途径氧化成 CO_2 和水,并释放出能量;也可在肝内经糖异生途径生成葡萄糖和糖原。

脂肪细胞和骨骼肌等组织因甘油激酶活性很低,故不能很好地利用甘油。

注意:①脂肪细胞可合成、储存甘油三酯,但不能利用脂肪。②肝脏可合成酮体,但不能利用酮体。

3. 脂肪酸的 β-氧化

脂肪酸的 β-氧化是脂肪酸氧化分解的主要方式,主要过程如下:

(1)脂肪酸的活化(脂酰 CoA 生成) 脂肪动员的主要产物游离脂肪酸在氧化前必须先活化,由内质网、线粒体外膜上的脂酰 CoA 合成酶催化生成脂酰 CoA。此反应需要消耗 ATP。

$$\text{脂肪酸} + \text{CoA-SH} \xrightarrow[\text{ATP} \quad \text{AMP}]{\text{脂酰CoA合成酶}} \text{脂酰CoA} + \text{PPi}$$

(2)脂酰 CoA 进入线粒体 催化脂肪酸 β-氧化的酶系均存在于线粒体中,在胞质中活化的脂酰 CoA 必须进入线粒体才能进行 β-氧化。但脂酰 CoA 分子自身不能穿过线粒体内膜,必须有肉碱脂酰转移酶Ⅰ的帮助,才能进入线粒体,因此,肉碱脂酰转移酶Ⅰ是脂肪酸 β-氧化的限速酶。

(3)饱和脂肪酸的 β-氧化 脂酰 CoA 进入线粒体基质后,从脂酰基的 β 碳原子开始,经脱氢、加水、再脱氢、硫解 4 步酶促反应,形成比原来少 2 个碳原子的脂酰 CoA 及 1 分子乙酰 CoA。再照此循环,直至最后完成 β-氧化,形成大量乙酰 CoA,进入三羧酸循环,彻底氧化为 CO_2 和 H_2O。由于氧化过程发生在脂酰基的 β 碳原子上,故称为 β-氧化。每次 β-氧化包括 4 个连续的酶促反应:脱氢(脱下的 2H 由 FAD 接受,生成 $FADH_2$)、加水、再脱氢(脱下的 2H 由 NAD^+ 接受,生成 $NADH+H^+$)、硫解。

(4)能量产生 脂肪酸氧化是体内重要的能量来源。

含 $2n$ 个碳原子的脂肪酸,可进行 $(n-1)$ 次 β-氧化,生成 $(n-1)$ 分子 $FADH_2$、$(n-1)$ 分子 $NADH+H^+$ 及

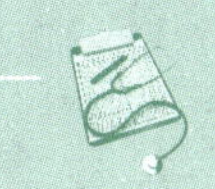

n 分子乙酰 CoA，产生的总能量为 $1.5\times(n-1)+2.5\times(n-1)+10\times n-2=(14n-6)$ 分子 ATP。

如软脂酸为 C_{16}，$n=8$，故 1 分子软脂酸经 β-氧化后产生的总能量为 $14\times8-6=106$ 分子 ATP。

注意：①$2n$ 个碳原子的脂肪酸彻底氧化产生$(14n-6)$分子 ATP。
②软脂酸为 C_{16}，$n=8$，1 分子软脂酸彻底氧化净生成 106 分子 ATP。
③硬脂酸为 C_{18}，$n=9$，1 分子硬脂酸彻底氧化净生成 120 分子 ATP。
④β-氧化的循环过程为脱氢、加水、再脱氢、硫解；脂肪酸合成的循环过程为缩合、加氢、脱水、再加氢。

【例 2】脂肪酸 β-氧化的关键酶是
A. 酮脂酰 CoA 硫解酶　B. 脂肪酰 CoA 脱氢酶　C. 肉碱脂酰转移酶 Ⅰ
D. β-羟脂肪酰 CoA 脱氢酶　E. 烯脂肪酰 CoA 水化酶(2024)

【例 3】下列关于脂肪酸氧化分解过程的叙述，错误的是
A. β-氧化中的受氢体为 NAD^+ 和 FAD　B. 含 16 个碳原子的软脂酸经过 8 次 β-氧化
C. 脂酰 CoA 需转运入线粒体　D. 脂肪酸首先要活化生成脂酰 CoA
E. β-氧化的 4 步反应为脱氢、加水、再脱氢和硫解

4. 酮体的生成和利用

(1)酮体的生成　酮体是脂肪酸在肝内进行正常分解代谢时所产生的中间产物，包括乙酰乙酸、β-羟丁酸和丙酮三种物质。在肝脏线粒体内，以乙酰 CoA 为原料，经酶催化，先缩合再裂解，生成酮体。

①2 分子乙酰 CoA 缩合成乙酰乙酰 CoA　由乙酰乙酰 CoA 硫解酶催化。
②乙酰乙酰 CoA 与乙酰 CoA 缩合成羟基甲基戊二酸单酰 CoA(HMG-CoA)　由 HMG-CoA 合酶催化。
③HMG-CoA 裂解产生乙酰乙酸　HMG-CoA 在 HMG-CoA 裂解酶催化下，生成乙酰乙酸和乙酰 CoA。
④乙酰乙酸还原成 β-羟丁酸　由 NADH 供氢，由 β-羟丁酸脱氢酶催化完成。
⑤少量乙酰乙酸转变为丙酮　由乙酰乙酸脱羧酶催化。

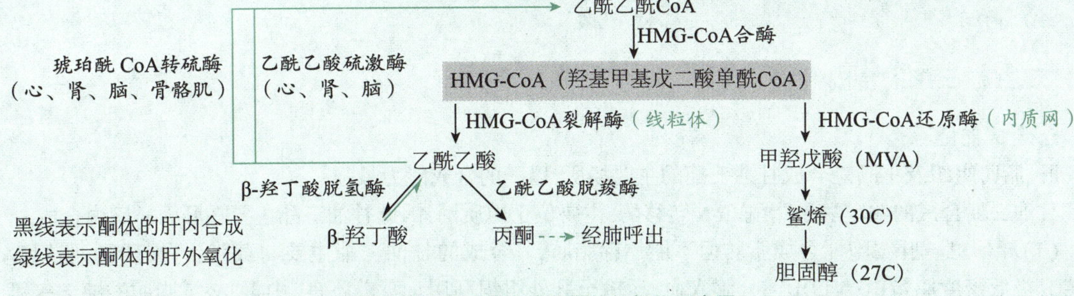

酮体、胆固醇的合成及酮体的氧化示意图

(2)酮体的生成和胆固醇合成的大致区别　从乙酰 CoA 到 HMG-CoA，两者的反应途径都是相同的。之后，在 HMG-CoA 裂解酶的作用下生成酮体，在 HMG-CoA 还原酶的作用下生成胆固醇(HMG-CoA 还原酶为其关键酶)。从这里可以明确 HMG-CoA 合成酶、裂解酶、还原酶之间的区别和联系。

(3)酮体的利用　肝脏具有高活性的合成酮体的酶系，故可合成酮体。但肝脏缺乏利用酮体的酶系(琥珀酰 CoA 转硫酶)，故不能利用酮体。在肝中生成的酮体，可随血液循环运输到肝外组织氧化利用。许多肝外组织，如心、肾、脑、骨骼肌的线粒体具有高活性的琥珀酰 CoA 转硫酶，因此可利用酮体供能。

①乙酰乙酸的利用　乙酰乙酸首先活化为乙酰乙酰 CoA，有两条途径：在心、肾、脑、骨骼肌线粒体内，由琥珀酰 CoA 转硫酶催化生成乙酰乙酰 CoA；在心、肾、脑线粒体内，由乙酰乙酸硫激酶催化，直接活化生成乙酰乙酰 CoA。然后，乙酰乙酰 CoA 由乙酰乙酰 CoA 硫解酶催化，硫解生成乙酰 CoA 进行氧化。

②β-羟丁酸的利用　β-羟丁酸在β-羟丁酸脱氢酶催化下,生成乙酰乙酸,再转变为乙酰CoA被氧化。

③丙酮的利用　正常情况下,丙酮生成量很少,可经肺呼出。

注意:①以乙酰CoA为合成原料的有:脂肪酸合成、酮体合成、胆固醇合成。
②酮体是肝内合成,肝外利用。脂肪是肝内合成,肝外储存。
③脂肪细胞可合成、储存、动员脂肪,但不能利用脂肪(甘油三酯)。

(4)酮体的生理意义

①酮体是脂肪酸在肝内正常的中间代谢产物,是肝向肝外组织输出能量的重要形式。心肌和肾皮质利用酮体的能力大于利用葡萄糖的能力。脑组织虽然不能氧化分解脂肪酸,却能有效利用酮体。当葡萄糖供应充足时,脑组织优先利用葡萄糖氧化供能。但在葡萄糖供应不足时,酮体是脑组织的主要能源物质。

②正常情况下,血中仅有少量酮体。但在饥饿、糖尿病时,由于脂肪动员加强,酮体生成增加,可导致酮症。严重糖尿病病人血中酮体显著增高,可导致酮症酸中毒。血酮体超过肾阈值,便可随尿排出,引起酮尿。此时,血丙酮含量也大大增加,通过呼吸道排出,产生特殊的"烂苹果气味"。

【例4】饥饿时能通过分解代谢产生酮体的物质是

A. 核苷酸　B. 脂肪酸　C. 氨基酸
D. 维生素　E. 葡萄糖

【例5】先天缺乏琥珀酰CoA转硫酶的患者若长期摄取低糖膳食,将会产生的代谢障碍是

A. 酮血症　B. 高脂血症　C. 低血糖
D. 苯丙酮尿症　E. 尿黑酸尿症

【例6】下列关于酮体的描述,错误的是

A. 酮体包括乙酰乙酸、β-羟丁酸和丙酮　B. 合成原料是丙酮酸氧化生成的乙酰CoA
C. 只能在肝的线粒体内生成　D. 酮体只能在肝外组织氧化
E. 酮体是肝输出能量的一种形式

【例7】糖尿病酮症酸中毒患者的呼出气常呈"烂苹果气味",其气味来源是

A. 乙酰乙酸　B. β-羟丁酸　C. 丙酮酸
D. 丙酮　E. 乳酸

三、甘油三酯的合成代谢

1. 合成部位

肝、脂肪组织及小肠是合成甘油三酯的主要场所,以肝的合成能力最强。

甘油三酯合成的关键酶是脂酰CoA转移酶,主要位于内质网,因此甘油三酯主要在肝内质网内合成。

(1)肝细胞　肝细胞能合成脂肪但不能储存脂肪,其合成的甘油三酯主要与载脂蛋白、磷脂、胆固醇组装成极低密度脂蛋白(VLDL),分泌入血,运输至肝外组织利用。营养不良、中毒、必需脂肪酸缺乏等可引起肝细胞VLDL生成障碍,导致甘油三酯在肝细胞蓄积,发生脂肪肝。

(2)脂肪细胞　既可合成甘油三酯,也可储存甘油三酯,作为"能量仓库"供机体禁食或饥饿时利用。

(3)小肠黏膜细胞　可利用食物中脂肪消化产物合成甘油三酯,以乳糜微粒形式经淋巴进入血液循环。

2. 合成原料

甘油三酯的合成原料为甘油及脂肪酸。

(1)甘油　合成甘油三酯的3-磷酸甘油的来源有二:①主要来自糖代谢;②也可来自游离甘油。肝、肾、肠等组织含有甘油激酶,可以利用游离甘油。脂肪细胞无甘油激酶,故不能利用甘油合成脂肪。

甘油 —(肝、肾)甘油激酶→ 3-磷酸甘油 ⟷ 磷酸二羟丙酮 → 糖酵解

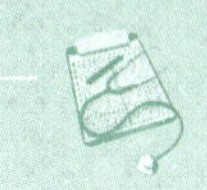

(2)**脂肪酸**　合成甘油三酯的3个脂肪酸分子可为同一脂肪酸,也可为三种不同脂肪酸。

四、胆固醇代谢

1. 胆固醇合成的部位、原料和关键酶

(1)**胆固醇合成的部位**　除脑组织、成熟红细胞外,几乎全身各组织均可合成胆固醇,肝是主要合成器官,占全身胆固醇合成的70%~80%,其次是小肠。胆固醇合成酶系存在于细胞质及光面内质网膜。

(2)**胆固醇合成的原材料**　胆固醇合成的基本原料是乙酰CoA,并需ATP供能,NADPH供氢。每合成1分子胆固醇需18分子乙酰CoA、36分子ATP及16分子NADPH。

(3)**胆固醇合成的关键酶**　是HMG-CoA还原酶,其活性受胆固醇的反馈抑制和多种因素的调节。

【例8】体内合成胆固醇的主要原料是
A. 乙酰辅酶A　　B. 乙酰乙酰辅酶A　　C. 丙酰辅酶A
D. 草酰乙酸　　E. 葡萄糖

【例9】体内合成胆固醇的场所是
A. 溶酶体　　B. 内质网　　C. 线粒体
D. 细胞质　　E. 内质网+细胞质

【例10】合成胆固醇的关键酶是
A. 柠檬酸裂解酶　　B. HMG-CoA合酶　　C. HMG-CoA裂解酶
D. HMG-CoA还原酶　　E. 鲨烯合酶

记忆:胆固醇合成的原料记忆为"三高":高耗能(36ATP)、高耗料(18乙酰CoA)、高耗氢(16NADPH)。

2. 胆固醇的转化和去路

胆固醇在体内并不能彻底氧化为CO_2和H_2O,只能经氧化、还原转化为其他类固醇物质。

(1)**转化为胆汁酸**　胆固醇在肝中转化为胆汁酸是胆固醇在体内代谢的主要去路(占50%)。

胆固醇 $\xrightarrow{7\alpha\text{羟化酶}}$ 7α羟胆固醇 ⟶ 初级游离胆汁酸 $\xrightarrow[\text{牛磺酸}]{\text{甘氨酸}}$ 初级结合胆汁酸 $\xrightarrow[\text{水解脱羟}]{\text{肠菌}}$ 次级游离胆汁酸

(2)**转化为类固醇激素**　胆固醇是肾上腺皮质、睾丸、卵巢合成类固醇激素的原料。

部位	合成的类固醇激素	部位	合成的类固醇激素
肾上腺皮质球状带	醛固酮	肾上腺皮质束状带	皮质醇
肾上腺皮质网状带	雄激素	睾丸间质细胞	睾酮
卵巢卵泡内膜细胞及黄体	雌二醇、孕酮		

(3)**转化为维生素D_3**　胆固醇可在皮肤被氧化为7-脱氢胆固醇,经紫外线照射转变为维生素D_3。

【例11】胆固醇不能转化成
A. 胆汁酸　　B. 维生素D_3　　C. 睾酮
D. 雌二醇　　E. 胆红素

【例12】胆固醇在体内代谢的主要去路是转变成
A. 胆红素　　B. 胆汁酸　　C. 维生素
D. 类固醇激素　　E. 类固醇

【例13】体内胆固醇的主要去路是
A. 合成胆色素　　B. 合成胆盐　　C. 合成胆汁酸
D. 合成酮体　　E. 肾脏排出(2021)

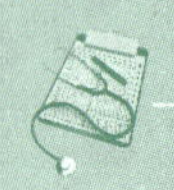

五、血脂

1. 血脂的组成与含量

(1)组成 血浆所含脂类物质统称为血脂,包括甘油三酯、磷脂、胆固醇、胆固醇酯及游离脂肪酸等。磷脂主要有卵磷脂、神经鞘磷脂及脑磷脂。

(2)含量 成人空腹 12~14 小时后,血脂含量为甘油三酯 0.11~1.69mmol/L、总胆固醇 2.59~6.47mmol/L、胆固醇酯 1.81~5.17mmol/L、游离胆固醇 1.03~1.81mmol/L、总磷脂 48.44~80.73mmol/L。

2. 血浆脂蛋白的分类

(1)按电泳法分类 分为 4 类:α-脂蛋白、前 β-脂蛋白、β-脂蛋白及乳糜微粒。

(2)按超速离心法分类 分为 4 类:乳糜微粒(CM)、极低密度脂蛋白(VLDL)、低密度脂蛋白(LDL)和高密度脂蛋白(HDL),分别相当于电泳法分类的乳糜微粒、前 β-脂蛋白、β-脂蛋白和 α-脂蛋白。

3. 血浆脂蛋白代谢

(1)乳糜微粒(CM) CM 由小肠黏膜细胞合成,转运外源性甘油三酯及胆固醇。食物脂肪消化后,小肠黏膜细胞用摄取的中长链脂肪酸再合成甘油三酯,并与合成及吸收的磷脂、胆固醇,加上 apo B48、apo AⅠ、apo AⅡ、apoAⅣ等组装成新生 CM,经淋巴道入血,从 HDL 获得 apo C 及 apo E,形成成熟 CM。CM 中的甘油三酯很快被血管内皮细胞表面的脂蛋白脂肪酶(LPL)逐步水解释放出脂肪酸,被心肌、骨骼肌、脂肪组织及肝组织摄取利用。apo CⅡ是 LPL 不可缺少的激活剂。空腹 12~14 小时后血浆中不含 CM。

(2)极低密度脂蛋白(VLDL) VLDL 是运输内源性甘油三酯的主要形式,其血浆代谢产物 LDL 是运输内源性胆固醇的主要形式。肝细胞以葡萄糖分解代谢中间产物、食物来源的脂肪酸等为原料合成甘油三酯,再与 apo B100、E 等组装成 VLDL。VLDL 的甘油三酯在 LPL 作用下,逐步水解,同时 VLDL 表面的 apo C、磷脂及胆固醇向 HDL 转移,而 HDL 胆固醇酯又转移到 VLDL。VLDL 颗粒逐渐变小,密度逐渐增加,转变为中密度脂蛋白(IDL)。部分 IDL 被肝细胞摄取、降解。未被肝细胞摄取的 IDL,其甘油三酯被 LPL 及肝脂肪酶进一步水解,最后只剩下胆固醇酯和 apo B,IDL 即转变为 LDL。

(3)低密度脂蛋白(LDL) 主要由 VLDL 在血浆中转变而来,是转运肝合成的内源性胆固醇的主要形式。肝是降解 LDL 的主要器官(占 50%),肾上腺皮质、卵巢、睾丸等摄取及降解 LDL 的能力也较强。正常人血浆 LDL,每天约 45%被清除,其中 2/3 经 LDL 受体途径降解,1/3 经单核吞噬细胞系统降解。血浆 LDL 还可被修饰成如氧化修饰 LDL(Ox-LDL),被清除细胞即单核吞噬细胞系统中的巨噬细胞及血管内皮细胞清除。这两类细胞膜表面有清道夫受体(SR),可与修饰 LDL 结合而清除血浆修饰 LDL。

(4)高密度脂蛋白(HDL) 主要由肝合成,小肠可合成部分。主要参与胆固醇的逆向转运,即将肝外组织细胞内的胆固醇,转运到肝,代谢后排出体外。

4. 血浆脂蛋白的生理功能

CM 由小肠黏膜细胞合成,主要转运外源性甘油三酯及胆固醇。VLDL 主要功能是转运内源性甘油三酯及胆固醇。LDL 的主要功能是转运内源性胆固醇。HDL 的主要功能是逆向转运胆固醇。

【例 14】可将肝外组织胆固醇转运至肝的主要脂蛋白是

A. LDL　　B. CM　　C. HDL
D. IDL　　E. VLDL

常考点 酮体和胆固醇的合成及关键酶;血浆脂蛋白的功能。

参考答案——详细解答见《2025 国家临床执业及助理医师资格考试历年考点精析(上、下册)》

1. ABCDE　2. ABCDE　3. ABCDE　4. ABCDE　5. ABCDE　6. ABCDE　7. ABCDE
8. ABCDE　9. ABCDE　10. ABCDE　11. ABCDE　12. ABCDE　13. ABCDE　14. ABCDE

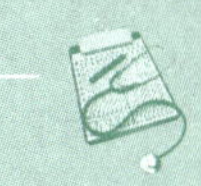

第7章　氨基酸代谢

▶考纲要求

①蛋白质的营养作用:蛋白质的生理功能,营养必需氨基酸,蛋白质的营养互补作用。②氨基酸的一般代谢:氨基酸的脱氨基作用,α-酮酸的代谢,氨的代谢。③个别氨基酸的代谢:氨基酸的脱羧基作用,一碳单位的概念,苯丙氨酸和酪氨酸代谢。

▶复习要点

一、蛋白质的营养作用

1. 蛋白质的生理功能

(1)蛋白质是生命的物质基础　可维持细胞组织的生长、更新和修补。

(2)蛋白质参与体内多种重要的生理活动　蛋白质可参与催化物质代谢反应、代谢调节、运输物质、机体免疫、肌肉收缩、血液凝固等。

(3)蛋白质可作为能源物质氧化供能　蛋白质在体内氧化释放的能量为4.1kcal/g(17.19kJ/g)。

2. 营养必需氨基酸

(1)营养必需氨基酸　是指体内需要而不能由自身合成,必须由食物提供的氨基酸,包括苯丙氨酸、蛋氨酸(甲硫氨酸)、赖氨酸、苏氨酸、色氨酸、亮氨酸、异亮氨酸、组氨酸、缬氨酸共9种,记忆为笨蛋来宿舍晾一晾足(球)鞋(苯-蛋-赖-苏-色-亮-异亮-组-缬)。

(2)非必需氨基酸　在人体内可以自行合成,不一定由食物供给的氨基酸,称为非必需氨基酸,共有11种(即20种氨基酸中,除外必需氨基酸的11种氨基酸)。

【例1】氨基酸的主要生理作用是

A. 合成核酸　　B. 合成尿素　　C. 合成糖原
D. 合成胆固醇　　E. 合成蛋白质

【例2】下列属于营养必需氨基酸的是

A. 丝氨酸　　B. 天冬氨酸　　C. 苯丙氨酸
D. 鸟氨酸　　E. 瓜氨酸(2023)

【例3】葡萄糖转化后不能生成的物质是

A. 谷氨酸　　B. 亮氨酸　　C. 天冬氨酸
D. 乙酰乙酸　　E. 谷氨酰胺(2024)

3. 蛋白质的营养互补作用

蛋白质的营养价值是指食物蛋白质在体内的利用率。蛋白质营养价值的高低主要取决于食物蛋白质中必需氨基酸的种类和比例。含必需氨基酸种类多、比例高的蛋白质,其营养价值高;反之,营养价值低。由于动物性蛋白质所含必需氨基酸的种类和比例与人体需要相近,故营养价值相对较高。

多种营养价值较低的蛋白质混合食用,彼此间必需氨基酸可以得到相互补充,从而提高蛋白质的营养价值,这种作用称为食物蛋白质的互补作用。例如谷类蛋白质含赖氨酸较少而含色氨酸较多,豆类蛋白质含赖氨酸较多而含色氨酸较少,将两者混合食用即可提高蛋白质的营养价值。

【例 4】谷类和豆类食物的互补氨基酸是

A. 赖氨酸和酪氨酸　　B. 赖氨酸和丙氨酸　　C. 赖氨酸和甘氨酸

D. 赖氨酸和谷氨酸　　E. 赖氨酸和色氨酸

二、氨基酸的一般代谢

1. 氨基酸的脱氨基作用

(1)转氨基作用　氨基酸的转氨基作用是指在转氨酶的催化下,可逆地把 α-氨基酸的氨基转移给 α-酮酸,结果是氨基酸脱去氨基生成相应的 α-酮酸,而原来的 α-酮酸则转变为另一种氨基酸。

转氨基作用只能由专一的转氨酶催化。在各种转氨酶中,以 *L*-谷氨酸和 α-酮酸的转氨酶(ALT、AST)最为重要。ALT 为丙氨酸转氨酶,AST 为天冬氨酸转氨酶。这些酶主要存在于细胞内,血清中的活性很低,当急性肝炎时 ALT 活性升高,心梗时 AST 明显升高。转氨酶的辅酶是磷酸吡哆醛(维生素 B_6)。

$$H-C(R_1)(NH_2)-COOH + R_2-C(=O)-COOH \underset{}{\overset{\text{转氨酶}}{\rightleftharpoons}} R_1-C(=O)-COOH + H-C(R_2)(NH_2)-COOH$$

转氨酶催化的转氨基作用通式

$$\text{谷氨酸}+\text{丙酮酸} \overset{ALT}{\rightleftharpoons} \alpha\text{-酮戊二酸}+\text{丙氨酸}$$

$$\text{谷氨酸}+\text{草酰乙酸} \overset{AST}{\rightleftharpoons} \alpha\text{-酮戊二酸}+\text{天冬氨酸}$$

丙氨酸转氨酶和天冬氨酸转氨酶催化的转氨基反应

【例 5】磷酸吡哆醛作为辅酶参与的反应是

A. 过氧化反应　　B. 转甲基反应　　C. 酰基化反应

D. 磷酸化反应　　E. 转氨基反应

(2)脱氨基作用　是指氨基酸脱去氨基,生成氨及相应的 α-酮酸的过程,这是氨基酸的主要分解代谢途径。脱氨基的方式包括联合脱氨基(最重要)、*L*-谷氨酸氧化脱氨基、非氧化脱氨基等。

①*L*-谷氨酸氧化脱氨基　即通过 *L*-谷氨酸脱氢酶催化脱去氨基。*L*-谷氨酸是体内唯一能以相当高的速率进行氧化脱氨反应的氨基酸,脱下的氨进一步代谢后排出体外。*L*-谷氨酸的氧化脱氨反应由 *L*-谷氨酸脱氢酶催化完成,此酶广泛存在于肝、肾、脑等组织中,属于一种不需氧脱氢酶。在 *L*-谷氨酸脱氢酶催化下,*L*-谷氨酸氧化脱氨生成 α-酮戊二酸和氨。*L*-谷氨酸脱氢酶的辅酶是 NAD^+ 或 $NADP^+$。

$$\underset{\text{谷氨酸}}{HOOC-(CH_2)_2-CH(NH_2)-COOH} \xrightarrow[NAD^+ \to NADH+H^+]{L\text{-谷氨酸脱氢酶}} HOOC-(CH_2)_2-C(=NH)-COOH \underset{-H_2O}{\overset{+H_2O}{\rightleftharpoons}} \underset{\alpha\text{-酮戊二酸}}{HOOC-(CH_2)_2-C(=O)-COOH} + NH_3$$

L-谷氨酸氧化脱氨基

注意:①氨基酸转氨酶的辅酶和脱羧酶的辅酶都是磷酸吡哆醛(维生素 B_6)。

②*L*-谷氨酸脱氢酶的辅酶是 NAD^+ 或 $NADP^+$。

②联合脱氨基　即通过转氨酶和 *L*-谷氨酸脱氢酶的联合作用脱去氨基。转氨基作用只是把氨基酸分子中的氨基转移给 α-酮戊二酸或其他 α-酮酸,并没有真正实现脱氨基。若氨基转移酶与 *L*-谷氨酸脱氢酶协同作用,首先通过转氨基作用使其他氨基酸的氨基转移至 α-酮戊二酸生成 *L*-谷氨酸,然后 *L*-谷氨酸再脱氨基,就可以使氨基酸脱氨生成 NH_3。这种方式需要氨基转移酶与 *L*-谷氨酸脱氢酶联合作用,即转氨基作用与 *L*-谷氨酸的氧化脱氨基作用偶联进行,称为联合脱氨作用,主要在肝、肾组织中进行。

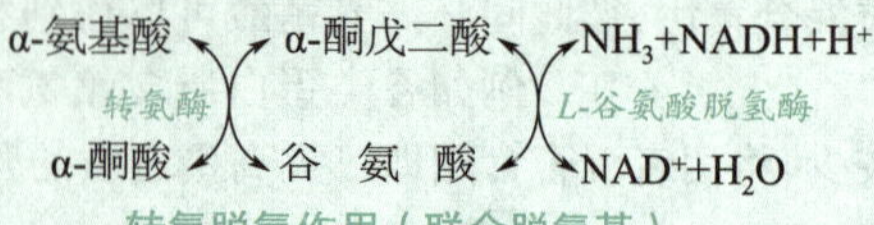

转氨脱氨作用(联合脱氨基)

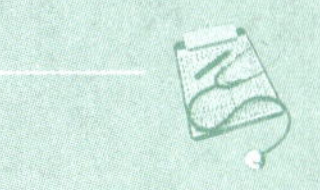

【例6】参与联合脱氨基的酶是

A. NADH-泛醌还原酶　B. HMG-CoA 还原酶　C. 葡萄糖-6-磷酸酶
D. *L*-谷氨酸脱氢酶　E. 乙酰 CoA 脱羧酶

【例7】不是丙氨酸转氨酶的底物或产物的物质是

A. 丙氨酸　B. 精氨酸　C. 丙酮酸
D. α-酮戊二酸　E. 谷氨酸(2024)

注意：①氨基酸分解代谢的最主要反应是脱氨基作用。
②肝、肾组织中最重要的脱氨基方式是联合脱氨基。

2. 氨的代谢

(1)氨的来源　①外源性氨是指从消化道吸收的氨，是体内氨的重要来源。②内源性氨是指由体内代谢，氨基酸脱去氨基产生的氨。

(2)谷氨酰胺的生成与分解　谷氨酸与氨反应可以生成谷氨酰胺，由谷氨酰胺合成酶催化。可以认为谷氨酰胺是氨的解毒产物，也是氨的储存及运输形式。

$$\text{谷氨酸}+NH_3 \xrightarrow{\text{(脑、肌)谷氨酰胺合成酶}} \text{谷氨酰胺} \xrightarrow{\text{经血液至肝或肾}} \text{谷氨酰胺} \xrightarrow{\text{谷氨酰胺酶}} \text{谷氨酸}+NH_3$$

(3)尿素的生成　氨的去路主要是在肝中合成尿素，再由肾排出体外。尿素合成部位是肝细胞线粒体和胞质，合成途径即为鸟氨酸循环，也称为尿素循环。在氨基甲酰磷酸合成酶Ⅰ催化下，氨与 CO_2 反应生成氨基甲酰磷酸。氨基甲酰磷酸与鸟氨酸缩合成瓜氨酸。由精氨酸代琥珀酸合成酶催化，瓜氨酸与天冬氨酸反应生成精氨酸代琥珀酸。后者裂解为精氨酸和延胡索酸。精氨酸水解生成尿素。

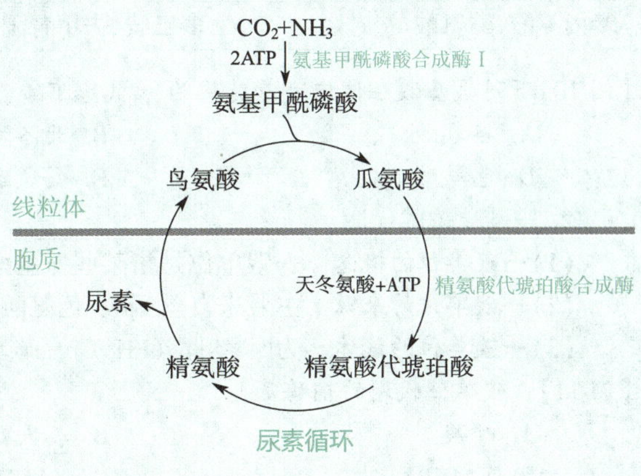

尿素循环

(4)高血氨症　正常生理情况下，血氨的来源与去路保持动态平衡，血氨浓度处于较低的水平。当肝功能损伤时，尿素合成障碍，可导致血氨浓度增高，称为高氨血症。

【例8】尿素产生的机制

A. 丙氨酸-葡萄糖循环　B. 柠檬酸-丙酮酸循环　C. 三羧酸循环
D. 鸟氨酸循环　E. 乳酸循环

3. α-酮酸代谢

氨基酸脱氨基后生成的α-酮酸可进一步代谢，主要有以下三方面途径。

(1)α-酮酸彻底氧化供能　α-酮酸可经三羧酸循环彻底氧化成 CO_2 和 H_2O，并释放能量。

(2)α-酮酸可转变成糖和脂类化合物　即生糖氨基酸、生酮氨基酸和生糖兼生酮氨基酸的概念。

(3)α-酮酸经氨基化生成非必需氨基酸　如丙酮酸→丙氨酸、草酰乙酸→天冬氨酸、α-酮戊二酸→谷氨酸。根据氨基酸转变的情况不同，可将氨基酸分为以下三类。

	氨基酸	同音记忆法
生酮氨基酸(2种)	亮、赖	同样来(酮-亮-赖)
生糖兼生酮氨基酸(5种)	异亮、苯丙、酪、色、苏	一本落色书(异-苯-酪-色-苏)
生糖氨基酸(13种)	组成人体蛋白质的20种氨基酸中，除外生酮氨基酸、生糖兼生酮氨基酸	

【例 9】α-酮酸可转变生成的物质是

A. CO_2 和 H_2O　　B. 营养必需脂肪酸　　C. 营养必需氨基酸
D. 维生素 E　　E. 维生素 A

三、个别氨基酸代谢

1. 氨基酸的脱羧基作用

在氨基酸脱羧酶的催化下,有些氨基酸可通过脱羧基作用生成相应的胺,发挥重要的生理作用。

氨基酸	化合物	生理功能
谷氨酸	γ-氨基丁酸(GABA)	神经递质
半胱氨酸	牛磺酸	胆汁成分
半胱氨酸	硫酸根	活化为 PAPS
色氨酸	5-羟色胺(5-HT)	神经递质、血管收缩剂
鸟氨酸	腐胺→精脒→精胺	促进细胞增殖
甘氨酸+精氨酸+甲硫氨酸	肌酸→磷酸肌酸	能量储存
苯丙氨酸、酪氨酸	黑色素	皮肤色素
苯丙氨酸、酪氨酸	多巴胺、去甲肾上腺素、肾上腺素	神经递质、激素

【例 10】下列氨基酸在体内可以转化为 γ-氨基丁酸(GABA)的是

A. 谷氨酸　　B. 天冬氨酸　　C. 苏氨酸
D. 色氨酸　　E. 蛋氨酸

2. 一碳单位的代谢

(1)一碳单位的概念　一碳单位是指某些氨基酸在分解代谢过程中产生的一个碳原子的基团。

(2)一碳单位的来源　主要来自丝氨酸、色氨酸、组氨酸、甘氨酸的分解代谢。

(3)一碳单位的载体　为四氢叶酸(FH_4)。一碳单位不能游离存在,常与 FH_4 结合而参与转运和代谢。

【例 11】一碳单位代谢的辅酶是

A. 叶酸　　B. 二氢叶酸　　C. 四氢叶酸
D. NADPH　　E. NADH

【例 12】下列氨基酸中哪一种不能提供一碳单位?

A. 甘氨酸　　B. 丝氨酸　　C. 组氨酸
D. 色氨酸　　E. 酪氨酸

3. 苯丙氨酸代谢

(1)主要代谢途径　苯丙氨酸的主要代谢是经羟化作用生成酪氨酸,此反应由苯丙氨酸羟化酶催化,为不可逆反应,因此酪氨酸不能转变为苯丙氨酸。

(2)次要代谢途径　苯丙氨酸的次要代谢是经转氨基作用生成苯丙酮酸(如下图)。

先天性苯丙氨酸羟化酶缺陷患者,不能将苯丙氨酸羟化为酪氨酸,苯丙氨酸经转氨基作用生成大量苯丙酮酸,造成体内苯丙酮酸及其部分代谢产物(苯乳酸、苯乙酸等)蓄积,由尿排出,称为苯丙酮尿症。

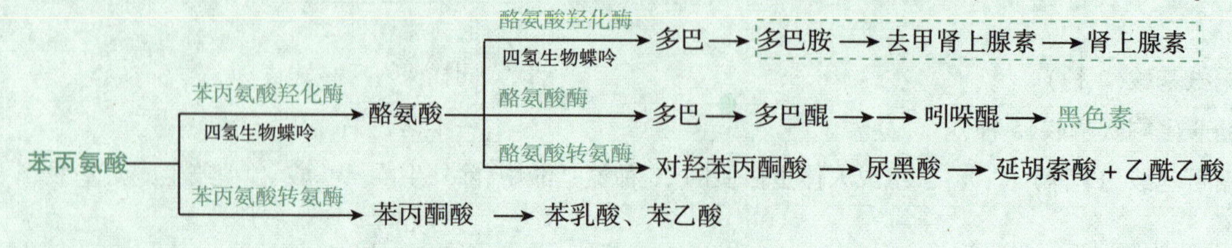

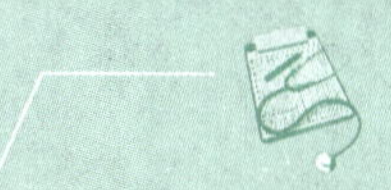

4. 酪氨酸代谢

(1)在肾上腺髓质和神经组织　酪氨酸在酪氨酸羟化酶的作用下,生成多巴。在多巴脱羧酶的作用下,多巴脱去羧基生成多巴胺。在肾上腺髓质,多巴胺被羟化生成去甲肾上腺素。后者甲基化生成肾上腺素。多巴胺、去甲肾上腺素及肾上腺素统称为儿茶酚胺。

(2)在黑色素细胞中　酪氨酸经酪氨酸酶作用,羟化生成多巴,后者经氧化、脱羧等反应,最后转变为吲哚-5,6-醌(黑色素)。

(3)转氨基作用　酪氨酸可在转氨酶催化下,生成对羟苯丙酮酸,后者经尿黑酸等中间产物进一步转变为延胡索酸和乙酰乙酸,进入糖、脂代谢途径进行代谢。

上述反应中,苯丙氨酸羟化酶和酪氨酸羟化酶的辅酶都是四氢生物蝶呤。

先天性酪氨酸酶缺乏的病人,因不能合成黑色素,皮肤、毛发等发白,称为白化病。

当体内尿黑酸分解代谢的酶先天性缺陷时,尿黑酸的分解受阻,可出现尿黑酸尿症。

【例 13】属于酪氨酸衍生物的物质是

A. 组胺　　B. 精胺　　C. 腐胺
D. 5-羟色胺　　E. 多巴胺

【例 14】患者,男,18 岁。自幼毛发、头发、皮肤苍白。体内可能存在代谢缺陷的氨基酸是

A. 组氨酸　　B. 半胱氨酸　　C. 色氨酸
D. 酪氨酸　　E. 丝氨酸(2022)

▶▶常考点　氨基酸的一般概念;尿素循环;一碳单位的代谢;特殊氨基酸的代谢产物。

参考答案——详细解答见《2025 国家临床执业及助理医师资格考试历年考点精析(上、下册)》

1. ABCDE　2. ABCDE　3. ABCDE　4. ABCDE　5. ABCDE　6. ABCDE　7. ABCDE
8. ABCDE　9. ABCDE　10. ABCDE　11. ABCDE　12. ABCDE　13. ABCDE　14. ABCDE

第8章　肝的生物化学

▶考纲要求

①生物转化作用:概念,反应类型,生理意义。②胆色素代谢:胆色素的概念,游离胆红素,结合胆红素,胆红素在肠道中的变化,胆色素代谢与黄疸。

▶复习要点

一、生物转化作用

1. 生物转化的概念

人体内有些物质的存在不可避免,这些物质既不能作为构建组织细胞的成分,又不能作为能源物质,其中一些还对人体有一定的生物学效应或潜在的毒性作用。机体在排出这些物质之前,需对它们进行代谢转变,使其水溶性提高,极性增强,易于通过胆汁或尿排出,这一过程称为生物转化。肝是机体内生物转化最重要的器官。皮肤、肺、肾等也有一定的生物转化作用。需进行生物转化的物质有内源性和外源性之分。

2. 生物转化的反应类型

(1)第一相反应　包括氧化、还原和水解。许多物质通过第一相反应,分子中的某些非极性基团可转变为极性基团,水溶性增加,有利于排出体外。

(2)第二相反应　是指各种结合反应,其中以葡萄糖醛酸结合反应最普遍。有些物质经过第一相反应后,还须与葡萄糖醛酸、硫酸等相结合,以得到更大的溶解度才能排出体外。

反应类型	酶类	作用或生化意义	反应部位
氧化反应	单加氧酶系(羟化酶)	最重要,占总反应的50%	内质网
	胺氧化酶	胺类物质—醛类—酸	线粒体
	脱氢酶类	催化醇类—醛类—酸	胞质+线粒体
还原反应	硝基还原酶	硝基化合物—胺类	内质网
	偶氮还原酶	偶氮化合物—胺类	内质网
水解反应	水解酶类	脂类、酰胺类和糖苷类—水解	胞质+内质网
结合反应	葡萄糖醛酸基转移酶	极性基团化合物—与UDPGA结合	内质网
	硫酸基转移酶	醇、酚或芳香胺类—硫酸酯类PAPS	胞质
	谷胱甘肽S-转移酶	环氧、卤代化合物—含GSH的结合物	胞质+内质网
	乙酰基转移酶	催化乙酰基转到含氨基或肼的化合物	胞质
	酰基转移酶	含羧基化合物—酰基CoA—转至Gly	线粒体
	甲基转移酶	催化含氧、氮、硫等基团的化合物甲基化	胞质+内质网

注意:①PAPS为活性硫酸供体,即3′-磷酸腺苷5′-磷酰硫酸,主要来源于半胱氨酸的分解。
②UDPGA为尿苷二磷酸葡萄糖醛酸,主要来自尿苷二磷酸葡萄糖(UDPG)的氧化。

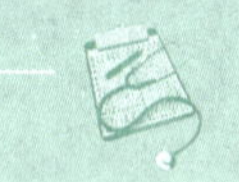

3. 生物转化的生理意义

(1)解毒作用　通过生物转化,可对体内的大部分待转化物质进行代谢处理,使其生物学活性降低或丧失(灭活)或使有毒物质的毒性减低或消除,称为解毒作用。

(2)排毒作用　生物转化作用可增加某些待转化物质的水溶性和极性,使之易于从胆汁或尿液中排出。

有些物质经过肝的生物转化作用后,虽然溶解性增加,但其毒性反而增强;有的还可能溶解性下降,不易排出体外。如烟草中含有苯并芘,其本身没有直接致癌作用,但经过生物转化后反而成为直接致癌物。这显示生物转化具有解毒与致毒的双重性,因此,并不能将生物转化作用简单地称为解毒作用。

【例1】下列不参与肝生物转化第二相反应的酶是
A. 硫酸基转移酶　　B. 甲基转移酶　　C. 肽基转移酶
D. 葡萄糖醛酸基转移酶　　E. 谷胱甘肽-S-转移酶

【例2】生物转化最重要的作用是
A. 使毒物的毒性降低　　B. 使物质的毒性增强　　C. 使生物活性物质灭活
D. 使药物失效　　E. 增强非营养性物质极性,利于排泄(2023)

【例3】男,43岁。腹胀、乏力伴双侧乳房肿大3个月。慢性乙型病毒性肝炎病史10年。查体:胸前有蜘蛛痣,双侧乳晕凸起,双侧乳房轻度肿大,心、肺无异常,腹部平软,肝肋下未触及,脾肋下1cm,质中等。和该患者体征相关的肝内代谢途径是
A. 核苷酸合成　　B. 生物转化　　C. 糖酵解
D. 甘油磷脂分解　　E. 氨基酸分解(2024)

二、胆色素代谢

1. 胆色素的概念

胆色素是体内铁卟啉化合物的主要分解代谢产物,包括胆绿素、胆红素、胆素原和胆素等。

体内铁卟啉化合物包括血红蛋白、肌红蛋白、细胞色素、过氧化物酶和过氧化氢酶等。

各种胆色素之间的变化关系很难理解,也易混淆,现将有关知识点归纳如下:

血红蛋白 ⟶ 血红素 —血红素加氧酶→ 胆绿素 —胆绿素还原酶→ 胆红素 —还原→ 胆素原 —氧化→ 胆素

胆色素代谢

2. 游离胆红素和结合胆红素

(1)在单核吞噬系统　正常人每天可生成250~350mg胆红素,其中约80%来自衰老红细胞破坏所释放的血红蛋白。血红蛋白随后分解为珠蛋白和血红素。珠蛋白可降解为氨基酸供体内再利用,血红素则由单核吞噬系统降解生成胆红素释放入血。

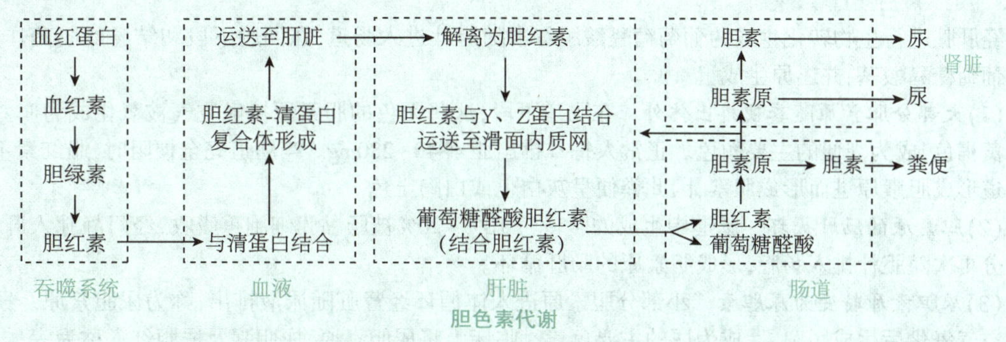

胆色素代谢

(2)在血浆中　胆红素与清蛋白结合形成胆红素-清蛋白复合体,运输至肝脏进行生物转化。血液中

与清蛋白结合的胆红素称为未结合胆红素,其分子内存在氢键,不能直接与重氮试剂反应,只有在加入乙醇或尿素等破坏氢键后才能与重氮试剂反应,故未结合胆红素也称为间接胆红素、游离胆红素。

(3)**在肝脏** 胆红素-清蛋白复合体运送至肝脏后,解离为胆红素被肝细胞摄取。胆红素在胞质中与Y蛋白和Z蛋白结合,被运送至滑面内质网,在UDP-葡萄糖醛酸基转移酶的催化下,生成葡萄糖醛酸胆红素,此为结合胆红素。与葡萄糖醛酸结合的胆红素因分子内没有氢键,分子中间的甲烯桥可以迅速、直接与重氮试剂发生反应,因此结合胆红素也称直接胆红素。

注意:①在血液中,胆红素与清蛋白是非特异性、可逆性结合,仅起暂时性解毒作用。这种未经肝脏进行生物转化,处于运输状态的胆红素称为未结合胆红素(血胆红素、游离胆红素、间接胆红素)。
②只有进入肝脏,与葡萄糖醛酸结合进行生物转化后的胆红素,才能称为结合胆红素。

(4)**游离胆红素和结合胆红素性质的比较**

	未结合胆红素	结合胆红素
别名	间接胆红素、游离胆红素、血胆红素、肝前胆红素	直接胆红素、肝胆红素
定义	是指未与葡萄糖醛酸结合的胆红素	是指已与葡萄糖醛酸结合的胆红素
与重氮试剂的反应	慢,间接阳性	迅速,直接阳性
水溶性	小	大
脂溶性	大	小
经肾随尿排出	不能	能
对细胞膜的通透性	大	小
对脑的毒性	大	无

【例4】铁卟啉化合物的分解代谢产物主要是

A. 胆色素　　B. 胆汁　　C. 胆汁酸
D. 酮体　　E. 胆固醇(2021)

【例5】下列对直接胆红素的说法哪一项是错误的?

A. 为胆红素葡萄糖醛酸二酯　　B. 水溶性较大　　C. 不易透过生物膜
D. 不能通过肾脏随尿排出　　E. 与重氮试剂起反应的速度快,呈直接反应

【例6】结合胆红素中包含的物质是

A. 苹果酸　　B. 丙酮酸　　C. 乙酰乙酸
D. 葡萄糖醛酸　　E. 柠檬酸(2024)

3. 胆红素在肠道中的变化

经肝脏进行生物转化生成的葡萄糖醛酸胆红素随胆汁进入肠道,在回肠下段和结肠的肠菌作用下,脱去葡萄糖醛酸基,并还原生成胆素原。

(1)**大部分胆素原随粪便排出体外** 在肠道下段,这些无色的胆素原接触空气被氧化成为胆素。胆素呈黄褐色,成为粪便的主要颜色。正常人每日排出胆素40~280mg。当胆道完全梗阻时,胆红素不能排入肠道形成胆素原进而形成胆素,因此粪便呈灰白色或白陶土色。

(2)**胆素原的肠肝循环** 肠道中生成的胆素原10%~20%被肠黏膜细胞重吸收,经门静脉入肝,其中大部分再次随胆汁排入肠腔,形成胆素原的肠肝循环。

(3)**尿胆素原转变为尿胆素** 小部分胆素原进入体循环经肾脏随尿液排出,称为尿胆素原。尿胆素原被空气氧化后生成尿胆素,成为尿的主要色素。临床上将尿胆素原、尿胆素及尿胆红素称为尿三胆,是黄疸类型鉴别诊断的常用指标。正常人尿中检测不到尿胆红素。

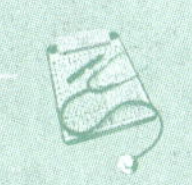

注意：①胆红素是胆汁的主要色素；尿胆素是尿液的主要色素；胆素是粪便的主要色素。
②经尿液排出体外的是尿胆素原+尿胆素；经粪便排出体外的是胆素原+粪胆素。
③经肝细胞排出随胆汁进入肠道的是结合胆红素。进行肠肝循环的胆色素是胆素原。

4. 胆色素代谢与黄疸

（1）黄疸　正常人血清胆红素总量为3.4～17.1μmol/L，其中约80%是未结合胆红素，其余为结合胆红素。未结合胆红素是有毒的脂溶性物质，易透过细胞膜进入细胞，尤其对富含脂类的神经细胞造成不可逆的损伤。因此，肝对胆红素的解毒作用具有十分重要的意义。

体内胆红素生成过多，或肝细胞对胆红素的摄取、转化及排泄能力下降等因素均可引起血浆胆红素含量增多。当血浆胆红素含量>17.1μmol/L，称为高胆红素血症。胆红素为橙黄色物质，过量的胆红素可扩散进入组织造成黄染现象，称为黄疸。

根据黄疸发生的原因，可将黄疸分为溶血性黄疸、肝细胞性黄疸和阻塞性黄疸，其鉴别要点如下。

	正常	溶血性黄疸	肝细胞性黄疸	阻塞性黄疸
主要病理	—	红细胞破坏过多 胆红素产生过多	肝细胞受损，摄取、转化、排泄胆红素减少	结合胆红素排泄减少
血清总胆红素	<10mg/L	>10mg/L	>10mg/L	>10mg/L
结合胆红素	极少	正常或微增	↑	↑↑
未结合胆红素	0～8mg/L	↑↑	↑	不变或微增
尿胆红素	—	—	++	++
尿胆素原	少量	↑	不一定	↓
尿胆素	少量	↑	不一定	↓
粪胆素原	40～280mg/24h	↑	↓或正常	↓或—
粪便颜色	棕黄色	加深	变浅或正常	完全阻塞时白陶土色

（2）三种黄疸的胆色素代谢检查结果　CB为结合胆红素，UCB为未结合胆红素，STB为总胆红素。

	血清CB	血清UCB	血清CB/STB	尿胆红素	尿胆原
正常人	0～6.8μmol/L	1.7～10.2μmol/L	0.2～0.4	阴性	0.84～4.2μmol/L
胆汁淤积性黄疸	明显增加	轻度增加	>0.5	强阳性	减少或缺如
溶血性黄疸	轻度增加	明显增加	<0.2	阴性	明显增加
肝细胞性黄疸	中度增加	中度增加	0.2～0.5	阳性	正常或轻度增加

A. 尿含铁血黄素阳性　　B. 血直接、间接胆红素均升高，尿胆原阳性
C. 尿胆原弱阳性，尿胆红素阴性　　D. 血间接胆红素升高，直接胆红素正常
E. 血直接胆红素升高，尿胆原阴性

【例7】与肝细胞性黄疸检查结果符合的是
【例8】与梗阻性黄疸检查结果符合的是

常考点　往年很少考。

参考答案——详细解答见《2025国家临床执业及助理医师资格考试历年考点精析（上、下册）》

1. ABCDE　2. ABCDE　3. ABCDE　4. ABCDE　5. ABCDE　6. ABCDE　7. ABCDE
8. ABCDE

第9章　无机元素与维生素

▶考纲要求

①无机元素:钙的代谢、功能及钙缺乏。磷的代谢及功能。②脂溶性维生素:脂溶性维生素的生理功能及缺乏症。③水溶性维生素:水溶性维生素的生理功能及缺乏症。

▶复习要点

一、无机元素

无机元素绝大多数为金属元素,在体内一般结合成化合物或络合物,广泛分布于各组织中,含量较恒定。无机元素主要来自食物,动物性食物含量较高,种类也较植物性食物多。无机元素通过与酶、其他蛋白质、激素和维生素等结合而在体内发挥多种多样作用。

1. 钙

(1)钙的代谢　成人血浆中的钙含量为2.25~2.75mmol/L,不到人体总量的0.1%,约一半是游离Ca^{2+};另一半为蛋白结合钙,主要与清蛋白结合,少量与球蛋白结合。游离钙与蛋白结合钙在血浆中呈动态平衡状态。血浆pH可影响它们的平衡,当血浆偏酸时,蛋白结合钙解离,血浆游离钙增多;当pH升高时,蛋白结合钙增多,而游离钙减少。分布于体液和其他组织中的钙不足总钙量的1%。细胞外液游离钙的浓度为1.12~1.23mmol/L。人体内99%以上的钙分布于骨中。

(2)钙的功能

①构成骨和牙的主要成分　羟基磷灰石是钙构成骨和牙的主要成分,起着支持和保护作用。

②离子钙　钙离子可与细胞膜的蛋白和各种阴离子基团结合,具有调节细胞受体结合、离子通道通透性及神经递质释放等作用,从而维持神经肌肉的正常生理功能。

③胞质钙　胞质钙作为第二信使在信号转导中发挥许多重要的生理作用。

④其他　钙可参与血液凝固、激素分泌、维持体液酸碱平衡以及调节细胞正常生理功能等作用,如对血液中的酶复活作用、调整细胞或血管的渗透作用、促进细胞再生、旺盛其活力、提高人体免疫力等。

(3)钙缺乏　维生素D缺乏可引起钙吸收障碍,导致儿童佝偻病和成人骨软化症。骨基质丧失和进行性骨骼脱盐可导致中、老年人骨质疏松。

2. 磷

(1)磷的代谢　磷主要分布于骨(约占85.7%),其次为各组织细胞(约14%),仅少量(约0.03%)分布于体液。成人血浆中无机磷的含量为1.1~1.3mmol/L。正常人血液中钙和磷的浓度相当恒定,每100ml血液中钙与磷含量之积为一常数,即[Ca]×[P]=35~40。因此,血钙降低时,血磷会略有增加。

(2)磷的功能

①成骨　磷可构成骨盐成分、参与成骨作用。

②参与构成高分子化合物　体内的磷主要以磷酸根的形式构成许多重要的高分子化合物,如核酸、核苷酸、磷脂、辅酶等,发挥各自重要的生理功能;还可形成ATP提供生理活动所需的能量。

③参与生化反应　许多生化反应和代谢的调节均需要磷酸根的参与。

④调节酸碱平衡　磷是体液中磷酸氢盐缓冲体系的组成成分,参与调节酸碱平衡。

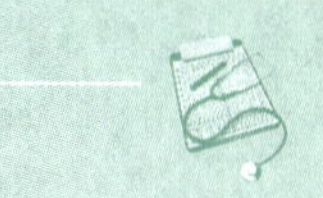

二、维生素

1. 脂溶性维生素

维生素	主要功能	活性形式	缺乏症
维生素 A	视黄醛参与视觉传导；视黄酸调控基因表达和细胞生长与分化；维生素 A 具有抗氧化作用，可抑制肿瘤生长	视黄醇 视黄醛、视黄酸	夜盲症 眼干燥症
维生素 D	调节钙磷代谢，影响细胞分化，抑制肿瘤细胞增殖	1,25-$(OH)_2$-D_3	佝偻病、软骨病
维生素 E	是体内最重要的脂溶性抗氧化剂 具有调节基因表达的作用，可促进血红素的合成	生育酚	溶血性贫血症 神经功能障碍
维生素 K	是凝血因子Ⅱ、Ⅶ、Ⅸ、Ⅹ合成所必需的辅酶	2-甲基-1,4-萘醌	易出血

2. 水溶性维生素

维生素	主要功能	活性形式	缺乏症
维生素 B_1	α-酮酸氧化脱羧酶的辅酶，参与氧化脱羧反应；转酮醇酶的辅酶，参与转酮醇作用；抑制胆碱酯酶的活性	焦磷酸硫胺素 （TPP）	脚气病 末梢神经炎
维生素 B_2	也称核黄素。氧化还原酶的辅基，递氢；FAD 是谷胱甘肽还原酶的辅酶，与 $CytP_{450}$ 结合，参与药物代谢	FMN、FAD	口角炎、舌炎 唇炎、阴囊炎
维生素 B_6	氨基酸脱羧酶、转氨酶、ALA 合酶的辅酶 可终止类固醇激素作用的发挥	磷酸吡哆醛 磷酸吡哆胺	未发现缺乏症
维生素 B_{12}	转甲基酶的辅酶；5′-脱氧腺苷钴胺素是 *L*-甲基丙二酰 CoA 变位酶的辅酶，参与琥珀酰 CoA 的生成	甲钴胺素 5′-脱氧腺苷钴胺素	巨幼细胞贫血 神经脱髓鞘
维生素 PP	多种不需氧脱氢酶的辅酶，作为递氢体参与生物氧化	NAD^+、$NADP^+$	糙皮病
维生素 C	参与体内羟化反应；参与氧化还原作用 具有增强机体免疫力的作用	抗坏血酸	坏血病
泛酸	构成酰基转移酶的辅酶，参与三大物质代谢及生物转化	CoA、ACP	缺乏症很少见
叶酸	FH_4 是体内一碳单位转移酶的辅酶 一碳单位在体内参与嘌呤、胸腺嘧啶核苷酸等的合成	FH_4	巨幼细胞贫血
生物素	构成羧化酶的辅基，参与 CO_2 固定；参与细胞信号转导	生物素辅酶	很少出现缺乏症

【例 1】长期过量摄入，易导致毒性反应的维生素是

A. 维生素 A　　B. 维生素 C　　C. 维生素 B_1
D. 维生素 B_2　　E. 叶酸（2024）

【例 2】夜盲是因为缺乏

A. 维生素 A　　B. 维生素 B　　C. 维生素 C
D. 维生素 D　　E. 维生素 E

▶常考点　维生素的生物化学特点。

参考答案——详细解答见《2025 国家临床执业及助理医师资格考试历年考点精析（上、下册）》

1. ABCDE　2. ABCDE

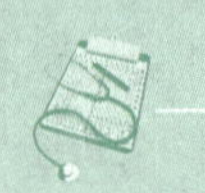

第二篇 生理学

第1章 绪 论

▶考纲要求

①机体的内环境:体液及其分布,内环境及其稳态。②机体生理功能的调节:神经调节和体液调节,反馈(负反馈和正反馈)。

▶复习要点

一、机体的内环境

1. 体液及其分布

(1)体液 人体内的液体总称为体液,约占体重的60%。体液可分为细胞内液和细胞外液两部分。

(2)细胞内液 约2/3的体液分布在细胞内,称为细胞内液。

(3)细胞外液 约1/3的体液分布在细胞外,称为细胞外液,包括血浆、组织液、淋巴液和脑脊液等。由于体内细胞直接接触和生存的环境就是细胞外液,所以生理学中通常把细胞外液称为内环境。体内有些液体,如胃内、肠道内、汗腺管内、尿道内、膀胱内的液体,都是与外环境连通的,所以不属于内环境的范畴。细胞外液含有各种无机盐(如钠、氯、钾、钙、镁、碳酸氢盐等)和细胞必需的营养物质(如糖、氨基酸、脂肪酸等),还含有氧、二氧化碳及细胞代谢产物。正常细胞通过细胞膜进行细胞内液和细胞外液之间的物质交换,以维持细胞生命活动的进行。

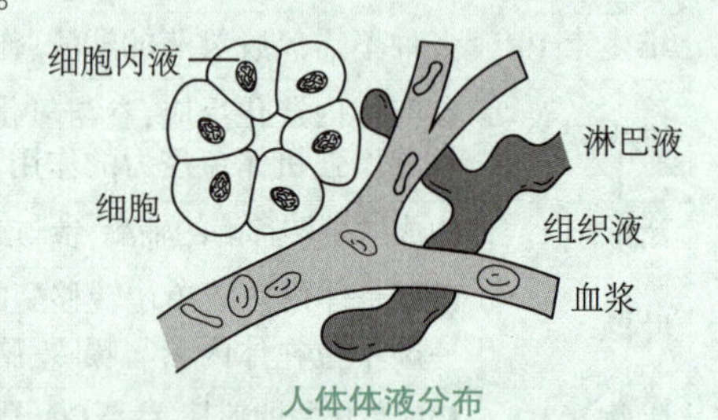

人体体液分布

2. 内环境及其稳态

(1)内环境的稳态 内环境的稳态是指内环境的理化性质,如温度、酸碱度、渗透压和各种液体成分的相对恒定状态。内环境的稳态并不是静止不变的固定状态,而是各种理化因素在各种生理活动的调节下局限于一定范围内的变动所达到动态平衡的一种相对恒定的状态。

(2)内环境稳态的维持 稳态的维持是机体自我调节的结果。在正常情况下,由细胞代谢引起的营养物质消耗和代谢产物的产生,或外界环境变化都会导致细胞外液理化性质的变化,从而干扰稳态。但机体可通过多个系统和器官的活动以及负反馈控制系统,使遭受干扰的内环境及时得到恢复,并通过与外环境的物质和能量的交换,使机体内环境的各种理化因素包括渗透压、温度、酸碱度、水、电解质及营养成分等都保持在一个适宜的相对恒定的水平,从而维持其相对稳定。

(3)内环境稳态的生理意义 稳态具有十分重要的生理意义。如果内环境的理化条件发生重大变化或急骤变化,超过机体本身调节与维持稳态的能力,则机体的正常功能会受到严重影响。因此,维持稳

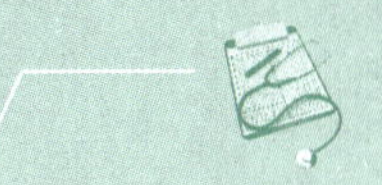

态是保证机体正常生命活动的必要条件。

【例1】机体内环境是指

A. 细胞内液　　B. 细胞外液　　C. 血浆
D. 组织液　　E. 淋巴液

二、机体生理功能的调节

机体对各种功能活动进行调节的方式主要有三种，即神经调节、体液调节和自身调节。

1. 神经调节

(1)定义　神经调节是通过反射而影响生理功能的一种调节方式，是人体生理功能调节中最主要的形式。神经系统活动的基本过程是反射。反射活动的结构基础是反射弧。反射弧由感受器、传入神经、中枢、传出神经和效应器五个部分组成。反射弧的任何一个环节被阻断，反射将不能完成。

(2)特点　①是人体生理功能调节中最主要的形式；②反应迅速，作用快，调节精确，持续时间短暂。

刺激 ⟶ 感受器 —传入神经⟶ 中枢 —传出神经⟶ 效应器 ⟶ 反应

反射弧的构成

2. 体液调节

(1)定义　体液调节是指体内某些特殊的化学物质通过体液途径而影响生理功能的一种调节方式。

①远距分泌　一些内分泌细胞分泌的激素可循血液途径作用于全身各处的靶细胞，产生一定的调节作用，称为远距分泌。如甲状腺激素分泌后由血液运送到全身组织，对体内几乎所有细胞都有调节作用。

②旁分泌　有些细胞产生的生物活性物质可不经血液运输，而是在组织液中扩散，作用于邻旁细胞，这种方式称为旁分泌。如生长抑素在胰岛内抑制 α 细胞分泌胰高血糖素就是以这种方式进行的。

③神经分泌　一些神经元能将其合成的某些化学物质释放入血，然后经血液运行至远处，作用于靶细胞，这些化学物质称为神经激素，如血管升压素。神经激素分泌的方式称为神经分泌。

④神经-体液调节　人体内多数内分泌腺或内分泌细胞接受神经的支配，在这种情况下，体液调节便成为神经调节反射弧的传出部分，这种调节称为神经-体液调节。

(2)特点　与神经调节相比，体液调节是一种较为原始的调节方式，其作用缓慢而持久，作用面较广泛，调节方式相对稳定，它对人体生命活动的调节和自身稳态的维持起着十分重要的作用。

【例2】不属于神经调节的是

A. 胰岛素调节血糖浓度　　B. 沙尘飞入眼球引起的闭眼动作　　C. 踝反射
D. 进食后引起胃酸分泌　　E. 寒冷刺激甲状腺激素的分泌(2021)

3. 反馈控制系统

(1)反馈的概念　人体内的控制系统由控制部分和受控部分组成，可将中枢神经系统和内分泌腺看作控制部分，而将效应器和靶细胞看作受控部分。控制部分在发出指令控制受控部分活动时，受控部分输出变量中的部分信息反过来不断地作用于控制部分，改变后者的活动状态，用以纠正在控制活动中出现的偏差，以保证控制部分的精确性。这种受控部分反过来影响控制部分的调节过程，称为反馈。反馈控制系统是一个闭环系统，具有自动控制的能力和特征。反馈可分为负反馈和正反馈两种形式。

(2)负反馈　受控部分发出的反馈信息调整控制部分的活动，最终受控部分的活动朝着与它原先活动相反的方向改变，称为负反馈。例如，当某种原因使血压突然升高时，可通过反馈回路将血压升高的信息传到心血管中枢(控制部分)，再由中枢发出指令传到心脏和血管(受控部分)，调整后者的功能状态，使心率减慢、血管舒张，使升高的血压逐渐恢复到原先正常水平。

在正常人体内，大多数情况下为负反馈调节，在维持机体生理功能的稳态中具有重要意义。负反馈控制都有一定调定点，调定点是指自动控制系统所设定的一个工作点，使受控部分的活动只能在这个设定的工作点附近的一个狭小范围内变动。实际上,调定点可被视为各生理指标正常范围的均数。

(3)正反馈 受控部分发出的反馈信息促进与加强控制部分的活动,最终使受控部分的活动朝着与它原先活动相同的方向改变,称为正反馈。例如,血液凝固、排尿反射、分娩过程等,这些过程一旦启动,就会通过正反馈使之加强加快,直至全部过程完成为止。

正反馈的意义在于产生"滚雪球"效应,或促进某一生理活动过程很快达到高潮并发挥最大效应。

(4)负反馈调节和正反馈调节的区别

	负反馈调节	正反馈调节
比例	大多数情况下的控制机制	少数情况下的控制机制
定义	受控部分发出的反馈信息调整控制部分的活动,最终使受控部分的活动朝着与它原先活动相反的方向改变	受控部分发出的反馈信息促进与加强控制部分的活动,最终使受控部分的活动朝着与它原先活动相同的方向改变
作用	起纠正、减弱控制信息的作用	起加强控制信息的作用
举例	①减压反射(动脉血压的压力感受性反射) ②肺牵张反射 ③代谢增强时 O_2 及 CO_2 浓度的调节 ④甲亢时TSH分泌减少	①排尿反射、排便反射 ②分娩过程 ③神经纤维膜上达到阈电位时 Na^+ 通道开放 ④血液凝固过程 ⑤胰蛋白酶原激活的过程有正反馈

注意:尤其要记住正、负反馈调节栏里的几个常考的"举例",这往往是解题的关键。

【例3】下列神经反射活动中,存在正反馈调节的是

A. 排尿反射　B. 压力感受性反射　C. 肺牵张反射
D. 屈肌反射　E. 甲状腺功能亢进时TSH分泌减少

【例4】下列属于正反馈调节的是

A. 减压反射　B. 排卵前黄体生成素的释放　C. 肺牵张反射
D. 皮质醇对腺垂体的调控　E. 甲状腺激素对促甲状腺激素释放的调节(2022)

【例5】下列生理功能活动中,有负反馈调节参与的活动是

A. 排尿时膀胱的收缩　B. 细胞动作电位去极化　C. 血管出血的止血过程
D. 体温的昼夜节律性波动　E. 呼吸性酸中毒时呼吸加深加快(2024)

常考点 2019年新增考点,往年很少考。

参考答案——详细解答见《2025国家临床执业及助理医师资格考试历年考点精析(上、下册)》

1. ABCDE　2. ABCDE　3. ABCDE　4. ABCDE　5. ABCDE

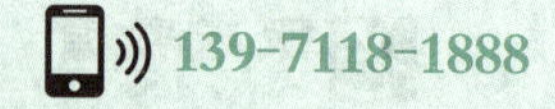

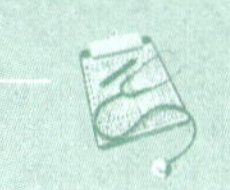

第 2 章　细胞的基本功能

▶▶考纲要求

①细胞膜的物质转运功能:单纯扩散,易化扩散,主动转运,入胞和出胞。②细胞的兴奋性和电活动:兴奋性和阈值,静息电位和动作电位及其产生原理,阈电位,兴奋在同一细胞上的传导。③骨骼肌细胞的收缩功能:骨骼肌神经-肌接头处的兴奋传递及其影响因素,骨骼肌兴奋-收缩耦联。

▶▶复习要点

一、细胞膜的物质转运功能

跨细胞膜的物质转运方式包括单纯扩散、易化扩散、主动转运和膜泡运输。

1. 单纯扩散

脂溶性的小分子物质从细胞膜的高浓度一侧向低浓度一侧移动的过程,称为单纯扩散。单纯扩散既不需要膜蛋白的帮助,也不消耗能量。物质扩散的方向及速度取决于该物质在细胞膜两侧的浓度差和细胞膜对该物质的通透性,后者取决于物质的脂溶性和分子大小。

2. 易化扩散

(1)概念　易化扩散是指物质在通道或载体帮助下,从细胞膜的高浓度一侧向低浓度一侧的移动过程,这些通道或载体是位于细胞膜结构中的一些特殊蛋白质分子。易化扩散是非脂溶性物质的转运方式之一,无须细胞代谢供能,属于被动转运。

(2)分类　易化扩散分为经通道易化扩散和经载体易化扩散两种类型。

	经通道易化扩散	经载体易化扩散
定义	是指各种带电离子在通道蛋白的介导下,顺浓度梯度和/或电位梯度的跨膜转运	是指水溶性小分子物质或离子在载体蛋白介导下,顺浓度梯度进行的跨膜转运
介导方式	借助于通道蛋白的介导	借助于载体蛋白的介导
转运方向	顺浓度梯度和/或电位梯度进行	顺浓度梯度进行
转运速率	快(10^6~10^8 个离子/秒)	慢(200~50000 个离子或分子/秒)
特性	离子通道具有离子选择性和门控特性	载体与溶质的结合具有化学结构特异性
特点	相对特异性,特异性无载体蛋白高 通道的导通有开放和关闭两种不同状态 无饱和现象	结构特异性 竞争性抑制 有饱和现象
举例	带电离子 K^+、Na^+、Cl^-、Ca^{2+} 的快速移动	葡萄糖、氨基酸、核苷酸等的跨膜转运

经载体介导的易化扩散易发生饱和现象,是由于细胞膜中载体的数量和转运速率有限,当被转运的底物浓度增加到一定程度时,底物的扩散速度便达到最大值,不再随底物浓度的增加而增大。

【例 1】由载体介导的易化扩散发生饱和现象的机制是

A. 跨膜浓度梯度降低　　B. 载体特异性较差　　C. 跨膜电位梯度降低
D. 物质转运能量不足　　E. 载体转运达极限

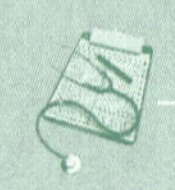

3. 主动转运

主动转运是指细胞膜通过代谢供能,将某物质的分子或离子由细胞膜低浓度一侧向高浓度一侧转移的过程。根据能量来源的不同,主动转运可分为原发性主动转运和继发性主动转运。

(1)原发性主动转运 是指离子泵利用分解ATP释放的能量将离子逆浓度梯度和/或电位梯度进行跨膜转运的过程。体内最重要离子泵为钠-钾泵(Na^+、K^+-ATP酶,简称钠泵),钠泵是镶嵌在细胞膜上脂质双分子层中的特殊蛋白质,普遍存在于哺乳动物的细胞膜中。钠泵本身具有ATP酶活性,可以分解ATP释放能量。每分解1分子ATP,可将3个Na^+移出胞外,同时将2个K^+移入胞内。钠泵的生理意义如下。

①维持细胞膜内外Na^+、K^+浓度差。正常时细胞内K^+浓度约为细胞外液中的30倍,细胞外液中Na^+浓度约为胞质的10倍。细胞膜钠泵活动消耗的能量通常占细胞代谢产能的20%~30%。

②钠泵活动造成的细胞内高K^+为胞质内许多代谢反应所必需,如核糖体合成蛋白质就需要高K^+环境。

③钠泵活动能维持胞内渗透压和细胞容积。钠泵可将漏入胞内的Na^+不断转运出去,保持细胞正常的渗透压和容积,以防细胞水肿。

④钠泵活动建立的Na^+跨膜浓度梯度,为继发性主动转运的物质提供势能储备。

⑤钠泵活动形成的Na^+、K^+跨膜浓度梯度是细胞发生电活动(如静息电位和动作电位)的基础。

⑥钠泵活动的生电效应,可直接使膜内电位的负值增大。

⑦哇巴因是钠泵的特异性抑制剂。

(2)继发性主动转运 是指驱动力不直接来自ATP分解释放的能量,而是来自原发性主动转运所形成的离子浓度梯度而进行的物质逆浓度梯度和/或电位梯度的跨膜转运方式。继发性主动转运实际上就是经载体易化扩散与原发性主动转运相耦联的转运过程。如葡萄糖在小肠黏膜上皮的主动吸收就是由Na^+-葡萄糖同向转运体和钠泵耦联完成的,因此属于继发性主动转运。

(3)继发性主动转运和原发性主动转运的鉴别

	原发性主动转运	继发性主动转运
转运方向	逆浓度梯度和/或电位梯度进行转运	逆浓度梯度和/或电位梯度进行转运
是否耗能	必须消耗能量	必须消耗能量
能量来源	主要来自钠泵分解ATP供能 直接利用ATP分解供能	主要来自Na^+在膜两侧的浓度势能差 间接利用钠泵分解ATP的能量
举例	Na^+移出胞外 K^+移入胞内	葡萄糖、氨基酸在小肠和肾小管的吸收 神经末梢在突触间隙摄取肽类神经递质 甲状腺上皮细胞聚碘,Na^+-H^+交换和Na^+-Ca^{2+}交换

【例2】细胞膜内外正常Na^+和K^+浓度差的形成与维持是由于

A. 膜在安静时对K^+通透性大
B. 膜在兴奋时对Na^+通透性增加
C. Na^+、K^+易化扩散的结果
D. 细胞膜上钠-钾泵的作用
E. 细胞膜上ATP的作用

【例3】在继发性主动转运过程中,驱动小管液葡萄糖进入肾小管上皮细胞的直接动力是

A. 泵蛋白水解ATP释放的能量
B. 同向转运体水解ATP释放的能量
C. 膜内外两侧的电位差
D. 钠泵活动造成的膜两侧Na^+浓度差
E. 由同向转入细胞的物质提供能量

4. 入胞和出胞

大分子和颗粒物质进出细胞并不直接穿过细胞膜,而是由膜包围形成囊泡,通过膜包裹、膜融合和膜离断等一系列过程完成,故称为膜泡运输。膜泡运输是一个主动过程,需要消耗能量,也需要更多蛋白质参与,同时伴有细胞膜面积的改变。膜泡运输包括出胞和入胞两种形式。

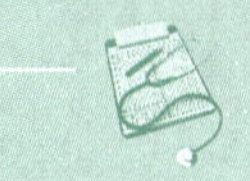

	出胞	入胞
定义	是指胞质内的大分子物质以分泌囊泡的形式排出细胞的过程	是指大分子物质或物质团块借助于细胞膜形成吞噬泡或吞饮泡的方式进入细胞的过程
特点	细胞排出大分子物质	大分子物质进入细胞
举例	主要见于细胞的分泌活动: ①内分泌腺细胞将合成的激素分泌到血液、组织液 ②外分泌腺细胞将酶原、黏液分泌到腺管的管腔中 ③神经纤维末梢突触囊泡内神经递质的释放	见于细胞外某些团块物质进入细胞的过程: ①部分多肽类激素、抗体、运铁蛋白、LDL ②病毒(流感病毒、脊髓灰质炎病毒)、大分子营养物质

【例4】神经纤维末梢释放乙酰胆碱的方式是

A. 单纯扩散　　B. 主动转运　　C. 出胞

D. 经载体的易化扩散　　E. 经通道的易化扩散(2024)

二、细胞的兴奋性和电活动

1. 兴奋性和阈值

(1)兴奋性 细胞对刺激发生反应的过程称为兴奋。生理学中,兴奋被看作动作电位的同义语。只有可兴奋细胞接受刺激后才能产生动作电位,可兴奋细胞是指受刺激后能产生动作电位的细胞,包括神经细胞、肌细胞、腺细胞。生理学中把可兴奋细胞接受刺激后产生动作电位的能力称为细胞的兴奋性。可兴奋细胞在发生一次兴奋后,其兴奋性周期性变化为:绝对不应期→相对不应期→超常期→低常期。

	绝对不应期	相对不应期	超常期	低常期
兴奋性	0	低于正常	轻度高于正常	轻度低于正常
阈值	无穷大	刺激强度>原阈强度	刺激强度稍<原阈强度	刺激强度稍>原阈强度
持续时间	0.3~0.4ms	3ms	12ms	70ms
对应关系	相当于动作电位的锋电位	相当于动作电位的负后电位前期	相当于动作电位的负后电位后期	相当于动作电位的正后电位
生理机制	大部分钠通道或钙通道已进入失活状态,不可能再次接受刺激而激活	失活的钠通道或钙通道虽已开始复活,但复活的通道数量较少,部分尚处于复活过程中	钠通道或钙通道已基本复活,而膜电位尚未完全回到静息电位,距离阈电位水平较近	钠通道或钙通道虽已完全复活,但膜电位处于轻度的超极化状态,与阈电位水平的距离加大

(2)阈值 刺激要能使细胞发生兴奋,就必须达到一定的刺激量,即刺激强度、刺激持续时间、刺激强度对时间的变化率,这三个参数必须达到某个最小值。在刺激持续时间、刺激强度对时间的变化率都固定时,能引起动作电位的最小刺激强度,称为阈值或阈强度。它是衡量细胞或组织兴奋性大小的最好指标。阈下刺激只能引起低于阈电位值的去极化,而不能发展为动作电位。在刺激超过阈强度后,动作电位的上升速度和所达到的最大值,就不再依赖于所给刺激的强度大小了。

2. 静息电位及其产生原理

(1)静息电位的概念 在安静状态下,细胞膜两侧存在的外正内负且相对平稳的电位差,称为静息电位。据测定,当细胞外液固定于零电位时,各类细胞的静息电位均为负值,在-100~-10mV之间。由于记录膜电位时均以细胞外为零电位,故细胞内负值越大,表示膜两侧的电位差越大,即静息电位越大。

(2)静息电位与K^+平衡电位 正常时细胞内的K^+浓度高于细胞外,而细胞外Na^+浓度高于细胞内。在安静状态下,虽然细胞膜对各种离子的通透性都很小,但相比之下,对K^+有较高的通透性,于是细胞内的K^+在浓度差的驱使下,由细胞内向细胞外扩散。由于膜内带负电荷的蛋白质大分子不能随之移出细

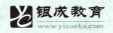

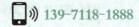

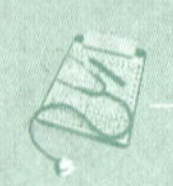

胞外,所以随着带正电荷的 K^+外流,膜内电位将变负而膜外变正。但是,K^+的外流并不能无限制地进行下去,因为最先流出膜外的 K^+所产生的"外正内负"的电场力,将阻碍 K^+的继续外流。随着 K^+外流的增加,这种阻碍 K^+外流的力量(膜两侧的电位差)也不断增强。当促使 K^+外流的浓度差与阻碍 K^+外流的电位差这两种力量达到平衡时,膜对 K^+的净通量为零。于是,不再有 K^+的跨膜净移动,而此时膜两侧的电位差也就稳定于某一数值不变,此电位差即为 K^+的平衡电位。

(3)Na^+平衡电位对静息电位的影响 除 K^+平衡电位外,静息时细胞膜对 Na^+也有极小的通透性,由于 Na^+顺浓度差内流,因而可部分抵消由 K^+外流所形成的膜内负电位。因此,静息电位的实测值略小于由 Nernst 公式计算所得的 K^+平衡电位。

3. 动作电位及其产生原理

(1)动作电位的概念 动作电位是指可兴奋细胞在静息电位基础上接受有效刺激后,产生的一个可迅速向远处传播的膜电位波动。以神经细胞为例,当受到一个有效刺激时,其膜电位从-70mV 逐渐去极化到达阈电位水平,此后迅速上升至+30mV,形成动作电位上升支(去极相);随后又迅速下降至接近静息电位水平,形成动作电位下降支(复极相)。两者共同形成尖峰状的电位变化,称为锋电位。锋电位是动作电位的主要部分,是动作电位的标志。膜电位在零电位以上的部分称为超射。

(2)动作电位的产生机制 Na^+内流形成动作电位上升支,K^+外流形成动作电位下降支。

①动作电位上升支 当细胞受到一个阈刺激或阈上刺激时,电压门控钠通道开放,膜对 Na^+的通透性突然增大,并且超过了膜对 K^+的通透性,Na^+迅速大量内流,以至于膜内负电位因正电荷的增加而迅速消失。由于膜外高 Na^+所形成的内向浓度势能,使得 Na^+在膜内负电位减小到零电位时仍可继续内移,进而出现正电位,直至膜内正电位增大到足以阻止由浓度差所引起的 Na^+内流时,膜对 Na^+的净通量为零,从而形成动作电位上升支。

②动作电位下降支 膜内电位并不停留在正电位状态,而是很快出现动作电位的复极相,这是因为钠通道开放时间很短,它很快就进入失活状态,从而使膜对 Na^+的通透性变小。与此同时,电压门控钾通道开放,于是膜内 K^+在浓度差和电位差的推动下向膜外扩散,使膜内电位由正值向负值发展,恢复到静息电位水平,形成动作电位下降支。

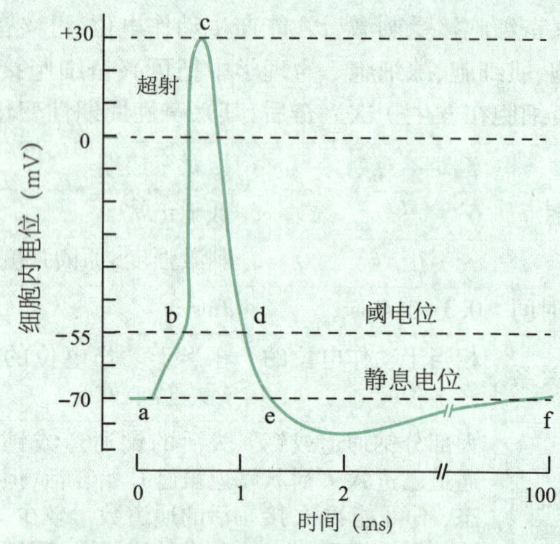

abc:动作电位上升支(膜对Na^+通透性增大,Na^+大量内流)
cde:动作电位下降支(Na^+通道失活,K^+通道开放,K^+外流)
神经纤维动作电位模式图

(3)动作电位的特点

①动作电位幅度("全或无") 要使细胞产生动作电位,所给刺激必须达到一定的强度。若刺激未达到一定强度,动作电位就不会产生(无);当刺激达到一定的强度时,所产生的动作电位,其幅度便达到该细胞动作电位的最大值,不会随刺激强度的继续增强而增大(全),这就是动作电位的"全或无"现象。

②可传播性(不衰减传播) 动作电位在细胞膜的某处产生后,并不停留在受刺激处的局部细胞膜,而是沿细胞膜迅速向四周传播,直至传遍整个细胞,而且其幅度和波形在传播过程中始终保持不变。

4. 阈电位

刺激能否引起组织细胞兴奋,取决于刺激能否使该组织细胞的静息电位去极化达到某一临界值。当去极化达到这一临界值时,便可引起该组织细胞产生一次动作电位。膜去极化至刚好能引发动作电位的临界膜电位,称为阈电位。即阈电位是指造成细胞膜对 Na^+通透性突然增大的临界膜电位。

【例 5】细胞膜在静息状态下,对下列离子通透性最大的是

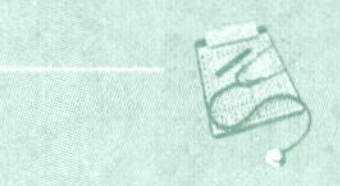

A. Na^+ B. K^+ C. Cl^-
D. Ca^{2+} E. Mg^{2+}

【例6】动作电位不会因刺激频率增加而叠加融合的原因是
A. 全或无的特征 B. 发生超射 C. 不衰减传导
D. 绝对不应期 E. 相对不应期(2024)

【例7】细胞静息电位为-90mV,当其受到刺激后变为-100mV时的膜电位变化称为
A. 极化 B. 复极化 C. 超极化
D. 反极化 E. 去极化

【例8】静息电位主要是由某种离子跨膜移动的结果,这种离子是
A. Na^+ B. K^+ C. Cl^-
D. Ca^{2+} E. Fe^{2+}(2024)

5. 兴奋在同一细胞上的传导特点

(1)双向性 神经纤维上任何一点受到有效刺激而发生兴奋,冲动都会沿神经纤维向两端同时传导。

(2)绝缘性 一条神经干包含许多神经纤维,各条神经纤维上传导的冲动互不干扰。

(3)安全性 对单一细胞来说,局部电流的强度常可超过邻近膜兴奋所必需的阈强度的数倍,因而以局部电流形成为基础的传导过程是相当"安全"的,一般不会出现传导"阻滞"。

(4)不衰减性 动作电位在同一细胞上传导时,其幅度和波形不会因传导距离的增加而减小,这种扩布称为不衰减性扩布。

(5)相对不疲劳性 兴奋在神经纤维上传导与经突触传递相比较,前者能够较为持久地进行,即兴奋在神经纤维上的传导具有相对不易发生疲劳的特征。

(6)结构和功能的完整性 完成冲动沿神经纤维传导功能,要求神经纤维的结构和功能都是完整的。

三、骨骼肌细胞的收缩功能

1. 骨骼肌神经-肌接头处的兴奋传递及其影响因素

(1)传递过程 骨骼肌神经-肌接头由"接头前膜-接头间隙-接头后膜(终板膜)"组成。当神经冲动沿轴突传导到运动神经末梢时,在去极化的作用下,使末梢膜上的电压门控钙通道开放,细胞间液中的Ca^{2+}进入轴突末梢内,促使囊泡向轴突末梢膜内侧面靠近,并通过出胞作用将囊泡中的乙酰胆碱以量子式释放的方式释放至接头间隙。乙酰胆碱经扩散到达终板膜,与终板膜上的N_2型胆碱受体结合,由此导致这一阳离子通道开放,终板膜对Na^+的通透性增大,出现Na^+内流,使终板膜去极化,这一电位称为终板电位。终板电位的实质是局部电位,因此可以电紧张的方式向其周边扩布。终板电位的幅度足以使邻旁普通肌细胞膜去极化而达到阈电位,使普通肌细胞膜上的电压门控钠通道大量开放而暴发动作电位,并将动作电位传导到整个肌细胞膜,从而完成神经纤维到肌细胞的兴奋传递过程,为肌细胞下一步

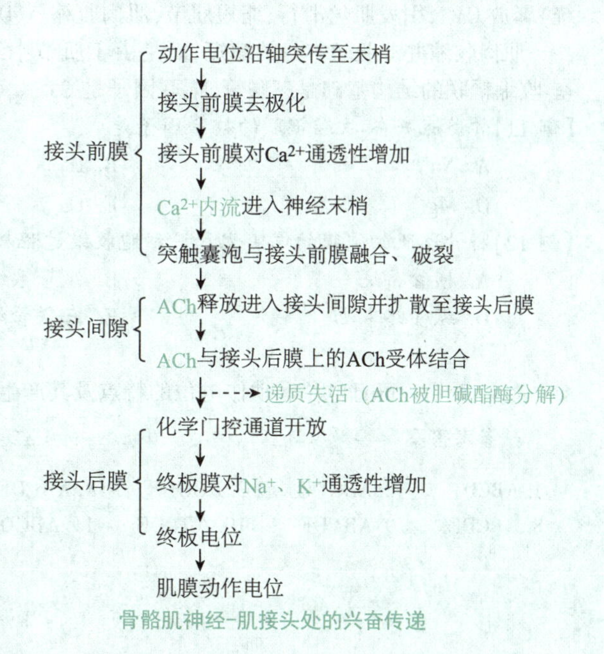

骨骼肌神经-肌接头处的兴奋传递

收缩奠定基础。随后,乙酰胆碱被存在于接头间隙内的胆碱酯酶迅速水解灭活而终止传递过程。可见,接头前膜处 Ca^{2+}的内流对于突触小泡内 ACh 的释放是至关重要的。

(2)影响因素 由于骨骼肌神经-肌接头处的兴奋传递是化学传递,因此,凡能影响递质合成、释放、消除的因素,均能影响其兴奋传递。

①细胞外液 Ca^{2+}浓度降低或 Mg^{2+}浓度增高 可减少乙酰胆碱的释放量,从而影响兴奋传递。

②黑寡妇蜘蛛毒素 能促进接头前膜释放乙酰胆碱,最终将导致乙酰胆碱耗竭,从而导致接头传递阻滞。

③筒箭毒碱和α-银环蛇毒 可与终板膜上 N 型乙酰胆碱门控通道结合,与乙酰胆碱竞争结合位点,从而导致接头传递受阻。

④有机磷农药和新斯的明 均属于胆碱酯酶抑制剂,可抑制乙酰胆碱的水解,造成乙酰胆碱在接头间隙大量堆积,并持续作用于终板膜上的通道蛋白质分子,导致肌肉震颤等一系列中毒症状。

【例9】男孩,5岁。误服有机磷农药1小时,具体量不详。感胸闷、恶心、视物模糊。查体:神志不清,呼之不应,压眶有反应,双侧瞳孔缩小,四肢震颤,大汗,流涎,心率50次/分。患儿最可能出现的神经活动改变是

A. 接头后膜α受体被阻断　　B. 接头后膜 ACh 受体阻断　　C. 接头间隙 ACh 蓄积

D. 神经末梢释放 NE 增加　　E. 神经末梢释放 ACh 增加(2024)

【例10】在神经-骨骼肌接头处,消除乙酰胆碱的酶是

A. 腺苷酸环化酶　　B. ATP 酶　　C. 胆碱酯酶

D. 单胺氧化酶　　E. Na^+-K^+依赖式 ATP 酶

2. 骨骼肌的兴奋-收缩耦联

(1)定义 在整体情况下,骨骼肌的收缩活动是在支配它的躯体运动神经的控制下完成的。直接用人工刺激作用于无神经支配的骨骼肌,也可引起收缩。不论哪种情况,刺激在引起肌肉收缩之前,都是先在肌细胞膜上引起一个可传导的动作电位,然后才出现肌细胞的收缩反应。这样,将以膜的电变化为特征的兴奋过程和以肌纤维机械变化为基础的收缩过程两者联系起来的中介性过程,称为兴奋-收缩耦联。

(2)步骤 肌细胞的电兴奋与其机械收缩连接起来的中介过程,称为骨骼肌的兴奋-收缩耦联,包括以下步骤:①电兴奋通过横管系统传向肌细胞深处。②三联管结构处的信息传递。③肌质网(即纵管系统)释放 Ca^{2+},引发肌丝滑行,缩短肌节,肌肉收缩。④肌质网钙泵回收 Ca^{2+},肌节复位,使肌肉舒张。

肌肉收缩并非肌丝本身的缩短,而是由于肌节中细肌丝与粗肌丝之间相对滑行的结果。骨骼肌兴奋-收缩耦联的结构基础是三联管,耦联因子是 Ca^{2+}。Ca^{2+}可与肌钙蛋白结合,解除肌节中的抑制因素。

【例11】骨骼肌兴奋-收缩耦联的耦联因子是

A. Na^+　　B. IP_3　　C. DG

D. Mg^{2+}　　E. Ca^{2+}

【例12】将骨骼肌细胞膜的电变化和肌细胞收缩过程耦联起来的关键部位是

A. 横管系统　　B. 纵管系统　　C. 肌质网

D. 纵管终末池　　E. 三联管结构(2023)

常考点 静息电位和动作电位的特点及其产生机制,神经-肌接头处的兴奋传递。

参考答案——详细解答见《2025国家临床执业及助理医师资格考试历年考点精析(上、下册)》

1. ABCDE　2. ABCDE　3. ABCDE　4. ABCDE　5. ABCDE　6. ABCDE　7. ABCDE
8. ABCDE　9. ABCDE　10. ABCDE　11. ABCDE　12. ABCDE

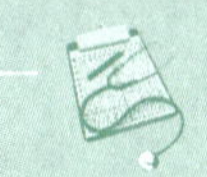

第3章　血　液

考纲要求

①血液的组成与理化特性:血液的组成和血细胞比容,血浆与血清、血液的理化特性。②血细胞:红细胞、白细胞和血小板的数量及基本功能,造血原料和辅助因子,红细胞生成的调节。③生理性止血和血液凝固:生理性止血的基本过程,血液凝固的概念和基本步骤,主要的生理性抗凝物质。④血型和输血原则:血型的概念、ABO血型系统,血量和输血原则。

复习要点

一、血液的组成与理化特性

1. 血液组成和血细胞比容

(1)血液的组成　血液由血浆和血细胞组成。

①血浆　含水(90%~91%)、蛋白质(6.5%~8.5%)和小分子化合物(2%)。其中,血浆中电解质含量与组织液基本相同,血浆与组织液的最大不同是血浆蛋白。

②血细胞　可分为红细胞、白细胞和血小板三类,其中红细胞的数量最多。

血细胞
- 红细胞——正常值为男 (4.3～5.8)×10^{12}/L,女 (3.8～5.1)×10^{12}/L
- 白细胞——正常值为 (3.5～9.5)×10^{9}/L
- 血小板——正常值为 (100～300)×10^{9}/L

(2)血细胞比容　血细胞比容是指血细胞在血液中所占的容积百分比。正常成年男性的血细胞比容为40%~50%,成年女性为37%~48%。红细胞比容是指红细胞在血液中所占的容积百分比。

2. 血浆与血清、血液的理化特性

(1)血浆与血清　全血是指包括血细胞和血浆的全部血液。

①血浆　血浆是指血液经抗凝和离心(3000转/分,30分钟)处理后,分离得到的浅黄色液体,即正常血液中除血细胞以外的液体成分。

②血清　血清是指血液凝固后12小时,血凝块发生回缩所释放出的淡黄色液体。血清缺少纤维蛋白原和少量参与凝血的凝血因子,增添了血凝时由内皮细胞和血小板释放的化学物质。与全血和血浆不同,血清不能凝固。根据临床诊疗和实验的需要,可分别选用全血、血浆或血清。

注意:①注意全血、血浆、血清的区别,该知识点经常考。
②血浆中电解质含量与组织液基本相同,因此它们的晶体渗透压基本相等。
③血浆与组织液的最大不同是血浆蛋白,因此它们的胶体渗透压不同。

【例1】血清和血浆的主要不同点是前者不含

A. 钙离子　　B. 球蛋白　　C. 白蛋白
D. 凝集素　　E. 纤维蛋白原(2010、2023)

(2)血液的理化性质

①血液的比重　利用红细胞和血浆比重的差异,可进行血细胞比容、红细胞沉降率的测定。

	正常值	临床意义
全血比重	1.050~1.060	血液中红细胞越多,全血比重越大
血浆比重	1.025~1.030	血浆蛋白越多,血浆比重越大
红细胞比重	1.090~1.092	红细胞内血红蛋白含量越高,红细胞比重越大

②血液的黏度　液体的黏度来源于液体内部分子或颗粒间的摩擦,即内摩擦。

	正常值	临床意义
全血相对黏度	4.0~5.0	全血黏度主要取决于血细胞比容的高低、血流切率
血浆相对黏度	1.6~2.4	血浆黏度主要取决于血浆蛋白含量

③血浆渗透压　由晶体物质形成的渗透压,称为晶体渗透压。由蛋白质形成的渗透压,称为胶体渗透压。血浆渗透压等于晶体渗透压和胶体渗透压之和,正常值约为300mOsm/(kg·H_2O)。溶液渗透压的高低取决于单位容积溶液中的溶质颗粒(分子或离子)数目的多少,而与溶质的种类、颗粒的大小无关。因蛋白质分子量大、分子数少,电解质分子量小、分子数多,因此血浆渗透压主要由晶体渗透压决定。

	血浆晶体渗透压	血浆胶体渗透压
正常值	298.7mOsm/(kg·H_2O)	1.3mOsm/(kg·H_2O)(25mmHg)
特点	构成血浆渗透压的主要部分	构成血浆渗透压的次要部分
来源于	80%来自Na^+、Cl^-	来自蛋白质(75%~80%来自白蛋白)
作用	对细胞内、外水平衡起重要作用	对血管内、外水平衡起重要作用

记忆:①"晶体"是透明的,所以"晶体渗透压"由"亮晶晶"的"NaCl"产生。

②"胶体"是黏糊糊的,所以"胶体渗透压"是由蛋白质维持的。

③由于"胶体"是黏糊糊的,只能用血管"盛装",因此胶体渗透压维持的是血管内、外的水平衡。

④血浆pH　血浆pH正常值为7.35~7.45,其相对恒定有赖于血液中的缓冲物质、肺和肾的正常功能。血浆中的缓冲物质主要包括$NaHCO_3/H_2CO_3$、蛋白质钠盐/蛋白质和Na_2HPO_4/NaH_2PO_4三个缓冲对,其中最重要的是$NaHCO_3/H_2CO_3$。此外,红细胞内还有血红蛋白钾盐/血红蛋白、氧合血红蛋白钾盐/氧合血红蛋白、K_2HPO_4/KH_2PO_4、$KHCO_3/H_2CO_3$等缓冲对,参与维持血浆pH的恒定。

【例2】血浆胶体渗透压主要来自

A. 纤维蛋白原　　B. α_1-球蛋白　　C. α_2-球蛋白

D. 清(白)蛋白　　E. γ-球蛋白

二、血细胞

1. 红细胞生理

(1)红细胞的数量　我国成年男性红细胞数量为(4.3~5.8)×10^{12}/L,女性为(3.8~5.1)×10^{12}/L。

(2)红细胞的功能　红细胞的功能是由血红蛋白来实现的。

①红细胞的主要功能是运输氧和二氧化碳,此功能是靠红细胞内的血红蛋白来实现的,一旦红细胞破裂,血红蛋白逸出到血浆中,红细胞即丧失运输氧的功能。

②红细胞内含有多种缓冲对,对血液中的酸性、碱性物质有一定的缓冲作用。

(3)造血原料及辅助因子　在红细胞生成过程中,需要有足够的蛋白质、铁、叶酸和维生素B_{12}的供应。蛋白质和铁是合成血红蛋白的重要原料,而叶酸和维生素B_{12}是合成DNA所需的重要辅酶,为红细胞

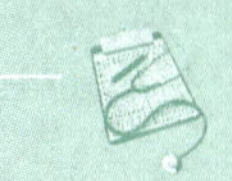

成熟所必需的物质。此外,红细胞生成还需要氨基酸、维生素 B_6、维生素 B_2、维生素 C、维生素 E 和微量元素等。铁摄入不足可导致低色素小细胞性贫血;叶酸和维生素 B_{12} 缺乏可导致巨幼细胞性贫血。

(4)红细胞生成的调节　主要受促红细胞生成素(EPO)、性激素等的调节。

①EPO　晚期红系祖细胞因存在较密集的 EPO 受体,主要接受 EPO 的调节,是 EPO 作用的主要靶细胞。早期红系祖细胞因 EPO 受体稀疏较少受 EPO 的影响。EPO 主要由肾产生,组织缺氧是促进 EPO 分泌的生理性刺激因素。任何引起肾氧供不足的因素,如贫血、缺氧、肾血流量减少均可促进 EPO 的合成与分泌。

②性激素　雄激素可刺激骨髓,促进红细胞生成;可促进血红蛋白的合成。雌激素可降低红系祖细胞对 EPO 的反应,抑制红细胞的生成。青春期后男性红细胞数量多于女性与此有关。

③其他　甲状腺激素、肾上腺皮质激素、生长激素等可改变组织对氧的要求而间接促进红细胞的生成。

【例 3】红细胞生成的基本原料是

A. 铁、维生素 B_{12}　　B. 叶酸、维生素 B_{12}　　C. 蛋白质、叶酸
D. 蛋白质、维生素 B_{12}　　E. 铁、蛋白质

【例 4】促进幼红细胞发育成熟的辅助因子是

A. 内因子　　B. 维生素 B_{12}　　C. 维生素 K
D. 维生素 E　　E. 促红细胞生成素(2024)

【例 5】促红细胞生成素的主要生理作用是促进红细胞增殖和分化,其主要靶细胞是

A. 造血干细胞　　B. 幼红细胞　　C. 网织红细胞
D. 早期红系祖细胞　　E. 晚期红系祖细胞

2. 白细胞生理

(1)白细胞数量　正常成人白细胞数为(3.5~9.5)×10^9/L。其中中性粒细胞占 50%~70%,嗜酸性粒细胞占 0.5%~5%,嗜碱性粒细胞占 0~1%,单核细胞占 3%~8%,淋巴细胞占 20%~40%。

(2)白细胞的功能　白细胞的主要功能是通过吞噬、消化、免疫反应,抵抗病原微生物对机体的损害,实现对机体的防御功能。

①中性粒细胞　血液中主要的吞噬细胞,它能吞噬病原微生物、组织碎片和其他异物。发生急性化脓性细菌感染时,中性粒细胞是首先到达炎症部位的效应细胞。此外,中性粒细胞还可吞噬和清除衰老的红细胞和抗原-抗体复合物等。

②单核细胞　从骨髓进入血液的单核细胞仍未成熟,在血液中停留 10~20 小时后迁入组织中,继续发育成巨噬细胞,后者具有很强的吞噬能力。

③嗜酸性粒细胞　限制嗜碱性粒细胞和肥大细胞在Ⅰ型超敏反应中的作用;参与对蠕虫的免疫反应。

④嗜碱性粒细胞　其胞质中的颗粒含有多种生物活性物质,如组胺、肝素、嗜酸性粒细胞趋化因子 A 等。这些活性物质一方面可引起哮喘、荨麻疹等过敏反应症状,另一方面也可吸引嗜酸性粒细胞聚集。

⑤淋巴细胞　主要在免疫应答中起重要作用。T 细胞主要参与细胞免疫,B 细胞主要参与体液免疫,NK 细胞主要参与天然免疫。

3. 血小板生理

(1)血小板的数量　正常成人血小板数量为(100~300)×10^9/L。

(2)血小板的功能　血小板在血液凝固、生理性止血等过程中起重要作用。

①有助于维持血管壁的完整性　当血小板降至 50×10^9/L 时,患者的毛细血管脆性增高,微小的创伤即可使之破裂而出现小的出血点。血小板维持血管壁完整性的机制尚未完全阐明。

②有利于受损血管的修复　血小板可释放血管内皮生长因子(VEGF)、血小板源生长因子(PDGF),

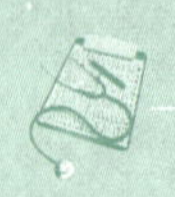
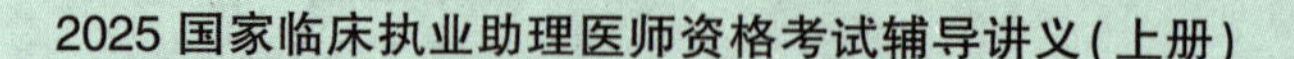

有利于受损血管的修复。

③在生理性止血中起重要作用　循环中的血小板一般处于“静止”状态，当血管损伤时，血小板可被激活而在生理性止血过程中起重要作用。

三、生理性止血和血液凝固

1. 生理性止血的基本过程

生理性止血是指正常情况下，小血管受损出血几分钟内自行停止的现象，包括以下 3 个过程。

(1)受损小血管收缩　生理性止血首先表现为受损血管局部和附近的小血管收缩。引起血管收缩的原因：①损伤性刺激反射性使血管收缩；②血管壁的损伤引起局部血管肌源性收缩；③黏附于损伤处的血小板释放 5-HT、TXA_2 等缩血管物质，引起血管收缩。

(2)血小板止血栓的形成　损伤血管暴露出内皮下的胶原组织，激活血小板，使其释放活性物质，促使更多血小板黏附、聚集于血管破损处，形成松软的血小板止血栓，暂时堵塞较小的出血口，称为一期止血。

(3)血凝块形成　血管受损可启动凝血系统，局部发生血液凝固，使血浆中可溶性的纤维蛋白原转变成不溶性的纤维蛋白，并交织成网，称二期止血。最后，局部纤维组织增生，并长入血凝块，达到永久性止血。

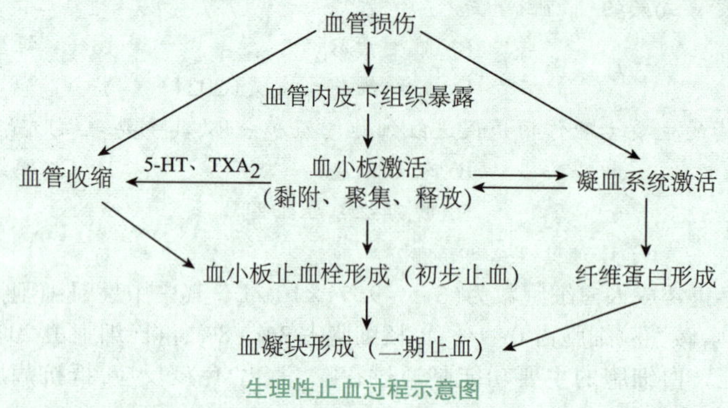

生理性止血过程示意图

2. 血液凝固的概念和基本步骤

(1)血液凝固的概念　血液凝固是指血液由流动的液体状态变成不能流动的凝胶状态的过程，其实质就是血浆中的可溶性纤维蛋白原转变成不溶性纤维蛋白的过程。

(2)血液凝固的基本步骤　分为以下 3 个步骤。

①凝血酶原酶复合物的形成　凝血酶原酶复合物为 FⅩa-FⅤa-Ca^{2+}-磷脂复合物，它的形成首先需要激活 FⅩ。根据凝血酶原酶复合物形成的始动途径和参与的凝血因子不同，可将凝血过程分为内源性、外源性凝血途径。

	内源性凝血途径	外源性凝血途径
发生条件	血管损伤或血管内凝血	组织损伤
凝血因子分布	全部存在于血液中	存在于血液和组织中
启动因子	血管内膜下胶原纤维或异物激活 FⅫ	组织损伤产生 FⅢ
共同途径	FⅩ	FⅩ
不同因子	参与的不同凝血因子为 FⅧ、FⅨ、FⅪ、FⅫ	参与的不同凝血因子为 FⅢ、FⅦ
FⅩ的激活	FⅩ被 FⅨa-FⅧa-Ca^{2+}复合物激活为 FⅩa	FⅩ被 FⅢ-FⅦa 复合物激活为 FⅩa
凝血速度	较慢(约数分钟)	较快(约十几秒)

②凝血酶原的激活　在凝血酶原酶复合物的作用下，无活性的凝血酶原被激活为有活性的凝血酶。

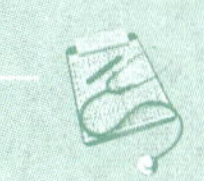

③纤维蛋白的生成　在凝血酶作用下，溶于血浆中的纤维蛋白原（FⅠ）转变为纤维蛋白单体。同时，凝血酶激活 FⅩⅢ，使纤维蛋白单体相互连接形成不溶于水的纤维蛋白多聚体，并彼此交织成网，形成血凝块，完成凝血过程。

注意：血友病甲、乙、丙分别缺乏 FⅧ、FⅨ、FⅪ。

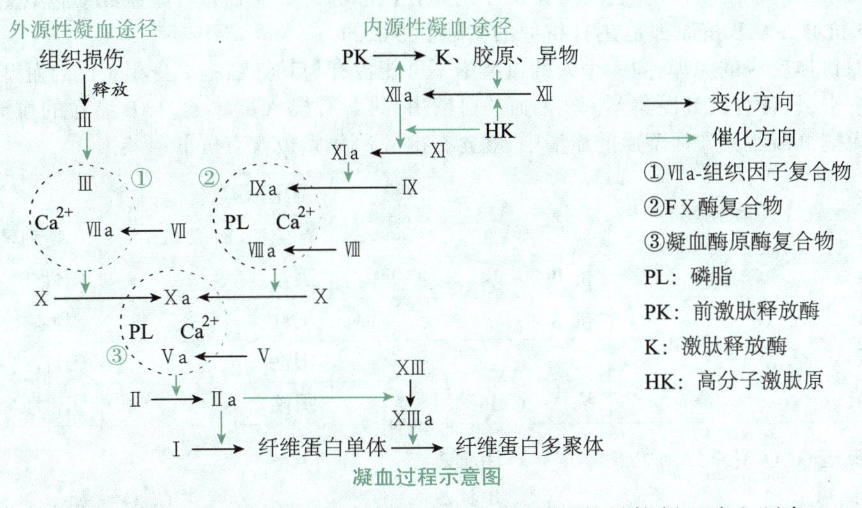

凝血过程示意图

(3)主要的生理性抗凝物质　血液中有许多抗凝物质，最重要的是抗凝血酶和肝素。

抗凝物质	产生部位	生理作用及作用机制
抗凝血酶	肝脏 血管内皮细胞	能封闭 FⅨa～FⅫa 的活性中心，使这些凝血因子灭活而起抗凝作用 为最主要的抗凝物质，负责灭活 60%～70%的凝血酶
蛋白质 C 系统	肝脏	可灭活 FⅧa、FⅤa，减弱 FⅩa 的效应，促进纤维蛋白溶解
TFPI	血管内皮细胞	组织因子途径抑制物（TFPI）是外源性凝血途径的特异性抑制剂
肝素	肥大细胞 嗜碱性粒细胞	具有较强的抗凝作用，可使抗凝血酶与凝血酶的亲和力增强 100 倍 但缺乏抗凝血酶时，肝素的抗凝作用很弱

【例 6】内源性凝血途径与外源性凝血途径最根本的区别在于

A. 前者发生在体内，后者发生在体外

B. 前者发生在血管内，后者发生在血管外

C. 前者只需要内因子，后者只需要外因子

D. 激活凝血酶的途径不同，其他相同

E. 前者由FⅫ发动，后者由FⅢ发动(2024)

四、血型和输血原则

1. 血型的概念和 ABO 血型系统

(1)血型的概念

①血型　是指红细胞膜上特异性抗原（凝集原）的类型。通常所说的血型是指红细胞的血型。至今已发现 35 个不同的红细胞血型系统，其中与临床关系最为密切的是 ABO 血型系统和 Rh 血型系统。

②红细胞凝集反应　将血型不相容的两个人的血液混合在一起，红细胞发生凝集成簇的现象，称为红细胞凝集。在补体作用下，发生凝集的红细胞可发生破裂、溶血。因此，当血型不合输血时，可发生凝集反应，甚至危及生命。红细胞凝集的本质是抗原-抗体反应。

③凝集原　红细胞膜上抗原的特异性取决于其抗原决定簇，这些抗原在凝集反应中被称为凝集原。

④凝集素　是指能与红细胞膜上的凝集原起反应的特异性抗体，存在于血浆中。

(2)ABO 血型系统 在 ABO 血型系统中,红细胞膜上有两种抗原,即 A 抗原和 B 抗原。在血浆中存在两种相对应的抗体,即抗 A 抗体和抗 B 抗体。根据红细胞膜上是否存在 A 抗原和 B 抗原,将血液分 A、B、AB、O 四种血型。

红细胞膜上只有 A 抗原称为 A 型血,红细胞膜上只有 B 抗原称为 B 型血,红细胞膜上既有 A 抗原也有 B 抗原称为 AB 型血,红细胞膜上既无 A 抗原也无 B 抗原称为 O 型血。O 型血红细胞虽然不含有 A、B 抗原,但有 H 抗原。A、B 抗原都是在 H 抗原的基础上形成的。

根据抗原抗体反应的原理,同一个人的血清中不可能含有与其红细胞本身相对抗的血型抗体。故在 A 型血的血清中,只含有抗 B 凝集素。B 型血的血清中,只含有抗 A 凝集素。AB 型血的血清中,既无抗 A 凝集素也无抗 B 凝集素。O 型血的血清中,既含有抗 A 凝集素也含有抗 B 凝集素。

血型	红细胞上抗原(凝集原)	血清中的抗体(凝集素)	凝集试验	
			A 型血清(含抗 B)	B 型血清(含抗 A)
A 型	A	抗 B	阴性	阳性
B 型	B	抗 A	阳性	阴性
AB 型	A+B	无	阳性	阳性
O 型	无	抗 A+抗 B	阴性	阴性

【例 7】ABO 血型中,O 型血红细胞表面具有的抗原是

A. A 抗原　　B. B 抗原　　C. O 抗原
D. H 抗原　　E. MHC 抗原(2022)

2. 血量和输血原则

(1)血量 血量是指全身血液的总量。正常成年人的血液总量相当于体重的 7%~8%(70~80ml/kg)。体重 60kg 的人,血量为 4.2~4.8L。血量=红细胞总容积/血细胞比容。

(2)输血原则 ①为防止血型不符发生溶血反应,应首选同型输血。②输血前应进行交叉配血。把供血者红细胞和受血者血清进行配合试验,称交叉配血主侧。再将受血者红细胞与供血者血清作配合试验,称交叉配血次侧。如果交叉配血的两侧都没有发生凝集反应,即为配血相合,可以进行输血。如果主侧发生凝集反应,则为配血不合,不能进行输血。如果主侧不发生凝集反应,而次侧发生凝集反应,称为配血基本相合,这种情况见于将 O 型血输给其他血型的受血者或 AB 型受血者接受其他血型的血液。

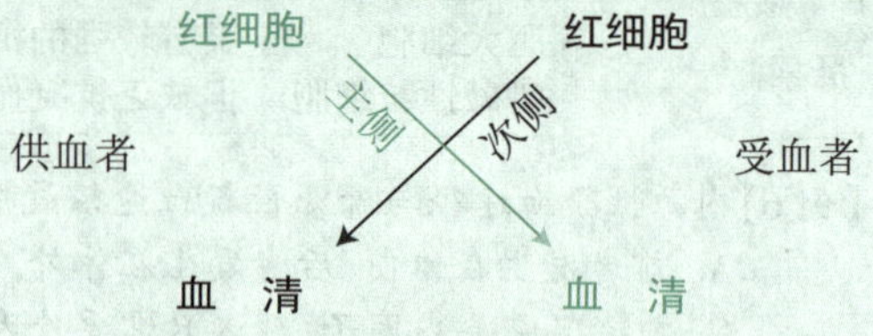

红细胞　　红细胞
主侧　　次侧
供血者　　受血者
血　清　　血　清

【例 8】体重为 60kg 的患者体内血量约为

A. 3.0L　　B. 4.4L　　C. 5.0L
D. 6.0L　　E. 9.0L

【例 9】献血者为 A 型血,经交叉配血试验,主侧不凝集而次侧凝集,受血者的血型应为

A. B 型　　B. AB 型　　C. A 型
D. O 型　　E. A 型或 B 型

常考点 血浆渗透压,血型。

参考答案——详细解答见《2025 国家临床执业及助理医师资格考试历年考点精析(上、下册)》

1. ABCDE　2. ABCDE　3. ABCDE　4. ABCDE　5. ABCDE　6. ABCDE　7. ABCDE
8. ABCDE　9. ABCDE

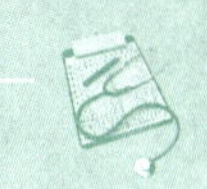

第4章　血液循环

考纲要求

①心脏生理：心率和心动周期，心脏泵血过程中心室容积、压力以及瓣膜的启闭和血流方向的变化，心输出量及其影响因素，心室肌细胞和窦房结起搏细胞的跨膜电位，心肌细胞的生理特性，正常心电图。②血管生理：各类血管的功能特征，动脉血压的形成及其影响因素，静脉血压（中心静脉压、静脉回心血量及其影响因素），组织液的生成与回流及其影响因素。③心血管活动的调节：神经调节（支配心脏和血管的神经，颈动脉窦和主动脉弓压力感受性反射），体液调节（肾素-血管紧张素系统、肾上腺素和去甲肾上腺素）。④冠脉循环：冠脉循环的血流特点。

复习要点

一、心脏生理

1. 心率和心动周期

（1）心率　心率是指每分钟心脏搏动的次数。

正常成人在安静状态下，心率为60～100次/分，平均约75次/分。心率可随年龄、性别和不同生理状态而发生较大的变动。在一定范围内，心率加快可使心输出量增加。但当心率超过160～180次/分时，由于心室舒张期明显缩短，心室舒张期充盈量明显减少，因此搏出量明显减少，从而导致心输出量下降。

（2）心动周期　心脏的一次收缩和舒张，构成一个机械活动周期，称为心动周期。

在一个心动周期中，心房和心室的机械活动都可分为收缩期和舒张期。由于心室在心脏泵血活动中起主要作用，故心动周期通常指心室的活动周期。

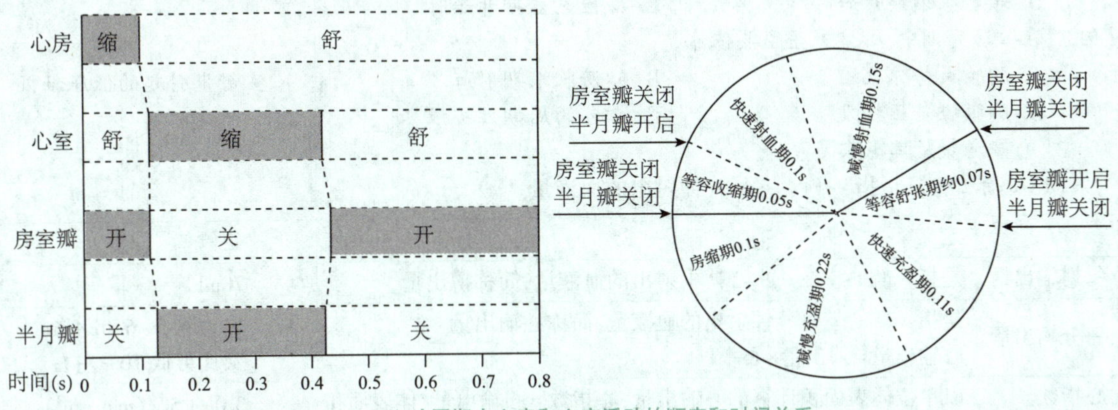

心动周期中心房和心室活动的顺序和时间关系

心动周期是心率的倒数。如果心率为75次/分，则每个心动周期持续约0.8秒。在心房的活动周期中，先是左、右心房收缩，持续约0.1秒；继而心房舒张，持续约0.7秒。在心室活动周期中，先是左、右心室收缩，持续约0.3秒；随后心室舒张，持续约0.5秒。在心室舒张期的前0.4秒，心房也处于舒张状态，这一时期称为全心舒张期。

在一个心动周期中,心房和心室的活动按一定的次序和时程先后进行,左、右两个心房和左、右两个心室的活动都是同步进行的。

2. 心脏泵血过程中心室容积、压力以及瓣膜的启闭和血流方向的变化

(1)心动周期的分期 以左心室为例的典型心动周期的分期:等容收缩期→快速射血期→减慢射血期→等容舒张期→快速充盈期→减慢充盈期→房缩期。

(2)以左心室为例的典型心动周期的生理表现 在一个心动周期中,由于心室的收缩和舒张,造成瓣膜两侧压力差的变化,引起瓣膜的开放和关闭,从而导致血液定向流动,血液进出心室导致心室容积变化。

	等容收缩期	快速射血期	减慢射血期	等容舒张期	快速充盈期	减慢充盈期	房缩期
所属时期	心室收缩期	心室收缩期	心室收缩期	心室舒张期	心室舒张期	心室舒张期	心室舒张期
房室瓣	关闭	关闭	关闭	关闭	开启	开启	开启
半月瓣	关闭	开启	开启	关闭	关闭	关闭	关闭
左心室容积	无变化	迅速减小	继续减小	无变化	迅速增大	继续增大	继续增大
血流方向	滞留左心室	左心室→主动脉	左心室→主动脉	滞留左心房	左心房→左心室	左心房→左心室	左心房→左心室

常考点为压力及容积改变的“最大、最小”值。

①左心室压力最高——快速射血期末;②左心室容积最小——等容舒张期末;

③左心室容积最大——心房收缩期末;④主动脉压力最高——快速射血期末;

⑤主动脉压力最低——等容收缩期末;⑥主动脉血流量最大——快速射血期;

⑦室内压升高最快——等容收缩期;

⑧心室回心血量主要靠心室舒张的抽吸作用(占 75%),心房收缩射血约占 25%。

【例 1】在心动周期中,心室内压力上升最快的阶段是

A. 快速射血期　B. 等容收缩期　C. 缓慢射血期

D. 等容舒张期　E. 快速充盈期

【例 2】主动脉瓣关闭发生于

A. 快速射血期开始时　B. 快速充盈期开始时　C. 等容舒张期开始时

D. 等容收缩期开始时　E. 减慢充盈期开始时

【例 3】在心动周期中,心室充盈主要依靠

A. 胸腔大静脉收缩　B. 心房收缩期射血　C. 心室舒张引起的低压抽吸

D. 胸膜腔负压抽吸　E. 心包的周期性扩张

3. 心输出量及其影响因素

(1)心输出量 是指一侧心室每分钟射出的血液量。

指标	定义	正常值
每搏输出量	是指一侧心室在一次心搏中射出的血液量,简称搏出量	70ml
每分输出量	是指一侧心室每分钟射出的血液量,简称心输出量 心输出量=搏出量×心率	男为 4.5~6.0L/min 女比男低 10%左右
心指数	以单位体表面积计算的心输出量,心指数=心输出量/体表面积	3.0~3.5L/(min·m^2)
射血分数	是指搏出量占心室舒张末期容积的百分比 射血分数=[搏出量(ml)/心室舒张末期容积(ml)]×100%	55%~65%
左室每搏功	=搏出量(L)×血液比重×(平均动脉压-6mmHg)×13.6×9.807/1000	0.803J
每分功	是指心室每分钟内收缩射血所做的功,每分功=每搏功×心率	60.2J/min

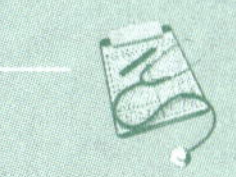

(2)**影响心输出量的因素**　由于心输出量=每搏输出量×心率,因此,凡能影响每搏输出量和心率的因素均可影响心输出量,而每搏输出量的多少取决于前负荷、后负荷和心肌收缩能力等。

①前负荷　是指心肌收缩前所负载的负荷,即心室舒张末期压或心室舒张末期容积。由于前负荷能改变心室肌细胞收缩前的初长度,因而能增减心肌收缩力,这一机制称为心泵功能的自身调节。在搏出量的这种调节机制中,引起调节的因素是心肌细胞本身初长度的改变,其效应是心肌细胞收缩强度的变化,因此,将这种形式的调节称为异长自身调节。心脏异长自身调节的生理意义在于对搏出量进行一定限度的精细调节,使搏出量与静脉回心血量相适应,使左、右心室的搏出量保持一致。

②后负荷　是指心肌开始收缩时所遇到的负荷。对于左心室射血而言,就是主动脉压;对于右心室射血而言,就是肺动脉压。动脉血压的变化将通过影响心室肌的收缩过程影响搏出量。在心率、心肌初长度、收缩能力不变的情况下,如果动脉血压增高,可使等容收缩期延长而射血期缩短,搏出量减少,结果造成心室内剩余血量增加,充盈量增加,随后可通过异长自身调节机制使搏出量恢复正常水平。但是,如果后负荷持续增高,使心肌长期加强收缩,最终将导致心泵功能减退。

	前负荷	后负荷
定义	心肌收缩前所负载的负荷	心肌开始收缩时所遇到的负荷
类型	心室舒张末期压(心室舒张末期容积、心房内压力)	大动脉压(主动脉压、肺动脉压)
影响因素	静脉回心血量、射血后心室内剩余血量	动脉血压
调节机制	异长自身调节	异长自身调节+等长调节

③心肌收缩能力　是指心肌不随前、后负荷变化而改变其力学活动的一种内在特性,即通过改变心肌细胞兴奋-收缩耦联各个环节而影响心肌的收缩强度和速度,使心脏搏出量和搏功发生相应改变。心肌收缩能力增强,搏出量增加,反之则减少。这种机制与心肌的初长度无关,故称为等长调节。

④心率　由于心输出量=心率×搏出量,因此在一定范围内,心率增快,心输出量增加。但若心率过快(>180次/分),由于心室充盈期缩短,充盈量减少,导致搏出量减少,心输出量将降低。反之,如心率太慢(<40次/分),心输出量也会降低,因此时心室充盈量已达极限,充盈期的延长无助于搏出量进一步增加。

注意:①心室舒张末期压、心室舒张末期容积、心室舒张末期充盈量含义相同,都指前负荷。
②后负荷主要指大动脉压,对于左心室而言为主动脉压,对于右心室而言为肺动脉压。

【例4】异长自身调节是指心脏的每搏输出量取决于
A. 平均动脉压　　B. 心率储备　　C. 心力储备
D. 心室舒张末期容积　　E. 心室收缩末期容积

【例5】心脏的等长调节是通过下列哪个因素对心脏泵血功能进行调节的?
A. 心肌初长度　　B. 肌小节的初长度　　C. 心肌收缩力
D. 心室舒张末期容积　　E. 粗细肌丝间横桥结合的数目

【例6】正常人心率超过180次/分时,心输出量减少的原因主要是
A. 心室充盈期缩短　　B. 快速射血期缩短　　C. 减慢射血期缩短
D. 心室肌氧气供应不足　　E. 经减压反射调节后心缩力减弱

【例7】男,62岁。高血压病史15年,血压162/90mmHg,心率92次/分,律齐,心电图提示左心室肥厚。患者血压变化对心动周期的影响是
A. 心室等容收缩期延长　　B. 心室等容舒张期缩短　　C. 心房舒张期延长
D. 心室充盈期延长　　E. 心房收缩期缩短(2024)

4. 心室肌细胞和窦房结起搏细胞的跨膜电位

(1)**心室肌细胞**　静息电位稳定,为-90~-80mV,主要由K^+外流引起的K^+平衡电位所致。

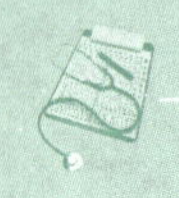

①动作电位的产生机制　心室肌细胞动作电位由五个时期组成,其产生机制如下。

电位时相	电位变化	时程	离子流(形成机制)
0 期(快速去极化期)	-90→+30mV	1~2 毫秒	Na^+内流为主
1 期(快速复极化初期)	+30→0mV	约 10 毫秒	K^+外流为主
2 期(平台期)	0mV 上下	100~150 毫秒	K^+外流,Ca^{2+}内流(主要)
3 期(快速复极化末期)	0→-90mV	100~150 毫秒	K^+外流
4 期(完全复极化期/静息期)	-90~-80mV	—	钠泵活动↑,Na^+-Ca^{2+}交换↑

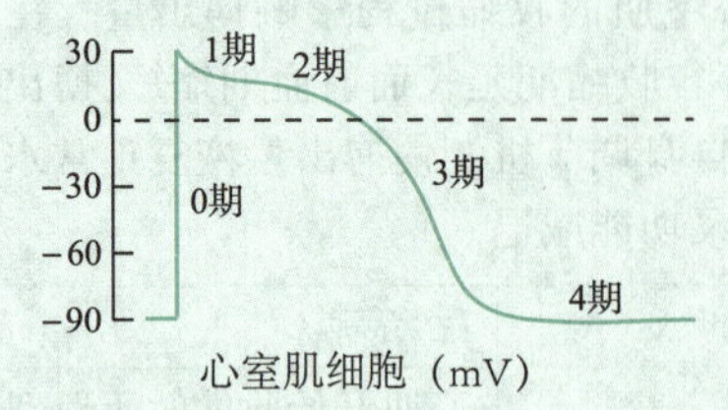

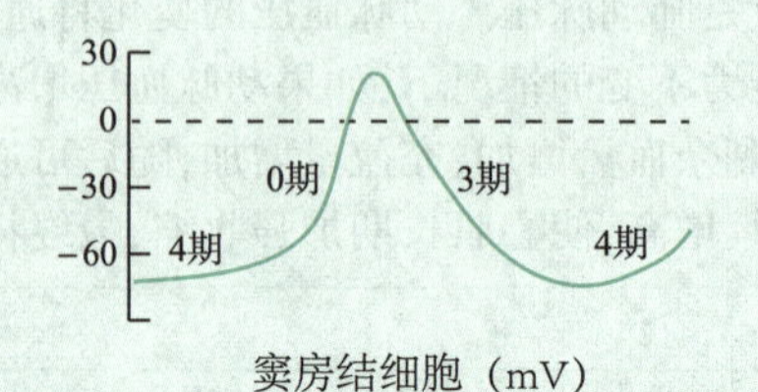

心肌细胞动作电位模式图

②动作电位的特点　A. 0 期去极化速度快、幅度高;B. 有平台期、有超射,有平台期是心室肌细胞动作电位持续时间较长的主要原因,也是它区别于骨骼肌细胞和神经细胞动作电位的主要特征;C. 静息电位负值大,达-90mV;D. 4 期电位稳定,无自动去极化。

(2)窦房结 P 细胞

①动作电位的产生机制　窦房结 P 细胞属于自律细胞,动作电位由 0 期、3 期、4 期组成,无 1 期、2 期。

分期	离子流(形成机制)
静息电位	大量 K^+外流达平衡,少量 Na^+内流
0 期(去极化过程)	Ca^{2+}缓慢内流
3 期(快速复极化末期)	K^+外流超过 Ca^{2+}内流
4 期(自动去极化)	K^+外流逐渐减少(主要因素),Na^+、Ca^{2+}内流逐渐增加

②动作电位的特点

A. 最大特点就是有明显的 4 期自动去极化,且自动去极化速度快。正因为窦房结 P 细胞的 4 期自动去极化速度快,才使之成为心脏正常的起搏点。

B. 其动作电位由 0 期(去极化)、3 期(复极化)和 4 期(自动去极化)组成,无 1 期、2 期。

C. 最大复极电位(-70mV)及阈电位(-40mV)的绝对值均低于心室肌细胞。

D. 最大复极电位、阈电位的绝对值小于浦肯野细胞。0 期去极化幅度较小(70mV),时程较长(约 7 毫秒)。

E. 无明显超射。

【例 8】窦房结细胞动作电位 0 期去极化是由于

A. Cl^-内流　B. Ca^{2+}内流　C. Na^+内流

D. K^+内流　E. K^+外流

【例 9】心室肌细胞动作电位平台期,主要是由哪些离子跨膜运动形成的?

A. Na^+内流,Cl^-外流　B. Na^+内流,K^+外流　C. Na^+内流,Cl^-内流

D. Ca^{2+}内流,K^+外流　E. K^+内流,Ca^{2+}外流

A. 动作电位去极相有超射现象　B. 复极时间长于去极时间　C. 有复极 2 期(平台期)

D. 有明显的 4 期自动去极化　E. 动作电位的总时间长于骨骼肌

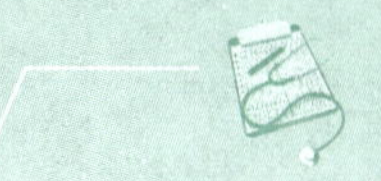

【例10】心室肌细胞动作电位的主要特点是

【例11】窦房结细胞动作电位的主要特点是

5. 心肌细胞的生理特性

心肌细胞具有兴奋性、传导性、自律性和收缩性，前三者称电生理特性，收缩性是心肌的机械特性。

(1)兴奋性　所有心肌细胞都有兴奋性，心肌细胞在经历一次兴奋后，其兴奋性将发生周期性变化。

①兴奋性周期变化　表现为有效不应期→相对不应期→超常期。心肌兴奋性变化的特点是有效不应期特别长，相当于整个收缩期和舒张早期。这一特点使心脏不会发生完全强直收缩，始终保持收缩与舒张交替的节律活动，保证心脏充盈和射血的交替进行。

有效不应期	是指心肌细胞在经历一次兴奋后，无论给予多强的刺激均不能产生新的动作电位的时期，即心肌不会因刺激发生有效兴奋的一段时间
相对不应期	在心肌细胞兴奋后的有效不应期后，用阈上强刺激可引起新的动作电位的一段时期
超常期	相对不应期后，用低于阈强度的刺激就能引起心肌细胞产生新的动作电位的一段时期

②期前收缩与代偿间歇　正常心脏按窦房结自动产生的兴奋节律进行连续的周期性活动。在某些病理情况下，心室在有效不应期后受到窦房结以外的异常刺激，则心室可接受这一额外刺激，产生一次期前兴奋，并引起一次期前收缩。期前兴奋也有其自身的有效不应期，当紧接在期前兴奋之后传来的一次窦房结兴奋传到心室时，如果它正好落在期前兴奋的有效不应期内，这个原本属于正常的心室收缩就不会出现，须等到下一次窦房结下传的兴奋到达，才能引起心室收缩。因此，在一次期前收缩之后，常出现一个较长的舒张期，称为代偿间歇。

【例12】心肌兴奋性变化的特点是

A. 绝对不应期短　　B. 有效不应期特别长　　C. 相对不应期短
D. 超常期特别长　　E. 低常期较长

【例13】心室肌细胞有效不应期相当于

A. 收缩期　　B. 舒张期　　C. 收缩期+舒张早期
D. 收缩期+舒张期　　E. 舒张晚期

【例14】心肌不产生强直收缩是由于

A. 心肌是功能合胞体　　B. 收缩期较短　　C. 兴奋传导有房-室延搁
D. 有效不应期特别长　　E. 窦房结对潜在起搏点有抑制作用

(2)自律性　心肌细胞的自律性为窦房结>房室交界(结区除外)>房室束>浦肯野细胞>心房肌、心室肌细胞。心房肌和心室肌无自律性。

①衡量心肌自律性的标准　衡量心肌自律性的标准是自动兴奋的频率，而自动兴奋频率取决于4期膜电位自动去极化速度。窦房结P细胞的自律性约为100次/分，房室交界约为50次/分，房室束约为40次/分，末梢浦肯野细胞约为25次/分。因此窦房结P细胞的自律性最高，而成为心脏正常起搏点。

②窦房结　是心脏正常的起搏点，它对潜在起搏点的控制，是通过抢先占领和超速驱动压抑来实现的。

【例15】窦房结能成为心脏正常起搏点的原因是

A. 静息电位仅为-70mV　　B. 阈电位为-40mV　　C. 0期去极化速度快
D. 动作电位没有明显的平台期　　E. 4期去极化速度快

(3)传导性

①传导途径　窦房结→心房肌→房室交界→房室束、左右束支→浦肯野纤维→心室肌。

②传导速度　心房肌0.4m/s，房室交界0.02m/s，心室肌1m/s，末梢浦肯野纤维4m/s。房室交界处传导最缓慢，称房-室延搁，具有重要的生理意义，可避免房室的收缩重叠。

A. 窦房结　　B. 心房肌　　C. 房室交界

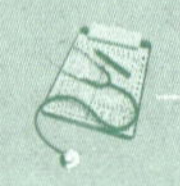
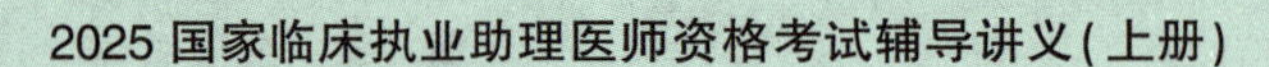

D. 浦肯野纤维　　　　　　　　　E. 心室肌

【例16】心脏内传导速度最快的部位是

【例17】心肌自律性最高的部位是(2023)

(4)收缩性　与骨骼肌相比,心肌收缩的特点如下。

①同步收缩　心肌细胞间有低电阻的闰盘存在,兴奋可通过缝隙连接在细胞之间迅速传播,引起所有细胞几乎同步兴奋和收缩,因此心肌可看作一个功能合胞体。心肌的同步收缩也称为"全或无"式收缩。

②不发生强直收缩　由于心肌兴奋性周期的有效不应期特别长,相当于整个收缩期和舒张早期。在有效不应期内,心肌细胞不再接受任何刺激而产生兴奋和收缩。因此,正常情况下心脏不会发生强直收缩。

③对细胞外Ca^{2+}依赖性强　由于心肌细胞的肌质网不如骨骼肌发达,贮存的Ca^{2+}量较少,其兴奋-收缩耦联过程高度依赖于细胞外的Ca^{2+}内流。

注意:①自律细胞的特点是4期自动去极化,衡量细胞自律性的指标为自动兴奋的频率。
②窦房结能成为心脏正常起搏点的原因是4期自动去极化速度快。
③心肌不会产生强直收缩的原因是心肌细胞的有效不应期特别长。
④房-室延搁的生理意义是使心房和心室不会同时收缩,避免房室收缩重叠。
⑤自律性最高的部位是窦房结。传导速度最快的是浦肯野纤维,传导速度最慢的是房室交界处。

6. 正常心电图

(1)P波　反映左、右心房的去极化过程。

(2)QRS波群　反映左、右心室的去极化过程。

(3)PR间期　反映左、右心房开始去极化到左、右心室开始去极化的时间。

(4)ST段　反映心室缓慢复极化的过程。

(5)T波　反映心室快速复极化的过程。

(6)QT间期　反映心室肌去极化和复极化的过程。

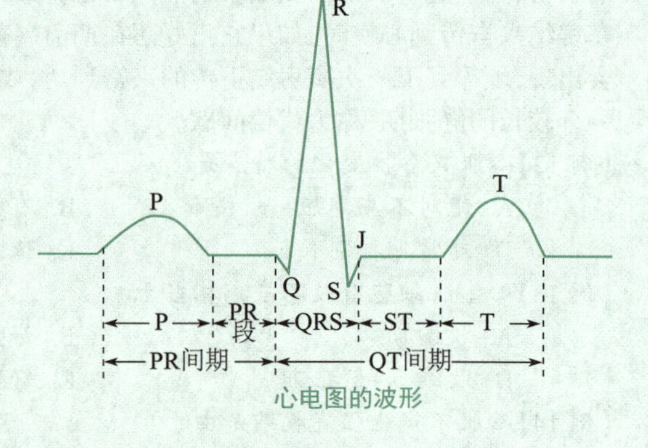

心电图的波形

二、血管生理

1. 各类血管的功能特征

功能名称	结构名称	生理特点	生理功能
弹性储器血管	主动脉、大动脉	管壁厚,富有弹性纤维可储备弹性势能	使心室间断射血成为血管内连续血流,缓冲心室内压大幅变化,减小动脉压波动
阻力血管	小动脉、微动脉	管壁平滑肌比例高,管径细构成血流阻力的主要部分	形成外周血管阻力,控制器官供血
交换血管	毛细血管	管壁薄,仅为单层内皮,血流速度慢	进行物质交换的场所
容量血管	静脉系统	管壁薄,管腔粗,可扩张,流速慢	储备血液,调节回心血量
短路血管	动-静脉吻合支	血管短,连通微动脉与微静脉	参与回心血量、体温的调节

2. 动脉血压的形成及其影响因素

(1)动脉血压的概念　血压是指血管内流动着的血液对单位面积血管壁的侧压力,即压强。

①收缩压　心室收缩时,主动脉压升高,在收缩期的中期达到最高值,此时的动脉血压值称收缩压。

②舒张压　心室舒张时,主动脉压下降,在心室舒张末期动脉血压的最低值,称舒张压。

③脉压　也称脉搏压,是指收缩压和舒张压的差值。

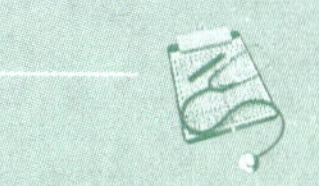

④平均动脉压 一个心动周期中每一瞬间动脉血压的平均值称为平均动脉压。平均动脉压等于舒张压+1/3 脉压。

⑤正常值 收缩压 100~120mmHg,舒张压 60~80mmHg,脉压 30~40mmHg,平均动脉压 100mmHg。

血液从主动脉流向心房的过程中,需要不断消耗能量以克服阻力,故血压逐渐降低。在各段血管中,血压降落的幅度以微动脉最显著。故动脉舒张压的高低主要反映外周阻力的大小。

(2)动脉血压的形成 动脉血压的形成条件主要包括以下4个方面。

①心血管系统有足够的血液充盈 这是动脉血压形成的前提条件。循环系统中血液的充盈程度可用循环系统平均充盈压来表示,其高低主要取决于血量和循环系统容积之间的相对关系。

②心脏射血 这是动脉血压形成的必要条件。心室射血时所释放的能量一部分作为血液流动的动能,推动血液向前流动;另一部分则转化为大动脉扩张所储存的势能,即压强能。

③外周阻力 主要是指小动脉和微动脉对血流的阻力。外周阻力使得心室每次收缩射出的血液只有大约 1/3 在心室收缩期流到外周,其余的暂时储存于主动脉和大动脉中,因而使得动脉血压升高。

④主动脉与大动脉的弹性储器作用 这对减小动脉血压在心动周期中的波动幅度具有重要意义,还可使左心室的间断射血变为动脉内的连续血流,另外又可维持舒张期血压,使之不会过度降低。

(3)动脉血压的影响因素

①心脏每搏量 每搏量的改变主要影响收缩压。每搏量增加时,心缩期射入主动脉的血量增多,动脉管壁所承受的压力也增大,故收缩压明显升高。由于动脉血压升高,血流速度加快,在心舒期末存留在大动脉中的血量增加不多,舒张压的升高相对较小,故脉压增大。

②外周阻力 主要影响舒张压。外周阻力增大时,心舒期内血液外流的速度减慢,因而舒张压明显升高。在心缩期,动脉血压升高使得血流速度加快,因而收缩压升高不如舒张压升高明显,故脉压减小。

③心率 心率的变化主要影响舒张压。心率加快时,心舒期明显缩短,因此在心舒期从大动脉流向外周的血流量减少,存留在主动脉内的血量增多,致使舒张压明显升高。由于舒张期末主动脉内存留的血量增多,致使心缩期主动脉内血量增多,收缩压也相应升高,但由于血压升高使血流速度加快,在心缩期有较多的血流流向外周,使收缩压升高程度较小,故脉压减小。

④主动脉和大动脉弹性储器作用 弹性储器作用主要使心动周期中动脉血压的波动幅度减小。老年人由于动脉硬化,大动脉的弹性储器作用减弱,故收缩压明显升高而舒张压明显降低,导致脉压增大。

⑤循环血量和血管系统容量的匹配情况 生理情况下,循环血量和血管容量是相匹配的,即循环血量略多于血管系统容量,使之产生一定的循环系统平均充盈压,这是血压形成的重要前提。大失血后,循环血量减少,此时血管系统容量变化不大,则体循环平均充盈压降低,动脉血压便下降。如果血管系统容量明显增大而循环血量不变,也将导致动脉血压下降。

心脏每搏量	每搏量↑—收缩压↑—脉压↑(舒张压升高不明显)
心率	心率↑—舒张压↑—脉压↓(收缩压升高不明显)
外周血管阻力	外周阻力↑—舒张压↑—脉压↓(收缩压升高不明显)
主动脉和大动脉的顺应性	老年人大动脉硬化—大动脉弹性储器作用↓—血压波动大,脉压↑
循环血量和血管容量的比例	失血时—循环血量↓—动脉血压↓

注意:①收缩压的高低主要反映每搏量的多少,舒张压的高低主要反映外周阻力的大小。
②心率的变化主要影响舒张压,大动脉弹性储器作用主要影响脉压。

【例 18】严重甲状腺功能亢进患者的动脉血压变化特点是

A. 主要为收缩压升高　B. 收缩压升高,舒张压降低　C. 主要为舒张压升高
D. 收缩压降低,舒张压升高　E. 收缩压与舒张压均升高

【例 19】正常老年人动脉血压的生理性变化特点是

【例 20】以小动脉硬化为主的患者动脉血压变化特点是

【例 21】女,68 岁。心悸、头晕 1 小时。既往高血压病史 2 个月,规律服用降压药,平时血压(130~150)/(60~70)mmHg。查体:血压 80/50mmHg,心率 40 次/分。该患者血压降低最可能的原因是

A. 左心室后负荷增加　　B. 左心室舒张功能损害　　C. 心包内压力增加

D. 每搏输出量降低　　E. 左心室前负荷增加

【例 22】男性,75 岁。高血压病史 25 年。查体:血压 150/70mmHg。造成患者脉压较大的原因是

A. 每搏量较大　　B. 外周血管阻力较大　　C. 大动脉硬化

D. 前负荷较大　　E. 后负荷较大(2021)

3. 静脉血压

(1)中心静脉压　中心静脉压(CVP)是指右心房和胸腔内大静脉的血压,而各器官静脉的血压称外周静脉压。中心静脉压的高低取决于心脏射血能力和静脉回心血量之间的相互关系。如果心脏射血能力较强,能及时地将回流入心脏的血液射入动脉,中心静脉压就降低。反之,心脏射血能力减弱时,中心静脉压就升高。另一方面,如果静脉回流速度加快,中心静脉压也会升高。

①正常值　中心静脉压的正常值为 4~12cmH_2O。

②生理意义　CVP 降低见于心脏射血能力增强。CVP 升高见于心脏射血能力减弱、静脉回流速度加快、血量增加、全身静脉收缩、微动脉舒张。

(2)静脉回心血量及其影响因素

①体循环平均充盈压　当血容量增加或容量血管收缩时,体循环平均充盈压升高,静脉回心血量增加。

②心脏收缩力　右心衰竭时,血液淤积在右心房和大静脉内,中心静脉压升高,回心血量减少。左心衰竭时,左心房压和肺静脉压升高,造成肺淤血和肺水肿。

③骨骼肌的挤压作用　下肢肌肉进行节律性舒缩运动时,肌肉泵的作用可加速静脉回流。

④呼吸运动　吸气时,胸内负压增大,有利于外周静脉血回流至右心房。呼气时相反。

⑤体位改变　站立位时,由于低垂部位的静脉充盈扩张,可比卧位多容纳 400~600ml 血液,导致回心血量减少。人在高温环境中,皮肤血管舒张,皮肤血管中容纳的血量增多,回心血量减少。

注意:①CVP 的正常值:《生理学》为 4~12cmH_2O,《外科学》为 5~10cmH_2O(1cmH_2O=98Pa)。
②左心衰竭常导致肺淤血,右心衰竭常导致中心静脉压升高。

4. 组织液的生成与回流及其影响因素

(1)组织液的生成和回流　组织液是血浆滤过毛细血管壁而形成的。液体通过毛细血管壁的滤过和重吸收取决于有效滤过压。流经毛细血管的血浆,0.5%~2%在毛细血管动脉端以滤过的方式进入组织间隙,其中约 90%在静脉被重吸收回血液,其余约 10%进入毛细淋巴管成为淋巴液。

有效滤过压=(毛细血管血压+组织液胶体渗透压)-(组织液静水压+血浆胶体渗透压)

(2)影响组织液生成的因素　导致组织液生成增多的常见因素如下。

①毛细血管有效流体静压增高　毛细血管有效流体静压即毛细血管血压与组织液静水压的差值,是促进组织液生成的主要因素,全身或局部的静脉压升高是有效流体静压增高的主要成因。

A. 右心衰竭时,体循环静脉压增高,静脉回流受阻,毛细血管有效流体静压增高,引起全身性水肿。

B. 左心衰竭时,肺静脉压升高而引起肺水肿。

C. 局部静脉压增高可见于血栓阻塞静脉腔、肿瘤或瘢痕压迫静脉壁。

②有效胶体渗透压降低　有效胶体渗透压即血浆胶体渗透压与组织液胶体渗透压之差。低蛋白血症时,血浆胶体渗透压降低,导致有效胶体渗透压下降,有效滤过压增大而发生水肿。

③毛细血管通透性增高　正常情况下,毛细血管壁对蛋白质几乎不通透,从而能维持正常的有效胶

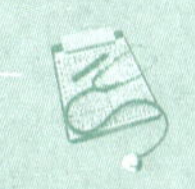

体渗透压。但在感染、烧伤、过敏等情况下，毛细血管壁通透性增高，血浆蛋白可随液体渗出毛细血管，血浆胶体渗透压下降，组织胶体渗透压升高，有效滤过压增大，导致组织液生成增多而出现水肿。

④淋巴回流受阻　从毛细血管滤出的液体约 10%经淋巴系统回流。丝虫病、恶性肿瘤淋巴转移均可导致淋巴管被堵塞，淋巴回流受阻，淋巴液在组织间隙中积聚而形成淋巴水肿。

【例 23】右心衰竭引起组织水肿的主要机制是

A. 血浆胶体渗透压降低　　B. 毛细血管壁通透性增加　　C. 毛细血管内静水压增加
D. 淋巴回流受阻　　E. 黏多糖在组织间隙内沉积(2021)

【例 24】静脉注射后能促使组织液水分移至毛细血管内的是

A. 1.5%氯化钠溶液　　B. 丙种球蛋白　　C. 5%葡萄糖溶液
D. 20%葡萄糖溶液　　E. 白蛋白

三、心血管活动的调节

1. 神经调节

(1)支配心脏和血管的神经　主要包括交感神经和副交感神经。

①心交感神经　心交感神经支配心脏各部分，包括窦房结、房室交界、房室束、心房肌和心室肌。心交感神经节后纤维末梢释放的递质为去甲肾上腺素，可与心肌细胞膜上的 β 受体结合，增强心房肌和心室肌的收缩力、加快心率、加快房室交界区传导速度，这些效应分别称为正性变力、正性变时、正性变传导作用。

②心迷走神经　支配心脏的副交感神经走行于迷走神经，支配窦房结、心房肌、房室交界、房室束及其分支，但对心室肌的支配作用较弱。心迷走神经节后纤维以乙酰胆碱为递质，通过心肌细胞膜上的 M 型胆碱能受体，可减弱心房肌收缩力，减慢心率，减慢房室传导速度，即具有负性变力、负性变时、负性变传导作用。此外，还能缩短心房肌不应期。

③交感缩血管纤维　交感缩血管纤维释放的递质为去甲肾上腺素。血管平滑肌膜上有 α、β 两类受体。去甲肾上腺素与 α 受体结合后，可增加平滑肌张力，使血管收缩；与 β 受体结合，则降低血管平滑肌张力，使血管舒张。去甲肾上腺素与 α 受体的亲和力高于 β 受体，故缩血管纤维兴奋时主要引起缩血管效应，从而增加血流阻力。

(2)颈动脉窦和主动脉弓压力感受性反射　当内外环境发生变化时，机体可通过各种心血管反射，使心血管活动发生相应的改变，以适应机体所处的状态或环境的变化。动脉血压升高可引起压力感受性反射，其效应表现为心率减慢，外周阻力减小，血压降低，因此压力感受性反射也称减压反射。

①动脉压力感受器　最重要的是颈动脉窦、主动脉弓压力感受器，这些感受器是位于颈动脉窦、主动脉弓血管外膜下的感觉神经末梢，并不能直接感受血压的变化，而是感受血管壁的机械牵张程度。当动脉血压升高时，动脉壁被牵张的程度增大，压力感受器发放的神经冲动就增多。在一定范围内，压力感受器的传入冲动频率与动脉壁被扩张的程度成正比。

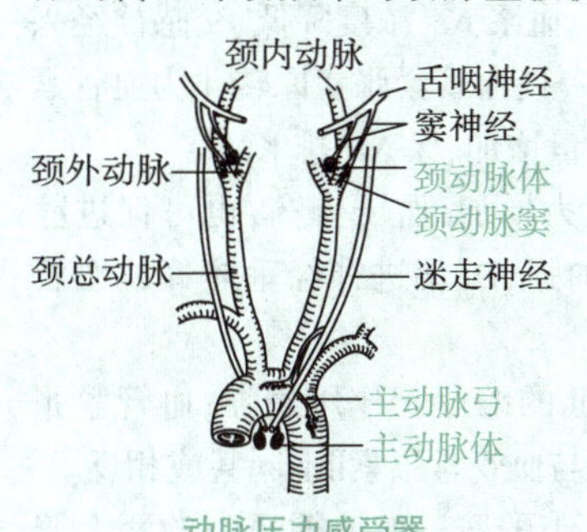

动脉压力感受器

动脉血压升高
↓
颈动脉窦压力感受器→窦神经→舌咽神经　　迷走神经←主动脉弓压力感受器
↓
延髓孤束核
↓
心迷走紧张加强、心交感紧张减弱、交感缩血管紧张减弱
↓
心率减慢、心输出量减少、外周血管阻力减小、动脉血压降低

压力感受性反射的生理效应

②传入神经和中枢联系　颈动脉窦压力感受器的传入神经纤维组成颈动脉窦神经，窦神经加入舌咽

神经,进入延髓,到达孤束核。主动脉弓压力感受器的传入神经纤维行走于迷走神经干内,然后进入延髓,到达孤束核。

③反射效应　动脉血压升高时,压力感受器传入冲动增多,通过中枢整合,使心迷走紧张加强,心交感紧张和交感缩血管紧张减弱,其效应表现为心率减慢,心输出量减少,外周阻力降低,故动脉血压回降。

④生理意义　该反射是一种负反馈调节,其主要作用是在心输出量、外周阻力、血容量等发生突然变化时,对动脉血压进行快速调节,其意义在于维持动脉血压的相对稳定,防止动脉血压过高或过低。

⑤反射特点　A. 该反射主要对动脉血压进行调节,对呼吸无明显调节作用;B. 该反射主要对动脉血压进行快速调节,在动脉血压的长期调节中不起重要作用;C. 该反射主要维持动脉血压的相对稳定,而不是降压,因此对高血压患者无降压作用。

【例 25】女,32 岁。3 小时前呕吐咖啡样液体 1000ml,感心悸,出冷汗。查体:T36.5℃,P120 次/分,R25 次/分,BP80/60mmHg,神志清楚,面色发白,四肢厥冷。该患者可能的生理反应是

A. 前列环素上升　B. 血管紧张素Ⅱ下降　C. 白三烯下降

D. 血栓烷 A_2 下降　E. 儿茶酚胺上升(2024)

【例 26】男,16 岁。阵发性心悸 1 年余,突发突止,发作间期心电图正常。10 分钟前再次发作,心电图示快速、规则的 QRS 波群,形态正常,未见明显 P 波。急诊医师在患者右胸锁乳突肌内缘平甲状软骨水平按摩数秒后,心律突然恢复正常。该治疗手法的作用机制是

A. 减弱心迷走神经紧张　B. 兴奋颈动脉体感受器　C. 加强心交感神经紧张

D. 兴奋主动脉弓压力感受器　E. 兴奋颈动脉窦压力感受器

【例 27】患者,78 岁。突然从卧位转为立位时感头晕,立即测血压 80/60mmHg。患者将会发生的生理变化为

A. 窦神经传入冲动增强,心迷走传出增强　B. 窦神经传入冲动增强,心交感传出增强

C. 窦神经传入冲动减少,心迷走传出增强　D. 窦神经传入冲动减少,心迷走传出减弱

E. 窦神经传入冲动减少,心交感传出减弱(2022)

2. 体液调节

(1)肾素-血管紧张素系统　血管紧张素主要通过肾素-血管紧张素系统(RAS)对心血管活动进行调节。

①肾素、血管紧张素的转换过程　肝脏合成的血管紧张素原,在肾脏近球细胞合成的肾素的作用下生成血管紧张素Ⅰ,后者在血管紧张素转换酶(ACE)作用下生成血管紧张素Ⅱ。血管紧张素Ⅱ在氨基肽酶的作用下依次酶解为血管紧张素Ⅲ、血管紧张素Ⅳ。

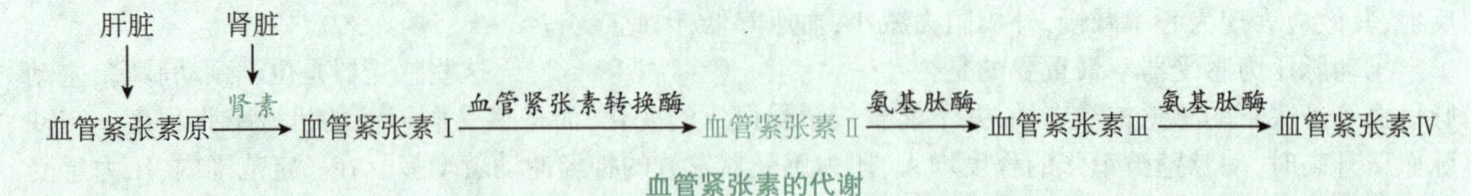

血管紧张素的代谢

②肾素-血管紧张素系统的激活　循环血量减少导致肾血流灌注减少、血浆 Na^+ 浓度降低、交感神经兴奋→入球小动脉感受器兴奋、致密斑兴奋→近球细胞合成和分泌肾素增多→使血管紧张素原转化为血管紧张素Ⅰ→血管紧张素Ⅱ→血管紧张素Ⅲ→肾上腺皮质分泌醛固酮增多→血容量增加、保 Na^+ 排 K^+。

③血管紧张素Ⅱ的生物学效应　A. 收缩全身微动脉,使外周血管阻力增加、血压升高,也可促进静脉收缩;B. 使交感神经末梢递质释放增多;C. 使交感缩血管中枢紧张性加强;D. 促进神经垂体释放血管升压素和缩宫素;E. 刺激醛固酮的分泌。

④其他血管紧张素的作用　血管紧张素Ⅰ一般无作用;血管紧张素Ⅱ的缩血管作用最强;血管紧张素Ⅲ的缩血管作用仅为血管紧张素Ⅱ的 10%~20%;血管紧张素Ⅳ的作用与血管紧张素Ⅱ不同甚或相反。

(2)肾上腺素和去甲肾上腺素　肾上腺素和去甲肾上腺素均属于儿茶酚胺。血液循环中的肾上腺素和去甲肾上腺素主要由肾上腺髓质分泌,其中肾上腺素约占 80%,去甲肾上腺素约占 20%。

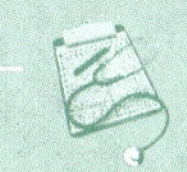

①肾上腺素对心血管活动的调节 肾上腺素可与α和β两类受体结合。

A. 在心脏 肾上腺素与β_1受体结合，产生正性变时、正性变力作用。

B. 在血管 肾上腺素的作用取决于血管平滑肌上α和β_2受体的分布情况。

C. 在皮肤、肾、胃肠、血管平滑肌上 α受体在数量上占优势，肾上腺素能使这些器官的血管收缩。

D. 在骨骼肌和肝的血管上 β_2受体占优势，小剂量的肾上腺素常以兴奋β_2受体的效应为主，引起血管舒张；而大剂量时则因α受体也兴奋，引起血管收缩。

②去甲肾上腺素对心血管活动的调节 去甲肾上腺素主要与血管的α受体结合，也可与心肌的β_1受体结合，但与血管平滑肌β_2受体结合的能力较弱。静脉注射去甲肾上腺素可使全身血管广泛收缩，动脉血压升高；而血压升高又使压力感受性反射活动加强，由于压力感受性反射对心脏的效应超过去甲肾上腺素对心脏的直接效应，故引起心率减慢。

	肾上腺素	去甲肾上腺素
来源	肾上腺髓质	肾上腺髓质、肾上腺素能神经末梢释放
比例	占80%	占20%
作用机理	可与α、β受体结合	与血管α受体的结合能力大于与心肌β_1受体的结合能力
对心肌作用	与β_1受体结合（正性变时、正性变力）	与心肌β_1受体结合（次要作用）
对血管作用	取决于血管平滑肌上α、β_2受体的分布情况	与血管α受体结合（主要作用）
生理效应	小剂量静脉注射后，血管舒张，外周阻力降低，脉压增高，心输出量增加，心率增快	静脉注射后，全身血管收缩，外周阻力增加，血压升高，心率减慢（注意！）

注意：①10版《生理学》P119：去甲肾上腺素可使心率增快，此为去甲肾上腺素对离体心脏的生理作用。
②10版《生理学》P126：去甲肾上腺素可使心率减慢，此为去甲肾上腺素对整体心血管系统的作用。

【例28】关于血管紧张素Ⅱ生理作用的描述，错误的是
A. 收缩全身阻力血管 B. 收缩容量血管 C. 促进肾上腺皮质释放醛固酮
D. 促进下丘脑释放血管升压素 E. 促进交感神经末梢释放去甲肾上腺素

【例29】静脉注射小剂量肾上腺素后，心率增快，心排出量增加，但舒张压变化不大，这是因为
A. 全身血管收缩 B. 全身血管扩张 C. 骨骼肌血管扩张
D. 对外周血管无效应 E. 对全身血管无反应（2024）

四、冠脉循环

冠脉循环的血流特点如下。

(1)灌注压高，血流量大 冠状动脉直接开口于主动脉根部，其开口处的血压等于主动脉压。冠状动脉血流量占心输出量的4%~5%，而心脏重量仅占体重的0.5%左右，可见冠状动脉血流量极大。

(2)摄氧率高，耗氧量大 心肌富含肌红蛋白，其摄氧能力很强。动脉血流经心脏后，约70%的氧可被心肌摄取，远高于其他器官组织（25%~30%）。心肌耗氧量也很大。

(3)血流量受心肌收缩的影响发生周期性变化

①冠状动脉血流量的主要影响因素 冠状动脉血流量的多少主要取决于动脉舒张压的高低和心舒期的长短。当体循环外周阻力增加时，动脉舒张压升高，冠状动脉血流量增加。当心率加快时，心舒期缩短，冠状动脉血流量减少。

②心动周期对冠状动脉血流量的影响 在一次心动周期中，冠状动脉血流量急剧降低的时相是等容收缩期，冠状动脉血流量急剧增加的时相是等容舒张期。

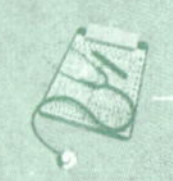

心动周期	冠状动脉血流量	原因
左心室等容收缩期	冠状动脉血流量↓	心肌收缩压迫左冠状动脉
左心室射血期	冠状动脉血流量↑	主动脉压升高,导致冠状动脉血压增高
左心室减慢射血期	冠状动脉血流量↓	—
左心室舒张期	冠状动脉血流量↑	因心室舒张,对冠状动脉的压迫解除
左心室等容舒张期	在舒张早期达高峰,后逐渐降低	—
左心房收缩	对冠状动脉血流量影响不明显	—

【例 30】下列能使心输出量增加的因素是

A. 心迷走中枢紧张性增高　B. 心交感中枢紧张性增高　C. 静脉回心血量减少
D. 心室舒张末期容积减小　E. 颈动脉窦内压力增高

【例 31】使冠状动脉血流量增多的因素是

A. 主动脉舒张压降低　B. 体循环外周阻力减小　C. 心室舒张期延长
D. 心室收缩期延长　E. 心率增加

▶▶常考点　考试重点,需全面掌握。

参考答案——详细解答见《2025 国家临床执业及助理医师资格考试历年考点精析(上、下册)》

1. ABCDE　2. ABCDE　3. ABCDE　4. ABCDE　5. ABCDE　6. ABCDE　7. ABCDE
8. ABCDE　9. ABCDE　10. ABCDE　11. ABCDE　12. ABCDE　13. ABCDE　14. ABCDE
15. ABCDE　16. ABCDE　17. ABCDE　18. ABCDE　19. ABCDE　20. ABCDE　21. ABCDE
22. ABCDE　23. ABCDE　24. ABCDE　25. ABCDE　26. ABCDE　27. ABCDE　28. ABCDE
29. ABCDE　30. ABCDE　31. ABCDE

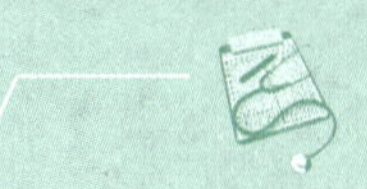

第5章　呼　吸

考纲要求

①肺的通气功能:呼吸及其基本过程,肺通气的原理(肺通气的动力和阻力),肺活量与用力呼气量,肺通气量与肺泡通气量。②呼吸气体的交换与运输:肺换气,氧和二氧化碳在血液中运输的主要形式,氧解离曲线。③呼吸运动的调节:化学因素对呼吸的反射性调节。

复习要点

一、肺的通气功能

1. 呼吸及其基本过程

(1)呼吸的概念　机体与外界环境之间的气体交换过程称为呼吸。通过呼吸,机体从外界环境摄取新陈代谢所需要的氧,排出代谢所产生的二氧化碳。呼吸是维持机体生命活动所必需的基本生理过程之一。

(2)呼吸过程的三个环节　即外呼吸、气体运输及内呼吸。

①外呼吸　即肺毛细血管血液与外界环境之间的气体交换过程。外呼吸包括肺通气和肺换气两个过程。肺与外界环境之间的气体交换过程称为肺通气。肺泡与肺毛细血管血液之间的气体交换过程称为肺换气。

②气体运输　即由循环血液将 O_2 从肺运输到组织以及将 CO_2 从组织运输到肺的过程。

③内呼吸　即组织毛细血管血液与组织、细胞之间的气体交换过程,也称组织换气。

外界空气 ⇄(O_2 / CO_2) 肺通气 ⇄(O_2 / CO_2) 肺换气 —血液循环→ 组织换气 ⇄(O_2 / CO_2) 细胞代谢

外呼吸　　气体运输　　内呼吸

呼吸的基本过程

2. 肺通气的原理

(1)肺通气的动力　通过呼吸运动造成肺和大气间的气压梯度,从而形成进出肺的气流,实现肺通气。

呼吸肌收缩和舒张→胸廓扩大和缩小→肺的舒缩→外界环境和肺泡间周期性压力差→通气。

肺通气的直接动力是外界环境和肺泡间的气压差,原动力是呼吸肌收缩和舒张引起的节律性呼吸运动。

①呼吸运动　呼吸肌的收缩和舒张所引起的胸廓节律性扩大和缩小,称为呼吸运动。

呼吸肌	主要吸气肌为膈肌、肋间外肌;主要呼气肌为肋间内肌、腹肌;辅助吸气肌为斜角肌、胸锁乳突肌
平静呼吸	吸气是一个主动过程,呼气是一个被动过程 吸气主要由膈肌、肋间外肌收缩完成;呼气不是呼气肌收缩引起,而是膈肌、肋间外肌舒张完成
用力呼吸	吸气和呼气都是主动过程 吸气由膈肌、肋间外肌、辅助吸气肌参与;呼气除吸气肌舒张外,还有肋间内肌、腹肌参与收缩
腹式呼吸	是以膈肌舒缩活动为主的呼吸运动。膈肌的舒缩可引起腹腔内器官位移,造成腹部的起伏
胸式呼吸	是以肋间外肌舒缩活动为主的呼吸运动。肋间外肌的舒缩可引起胸部的明显起伏

②胸膜腔　肺和胸廓之间存在一个潜在的密闭性腔隙称为胸膜腔,由紧贴肺表面的胸膜脏层和紧贴

于胸廓内壁的胸膜壁层构成。胸膜腔内没有气体,仅有少量浆液。

③胸膜腔内压　胸膜腔内的压力称为胸膜腔内压。正常情况下,胸膜腔内压总是低于大气压,故称胸内负压。胸膜腔内负压的生理意义:A. 胸膜腔内负压可作用于肺,牵引其扩张,对维持肺的扩张状态具有非常重要的意义;B. 胸膜腔内负压也可作用于腔静脉和胸导管,有利于静脉血和淋巴的回流。

注意:①肺通气的原动力是呼吸肌的舒缩。
②肺通气的直接动力是肺泡气与外界大气之间的压力差。

(2)肺通气的阻力　是指肺通气过程中遇到的阻力,分为弹性阻力和非弹性阻力两类。

①弹性阻力　包括肺的弹性阻力和胸廓的弹性阻力,其中以前者更重要。

A. 肺的弹性阻力　主要来自肺组织本身的弹性阻力(占 1/3)和肺泡表面张力产生的回缩力(占 2/3)。

B. 胸廓的弹性阻力　主要来自胸廓的弹性成分。

C. 肺表面活性物质　由肺泡Ⅱ型细胞分泌,主要成分是二棕榈酰卵磷脂(DPPC)。

分子特点	DPPC 是双嗜性分子,一端为非极性疏水的脂肪酸,不溶于水;另一端是极性的,易溶于水 DPPC 分子垂直排列于肺泡内液-气界面,极性端插入液体层,非极性端朝向肺泡腔
功能	①降低肺泡表面张力,有助于肺泡的稳定性。 肺泡大时,DPPC 密度减小,使肺泡表面张力增大,可防止肺泡过度膨胀 肺泡小时,DPPC 密度增大,使肺泡表面张力减小,可防止肺泡塌陷 ②减少肺组织液生成,防止肺水肿。③防止肺不张。 ④可使肺顺应性变大,能减小肺的弹性阻力。⑤降低吸气阻力,减少吸气做功
DPPC 减少	成年人患肺炎、肺血栓时,可因 DPPC 减少发生肺不张 导致新生儿呼吸窘迫综合征(肺泡内表面透明质膜形成,发生肺不张) 肺顺应性降低,导致吸气性呼吸困难

D. 弹性阻力与顺应性的关系　弹性阻力是指物体对抗外力作用所引起的变形的力。顺应性是指弹性组织在外力作用下发生变形的难易程度。顺应性与弹性阻力成反比:容易变形者弹性阻力小;不易变形者弹性阻力大。肺和胸廓均为弹性组织,均具有弹性阻力。

②非弹性阻力　包括惯性阻力、黏滞阻力和气道阻力。气道阻力来自气体流经呼吸道时气体分子间和气体分子与气道壁之间的摩擦,是非弹性阻力的主要部分,占 80%~90%。气道阻力受气流速度、气流形式、气道口径大小的影响,其中,气道口径是影响气道阻力的主要因素。

	弹性阻力	非弹性阻力
比例	占总通气阻力的 70%	占总通气阻力的 30%
阻力类型	弹性阻力在气流停止的静止状态下仍存在 属于静态阻力	非弹性阻力只在气体流动时才有 属于动态阻力
阻力来源	①肺的弹性阻力——最主要 肺组织本身的弹性阻力(占 1/3) 肺泡内侧面表面张力产生的回缩力(占 2/3) ②胸廓的弹性阻力——胸廓的弹性成分	①气道阻力——为非弹性阻力的主要部分 主要受气道口径的影响 ②惯性阻力——平静呼吸时很小 ③组织的黏滞阻力——平静呼吸时很小
总阻力	总顺应性 = 0.1L /cmH_2O	总气道阻力 = 1~3cmH_2O · s/L

在肺充血、肺组织纤维化或肺表面活性物质减少时,肺顺应性降低,弹性阻力增加,患者表现为吸气困难。在肺气肿时,肺弹性成分大量破坏,肺回缩力减小,顺应性增加,弹性阻力减小,患者表现为呼气困难。

【例 1】肺通气的原动力是

A. 胸内压的变化　　B. 肺主动舒缩　　C. 外界环境与肺内压力差

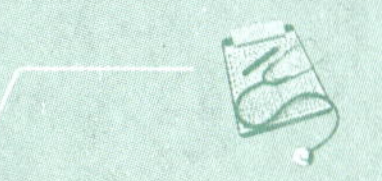

D. 呼吸肌的舒缩　　E. 肺泡表面活性物质的作用

【例 2】肺通气的直接动力是

A. 肺内压与胸内压之差　　B. 胸内压与跨壁压之差　　C. 大气压与肺内压之差

D. 大气压与胸内压之差　　E. 大气压与跨壁压之差

【例 3】支气管哮喘病人呼气比吸气更为困难,其原因是

A. 吸气是被动的,呼气是主动的　　B. 吸气时肺弹性阻力减小,呼气时肺弹性阻力增大

C. 吸气时胸内负压减小,呼气时胸内负压增大　　D. 吸气时气道阻力减小,呼气时气道阻力增大

E. 吸气时胸廓弹性阻力减小,呼气时胸廓弹性阻力增大

【例 4】肺表面活性物质减少将导致

A. 肺难于扩张　　B. 肺弹性阻力减小　　C. 肺顺应性增大

D. 肺泡内液体表面张力降低　　E. 小肺泡内压小于大肺泡内压

3. 肺活量与用力呼气量

(1)肺活量(VC)　是指尽力吸气后,从肺内所能呼出的最大气体量。可反映一次通气的最大能力,为肺功能测定的常用指标。肺活量=潮气量+补吸气量+补呼气量。正常成年男性平均约为3500ml,女性约为2500ml。肺活量有较大的个体差异,与身材大小、性别、年龄、体位、呼吸肌强弱等有关。

(2)用力肺活量(FVC)　是指一次最大吸气后,尽力尽快呼气,所能呼出的最大气体量。正常时,用力肺活量略小于在没有时间限制条件下测得的肺活量。

(3)1秒用力呼气量(FEV_1)　旧称时间肺活量,是指第1秒钟内的用力肺活量,即尽力最大吸气后,再尽力尽快呼气第1秒所能呼出的最大气体量。FEV_1/FVC在阻塞性肺疾病和限制性肺疾病的鉴别诊断中具有重要价值。在支气管哮喘等阻塞性肺疾病患者,FEV_1 的降低比FVC更明显,因而FEV_1/FVC变小,要呼出相当于FVC的气体量往往需要较长的时间,此外还显示余气量增大;而在肺纤维化等限制性肺疾病患者,FEV_1 和FVC均下降,但FEV_1/FVC仍可基本正常,此外还显示余气量减少。

【例 5】哮喘发作时,肺通气功能指标中下降最明显的是

A. 功能余气量　　B. 肺活量　　C. 用力肺活量

D. 补呼气量　　E. 补吸气量

4. 肺通气量与肺泡通气量

(1)基本概念

肺通气量	是指每分钟吸入或呼出的气体总量,=潮气量×呼吸频率=500ml×(12~18)次/分=6~9L/min
解剖无效腔	每次吸入的气体,一部分将留在鼻或口与终末细支气管之间的呼吸道内,不参与肺泡与血液之间的气体交换,这部分呼吸道的容积,称为解剖无效腔,约150ml
肺泡无效腔	进入肺泡内的气体,因血流在肺内分布不均而不能都与血液进行气体交换,未能发生交换的这部分肺泡容量,称为肺泡无效腔
生理无效腔	生理无效腔=解剖无效腔+肺泡无效腔
肺泡通气量	是指每分钟吸入肺泡的新鲜空气量,是真正有效的气体交换量 肺泡通气量=(潮气量-无效腔气量)×呼吸频率。每次呼吸仅使肺泡内气体更新1/7

(2)各种呼吸方式对肺泡通气量的影响　如下。就气体交换而言,浅快呼吸对机体不利。

	潮气量(ml)	呼吸频率(次/分)	肺通气量(ml/min)	肺泡通气量(ml/min)
平静呼吸	500	16	500×16=8000	(500-150)×16=5600
浅快呼吸	250	32	250×32=8000	(250-150)×32=3200
深慢呼吸	1000	8	1000×8=8000	(1000-150)×8=6800

注意:①无效腔气量=150ml,潮气量=500ml。
②肺通气量=潮气量×呼吸频率。
③肺泡通气量=(潮气量-无效腔气量)×呼吸频率=肺通气量-无效腔气量×呼吸频率。

【例 6】每分通气量和肺泡通气量之差等于
A. 潮气量×呼吸频率 B. 功能余气量×呼吸频率 C. 余气量×呼吸频率
D. 无效腔气量×呼吸频率 E. 肺活量×呼吸频率

【例 7】呼吸频率加倍,潮气量减半,将使
A. 每分通气量增加 B. 每分通气量减少 C. 肺泡通气量增加
D. 肺泡通气量减少 E. 肺泡通气量不变

二、呼吸气体的交换与运输

1. 肺换气

肺换气是指肺泡与肺毛细血管间的气体交换。肺换气是以气体扩散方式进行的。气体分子总是从压力高处向压力低处发生净转移,故气体交换的关键因素是交换部位两侧的气压差,它是气体交换的动力。影响肺换气的主要因素如下。

(1)呼吸膜的厚度 肺换气的结构基础是呼吸膜。呼吸膜厚度与气体扩散速率成反比。

(2)呼吸膜的面积 气体扩散速率与扩散面积成正比。肺不张、肺实变、肺气肿时扩散面积缩小。

(3)通气/血流比值($\dot{V}_A/\dot{Q}$) 通气/血流比值是指每分钟肺泡通气量和每分钟肺血流量的比值,是影响肺换气的重要因素。

	原因	生理意义
$\dot{V}_A/\dot{Q}=0.84$	$\dot{V}_A/\dot{Q}=\frac{每分肺泡通气量}{每分肺血流量}=\frac{4.2}{5}=0.84$	健康成人肺总的$\dot{V}_A/\dot{Q}=0.84$ 只有在适宜的$\dot{V}_A/\dot{Q}$时,才能实现适宜的肺换气
$\dot{V}_A/\dot{Q}>0.84$	V↑(肺通气过度) Q↓(肺血流减少)	部分肺泡气体未能与血液进行充分气体交换 相当于肺泡无效腔增大
$\dot{V}_A/\dot{Q}<0.84$	V↓(肺通气不足) Q↑(肺血流相对过剩)	①部分血液流经通气不良的肺泡,混合静脉血中的气体不能得到充分更新,就直接流回了心脏 ②相当于发生了功能性动-静脉短路

注意:①气体扩散的动力是交换部位两侧气体的分压差。
②肺通气的原动力是呼吸肌的舒缩,肺通气的直接动力是肺泡气与外界大气之间的压力差。
③通气/血流比值是影响肺换气(而不是肺通气)的重要因素。

2. 氧和二氧化碳在血液中的运输形式以及氧解离曲线

(1)氧在血液中的运输形式 O_2 和 CO_2 在血液中均以物理溶解和化学结合两种形式进行运输。

	O_2 的运输形式	CO_2 的运输形式
物理溶解	占总运输量的 1.5%	占总运输量的 5%
化学结合	氧合血红蛋白(HbO_2,占 98.5%)	碳酸氢盐(HCO_3^-,占 88%) 氨基甲酰血红蛋白(HHbNHCOOH,占 7%)

O_2 主要以氧合血红蛋白(HbO_2)的化学结合方式在血液中运输。扩散入血的 O_2 能与红细胞中的血红蛋白(Hb)发生可逆性结合。由于肺部 O_2 分压较高,促进 Hb 与 O_2 结合,反应向右进行。血液流经组

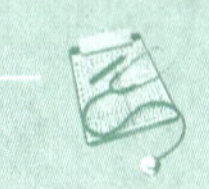

织处，O_2 分压较低，则反应向左进行，HbO_2 解离，释放出 O_2。

$$Hb + O_2 \underset{PO_2低（组织）}{\overset{PO_2高（肺部）}{\rightleftharpoons}} HbO_2$$

(2)氧解离曲线 氧解离曲线是表示血液 PO_2 与 Hb 氧饱和度关系的曲线。该曲线既表示在不同 PO_2 下 O_2 与 Hb 的解离情况，同样也反映在不同 PO_2 时 O_2 与 Hb 的结合情况。该曲线呈 S 形，反映 Hb 与 O_2 的亲和力随两者的结合或解离而发生改变，即表示在不同 PO_2 下 Hb 与 O_2 解离与结合的情况。

PCO_2↑、2,3-二磷酸甘油酸(2,3-DPG)↑、温度↑、血液 pH↓可导致氧解离曲线右移，增加氧的利用。

PCO_2↓、2,3-DPG↓、温度↓、血液 pH↑可导致氧解离曲线左移，减少氧的利用。

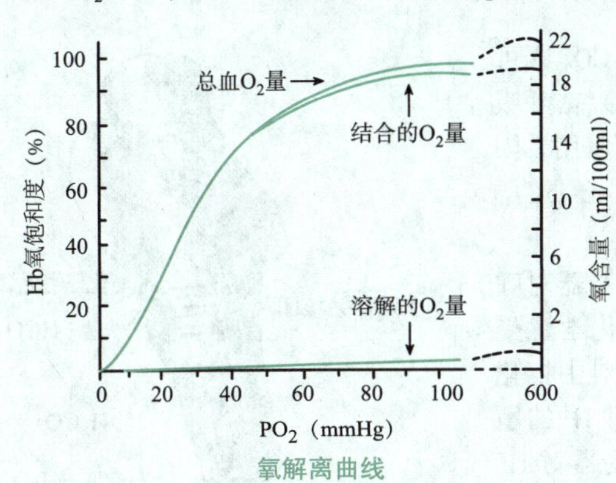

氧解离曲线

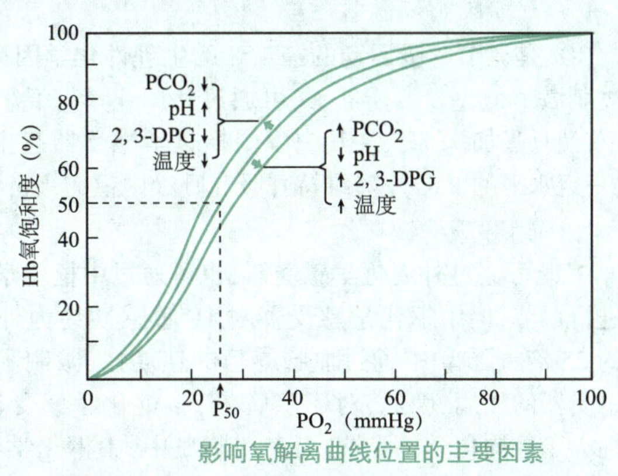

影响氧解离曲线位置的主要因素

(3)二氧化碳在血液中的运输形式 CO_2 的运输形式有两种：物理溶解（约占 5%）和化学结合（约占 95%），后者的主要形式是碳酸氢盐（HCO_3^- 占 88%）和氨基甲酰血红蛋白（占 7%）。

①碳酸氢盐 在血浆或红细胞内，溶解的 CO_2 与水结合生成 H_2CO_3，H_2CO_3 解离为 HCO_3^- 和 H^+。此反应快，可逆，但需要酶的催化（碳酸酐酶）。反应方向取决于 PCO_2 的高低，在组织，反应向右进行；在肺部，反应向左进行。碳酸酐酶在 CO_2 的运输中具有非常重要的意义，因此，在使用碳酸酐酶抑制剂（如乙酰唑胺）时，应注意可能会影响 CO_2 的运输。

$$CO_2 + H_2O \overset{碳酸酐酶}{\rightleftharpoons} H_2CO_3 \rightleftharpoons H^+ + HCO_3^-$$

②氨基甲酰血红蛋白 进入红细胞的一部分 CO_2 可与 Hb 的氨基结合，生成氨基甲酰血红蛋白（HHbNHCOOH）。此反应迅速、可逆，不需要酶的催化，受氧合作用的调节。

$$HbNHO_2 + H^+ + CO_2 \underset{肺部}{\overset{组织}{\rightleftharpoons}} HHbNHCOOH + O_2$$

【例 8】可导致肺通气/血流比值>0.8 的疾病是
A. 肺血栓栓塞　B. 肺气肿　C. 肺水肿
D. 肺不张　E. 肺纤维化(2022)

【例 9】肺换气的驱动力是
A. 呼吸膜通透性　B. 气体分子与血红蛋白亲和力　C. 气体分子溶解度
D. 呼吸膜气体交换面积　E. 呼吸膜两侧气体分压梯度

【例 10】二氧化碳在血液中运输的主要方式是
A. 物理溶解　B. 与水结合成碳酸　C. 形成氧合血红蛋白
D. 形成碳酸氢盐　E. 与血浆白蛋白结合

三、呼吸运动的调节

呼吸运动的调节可分为机械性反射调节和化学性反射调节。化学性反射调节是指化学因素对呼吸运动的反射性调节。这里的化学因素是指动脉血液、组织液或脑脊液中的 O_2、CO_2 和 H^+水平的变化。

外周化学感受器位于颈动脉体和主动脉体。当动脉血 PO_2 降低、PCO_2 或 H^+浓度升高时,可刺激外周化学感受器,冲动经窦神经、迷走神经传入延髓,反射性引起呼吸加深加快。

中枢化学感受器位于延髓腹外侧浅表部位,生理性刺激是脑脊液和局部细胞外液中的 H^+,而不是 CO_2。当中枢化学感受器周围细胞外液中的 H^+浓度升高时,可刺激该感受器,兴奋呼吸中枢。

1. CO_2 对呼吸的调节作用

CO_2 是调节呼吸运动的最重要的生理性化学因素。CO_2 既可通过刺激中枢化学感受器,又可通过外周化学感受器再兴奋呼吸中枢,使呼吸加深加快。其中以中枢化学感受器起主要作用。因此,一定水平的 $PaCO_2$ 对维持呼吸和呼吸中枢的兴奋性是必要的。

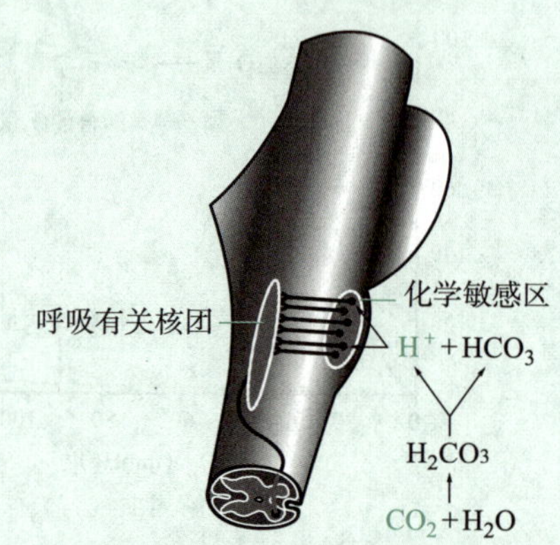

中枢化学感受器示意图

2. H^+对呼吸的调节作用

H^+既可通过外周化学感受器,也可通过中枢化学感受器对呼吸进行调节,但中枢化学感受器对 H^+敏感性约为外周化学感受器的 25 倍。因为 H^+通过血脑屏障的速度慢,限制了它对中枢化学感受器的作用,因此,对于脑脊液,中枢化学感受器对 H^+的敏感性大于外周化学感受器;而在动脉血中,中枢化学感受器对 H^+的敏感性小于外周化学感受器。

3. 缺氧对呼吸的调节作用

缺氧只能通过外周化学感受器对呼吸进行调节。外周化学感受器感受的是 PaO_2,并不是 O_2 含量。贫血或 CO 中毒时,血 O_2 含量降低但 PaO_2 正常,故并不能加强呼吸。缺氧对中枢的直接作用是抑制。

注意:①$PaCO_2$ 可通过中枢化学感受器和外周化学感受器调节呼吸运动;
中枢化学感受器对 $PaCO_2$ 的敏感性高于外周化学感受器。
②PaO_2 只能通过外周化学感受器调节呼吸运动,因为中枢化学感受器对 PaO_2 的变化不敏感。
③H^+可通过中枢化学感受器和外周化学感受器调节呼吸运动;
中枢化学感受器对 H^+的敏感性高于外周化学感受器。

【例 11】血液中 H^+浓度变化调节呼吸运动的主要刺激部位是
A. 支气管壁内肺牵张感受器　B. 颈动脉窦和主动脉弓　C. 延髓腹侧面化学感受器
D. 肺毛细血管旁感受器　E. 颈动脉体和主动脉体

【例 12】动脉血 PCO_2 在 40~60mmHg 范围内升高时,呼吸运动的改变是
A. 幅度变深,频率变快　B. 幅度变浅,频率变快　C. 幅度变深,频率变慢
D. 幅度变浅,频率变慢　E. 幅度变深,频度不变

常考点　考试重点,应全面掌握。

参考答案——详细解答见《2025 国家临床执业及助理医师资格考试历年考点精析(上、下册)》

1. ABCDE　2. ABCDE　3. ABCDE　4. ABCDE　5. ABCDE　6. ABCDE　7. ABCDE
8. ABCDE　9. ABCDE　10. ABCDE　11. ABCDE　12. ABCDE

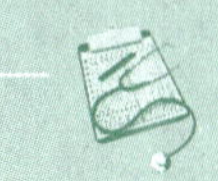

第6章 消化和吸收

▶考纲要求

①消化器官活动的调节：消化道的神经支配及其作用，主要胃肠激素及其作用。②胃内消化：胃液的性质、主要成分及其作用，胃的运动形式、胃排空及其控制。③小肠内消化：胰液和胆汁的性质、主要成分及其作用，小肠的运动形式。④吸收：小肠作为吸收主要部位的特征，小肠内食物主要成分的吸收。

▶复习要点

一、消化器官活动的调节

1. 消化道的神经支配及其作用

消化道平滑肌的神经支配包括内在神经系统和外来神经系统。前者包括肌间神经丛、黏膜下神经丛；后者包括交感神经和副交感神经。

	分布	神经递质	作用
肌间神经丛（欧氏神经丛）	消化道纵行肌和环行肌之间	ACh、VIP、NO、P物质	参与消化道运动的控制
黏膜下神经丛（麦氏神经丛）	消化道环行肌和黏膜层之间	ACh、VIP	调节腺体和内分泌细胞的分泌 调节肠内物质的吸收、局部血流控制
交感神经	壁内神经丛内的胆碱能神经元 消化道平滑肌、血管平滑肌 消化腺细胞	去甲肾上腺素	抑制消化道运动，抑制腺体分泌 减少血流量，收缩消化道括约肌
副交感神经	腺细胞、上皮细胞 血管和消化道平滑肌细胞	ACh	使消化道收缩，增加腺体分泌 松弛消化道括约肌

2. 主要胃肠激素及其作用

（1）主要胃肠激素的生理作用 如下。

主要激素	生理作用	分泌刺激物
促胃液素	促进胃酸和胃蛋白酶原分泌，使胃窦和幽门括约肌收缩 延缓胃排空，促进胃肠运动和胃肠上皮生长	蛋白质消化产物 迷走神经递质
缩胆囊素	刺激胰酶分泌和胆囊收缩，增强小肠和大肠运动，抑制胃排空 增强幽门括约肌收缩，松弛壶腹括约肌，促进胰腺外分泌部生长	蛋白质消化产物 脂肪酸
促胰液素	刺激胰液及胆汁中水和碳酸氢盐的分泌，抑制胃酸分泌和胃肠运动，收缩幽门括约肌，抑制胃排空，促进胰腺外分泌部生长	盐酸、脂肪酸
抑胃肽	刺激胰岛素分泌，抑制胃酸和胃蛋白酶分泌，抑制胃排空	葡萄糖、脂肪酸、氨基酸

（2）胃肠激素的主要作用 从胃到大肠的黏膜层内散在分布数十种内分泌细胞，由它们分泌的激素统称为胃肠激素。胃肠激素对消化器官的主要作用如下。

①调节消化腺的分泌和消化道的运动　不同的胃肠激素对不同的器官、组织可产生不同的调节作用;一种激素可调节多个消化器官的功能,而一个消化器官的功能往往接受多种激素的调节。

②营养作用　一些胃肠激素具有促进消化道组织代谢和生长的作用,称为营养作用。例如,促胃液素可刺激胃泌酸腺区黏膜和十二指肠黏膜DNA、RNA和蛋白质的合成,从而促进其生长。

③调节其他激素的释放　如在消化期,抑胃肽可刺激胰岛素的分泌等。

【例1】关于胃肠内在神经丛的叙述,正确的是

A. 包括黏膜下神经丛和肌间神经丛
B. 含大量神经纤维,但神经元不多
C. 递质仅是乙酰胆碱或去甲肾上腺素
D. 仅有运动功能,而无感觉功能
E. 不受外来自主神经系统的控制

【例2】关于促胰液素的作用,下列哪项是错误的?

A. 促进肝胆汁分泌
B. 促进胰液分泌
C. 促进胃运动
D. 促进胰腺分泌 HCO_3^-
E. 促进小肠液分泌

二、胃内消化

1. 胃液

(1)胃液的性质　纯净的胃液是无色的酸性液体,pH0.9~1.5,正常成年人每日分泌1.5~2.5L。

(2)胃液的主要成分　主要包括水分、盐酸、胃蛋白酶原、黏液、碳酸氢盐、内因子等。

(3)胃液的作用

	分泌细胞	功能
盐酸(胃酸)	壁细胞	①激活胃蛋白酶原;②使食物中的蛋白质变性,有利于蛋白质的水解;③杀灭随食物进入胃内的细菌;④有助于小肠对铁和钙的吸收;⑤促进促胰液素、缩胆囊素的释放,引起胰液、胆汁和小肠液分泌
胃蛋白酶原	主细胞(为主)、颈黏液细胞、贲门腺、幽门腺	胃蛋白酶原被盐酸激活成胃蛋白酶后,消化水解蛋白质 已被激活的胃蛋白酶可自我激活胃蛋白酶原(正反馈)
胃的黏液	胃黏膜表面的上皮细胞、泌酸腺、贲门腺和幽门腺的黏液细胞	黏液具有较高的黏滞性和形成凝胶的特性,分泌后即覆盖于胃黏膜表面,形成一层厚约500μm的保护层。该保护层可在黏膜表面起润滑作用,减少粗糙食物对胃黏膜的机械损伤
碳酸氢盐	胃黏膜内非泌酸细胞	黏液-碳酸氢盐屏障能有效保护胃黏膜免受胃内盐酸和胃蛋白酶的损伤;可显著减慢离子在黏液层中的扩散速度
内因子	壁细胞	内因子可与维生素B_{12}结合,促进维生素B_{12}吸收。若内因子缺乏,可因维生素B_{12}吸收障碍而影响红细胞生成,引起巨幼细胞贫血

【例3】女,72岁。乏力、面色苍白1年。40年前行胃大部切除术。查体:T36.5℃,P90次/分,R16次/分,BP110/80mmHg。皮肤及睑结膜苍白,双肺呼吸音清,心率90次/分,心律齐,各瓣膜听诊区未闻及杂音。腹软,上腹部见一长约7cm陈旧性手术瘢痕,全腹无压痛及反跳痛,未触及包块。实验室检查:Hb70g/L;粪隐血(-)。胃镜:吻合口炎症。与患者贫血有关的因素不包括

A. 叶酸缺乏
B. 胃蛋白酶缺乏
C. 维生素B_{12}缺乏
D. 铁缺乏
E. 胃酸缺乏

【例4】正常情况下,胃黏膜不被胃酸所消化是由于

A. 胃液含有内因子对胃黏膜起保护作用
B. 胃液含有大量的HCO_3^-,可以中和胃酸
C. 胃液不含有可消化胃黏膜的酶
D. 黏膜-碳酸氢盐屏障可以保护胃黏膜
E. 胃液含有糖蛋白可以中和胃酸(2024)

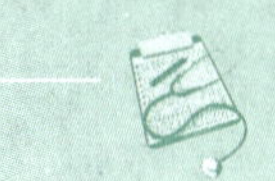

2. 胃的运动形式

(1)胃的运动

①胃的运动形式 包括容受性舒张、紧张性收缩和蠕动,其中容受性舒张是胃特有的运动形式。

	容受性舒张	紧张性收缩	蠕动
定义	是指进食时食物刺激口腔、咽、食管等处的感受器,可反射性引起胃底和胃体的舒张	是指胃壁平滑肌经常处于一定程度的缓慢持续收缩状态	是指由胃平滑肌顺序舒缩引起的一种向前推进的波形运动
运动部位	胃头区(胃底和胃体上1/3)	全胃	胃尾区(胃体下2/3和胃窦)
开始部位	胃头区	胃头区	胃中部
方向性	因无收缩,故无方向性	—	开始于胃中部,向幽门推进
生理功能	能使胃容量大大增加,以接纳大量食物入胃,而胃内压却无显著升高;防止食糜过早排入小肠,有利于食物在胃内充分消化	使胃保持一定的形状和位置,防止胃下垂;使胃内保持一定压力,以利于胃液渗入食团中,促进化学性消化;它是其他运动形式的基础	使食糜和胃液充分混合,以利于胃液发挥化学性消化作用,有利于块状食物进一步被磨碎和粉碎,并将食糜由胃排入十二指肠

②胃的容受性舒张 由进食动作(如咀嚼、吞咽)和食物对咽、食管等处感受器的刺激反射性地引起胃底和胃体平滑肌的舒张,称为容受性舒张。

A. 主要刺激物 食物对咽、食管等处感受器的刺激。

B. 反射机制 其传出、传入神经都是迷走神经,故称迷走-迷走反射。在这个反射过程中,迷走传出纤维是抑制性的,其末梢释放的递质为血管活性肠肽(VIP)或NO。

C. 生理效应 胃的容受性舒张可使胃容量从空腹时的50ml扩大至1.5L左右,此时胃内压升高不明显,从而使胃能很好地接纳和暂时储存大量食物。

(2)胃排空 胃排空是指食物由胃间断排入十二指肠的过程。食物入胃后5分钟开始胃排空,排空速度与食物的物理性状和化学组成有关。液体食物较固体食物排空快,小颗粒食物比大块食物快,等渗液体较非等渗液体快。三类营养物质中,糖类排空最快,蛋白质次之,脂肪最慢。混合食物需要4~6小时完全排空。胃排空的直接动力是胃和十二指肠内的压力差,原动力是胃平滑肌的收缩。当胃运动加强使胃内压大于十二指肠内压时,便发生一次胃排空。在食糜进入十二指肠后,受十二指肠内因素的抑制,胃运动减弱而使胃排空暂停。如此反复,直至食糜全部排入十二指肠,故胃排空是间断进行的。

	胃内促进胃排空的因素	十二指肠内抑制胃排空的因素
影响因素	①食糜对胃的扩张刺激通过迷走-迷走反射、壁内神经丛反射加强胃的运动,促进胃排空 ②蛋白质消化产物对胃的扩张刺激和化学刺激引起促胃液素释放,它既可促进胃运动,也能增强幽门括约肌收缩,其总效应是延缓胃排空	①食糜中的酸、脂肪、高渗溶液和对肠壁的机械性扩张,刺激十二指肠的多种感受器,通过肠-胃反射抑制胃的运动,减慢胃排空 ②食糜中的酸、脂肪可刺激小肠黏膜释放促胰液素、抑胃肽等而抑制胃的运动,延缓胃排空
反射方式	迷走-迷走反射,壁内神经丛反射	肠-胃反射
生理作用	加强胃的运动,促进胃排空	抑制胃的运动,延缓胃排空

【例5】男,66岁。上腹胀痛10余年。胃镜检查:胃体黏膜变薄,血管透见,皱襞稀疏。病理检查:胃体腺体萎缩。该患者不应出现的生理变化是

A. 胃蛋白酶原分泌减少　B. 铁吸收减少　C. 维生素B_{12}吸收减少

D. 血清促胃液素降低　E. 胃酸分泌减少

【例6】可分泌胃蛋白酶原的主要细胞是

A. 肥大细胞　B. 壁细胞　C. 黏液细胞
D. 杯状细胞　E. 主细胞

【例7】胃容受性舒张是通过下列哪一途径实现的?

A. 交感神经兴奋　B. 迷走神经末梢释放肽类物质　C. 壁内神经丛兴奋
D. 迷走神经末梢释放 ACh　E. 迷走神经引起胃黏膜释放前列腺素

三、小肠内消化

1. 胰液的性质、主要成分及作用

(1)胰液的性质、主要成分及作用

外分泌	胰腺腺泡细胞主要分泌胰酶,胰腺导管细胞主要分泌 HCO_3^- 和水分
性质	胰液是无色、无臭的碱性液体,pH7.8~8.4,渗透压与血浆相等
成分	主要阳离子——Na^+、K^+(与血浆浓度相近,比较恒定) 主要阴离子——HCO_3^- 和 Cl^-(浓度随分泌速率而定) 有机物——主要由多种消化酶组成(如下)
作用	有很强的消化能力 HCO_3^- 能中和进入十二指肠的胃酸,保护肠黏膜免受强酸的侵蚀 HCO_3^- 造成的弱碱环境可为小肠内多种消化酶提供最适宜的 pH 环境

(2)主要的胰酶　由胰腺腺泡细胞分泌。

	分泌形式	主要功能	备注
胰淀粉酶	活性	是一种 α-淀粉酶,可将淀粉水解为糊精、麦芽糖	最适 pH6.7~7.0
胰脂肪酶	活性	可分解甘油三酯为脂肪酸、一酰甘油和甘油 其脂肪消化作用需辅脂酶的帮助	最适 pH7.5~8.5
胰蛋白酶	酶原	激活后能分解蛋白质为多肽和氨基酸	酶原被肠激酶激活
糜蛋白酶	酶原	激活后能分解蛋白质为多肽和氨基酸	酶原被胰蛋白酶激活
羧基肽酶	酶原	作用于多肽末端的肽链,释出具有自由羧基的氨基酸	酶原被胰蛋白酶激活
RNA 酶	酶原	将核糖核酸水解为单核苷酸	酶原被胰蛋白酶激活
DNA 酶	酶原	将脱氧核糖核酸水解为单核苷酸	酶原被胰蛋白酶激活

蛋白水解酶包括胰蛋白酶、糜蛋白酶、羧基肽酶,其中胰蛋白酶的含量最多。无活性的胰蛋白酶原在肠激酶作用下激活为有活性的胰蛋白酶,经正反馈再激活胰蛋白酶原。此外,胰液中还有少量胆固醇酯酶、磷脂酶 A_2,分别水解胆固醇酯和磷脂等。

胰液含有消化三种营养物质的消化酶,是所有消化液中消化力最强、消化功能最全面的一种消化液。当胰液分泌缺乏时,即使其他消化腺的分泌都很正常,食物中的脂肪和蛋白质也不能完全被消化和吸收,常引起脂肪泻;也可使脂溶性维生素 A、D、E、K 等吸收受到影响,但对糖的消化和吸收影响不大。

【例8】激活糜蛋白酶原的是

A. 肠激酶　B. 胰蛋白酶　C. 盐酸
D. 组胺　E. 辅脂酶

【例9】胆汁排出障碍时,消化作用减弱的酶是

A. 肠激酶　B. 胰蛋白酶　C. 糜蛋白酶

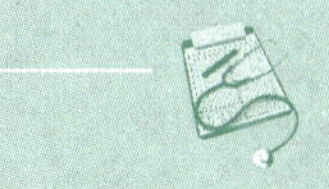

D. 胰脂肪酶　　E. 胰淀粉酶

A. 胃酸　　B. 胰蛋白酶　　C. 糜蛋白酶
D. 肠激酶　　E. 组织液

【例10】能使胰蛋白酶原转变为胰蛋白酶的最重要物质是

【例11】能促使胃蛋白酶原转变为胃蛋白酶的物质是

2. 胆汁的性质、主要成分及作用

分泌	由肝细胞分泌
性质	肝胆汁呈金黄色或橘棕色，pH7.4；胆囊胆汁颜色较深，呈弱酸性，pH6.8
成分	①水分（占97%）；②无机成分（K^+、Na^+、Cl^-、Ca^{2+}、HCO_3^-） ③有机成分（胆盐、胆固醇、胆色素、脂肪酸、卵磷脂和黏蛋白等）；④无消化酶
作用	①乳化脂肪，促进脂肪消化分解；②促进脂肪的吸收；③促进脂溶性维生素A、D、E、K的吸收 ④胆汁在十二指肠内可中和部分胃酸 ⑤通过肠肝循环重吸收的胆盐，可直接刺激肝细胞合成和分泌胆汁 ⑥微胶粒中的胆盐（主要是卵磷脂）是胆固醇的有效溶剂，可防止胆固醇析出而形成结石

【例12】胆汁中促进脂肪消化和吸收的有效成分是

A. 脂肪酶　　B. 胆红素　　C. 胆绿素
D. 胆盐　　E. 胆固醇

【例13】男，75岁。腹胀、便秘、食欲不振半年。无腹痛、腹泻，无呕吐。既往体健。查体：T36.5℃，P80次/分，R18次/分，BP140/80mmHg，双肺呼吸音清，心律齐，腹软，无压痛，Murphy征（-）。腹部B超示胆囊萎缩。可能受影响的情况是

A. 蛋白质分解　　B. 蛋白质分解产物吸收　　C. 单糖吸收
D. 脂肪分解产物吸收　　E. 淀粉类食物消化分解

3. 小肠的运动形式

	紧张性收缩	分节运动	蠕动	蠕动冲
运动时期	消化间期+消化期	消化期	消化期	肠道病变时
发生部位	整个小肠平滑肌	被食糜充盈的小肠段	任何部位的小肠	梗阻或发生感染的小肠
运动特点	是小肠其他运动形式的基础，即使空腹时也存在，进食后显著增强	小肠分节段进行交替性收缩和舒张	蠕动慢（0.5~2cm/s） 传播近（数厘米） 食糜移动慢（1cm/min）	强烈快速蠕动，数分钟内将食糜从小肠始段一直推送到末端或直达大肠
主要功能	使小肠保持一定的形状、位置、紧张度和腔内压，有利于吸收的进行	混合食糜和消化液 有利于消化和吸收 并不明显地推进食糜	缓慢推进肠内容物	快速推进肠内容物（2~25cm/s）

分节运动是一种小肠特有的以节段性肠壁环行肌交替舒缩为主的节律性活动。分节运动在空腹时几乎不存在，进食后逐渐增强。小肠各段分节运动的频率是不同的，上部频率较高，下部较低。分节运动的生理意义在于：①使食糜与消化液充分混合，有利于化学性消化；②增加食糜与小肠黏膜的接触，并不断挤压肠壁以促进血液和淋巴回流，有助于吸收；③分节运动本身对食糜的推进作用很小，但分节运动存在由上至下的频率梯度，这种梯度对食糜有一定的推进作用。

【例14】小肠特有的运动形式是

A. 容受性舒张　　B. 袋状往返运动　　C. 蠕动
D. 紧张性收缩　　E. 分节运动（2023）

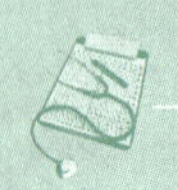

四、吸收

1. 小肠作为吸收主要部位的特征

(1)**吸收面积大** 正常成人小肠长4~5m,其黏膜具有许多环状皱褶,皱褶上有大量绒毛,在绒毛的每个柱状上皮细胞顶端又有1700条左右微绒毛。这样的结构可使小肠黏膜的吸收面积增加600倍,达到200~250m^2,几乎是成人体表面积的130倍。

(2)**小肠绒毛节律性伸缩和摆动** 可促进绒毛内毛细血管网、中央乳糜管内的血液和淋巴向静脉与淋巴管流动,有利于吸收。

(3)**营养物质已被消化** 营养物质在小肠内已被消化为结构简单的可吸收物质。

(4)**停留时间较长** 食物在小肠内停留时间较长,一般为3~8小时,有利于吸收。

【例15】小肠作为吸收主要部位的原因中,错误的是

A. 小肠绒毛内富含毛细血管　　B. 小肠含有丰厚的平滑肌

C. 食物在小肠内停留时间很长　　D. 小肠黏膜表面积巨大

E. 食物在小肠内已被分解为小分子物质

2. 小肠内食物主要成分的吸收

(1)**水的吸收** 水的吸收都是跟随溶质分子的吸收而被动吸收的,NaCl主动吸收所产生的渗透压梯度是水吸收的主要动力。在十二指肠和空肠上部,水从肠腔进入血液和水从血液进入肠腔的量都很大,因此肠腔内液体的减少并不明显。在回肠,离开肠腔的液体比进入的多,因而肠内容物大为减少。

(2)**钠的吸收** 小肠黏膜上皮从肠腔内吸收Na^+是个主动过程,动力来自上皮细胞基底侧膜中钠泵的活动。钠泵的活动造成细胞内低Na^+,且黏膜上皮细胞内的电位较膜外肠腔内约低40mV,故Na^+顺电-化学梯度,并与其他物质(如葡萄糖、氨基酸等逆浓度差)同向地转运入细胞。进入细胞内的Na^+再在基底侧膜经钠泵被转运出细胞,进入组织间液,随后进入血液。

(3)**铁的吸收** 与人体对铁的需要量有关。当服用相同剂量的铁剂后,缺铁患者可比正常人的铁吸收量高2~5倍。①食物中的铁绝大部分为高铁(Fe^{3+}),不易被吸收,当它还原为亚铁(Fe^{2+})后则较易被吸收。维生素C能将Fe^{3+}还原成Fe^{2+},因而可促进铁的吸收。②铁在酸性环境中易溶解而便于被吸收,故胃液中的盐酸可促进铁的吸收。因此胃大部切除的病人,由于影响铁的吸收可导致缺铁性贫血。

(4)**钙的吸收** 小肠黏膜对Ca^{2+}的吸收通过跨上皮细胞和细胞旁途径两种方式进行,以后者为主。其主要吸收部位为空肠和回肠。儿童和乳母对Ca^{2+}的需要量增大而吸收增多。钙三醇是促进小肠吸收Ca^{2+}最重要的调节因素。钙盐仅在溶解状态,且不被其他物质沉淀的情况下,才能被吸收。肠内一定的酸度、脂肪等可促进Ca^{2+}的吸收;食物中的磷酸可与Ca^{2+}形成不溶性化合物,妨碍Ca^{2+}的吸收。

(5)**糖的吸收** 食物中的糖类一般需分解为单糖后才能被小肠上皮细胞吸收。各种单糖的吸收速率差别很大。己糖的吸收很快,但戊糖则很慢。在己糖中,以半乳糖和葡萄糖的吸收为最快,果糖次之,甘露糖最慢。

(6)**蛋白质的吸收** 食物中的蛋白质必须在肠道中分解为氨基酸和寡肽后才能被吸收。寡肽在上皮细胞内进一步被寡肽酶分解为氨基酸。氨基酸的吸收途径是血液。其吸收机制属于与Na^+同向转运的继发性主动转运,不同种类的氨基酸由不同的转运体转运,具有较高的选择性。

(7)**脂肪的吸收** 在小肠内,脂类的消化产物脂肪酸、一酰甘油、胆固醇与胆汁中的胆盐结合形成水溶性的混合微胶粒。由于胆盐的双嗜特性,它能携带脂肪消化产物通过覆盖于小肠黏膜细胞表面的不流动水层到达上皮细胞表面。一酰甘油、脂肪酸、胆固醇等从混合微胶粒释出,透过上皮细胞质膜而进入细胞。

①长链脂肪酸的吸收 含12C以上的长链脂肪酸及一酰甘油,进入小肠上皮细胞后,在内质网中大部分重新合成为三酰甘油,并与细胞中生成的载脂蛋白合成乳糜微粒(CM)。CM形成后即进入高尔基复合体中,被质膜结构包裹而形成囊泡。当囊泡移行到细胞底侧膜时便与细胞膜融合,以出胞的方式释出其中的乳糜微粒,进入组织间液的乳糜微粒再扩散入淋巴。

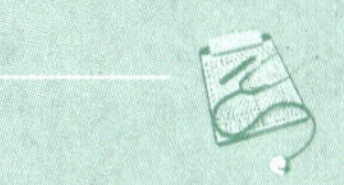

②中、短链脂肪酸的吸收　含 12C 以下的中、短链三酰甘油水解产生的脂肪酸和一酰甘油，在小肠上皮细胞中不再变化，它们是水溶性的，可直接进入血液而不进入淋巴。由于膳食中含有很多 15C 以上的长链脂肪酸，因此脂肪的吸收途径以淋巴为主。

(8)维生素的吸收　①大多数水溶性维生素（如维生素 B_1、B_2、B_6、PP）是通过依赖于 Na^+ 的同向转运体被吸收的。但维生素 B_{12} 的吸收较特殊，是与内因子结合成复合物后，再到回肠而被主动吸收的。②脂溶性维生素 A、D、E、K 的吸收与脂类消化产物相同。

注意：维生素 B_{12}、胆盐在回肠被吸收——记忆为“12 号回单位”。
即 12—回（回肠）—单（胆—胆盐）—位（维）。

常考点　各种消化液的分泌、成分及作用；胃肠的运动形式。

参考答案——详细解答见《2025 国家临床执业及助理医师资格考试历年考点精析（上、下册）》

1. ABCDE　2. ABCDE　3. ABCDE　4. ABCDE　5. ABCDE　6. ABCDE　7. ABCDE
8. ABCDE　9. ABCDE　10. ABCDE　11. ABCDE　12. ABCDE　13. ABCDE　14. ABCDE
15. ABCDE

第 7 章　能量代谢与体温

▶考纲要求

①能量代谢:能量代谢及其影响因素,基础代谢率。②体温:体温的概念、正常体温及生理变动,机体的主要产热器官和散热方式。

▶复习要点

一、能量代谢

1. 能量代谢及其影响因素

(1)能量代谢的概念　能量代谢是指生物体内与物质代谢伴随发生的能量的释放、转移、储存和利用。

(2)机体可利用的能量形式　包括 ATP(腺苷三磷酸)和 CP(磷酸肌酸)。ATP 是人体组织细胞功能活动的直接供能物质,也是能量储存的重要形式。CP 是主要存在于肌肉和脑组织中的一种高能化合物。

(3)机体能量的来源　机体利用的能量来源于食物中糖、脂肪、蛋白质分子结构中蕴藏的化学能。当这些营养物质被氧化分解时,碳氢键断裂,释放出化学能。然而,机体的组织细胞在进行各种功能活动时并不能直接利用这种形式的能量,实际上组织细胞所需要的能量是由 ATP 直接提供的。ATP 是糖、脂肪、蛋白质在生物氧化过程中合成的一种高能化合物。当机体需要消耗能量时,ATP 被水解为 ADP 及磷酸,同时释放出能量供机体利用。机体所需的能量来源于食物中的糖(50%~70%)、脂肪(30%~50%)和蛋白质(少量)。生理状况下,主要由体内的糖和脂肪供能。只有在某些特殊情况下,如长期不能进食或体力极度消耗时,机体才会依靠由组织蛋白质分解所产生的氨基酸供能,以维持基本的生理功能。

(4)机体能量的利用　各种能源物质在体内氧化过程中释放的能量,50%以上转化为热能,其余部分是以化学能的形式储存于 ATP 等高能化合物的高能磷酸键中,供机体完成各种生理功能活动时使用,如肌肉的收缩和舒张,合成组织细胞成分及生物活性物质,物质的跨膜主动转运,产生生物电活动,腺体的分泌和递质的释放等。以上除骨骼肌收缩对外界物体做一定量的机械功(简称外功)外,其他所做的功最终都转变为热能。热能是最低形式的能,不能再转化为其他形式的能,主要用于维持体温,体热最终主要由体表散发到外界环境中去,较少部分的体热通过呼出气、排泄物等被带出体外。

(5)机体能量的平衡　成年人的能量摄入与能量消耗是平衡的,表现为其身高、体重、腰围等都保持不变,称为机体的能量平衡。在临床上常用的衡量指标是体质指数(BMI),即体重(kg)/身高^2(m^2)。在我国。成年人若 BMI 为 24~28kg/m^2,可视为超重;若 BMI>28kg/m^2 则可判定为肥胖。

(6)影响能量代谢的因素

①肌肉活动　肌肉活动对于能量代谢的影响最为显著,可将能量代谢率作为评估肌肉活动强度的指标。

②精神活动　在睡眠和精神活动活跃的状态下,脑组织中葡萄糖的代谢率几乎无差异,但当人体处于精神紧张状态时,如烦恼、恐惧或情绪激动时,能量代谢率可显著增加。

③食物的特殊动力作用　人在进食后的一段时间,即使在安静状态下,也会出现能量代谢率增高的现象,一般从进食后 1 小时左右开始,延续 7~8 小时。进食能刺激机体额外消耗能量的作用,称为食物的特殊动力作用。在三种主要营养物质中,进食蛋白质所产生的食物特殊动力作用最为显著,约为 30%,进食糖、脂肪、混合性食物的特殊动力作用分别为 6%、4%、10%。因此,在计算机体所需摄入的能量时,

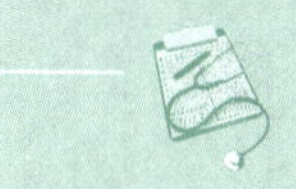

应注意到额外消耗的这部分能量而给予相应的补充。

④环境温度　当人在安静时，环境温度在20~30℃范围内，在裸体或只穿薄衣的情况下，其能量代谢最为稳定，主要是因为肌肉比较松弛。环境温度低于20℃或高于30℃，能量代谢率均增加。

⑤其他　如年龄、性别、疾病等因素可影响能量代谢。

【例1】影响能量代谢最主要的因素是

A. 寒冷　　B. 高温　　C. 肌肉活动
D. 精神活动　　E. 进食

2. 基础代谢率

(1)基础代谢　是指基础状态下的能量代谢。基础状态是指人在适宜环境温度下，并处于清醒、安静、空腹的状态。具体测定要求是：①距前次用餐12小时以上，在清晨、空腹时进行；②室温保持在20~25℃；③测量前静卧0.5小时以上，肌肉放松；④保持清醒，消除恐惧、焦虑。基础状态下的能量代谢水平较稳定，此时能量消耗仅用于维持最基本的生命活动。

(2)基础代谢率(BMR)　是指人体在清醒及极度安静的情况下，不受精神紧张、肌肉活动、食物及环境因素等影响时的能量代谢率。基础代谢率常作为评价机体能量代谢水平的指标。基础代谢率一般比安静时的代谢率要低，但不是最低的，因为熟睡时的代谢率更低(比安静时低8%~10%)。

(3)影响基础代谢率的因素　BMR除受性别(男性高于女性)、年龄(儿童高于成年)及月经周期的影响外，还受下列因素的影响：

①基础代谢率升高　红细胞增多症、白血病、甲亢、伴有呼吸困难的心脏病、糖尿病、体温升高。

②基础代谢率降低　甲减、肾上腺皮质功能低下、垂体功能低下、肾病综合征、病理性饥饿。

注意：①影响基础代谢率的最重要疾病为甲亢或甲减。②影响基础代谢率的最重要激素为甲状腺激素。
③人体调节产热活动的最主要激素为甲状腺激素。
④导致BMR升高的疾病包括红细胞增多症、白血病、甲亢、心脏病、糖尿病。记忆为红白夹心糖。

【例2】基础代谢率低于正常范围的疾病是

A. 白血病　　B. 库欣综合征　　C. 垂体性肥胖症
D. 中暑　　E. 糖尿病

二、体温

1. 体温的概念及正常值

体温是指机体核心部分的温度。直肠温度正常值为36.9~37.9℃；口腔温度正常值为36.7~37.7℃；腋窝温度正常值为36.0~37.4℃；食管温度比直肠温度低0.3℃。

2. 体温的生理变动

(1)体温的昼夜变化　清晨2~6时体温最低，午后1~6时最高。体温的这种昼夜周期性波动，称为体温的昼夜节律或日节律。体温的日节律与机体的精神或肌肉活动状态等无关，而是由内在的生物节律决定的(主要受下丘脑视交叉上核控制)。

(2)性别的影响　成年女子的体温平均比男子高0.3℃。

育龄妇女基础体温的双相曲线——正常成年女子的体温随月经周期而发生波动，其基础体温在卵泡期内较低，排卵日最低，排卵后升高0.3~0.6℃。排卵后体温升高是由于黄体分泌的孕激素所致。

(3)年龄的影响　儿童和青少年的体温较高，老年人体温较低。新生儿，特别是早产儿，由于体温调节能力差，因此体温容易受环境因素的影响而变动。

(4)肌肉活动、情绪激动、精神紧张、进食等　肌肉活动时产热量增加，可使体温升高。

【例3】昼夜体温波动的特点是

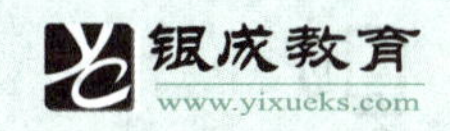

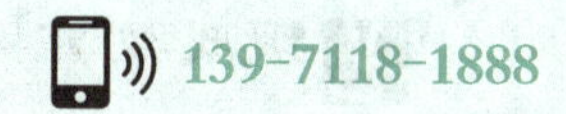

A. 昼夜间体温呈周期性波动　　B. 午后 4~6 时体温最低　　C. 上午 8~10 时体温最高
D. 昼夜间波动的幅度超过 1℃　　E. 体温波动与生物钟无关

【例 4】可兴奋下丘脑体温调节中枢的激素是
A. 雄激素　　B. 雌激素　　C. 孕激素
D. 黄体生成素　　E. 卵泡刺激素(2024)

3. 机体的主要产热器官和散热方式

(1)**主要产热器官**　对体温影响较大的主要产热器官是肝和骨骼肌。
安静时主要为肝,体育运动或劳动时主要为骨骼肌。新生儿的褐色脂肪组织参与非战栗产热。

(2)**散热方式**　机体散热的部位主要是皮肤,散热的方式主要有辐射、传导、对流和蒸发 4 种。

	辐射散热	传导散热	对流散热	蒸发散热
定义	人体以热射线的形式将体热传给外界较冷的物质	机体的热量直接传给与之接触的温度较低的物体	通过气体流动进行热量交换的一种散热方式	水分从体表汽化时吸收热量而散发体热的一种方式
散热条件	皮温>环境温度	皮温>环境温度	皮温>环境温度	皮温>环境温度为不感蒸发 皮温≤环境温度为可感蒸发
生理特点	安静状态下的主要散热方式	肥胖者传导散热量少	散热量受风速影响极大	可感蒸发是高温环境中唯一有效的散热方式
举例	空调降温	冰袋、冰帽降温	电风扇降温	酒精擦浴降温

注意:①安静状态下最主要的产热器官是肝脏(而不是脑组织),运动状态下最主要的产热器官是骨骼肌。
②一般情况下人体产热的主要方式是基础代谢,寒冷环境中人体最主要的产热方式是战栗产热。
③人体最主要的散热部位是皮肤。
④安静状态下人体最主要的散热方式是辐射散热,高温状态下唯一的散热方式是蒸发散热。

【例 5】在环境温度 21℃,机体处于安静状态下的主要散热方式是
A. 辐射散热　　B. 传导散热　　C. 对流散热
D. 不感蒸发　　E. 可感蒸发

【例 6】成年人受到持续寒冷刺激时,产热量大为增加的主要方式是
A. 肝脏代谢增强　　B. 基础代谢增强　　C. 肌紧张产热
D. 骨骼肌代谢增强　　E. 褐色脂肪组织产热

【例 7】用酒精给高热病人擦浴的散热方式是
A. 传导散热　　B. 不感蒸发散热　　C. 蒸发散热
D. 辐射散热　　E. 对流散热

(3)**蒸发散热**　每蒸发 1g 水,可使机体散发 2.43kJ 的热量。蒸发散热分不感蒸发和可感蒸发(发汗)。

①不感蒸发　是指体液的水分从皮肤和黏膜(主要是呼吸道黏膜)表面不断渗出而被汽化的形式。这种蒸发形式与汗腺活动无关。在低于 30℃ 的环境中,人体 24 小时的不感蒸发量一般为 1000ml,其中从皮肤蒸发的水分为 600~800ml,通过呼吸道黏膜蒸发的水分为 200~400ml。

②可感蒸发(发汗)　是指汗腺主动分泌汗液的过程。通过汗液蒸发可有效带走大量体热。

▶**常考点**　基础代谢率;散热。

参考答案——详细解答见《2025 国家临床执业及助理医师资格考试历年考点精析(上、下册)》

1. ABCDE　2. ABCDE　3. ABCDE　4. ABCDE　5. ABCDE　6. ABCDE　7. ABCDE

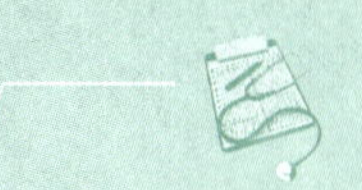

第 8 章　尿的生成和排出

考纲要求

①尿量：正常值，多尿、少尿和无尿的概念。②尿生成的基本过程：肾小球有效滤过压和肾小球滤过率，肾小管和集合管的重吸收和分泌。③影响和调节尿生成的因素：影响肾小球滤过的因素，渗透性利尿，血管升压素与醛固酮对尿生成的调节。

复习要点

一、尿量

1. 正常尿量

正常成人尿量为 1000～2000ml/24h，平均 1500ml/24h。

2. 尿量异常

(1) 多尿　是指尿量>2500ml/24h。

(2) 少尿或无尿　少尿是指尿量<400ml/24h。无尿是指尿量<100ml/24h。

二、尿生成的基本过程

尿生成包括肾小球滤过、肾小管和集合管的重吸收、肾小管和集合管的分泌三个基本过程。

1. 肾小球有效滤过压和肾小球滤过率

(1) 滤过膜　肾小球滤过的结构基础是滤过膜，由毛细血管内皮细胞（内层）、内皮下基膜（中间层）和肾小囊脏层足细胞的足突（外层）构成，其中，起最主要屏障作用的是基膜。

(2) 肾小球滤过　当血液流经肾小球时，血浆中的水分和小分子溶质通过肾小球滤过膜进入肾小囊，形成超滤液（原尿），这一过程称为肾小球滤过。滤液中除蛋白质含量极微外，其他成分的含量以及晶体渗透压、pH 等都与血浆基本相同，而血细胞和大分子血浆蛋白不能进入滤液，仍存留在血液中。

(3) 肾小球有效滤过压　促使肾小球滤过的动力是有效滤过压。肾小球有效滤过压＝（肾小球毛细血管静水压＋囊内液胶体渗透压）－（血浆胶体渗透压＋肾小囊内压）。由于肾小囊内超滤液蛋白质含量极低，肾小囊内滤液的胶体渗透压可以忽略不计，故上式可改写为：肾小球有效滤过压＝肾小球毛细血管静水压－（血浆胶体渗透压＋肾小囊内压）。

(4) 肾小球滤过率　是指单位时间（每分钟）内两肾生成超滤液的量，正常值为 125ml/min。

【例 1】与血浆比较，原尿中物质含量明显改变的是

A. 水　　B. 蛋白质　　C. Na^+、K^+

D. 葡萄糖　　E. 尿素氮

2. 肾小管和集合管的重吸收和分泌

(1) 肾小管和集合管的重吸收　肾小管和集合管的重吸收是指小管液（原尿进入肾小管后改称小管液）在流经肾小管和集合管时，其中大部分的水和溶质被肾小管上皮细胞吸收回血液的过程。

①选择性重吸收　由于肾小管和集合管对水和溶质的重吸收是有选择性的，故水和各类物质的重吸收率不尽相同。按两肾生成的原尿量为 125ml/min 计算，则日生成量可达 180L，而终尿量平均为 1. 5L/d，

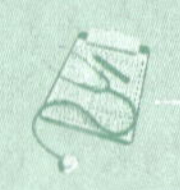

说明原尿中的水 99%以上被重吸收。肾小管和集合管对葡萄糖、氨基酸可全部重吸收,对 Na^+、HCO_3^- 等可大部分重吸收,对尿素和磷酸根可部分重吸收,对肌酐等代谢产物和进入体内的异物(如药物及其代谢产物等)则不被重吸收而全部排出体外。这种选择性重吸收作用,既保留了对机体有用的物质,又清除了对机体有害的物质和过剩的物质,从而实现了对内环境的净化作用。

②各部位重吸收能力不同　肾小管各段中,近端小管的重吸收能力最强,小管液中的各种营养物质几乎全部在近端小管被重吸收。此外,小管液中的大部分水和电解质、部分尿素、尿酸等,也在该段被重吸收。近端小管重吸收水、盐的量很多,不受调节。而远曲小管、集合管对水、盐的重吸收量较少,却可根据机体的水、盐平衡状态进行调节,水的重吸收主要受抗利尿激素的调节,Na^+、K^+的转运主要受醛固酮的调节。在 Na^+重吸收时,水也跟着被重吸收。

注意:近端小管是最重要的重吸收部位,可吸收 100%的葡萄糖、氨基酸、维生素;70%~80%的水、Na^+、Cl^-、HCO_3^-;部分硫酸盐、磷酸盐、尿素、尿酸等。

(2)肾小管和集合管的分泌　肾小管和集合管将其自身代谢产物排入小管液中的过程称为分泌。将血液中的某些物质排入小管液中的过程称为排泄。但两者通常并不严格区分,一般统称为分泌。肾小管和集合管主要分泌 H^+、NH_3、K^+,这对保持体内的酸碱平衡和 Na^+、K^+平衡具有重要意义。此外,肾小管和集合管还能将血浆中的某些物质(肌酐等)以及进入体内的某些异物(青霉素、酚红、呋塞米等)排入小管液。

【例 2】患者经抗肿瘤治疗后尿检发现大量葡萄糖和氨基酸,推测其肾单位受损部位是

A. 近端小管　　B. 肾小球　　C. 集合管

D. 髓袢升支粗段　　E. 远端小管

三、影响和调节尿生成的因素

1. 影响肾小球滤过的因素

(1)肾小球有效滤过压　肾小球有效滤过压=(肾小球毛细血管静水压+囊内液胶体渗透压)-(血浆胶体渗透压+肾小囊内压)。凡是能影响肾小球有效滤过压的因素,均可影响肾小球滤过。

①肾小球毛细血管血压　当动脉血压在 80~160mmHg 范围变动时,肾脏可通过自身调节维持肾小球毛细血管血压不变。当动脉血压低于 80mmHg,超过了肾脏的自身调节能力时,会导致肾血流量减少,肾小球毛细血管血压降低,肾小球滤过率下降。血容量减少、伤害刺激、情绪激动等,可导致交感神经兴奋性加强,入球小动脉收缩,肾血流量和毛细血管血压降低,肾小球有效滤过压降低,尿量减少。

②肾小囊内压　正常情况下一般比较稳定。但当肾盂、输尿管结石、肿瘤压迫输尿管时,可造成肾小囊内压增高,肾小球有效滤过压降低,尿量减少。

③血浆胶体渗透压　正常情况下一般比较稳定,当输入大量生理盐水、低蛋白血症(如肾病综合征、肝硬化)时,可导致血浆胶体渗透压降低,肾小球有效滤过压增加。

(2)肾小球滤过膜　正常成人两肾总滤过面积约 1.5m^2,但急性肾小球肾炎患者,有效滤过面积减少,可导致肾小球滤过率降低,尿量减少。

(3)肾血浆流量　肾血浆流量下降时,肾小球滤过率降低。肾血浆流量不是通过改变有效滤过压,而是通过改变平衡点,来影响肾小球滤过率的。

【例 3】人体交感神经兴奋时,尿量减少的主要原因是

A. 肾小球毛细血管血压下降　　B. 血浆胶体渗透压升高　　C. 肾素分泌减少

D. 醛固酮分泌减少　　E. 抗利尿激素分泌减少

【例 4】剧烈运动时,少尿的主要原因是

A. 肾小球毛细血管血压增高　　B. 抗利尿激素分泌增多

C. 肾小动脉收缩,肾血流量减少　　D. 醛固酮分泌增多

E. 肾小球滤过膜面积减少

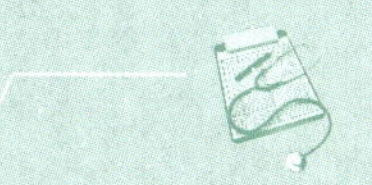

2. 渗透性利尿

小管液溶质的浓度决定小管液渗透压。小管液溶质浓度越高，则小管液渗透压越高，从而妨碍肾小管（特别是近端小管）对水的重吸收，导致尿量增多，NaCl 排出增多。这种由于小管液中溶质浓度增高导致利尿的现象，称为渗透性利尿。糖尿病患者多尿和甘露醇利尿就是这个道理。

注意：水利尿是指大量饮清水后尿量增加的现象。这里是饮“清水”，而不是“生理盐水”，因为饮生理盐水后排尿率不会增加。

现象	生理意义或原因
糖尿病病人多尿	渗透性利尿（肾小管中溶质浓度增加）
进食大量葡萄糖后多尿	渗透性利尿（肾小管中溶质浓度增加）
静脉注射高渗葡萄糖、甘露醇后多尿	渗透性利尿（肾小管中溶质浓度增加）
大量饮清水后多尿	血浆晶体渗透压下降
大量饮用等渗盐水（0.85%NaCl 溶液）后尿量增加	晶体渗透压不升高，体液量增加
失水、禁水后少尿	血浆晶体渗透压升高
大量出汗后少尿	血浆晶体渗透压升高

【例 5】男性，15 岁。多食、多饮、多尿 2 个月。查体：血压 100/75mmHg。随机血糖 35.6mmol/L，尿糖（++++）。患者多尿的原因是

A. 肾小球滤过率增加　B. 肾小管中溶质浓度增加　C. 肾小管分泌增加
D. 血浆晶体渗透压升高　E. 醛固酮分泌增加（2022）

【例 6】大量出汗时尿量减少，主要原因是

A. 血浆胶体渗透压升高，导致肾小球滤过减少　B. 血浆晶体渗透压升高，引起 ADH 分泌增多
C. 血容量减少，导致肾小球滤过减少　D. 交感神经兴奋，引起肾小球滤过减少
E. 肾素-血管紧张素系统活动增强，可引起醛固酮分泌增多

3. 血管升压素（抗利尿激素）和醛固酮对尿生成的调节

	血管升压素（抗利尿激素）	醛固酮
来源	主要为下丘脑视上核分泌，室旁核少量分泌	肾上腺皮质的球状带合成及释放
作用部位	集合管	远曲小管和集合管
作用机理	增加集合管对水的通透性	增加远曲小管和集合管对 Na^+ 的重吸收
作用结果	水重吸收增加、尿量减少、血压升高	保 Na^+ 排 K^+，水、Cl^- 重吸收增加
刺激释放	血浆晶体渗透压增高（最重要因素） 血容量减少（次敏感因素）、恶心、疼痛、应激、血管紧张素Ⅱ、低血糖、尼古丁、吗啡	血钠↓、血钾↑→醛固酮分泌↑ 肾素-血管紧张素的作用→醛固酮分泌↑

【例 7】血管升压素的主要生理作用是

A. 作用于集合管，促进水的重吸收　B. 作用于近端肾小管，促进水的重吸收
C. 作用于远端肾小管，促进钠的重吸收　D. 作用于远端肾小管，促进水的排出
E. 作用于近端肾小管，促进水的排出

常考点　肾小球滤过；渗透性利尿。

参考答案——详细解答见《2025 国家临床执业及助理医师资格考试历年考点精析（上、下册）》

1. ABCDE　2. ABCDE　3. ABCDE　4. ABCDE　5. ABCDE　6. ABCDE　7. ABCDE

第9章　神经系统的功能

▶▶考纲要求

①突触传递:突触及其传递过程,兴奋性和抑制性突触后电位,中枢兴奋传播的特征。②神经系统的感觉功能:感觉传入通路(特异性投射系统和非特异性投射系统),痛觉。③神经系统对躯体运动的调节:骨骼肌牵张反射及其类型,基底神经节和小脑对躯体运动的调节功能,大脑皮层对躯体运动的调节功能。④神经系统对内脏功能的调节:自主神经系统的主要递质、受体与功能,脑干和下丘脑的功能。⑤脑的高级功能:条件反射的概念及意义。

▶▶复习要点

一、突触传递

1. 突触及其传递过程

(1)突触的概念　神经元之间相接触并传递信息的部位,称为突触。①按突触部位分为轴-树突触、轴-胞突触、轴-轴突触;②按传递功能分为兴奋性突触、抑制性突触;③按传递方式分为化学性突触、电突触。

(2)突触的结构　经典的突触由突触前膜、突触间隙和突触后膜组成。突触前膜是突触前神经元突触小体的膜。突触后膜是突触后神经元胞体或突起上相对应于突触前膜的膜。突触前膜和突触后膜之间没有原生质相连,而是存在一个宽20~40nm的间隙,称为突触间隙。突触前膜和突触后膜较一般的神经元膜稍厚,约7.5nm。在突触小体的轴浆内含有较多的线粒体和大量的囊泡,称为突触小泡,直径20~80nm,内含高浓度的神经递质。

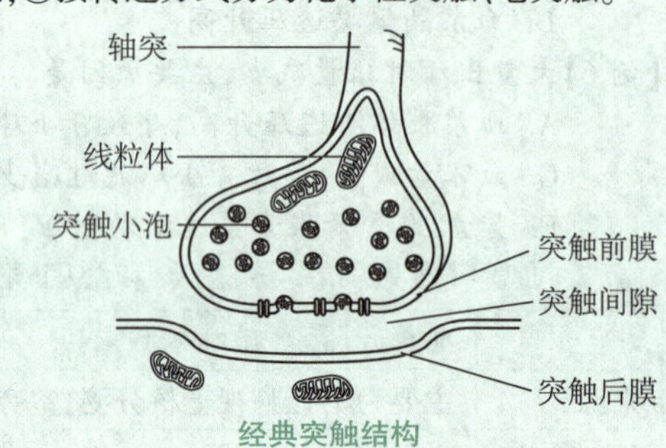

经典突触结构

(3)突触传递的过程　经典突触的传递过程如下:

①突触前膜 Ca^{2+} 通道开放　当突触前神经元兴奋传到轴突末梢时,突触前膜去极化,导致突触前膜上的电压门控 Ca^{2+} 通道开放,细胞外液中的 Ca^{2+} 进入末梢轴浆内,导致轴浆内 Ca^{2+} 浓度瞬间升高。影响突触前膜递质释放量的关键因素是进入突触前膜的 Ca^{2+} 数量。

②突触囊泡递质释放　轴浆内 Ca^{2+} 浓度升高,触发突触囊泡的出胞,引起神经递质的量子式释放。

③递质达突触后膜　神经递质释放入突触间隙,经扩散抵达突触后膜。

④突触后电位的形成　神经递质作用于突触后膜上的特异性受体或化学门控通道,导致突触后膜对某些离子的通透性改变,引起突触后膜的去极化或超极化,从而形成突触后电位。

2. 兴奋性和抑制性突触后电位　突触后电位分为兴奋性突触后电位和抑制性突触后电位两类。

(1)EPSP　突触后膜在某种神经递质作用下产生的局部去极化电位,称为兴奋性突触后电位(EPSP)。其产生机制是兴奋性神经递质作用于突触后膜的相应受体,使递质门控通道(化学门控通道)开放,突触后膜对 Na^+ 和 K^+ 通透性增大,并且由于 Na^+ 内流大于 K^+ 外流,故发生净内向电流,导致细胞膜的局部去极化。

(2)IPSP　突触后膜在某种神经递质作用下产生的局部超极化电位,称为抑制性突触后电位(IPSP)。其产生机制是抑制性中间神经元释放的抑制性递质作用于突触后膜,使突触后膜上的递质门控 Cl^- 通道开放,引起 Cl^- 内流,结果使突触后膜发生超极化。此外,IPSP的形成还可能与突触后膜 K^+ 通

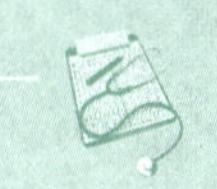

道开放或 Na^+ 和 Ca^{2+} 通道的关闭有关。突触传递过程归纳如下。

突触前神经元
- 释放兴奋性神经递质 —(递质与突触后膜受体结合；Na^+、K^+ 通透性增加)→ 突触后膜去极化 → EPSP → 突触后神经元兴奋
- 释放抑制性神经递质 —(递质与突触后膜受体结合；K^+、Cl^- 通透性增加)→ 突触后膜超极化 → IPSP → 突触后神经元抑制

3. 中枢兴奋传播的特征

(1)单向传播　在反射活动中，兴奋经化学性突触传递，只能从突触前末梢传向突触后神经元。

(2)中枢延搁　兴奋通过一个化学性突触通常需要 0.3~0.5 毫秒，比在同样距离的神经纤维上传导要慢得多。反射通路上跨越的化学性突触数目越多，则兴奋传递所需时间越长。

(3)兴奋的总和　包括时间总和及空间总和。如果总和未达到阈电位水平，此时突触后神经元虽未出现兴奋，但膜电位与阈电位水平之间的差距缩小，此时只需接受较小刺激使之进一步去极化，便能达到阈电位，因此表现为易化。

(4)兴奋节律的改变　某一反射弧的传入神经(突触前神经元)和传出神经(突触后神经元)在兴奋传递过程中的放电频率常常不同，这是因为突触后神经元常同时接受多个突触传递，且其自身功能状态也可能不同，因此最后传出冲动的频率取决于各种影响因素的综合效应。

(5)后发放与反馈　是指当神经冲动经过环式联系时，由于冲动在环路中反复循环，原先刺激虽已停止，但在一定时间内传出通路上仍有冲动持续发放的现象。后发放常发生在环式联系的反射通路中。

后发放存在于环式联系中

(6)对内环境变化敏感和易疲劳　因突触间隙与细胞外液相通，因此内环境理化因素的变化可影响化学性突触传递。突触传递易发生疲劳，可能与神经递质的耗竭有关。

注意： 由于中枢兴奋传递有突触结构和化学递质的参与，因此其特征与一般的突触传递很相似，但由于中枢中间神经元之间存在大量的环式联系，因此可出现后放电(后发放)现象。

【例 1】在突触传递过程中，影响神经末梢递质释放量的关键因素是

A. 末梢膜电位的水平　　B. 末梢内线粒体的数量　　C. 末梢内囊泡的数量
D. 进入末梢内的 Ca^{2+} 量　　E. 末梢膜上化学门控 Ca^{2+} 通道的数量

【例 2】在整个反射弧中，最易出现疲劳的部位是

A. 感受器　　B. 传入神经元　　C. 反射中枢的突触
D. 传出神经元　　E. 效应器

二、神经系统的感觉功能

1. 感觉传入通路——特异性投射系统和非特异性投射系统

根据丘脑各部分向大脑皮层投射特征的不同，可将感觉投射系统分为以下两类。

	特异性投射系统	非特异性投射系统
定义	是指丘脑特异感觉接替核和联络核及其投射至大脑皮层的神经通路	是指丘脑非特异投射核及其投射至大脑皮层的神经通路
投射特点	来自躯体各部位和各种类型的感觉传入以点对点的方式投向大脑皮层的特定区域	弥散性投射到大脑皮层的广泛区域，在投射途中多次换元，与皮层不具有点对点的投射关系
投射纤维	主要终止于皮层的第Ⅳ层，引起特定感觉	接受由感觉传导通路第二级神经元经过脑干网状结构多次换元后的纤维传入
功能	投射纤维可通过中间神经元接替，与运动区或感觉运动皮层内的大锥体细胞构成突触联系，从而激发大脑皮层发出传出冲动	没有专一的感觉传导功能，因而不能引起特定的感觉，其功能在于维持和改变大脑皮层兴奋状态，也是特异投射系统产生特定感觉的基础

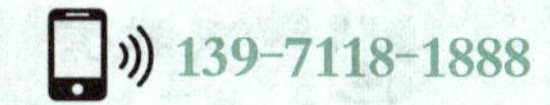

【例 3】丘脑的非特异性投射系统的主要作用是

A. 引起痛觉　　B. 引起温度觉　　C. 引起触觉
D. 使机体进入睡眠状态　　E. 维持大脑皮层的兴奋状态

2. 痛觉

(1)痛觉及其感受器　痛觉是一种与组织损伤有关的不愉快感觉和情感性体验。痛觉感受器不存在适宜刺激,任何形式(机械、温度、化学)的刺激只要达到对机体伤害的程度均可使痛觉感受器兴奋,因而痛觉感受器又称伤害感受器。痛觉感受器不易发生适应,属于慢适应感受器,因而痛觉可成为机体遭遇危险的警报信号,对机体具有保护意义。

(2)皮肤痛　由皮肤受到伤害性刺激引起,皮肤痛分为快痛和慢痛两种类型。当受到伤害刺激时,首先出现快痛,皮肤炎症时常以慢痛为主。快痛和慢痛的鉴别如下。

	快痛	慢痛
感觉部位	皮肤	皮肤
时相	受刺激时迅速发生	一般在受刺激后 0.5~1.0 秒才发生
疼痛性质	尖锐刺痛	烧灼痛
定位	定位清楚	定位不明确
撤除刺激后	疼痛立即消失	疼痛持续几秒钟
传入纤维	Aδ 纤维	C 纤维
投射部位	大脑皮层第一、第二感觉区	扣带回

(3)内脏痛　内脏痛常由机械性牵拉、痉挛、缺血、炎症等刺激所致。

内脏痛的特点为:①定位不准确是最主要特点;②发生缓慢、持续时间长;③对牵拉刺激、扩张性刺激敏感,对切割、烧灼刺激不敏感;④特别能引起不愉快的情绪活动。

(4)牵涉痛　牵涉痛是指某些内脏疾病引起远隔的体表部位发生疼痛或痛觉过敏的现象。如心肌缺血时,常感到心前区、左肩和左上臂疼痛;胃溃疡和胰腺炎时,可出现左上腹和肩胛间疼痛;胆囊炎、胆石症发作时,可感觉右肩区疼痛;阑尾炎时,常感觉上腹部或脐周疼痛;肾结石常引起腹股沟区疼痛。

【例 4】内脏痛的主要特点是

A. 刺痛　　B. 快痛　　C. 定位不精确
D. 必有牵涉痛　　E. 对牵拉不敏感

三、神经系统对躯体运动的调节

1. 骨骼肌牵张反射及其类型

(1)概念　牵张反射是指骨骼肌受到外力牵拉时引起受牵拉的同一肌肉收缩的反射活动。

(2)类型　牵张反射包括腱反射和肌紧张。

①腱反射　是指快速牵拉肌腱时发生的牵张反射,表现为被牵拉肌肉迅速而明显缩短,如膝反射、跟腱反射等。完成腱反射的时间很短,约需 0.7 毫秒,故为单突触反射。临床上常检查腱反射,以了解神经系统的某些功能状态。腱反射减弱或消失提示反射弧的某个部位受损,腱反射亢进提示高位中枢有病变。

②肌紧张　是指缓慢持续牵拉肌腱时发生的牵张反射,表现为受牵拉的肌肉发生轻度而持续的收缩,即维持肌肉的紧张性收缩状态,阻止肌肉被拉长。肌紧张是由肌肉中的肌纤维轮流收缩而产生,故不易发生疲劳,产生的收缩力量也不大,不会引起躯体明显的位移。肌紧张属于多突触反射。在人类,伸肌是抗重力肌,肌紧张主要表现在伸肌,所以,肌紧张是维持躯体姿势最基本的反射活动,是姿势反射的基础。此外,肌紧张可增加机体产热量,是机体在寒冷环境中的一种重要的产热形式。

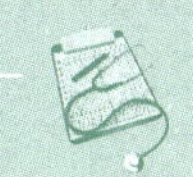

	腱反射	肌紧张
别名	动态牵张反射	静态牵张反射
性质	位相性牵张反射	紧张性牵张反射
定义	指快速牵拉肌腱发生的牵张反射	指缓慢持续牵拉肌腱发生的牵张反射
作用	被牵拉肌肉快速收缩，产生动作	受牵拉肌肉紧张性收缩，阻止被拉长
感受器	肌梭	肌梭
效应器	肌肉收缩速度快的快肌纤维	肌肉收缩速度慢的慢肌纤维
收缩特点	同步性快速收缩，表现为明显的动作 不能持久进行，易疲劳	持续性交替收缩，不表现为明显的动作 能持久进行，不易疲劳
反射类型	单突触反射	多突触反射
生理意义	辅助诊断疾病	维持姿势，辅助诊断疾病
举例	膝反射、跟腱反射、肘反射	躯体姿势的维持

2. 基底神经节对躯体运动的调节功能

(1)基底神经节的组成　基底神经节主要由纹状体(尾核、壳核、苍白球)、中脑黑质、丘脑底核等组成。其中，纹状体对运动调节起主要作用。

(2)基底神经节的功能　主要是调节躯体运动，与随意运动的稳定、肌紧张的控制、本体感觉传入信息的处理有关。

(3)与基底神经节有关的疾病　黑质和纹状体之间有许多往返的纤维联系，从黑质至纹状体的纤维是多巴胺能系统，从纹状体至黑质的纤维是γ-氨基丁酸(GABA)能系统。此外，在纹状体内部还有乙酰胆碱(ACh)能系统。多巴胺能系统的作用是抑制乙酰胆碱能系统的功能。基底神经节损伤可产生两类临床表现截然相反的疾病，分别以帕金森病和舞蹈病为代表。

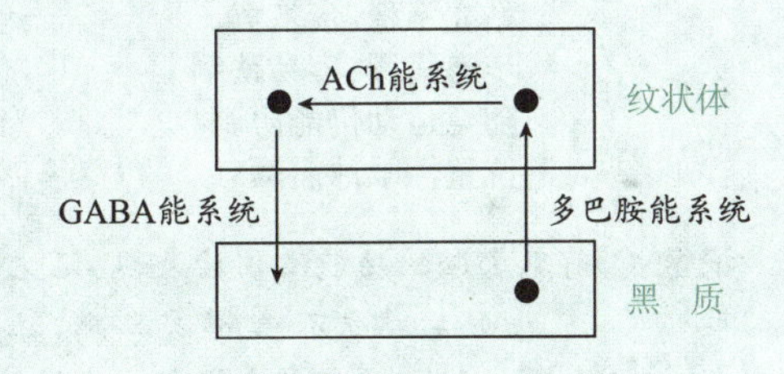

黑质–纹状体投射系统

①帕金森病　当黑质受损时，黑质细胞的多巴胺能系统受损，脑内多巴胺含量下降，对乙酰胆碱能系统的抑制作用减弱，机体出现乙酰胆碱递质亢进的症状。常表现为全身肌张力增高、肌肉强直、随意运动减少、动作迟缓、表情呆板。此外，还有静止性震颤(可能与丘脑外侧腹核的功能异常有关)。给予多巴胺前体左旋多巴或M受体拮抗剂东莨菪碱能明显改善病人症状，但这两类药物对静止性震颤无效。

②舞蹈病　是由于纹状体受损，体内胆碱能神经元和γ-氨基丁酸能神经元功能减退所致。多巴胺神经元功能相对亢进，出现与帕金森病相反的症状。临床上用利血平耗竭多巴胺可缓解其症状。

	帕金森病(震颤麻痹)	舞蹈病(亨廷顿病)
临床特点	全身肌紧张增高，肌肉强直 随意运动减少，动作缓慢，面部表情呆板 常伴有静止性震颤	肌张力降低 随意运动过多 (不自主的上肢和头部舞蹈样动作)
病变部位	黑质	新纹状体
受损系统	多巴胺能系统、中缝核5-羟色胺能系统	乙酰胆碱能系统、γ-氨基丁酸能系统
脑内多巴胺	降低	一般正常
临床治疗	多巴胺前体左旋多巴、M受体拮抗剂东莨菪碱	利血平(耗竭多巴胺)

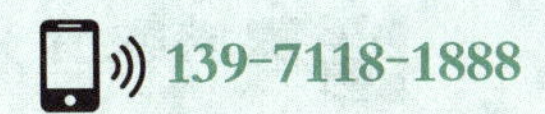

【例 5】维持躯体姿势的最基本方式是

A. 屈肌反射　　B. 对侧伸肌反射　　C. 腱反射

D. 肌紧张反射　　E. 翻正反射

【例 6】快速牵拉肌肉时发生的牵张反射是使

A. 受牵拉的肌肉发生收缩　　B. 同一关节的协调肌抑制　　C. 同一关节的拮抗肌兴奋

D. 其他关节的肌肉也收缩　　E. 伸肌和屈肌同时收缩

【例 7】帕金森病主要受损的神经传导通路是

A. 黑质-纹状体多巴胺通路　　B. 白质通路　　C. 纹状体-黑质 GABA 通路

D. 脑干网状结构胆碱能通路　　E. 纹状体内部 ACh 通路(2024)

【例 8】帕金森病患者可出现的症状是

A. 运动共济失调　　B. 骨骼肌张力降低　　C. 静止性震颤

D. 意向性震颤　　E. 皮肤感觉迟钝

3. 小脑对躯体运动的调节功能

小脑的主要功能是维持躯体平衡、调节肌紧张、协调随意运动。根据小脑的传入、传出纤维联系,可将小脑分为前庭小脑、脊髓小脑和皮层小脑三个功能区。

	前庭小脑	脊髓小脑	皮层小脑
主要组成	绒球小结叶	蚓部和半球中间部	半球外侧部
主要功能	控制躯体平衡和眼球运动	调节正在进行的动作 协调大脑皮层对随意运动的控制	参与随意运动的设计和程序编程
伤后表现	站立不稳、步基宽 步态蹒跚、容易跌倒 随意运动仍能协调 位置性眼球震颤	运动变得笨拙 随意运动不能很好地控制 意向性震颤、小脑性共济失调 四肢乏力	一般无症状 可有起始运动延缓和已形成的快速而熟练动作的缺失

记忆:①前庭小脑的功能及伤后表现,记忆为——冲锋在前(前庭小脑)的战士,容(绒球小结叶)易受伤,受伤后站立不稳、步态蹒跚、容易跌倒、翻白眼(位置性眼球震颤)。

②脊髓小脑—蚓部和中间部—小脑性共济失调、意向性震颤——记忆为"谁在营中—小意"。

【例 9】小脑损伤不可能出现的临床表现是

A. 柔软性肌肉痉挛　　B. 肌张力下降　　C. 共济失调

D. 位置性眼球震颤　　E. 意向性震颤(2023)

4. 大脑皮层对躯体运动的调节功能

(1)运动传出通路　大脑皮层运动区主要位于中央前回。运动传出通路主要由皮层脊髓束、皮层脑干束组成。皮层脊髓束约 80%的纤维在延髓锥体跨过中线,形成皮质脊髓侧束下行,其功能是控制四肢远端肌肉的活动,与精细的技巧性运动有关;其余 20%的纤维在延髓不跨越中线,形成皮层脊髓前束下行,其功能是控制躯干、四肢近端的肌肉,与姿势的维持、粗略运动有关。

此外,上述通路发出的侧支和一些直接起源于运动皮层的纤维,经脑干某些核团接替后形成顶盖脊髓束、网状脊髓束和前庭脊髓束,其功能和皮层脊髓前束相似,参与近端肌肉有关粗略运动和姿势的调节;而红核脊髓束的功能可能和皮质脊髓侧束相似,参与四肢远端肌肉有关精细运动的调节。

(2)巴宾斯基征(Babinski 征)　皮质脊髓侧束损伤后将出现巴宾斯基征阳性。平时脊髓受高位中枢的控制,这一原始反射被抑制而不表现出来,为巴宾斯基征阴性。婴儿因皮质脊髓束发育不完全,成人在深睡或麻醉状态下,都可以出现巴宾斯基征阳性。临床上常用此征来检查皮质脊髓侧束的功能是否正常。

(3)软瘫和硬瘫　运动传出通路损伤后,临床上常出现软瘫和硬瘫两种表现。

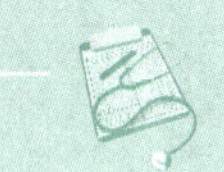

	软瘫(柔软性麻痹)	硬瘫(痉挛性麻痹)
麻痹范围	常较局限	常较广泛
随意运动	丧失	丧失
肌紧张(张力)	减退,松弛	过强,痉挛
腱反射	减弱或消失	增强
浅反射	减弱或消失	减弱或消失
Babinski 征	阴性	阳性
肌萎缩	明显	不明显
产生原因	脊髓或脑运动神经元损伤	姿势调节系统损伤

四、神经系统对内脏功能的调节

自主神经系统也称内脏神经系统,其主要功能是调节内脏活动。自主神经包括交感神经和副交感神经,其主要递质和受体是乙酰胆碱和去甲肾上腺素及其相应的受体。

1. 自主神经系统的主要递质、受体与功能

(1)乙酰胆碱及其受体的功能　分布于所有自主神经节前纤维。胆碱能受体包括 M 受体和 N 受体。

	M 受体(毒蕈碱受体)	N 受体(烟碱受体)
作用	M 样作用(毒蕈碱样作用)	N 样作用(烟碱样作用)
特点	ACh 效应能被毒蕈碱模拟 ACh 效应能被阿托品阻断	ACh 效应能被烟碱模拟,不能被阿托品阻断 六烃季铵阻断 N_1 受体、十烃季铵阻断 N_2 受体 筒箭毒碱阻断 N_1+N_2 受体
分布	多数副交感神经节后(除少数释放肽类、嘌呤类外) 少数交感神经节后(支配骨骼肌的舒血管和汗腺)	CNS 和自主神经节后神经元上(N_1) 骨骼肌神经-肌接头处的终板膜中(N_2)
效应	心脏活动抑制 支气管、胃肠平滑肌、膀胱逼尿肌、虹膜环行肌收缩 消化腺分泌↑、汗腺分泌↑,骨骼肌血管舒张	引起自主神经节后神经元兴奋 引起骨骼肌收缩

记忆:筒箭毒碱阻断 N_1+N_2 受体,记忆为一箭双雕(N_1、N_2)。

(2)去甲肾上腺素及其受体的功能　肾上腺素能受体分 α 受体和 β 受体。

	α 受体	β 受体
分布	广泛分布于中枢和周围神经系统	广泛分布于中枢和周围神经系统
周围	皮肤、肾、胃肠的血管平滑肌以 α 受体为主	骨骼肌、肝脏的血管平滑肌、心脏以 β 受体为主
作用	与 NE 结合主要产生平滑肌兴奋效应 (血管、子宫、虹膜辐射状肌) 少数为抑制性效应(如小肠舒张)	β_1 与 NE 结合产生正性效应(心率↑、传导↑、心缩力↑) β_2 与 NE 结合产生抑制效应(血管、子宫、小肠、支气管) β_3 主要分布在脂肪组织,与脂肪分解有关
特点	哌唑嗪阻断 α_1 受体,育亨宾阻断 α_2 受体 酚妥拉明阻断 $\alpha_1+\alpha_2$ 受体	阿替洛尔、美托洛尔阻断 β_1,心得乐(丁氧胺)阻断 β_2 心得安(普萘洛尔)阻断 $\beta_1+\beta_2$ 受体

(3)自主神经系统的主要功能　主要调节心肌、平滑肌和腺体的活动,其调节功能是通过不同的递质和受体实现的。自主神经系统胆碱能和肾上腺素能受体的分布和作用如下。

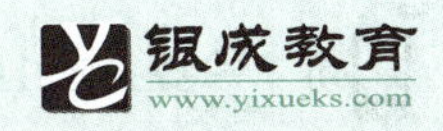

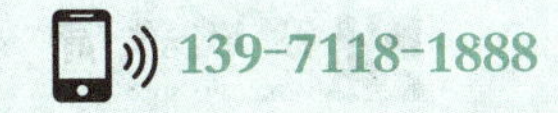

效应器	胆碱能受体		肾上腺素能受体	
	受体	生理效应	受体	生理效应
自主神经节	N_1	节前-节后兴奋传递		
骨骼肌	N_2	骨骼肌神经-肌接头传递		
眼				
虹膜环行肌	M	收缩(缩瞳)		
虹膜辐射状肌			α_1	收缩(扩瞳)
睫状体肌	M	收缩(视近物)	β_2	舒张(视远物)
心				
窦房结	M	心率减慢	β_1	心率加快
房室传导系统	M	传导减慢	β_1	传导加快
心肌	M	收缩力减弱	β_1	收缩力增强
血管				
冠状血管	M	舒张	α_1	收缩
			β_2	舒张(为主)
皮肤黏膜血管	M	舒张	α_1	收缩
骨骼肌血管	M	舒张	α_1	收缩
			β_2	舒张(为主)
脑血管	M	舒张	α_1	收缩
腹腔内脏血管			α_1	收缩(为主)
			β_2	舒张
唾液腺血管	M	舒张	α_1	收缩
支气管				
平滑肌	M	收缩	β_2	舒张
腺体	M	促进分泌	α_1	抑制分泌
			β_2	促进分泌
胃肠				
胃平滑肌	M	收缩	β_2	舒张
小肠平滑肌	M	收缩	α_2	舒张
			β_2	舒张
括约肌	M	舒张	α_1	收缩
腺体	M	促进分泌	α_2	抑制分泌
胆囊和胆道	M	收缩	β_2	舒张
膀胱				
膀胱逼尿肌	M	收缩	β_2	舒张
三角区和括约肌	M	舒张	α_1	收缩
输尿管平滑肌	M	收缩	α_1	收缩
子宫平滑肌	M	可变	α_1	收缩(有孕)
			β_2	舒张(无孕)
皮肤				
汗腺	M	促进温热性发汗	α_1	促进精神性发汗
竖毛肌			α_1	收缩
唾液腺	M	分泌大量稀薄唾液	α_1	分泌少量黏稠唾液
糖酵解			β_2	加强
脂肪分解			β_3	加强

【例 10】下列药物或毒物中,可阻断 N 型胆碱能受体的物质是

A. 筒箭毒　　B. 普萘洛尔(心得安)　　C. 酚妥拉明

D. 阿托品　　E. 烟碱

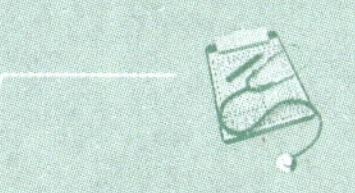

【例 11】男,60岁,诊断为重症肌无力。治疗过程中出现呼吸困难、多汗、流涎、瞳孔缩小,可能的原因是
A. 胆碱能系统亢进　　B. 胆碱能系统抑制　　C. 肾上腺素能系统亢进
D. 肾上腺素能系统抑制　　E. 5-HT 系统亢进

【例 12】去甲肾上腺素激活α受体后引起舒张效应的部位是
A. 冠状血管　　B. 皮肤黏膜血管　　C. 脑血管
D. 小肠平滑肌　　E. 竖毛肌

2. 脑干和下丘脑的功能

(1)脑干　延髓、脑桥和中脑合称脑干。脑干中有许多重要的神经中枢,如延髓网状结构中有呼吸中枢、循环中枢等,因此延髓有生命中枢之称。中脑是瞳孔对光反射的中枢,因此通过检查瞳孔对光反射可初步判断颅脑损伤是否累及脑干。

(2)下丘脑　下丘脑是较高级的内脏活动调节中枢。

①体温调节　体温调节中枢位于下丘脑,视前区-下丘脑前部存在温度敏感神经元。

②水平衡调节　下丘脑对肾排水的调节是通过控制视上核和室旁核合成和释放抗利尿激素实现的。

③对腺垂体和神经垂体激素分泌的调节　下丘脑可调节下丘脑调节肽的分泌。

④生物节律控制　日周期是重要的生物节律,如血细胞数、体温、促肾上腺皮质激素分泌等的日周期变动。控制日周期的关键部位是视交叉上核。

⑤其他　参与调节摄食行为、饮水行为和性行为等本能行为,还可参与睡眠、情绪及情绪生理反应等。

五、脑的高级功能

条件反射是条件刺激和非条件刺激在时间上多次结合而建立起来的,这个过程称为强化。例如,给狗喂食可引起唾液分泌,这是非条件反射,食物是非条件刺激。给狗以铃声不会引起唾液分泌,因为铃声与食物无关。但若每次给狗喂食前出现铃声,经多次反复后,只要一出现铃声,狗就会分泌唾液。在这种情况下,铃声就成了条件刺激。在条件反射建立后,如果反复给予铃声而不给食物,条件反射(唾液分泌)就会减弱,最后完全消失。这称为条件反射的消退。条件反射的消退不是条件反射的简单丧失,而是中枢将原先引起兴奋的信号转变为产生抑制的信号。

	非条件反射	条件反射
定义	生来就有、数量有限、比较固定和形式低级的反射活动	指通过后天学习和训练而形成的反射
反射中枢	低位中枢	高位中枢(大脑皮层)
反射数量	很少	无数
举例	防御反射、食物反射、性反射、吸吮反射	巴甫洛夫实验
形成时间	先天就有,种族性	后天通过学习而得,个体性
生理意义	对于个体和种族的生存具有重要意义	使机体更能精确地适应内外环境的变化

【例 13】下列各项生理功能活动中,属于条件反射的是
A. 咀嚼、吞咽食物引起胃酸分泌　　B. 闻到食物香味引起唾液分泌
C. 叩击股四头肌肌腱引起小腿前伸　　D. 强光刺激视网膜引起瞳孔缩小
E. 异物接触角膜引起眼睑闭合

常考点　突触传递;牵张反射;感觉投射系统。

参考答案——详细解答见《2025 国家临床执业及助理医师资格考试历年考点精析(上、下册)》

1. ABCDE　2. ABCDE　3. ABCDE　4. ABCDE　5. ABCDE　6. ABCDE　7. ABCDE
8. ABCDE　9. ABCDE　10. ABCDE　11. ABCDE　12. ABCDE　13. ABCDE

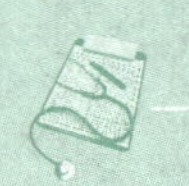

第 10 章　内分泌与生殖

▶▶考纲要求

①腺垂体激素:生长激素的生理作用及分泌调节。②甲状腺激素:生理作用及分泌调节。③胰岛素:生理作用及分泌调节。④肾上腺皮质和髓质激素:糖皮质激素的生理作用及分泌调节,肾上腺髓质激素(肾上腺素和去甲肾上腺素)。⑤调节钙、磷代谢的激素:甲状旁腺激素的生理作用,降钙素的生理作用,维生素 D_3 的生理作用。⑥男性生殖:雄激素及其生理作用。⑦女性生殖:雌激素、孕激素及其生理作用,卵巢和子宫内膜的周期性变化及其激素的调节,女性一生各阶段的生理特点,生殖器其他部位的周期性变化。

▶▶复习要点

一、内分泌

1. 生长激素的生理作用及其分泌调节

(1)生理作用　生长激素(GH)是腺垂体中含量最多的激素,其生理作用为:

①促生长作用　生长激素是促进生长发育最重要的激素。幼年缺乏将患侏儒症,分泌过多将患巨人症;成人分泌过多易患肢端肥大症。生长激素主要促进骨、软骨、肌肉和其他组织细胞的分裂增殖和蛋白质合成,从而加速骨骼和肌肉的生长发育。

②调节代谢　促进蛋白质合成、促进脂肪分解、升高血糖。

③参与应激反应　应激时生长激素分泌增多。

(2)分泌调节

①下丘脑的调节作用　GH 受生长激素释放激素(GHRH)与生长抑素/生长激素释放抑制激素(SST/GHIH)的双重调节。GHRH 对 GH 的分泌起经常性调节作用。

②负反馈调节　GH 对下丘脑、腺垂体有负反馈调节作用。

③激素的作用　甲状腺激素、雌激素、睾酮均可促进生长激素的释放。在青春期,血中雌激素或睾酮浓度增高,可使 GH 分泌明显增加而引起青春期突长。

④低血糖　急性低血糖是刺激 GH 分泌效应最显著的因素。血糖降低时,下丘脑腹内侧核等神经元兴奋性增强,引起腺垂体 GH 分泌增多。

⑤代谢因素　高蛋白饮食、注射某些氨基酸,可刺激 GH 分泌。而游离脂肪酸增多时,则减少 GH 分泌。

⑥睡眠　人在觉醒状态下,GH 分泌较少,夜间进入慢波睡眠后 GH 分泌增加。

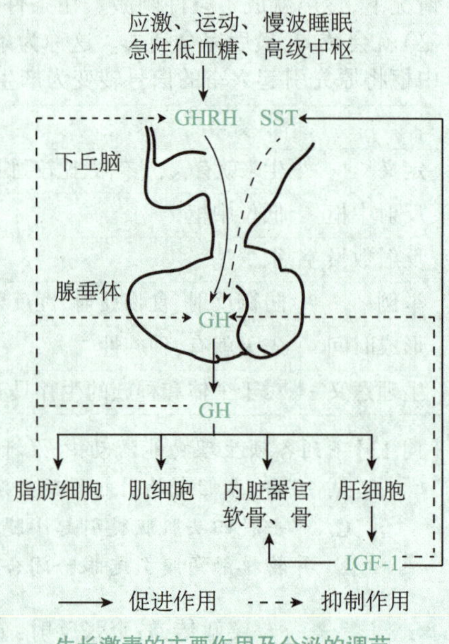

生长激素的主要作用及分泌的调节

【例 1】能促进肝外蛋白质合成,维持机体正氮平衡的激素是

A. 糖皮质激素　　B. 生长激素　　C. 肾上腺素
D. 甲状旁腺激素　　E. 降钙素(2024)

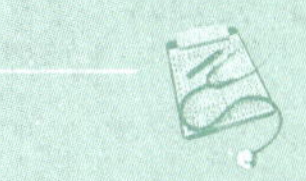

【例2】下列关于生长激素功能的叙述，错误的是
A. 加速蛋白质的合成　　B. 促进脂肪的合成　　C. 促进生长发育
D. 升高血糖水平　　E. 减少尿氮排出

记忆:①有人将"生长激素"称为"年轻激素"。为了保持年轻，蛋白质合成增加；脂肪分解增加；抑制葡萄糖的消耗，升高血糖；增强钾、钠、钙、磷、硫等重要元素的摄取及利用。
②使蛋白质合成增加的激素——生长激素、生理量的甲状腺激素、胰岛素、睾酮、雌激素。
③使蛋白质分解增加的激素——糖皮质激素、大剂量的甲状腺激素。
④生长激素虽可促进生长发育，但不能促进神经系统的发育，促进神经系统发育的是甲状腺激素。

2. 甲状腺激素的生理作用及其分泌调节

(1)生理作用

促进生长发育	甲状腺激素是促进机体生长发育必不可少的激素。幼儿缺乏时导致克汀病(呆小症) 甲状腺激素和生长激素具有协同作用，调控幼年期生长发育
对神经系统的影响	甲状腺激素是胎儿和新生儿脑发育的关键激素，是影响神经系统发育最重要的激素 甲状腺激素可促进神经元增殖、分化，促进胶质细胞生长，促进神经元骨架发育
增强能量代谢	显著的产热效应——1mg T_4 可使机体增加产热量4200kJ，基础代谢率提高28% 产热效应与 Na^+-K^+-ATP 酶活性升高、氧化磷酸化加强等有关
对代谢的影响	甲亢时基础代谢率增高、耗氧量增加、产热增加
对糖代谢的影响	大剂量 T_3、T_4 可促进糖的吸收和肝糖异生，因此甲亢患者血糖升高 但 T_3、T_4 还可加速外周组织对糖的利用，降低血糖，故随后血糖又很快降低
对脂类代谢的影响	血胆固醇降低(甲状腺激素既可促胆固醇清除，也可促合成，但促清除>促合成)
对蛋白质代谢的影响	生理量的甲状腺激素——促进蛋白质合成 大量 T_3、T_4 时(如甲亢)——促进蛋白质分解
对心血管活动的影响	心率加快、心肌收缩力增强、心输出量增加、脉压增大

注意:①呆小症——幼年时缺乏甲状腺激素；　②侏儒症——幼年时生长激素分泌不足；
③黏液性水肿——成年时缺乏甲状腺激素；　④甲亢——成年时甲状腺激素分泌过多；
⑤巨人症——幼年时生长激素分泌过多；　⑥肢端肥大症——成年生长激素分泌过多；
⑦地方性甲状腺肿——食物中缺碘；　⑧水牛背(向心性肥胖)——糖皮质激素过多。

【例3】下列不属于内分泌器官的是
A. 腺垂体　　B. 肾上腺　　C. 睾丸
D. 前列腺　　E. 甲状旁腺

【例4】甲状腺激素对下列哪些器官的发育最为重要?
A. 肝和肾　　B. 肾和心　　C. 骨和脑
D. 肝和脑　　E. 心和脑

【例5】甲状腺功能减退症患者有严重的智力低下、聋哑的表现，估计其甲状腺功能减退始于
A. 胎儿期或新生儿期　　B. 3~5岁　　C. 6~10岁
D. 11~17岁　　E. 18岁以后

【例6】影响神经系统发育最重要的激素是
A. 生长激素　　B. 甲状腺激素　　C. 糖皮质激素
D. 胰岛素　　E. 性激素

【例7】甲状腺激素分泌不足可引起
A. 黏液性水肿　　B. 小儿麻痹　　C. 巨人症

D. 矮小症　　　　　　　　　　　　E. 肢端肥大症

(2)分泌调节

①下丘脑(TRH)-腺垂体(TSH)-甲状腺(TH)轴调节系统　下丘脑释放的TRH可刺激腺垂体分泌TSH,TSH可刺激甲状腺滤泡增生、TH合成与分泌。当血液中游离的T_3、T_4达到一定水平时又可产生负反馈效应,抑制TSH和TRH的分泌。

②甲状腺功能的自身调节　血碘升高时,可诱导碘的活化和甲状腺激素的合成;但当血碘升高到一定水平后反而抑制碘的活化过程,使甲状腺激素合成减少。

③甲状腺功能的神经调节　甲状腺受交感和副交感神经纤维的双重支配。交感神经兴奋可促进甲状腺激素的分泌,副交感神经可能在甲状腺激素分泌过多时进行抗衡性调节。

3. 胰岛素的生理作用及其调节

(1)生理作用　胰岛素是促进合成代谢,维持血糖浓度稳态的主要激素。

①糖　使血糖降低(促进全身组织摄取和氧化葡萄糖,促进糖原合成与储存,抑制糖异生,促进葡萄糖转变为脂肪酸,并储存于脂肪组织中)。

②脂肪　促进脂肪酸合成,抑制脂肪动员和分解。

③蛋白质　胰岛素可促进蛋白质合成,抑制蛋白质分解。胰岛素可在蛋白质合成的各个环节发挥作用,是蛋白质合成与储存不可缺少的激素。

④调节能量平衡　胰岛素可在整体水平参与机体摄食平衡的调节。胰岛素可增强瘦素的作用。

【例8】降糖升蛋白的激素是

A. 甲状腺素　　　　B. 胰岛素　　　　C. 雄激素

D. 生长激素　　　　E. 雌激素

【例9】下列关于胰岛素的叙述,错误的是

A. 促进糖的储存和利用　　　　B. 促进葡萄糖转变为脂肪

C. 抑胃肽对胰岛素的分泌有调节作用　　　　D. 促进脂肪和蛋白质的分解和利用

E. 与生长激素有协调效应

(2)分泌调节

①营养成分的调节作用　A. 血糖水平是调节胰岛素分泌最重要的因素。B. 精氨酸、赖氨酸可刺激胰岛素分泌。C. 血液中游离脂肪酸、酮体明显增多时,可促进胰岛素分泌。

②胃肠激素　促胃液素、促胰液素、缩胆囊素、抑胃肽均可促进胰岛素分泌,其中抑胃肽作用最强。

③胰岛激素　胰岛内的胰高血糖素可通过直接作用于β细胞及升高血糖间接促进胰岛素的分泌。

④神经调节　迷走神经兴奋可刺激胰岛素分泌,交感神经兴奋抑制胰岛素分泌。

4. 肾上腺皮质激素

(1)糖皮质激素的生理作用

对糖代谢的影响	使血糖升高(促进糖异生、抑制肝外组织的葡萄糖利用、对抗胰岛素作用)
对脂肪代谢的影响	使脂肪重新分布——水牛背、满月脸(四肢脂肪分解,头面躯干脂肪合成增强)
对蛋白质代谢的影响	加强蛋白质分解、消瘦(促进肝外蛋白质分解、肝内蛋白质合成)
对水盐代谢的影响	保钠排水排钾(比醛固酮作用弱)。肾上腺皮质功能不足患者,可出现“水中毒”
对血细胞的影响	使红细胞、血小板和中性粒细胞计数增加,淋巴细胞和嗜酸性粒细胞计数减少
对循环系统的影响	本身无缩血管作用,但对儿茶酚胺有很好的允许作用
参与应激反应	应激时启动“下丘脑-腺垂体-肾上腺皮质系统”,引起ACTH、糖皮质激素、儿茶酚胺、生长激素、催乳素、胰高血糖素、血管升压素、醛固酮、β-内啡肽等增加

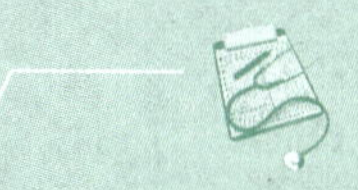

注意:①应急反应——可导致交感-肾上腺髓质系统活动增强。
②应激反应——可导致下丘脑-腺垂体-肾上腺皮质系统活动增强。

(2)糖皮质激素的分泌调节 糖皮质激素可有基础分泌和应激分泌,均由下丘脑-垂体-肾上腺皮质轴进行调控。

【例10】糖皮质激素升高血糖的机制是
A. 减少糖异生　B. 抑制肝外组织的葡萄糖利用　C. 促进糖类转变为脂肪
D. 促进脂肪酸合成　E. 促进葡萄糖氧化

【例11】女性,22岁。睡眠差、食欲增加半年。伴月经周期不规律。查体:血压140/90mmHg,满月脸,水牛背,向心性肥胖。该患者可能会体现出的实验室检查异常是
A. 血脂肪酸浓度下降　B. 血钠下降　C. 血钾下降
D. 血红细胞数量减少　E. 血中性粒细胞数量减少(2023)

【例12】个体处于应急状态时,表现为心率加快,血压增高,呼吸加快,血糖升高和肌张力增强,这些生理反应说明活动增强的神经内分泌系统是
A. 下丘脑-垂体-甲状腺轴　B. 下丘脑-垂体-肾上腺皮质轴　C. 交感-肾上腺髓质轴
D. 下丘脑-垂体-性腺轴　E. 下丘脑-垂体后叶轴系

【例13】患者长期使用糖皮质激素,导致肾上腺皮质功能减退的原因是
A. CRH降低,ACTH降低　B. CRH降低,ACTH升高　C. CRH升高,ACTH降低
D. CRH升高,ACTH升高　E. CRH不变,ACTH降低(2024)

5. 肾上腺髓质激素(肾上腺素和去甲肾上腺素)

(1)生理作用 肾上腺髓质激素的作用与交感神经兴奋分泌儿茶酚胺相似。
①中枢神经系统兴奋性增高 机体处于警觉状态,反应灵敏。
②呼吸系统 呼吸加快,每分通气量加大。
③心血管系统 心率加快,心肌收缩力加强,心输出量增加,血压升高。
④物质代谢 血糖升高、脂肪分解加速、葡萄糖与脂肪酸氧化增强。

(2)分泌调节
①交感神经的作用 交感神经兴奋,儿茶酚胺分泌增加。
②ACTH和皮质醇 可间接促进儿茶酚胺的分泌。
③反馈调节 当儿茶酚胺含量增加到一定水平时,可负反馈抑制酪氨酸羟化酶活性,阻止其合成。

6. 调节钙、磷代谢的激素

(1)甲状旁腺激素的生物学作用 主要作用是升高血钙、降低血磷,其靶器官是肾与骨。

①对肾的作用 甲状旁腺激素(PTH)可促进远曲小管和集合管对钙的重吸收,减少尿钙排泄,从而升高血钙;同时可抑制近端和远端小管对磷的重吸收,促进尿磷排出,使血磷降低;PTH还可激活肾近端小管细胞线粒体中的1α-羟化酶,催化25-(OH)-D_3转变为生物活性更高的钙三醇,即1,25-$(OH)_2$-D_3,进而间接促进小肠黏膜细胞吸收钙和磷。

②对骨的作用 PTH可促进骨钙入血,升高血钙。PTH分泌过多可增强溶骨过程,导致骨质疏松。

(2)降钙素的生物学作用 主要作用是降低血钙和血磷。

①对骨的作用 降钙素(CT)能抑制破骨细胞的活动,减弱溶骨过程;增强成骨过程,使骨组织钙磷沉积增加,从而降低血钙和血磷。

②对肾的作用 CT能减少肾小管对钙磷的重吸收,增加尿中钙磷的排泄量。

(3)1,25-$(OH)_2$-D_3的生物学作用 维生素D_3不是内分泌细胞合成的激素,它必须转化为活性形式才能参与钙磷的调节代谢。维生素D_3先在肝内25-羟化酶作用下生成25-(OH)-D_3,然后在肾内1α-羟化

酶催化下转变为高活性的 1,25-$(OH)_2$-D_3,后者的主要作用是升高血钙和血磷。

①对小肠的作用　促进小肠黏膜对钙磷的吸收。

②对骨的作用　一方面可增加破骨细胞数量,增强骨的溶解,使骨钙和骨磷释放入血;另一方面又可刺激成骨细胞活动,促进骨钙沉积和骨的形成。1,25-$(OH)_2$-D_3 的总效应是升高血钙和血磷。

③对肾的作用　促进肾小管对钙磷的重吸收。

【例 14】分泌降钙素的细胞是

A. 甲状旁腺细胞　　B. 甲状腺滤泡细胞　　C. 甲状腺滤泡旁细胞
D. 破骨细胞　　E. 成骨细胞

【例 15】下列属于甲状旁腺激素作用的是

A. 抑制肾小管磷的重吸收　　B. 抑制肾小管钙的重吸收　　C. 抑制活性维生素 D 的合成
D. 抑制肠道钙的吸收　　E. 抑制破骨细胞的活性

【例 16】甲状旁腺激素对血钙的调节主要是通过

A. 肠和胃　　B. 肝和胆　　C. 胰和胆
D. 骨和肾　　E. 脑垂体

二、生殖

1. 雄激素及其生理作用

雄激素主要由睾丸间质细胞分泌,包括睾酮、脱氢表雄酮、雄烯二酮、雄酮等,其中以睾酮的生物活性最强。雄激素的生理作用包括:

(1)影响胚胎分化　雄激素可诱导含 Y 染色体的胚胎向男性化方向分化,促进内生殖器的发育。

(2)维持生精作用　睾酮进入支持细胞转变为双氢睾酮,随后进入生精小管,促进生精细胞的分化和精子的生成过程。

(3)刺激附性器官的生长和维持性欲　促进男性副性征出现,并维持其正常状态。

(4)对代谢的影响　促进蛋白质合成,特别是肌肉和生殖器官的蛋白质合成。促进骨骼生长、钙磷沉积和红细胞生成。

2. 雌激素的生理作用

乳腺	刺激乳腺导管和结缔组织增生,促进脂肪组织在乳腺的聚集,形成女性乳房特有的外部形态
女性特征	促进其他女性第二性征的形成,如全身脂肪和毛发的分布、女性体态、音调增高等
子宫	促进子宫发育、内膜增生;使排卵期子宫颈口松弛,子宫颈分泌大量稀薄黏液,有利于精子进入子宫腔;促进子宫平滑肌细胞增生肥大,使其收缩力增强,对缩宫素的敏感性增加
输卵管	促进输卵管的收缩和纤毛摆动,有利于精子和受精卵的运行
阴道	促进阴道上皮增生和角化,使阴道分泌物呈酸性,增强对感染的抵抗力
卵泡	与 FSH 协同促进卵泡发育,参与优势卵泡选择,诱导排卵前 LH 峰的出现
蛋白质	雌激素加速蛋白质合成,促进生长发育
骨	刺激成骨细胞活动,促进钙、磷沉积,加速骨生长;绝经期妇女易发生骨质疏松、骨折
胆固醇	提高血中高密度脂蛋白含量,降低低密度脂蛋白含量,改善血脂成分,防止动脉硬化
电解质	保钠保水排钾增多(雌激素可使醛固酮分泌增多)

记忆:①雌激素的作用记忆为美女特征——纤瘦(胆固醇↓)+柔情似水(水钠潴留↑)。

②导致水钠潴留——雌激素、醛固酮;保钠排钾排水——糖皮质激素。

③青春期乳腺发育——雌激素、生长激素。

④妊娠期乳腺发育——雌激素、孕激素、催乳素、糖皮质激素、胰岛素、甲状腺激素。

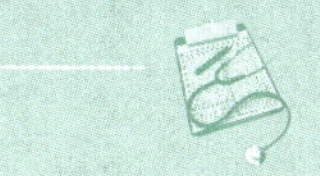

【例 17】睾酮没有的作用是
A. 刺激生殖器官的生长发育　B. 维持生精作用　C. 溶骨作用
D. 维持正常性欲　E. 促进红细胞生成

【例 18】下列有关睾酮功能的叙述,错误的是
A. 促进精子生长发育　B. 抑制蛋白质合成　C. 促进骨骼生长
D. 促进副性征的出现　E. 维持正常性欲

【例 19】睾丸内合成与分泌雄激素的细胞是
A. 间质细胞　B. 内皮细胞　C. 支持细胞
D. 生精细胞　E. 颗粒细胞(2024)

【例 20】雌激素的生理作用是
A. 抑制输卵管平滑肌的运动　B. 促进水钠排泄　C. 抑制蛋白质合成
D. 可使基础体温上升　E. 对下丘脑和垂体起着正、负反馈调节(2024)

3. 孕激素的生理作用

子宫	促进子宫内膜间质细胞蜕膜化——“铺床” 抑制子宫内膜上皮细胞增殖,有利于早期胚胎的发育和着床——“着床” 降低子宫肌兴奋性及对缩宫素的敏感性,抑制子宫收缩——“安睡” 使宫颈黏液分泌减少且变稠,阻止精子通过——“免扰”
输卵管	促进输卵管上皮分泌黏性液体,为受精卵及卵裂球提供营养
阴道	抑制阴道上皮增生,并使其角化程度降低
乳腺	在雌激素作用的基础上进一步促进乳腺腺泡发育,在妊娠后为泌乳做准备
抑制排卵	负反馈抑制腺垂体 FSH 和 LH 的分泌,妊娠期间的女性由于血中高浓度的孕激素使卵泡的发育和排卵都受到抑制,不会发生二次受孕
产热作用	孕激素可作用于下丘脑体温调节中枢,使体温调定点水平提高,因而排卵后孕激素分泌增加可使基础体温升高 0.2~0.5℃,临床上将基础体温的双相变化作为判断排卵的标志之一

注意:①雌激素主要促进乳腺导管细胞发育,孕激素主要是促进乳腺腺泡细胞发育。
②雌激素主要促进子宫内膜发生增生期变化,孕激素主要促进子宫内膜发生分泌期变化。
③使蛋白质合成增加——生长激素、生理量的甲状腺激素、胰岛素、睾酮、雌激素。
④使蛋白质分解增加——糖皮质激素、大量的甲状腺激素(如甲亢)。

【例 21】能够引起排卵后基础体温升高的激素是
A. 黄体生成素　B. 卵泡刺激素　C. 雌激素
D. 孕激素　E. 催乳素

4. 卵巢和子宫内膜的周期性变化及其激素调节

(1)卵泡期　是指月经开始至排卵的阶段,约 14 天。卵泡期开始,血中雌激素和孕激素水平均很低,对 FSH 和 LH 分泌的反馈抑制作用较弱,FSH 和 LH 浓度逐渐升高。在 FSH 和 LH 的作用下,排卵前 1 周左右,卵泡合成的雌激素明显增加,使血中 FSH 下降(对垂体的负反馈作用),LH 仍缓慢升高。雌激素由于局部正反馈作用,其浓度仍不断升高,在排卵前 1 天达第 1 次高峰。雌激素可正反馈作用于下丘脑,使 GnRH 分泌增加,GnRH 刺激腺垂体分泌释放 LH,形成血中 LH 高峰。

(2)排卵　LH 峰是引发排卵的关键因素。

(3)黄体期　是指排卵开始至下次月经出现的阶段,约 14 天。排卵后,颗粒细胞黄体化,并分泌大量雌激素和孕激素,导致排卵后雌激素第 2 次高峰。反馈抑制下丘脑和腺垂体,血中 GnRH、FSH、LH 浓度相应下降。此时,子宫内膜由于孕激素和雌激素的刺激,其内膜细胞增大,糖原含量增加,处于分泌期。

若不受孕则黄体退化,使孕激素和雌激素浓度下降,引起子宫内膜血管痉挛收缩、内膜脱落形成月经。若怀孕,则胎盘分泌绒毛膜促性腺激素,使月经黄体变成妊娠黄体,维持黄体分泌雌激素和孕激素的功能。

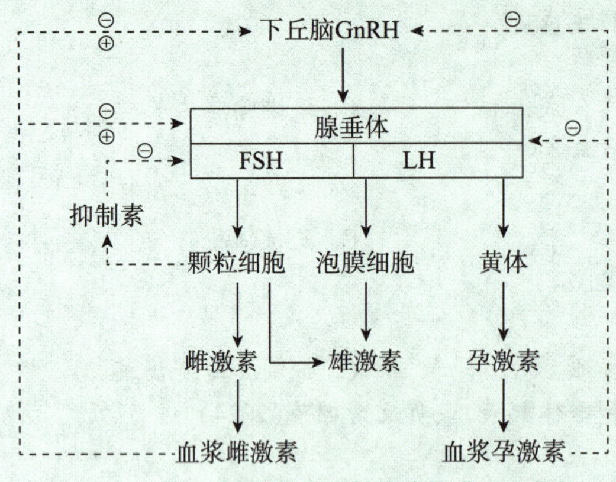

下丘脑-垂体-卵巢轴的功能联系示意图

月经周期中相关激素的变化

从上可知:①LH 峰是控制排卵的关键性因素。②排卵主要与黄体生成素(LH)有关:引起排卵的关键激素为 LH;导致雌激素出现第 2 个高峰的直接原因为 LH。③产生 2 个高峰的激素为雌激素:第 1 个高峰为 FSH、LH 升高所致;第 2 个高峰为 LH 引起;LH 峰为雌激素的第 1 个高峰诱发。

5. 女性一生各阶段的生理特点

(1)胎儿期 受精卵是由父系和母系来源的 23 对染色体组成的新个体,其中一对性染色体 X 与 Y 决定胎儿性别,XX 为女性,因无雄激素,无副中肾管抑制因子,中肾管退化,两条副中肾管发育成为女性生殖道。

(2)新生儿期 出生后 4 周内称为新生儿期。女性胎儿在母体内受到胎盘及母体卵巢产生的女性激素影响,出生时新生儿外阴较丰满,乳房略隆起或有少许泌乳。出生后新生儿血中女性激素水平因脱离母体而迅速下降,可出现少量阴道流血。以上均属于生理现象,短期内能自然消退。

(3)儿童期 从出生后 4 周至 12 岁左右,称为儿童期。8 岁以前下丘脑-腺垂体-卵巢轴功能处于抑制状态,卵泡无雌激素分泌。生殖器呈幼稚型。8 岁以后,垂体开始分泌促性腺激素,卵巢中的卵泡有一定发育并分泌少量性激素,但仍达不到成熟阶段的水平。

(4)青春期 世界卫生组织规定青春期为 10~19 岁。此期的生理特点如下。

①第一性征发育 即生殖器发育。生殖器从幼稚型变为成人型,但生殖系统功能尚未完善。

②第二性征出现 包括音调变高,乳房发育,出现阴毛及腋毛,骨盆横径发育大于前后径,胸、肩、髋部皮下脂肪增多,形成女性特有体态。乳房萌发是女性第二性征的最初特征,为女性青春期发动的标志。

③月经初潮 女性第一次月经来潮称为月经初潮,为青春期的重要标志。通常发生于乳房发育 2.5 年之后。

(5)性成熟期 是卵巢生殖功能与内分泌功能最旺盛的时期。一般自 18 岁开始,历时约 30 年。

(6)绝经过渡期 是指卵巢功能开始衰退直至最后一次月经的时期。世界卫生组织将卵巢功能开始衰退直至绝经后 1 年内的时期称为围绝经期。

(7)绝经后期 是指绝经后的生命时期。妇女 60 岁以后称为老年期。

6. 生殖器其他部位的周期性变化

(1)输卵管的周期性变化 月经周期中,雌激素能使其形态和功能发生与子宫内膜相似的变化。

(2)宫颈黏液的周期性变化 月经来潮后,体内雌激素浓度降低,宫颈黏液变少。随着雌激素浓度逐渐升高,宫颈黏液分泌量不断增加,至排卵期变得稀薄、透明,拉丝度达 10cm。这时子宫颈外口变圆,呈“瞳孔”样。黏液涂片干燥后检查,镜下可见羊齿植物叶状结晶,月经周期第 6~7 日开始出现,到排卵

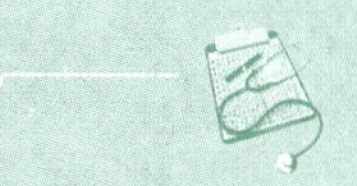

期最典型。排卵后受孕激素影响，黏液分泌量逐渐减少，变黏稠、混浊，拉丝度差，易断裂。涂片发现结晶至月经周期第 22 日左右完全消失，代之以排列成行的椭圆体。

(3)阴道黏膜的周期性变化　阴道上皮是复层鳞状上皮，分为底层、中层和表层。排卵期，底层细胞增殖，使阴道上皮增厚，表层细胞角化，排卵期最明显。阴道上皮细胞富含糖原，糖原经乳杆菌分解为乳酸，使阴道内保持一定酸度，能防止致病菌繁殖。排卵后在孕激素作用下，表层细胞脱落。阴道上段黏膜对性激素最敏感，临床检查阴道上 1/3 侧壁脱落细胞变化，可了解体内雌激素水平和有无排卵。

(4)乳房的周期性变化　雌激素能使乳腺管增生，而孕激素则能促使乳腺小叶及腺泡生长。

常考点　各种激素的生理作用。

参考答案——详细解答见《2025 国家临床执业及助理医师资格考试历年考点精析(上、下册)》

1. ABCDE　2. ABCDE　3. ABCDE　4. ABCDE　5. ABCDE　6. ABCDE　7. ABCDE
8. ABCDE　9. ABCDE　10. ABCDE　11. ABCDE　12. ABCDE　13. ABCDE　14. ABCDE
15. ABCDE　16. ABCDE　17. ABCDE　18. ABCDE　19. ABCDE　20. ABCDE　21. ABCDE

第三篇　病理学

第1章　细胞组织的适应、损伤和修复

▶▶考纲要求

①适应性改变:萎缩的概念、类型及病理变化,肥大、增生和化生的概念、类型及病理变化。②损伤:可逆性损伤的概念、类型及病理变化,不可逆性损伤(细胞死亡的概念、类型、病理变化、结局,凋亡的概念)。③修复:再生的概念,各种细胞的再生潜能,肉芽组织及瘢痕组织的形态与作用。

▶▶复习要点

一、适应性改变

细胞和由其构成的组织、器官对内、外环境中的持续性刺激和各种有害因子而产生的非损伤性应答反应,称为适应。适应在形态学上一般表现为萎缩、肥大、增生和化生。

1. 萎缩

(1)概念　萎缩是指已发育正常的细胞、组织或器官的体积缩小。萎缩时细胞合成代谢降低,能量需求减少,原有功能下降。组织与器官的萎缩,除实质细胞内物质丧失而致体积缩小外,还可以伴有实质细胞数量的减少。

(2)类型及病理变化

①生理性萎缩　见于胸腺青春期萎缩和生殖系统中卵巢和子宫更年期后萎缩及老年睾丸萎缩等。大部分生理性萎缩时细胞数量的减少是通过细胞凋亡实现的。

②病理性萎缩　按其发生原因分为如下几种类型。

分类	概念	好发部位及特点
营养不良性萎缩	因蛋白质摄入不足、消耗过多和血液供应不足所致的萎缩 脂肪组织最先萎缩,其次为肌肉、肝、肾,最后为心肌、脑	慢性消耗性疾病肌肉萎缩 脑动脉硬化后的脑萎缩
压迫性萎缩	因组织与器官长期受压产生的萎缩	尿路梗阻所致的肾萎缩
失用性萎缩	因器官组织长期工作负荷减少和功能代谢低下所致	久卧不动时肌肉萎缩
去神经性萎缩	因运动神经元或轴突损害引起的效应器萎缩	脊髓损伤所致的肌肉萎缩
内分泌性萎缩	因内分泌腺功能下降引起的靶器官细胞萎缩	垂体缺血导致肾上腺萎缩
老化性萎缩	大脑和心脏发生老化	神经细胞和心肌细胞萎缩
损伤性萎缩	病毒和细菌感染所致慢性炎症引起细胞、组织、器官萎缩	慢性萎缩性胃炎

2. 肥大

(1)概念　由于功能增加、合成代谢旺盛,细胞、组织或器官体积增大,称为肥大。组织和器官的肥

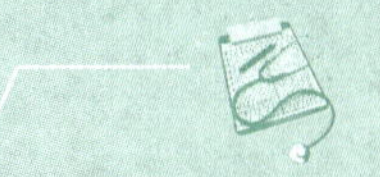

大通常是由实质细胞的体积增大所致,但也可伴有实质细胞数量的增加。

(2)类型及病理变化 肥大按性质分为生理性肥大和病理性肥大,按原因分为代偿性肥大和内分泌性(激素性)肥大。肥大若因相应器官和组织功能负荷过重所致,称为代偿性肥大,如举重运动员的上肢骨骼肌肥大,高血压患者的左心室肥大等。肥大若因内分泌激素作用于效应器所致,称为内分泌性肥大,如妊娠期孕激素增加所致的子宫平滑肌肥大等。

3. 增生

(1)概念 细胞有丝分裂活跃而致组织或器官内细胞数目增多的现象,称为增生。

(2)类型及病理变化 增生按其性质,分为生理性增生和病理性增生。生理性增生包括代偿性增生和内分泌性(激素性)增生。病理性增生最常见的原因是激素过多或生长因子过多。

4. 化生

(1)概念 一种分化成熟的细胞类型被另一种分化成熟的细胞类型所取代的过程,称为化生。

(2)类型及病理变化 化生通常发生在同源细胞之间,即上皮组织之间或间叶组织之间。

①上皮组织的化生 以鳞状上皮化生(简称"鳞化")最常见。化生的上皮可以恶变。

上皮组织的化生	常见例子	化生癌变
柱状上皮→鳞状上皮	慢性支气管炎假复层纤毛柱状上皮化生	支气管黏膜发生鳞癌
移行上皮→鳞状上皮	肾盂上皮的化生、膀胱上皮化生	膀胱鳞癌
腺上皮→含杯状细胞或潘氏细胞的肠上皮组织	慢性萎缩性胃炎的肠上皮化生(肠化) 胃窦胃体部腺体由幽门腺取代称为假幽门腺化生	胃黏膜发生肠型腺癌

②间叶组织的化生 间叶组织中幼稚的成纤维细胞在损伤后,可转变为成骨细胞或成软骨细胞,称骨化生或软骨化生,如骨化性肌炎。

【例1】高血压可引起左心室的心肌细胞

A. 再生 B. 化生 C. 肥大
D. 增生 E. 变性(2021)

【例2】支气管假复层纤毛柱状上皮变为鳞状上皮的过程是

A. 变性 B. 机化 C. 增生
D. 再生 E. 化生(2019)

【例3】营养不良性萎缩时,最早发生萎缩的组织是

A. 心肌组织 B. 脂肪组织 C. 骨骼肌组织
D. 脑组织 E. 胸腺组织(2022)

二、损伤

1. 细胞可逆性损伤

细胞可逆性损伤的形态学变化称变性,是指细胞或细胞间质受损伤后,由于代谢障碍,其内出现异常物质或正常物质异常蓄积的现象,通常伴有细胞功能低下。

(1)细胞水肿 也称水变性、水样变,是细胞损伤最早出现的改变,系因线粒体受损,ATP生成减少,细胞膜 Na^+-K^+泵功能障碍,导致细胞内 Na^+和水的过多积聚所致。病变初期,细胞线粒体和内质网肿胀,形成光镜下细胞质内出现的红染细颗粒状物。继而细胞肿胀,胞质疏松,气球样变,胞核也可肿胀。

病毒性肝炎时,常发生的病理改变为胞质疏松化→细胞水肿→气球样变→溶解性坏死。

(2)脂肪变 是指甘油三酯蓄积于非脂肪细胞的细胞质中,好发于肝细胞(最常见)、心肌细胞、肾小管上皮细胞、骨骼肌细胞等。光镜下胞质中出现球形脂滴,HE染色不着色而呈空泡状,苏丹Ⅳ染色阳性。

①心肌细胞脂肪变 心肌脂肪变性常累及左心室内膜下和乳头肌,肉眼观脂肪变的心肌呈黄色,与

正常心肌的暗红色相间,形成黄红色斑纹,称为虎斑心。

②心肌脂肪浸润　心外膜增生的脂肪组织可沿间质伸入心肌细胞间,称为心肌脂肪浸润,并非心肌细胞脂肪变。心肌因伸入脂肪组织的挤压而萎缩,病变常以右心室为明显,特别是心尖区为重。

A. 细胞水肿　　B. 玻璃样变　　C. 黏液变性

D. 淀粉样变　　E. 脂肪沉积(脂肪变性)

【例4】虎斑心属于

【例5】病毒性肝炎肝细胞气球样变属于(2016)

【例6】脂肪变性最常发生的器官是

A. 脾　　B. 心　　C. 肺

D. 肝　　E. 肾(2018)

(3)**玻璃样变**　是指细胞内或间质中出现半透明状蛋白质蓄积。HE染色呈嗜伊红均质状。

①细胞内玻璃样变　镜下通常为均质红染的圆形小体,位于细胞质内。

受累细胞	病理改变	病理结果
肝细胞	酒精性肝病时,肝细胞胞质中细胞中间丝前角蛋白变性	形成Mallory小体
肾小管上皮细胞	具有吞饮作用的小泡,重吸收原尿中的蛋白质,与溶酶体融合	形成玻璃样小滴
浆细胞	粗面内质网中免疫球蛋白蓄积	形成Rusell小体

注意:10版《病理学》P16的Rusell小体是错误的写法,正确写法应为Russell小体。

②纤维结缔组织玻璃样变　见于生理性和病理性结缔组织增生,为纤维组织老化的表现。见于萎缩的子宫、乳腺间质、瘢痕组织、动脉粥样硬化纤维斑块。

③细小动脉壁玻璃样变　又称细动脉硬化,常见于缓进型高血压和糖尿病的肾、脑、脾等器官的细小动脉壁,因血浆蛋白渗入和基底膜代谢物沉积,而使管壁增厚、管腔狭窄,易继发扩张、破裂和出血。

(4)**淀粉样变**　是细胞间质内淀粉样蛋白质和黏多糖复合物蓄积。HE染色镜下特点为淡红色均质状物,刚果红染色为橘红色,遇碘则为棕褐色。

①局部性淀粉样变　局部性淀粉样变发生于皮肤、结膜、舌、喉和肺等处,也可见于阿尔茨海默病的脑组织及霍奇金淋巴瘤、浆细胞骨髓瘤、甲状腺髓样癌等肿瘤的间质内。

②全身性淀粉样变　可分为原发性和继发性两类,前者主要来源于血清α-免疫球蛋白轻链,累及肝、肾、脾和心等多个器官;后者来源不明,主要成分为肝脏合成的非免疫球蛋白(淀粉样相关蛋白),见于老年人、结核病等慢性炎症及某些肿瘤的间质中。

(5)**黏液样变**　细胞间质内黏多糖(葡萄糖胺聚糖、透明质酸等)和蛋白质的蓄积,称为黏液样变。常见于间叶组织肿瘤、动脉粥样硬化斑块、风湿病灶和营养不良的骨髓和脂肪组织等。其镜下特点是在疏松的间质内,有多突起的星芒状纤维细胞,散在于灰蓝色黏液基质中。甲状腺功能低下时,透明质酸酶活性受抑,含有透明质酸的黏液样物质及水分在皮肤及皮下蓄积,形成特征性的黏液水肿。

(6)**病理性色素沉着**　正常人体内有含铁血黄素、脂褐素、黑色素及胆红素等多种内源性色素;炭尘、煤尘和文身色素等外源性色素有时也会进入体内。病理情况下,上述某些色素会增多并积聚于细胞内外,称为病理性色素沉着。萎缩的肝细胞、心肌细胞内可有脂褐素沉着。

【例7】细胞质内出现大小不等、圆形、均质、红染物质的病变,见于

A. 纤维化肾小球　　B. 纤维瘢痕组织　　C. 高血压时的细动脉

D. 动脉粥样硬化的纤维斑块　　E. 慢性肾小球肾炎时的肾小管(2017)

【例8】脂褐素大量增加最常见于

A. 细胞萎缩　　B. 细胞坏死　　C. 细胞凋亡

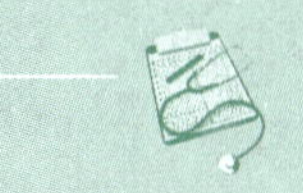

D. 细胞水样变　　　　E. 细胞玻璃样变(2020)

(7)病理性钙化　骨和牙齿之外的组织中固态钙盐沉积,称为病理性钙化,其可位于细胞内或细胞外。光镜下呈蓝色颗粒状至片块状。病理性钙化分为营养不良性钙化和转移性钙化。

	营养不良性钙化	转移性钙化
发生率	多见	少见
定义	指钙盐沉积于坏死或即将坏死的组织或异物中	指由于全身钙磷代谢失常(高钙血症)而致钙盐沉积于正常组织内
发病原因	可能与局部碱性磷酸酶增多有关	与体内钙磷代谢异常有关
代谢特点	钙磷代谢正常	高钙血症
常见于	结核病、血栓、动脉粥样硬化斑块 心脏瓣膜病变、瘢痕组织、虫卵	高钙——甲旁亢、骨肿瘤、维生素 D 摄入过多 钙代谢障碍——肾、肺、胃的间质组织

(8)常见可逆性损伤的特征　如下表。

类型	蓄积物质	病变部位
细胞水肿	水和钠	细胞内
脂肪变	甘油三酯	细胞内
玻璃样变	某些变性的血浆蛋白、胶原蛋白、免疫球蛋白等	细胞内
淀粉样变	淀粉样蛋白质和黏多糖复合物	细胞间质
黏液样变	黏多糖类物质和蛋白质	细胞间质
病理性色素沉着	含铁血黄素、脂褐素、黑色素等	细胞内、细胞间质
病理性钙化	磷酸钙、碳酸钙	细胞内、细胞间质

(9)几个易混的病理学名词　如下表。

常考名词	病理改变	好发疾病
Mallory 小体	指肝细胞玻璃样变时,胞质中细胞中间丝前角蛋白变性	酒精性肝病
Rusell 小体	指浆细胞变性时,胞质粗面内质网中免疫球蛋白的蓄积	慢性炎症
Councilman 小体	也称嗜酸性小体。凋亡的肝细胞皱缩,质膜完整,胞质致密,细胞器密集、不同程度退变,形成许多凋亡小体。多呈圆形或椭圆形,大小不等,胞质浓缩,强嗜酸性,可有或无固缩深染的核碎片	急性病毒性肝炎
Negri 小体	在神经细胞变性时其胞质内可见到嗜酸性包涵体,圆形或卵圆形,直径 3~10μm,称 Negri 小体	狂犬病

【例 9】转移性钙化可发生于

A. 血栓　　　　B. 肾小管　　　　C. 干酪样坏死
D. 粥瘤　　　　E. 死亡血吸虫卵

2. 细胞不可逆性损伤(细胞死亡)

(1)细胞死亡的概念及类型　当细胞发生致死性代谢、结构和功能障碍时,便可引起细胞不可逆性损伤,称为细胞死亡。细胞死亡分为坏死和凋亡两种类型。

(2)坏死的概念及病理变化　坏死是以酶溶性变化为特点的活体内局部组织细胞的死亡,其基本表现是细胞肿胀、细胞器崩解和蛋白质变性。炎症时渗出的中性粒细胞释放的溶酶体酶,可促进坏死的进一步发生和局部实质细胞溶解。细胞坏死的基本病理改变为核固缩、核碎裂和核溶解。

【例 10】细胞坏死的主要形态学特征是

A. 核分裂　　B. 细胞核异型　　C. 线粒体肿胀
D. 细胞核碎裂　　E. 细胞质脂质增多(2018)

(3)坏死的类型　坏死分凝固性、液化性和纤维蛋白样坏死 3 个基本类型。此外,还有坏疽等特殊类型。

①凝固性坏死　蛋白质变性凝固且溶酶体酶水解作用较弱时,坏死区呈灰黄、干燥、质实状态,称为凝固性坏死。凝固性坏死最为常见。坏死灶与健康组织界限明显,镜下特点为细胞微细结构消失,而组织轮廓仍可在一定时间内保留;坏死区周围形成充血、出血和炎症反应带。

②液化性坏死　由于坏死组织中可凝固的蛋白质少,或坏死细胞自身及浸润的中性粒细胞等释放大量水解酶,或组织富含水分或磷脂,则细胞组织坏死后易发生溶解液化,称为液化性坏死。镜下特点为死亡细胞完全被消化,局部组织快速被溶解。

③纤维蛋白样坏死　旧称纤维蛋白样变性,是结缔组织及小血管壁常见的坏死类型。见于某些变态反应性疾病,如风湿病、结节性多动脉炎、急进性肾炎、急进型高血压、胃溃疡底部小血管等。

④干酪样坏死　在结核病时,因病灶中含脂质较多,坏死区呈黄色、质地松软、细腻,状似干酪,称为干酪样坏死。镜下为无结构颗粒状红染物,不见坏死部位原有组织结构的残影,甚至不见核碎屑,是更为彻底的凝固性坏死。由于坏死灶内含有抑制水解酶活性的物质,故干酪样坏死物不易溶解也不易吸收。干酪样坏死除常见于结核病外,还可偶见于某些梗死、肿瘤、结核样麻风等。

记忆:①凝固性坏死是"土葬",可保留原组织的大致形态。
②液化性坏死是"海葬",原组织溶解液化。
③干酪样坏死是"火葬",不见原组织的残骸。
④纤维蛋白样坏死是"树葬",像枯死的树枝一样。

⑤脂肪坏死　急性胰腺炎时,细胞释放胰酶分解脂肪酸,乳房创伤时脂肪细胞破裂,可分别引起酶解性或创伤性脂肪坏死,也属于液化性坏死。脂肪坏死后,释出的脂肪酸与钙离子结合,形成肉眼可见的灰白色钙皂,称皂化斑(脂肪酸钙)。

⑥坏疽　是指局部组织大块坏死并继发腐败菌感染。坏疽分为干性、湿性和气性等类型。

	干性坏疽	湿性坏疽	气性坏疽
病因	血液循环障碍引起的缺血性坏死	血液循环障碍引起的缺血性坏死	由产气荚膜杆菌等厌氧菌感染引起,属于湿性坏疽
致病条件	动脉阻塞但静脉回流通畅的四肢末端	动脉阻塞且静脉回流受阻的四肢末端;与外界相通的内脏	狭深的开放性创伤伴产气荚膜杆菌感染
病理特点	坏死后水分蒸发,腐败变化轻,边界清楚	坏死后水分不易蒸发,腐败菌感染重,边界不清	属于湿性坏疽,多合并厌氧菌感染,产生大量气体
肉眼观	坏死区干燥皱缩,呈黑色	坏死区水分较多	坏死区水分较多,皮下积气
病灶边界	与正常组织界限清楚	与正常组织界限不清	与正常组织界限不清
细菌感染	腐败菌感染较轻	腐败菌感染较重,易繁殖	病情发展很快
全身症状	轻	重	重
好发部位	四肢末端	肠管、胆囊、子宫、肺	小而狭深的开放性伤口

注意:①最易发生液化坏死的是脑和脊髓;②最易发生脂肪变的是肝;
③最易发生气球样变的是肝;④最易发生干性坏疽的是四肢;
⑤不发生化生的组织是神经纤维;⑥不发生癌的是软骨组织。

⑦坏死类型归纳总结　如下。

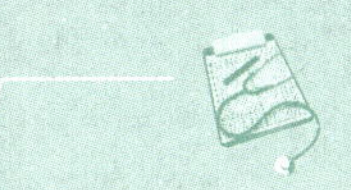

坏死类型	病理特点	好发部位/疾病
凝固性坏死	坏死细胞的蛋白质凝固,常保持其轮廓残影,最为常见	心、肝、肾、脾
液化性坏死	坏死组织因酶性分解而发生溶解液化 镜下见死亡细胞完全被消化,局部组织快速被溶解	脑、脊髓
纤维蛋白样坏死	病变部位形成丝状、颗粒状、小条块状无结构物质	常见于某些变态反应性疾病
干酪样坏死	彻底的凝固性坏死,坏死部位不见原组织结构残影	坏死物既不易溶解也不易吸收
脂肪坏死	急性胰腺炎的酶解性坏死,创伤性脂肪坏死	急性胰腺炎,乳房创伤
坏疽	是指局部组织大块坏死并继发腐败菌感染	分干性、湿性和气性坏疽

注意:①干酪样坏死不属于结核病的特征性病变,因其还可见于某些梗死、肿瘤和结核样麻风。
②干酪样坏死是结核病具有诊断意义的病变。

(4)坏死的结局

①溶解吸收　坏死细胞及周围中性粒细胞释放水解酶,使坏死组织溶解液化,由淋巴管或血管吸收;不能吸收的碎片,则由巨噬细胞吞噬清除。坏死细胞溶解后,可引发周围组织急性炎症反应。

②分离排出　坏死灶较大不易被完全溶解吸收时,表皮黏膜的坏死物可被分离,形成组织缺损。皮肤、黏膜浅表的组织缺损称为糜烂,较深的组织缺损称为溃疡。组织坏死后形成的只开口于皮肤黏膜表面的深在性盲管,称为窦道。连接两个内脏器官或从内脏器官通向体表的通道样缺损,称为瘘管。肺、肾等内脏坏死物液化后,经支气管、输尿管等自然管道排出,所残留的空腔,称为空洞。

③机化与包裹　新生肉芽组织长入并取代坏死组织、血栓、脓液、异物等的过程,称为机化。如坏死组织等太大,肉芽组织难以向中心部完全长入或吸收,则由周围增生的肉芽组织将其包围,称为包裹。机化和包裹的肉芽组织最终都可形成纤维瘢痕。

④钙化　坏死细胞碎片若未被及时清除,则易吸收钙盐和其他矿物质沉积,引起营养不良性钙化。

(5)凋亡　是活体内个别细胞程序性死亡的表现形式,是由体内、外某些因素触发细胞内预存的死亡程序而导致的细胞主动性死亡方式。

【例11】湿性坏疽常发生在
A. 脑、脾、肝　B. 脑、肠、子宫　C. 肺、肠、肝
D. 肺、肾、脑　E. 肺、肠、子宫(2019)

【例12】坏疽是指坏死组织表现为
A. 淤血性改变　B. 缺血性改变　C. 干酪样改变
D. 充血性改变　E. 腐败菌的感染(2018)

【例13】关于结核病坏死的大体描述,不正确的是
A. 干燥　B. 奶酪样　C. 容易液化
D. 颜色微黄　E. 质地松软(2020)

【例14】肉眼观察不能确定的坏死是
A. 凝固性坏死　B. 液化性坏死　C. 纤维蛋白样坏死
D. 脂肪坏死　E. 干酪样坏死(2021)

三、损伤的修复

1. 再生的概念

再生是指组织和细胞损伤后,由周围的同种细胞来完成修复过程。如果完全恢复了原组织的结构和功能,则称为完全再生。若由纤维结缔组织来修复,形成瘢痕则称为纤维性修复或瘢痕修复。

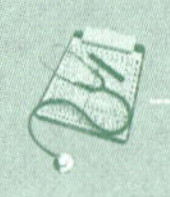

2. 各种细胞的再生能力

根据再生能力不同,将人体细胞分为不稳定细胞、稳定细胞和永久性细胞。

	不稳定细胞	稳定细胞	永久性细胞
别称	持续分裂细胞	静止细胞	非分裂细胞
定义	这类细胞总在不断地增殖,以代替衰亡或破坏的细胞	在生理情况下,这类细胞增殖现象不明显,但受到组织损伤的刺激时,表现出较强的再生能力	这类细胞不能进行再生或再生能力极弱
再生能力	再生能力很强	再生能力较强	再生能力极弱或不能再生
常见细胞	表皮细胞、呼吸道及消化道黏膜被覆细胞、淋巴细胞、造血细胞、间皮细胞	腺体实质细胞(肝、胰、汗腺、内分泌腺)、肾小管的上皮细胞、平滑肌细胞	神经细胞 骨骼肌细胞 心肌细胞

注意:①再生能力:结缔组织细胞>平滑肌细胞>心肌细胞>神经细胞。

②神经(节)细胞不能再生,神经胶质细胞和神经纤维可以再生。

③平滑肌细胞是稳定细胞,骨骼肌细胞则是永久细胞。

【例 15】组织和细胞损伤后,周围细胞增殖、修复的过程是

A. 增生　B. 再生　C. 化生　D. 肥大　E. 机化

【例 16】属于永久性细胞的是

A. 血管内皮细胞　B. 造血细胞　C. 肝细胞　D. 中枢神经细胞　E. 表皮细胞

3. 肉芽组织

(1)肉芽组织的形态结构　肉芽组织由新生毛细血管、增生的成纤维细胞及炎症细胞构成。

①新生毛细血管　肉眼观鲜红色,颗粒状。镜下观新生薄壁的毛细血管扩张,对着创面垂直生长。

②成纤维细胞　在毛细血管周围有许多新生的成纤维细胞。成纤维细胞可产生基质及胶原,是坏死灶机化时的特征性细胞。肉芽组织中一些成纤维细胞的胞质中含有肌细丝,此种细胞除有成纤维细胞的功能外,尚有平滑肌细胞的收缩功能,称为肌成纤维细胞。

③炎症细胞　肉芽组织中常有大量渗出液及炎症细胞。炎症细胞以巨噬细胞为主,还有不等量的中性粒细胞及淋巴细胞。巨噬细胞能分泌多种生长因子(如 PDGF、FGF、TGF-β、IL-1、TNF 等),可刺激成纤维细胞和毛细血管增生。肉芽组织最后变为瘢痕组织。

(2)肉芽组织的作用

①抗感染保护创面　肉芽组织中的中性粒细胞和巨噬细胞可杀灭细菌、吞噬异物,并通过水解酶使之分解,保护创面。

②填补创口及其他组织缺损　早期肉芽组织能填补伤口,初步连接缺损,以后成纤维细胞转变为纤维细胞,最后成为瘢痕组织,含有大量胶原纤维,抗张力明显增强。

③机化或包裹坏死、血栓及其他异物　肉芽组织向伤口生长吞噬,也可机化血凝块和坏死组织。

【例 17】肉芽组织的组成是

A. 毛细血管和弹力纤维　B. 小动脉和成纤维细胞　C. 毛细血管和胶原纤维　D. 成纤维细胞和小静脉　E. 毛细血管和成纤维细胞

【例 18】肉芽组织的成分不包括

A. 血管内皮细胞　B. 成纤维细胞　C. 平滑肌细胞　D. 炎症细胞　E. 肌成纤维细胞

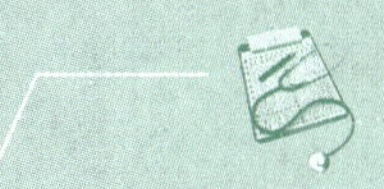

【例19】肉芽组织内发挥抗感染作用的主要成分是

A. 毛细血管内皮细胞　　B. 肌成纤维细胞　　C. 炎症细胞
D. 成纤维细胞　　E. 胶原纤维

【例20】完成瘢痕修复的物质基础是

A. 上皮组织　　B. 肉芽组织　　C. 毛细血管网
D. 纤维蛋白网架　　E. 炎性渗出物

4. 瘢痕组织

(1)形态　瘢痕组织是指肉芽组织经改建成熟形成的纤维结缔组织。此时组织由大量平行或交错分布的胶原纤维束组成。纤维细胞很少,核细长而深染,组织内血管减少。

(2)作用　瘢痕组织对机体的影响概括为两个方面。

①对机体有利的一面　它能把损伤的创口或其他缺损长期填补并连接起来,可使组织器官保持完整性;由于瘢痕组织含有大量胶原纤维,因此比肉芽组织抗张力大,可使组织器官保持其坚固性。

②对机体不利的一面　瘢痕收缩;瘢痕性粘连;瘢痕组织增生过度,形成瘢痕疙瘩。

常考点　化生;变性的特点;坏死的病理特点;细胞和组织的再生能力;肉芽组织的结构与功能。

参考答案——详细解答见《2025国家临床执业及助理医师资格考试历年考点精析(上、下册)》

1. ABCDE　2. ABCDE　3. ABCDE　4. ABCDE　5. ABCDE　6. ABCDE　7. ABCDE
8. ABCDE　9. ABCDE　10. ABCDE　11. ABCDE　12. ABCDE　13. ABCDE　14. ABCDE
15. ABCDE　16. ABCDE　17. ABCDE　18. ABCDE　19. ABCDE　20. ABCDE

第2章　局部血液循环障碍

考纲要求

①充血和淤血：充血的概念及类型，淤血的概念、原因、病理变化和对机体的影响。②血栓形成：血栓和血栓形成的概念，血栓形成的条件，血栓的类型和形态，血栓的结局，血栓对机体的影响。③栓塞：栓塞与栓子的概念，栓子的类型及运行途径，栓塞的类型及对机体的影响。④梗死：概念及原因，梗死的类型和病理变化。

复习要点

一、充血和淤血

充血和淤血都是指局部组织血管内血液含量的增多。

1. 充血

(1)概念　动脉输入血量增多，使器官或组织血管内血液含量增加，称为动脉性充血，简称充血。

(2)类型　充血可分为生理性充血和病理性充血。

①生理性充血　是指局部组织或器官因生理需要和代谢增强而发生的充血。例如进食后胃肠道黏膜充血、运动时骨骼肌充血、妊娠时子宫充血等。

②病理性充血　指各种病理状态下局部组织或器官发生的充血。炎症性充血是较为常见的病理性充血，特别是在炎症反应的早期，致炎因子引起的神经轴突反射使血管舒张、神经兴奋，以及血管活性胺类介质作用，使细动脉扩张充血，局部组织变红和肿胀。

	动脉性充血	静脉性充血（淤血）
定义	指器官或组织因动脉输入血量的增多而发生的充血。动脉性充血是一种主动过程	指器官或局部组织因静脉回流受阻，血液淤积于小静脉和毛细血管内。淤血是一种被动过程
原因	生理性或病理性因素导致血管舒张神经兴奋性增高，或血管收缩神经兴奋性降低	静脉受压、静脉阻塞、心力衰竭
病变	器官或组织体积增大、红润、温度升高	局部血液停滞、发绀、水肿、温度降低
后果	短暂的血管反应 病因解除后恢复正常，对机体无不良影响	短期淤血——后果轻微 慢性淤血——细胞萎缩、变性、坏死、硬化
光镜	镜下见局部细动脉及毛细血管扩张充血	局部细静脉及毛细血管扩张，红细胞积聚
分类	生理性充血、炎症性充血、减压后充血	肺淤血——多见于左心衰竭 肝淤血——多见于右心衰竭

2. 淤血

(1)概念　器官或局部组织因静脉回流受阻，血液瘀积于小静脉和毛细血管内，称为淤血，又称静脉性充血。淤血是一被动过程，可发生于局部或全身。

(2)原因　包括以下三种。

①静脉受压　静脉受压，血液回流障碍，可导致器官或组织淤血。如肿瘤压迫局部静脉引起相应组

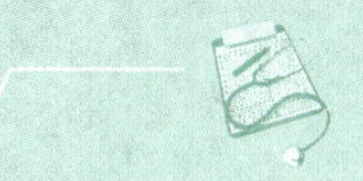

织淤血；妊娠时增大的子宫压迫髂总静脉引起下肢淤血水肿。

②静脉阻塞 静脉血栓形成，可阻塞静脉血液回流，局部可出现淤血。

③心力衰竭 心力衰竭时，心脏不能排出正常容量的血液进入动脉，心腔内血液瘀积，压力增高，阻碍静脉回流，可造成淤血。左心衰竭常导致肺淤血，右心衰竭常导致体循环淤血。

(3)病理变化 光镜下小静脉和毛细血管扩张充盈，可见出血、间质水肿。

①由于静脉回流受阻，血液滞留在小静脉和毛细血管内，故淤血器官和组织体积增大。

②淤血区血液流动缓慢，缺氧，氧合血红蛋白减少，还原血红蛋白增多，故淤血器官呈暗红色。

③毛细血管淤血导致静脉压升高，通透性增高，产生漏出液滞留组织内，引起淤血性水肿。

(4)淤血对机体的影响 ①淤血可致淤血性出血、组织水肿；②淤血严重时可致脏器实质细胞萎缩、变性、坏死；③长期淤血可致结缔组织增生、脏器硬化。

(5)肺淤血 主要见于左心衰竭，肺淤血包括急性肺淤血和慢性肺淤血。

①急性肺淤血 肉眼观肺体积增大，暗红色，切面流出泡沫状红色血性液体。镜下特点为肺泡毛细血管扩张充血，肺泡壁增厚，肺泡间隔水肿，部分肺泡充满伊红色水肿液及出血。

②慢性肺淤血 慢性左心衰竭时由于慢性肺淤血，巨噬细胞吞噬了红细胞并将其分解，胞质内形成含铁血黄素颗粒，这种细胞称为心衰细胞，该细胞可见于慢性左心衰竭、肺出血、出血性肺炎、胸部穿通伤，可见，心衰细胞并不是左心衰竭的特征性细胞。

若长期左心衰竭和慢性肺淤血，导致肺间质网状纤维胶原化和纤维结缔组织增生，使肺质地变硬，加之大量含铁血黄素的沉积，肺呈棕褐色，称为肺褐色硬化。

(6)肝淤血 包括急性肝淤血和慢性肝淤血，主要见于右心衰竭。

①急性肝淤血 肉眼观肝体积增大，暗红色。镜下，小叶中央静脉和肝窦扩张，充满红细胞。严重时可有小叶中央肝细胞萎缩、坏死，小叶外围汇管区附近的肝细胞由于靠近肝小动脉，缺氧程度较轻，可仅出现肝脂肪变性。

②慢性肝淤血 慢性肝淤血时，淤血与脂肪变同时存在，肝切片上呈现红（淤血区）黄（脂肪变区）相间的状似槟榔切面的条纹，称槟榔肝。

注意：①尘细胞是指肺泡内的巨噬细胞吞噬了粉尘，见于肺硅沉着症。
②泡沫细胞是指单核细胞（巨噬细胞）吞噬了脂质，见于动脉粥样硬化。
③心衰细胞是指肺内巨噬细胞吞噬了破坏的红细胞、含铁血黄素，见于慢性左心衰竭。
④伤寒细胞是指巨噬细胞吞噬了伤寒杆菌，见于肠伤寒。

【例1】槟榔肝的典型病变是
A. 肝小叶结构破坏　B. 肝细胞萎缩　C. 肝细胞坏死
D. 门静脉分支扩张淤血　E. 肝血窦扩张淤血，肝细胞脂肪变性(2016)

【例2】慢性肺淤血时，肺泡腔内特征性的病理改变是
A. 纤维蛋白及红细胞　B. 大量肉芽组织渗出　C. 渗出液
D. 大量心衰细胞　E. 大量渗出物(2024)

【例3】心衰细胞中含有的色素是
A. 含铁血黄素　B. 脂褐素　C. 钙盐
D. 大量脂质　E. 胆红素(2022)

【例4】肺褐色硬化是下列哪种疾病的形态改变？
A. 特发性肺纤维化　B. 机化性肺炎　C. 慢性肺淤血
D. 大叶性肺炎　E. 小叶性肺炎(2019)

【例5】肺严重淤血时不出现的改变是
A. 合并感染　B. 透明膜形成　C. 肺泡出血

D. 肺泡水肿　　　　E. 肺泡内含铁血黄素细胞(2018)

二、血栓形成

1. 概念

血栓形成	在活体的心脏和血管内,血液发生凝固或血液中某些有形成分凝集形成固体质块的过程
血栓	是指在活体的心脏和血管内,血液成分形成的固体质块
栓塞	是指在循环血液中,出现不溶于血液的异常物质,随血流运行阻塞血管腔的现象
栓子	是指循环血液中,阻塞血管的异常物质

【例 6】在活体的心脏或血管内,血液发生凝固或血液中某些有形成分互相聚集形成的固体质块是

A. 血栓　　　　B. 栓塞　　　　C. 淤血

D. 栓子　　　　E. 凝血(2016、2023)

2. 血栓形成的条件

(1)**心血管内皮细胞损伤**　心血管内膜的内皮细胞具有抗凝和促凝两种特性,在生理情况下,以抗凝作用为主,使心血管内血液保持液体状态。心血管内膜的损伤是血栓形成的最重要和最常见的原因。

①内皮细胞的抗凝作用机制　包括屏障作用、抗血小板黏附作用、合成抗凝血酶或凝血因子、促进纤维蛋白溶解作用等。

②血管内皮细胞促进血液凝固的机制　激活外源性凝血过程、辅助血小板黏附、抑制纤维蛋白溶解等。

(2)**血流状态的异常**　血流状态异常主要指出现血流速度减慢和产生漩涡等改变,有利于血栓的形成。静脉比动脉发生血栓的概率多 4 倍,而下肢深静脉和盆腔静脉血栓常发生于心力衰竭、久病和术后卧床患者,也可伴发于大隐静脉曲张的静脉内。

(3)**血液凝固性增加**　是指血液中血小板和凝血因子增多,或纤维蛋白溶解系统活性降低,导致血液的高凝状态。此状态可见于原发性和继发性疾病。第Ⅴ因子基因突变是最常见的原发性高凝状态。

3. 血栓的类型和形态

	白色血栓	混合血栓	红色血栓	透明血栓
别称	血小板血栓 析出性血栓	层状血栓	—	微血栓 纤维蛋白性血栓
发生	血流较快的情况下	血流缓慢的静脉	血流缓慢的静脉	DIC 晚期
常见	心瓣膜、心腔内、动脉内、静脉血栓头部	静脉延续性血栓的体部	静脉延续性血栓的尾部	毛细血管内、DIC
镜下	血小板+少量纤维蛋白	血小板+纤维蛋白+红细胞	纤维蛋白+红细胞+白细胞	纤维蛋白
肉眼	灰白色、赘生物状 与血管壁黏着 不易脱落	灰褐相间的条纹结构 粗糙、干燥、圆柱状 与血管壁粘连不易脱落	暗红色 新鲜时湿润,有弹性 与血管壁无粘连	不能看见 只能镜下观
举例	急性风湿性心内膜炎 静脉性血栓的头部	房颤时左心房的球形血栓 二狭时左心房的球形血栓 动脉瘤内的附壁血栓	容易脱落导致栓塞	休克晚期 DIC 微小血栓

注意:①心瓣膜上的疣状赘生物是白色血栓,但房颤或二狭时左心房的球形血栓是混合血栓。
②最易脱落导致栓塞的是红色血栓。
③白色血栓、混合血栓、红色血栓分别成为静脉延续性血栓的头部、体部、尾部。

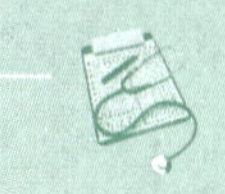

【例7】血栓形成的条件,不正确的是
A. 血管内皮损伤　　B. 新生血小板增多　　C. 涡流形成
D. 纤维蛋白溶酶增加　　E. 组织因子释放(2019)

【例8】血栓头部一般属于
A. 白色血栓　　B. 红色血栓　　C. 透明血栓
D. 混合血栓　　E. 延续性血栓(2018)

【例9】微血栓的主要成分是
A. 血小板　　B. 白蛋白　　C. 纤维蛋白
D. 红细胞　　E. 白细胞(2021)

【例10】关于血栓的叙述,错误的是
A. 静脉血栓多于动脉血栓　　B. 下肢血栓多于上肢血栓　　C. 层状血栓是混合性血栓
D. 心室内血栓多为红色血栓　　E. 毛细血管内血栓多为纤维蛋白性血栓(2017)

【例11】心房颤动时,左心房内的球形血栓是
A. 混合性血栓　　B. 白色血栓　　C. 红色血栓
D. 透明血栓　　E. 延续性血栓(2020)

4. 血栓的结局

(1)软化、溶解和吸收　对于新形成的血栓,其内的纤溶酶激活和白细胞崩解释放的溶蛋白酶可使血栓软化并逐渐被溶解。血栓的溶解快慢取决于血栓的大小和新旧程度。小的新鲜血栓可被快速完全溶解,大的血栓多为部分软化。

(2)机化和再通　如果纤溶酶系统活性不足,血栓存在时间较长时则发生机化。由肉芽组织逐渐取代血栓的过程,称为血栓机化。较大的血栓约2周便可完全机化,此时血栓与血管壁紧密黏着不再脱落。在血栓机化过程中,由于水分被吸收,血栓干燥收缩或部分溶解而出现裂隙,周围新生的血管内皮细胞长入并被覆于裂隙表面形成新的血管,且相互吻合沟通,使被阻塞的血管部分重建血流,称为再通。

(3)钙化　长时间存在的血栓可发生钙盐沉着,称为钙化。血栓钙化后成为静脉石或动脉石。机化的血栓,在纤维组织玻璃样变的基础上也可发生钙化。

5. 血栓对机体的影响

血栓形成对破裂的血管起止血作用,这是对机体有利的一面。但多数情况下对机体有不利的影响。

(1)阻塞血管　动脉血管腔未完全阻塞时,可引起局部器官或组织缺血,实质细胞萎缩。若完全阻塞而又无有效的侧支循环时,则引起梗死。如脑动脉血栓引起脑梗死;心冠状动脉血栓引起心肌梗死。

(2)栓塞　当血栓与血管壁黏着不牢固时,或在血栓软化、碎裂过程中,血栓的整体或部分脱落成为栓子,随血流运行,引起栓塞。在深部静脉形成的血栓或在心室、心瓣膜上形成的血栓最容易脱落成为栓子。若栓子内含有细菌,可引起组织的败血性梗死或脓肿形成。

(3)心瓣膜变形　风湿性心内膜炎和感染性心内膜炎时,心瓣膜上可反复形成血栓,发生机化后可使瓣膜增厚变硬、瓣叶之间粘连,造成瓣膜口狭窄;瓣膜增厚、卷缩,腱索增粗缩短,则引起瓣膜关闭不全。

(4)广泛性出血　见于弥散性血管内凝血(DIC),微循环内广泛性纤维蛋白性血栓形成。

【例12】不属于血栓结局描述的是
A. 溶解　　B. 钙化　　C. 软化
D. 机化　　E. 硬化(2019)

三、栓塞

1. 栓塞和栓子的概念

(1)栓塞　是指在循环血液中出现不溶于血液的异常物质,随血流运行阻塞血管腔的现象。

(2)**栓子**　阻塞血管的异常物质称为栓子。

【例13】不溶于血液的物质随血液运行造成血管堵塞,这种阻塞血管的现象称为

A. 梗死　　B. 血栓形成　　C. 坏死

D. 栓塞　　E. 栓子(2024)

2. 栓子的类型

栓子可以是固体、液体或气体。最常见的栓子是脱落的血栓或其节段,其他的栓子包括脂肪滴、空气、羊水和肿瘤细胞团等。

3. 栓子的运行途径

栓子一般随血流方向运行,最终停留在口径与其相当的血管并阻断血流。

栓子来源	常见的栓塞部位
体静脉系统和右心腔栓子	来自体静脉系统或右心腔的栓子随血流进入肺动脉主干及其分支,引起肺栓塞
主动脉系统和左心腔栓子	来自主动脉系统或左心腔的栓子,随动脉血流运行,阻塞于各器官的小动脉内,常见于脑、脾、肾及四肢的指、趾部等
门静脉系统栓子	来自肠系膜静脉等门静脉系统的栓子,可引起肝内门静脉分支的栓塞
交叉性栓塞	①来自右心腔或腔静脉系统的栓子,在右心腔压力升高的情况下通过房间隔或室间隔缺损到达左心,再进入体循环系统引起栓塞;②静脉脱落的小血栓经肺动脉未闭的动脉导管进入体循环而引起栓塞
逆行性栓塞	下腔静脉内血栓,在胸、腹压突然升高(如咳嗽或深呼吸)时,血栓一时性逆流至肝、肾、髂静脉分支并引起栓塞

4. 栓塞的类型

	栓子来源	栓塞好发部位/病理特性
肺动脉栓塞	下肢膝以上的深静脉(占95%)、盆腔静脉、右心附壁血栓	肺动脉小分支或主干
体循环栓塞	栓子80%来自左心腔。常见于亚急性感染性心内膜炎时心瓣膜上的赘生物、二狭时左心房的附壁血栓、心肌梗死的附壁血栓	下肢、脑、肠、肾、脾 上肢动脉、肝脏栓塞很少梗死
脂肪栓塞	循环血流中出现脂肪滴阻塞小血管,称为脂肪栓塞 直径>20μm的脂肪栓子常引起肺栓塞 直径<20μm的脂肪栓子常引起脑栓塞	长骨(股骨)骨折、脂肪组织烧伤 脂肪组织严重挫伤、脂肪肝 非创伤性疾病,如糖尿病、酗酒
空气栓塞	指大量空气迅速进入血液循环,形成气泡阻塞心血管 大量气体(>100ml)迅速进入静脉,可导致猝死	头颈胸肺手术、创伤时损伤静脉 正压静脉输液、分娩或流产时
减压病	原来溶于血液内的气体迅速游离,形成气泡阻塞心血管 深潜水或沉箱作业者迅速浮出水面,导致氮气潴留于血液	又称沉箱病、潜水员病
羊水栓塞	分娩过程中羊水进入了肺循环,易引起DIC	死亡率>80%
癌性栓塞	肿瘤细胞进入血管造成远处器官的栓塞	可合并癌转移
血吸虫栓塞	成虫或虫卵都可造成肝内门静脉分支的栓塞	—

羊水栓塞　在分娩过程中,羊膜破裂、早破或胎盘早期剥离,又逢胎儿阻塞产道时,由于子宫强烈收缩,宫内压增高,可将羊水压入子宫壁破裂的静脉窦内,经血液循环进入肺动脉分支、小动脉及毛细血管内引起羊水栓塞。羊水栓塞的证据是在显微镜下观察到肺小动脉和毛细血管内有羊水成分,包括角化鳞状上皮、胎毛、胎脂、胎粪和黏液。也可在母体血液涂片中找到羊水成分。

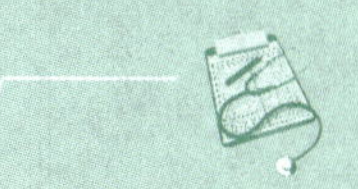

5. 栓塞对机体的影响

(1)**肺栓塞**　小的血栓栓子常引起肺出血性梗死。巨大的血栓栓子可引起急性右心衰竭,同时引起肺动脉、冠状动脉和支气管动脉痉挛,从而导致猝死。

(2)**体循环动脉栓塞**　引起血管支配的相应脏器的缺血性梗死。

(3)**脂肪栓塞**　可引起肺水肿、肺出血、肺不张、脑水肿等,甚至猝死。

(4)**羊水栓塞**　可导致患者出血、DIC、休克、昏迷、猝死等。

【例14】诊断羊水栓塞的主要病理依据是

A. 肺血管内有角化上皮　　B. 肺泡腔内透明膜形成　　C. 肺泡腔内广泛出血

D. 肺泡腔内有胎粪小体　　E. 微循环内透明血栓

【例15】右心感染性心内膜炎最常见的栓塞部位是

A. 冠状动脉　　B. 肺动脉　　C. 肾动脉

D. 大脑中动脉　　E. 下肢动脉(2017)

【例16】关于动脉栓塞的描述,正确的是

A. 栓子多为肺源性　　B. 栓子多为心源性　　C. 栓子多为血管源性

D. 栓子多来自动脉穿刺损伤处　　E. 栓塞部位上肢较下肢多见(2021)

【例17】男,28岁。潜水后四肢肌肉及关节疼痛3天。3天前潜水时发现呼吸器故障,立刻快速上升出水。随后出现眩晕、定向力障碍、恶心、呕吐等症状,休息及吸氧后症状缓解,但持续性四肢肌肉痉挛、抽搐、疼痛及关节痛。该患者疼痛的最可能原因是

A. 慢性炎症细胞浸润　　B. 应激性溃疡　　C. 局部组织凝固性坏死

D. 血液中CO_2浓度升高　　E. 血管腔内气泡栓塞(2022)

四、梗死

1. 概念

器官或局部组织血管阻塞、血流停滞导致缺氧而发生的坏死,称为梗死。梗死一般是由动脉阻塞而引起的局部组织缺血坏死。静脉阻塞使局部血流停滞造成组织缺氧,也可引起梗死。

2. 梗死形成的原因

(1)**血栓形成**　是梗死最常见的原因。如冠状动脉硬化合并血栓形成引起的心肌梗死,脑动脉粥样硬化合并血栓形成引起的脑组织梗死,肠系膜静脉血栓形成可引起所属静脉引流肠段的梗死。

(2)**动脉栓塞**　多为血栓栓塞,也可为气体、羊水、脂肪栓塞,常引起脾、肾、肺和脑的梗死。

(3)**动脉痉挛**　冠状动脉强烈而持续的痉挛,可引起心肌梗死。

(4)**血管受压闭塞**　多见于血管外肿瘤的压迫,肠扭转、肠套叠引起肠系膜血管受压,卵巢囊肿扭转引起血管受压,从而引起相应组织的坏死。

3. 梗死的形态特征

(1)**梗死灶的形状**　取决于发生梗死的器官血管分布方式。

①锥形　多数器官的血管呈锥形分支,如脾、肾、肺等,故梗死灶也呈锥形,切面呈扇面形,或三角形,其尖端位于血管阻塞处,常指向脾门、肾门、肺门,底部为器官的表面。

②节段形　肠系膜血管呈扇形分支和支配某一肠段,故肠梗死灶呈节段形。

③地图状　心冠状动脉分支不规则,故心肌梗死灶的形状也不规则,呈地图状。

(2)**梗死灶的质地**　取决于坏死的类型。心、脾、肾梗死为凝固性坏死。脑梗死为液化性坏死。

(3)**梗死灶的颜色**　取决于病灶内的含血量。含血量少时颜色灰白,称为贫血性梗死或白色梗死。含血量多时,颜色暗红,称为出血性梗死或红色梗死。

A. 肝　　B. 脑　　C. 肾

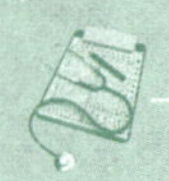

D. 肠　　E. 心

【例 18】梗死灶呈地图状改变的脏器是

【例 19】贫血性梗死灶呈锥形改变的脏器是

4. 梗死的类型和病理变化

	贫血性梗死	出血性梗死
别名	白色梗死	红色梗死
梗死灶颜色	含血量少,颜色灰白	含血量多,颜色暗红
发生于	支配该器官的动脉分支被阻塞后 组织结构较致密,侧支循环不丰富的实质器官	在严重淤血的基础上发生 组织疏松,双重血供或吻合支丰富的器官
好发器官	心、肾、脾、脑	肺、肠、卵巢囊肿蒂扭转

【例 20】贫血性梗死主要发生于

A. 心、肝、肾　　B. 心、肺、脾　　C. 心、肾、脾

D. 大脑、肺、肾　　E. 小肠、肝、心

常考点　重点内容,应全面掌握。

参考答案——详细解答见《2025 国家临床执业及助理医师资格考试历年考点精析(上、下册)》

1. ABCDE　2. ABCDE　3. ABCDE　4. ABCDE　5. ABCDE　6. ABCDE　7. ABCDE
8. ABCDE　9. ABCDE　10. ABCDE　11. ABCDE　12. ABCDE　13. ABCDE　14. ABCDE
15. ABCDE　16. ABCDE　17. ABCDE　18. ABCDE　19. ABCDE　20. ABCDE

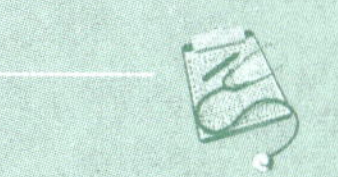

第3章　炎　症

考纲要求

①炎症概述：概念，原因，基本病理变化，分类和结局。②急性炎症：炎症细胞的种类和主要功能，急性炎症的类型和病理变化，炎症介质的概念和主要作用。③慢性炎症：一般慢性炎症的病理变化特点，慢性肉芽肿性炎的概念、病因和病变特点。

复习要点

一、炎症概述

1. 炎症的概念

炎症是具有血管系统的活体组织在各种损伤因子的刺激下所发生的以防御反应为主的基本病理过程。并非所有活体动物都能发生炎症反应，单细胞和多细胞生物在局部损伤时发生的反应，例如吞噬损伤因子或者通过细胞器肥大以应对有害刺激物等，这些反应均不能称为炎症。只有当生物进化到具有血管时，才能发生以血管反应为中心环节，同时又保留了上述吞噬和清除功能的复杂而完善的炎症反应。

2. 炎症的病因

凡是能引起组织和细胞损伤的因子都能引起炎症，致炎因子种类很多，主要包括物理性因子、化学性因子、生物性因子(最常见)、组织坏死、变态反应、异物等。

3. 炎症的基本病理变化

炎症的基本病理变化包括局部组织的变质、渗出和增生，其中渗出是炎症最具特征性的变化。

(1)变质　炎症局部组织发生的变性和坏死统称为变质。实质细胞的变质性变化包括细胞水肿、脂肪变性、凝固性坏死和液化性坏死等。间质细胞的变质性变化包括黏液样变性和纤维蛋白样坏死等。

(2)渗出　渗出液是由于血管通透性增高和白细胞主动游出血管所致，应与漏出液鉴别。

	病因	外观	比重	细胞总数	蛋白质	凝固性
渗出液	炎症	浑浊	>1.018	$>500\times10^6$/L	>30g/L	易自凝
漏出液	非炎症	清亮	<1.018	$<100\times10^6$/L	<30g/L	不自凝

(3)增生　包括实质细胞和间质细胞的增生。炎症性增生具有限制炎症扩散和修复损伤组织的功能。

4. 炎症的分类

(1)依据炎症累及的器官进行分类　如心肌炎、肝炎、肾炎等。

(2)依据炎症病变的程度进行分类　分为轻度炎症、中度炎症、重度炎症。

(3)依据炎症的基本病变性质进行分类　分为变质性炎、渗出性炎和增生性炎。

(4)依据炎症持续的时间进行分类　分为急性炎症、慢性炎症。

5. 急性炎症的结局

(1)痊愈　在炎症过程中，若致炎因子被清除，坏死组织和渗出物被吸收，可以痊愈。

(2)迁延为慢性炎症　如果致炎因子不能在短期内被清除，在机体内持续起作用，不断损伤组织造成炎症迁延不愈，可使急性炎症转变为慢性炎症，病情时轻时重。

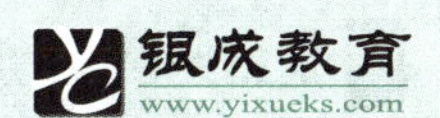

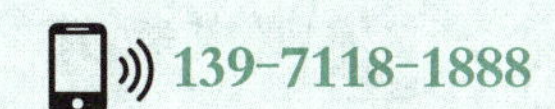

(3)蔓延扩散 当机体抵抗力低下,或病原微生物毒力强、数量多的情况下,病原微生物可不断繁殖,并沿组织间隙、脉管系统向周围和全身器官扩散。

①局部蔓延 病原体通过组织间隙、自然管道向周围播散,如急性膀胱炎可向上蔓延至肾盂等。

②淋巴道蔓延 病原微生物随淋巴扩散,可引起继发性淋巴管炎、淋巴结炎等。

③血行蔓延 病原微生物侵入血液循环,可引起菌血症。细菌的毒性产物或毒素被吸收入血,称为毒血症。细菌进入血液循环大量繁殖,并产生毒素,引起全身中毒症状,称为败血症。化脓菌引起的败血症进一步发展,可导致多发性脓肿,称为脓毒败血症。

【例1】急性炎症时组织变红的主要原因是

A. 组织间隙水肿　B. 炎症灶内炎症细胞浸润　C. 炎症灶内血栓形成
D. 肉芽组织增生　E. 血管扩张、血流加速

【例2】以变质为主的炎症,实质细胞的主要变化是

A. 增生和变性　B. 变性和坏死　C. 坏死和萎缩
D. 增生和再生　E. 萎缩和变性

二、急性炎症

1. 炎症细胞的种类和主要功能

炎症反应的最重要功能是将炎症细胞输送到炎症部位,白细胞渗出是炎症反应最重要的特征。

(1)炎症细胞的种类 ①急性炎症的早期(24小时内)以中性粒细胞游出为主,中期(24~48小时)以单核细胞浸润为主。②葡萄球菌和链球菌感染以中性粒细胞浸润为主,病毒感染以淋巴细胞浸润为主,过敏反应以嗜酸性粒细胞浸润为主。

(2)炎症细胞的主要功能

①吞噬作用 中性粒细胞和单核细胞渗出可吞噬和降解细菌、免疫复合物和坏死组织碎片。

②免疫作用 发挥免疫作用的细胞主要是单核细胞、淋巴细胞和浆细胞。

③组织损伤作用 白细胞释放的溶酶体酶、自由基、前列腺素、白三烯等有组织损伤作用。

【例3】葡萄球菌感染灶内浸润的主要炎症细胞是

A. 单核细胞　B. 中性粒细胞　C. 嗜酸性粒细胞
D. 淋巴细胞　E. 嗜碱性粒细胞

2. 急性炎症的类型与病理变化

(1)浆液性炎 以浆液渗出为特征,渗出的液体主要来自血浆,也可由浆膜的间皮细胞分泌,含有3%~5%的蛋白质(主要为白蛋白),同时混有少量中性粒细胞和纤维蛋白。

浆液性炎一般较轻,炎症易于消退,渗出物过多可产生不利影响,甚至导致严重后果。如喉头浆液性炎可造成喉头水肿,引起窒息;胸膜和心包的大量浆液渗出可影响心功能。

浆液性炎常发生于黏膜、浆膜、滑膜、皮肤和疏松结缔组织等。

	病理变化	举例
黏膜	黏膜的浆液性炎又称浆液性卡他性炎,卡他是指渗出物沿黏膜表面顺势下流	感冒初期,鼻黏膜排出大量浆液性分泌物
浆膜	浆膜的浆液性炎可引起胸腔积液	渗出性结核性胸膜炎
滑膜	滑膜的浆液性炎可引起关节腔积液	风湿性关节炎
疏松结缔组织	浆液性渗出物弥漫浸润疏松结缔组织,局部可出现炎性水肿	脚扭伤引起局部炎性水肿

(2)纤维蛋白性炎 以纤维蛋白原渗出为主,继而形成纤维蛋白。在HE切片中,纤维蛋白呈红染、相互交织的网状、条状或颗粒状。纤维蛋白性炎好发于黏膜、浆膜和肺组织。

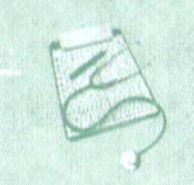

①黏膜　发生于黏膜者,常见于上呼吸道和肠道。黏膜发生的纤维蛋白性炎,渗出的纤维蛋白、中性粒细胞、坏死黏膜组织、病原菌等可在黏膜表面形成一层灰白色膜状物,称为"伪膜"或"假膜",故此种类型的纤维蛋白性炎又称为伪膜性炎或假膜性炎。白喉的假膜性炎,若发生于咽部,不易脱落,称为固膜性炎;发生于气管时容易脱落,称为浮膜性炎。细菌性痢疾时,肠黏膜表面可形成假膜。

②浆膜　浆膜的纤维蛋白性炎可引起体腔纤维性粘连。

③肺组织　发生于肺的纤维蛋白性炎,除有大量纤维蛋白渗出外,还可见大量中性粒细胞渗出,常见于大叶性肺炎。若纤维蛋白吸收不良,可发生机化,即大叶性肺炎肺肉质变。

(3)化脓性炎　以中性粒细胞渗出,并伴有不同程度的组织坏死和脓液形成为特点。分型如下。

	表面化脓和积脓	蜂窝织炎	脓肿
定义	是发生于黏膜和浆膜的化脓性炎	是指疏松结缔组织的弥漫性化脓性炎	是局限性化脓性炎
好发部位	黏膜、浆膜	皮肤、肌肉、阑尾	皮下、内脏
致病菌	化脓菌	溶血性链球菌	金黄色葡萄球菌
病理特点	中性粒细胞向黏膜表面渗出 深部浸润不明显	组织内大量中性粒细胞弥漫性浸润 细菌常经组织间隙和淋巴管扩散	脓腔形成 迁徙性脓肿多见

(4)出血性炎　是指炎症病灶的血管损伤严重,渗出物中含有大量红细胞,常见于出血热、鼠疫。

(5)急性炎症的归纳总结

炎症类型	病理特点	好发疾病或部位
浆液性炎	以浆液渗出为主要特征 可导致积液——胸腔、心包、关节、腹腔 炎症一般较轻,易于消退	好发于黏膜、浆膜、疏松结缔组织 发生于黏膜者可引起浆液性卡他性炎 发生于浆膜者可引起体腔积液 发生于关节者可引起关节腔积液
纤维蛋白性炎	特征为纤维蛋白原渗出,后形成纤维蛋白 血管壁损伤重,血管通透性明显增高 发生于黏膜者可形成伪膜性炎(细菌性痢疾) 发生于浆膜者可致体腔纤维蛋白粘连(绒毛心)	好发于黏膜、浆膜和肺组织 发生于黏膜——细菌性痢疾 发生于浆膜——绒毛心 发生于肺组织——大叶性肺炎
化脓性炎	特征为中性粒细胞渗出为主 伴不同程度的组织坏死和脓液形成	阑尾、皮肤、皮下、肌肉、内脏、浆膜等处
出血性炎	特征为血管损伤严重,渗出物含大量红细胞	流行性出血热、钩端螺旋体病、鼠疫

【例4】假膜性炎的渗出物主要为

A. 单核细胞、淋巴细胞和坏死组织　　B. 纤维蛋白、中性粒细胞和坏死组织

C. 纤维蛋白、浆细胞和中性粒细胞　　D. 淋巴细胞、浆细胞和中性粒细胞

E. 黏液、中性粒细胞和浆细胞

【例5】疏松结缔组织的弥漫性化脓性炎属于

A. 肉芽肿　　B. 浆液性炎　　C. 卡他性炎

D. 蜂窝织炎　　E. 纤维蛋白性炎

3. 炎症介质的概念和主要作用

(1)炎症介质的概念　炎症反应主要是通过一系列化学因子的作用实现的,这些化学因子称为炎症介质。其特点为:①炎症介质来自细胞和血浆,在致炎因子作用下由细胞合成并释放;②大多数炎症介质通过与靶细胞表面的特异性受体结合发挥其生物活性;③炎症介质可刺激靶细胞释放新的炎症介质,随后释放的炎症介质与原介质的作用可以相同、相似或相反;④一种炎症介质可作用于一种或多种靶细胞,

产生不同的效应;⑤炎症介质释放后存在的时间很短,很快降解,或被酶灭活。

(2)炎症介质的主要作用

功能	炎症介质
血管扩张	组胺、前列腺素、NO
血管通透性升高	组胺、5-羟色胺、缓激肽、C3a、C5a、LTC_4、LTD_4、LTE_4、PAF、P物质
趋化作用、白细胞渗出和激活	TNF、IL-1、IL-8、化学趋化因子、C3a、C5a、白三烯(LTB_4)
发热	IL-1、TNF、前列腺素
疼痛	前列腺素、缓激肽、P物质
组织损伤	白细胞溶酶体酶、活性氧、NO

A. 引起发热　　B. 起趋化作用　　C. 使血管通透性升高
D. 导致疼痛　　E. 加重组织损伤

【例6】渗出的组胺主要作用是
【例7】氧自由基的主要作用是

三、慢性炎症

1. 概念

慢性炎症是指持续数月甚至数年的炎症,连绵不断的炎症反应、组织损伤和修复反应相伴发生。

2. 分类

根据慢性炎症的形态学特点,将其分为两大类:一般慢性炎症(又称非特异性慢性炎)和肉芽肿性炎(又称特异性慢性炎)。

3. 一般慢性炎症

(1)慢性炎症的病理变化 ①单核巨噬细胞系统的激活是慢性炎症的一个重要特征。淋巴细胞是慢性炎症中浸润的另一种炎症细胞。②慢性炎症时,纤维结缔组织增生,常伴有瘢痕形成,可造成管道性脏器狭窄,如慢性节段性肠炎可引起肠腔狭窄,甚至肠梗阻。在黏膜可形成炎性息肉,如鼻息肉、宫颈息肉,在肺内可形成炎症假瘤。

(2)特点 ①炎症灶内浸润的细胞主要为单核细胞、淋巴细胞和浆细胞。②组织破坏,主要由炎症细胞的产物引起。③修复反应,常有较明显的成纤维细胞和血管内皮细胞的增生,以及被覆上皮和腺上皮等实质细胞的增生,以替代和修复损伤的组织。

慢性炎症的纤维结缔组织增生常伴有瘢痕形成,可造成管道性脏器的狭窄;在黏膜可形成炎性息肉,例如鼻息肉和子宫颈息肉;在肺或其他脏器可形成炎症假瘤。炎症假瘤本质上是炎症,由肉芽组织、炎症细胞、增生的实质细胞和纤维结缔组织构成,为境界清楚的瘤样病变。

4. 慢性肉芽肿性炎

(1)概念 肉芽肿性炎以肉芽肿形成为特征的慢性炎症。

(2)常见病因和类型

①感染性肉芽肿　结核分枝杆菌引起结核病,麻风杆菌引起麻风,一种革兰氏阴性杆菌引起的猫抓病,梅毒螺旋体引起梅毒,组织胞浆菌、新型隐球菌和血吸虫感染等。

②异物性肉芽肿　手术缝线、石棉、铍、滑石粉、隆乳术的填充物、人工血管等可引起异物性肉芽肿。

③原因不明的肉芽肿　如结节病。

(3)肉芽肿的组成成分和形态特点 肉芽肿为肉芽肿性炎的特征性病变,是指炎症局部巨噬细胞及其衍生细胞增生形成的境界清楚的结节状病灶,主要细胞成分是上皮样细胞和多核巨细胞。

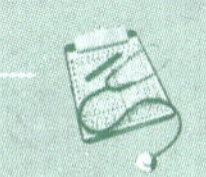

①上皮样细胞　胞质丰富，呈淡粉色，略呈颗粒状，界限不清；细胞核呈圆形或长圆形，有时核膜折叠，染色浅淡，核内可有1~2个小核仁。因这种细胞形态与上皮细胞相似，故称上皮样细胞。

②多核巨细胞　细胞核数目可达几十个，甚至几百个。结核结节中的多核巨细胞又称为朗汉斯巨细胞，由上皮样细胞融合而来。多核巨细胞还常见于不易消化的较大异物，称为异物多核巨细胞。

③异物性肉芽肿　其中心为异物，周围为数量不等的巨噬细胞、异物多核巨细胞、淋巴细胞和成纤维细胞等，形成结节状病灶。

注意：①肉芽肿的主要成分——上皮样细胞、多核巨细胞。
②肉芽组织的主要成分——新生毛细血管、成纤维细胞、炎症细胞（主要是巨噬细胞）。

【例8】不属于肉芽肿性炎的疾病是
A. 血吸虫病　B. 结核病　C. 梅毒
D. 伤寒　E. 淋病

【例9】感染日本血吸虫后，出现的基本病理变化是
A. 浆液性炎症　B. 纤维蛋白性炎　C. 化脓性炎
D. 出血性炎　E. 肉芽肿形成（2021）

【例10】不属于急性炎症的疾病是
A. 急性细菌性痢疾　B. 鼻息肉　C. 肠伤寒
D. 大叶性肺炎　E. 急性蜂窝织性阑尾炎（2024）

常考点　急性炎症的病理特点；肉芽肿性炎。

参考答案——详细解答见《2025国家临床执业及助理医师资格考试历年考点精析（上、下册）》

1. ABCDE　2. ABCDE　3. ABCDE　4. ABCDE　5. ABCDE　6. ABCDE　7. ABCDE
8. ABCDE　9. ABCDE　10. ABCDE

第4章 肿 瘤

▶考纲要求

①概述:肿瘤的概念,肿瘤的形态特点和异型性。②肿瘤的生长,肿瘤的扩散,肿瘤的分级与分期,良、恶性肿瘤的区别,肿瘤对机体的影响。③肿瘤的命名和分类:肿瘤的命名原则,癌前病变(疾病)、异型增生、上皮内瘤变及原位癌的概念,癌与肉瘤的区别,常见肿瘤类型及病理变化。④肿瘤的病因学和发病学:肿瘤发生的分子生物学基础,常见的化学、物理及生物性致瘤因素,影响肿瘤发生、发展的内在因素。

▶复习要点

一、肿瘤概述

1. 肿瘤的概念

(1)定义 肿瘤是机体的细胞异常增殖形成的新生物,常表现为机体局部的异常组织团块(肿块)。

(2)肿瘤性增殖 是指导致肿瘤形成的细胞增殖。肿瘤的增殖一般是克隆性的,即一个肿瘤中的肿瘤细胞群,是由发生了肿瘤性转化的单个细胞反复分裂增殖产生的子代细胞组成的。肿瘤生长旺盛,不同程度地失去了分化成熟的能力,即使致瘤因素不再存在,仍能继续生长。因而与生理状态或炎症损伤修复时的细胞增殖有着本质的区别。

	肿瘤性增殖	非肿瘤性增殖
定义	指导致肿瘤形成的细胞增殖	指不一定导致肿瘤形成的细胞异常增殖
特性	一般是克隆性的	一般是多克隆性的
细胞特点	肿瘤细胞的形态、代谢和功能均有异常 不同程度地失去了分化成熟的能力	属于正常新陈代谢所需的细胞更新,有的是针对一定刺激或损伤的防御性、修复性反应
对机体影响	常表现为肿块,与机体不协调,对机体有害	为正常的细胞更新、损伤引起的防御、修复反应,通常符合机体需要的生物学过程
病理特点	肿瘤细胞生长旺盛,失去控制,具有相对自主性 消除致瘤因素后,肿瘤仍能持续生长	细胞增殖受到控制,有一定限度 引起细胞增殖的原因消除后不再继续增生

2. 肿瘤的形态特点

(1)肉眼形态 大体观察时,应注意肿瘤的数目、大小、形状、颜色、质地等。

①数目 有些患者为单发肿瘤,有些患者为多发肿瘤,故体检或对手术切除标本进行检查时,应全面仔细。

②大小 肿瘤体积差别很大。极小的肿瘤肉眼观察很难查见。很大的肿瘤,重量可达数十千克。一般而言,恶性肿瘤的体积越大,发生转移的机会也越大。因此,恶性肿瘤的体积是肿瘤分期的一项重要指标。

③形状 肿瘤形态各异,如乳头状、绒毛状、息肉状、结节状、分叶状、浸润性、溃疡状、囊状等。

④颜色 肿瘤的颜色由组成肿瘤的组织、细胞及其产物的颜色决定。比如,纤维组织的肿瘤,切面多呈灰白色;脂肪瘤呈黄色;血管瘤常呈红色;黑色素瘤常呈黑色。

⑤质地 肿瘤质地与其类型、肿瘤细胞与间质的比例有关。纤维间质较少的肿瘤质地较软;伴有纤维增生反应的浸润性癌,质地较硬。

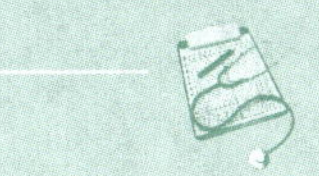

⑥与周围组织的关系　良性肿瘤可形成包膜,与周围组织常常分界清楚。恶性肿瘤多向周围组织浸润性生长,导致界限不清,也可推挤周围组织形成假包膜。

(2)肿瘤的组织形态　肿瘤组织分为肿瘤实质和间质两部分。

①肿瘤实质　肿瘤细胞构成肿瘤实质,细胞形态、组成的结构或其产物是判断肿瘤分化方向、进行肿瘤组织学分类的主要依据。肿瘤实质是影响肿瘤生物学行为的主要因素。

②肿瘤间质　一般由结缔组织、血管、淋巴细胞组成,起着支持和营养肿瘤实质、参与肿瘤免疫反应等作用。肿瘤间质构成的微环境对肿瘤细胞生长、分化、迁移具有重要作用。

3. 肿瘤的异型性

肿瘤的异型性是指肿瘤的细胞形态和组织结构与正常组织的差异性。良性肿瘤分化程度高、异型性小;恶性肿瘤分化程度低,异型性大。因此,异型性是区别肿瘤良、恶性的重要组织学依据。肿瘤的异型性有两个方面:结构异型性和细胞异型性。

(1)结构异型性　是指肿瘤细胞形成的组织结构,在空间排列方式上与相应正常组织的差异。

①良性肿瘤　虽然良性肿瘤的细胞异型性较小,但仍可有不同程度的结构异型性,因此诊断良性肿瘤主要依靠其组织结构的异型性。

②恶性肿瘤　恶性肿瘤的结构异型性明显,癌细胞排列紊乱,失去正常的结构和层次,丧失了极性,如鳞癌的癌细胞排列成巢团状或条索状,可出现癌珠。

(2)细胞异型性　良性肿瘤细胞的异型性小,恶性肿瘤细胞具有高度异型性。肿瘤细胞的异型性主要表现在:肿瘤细胞通常比相应正常细胞大;肿瘤细胞的多形性;肿瘤细胞核的多形性;肿瘤细胞核的体积增大;核仁明显,数目增多;核分裂象常增多。

二、肿瘤的生物学行为

1. 肿瘤的生长

肿瘤的生长方式主要有以下三种。良性肿瘤多为外生性、膨胀性生长;恶性肿瘤可为浸润性、外生性、膨胀性生长,但主要为浸润性生长。

(1)膨胀性生长　其生长速度缓慢,肿瘤逐渐增大,推挤四周组织,但不侵犯周围组织,与周围组织分界清楚,肿瘤常有完整包膜,手术容易摘除,术后不易复发。

(2)外生性生长　发生在体表、体腔或管道器官腔面的肿瘤,常突向表面,呈乳头状、息肉状、菜花状,这种生长方式称为外生性生长。

(3)浸润性生长　肿瘤细胞长入并浸润周围组织间隙、淋巴管或血管,与邻近的正常组织无明显界限,手术不易切除干净。

2. 肿瘤的扩散

肿瘤扩散是恶性肿瘤最重要的生物学特点,包括局部浸润、直接蔓延和转移。

(1)局部浸润和直接蔓延　直接蔓延是指恶性肿瘤随着体积不断增大,肿瘤细胞沿着组织间隙或神经束衣连续地浸润生长,破坏邻近器官或组织。

(2)转移　恶性肿瘤细胞从原发部位侵入淋巴管、血管或体腔,迁徙到其他部位继续生长,形成同样类型肿瘤的过程称为转移。转移是恶性肿瘤独有的生物学特点。恶性肿瘤转移方式如下:

①淋巴道转移　大多数为区域淋巴结转移,也可为“跳跃式”转移。胃肠等消化道肿瘤可经胸导管转移至左锁骨上淋巴结,称为菲尔绍(Virchow)淋巴结。

②血道转移　A. 腹腔内的肿瘤经门静脉转移到肝脏;B. 四肢肿瘤经体循环转移到肺;C. 肺癌随动脉系统而致全身播散到骨、脑;D. 经脊椎静脉丛(Batson 脊椎静脉系统)进行转移,如乳腺癌的椎体转移、甲状腺癌的颅骨转移、前列腺癌的骨盆转移等。

③种植性转移　为肿瘤细胞脱落后在体腔或空腔脏器内的转移,最多见的为胃癌种植到盆腔。胃癌

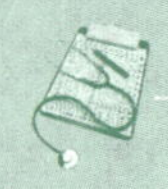

种植转移到卵巢称 Krukenberg 瘤。当然,Krukenberg 瘤也可以通过淋巴道和血道转移形成,但少见。

3. 肿瘤的分级与分期

(1)肿瘤的分级 通常根据恶性肿瘤的分化程度、异型性及核分裂象的数目来确定恶性肿瘤的级别。①Ⅰ级:高分化,分化良好,恶性程度低;②Ⅱ级:中度分化,中度恶性;③Ⅲ级:低分化,恶性程度高。

(2)肿瘤的分期 是指恶性肿瘤的生长范围和播散程度。对肿瘤进行分期,需要考虑:原发肿瘤的大小、浸润深度、浸润范围、邻近器官受累情况、局部和远处淋巴结转移情况、远处转移等因素。国际上广泛采用 TNM 分期系统:T 指肿瘤原发灶的情况,N 指区域淋巴结受累情况,M 指远处转移情况。

4. 良性肿瘤和恶性肿瘤的区别

	良性肿瘤	恶性肿瘤
生长速度	缓慢	较快
生长方式	膨胀性生长、外生性生长	浸润性生长(主要方式)、外生性生长
特征	有包膜,不侵犯周围组织,可推动	无包膜,浸润破坏周围组织,境界不清,活动受限制
转移	不转移	可转移
继发改变	少见	常见,如出血、坏死、溃疡形成等
全身影响	较小,主要为局部压迫或阻塞	较大,破坏原发部位和转移部位的组织
复发	不复发或很少复发	易复发
镜下表现	分化好,异型性小 核分裂象无或少,不见病理性核分裂象	分化不好,异型性大 核分裂象多,可见病理性核分裂象
组织结构	与原来正常组织相似	不规则,与正常组织不同

5. 肿瘤对机体的影响

(1)良性肿瘤对机体的影响

①局部压迫和阻塞 良性肿瘤分化较成熟,生长缓慢,在局部生长,不浸润,不转移,一般对机体的影响较小,主要表现为局部压迫和阻塞症状。其严重程度主要与肿瘤发生部位有关。如颅内的良性肿瘤。

②继发性改变 良性肿瘤有时对机体带来不同程度的影响,如子宫黏膜下肌瘤常引起出血和感染。

③分泌过多激素 内分泌腺的良性肿瘤可分泌过多激素而引起症状,如垂体生长激素瘤引起巨人症。

(2)恶性肿瘤对机体的影响

①死亡 恶性肿瘤分化不成熟,生长迅速,浸润并破坏器官的结构和功能,还可发生转移,因此对机体的影响严重,治疗效果不理想,患者死亡率高,生存率低。

②继发性改变 恶性肿瘤除可引起局部压迫和阻塞症状外,还易并发溃疡、出血、穿孔等。

③恶病质 晚期恶性肿瘤常表现为严重消瘦、贫血、厌食、全身衰弱等,称为癌症性恶病质。

(3)异位内分泌综合征 一些非内分泌腺肿瘤,可产生和分泌激素或激素样物质而引起症状,称为异位内分泌综合征。此类肿瘤多为恶性肿瘤,以癌居多,如肺癌、胃癌、肝癌等。

(4)副肿瘤综合征 由于肿瘤的产物(包括异位激素)、异常免疫反应等,可引起内分泌、神经、消化、造血、骨关节、肾脏及皮肤等系统的异常,称为副肿瘤综合征。这些表现不是由原发肿瘤或转移瘤直接引起,而是通过产生某种物质间接引起的。异位内分泌综合征属于副肿瘤综合征。

【例 1】关于高分化肿瘤的叙述,正确的是

A. 瘤细胞极性消失　B. 瘤细胞呈巢状生长　C. 瘤细胞异型性大
D. 瘤细胞呈结节性生长　E. 瘤细胞与起源的细胞相似

【例 2】诊断恶性肿瘤的主要依据是

A. 肿瘤的肉眼形态　B. 肿瘤对机体的影响　C. 肿瘤的大小

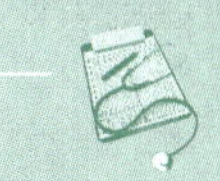

D. 肿瘤细胞的异型性　　E. 肿瘤的继发改变

【例3】判定恶性肿瘤最重要的依据是

A. 核分裂象多见　　B. 瘤巨细胞形成　　C. 膨胀性生长
D. 常发生坏死　　E. 转移

【例4】胃癌淋巴转移的常见部位是

A. 左锁骨上淋巴结　　B. 右锁骨上淋巴结　　C. 左颈部淋巴结
D. 右颈部淋巴结　　E. 左颌下淋巴结(2021)

【例5】良性肿瘤对机体影响最大的因素是

A. 生长部位　　B. 生长速度　　C. 组织来源
D. 生长时间　　E. 体积大小

三、肿瘤的命名和分类

1. 肿瘤的命名原则

(1)良性肿瘤的命名 组织或细胞类型+瘤,如平滑肌瘤。

(2)来源于上皮组织的恶性肿瘤的命名 上皮名称+癌,如鳞状细胞癌、腺癌。

(3)来源于间叶组织的恶性肿瘤的命名 间叶组织名称+肉瘤,如纤维肉瘤、脂肪肉瘤、骨肉瘤。

(4)命名的特殊情况

①结合形态来命名,如乳头状囊腺瘤、乳头状囊腺癌。

②肿瘤形态类似于某些幼稚组织或细胞称母细胞瘤。母细胞瘤一般是恶性肿瘤,但也有良性的。
属于良性的母细胞瘤——骨母细胞瘤、软骨母细胞瘤、肌母细胞瘤。
属于恶性的母细胞瘤——肾母细胞瘤、神经母细胞瘤、髓母细胞瘤、视网膜母细胞瘤、肝母细胞瘤。

③一些病名为“×瘤”“×病”的,既可为恶性肿瘤,也可为良性肿瘤,有些却不是肿瘤。
属于良性肿瘤的——神经鞘瘤、间皮瘤。
属于恶性肿瘤的——精原细胞瘤、绿色瘤、黑色素瘤、淋巴瘤、白血病、霍奇金病、鲍文病。
属于交界肿瘤的——骨巨细胞瘤。
不属于肿瘤的是——结核瘤、迷离瘤、动脉瘤、炎性假瘤。

④以肿瘤细胞的形态来命名,如透明细胞肉瘤。

⑤肿瘤多发称为瘤病,如神经纤维瘤病、脂肪瘤病、血管瘤病。

A. 神经纤维瘤　　B. 软骨母细胞瘤　　C. 骨母细胞瘤
D. 成熟性畸胎瘤　　E. 髓母细胞瘤

【例6】属于恶性肿瘤的是

【例7】含有2个胚层以上成分的肿瘤是

2. 癌前病变、异型增生、上皮内瘤变及原位癌的概念

癌前病变	某些疾病或病变本身不是恶性肿瘤,但具有发展为恶性肿瘤的潜能,称为癌前病变 如大肠腺瘤、乳腺纤维囊性病、慢性胃炎与肠化、溃疡性结肠炎、皮肤慢性溃疡、黏膜白斑
异型增生	指细胞增生并出现异型性,但不足以诊断为肿瘤,增生未累及上皮全层(累及全层者为原位癌)
上皮内瘤变	轻度、中度不典型增生分别称为上皮内瘤变Ⅰ、Ⅱ级,上皮内瘤变Ⅲ级=重度不典型增生+原位癌
原位癌	指异型增生的细胞与癌细胞相同,并累及上皮全层,但未突破基底膜
浸润癌	指突破了基底膜的癌
早期癌	癌浸润仅限于黏膜及黏膜下层者

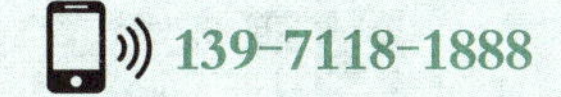

【例8】女,33岁。B超检查在左乳房外上象限发现0.3cm×0.2cm大小的结节。局部切除送病理检查,结节内查见癌细胞,累及上皮全层,但未浸破基底膜。正确的病理诊断是

A. 上皮内瘤变Ⅰ级　　B. 上皮内瘤变Ⅱ级　　C. 重度非典型增生

D. 原位癌　　E. 早期浸润癌

【例9】不属于癌前病变的是

A. 黏膜白斑　　B. 溃疡性结肠炎　　C. 十二指肠溃疡

D. 家族性腺瘤性肠息肉病　　E. 乳腺导管上皮乳头状瘤样增生

3. 癌和肉瘤的区别

	癌	肉瘤
组织来源	上皮组织	间叶组织
发病率	较高,为肉瘤的9倍	较低
好发年龄	40岁以上	有些类型见于青少年,有些类型见于中老年
好发部位	皮肤、黏膜、内脏多见	四肢、躯干多见
大体形态	质较硬、色灰白、较干燥	质软、色灰红、湿润、鱼肉状
镜下特点	多形成癌巢,实质与间质分界清楚,纤维组织常有增生	肉瘤细胞多弥漫分布,实质与间质分界不清,间质内血管丰富,纤维组织少
网状纤维	见于癌巢周围,癌细胞间多无网状纤维	肉瘤细胞间多有网状纤维
转移方式	多经淋巴道转移	多经血道转移

4. 常见肿瘤类型及病理变化

(1)上皮组织良性肿瘤　包括乳头状瘤、腺瘤等。

	乳头状瘤	管状腺瘤、绒毛状腺瘤	囊腺瘤
好发部位	鳞状上皮、尿路上皮覆盖的部位	结肠、直肠黏膜	卵巢
病理特点	外生性生长,指状或乳头状,镜下乳头中心由血管和结缔组织等间质构成	常呈息肉状,可有蒂,可为广基,绒毛状腺瘤癌变率高	大小不等的囊腔 可分泌浆液、黏液等

(2)上皮组织恶性肿瘤

类型	病理特点	好发部位
鳞癌	分化好的鳞癌,癌巢中央可见角化珠或癌珠,细胞间可见细胞间桥 分化差的鳞癌,可无角化珠,细胞间桥少或无	鳞状上皮覆盖的部位:皮肤、口腔、唇、食管、喉
腺癌	癌细胞大小不等,排列成腺腔样结构,核分裂象多见 可表现为乳头状腺癌、囊腺癌、乳头状囊腺癌、黏液癌	腺上皮的恶性肿瘤:胃肠道、肺、乳腺、子宫
黏液癌	分泌大量黏液的腺癌称为黏液癌(胶样癌) 腺腔扩张,含大量黏液,癌细胞似漂浮在黏液中	胃、大肠
印戒细胞癌	为特殊类型的黏液癌,黏液积聚在癌细胞内,将核推向一边	胃、大肠
基底细胞癌	癌巢由深染的基底细胞样癌细胞构成。生长缓慢,表面常有溃疡浸润破坏深层组织,很少发生转移,对放疗很敏感,低度恶性	老年人面部
尿路上皮癌	级别越高,越易复发	膀胱、输尿管、肾盂

【例10】区别癌与肉瘤的主要依据是

A. 浸润性生长,无包膜　　B. 异型性明显,有核分裂象　　C. 通过血道转移

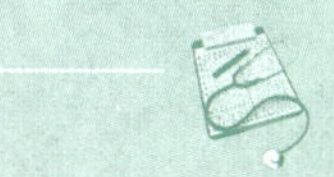

D. 组织来源　　E. 肿瘤体积巨大

A. 癌　　B. 肉瘤　　C. 母细胞瘤
D. 精原细胞瘤　　E. 霍奇金淋巴瘤

【例 11】胚胎性肿瘤是
【例 12】来源于间叶组织的恶性肿瘤是
【例 13】来源于上皮组织的恶性肿瘤是

注意:①胚胎性肿瘤常称母细胞瘤,如神经母细胞瘤、肾母细胞瘤等。
②精原细胞瘤是起源于睾丸原始生殖细胞的恶性肿瘤,不属于胚胎性肿瘤。

【例 14】HE 染色切片,显微镜下在癌巢中见到角化珠和细胞间桥,可确诊为
A. 高分化的鳞状细胞癌　　B. 低分化的鳞状细胞癌　　C. 高分化的腺癌
D. 低分化的腺癌　　E. 移行细胞癌(2020、2022)

【例 15】一淋巴结作病理切片检查,淋巴结内见成团的异型细胞,并有病理性核分裂象和角化珠形成,应诊断为
A. 淋巴结结核　　B. 淋巴结慢性炎症　　C. 淋巴结转移性腺癌
D. 恶性淋巴瘤　　E. 淋巴结转移性鳞癌

(3)间叶组织良性肿瘤

类型	病理特点	好发部位
脂肪瘤	最常见的良性软组织肿瘤,多见于成人,常呈分叶状	肩、背、颈、四肢
纤维瘤	瘤组织内的胶原纤维排成束状,外观结节状,与周围组织分界明显	四肢、躯干
血管瘤	有毛细血管瘤、海绵状血管瘤、静脉血管瘤,可自然消退	皮肤、肌肉、内脏器官
淋巴管瘤	由增生的淋巴管构成,内含淋巴液,多发于小儿	表皮
平滑肌瘤	由梭形细胞构成,核分裂象罕见	子宫
软骨瘤	可恶变	骨膜、手足短骨、四肢长骨

(4)间叶组织恶性肿瘤

类型	病理特点	好发部位
脂肪肉瘤	多见于成人	深部软组织、腹膜后
横纹肌肉瘤	多见于儿童和婴幼儿,恶性程度高,早期易发生血道转移	头颈部、泌尿生殖道
平滑肌肉瘤	软组织平滑肌肉瘤多见于中老年人	子宫
血管肉瘤	易出血坏死	皮肤、乳腺、肝、脾、骨
纤维肉瘤	镜下为异型的梭形细胞呈鲱鱼骨样排列	四肢皮下组织
骨肉瘤	为最常见的骨恶性肿瘤,镜下肿瘤细胞异型明显,见肿瘤骨	四肢长骨干骺端
软骨肉瘤	软骨基质中有异型的软骨细胞	骨盆

【例 16】男孩,1 岁。出生时左前额有一扁平红色突起,不痛不痒,持续增大。下列符合组织学改变的是
A. 红细胞增生　　B. 毛细血管增生　　C. 脑瘤增生
D. 梭形细胞排列　　E. 脑膜炎改变(2023)

【例 17】属于上皮组织发生的肿瘤是
A. 淋巴管瘤　　B. 血管瘤　　C. 乳头状瘤

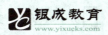

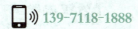

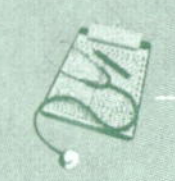

D. 平滑肌瘤　　E. 脂肪瘤

【例 18】女,15 岁。左大腿下端肿痛 1 个月。查体:局部软组织肿胀、压痛。X 线片示左股骨下端溶骨性破坏,伴骨膜反应,血清碱性磷酸酶明显增高。可能的病理改变为

A. 滑膜增生,血管翳形成　　B. 肿瘤性成骨　　C. 骨软骨瘤样变
D. Homer-Wright 菊形团形成　　E. 骨小梁增粗,骨髓浸润(2024)

A. 息肉状　　B. 乳头状　　C. 分叶状
D. 结节状　　E. 囊状

【例 19】皮下脂肪瘤常见的肉眼特点是

【例 20】乳腺纤维腺瘤外观常见的肉眼特点是(2019、2022)

四、肿瘤的病因学和发病学

1. 肿瘤发展的分子生物学基础

(1)癌基因　是指一段可将正常细胞转化为肿瘤细胞的核酸片段。首先在逆转录病毒中发现,称为病毒癌基因。后来,在正常细胞基因组中也发现与病毒癌基因十分相似的 DNA 序列,称为原癌基因或细胞癌基因(如 *C-RAS*、*C-MYC* 等)。这些基因正常时并不导致肿瘤,它们编码的产物是对促进细胞生长增殖十分重要的蛋白质(如生长因子等)。在某些因素的作用下,原癌基因发生数量或结构上的变化时,原癌基因可转化为癌基因,称为原癌基因的激活。其激活方式有三种,即点突变、基因扩增和染色体转位。

(2)肿瘤抑制基因　是指在细胞生长与增殖调控中起重要作用的基因,这些基因的产物能限制细胞的生长,其丢失或功能的丧失可导致细胞发生恶性转化。目前已知的抑癌基因有 10 余种,如 *APC*、*RB*、*p53*、*NF-1*、*BRCA-1*、*BRCA-2* 等。*RB* 基因是人们第一个发现的肿瘤抑制基因,其丢失或失活可导致视网膜母细胞瘤、膀胱癌、肺癌、乳腺癌、骨肉瘤等。*p53* 是目前研究最为广泛的肿瘤抑制基因,人类肿瘤 50%以上有 *p53* 基因突变。

(3)凋亡调节基因　肿瘤的生长,取决于细胞增殖与细胞凋亡的比例,因此调节细胞凋亡的基因在某些肿瘤的发生上也起重要作用。如 Bcl-2 蛋白抑制凋亡,而 Bax 蛋白促进凋亡。*BCL-2* 基因的过度表达与滤泡型恶性淋巴瘤的发生发展有关。

(4)DNA 修复基因　电离辐射、紫外线、烷化剂、氧化剂等因素,均可引起 DNA 损伤。正常细胞内 DNA 的轻微损伤,可通过 DNA 修复机制予以修复,这对维持基因组稳定性具有重要意义。当 DNA 修复机制有异常时,DNA 损伤被保留下来,可能导致肿瘤的发生。如着色性干皮病患者,因为不能修复紫外线导致的 DNA 损伤,其皮肤癌的患病率极高。

(5)端粒酶和肿瘤　染色体末端存在称为端粒的 DNA 重复序列,其长度随细胞的每一次分裂逐渐缩短。细胞分裂一定次数后,端粒短缩到一定长度,细胞便死亡。生殖细胞具有端粒酶活性,可使缩短的端粒长度恢复;但大多数体细胞没有端粒酶活性,因此体外培养细胞只能分裂 50 次左右。许多恶性肿瘤细胞都含有端粒酶活性,使其端粒不会缩短,这与肿瘤细胞的永生化有关。因此,端粒的缩短可以看成是一种肿瘤抑制机制,端粒可以称为细胞的生命计时器。

(6)肿瘤发生是一个多步骤的过程　恶性肿瘤的发生是一个长期的、多因素造成的分阶段多步骤过程,并非单个分子事件。单个基因的改变不能引起细胞完全恶性转化,需要多个癌基因的作用,而且在癌变的不同阶段,可能有不同的癌基因起作用。癌基因的激活与肿瘤抑制基因的缺失或失活,两种起拮抗作用。

2. 常见的化学、物理及生物性致癌因素

(1)化学性致癌因素　目前已知可以致癌的化学物质有 1000 多种。多数化学致癌物需在体内(主要在肝)代谢活化后才能致癌,称为间接致癌物(如多环芳烃、芳香胺、亚硝胺、真菌毒素等)。少数化学致癌物不需在体内进行代谢转化即可致癌,称为直接致癌物(如烷化剂及酰化剂)。

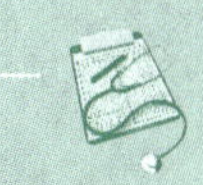

①多环芳烃 致癌作用特别强的是3,4-苯并芘、1,2,5,6-双苯并蒽等,可能与肺癌、胃癌的发生有关。

②致癌的芳香胺类 如乙萘胺、联苯胺等,与膀胱癌发生有关;氨基偶氮染料可引起实验性肝细胞癌。

③亚硝胺类物质 致癌性强、致癌谱广。亚硝酸盐可由细菌分解硝酸盐产生。在胃内酸性环境下,亚硝酸盐与来自食物的二级胺作用合成亚硝胺。亚硝胺在体内经过羟化作用而活化,形成一个有很强反应性的烷化碳离子而致癌。

④真菌毒素 黄曲霉毒菌广泛存在于霉变食品中,霉变的花生、玉米及谷类含量最高。黄曲霉毒素有多种,以黄曲霉毒素 B_1 致癌性最强。黄曲霉毒素 B_1 是异环芳烃,在肝脏代谢为环氧化物,可使肿瘤抑制基因*p53*发生点突变而失去活性,从而诱发肝细胞癌。其致癌性与HBV感染有协同作用。

⑤烷化剂及酰化剂 为直接化学致癌物,如环磷酰胺等化疗后可诱发粒细胞性白血病。

(2)物理因素

①紫外线 可引起皮肤鳞癌、基底细胞癌和恶性黑色素瘤。紫外线可使DNA中相邻的两个嘧啶形成二聚体,造成DNA分子复制错误。着色性干皮病患者先天性缺乏修复DNA所需的酶,不能修复紫外线导致的DNA损伤,因此皮肤癌的发病率很高。

②电离辐射 能使染色体发生断裂、转位和点突变,导致癌基因激活或肿瘤抑制基因的灭活。

(3)生物性致癌因素 以下为《病理学》《内科学》和《外科学》内容的归纳总结。

寄生虫/微生物	相关肿瘤
华支睾吸虫	肝癌、胆管癌
慢性血吸虫	结肠癌
人类乳头瘤病毒HPV6、HPV11	生殖道、喉等部位的乳头状瘤
人类乳头瘤病毒HPV16、HPV18	宫颈原位癌和浸润癌
Epstein-Barr病毒(EBV)	伯基特淋巴瘤、鼻咽癌
乙肝病毒(HBV)、丙肝病毒(HCV)	肝细胞癌
RNA肿瘤病毒(逆转录病毒)	急性转化病毒含病毒癌基因(如*v-src*、*v-abl*、*v-myb*) 慢性转化病毒不含癌基因,可促进转录,引起原癌基因激活和过度表达
幽门螺杆菌(Hp)	胃黏膜相关淋巴组织(MALT)淋巴瘤、胃腺癌

【例21】属于抑癌基因的是

A. *RB* B. *RAS* C. *MYC*
D. *C-ERBB-2* E. *SIS*

【例22】肿瘤的发生与亚硝胺类化合物关系不密切的是

A. 食管癌 B. 胃癌 C. 胆囊癌
D. 大肠癌 E. 肝癌

【例23】黄曲霉毒素B1的靶器官是

A. 脾 B. 肝 C. 心
D. 肺 E. 脑

【例24】与胃MALT淋巴瘤发病有关的病原体是

A. EBV B. HIV C. HPV
D. Hp E. HTLV-1

3. 影响肿瘤发生、发展的内在因素

(1)遗传因素 遗传因素在一些肿瘤的发生中起重要作用。

①常染色体显性遗传的肿瘤 如家族性视网膜细胞瘤、家族性腺瘤性息肉病、神经纤维瘤病等。

②常染色体隐性遗传的肿瘤　如着色性干皮病患者易发生皮肤癌,毛细血管扩张性共济失调患者易发生急性白血病和淋巴瘤,Li Fraumeni 综合征患者易发生肉瘤、白血病、乳腺癌等。

③家族性遗传　如乳腺癌、鼻咽癌、胃癌、肠癌等,可能与多因素遗传有关。

(2)肿瘤免疫因素　发生了肿瘤性转化的细胞可引起机体的免疫反应。引起机体免疫反应的肿瘤抗原和机体抗肿瘤免疫机制,是肿瘤免疫学研究的内容。肿瘤抗原可分为肿瘤特异性抗原和肿瘤相关抗原。

①肿瘤特异性抗原　是肿瘤细胞独有的抗原,不存在于正常细胞。

②肿瘤相关抗原　是指既存在于肿瘤细胞,也存在于某些正常细胞的抗原。

③肿瘤胎儿抗原　有些抗原在胎儿组织中大量表达,在分化成熟组织中不表达或表达量很小,但在癌变组织中表达增加,这种抗原称为肿瘤胎儿抗原。例如甲胎蛋白可见于胎肝细胞和肝细胞癌中。

④肿瘤分化抗原　是正常细胞和肿瘤细胞都具有的与某个方向的分化有关的抗原。例如前列腺特异性抗原(PSA)既可见于正常前列腺上皮,也可见于前列腺癌细胞。

(3)种族和地理因素　如欧美人乳腺癌多见,日本人胃癌发病率高,我国广东省的鼻咽癌发病率高。

(4)年龄、性别和激素因素　不同年龄和性别,其发生肿瘤的类型有所不同。如男性肺癌、食管癌、胃癌、结肠癌、直肠癌的发病率明显高于女性;女性生殖器官肿瘤、甲状腺癌、乳腺癌、胆囊癌的发病率明显高于男性。神经母细胞瘤、肾母细胞瘤等好发于儿童,横纹肌肉瘤、骨肉瘤多见于青年人。癌的发病除了与年龄、性别有关外,还可能与激素水平、接触致癌物等有关。

【例 25】肿瘤相关抗原的含义是

A. 表达于肿瘤细胞而不表达于正常细胞　　B. 肿瘤细胞和正常细胞无差异性表达
C. 表达于正常细胞而不表达于肿瘤细胞　　D. 高表达于肿瘤细胞而低表达于正常细胞
E. 高表达于正常细胞而低表达于肿瘤细胞

常考点　考试重点,需全面掌握。

参考答案——详细解答见《2025 国家临床执业及助理医师资格考试历年考点精析(上、下册)》

1. ABCDE　2. ABCDE　3. ABCDE　4. ABCDE　5. ABCDE　6. ABCDE　7. ABCDE
8. ABCDE　9. ABCDE　10. ABCDE　11. ABCDE　12. ABCDE　13. ABCDE　14. ABCDE
15. ABCDE　16. ABCDE　17. ABCDE　18. ABCDE　19. ABCDE　20. ABCDE　21. ABCDE
22. ABCDE　23. ABCDE　24. ABCDE　25. ABCDE

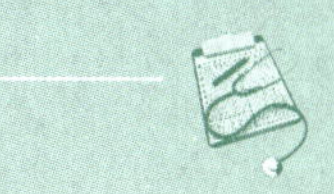

第5章　心血管系统疾病

考纲要求

①动脉粥样硬化:血管的病理变化,心脏、肾脏和脑的病理变化,临床病理联系。②原发性高血压:良性高血压血管的病理变化,良性高血压心脏、肾脏和脑的病理变化,临床病理联系。③风湿性心脏病:基本病理变化,各器官病理变化。④心脏瓣膜病:概述,主要类型及病理变化。

复习要点

一、动脉粥样硬化

动脉粥样硬化是心血管系统疾病中最常见的疾病,以血管内膜形成纤维斑块或粥样斑块为特征,主要累及大动脉和中等动脉,致管壁变硬、管腔狭窄和弹性减弱,引起相应器官缺血性改变。

1. 血管的病理变化

动脉粥样硬化主要累及全身大中动脉,动脉壁的病变包括脂纹、纤维斑块、粥样斑块和复合病变。

分期	病理特点
脂纹	①为最早肉眼病变,位于主动脉后壁及其分支出口处;②镜下见大量泡沫细胞聚集;③泡沫细胞来源于巨噬细胞和平滑肌细胞(SMC)
纤维斑块	①由脂纹发展而来;②镜下见表层为大量胶原纤维玻璃样变,平滑肌细胞增生并分泌大量细胞外基质组成纤维帽,纤维帽下可见数量不等的泡沫细胞、平滑肌细胞、炎症细胞等
粥样斑块	由纤维斑块深层细胞的坏死发展而来 镜下见纤维帽下大量粥样物质、胆固醇结晶和钙盐沉积,斑块底部和边缘出现肉芽组织
复合病变	也称继发性病变,包括斑块内出血、破裂、血栓形成、钙化、动脉瘤形成、血管腔狭窄

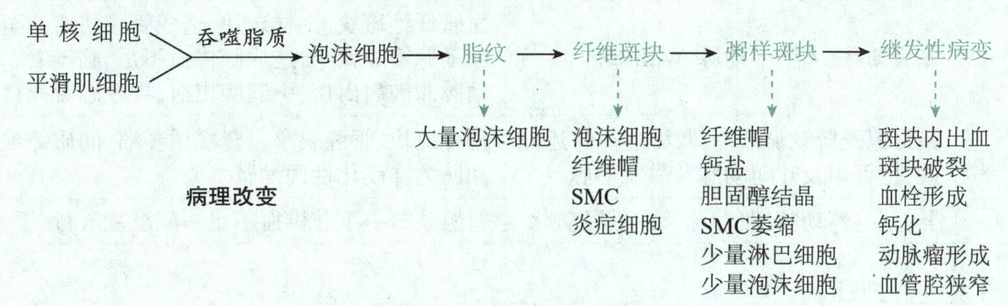

动脉粥样硬化的基本病理变化的发展

【例1】早期动脉粥样硬化病变,最早进入动脉内膜的细胞是

A. 红细胞　　B. 淋巴细胞　　C. 脂肪细胞

D. 中性粒细胞　　E. 巨噬细胞(2018、2022)

2. 心脏、肾脏和脑的病理变化

(1)心脏的病理变化　表现为心绞痛和心肌梗死。心肌梗死的病理特点包括:

①发病部位　50%发生于左冠状动脉前降支供血区,如左心室前壁、心尖部、室间隔前2/3;25%发生

于右冠状动脉供血的左心室后壁、室间隔后1/3;也易见于左冠状动脉回旋支供血的左心室侧壁。

②肉眼观　新鲜心肌梗死呈不规则形,黄白色,周围可见充血、出血带。陈旧性心肌梗死为瘢痕组织。

③光镜下　为凝固性坏死,心肌细胞嗜酸性增强,出现肌质凝聚和肌原纤维溶解,肌细胞核消失,间质内可见中性粒细胞浸润。

(2)肾脏的病理改变　肾动脉粥样硬化最常累及肾动脉开口处及主动脉近侧端。

①肾梗死　肾动脉粥样硬化可引起肾梗死,新鲜肾梗死呈三角形,灰白色,周围可见充血出血带。

②动脉粥样硬化性固缩肾　梗死灶机化后遗留较大凹陷瘢痕,多个瘢痕可使肾脏缩小,称为动脉粥样硬化性固缩肾。

(3)脑的病理改变　脑动脉硬化可引起脑萎缩、脑软化和脑出血。

①脑萎缩　表现为大脑皮质变薄、脑回变窄、脑沟变宽且加深、脑的重量减轻。

②脑软化　主要发生于颞叶、内囊、豆状核和丘脑。

③脑出血　脑动脉硬化可引起小动脉瘤形成,当血压突然升高时,小动脉瘤可破裂形成脑出血。

【例2】男,55岁。反复活动时胸部闷痛2年,快步行走及上楼梯可诱发,休息3~5分钟可缓解。冠状动脉造影见前降支中段狭窄80%。其血管病变的始动环节是

A. 巨噬细胞形成泡沫细胞　B. 纤维帽破溃、血栓形成　C. 平滑肌细胞增殖和迁移
D. 内皮受损及功能失调　E. 内皮下脂质沉积

【例3】男,60岁。突发心前区压榨样疼痛1小时。心电图示多导联出现病理性Q波、广泛性ST段抬高。其心肌病理改变最可能是

A. 凝固性坏死　B. 脂肪坏死　C. 干酪样坏死
D. 液化性坏死　E. 坏疽(2024)

3. 临床病理联系

受累动脉	好发部位	临床病理联系
主动脉	主动脉后壁及分支开口处 以腹主动脉病变最严重	多无症状。严重者血管壁受损,受血压作用向外膨出可形成动脉瘤,动脉瘤破裂可导致致命性大出血
冠状动脉	冠状动脉左前降支(占50%)>右主干>左主干、左旋支、后降支	冠心病主要表现为心绞痛、心肌梗死
颈动脉	最常见于颈内动脉起始部	纤维斑块、粥样斑块、管腔狭窄甚至闭塞
脑动脉	基底动脉、大脑中动脉、Willis环	血管纤维斑块、粥样斑块,造成管腔狭窄甚至闭塞 脑动脉管腔狭窄,造成脑供血不足、脑萎缩 动脉瘤破裂出血,引起脑出血,导致患者死亡
肾动脉	最常累及肾动脉开口处及主动脉近侧端,也可累及叶间动脉及弓状动脉	粥样斑块、管腔狭窄→肾实质萎缩、间质纤维化 动脉粥样硬化性固缩肾
四肢动脉	下肢重:髂动脉、股动脉及前后胫动脉	管腔狭窄→下肢供血不足→间歇性跛行、干性坏疽

二、原发性高血压

高血压是指成年人收缩压≥140mmHg和/或舒张压≥90mmHg。高血压分原发性高血压、继发性高血压和特殊类型高血压。原发性高血压分为良性和恶性高血压。良性高血压约占原发性高血压的95%。

原发性高血压分为良性高血压和恶性高血压。良性高血压约占原发性高血压的95%。

1. 原发性高血压血管的病理变化

(1)细小动脉痉挛　早期(功能紊乱期)表现为全身细小动脉间歇性痉挛收缩、血压升高,因动脉无器质性病变,痉挛缓解后血压可恢复正常。

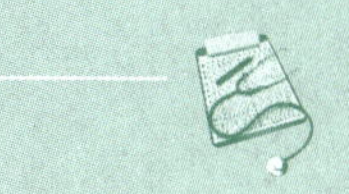

(2)细动脉硬化　是高血压病的主要病变特征,表现为细动脉玻璃样变。细动脉玻璃样变最易累及肾的入球动脉、视网膜动脉和脾的中央动脉。

(3)小动脉硬化　主要累及肌型小动脉,如肾小叶间动脉、弓状动脉及脑的小动脉等。小动脉内膜胶原纤维及弹性纤维增生,内弹力膜分裂。中膜平滑肌增生、肥大,不同程度的胶原纤维和弹力纤维增生,血管壁增厚,管腔狭窄。

(4)大动脉硬化　弹力肌型或弹力型大动脉无明显病变或并发动脉粥样硬化。

【例4】符合良性高血压血管病变的是

A. 小动脉玻璃样变　　B. 小动脉外膜纤维增生　　C. 细动脉平滑肌增生
D. 细动脉胶原纤维增生　　E. 细小动脉玻璃样变

2. 良性高血压心脏、肾脏和脑的病理变化

(1)心脏的病理变化　主要表现为左心室代偿性肥大。心脏重量增加,可达400g以上(正常男性约260g,女性约250g)。左心室壁增厚,可达1.5~2.0cm(正常≤1.0cm)。左心室乳头肌和肉柱增粗,心腔不扩大,相对缩小,称为向心性肥大。当左心室失代偿时,心肌收缩力降低,逐渐出现心腔扩张,称为离心性肥大。可见,心脏的典型病理变化为早期向心性肥大,晚期离心性肥大,严重时发生心衰。

(2)肾脏的病理变化　高血压时,由于入球小动脉玻璃样变及肌型小动脉硬化,肾小管萎缩、间质增生。病变相对较轻的肾小球代偿性肥大,肾小管代偿性扩张。肉眼观,双肾对称性缩小,质地变硬,肾表面凹凸不平,呈细颗粒状,称为原发性颗粒性固缩肾。

(3)脑的病理变化　包括高血压脑病、脑软化、脑出血等。脑出血常发生于基底节、内囊,其次为大脑白质、脑桥和小脑,多见于基底节区域,尤以豆状核区最多见,这是因为供应该区域的豆纹动脉从大脑中动脉呈直角分支,直接受到大脑中动脉压力较高的血流冲击和牵引,致豆纹动脉易破裂出血。

【例5】原发性高血压时细动脉可逆性病理改变是

A. 内膜下蛋白性物质沉积　　B. 血管腔狭窄　　C. 血管痉挛
D. 血管壁平滑肌萎缩　　E. 血管纤维化

【例6】高血压心脏病患者心脏肉眼可见的病理变化是

A. 心脏体积变大,右心室壁肥厚　　B. 右心室前壁肺动脉圆锥膨隆,右心室扩大
C. 心脏体积变大,左心室壁肥厚　　D. 心脏体积增大,心尖钝圆,室壁变薄
E. 心脏体积缩小,颜色深褐,表面血管迂曲(2024)

【例7】男性,58岁。间断头晕、头痛半年,休息后稍缓解,多次测量血压偏高,未治疗。门诊查体:脉搏75次/分,血压165/95mmHg。患者早期可能出现的病理改变是

A. 眼底出血　　B. 左心室肥大　　C. 肝硬化
D. 脑出血　　E. 颗粒性固缩肾(2022)

【例8】高血压病的肾脏病理变化表现为

A. 颗粒性固缩肾　　B. 肾脏单发性贫血性梗死　　C. 肾动脉动脉瘤形成
D. 肾的多发性大瘢痕凹陷　　E. 肾脏淤血

【例9】高血压病脑出血最常见的部位是

A. 豆状核和丘脑　　B. 内囊和基底核　　C. 蛛网膜下腔
D. 侧脑室　　E. 大脑髓质

3. 高血压临床病理联系

(1)心脏　由高血压引起的左心室肥大、扩张,并伴有心肌收缩能力减弱,甚至心力衰竭的心脏病,称为高血压心脏病。患者可有心悸、心界扩大,并出现心力衰竭的表现。

(2)肾脏　早期可无明显症状,但随着病情进展,相对正常的肾单位越来越少,不足以排出体内代谢废物,可发生慢性肾功能不全,严重者可出现尿毒症。

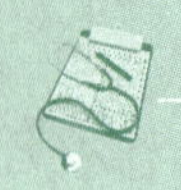

(3)脑 高血压脑病由于脑细动脉、小动脉硬化,毛细血管通透性增高,可引起脑水肿,表现为头痛、头晕、呕吐、视物模糊、心悸等症状。若患者血压急剧升高,可出现剧烈头痛、抽搐,甚至昏迷等,称为高血压危象。脑出血是高血压最常见、最严重的并发症,常表现为意识障碍、对侧肢体偏瘫和感觉障碍。

三、风湿性心脏病

风湿病是由 A 组 β 型溶血性链球菌引起的变态反应性疾病。病变主要累及全身结缔组织及血管,常形成特征性风湿性肉芽肿,即 Aschoff 小体。病变最常累及心脏、关节、血管等处,以心脏病变最为严重。

1. 基本病理变化

(1)分期 风湿病根据病变发展过程分为变质渗出期、增生期、纤维化期三期,基本病理变化如下。

	变质渗出期	增生期	纤维化期
别称	—	肉芽肿期	硬化期
病程	持续 1 个月(早期病变)	持续 2~3 个月	持续 2~3 个月
病理特征	胶原纤维的纤维蛋白样坏死	Aschoff 小体形成	梭形瘢痕形成
其他病变	在心脏、浆膜、关节、皮肤等病变部位表现为结缔组织基质的黏液样变性和胶原纤维蛋白样坏死。少量淋巴细胞、浆细胞、单核细胞浸润	心肌间质、心内膜下和皮下结缔组织中,可见具有特征性的肉芽肿性病变,称为风湿小体或 Aschoff 小体	风湿小体中的坏死组织逐渐被吸收,风湿细胞具有成纤维细胞特征,风湿小体逐渐纤维化,形成梭形瘢痕

(2)Aschoff 小体 又称风湿小体,为风湿病增生期的特征性病变。

组成	①Aschoff 细胞(阿绍夫细胞、风湿细胞):细胞体积大,圆形;胞质丰富,略嗜碱性;核大,圆形或椭圆形;核膜清晰,染色质集中于中央,核的横切面似枭眼状,纵切面呈毛虫状。②少量 T 淋巴细胞;③浆细胞
部位	风湿小体多位于纤维蛋白样坏死灶内;在心肌间质内,Aschoff 细胞多位于小血管旁
形态	梭形,风湿小体中心含有肿胀和纤维蛋白样坏死的胶原纤维,周围有组织细胞和成纤维细胞增生
来源	风湿细胞为巨噬细胞源性,在纤维蛋白样坏死基础上,巨噬细胞增生、吞噬纤维蛋白样坏死物质后形成。因镜下可见单核、双核或多核,有人将多核者称为 Aschoff 巨细胞

2. 各器官病理变化

(1)风湿性心脏病 包括风湿性心内膜炎、风湿性心外膜炎(心包炎)、风湿性心肌炎。

	风湿性心内膜炎	风湿性心肌炎	风湿性心外膜炎(心包炎)
累及部位	心瓣膜(二尖瓣最常见)	心肌间质结缔组织	心外膜脏层
特征病理	瓣膜闭锁缘疣状赘生物	间质血管附近出现风湿小体	浆液性炎症或纤维蛋白性炎症
其他病变	①瓣膜肿胀,瓣膜内出现黏液样变性、纤维蛋白样坏死、浆液渗出 ②内膜灶性增厚、附壁血栓形成如左心房后壁的 McCallum 斑	①风湿小体位于左心室、室间隔、左心房及左心耳 ②间质性心肌炎,间质水肿 ③少量淋巴细胞浸润	浆液性——量多、心外膜腔积液 纤维蛋白性——量少、绒毛心 渗出的大量纤维蛋白如不被溶解吸收,可形成缩窄性心外膜炎
临床表现	心尖区轻度收缩期/舒张期杂音,风湿停止杂音消失	急性充血性心力衰竭 可出现房室传导阻滞	干性心外膜炎→心包摩擦音 湿性心外膜炎→心音弱而遥远

【例 10】风湿病变质渗出期的主要病变是

A. 纤维蛋白样坏死形成　　B. 阿绍夫小体形成　　C. 梭形瘢痕形成

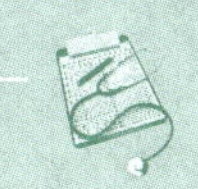

D. 小化脓灶形成　　E. 泡沫细胞形成

(2)**风湿性关节炎**　75%的风湿热患者在疾病早期出现风湿性关节炎,需与类风湿关节炎鉴别。

	风湿性关节炎	类风湿关节炎
起病	亚急性	缓慢
最常侵犯	膝、踝、肩、腕、肘等大关节	腕、掌指关节、近端指间关节
病理改变	滑膜充血肿胀	滑膜炎性渗出、滑膜下血管扩张
渗出性质	浆液及纤维蛋白渗出,渗出物易被完全吸收	纤维蛋白渗出,渗出物不易吸收
关节畸形	不遗留畸形	遗留关节畸形
临床特点	游走性疼痛,反复发作性	关节痛呈对称性,持续性,但时轻时重

(3)**皮肤病变**　急性风湿病时,皮肤出现环形红斑和皮下结节,具有诊断意义。

①环形红斑　为渗出性病变。多见于躯干和四肢皮肤。好发于儿童,常在1~2天内消退。

②皮下结节　为增生性病变。多见于肘、腕、膝、踝关节附近的伸侧面皮下结缔组织。镜下,结节中心为大片状纤维蛋白样坏死物,周围有放射状排列的Aschoff细胞和成纤维细胞,伴有以淋巴细胞为主的炎症细胞浸润。

(4)**风湿性动脉炎**　大小动脉均可受累,以小动脉受累多见。如冠状动脉、肾动脉、肠系膜动脉等。

(5)**风湿性脑病**　多见于5~12岁儿童,女孩多见。主要病变为脑的风湿性动脉炎和皮质下脑炎。当锥体外系受累时,患儿出现肢体的不自主运动,称为小舞蹈症。

【例11】有关风湿病的描述,错误的是

A. 属于变态反应性疾病　　B. 与溶血性链球菌感染有关　　C. 心脏病变的后果最为严重
D. 可累及全身结缔组织　　E. 风湿性关节炎常导致关节畸形

注意:①风湿病既可为浆液性渗出,又可为纤维蛋白性渗出。
②风湿性关节炎是浆液性渗出,故易吸收,不遗留关节畸形。
③风湿性关节炎是浆液性渗出+纤维蛋白性渗出,渗出物可完全吸收,不遗留关节畸形。
④类风湿关节炎呈纤维蛋白性渗出,不易吸收,容易遗留关节畸形。

【例12】风湿性心肌炎病变主要累及

A. 心肌细胞　　B. 心肌间质结缔组织　　C. 心肌间质小血管
D. 心肌间质神经组织　　E. 心肌间质的嗜银纤维

四、心脏瓣膜病

1. 概述

(1)**概念**　心脏瓣膜病是指心脏瓣膜受各种原因损伤后或先天性发育异常所造成的器质性病变,表现为瓣膜口狭窄和/或关闭不全,最后导致心功能不全,引起全身血液循环障碍。

(2)**病因**　瓣膜口狭窄主要是瓣膜相互粘连、瓣膜纤维增厚、弹性减低、瓣环狭窄所致。心瓣膜关闭不全主要为瓣膜增厚、变硬、卷曲、缩短所致。

(3)**受累部位**　心脏瓣膜病变主要为二尖瓣受累,约占70%,二尖瓣合并主动脉瓣病变者为20%~30%,单纯主动脉瓣病变者为2%~5%,三尖瓣和肺动脉瓣病变者少见。

2. 主要类型及病理变化

(1)**二尖瓣狭窄(二狭)**　正常情况下,血液由右心房→三尖瓣→右心室→肺动脉瓣→肺→左心房→二尖瓣→左心室→主动脉瓣→主动脉。当二狭时,血液从左心房流入左心室受阻,出现左心房高压。

(2)**二尖瓣关闭不全(二闭)**　二闭时,在收缩期,左心室部分血流通过关闭不全的二尖瓣口反流至左心房内,产生心尖区全收缩期杂音。左心房既接受肺静脉的血流,又接受左心室反流的血液,致左心房血容量较正常增多,久之出现左心房代偿性肥大,继而左心房、左心室容积负荷增加,使左心室代偿性肥大。右心室、右心房代偿性肥大,右心衰竭和大循环淤血。

(3)主动脉瓣狭窄(主狭) 主狭时,左心室排血受阻,左心室发生代偿性肥大,室壁增厚,向心性肥大。后期左心代偿性失调,出现左心衰竭,进而引起肺淤血、右心衰竭、大循环淤血。

(4)主动脉瓣关闭不全(主闭) 在舒张期主动脉部分血流反流至左心室,使左心室血容量增加,发生代偿性肥大。久而久之,相继发生左心衰竭、肺淤血、肺动脉高压,继而引起右心肥大、大循环淤血。

	病因	血流动力学	临床表现
二狭	风湿性心内膜炎反复发作 感染性心内膜炎引起少见	左心房扩大→左心房衰竭→右心室扩大→右心衰竭	体循环淤血、梨形心 心尖部舒张期隆隆样杂音
二闭	风湿性心内膜炎的后果 亚急性细菌性心内膜炎	左心房扩大→左心房衰竭→左心室扩大	球形心 心尖部收缩期吹风样杂音
主狭	多由风湿性主动脉炎引起	左心室扩大→左心室衰竭→右心衰竭	体循环淤血 主动脉瓣区收缩期杂音
主闭	多由风湿性主动脉炎引起	左心室衰竭→肺动脉高压→右心衰竭	主动脉瓣区舒张期杂音,周围血管征,靴形心

【例 13】二尖瓣狭窄早期出现的心脏改变是
A. 左心房扩张　　B. 左心室扩张　　C. 右心房扩张
D. 左心房肥大　　E. 右心室肥大

【例 14】左心房增大合并明显肺动脉高压时心界呈
A. 普大形　　B. 三角烧瓶形　　C. 球形
D. 梨形　　E. 靴形

【例 15】男,61 岁。胸闷、乏力 20 年。查体:脉搏 80 次/分,血压 150/83mmHg。颈动脉搏动明显。双肺未闻及干、湿啰音。心界向左下扩大,胸骨左缘第 3 肋间闻及递减型叹气样舒张期杂音。水冲脉、股动脉枪击音、毛细血管搏动征均为阳性。患者主动脉瓣最可能出现的病理变化是
A. 弹性降低　　B. 瓣环硬化　　C. 粘连
D. 钙化　　E. 卷曲(2022)

常考点 动脉粥样硬化的病理特征;高血压的病理特点;风湿小体。

参考答案——详细解答见《2025 国家临床执业及助理医师资格考试历年考点精析(上、下册)》

1. ABCDE　2. ABCDE　3. ABCDE　4. ABCDE　5. ABCDE　6. ABCDE　7. ABCDE
8. ABCDE　9. ABCDE　10. ABCDE　11. ABCDE　12. ABCDE　13. ABCDE　14. ABCDE
15. ABCDE

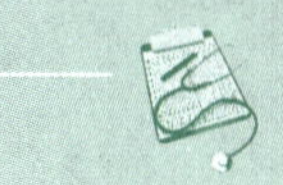

第6章　呼吸系统疾病

考纲要求

①肺炎：细菌性肺炎概述、分类、病理变化和并发症。病毒性肺炎概述和病理变化。支原体性肺炎概述和病理变化。②慢性支气管炎：概述、病理变化及病理临床联系。③肺气肿：概述、病理变化及病理临床联系。④慢性肺源性心脏病：概述及病理变化，病理临床联系。⑤肺癌：病理类型和病理变化，扩散。

复习要点

一、肺炎

肺炎通常指肺的急性渗出性炎症。根据病因不同，由各种生物因子引起的肺炎分别称为细菌性肺炎、病毒性肺炎、支原体肺炎、真菌性肺炎和寄生虫性肺炎。根据病变累及的范围又可称为大叶性肺炎、小叶性肺炎和节段性肺炎。按病变的性质又可分为浆液性、纤维蛋白性、化脓性、出血性、干酪性及肉芽肿性肺炎等。以细菌性肺炎最为常见，大约占肺炎的80%。

1. 大叶性肺炎

(1)概述　大叶性肺炎是主要由肺炎链球菌引起的以肺泡内弥漫性纤维蛋白渗出为主的炎症，病变常累及肺大叶的全部或大部。本病多见于青壮年，起病急，主要表现为寒战高热、咳嗽、胸痛、呼吸困难、咳铁锈色痰，有肺实变体征及外周血白细胞增多。一般经5~10天，体温下降，症状和体征消退。

(2)病理变化　主要病理变化为肺泡腔内的纤维蛋白性炎，典型的自然病程分为四期。

	充血水肿期	红色肝样变期	灰色肝样变期	溶解消散期
病程	发病后1~2天	发病后3~4天	发病后5~6天	发病后7天(历时1~3周)
肉眼	肺叶肿胀，暗红色	肺充血肿大，暗红色	肺叶仍肿大，灰白色	肺开始缩小，质软
光镜	肺泡壁毛细血管扩张 肺泡内浆液性渗出 红细胞(少量) 中性粒细胞(少量) 巨噬细胞(少量)	肺泡壁毛细血管扩张 中量纤维蛋白渗出 红细胞(大量) 中性粒细胞(少量) 巨噬细胞(少量)	肺泡壁毛细血管受压 大量纤维蛋白渗出 红细胞(大量溶解) 中性粒细胞(大量) 巨噬细胞(中量)	肺组织逐渐恢复 纤维蛋白逐渐溶解 红细胞(极少) 中性粒细胞(死亡) 巨噬细胞(大量)
胸片	片状模糊阴影	大片致密阴影	—	恢复正常
临床表现	寒战、高热 白细胞计数升高	发绀、咳铁锈色痰	缺氧症状减轻 咳黏液脓痰	体温下降 症状体征消失

记忆：①纤维蛋白变化规律：无→中量→大量→溶解；②红细胞：少→多→少→极少；
③中性粒细胞：少→少→多→死亡溶解；④巨噬细胞：少→少→中→多(因其为慢性炎细胞)。

(3)并发症　大叶性肺炎的并发症现已少见。

①肺肉质变(机化性肺炎)　由于肺内炎性病灶中中性粒细胞渗出过少，释放的蛋白酶量不足以溶解渗出物中的纤维蛋白，大量未能被溶解吸收的纤维蛋白即被肉芽组织取代而机化。病变肺组织呈褐色肉样外观，故称肺肉质变。

②胸膜肥厚和粘连　纤维蛋白性胸膜炎时,渗出的纤维蛋白不能完全溶解吸收而发生机化引起。

③肺脓肿和脓胸　病原菌毒力大或机体抵抗力低下时,金黄色葡萄球菌和肺炎链球菌混合感染者易并发肺脓肿,并常伴有脓胸。

④败血症或脓毒败血症　严重感染时,细菌侵入血液大量繁殖并产生毒素所致。

⑤感染性休克　见于重症病例,是大叶性肺炎的严重并发症。

注意:①慢性肺淤血可导致肺褐色硬化。②大叶性肺炎容易并发肺肉质变。

2. 小叶性肺炎(支气管肺炎)

(1)概述　小叶性肺炎是主要由化脓性细菌引起,以肺小叶为病变单位的急性化脓性炎症。病变常以细支气管为中心,故又称为支气管肺炎。主要发生于儿童、体弱老人、久病卧床者。

(2)病理变化　小叶性肺炎的病变特征是以细支气管为中心的肺组织化脓性炎症。

①肉眼观　双肺表面和切面散在分布灰黄、质实病灶,以下叶和背侧多见。病灶大小不一,直径多在0.5~1cm(相当于肺小叶范围),形状不规则,病灶中央常可见病变细支气管的横断面。严重病例,病灶可相互融合成片,甚或累及整个大叶,发展为融合性支气管肺炎,一般不累及胸膜。

②镜下观　早期,病变的细支气管黏膜充血、水肿,表面附着黏液性渗出物,周围肺组织或肺泡间隔仅有轻度充血。随着病情进展,病灶中支气管、细支气管管腔及其周围的肺泡腔内出现较多中性粒细胞、少量红细胞。病灶周围肺组织充血,可有浆液渗出,部分肺泡过度扩张。严重病例,呈完全化脓性炎症改变。

(3)并发症　呼吸功能不全、心力衰竭、脓毒败血症、肺脓肿和脓胸等。

(4)大叶性肺炎和小叶性肺炎的鉴别

	大叶性肺炎	小叶性肺炎(支气管肺炎)
病原菌	肺炎链球菌(占90%)、溶血性链球菌 肺炎杆菌、金葡菌、流感嗜血杆菌	葡萄球菌、肺炎链球菌、流感嗜血杆菌、肺炎克雷伯菌、链球菌、铜绿假单胞菌及大肠埃希菌
典型病变	起始于肺泡→肺段或整个肺叶	起始于细支气管→以肺小叶为单位灶性散布
病变范围	肺大叶	肺小叶
好发人群	青壮年	小儿和年老体弱者
好发部位	单侧肺,左肺或右肺下叶	双肺下叶和背侧
特点	支气管不受累	胸膜不受累
病理变化	①渗出性炎症,以肺泡纤维蛋白渗出为主 ②典型的四期表现:充血水肿期、红色肝样变期、灰色肝样变期、溶解消散期	①化脓性炎症,以肺组织中性粒细胞浸润为主 ②纤维蛋白渗出少 ③红细胞、脱落的肺泡上皮细胞量少
并发症	肺肉质变(机化性肺炎)、胸膜肥厚和粘连 肺脓肿及脓胸、败血症、感染性休克	呼吸功能不全、心力衰竭、脓毒败血症、肺脓肿、脓胸

3. 军团菌肺炎

(1)概述　军团菌肺炎是由嗜肺军团杆菌引起的,以肺组织急性纤维蛋白性化脓性炎为病变特点的急性传染病。军团菌为需氧的多形革兰氏阴性杆菌,其传染源是人、水源、空调系统,主要通过空气传播。该菌常规染色不能着色,须由改良Dieterle饱和银染色法或直接免疫荧光法才能检出。

(2)病理变化　以肺组织急性纤维蛋白性化脓性炎为病变特点。

①肉眼观　肺体积增大,质较硬,表面粗糙,有纤维蛋白附着。切面病灶呈片状或团块状,暗灰色,实性。早期病变常局限于单个肺叶,晚期可波及多个肺叶。严重病例可见肺脓肿形成。

②镜下观　早期以大量纤维蛋白和中性粒细胞渗出为主,常伴肺组织和细支气管的坏死。晚期主要表现为渗出物、坏死组织的机化及间质纤维化。

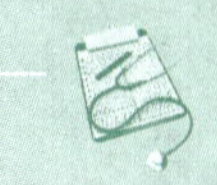

4. 病毒性肺炎和支原体肺炎

	病毒性肺炎	支原体肺炎
致病菌	流感病毒(最常见)、呼吸道合胞病毒、腺病毒、麻疹病毒、巨细胞病毒	支原体
病理特征	①间质性肺炎;②肺泡间质受累,肺泡间隔明显增宽,血管扩张、水肿 ③肺间质炎细胞浸润(主要为单核细胞、淋巴细胞) ④肺泡腔一般无渗出物,或仅有少量浆液性渗出	间质性肺炎 (同左)
包涵体	在增生的上皮细胞和多核巨细胞内可见病毒包涵体	无
好发年龄	儿童	儿童、青少年
临床特征	剧烈咳嗽为主,呼吸困难,发绀缺氧	咳嗽为突出症状

注意:①病毒性肺炎和支原体肺炎由于不是细菌感染,故无中性粒细胞浸润。
②胸膜不受累——支原体肺炎、小叶性肺炎。
③胸膜常受累——大叶性肺炎、肺结核、硅肺。
④以咳嗽为突出症状的肺炎为支原体肺炎、病毒性肺炎。

【例1】男,30岁。寒战、高热、咳铁锈色痰3天,加重1天。查体:右下肺可闻及湿啰音。痰培养提示肺炎链球菌。影像学检查提示右肺下野大片致密阴影。右肺病灶处肺泡腔内的主要成分是
A. 浆液和红细胞　　B. 中性粒细胞和纤维蛋白　　C. 纤维蛋白和红细胞
D. 浆液和巨噬细胞　　E. 淋巴细胞和纤维蛋白(2022)

【例2】大叶性肺炎灰色肝样变期肺泡腔内的渗出物主要是
A. 淋巴细胞　　B. 单核细胞　　C. 纤维蛋白
D. 嗜酸性粒细胞　　E. 浆液(2024)

【例3】肺肉质变常见于
A. 大叶性肺炎　　B. 小叶性肺炎　　C. 急性肺淤血
D. 慢性肺淤血　　E. 慢性左心衰竭(2018)

A. 淋巴细胞渗出为主的炎症　　B. 纤维蛋白渗出为主的炎症　　C. 浆液渗出为主的炎症
D. 中性粒细胞渗出为主的炎症　　E. 单核巨噬细胞渗出为主的炎症

【例4】大叶性肺炎是
【例5】小叶性肺炎是(2023)

二、慢性支气管炎

1. 概述

慢性支气管炎是发生于支气管黏膜及其周围组织的慢性非特异性炎性疾病,是一种常见多发病。主要临床特征为反复发作的咳嗽、咳痰或伴有喘息症状,且症状每年至少持续3个月,连续2年以上。

2. 病理变化

早期,病变常限于较大的支气管,随病情进展逐渐累及较小的支气管和细支气管。

(1)**黏液-纤毛排送系统受损**　纤毛柱状上皮变性坏死,再生的上皮杯状细胞增多,并发生鳞状上皮化生。

(2)**黏膜下腺体增生肥大和浆液性上皮发生黏液腺化生**　导致黏液分泌增多。

(3)**管壁充血水肿、炎性细胞浸润**　炎性细胞多为淋巴细胞和浆细胞。

(4)**管壁平滑肌断裂、萎缩**　喘息型者平滑肌束增生、肥大;软骨可变性、萎缩或骨化。

(5)**细支气管炎和细支气管周围炎**　为反复发作的结果,是引起慢性阻塞性肺气肿的病变基础。

3. 临床病理联系

(1)**咳嗽咳痰**　患者因支气管黏膜受炎症的刺激及分泌的黏液增多而出现咳嗽咳痰的症状。痰液一般

为白色黏液泡沫状。在急性发作期,咳嗽加剧,可出现黏液脓性或脓性痰。

(2)喘息 支气管痉挛狭窄、黏液阻塞管腔可导致喘息。双肺听诊可闻及哮鸣音,干、湿啰音等。

(3)阻塞性通气功能障碍 小气道的狭窄和阻塞可导致阻塞性通气功能障碍。

【例6】慢性阻塞性肺疾病的慢性气道炎症最主要的效应细胞是

A. 巨噬细胞　B. 中性粒细胞　C. 树突状细胞
D. 嗜酸性粒细胞　E. 淋巴细胞(2017)

三、肺气肿

1. 概述

肺气肿是末梢肺组织(呼吸性细支气管、肺泡管、肺泡囊和肺泡)因含气量过多伴肺泡间隔破坏,肺组织弹性减弱,导致肺体积膨大、功能降低的一种疾病状态,是支气管和肺部疾病最常见的合并症。

2. 病理变化

(1)肉眼观 肺体积增大,边缘钝圆,色灰白,柔软而缺乏弹性,指压后压痕不易消退。切面肺组织呈海绵状,可见含气囊泡形成,囊腔大小不等。

(2)镜下观 肺泡呈弥漫性高度扩张,肺泡间隔变窄、断裂,相邻肺泡融合成较大的囊腔。肺泡间隔内毛细血管床数量减少,间质内肺小动脉内膜纤维性增厚,管腔狭窄。

3. 类型

(1)腺泡中央型肺气肿 位于腺泡中央的呼吸性细支气管囊状扩张,而肺泡管、肺泡囊扩张不明显。

(2)腺泡周围型肺气肿 也称隔旁肺气肿,呼吸性细小支气管基本正常,肺泡管、肺泡囊扩张。

(3)全腺泡型肺气肿 其发病与遗传性 α_1-抗胰蛋白酶缺乏有关。病变特点是呼吸性细支气管、肺泡管、肺泡囊和肺泡都扩张,含气小囊腔布满肺腺泡内。

4. 病理临床联系

患者有阻塞性通气功能障碍的表现,可出现呼气性呼吸困难,气促、胸闷、发绀等缺氧症状。严重者可形成肺气肿病人特有的体征——“桶状胸”,最终可因肺动脉高压导致慢性肺心病。

【例7】遗传性 α_1-抗胰蛋白酶缺乏与下列哪种肺气肿的发生关系密切?

A. 腺泡中央型肺气肿　B. 间质性肺气肿　C. 全腺泡型肺气肿
D. 腺泡周围型肺气肿　E. 瘢痕旁肺气肿(2017)

四、慢性肺源性心脏病

1. 概述

慢性肺源性心脏病简称肺心病,是慢性肺疾病、肺血管及胸廓的病变引起肺循环阻力增加,肺动脉压升高而导致的右心室壁肥厚、心腔扩大、右心衰竭的心脏病。肺心病发病的关键是肺动脉高压。

2. 病理变化

(1)肺部病变 除原有肺疾病的表现外,肺内的主要病变是肺小动脉的变化。①无肌型细动脉肌化。②肌型小动脉中膜增生肥厚、内膜下出现纵行肌束。③肺小动脉炎、肺小动脉弹力纤维及胶原纤维增生。④腔内血栓形成和机化。⑤肺泡间隔毛细血管数量减少。

(2)心脏病变

①肉眼观:以右心室病变为主,右心室壁肥厚,心室腔扩大,扩大的右心室占据心尖部,外观钝圆。心脏重量增加,可达850g。右心室前壁肺动脉圆锥显著膨隆,右心室内乳头肌、肉柱显著增粗,室上嵴增厚。通常以肺动脉瓣下2cm处右心室前壁肌层厚度>5mm(正常3~4mm)作为诊断肺心病的病理形态标准。

②镜下观:右心室壁心肌细胞肥大,核增大、深染;也可见因缺氧引起的心肌纤维萎缩、肌浆溶解、横纹消失,心肌间质水肿、胶原纤维增生等。

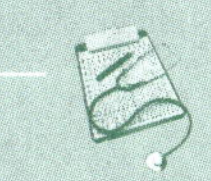

3. 病理临床联系

慢性肺源性心脏病多有原有肺疾病的临床症状和体征、呼吸衰竭的表现和右心衰竭的表现。

【例 8】慢性肺源性心脏病右心室的病理改变不包括

A. 室壁增生和肥厚　B. 圆锥部显著突出　C. 心尖部圆隆上翘
D. 心室腔扩张　E. 乳头肌萎缩(2022)

五、肺癌

1. 病理类型和病理变化

(1)**肉眼类型** 分为中央型(肺门型)、周围型和弥漫型,其中弥漫型少见。

	中央型(肺门型)肺癌	周围型肺癌	弥漫型肺癌
占肺癌	60%~70%	30%~40%	2%~5%
发生部位	主气管或叶支气管	肺段或其远端支气管	末梢肺组织
肿块形状	巨大肿块	结节状,球形,直径2~8cm	粟粒状,多发性结节
肺门转移	发生早,肿大淋巴结与肺门融合	发生较晚	—
病理类型	鳞状细胞癌最多见,多有吸烟史	腺癌最多见	肺泡细胞癌多见

注意:①恶性程度最低的肺癌类型是类癌。②恶性程度最高的肺癌类型是小细胞癌。
③男性肺癌发病率最高的类型是鳞癌 。④女性肺癌发病率最高的类型是腺癌。
⑤具有内分泌功能的肺癌类型是小细胞癌。⑥对化疗最敏感的肺癌类型是小细胞癌 。

(2)**组织学类型** 肺癌分为鳞状细胞癌、腺癌、小细胞癌、大细胞癌等类型。

	肺鳞状细胞癌	肺腺癌	肺小细胞癌	肺大细胞癌
占肺癌	30%~50%	30%~35%	10%~20%	15%~20%
类型	80%~85%为中央型	65%为周围型	中央型,多发生于大支气管	多发生于大支气管
特点	多有吸烟史 肿瘤生长缓慢 易被纤支镜发现 角化珠为其特征	常累及胸膜,占77% 女性多见 分化最好者为细支气管肺泡癌	常具有内分泌功能 生长迅速、转移早 由嗜银细胞发生 对放化疗敏感	生长迅速 易发生血行转移

2. 扩散

(1)**直接蔓延** 中央型肺癌直接侵犯纵隔、心包,周围型肺癌可侵犯胸膜。

(2)**经淋巴道转移** 首先转移到支气管旁、肺门淋巴结,再扩散到纵隔、锁骨上、腋窝、颈部淋巴结。

(3)**血道转移** 常见于脑、肾上腺、骨等器官和组织,也可转移至肝、肾、甲状腺、皮肤等处。

A. 列兵样排列　B. 形成管状结构　C. 形成乳头状结构
D. 有角化珠　E. 有假菊形团结构

【例 9】最符合肺小细胞癌组织学特点的是

【例 10】最符合肺高分化鳞癌组织学特点的是(2021)

▶常考点 大叶性肺炎和小叶性肺炎的病理特点;慢性支气管炎的病理改变;各型肺癌的特点。

参考答案——详细解答见《2025 国家临床执业及助理医师资格考试历年考点精析(上、下册)》

1. ABCDE　2. ABCDE　3. ABCDE　4. ABCDE　5. ABCDE　6. ABCDE　7. ABCDE
8. ABCDE　9. ABCDE　10. ABCDE

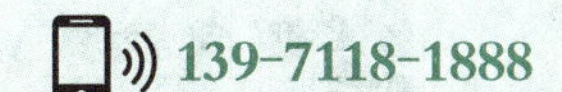

第7章　消化系统疾病

考纲要求

①消化性溃疡病:概述及病理变化,结局及并发症。②病毒性肝炎:概述及基本病理变化,类型及病变特点。③肝硬化:概述,类型及病理变化,病理临床联系。④食管癌:病理类型,病理变化。⑤胃癌:病理类型,病理变化。⑥大肠癌:病理类型,病理变化。⑦原发性肝癌:病理类型,病理变化。⑧胰腺癌:病理类型,病理变化。

复习要点

一、消化性溃疡病

1. 概述

消化性溃疡是以胃或十二指肠黏膜形成慢性溃疡为特征的一种常见病。胃溃疡占25%,十二指肠溃疡占70%,胃和十二指肠同时发生溃疡者称为复合性溃疡,占5%。

2. 病理变化

(1)肉眼观　溃疡通常为一个,呈圆形或椭圆形,常深达肌层。胃溃疡多位于胃小弯侧,直径多<2cm。十二指肠溃疡多位于球部前壁或后壁,直径多<1cm,溃疡较浅且易愈合。

(2)镜下观　溃疡底部由内向外(由黏膜侧到浆膜面)分为4层:

①炎症层　为最表层,由少量炎性渗出物(白细胞、纤维蛋白等)覆盖。

②坏死组织层　为炎症层的下一层。

③肉芽组织层　为新鲜的肉芽组织。

④瘢痕组织层　为最下层,由肉芽组织移行为陈旧瘢痕组织。瘢痕底部小动脉因炎症刺激常有增殖性动脉内膜炎,使小动脉管壁增厚、管腔狭窄或有血栓形成,造成局部供血不足,妨碍组织再生使溃疡不易愈合,但这种变化却可防止溃疡血管破裂、出血。溃疡底部的神经节细胞和神经纤维常发生变性、断裂及小球状增生,这种变化可能是患者产生疼痛的原因之一。

3. 结局及并发症

(1)结局　渗出物及坏死组织逐渐被吸收、排出,已被破坏的肌层不能再生,由底部的肉芽组织增生形成瘢痕组织修复,同时周围黏膜上皮再生覆盖溃疡面而愈合。

(2)并发症

	发生率	原因	临床表现或结果
出血	10%~35%	溃疡底部毛细血管或大血管破裂	大便潜血试验阳性,呕血,便血
穿孔	5%	十二指肠溃疡因肠壁较薄更易穿孔	大量胃肠内容物进入腹腔引起腹膜炎
幽门狭窄	3%	由于瘢痕收缩,可引起幽门狭窄	幽门梗阻,胃扩张,反复呕吐,碱中毒
癌变	<1%	长期胃溃疡癌变率<1%	十二指肠溃疡几乎不发生癌变

【例1】胃溃疡底部常见动脉内血栓机化,该处血栓形成的最主要机制是

A. 溃疡组织释放大量组织凝血酶原　　B. 溃疡处动脉内膜炎致内膜粗糙

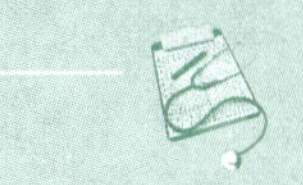

C. 溃疡处动脉血流缓慢　　　　D. 溃疡处纤维化使动脉内血流不规则

E. 胃液促进凝血过程(2016)

【例2】胃溃疡最少见的并发症是

A. 癌变　　B. 呕血　　C. 幽门梗阻

D. 穿孔　　E. 黑便

二、病毒性肝炎

1. 概述

病毒性肝炎是指由肝炎病毒引起的以肝实质细胞变性、坏死为主要病变的一种常见传染病。

2. 基本病理变化

病毒性肝炎的基本病理变化为肝细胞变性、坏死,同时伴有不同程度的炎症细胞浸润、肝细胞再生和间质纤维组织增生。即肝炎病变是变质、渗出、增生三种改变交织而成,但其中以变质性改变为主。

(1)肝细胞变性　包括细胞水肿(严重者发展为气球样变)、嗜酸性变和脂肪变性。

(2)肝细胞坏死　以溶解性坏死最常见,由严重的肝细胞水肿发展而来。溶解性坏死分为以下类型。

坏死类型	定义及临床意义	常见于
点状坏死	肝小叶内散在分布的单个至数个肝细胞的坏死为点状坏死	急性普通型肝炎
碎片状坏死	指肝小叶周边界板肝细胞的灶性坏死、崩解,使肝界板受到破坏。肝细胞坏死周围的界板有炎症细胞浸润	慢性肝炎
桥接坏死	指严重的肝细胞损伤导致的相邻肝小叶的肝细胞坏死,形成肝小叶的中央静脉与门管区之间,或两个门管区之间,或两个中央静脉之间出现的相互连续的肝细胞坏死带	较重的慢性肝炎
亚大块坏死	肝细胞坏死累及多个肝小叶,肝实质坏死在1/2~2/3之间	重型肝炎
大块坏死	肝细胞坏死累及多个肝小叶,一般大于肝实质2/3	重型肝炎

(3)凋亡　由肝细胞嗜酸性变发展而来,胞质进一步浓缩,核也浓缩消失,最终形成深红色浓染的圆形小体,称为嗜酸性小体或凋亡小体,见于病情较轻的普通型肝炎。

(4)炎症细胞浸润　主要为淋巴细胞、单核细胞浸润于肝细胞坏死区或汇管区。

(5)再生

①肝细胞再生　坏死周围的肝细胞通过直接或间接分裂再生而修复。

②间质反应性增生　有库普弗细胞、成纤维细胞及肝星状细胞等。

③胆管增生　慢性且坏死较重的病例,可见细、小胆管增生。

(6)纤维化　肝脏的炎症反应和慢性损伤等可引起肝纤维化。反复发生严重的肝细胞坏死时,大量成纤维细胞增生,肝星状细胞也被激活而转化为肌成纤维细胞,分泌大量细胞外基质成分,导致胶原纤维为主的基质沉积,可逐渐发展成肝纤维化。

3. 类型及病变特点

(1)普通型病毒性肝炎　又分为急性和慢性两种类型。

①急性病毒性肝炎　最常见,所有的肝炎病毒均可导致急性肝炎。临床分为黄疸型和无黄疸型。

A. 肉眼观　肝脏肿大、发红,如有淤胆可呈暗绿色。质较软,表面光滑。

B. 镜下观　广泛的肝细胞水肿为主,伴有气球样变,因肝细胞体积增大,排列紊乱拥挤,肝窦受压而变窄,肝细胞内可见淤胆现象。肝细胞坏死轻微,可见点状坏死和嗜酸性小体。肝小叶内及门管区少量炎症细胞浸润。

②慢性病毒性肝炎　病程持续半年以上，根据炎症、坏死、纤维化程度，将其分为轻、中、重度三型。

	轻度慢性肝炎	中度慢性肝炎	重度慢性肝炎
坏死程度	肝细胞变性坏死程度轻	肝细胞变性坏死明显	肝细胞变性坏死严重
坏死类型	多为点状坏死 偶为轻度碎片状坏死	中度碎片状坏死 特征性桥接坏死	重度碎片状坏死 大范围桥接坏死
肝小叶	肝小叶结构清晰 界板无坏死	小叶结构大部分保存 内有纤维间隔形成	小叶结构不规则 纤维间隔分割肝小叶
再生	肝细胞完全再生	肝细胞再生较明显	坏死区肝细胞不规则再生

毛玻璃样肝细胞并非指肝细胞的“玻璃样变”，应予注意。HE染色光镜下，在乙肝表面抗原(HBsAg)携带者和慢性肝炎患者，其肝细胞胞质内充满嗜酸性细颗粒物质，胞质不透明似毛玻璃样，称此种细胞为毛玻璃样肝细胞。免疫组化和免疫荧光检查示HBsAg反应阳性。电镜下，见细胞质滑面内质网增生，内质网池可见较多的HBsAg颗粒。

(2)**重型病毒性肝炎**　又分为急性重型和亚急性重型两种，病理特点如下。

	急性病毒型肝炎	慢性病毒型肝炎	急性重型肝炎	亚急性重型肝炎
坏死类型	点状坏死	点状坏死 碎片状坏死、桥接坏死	大块坏死	亚大块坏死
再生	完全再生	少量再生	再生不明显	结节状再生
炎性浸润	轻度炎症细胞浸润	慢性炎症细胞浸润	大量炎症细胞浸润	明显炎症细胞浸润
肝脏大小	肿胀变大、质较软	无变化，或略增大	明显缩小	缩小
肝脏被膜	紧张	稍紧张	皱缩	皱缩
临床表现	肝脏肿大、肝区疼痛 肝功能异常、黄疸	指病程超过半年以上者 可无任何临床症状	黄疸、出血倾向、肝衰竭、肝性脑病、死亡	可治愈，但常转化为坏死后性肝硬化

注意：①急性病毒型肝炎为点状坏死。
②急性重型肝炎为大块坏死，亚急性重型肝炎为亚大块坏死。
③桥接坏死为慢性肝炎的特征性病理改变。

【例3】急性普通型肝炎的主要病理变化是
A. 肝细胞变性　B. 肝细胞坏死　C. 黄疸为主
D. 无黄疸　E. 点灶状坏死(2017)

注意：10版《病理学》P205：急性病毒型肝炎以广泛的肝细胞水肿为主，伴气球样变，肝细胞坏死轻微。

【例4】男，45岁。食欲减退6天。实验室检查：血ALT438U/L，TBil56μmol/L，PTA88%，HBV DNA 4.5×10^5copies/ml。其肝脏最可能的病理表现是
A. 肝细胞大块坏死　B. 淋巴细胞浸润　C. 肝细胞水肿
D. 中性粒细胞聚集　E. 肝细胞点状、灶状坏死(2017)

【例5】女，16岁。低热伴乏力、纳差、恶心、呕吐3天，来诊当日发现巩膜黄染。实验室检查：ALT860U/L，TBil120μmol/L。出生时曾注射乙肝疫苗。该病的病理特点不包括
A. 假小叶形成　B. 肝细胞气球样变性　C. 肝细胞点状坏死
D. 炎症细胞浸润　E. 毛细胆管内胆栓形成(2021)

【例6】患者体检时发现HBsAg阳性，平时无不适，查体无异常。经皮肝穿刺活组织病理检查示肝细胞胞质不透明，胞质内充满嗜酸性细颗粒物质，此病变称为

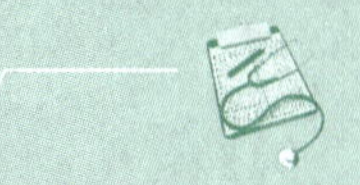

A. 毛玻璃样肝细胞　　B. 气球样变肝细胞　　C. 嗜酸性变肝细胞
D. 嗜酸性小体　　E. 肝细胞玻璃样变(2022)

三、肝硬化

1. 概述

肝硬化是各种病因引起的肝脏疾病的终末期病变，病变以慢性进行性、弥漫性的肝细胞变性坏死、肝内纤维组织增生和肝细胞结节状再生为基本病理特征，广泛增生的纤维组织分割原来的肝小叶并包绕成大小不等的圆形或类圆形的肝细胞团形成假小叶，进而引起肝小叶结构及血液循环途径逐渐被改建。临床上早期患者可无明显症状，晚期常有不同程度的肝功能障碍和门静脉高压症等表现。

2. 分类或分型

(1)临床分型　根据病因不同，将肝硬化分为病毒性肝炎性、酒精性、胆汁性、代谢性、淤血性和寄生虫性肝硬化等。

(2)曾用分型　将肝硬化分为门脉性、坏死后性、胆汁性肝硬化，临床上以门脉性肝硬化最多见，其次是坏死后性肝硬化。

(3)国际分型　依据大体形态学特点，将肝硬化分为以下三型。

①小结节性肝硬化　结节大小相仿，直径<3mm，纤维间隔较细。

②大结节性肝硬化　结节粗大且大小不均，多数结节直径>3mm，纤维间隔较宽，且宽窄不一。

③混合结节性肝硬化　粗、细结节的含量大致相等，为上述两型的混合型。

3. 病理变化

(1)肉眼观　早期肝体积正常或稍增大，重量增加，质地正常或稍硬。晚期肝体积缩小，重量减轻，质地变硬。表面和切面呈弥漫全肝的结节，结节可呈现正常肝脏色泽、黄褐色(肝细胞脂肪变性)、黄绿色(淤胆)。纤维间隔多呈灰白色。

(2)镜下观　特征性病理变化是假小叶形成。假小叶是指广泛增生的纤维组织分割原来的肝小叶并包绕成大小不等的圆形或类圆形的肝细胞团，其特点如下。

①正常肝小叶结构破坏，被假小叶所取代。

②假小叶内肝细胞排列紊乱，可有变性、坏死、再生的肝细胞。

③中央静脉缺如、偏位或有两个以上。

④包绕假小叶的纤维间隔内可有少量慢性炎症细胞(淋巴细胞和单核细胞)浸润。

⑤假小叶内可见小胆管增生。

4. 病理临床联系

(1)门脉高压症的原因　注意与《外科学》门静脉高压症的原因相区别。

①窦性阻塞　肝内广泛结缔组织增生，肝血窦闭塞或窦周纤维化，使门静脉循环受阻。

②窦后性阻塞　假小叶压迫小叶下静脉，使肝窦内血液流出受阻，从而影响门静脉血流入肝血窦。

③窦前性　肝内肝动脉与门静脉小分支在汇入肝血窦前形成异常吻合，使高压力的动脉血流入门静脉内。

(2)门脉高压症的症状和体征

①慢性淤血性脾大　肝硬化患者70%~85%出现脾大。镜下见脾窦扩张，窦内皮细胞增生、肿大，脾小体萎缩，红髓内纤维组织增生，部分可见含铁结节。脾大后可引起脾功能亢进。

②腹水　腹水形成的原因如下。A. 门静脉压力增高使门静脉系统的小静脉和毛细血管流体静压升高，加之管壁缺氧通透性增高，使水、电解质及血浆蛋白漏入腹腔。B. 门静脉高压使肝血窦压力升高，增高的静水压差使进入Disse间隙的富含蛋白质的淋巴液增多，从淋巴管外溢入腹腔。C. 肝脏受损后，肝细胞合成蛋白质减少，造成低蛋白血症，使血浆胶体渗透压降低，导致腹水形成。D. 肝功能障碍导致醛固酮、抗利尿激素灭活减少，血中水平升高，导致水钠潴留而促进腹水形成。

③侧支循环形成　门静脉和腔静脉之间有4个交通支,其中以胃底食管下段交通支最重要。

交通支	门脉高压症的临床表现
胃底食管下段交通支	最重要的交通支。门脉高压时,可曲张破裂导致上消化道大出血
直肠下端肛管交通支	痔
前腹壁交通支	脐周浅静脉怒张,形成海蛇头现象
腹膜后交通支	Retzius静脉丛扩张。只能于术中见到

④胃肠淤血、水肿　患者出现腹胀、食欲减退等症状。

(3)肝功能障碍　主要是肝细胞长期反复受到损伤所致。

蛋白质合成障碍	肝合成白蛋白减少,导致血浆白蛋白降低,白/球蛋白比值下降或倒置
出血倾向	肝合成凝血因子(纤维蛋白原、凝血酶原、凝血因子Ⅴ)减少,导致皮肤、黏膜、皮下出血
胆色素代谢障碍	主要与肝细胞坏死、毛细胆管淤胆有关,常表现为肝细胞性黄疸
灭活作用减弱	肝对雌激素灭活减少,雌激素增多,导致睾丸萎缩、男乳发育、月经不调、蜘蛛痣、肝掌
肝性脑病	肝功能极度衰竭的表现,为毒性物质(氨、胺类)未经肝细胞代谢解毒而进入体循环所致

【例7】男性,58岁。呕血1天。HBsAg阳性20年。查体:脉搏100次/分,血压100/80mmHg,颈部可见蜘蛛痣1枚,肝掌,全腹无压痛、反跳痛,移动性浊音阴性,双下肢未见水肿。辅助检查:血清AFP8μg/L。腹部B超提示肝脏缩小,弥漫性结节,脾大。若行肝脏穿刺检查,最可能出现的病理变化是

A. 亚大块坏死伴结节再生　B. 桥接坏死及碎片状坏死

C. 异形细胞聚集,伴纤维再生　D. 假小叶形成及纤维组织再生

E. 肝小叶内浸润多种炎性细胞(2024)

【例8】肝硬化时,脾大的主要原因是

A. 脾窦扩张,红细胞淤滞　B. 脾窦巨噬细胞增多　C. 脾内淋巴细胞聚集

D. 脾内纤维组织增生　E. 脾小体大量中性粒细胞浸润(2018)

四、食管癌

食管癌是由食管黏膜鳞状上皮或腺体发生的恶性肿瘤,男性多于女性。

1. 病理变化

(1)早期食管癌　是指病变局限,未侵犯肌层的癌,多为原位癌或黏膜内癌,无论是否存在淋巴结转移。

①肉眼观　癌变处黏膜轻度糜烂或表面呈颗粒状、微小的乳头状。

②镜下观　绝大部分为鳞状细胞癌。

(2)中晚期食管癌　是指癌肿穿破黏膜下层,侵犯肌层。

①肉眼观　根据肉眼形态特点,分为以下4型。

病理类型	病理特点
髓质型	最多见,癌组织在食管壁内浸润性生长,累及食管全周或大部分,管壁增厚、管腔变小。切面癌组织质地较软,似脑髓,色灰白。癌组织表面常有溃疡
蕈伞型	癌呈扁圆形肿块,突向食管腔,表面有浅溃疡。肿瘤组织侵犯食管管周的部分或大部分
溃疡型	肿瘤表面有较深溃疡,深达肌层,底部凹凸不平,多浸润食管管周的一部分
缩窄型	癌组织质硬,内有明显结缔组织增生,浸润食管全周,使食管呈环形狭窄,狭窄上端食管腔明显扩张

②镜下观　90%以上为鳞状细胞癌,其次为腺癌等类型。

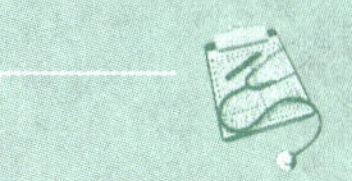

注意:①10版《病理学》P215:早期食管癌无论有无淋巴结转移。
②Barrett食管是指正常食管的鳞状上皮被腺上皮所取代。
③普通食管癌好发于食管中段,以鳞状细胞癌最常见。
④Barrett食管所致的食管癌好发于食管下段,以腺癌最多见。

2. 早期食管癌和中晚期食管癌的比较

	早期食管癌	中晚期食管癌
好发部位	三个生理狭窄(中段最常见、下段次之、上段少见)	同左
定义	病变局限,未侵犯肌层,无论是否淋巴结转移	癌肿穿破黏膜下层,侵犯肌层
临床症状	无明显症状	多有典型症状:进行性吞咽困难
肉眼观	黏膜轻度糜烂或表面呈颗粒状、微小的乳头状	髓质型(最多见)、蕈伞型、溃疡型和缩窄型
镜下观	绝大多数为鳞状细胞癌	鳞癌(90%)、腺癌、腺鳞癌、腺样囊性癌

【例9】Barrett食管是指
A. 食管鳞状上皮增生　B. 上皮层内中性粒细胞和淋巴细胞浸润
C. 黏膜糜烂或溃疡形成　D. 黏膜固有层内中性粒细胞和淋巴细胞浸润
E. 食管鳞状上皮被腺上皮所取代(2022)

【例10】食管癌经淋巴道转移,最常见的转移部位是
A. 颈淋巴结　B. 锁骨上淋巴结　C. 锁骨下淋巴结
D. 腋窝淋巴结　E. 腹股沟淋巴结(2024)

【例11】男性,63岁。进行性吞咽困难1年,声音嘶哑1个月。胃镜检查提示食管中段可见一新生物,大小2.0cm×2.5cm×2.5cm,结节状,表面可见溃疡,被覆污秽苔。取活组织行病理检查,最可能的结果是
A. 腺癌　B. 鳞癌　C. 腺鳞癌
D. 小细胞癌　E. 未分化癌(2024)

【例12】男,72岁。反酸、烧心30年,吞咽困难、乏力2个月。间断口服质子泵抑制剂,起初有效,近2个月效果不佳。胃镜检查见食管下段及贲门区隆起溃疡性病变,质脆,易出血。最可能的活组织病理检查结果是
A. 淋巴瘤　B. 神经内分泌肿瘤　C. 胃肠间质瘤
D. 鳞癌　E. 腺癌(2023)

五、胃癌

胃癌是由胃黏膜上皮和腺上皮发生的恶性肿瘤。好发年龄40~60岁,男多于女,好发于胃窦部小弯侧。临床上将胃癌分为早期胃癌和中晚期(进展期)胃癌。

【例13】胃癌的好发部位为
A. 胃体　B. 胃窦　C. 胃角
D. 贲门　E. 胃大弯(2022)

1. 病理类型和病理变化

(1)**早期胃癌**　是指癌组织浸润仅限于黏膜或黏膜下层,无论有无淋巴结转移。在早期胃癌中,若直径<0.5cm者,称为微小癌(微小胃癌);直径0.6~1.0cm者,称为小胃癌。内镜检查时,在该癌变处钳取活检确诊为癌,但手术切除标本经节段性连续切片均未发现癌者,称为一点癌。

①肉眼观　分为以下3型。

隆起型	肿瘤从黏膜面明显隆起或呈息肉状,此型较少
表浅型	肿瘤呈扁平状,稍隆起于黏膜表面
凹陷型	又名溃疡周边癌性糜烂,系溃疡周边黏膜的早期癌,此型最多见

②镜下观　以管状腺癌多见,其次为乳头状腺癌,未分化癌最少见。

注意:①9 版《外科学》P346:癌灶直径<1.0cm 的胃癌称为小胃癌,<0.5cm 者称为微小胃癌。
②10 版《病理学》P216:癌灶直径 0.6~1.0cm 的胃癌称为小胃癌,<0.5cm 者称为微小癌。

(2)中晚期(进展期)胃癌　是指癌组织浸润超过黏膜下层的胃癌。

①肉眼观　分为以下 3 型。

息肉型或蕈伞型	又称结节蕈伞型,癌组织向黏膜表面生长,呈息肉状或蕈伞状,突入胃腔内
溃疡型	癌组织坏死脱落形成溃疡,溃疡较大,边界不清,多呈皿状、火山口状,底部凹凸不平
浸润型	癌组织向胃壁内局限性或弥漫性浸润,与周围正常组织分界不清。其表面胃黏膜皱襞大部分消失,有时可见浅表溃疡。如为弥漫性浸润,可导致胃壁普遍增厚,变硬,胃腔变小,状如皮革,称为"革囊胃"

当癌细胞分泌大量黏液时,癌组织肉眼观呈半透明的胶冻状,称为胶样癌。

②镜下观　主要为腺癌,WHO 常见类型有管状腺癌、乳头状腺癌、黏液腺癌、低黏附性癌(包括印戒细胞癌)、混合性癌。少见类型为腺鳞癌、鳞状细胞癌、未分化癌。

2. 早期胃癌和中晚期胃癌的比较

	早期胃癌	中晚期胃癌
定义	是指癌组织浸润仅限于黏膜或黏膜下层,而不论有无淋巴结转移。包括微小癌、小胃癌、一点癌	是指癌组织浸润超过黏膜下层的胃癌
肉眼观	隆起型、表浅型、凹陷型(最常见)	息肉型或蕈伞型、浸润型、溃疡型(最常见)
镜下观	管状腺癌多见,乳头状腺癌次之,未分化癌少见	主要为腺癌

注意:肉眼观,早期胃癌以凹陷型最常见,中晚期胃癌以溃疡型最常见。

A. 0.4cm　　B. 0.8cm　　C. 1.2cm
D. 1.6cm　　E. 2.0cm

【例 14】符合小胃癌的肿瘤大小是直径

【例 15】符合微小胃癌的肿瘤大小是直径(2020)

【例 16】符合早期胃癌诊断条件的是
A. 肿瘤局限于胃窦　　B. 肿瘤直径小于 1cm　　C. 肿瘤直径小于 0.5cm
D. 癌未累及肌层　　E. 黏膜皱襞消失(2017)

3. 几个易混概念

一点癌	胃癌内镜检查时钳取活检确诊为癌,但手术切除标本经节段性连续切片均未发现癌
胶样癌	当癌细胞分泌大量黏液时,癌组织肉眼呈半透明的胶冻状
革囊胃	为晚期胃癌。指胃癌弥漫性浸润,可导致胃壁普遍增厚,变硬,胃腔变小,状如皮革
Virchow 信号结	晚期胃肠道肿瘤,易经胸导管转移至左锁骨上淋巴结(Virchow 信号结)
Krukenberg 瘤	胃癌(尤其印戒细胞癌)转移至卵巢,在双侧卵巢形成转移性黏液癌,称 Krukenberg 瘤

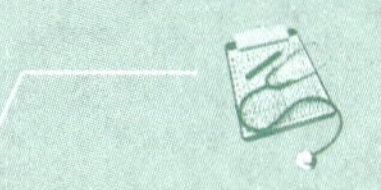

【例17】男，30岁。胃部不适3个月，加重伴疼痛、消瘦半个月。胃镜检查见胃小弯巨大病灶。活检病理报告描述为“细胞较小，大小较一致，呈弥漫分布，部分排列成小条索状，无腺管形成”。诊断是

A. 胃未分化癌　　B. 胃黏液腺癌　　C. 胃乳头状腺癌
D. 胃印戒细胞癌　　E. 胃管状腺癌(2019)

六、大肠癌

1. 好发部位

大肠癌好发于直肠(50%)，其余依次为乙状结肠、盲肠及升结肠、横结肠、降结肠。

2. 病理类型和病理变化

(1) **肉眼观**　大体形态分为以下4型。

分型	病理特点	备注
隆起型	肿瘤呈息肉状或盘状向肠腔突出，可伴表浅溃疡	多为分化较高的腺癌
溃疡型	肿瘤表面形成较深溃疡，或呈火山口状	本型较常见
浸润型	癌组织向肠壁深层弥漫浸润，常累及肠管全周，使局部肠管周径明显缩小	易形成环状狭窄
胶样型	癌细胞分泌大量黏液，肿瘤表面及切面均呈半透明、胶冻状	此型预后较差

注意：①中晚期食管癌肉眼类型——髓质型(最常见)、蕈伞型、溃疡型、缩窄型。
②中晚期胃癌肉眼类型——息肉型或蕈伞型、溃疡型、浸润型。
③大肠癌肉眼类型——隆起型、溃疡型(较多见)、浸润型、胶样型。

(2) **镜下观**　包括管状腺癌、黏液腺癌、印戒细胞癌、锯齿状腺癌、髓样癌、筛状粉刺型腺癌、微乳头状腺癌、未分化癌、腺鳞癌、鳞状细胞癌、梭形细胞癌等。临床上以管状腺癌多见。

【例18】大肠癌最好发的部位是

A. 乙状结肠　　B. 降结肠　　C. 横结肠
D. 直肠　　E. 升结肠(2018)

七、肝癌

1. 病理类型

原发性肝癌是起源于肝细胞或肝内胆管上皮细胞的恶性肿瘤。根据组织学来源和特点分为三型：肝细胞癌、肝内胆管癌和混合型肝细胞癌-胆管癌。

2. 病理变化

(1) **肝细胞癌**　起源于肝细胞，约占原发性肝癌的75%～85%。

①肉眼观　肿块单个或多个，局限性或弥漫性分布，肉眼形态一般可分为以下四种类型。

类型	病理特点	备注
单结节型	单个界限较清的癌结节，多呈球形，切面均匀一致，包膜可有或无。单发肿瘤直径≤5cm，或多发病灶数量≤3个且其中最大径≤3cm的肝癌为小肝癌	小肝癌≠早期肝癌
多结节型	常合并肝硬化。通常有一个界限较清的、圆形或椭圆形的癌结节，其周围常有数目不等的卫星状癌结节	最常见
弥漫型	癌组织弥散于肝内，结节不明显，常发生在肝硬化基础上，形态上与肝硬化易混淆	较少见
巨块型	肿瘤体积巨大，多数直径>10cm，圆形，右叶多见。切面中心部常有出血、坏死。瘤体周围常有多少不一的卫星状癌结节	次常见

②镜下观　肝细胞癌分化程度差异较大。分化高者癌细胞类似于肝细胞,分泌胆汁,血管多(似肝血窦),间质少。分化低者异型性明显,癌细胞大小不一,形态各异。

(2)肝内胆管癌　肝内胆管癌发生于肝内胆管上皮,占原发性肝癌的10%~20%。此型一般与肝硬化和HBV或HCV感染无关。肝内胆管癌的发生可能与肝内胆管内寄生虫或接触胆管对比剂有关。

①肉眼观　分为块状型、管周浸润型和管内生长型。多为单个肿块,含丰富纤维结缔组织,色苍白。

②镜下观　以腺癌最为常见,癌细胞呈腺管状排列,可分泌黏液,癌组织间质较多。癌组织分化程度不一,分为高、中和低分化。

(3)混合型肝细胞癌-胆管癌　含有肝细胞癌和肝内胆管癌的成分,极少见。

【例19】男,70岁。体检发现肝占位性病变1周。既往HBsAg阳性病史40年。查体:T37.0℃,R18次/分,P70次/分,BP130/85mmHg。巩膜、皮肤无黄染,双肺未闻及干、湿啰音。肝肋下3cm,质硬,不规则,无压痛,脾肋下未触及,移动性浊音(±)。B超检查提示肝右叶占位性病变,大小4cm×4cm,腹水。实验室检查:血AFP明显增高。经皮肝穿刺活检显示细胞呈巢状排列,体积大,胞浆丰富,核大,核仁明显,核分裂象易见,血窦丰富,间质少。其病理诊断为

A. 肝细胞癌　　B. 胆管细胞癌　　C. 混合细胞型肝癌
D. 肝海绵状血管瘤　　E. 肝硬化(2022)

【例20】男,48岁。右季肋区疼痛伴消瘦2个月。既往有乙型病毒性肝炎病史10年。腹部B超检查见肝右叶巨大肿块。血AFP明显增高。符合该肿瘤病理学特点的是

A. 肿瘤组织间质较多　　B. 癌细胞呈腺管状排列　　C. 癌细胞分泌黏液且血管少
D. 癌细胞与肝细胞类似　　E. 发生于肝内胆管上皮最多见(2021)

【例21】小肝癌的直径不应超过

A. 0.5cm　　B. 1cm　　C. 3cm
D. 6cm　　E. 9cm(2016)

【例22】男,45岁。血AFP明显升高1个月。有慢性乙型肝炎病史10年。腹部B超发现肝内有3个实性结节,最大径分别为0.5cm、0.7cm和1.2cm,周围肝组织呈明显的肝硬化改变。术后病理为原发性肝细胞性肝癌,其分型属于

A. 多结节型肝癌　　B. 巨块型肝癌　　C. 弥漫型肝癌
D. 小肝癌　　E. 大肝癌(2020)

八、胰腺癌

胰腺癌为较少见的消化系统恶性肿瘤,一般指外分泌胰腺发生的癌。患者多为50岁以上,吸烟可使风险加倍,男多于女。约90%的患者出现*KRAS*基因点突变,也可有*CMYC*过度表达和*TP*53基因突变。

1. 病理变化

(1)分布　胰腺癌发生于胰头(约60%)、体(约15%)、尾部(约5%)或累及整个胰腺。

(2)肉眼观　肿块大小和形态不一,肿瘤呈硬性结节突出于胰腺表面,或癌结节埋藏于胰腺内,不进行深部取材难以确诊。癌周组织常见纤维化,使全腺变硬,甚至剖腹探查时都很难与慢性胰腺炎相鉴别。

(3)镜下观　导管腺癌(最常见)、腺鳞癌、鳞状细胞癌、胶样癌、髓样癌和未分化癌等。

2. 扩散

胰头癌早期可直接蔓延至邻近组织和器官,如胆管、十二指肠。稍后转移至胰头旁及胆总管旁淋巴结。经门静脉肝内转移最为常见,以体尾部癌为甚,进而侵入腹腔神经丛周淋巴间隙,远处转移至肺和骨等。体尾部癌常伴有多发性静脉血栓形成。

3. 病理临床联系

胰头癌的主要症状为无痛性黄疸。体、尾部癌的主要症状是深部刺痛(癌侵入腹腔神经丛)、腹腔积

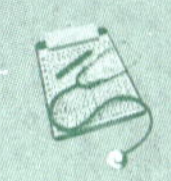

液(癌侵入门静脉)、脾大(癌压迫脾静脉),以及贫血、呕血及便秘等症状,但常无黄疸。

【例23】胰腺癌最常出现突变的基因是

A. *TP53*　　B. *KRAS*　　C. *CMYC*
D. *VHL*　　E. *RB*(2024)

【例24】胰尾癌最常见的转移途径是

A. 经血行转移至腰椎　　B. 经淋巴转移至腹膜后淋巴结　　C. 经血行转移至肺
D. 经门静脉转移至肝　　E. 经直接蔓延转移至腹膜(2023)

常考点　消化性溃疡的并发症;病毒性肝炎的病理特点;消化系统肿瘤考点散乱。

参考答案——详细解答见《2025国家临床执业及助理医师资格考试历年考点精析(上、下册)》

1. ABCDE　2. ABCDE　3. ABCDE　4. ABCDE　5. ABCDE　6. ABCDE　7. ABCDE
8. ABCDE　9. ABCDE　10. ABCDE　11. ABCDE　12. ABCDE　13. ABCDE　14. ABCDE
15. ABCDE　16. ABCDE　17. ABCDE　18. ABCDE　19. ABCDE　20. ABCDE　21. ABCDE
22. ABCDE　23. ABCDE　24. ABCDE

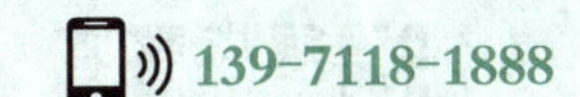

第8章 泌尿系统疾病

▶考纲要求

①肾小球肾炎:类型及病理变化,病理临床联系。②肾盂肾炎:病理变化及病理临床联系。③肾细胞癌:分类,病理变化,病理临床联系。④尿路上皮肿瘤:病理变化,病理临床联系。

▶复习要点

一、肾小球肾炎

1. 急性肾炎、急进性肾小球肾炎的病理变化与病理临床联系

	急性弥漫性增生性肾小球肾炎	急进性肾小球肾炎
别称	毛细血管内增生性肾小球肾炎、急性肾炎	新月体性肾小球肾炎、快速进行性肾小球肾炎
起病	急	更急骤
临床表现	急性肾炎综合征	急进性肾炎综合征
临床特点	蛋白尿、血尿、水肿、高血压、一过性肾功能降低	蛋白尿、血尿、水肿、高血压、短期内肾功能衰竭
肉眼观	肾脏肿大,大红肾、蚤咬肾	肾脏肿大,色苍白,肾皮质表面点状出血
病理特点	毛细血管内皮细胞和系膜细胞增生	肾小球壁层上皮增生形成新月体
光镜	毛细血管内皮细胞和系膜细胞增生 近曲小管上皮细胞发生变性 肾间质水肿,少量炎症细胞浸润	肾小球球囊内广泛新月体形成 肾小管上皮细胞玻璃样变 肾间质水肿,炎症细胞浸润,后期纤维化
电镜	驼峰状电子致密物沉积	新月体形成,Ⅱ型可见电子致密物
免疫病理	IgG、C3 沉积于脏层上皮细胞和肾小球基膜之间、基膜内、内皮下、系膜区(颗粒状)	Ⅰ型基底膜内 IgG、C3 线性沉积,Ⅱ型免疫复合物沉积(颗粒状),Ⅲ型无沉积

注意:新月体是由增生的壁层上皮细胞和渗出的单核细胞构成,可有中性粒细胞和淋巴细胞浸润。

【例 1】急性弥漫性增生性肾小球肾炎增生的细胞是

A. 肾小球壁层上皮细胞和脏层上皮细胞
B. 肾小球脏层上皮细胞和炎症细胞
C. 肾小球毛细血管内皮细胞和系膜细胞
D. 肾小球脏层上皮细胞和系膜细胞
E. 肾小球周围纤维细胞和系膜细胞

【例 2】弥漫性新月体性肾小球肾炎中形成新月体的细胞是

A. 肾小球球囊壁层上皮细胞
B. 肾小球球囊壁层上皮细胞和单核细胞
C. 肾小球球囊脏层上皮细胞和单核细胞
D. 肾小球系膜细胞和内皮细胞
E. 肾小球系膜细胞

【例 3】急性链球菌感染后肾小球肾炎电镜下的典型表现是

A. 广泛足突消失
B. 电子致密物呈“飘带”样在肾小球基底膜沉积
C. 电子致密物在系膜区沉积
D. 电子致密物呈“驼峰”样在上皮下沉积

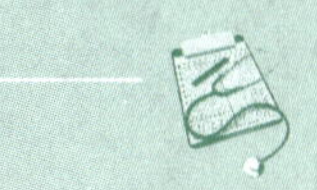

E. 毛细血管腔内中性粒细胞浸润

2. 微小病变性肾小球病、膜增生性肾小球肾炎、膜性肾小球病的病理变化与病理临床联系

	微小病变性肾小球病	膜增生性肾小球肾炎	膜性肾小球病
别称	脂性肾病、微小病变性肾小球肾炎	系膜毛细血管性肾小球肾炎	膜性肾病
病理特点	弥漫性上皮细胞足突消失 基底膜正常	肾小球基膜增厚 肾小球细胞增生，系膜基质增多	毛细血管壁弥漫性增厚 上皮下免疫复合物沉积
发病	好发于儿童（占80%）	好发于儿童和青年	好发于成人
特点	儿童最常见的肾病综合征	占原发肾病综合征的10%~20%	成人最常见的肾病综合征
光镜	肾小球基本正常 肾小管上皮细胞内脂质沉积	肾小球基膜明显增厚 系膜细胞增生、系膜基质增多 增厚的基膜呈双轨状	早期肾小球基本正常 之后肾小球毛细血管壁弥漫性增厚
电镜	肾小球基本正常，无免疫沉积物 基底膜正常 弥漫性脏层上皮细胞足突消失	Ⅰ型：系膜区和内皮下沉积 Ⅱ型：基底膜致密层带状沉积 （致密物沉积病）	沉积物之间钉状突起 基底膜明显增厚、虫蚀样 上皮细胞肿胀、足突消失
免疫	免疫荧光阴性	Ⅰ型：C3颗粒状沉积，可有IgG、C1q、C4 Ⅱ型：显示C3沉积，无IgG、C1q、C4出现	IgG和C3沉积于基底膜 颗粒状荧光
临床表现	典型肾病综合征的表现 选择性蛋白尿（小分子）	多数表现为肾病综合征 少数表现为急性肾炎综合征 Ⅱ型常出现低补体血症	肾病综合征（80%） 非选择性蛋白尿
治疗	90%对糖皮质激素有效	疗效不佳，预后差	激素不敏感
预后	5%的患者发生肾功能衰竭	50%的患者发生肾功能衰竭	40%患者数年内肾功能衰竭

注意：①膜性肾病的特征性病变是钉状突起——记忆为铁钉磨（膜）成针。
②微小病变性肾病的特征性病变是足突消失——记忆为微不足道。

3. 局灶性节段性肾小球硬化、系膜增生性肾小球肾炎的病理变化与病理临床联系

	局灶性节段性肾小球硬化	系膜增生性肾小球肾炎
病理特点	部分肾小球的部分小叶发生硬化	弥漫性系膜细胞增生及系膜基质增多
好发人群	青少年男性	青少年男性
发病率	占原发性肾病综合征的5%~10%	占原发性肾病综合征的30%
光镜观察	病变局灶性分布，肾小球部分毛细血管袢内系膜基质增多，基膜塌陷，严重者管腔闭塞	弥漫性系膜细胞增生及系膜基质增多
电镜观察	弥漫性脏层上皮细胞足突消失 部分上皮细胞从肾小球基膜剥脱	弥漫性系膜细胞增生及系膜基质增多 系膜区见电子致密物沉积
免疫荧光	IgM和C3沉积	IgG和C3沉积或阴性
病因	由脏层上皮细胞损伤和改变引起	病因未明
发病机制	局部通透性增高，血浆蛋白和脂质在细胞外基质内沉积，激活系膜细胞，导致节段性玻璃样变和硬化	免疫反应通过介质的作用刺激系膜细胞，导致系膜细胞增生，系膜基质增多
临床表现	大部分表现为肾病综合征，少数表现为蛋白尿	肾病综合征、无症状蛋白尿、血尿
治疗	50%患者对糖皮质激素有效	糖皮质激素+细胞毒药物
预后	多发展为慢性肾小球肾炎	轻症者疗效好，重症者预后较差

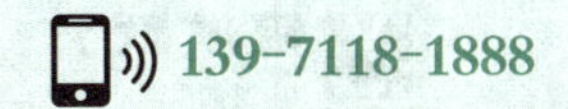

4. 一些常考概念

大红肾	急性肾小球肾炎
大白肾	脂性肾病、膜性肾病、膜性增生性肾炎的早期、新月体性肾小球肾炎的中期
蚤咬肾	急性肾小球肾炎
原发性颗粒性固缩肾	高血压肾病
继发性颗粒性固缩肾	慢性肾小球肾炎
动脉粥样硬化性固缩肾	动脉粥样硬化
不规则瘢痕肾	慢性肾盂肾炎

A. 微小病变肾病　B. 新月体性肾小球肾炎　C. IgA 肾病
D. 膜性肾病　E. 毛细血管内增生性肾小球肾炎

【例 4】链球菌感染后急性肾小球肾炎的病理类型为
【例 5】儿童原发性肾病综合征最常见的类型为

【例 6】肉眼形态表现为颗粒性固缩肾的疾病是
A. 慢性硬化性肾小球肾炎　B. 慢性肾盂肾炎　C. 新月体性肾小球肾炎
D. 膜性肾小球肾炎　E. 急性弥漫性增生性肾小球肾炎

二、肾盂肾炎

肾盂肾炎是肾盂、肾间质和肾小管的炎性疾病,而肾小球肾炎是以肾小球损害为主的变态反应性疾病。

1. 病理变化

(1)急性肾盂肾炎

①肉眼观　肾脏体积增大,表面充血,有散在、稍隆起的黄白色小脓肿,周围见紫红色充血带。多个病灶可相互融合,形成大脓肿。肾脏切面肾髓质内见黄色条纹。肾盂黏膜充血水肿,表面有脓性渗出物。

②镜下观　组织学特征为灶状间质性化脓性炎或脓肿形成、肾小管腔内中性粒细胞集聚和肾小管坏死。急性期后中性粒细胞数量减少,巨噬细胞、淋巴细胞及浆细胞增多;局部胶原纤维增多,瘢痕形成。

(2)慢性肾盂肾炎　特点是肾小管和肾间质的慢性化脓性炎症,肾组织纤维化和瘢痕形成。

	慢性肾盂肾炎	慢性肾小球肾炎
肉眼观	不规则的瘢痕,瘢痕分布不均匀 两侧肾脏病变不对称,不规则瘢痕肾	表面规则的颗粒状,颗粒分布均匀 两侧肾脏病变对称,继发性颗粒性固缩肾
肾萎缩	可有	可有
肾盂	肾乳头萎缩,肾盏肾盂因瘢痕收缩而变形	周围脂肪组织增多
肾间质	不规则纤维化,炎症细胞浸润	规则纤维化,可见淋巴细胞浸润
肾小球	早期无变化;小动脉玻璃样变、硬化 晚期纤维化、玻璃样变;病变轻的地方扩张代偿	原先肾炎的病变;小动脉玻璃样变、硬化 肾小球玻璃样变、纤维化;病变轻的地方扩张代偿
肾小管	萎缩,病变轻的地方扩张代偿 胶样管型(变性的白细胞和蛋白质)	萎缩,病变轻的地方扩张代偿
肾功能	减退	减退

2. 病理临床联系

(1)急性肾盂肾炎　起病急,患者常表现为尿频、尿急、尿痛、发热、寒战、腰痛、肾区叩痛、白细胞增

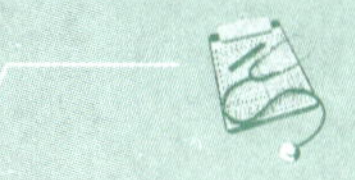

多等。尿检查显示脓尿、蛋白尿、管型尿、菌尿,白细胞管型对于诊断意义较大。

(2)慢性肾盂肾炎 起病缓慢,早期可有腰背痛、发热、脓尿、菌尿等。晚期肾组织破坏严重,出现氮质血症和尿毒症。有的患者数年后出现局灶性节段性肾小球硬化,常伴有严重蛋白尿,预后不佳。

【例7】慢性肾盂肾炎大体描述正确的是

A. 肾弥漫性颗粒状　　B. 肾肿大、苍白　　C. 肾表面散在出血点
D. 肾弥漫性肿大　　E. 肾不对称性缩小

【例8】上行性感染的肾盂肾炎病变最轻的部位是

A. 肾小管　　B. 肾间质　　C. 肾盂黏膜
D. 肾乳头　　E. 肾小球

【例9】慢性肾盂肾炎的肾脏肉眼观察不同于慢性肾小球肾炎的是

A. 体积缩小　　B. 肾脏内小动脉硬化　　C. 有不规则的凹陷瘢痕
D. 颜色苍白　　E. 表面颗粒状

三、肾细胞癌(肾癌)

1. 分类

组织学分类包括透明细胞癌(占70%~80%)、乳头状癌(占10%~15%)、嫌色细胞癌(占5%)等。

2. 病理变化

(1)大体 肾细胞癌多见于肾脏上、下极,上极更常见。常表现为单个圆形肿物,切面淡黄色或灰白色,可有灶性出血、坏死,肿瘤界限清楚,可有假包膜形成。

(2)镜下 透明细胞癌多见,肿瘤细胞体积较大,圆形或多边形,胞质丰富,透明或颗粒状,间质具有丰富的毛细血管和血窦。

【例10】肾癌的典型肉眼特征是

A. 肾组织切面灰白色　　B. 肾组织切面鲜红色　　C. 在肾上极,有包膜
D. 肿瘤位于肾中央　　E. 双肾累及,有多个癌块

3. 病理临床联系

肾细胞癌常表现为间歇性无痛性血尿。腰痛、肾区肿块、血尿为具有诊断意义的三个典型症状。

四、尿路上皮肿瘤

1. 病理变化

(1)大体 膀胱癌好发于膀胱侧壁和膀胱三角区近输尿管开口处。肿瘤可单个,也可为多灶性。肿瘤大小不等,可呈乳头状、息肉状。

(2)镜下 癌细胞核浓染,部分细胞异型性明显,核分裂象较多,可有病理性核分裂象。细胞排列紊乱,极性消失。

2. 病理临床联系

膀胱癌最常见的症状是无痛性血尿。

部分病例因肿瘤侵犯膀胱壁,刺激膀胱黏膜,可出现尿频、尿急、尿痛等膀胱刺激征。

▶**常考点**　各类肾小球肾炎的病理类型是考试的重点,应全面掌握。

参考答案——详细解答见《2025国家临床执业及助理医师资格考试历年考点精析(上、下册)》

1. ABCDE　2. ABCDE　3. ABCDE　4. ABCDE　5. ABCDE　6. ABCDE　7. ABCDE
8. ABCDE　9. ABCDE　10. ABCDE

第9章　生殖系统与乳腺疾病

▶考纲要求

①子宫颈上皮内瘤变:病理变化。②子宫颈癌:组织学类型,扩散。③妊娠滋养细胞疾病:病理变化及病理临床联系。④卵巢上皮性肿瘤:常见组织学类型及病理变化。⑤前列腺增生症:病理变化及病理临床联系。⑥前列腺癌:病理变化及病理临床联系。⑦乳腺癌:常见组织学类型、病理变化及转移途径。

▶复习要点

一、子宫颈上皮内瘤变

1. 概念

子宫颈鳞状上皮内病变(SIL)是宫颈鳞癌的癌前病变,是指子宫颈上皮部分被不同程度异型性的细胞所取代,出现挖空细胞或鳞状上皮细胞异型增生,表现为细胞大小形态不一,核增大深染,核质比例增大,核分裂象增多,细胞极性紊乱。

2. 类型和病理变化

(1)分类　依据其病变程度不同,可将子宫颈鳞状上皮内病变(SIL)分为两类。LSIL是指鳞状上皮上2/3细胞成熟,细胞核异型性小,可见挖空细胞,但上皮下1/3细胞异型显著,可见核分裂象。HSIL是指上皮缺乏分化成熟,异型增生细胞超过上皮下1/3,伴有核分裂象及病理性核分裂象。

形态特征	低级别鳞状上皮内病变(LSIL)	高级别鳞状上皮内病变(HSIL)
细胞分化	上皮下1/3细胞异型显著	异型增生细胞超过上皮下1/3
细胞异型性	轻度	中至重度
核分裂象	上皮下1/3	超过上皮下1/3至全层

(2)分级　SIL也称为子宫颈上皮内瘤变(CIN)。依据其病变程度不同,将CIN分为以下三级。

	以往称为	定义	相当
CIN Ⅰ	轻度不典型增生	鳞状上皮上2/3细胞成熟,但下1/3异型显著,可见核分裂象	LSIL
CIN Ⅱ	中度不典型增生	鳞状上皮上1/3细胞较成熟,下2/3上皮细胞有明显细胞异型和核分裂象	HSIL
CIN Ⅲ	重度不典型增生+原位癌	指异型增生细胞超过上皮下2/3或全层细胞核异型明显,上皮各层均可见核分裂象及病理性核分裂象。异型细胞沿基膜通过子宫颈腺口蔓延至子宫颈腺体内,取代腺上皮,但仍未突破基膜,称为CIN Ⅲ累及腺体(原位癌累及腺体)	HSIL

(3)原位癌　指异型增生的细胞累及子宫颈黏膜上皮全层,但病变仍局限于上皮内,未突破基底膜。

【例1】患者,女,40岁。接触性阴道流血。妇科检查见宫颈呈糜烂样改变,病理活检可见异型细胞局限于宫颈上皮的下1/3黏膜下,炎症细胞浸润。最可能的是

A. 微小浸润癌　　B. 慢性弥漫性宫颈炎　　C. 宫颈高级别鳞状上皮内病变

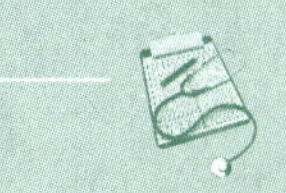

D. 宫颈低级别鳞状上皮内病变　　E. 慢性宫颈炎伴鳞状上皮化生(2020)

二、子宫颈癌

子宫颈浸润癌是指癌细胞突破基底膜,向固有膜间质内浸润。

1. 组织学类型

子宫颈癌分为鳞癌(约占 80%)和腺癌(约占 20%)两种类型。

①子宫颈鳞癌　子宫颈上皮内瘤变和鳞状细胞癌大多累及子宫颈鳞状上皮和柱状上皮交界处,即移行带。依据其进展过程,分为早期浸润癌和浸润癌。

A. 早期浸润癌　指癌细胞突破基底膜,向固有层间质内浸润,在固有层内形成一些不规则的癌细胞巢或条索,但浸润深度不超过基底膜下 5mm。

B. 浸润癌　癌组织向间质内浸润性生长,浸润深度超过基底膜下 5mm。

②子宫颈腺癌

2. 扩散

(1)直接蔓延　向上→整段子宫颈;向下→阴道穹隆及阴道壁;向前→膀胱;向后→直肠;向两侧→宫旁及盆壁组织。若肿瘤侵犯或压迫输尿管,可引起肾盂积水和肾衰竭,肾衰竭是本病的主要死因。

(2)淋巴道转移　是最常见和最重要的转移途径,首先转移至子宫旁淋巴结,然后依次至闭孔、髂内、髂外、髂总、腹股沟、骶前及腹主动脉旁淋巴结,晚期可转移至锁骨上淋巴结。

(3)血道转移　血道转移较少见,晚期可经血道转移至肺、骨、肝。

【例 2】子宫颈早期浸润性癌不超过基底膜下

A. 2mm　　B. 3mm　　C. 4mm
D. 5mm　　E. 6mm(2019)

三、妊娠滋养细胞疾病

1. 病理变化

	葡萄胎	侵蚀性葡萄胎	绒毛膜癌
别称	水泡状胎块	恶性葡萄胎	绒癌
发病年龄	任何年龄,<20 岁和>40 岁多见	—	<20 岁和>40 岁多见
病变性质	良性,非肿瘤	交界性肿瘤	恶性肿瘤
与妊娠关系	异常妊娠	继发于葡萄胎	葡萄胎、流产、正常妊娠后
滋养层细胞	不同程度增生,异型性很小	高度增生,有一定异型性	异常增生,异型性显著
绒毛结构	水泡状绒毛不侵入肌层	水泡状绒毛侵入子宫肌层	无绒毛结构
绒毛间质	有绒毛,间质高度水肿	有绒毛,间质高度水肿	无绒毛,无间质
间质血管	间质血管消失或少量	—	无血管
出血坏死	少见	常见	极常见
转移灶	无	少见	肺(占 90%)、脑、阴道壁
治疗	手术	化疗	手术为主,辅以化疗
预后	绝大多数能痊愈,10%转为侵蚀性葡萄胎,2%转为绒癌	预后良好。转移灶内的瘤组织可自然消退	差

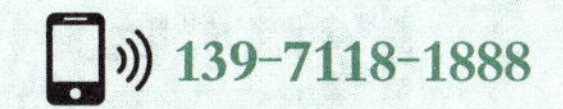

注意:①侵蚀性葡萄胎和葡萄胎的主要区别是前者水泡状绒毛侵入子宫肌层,后者不侵入肌层。
②绒毛膜癌与侵蚀性葡萄胎的主要区别是前者无绒毛、无间质、无血管("三无产品"),后者则有。
③侵蚀性葡萄胎可有阴道壁紫蓝色出血坏死结节,为水泡状绒毛侵入子宫肌层所致;绒毛膜癌也可见紫蓝色的癌结节,为癌结节出血坏死所致。
④绒毛膜癌极易经血道转移,最常转移至肺(占 90%),其次为脑、胃肠道、肝、阴道壁等;宫颈癌极易经淋巴道转移,最先转移至子宫旁淋巴结。

【例 3】绒毛膜癌的组织来源是
A. 腹膜间皮细胞　B. 滋养层细胞　C. 子宫颈上皮细胞
D. 子宫内膜上皮细胞　E. 输卵管上皮细胞

【例 4】女,35 岁。不规则阴道流血 2 个月。妇科检查发现阴道壁上有一紫蓝色结节。病理检查见大量血块及坏死组织中散在一些异型的滋养层细胞团,无绒毛结构。应诊断为
A. 侵蚀性葡萄胎　B. 子宫颈癌　C. 绒毛膜癌
D. 子宫内膜癌　E. 水泡状胎块

2. 病理临床联系

滋养细胞疾病主要表现为葡萄胎或妊娠数月甚至数年后,阴道出现持续性不规则出血,子宫增大,血尿 hCG 增高。血道转移是绒毛膜癌的显著特点,最常转移至肺。

四、卵巢上皮性肿瘤

卵巢肿瘤种类繁多,结构复杂,依照其组织发生分为三大类,即上皮性肿瘤、生殖细胞肿瘤、性索间质肿瘤。卵巢上皮性肿瘤是最常见的卵巢肿瘤,占所有卵巢肿瘤的 90%,可分为良性、恶性和交界性三种类型。交界性卵巢上皮性肿瘤是指形态和生物学行为介于良性和恶性之间,具有低度恶性潜能的肿瘤。

	卵巢浆液性肿瘤	卵巢黏液性肿瘤
发病率	高(浆液性囊腺瘤是最常见的卵巢肿瘤)	较低(占所有卵巢肿瘤的 25%)
肿瘤性质	可为良性、交界性、恶性	可为良性、交界性、恶性
肉眼观	单个或多个囊腔,囊内含有清亮囊液 双侧卵巢发生多见 良性——囊壁光滑 交界性——囊壁较多乳头突起 恶性——大量实性组织和乳头出现	多个囊腔,内含黏稠液体,乳头较少 双侧发生较少见 良性——肿瘤表面光滑,囊壁光滑 恶性——大量乳头和实性区域 出血坏死、包膜浸润
良性肿瘤	囊腔为单层立方或矮柱状上皮,具有纤毛 乳头较宽、细胞无异型性	囊腔为单层高柱状上皮,无纤毛 细胞无异型性
交界性肿瘤	囊腔上皮 2~3 层 乳头增多、细胞轻度异型,核分裂象增加 可有或无间质浸润	囊腔上皮 2~3 层 乳头增多、细胞轻度异型,核分裂象增加 无间质和被膜浸润
恶性肿瘤	囊腔上皮超过 3 层 乳头呈树枝状分布,常见砂粒体 细胞异型性明显,核分裂象多见 癌细胞破坏性间质浸润(最主要特点)	囊腔上皮超过 3 层 复杂的腺体和乳头结构 细胞异型性明显 癌细胞间质浸润

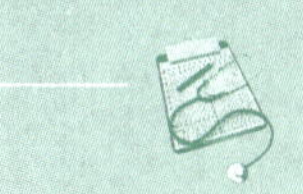

五、前列腺增生症与前列腺癌

	前列腺增生症	前列腺癌
好发部位	前列腺的中央区和移行区(中叶为主)	前列腺的周围区(后叶为主)
肉眼特点	结节状增大,质地较软 和周围正常前列腺组织界限不清	灰白结节状,质地韧硬 和周围正常前列腺组织界限不清
镜下特点	增生的成分为纤维、平滑肌和腺体 腺上皮向腔内呈乳头状或形成皱褶 增生腺体的腺腔内可见淀粉小体	分化好的癌细胞排列规则、拥挤、背靠背 腺上皮向腔内呈乳头状或筛状 核仁增大,外层基底细胞缺如(诊断性)
病理特点	以前列腺上皮和间质增生为特征	多为分化较好的腺癌,腺体外层基底细胞缺如、核仁增大是高分化腺癌的主要诊断依据
临床表现	尿道梗阻,排尿困难,尿流不畅	排尿困难,血尿

【例5】男,65岁。排尿时间延长、夜尿增多2年余,加重3月。患者排尿困难、无力、尿流变细。盆腔B超示前列腺增大。患者的病变部位多见于前列腺

A. 尿道区　　B. 周围区　　C. 中央区

D. 移行区　　E. 中央区和移行区(2022、2023)

六、乳腺癌

1. 常见组织学类型

乳腺癌大致上分为非浸润性癌和浸润性癌二大类。

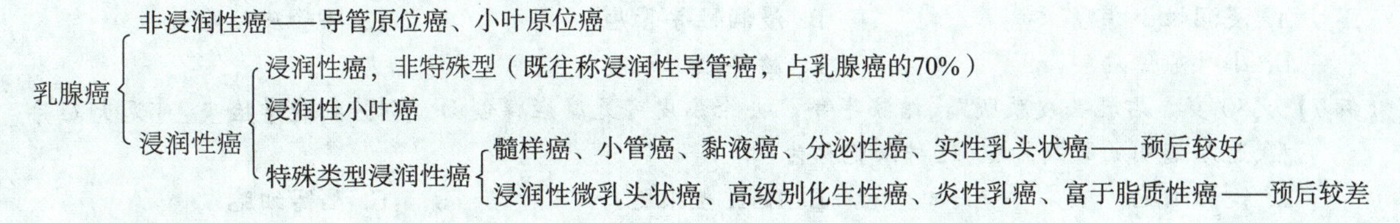

2. 病理变化

(1)非浸润性癌　分为导管原位癌和小叶原位癌,两者均来自终末导管-小叶单元上皮细胞,局限于基底膜以内,未向间质、淋巴管、血管浸润。

①导管原位癌(DCIS)　占所有乳腺癌的15%~30%,远比小叶原位癌多见。导管原位癌导管明显扩张,癌细胞局限于扩张的导管内,导管基膜完整。组织学上分粉刺癌和非粉刺型导管内癌。钼靶X线检查多表现为簇状微小钙化灶。DCIS分为三级:

级别	病理特点
低级别	病变范围超过2mm,由小的、单形性细胞组成,细胞形态、大小一致,核仁不明显,核分裂象少见
中级别	结构表现多样,细胞异型性介于高级别和低级别DCIS之间
高级别	由较大的多形性细胞构成,核仁明显,核分裂象常见,管腔内常出现有大量坏死碎屑的粉刺样坏死

经活检证实的导管原位癌,如不经任何治疗,20年后,其中30%可发展为浸润性癌,说明并不是所有的导管原位癌都转变为浸润性癌。如转变为浸润性癌,通常需经历几年或十余年。

②小叶原位癌　镜下见扩张的乳腺小叶末梢导管和腺泡内充满呈实体排列的肿瘤细胞,小叶结构尚

存。细胞体积较导管内癌的细胞小,大小形状较为一致,核圆形或椭圆形,核分裂象罕见。

(2)浸润性癌 包括[浸润性癌,非特殊型(浸润性导管癌)],浸润性小叶癌和特殊类型浸润性癌。

①浸润性,非特殊型(浸润性导管癌) 由导管原位癌发展而来。癌细胞突破导管基膜向间质浸润,约占乳腺癌的70%。镜下,癌细胞排列成巢状、团索状,或伴有少量腺样结构。癌细胞大小形态各异,多形性常较明显,核分裂象多见。肿瘤间质有致密的纤维组织增生。

②浸润性小叶癌 为小叶原位癌突破基底膜所致,癌细胞体积小,呈单行串珠状排列。

	浸润性导管癌(非特殊型浸润性癌)	浸润性小叶癌
来源	由导管内癌突破基膜向间质浸润而来	由小叶原位癌突破基膜向间质浸润而来
比例	占整个乳腺癌的70%(最常见)	占整个乳腺癌的5%~10%
镜下观	癌细胞排列成巢状、团索状,伴少量腺样结构;癌细胞多形性明显,核分裂象多见;肿瘤间质有纤维组织增生,癌细胞在纤维间质内浸润生长	癌细胞单行串珠状浸润于纤维间质之间,或环形排列在正常导管周围;癌细胞小,大小一致,核分裂象少见,细胞形态和小叶原位癌的瘤细胞相似
肉眼观	灰白色,质硬,切面砂粒感。无包膜,与周围分界不清,活动度差。肉眼呈橘皮样外观	切面呈橡皮样,色灰白柔韧 无包膜,与周围组织无明显界限

③特殊类型浸润性癌 预后较好的类型包括髓样癌、小管癌、黏液癌、分泌性癌、实性乳头状癌等。预后较差的类型包括浸润性微乳头状癌、高级别化生性癌、炎性乳癌、富于脂质性癌等。

3. 转移途径

(1)直接蔓延 癌细胞沿乳腺导管直接蔓延,可累及相应的乳腺小叶腺泡;也可沿导管周围组织蔓延。

(2)淋巴道转移 最常见的转移途径。多数经同侧腋窝淋巴结→锁骨下淋巴结→锁骨上淋巴结。

(3)血道转移 至肺、骨、肝、肾上腺、脑等组织或器官。

【例6】下列乳腺癌类型中常表现为粉刺癌的是

A. 浸润性小叶癌　　B. 浸润性导管癌　　C. 导管原位癌
D. 小叶原位癌　　E. 髓样癌

【例7】女,50岁。右乳头皮肤脱屑、结痂半年。去除痂皮可见糜烂样创面。刮片细胞学检查:可见大而异型、胞质透明的肿瘤细胞,这种细胞称为

A. 镜影细胞　　B. L&H型细胞　　C. 陷窝细胞
D. Paget细胞　　E. 多核瘤巨细胞

【例8】女,46岁。乳房无痛性肿块2天。查体:右乳腺外上象限4cm×3cm肿物,质硬,边界不清,皮肤呈"橘皮样"改变。该患者若发生淋巴道转移,最早累及的淋巴结是

A. 尖淋巴结　　B. 胸骨旁淋巴结　　C. 锁骨上淋巴结
D. 胸肌淋巴结　　E. 胸骨后淋巴结(2024)

▶常考点 子宫颈浸润癌;滋养层细胞肿瘤的鉴别表;乳腺癌常见病理类型。

参考答案——详细解答见《2025国家临床执业及助理医师资格考试历年考点精析(上、下册)》

1. ABCDE　2. ABCDE　3. ABCDE　4. ABCDE　5. ABCDE　6. ABCDE　7. ABCDE
8. ABCDE

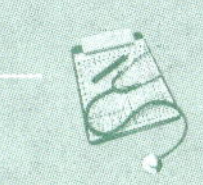

第10章 内分泌系统疾病

考纲要求

①甲状腺肿的分类及病理变化。②甲状腺肿瘤的分类及病理变化。

复习要点

一、甲状腺肿的分类及病理变化

1. 分类

甲状腺肿是指由于增生和胶质储存伴甲状腺激素异常分泌而产生的甲状腺肿大。根据有无甲状腺功能亢进,可将其分为弥漫性非毒性甲状腺肿和弥漫性毒性甲状腺肿两类。

2. 病理变化

(1)弥漫性非毒性甲状腺肿 也称单纯性甲状腺肿、地方性甲状腺肿,是由于缺碘使甲状腺素分泌不足,促甲状腺素(TSH)分泌增多,引起甲状腺滤泡上皮增生所致,不伴甲状腺功能亢进。分为三期。

	增生期	胶质贮积期	结节期
别称	弥漫性增生性甲状腺肿	弥漫性胶样甲状腺肿	结节性甲状腺肿
肉眼	甲状腺弥漫性对称性中度增大 表面光滑,<150g 甲状腺功能正常	甲状腺弥漫性对称性显著增大 表面光滑,200~300g 半透明胶冻状	甲状腺不对称结节状增大 结节大小不一,多无包膜 可出血坏死钙化
光镜	滤泡上皮增生呈立方或低柱状 伴小滤泡和小假乳头形成 胶质少,间质充血	部分上皮增生 可有小滤泡或假乳头形成 滤泡腔扩大,内有大量胶质贮积	滤泡上皮柱状或乳头样增生 小滤泡形成,有胶质贮积 结节大小不一

(2)弥漫性毒性甲状腺肿 即甲亢,是指血中甲状腺激素过多,作用于全身组织所引起的临床综合征。

①肉眼观 甲状腺弥漫性对称增大,表面光滑,血管充血,质地较软,切面灰红,分叶状,无结节。

②镜下观 滤泡上皮增生呈高柱状,小滤泡形成;滤泡腔内胶质稀薄;间质血管充血,淋巴组织增生。

【例 1】结节性甲状腺肿的病理特点为

A. 滤泡上皮呈柱状增生　B. 滤泡腔内大量胶质贮积　C. 结节包膜完整,边界清晰
D. 结节呈单发性　E. 小滤泡形成

二、甲状腺肿瘤

1. 甲状腺腺瘤

甲状腺腺瘤是甲状腺滤泡上皮发生的一种常见良性肿瘤。往往在无意中发现,中青年女性多见。肿瘤生长缓慢,随吞咽活动而上下移动。肉眼观,多为单发,圆或类圆形,有完整的包膜,常压迫周围组织,直径一般3~5cm,切面多为实性,色暗红或棕黄,可并发出血、囊性变、钙化和纤维化。

2. 甲状腺癌

甲状腺癌是起源于滤泡上皮细胞或滤泡旁细胞的恶性肿瘤,好发于40~50岁,分为以下病理类型。

	乳头状癌	滤泡癌	未分化癌	髓样癌
占比	60%	20%	15%	7%(5%~10%)
好发年龄	青少年女性	40 岁以上女性	50 岁以上女性	40~60 岁
恶性程度	低	中	高	中
颈淋巴结	转移早	10%转移	早,50%转移	可有转移
远处转移	少	33%有	迅速	可有
肉眼观	肿块 2~3cm,圆形 无包膜,可出血坏死	结节状,质软 包膜不完整	形状不规则,无包膜 常出血坏死	单发或多发 假包膜,质实而软
光镜 电镜	核呈毛玻璃状,无核仁 间质内有砂粒体	不同分化程度的滤泡,异型性	小细胞型、梭形细胞型 巨细胞型、混合型	电镜下可见胞质内存在神经内分泌颗粒
预后	好(5 年生存率>90%)	较好	最差(3~6 个月)	较差
免疫组化	Thyroglobulin 阳性 Calcitonin 阴性	Thyroglobulin 阳性 Calcitonin 阴性	Thyroglobulin 阳性 Calcitonin 阴性	Thyroglobulin 阴性 Calcitonin 阳性

注意:①恶性程度从高到低为:未分化癌>髓样癌>滤泡癌>乳头状癌。
②尽管乳头状癌恶性程度低,预后好,但早期易发生颈部淋巴结转移。
③最易发生转移的甲状腺癌是未分化癌,最易发生血道转移的是滤泡癌。
④髓样癌可分泌降钙素,属于 APUD 瘤,可引起手足抽搐。⑤砂粒体即为钙化小体。

【例 2】诊断甲状腺乳头状癌最重要的依据是
A. 癌细胞核明显异型　B. 癌细胞有大量核分裂象　C. 癌细胞核明显深染
D. 癌细胞核有粗大核仁　E. 癌细胞核呈毛玻璃状

【例 3】下述哪种甲状腺癌的恶性程度最高?
A. 乳头状癌　B. 滤泡癌　C. 巨细胞癌
D. 嗜酸细胞型腺癌　E. 髓样癌

【例 4】男,45 岁。体检发现甲状腺右叶肿物,直径约 3cm。有腹泻、面色潮红、手抖症状。手术标本组织学检查见瘤细胞卵圆形、多角形或梭形,滤泡状排列,间质内无定型物质沉淀。实验室检查:降钙素明显升高。该患者最可能的病理分型是
A. 嗜酸性细胞癌　B. 乳头状癌　C. 滤泡癌
D. 髓样癌　E. 未分化癌(2024)

【例 5】女性,34 岁。面色潮红、腹泻半年。查体:甲状腺左叶单发结节,直径 1.5cm,边界不清,血流丰富。在超声引导下细针抽吸活检:镜下细胞呈巢团状排列,无滤泡结构,间质内有淀粉样物质沉积。最可能的诊断是
A. 乳头状癌　B. 滤泡状癌　C. 髓样癌
D. 未分化癌　E. 腺癌(2024)

【例 6】男,30 岁。颈部包块 6 个月。查体:甲状腺右叶可触及直径 2cm 质硬结节。B 超检查示:甲状腺右叶下极实性结节,2.0cm×1.5cm,边界不规则,内可见细小钙化。行穿刺活检,最可能的病理类型是
A. 鳞癌　B. 滤泡癌　C. 未分化癌
D. 乳头状癌　E. 髓样癌

▶常考点　甲状腺癌的病理类型及特点。

参考答案——详细解答见《2025 国家临床执业及助理医师资格考试历年考点精析(上、下册)》

1. ABCDE　2. ABCDE　3. ABCDE　4. ABCDE　5. ABCDE　6. ABCDE

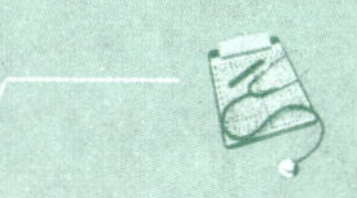

第11章　常见传染病与寄生虫病

考纲要求

①流行性脑脊髓膜炎：概述，病理变化，病理临床联系。②流行性乙型脑炎：概述，病理变化，病理临床联系。③结核病：概述，基本病理变化及转化规律，原发性肺结核病的病理变化和结局，继发性肺结核病的类型、病理变化和结局。④伤寒：概述，肠道及肠道外病理变化，病理临床联系。⑤细菌性痢疾：概述，病理变化，病理临床联系。⑥血吸虫病：概述，基本病理变化，肝、肠的病理变化及后果。⑦艾滋病和性传播疾病：艾滋病概述、基本病理变化及病理临床联系，尖锐湿疣概述、基本病理变化，淋病概述、基本病理变化及病理临床联系。

复习要点

一、流行性脑脊髓膜炎

1. 概述

流行性脑脊髓膜炎（流脑）是由脑膜炎双球菌引起的脑脊髓膜的急性化脓性炎症。好发于儿童和青少年，表现为发热、头痛、呕吐、皮肤瘀点（斑）和脑膜刺激征。

2. 病理变化

(1)上呼吸道感染期　细菌在鼻咽部黏膜繁殖，经2~4天潜伏期后，出现上呼吸道感染症状，主要表现为黏膜充血水肿，少量中性粒细胞浸润。1~2天后，部分患者进入败血症期。

(2)败血症期　患者皮肤、黏膜出现瘀点（斑），此处刮片可找到细菌，此期血培养可阳性。

(3)脑膜炎症期　此期的特征性病变是脑脊髓膜的化脓性炎症。

①肉眼观　脑脊膜血管高度扩张充血，蛛网膜下腔充满灰黄色脓性渗出物，使脑回、脑沟模糊不清。脓性渗出物主要沿血管分布，可累及大脑凸面矢状窦附近或脑底部视神经交叉及邻近各池（如交叉池、脚间池）。由于炎性渗出物的阻塞，脑脊液循环发生障碍，可引起不同程度的脑室扩张。

②镜下观　蛛网膜血管高度扩张充血，蛛网膜下腔增宽，其中可见大量中性粒细胞、浆细胞及纤维蛋白渗出。脑实质一般不受累。严重病例可累及邻近脑膜的脑实质，称为脑膜脑炎。

3. 病理临床联系

(1)脑膜刺激征　表现为颈项强直、屈髋伸膝（Kernig）征阳性。

(2)颅内压升高症状　表现为剧烈头痛、喷射性呕吐、视乳头水肿、小儿前囟饱满等。

(3)脑脊液改变　表现为压力增高，混浊或呈脓性，细胞数及蛋白质含量增多，糖量减少，涂片及培养可找到脑膜炎双球菌。

二、流行性乙型脑炎（乙脑）

1. 概述

流行性乙型脑炎是由乙脑病毒感染引起的急性传染病，表现为高热、嗜睡、抽搐、昏迷等。

2. 病理变化

乙脑广泛累及脑脊髓实质，引起神经细胞变性、坏死，胶质细胞增生和血管周围炎症细胞浸润。病变以大脑皮质、基底核和视丘最为严重,小脑皮质、丘脑和脑桥次之,脊髓病变最轻,常仅限于颈段脊髓。

(1)肉眼观 软脑膜充血水肿,脑回变宽,脑沟窄而浅。切面脑组织充血水肿,脑实质内粟粒大小半透明软化灶,其境界清楚,以顶叶、丘脑等处最明显。

(2)镜下观 可出现以下几种基本病变:

①血管改变和炎症反应 脑实质血管高度扩张充血,血管周围间隙增宽,并有淋巴细胞套形成。

②神经细胞变性坏死 表现为神经细胞肿胀,尼氏小体消失,胞质内出现空泡,核偏位。严重者,可发生核固缩、核溶解。可见卫星现象和噬神经细胞现象。

③软化灶形成 病变严重时,神经组织液化性坏死,形成筛状软化灶,对本病的诊断具有特征性意义。

④胶质细胞增生 主要是小胶质细胞弥漫性或局灶性增生,形成胶质结节。

淋巴细胞套	是指乙型脑炎时,以淋巴细胞为主的炎症细胞围绕血管周围间隙形成的袖套状浸润
卫星现象	乙型脑炎时,变性坏死的神经细胞被增生的少突胶质细胞包绕 若一个神经元被5个或5个以上的少突胶质细胞围绕,称为“卫星现象”
噬神经细胞现象	乙型脑炎时神经细胞变性坏死,小胶质细胞或血源性巨噬细胞吞噬坏死神经元 注意:小胶质细胞并不是真正的神经胶质细胞,而属于单核巨噬细胞系统
筛状软化灶	乙型脑炎时神经组织发生灶性液化性坏死,形成质地疏松、染色较淡的镂空筛网状病灶

3. 病理临床联系

(1)昏迷和嗜睡 常是最早出现的主要症状,为神经元广泛受累所致。

(2)脑神经麻痹症状 脑神经核团受损可出现肌张力增强,腱反射亢进,抽搐,痉挛等上运动神经元损害的表型。脑桥和延髓的运动神经细胞受损,可出现吞咽困难、呼吸困难、循环衰竭等。

(3)颅内压增高症状 由于脑内血管扩张充血,血管通透性增高,脑水肿等,可导致颅内压增高,引起剧烈头痛、呕吐等,严重时可致脑疝形成。

(4)脑膜炎症状 由于脑膜有轻度炎症反应,故可出现脑膜刺激症状。

4. 流脑和乙脑的鉴别

	流行性脑脊髓膜炎(流脑)	流行性乙型脑炎(乙脑)
病原体	细菌(脑膜炎双球菌)	病毒(乙型脑炎病毒)
传染源	病人、带菌者	病人,中间宿主家畜、家禽
传播途径	呼吸道直接传播(飞沫传播)	通过媒介(蚊)传播
病变特征	化脓性炎症	变质性炎症
病损部位	主要为脑脊髓膜(软膜、蛛网膜) 脑实质一般不受累	主要为脑实质(神经元) 脑膜病变轻微
病理改变	①脑脊髓膜血管高度扩张充血 ②蛛网膜下腔灰黄色脓性渗出物 以额顶叶最明显	脑实质血管高度扩张充血 脑回变宽、沟变浅,以顶叶及丘脑最明显 可见筛状软化灶(特征性诊断意义)
炎症变性	蛛网膜下腔脓性渗出,炎症细胞浸润 脑脊膜血管充血扩张	神经细胞变性坏死,卫星现象,噬神经细胞现象 血管充血扩张,血管套形成 软化灶形成,胶质细胞增生
临床表现	脑膜刺激征明显(颈项强直、Kernig征阳性) 颅压增高征(头痛、呕吐、视乳头水肿) 脑脊液压力增高、蛋白增多、脓细胞阳性 败血症表现(发热、中毒性休克)	脑膜刺激征不明显(主要为脑实质受损) 神经元损伤症状 脑组织水肿时,颅压可增高 脑脊液细胞数增多

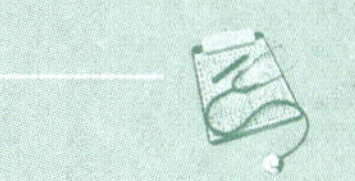

【例 1】流行性乙型脑炎的炎症性质是

A. 纤维蛋白性炎　　B. 变质性炎　　C. 化脓性炎
D. 肉芽肿性炎　　E. 出血性炎

【例 2】男,5 岁。发热、头痛、呕吐 4 天,昏迷半天,于 2 月 10 日入院。查体:T39.6℃,P115 次/分,R26 次/分,BP60/25mmHg。神志不清,皮肤可见出血点,球结膜水肿,心、肺、腹(-),颈抵抗(+),双侧 Babinski 征(+)。实验室检查:血 WBC16.4×10^9/L,N0.88,L0.12。患者抢救无效于次日死亡。其脑组织病理检查最可能出现的结果是

A. 颅底多发性闭塞性动脉内膜炎,引起脑实质损害
B. 软脑膜充血、水肿、出血
C. 脑沟和脑回可见小的肉芽肿、结节和脓肿,蛛网膜下腔有胶样渗出物
D. 病变多发生在灰质、白质交界处,引起脑室扩大、脑积水及蛛网膜炎
E. 脑脊膜血管高度扩张充血,蛛网膜下腔充满黄色脓性渗出物

三、结核病

1. 概述

结核病是由结核分枝杆菌感染引起的特异性感染,引起人结核病的主要是人型、牛型。结核病主要经呼吸道传染,也可经消化道感染,少数经皮肤伤口感染。

2. 基本病理变化及转化规律

(1)基本病理变化　结核病是结核分枝杆菌引起的一种慢性特异性炎症,其基本病理变化是渗出、增生、坏死,其特征性病变为结核结节。

	机体免疫力	机体变态反应	细菌数量	细菌毒力	病理特征
以渗出为主的病变	低	较强	多	强	浆液性或浆液纤维性炎
以增生为主的病变	较强	较弱	少	较低	结核结节
以坏死为主的病变	低	强	多	强	干酪样坏死

(2)结核结节　对结核病具有诊断价值。

①结核结节的组成　结核结节由上皮样细胞、朗汉斯巨细胞、淋巴细胞、少量反应性增生的成纤维细胞构成。典型结核结节中央有干酪样坏死。

②朗汉斯巨细胞　来源于骨髓中的单核细胞进入外周血发育成为巨噬细胞,吞噬能力增强,吞噬结核分枝杆菌后体积增大,逐渐转变为上皮样细胞。上皮样细胞的活性增强,有利于吞噬和杀灭结核分枝杆菌。多数上皮样细胞相互融合,形成朗汉斯巨细胞。朗汉斯巨细胞是一种多核巨细胞,直径可达 300μm,胞质丰富,核的数目由十几个到几十个不等。核排列在胞质周围呈花环状、马蹄形或密集于胞体的一端。

③干酪样坏死　对诊断结核病有一定意义。坏死灶中含一定量的结核分枝杆菌。

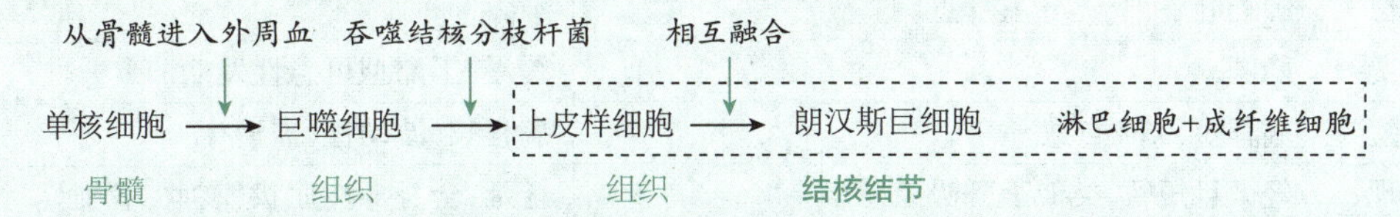

(3)结核病的转化规律　①转向愈合:吸收消散;纤维化、钙化。②转向恶化:浸润进展;溶解播散。

【例 3】结核结节中最具有诊断意义的细胞成分是

A. 朗汉斯巨细胞和淋巴细胞　　B. 朗汉斯巨细胞和上皮样细胞　　C. 淋巴细胞和上皮样细胞
D. 上皮样细胞和异物巨细胞　　E. 异物巨细胞和成纤维细胞

3. 原发性肺结核病的病理变化和结局

原发性肺结核病是指第一次感染结核分枝杆菌所引起的肺结核病,多见于儿童。

(1)病理变化 原发性肺结核病的病理特征是原发综合征形成。

①原发综合征 是原发性肺结核病的病理特征。原发性肺结核时,肺的原发病灶、淋巴管炎、肺门淋巴结结核称为原发综合征。X 线呈哑铃状阴影。

②Ghon 灶 原发性肺结核病时,最初在通气较好的上叶下部或下叶上部近胸膜处形成的 1~1.5cm 大小的灰白色炎性实质性病灶,称为原发病灶(Ghon 灶)。绝大多数病灶中央有干酪样坏死。

(2)结局 原发综合征的转归有三:

①自然痊愈 95%病例由于细胞免疫的建立,不再发展,病灶进行性纤维化、钙化,而自行痊愈。

②形成支气管淋巴结结核 有时肺门淋巴结病变继续发展,形成支气管淋巴结结核。

③扩散 少数营养不良者病灶扩大、干酪样坏死、形成空洞,有的甚至肺内播散形成粟粒性肺结核病、全身播散形成全身性粟粒性结核病。

4. 继发性肺结核病的类型、病理变化和结局

(1)病理特点 肺尖开始,病程迁延。自上而下,气道蔓延。时好时坏,波浪前进。上重下轻,上旧下新。

(2)局灶型肺结核 是继发性肺结核病的早期病变。病灶常位于肺尖下 2~4cm 处,直径 0.5~1cm。病灶境界清楚,有纤维包裹。镜下病变以增生为主,中央为干酪样坏死。病人常无症状,属非活动性结核病。

(3)浸润型肺结核 是临床最常见的活动性、继发性肺结核。多由局灶型肺结核发展而来。病变以渗出为主,中央有干酪样坏死,病灶周围有炎症包绕。

(4)慢性纤维空洞型肺结核 肺内可有一个或多个厚壁空洞。多位于肺上叶。空洞分三层:内层为干酪样坏死物质,含大量结核分枝杆菌;中层为结核性肉芽组织;外层为纤维结缔组织。病变空洞与支气管相通,成为结核病的传染源,故此型又有开放性肺结核之称。

(5)干酪性肺炎 可由浸润型肺结核、急慢性空洞型肺结核播散而来。

(6)结核球 又称结核瘤。结核球是直径 2~5cm,有纤维包裹的孤立的境界分明的干酪样坏死灶。常单个,位于肺上叶。X 线片上有时很难与周围型肺癌相鉴别。

(7)结核性胸膜炎 结核性胸膜炎分干性胸膜炎、湿性胸膜炎两种。

5. 原发性肺结核病与继发性肺结核病的鉴别

	原发性肺结核病	继发性肺结核病
定义	指第一次感染结核分枝杆菌所引起的肺结核	指再次感染结核分枝杆菌所引起的肺结核
好发年龄	儿童	成人
免疫力	开始时对结核分枝杆菌无免疫力,病程中产生	有免疫力
好发部位	原发病灶→淋巴管炎→肺门淋巴结结核	病变多样,新旧病灶并存,较局限
起始部位	肺上叶下部、下叶上部近胸膜处	肺尖部
起病情况	隐匿	缓慢,干酪型可急性发病
病程长短	病程短,95%自愈	病程长,波动性,需治疗
临床表现	轻微且短暂,类似上呼吸道感染	迁延,全身毒性症状、咳嗽、咯血等
并发症	无	干酪样坏死、空洞形成
播散途径	淋巴道、血道	支气管
预后	95%自愈,可肺内播散为粟粒性肺结核 少数血行播散为全身粟粒性结核病	可有多种表现

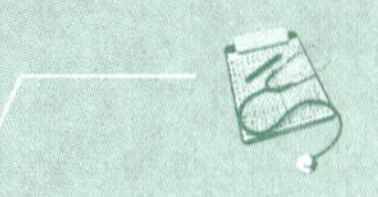

注意：①继发性肺结核的好发部位——肺尖部(10版《病理学》P346)。
②继发型肺结核的好发部位——肺上叶的尖后段、下叶的背段和后基底段(10版《内科学》P74)。

【例4】肺结核原发综合征的临床表现
A. 病灶常为多结节性　B. 肺内可有一个或多个空洞　C. 肺内常见结核球
D. 病灶位于锁骨上、下　E. 原发灶、淋巴管炎及肺门淋巴结结核

【例5】提示原发型肺结核病变恶化的病理转归是
A. 结核性胸膜炎　B. 原发病灶扩大,产生空洞　C. 支气管淋巴结肿大
D. 支气管淋巴结周围炎　E. 急性粟粒性肺结核

四、伤寒

1. 概述

伤寒是由伤寒沙门菌引起的急性传染病,全身单核巨噬细胞系统细胞的增生为其病变特征,以回肠末端淋巴组织的病变最为突出。临床主要表现为持续高热、相对缓脉、脾大、皮肤玫瑰疹及中性粒细胞和嗜酸性粒细胞减少等。伤寒杆菌可在胆囊内大量繁殖,成为慢性带菌者或终生带菌者。

2. 肠道病理变化

(1)伤寒的特征性病理变化　伤寒是以巨噬细胞增生为特征的急性增生性炎。具有病理诊断价值的特征性病变为伤寒肉芽肿(伤寒小结)。伤寒细胞是指巨噬细胞内吞噬了伤寒杆菌、红细胞和细胞碎片。

(2)肠道病理变化　伤寒肠道病变以回肠下段集合和孤立淋巴小结的病变最为常见且最明显。按病变发展过程分为4期,每期大约持续1周。

	起病时间	病理变化	典型表现
髓样肿胀期	第1周	回肠下段淋巴组织略肿胀,隆起于黏膜表面,色灰红,质软	集合淋巴小结病变
坏死期	第2周	病灶局部肠黏膜坏死	—
溃疡期	第3周	坏死肠黏膜脱落后形成溃疡;集合淋巴小结发生的溃疡其长轴与肠管长轴平行;孤立淋巴小结处的溃疡小而圆	特征性溃疡 并发穿孔、出血
愈合期	第4周	肉芽组织增生填平溃疡,溃疡边缘上皮再生覆盖	—

注意：①肠伤寒溃疡呈圆形或椭圆形,其长轴与肠管长轴平行,与集合淋巴小结的形态有关。
②肠结核溃疡呈横带状,其长径与肠管长轴垂直,与肠壁淋巴管的走行方向有关。

3. 肠道外病理变化

(1)肠系膜淋巴结、脾、肝及骨髓　由于巨噬细胞增生而肿大,可见伤寒肉芽肿和坏死灶。
(2)心肌　心肌纤维可有颗粒变性,甚至坏死。
(3)肾小管　上皮细胞增殖,可发生颗粒变性。
(4)皮肤　玫瑰疹。
(5)膈肌、腹直肌和股内收肌　常发生凝固性坏死(称蜡样变性),出现肌痛、皮肤知觉过敏。
(6)胆囊　伤寒杆菌可在胆囊内大量繁殖,成为慢性带菌者或终身带菌者。

4. 病理临床联系

(1)发热　由于是伤寒杆菌引起的急性增生性炎症,故患者可有发热。
(2)肝脾大　全身单核巨噬细胞系统增生,可导致肝脾大。
(3)肠道溃疡　肠道溃疡可导致肠出血而发生失血性休克;肠穿孔可引起弥漫性腹膜炎。

【例6】以单核巨噬细胞增生为特征的疾病是
A. 细菌性痢疾　B. 大叶性肺炎　C. 风湿性心外膜炎

D. 伤寒　　　　E. 白喉(2024)

五、细菌性痢疾

1. 概述

细菌性痢疾是由志贺菌所引起的一种假膜性肠炎。病变多局限于结肠,尤其是乙状结肠和直肠。

2. 病理变化

(1)病原菌

菌群	产生毒素	细菌毒力	临床常见类型
福氏志贺菌	内毒素	较低	急性菌痢、慢性菌痢、中毒性菌痢
宋内志贺菌	内毒素	较低	急性菌痢、中毒性菌痢
鲍氏志贺菌	内毒素	较强	急性菌痢多见
痢疾志贺菌	内毒素+外毒素	强	急性菌痢多见

(2)病理变化　菌痢的病理变化主要发生于大肠,尤以乙状结肠和直肠为重。根据肠道病变特征、全身变化及临床经过不同,细菌性痢疾可分以下三种。

①急性细菌性痢疾　肠道病变早期表现为急性卡他性炎,随后出现假膜性炎和溃疡。假膜性炎是特殊的纤维蛋白性炎,渗出的纤维蛋白、红细胞、白细胞和坏死组织覆盖于肠黏膜表面形成假膜,称为假膜性炎。假膜性炎为急性菌痢的特征性病变。

②慢性细菌性痢疾　菌痢病程超过 2 个月称为慢性菌痢,多由急性菌痢转变而来。肠道病理变化表现为新老病变相互混杂。

③中毒性菌痢　肠道病变多为卡他性炎,肠壁集合和孤立淋巴滤泡增生肿大呈滤泡性肠炎改变。

(3)一些常考溃疡的特征

疾病	好发部位	典型溃疡的特征
肠伤寒	回肠下段	圆形或椭圆形溃疡,溃疡长轴与肠管长轴平行
肠结核	回盲部	溃疡呈横带状(半环形),溃疡长轴与肠管长轴垂直
急性细菌性痢疾	乙状结肠、直肠	地图状溃疡,或称"大小不等、形状不一的浅溃疡"
肠阿米巴病	盲肠、升结肠	口小底大的烧瓶状溃疡
肠血吸虫病	直肠、乙状结肠、降结肠	大小不等的溃疡,无特殊形态
克罗恩病	回肠末端	节段性纵行裂隙状溃疡
溃疡性结肠炎	大肠各段	连续性弥漫性,位于黏膜、黏膜下层的表浅性溃疡
胃癌	胃窦小弯	火山口状溃疡

3. 病理临床联系

(1)毒血症　患者可有发热、头痛、乏力、食欲不振、外周血白细胞增多。

(2)腹痛腹泻　与炎性渗出及病变肠管蠕动增加有关。

(3)里急后重和排便次数增多　与直肠壁受炎症刺激有关。

(4)中毒性休克　好发于 2~7 岁儿童,表现为严重的毒血症,多由福氏或宋内志贺菌引起。

【例 7】女,30 岁。腹痛、腹泻伴里急后重 3 天。最初为稀便,2 天后为黏液脓血便,偶见片状灰白色膜状物排出。此病变最可能的炎症类型是

A. 纤维蛋白性炎　　　　B. 变质性炎　　　　C. 浆液性炎

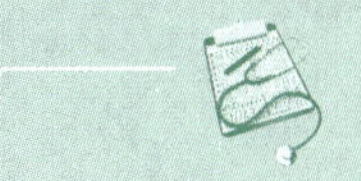

D. 出血性炎　　E. 化脓性炎(2014、2022)

【例8】肠结核的溃疡特征是

A. 溃疡呈“地图状”　　B. 溃疡长轴与肠管长轴垂直　　C. 溃疡长轴与肠管长轴平行

D. 溃疡呈“火山口样”　　E. 溃疡不规则,边缘不清晰(2024)

六、血吸虫病

1. 概述

血吸虫病是血吸虫寄生于人体引起的一种寄生虫病,人通过皮肤接触含尾蚴的疫水而感染。

2. 基本病理变化

(1)血吸虫不同发育阶段的致病性　血吸虫发育阶段的尾蚴、童虫、成虫和虫卵都可引起病变。

(2)虫卵造成的主要病损　虫卵沉着所引起的损害是最主要的病变,其基本病理变化为虫卵结节。

急性虫卵结节	慢性虫卵结节
①结节中心部位有多少不等的虫卵	①放射状物质没有以前多
②虫卵表面有放射状嗜酸性棒状体(Hoeppli 现象)	②出现冠状带
③周围有大量嗜酸性粒细胞浸润	③外周有肉芽组织
④嗜酸性脓肿状似脓肿而非脓肿 (为嗜酸性细胞堆积)	④假结核结节 (大量类上皮细胞、少量异物巨细胞,钙化等)

注意:①急性虫卵结节并非真正脓肿,而是寄生虫结节,为大量嗜酸性粒细胞积聚,并非中性粒细胞积聚。
②“假结核结节”见于血吸虫病慢性虫卵结节。“树胶样肿”类似结核结节,但无钙化,见于梅毒。

【例9】在血吸虫发育各阶段中,引起人体主要病理改变的是

A. 尾蚴　　B. 毛蚴　　C. 成虫

D. 虫卵　　E. 幼虫

3. 肝、肠病理变化及后果

(1)肝脏病变及后果　虫卵沉积于汇管区,大量纤维组织增生和虫卵压迫导致窦前性门脉高压症。

(2)肠道病变及后果　病变常累及全部结肠,以直肠、乙状结肠、降结肠最为显著。

①急性期　虫卵沉积于结肠黏膜及黏膜下层,形成急性虫卵结节。随着病变的发展,虫卵结节最后纤维化,虫卵逐渐死亡和钙化。

②慢性期　虫卵反复沉着,肠黏膜反复发生溃疡和肠壁纤维化,导致肠壁增厚变硬、肠腔狭窄、肠梗阻。

七、艾滋病和性传播疾病

1. 艾滋病

(1)概述　艾滋病是由人类免疫缺陷病毒(HIV)感染引起,特征为免疫功能缺陷伴机会性感染和/或继发性肿瘤的获得性免疫缺陷综合征。

(2)基本病理变化

①早期　淋巴结肿大,淋巴滤泡明显增生,生发中心活跃,髓质内出现较多浆细胞。电镜下可见 HIV 颗粒位于生发中心内,主要集中于滤泡树突状细胞,也可出现于巨噬细胞及 $CD4^{+}T$ 细胞内。

②中期　滤泡外层淋巴细胞越来越少,小血管增生,生发中心被零落分割;副皮质区 $CD4^{+}T$ 细胞进行性减少,代之以浆细胞浸润。

③晚期　淋巴结一片荒芜,淋巴细胞几乎消失殆尽,仅残留少许巨噬细胞和浆细胞。

④其他　脾、胸腺也表现为淋巴细胞减少。

(3)病理临床联系

①继发性感染　混合感染或随机感染。70%~80%患者可经历一次或多次肺孢子虫感染,约50%患者死于肺孢子虫感染,因此对诊断本病有参考价值。

②恶性肿瘤　最常见为Kaposi肉瘤,其他常见伴发肿瘤为淋巴瘤。

③中枢神经系统　约70%的病例有中枢神经系统受累。

【例10】HIV主要感染的细胞不包括

A. $CD4^+T$淋巴细胞　　B. 单核巨噬细胞　　C. 库普弗细胞

D. B淋巴细胞　　E. 小神经胶质细胞

【例11】艾滋病患者肺部机会性感染最常见的病原体是

A. 白色念珠菌　　B. 结核分枝杆菌　　C. 疱疹病毒

D. 巨细胞病毒　　E. 肺孢子虫

【例12】艾滋病淋巴组织的病理变化不包括

A. 辅助性T细胞显著减少　　B. 髓质内浆细胞增多　　C. 淋巴滤泡明显增生

D. 间质血管明显增生　　E. 肉芽肿形成(2024)

2. 尖锐湿疣

(1)概述　尖锐湿疣是由人乳头状瘤病毒(主要是HPV-6型和HPV-11型)引起的性传播疾病。主要通过性接触传播,但也可以通过非性接触的间接感染而致病。好发于潮湿温暖的黏膜和皮肤交界的部位。男性常见于阴茎冠状沟、阴茎头、系带、尿道口或肛门附近。女性多见于阴蒂、阴唇、会阴部及肛周。

(2)基本病理变化

①肉眼观　初起为小而尖的突起,逐渐扩大。淡红或暗红,质软,表面凹凸不平,呈疣状颗粒。有时较大呈菜花状生长,顶端可有感染溃烂,触之易出血。

②镜下观　表皮角质层轻度增厚,几乎全为角化不全细胞,棘层肥厚,有乳头状瘤样增生,表皮钉突增粗延长,偶见核分裂象。表皮浅层挖空细胞出现有助于诊断。挖空细胞较正常细胞大,核增大、居中,圆形、椭圆形或不规则形,染色深,可见双核或多核,核周胞质空化或有空晕。真皮层可见毛细血管及淋巴管扩张,大量慢性炎症细胞浸润。

【例13】光镜下发现下列哪种细胞对尖锐湿疣的诊断价值最大?

A. 基底细胞　　B. 挖空细胞　　C. 镜影细胞

D. 泡沫细胞　　E. 毛玻璃样细胞

3. 淋病

淋病是由淋球菌引起的急性化脓性炎,是最常见的性传播疾病。

淋球菌主要侵犯泌尿生殖系统,对柱状上皮和移行上皮有特别的亲和力。

男性的病变从前尿道开始,可逆行蔓延到后尿道,波及前列腺、精囊和附睾。

女性的病变主要累及外阴和阴道腺体、子宫颈内膜、输卵管及尿道。

【例14】我国女性中居首位的性传播疾病是

A. 淋病　　B. 尖锐湿疣　　C. 生殖器疱疹

D. 梅毒　　E. 艾滋病

▶常考点　重点内容,需全面掌握。

参考答案——详细解答见《2025国家临床执业及助理医师资格考试历年考点精析(上、下册)》

1. ABCDE　2. ABCDE　3. ABCDE　4. ABCDE　5. ABCDE　6. ABCDE　7. ABCDE

8. ABCDE　9. ABCDE　10. ABCDE　11. ABCDE　12. ABCDE　13. ABCDE　14. ABCDE

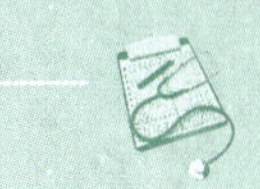

第四篇 药理学

第1章 总 论

考纲要求

①药物效应动力学:药物作用和治疗效果,副作用,毒性反应,超敏反应,停药反应。②药物代谢动力学:首关消除,肝肠循环,稳态血浆药物浓度,半衰期,生物利用度。

复习要点

一、药物效应动力学

1. 药物作用

药物作用是指药物对机体的初始作用,是动因。药理效应是药物作用的结果,是机体反应的表现。药物作用具有特异性和选择性。

(1)药物作用的特异性 多数药物是通过化学反应而产生药理效应的,这种化学反应的专一性使药物的作用具有特异性。例如,阿托品可特异性阻断毒蕈碱型胆碱受体,而对其他受体影响不大。

(2)药物作用的选择性 药物的作用还有其选择性,有些药物可影响机体的多种功能,有些药物只影响机体的一种功能,前者选择性低,后者选择性高。药物作用特异性强并不一定引起选择性高的药理效应,即二者不一定平行。作用特异性强和/或效应选择性高的药物应用时针对性较好。

2. 治疗效果

治疗效果也称疗效,是指药物作用的结果有利于改变患者的生理、生化功能或病理过程,使患病的机体恢复正常。根据治疗作用的效果,可将治疗作用分为:

(1)对因治疗 用药目的在于消除原发致病因子,彻底治愈疾病,如抗生素杀灭体内致病菌。

(2)对症治疗 用药目的在于改善症状,称为对症治疗。对症治疗不能根除病因,但对病因未明、暂时无法根治的疾病是必不可少的。

3. 副作用(副反应)

由于药物选择性低,药理效应涉及多个器官,当某一效应用作治疗目的时,其他效应就成为副反应。例如,阿托品用于解除胃肠痉挛时,可引起口干、心悸、便秘等副反应。副反应是在治疗剂量下发生的,是药物本身固有的作用,多数较轻微并可以预知。

4. 毒性反应

毒性反应是指在剂量过大或药物在体内蓄积过多时发生的危害性反应,一般比较严重。毒性反应一般是可以预知的,应该避免发生。毒性反应有急性和慢性之分。

(1)急性毒性反应 多损害循环、呼吸、神经系统功能。

(2)慢性毒性反应 多损害肝、肾、骨髓、内分泌功能等。致癌、致畸、致突变也属于慢性毒性反应。

5. 超敏反应(变态反应)

超敏反应是一类免疫反应。非肽类药物作为半抗原与机体蛋白结合为抗原后,经过接触 10 天左右的敏感化过程而发生的反应,也称为过敏反应,常见于过敏体质患者。反应性质与药物原有效应无关,用药理性拮抗药解救无效。反应的严重程度差异很大,与剂量无关,从轻微的皮疹、发热到造血系统抑制、肝肾功能损害、休克等。停药后反应逐渐消失,再用药时可能再发。致敏物质可能是药物本身,也可能是其代谢产物或制剂中的杂质。临床用药前虽常做皮肤过敏试验,但仍有少数假阳性或假阴性。

6. 停药反应

停药反应是指长期应用某种药物,突然停药时发生原有疾病加剧的现象,包括反跳现象和停药症状。反跳现象是指突然停药后使原有病症加重。有些药物停药后还可出现原有疾病所没有的症状,称为停药症状。

【例 1】药物的副反应是

A. 难以避免的
B. 较严重的药物不良反应
C. 剂量过大时产生的不良反应
D. 药物作用选择性
E. 与药物治疗目的有关的效应

【例 2】药物副作用

A. 一般都很严重
B. 发生在大剂量情况下
C. 是可以避免的
D. 发生在治疗剂量下
E. 产生原因与药物作用的选择性高有关

【例 3】有关药物副作用的叙述,不正确的是

A. 为治疗剂量时所产生的药物反应
B. 为与治疗目的有关的药物反应
C. 为不太严重的药物反应
D. 为药物作用选择性低时所产生的反应
E. 为一种难以避免的药物反应

【例 4】停药后血浆中药物浓度降至阈浓度以下仍显现的药理作用称为

A. 耐受性
B. 后遗效应
C. 特异质反应
D. 副作用
E. 停药反应

二、药物代谢动力学

1. 首关消除(首过代谢、首过效应、首过消除)

口服是最常用的给药途径。首过消除是指从胃肠道吸收的药物在到达全身血液循环前被肠壁和肝脏部分代谢,从而使进入全身血液循环内的有效药物量减少的现象,也称首过代谢或首过效应。首过消除高时,机体可利用的有效药物量少,要达到治疗浓度,必须加大用药剂量。但因剂量加大,代谢产物也会明显增多,可能出现代谢产物的毒性反应。因此,在应用首过消除高的药物而决定采用大剂量口服时,应先了解其代谢产物的毒性作用和消除过程。为了避免首过消除,通常采用舌下及直肠下部给药,以使药物不经过胃肠道和肝脏吸收,直接进入全身血液循环。

注意:①首过消除最常见的给药途径是口服给药。
②首过消除最主要的器官是肝脏,肺和肠壁细胞也可成为首过消除的器官。
③舌下给药后经颊黏膜吸收,可避免在肝脏迅速代谢,可很大程度上避免肝脏的首过消除。
④直肠给药有 50%的药物可经下痔静脉至下腔静脉,避开肝脏,可部分避免肝脏的首过消除。

【例 5】可引起首关消除的主要给药途径是

A. 吸入给药
B. 舌下给药
C. 口服给药
D. 直肠给药
E. 皮下注射(2022)

【例 6】经肠道消化吸收的药物经过肝脏后药物浓度明显下降的原因是

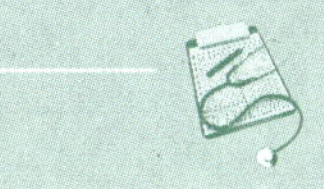

A. 生物转化　　B. 重吸收　　C. 首过消除
D. 首剂效应　　E. 肠肝循环

【例7】引起药物首过消除最主要的器官是
A. 肝　　B. 肾　　C. 肺
D. 肠黏膜　　E. 门静脉

2. 肝肠循环(肠肝循环)

部分药物经肝脏转化形成极性较强的水溶性代谢产物,被分泌到胆汁内经由胆道及胆总管进入肠腔,然后随粪便排泄,经胆汁进入肠腔的药物,部分可再经小肠上皮细胞吸收经肝脏进入血液循环,这种肝脏、胆汁、小肠间的循环称为肠肝循环。肠肝循环可延长药物的半衰期和作用维持时间。若中断肠肝循环,则药物的半衰期和作用时间均可缩短。口服考来烯胺可在肠内和强心苷形成络合物,中断强心苷的肠肝循环,加快其粪便排泄,为急救措施之一。

3. 稳态血浆药物浓度

临床上,大多数药物治疗是采用多次给药。按照一级动力学规律消除的药物,其体内药物总量随着不断给药而逐渐增加,直至从体内消除的药量与进入体内的药量相等时,体内药物总量不再增加而达到稳定状态,此时的血浆药物浓度称为稳态血浆药物浓度。

4. 半衰期

药物消除半衰期($t_{1/2}$)是指血浆药物浓度下降一半所需要的时间,其长短可反映体内药物的消除速度。

5. 生物利用度

生物利用度(F)是指药物经血管外途径给药后,吸收进入全身血液循环的相对量和速度。

生物利用度(F) = 体内药物总量(A)/用药总量(D) × 100%。

生物利用度是评价药物制剂质量的一个重要指标,分为绝对生物利用度和相对生物利用度。

(1)绝对生物利用度　生物利用度是通过比较药物在体内的量来计算的。药物在体内的量以血药浓度-时间曲线下面积(AUC)表示。因静脉注射后的生物利用度为100%,因此,以血管外给药(如口服)的AUC和静脉注射的AUC进行比较,则可得出该药的绝对生物利用度:

$$F=\frac{AUC_{\text{血管外给药}}}{AUC_{\text{静脉给药}}}\times 100\%$$

(2)相对生物利用度　如对同一血管外给药的某一种制剂(如不同剂型、不同药厂生产的相同剂型、同一药厂生产的同一品种的不同批号等)的AUC与相同的标准制剂进行比较,则可得出相对生物利用度:

$$F=\frac{AUC_{\text{受试制剂}}}{AUC_{\text{标准制剂}}}\times 100\%$$

【例8】化学药品A适应证为原发性高血压,现拟用B药进行人体生物等效性研究,口服给药剂量为0.5mg,A药与B药的血药浓度-时间曲线下面积(AUC)分别为27.2ng/(h·ml)和23.3ng/(h·ml)。下面关于A药与B药生物利用度的描述,正确的是
A. A药与B药不具有生物等效性　　B. A药的绝对生物利用度是54%
C. B药的绝对生物利用度是46%　　D. B药对A药的相对生物利用度为86%
E. A药对B药的相对生物利用度为86%(2023)

常考点　一些基本概念。

参考答案——详细解答见《2025国家临床执业及助理医师资格考试历年考点精析(上、下册)》

1. ABCDE　2. ABCDE　3. ABCDE　4. ABCDE　5. ABCDE　6. ABCDE　7. ABCDE
8. ABCDE

第 2 章　传出神经系统药

▶考纲要求

①胆碱受体激动药与胆碱酯酶抑制药：毛果芸香碱的药理作用及临床应用，新斯的明的临床应用，有机磷酸酯类的中毒机制及中毒解救。②胆碱受体阻断药：阿托品的药理作用、临床应用及不良反应。③肾上腺素受体激动药：去甲肾上腺素的药理作用、临床应用及不良反应，肾上腺素的药理作用、临床应用及不良反应，多巴胺的药理作用、临床应用，异丙肾上腺素的药理作用、临床应用及不良反应。④肾上腺素受体阻断药：酚妥拉明的药理作用、临床应用，普萘洛尔的药理作用及不良反应，美托洛尔的药理作用、临床应用及不良反应。

▶复习要点

一、胆碱受体激动药与胆碱酯酶抑制药

1. 毛果芸香碱(匹鲁卡品)的药理作用及临床应用

(1)药理作用　毛果芸香碱能直接作用于副交感神经(包括支配汗腺的交感神经)节后纤维支配的效应器的 M 胆碱受体，尤其对眼和腺体的作用较明显。毛果芸香碱与阿托品作用相反，可对比记忆。

	毛果芸香碱	阿托品
瞳孔	缩瞳(激动瞳孔括约肌 M 受体，使瞳孔缩小)	扩瞳(松弛瞳孔括约肌，使瞳孔扩大)
眼内压	降低眼内压(瞳孔缩小，虹膜向中心拉动，前房角间隙扩大，房水易于流入巩膜静脉窦)	升高眼内压(瞳孔扩大，虹膜退向四周，前房角间隙变窄，阻碍房水回流入巩膜静脉窦)
眼调节	调节痉挛(使睫状肌紧张，悬韧带松弛，晶状体变凸，只适于视近物，造成视远物模糊不清)	调节麻痹(使睫状肌松弛，悬韧带紧张，晶状体变扁，只适于视远物，造成视近物模糊不清)
腺体	分泌增加(汗腺、唾液腺、泪腺、胃肠腺、胰腺、呼吸道黏膜)	分泌减少(汗腺、唾液腺、泪腺、胃肠腺、胰腺、呼吸道黏膜)

【例 1】毛果芸香碱(匹鲁卡品)对眼的作用表现为

A. 降低眼内压、扩瞳、调节痉挛
B. 降低眼内压、缩瞳、调节麻痹
C. 降低眼内压、缩瞳、调节痉挛
D. 升高眼内压、扩瞳、调节痉挛
E. 升高眼内压、缩瞳、调节痉挛

(2)临床应用

①青光眼　低浓度的毛果芸香碱滴眼可以用于治疗闭角性青光眼(充血性青光眼)，对开放性青光眼(单纯性青光眼)的早期也有一定效果。用药后可缩小瞳孔，扩大前房角间隙，从而降低眼内压。

②虹膜炎　与扩瞳药交替使用，以防止虹膜与晶状体粘连。

③其他　毛果芸香碱可用作抗胆碱药阿托品中毒的解救药。

2. 新斯的明的临床应用

新斯的明可抑制乙酰胆碱酯酶活性而发挥完全拟胆碱作用，常用于治疗重症肌无力、腹部手术后的肠麻痹。尚可用于阵发性室上性心

抗胆碱酯酶药
⊖
乙酰胆碱 —胆碱酯酶→ 乙酸＋胆碱

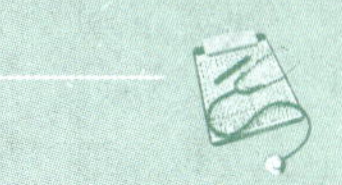

动过速和对抗竞争性神经肌肉阻滞药过量时的毒性反应。

3. 有机磷酸酯类的中毒机制及中毒解救

有机磷酸酯类主要为有机磷杀虫剂，如敌百虫、敌敌畏、对硫磷等。

(1)中毒机制　乙酰胆碱酯酶(AChE)主要存在于胆碱能神经末梢突触间隙，特别是运动神经终板突触后膜处，其特异性较高，可将乙酰胆碱水解为胆碱和乙酸。有机磷酸酯类进入人体后，与乙酰胆碱酯酶(AChE)牢固结合，形成难以水解的磷酰化AChE，使AChE失去水解乙酰胆碱的能力，造成体内大量乙酰胆碱堆积而引起临床症状。

(2)中毒解救

①清除毒物　是避免毒物进一步吸收的有效措施，如毒物经皮肤吸收者，可用温水或肥皂水清洗皮肤；经消化道吸收者，可采用洗胃和导泻，加速毒物排出。

②对症处理　及早、反复、足量使用胆碱受体阻断药阿托品，可迅速缓解M样症状，直到"阿托品化"，但对N样症状及中毒晚期的呼吸麻痹无效，需与胆碱酯酶复活药合用。

③恢复胆碱酯酶活性　常用氯解磷定，能与有机磷中毒患者体内的磷酰化胆碱酯酶结合，生成氯解磷定-磷酰化胆碱酯酶复合物，后者裂解成磷酰化氯解磷定，同时使胆碱酯酶活性恢复。氯解磷定还可与游离的有机磷酸酯结合成无毒的磷酰化氯解磷定，从肾排出。因对M样症状效果差，故常与阿托品合用。

【例2】有机磷酸酯类急性中毒表现为

A. 腺体分泌减少、胃肠平滑肌兴奋
B. 膀胱逼尿肌松弛、呼吸肌麻痹
C. 支气管平滑肌松弛、唾液腺分泌增加
D. 神经节兴奋、心血管作用复杂
E. 脑内乙酰胆碱水平下降、瞳孔扩大

二、胆碱受体阻断药

1. 阿托品的药理作用

阿托品为乙酰胆碱的竞争性拮抗药，对M受体有较高的选择性，但大剂量时对神经节的N受体也有阻断作用。阿托品的作用广泛，各器官对其敏感性不同。随着剂量增加可依次出现腺体分泌减少，瞳孔扩大和调节麻痹，心率加快，胃肠道及膀胱平滑肌抑制，大剂量可出现中枢症状。

眼	扩瞳——松弛瞳孔括约肌，使瞳孔开大肌功能占优势 升高眼内压——瞳孔扩大，虹膜退向外缘，前房角间隙变窄，阻碍房水回流入巩膜静脉窦 调节麻痹——睫状肌松弛，悬韧带紧张，晶状体变扁，折光度减低，只适合看远物
腺体	分泌减少——可阻断M受体，抑制唾液腺、汗腺、泪腺、呼吸道腺体分泌
胃酸	可抑制胃酸分泌(但不能阻断胃肠道激素和非胆碱能神经递质对胃酸分泌的影响)
胃肠道	抑制胃肠道平滑肌痉挛，降低蠕动的幅度和频率，缓解胃肠绞痛 阿托品对胆道、子宫平滑肌的作用较弱
泌尿系统	舒张尿道、输尿管平滑肌
心血管系统	心率增快，治疗量对血管及血压无明显影响
中枢神经系统	治疗剂量可轻度兴奋延髓及高级中枢，较大剂量可轻度兴奋延髓和大脑

2. 阿托品的临床应用

(1)解除平滑肌痉挛　适用于各种内脏绞痛，对胃肠绞痛、膀胱刺激征疗效较好，对胆绞痛、肾绞痛疗效较差，对支气管痉挛作用差。

(2)制止腺体分泌　用于全麻前给药，以减少呼吸道腺体分泌和唾液腺分泌，防止术中窒息。也可用于严重盗汗及流涎症。

(3)**虹膜睫状体炎** 1%阿托品溶液滴眼,可松弛虹膜括约肌和睫状体,使之充分休息。也可与缩瞳药交替使用,以防虹膜与晶状体粘连。

(4)**眼底检查** 使用阿托品滴眼液,可充分扩瞳,以利于眼底检查。

(5)**验光** 阿托品溶液滴眼可使睫状肌松弛,晶状体固定,从而准确测定晶状体的屈光度。

(6)**缓慢型心律失常** 用于治疗迷走神经兴奋所致的窦房传导阻滞、房室传导阻滞等缓慢型心律失常。

(7)**抗休克** 对于暴发型流行性脑脊髓膜炎、中毒性菌痢、中毒性肺炎等所致的感染性休克,可用大剂量阿托品,解除血管痉挛、舒张外周血管、改善微循环。

(8)**解救有机磷酸酯类中毒** 主要是解除有机磷酸酯类中毒的M样症状。

3. 阿托品的不良反应

(1)**外周反应** 阻断外周M受体可引起口干、视物模糊、心率加快、瞳孔扩大、皮肤潮红等。

(2)**中枢反应** 大剂量阿托品可出现呼吸加深加快、多语、谵妄、焦躁不安、惊厥。中毒剂量可产生明显中枢兴奋症状,进而转入抑制,出现昏迷及呼吸麻痹,死亡原因多为呼吸衰竭。

【例3】术前准备时,常用于减少呼吸道腺体和唾液腺分泌的药物是

A. 山莨菪碱　　B. 阿托品　　C. 毛果芸香碱

D. 新斯的明　　E. 去氧肾上腺素(2024)

三、肾上腺受体激动药

1. 去甲肾上腺素的药理作用、临床应用及不良反应

(1)**药理作用** 为α受体激动药,对α_1和α_2无选择性,对心脏β_1受体作用较弱,对β_2受体几乎无作用。

	去甲肾上腺素	肾上腺素	多巴胺	异丙肾上腺素
类别	α受体激动药	α、β受体激动药	α、β受体激动药	β受体激动药
α受体	+++	++++	+	-
β_1受体	++	+++	++	+++
β_2受体	±	+++	±	+++

去甲肾上腺素的主要作用是收缩血管、兴奋心脏、升高血压等。

收缩血管	激动血管α_1受体,收缩血管,特别是小动脉和小静脉 皮肤黏膜血管收缩最明显,其次为肾脏血管、脑、肝、肠系膜、骨骼肌血管等 但使冠状动脉舒张(主要是心脏兴奋、心肌代谢产物增加所致)
兴奋心脏	激动心脏β_1受体,使心缩力加强,心率加快,传导加速 在整体,心率由于血压升高而反射性减慢,心排血量由于射血阻力增加而不变或下降
升高血压	使外周血管收缩,外周阻力增加,收缩压和舒张压均升高,脉压变小
其他	在大剂量时可出现血糖升高,可增加孕妇子宫收缩的频率,对中枢神经系统的作用较弱

(2)**临床应用**

①治疗休克 用于高排低阻型休克,如过敏性休克、神经性休克,也用于扩血管药无效的感染性休克。

②上消化道止血 用去甲肾上腺素1~3mg适当稀释后口服,可用于上消化道出血的治疗。

(3)**不良反应**

①局部组织缺血坏死 静脉滴注时渗漏,可引起局部血管收缩,缺血坏死。应停止注射或更换注射部位,并用普鲁卡因或α受体阻断药酚妥拉明局部浸润注射,以扩张血管。

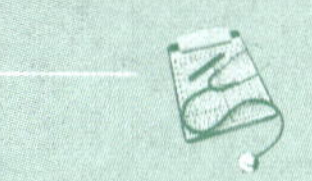

②急性肾衰竭 滴注时间过长或剂量过大,可使肾脏血管剧烈收缩,产生肾实质损害。

2. 肾上腺素的药理作用、临床应用及不良反应

(1)药理作用 对α和β受体均有较强的激动作用。

	药理机制	药理作用
心脏	激动心脏 β_1 受体	正性作用(心肌收缩力加强、心率和传导加快、自律性增强)
血管	激动血管 α 受体	皮肤、黏膜、内脏(胃肠道、肾)血管显著收缩
	激动 β_2 受体	冠脉、骨骼肌、肝脏血管舒张
血压	效应与药物剂量有关	治疗量使收缩压升高,舒张压不变或下降,脉压增大 大剂量使收缩压和舒张压均增高
支气管	激动平滑肌 β_2 受体	显著舒张支气管
	激动黏膜及肥大细胞 β_2 受体	抑制肥大细胞释放组胺和其他过敏性物质
	激动黏膜血管的 α 受体	使其收缩,消除支气管黏膜水肿
胃肠道	激动胃肠平滑肌 β_1 受体	抑制胃肠运动,使收缩频率和幅度均减小
糖代谢	激动 α 和 β_2 受体	使肝糖原分解,升高血糖
脂代谢	激动 β_3 受体	加速脂肪分解,使游离脂肪酸增高
CNS	肾上腺素不易通过血脑屏障	治疗量无中枢兴奋作用,大剂量出现中枢兴奋症状

(2)临床应用

①心搏骤停 是心三联的首选药物,用于溺水、麻醉和手术过程中的意外、药物中毒、传染病和心脏传导阻滞等所致的心搏骤停。对电击所致的心搏骤停用肾上腺素配合心脏除颤器或利多卡因等除颤,一般采用心内注射(现已改为静脉注射),同时行有效的人工呼吸、心脏按压和纠酸治疗等。

②过敏性疾病 如抢救过敏性休克、控制支气管急性哮喘发作、缓解血管神经性水肿及血清病等。

③与局麻药配伍 局麻药中加入浓度为1/25万的肾上腺素,可延缓局麻药的吸收,延长局麻药的作用时间。

④局部止血 少用。

⑤治疗青光眼 通过促进房水流出,降低眼内压。

(3)不良反应 常见的有心悸、烦躁、头痛、血压升高等。剂量过大时,α受体过度兴奋使血压骤升,有发生脑出血的危险。当β受体兴奋过强时,可使心肌耗氧量增加,引起心肌缺血和心律失常。

3. 多巴胺的药理作用与临床应用

(1)药理作用 多巴胺主要激动α受体、β受体和外周的多巴胺受体。

	药理机制	药理作用
心脏	高浓度(20μg/kg)时激动 β_1 受体	心肌收缩力、心排血量、收缩压、脉压均增加
血管	高浓度(>20μg/kg)时激动 α 受体	外周血管收缩,外周阻力增加,血压升高
	低浓度(10μg/kg)时激动 D_1 受体	肾脏、肠系膜血管及冠状动脉舒张
肾脏	低浓度时激动 D_1 受体	舒张肾血管,使肾血流量增加。大剂量时,使肾血管明显收缩

(2)临床应用

①各型休克 如感染性休克、心源性休克、出血性休克等,应用前需补足血容量。

②急性肾衰竭 多巴胺与利尿剂联合用于急性肾衰竭。

③急性心功能不全 具有改善血流动力学的作用。

4. 异丙肾上腺素的药理作用、临床应用及不良反应

(1)药理作用 主要激动β受体,对β_1和β_2受体选择性很低,对α受体几乎无作用。

	药理机制	药理作用
心脏	激动心脏β_1受体	正性作用(心肌收缩力加强、心率加快、传导加速)
血管	激动β_2受体	舒张骨骼肌血管、肾血管、肠系膜血管及冠状动脉
血压	效应与给药方式有关	静脉滴注时收缩压↑、舒张压略↓;静脉注射时舒张压明显↓
支气管	激动平滑肌β_2受体	舒张支气管平滑肌
	激动黏膜及肥大细胞β_2受体	抑制肥大细胞释放组胺
	对黏膜血管无作用	不能消除支气管黏膜水肿
糖代谢	激动α和β_2受体	使肝糖原分解,升高血糖
脂代谢	激动β_3受体	加速脂肪分解,使游离脂肪酸增加
CNS	异丙肾上腺素不易通过血脑屏障	中枢兴奋作用不明显

(2)临床应用

①支气管哮喘 用于控制支气管哮喘急性发作。

②房室传导阻滞 用于治疗二、三度房室传导阻滞。

③心搏骤停 常为心三联的成分之一。

④感染性休克 适用于中心静脉压高、心排血量低的感染性休克。

(3)不良反应 常见的是心悸、头晕。用药过程中应注意控制心率。

A. 普萘洛尔 B. 去甲肾上腺素 C. 左旋多巴
D. 酚妥拉明 E. 肾上腺素

【例4】临床上常作为升压药使用的药物是

【例5】能减弱心肌收缩力并减慢心率的药物是

【例6】由交感缩血管神经末梢释放的主要神经递质是

【例7】小剂量可以增加肾动脉血流量的药物是

A. 肾上腺素 B. 去甲肾上腺素 C. 异丙肾上腺素
D. 多巴胺 E. 氨茶碱(2023)

【例8】肾上腺素与异丙肾上腺素共同的适应证是

A. 过敏性休克 B. 房室传导阻滞 C. 局部止血
D. 支气管哮喘 E. 与局麻药配伍,延长局麻药的作用时间

四、肾上腺素受体阻断药

1. 酚妥拉明的药理作用与临床应用

(1)药理作用 酚妥拉明为α受体阻断药,对α_1、α_2受体有相似的亲和力。

①血管 可阻断血管α_1受体,直接扩张小血管,导致血压降低,外周阻力降低。

②心脏 兴奋心脏,使心缩力增强,心率加快,心排血量增加,有时可导致心律失常。

③拟胆碱样作用 使胃肠平滑肌兴奋。

④组胺样作用 使胃酸分泌增加。

(2)临床应用

①外周血管痉挛性疾病 如雷诺综合征、血栓闭塞性脉管炎等。

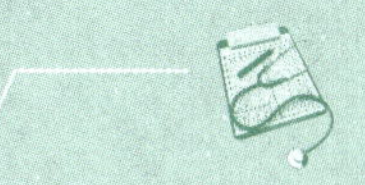

②去甲肾上腺素滴注外漏　可作皮下浸润注射，以扩张局部血管。

③嗜铬细胞瘤　可用于降低嗜铬细胞瘤所致的高血压、鉴别诊断、骤发高血压危象及术前准备。

④抗休克　适用于感染性、心源性和神经源性休克。酚妥拉明可舒张血管、降低外周阻力，使心排血量增加。但使用前应补足血容量。

⑤急性心肌梗死和顽固性充血性心衰　酚妥拉明可舒张血管、降低外周阻力，使心排血量增加。

⑥药物引起的高血压　用于肾上腺素等拟交感药物过量所致的高血压。

2. 普萘洛尔的药理作用及不良反应

(1)药理作用　普萘洛尔为非选择性β肾上腺素受体阻断药。

	药理机制	药理作用
心脏	阻断心脏 β_1 受体	负性作用(心肌收缩力降低、心率减慢、心排血量和耗氧量减少)
血管	阻断 β_2 受体	肝、肾、骨骼肌血管及冠状动脉收缩，血流量减少
血压	效应与状态有关	对正常人血压无影响，对高血压患者有降压作用
支气管	阻断平滑肌 β_2 受体	收缩支气管平滑肌，诱发哮喘发作
糖代谢	对正常人血糖无影响	延缓使用胰岛素后血糖水平的恢复
脂代谢	阻断 β_3 受体	减少游离脂肪酸的释放
肾素	阻断肾小球旁器 β_1 受体	抑制肾素释放，降低血压
ISA	内在拟交感活性	有些β受体阻断药有部分β受体激动作用，如吲哚洛尔、拉贝洛尔
膜稳定	降低细胞膜对离子的通透性	有些β受体阻断药有局麻作用和奎尼丁样作用

(2)不良反应

①心血管反应　因对心脏 β_1 受体的阻断作用，可出现心脏功能抑制，特别是心力衰竭、窦性心动过缓、房室传导阻滞。

②诱发支气管哮喘　由于对支气管平滑肌 β_2 受体的阻断作用，非选择性β受体阻断药可使呼吸道阻力增加，诱发或加重哮喘。

③反跳现象　长期应用β受体阻断药，突然停药时，可引起原来的病情加重，可能与受体上调有关。

④其他　偶见眼-皮肤黏膜综合征、幻觉、失眠、抑郁症状等。

3. 美托洛尔的药理作用、临床应用及不良反应

(1)药理作用　为选择性 β_1 受体阻断药，对 β_2 受体作用较弱，故增加呼吸道阻力作用较轻。

(2)临床应用　治疗各型高血压及心绞痛。静脉注射对心律失常，尤其是室上性心律失常有效。

(3)不良反应　偶有胃部不适，头痛，失眠等。哮喘患者不宜大剂量使用。

【例9】女，43岁。头晕伴心悸3天。查体：心率120次/分，血压150/93mmHg。使用美托洛尔的药理作用是

A. 抑制迷走神经　　B. 控制水钠重吸收　　C. 抑制心肌收缩
D. 抑制肾素释放　　E. 减弱心肌收缩力，减慢心率(2024)

常考点　考点散乱。

参考答案——详细解答见《2025国家临床执业及助理医师资格考试历年考点精析(上、下册)》

1. ABCDE　2. ABCDE　3. ABCDE　4. ABCDE　5. ABCDE　6. ABCDE　7. ABCDE
8. ABCDE　9. ABCDE

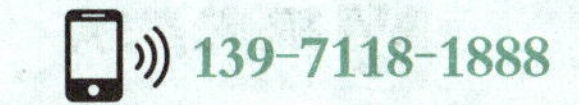

第 3 章　局部麻醉药与中枢神经系统药

考纲要求

①局部麻醉药的共性:局部麻醉药的作用,局部麻醉药的应用方法,局部麻醉药不良反应。②常用药物:普鲁卡因的药理作用及临床应用,利多卡因的药理作用及临床应用。③镇静催眠药:地西泮的药理作用、临床应用及不良反应,艾司唑仑的药理作用、临床应用及特点。④抗癫痫药:苯妥英钠的药理作用、临床应用及不良反应,卡马西平的药理作用及临床应用,丙戊酸钠的药理作用及临床应用。⑤抗精神失常药:抗精神分裂症药的药理作用、临床应用及不良反应,抗抑郁药的药理作用、临床应用及不良反应,抗躁狂药的临床应用和不良反应。⑥镇痛药:吗啡的药理作用、临床应用及不良反应,哌替啶的药理作用、临床应用及不良反应,纳洛酮的药理作用及临床应用。⑦解热镇痛抗炎药:解热镇痛药的抗炎、镇痛、解热作用机制、药理作用和常见不良反应,阿司匹林的药理作用、临床应用及不良反应,布洛芬的药理作用及临床应用,对乙酰氨基酚的药理作用、临床应用及不良反应,塞来昔布的药理作用机制、临床应用及不良反应。

复习要点

一、局部麻醉药

1. 局部麻醉药的共性

(1)局部麻醉药的作用

①局麻作用　低浓度的局麻药,能使无髓鞘的感觉神经、自主神经节后纤维的冲动和传导受到阻断。感觉消失的顺序依次为:痛觉、冷觉、温觉、触觉及压觉,神经冲动传导的恢复则按上述相反顺序完成。随着药物浓度的增加,对有髓鞘的感觉神经、运动神经以及中枢神经也有阻断作用。局麻药通过稳定细胞膜,降低细胞膜对离子的通透性,使神经冲动到达时,钠、钾离子不能进出细胞膜产生去极化和动作电位,从而产生局麻作用。

②吸收作用　局麻药吸收进入血液循环分布到全身后可产生一系列作用,包括:

A. 抑制中枢神经　表现为先兴奋后抑制,出现不安、震颤、躁动、惊厥、昏迷、呼吸麻痹等症状,这是因为抑制性神经元对药物更加敏感,导致脱抑制性兴奋所致。

B. 抑制心脏　可降低心肌的兴奋性、自律性、收缩性、传导性,出现收缩力减弱、心率减慢、传导阻滞。

C. 扩张血管　多数药物通过抑制交感神经而使血管扩张,酯类局麻药如普鲁卡因还可直接扩张血管,加速局麻药的吸收,缩短局麻作用维持时间,使病人中毒的概率增加。

(2)局部麻醉药的应用方法

①表面麻醉　是将穿透性强的局麻药直接涂于黏膜表面,使黏膜下神经末梢麻醉,常用于口腔、鼻腔、咽喉、眼部、尿道黏膜的手术或器械检查。常用药物包括丁卡因、利多卡因等。

②浸润麻醉　是将局麻药注入皮下或手术野附近的组织,使局部神经麻醉。由于该方法麻醉范围较小,仅适用于浅表小手术,常用药物为普鲁卡因、利多卡因等。

③神经阻滞麻醉　是将局麻药注射到外周神经干附近,阻断神经冲动传导,使该神经所分布的区域麻醉。可用于口腔科及四肢的手术,常用药物为利多卡因、普鲁卡因。

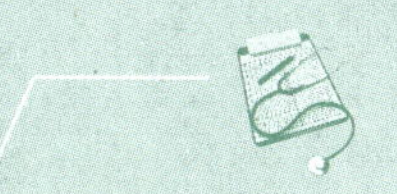

④蛛网膜下腔麻醉　又称腰麻，是将局麻药注入腰椎蛛网膜下腔，首先被阻断的是交感神经纤维，其次是感觉纤维，最后是运动纤维。常用于下腹部及下肢的手术，常用药物为利多卡因、普鲁卡因、丁卡因。

⑤硬脊膜外腔麻醉　是将药液注入硬脊膜外腔（不穿透硬脊膜），以麻醉脊神经。手术应用范围较广，包括从颈部到下肢的多种手术，尤其是上腹部手术。常用药物是利多卡因、布比卡因等。

⑥区域镇痛　将局麻药与阿片类镇痛药合用，是近年来常用于临床的围术期镇痛方法。常用药物为罗哌卡因、布比卡因，尤其前者具有使感觉和运动阻滞分离的特点故常作为首选药。

(3)局部麻醉药的不良反应

①毒性反应　局麻药剂量过大或浓度过高，或误将药物注入血管，可引起毒性反应。

②变态反应　较少见，酯类比酰胺类变态反应发生率高，对酯类过敏者，可改用酰胺类。

③其他　局麻药用于椎管内阻滞时浓度过高或时间过长可能诱发神经损害。

2. 常用药物

(1)普鲁卡因的药理作用及临床应用

①药理作用　局麻药通过稳定神经细胞膜，降低细胞膜对 Na^+ 的通透性，使神经冲动到达时，Na^+、K^+ 不能进出细胞膜而产生去极化和动作电位，从而产生局麻作用。普鲁卡因又称奴佛卡因，为常用的局部麻醉药之一，其特点是麻醉效能较弱，起效快（注射给药后1~3分钟）、维持时间较短（30~45分钟）、黏膜穿透力弱、毒性作用较小等。

②临床应用

A. 局部麻醉　主要用于浸润麻醉、传导麻醉、蛛网膜下腔麻醉、硬膜外麻醉等。由于亲脂性低，对黏膜的穿透力弱，故一般不用于表面麻醉。

B. 局部封闭　可使发炎或损伤部位的症状缓解。

(2)利多卡因的药理作用及临床应用

①药理作用　利多卡因属酰胺类化合物，局麻作用较普鲁卡因强2倍，维持时间比普鲁卡因长1倍，但毒性也相应加大。本药还有抗心律失常作用。

②临床应用　用于浸润麻醉、硬膜外麻醉、表面麻醉、神经阻滞麻醉。常作为全能局麻药用于各种局麻方法，包括对普鲁卡因过敏的病人。因其扩散力强，用作腰麻时应慎重。

【例1】局部麻醉药普鲁卡因的特点是

A. 亲脂性强　　B. 不易发生过敏反应　　C. 毒性大
D. 容易成瘾　　E. 对黏膜穿透力弱，不适合作表面麻醉(2021)

二、镇静催眠药

镇静催眠药是一类抑制中枢神经系统功能、起镇静催眠作用的药物。常用的镇静催眠药分为苯二氮䓬类、巴比妥类及非苯二氮䓬类。

1. 地西泮（安定）的药理作用、临床应用及不良反应

(1)药理作用　地西泮属于长效苯二氮䓬类，作用于大脑皮层、边缘系统和脑干等部位，激活苯二氮䓬受体，能促进γ-氨基丁酸（GABA）与受体结合，从而产生广泛性抑制效应，随剂量增大依次产生抗焦虑、镇静、催眠、中枢性肌肉松弛、抗癫痫和抗惊厥作用。

(2)临床应用　地西泮主要用于治疗焦虑症、失眠症及麻醉前给药。也用于治疗破伤风、子痫、小儿高热和药物中毒所致的惊厥。静脉注射地西泮是治疗癫痫持续状态的首选药物。

(3)不良反应　可有嗜睡、头昏、乏力。大剂量使用可致共济失调、皮疹、白细胞减少等。长期应用可产生耐受性和成瘾性。非苯二氮䓬类过量中毒可用氟马西尼（安易醒）进行鉴别诊断和抢救。

【例2】癫痫持续状态首选的治疗药物是

A. 苯妥英钠　　B. 地西泮　　C. 水合氯醛
D. 异戊巴比妥　　E. 苯巴比妥钠

2. 艾司唑仑的药理作用、临床应用及特点

(1)药理作用　艾司唑仑为中效苯二氮䓬类药物,具有镇静、催眠和抗焦虑等作用。

(2)临床应用　主要用于治疗焦虑、失眠、紧张、恐惧及癫痫发作,也可用于术前镇静。

(3)特点　个别患者可有疲乏、无力、嗜睡等反应。长期应用有依赖性,但较轻。

【例3】不属于苯二氮䓬类药物作用特点的是

A. 具有抗焦虑作用　　B. 具有外周性肌松作用　　C. 具有镇静作用
D. 具有催眠作用　　E. 用于癫痫持续状态

三、抗癫痫药

癫痫是由脑组织局部病灶的神经元异常高频放电,并向周围扩散,导致大脑功能暂时失调的综合征,表现为突然发作,短暂运动、感觉、意识、精神异常,常反复发作,发作时伴有异常脑电图。根据癫痫发作的临床表现,可分为局限性发作和全身性发作。

发作分类	临床特征	治疗药物
单纯局限性发作	局部肢体运动或感觉异常,持续20~60秒	卡马西平、苯妥英钠 苯巴比妥、丙戊酸钠
复合性局限性发作	冲动性神经异常,无意识的运动,如唇抽动、摇头等,持续30秒~2分钟,病灶位于颞叶和额叶	卡马西平、苯妥英钠 扑米酮、丙戊酸钠、拉英酸钠
失神性发作 (小发作)	多见于儿童,突然短暂意识丧失,EEG呈3Hz/s高幅左右对称的同步化棘波,持续30秒内	乙琥胺、氯硝西泮 丙戊酸钠、拉莫三嗪
肌阵挛性发作	根据年龄分为婴儿、儿童、青春期肌阵挛,部分肌群发生短暂的(约1秒)休克样抽动,EEG表现为特有的短暂暴发性多棘波	首选糖皮质激素 丙戊酸钠、氯硝西泮
强直-阵挛性发作 (大发作)	意识突然丧失,全身强直-阵挛性抽动,继之较长时间的中枢神经系统功能全面抑制,持续数分钟,EEG呈高幅棘慢波或棘波	卡马西平、苯巴比妥 苯妥英钠、扑米酮、丙戊酸钠
癫痫持续状态	是指大发作持续状态,反复抽搐,持续昏迷,不及时抢救会危及生命	地西泮、劳拉西泮 苯妥英钠、苯巴比妥

1. 苯妥英钠的药理作用、临床应用及不良反应

(1)药理作用

①阻止扩散　苯妥英钠又称大仑丁,不能抑制癫痫病灶异常放电,但可阻止它向正常脑组织扩散。这可能与其抑制突触传递的强直后增强(PTP)有关。PTP是指反复高频电刺激(强直刺激)突触前神经纤维,引起突触传递的易化,再以单个刺激作用于突触前神经元,使突触后纤维的反应较未经强直刺激前为强。在癫痫病灶异常放电的扩散过程中,PTP也起易化作用,治疗浓度的苯妥英钠可选择性抑制PTP形成,使异常放电的扩散受到阻抑。

②抑制Na^+和Ca^{2+}内流　本品具有膜稳定作用,可降低神经细胞膜对Na^+和Ca^{2+}的通透性,抑制Na^+和Ca^{2+}内流,导致动作电位不易产生。这种作用除与其抗癫痫作用有关外,也是其治疗三叉神经痛、抗心律失常的药理基础。

(2)临床应用

①抗癫痫　为治疗癫痫大发作、局限性发作的首选药,但对小发作(失神发作)无效,甚至使病情恶化。

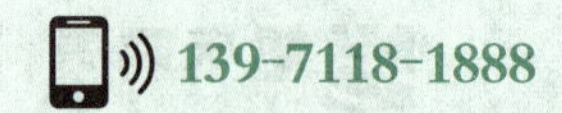

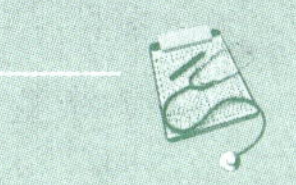

②中枢疼痛综合征　可用于治疗三叉神经痛、舌咽神经痛等中枢疼痛综合征。

③抗心律失常　本品是强心苷所致室性心律失常的首选药。

(3)不良反应

①局部刺激　本品局部刺激性较大，口服可引起厌食、恶心、呕吐和腹痛等症状，故宜饭后服用。静脉注射可发生静脉炎。

②牙龈增生　长期应用可出现牙龈增生，多见于儿童和青少年，发生率约为 20%，这与药物自唾液排出刺激胶原组织增生有关。一般停药 3~6 个月后可自行消退。

③神经系统反应　药量过大可引起中毒，表现为眼球震颤、复视、眩晕、共济失调等。

④血液系统反应　由于本品可抑制叶酸的吸收并加速其代谢，抑制二氢叶酸还原酶的活性，长期应用可导致叶酸缺乏，引起巨幼细胞贫血，宜用甲酰四氢叶酸防治。

⑤骨骼系统反应　通过诱导肝药酶而加速维生素 D 的代谢，长期应用可致低钙血症、佝偻病样改变和骨软骨化症，必要时应用维生素 D 预防。

⑥过敏反应　可发生皮疹、血小板减少、粒细胞缺乏、再生障碍性贫血。

⑦其他反应　偶见男性乳房增大、女性多毛症、淋巴结肿大等。偶见畸胎，故孕妇慎用。

【例 4】苯妥英钠的不良反应不包括

A. 牙龈损害　　B. 共济失调　　C. 肾损害

D. 过敏反应　　E. 贫血(2023)

2. 卡马西平的药理作用及临床应用

(1)药理作用特点　卡马西平为广谱抗癫痫药，作用机制与苯妥英钠类似，治疗浓度时能阻滞 Na^+ 通道，抑制癫痫灶及其周围神经元放电。研究表明本品能增强 γ-氨基丁酸(GABA)在突触后的作用。本品还有很强的抗抑郁作用。

(2)临床应用

①抗癫痫　本品为广谱抗癫痫药，对多种癫痫均有治疗作用，是治疗单纯性局限性发作和大发作的首选药物之一，同时还有抗复合性局限性发作和小发作的作用。对癫痫并发的精神症状也有效。

②神经痛　治疗神经痛效果优于苯妥英钠，为首选药。

③尿崩症　本品还可用于治疗尿崩症。

④抗抑郁　本品有很强的抗抑郁作用，可用于治疗对锂盐无效的躁狂、抑郁症等。

3. 丙戊酸钠的药理作用及临床应用

(1)药理作用　①不抑制癫痫病灶放电，但能阻止病灶异常放电的扩散。②抗癫痫作用机制与 γ-氨基丁酸(GABA)有关，它是 GABA 转氨酶和琥珀酸半醛脱氢酶的抑制剂，能减少 GABA 代谢，增加脑内 GABA含量。③能提高谷氨酸脱羧酶的活性，使 GABA 生成增多，并能提高突触后膜对 GABA 的反应性，从而增强 GABA 能神经突触后抑制作用。④抑制 Na^+ 通道，减弱 T 型 Ca^{2+} 电流，抑制起源于丘脑的 3Hz 异常放电。

(2)临床应用　丙戊酸钠为广谱抗癫痫药，对各型癫痫均有效。它是大发作合并小发作时的首选药物。对大发作疗效不及苯妥英钠、苯巴比妥。对小发作优于乙琥胺，但因其肝脏毒性而不作为首选药物。对精神运动性发作的疗效与卡马西平相似。对复杂部分性发作疗效近似卡马西平，对非典型的小发作疗效不及氯硝西泮。对其他药物未能控制的顽固性癫痫也有效。

注意：①癫痫大发作首选苯妥英钠，小发作首选乙琥胺，大发作合并小发作首选丙戊酸钠。
②癫痫局限性发作首选苯妥英钠，癫痫持续状态首选地西泮。

【例 5】能治疗癫痫发作而无镇静催眠作用的药物是

A. 地西泮　　B. 苯妥英钠　　C. 苯巴比妥

D. 扑米酮　　E. 以上都不是

【例6】三叉神经痛首选

A. 氯硝西泮　　B. 苯妥英钠　　C. 卡马西平

D. 氯丙嗪　　E. 丙米嗪

【例7】苯妥英钠不能用于治疗的病症是

A. 三叉神经痛　　B. 舌咽神经痛　　C. 癫痫局限性发作

D. 癫痫大发作　　E. 癫痫小发作

四、抗精神失常药

精神失常是由多种原因引起的精神活动障碍的一类疾病,包括精神分裂症、躁狂症、抑郁症和焦虑症。治疗这些疾病的药物统称为抗精神失常药。根据其临床用途,分为抗精神分裂症药(氯丙嗪、氯氮平)、抗躁狂症药(碳酸锂)、抗抑郁症药(丙米嗪)和抗焦虑症药(苯二氮䓬类)。

1. 抗精神分裂症药(氯丙嗪)

(1)药理作用　氯丙嗪又名冬眠灵,是吩噻嗪类药物的典型代表,主要通过阻断中脑-边缘系统和中脑-皮层系统的 D_2 样受体(多巴胺受体),而发挥其抗精神病作用。

氯丙嗪对中枢神经系统有较强的抑制作用,称为神经安定作用。氯丙嗪能显著控制活动状态和躁狂状态而又不损伤感觉能力。

正常人口服治疗量氯丙嗪后,出现安静、活动减少、感情淡漠、注意力下降、对周围事物不感兴趣、答话缓滞,而理智正常;在安静环境下易入睡,但易唤醒,醒后神态清楚,随后又易入睡。

精神分裂症患者服用氯丙嗪后则显现良好的抗精神病作用,能迅速控制兴奋躁动状态,大剂量连续用药能消除患者的幻觉和妄想等症状,减轻思维障碍,使患者恢复理智,情绪安定,生活自理。对抑郁无效。

氯丙嗪能阻断α受体和M胆碱受体,其药理作用广泛,这是其长期应用产生严重不良反应的基础。

	药理机制	药理作用
抗精神病作用	阻断中脑-边缘系统和中脑-皮层系统的 D_2 样受体(多巴胺受体)	对中枢神经系统具有较强的抑制作用 对精神运动性兴奋、幻觉妄想等阳性症状的疗效较好 对情感淡漠、思维贫乏等阴性症状的疗效差
镇吐作用	①小剂量可阻断延脑第四脑室底部的催吐化学感受区的 D_2 样受体 ②大剂量可直接抑制呕吐中枢	具有较强镇吐作用,用于顽固性呃逆的治疗 但对前庭刺激所致的呕吐无效
体温调节	强烈抑制下丘脑体温调节中枢	既能降低发热机体的体温,又能降低正常体温
自主神经系统	阻断α受体及M胆碱受体	血管扩张、血压下降、口干、便秘、视物模糊
内分泌系统	可阻断结节-漏斗系统中的 D_2 样受体; D_2 样受体可促进下丘脑分泌催乳素释放抑制因子、卵泡刺激素释放因子、黄体生成素释放因子、ACTH等	促进催乳素分泌 抑制促性腺激素、糖皮质激素、生长激素分泌

(2)临床应用

①精神分裂症　能显著缓解阳性症状(如攻击、亢进、妄想、幻觉),但对阴性症状(如冷漠)效果不好。

A. Ⅰ型精神分裂症(精神运动性兴奋和幻觉妄想为主)　急性期效果显著,不能根治,需长期用药。

B. Ⅱ型精神分裂症(情感淡漠、思维贫乏等阴性症状为主)　无效,甚至加重病情。

C. 慢性精神分裂症　疗效差。

②呕吐和顽固性呃逆　氯丙嗪具有显著的镇吐作用,对顽固性呃逆疗效显著。对晕动症无效。

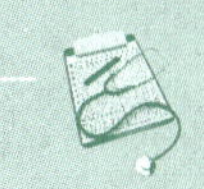

③低温麻醉　物理降温（冰袋、冰浴）配合氯丙嗪应用，可降低患者体温，因而可用于低温麻醉。

④人工冬眠　应用冬眠合剂（由氯丙嗪、哌替啶和异丙嗪组成），有利于机体度过危险的缺氧缺能阶段，为进行其他有效的对因治疗争取时间。人工冬眠多用于严重创伤、感染性休克、高热惊厥、中枢性高热、甲状腺危象等病症的辅助治疗。

（3）不良反应

①常见不良反应　包括中枢抑制症状（嗜睡、淡漠、无力）、M受体阻断症状（视物模糊、口干、无汗、便秘等）、α受体阻断症状（鼻塞、血压降低、直立性低血压）。静脉注射可致血栓性静脉炎。为防止直立性低血压，注射给药后应立即卧床休息2小时左右，然后缓慢起立。

②锥体外系反应　包括以下三种反应，是由于氯丙嗪阻断了黑质-纹状体通路的 D_2 样受体。

A. 帕金森综合征　表现为肌张力增高、面容呆板、动作迟缓、肌肉震颤、流涎等。

B. 静坐不能　患者表现为坐立不安、反复徘徊。

C. 急性肌张力障碍　多出现在用药后第1~5天。由于舌、面、颈及背部肌肉痉挛，患者可出现强迫性张口、伸舌、斜颈、呼吸运动障碍及吞咽困难。

③精神异常　如意识障碍、萎靡、淡漠、兴奋、躁动等，应与原发病相鉴别。

④惊厥与癫痫　少见。

⑤过敏反应　常见症状有皮疹、接触性皮炎等。少数出现肝损害、黄疸、粒细胞减少、溶血性贫血、再障等。

⑥心血管　直立性低血压、持续性低血压休克，多见于老年伴动脉硬化、高血压患者；心律失常。

⑦内分泌系统反应　长期应用可导致乳腺增大、泌乳、月经停止、抑制儿童生长等。

【例8】抗精神病药物的抗精神病作用的主要通路是

A. 锥体外系统　B. 结节-漏斗系统　C. 网状上行系统
D. 中脑-边缘系统　E. 黑质-纹状体系统

【例9】不属于氯丙嗪临床应用的选项是

A. 精神分裂症　B. 感染中毒性精神病　C. 顽固性呃逆
D. 洋地黄引起的呕吐　E. 前庭刺激所致晕动症

【例10】不属于氯丙嗪不良反应的是

A. 帕金森综合征　B. 抑制体内催乳素分泌　C. 急性肌张力障碍
D. 患者出现坐立不安　E. 迟发型运动障碍

2. 抗抑郁症药（丙米嗪）

（1）药理作用　丙米嗪为三环类抗抑郁药。

	药理机制	药理作用
中枢神经系统	阻断去甲肾上腺素、5-HT在神经末梢的再摄取，使突触间隙的递质浓度增高，促进突触传递功能	患者连续服药后出现精神振奋现象 2~3周后疗效显著，情绪高涨，症状减轻
自主神经系统	治疗量丙米嗪可显著阻断M胆碱受体	表现为视物模糊、口干、便秘、尿潴留等
心血管	阻断单胺类再摄取，导致心肌中去甲肾上腺素浓度增高	血压降低、心律失常、心动过速 对心肌有奎尼丁样直接抑制效应

（2）临床应用

①抑郁症　用于各种原因引起的抑郁症，对内源性抑郁症、更年期抑郁症效果较好，对反应性抑郁症效果次之，对精神病的抑郁成分效果较差。此外，抗抑郁药还可用于强迫症的治疗。

②遗尿症　对于儿童遗尿症可试用丙米嗪。

③焦虑和恐惧症　对伴有焦虑的抑郁症疗效显著，对恐惧症也有效。

（3）不良反应　常见的不良反应有口干、扩瞳、视物模糊、便秘、排尿困难和心动过速等抗胆碱作用。

还可出现多汗、无力、头晕、皮疹、直立性低血压、共济失调等。

A. 房室传导阻滞和甲状腺危象　　B. 低温麻醉和人工冬眠

C. 异烟肼和链霉素治疗无效的结核病　　D. 心源性休克和急性肾衰竭

E. 过敏性休克和支气管哮喘急性发作

【例 11】多巴胺的临床应用是

【例 12】氯丙嗪的临床应用是

A. 地西泮　　B. 异丙嗪　　C. 苯妥英钠

D. 氯丙嗪　　E. 乙琥胺

【例 13】治疗脊髓损伤所引起的肌强直的药物是

【例 14】治疗顽固性呃逆的药物是

3. 抗躁狂药(碳酸锂)

(1)临床应用　碳酸锂对躁狂症有显著疗效,特别是对急性躁狂和轻度躁狂疗效显著,有效率为80%。碳酸锂主要用于抗躁狂,但有时对抑郁症也有效,故有情绪稳定药之称。

(2)不良反应　轻度的毒性症状包括恶心、呕吐、腹痛、腹泻和细微震颤;较严重的毒性反应涉及神经系统,包括精神紊乱、反射亢进、明显震颤、发音困难、惊厥,直至昏迷与死亡。

五、镇痛药

1. 吗啡的药理作用、临床应用及不良反应

(1)药理作用

	药理作用机制	药理作用
镇痛	激动脊髓胶质区、丘脑内侧、脑室及导水管周围灰质的阿片受体,使感觉神经末梢细胞膜超极化,阻断神经冲动传递	强大的镇痛作用 对各类疼痛都有效 对神经性疼痛效果较差
镇静	激活边缘系统、蓝斑核的阿片受体	改善疼痛所致的焦虑、紧张、恐惧等
致欣快	激活边缘系统、蓝斑核的阿片受体	引起欣快症,表现为满足感、飘然欲仙感
抑制呼吸	降低脑干呼吸中枢对血液 CO_2 张力的敏感性 抑制脑桥呼吸调节中枢	呼吸频率↓,潮气量↓,每分通气量↓ 呼吸抑制是吗啡急性中毒的主要死因
镇咳	直接抑制延髓咳嗽中枢	咳嗽反射减轻或消失,与呼吸抑制无关
缩瞳	兴奋支配瞳孔的副交感神经,瞳孔括约肌收缩	瞳孔缩小成针尖样
胃肠道平滑肌	减慢胃蠕动,延迟胃排空,延缓肠内容物通过	食物反流,腹胀,便秘
胆道平滑肌	导致胆道奥迪括约肌痉挛性收缩	胆道、胆囊内压力增高,胆绞痛
支气管平滑肌	吗啡能促进柱状细胞释放组胺	收缩支气管,诱发哮喘,哮喘患者禁用
子宫平滑肌	吗啡可降低子宫张力、收缩频率及收缩幅度	延长产妇产程,因此产妇禁用
膀胱括约肌	吗啡可提高膀胱外括约肌张力和膀胱容积	引起尿潴留
心血管系统	吗啡能扩张血管、降低外周阻力	血压降低,直立性低血压
免疫系统	与激动 μ 受体有关	吗啡可抑制免疫系统

(2)临床应用

①镇痛　吗啡对多种原因引起的疼痛均有效,可缓解或消除严重创伤、烧伤、手术等引起的剧痛和晚期癌症疼痛。对内脏平滑肌痉挛引起的绞痛,如胆绞痛、肾绞痛,应加用 M 胆碱受体阻断药。

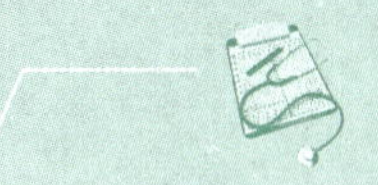

②心源性哮喘　应用吗啡可迅速缓解患者气促和窒息感，促进肺水肿液的吸收。

③止泻　适用于减轻急、慢性消耗性腹泻的症状，可选用阿片酊、复方樟脑酊。

(3)不良反应

①一般不良反应　治疗量吗啡可引起眩晕、恶心呕吐、便秘、呼吸抑制、排尿困难、胆绞痛、直立性低血压等。

②耐受性及依赖性　长期反复应用阿片类药物易产生耐受性和药物依赖性。

③急性中毒　吗啡过量可引起急性中毒，表现为昏迷、深度呼吸抑制、瞳孔针尖样大小、血压降低、严重缺氧、尿潴留等。呼吸抑制是致死的主要原因。急性中毒的解救药为阿片受体阻断药纳洛酮。

注意：吗啡可拮抗缩宫素对子宫的兴奋作用而延长产程，且能通过胎盘屏障或经乳汁分泌，抑制新生儿和婴儿呼吸，故禁用于分娩止痛和哺乳期妇女止痛。因可抑制呼吸、抑制咳嗽反射以及促组胺释放可致支气管收缩，故禁用于支气管哮喘、肺心病患者。颅脑损伤所致的颅内压增高患者禁用。

【例15】吗啡

A. 可引起瞳孔扩大　B. 可引起呼吸抑制　C. 可引起共济失调

D. 可引起急性心力衰竭　E. 可引起再生障碍性贫血

2. 哌替啶(度冷丁)的药理作用、临床应用及不良反应

	哌替啶(度冷丁、麦啶)	吗啡
作用机制	主要是激动μ型阿片受体	主要是激动μ型阿片受体
镇痛作用	较弱(为吗啡的1/10~1/7)，持续2~4小时	较强，持续4~6小时
镇静作用	两者相当	两者相当
致欣快感	两者相当	两者相当
扩血管	两者相当	两者相当
镇咳作用	无明显中枢性镇咳作用	有明显中枢性镇咳作用
便秘、尿潴留	较少发生	较常发生
对产妇影响	对妊娠末期子宫收缩无影响，不延长产程	能降低子宫收缩，延长产程，故产妇禁用
对胎儿影响	对新生儿呼吸抑制作用极为敏感 故产妇临产前2~4小时不宜使用	可抑制胎儿和新生儿呼吸 故禁用于分娩止痛和哺乳期妇女止痛
支气管	治疗量无影响，大剂量收缩支气管平滑肌	治疗量无影响，大剂量收缩支气管平滑肌
临床应用	镇痛、心源性哮喘、麻醉前给药、人工冬眠	镇痛、心源性哮喘、止泻
不良反应	与吗啡相似	见前述

【例16】产妇临产前2~4小时内不宜使用的药物是

A. 哌替啶　B. 丙磺舒　C. 对乙酰氨基酚

D. 喷他佐辛　E. 布洛芬

3. 纳洛酮的药理作用及临床应用

(1)药理作用　对各类阿片受体均有竞争性拮抗作用，作用强度为μ受体>κ受体>δ受体。

(2)临床应用

①阿片类药物急性中毒　首选用于已知或疑为阿片类药物过量引起的呼吸抑制和昏迷，可迅速改善呼吸，使意识清醒；对阿片类药物的其他效应均有对抗。也能解除喷他佐辛引起的焦虑、幻觉等精神症状。对阿片类药物依赖者，可同时促进戒断症状。

②解除阿片类药物麻醉的术后呼吸抑制及其他中枢抑制症状　芬太尼、哌替啶等作静脉复合麻醉或麻醉辅助用药时，术后呼吸抑制仍明显者，纳洛酮可反转呼吸抑制。

③阿片类药物成瘾者的鉴别诊断　对阿片类药物依赖者,肌内注射本品可诱发严重戒断症状,结合用药史和尿检结果,可确诊阿片类药物成瘾。但纳洛酮鉴别试验阴性者,不能排除阿片类药物依赖性。

④试用于急性酒精中毒、休克、脊髓损伤、中风及脑外伤的救治。

⑤研究疼痛与镇痛的重要工具药。

六、解热镇痛抗炎药

1. 解热镇痛抗炎药的抗炎、镇痛、解热作用和常见不良反应

(1)作用机制和药理作用　解热镇痛抗炎药是一类具有解热、镇痛、抗炎、抗风湿作用的药物,又称为非甾体抗炎药(NSAIDs)。NSAIDs 可抑制环氧化酶(COX)活性,而减少局部组织前列腺素(PG)的生物合成。根据其 COX 作用的选择性,可分为非选择性 COX 抑制药和选择性 COX-2 抑制药。

①解热作用　NSAIDs 主要通过抑制下丘脑环氧化酶(COX)活性,而减少局部组织(下丘脑)前列腺素(PG)的生物合成而发挥解热作用。当体温升高时,NSAIDs 可使升高的体温恢复正常,但 NSAIDs 对正常体温没有明显影响。

②镇痛作用　NSAIDs 对炎症和组织损伤引起的疼痛尤其有效,主要通过抑制前列腺素的合成而使局部痛觉感受器对缓激肽等致痛物质的敏感性降低。NSAIDs 对尖锐的一过性刺痛无效。

③抗炎作用　其机制与抑制体内 COX 活性,减少前列腺素的合成有关。

(2)不良反应

①胃肠道反应　最常见,表现为上腹不适、恶心呕吐、出血、溃疡等。

②皮肤反应　常见不良反应,包括皮疹、荨麻疹、瘙痒、剥脱性皮炎、光敏等。

③其他　如肾损害、肝损害、心血管系统和中枢神经系统等不良反应。

2. 阿司匹林(乙酰水杨酸)的药理作用、临床应用及不良反应

(1)药理作用　阿司匹林及其代谢产物对 COX-1 和 COX-2 的抑制作用基本相当。

①解热作用　当体温升高时,阿司匹林可使升高的体温恢复正常,但阿司匹林对正常体温没有影响。

②镇痛作用　阿司匹林对炎症和组织损伤引起的疼痛尤其有效,主要通过抑制前列腺素的合成而使局部痛觉感受器对缓激肽等致痛物质的敏感性降低。但阿司匹林对尖锐的一过性刺痛无效。

③抗炎作用　其机制与抑制体内 COX 活性,减少前列腺素的合成有关。

④抑制血小板聚集　低剂量阿司匹林可减少血栓素 A_2(TXA_2)的合成,进而影响血小板聚集及抗血栓形成,达到抗凝作用。

(2)临床应用

①解热镇痛　本品有较强的解热、镇痛作用,常用于头痛、牙痛、肌肉痛、痛经、感冒发热等对症治疗。

②抗风湿　本品能减轻炎症引起的红、肿、热、痛等症状,迅速缓解风湿性关节炎的症状。

③抗凝　临床上常采用小剂量阿司匹林治疗缺血性心脏病、脑缺血病、房颤、人工瓣膜置换、动静脉瘘或其他手术后的血栓形成。

④川崎病的治疗　儿科用于皮肤黏膜淋巴结综合征(川崎病)的治疗。

(3)不良反应　如下。

①胃肠道反应　最常见,与直接刺激局部胃黏膜细胞和抑制胃壁组织 COX-1 生成前列腺素 E_2(PGE_2)有关。胃黏膜保护剂米索前列醇可减少溃疡发生率。

②加重出血倾向　阿司匹林能不可逆地抑制环氧化酶,对血小板合成 TXA_2 有强大而持久抑制作用,使血小板凝集受到抑制,使血液不易凝固,出血时间延长。大剂量阿司匹林可以抑制凝血酶原的形成,引起凝血障碍,加重出血倾向,维生素 K 可以预防。

③水杨酸反应　阿司匹林剂量过大(5g/d)时,可出现头痛、眩晕、恶心呕吐、耳鸣、视力听力减退,总称

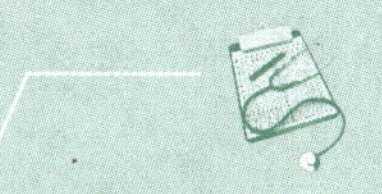

为水杨酸反应，为水杨酸中毒的表现，严重者可出现过度呼吸、高热、脱水、酸碱平衡失调，甚至精神错乱。

④过敏反应　少数患者可出现荨麻疹、血管神经性水肿和过敏性休克。某些哮喘患者服用阿司匹林或其他解热镇痛药后可诱发哮喘，称为“阿司匹林哮喘”。

⑤瑞氏(Reye)综合征　在儿童感染病毒性疾病(如流感、水痘、麻疹等)，使用阿司匹林退热时，偶可出现急性肝脂肪变性-脑病综合征(瑞氏综合征)，以肝衰竭合并脑病为突出表现。

⑥对肾脏的影响　少数老年人，使用阿司匹林后，可引起水肿、多尿等肾小管受损的症状。

【例17】非甾体抗炎药引起急性胃炎的主要机制是

A. 激活磷脂酶A　　B. 抑制弹性蛋白酶　　C. 抑制前列腺素合成
D. 促进胃泌素合成　　E. 抑制脂肪酶

【例18】既能治疗风湿性关节炎，又有抗血栓形成作用的药物是

A. 肝素　　B. 布洛芬　　C. 阿司匹林
D. 喷他佐辛　　E. 哌替啶

3. 对乙酰氨基酚(扑热息痛)的药理作用、临床应用及不良反应

(1)药理作用　本品解热镇痛作用与阿司匹林相当，但抗炎作用极弱。

①解热镇痛　在中枢神经系统，对乙酰氨基酚可抑制前列腺素的合成，而产生解热镇痛作用。

②抗炎作用　在外周组织，对乙酰氨基酚不能抑制环氧化酶的合成，因此无明显抗炎作用。

(2)临床应用　临床主要用于退热和镇痛。

(3)不良反应　短期使用不良反应轻，常见恶心、呕吐，偶见皮疹、粒细胞减少、贫血、黏膜损害等。过量中毒可引起肝损害。长期大量使用，尤其在肾功能不全的病人，可出现肾绞痛、急性肾衰竭、慢性肾衰竭等，称为镇痛药性肾病。

【例19】对乙酰氨基酚的药理作用不包括

A. 可用于感冒发热　　B. 对风湿关节炎有镇痛作用　　C. 对痛风关节炎有镇痛作用
D. 可缓解头痛和牙痛　　E. 在外周组织可抑制环氧化酶(2021)

4. 布洛芬的药理作用及临床应用

(1)药理作用　布洛芬为非选择性COX抑制剂，有明显的抗炎、解热、镇痛作用。

(2)临床应用　主要用于治疗风湿性关节炎、骨关节炎、强直性关节炎、急性肌腱炎、滑液囊炎、痛经等。其作用机制主要是通过抑制环氧化酶，抑制前列腺素的产生。

5. 塞来昔布

(1)药理作用及机制　为选择性环氧化酶-2(COX-2)抑制药，抑制COX-2的作用较COX-1高375倍，对TXA_2的合成无影响，但可抑制PGI_2的合成，有抗炎、镇痛、解热作用。

(2)临床应用　用于风湿性关节炎、类风湿关节炎、骨关节炎、手术后疼痛、牙痛、痛经的治疗。

(3)不良反应　胃肠道不良反应、出血、溃疡等。

▶▶常考点　往年常考，但考点散乱。

参考答案——详细解答见《2025国家临床执业及助理医师资格考试历年考点精析(上、下册)》

1. ABCDE	2. ABCDE	3. ABCDE	4. ABCDE	5. ABCDE	6. ABCDE	7. ABCDE
8. ABCDE	9. ABCDE	10. ABCDE	11. ABCDE	12. ABCDE	13. ABCDE	14. ABCDE
15. ABCDE	16. ABCDE	17. ABCDE	18. ABCDE	19. ABCDE		

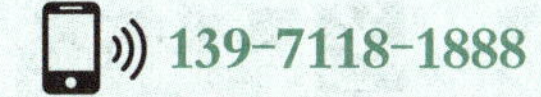

第4章 心血管系统药

考纲要求

①抗高血压药：氨氯地平的药理作用及临床应用，卡托普利的药理作用及临床应用，氯沙坦的药理作用及临床应用。②抗心绞痛药：硝酸甘油的药理作用及临床应用，普萘洛尔的药理作用及临床应用，硝苯地平的药理作用及临床应用。③调血脂药：他汀类药物的药理作用、临床应用及不良反应，他汀类药物的常用药物名称。④抗心律失常药：利多卡因的药理作用及临床应用，胺碘酮的药理作用及临床应用。⑤抗慢性心功能不全药：卡托普利的药理作用及临床应用，普萘洛尔的临床应用及注意事项，地高辛的药理作用、临床应用、不良反应与防治。

复习要点

一、抗高血压药

凡能降低血压而用于高血压治疗的药物，称为抗高血压药。

1. 氨氯地平的药理作用及临床应用

（1）药理作用 为二氢吡啶类钙拮抗药，其作用与硝苯地平相似，降压作用较硝苯地平平缓，但对血管的选择性更强，可舒张冠状动脉和全身血管，增加冠脉血流量，产生作用缓慢，但作用时间较长。

（2）临床应用 用于治疗原发性高血压，也可用于治疗稳定型心绞痛、经血管造影证实的冠心病。

2. 卡托普利的药理作用及临床应用

（1）药理作用 卡托普利也称巯甲丙脯酸、开博通，为血管紧张素转换酶抑制药（ACEI），具有轻至中等强度的降压作用，可降低外周血管阻力，增加肾血流量，不伴反射性心率加快。其降压机制：抑制血管紧张素转换酶活性，使血管紧张素Ⅱ的生成减少以及缓激肽的降解减少，扩张血管，降低血压；在降压的同时，也降低心脏前后负荷。

（2）临床应用 用于各型高血压。目前为抗高血压治疗的一线药物之一。60%~70%的患者单用本品能使血压控制在理想水平，若加用利尿药则95%的患者有效。本品尤其适用于合并糖尿病及胰岛素抵抗、左心室肥厚、心力衰竭、急性心肌梗死的高血压患者，可明显改善患者生活质量且无耐受性，停药不产生反跳。卡托普利与β受体阻断药合用治疗重型、顽固性高血压疗效较好。

3. 氯沙坦的药理作用及临床应用

（1）药理作用 氯沙坦为血管紧张素Ⅱ（ATⅡ）受体 AT_1 拮抗药，能竞争性阻断 AT_1 受体。在体内转化成5-羧基酸性代谢产物EXP-3174，后者有非竞争性 AT_1 受体阻断作用。它们能与 AT_1 受体选择性结合，对抗ATⅡ的绝大多数药理作用，从而产生降压效果。它具有口服有效，高亲和力（对 AT_1 受体亲和力）、高选择性（只拮抗 AT_1 受体）、高专一性（只影响血管紧张素Ⅱ受体）、无激动活性等特点。

（2）临床应用 用于各型高血压和充血性心力衰竭。若3~6周后血压下降仍不理想，可加用利尿药。

【例1】ACEI的作用机制不包括

A. 减少血液缓激肽水平
B. 减少血液血管紧张素Ⅱ水平
C. 减少血液儿茶酚胺水平
D. 减少血液加压素水平
E. 增加细胞内cAMP水平

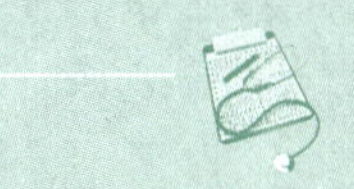

二、抗心绞痛药

1. 硝酸甘油的药理作用及临床应用

(1)药理作用　硝酸甘油的基本作用是松弛平滑肌,但具有组织器官选择性,以对血管平滑肌的作用最显著。由于硝酸甘油可扩张体循环血管及冠状动脉,因而具有如下作用:

①降低心肌耗氧量　最小有效剂量的硝酸甘油即可扩张静脉血管,减少回心血量,降低心脏前负荷;使射血时间缩短,减少心肌耗氧量。大剂量的硝酸甘油可扩张动脉,降低心脏射血阻力,降低心脏氧耗量。

②扩张冠状动脉,增加缺血区血液灌注　硝酸甘油可扩张较大的心外膜血管、输送血管及侧支血管,尤其在冠脉痉挛时更明显。

③降低左心室充盈压,增加心内膜供血,改善左心室顺应性。

④保护缺血的心肌细胞,减轻缺血损伤　硝酸甘油释放 NO,促进内源性 PGI_2、降钙素基因相关肽等的生成及释放,这些物质对心肌细胞均有直接保护作用。

(2)临床应用　对各种心绞痛均有效。在预计可能发作前用药可预防发作。也可用于急性心肌梗死。

【例 2】硝酸甘油抗心绞痛的作用机制是

A. 增加心肌供氧量　　B. 抑制心肌收缩力　　C. 收缩外周血管
D. 减慢房室传导　　E. 释放 NO

2. 普萘洛尔的药理作用及临床应用

(1)药理作用　普萘洛尔可阻断心肌 β 受体,降低心肌耗氧量,改善心肌缺血区供血。

(2)临床应用

①心绞痛　适用于对硝酸甘油疗效不佳的稳定型心绞痛,尤其伴有快速型心律失常或高血压者。但对冠脉痉挛诱发的变异型心绞痛不宜应用,因 β 受体被阻断后,α 受体占优势,易致冠状动脉收缩。

②急性心肌梗死　能降低近期有急性心肌梗死者心绞痛的发病率和死亡率。

③与硝酸甘油合用　两药合用能协调降低耗氧量,同时普萘洛尔能对抗硝酸甘油所引起的反射性心率加快和心肌缩力增强。因两药均可降压,如血压下降过多,冠脉血流量减少,对心绞痛不利。

【例 3】具有抗心律失常、抗高血压及抗心绞痛作用的药物是

A. 可乐定　　B. 普萘洛尔　　C. 利多卡因
D. 硝酸甘油　　E. 氢氯噻嗪

【例 4】普萘洛尔与硝酸酯类合用治疗心绞痛的协同作用是

A. 增加心室容积　　B. 降低心肌耗氧量　　C. 加强心肌收缩力
D. 保护缺血心肌细胞　　E. 松弛血管平滑肌

【例 5】最可能加重变异型心绞痛的药物是

A. 抗血小板药物　　B. 硝酸酯类药物　　C. 钙通道阻滞药
D. 调脂药物　　E. β 受体阻滞药

3. 硝苯地平的药理作用及临床应用

(1)药理作用　硝苯地平为钙通道阻滞药,可抑制钙离子内流,产生以下药理作用。

①降低心肌耗氧量　硝苯地平可减弱心肌收缩力、减慢心率、松弛外周血管平滑肌、降低血压,从而减轻心脏负荷,降低心肌耗氧量。

②增加缺血区血流量　能扩张冠状动脉中的输送血管和小阻力血管,增加侧支循环,增加缺血区的血流量。

(2)临床应用　对变异型心绞痛疗效显著;对稳定型心绞痛及急性心肌梗死也可用,能缩小后者梗死范围。

三、调血脂药

1. 他汀类药物的药理作用、临床应用及不良反应

(1)药理作用

①调血脂作用　羟甲基戊二酸单酰辅酶 A(HMG-CoA)还原酶是肝细胞合成胆固醇的限速酶,他汀类药物的化学结构与 HMG-CoA 相似,可竞争性抑制 HMG-CoA 还原酶,减少内源性胆固醇的合成。

②非调血脂性作用　可改善血管内皮功能,提高血管内皮对扩血管物质的反应性;抑制血管平滑肌细胞的增殖和迁移,促进其凋亡;降低血浆 C 反应蛋白,减轻动脉粥样硬化过程的炎性反应;抑制单核-巨噬细胞的黏附和分泌功能;通过抑制血小板聚集和提高纤溶活性发作抗血栓作用;抗氧化作用;减少动脉壁巨噬细胞及泡沫细胞的形成,使动脉粥样硬化斑块稳定和缩小。

③肾保护作用　他汀类药物不仅有依赖降低胆固醇的肾保护作用,同时具有抗细胞增殖、抗炎症、免疫抑制、抗骨质疏松等作用,减轻肾损害的程度,从而保护肾功能。

(2)临床应用　调节血脂;肾病综合征;预防心脑血管急性事件;抑制血管成形术后再狭窄、缓解器官移植后的排异反应、治疗骨质疏松。

(3)不良反应

①暂时性反应　大剂量应用时患者偶可出现胃肠反应、肌痛、皮肤潮红、头痛。

②酶学升高　偶见无症状性转氨酶升高,肌酸激酶(CK)升高,停药后即恢复正常。

③横纹肌溶解症　偶可出现横纹肌溶解症,常表现为肌痛、肌无力、肌酸激酶升高等。

④白内障　超大剂量可引起犬的白内障。

2. 他汀类药物的常用药物名称

常用他汀类药物包括洛伐他汀、辛伐他汀、普伐他汀等。

【例 6】HMG-CoA 还原酶抑制药药理作用为

A. 抑制体内胆固醇氧化酶　　B. 阻断 HMG-CoA 转化为甲羟戊酸

C. 使肝脏 LDL 受体表达减弱　　D. 具有促进细胞分裂作用

E. 具有增强细胞免疫作用

【例 7】男性,65 岁。乏力、肌痛、酱油色尿 1 周。既往高脂血症病史 10 年,长期服用降脂药物。查体:体温 36.5℃,脉搏 89 次/分,呼吸 20 次/分,血压 140/85mmHg。实验室检查:肌酸激酶 1400U/L。引起此不良反应的药物是

A. 考来烯胺　　B. 非诺贝特　　C. 阿托伐他汀

D. 烟酸　　E. 依折麦布(2024)

四、抗心律失常药

1. 利多卡因的药理作用及临床应用

(1)药理作用　利多卡因对激活和失活状态的钠通道均有阻滞作用,对除极化组织(如缺血区)作用强。利多卡因对心房肌细胞钠通道的阻滞作用较弱,因此对房性心律失常疗效差。利多卡因可抑制动作电位 2 期少量钠内流,缩短浦肯野纤维和心室肌的动作电位时程,使静息期延长。利多卡因能减小动作电位 4 期除极斜率,提高兴奋阈值,降低自律性。

(2)临床应用　主要用于治疗室性心律失常,如心脏手术、心导管手术、急性心肌梗死、强心苷中毒所致的室性心动过速或心室颤动。

2. 胺碘酮的药理作用及临床应用

(1)药理作用　①胺碘酮对心脏多种离子通道[如 I_{Na}、$I_{Ca(L)}$、I_K、I_{K1}、I_{to}]均有抑制作用,可降低窦房

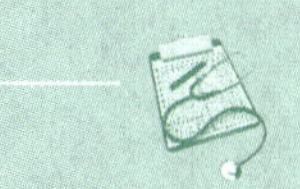

结、浦肯野纤维的自律性和传导性，明显延长动作电位时程（APD）和有效不应期（ERP）。②可非竞争性抑制α、β肾上腺素能受体，扩张血管平滑肌，扩张冠状动脉，增加冠脉流量，减少心肌耗氧量。

(2)临床应用　胺碘酮为广谱抗心律失常药，对心房扑动、心房颤动、室上性心动过速、室性心动过速都有效。

3. 利多卡因与胺碘酮的鉴别

	利多卡因	胺碘酮
所属类别	钠通道阻断药（Ⅰb类）	钾通道阻断药（Ⅲ类）
药理机制	抑制 Na^+ 内流	抑制阻滞 Na^+、K^+ 通道，阻断α、β受体
药理作用	降低自律性，延长有效不应期 使缺血心肌传导减慢	降低自律性，延长APD和ERP，减慢传导 松弛血管平滑肌，扩张冠脉，降低心肌氧耗
临床应用	为窄谱抗心律失常药 仅用于室性心律失常，如室速、室颤	为广谱抗心律失常药 对房扑、房颤、室上速、室速均有效

APD为动作电位时程，ERP为有效不应期。

【例8】胺碘酮的药理作用是

A. 增加心肌耗氧量　　B. 明显延长心肌不应期　　C. 增加心肌自律性
D. 加快心肌传导　　E. 收缩冠状动脉

【例9】胺碘酮可以

A. 延长APD，阻滞 Na^+ 内流　　B. 缩短APD，阻滞 Na^+ 内流　　C. 延长ERP，促进 K^+ 外流
D. 缩短APD，阻断β受体　　E. 缩短ERP，阻断α受体

五、抗慢性心功能不全药

1. 卡托普利的药理作用及临床应用

(1)药理作用

①抑制血管紧张素转化酶　使血管紧张素Ⅱ生成减少，缩血管作用减弱；减少醛固酮分泌，降低心脏前负荷；抑制缓激肽降解，发挥缓激肽扩血管作用，降低心脏后负荷。

②抑制心肌与血管的肥厚性增生　延缓或逆转心肌或血管重构，提高心肌及血管的顺应性。

(2)临床应用　为治疗慢性心力衰竭的基础药物。

2. 普萘洛尔的临床应用及注意事项

(1)药理作用　普萘洛尔为非选择性β受体阻断药，其药理作用包括：

①阻断 β_1 受体，降低交感神经张力，拮抗儿茶酚胺对心肌的毒性作用，使心脏负荷减轻。

②抑制肾素-血管紧张素-醛固酮系统，使心室重构加速，心脏前后负荷降低。

③长期应用可以上调 β_1 受体，提高心脏对儿茶酚胺的敏感性，改善心肌收缩功能。

④减轻细胞内钙负荷，减少氧自由基对心脏的损害。

(2)注意事项　可用于心功能比较稳定的Ⅱ～Ⅲ级慢性心功能不全患者。严重心动过缓、左心功能减退、明显房室传导阻滞、低血压及支气管哮喘者慎用或禁用。

【例10】美托洛尔降低心肌收缩力的机制

A. α_1 受体激动剂　　B. α_2 受体激动剂　　C. β_1 受体阻断剂
D. β_2 受体阻断剂　　E. M受体激动剂(2022)

3. 地高辛的药理作用、临床应用、不良反应与防治

(1)药理作用　如下。

	药理作用	作用机制
正性肌力	加强心肌收缩力,增加心输出量 并不增加心肌耗氧量	强心苷与心肌细胞膜上 Na^+-K^+-ATP 酶结合并抑制其活性,导致钠泵失灵,使细胞内 Na^+ 增加,通过 Na^+-Ca^{2+} 交换,使细胞内的 Ca^{2+} 增加,心肌收缩力加强
负性频率	显著减慢心力衰竭患者的心率	应用强心苷后心搏出量增加,反射性兴奋迷走神经 增加心肌对迷走神经的敏感性
自律性	治疗剂量下,可降低窦房结自律性 高浓度时,自律性提高	治疗剂量下,反射性兴奋迷走神经 高浓度时,过度抑制钠泵,使细胞失钾,最大舒张电位减小
传导性	减慢房室传导	治疗剂量下,反射性兴奋迷走神经
神经系统	强心苷中毒可引起呕吐	中毒剂量的强心苷可兴奋延髓催吐化学感受器
心律失常	强心苷中毒可引起快速型心律失常	中毒剂量的强心苷可兴奋交感神经中枢
内分泌	心力衰竭时 ATⅡ及醛固酮含量降低	心力衰竭患者血浆肾素活性降低
利尿作用	对心力衰竭患者有明显的利尿作用	心功能改善后,肾血流量增加、肾小球滤过功能增强
血管作用	能直接收缩血管平滑肌	使外周血管阻力上升

(2)临床应用

①心力衰竭　对房颤伴心室率快的心力衰竭疗效较好;对心脏瓣膜病、风湿性心脏病(严重二尖瓣狭窄的病例除外)、冠状动脉硬化性心脏病、高血压心脏病所致的心力衰竭疗效较好;对肺源性心脏病、活动性心肌炎、严重心肌损伤所致的心力衰竭疗效较差,且容易发生中毒;对扩张型心肌病、心肌肥厚、舒张性心力衰竭者不应选用强心苷,而应首选 β 受体阻断药、血管紧张素转化酶抑制药。

②心房颤动　地高辛可通过兴奋迷走神经,减慢房室传导、减慢心室率、增加心排血量,改善循环障碍,多数患者并不能终止房颤。

③心房扑动　地高辛是治疗心房扑动最常用的药物。地高辛可缩短心房的有效不应期,使心房扑动转变为房颤。停用地高辛后部分患者可恢复窦性心律。

④阵发性室上速　地高辛可增强迷走神经功能,降低心房的兴奋性而终止阵发性室上速的发作。

⑤室性心动过速　不宜应用,因可引起心室颤动。

(3)不良反应与防治

①心脏反应　地高辛最严重、最危险的不良反应,约有 50%的病例发生各种类型的心律失常。

②胃肠道反应　地高辛最常见的早期中毒症状。主要表现为厌食、恶心、呕吐及腹泻等。剧烈呕吐可导致失钾而加重地高辛中毒,所以应注意补钾或考虑停药。

③中枢神经系统反应　主要表现有眩晕、头痛、失眠、疲倦和谵妄等症状及视觉障碍,如黄视、绿视症及视物模糊等。视觉异常通常是地高辛中毒的先兆,可作为停药的指征。

【例 11】急性左心衰竭合并房颤急性发作时,首选药物是

A. 胺碘酮　B. 强心苷　C. 奎尼丁
D. 维拉帕米　E. 利多卡因(2022)

常考点　考点散乱,均有涉及。

参考答案——详细解答见《2025 国家临床执业及助理医师资格考试历年考点精析(上、下册)》

1. ABCDE　2. ABCDE　3. ABCDE　4. ABCDE　5. ABCDE　6. ABCDE　7. ABCDE
8. ABCDE　9. ABCDE　10. ABCDE　11. ABCDE

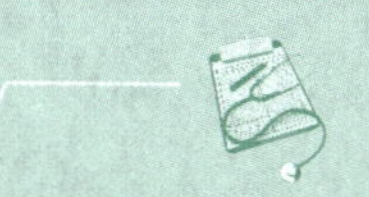

第5章　利尿药、脱水药与抗过敏药

考纲要求

①利尿药：呋塞米的药理作用、临床应用及不良反应，氢氯噻嗪的药理作用、临床应用及不良反应，螺内酯的药理作用、临床应用及不良反应。②脱水药：甘露醇的药理作用及临床应用。③H_1受体阻断药：氯苯那敏的药理作用及临床应用，氯雷他定的药理作用及临床应用。

复习要点

一、利尿药

1. 呋塞米和氢氯噻嗪的药理作用、临床应用及不良反应

袢利尿药和噻嗪类利尿药的作用机制都是抑制 NaCl 的重吸收，只不过作用部位不同，因此两者有许多相似之处。

	袢利尿药	噻嗪类利尿药
利尿效能	高效能利尿药，为最有效利尿药	中效能利尿药
代表药	呋塞米（速尿）、依他尼酸、布美他尼	氢氯噻嗪（DHCT）、吲达帕胺、美托拉宗
作用部位	髓袢升支粗段（故称袢利尿药）	远曲小管近端
作用机制	抑制 Na^+-K^+-$2Cl^-$ 共转运子，抑制 NaCl 重吸收	抑制 Na^+-K^+-Cl^- 共转运子，抑制 NaCl 重吸收
K^+排泄	远曲小管和集合管 Na^+ 增加，促进 Na^+-K^+ 交换 使 K^+ 排泄增加（排钾型利尿药）	远曲小管 Na^+ 增加，促进 Na^+-K^+ 交换 使 K^+ 排泄增加（排钾型利尿药）
电解质	尿中 Na^+、Cl^-、K^+、Mg^{2+}、Ca^{2+} 排出增加	尿中 Na^+、Cl^-、K^+ 排出增加，Ca^{2+} 排出减少
HCO_3^- 排出	大剂量抑制碳酸酐酶活性，增加 HCO_3^- 排出	轻度抑制碳酸酐酶活性，使 HCO_3^- 排出略增加
前列腺素	袢利尿药可促进前列腺素（PG）合成 非甾体药可抑制 PG 生成而抑制其利尿作用	噻嗪类的作用依赖于前列腺素的产生 非甾体药可抑制其利尿作用
抗利尿	无抗利尿作用	能明显减少尿崩症患者的尿量及口渴感
降压作用	可降低心衰患者左心室充盈压，增加全身静脉血容量，减轻肺淤血，可用于急性肺水肿的治疗	通过利尿、血容量减少而降低血压；长期用药还可扩张外周血管，而用于高血压的治疗
临床应用	急性肺水肿、脑水肿、其他严重水肿 急慢性肾衰竭、高钙血症、加速毒物的排泄	轻中度水肿、高血压、高尿钙伴肾结石 肾性尿崩症、垂体性尿崩症
水电紊乱	低钾、低钠、低氯、低镁、代谢性碱中毒、低血容量	低钾、低钠、低氯、低镁、代谢性碱中毒
高尿酸	可造成高尿酸血症，痛风者慎用	可造成高尿酸血症，痛风者慎用
代谢影响	可致高血糖、高血脂（高 LDL、高 TG、低 HDL）	可造成高血糖、高脂血症
其他	耳毒性（呈剂量依赖性）	过敏反应（与磺胺有交叉过敏）

【例1】主要作用于髓袢升支粗段皮质部和髓质部的利尿药是

A. 螺内酯(安体舒通)　B. 氨苯蝶啶　C. 甘露醇
D. 呋塞米(速尿)　E. 氢氯噻嗪

【例 2】心力衰竭合并肾衰竭患者利尿药物首选
A. 阿米洛利　B. 氨苯蝶啶　C. 呋塞米
D. 螺内酯　E. 氢氯噻嗪

【例 3】具有抗尿崩症作用的药物是
A. 氢氯噻嗪　B. 螺内酯(安体舒通)　C. 甘露醇
D. 呋塞米(速尿)　E. 50%葡萄糖

【例 4】某心源性水肿患者,用地高辛和氢氯噻嗪治疗,2 周后患者出现多源性室性期前收缩,其主要原因是
A. 低血钾　B. 低血钙　C. 低血钠
D. 高血镁　E. 低氯碱血症

A. 增强心肌收缩力　B. 阻滞 Ca^{2+} 通道　C. 加快心率
D. 抑制血管紧张素转化酶活性　E. 抑制远曲小管近端 Na^+-Cl^- 共转运子

【例 5】维拉帕米的作用机制是
【例 6】氢氯噻嗪的作用机制是

2. 螺内酯的药理作用、临床应用及不良反应

(1)药理作用　螺内酯的利尿作用较弱,起效缓慢而持久,螺内酯是醛固酮的竞争性拮抗药,其利尿作用与体内醛固酮的浓度有关,仅在体内有醛固酮存在时才能发挥作用。该药也能干扰细胞内醛固酮活性代谢物的形成,影响醛固酮作用的充分发挥,表现出排 Na^+ 保 K^+ 的作用。

(2)临床应用　①对肝硬化、肾病综合征水肿患者较为有效;②充血性心力衰竭。

(3)不良反应　少数患者可引起头痛、困倦、精神错乱等;久用可引起高血钾;性激素样副作用。

二、脱水药

甘露醇的药理作用及临床应用

1. 药理作用

(1)脱水作用　甘露醇静脉注射后,不易从毛细血管渗入组织,能迅速提高血浆渗透压,使组织间液向血浆转移而产生组织脱水作用。甘露醇口服后可造成渗透性腹泻,可用于从胃肠道消除毒性物质。

(2)利尿作用　静脉注射甘露醇后,通过稀释血液而增加循环血量及肾小球滤过率。该药在肾小球滤过后不易被重吸收,使水在髓袢升支和近曲小管的重吸收减少,而产生利尿作用。

2. 临床应用

(1)脑水肿、降低颅内压　为首选药物。

(2)青光眼急性发作和术前准备　降低眼内压。

(3)预防急性肾衰竭

注意:①治疗急性脑水肿首选甘露醇静脉注射。
②治疗急性肺水肿(急性左心衰竭)首选呋塞米静脉注射。

【例 7】治疗脑水肿的首选药是
A. 甘露醇　B. 螺内酯　C. 呋塞米
D. 氯噻嗪　E. 氢氯噻嗪

【例 8】静脉滴注甘露醇后引起利尿的性质是
A. 水利尿　B. 排钠性利尿　C. 保钾性利尿

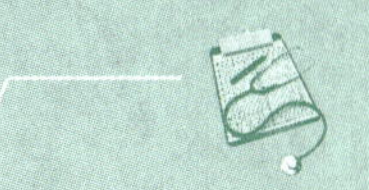

D. 渗透性利尿　　　　E. 排钾性利尿

三、H_1 受体阻断药

1. 氯苯那敏(扑尔敏)的药理作用及临床应用

(1)药理作用

①抗过敏作用　H_1 受体阻断药可完全对抗组胺引起的支气管、胃肠道平滑肌的收缩作用;抑制组胺引起的局部毛细血管扩张和通透性增加。

②中枢抑制作用　H_1 受体阻断药可通过血脑屏障,可有不同程度的中枢抑制作用,表现为镇静、嗜睡等。中枢抑制作用产生的原因,可能是由于中枢 H_1 受体被阻断,拮抗了脑内源性组胺介导的觉醒反应。

(2)临床应用

对皮肤黏膜的过敏性疾病(荨麻疹、血管神经性水肿)等疗效较好。对过敏性支气管哮喘疗效较差。对过敏性休克疗效更差。可用于变态反应性疾病引起的失眠。

2. 氯雷他定的药理作用及临床应用

(1)药理作用　为阿扎他定的衍生物,是第二代 H_1 受体阻断药。

①阻断外周 H_1 受体　可选择性阻断外周 H_1 受体,起效快,作用强大而持久。无中枢镇静作用和抗胆碱作用。

②减少组胺释放　可减少 IgE 中介的组胺释放,一次给药作用可持续 24 小时。

(2)临床应用　用于过敏性鼻炎、慢性荨麻疹和其他过敏性皮肤病。

【例9】女,25岁。因过敏性鼻炎服用抗组胺药后出现严重的嗜睡、困倦、口干。最可能服用的药物是

A. 西替利嗪　　　　B. 非索非那定　　　　C. 阿司咪唑

D. 氯雷他定　　　　E. 氯苯那敏(2024)

常考点　往年不常考。

参考答案——详细解答见《2025国家临床执业及助理医师资格考试历年考点精析(上、下册)》

1. ABCDE　2. ABCDE　3. ABCDE　4. ABCDE　5. ABCDE　6. ABCDE　7. ABCDE
8. ABCDE　9. ABCDE

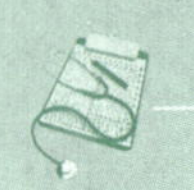

第6章　呼吸系统药与消化系统药

▶考纲要求

①平喘药:特布他林的药理作用、作用机制及临床应用,氨茶碱的药理作用、作用机制及临床应用,异丙托溴铵、噻托溴铵的药理作用及临床应用。②镇咳药:可待因的药理作用及临床应用,右美沙芬的药理作用及临床应用。③祛痰药:氨溴索的药理作用及临床应用,N-乙酰半胱氨酸的药理作用及临床应用。④抗消化性溃疡药:H_2 受体阻断药的代表药物及药理作用、临床应用,质子泵抑制剂的代表药物及药理作用、临床应用,胃黏膜保护药的代表药物及药理作用及临床应用。⑤消化系统功能调节药:常用药物的药理作用及临床应用。

▶复习要点

一、平喘药

常用平喘药按作用方式可分为抗炎平喘药(糖皮质激素)、支气管扩张药($β_2$ 受体激动药、茶碱类、抗胆碱药)和抗过敏平喘药(色甘酸钠),前两者主要用于缓解哮喘症状,后者主要用于预防哮喘发作。

1. 特布他林的药理作用、作用机制及临床应用

(1)药理作用与作用机制　气道中的β受体主要是 $β_2$ 受体,心脏的β受体主要为 $β_1$ 受体。特布他林为短效 $β_2$ 受体激动药,可选择性激动 $β_2$ 受体,使气道平滑肌松弛、抑制肥大细胞与中性粒细胞释放炎症介质与过敏介质、增强气道纤毛运动、促进气道分泌、降低血管通透性、减轻气道黏膜水肿,这些效应均有利于缓解或消除支气管痉挛和气道狭窄。

(2)临床应用　主要用于支气管哮喘、喘息型支气管炎、伴有支气管痉挛的呼吸道疾病。

【例1】对 $β_2$ 受体有选择性激动作用的平喘药是

A. 茶碱　　B. 肾上腺素　　C. 特布他林
D. 色甘酸钠　　E. 异丙肾上腺素

2. 氨茶碱的药理作用、作用机制及临床应用

(1)药理作用与作用机制　氨茶碱的作用机制涉及以下多个环节。

①抑制磷酸二酯酶(PDE)　为其主要机制。氨茶碱为非选择性磷酸二酯酶抑制剂,可使细胞内cAMP、cGMP 水平升高。cAMP 和 cGMP 分别激活蛋白激酶 A 与蛋白激酶 G,而舒张支气管平滑肌。

②阻断腺苷受体　腺苷能使气道肥大细胞释放组胺和白三烯而引起气道收缩。

③增加内源性儿茶酚胺的释放　治疗浓度的氨茶碱可使肾上腺髓质释放儿茶酚胺,但儿茶酚胺水平的增高有限,不足以引起明显的支气管舒张作用。

④免疫调节和抗炎作用　氨茶碱在较低浓度时,即可抑制肥大细胞、嗜酸性粒细胞、巨噬细胞、T 淋巴细胞等的功能,减少炎症介质的释放,降低微血管通透性而降低气道炎症反应。

⑤增加膈肌收缩力并促进支气管纤毛运动　增加膈肌收缩有利于慢性阻塞性肺疾病的治疗,促进纤毛运动,从而加速纤毛清除痰液,有助于哮喘的治疗。

⑥增强心肌收缩力,增加心输出量,低剂量一般不加快心率。

(2)临床应用　如下。

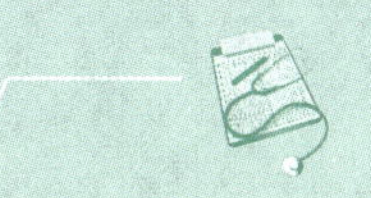

①支气管哮喘　氨茶碱主要用于慢性哮喘的维持治疗，以防止急性发作。氨茶碱扩张支气管作用不及 β_2 受体激动药强，且起效慢，一般情况下不宜采用。当急性哮喘病例在吸入 β_2 受体激动药疗效不显著时，可静脉注射氨茶碱，以收到相加作用的疗效。

②慢性阻塞性肺病　对患者气促症状有明显改善的疗效。

③中枢性睡眠呼吸暂停综合征　氨茶碱可使通气功能明显增强，改善症状。

【例2】下列药物中，具有强心作用的药物是

A. 氨茶碱　　B. 乙酰唑胺　　C. 呋塞米

D. 甘露醇　　E. 氢氯噻嗪

3. 异丙托溴铵、噻托溴铵的药理作用及临床应用

(1)异丙托溴铵　为非特异性M受体阻断药，对气道平滑肌有较高的选择性，有较强的支气管平滑肌松弛作用。口服不易吸收，需采用气雾吸入给药，作用时间持续4~6小时。用于缓解阻塞性肺疾病引起的支气管痉挛、喘息症状；对于高迷走神经活性以及对 β_2 受体激动药不能耐受的哮喘患者更为适用。

(2)噻托溴铵　是一种长效抗胆碱药，对毒蕈碱受体 $M_1 \sim M_5$ 有相似的亲和力。在呼吸道中，噻托溴铵可竞争性且可逆性抑制 M_3 受体，引起平滑肌松弛，作用呈剂量依赖性，并可持续24小时以上。因此，能长时间阻滞胆碱能神经介导的支气管平滑肌收缩，长时间扩张支气管，缓解呼吸困难。噻托溴铵以干粉吸入给药，主要用于慢性阻塞性肺疾病的维持治疗以及急性发作的预防。

二、镇咳药

1. 可待因的药理作用及临床应用

(1)药理作用　作用同吗啡相似，但较弱，具有镇痛和中枢性镇咳作用。镇痛作用仅为吗啡的1/10，中枢性镇咳作用为吗啡的1/4。

(2)临床应用　用于胸膜炎干咳伴胸痛者；用于各种原因所致的剧烈干咳、刺激性咳嗽；也可用于中等强度的疼痛。

2. 右美沙芬的药理作用及临床应用

(1)药理作用　镇咳作用同可待因相似或略强，无镇痛作用。

(2)临床应用　主要用于干咳。

三、祛痰药

1. 氨溴索

(1)药理作用　氨溴索为痰液调节药，可抑制气管和支气管腺体、杯状细胞合成酸性黏多糖，同时，使腺体和杯状细胞分泌小分子的黏蛋白，从而使黏稠度降低，痰液易于咳出。另外，本品能促进呼吸道黏膜纤毛运动，促进痰液排出及恶心性祛痰。

(2)临床应用　主要用于支气管炎、肺气肿、肺硅沉着病、慢性阻塞性肺疾病、支气管扩张症等有白色黏痰而不易咳出的患者。

2. N-乙酰半胱氨酸

(1)药理作用　N-乙酰半胱氨酸属于黏痰溶解药，为巯基化合物，能使痰液中的二硫键断裂，从而降低痰液的黏稠度，使痰液易于咳出。对黏稠的脓性以及非脓性痰液均有良好的疗效；对脓性痰液中的DNA也具有一定的降解作用。

(2)临床应用　主要用于因痰液黏稠引起的呼吸困难、咳痰困难者。本品有特殊臭味，对呼吸道有刺激性，哮喘及肺功能不全的老年人慎用。

四、抗消化性溃疡药

1. H_2 受体阻断药和质子泵抑制剂的代表药物及药理作用、临床应用

	雷尼替丁	奥美拉唑
所属类别	第二代 H_2 受体阻断药	H^+-K^+-ATP 酶(质子泵)抑制剂
药理作用	能选择性阻断组胺 H_2 受体,抑制组胺所致的胃酸分泌,能降低胃酸及胃蛋白酶的活性	抑酸作用最强疗效最好,抑制胃蛋白酶分泌保护胃黏膜,抗幽门螺杆菌
临床应用	对十二指肠溃疡的疗效优于胃溃疡 也用于反流性食管炎、急性胃炎引起的胃出血	胃及十二指肠溃疡、反流性食管炎 上消化道出血、幽门螺杆菌感染

【例3】根据作用机制,奥美拉唑是

A. 黏膜保护药　B. 胃壁细胞 H^+ 泵抑制药　C. 促胃液素受体阻断药
D. H_2 受体阻断药　E. M胆碱受体阻断药

【例4】奥美拉唑减少胃酸分泌的机制是可抑制

A. 乳酸脱氢酶　B. Na^+-K^+-ATP 酶　C. H^+-K^+-ATP 酶
D. HMG-CoA 还原酶　E. 葡萄糖-6-磷酸酶(2022)

【例5】特异性抑制胃壁细胞质子泵活性的药物是

A. 哌仑西平　B. 奥美拉唑　C. 氧化镁
D. 枸橼酸铋钾　E. 雷尼替丁

【例6】奥美拉唑的临床应用适应证是

A. 胃肠平滑肌痉挛　B. 萎缩性胃炎　C. 消化道功能紊乱
D. 慢性腹泻　E. 消化性溃疡

【例7】治疗反流性食管炎效果最好的药物是

A. 苯海拉明　B. 肾上腺皮质激素　C. 奥美拉唑
D. 雷尼替丁　E. 异丙嗪

A. 中和胃酸　B. 促进胃排空　C. 抑制胃酸分泌
D. 黏膜保护作用　E. 阻断促胃液素受体

【例8】雷贝拉唑的主要作用是
【例9】雷尼替丁的主要作用是

2. 胃黏膜保护药的代表药物、药理作用及临床应用

(1)**代表药物**　枸橼酸铋钾。

(2)**药理作用**　本品能与溃疡基底膜坏死组织中的蛋白质或氨基酸结合,形成蛋白质-铋复合物,覆盖于溃疡表面起到保护黏膜的作用。同时还有促进前列腺素 E、黏液、HCO_3^- 的释放,改善胃黏膜血流及抗幽门螺杆菌的作用。

(3)**临床应用**　主要用于消化性溃疡的治疗,与抗菌药物合用可提高幽门螺杆菌的根除率。

注意:与幽门螺杆菌密切相关的四种疾病——慢性胃炎、消化性溃疡、胃癌、胃黏膜相关性淋巴样组织样恶性淋巴瘤。

五、消化系统功能调节药

消化系统功能调节药包括助消化药、止吐药、胃肠动力药、止泻药与吸附药、泻药、利胆药,主要用于

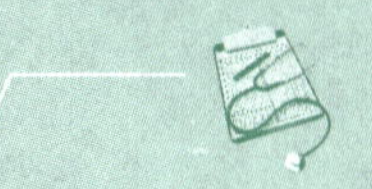

消化系统症状的对症治疗。

1. 助消化药

(1)代表药物　胃蛋白酶、胰酶、乳酶生。

(2)药理作用　助消化药多为消化液中成分或促进消化液分泌的药物,能促进食物消化。

(3)临床应用　用于消化不良、消化道功能减退等。

2. 止吐药

(1)代表药物　昂丹司琼。

(2)药理作用　昂丹司琼可高度选择性阻断 5-HT_3 受体,止吐作用迅速、强大而持久。

(3)临床应用　主要用于肿瘤放疗和化疗导致的呕吐。

3. 胃肠动力药

(1)代表药物　西沙必利。

(2)药理作用　西沙必利属苯甲酰类药物,5-HT_4 受体激动药。能促进肠壁肌层神经丛释放乙酰胆碱,促进食管、胃、小肠直至结肠的运动。无锥体外系、催乳素释放和胃酸分泌的不良反应。

(3)临床应用　用于胃运动减弱和各种胃轻瘫;可以治疗胃肠反流性疾病、反流性食管炎,也可用于治疗慢性自发性便秘、结肠运动减弱。

4. 止泻药

(1)代表药物　洛哌丁胺。

(2)药理作用　洛哌丁胺是氟哌啶醇衍生物,主要作用于胃肠道的 μ 阿片受体,很少进入中枢,止泻作用比吗啡强 40~50 倍。

(3)临床应用　主要用于胃肠道感染引起的腹泻。

▶常考点　奥美拉唑的药理作用。

参考答案——详细解答见《2025 国家临床执业及助理医师资格考试历年考点精析(上、下册)》

1. ABCDE　2. ABCDE　3. ABCDE　4. ABCDE　5. ABCDE　6. ABCDE　7. ABCDE
8. ABCDE　9. ABCDE

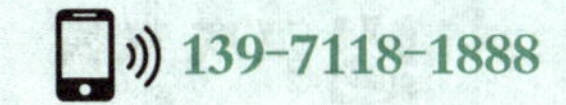

第7章　子宫平滑肌兴奋药、激素类药与降血糖药

▶考纲要求

①子宫平滑肌收缩(兴奋)药的常用药物:缩宫素的药理作用,临床应用,不良反应及注意事项。麦角新碱的药理作用,临床应用,不良反应及注意事项。②糖皮质激素类药:药理作用,常用药物及临床应用,不良反应及禁忌证。③胰岛素及其他降血糖药:胰岛素的药理作用及临床应用,双胍类药物的药理作用及临床应用,磺酰脲类药物的药理作用及临床应用。α-葡萄糖苷酶抑制剂的药理作用及临床应用。

▶复习要点

一、子宫平滑肌收缩(兴奋)药

1. 缩宫素

(1)药理作用　缩宫素能选择性激动子宫平滑肌上的缩宫素受体,增强子宫的收缩力,加快其收缩频率。此作用具有以下显著特点。

①不同剂量作用性质和强度不同　小剂量(2~5U)可使妊娠末期子宫平滑肌节律性收缩,使其收缩振幅加大,张力略增,类似正常分娩状态;大剂量(5~10U)可使子宫平滑肌强直性收缩。

②对子宫不同部位作用不同　小剂量使子宫体和子宫底平滑肌节律性收缩而宫颈松弛,有利于胎儿正常娩出;剂量过大,则不利于胎儿娩出。

③体内性激素水平不同作用不同　雌激素可增强子宫平滑肌对缩宫素的敏感性,孕激素则降低子宫平滑肌对缩宫素的敏感性。

④其他作用　缩宫素能收缩乳腺腺泡周围的肌上皮细胞,促进排乳;大剂量可松弛血管平滑肌,使血压降低;尚有轻度抗利尿作用。

(2)临床应用

①催产　小剂量缩宫素对无产道障碍、胎位正常、头盆相称、宫缩乏力难产者,具有促进分娩作用。

②引产　对于死胎、过期妊娠、或其他原因需要提前终止妊娠者,可用缩宫素引产。

③产后出血　产后出血时,立即皮下或肌内注射较大剂量缩宫素,可迅速引起子宫平滑肌强直性收缩,压迫子宫肌层内的血管起到止血作用。

(3)不良反应

①子宫强直性收缩　缩宫素过量可引起子宫高频率甚至持续性强直性收缩,从而可能导致胎儿宫内窒息或子宫破裂等严重后果。

②过敏　缩宫素的人工合成品不良反应较少,应用生物制剂偶见过敏反应。

③抗利尿作用　大剂量使用缩宫素时,出现水潴留、低钠血症。

(4)注意事项

①严格掌握指征　在使用缩宫素进行催产或引产时,必须严格掌握剂量,避免子宫强直性收缩。

②严格掌握禁忌证　产道异常、胎位不正、头盆不称、前置胎盘、有剖宫产史者禁用。

2. 麦角新碱

(1)药理作用　麦角新碱可兴奋子宫平滑肌,与缩宫素比较,具有以下特点。

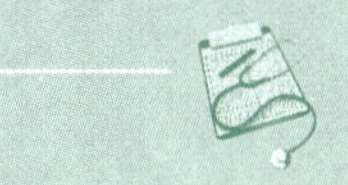

①作用强度与子宫生理状态有关　妊娠子宫较未妊娠子宫敏感，分娩前后最敏感。

②对子宫的不同部位作用无差异　可同时兴奋子宫体和子宫颈，且作用强大持久，剂量稍大即可引起子宫强直性收缩，因此本药禁用于催产、引产。

(2)临床应用

①子宫出血　麦角生物碱主要用于预防和治疗产后由于子宫收缩乏力造成的子宫出血，通过强直收缩子宫平滑肌而机械压迫血管止血。

②子宫复原　可应用于产后子宫复原缓慢，通过收缩子宫而加速子宫复原。

③偏头痛　麦角胺能使脑血管收缩，可用于偏头痛的诊断和发作时的治疗。

④人工冬眠　二氢麦角碱对中枢神经系统有抑制作用，可与异丙嗪、哌替啶组成冬眠合剂，用于人工冬眠。

(3)不良反应及注意事项　注射麦角新碱可引起恶心、呕吐、血压升高等症状，伴有妊娠毒血症的产妇应谨慎使用此药。用药过程中偶见过敏反应，严重者可出现呼吸困难、血压下降。血管硬化及冠心病患者忌用。

二、糖皮质激素类药

1. 药理作用

(1)对物质代谢的影响

	总趋势	生化药理机制
糖代谢	升高血糖	促进肌蛋白分解产生的氨基酸转移到肝，进行糖异生 减少葡萄糖分解 减少机体组织对葡萄糖的利用
蛋白质代谢	加速分解 抑制合成	加速胸腺、肌肉、骨等的蛋白质分解，造成负氮平衡 大剂量还能抑制蛋白质合成
脂肪代谢	脂肪重新分布	短期使用对脂肪代谢无影响 长期大剂量使用可提高血浆胆固醇浓度，促进脂肪重新分布，表现为向心性肥胖、满月脸、水牛背
核酸代谢	复杂	对各种代谢的影响主要是通过影响敏感组织中的核酸代谢来实现的
水电代谢	弱的保钠排钾作用	增加肾小球滤过率，拮抗抗利尿激素，减少肾小管对水的重吸收 肾上腺皮质功能不足者，可出现水中毒 长期用药造成骨质脱钙

(2)允许作用　糖皮质激素对有些作用虽无直接活性，但可为其他激素发挥作用创造有利条件，称为允许作用。如糖皮质激素能增加组织对儿茶酚胺和胰高血糖素的敏感性。

(3)退热作用　用于严重的中毒性感染，常具有迅速而良好的退热作用。可能与其能抑制体温中枢对致热原的反应、稳定溶酶体膜、减少内源性致热原的释放有关。

(4)血液与造血系统　糖皮质激素能刺激骨髓造血，使红细胞、血小板、中性粒细胞均增多。

(5)中枢神经系统　可提高中枢兴奋性，有些患者因大量长期应用，可引起欣快、激动、失眠等，偶可诱发精神失常；且能降低大脑的电兴奋阈，促使癫痫发作，故精神病患者和癫痫患者慎用。大剂量可致儿童惊厥。

(6)抗炎作用　糖皮质激素具有强大的抗炎作用，能抑制多种原因引起的炎症反应。

(7)免疫抑制作用　糖皮质激素对免疫系统有多方面的抑制作用。糖皮质激素能干扰淋巴组织在抗原作用下的分裂和增殖，阻断致敏T淋巴细胞所诱发的单核细胞和巨噬细胞的聚集等，从而抑制组织器官的移植排异反应和皮肤迟发型过敏反应。

(8)抗过敏作用 糖皮质激素能减少过敏介质的产生,减轻过敏症状。

(9)抗休克作用 常用于严重休克,特别是感染中毒性休克的治疗。大剂量糖皮质激素抗休克作用的机制:①抑制某些炎性因子的产生,减轻全身炎症反应综合征及组织损伤,使微循环血流动力学恢复正常,改善休克状态;②稳定溶酶体膜,减少心肌抑制因子的形成;③扩张痉挛收缩的血管,兴奋心脏,增强心脏收缩力;④提高机体对细菌内毒素的耐受力,但对外毒素无防御作用。

(10)骨骼 长期大量用药可出现骨质疏松。

(11)心血管系统 部分患者可出现高血压。

【例1】不属于糖皮质激素类药物抗休克作用机制的是

A. 稳定溶酶体膜　B. 扩张痉挛收缩的血管　C. 抑制炎症细胞因子释放
D. 增强心脏收缩力　E. 中和细菌外毒素

(2~3题共用题干)女,48岁。因胆道感染、感染性休克入院。使用去甲肾上腺素后血压仍不易维持,波动较大。加用氢化可的松后血压上升并平稳。治疗第3天时,患者出现精神失常、躁狂。

【例2】患者出现精神失常、躁狂是因氢化可的松

A. 提高中枢神经的兴奋性　B. 加速蛋白质的分解代谢　C. 增强升压药的作用
D. 过量引起感染的扩散　E. 减少脑组织对葡萄糖的利用

【例3】加用氢化可的松后,去甲肾上腺素升压作用增强的这种现象是

A. 糖皮质激素的允许作用　B. 两种药物作用的协同　C. 糖皮质激素的刺激作用
D. 糖皮质激素的抗感染作用　E. 两种药物作用的叠加

2. 常用药物

(1)短效糖皮质激素 氢化可的松、可的松。

(2)中效糖皮质激素 泼尼松、泼尼松龙、甲泼尼龙、曲安西龙。

(3)长效糖皮质激素 地塞米松、倍他米松。

3. 临床应用

(1)严重急性感染 主要用于中毒性感染或同时伴有休克者,如中毒性菌痢、暴发型流脑、败血症等。在应用抗生素的同时,可用糖皮质激素作为辅助治疗。

(2)抗炎治疗及防治某些炎症的后遗症 早期应用糖皮质激素能减少炎性渗出,减轻愈合过程中纤维组织过度增生及粘连,防止后遗症的发生。

(3)自身免疫性疾病 应用糖皮质激素能缓解症状。对多发性皮肌炎,为首选药物。

(4)过敏性疾病 对严重病例可以选用。

(5)器官移植排斥反应 术前术后均可应用。

(6)抗休克治疗 主要用于感染中毒性休克。

(7)血液病 可用于治疗儿童急性淋巴细胞白血病、再障、过敏性紫癜等。

(8)局部应用 可局部外用、局部封闭、关节腔内注射等。

(9)替代治疗 可用于急慢性肾上腺皮质功能不全者。

4. 不良反应及禁忌证

(1)长期大剂量应用引起的不良反应

①消化系统并发症 可诱发或加剧消化性溃疡、消化道出血、穿孔等。

②诱发或加重感染 长期应用可诱发感染或使体内潜在感染病灶扩散,尤其是抵抗力低下的患者。

③医源性肾上腺皮质功能亢进 表现为满月脸、水牛背、皮肤变薄、多毛、水肿等。

④心血管系统 可致水钠潴留,引起高血压。

⑤骨质疏松、肌肉萎缩、伤口延迟愈合等。

⑥糖尿病 约半数患者出现糖耐量受损或糖尿病(类固醇性糖尿病)。

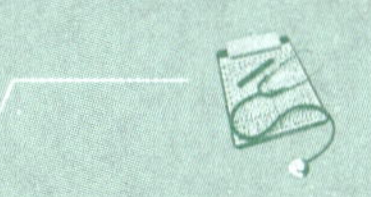

(2)停药反应

①医源性肾上腺皮质功能不全　长期用药的患者,突然停药,特别是遇到感染、创伤、手术等严重应激情况时,可引起肾上腺皮质功能不全或危象,表现为恶心呕吐、乏力、低血压和休克等。

防治方法:停药须经缓慢的减药过程,不可突然停药;停用糖皮质激素后连续应用 ACTH 7 天左右;在停药 1 年内,如遇应激情况,应及时给予足量糖皮质激素。

②反跳现象　可能是患者对糖皮质激素产生了依赖性或病情尚未完全控制,突然停药或减量过快而致原病复发或恶化。常需加大剂量再行治疗,待症状缓解后再缓慢减量、停药。

【例 4】关于糖皮质激素抗炎作用的正确叙述是

A. 能提高机体的防御功能　　B. 抑制病原菌生长　　C. 促进创口愈合
D. 直接杀灭病原体　　E. 对抗各种原因,如物理、生物因素等引起的炎症

【例 5】地塞米松的临床应用不包括

A. 风湿性心肌炎　　B. 骨质疏松　　C. 系统性红斑狼疮
D. 过敏性紫癜　　E. 感染中毒性休克

【例 6】糖皮质激素可用于治疗

A. 原发性血小板增多症　　B. 急性淋巴细胞白血病　　C. 慢性粒细胞白血病
D. 真性红细胞增多症　　E. 骨质疏松

【例 7】不属于地塞米松药理作用的是

A. 刺激骨髓造血功能　　B. 抑制体内环氧化酶　　C. 稳定溶酶体膜
D. 可中和细菌毒素　　E. 抑制毛细血管和成纤维细胞增生

三、胰岛素及其他降血糖药

1. 胰岛素

(1)药理作用　主要促进肝脏、脂肪、肌肉等靶组织糖原和脂肪的储存。

①促进糖原合成和储存　抑制糖原分解和异生,加速葡萄糖氧化和酵解,降低血糖。

②促进脂肪合成　减少游离脂肪酸和酮体的生成,增加脂肪酸和葡萄糖的转运,使其利用增加。

③促进蛋白质合成　增加氨基酸转运和蛋白质合成,抑制蛋白质分解。

④促进核酸合成。

⑤加快心率,加强心肌收缩力,减少肾血流量。

记忆:胰岛素是促进合成代谢的激素——促进糖原、脂肪、蛋白质、核酸的合成。

(2)临床应用

①胰岛素注射剂　是治疗 1 型糖尿病的最主要药物。主要适用于:1 型糖尿病、新诊断的 2 型糖尿病、2 型糖尿病经口服降血糖药未能控制者、发生各种急性或严重并发症、糖尿病患者处于应急状态、细胞内缺钾者。

②胰岛素吸入剂　可大大缓解长期反复注射胰岛素给患者带来的痛苦和不便,提高患者生活质量。

2. 双胍类药物

(1)代表药物　二甲双胍、苯乙双胍。

(2)药理作用　该类药物可明显降低糖尿病患者的血糖,但对正常人血糖无明显影响。其作用机制可能是促进脂肪组织摄取葡萄糖,降低葡萄糖在肠的吸收及糖原异生,抑制胰高血糖素释放等。

(3)临床应用　主要用于轻症糖尿病,尤其是肥胖及单用饮食控制无效者。

3. 磺酰脲类药物

(1)代表药物　甲苯磺丁脲、氯磺丙脲、格列本脲、格列吡嗪、格列齐特。

(2)药理作用

①降低血糖　对正常人、胰岛素残存的患者均有降血糖作用。

②对水排泄的影响　格列本脲、氯磺丙脲可促进ADH分泌,有抗利尿作用。

③对凝血功能的影响　能使血小板黏附力减弱,刺激纤溶酶原的合成。

(3)临床应用

①胰岛功能尚存的2型糖尿病且单用饮食控制无效者。

②氯磺丙脲可用于治疗尿崩症。

【例8】磺酰脲类药物的药理作用为

A. 可使电压依赖性钾通道开放
B. 可促进胰岛素释放而降血糖
C. 不改变体内胰高血糖素水平
D. 可使电压依赖性钠通道开放
E. 能抑制抗利尿激素的分泌

【例9】磺酰脲类药物可用于治疗

A. 糖尿病合并高热
B. 胰岛素功能尚存的非胰岛素依赖型糖尿病
C. 糖尿病并发酮症酸中毒
D. 胰岛素依赖型糖尿病
E. 重症糖尿病

4. α-葡萄糖苷酶抑制剂

(1)代表药物　阿卡波糖。

(2)药理作用　在小肠上皮刷状缘与碳水化合物竞争水解碳水化合物的糖苷水解酶,从而减慢碳水化合物水解及产生葡萄糖的速度并延缓葡萄糖的吸收。

(3)临床应用　主要用于餐后血糖增高为主的糖尿病。

(4)不良反应　胃肠道反应。

常考点　糖皮质激素的药理作用及临床应用。

参考答案——详细解答见《2025国家临床执业及助理医师资格考试历年考点精析(上、下册)》

1. ABCDE　2. ABCDE　3. ABCDE　4. ABCDE　5. ABCDE　6. ABCDE　7. ABCDE
8. ABCDE　9. ABCDE

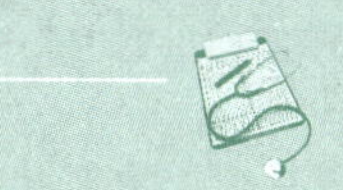

第8章　血液和造血系统药

▶▶考纲要求

①抗贫血药：铁制剂的药理作用、临床应用、不良反应及注意事项，叶酸的药理作用及临床应用，维生素 B_{12} 的药理作用及临床应用。②影响凝血过程药：维生素K的药理作用及临床应用，阿司匹林的药理作用及临床应用，肝素的药理作用及临床应用。

▶▶复习要点

一、抗贫血药

1. 铁制剂

(1)药理作用　铁是红细胞成熟阶段合成血红素必不可少的原料。吸收到骨髓的铁，吸附在有核红细胞膜上并进入细胞内的线粒体，与原卟啉结合，形成血红素。后者再与珠蛋白结合，形成血红蛋白。缺铁时，血红蛋白含量减少，红细胞体积缩小，导致小细胞低色素性贫血，称为缺铁性贫血。

(2)临床应用　治疗失血过多或需铁增加所致的缺铁性贫血，疗效极佳。应用铁剂(硫酸亚铁、右旋糖酐铁)后，网织红细胞于10~14天开始达高峰，血红蛋白4~8周升至正常。为使体内铁贮存恢复正常，待血红蛋白正常后，需减半量继续服药2~3个月。

(3)不良反应及注意事项

①胃肠道反应　铁制剂刺激胃肠道可引起恶心呕吐、上腹部不适，也可引起便秘。

②急性中毒　小儿误服1g以上铁制剂可引起急性中毒，急救措施以磷酸盐洗胃，并以去铁胺解毒。

2. 叶酸

(1)药理作用　叶酸进入人体后被还原和甲基化为具有活性的5-甲基四氢叶酸。进入细胞后5-甲基四氢叶酸作为甲基供给体使维生素 B_{12} 转成甲基 B_{12}，而自身变为四氢叶酸，后者能与多种一碳单位结合成四氢叶酸类辅酶，传递一碳单位，参与多种生化代谢过程：①嘌呤核苷酸的从头合成；②从尿嘧啶脱氧核苷酸(dUMP)合成胸腺嘧啶脱氧核苷酸(dTMP)；③促进某些氨基酸的互变。当叶酸缺乏时，上述代谢障碍，导致DNA合成受阻，出现巨幼细胞贫血、舌炎、腹泻。

(2)临床应用　用于治疗各型巨幼细胞贫血。

①需要量增加所致的贫血　由于营养不良或婴儿期、妊娠期对叶酸的需要量增加所致的营养性巨幼细胞贫血，治疗时以叶酸为主，辅以维生素 B_{12}，效果良好。

②对抗药所致的贫血　叶酸对抗药甲氨蝶呤、乙氨嘧啶等所致的巨幼细胞贫血，因二氢叶酸还原酶受抑制，四氢叶酸生成障碍，故需用四氢叶酸钙治疗。

③恶性贫血　对于维生素 B_{12} 缺乏所致的“恶性贫血”，叶酸仅能纠正异常血象，而不能改善神经损害症状，故治疗时应以维生素 B_{12} 为主，叶酸为辅。叶酸对缺铁性贫血无效。

3. 维生素 B_{12}

(1)药理作用　维生素 B_{12} 为细胞分裂和维持神经组织髓鞘完整所必需，主要参与下列代谢过程。

①维生素 B_{12} 是5-甲基四氢叶酸同型半胱氨酸甲基转移酶促使同型半胱氨酸转为甲硫氨酸、5-甲基四氢叶酸转变为四氢叶酸的反应所必需的。当维生素 B_{12} 缺乏时，叶酸代谢受阻可致叶酸缺乏。

②甲基丙二酰辅酶 A 变位酶可促使甲基丙二酰辅酶 A 转变为琥珀酰辅酶 A,后者可进入三羧酸循环。脱氧腺苷 B_{12} 是甲基丙二酰辅酶 A 变位酶的辅助因子。当维生素 B_{12} 缺乏时,该反应不能进行,甲基丙二酰辅酶 A 蓄积,结果合成了异常脂肪酸,并进入中枢神经系统。这可能是缺乏维生素 B_{12} 引起神经损害症状的原因。

(2)临床应用 用于治疗恶性贫血及巨幼细胞贫血。

二、影响凝血过程药

1. 维生素 K

(1)药理作用 维生素 K 可参与凝血因子Ⅱ、Ⅶ、Ⅸ、Ⅹ的合成。若维生素 K 缺乏,将导致这些凝血因子的合成障碍,而致凝血酶原时间延长而出血。

(2)临床应用

①维生素 K 缺乏导致的出血 如梗阻性黄疸、胆瘘、慢性腹泻、早产儿、新生儿出血。

②凝血酶原过低导致的出血 如香豆素类、水杨酸过量使用等。

③产生减少 长期应用广谱抗生素,可抑制肠道产维生素 K 的菌群,导致维生素 K 缺乏。

2. 阿司匹林

(1)药理作用 阿司匹林又称乙酰水杨酸,低剂量即可抑制环氧合酶,抑制血小板和血管内膜 TXA_2 的合成,而对 PGI_2 无影响;较大剂量也能抑制血管内皮 PGI_2 合酶活性而减少 PGI_2 合成。

(2)临床应用 阿司匹林是临床应用最广泛的抗血小板药。小剂量用于冠状动脉硬化性疾病、心肌梗死、脑梗死、深静脉血栓形成、肺梗死等,作为溶栓疗法的辅助抗栓治疗,能减少缺血性心脏病发作和复发的风险。也可使一过性脑缺血发作患者的卒中发生率和病死率降低。

3. 肝素

(1)药理作用

①抗凝作用 肝素在体内体外均有强大抗凝作用。静脉注射后,抗凝作用立即发生,可使多种凝血因子灭活。静脉注射 10 分钟内血液凝固时间及活化部分凝血活酶时间(APTT)均明显延长,作用维持 3~4 小时。肝素的抗凝作用主要依赖于抗凝血酶Ⅲ(ATⅢ)的活性。ATⅢ是凝血酶及凝血因子Ⅸa、Ⅹa、Ⅺa、Ⅻa 的抑制剂。肝素可加速 ATⅢ-凝血酶复合物的形成,使酶失活。

②调节血脂 肝素可使血管内皮释放脂蛋白脂肪酶,水解血中乳糜微粒和 VLDL 而发挥调血脂作用。

③抗炎作用 肝素可抑制炎性介质活性和炎症细胞活动。

④抗血管内膜增生 肝素可抑制血管平滑肌细胞增生。

⑤抑制血小板凝聚 这可能是继发于抑制凝血酶的结果(凝血酶促进血小板聚集)。

(2)临床应用

①血栓栓塞性疾病 主要用于防治血栓形成和栓塞,如深静脉血栓、肺栓塞等。

②弥散性血管内凝血(DIC) 各种原因引起的 DIC 是肝素的主要适应证,宜早期应用。

③防治心肌梗死、脑梗死、心血管手术及外周静脉术后血栓形成。

④体外抗凝 如心导管检查、体外循环、血液透析等。

【例 1】具有体内、外抗凝血作用的药物是

A. 肝素　　B. 阿司匹林　　C. 香豆素类

D. 链激酶　　E. 右旋糖酐

常考点 往年很少考。

参考答案——详细解答见《2025 国家临床执业及助理医师资格考试历年考点精析(上、下册)》

1. ABCDE

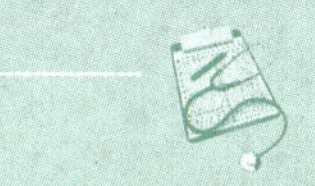

第9章　抗微生物药

考纲要求

①用药原则：抗菌药合理应用的基本原则。②抗生素：青霉素G的抗菌作用、临床应用及不良反应，氨苄西林的抗菌作用及临床应用，阿莫西林的抗菌作用及临床应用，头孢噻肟的抗菌作用及临床应用，红霉素的抗菌作用及临床应用，阿奇霉素的抗菌作用和临床应用，克林霉素的抗菌作用及临床应用，庆大霉素的抗菌作用及临床应用，妥布霉素的抗菌作用及临床应用，阿米卡星的抗菌作用及临床应用，多西环素的抗菌作用及临床应用，米诺环素的抗菌作用及临床应用。③人工合成抗菌药：环丙沙星的抗菌作用及临床应用，左氧氟沙星的抗菌作用及临床应用，磺胺嘧啶、磺胺甲噁唑及复方新诺明的临床应用及不良反应，甲硝唑的药理作用及临床应用。④抗结核病药：异烟肼的药理作用、临床应用及药物相互作用，利福平的药理作用、临床应用及药物相互作用，乙胺丁醇的药理作用及临床应用。⑤抗真菌药：氟康唑的药理作用及临床应用。⑥抗病毒药：利巴韦林的药理作用及临床应用，阿昔洛韦的药理作用及临床应用。

复习要点

一、抗生素

1. 抗菌药合理应用的基本原则

①严格按照适应证选择用药。②根据药物动力学特点选择用药。③选择适当的药物剂量和用药疗程。④谨慎选择预防性应用抗菌药物。⑤合理选择抗菌药的联合应用。

2. 青霉素G

(1)抗菌作用　青霉素G属窄谱青霉素类。

①高度敏感　G^+球菌（溶链、肺炎球菌、草绿色链球菌、金黄色葡萄球菌、表皮葡萄球菌），G^+杆菌（白喉棒状杆菌、炭疽杆菌、产气荚膜杆菌、破伤风梭菌、乳酸杆菌），G^-球菌（脑膜炎奈瑟菌、敏感淋病奈瑟菌），G^-杆菌（流感杆菌、百日咳鲍特菌），螺旋体（梅毒螺旋体、钩端螺旋体、回归热螺旋体），放线菌（牛放线菌）。

②较敏感　大多数G^-球菌。

③不敏感　肠球菌、真菌、原虫、立克次体、病毒。

(2)临床应用　敏感的G^+球菌和杆菌、G^-球菌及螺旋体所致的感染，为首选药。

(3)不良反应

①变态反应　青霉素最常见的不良反应。各种类型的变态反应均可出现，最严重的是过敏性休克。

A. 原因　青霉素溶液中的降解产物青霉噻唑蛋白、青霉烯酸、6-APA高分子聚合物所致。

B. 临床表现　主要为呼吸衰竭、循环衰竭、中枢抑制。

C. 预防措施　对青霉素过敏者禁用；常规皮试；每次用药后观察30分钟，无反应才能离去。

D. 急救　皮下或肌内注射肾上腺素0.5~1.0mg，必要时加用糖皮质激素和抗组胺药。

②赫氏反应　应用青霉素治疗梅毒、钩端螺旋体、雅司病、炭疽等感染时，可有症状加剧现象，表现为全身不适、寒战、发热、咽痛、心跳加快等症状。此反应可能是由大量病原体被杀死后释放的物质引起。

③其他不良反应　肌内注射青霉素可产生局部疼痛、红肿、硬结等。

注意：①使用青霉素治疗梅毒时，易发生吉-海反应。
②使用青霉素治疗钩端螺旋体病时易发生赫氏反应。

【例 1】对青霉素 G 最敏感的病原体是

A. 立克次体　　B. 钩端螺旋体　　C. 衣原体

D. 支原体　　E. 真菌

【例 2】用青霉素治疗下列疾病的过程中,首剂肌内注射后可出现赫氏反应的是

A. 流脑　　B. 猩红热　　C. 钩端螺旋体病

D. 白喉　　E. 败血症

【例 3】青霉素 G 的主要不良反应是

A. 肾损害　　B. 过敏　　C. 听力减退

D. 肝损害　　E. 胃肠道反应

3. 氨苄西林

(1)抗菌作用　氨苄西林耐酸,可口服,对 G^+ 菌和 G^- 菌都有杀菌作用,疗效与青霉素 G 相当,但因不耐酶而对耐药金黄色葡萄球菌感染无效。

(2)临床应用　①治疗敏感菌所致的呼吸道感染、伤寒、副伤寒、尿路感染、胃肠道感染、软组织感染、脑膜炎、败血症、心内膜炎等,严重病例应与氨基糖苷类抗生素合用。②与氯唑西林按 1:1 组成复方制剂氨唑西林供肌内和静脉用药,可提高抗菌效果。③本品可与青霉素 G 有交叉过敏反应。尚可引起胃肠道反应、二重感染等。

4. 阿莫西林

(1)抗菌作用　阿莫西林抗菌谱和抗菌活性与氨苄西林相似,但对肺炎球菌、肠球菌、沙门菌属、幽门螺杆菌的杀菌作用比氨苄西林强。

(2)临床应用　主要用于敏感菌所致的呼吸道、尿路、胆道感染以及伤寒治疗。此外也可用于慢性活动性胃炎和消化性溃疡的治疗。与氟氯西林按 1:1 组成复方制剂抗菌效果好。

5. 头孢噻肟

(1)抗菌作用　为半合成第三代头孢菌素,对 G^+ 菌作用不及第一、二代头孢菌素,对 G^- 菌(如肠杆菌类、铜绿假单胞菌)和厌氧菌有较强作用,对 β-内酰胺酶较稳定。

(2)临床应用　可用于危及生命的败血症、脑膜炎、肺炎、骨髓炎、严重尿路感染、铜绿假单胞菌感染等。

【例 4】女,32 岁。发热、腰痛、尿频、尿急 1 个月,近 3 天全身关节酸痛、尿频、尿急加重。体检:体温 39.5℃,白细胞 13×10^9/L,中性粒细胞 86%,尿培养大肠埃希菌阳性,诊断为大肠埃希菌性尿路感染,应首选

A. 青霉素　　B. 红霉素　　C. 灰黄霉素

D. 头孢噻肟　　E. 林可霉素

6. 红霉素

(1)抗菌作用　红霉素为大环内酯类抗生素。

①G^+ 菌　对 G^+ 菌抗菌作用强,如金黄色葡萄球菌(包括耐药菌)、表皮葡萄球菌、链球菌等。

②G^- 菌　对部分 G^- 菌高度敏感,如脑膜炎奈瑟菌、淋病奈瑟菌、流感杆菌、军团菌等。

③厌氧菌　对除脆弱拟杆菌及梭杆菌外的厌氧菌较敏感。

④其他　对某些螺旋体、肺炎支原体、立克次体、螺杆菌,也有抗菌作用。

(2)临床应用

①青霉素过敏　红霉素抗菌效力不及青霉素,常用于治疗耐青霉素的金黄色葡萄球菌和对青霉素过敏者。

②敏感菌所致感染　用于上述敏感病原体所致的感染。

【例 5】可以治疗军团菌、支原体、衣原体感染的药物是

A. 人工合成类　　B. 氨基糖苷类抗生素　　C. 四环素类

D. 大环内酯类　　E. 头孢类

【例 6】治疗军团菌病的首选药物是

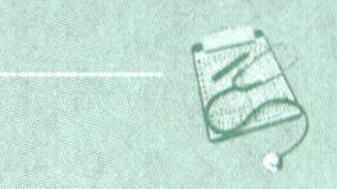

A. 青霉素G　　B. 红霉素　　C. 四环素
D. 氯霉素　　E. 头孢唑林

7. 阿奇霉素

(1)抗菌作用　阿奇霉素属于大环内酯类抗生素，抗菌谱较红霉素广，增加了对G^-菌的抗菌作用，对红霉素敏感菌的抗菌活性与其相当，而对G^-菌明显强于红霉素，对某些细菌表现为快速杀菌作用，而其他大环内酯类为抑菌药。

(2)临床应用　用于敏感菌株所致的感染。

8. 克林霉素

(1)抗菌作用　克林霉素的抗菌谱与红霉素类似，抗菌活性比林可霉素强4~8倍。最主要的特点是对各类厌氧菌有强大抗菌作用。对需氧G^+菌有显著活性，对部分需氧G^-球菌、人型支原体和沙眼衣原体也有抑制作用，但肠球菌、G^-杆菌、MRSA、肺炎支原体对本类药物不敏感。

(2)临床应用

①主要用于厌氧菌，包括脆弱拟杆菌、产气荚膜梭菌、放线杆菌等引起的口腔、腹腔、妇科感染。

②治疗需氧G^+球菌引起的呼吸道、骨、软组织、胆道感染，败血症，心内膜炎等。

③治疗金黄色葡萄球菌引起的骨髓炎的首选药。

9. 庆大霉素和阿米卡星

	庆大霉素	阿米卡星
给药途径	口服难吸收，肌内注射给药	肌内注射
临床应用	①严重G^-杆菌感染首选药，对沙雷菌作用更强 ②与青霉素合用，治疗肺炎球菌、铜绿假单胞菌、肠球菌、葡萄球菌、草绿色链球菌感染 ③术前预防和术后感染	①抗菌谱最广；②对G^-杆菌和金黄色葡萄球菌作用较强，但弱于庆大霉素；③对某些氨基糖苷类耐药菌仍有效，为首选药；④治疗粒细胞减少或免疫缺陷者严重G^-杆菌感染
不良反应	耳毒性，肾毒性，神经肌肉麻痹，过敏反应	耳毒性强于庆大霉素，肾毒性低于庆大霉素

注意：①抗菌谱最广的氨基糖苷类抗生素是阿米卡星。
②严重G^-杆菌感染首选的氨基糖苷类是庆大霉素。

【例7】对铜绿假单胞菌作用最强的氨基糖苷类抗生素是
A. 卡那霉素　　B. 庆大霉素　　C. 阿米卡星
D. 妥布霉素　　E. 链霉素(超纲题)

A. 真菌感染　　B. 结核分枝杆菌感染　　C. 肠道寄生虫感染
D. 肺炎链球菌感染　　E. 肠道G^-杆菌感染

【例8】红霉素主要用于治疗的感染为
【例9】阿米卡星主要用于治疗的感染为

10. 妥布霉素

(1)抗菌作用　妥布霉素对肺炎杆菌、肠杆菌属、变形杆菌属的抑菌或杀菌作用分别较庆大霉素强4倍和2倍；对铜绿假单胞菌的作用是庆大霉素的2~5倍，且对耐庆大霉素菌株仍有效，对其他G^-杆菌的抗菌活性不如庆大霉素。在G^+菌中仅对葡萄球菌有效。

(2)临床应用　适合治疗铜绿假单胞菌所致的各种感染，通常应与能抗铜绿假单胞菌青霉素类或头孢菌素类药物合用。

11. 多西环素

(1)抗菌作用　多西环素为四环素类药物的首选药。广谱，对G^+菌、G^-菌、立克次体、支原体、衣原体、螺旋体、放线菌等均有抑制作用。对 G^+ 菌作用不如青霉素类,对 G^- 菌作用不如氨基糖苷类及氯霉素,对伤寒杆菌、副伤寒杆菌、铜绿假单胞菌、结核分枝杆菌、真菌和病毒无效。

(2)临床应用 特别适合肾外感染伴肾衰竭、酒渣鼻、痤疮、前列腺炎、胆道感染、呼吸道感染等。

12. 米诺环素

(1)抗菌作用 抗菌谱与四环素相似,抗菌活性强于其他同类药物,对四环素或青霉素类耐药的 A 群链球菌、B 群链球菌、金黄色葡萄球菌和大肠埃希菌对米诺环素仍敏感。

(2)临床应用 主要用于治疗酒渣鼻、痤疮和沙眼衣原体所致的性传播疾病,以及上述耐药菌引起的感染。一般不作为首选药。

二、人工合成抗菌药

1. 环丙沙星

(1)抗菌作用 环丙沙星为第三代喹诺酮类药物(氟喹诺酮),属于广谱杀菌药。对 G^- 杆菌、球菌有强大抗菌作用。该药对铜绿假单胞菌、流感嗜血杆菌、大肠埃希菌等 G^- 的抗菌活性高于多数氟喹诺酮类药物。本品对结核分枝杆菌、军团菌、支原体、衣原体也有杀菌作用。环丙沙星通过抑制 DNA 螺旋酶,阻碍 DNA 复制而导致细菌死亡。

(2)临床应用 主要用于 G^- 杆菌所致的呼吸道、泌尿生殖道、消化道、骨与关节和皮肤软组织感染。

【例 10】第三代喹诺酮类药物的抗菌机制是其抑制了细胞的

A. 蛋白质合成　　B. 细胞壁合成　　C. DNA 螺旋酶
D. 二氢叶酸还原酶　　E. 二氢叶酸合成酶

2. 左氧氟沙星

(1)抗菌作用 左氧氟沙星是消旋氧氟沙星的左旋体,口服生物利用度接近 10%,$t_{1/2}$ 为 5~7 小时,85%的药物以原形由尿液排出,其抗菌活性是氧氟沙星的 2 倍。对表皮葡萄球菌、链球菌、肠球菌、厌氧菌、支原体、衣原体的体外抗菌活性明显强于环丙沙星。

(2)临床应用 用于治疗敏感菌引起的各种急慢性感染、难治性感染。对铜绿假单胞菌的抗菌活性低于环丙沙星。在第 4 代以外的喹诺酮类药物中,其不良反应发生率相对较少且轻微。

3. 磺胺类药

磺胺类药是广谱抑菌药,包括柳氮磺吡啶、磺胺嘧啶、磺胺异噁唑、磺胺甲噁唑等。

(1)抗菌作用 对大多数 G^+ 菌和 G^- 菌有良好的抗菌活性,其中最敏感的是 A 群链球菌、肺炎链球菌、脑膜炎奈瑟菌、淋病奈瑟菌、鼠疫耶氏菌等。对沙眼衣原体、疟原虫、卡氏肺孢子虫、弓形虫滋养体有抑制作用。但是,对支原体、立克次体和螺旋体无效。磺胺米隆和磺胺嘧啶银对铜绿假单胞菌有效。

(2)作用机制 对磺胺药敏感的细菌,不能利用现成的叶酸,必须以对氨基苯甲酸(PABA)为原料,在二氢蝶酸合酶的作用下生成二氢蝶酸,并进一步与谷氨酸生成二氢叶酸。后者在二氢叶酸还原酶催化下被还原成四氢叶酸。活化后的四氢叶酸,作为一碳单位载体的辅酶参与核苷酸的合成。

磺胺类药的结构与对氨基苯甲酸类似,可与对氨基苯甲酸竞争二氢蝶酸合酶,抑制叶酸合成,从而影响细菌核酸合成而抗菌。哺乳类细胞能直接利用现成的叶酸,因此磺胺类药不影响人体细胞的核酸代谢。

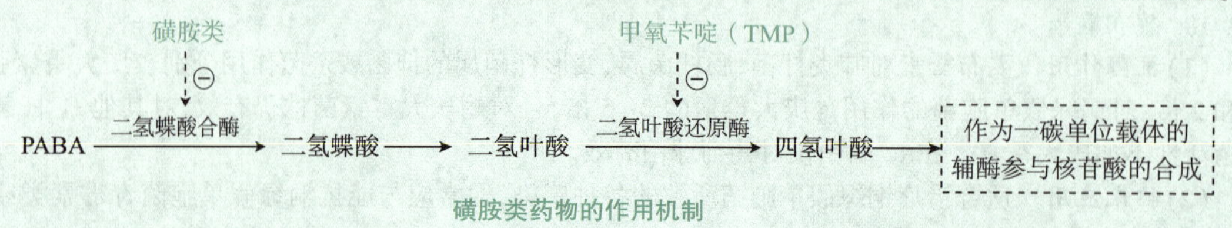

磺胺类药物的作用机制

(3)临床应用 复方磺胺甲噁唑(复方新诺明,SMZco)是磺胺甲噁唑(SMZ)和 TMP 按 5:1 比例制成的复方制剂。SMZco 通过双重阻断机制阻断四氢叶酸的合成,因此抗菌活性是两药单独等量应用时的数

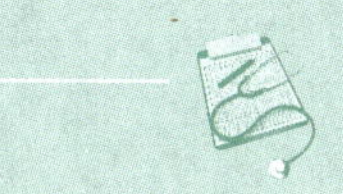

倍至数十倍,呈现杀菌作用。SMZco广泛用于大肠埃希菌、变形杆菌、克雷伯菌引起的泌尿道感染;肺炎链球菌、流感嗜血杆菌及大肠埃希菌引起的上呼吸道感染;腹股沟肉芽肿;霍乱弧菌引起的霍乱;伤寒沙门菌引起的伤寒;志贺菌属引起的肠道感染;卡氏肺孢子虫肺炎等。

(4)不良反应

①肾损害　乙酰化磺胺在尿中溶解度低,易结晶析出损害肾脏。因此,应大量饮水,碱化尿液。

②过敏反应　药热和皮疹分别多发生于服药后5~10天和7~9天。

③骨髓抑制　可导致白细胞减少、血小板减少,甚至再生障碍性贫血。

④神经系统反应　少数病人出现头晕、头痛、萎靡和失眠等。

A. 对病毒感染有效　B. 对念珠菌属的细菌感染有效　C. 杀灭结核分枝杆菌

D. 抑制二氢蝶酸合酶活性　E. 对立克次体感染有效

【例11】多西环素的药理作用是

【例12】磺胺类药的药理作用是

注意:①氨基糖苷类的机制是抑制细菌蛋白质合成。

②第三代喹诺酮类的机制是抑制细菌DNA合成。

③磺胺类的抗菌机制是抑制细菌核酸合成。

④青霉素类的抗菌机制是抑制细菌细胞壁的合成。

4. 甲硝唑

(1)抗菌作用　抗厌氧菌,对脆弱类杆菌尤为敏感。对滴虫、阿米巴滋养体、破伤风梭菌具有很强的杀灭作用。对需氧菌或兼性需氧菌无效。

(2)作用机制　甲硝唑属硝基咪唑类药物,其分子中的硝基在细胞内无氧环境中被还原成氨基,从而抑制病原体DNA合成,发挥抗菌作用。

(3)临床应用　主要用于治疗厌氧菌引起的口腔、腹腔、女性生殖器、下呼吸道、骨和关节等部位的感染。对幽门螺杆菌感染的消化性溃疡、四环素耐药艰难梭菌所致的假膜性肠炎有特殊疗效。也是治疗阿米巴病、滴虫病、破伤风的首选药物。

三、抗结核病药

1. 异烟肼

(1)药理作用　对生长旺盛的活动期结核分枝杆菌有强大的杀灭作用,是治疗活动性结核的首选药物。对静止期结核分枝杆菌无杀灭作用而仅有抑菌作用。

(2)临床应用　异烟肼是各型结核病的首选药。

(3)药物相互作用

①异烟肼为肝药酶抑制剂,可使双香豆素类抗凝药、苯妥英钠的代谢减慢,血药浓度升高。

②饮酒和与利福平合用时,均可增加对肝的毒性作用。

③与肾上腺皮质激素合用,血药浓度降低。与肼屈嗪合用则毒性增加。

2. 利福平

(1)药理作用

①抗结核　抗菌谱广且作用强大,对静止期和繁殖期的细菌均有效,能增加链霉素和异烟肼的抗菌活性。

②抗其他微生物　利福平对麻风杆菌、多种G^+和G^-球菌、G^-杆菌等均有效。

(2)临床应用

①结核病　利福平与其他抗结核药联合使用可治疗各种类型的结核病,包括初治及复发结核。

②麻风病　可与抗麻风病药合用。

③重症胆道感染　因利福平在胆汁中浓度较高,因此可用于重症胆道感染。

④局部治疗　利福平可局部用于沙眼、急性结膜炎、病毒性角膜炎的治疗。

(3)药物相互作用　利福平是肝药酶诱导剂,可加速自身及许多药物的代谢,如洋地黄、奎尼丁、普萘洛尔、维拉帕米、巴比妥类、口服抗凝药、氯贝丁酯、美沙酮、磺酰脲类、口服避孕药、糖皮质激素、茶碱等。

【例 13】治疗麻风和广谱抗菌的药物是

A. 链霉素　B. 乙胺丁醇　C. 异烟肼
D. 氯喹　E. 利福平

【例 14】用于治疗麻风病的药物是

A. 利福平　B. 利巴韦林　C. 伯氨喹
D. 氟康唑　E. 环磷酰胺

3. 乙胺丁醇

(1)药理作用　乙胺丁醇对繁殖期结核分枝杆菌有较强的抑制作用。其作用机制为与 Mg^{2+} 络合,阻止菌体内亚精胺与 Mg^{2+} 结合,干扰细菌 RNA 的合成,从而抑制细菌生长。乙胺丁醇对其他细菌无效,单独使用可产生耐药性。常与其他抗结核药联合使用,无交叉耐药现象。

(2)临床应用　用于各型肺结核和肺外结核。与异烟肼合用治疗初治患者,与利福平和卷曲霉素合用治疗复治患者。特别适用于经链霉素和异烟肼治疗无效的患者。

四、抗真菌药

氟康唑的药理作用及临床应用

氟康唑是广谱抗真菌药,对隐球菌属、念珠菌属、球孢子菌属等均有作用。氟康唑是治疗艾滋病患者隐球菌性脑膜炎的首选药,与氟胞嘧啶合用可增强疗效。

【例 15】女,32 岁。恶心、头晕、呕吐 5 天。查体:T38.9℃,R16 次/分,P80 次/分,BP128/80mmHg。心、肺(-)。脑膜刺激征阳性。实验室检查:外周血 WBC15×10^9/L,HIV 抗体阳性。脑脊液:细胞数(200~300)×10^6/L,墨汁染色(+)。患者的治疗药物应选择

A. 伊曲康唑　B. 氟康唑　C. 伏立康唑
D. 恩替卡韦　E. 制曲霉素(2022)

五、抗病毒药

1. 利巴韦林

(1)药理作用　利巴韦林(三唑核苷、病毒唑)是广谱抗病毒药,对多种 RNA 和 DNA 病毒有效,包括甲肝病毒、丙肝病毒、腺病毒、疱疹病毒、呼吸道合胞病毒等。可以多种机制抑制病毒核苷酸的合成。

(2)临床应用　对呼吸道合胞病毒肺炎和支气管炎效果最佳,对急性甲型肝炎和丙型肝炎有一定疗效。

2. 阿昔洛韦

(1)药理作用　阿昔洛韦为广谱抗病毒药,在体外,对单纯性疱疹病毒、水痘带状疱疹病毒、巨细胞病毒等均具有抑制作用。药物进入疱疹病毒感染的细胞后,与脱氧核苷竞争病毒胸苷激酶或细胞激酶,药物被磷酸化成活化型阿昔洛韦三磷酸酯而抑制病毒复制。

(2)临床应用　阿昔洛韦是治疗疱疹病毒感染的首选药物,多用于皮肤科、眼科的病毒感染。

常考点　各类抗微生物药药理作用及临床应用。

参考答案——详细解答见《2025 国家临床执业及助理医师资格考试历年考点精析(上、下册)》

1. ABCDE　2. ABCDE　3. ABCDE　4. ABCDE　5. ABCDE　6. ABCDE　7. ABCDE
8. ABCDE　9. ABCDE　10. ABCDE　11. ABCDE　12. ABCDE　13. ABCDE　14. ABCDE
15. ABCDE

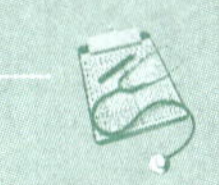

第 10 章　抗寄生虫药

考纲要求

①抗疟药:氯喹的药理作用及临床应用,青蒿素的药理作用及临床应用,伯氨喹的药理作用、临床应用及不良反应,乙胺嘧啶的药理作用及临床应用。②抗肠虫药:阿苯达唑的药理作用及临床应用,噻嘧啶的药理作用及临床应用,吡喹酮的药理作用及临床应用。

复习要点

1. 抗疟药——氯喹、青蒿素、伯氨喹、乙胺嘧啶的药理作用及临床应用

	氯喹	青蒿素	伯氨喹	乙胺嘧啶
属于	控制症状的药物	控制症状的药物	控制复发和传播的药物	病因性预防的药物
主要杀灭	对各种疟原虫的红细胞内期裂殖体具有较强的杀灭作用	对各种疟原虫的红细胞内期裂殖体具有快速的杀灭作用	对间日疟和卵形疟肝脏中的休眠子有较强的杀灭作用,能杀灭各种疟原虫的配子体	抑制疟原虫的增殖
无效	对子孢子、休眠子和配子体均无效	对红细胞外期的疟原虫无效	对红细胞内期的疟原虫无效	对已发育成熟的裂殖体无效
临床应用	能迅速有效地控制疟疾的临床发作,不能用于病因性预防、控制远期复发及传播	能迅速有效地控制疟疾的临床发作,用于耐氯喹或多药耐药的恶性疟。因可透过血脑屏障,故用于脑性疟的抢救	是防治疟疾远期复发的主要药物,与红细胞内期抗疟药合用,能根治良性疟。可阻止疟疾传播	常用于病因性预防。不能直接杀灭配子体,但能阻止疟原虫在蚊体内的发育,阻断传播
特点	起效快,疗效高,用药 24~48 小时内症状消失,48~72 小时血中疟原虫消失	48 小时血中疟原虫消失	耐药菌株罕见	控制临床症状起效缓慢,常用于病因性预防

2. 阿苯达唑的药理作用及临床应用

(1)药理作用　是高效、低毒的广谱驱虫药。能杀灭多种肠道线虫、绦虫和吸虫的成虫和虫卵。

(2)临床应用　多用于多种线虫混合感染,疗效优于甲苯达唑。也可用于治疗棘球蚴病(包虫病)与囊虫病,对肝片吸虫病、肺吸虫病也有良好疗效。

3. 噻嘧啶的药理作用及临床应用

(1)药理作用　为广谱抗肠蠕虫药。对钩虫、绦虫、蛲虫、蛔虫等均有抑制作用。

(2)临床应用　用于治疗蛔虫、钩虫、蛲虫单独或混合感染。

4. 吡喹酮的药理作用及临床应用

(1)药理作用　广谱的抗吸虫药和驱绦虫药,不仅对多种吸虫有强大的杀灭作用,对绦虫感染和囊虫病也有良好的效果。作用机制为吡喹酮增加虫体细胞膜的通透性,使细胞内钙离子丧失,虫体肌肉发生强直性收缩而产生痉挛性麻痹脱落,使宿主免疫功能参与破坏虫体。

(2)临床应用　用于治疗各种血吸虫病、华支睾吸虫病、肺吸虫病、姜片虫病、绦虫病、囊虫病。

常考点

往年不常考。

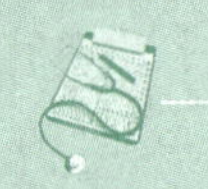

第五篇　医学心理学

第 1 章　总论与医学心理学基础

考纲要求

①医学心理学的概述:医学心理学的概念与性质,医学模式的转化。②医学心理学的任务、观点:医学心理学的任务,医学心理学的基本观点。③心理学概述:心理学的概念,心理现象的分类,心理实质的内容。④认知过程:感觉与知觉的概念、种类与特征,记忆的概念、种类、过程及其应用,思维的概念、特征与创造性思维的应用。⑤情绪过程:情绪与情感的概念,情绪与情感的分类,情绪的作用、调节、管理及其作用。⑥意志过程:意志的概念、特征与基本过程,意志的品质与应用。⑦需要与动机:需要的概念、需要层次论及其应用,动机定义与分类,动机冲突的类型及其应用。⑧人格:人格的定义,能力与智力的概念、分类及其应用,气质的概念、特征、类型与意义,性格的概念、特征与分型。

复习要点

一、医学心理学总论

1. 医学心理学的概述

(1)医学心理学的概念　医学心理学是心理学和医学相结合的学科,这门学科是将心理学的理论和技术应用于医学领域,研究心理因素在人类健康和疾病及其相互转化过程中的作用及规律的一门学科。也是根据我国医学教育发展的需要而建立起来的新兴交叉学科,它既关注心理社会因素在健康和疾病中的作用,也重视解决医学领域中的有关健康和疾病的心理或行为问题。

(2)医学心理学的性质　医学心理学在学科门类上属于应用心理学,也是一门交叉学科。医学是研究人的生命活动的本质、研究疾病的发生发展规律以及如何正确地诊断和防治疾病、保持健康和提高健康水平的科学。心理学是研究心理与行为现象以及大脑活动规律的科学。医学与心理学的一个重要相同之处是它们都以人作为主要的研究和服务对象。从传统上看,医学研究偏重于人的生理方面,而心理学研究则偏重于人的精神方面。然而,人的生理活动与心理活动是相互联系、相互影响的。这一点是医学与心理学之间相互联系的重要基础。

(3)医学模式的转化　医学模式是指一定时期内人们对疾病和健康的总体认识,是该时期医学发展的指导思想,也可以说是该时代的哲学观在医学上的反映。医学模式的发展经历了以下几个阶段。

①神灵主义医学模式　大约形成于 1 万年以前的原始社会。由于当时的生产力水平极为低下,科学思想尚未确立,人们对健康和疾病的理解是超自然的,相信“万物有灵”,认为人类的生命和健康由神灵所主宰,疾病和灾祸是天谴神罚。因此,当时治疗疾病的方法是祈求神灵和巫医、巫术。

②自然哲学医学模式　公元前 3000 年前后开始出现。例如,我国中医学就是在这一阶段发展起来的,中医著作中有关“天人合一”和“天人相应”的观点,正是这一模式的反映。在西方,医学之父希波克

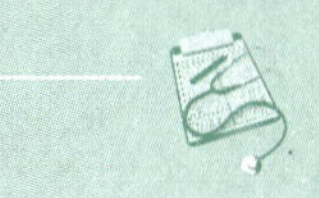

拉底指出“治病先治人”“一是语言，一是药物”的治疗观，也是自然哲学医学模式的观点。这些观点至今仍有一定的指导意义。

③生物医学模式　欧洲14～17世纪的文艺复兴运动，使得西方医学开始摆脱宗教的禁锢。哈维等人提出的血液循环学说，把医学推向了一个新的时期，这就是以生物躯体为中心的生物医学观的时期。随着医学科学的发展，生物医学模式逐渐暴露出其片面性，即忽略了人具有整体性和社会性的特点。

④生物-心理-社会医学模式　这一模式认为，在思考人类的疾病和健康问题的时候，无论是致病、治病、预防及康复，都应将人视为一个整体，充分考虑到心理因素和社会因素的作用，综合考虑各方面因素的交互作用，而不能机械地将它们分割开。医学心理学的发展促使生物医学模式向生物-心理-社会医学模式的转变，促进医学观念由以疾病为中心向以病人为中心转变。

【例1】能够体现在一定时期内人们对疾病和健康关系的总体认识、概括及医学发展指导思想的是
A. 医学心理　　B. 医学哲学　　C. 医学模式
D. 医学伦理　　E. 医学法学(2024)

【例2】“无论是致病、治疗，还是预防和康复，都应将人视为一个整体，需要考虑各方面因素的交互作用，而不能机械地将它们分割开”。此观点所反映的医学模式是
A. 机械论医学模式　　B. 生物医学模式　　C. 自然哲学的医学模式
D. 神灵主义的医学模式　　E. 生物-心理-社会医学模式(2021)

【例3】西方医学家希波克拉底曾说过“治病先治人”“一是语言，一是药物”，符合该理论的医学模式是
A. 生物医学模式　　B. 自然哲学医学模式　　C. 神灵主义医学模式
D. 心理医学模式　　E. 生物-心理-社会医学模式(2024)

【例4】中医典籍中有关“天人合一”和“天人相应”的观点所反应的医学模式是
A. 神灵主义医学模式　　B. 自然哲学医学模式　　C. 整体医学模式
D. 生物医学模式　　E. 生物-心理-社会医学模式(2022)

2. 医学心理学的任务与观点

(1)医学心理学的任务　医学心理学的研究任务表现为对患者的心理活动过程、个性性格特点和生理心理的基本规律进行研究，同时应用心理学的知识来解答心理因素在疾病的发生、发展、诊断、治疗、护理和预防工作中的作用。具体任务如下。

①心理社会因素在疾病的发生、发展和变化过程中的作用规律　人类疾病大体可分为三类：躯体疾病、心身疾病、精神疾病。在后两类疾病中，心理社会因素不仅是致病或诱发因素，也可以表现在疾病的症状上。在第一类疾病中，心理社会因素虽然不是直接的原因，但在患病后，不同的心理状态也影响着疾病的进展，有的还产生明显的心理障碍。

②心理评估手段在疾病的诊断、治疗、护理与预防中的作用　心理评估是医学心理学研究的重要内容，也是使医学心理学具有可操作性的一项重要任务。要了解患者的心理状态和心理特征，阐明生理功能、心理功能和社会功能的相互影响以及心理障碍的类型，明确心理治疗与心理护理的效果及预后，就需要合理应用心理评估手段。

③运用心理治疗的方法达到治病、防病和养生保健的目的　心理治疗是医学心理学研究的核心和精华。随着医学心理学的发展，逐渐建立起一套改变人们认知活动与情绪障碍的方法，并且作为一门独立和专门的技术应用于临床各科工作中。

④患者心理活动的特点及心理康复方法的运用　研究患者的心理特点，才能实施最佳的心理干预。恰当而又熟练的沟通技巧可很快使医患关系变得融洽，巧妙积极的暗示可使患者的身体和情绪进入积极状态，热情的鼓励可激励患者战胜疾病的信心和斗志。这种心理干预不仅是一门复杂的技术，更是一门临床艺术。

(2)医学心理学的基本观点　我国医学心理学工作者根据多年的实践和研究，概括出6个基本观点。

①心身统一的观点　一个完整的个体，应包括心、身(即精神和躯体)两个部分，两者相互影响。对

外界环境的刺激,心、身是作为一个整体来反应的。因此,在医学心理学的研究中,心、身是相辅相成的。

②社会对个体影响的观点　一个完整的人类个体,不仅是生物的人,而且是社会的人。他生活在特定的环境之内,生活在不同层次的人际关系网中。各层次之间既有纵向的相互作用,又有横向的相互影响。因此,在医学心理学研究中,不能忽视社会对个体的影响。

③认知评价的观点　心理社会因素能否影响健康或导致疾病,不完全取决于该因素的性质和意义,还取决于个体对外界刺激的认知和评价,有时后者占主导地位。也就是说,在相当程度上,认知评价可能决定疾病的发生和预后。

④主动适应和调节的观点　个体在成长发育过程中,逐渐对外界事物形成了特定的反应模式,构成了相对稳定的个性特点。这些模式和特点使个体在与周围的人和事的交往中,保持着动态平衡。其中,心理的主动适应和调节是使个体行为与外界保持相对和谐一致的主要因素,是个体健康和抵御疾病的重要力量。

⑤情绪因素作用的观点　情绪与健康有着十分密切的关系。良好的情绪是健康的基础,不良情绪是诱发或导致疾病的因素。因此,在医学心理学研究中,情绪是不可忽视的因素。

⑥个性特征作用的观点　面对同样的社会应激,有的人生病难以适应,有的人则"游刃有余",很快渡过"难关",原因是应激反应与个性特征有十分密切的关系。对个性的研究,使医学心理学更具特色。

【例5】医学心理学的研究任务不包括

A. 人格特征或行为模式在疾病与健康中的意义　B. 如何运用心理治疗的方法达到保健的目的

C. 医院管理中存在的心理问题系统的解决方法　D. 疾病的发展和变化过程中心理因素作用的规律

E. 心理评估手段在疾病预防中的作用

【例6】面对同样的社会应激,有人难以适应而得病,有人很快渡过难关。医学心理学解释此现象的基本观点为

A. 社会对个体影响的观点　B. 情绪因素作用的观点　C. 个性特征作用的观点

D. 心身统一的观点　E. 主动适应和调节的观点

【例7】医学心理学对于健康和疾病的基本观点不包括

A. 认知评价的观点　B. 个性特征作用的观点　C. 情绪因素作用的观点

D. 被动适应的观点　E. 心身统一的观点

二、医学心理学基础

1. 心理学的概述

(1)心理学的概念　心理学是研究心理现象的发生、发展及其规律的科学,其研究对象是人的心理活动和个体行为。心理学是一门既古老又年轻的学科。几千年以来,中外有许多哲学家和思想家都在探索心理现象,但直到19世纪后半叶,心理学才从哲学中独立出来成为一门学科。

(2)心理现象的分类　心理现象是心理活动的表现形式,分为心理过程和人格两个方面。

①心理过程　是指人心理活动的发生、发展的过程。具体是指在客观事物的作用下,在一定时间内,大脑反映客观现实的过程。心理过程包括以下三个方面:

A. 认知过程　是接受、加工、储存和理解各种信息的过程,即人脑对客观事物的现象和本质的反映过程。认知过程包括感觉、知觉、注意、记忆、思维和想象等心理活动。

B. 情绪情感过程　人在认识客观事物的时候,由于客观事物的不同特点和客观事物与人之间的不同关系,使人对客观事物采取一定的态度并伴随某种主观体验,这种态度和主观体验过程,就是情绪和情感过程。情绪情感过程包括情绪、情感体验、表情等心理活动。

C. 意志过程　在认识和改造世界的活动中,人不仅能认识事物并产生一定的情绪和情感,而且还能

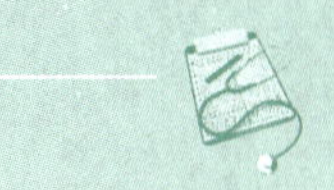

有意识地自觉地确定行动目的,并根据目的调节支配自身的行为。例如,自觉地克服困难以实现预定目标的心理过程,就属于意志过程。

②人格 又称个性,是指一个人的整个精神面貌,即具有一定倾向性的稳定的心理特征的总和。人格结构是多层次、多侧面的,主要包括人格倾向性、人格特征、自我意识。

A. 人格倾向性 是人进行活动的基本动力,是活动倾向方面的特征,如需要、动机、兴趣、信念等。

B. 人格特征 表现一个人稳定的典型特征,包括能力、气质、性格等先天遗传的心理特征。

C. 自我意识 是意识的一种形式,是一个人对自己本身的一种意识。由自我认识、自我体验、自我调控等方面构成。自我意识是人的人格结构中的组成部分,是一种自我调节系统。

(3)心理实质的内容

①心理是脑的功能 心理是物质发展到一定阶段才产生的。当物质发展到生命阶段,生物有了神经系统之后才出现心理这种功能。人脑的结构和功能与心理现象的联系逐渐为科学研究所发现。神经系统和脑是心理发生的器官,心理是在神经反射活动中实现的,脑在反射活动中起着复杂的整合作用。

②心理是人脑对客观现实主观能动的反映,而不是客观反映 心理作为脑的功能是以活动的形式存在的,脑的神经活动是生理的、生化的过程。这些过程中对现实外界刺激作用的反映过程则是心理活动。人对客观现实的反映,不限于现在的事物,还涉及过去经历过的事物,而且后者又会影响前者。客观现实是心理的源泉和内容,一切心理活动都是由神经活动过程携带的对客观现实的反映。

【例8】下列说法错误的是

A. 心理是脑的功能　　B. 脑是心理的器官　　C. 心理是对事物的主观反映

D. 客观现实是心理的源泉　　E. 心理能客观地反映事物

2. 认知过程

(1)感觉的概念、种类与特征

①感觉的概念 感觉是人脑对直接作用于感觉器官的客观事物的个别属性的反映。

②感觉的种类 根据感觉分析器和它所反映的适宜刺激物的不同,可将感觉分为以下几类。

A. 按照刺激物与感觉器官的接触方式 可将感觉分为距离感觉和接触感觉,前者如视觉、听觉等,后者如触觉、味觉等。

B. 根据医学临床需要,按照感受器的分布及作用特征 可将感觉分为体表感觉(如视觉、听觉)、深部感觉(如姿势和运动感觉)、内脏感觉。

C. 根据内、外感受器及其所反映的内、外环境刺激的不同 可将感觉分为内感觉、外感觉、本体感觉。

③感觉的特征 感觉的特征包括:

A. 感觉的适应 由于刺激物对感受器的持续作用,从而使感受性提高或降低的现象,称为感觉适应。"入芝兰之室,久而不闻其香;入鲍鱼之肆,久而不觉其臭",反映的是嗅觉的适应现象。由明亮的地方突然进入暗室,起初什么也看不见,等一会就看清了,这就是视觉器官的感受性增强。

B. 感觉后像 在刺激物停止作用于感受器以后,感觉现象仍暂留一段时间的现象,称为感觉后像。后像有正负之分。正后像在性质上和刺激物的性质相同,负后像的性质则同刺激物的性质相反。例如,注视电灯一段时间以后,关上灯,仍有一种灯在那亮着的感觉,这是正后像。如果目不转睛地盯着一盏白色荧光灯,然后把视线转向一堵白墙,会感到有一个黑色的灯的形象,这是负后像。

C. 感觉的空间积累与空间融合 感觉不仅有时间积累现象,也有空间积累现象。空间积累是指感受器不同的部位同时受到刺激所产生的、因反应整合在一起而改变了感受性的现象。如用一定温度的冷或热刺激作用于皮肤,随着受作用的皮肤面积的增大,冷或热的感觉也增强,但这时刺激的强度并没有改变。这是由于皮肤各部位的温度觉反应累积在一起的结果。感觉的空间融合是指感受器把同时作用于它的不同刺激的反应联合起来而产生单一感觉的现象。例如,红光和绿光混合时,我们看到的是黄光。

D. 感觉对比 是指同一感受器接受不同的刺激而使感受性发生变化的现象。这是由于感受器不同部位接受不同刺激,对某个部位的强刺激抑制了其他邻近部位的反应,不同部位的反应差别被加强的表现。

E. 不同感觉的相互作用　感觉的相互作用是指因为此种感觉通道受到刺激而引起彼种感觉通道产生感觉或感受性发生变化的现象。比如,给一点微弱的声音刺激可提高对颜色的视觉感受性,给一点微光刺激可提高听觉的感受性。不同感觉相互作用的另一种形式是感觉补偿,它是指某种感觉缺失后,其他感觉的感受性会增强而起到部分弥补作用的现象。比如,盲人没有视觉,但可以用触觉阅读。

(2)知觉的概念、种类与特征

①知觉的概念　知觉是人脑对直接作用于感觉器官的客观事物的整体属性的反映。人们通过感觉可以认识事物的个别部分或个别属性,而通过知觉能够把由各种感觉通道所获得的感觉信息进行整合以获得对事物整体的认识。

②知觉的种类　根据知觉反映的客观事物特性不同,可将知觉分为空间知觉、时间知觉和运动知觉。

A. 空间知觉　是对物体的形状、大小、远近、方位等空间特性的知觉。

B. 时间知觉　对客观事物的顺序性和延续性的反映。

C. 运动知觉　是个体对物体空间移动以及移动速度的反映。

③知觉的特征　知觉的基本特征包括:

A. 知觉的选择性　人在知觉客观世界时,总是有选择性地把少数事物当成知觉的对象,而把其他事物当成知觉的背景,以便更清晰地感知一定的事物与对象,这种特性称为知觉的选择性。例如,在课堂上,老师的声音成为学生知觉的对象,而周围环境中的其他声音便成为知觉的背景。

B. 知觉的整体性　知觉系统具有把感觉到的个别特征、个别属性整合为整体的功能,称为整体性。在知觉中,过去的经验、知识可对当前的知觉活动提供信息补充,把不完整的图形看成完整图形,这种知觉组织过程,称为封闭性,由此产生的图形轮廓称为主观轮廓。

C. 知觉的理解性　是指人以知识经验为基础,对感知的事物加工处理,并用词语加以概括赋予说明的组织加工过程。不同知识经验的人在知觉同一对象时,他们的理解不同,知觉的结果也不同。比如,对同一张 X 线片,实习医生与经验丰富的医生的理解是不一样的。

D. 知觉的恒常性　是指当知觉的客观条件在一定范围内改变时,知觉的映像仍保持不变。知觉的恒常性具有十分重要的意义。客观对象具有一定的稳定性,我们的知觉也就需要具有相应的稳定性,以便能真实地反映客观对象的自然属性、本来面貌。

(3)记忆的概念、种类、过程及其应用

①记忆的概念　记忆是人脑对过去经验的保持和再现,即通过识记、保持、再认和回忆三个基本环节在人脑中积累和保存个体经验的心理过程。用信息加工的术语描述,就是人脑对外界输入的信息进行编码、储存和提取的过程。

②记忆的种类　按记忆信息加工方式或保持时间的长短,将记忆分为瞬时记忆、短时记忆和长时记忆。

	瞬时记忆	短时记忆	长时记忆
别称	感觉记忆	初级记忆	二级记忆
定义	是指外界刺激物对感觉器官的刺激停止以后,刺激物的映像仍然持续极短时间才消失的记忆	是指在感觉记忆基础上,信息能保持 1 分钟左右的记忆	是指从几分钟至许多年,乃至终生的记忆
记忆时间	视觉形象记忆约保持 1/4 秒 声像记忆保持 2~4 秒	1 分钟左右	几分钟至许多年,乃至终生
记忆容量	—	7±2 个组块(chunk)	容量非常大,没有限制

③记忆的过程及其应用　记忆是一个复杂的心理过程,包括识记、保持、再认和回忆三个基本环节。

A. 识记　是个体获取经验,记住事物的过程,也就是外界信息输入大脑并进行编码的过程,是记忆

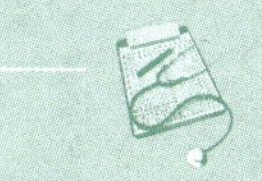

过程的开端,是保持和再现的前提。根据识记时有无明确的目的,把识记分为无意识记和有意识记。根据识记时对材料意义的理解程度,可将识记分为意义识记和机械识记。

B. 保持和遗忘　保持是把感知过的事物、体验过的情感、做过的动作、思考过的问题等,以一定的形式储存在大脑中的过程。遗忘是指对识记过的事物不能再认或回忆。遗忘分为永久性遗忘、暂时性遗忘两种。德国心理学家艾宾浩斯(Ebbinghaus H)通过实验研究发现的遗忘曲线表明:a. 遗忘的速度是先快后慢,遗忘最快发生在识记后的第1天,以识记后的第1小时最显著;b. 遗忘的数量随时间推移而增加;c. 1天以后,虽然时间间隔很长,但所剩的记忆内容基本上不再明显减少而趋于平稳。

C. 再认和回忆　是对储存的信息进行提取的过程。再认是对已经识记的事物再度呈现时仍能认识的心理过程。回忆是指头脑中重新浮现出过去经历过的事物或形成的概念,是由一定的外界条件引起的。根据是否有预定的目的、任务,回忆可分为有意回忆和无意回忆。

(4)思维的概念、特征与创造性思维的应用

①思维的概念　思维是人脑对客观现实概括的、间接的反映,是人类认识的高级形式,它是在感知基础上实现的理性认识形式。通过思维人们可以找出事物之间的本质联系和规律性。例如,医生巡视病房时,发现某患者面色苍白、呼吸急促、四肢湿冷、脉搏细速,马上会想到患者可能休克了。

②思维的特征　思维具有间接性和概括性两个基本特征,此外,思维还具有指向性、逻辑性与连贯性。

A. 思维的间接性　是指人对客观事物的反映不是直接的,而是通过其他事物作媒介来反映某一客观事物。例如,医生通过脑电图可间接了解脑的活动。正因为思维具有间接性,人们才可能认识那些没有直接作用于感官的事物和属性,从而揭示事物的本质和规律。

B. 思维的概括性　是指人脑反映的不是个别事物或事物的个别特征,而是反映同一类事物的共同特征、本质特征、事物间的规律性联系和关系。思维是借助于语言来实现的。

③思维的种类

A. 根据思维过程中的凭借物分类　可将思维分为动作思维、形象思维和抽象思维。

a. 动作思维　是以实际动作为支柱的思维。如手机不能接听时,看看是否电池已经用完了。

b. 形象思维　是以事物的具体形象和表象为支柱的思维。如动手布置房间前,我们想象着:电视机摆在哪里等。文学家、艺术家经常用形象思维,通过形象来表达自己的思想和情感。

c. 抽象思维　运用概念进行判断、推理的思维活动。如学生运用数学符号和概念进行数学运算或推导等。

B. 根据探索答案的方向分类　可将思维分为聚合思维和发散思维。

a. 聚合思维　是将问题提供的各种信息聚合起来,得出一个正确的或最好的答案,这是一种有方向、有范围、有条理的思维方式。如医生根据临床表现、体格检查、实验室检查结果给患者诊断疾病的过程。

b. 发散思维　是一种求异思维。根据已有信息,从不同角度、不同方向思考,寻求多样性答案的一种展开性思维方式。如一题多解,这种思维需重新组织现有的信息和记忆中储存的信息,产生多个可能的答案。

C. 根据思维的主动性和独创性分类　可将思维分为习惯性思维和创造性思维。

a. 习惯性思维　是指人在解决问题时,常常不加改变地运用解决类似问题时获得的知识经验和解决问题的方法,来解决当前的问题。这种思维的创造水平低,对原有知识经验不需进行明显的改组。

b. 创造性思维　是具有主动性和独创性的思维。除具有一般思维的特点外,它能提供新的、具有社会价值的东西。创造性思维是多种思维的综合表现,同时还要结合想象、进行构思才可能实现。

④思维的过程　对反映事物外部现象和特性的感知材料进行加工,用以揭露事物内部的、本质的特征和规律性联系的心理过程称为思维过程,包括分析与综合、比较与分类、抽象与概括。

A. 分析与综合　分析与综合是思维的基本环节,一切思维活动,从简单到复杂,从概念形成到创造性思维,都离不开头脑的分析与综合。

B. 比较与分类　比较是对不同的事物或现象加以对比,确定它们的共同点、不同点及相互关系。

C. 抽象与概括　抽象是抽出事物共同的、本质的特征，舍弃非本质特征的思维过程。

⑤解决问题的思维　思维过程主要体现在解决问题的活动中。

A. 解决问题的思维过程分为四个基本阶段　即发现问题、分析问题、提出假设、检验假设。

B. 影响解决问题的心理因素　包括以下四个方面。

a. 知觉特点　对问题如能进行客观详细的观察，有助于问题的解决。

b. 定势　个人面对问题情境时，无论情境中所显示的客观条件如何，个人总是先以其主观的经验与习惯方式去处理问题，这种现象称为心理定势。定势有时有助于问题的解决，有时会妨碍问题的解决。

c. 功能固着　属特殊类型的定势。在日常生活中，硬币好像只有一种用途，很少想到它还能用于导电。

d. 迁移　是指已获得的知识、技能和方法对解决新问题的影响，这种影响可能产生积极的、有利的作用，称为正迁移，如举一反三、触类旁通；也可能产生消极的、不利的作用，称为负迁移，如方言太浓可能影响普通话的正确发音。

⑥创造性思维的应用　创造性思维是一种具有开创意义的思维活动，即开拓人类认识新领域，开创人类认识新成果的思维活动。创造性思维是以感知、记忆、思考、联想、理解等能力为基础，以综合性、探索性和求新性为特征的高级心理活动，需要人们付出艰苦的脑力劳动。医生具有创造性思维能力极其重要。

A. 创造性问题解决模式，一般分为准备阶段、酝酿阶段、豁朗阶段、验证阶段4个阶段。

B. 创造力与一般能力的主要区别在于它的新颖性和独创性。这种行为表现为3个重要的特点，即变通性、独特性、流畅性。医生具备了创造性思维，才能更好地攻克难题，促进人类健康。

【例9】“入芝兰之室，久而不闻其香”，说明的是

A. 感觉过敏　B. 感觉适应　C. 感觉相互作用
D. 感觉减退　E. 感受性补偿（2016、2022）

【例10】盲人无法看见字，但可以通过触觉来识字，这种现象反映的感觉机制是

A. 感觉适应　B. 感觉补偿　C. 感觉融合
D. 感觉后效　E. 感觉对比（2024）

【例11】知觉是人脑对客观事物

A. 个别属性的反映　B. 整体属性的反映　C. 本质属性的反映
D. 特殊属性的反映　E. 发展属性的反映

【例12】结合自己的经验，并用概念的形式反映事物的特征为

A. 知觉的多维性　B. 知觉的整体性　C. 知觉的恒常性
D. 知觉的理解性　E. 知觉的选择性

【例13】在课堂上，同学们认真听课，对窗外驶过汽车的声音完全没有注意到，与这种现象相关的知觉特征是

A. 恒常性　B. 稳定性　C. 理解性
D. 选择性　E. 整体性（2024）

【例14】已获得的知识、技能和方法对解决新问题会产生影响的心理现象称为

A. 暗示　B. 功能固着　C. 保持
D. 迁移　E. 创造

【例15】思维是属于心理活动的

A. 意志过程　B. 认知过程　C. 情感过程
D. 人格倾向　E. 人格特征

【例16】通过感觉、知觉、记忆等进行的活动称为

A. 意志过程　B. 人格倾向　C. 情感过程
D. 人格特征　E. 认知过程

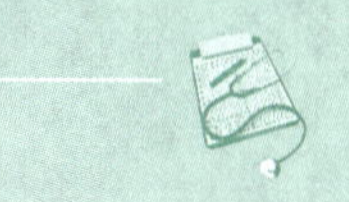

【例 17】某心外科医生在实施一例先天性心脏病手术之前的晚上，在自己脑海中反复想象手术的过程、路径以及手术意外的应对措施等，这种思维方式是

A. 形象思维　　B. 聚合思维　　C. 发散思维
D. 抽象思维　　E. 创造性思维

【例 18】爱因斯坦说："在我的思维结构中，书面的或口头的文字似乎不起任何作用，作为思维元素的心理的东西是一些记号和有一定明晰程度的意象，由我随意地再生和组合。"这段话所体现的主要思维种类是

A. 发散思维　　B. 聚合思维　　C. 形象思维
D. 抽象思维　　E. 动作思维(2022)

【例 19】女，35 岁。停经 3 个月，近期出现腹痛、阴道出血就诊。医生初步诊断为异位妊娠，后 B 超结果确认为异位妊娠。该医生做出诊断的思维形式是

A. 动作思维　　B. 抽象思维　　C. 聚合思维
D. 发散思维　　E. 形象思维(2024)

3. 情绪过程

(1)情绪与情感的概念　情绪和情感是人对客观事物是否符合自身需要而产生态度的内心体验。

	情绪	情感
概念	是个体受到情景刺激时，经过是否符合自己需要的判断后产生的行为变化、生理变化和对事物态度的主观体验	是人的高级心理现象，是人对精神性和社会性需要的态度性体验
对需要的满足	情绪与生理性需要相联系	情感是与人的社会性需要相联系的体验
从进化上看	情绪代表种系发展的原始方面 人与动物共有	情感是人才有的高级心理现象 是人类社会历史发展的产物
从发生上看	情绪受情景影响大，不稳定	情感受情景影响小，较稳定
从反应上看	情绪反应强烈，外部表现明显	情感反应较深沉，外部表现不明显

(2)情绪与情感的分类

①基本情绪　基本情绪是人和动物共有的，在发生上有着共同的原型或模式，它们是先天的、不学而能的。人们根据情绪与需要的关系，将快乐、悲哀、愤怒、恐惧作为基本情绪。

A. 快乐　是一个人追求并达到所期盼的目标时产生的情绪，愿望得以实现，紧张解除，便会产生快乐的体验。快乐的程度取决于愿望实现，目标达到的意外性。

B. 悲哀　是个体失去某种他所重视和追求的事物时产生的情绪。悲哀的强度取决于失去的事物对主体心理价值的大小。悲哀并不都是消极的，它在一定的主客观条件下可以转化为力量。

C. 愤怒　是愿望得不到满足，实现愿望的行为一再受阻引起的紧张积累而产生的情绪。它可以从轻微不满、生气、愤怒到大怒、暴怒。愤怒的发展与对妨碍物的意识程度有直接关系。

D. 恐惧　是个体企图摆脱、逃避某种情境或面临、预感危险而又缺乏应付能力时产生的情绪。引起恐惧的关键因素是缺乏处理、摆脱可怕情境或事物的能力。

②情绪状态　可分为心境、激情等状态。

A. 心境　是指微弱而持久，带有渲染性的情绪状态。心境不同于其他情绪状态的显著特点是其不具有特定的对象性，即不针对任何特定事物，使人的一切体验和活动都染上这一色彩。"人逢喜事精神爽"，即为心境。

B. 激情　是一种迅猛爆发、激动短暂的情绪状态。通常由对个体有重大意义的事件引起，往往伴随着显著的生理变化和明显的外部行为变化。如狂喜时手舞足蹈，盛怒时双目怒视，咬牙切齿。

③高级情感　分为道德感、理智感和美感。

A. 道德感　是在评价人的思想、意图和行为是否符合道德标准时产生的情感。

B. 理智感　是在认识和评价事物过程中所产生的情感。

C. 美感　是根据一定的审美标准评价事物时所产生的情感。

(3)情绪的作用、调节、管理及其应用

①情绪的作用

A. 情绪是适应生存的心理工具　情绪是进化的产物。在低等动物,所有的情绪只是一些具有适应价值的行为反应模式。特定的行为模式、生理唤醒及相应的感受状态,都是行为适应的情绪反应,其作用在于调动机体能量使机体处于适宜的活动状态。人类继承和发展了动物情绪这一适应功能。情绪的适应功能根本在于改善和完善人的生存和生活条件。

B. 激发心理活动和行为动机　情绪构成一个基本的动机系统,它能驱动有机体发生反应、从事活动,在最广泛的领域里为人类的各种活动提供动机。

C. 情绪是心理活动的组织者　情绪是独立的心理过程,有自己的发生机制和运作规律。作为脑内的一个监察系统,情绪对其他心理活动具有组织作用。它包括对活动的促进或瓦解两方面。正性情绪起协调、组织作用,负性情绪起破坏、瓦解或阻断作用。

D. 情绪是人际交往的手段　情绪和语言一样,具有服务于人际沟通的功能。情绪通过表情来实现信息传递和人际间相互的了解。其中,面部表情是最重要的情绪信息媒介。

②情绪的调节　情绪的调节对于避免和减少消极情绪、保持良好稳定的情绪、保持身心健康具有十分重要的积极意义。根据心理学的理论和方法,可以从以下几个方面进行情绪调节。

A. 改变认知方式　对客观事物的不同认知评价方式决定了个体情绪的性质和程度。现实生活中,消极情绪的产生往往是由个体对事物的错误认知评价方式所造成的。改变和调整对客观事物的认知方式,可有效地改变个体的情绪状态,在心理干预中是经常使用的一种方法。

B. 调整期望目标　期望目标的实现必须依赖主、客观两个方面的诸多因素,期望目标没有达到将会产生消极情绪,个体应适时地针对自身情况和外界因素来调整目标,以避免或减少消极情绪的产生。

C. 改变环境　环境是个体情绪产生的一个重要外部因素,适当地改变或转换生活环境,加强人际交往,创造一个优美、安全的良好环境,可以有效地防止消极情绪的产生。

D. 心理应对与防御　心理防御机制是面对心理应激状态的一种心理机制。心理防御机制有积极和消极的两种方式,它对于调节和改善不良情绪具有明显的效果。

E. 求助和咨询　个体面对复杂的社会生活环境,总会遇到一些难以解决的问题和困惑,积极的方法之一是通过求助和相关的咨询来解决。

③情绪的管理及其应用　情绪认知理论认为情绪的产生是环境刺激、认知过程、生理变化三者相互作用的结果,其中认知过程起关键作用。

【例 20】情感对于情绪来说具有的特点是

A. 强烈而冲动　　B. 伴有明显的行为变化　　C. 伴有明显的生理变化

D. 稳定而深刻　　E. 带有明显的情境性

【例 21】一种比较持久微弱、具有渲染性的情绪状态是

A. 心境　　B. 激情　　C. 心情

D. 热情　　E. 应激

4. 意志过程

(1)意志的概念　意志是指人们自觉地确定目标,有意识地支配、调节行为,通过克服困难以实现预定目标的心理过程。意志是人类所特有的心理现象。其他动物的行为是以直观反应为中介,不可能对外界环境产生有意识的影响,所以其他动物是没有自我意识的。意志过程、认知过程和情绪过程共同构成心理过程,是心理过程的三个不同的侧面。这三个过程是相互影响、相互渗透的统一的关系。

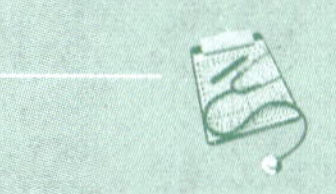

(2)意志的特征　意志是通过行动而表现出来的。受意志支配的行为称为意志行动。意志主要体现在意志行动上,意志行动有三个最基本的特征。

①意志具有明确的目的性　人类行动的本质就是有目的、有计划、有步骤、有意识的行动。人在行动之前,其结果已经作为行动的目的,而以观念的形式存在于人脑之中,并且以这个目的来指导自己的行动,当发现行动偏离目的时,会能动地调节和控制自己的行动,使行动继续指向自己的目的。人们对于行动的目的越明确,实现目的的价值越大,克服困难的动力也越大,意志也就越坚强。

②意志是与克服困难相联系的　这是意志活动的核心。在实际生活中,并不是人的所有有目的的行动都是意志的表现。有的行动虽然也有明确的目的,如果不与克服困难相联系,就不属于意志行动。个体的行动需要克服的困难越大,意志的特征就显得越充分,越鲜明。

③以随意活动为基础　人的活动可分为随意活动和不随意活动两种。不随意活动是指那些不以人的意志为转移的、自发的、不能控制的运动,如自主神经支配的内脏运动。随意运动是指可以由人的主观意识控制的运动,如四肢运动。意志是有目的的行动,这就决定了意志行动是受人的主观意识调节和控制的。

(3)意志的基本过程

①意志过程与认知过程的关系　认知过程是意志活动的前体和基础。意志活动受目的的支配,这种目的不是与生俱来的,也不是凭空想象出来的。意志过程是反映外界客观事物的,是人的认知活动的结果。

②意志过程与情绪过程的关系　意志过程受到情绪过程的影响。情绪渗透于人的意志行动的全过程。

(4)意志的品质与应用　意志品质是指构成人的意志的某些比较稳定的心理特征。

①自觉性　意志的自觉性是指一个人有明确的行动目的,能主动地支配自己的行动,使其能达到既定目标的心理过程。它具体表现在意志行动过程中确定目的的自觉性、行动服从目的的自觉性、行动过程中克服困难的自觉性、行动结果时自我评价的自觉性。意志自觉性的品质,贯穿于意志行动的全过程。

②果断性　是指一个人善于明辨是非、抓住时机、迅速而合理地作出决定,并实现所作决定的意志品质。果断性是以自觉性为前提的,一是指敢于作出决定,二是指所作出的决定是有依据的。缺乏依据的决定只能是独断,是缺乏自觉性的表现,不能算是果断。

③坚韧性　是指一个人在执行决定时能坚持到底,顽强地克服各种困难的意志品质。具有坚韧性品质的人,表现为目标专一、不为一时的冲动或困难而改变方向,始终不渝地朝着目标,一步一个脚印地前进,在行为上表现为坚韧不拔的毅力,具有克服困难,勇往直前,百折不挠的精神。

④自制力　是指在意志行动中善于控制和约束自己的能力。在意志行动中,困难不仅来源于外部客观条件,也来源于自身的心理过程,如不良的情绪就会影响一个人目标的实现。为了实现自己的目标,必须控制和约束这些不良的情绪,这就是意志的自制力品质。

【例22】某医学生希望毕业后成为外科医生,在临床实习中主动向老师请教,积极为患者服务,并能结合临床案例查阅相关文献。他的行为表现在意志品质中属于

A. 坚韧性　　B. 果断性　　C. 随意性
D. 自制力　　E. 自觉性

【例23】男,28岁。物理学博士,极具专业优势,在一家公司上班,但是专业优势与其收入不符,刚好有另一家专业相关公司给出更合适的报酬,于是他立马辞职去了另一家公司上班。他的这种行为,在意志品质特征中属于

A. 自觉性　　B. 果断性　　C. 坚韧性
D. 自制力　　E. 自主性(2024)

5. 需要与动机

(1)需要的概念　需要是个体和社会的客观要求在人脑中的反映,表现为人对某种目标的渴求和欲望。需要是心理活动与行为的基本动力。没有需要,心理活动和行为也就失去了目的和意义。

(2)需要的分类　如下。

①按需要的起源和发展分　可将人的需要分为生物性需要和社会性需要。

A. 生物性需要　是指维持个体保存和种族延续而产生的需要,如空气、食物、水、休息、配偶等。

B. 社会性需要　是指人在社会活动中为适应社会生活而产生的需要,如交往、求知、劳动、尊重等。

②按需要对象的性质分　可将需要分为物质需要和精神需要两类。

(3)需要层次论及其应用　美国心理学家马斯洛曾提出需要层次论,他认为需要的满足是人的全部发展的一个最基本原则。他将需要分为5个不同层次,从最低层次的生理的需要,到最高层次的自我现实的需要。

①生理的需要　在人类的各种需要中占最强的优势,其中以饥饿和渴的需要为主。

②安全的需要　当人的生理需要获得满足后,随之便产生安全的需要,如生命安全、财产安全、职业安全、心理安全等。当这一需要获得满足之后,才会有安全感。

③归属和爱的需要　当上述需要获得满足后,人类就会产生进一步的社会性需要:归属和爱的需要。归属的需要就是参加一定的组织,依附于某个团体等。爱的需要包括接受他人和给予他人爱的需求。

④尊重的需要　指个体对自身价值的认同。前3个层次的需要获得满足后,尊重的需要才会充分地发展起来。

⑤自我实现的需要　在前4个层次的需要获得满足的基础上产生的最高层次的需要。如理想、抱负的实现等。

马斯洛认为生理的需要是其他各种需要的基础,只有当人的一些基本需要得到满足后,才会有动力促使高一级需要的产生和发展,"自我实现"是人类需要发展的顶峰。

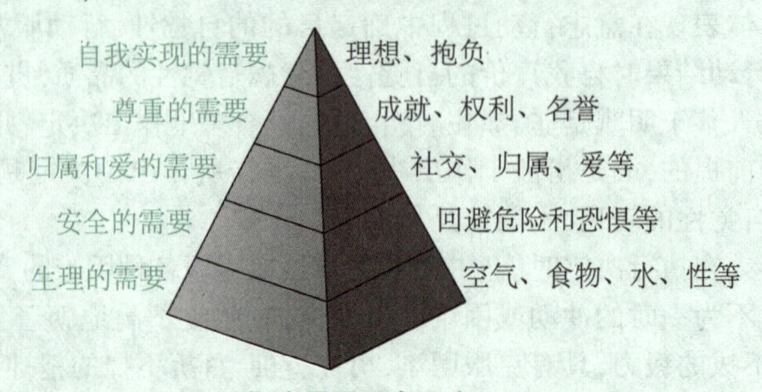

马斯洛需要层次理论

马斯洛认为不同年龄阶段需要的主题是不同的,如婴儿期主要是生理的需要占优势,而后这种需要逐渐减弱,安全的需要、归属与爱的需要依次递升。到了青少年期,尊重的需要日渐强烈,到青年晚期,自我实现的需要开始占优势。这是一种波浪式的递进,而不是简单的阶梯。

【例24】人的社会性需要不包括

A. 劳动　　B. 求知　　C. 饮食

D. 交往　　E. 尊重

【例25】按马斯洛的观点,人最低层次的需要是

A. 生理的需要　　B. 安全的需要　　C. 归属与爱的需要

D. 尊重的需要　　E. 自我实现的需要(2022)

【例26】马斯洛的需要层次理论中,处于最高层次的需要是

A. 爱和归属的需要　　B. 生理的需要　　C. 尊重的需要

D. 安全的需要　　E. 自我实现的需要(2020)

(4)动机的定义　动机是引起和维持个体的活动,并使活动朝着一定目标的内部心理动力。动机和人们的需要有着密切的联系,需要是动机的基础和根源,动机是推动人们活动的直接原因。动机的产生需要具备两个基本条件:①内部条件,即需要的存在,动机是在需要的基础上产生的,但需要不等于动机;

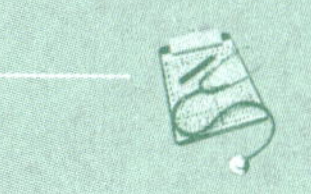

②外部的诱导或刺激,它进一步加强这种紧张或焦虑,并使动机的产生和进一步行动成为可能。

(5)动机的分类

①根据动机的内容分 分为生理性的动机(物质方面的动机)和心理性的动机(精神方面的动机)。

②根据动机的性质分 分为正确的动机和错误的动机。

③根据动机的作用分 分为主导动机和辅助动机。

④根据动机维持时间长短分 分为短暂的动机和长远的动机。

⑤根据引起动机的原因分 分为内部动机和外部动机。

(6)动机冲突的类型及其应用 心理学家将动机冲突分为以下4种基本类型。

	别称	定义	备注
双趋冲突	接近-接近式冲突	两个目标具有相同的吸引力,引起同样强度的动机。但无法同时实现,二者必择其一	鱼和熊掌不可兼得
双避冲突	避-避式冲突	一个人同时受到两种事物的威胁,产生同等强度的逃避动机,但迫于情势,必须接受其中一个,才能避开另一个,处于左右为难,进退维谷的紧张状态	前有狼,后有虎
趋避冲突	接近-避式冲突	指一个人对同一事物同时产生两种动机,既向往得到它,同时又想拒绝和避开它	既对人有吸引力又要付出代价
双重趋避式冲突	双重接近-避式冲突	人们常会遇到多个目标,每个目标对自己都有利有弊,反复权衡拿不定主意所产生的冲突	难以拿定主意

【例27】动机冲突的类型不包括

A. 双避冲突　B. 双趋冲突　C. 趋避冲突
D. 多重趋避式冲突　E. 矛盾冲突

【例28】一个人同时面临着两件令人讨厌的事物,产生同等的逃避动机,要回避其一就必然遭遇另一事物。此时产生的动机冲突称为

A. 趋避冲突　B. 双避冲突　C. 多重趋避式冲突
D. 双重趋避式冲突　E. 双趋冲突

【例29】某战士参加抗洪救灾时,接到家里电话,得知母亲病危,十分焦虑。他在电话中哭着对父亲说:"自古忠孝不能两全"。这位战士的动机冲突属于

A. 趋避冲突　B. 双避冲突　C. 双趋冲突
D. 多重趋避式冲突　E. 双重趋避式冲突

6. 人格

(1)人格的定义 人格是指一个人的整个精神面貌,具有一定倾向性的、稳定的心理特征的总和。人格是一种心理特性,它使每个人在心理活动过程中表现出各自独特的风格。人格具有以下特性。

①整体性 人格的整体性强调人是一个整体的人,人格的各方面有机地联系在一起,相互影响和制约,不应分割、孤立地看待某一方面的作用。人的各种特性也只有在作为整体的人中才有意义。

②稳定性 人格的稳定性强调内在、本质的自我具有持久性和稳定性,所谓"江山易改,本性难移"。稳定性随人格的成熟逐渐加强,但稳定是相对的,可塑是绝对的。

③独特性 即个别性,强调人的个体差异。人格的独特性除与遗传因素有关外,也反映了人格形成过程中的各种经验印记。人格的独特性并不是说人与人之间毫无共同之处。

④社会性 人格的社会性可被理解为体现在个人身上的社会化程度或角色行为。人是社会性动物,文化的影响、社会对各种角色行为的规范不可能不在人格中有所体现。

⑤倾向性 人格的倾向性反映个体行为动力方面的内容,决定一个人的行为模式或惯常方式的方

向。它是由在生活经历中所形成的价值观、需要和动力等决定的。

(2)能力和智力的概念、分类及其应用

①能力和智力的概念　能力是指直接影响活动效率,使活动顺利完成的个性心理特征。智力是指认识方面的各种能力的综合,其核心是抽象逻辑思维能力。智力属于一般能力。

②能力和智力的分类

A.能力的分类　能力可分为一般能力和特殊能力两类。一般能力是指在许多不同种类的活动中表现出来的能力,如观察力、理解力、记忆力、运动能力等。特殊能力是指在某种专业活动中表现出来的能力,是顺利完成某种专业活动的心理条件,如音乐家对音色的分辨力,演员的模仿、表现能力等。

B.智力的分类　美国心理学家卡特尔(Cattell)和何恩(Horn)将人类的智力分为流体智力和晶体智力两类。

流体智力是一种以生理为基础的认知能力,如对新事物的快速辨识、记忆、理解等能力,其特征表现在对不熟悉的事物,能够根据信息作出准确的反应,判断其彼此之间的关系。流体智力的发展与年龄有密切关系。

晶体智力则是以学得的经验为基础的认知能力,如运用既有的知识和掌握的技能去吸收新知识或解决问题的能力;晶体智力与教育文化有关,但在个别差异上与年龄的变化没有密切的关系。

③能力和智力的应用　人的能力有大小,智力水平有高低,这是一个客观存在的现实。除了一般智力水平的差异外,人在特殊能力方面也有所不同。

就群体来说,智力水平在人群中表现为常态分布,即智力非常优秀和智力非常低下的人处于两个极端,人数很少,而绝大多数处于中间水平。

对于智力的衡量通常采用智力商数(简称智商,IQ)。智商是通过智力测验得出的结果,是对智力水平间接的推测和评估。

能力和智力是个性心理特征的重要方面,在一定程度上决定了一个人的成就。承认能力(智力)的差别并对其进行鉴别,才能使人各有所用,各尽其能;对不同的人也能因材施教。

(3)气质的概念、特征、类型与意义

①气质的概念　气质是个人典型的、稳定的心理特征,它与人的生物学素质有关的,并使人格染上独特的个人色彩。气质是不依赖活动目的和内容而转移的典型的、稳定的心理活动的动力特性。气质特点总是以同样方式表现在各种心理活动的动力学方面上。它主要表现为个人心理活动过程的速度和稳定性(如知觉的速度、思维的灵活度、注意力集中时间的长短等)、心理过程的强度(如情绪的强弱、意志努力的程度等)以及心理活动的指向性(倾向于外部事物或倾向于内部体验)。

②气质的特征　气质类型的结构特征可用感受性、耐受性、反应的敏捷性、行为的可塑性、情绪的兴奋性、社会活动中的倾向性6种因素来表示。

③气质的意义

A.气质对于社会实践活动有一定影响　正确认识气质与职业活动对指导社会实践活动具有重要意义。

B.气质不决定一个人社会活动的价值及成就的高低　各种气质类型的人都可对社会作出杰出贡献。

C.气质对职业的影响　不同的职业活动,根据其工作性质的特点对人的气质有不同的要求。在特定条件下,选择气质特征合适的人员从事某项工作,可提高工作效率,减少失误。这对于职业选择和工作调配具有一定的意义。

D.气质对身心健康的影响　情绪不稳定、易伤感、过分性急、冲动等特征不利于心理健康。

④气质的类型　希波克拉底提出的气质体液学说广为流传,他认为人体内有血液、黏液、黑胆汁和黄胆汁四种液体,根据在人体内四种体液的不同比例,将气质分为多血质、胆汁质、黏液质和抑郁

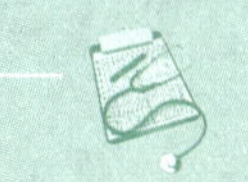

质四种类型。

		多血质	胆汁质	黏液质	抑郁质
巴甫洛夫分型		活泼型	兴奋型	安静型	抑制型
气质特征	感受性	低	低	低	高
	耐受性	高	高	高	低
	敏捷性	快	快	迟缓	慢
	可塑性	可塑	不稳定	稳定	刻板
	兴奋性	高而不强	高而强烈	低而强烈	高而体验深
	倾向性	外倾	明显外倾	内倾	严重内倾
外显行为		行动敏捷，精力充沛，活泼好动。注意力易转移，志趣易变化。面部表情丰富，语言表达能力强，感染力强。待人热情，容易适应环境	动作迅速，精力充沛，不易疲劳。情绪易于冲动，自我控制力差，心境变化大。活动中缺乏耐性，可塑性差	动作反应慢，不灵活。安静稳重，注意力稳定、难以转移，喜怒不形于色。待人冷漠，固执拘谨。工作有条理，易于因循守旧，缺乏创新精神	动作迟钝，多愁善感。观察细致，对事物体验深刻，善于觉察他人难以发现的小细节。对事物和他人羞怯，不果断，缺乏信心，孤僻内向

【例30】某人做事总是风风火火，速度很快，脾气火暴，缺乏耐心，而且时不时会出些错误。其气质类型属于

A. 多动质　B. 多血质　C. 黏液质
D. 胆汁质　E. 抑郁质

【例31】胆汁质气质的人，其高级神经活动类型属于

A. 强、均衡而灵活的活泼型　B. 强、均衡而不灵活的安静型　C. 强、不均衡而灵活的兴奋型
D. 弱、不均衡、不灵活的抑制型　E. 弱、均衡、灵活的灵活型

(4)性格的概念、特征与分型

①性格的概念　性格是人体在生活过程中形成，对客观现实稳定的态度，以及与之相适应的习惯了的行为方式。性格是人格中最重要的心理特征，它反映了一个人的本质属性，具有核心的意义。性格既是稳定的，也是可塑的。任何性格特征都不是一朝一夕形成的。它是儿童时期不断地受到社会环境的影响，教育的熏陶和自身实践的长期塑造而形成的。

②性格特征

A. 意识倾向性　性格最主要的特征是意识倾向性，表现为对现实的态度方面，如对人善良、怜悯、傲慢等；对工作和学习的态度方面，如有责任心，有条不紊或漫不经心；对自己的态度方面，如自信、谦虚或自以为是等。

B. 意志特征　在对行为的调节控制方面，表现为性格的意志特征。如有的人始终如一，坚定不移；也有的人半途而废，见异思迁。

C. 情绪特征　在对情绪的控制方面，表现为性格的情绪特征，如开朗、郁闷。

D. 理智特征　在认知活动的特点和风格方面，表现为性格的理智特征，如有人善于思考、创新，有人则因循守旧。

E. 态度特征　现实态度的性格特征主要表现在对各种社会关系的处理上，包括：一是对社会、集体、他人的态度，如爱集体、善交际、有礼貌，还是孤僻、粗暴等；二是对工作学习的态度，如勤劳、认真、首创精神，还是懒惰、马虎、墨守成规等；三是对自己的态度，如自信或自卑、羞怯或大方等。

③性格的分型

A. 按理智、情绪、意志的优势分　可分为理智型、情感型和意志型。

B. 按心理活动的内外倾向分　可分为内倾型、外倾型和中间型。

C. 按处事的独立程度分　可分为独立型和顺从型。

D. 按维度理论分　可分为稳定-内向型、稳定-外向型、不稳定-内向型和不稳定-外向型。

【例 32】男,22 岁,大学生。平常乐于助人、尊师爱校。不仅在学习上经常帮助同学,而且在生活上也常常照顾他人,并能积极组织班级的集体活动。这种行为方式在性格的特征中属于

A. 行为特征　　B. 意志特征　　C. 态度特征

D. 情绪特征　　E. 理智特征

【例 33】影响人性格的基本时期是

A. 青年期　　B. 老年期　　C. 中年期

D. 儿童期　　E. 婴儿期(2023)

常考点　常考点,应全面掌握。

参考答案——详细解答见《2025 国家临床执业及助理医师资格考试历年考点精析(上、下册)》

1. ABCDE　2. ABCDE　3. ABCDE　4. ABCDE　5. ABCDE　6. ABCDE　7. ABCDE
8. ABCDE　9. ABCDE　10. ABCDE　11. ABCDE　12. ABCDE　13. ABCDE　14. ABCDE
15. ABCDE　16. ABCDE　17. ABCDE　18. ABCDE　19. ABCDE　20. ABCDE　21. ABCDE
22. ABCDE　23. ABCDE　24. ABCDE　25. ABCDE　26. ABCDE　27. ABCDE　28. ABCDE
29. ABCDE　30. ABCDE　31. ABCDE　32. ABCDE　33. ABCDE

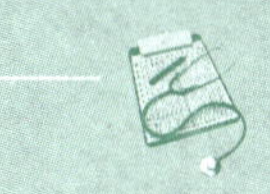

第 2 章　心理健康、心理应激与心身疾病

▶考纲要求

①心理健康概述:心理健康的概念,心理健康的简史,心理健康的研究角度及其应用,心理健康的标准及其应用。②不同年龄阶段的心理健康:儿童阶段心理健康常见问题与对策,青少年阶段心理健康常见问题与对策,中年人心理健康常见问题与对策。③心理应激:心理应激的概念,应激源的概念与种类,心理应激的中介机制,心理应激反应,心理应激对健康的影响,心理应激的应对方法。④心身疾病:心身疾病的定义、特征与范围,心身疾病的发病原因与机制,几种常见的心身疾病。

▶复习要点

一、心理健康

1. 心理健康概述

(1)心理健康的概念　心理健康也称心理卫生,是指以积极的、有效的心理活动,平稳的、正常的心理状态,对当前和发展着的社会、自然环境以及自我内环境的变化具有良好的适应能力,并由此不断地发展健全的人格,提高生活质量,保持旺盛的精力和愉快的情绪。

(2)心理健康的简史

①1792 年,Pinel P 医生提出使精神病患者得到康复,除了不受约束外,他们还应该从事有益的劳动。

②1908 年,Beers C 以自己患精神病后又恢复健康的亲自体验,又一次使心理卫生得到迅速发展。

③1908 年 5 月,成立了世界第一个心理卫生协会“康涅狄格州心理卫生协会”。

④1930 年 5 月,在华盛顿成立国际心理卫生委员会。

⑤1936 年 4 月,我国在南京成立了中国心理卫生协会。

⑥1985 年,我国在山东泰安召开了中国心理卫生协会成立大会。

【例 1】心理卫生又称为

A. 心理健康　　B. 心理和谐　　C. 心理宽容
D. 心理调节　　E. 心理平衡

(3)心理健康的研究角度及其应用

①统计学角度　许多在病理心理学看来属于异常的现象,在正常人的身上也会或多或少地有所表现,这与心理异常患者之间的差别只是程度上的差异而已。应用统计学的方法,把大多数在统计坐标上分布居中(即接近平均数)者视为正常,把正态分布的两端者视为异常。统计学的方法在很复杂的情况下可以采用,但简单地以纯数量为依据来界定极为复杂的心理现象,也会带有一定的局限性。例如,智力的常态分布中,除了个别有社会适应性缺陷外,也都属于正常范围。

②病理学角度　心理是人脑的功能。假定脑的结构和生理、生化方面发生障碍,如颅脑损伤、中毒、感染、营养缺乏、遗传或代谢障碍等,即使心理异常现象表现较为轻微,也可判定为异常。这一标准虽较客观,但也有其局限性。此外,即使大脑没有明显的器质性损害,但由于强烈的精神刺激而引起大脑功能失调,如出现幻觉、妄想等症状,也可认定有心理异常存在。

③文化学角度　人总是生活在一定的社会文化环境中,因此,可以从人的心理和行为是否符合其生

活环境所提出的要求,是否符合社会行为规范、道德标准等方面来对心理健康进行判断。符合者为正常,否则为异常。这种标准也不是一成不变的,会随着时间的变迁而变化。

(4)心理健康的标准及其应用 各个学派的标准不一。

美国心理学家马斯洛(Maslow)提出的十条标准得到较多的认可:①有充分的适应能力;②充分了解自己,并对自己的能力作出恰当的估计;③生活目标能切合实际;④与现实环境保持接触;⑤能保持人格的完整和谐;⑥有从经验中学习的能力;⑦能保持良好的人际关系;⑧适度的情绪发泄与控制;⑨在不违背集体意志的前提下,有限地发挥个性;⑩在不违背社会规范的情况下,个人基本需求能恰当满足。

我国心理学家提出的心理健康的5条标准。

①智力正常 包括分布在智力正态分布曲线之内者,及能对日常生活作出正常反应的智力超常者。

②情绪良好 能够经常保持愉快、开朗、自信的心情,善于从生活中寻求乐趣,对生活充满希望。善于调节负性情绪,具有情绪的稳定性。

③人际和谐 乐于与人交往,既有稳定而广泛的人际关系,又有知己的朋友;在交往中保持独立而完整的人格,有自知之明,不卑不亢;能客观评价别人,取人之长补己之短,宽以待人,乐于助人。

④适应环境 有积极的处世态度,与社会广泛接触,对社会现状有较清晰正确的认识,具有顺应社会改革变化的能力,勇于改造现实环境,达到自我实现与社会奉献的协调统一。

⑤人格完整 心理健康的最终目标是培养健全的人格。

【例2】依据个体的心理和行为是否符合其社会生活环境与行为规范来判断心理是否健康的研究角度属于

A. 认知学角度　B. 行为学角度　C. 生理学角度
D. 文化学角度　E. 经验学角度

【例3】对于大多数在小学里学习成绩中等的孩子而言,可以判断其智力水平处于正常范围,这一心理健康判断的角度为

A. 文化学角度　B. 社会学角度　C. 人类学角度
D. 统计学角度　E. 病理学角度

【例4】不属于心理健康的典型表现是

A. 情绪良好　B. 人际和谐　C. 智力正常
D. 人格完美　E. 适应环境

【例5】人际和谐的特点一般不包括

A. 宽以待人　B. 自我完善　C. 乐于交往
D. 乐于助人　E. 不卑不亢

【例6】男,40岁。平时乐于交际,宽以待人,友好相处,不卑不亢。符合心理健康的标准是

A. 适应环境　B. 情绪良好　C. 智力正常
D. 人格完整　E. 人际和谐

2. 不同年龄阶段的心理健康

(1)儿童阶段心理健康常见问题与对策

①乳儿期儿童心理健康常见问题与对策 乳儿期儿童从完全没有意识动作过渡到学会用手操作物体和直立行走等自主动作,从完全不能说话过渡到掌握一些简单的字和词进行交流。有了明显的注意力和初步的记忆力、简单的思维和依恋情绪等。此阶段乳儿的心理健康应该注意:A. 提供足量的蛋白质和核酸,以促进乳儿的身体、大脑、神经系统的健康发育。B. 乳儿会出现极为强烈的依恋需要,父母应重视乳儿的情感需求,与孩子建立亲密的情感联系。C. 父母应经常耐心地与乳儿进行语言交流,促进乳儿的学习、模仿、智慧的发展。D. 正确给予乳儿各种感官刺激和合理的行为功能训练。E. 断奶会给乳儿带来很大的心理打击,引起乳儿强烈的心身反应,应予以注意。F. 避免和矫正乳儿常见的不良行为,如咬手指、醒睡的昼夜颠倒、非器质性习惯性呕吐等。

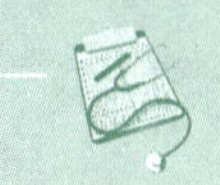

②婴儿期儿童心理健康常见问题与对策　婴儿期儿童已初步掌握最基本的口头语言，自我意识也开始发展。情绪具有易变化、易冲动、易感染的特点。此阶段婴儿的心理健康应注意：

A. 成人应鼓励婴儿开口说话，增加语言交流机会。使用规范语言，不应使用儿语。

B. 训练婴儿的各种肢体动作，如跑、跳、翻滚等，培养双手的精细动作。

C. 这个时期的婴儿已有了求知欲，好奇感。父母应重视婴儿的智力开发。

D. 培养婴儿良好的习惯，如进食习惯、睡眠习惯、卫生习惯、起居习惯、规范行为习惯等。

③幼儿期儿童心理健康的常见问题与对策　幼儿期儿童的口头语言表达能力进一步提高，书面语言能力也开始发展。情绪体验也开始分化。此阶段幼儿的心理健康应注意：

A. 开展丰富多彩的游戏活动，在游戏中训练幼儿的肢体协调、平衡、反应及写作等能力。

B. 经常给儿童讲故事、看图书、看儿童影视并要求他们复述，以提高他们的口头语言表达能力。

C. 培养他们对计数的兴趣，逐渐培养抽象思维能力。

D. 通过参加各种游戏活动和社会活动，促进幼儿个体社会化及社会适应能力。

E. 培养良好的习惯，如独立性、助人为乐、主动交往等良好习惯。

F. 做好入学前的心理准备，让儿童接受小学的学习环境和新的教育模式。

④学龄期儿童心理健康常见问题与对策　学龄期儿童的语言表达能力更加完善，思维进一步发展。认知方面表现为感觉的感受性不断发展，知觉的分析和综合能力提高，记忆能力迅速发展，认知的选择性和持续性提升。儿童的情感内容不断丰富。此阶段儿童的心理健康应注意：

A. 做好小学后的适应工作，在学习和人际关系方面需要培养新的能力。

B. 根据儿童天真、活泼、开朗、纯真的特点，激发他们快速成长。

C. 注意儿童的各种认知能力，引导他们学会思考，启发他们的思维能力和想象力。

D. 培养儿童良好的习惯，如学习习惯、集体意识、意志力、恒心、爱心、责任心等。

E. 纠正儿童期常见的不良习惯，如逃学、说谎、偷窃、欺负同伴、破坏公物等。

(2)青少年阶段心理健康常见问题与对策　青少年常见的心理问题包括：

①学习问题　是青少年的家长所关注的焦点问题之一。孩子成绩不理想的原因多样，应区别对待。

②情绪情感问题　青少年情感丰富，情绪不稳定，时高时低，情绪心境化，大多由某些生活事件所致。

③恋爱与性的问题　进入青春期后，就有了恋爱与性的问题，并从此贯穿一个人的一生。

青少年阶段心理健康问题的对策：A. 学校和家庭应注意培养青少年独立自主的能力，让他们能独立判断事物，独立应对事物，独立作出决定；B. 促进自我意识的形成和发展对青少年十分重要；C. 对青少年的性教育是一项重要的工作。

(3)中年人心理健康常见问题与对策　中年人常见的心理健康问题包括：

①反应速度与记忆力下降　常以为自己“老之将至”，从而产生悲观失望的心理状态。

②渴望健康与追求成就的矛盾　中年人都希望自己有个健康的身体，但是在繁忙的工作和高度责任感的驱使下，他们往往无暇关注自己的身体健康，甚至无暇参加体检。

③人际关系复杂　中年人的人际关系最为复杂，包括同事之间、上下级之间、亲属之间的关系等。

④家庭与事业的双趋冲突　家庭和事业对中年人的要求和期望，往往形成一对矛盾。

中年人心理健康问题的对策：A. 重视自身心理健康的观察；B. 积极合理地应对各种生活压力；C. 努力加强自我心理保健。

二、心理应激

1. 心理应激的概念

(1)应激　应激的概念由加拿大心理学家塞里(Selys)于1936年首次提出。塞里将应激描述为机体对伤害性刺激的非特异性防御反应。

(2)心理应激 由拉扎卢斯(Lazarus)于 1968 年提出。拉扎卢斯认为心理应激是人对外界环境中的有害刺激、威胁和挑战经认知、评价后所产生的生理、心理和行为反应。目前,学界普遍使用的心理应激的定义是个体面临或觉察到环境变化对机体有威胁或挑战时,作出的适应性和应对性反应过程。这一定义强调环境刺激是对人有威胁和挑战性的社会、心理或生物刺激物,反应则包括生理和心理两个方面。现代心理应激理论认为,心理应激是包括输入(原因)、中介、反应、应对的动态过程。其中,应激性生活事件是应激的原因,个体遭遇应激事件后会出现心理和生理反应,个体的心理因素如认知评价、人格特征、应对方式和社会支持,以及生理功能或素质是调节应激反应强度的因素,被称为应激的中介因素。中介机制是决定应激结局或后果的重要因素。

【例 7】个体面临或觉察到环境变化对机体有威胁或挑战时,做出的适应性和应对性反应过程,称为

A. 应激　　B. 应急　　C. 心境
D. 警戒　　E. 防御(2024)

2. 应激源的概念与种类

(1)概念 应激源指环境对个体提出的各种要求,经个体认知评价后可引起心理或生理反应的刺激。

(2)应激源的种类

①应激源按属性　可分为躯体性应激源、心理性应激源、社会性应激源、文化性应激源。

A. 躯体性应激源　是指对人的躯体直接产生刺激作用的刺激物,包括各种物理的、化学的、生物的刺激物,如高温、低温、酸碱刺激、不良食物、微生物等。这一类应激源是引起生理反应的主要刺激物。

B. 心理性应激源　是指来自自身的紧张性信息,如心理冲突、不切实际的期望、不祥预感等。

C. 社会性应激源　是指造成个人生活样式或风格的变化,并要求人们对其作出调整或适应的事件或刺激,如应激性生活事件、日常生活困扰、工作相关应激源、环境应激源等。

D. 文化性应激源　最为常见的文化性应激源是"文化性迁移",如由一种语言环境进入另一种语言环境,或由一个民族聚居区、一个国家迁入另一个民族聚居区或一个国家。

②从研究角度对应激源进行分类　赫伯特(Herbert)和科恩(Cohen)在心理应激免疫的研究中发现,不同应激源引起的生理反应(如人类的心理免疫反应)有差异,因而从研究的角度提出以下分类。

A. 按应激源的数量可分为　散在发生的客观事件应激源,如亲人丧亡、学校考试、参加聚会等;对一段时间内的应激事件作累计评定,如一年内遭遇日常生活困扰或生活事件的总和。

B. 按应激源的作用时间可分为　急性实验室应激源(持续时间<30 分钟),如心理作业;短期自然应激源(持续数天至 1 个月),如学校的期末考试;长期自然应激源(持续 1 个月以上),如丧亲、失业。

C. 按应激事件的性质可分为　人际事件,是指与人际关系相关联的事件,如夫妻关系或亲子关系不良;非社会事件,是指无明显人际影响的个人情感变异,如高原缺氧、寒冷、空气污染引起的心理扰乱。

D. 按应激事件的现象学分类　分为工作事件、家庭事件、人际关系事件、经济事件、社会和环境事件、个人健康事件、自我实现受阻、喜庆事件等。

E. 按事件对个体的影响分类　可分为正性生活事件、负性生活事件。

F. 按生活事件的主观和客观属性分类　分为主观事件、客观事件。

【例 8】根据应激源的定义,所有应激源包含的共同心理组分是

A. 应激的认知评价　　B. 应激的人格特征　　C. 应激的社会支持
D. 应激的应对方式　　E. 被觉察到的威胁(2023)

【例 9】女,22 岁。到国外读硕士,刚到国外半年的时候因为语言不通、生活习惯不同等原因,心里不适应,其应激源应属于

A. 社会性应激源　　B. 躯体性应激源　　C. 文化性应激源
D. 职业性应激源　　E. 心理性应激源

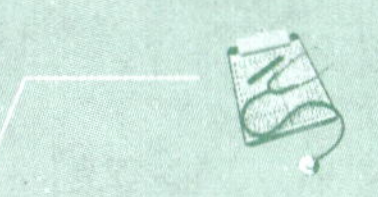

3. 心理应激的中介机制

心理应激的中介机制是指可以对应激源和应激反应的强度进行调节的因素。

(1)应激的心理中介机制　包括认知评价、应对方式、社会支持和个性特征。

①认知评价的概念和中介作用　认知评价是指个体对遇到的生活事件的性质、程度、可能的伤害情况进行评估。对生活事件的认知评价直接影响个体的应对活动和心身反应,因此认知因素是生活事件到应激反应的关键中介因素之一。

②应对的概念和中介作用　应对又称应对策略,是指个体对生活事件以及因生活事件而出现的自身不平稳状态所采取的认知和行为措施。应对策略与个性特征有关,存在与个性特质有关的、相对稳定的和习惯化了的应对风格,对个体的健康产生长期影响。

③社会支持的概念和中介作用　社会支持是指个体与社会各方面包括亲属、朋友、同事、伙伴等以及家庭、单位、党团、工会等社团组织所产生的精神上和物质上的联系程度。一般认为社会支持具有减轻应激的作用,是应激作用过程中个体"可利用的外部资源"。

④个性特征的中介作用　个性特征与生活事件、认知评价、应对方式、社会支持和应激反应等因素之间均存在相关性,从而共同参与对应激反应的调节。

(2)应激的生理中介

①应激系统的概念　神经内分泌系统是应激生理反应的调节者和效应者,应激系统如下。

A. 垂体-肾上腺皮质轴和自主神经系统支配的组织。

B. 蓝斑-去甲肾上腺/自主系统以及它们的外周效应器。

应激反应是通过神经系统、内分泌系统和免疫系统的中介途径发生的。

②应激系统的中介作用　包含以下内容。

A. 交感-肾上腺髓质系统　急性应激时,尤其个体认为具有威胁的情形下,交感神经末梢释放去甲肾上腺素,肾上腺髓质释放去甲肾上腺素和肾上腺素,这些物质与受体结合,引起器官功能的变化。

B. 自主神经系统　由下丘脑调节,通过交感神经和副交感神经调节机体的放松和应激水平。

C. 下丘脑-垂体-肾上腺皮质轴　可调节代谢性应激反应,以降低应激源的危害。

D. 内源性阿片系统　在应激时,通过减少恐惧、镇痛,以及抑制与疼痛有关的退缩行为,对搏击等应对反应有一定意义。该系统也可能与经历不可控制的应激后的消沉行为有关。

E. 性腺轴　应激时,性腺轴负反馈作用于下丘脑,导致促性腺激素分泌减少,繁殖能力受损。

F. 肾素-血管紧张素-醛固酮系统　应激时,肾脏可分泌肾素,激活肾素-血管紧张素-醛固酮系统,导致血压升高,肾脏排水排钠减少。

G. 免疫系统　应激时,机体免疫系统功能受到抑制,对疾病的易感性增高。

【例 10】下列关于心理应激的叙述,正确的是

A. 患者的认知评价是应激的中介因素　　B. 生活事件是应激的结局

C. 患者受到的社会支持不具有特异性　　D. 患者受到的应激强度不具有特异性

E. 患者产生的生理反应不具有特异性(2024)

【例 11】男,59 岁。因急性心肌梗死急诊入院,发作前患者曾与家属发生激烈争吵。在此案例中,引起急性心肌梗死发作主要的生理机制是

A. 内源性阿片系统过度兴奋　　B. 交感-肾上素髓质系统过度兴奋

C. 下丘脑-垂体-肾上腺皮质系统过度兴奋　　D. 下丘脑-垂体-甲状腺系统过度兴奋

E. 肾素-血管紧张素-醛固酮系统过度兴奋(2024)

4. 心理应激反应

当个体觉察到应激源的威胁后,就会通过心理和生理中介机制的整合作用,产生一系列心理、生理反应,这些反应称为应激反应,包括应激的心理反应和应激的生理反应。

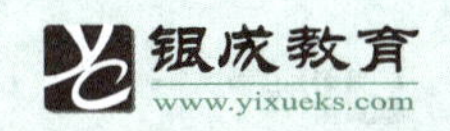

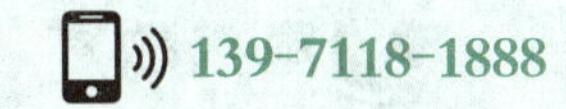

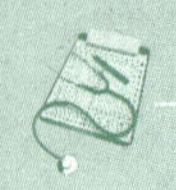
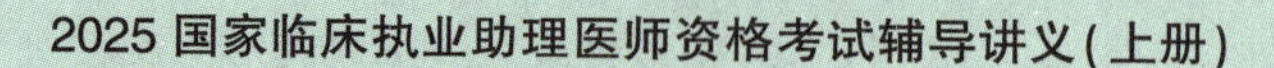

(1)应激的心理反应

①情绪反应　个体在不同应激源的刺激下,产生程度不同的情绪反应。

A.焦虑　是最常出现的情绪性应激反应。当个体预感危机来临或预期事物的不良后果时出现紧张不安、急躁、担忧的情绪状态。这里指的是"状态焦虑",是由应激源刺激引发的。

B.抑郁　属于消极、悲观的情绪状态,表现为兴趣活动减退,言语活动减少,无助感、无望感强烈,自我评价降低,严重者出现自杀行为,常由丧失亲人、离婚、失恋、遭受重大挫折、长期慢性疾病等引发。

C.恐惧　企图摆脱有特定危险的情境或对象时的情绪状态。适度的恐惧有助于激活警觉期动员途径,使注意力集中而防御风险,但常常缺乏应对的信心,表现为逃跑或回避。

D.愤怒　是与健康和疾病关系最直接的情绪反应。

②认知反应　应激较剧烈时,认知能力普遍下降。常见的认知性应激反应表现为意识障碍,注意力受损,记忆、思维、想象力减退等。负面的认知性应激反应使人陷入灾难中,难以自拔。

A.偏执　个体在应激后出现认知狭窄、偏激、钻牛角尖,平日非常理智的人变得固执、蛮不讲理。也可表现为过分的自我关注,注意自身的感受、想法、信念等内部世界,而非外部世界。

B.灾难化　个体经历应激事件后,过分强调事件的消极后果,引发惴惴不安的消极情绪和行为障碍。

C.反复沉思　不由自主地对应激事件反复思考,阻碍了适应性应对策略,使适应受阻。

D.闪回和闯入性思维　在经历严重的灾难性事件后,生活中常不由自主地闪回灾难的影子,就好像重新经历一样;或者在脑海中突然闯入一些灾难性痛苦情境或思维内容,表现为挥之不去。

③行为反应　当个体经历应激源刺激后,常自觉或不自觉地在行为上发生改变,以摆脱烦恼,减轻内在不安,恢复与环境的稳定性。积极的行为性应激可减轻患者压力,激励主体克服困难,战胜挫折。而消极的行为性应激则会使个体出现回避、退缩等行为。

④自我防御反应　是指借助于自我防御机制来应对环境的挑战,将自己与环境刺激的关系稍作调整,以减轻应激所引起的紧张和内心痛苦。

(2)应激的生理反应　应激源作用于人体时,通过应激系统的中介作用,即中枢神经系统对应激信息接受、整合,传递至下丘脑。下丘脑通过交感-肾上腺髓质系统,释放大量儿茶酚胺,增加心、脑、骨骼肌的血液供应。同时,下丘脑分泌的神经激素可兴奋垂体-肾上腺皮质系统,导致皮质激素水平增高,影响体内各系统和器官的功能。严重而持续的应激可引起机体生理功能的紊乱和失衡,引发病理性改变。

5. 心理应激对健康的影响

心理应激对健康的影响,既有积极意义,也会产生消极作用。

(1)积极意义　适度的心理应激是人成长和发展的必要条件。早年的心理应激经历,可以丰富个体的应对资源,提高其在后来生活中的应对和适应能力,更好地耐受各种紧张性刺激和致病因素的影响。

(2)消极作用　长期的或强烈的应激反应会引起心身疾病和心理障碍。心理应激时的心理和生理反应,特别是较强烈的反应,可加重已有的疾病,或造成疾病的复发。

6. 心理应激的应对方法

应对心理应激的方法多种多样,其中比较常用的方法包括:①消除、逃避或回避应激源。②调整对应激事件的认知和态度,常常需要降低期望值。③增加对应激事件的可控性和可预测性。④提高自身应对能力与经验。⑤采用自我防御机制。⑥学会放松和自我调节。⑦取得社会支持和安慰,利用各种有效的外在资源。⑧请心理咨询师或心理治疗师给予帮助,必要时选用适当药物。

【例 12】女,28 岁。遇应激事件后,喜欢用钻牛角尖的方式来处理,这种反应属于

A. 心理反应　　B. 行为反应　　C. 情绪反应

D. 生理反应　　E. 认知反应

【例 13】女,18 岁,某大学一年级新生。入学后对新的学习环境和教学模式不适应,出现情绪焦虑、失眠等情况。该生的辅导员、老师及同学们给予其热情的帮助、疏导和安慰,使该生逐渐走出了适应不

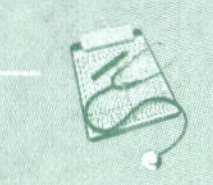

良的状态。这种应对应激的方法属于

A. 催眠心理治疗　　B. 运用自我防御机制　　C. 专业思想教育
D. 取得社会支持　　E. 回避应激源

【例14】小李，男，25岁。硕士研究生毕业后参加工作，半年来对上级领导布置的任务总感到不能胜任，屡屡出错，受到多次批评后内心受挫，选择了辞职。小李的这种选择在应激反应中属于

A. 认知反应　　B. 生理反应　　C. 情绪反应
D. 行为反应　　E. 自我防御反应

【例15】男，55岁。早期肝癌患者，微创手术后，愈合良好，他认为局部癌组织已切除，不要再想着自己是癌症患者，应坦然地面对生活。该患者应对心理应激的方法是

A. 提高自身应对能力　　B. 调整对事件的认知和态度　　C. 增加可控性和可预测性
D. 接受心理治疗帮助　　E. 采用自我防御机制

三、心身疾病

1. 心身疾病的定义、特征与范围

(1)心身疾病的定义　狭义的心身疾病是指心理社会因素在疾病的发生、发展过程中起重要作用的躯体性器质性疾病。广义的心身疾病则进一步包括了与心理社会因素关系密切的躯体功能性障碍。

(2)心身疾病的特征　①心理社会因素在疾病的发生和发展过程中起重要作用；②表现为躯体症状，有器质性病理改变或已知的病理生理过程；③不属于躯体形式障碍。

(3)心身疾病的范围　以下疾病可归入各系统的心身疾病范畴。

①循环系统　原发性高血压、原发性低血压综合征、冠心病、阵发性心动过速。

②消化系统　消化性溃疡、慢性胃炎、慢性胆囊炎、慢性肝炎、慢性胰腺炎、幽门痉挛、肠道功能障碍、神经性呕吐、神经性厌食、溃疡性结肠炎、肠易激综合征、过敏性结肠炎、心因性多食、异食症。

③呼吸系统　支气管哮喘、过度换气综合征、过敏性鼻炎、心因性呼吸困难、慢性呃逆。

④神经血管系统　脑血管病、多发性硬化症、雷诺综合征、偏头痛、自主神经功能紊乱、昏厥。

⑤内分泌和代谢系统　糖尿病、甲状腺功能亢进症、肥胖症。

⑥骨与肌肉系统　类风湿关节炎、紧张性头痛、全身肌痛症、颈臂综合征、慢性腰背痛、痉挛性斜颈。

⑦泌尿生殖系统　阳痿、神经性多尿、慢性前列腺炎。

⑧儿科　心因性发热、支气管哮喘、遗尿症、遗粪症、周期性呕吐、夜惊、胃肠功能紊乱症。

⑨妇产科　功能性子宫出血、月经失调、外阴瘙痒、更年期综合征、经前期紧张症、阴道痉挛。

⑩皮肤科　慢性荨麻疹、湿疹、神经性皮炎、过敏性皮炎、银屑病、皮肤瘙痒症、多汗症。

⑪耳鼻喉科　慢性鼻窦炎、咽部异物感、口吃、晕动症、梅尼埃病。

⑫眼科　原发性青光眼、低眼压综合征、眼肌疲劳症。

⑬口腔科　口腔黏膜溃疡、口腔异物感、心因性齿痛。

⑭肿瘤。

【例16】心身疾病的界定条件是

A. 在发病过程中心理社会因素起重要的作用　　B. 具有心理因素引起的躯体症状
C. 不是神经症和精神病　　D. 具有明显的器质性病理改变或病理生理变化
E. 以上都是

【例17】下列不属于心身疾病的是

A. 精神分裂症　　B. 冠心病　　C. 消化性溃疡
D. 糖尿病　　E. 高血压

【例18】内科的心身疾病一般不包括

A. 冠心病　　B. 高血压　　C. 支气管哮喘

D. 肺结核　　E. 消化性溃疡

【例19】根据心身疾病的定义,以下不属于心身疾病的是

A. 原发性高血压　　B. 腹股沟斜疝　　C. 神经性皮炎

D. 消化性溃疡　　E. 支气管哮喘

【例20】按照心身医学的观点,下列疾病中属于心身疾病的是

A. 精神分裂症　　B. 抑郁症　　C. 消化性溃疡

D. 大叶性肺炎　　E. 精神发育迟滞

2. 心身疾病的发病原因与机制

(1)发病原因

①情绪与心身疾病　情绪因素与许多心身疾病的发生和发展有关。消极的情绪状态对疾病的发生和发展、病程和转归都起着不良作用。心理紧张刺激与高血压、溃疡病、脑血管意外、心肌梗死、糖尿病、癌症等的发病率增高有关。长期焦虑、抑郁、紧张和恐惧等消极情绪与紧张性头痛的发生有关。

布雷迪(Brady)用"做抉择的猴子"实验说明应激与消化性溃疡的关系。让两只猴子各自坐在被约束的椅子上,每20秒给1次电击。每个猴子都有一个压杆,其中一个若在接近20秒时压一下,能使两只猴子避免电击。否则,两只猴子便一起受到同样电击。因此,这只猴子总是惦记压杆,以免被电击;另一只猴子是否压杆与电击无关。结果表明,两只猴子被电击的次数和强度虽然一致,但疲于压杆的猴子患上了胃溃疡,另一只猴子却安然无恙。

②人格与心身疾病　临床上很多疾病,如冠心病、高血压、心绞痛、心律失常、糖尿病等,都与人格特征有关。研究表明,A型行为类型的人易患冠心病等心血管系统疾病,C型行为类型的人易患癌症。

③社会环境与心身疾病　社会因素,如战争、空袭、社会动乱等可引起人们罹患各种心身疾病。生活事件是造成心理应激,进而发生心身疾病的主要应激源。

(2)发病机制

①心理动力学理论　该理论强调潜意识心理冲突在心身疾病的发生发展中起重要作用。潜意识心理冲突是通过自主神经系统功能活动的改变而造成某些脆弱器官病变的。例如,心理冲突在迷走神经亢进的基础上可导致支气管哮喘。

②行为学习理论　该理论认为,某些社会环境刺激引发个体习得性心理和生理反应,如情绪紧张、呼吸加快、血压升高等。由于个体素质上的问题,或特殊环境因素的强化,或通过泛化作用,使这些习得性心理和生理反应被固定下来,从而演变成为疾病。

③心理生理学理论　心理生理学发病机制的研究重点包括有哪些心理社会因素,通过哪些生物学机制作用于什么状态的个体,导致哪些疾病的发生。

【例21】布雷迪曾做过这样的实验,两只猴子各坐在自己被约束的椅子上,每隔一定时间通一次电,其中一只猴子(A)能自己断电而避免电击,另一只猴子(B)则不能,最终

A. A得了溃疡病　　B. B得了溃疡病　　C. AB均得了溃疡病

D. AB均未得病　　E. AB均得了高血压

3. 几种常见的心身疾病

(1)原发性高血压　与高血压有关的心理社会因素包括:

①社会环境因素　如社会结构变化、生活事件、社会环境及生活方式的变化、精神紧张、情绪应激等。

②情绪因素　各类人际关系紧张、社会地位和职业改变、家庭矛盾、经济收入和居住困难等生活事件所导致的应激及强烈的焦虑、恐惧、愤怒、敌意情绪均可引起高血压。

③不良行为因素　如高钠饮食、超重、肥胖、缺少运动、大量吸烟、酗酒、鼾症、生活不规律等。

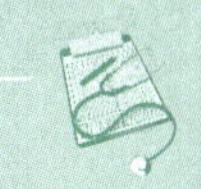

④人格特征　焦虑情绪反应、心理矛盾的压抑是高血压患者发病的主要心理因素。

(2)**冠心病**　冠心病的发病与情绪因素、个性心理特征、社会环境因素、行为因素等有关。

(3)**癌症**　癌症的发生与生活事件、情绪反应、个性特征、心理社会因素有关。

常考点　重点内容,应全面掌握。

参考答案——详细解答见《2025国家临床执业及助理医师资格考试历年考点精析(上、下册)》

1. ABCDE　2. ABCDE　3. ABCDE　4. ABCDE　5. ABCDE　6. ABCDE　7. ABCDE
8. ABCDE　9. ABCDE　10. ABCDE　11. ABCDE　12. ABCDE　13. ABCDE　14. ABCDE
15. ABCDE　16. ABCDE　17. ABCDE　18. ABCDE　19. ABCDE　20. ABCDE　21. ABCDE

第3章　心理评估、心理治疗与心理咨询

▶▶考纲要求

①心理评估概述:心理评估的概念,心理评估的基本程序和常用方法,对心理评估者的要求。②心理测验的分类及其应用:按测验的目的分类,按测验材料的性质分类,按测验方法分类,按测验的组织方式分类。③应用心理测验的一般原则:标准化原则,保密原则,客观性原则。④信度、效度和常模:信度,效度,常模。⑤常用的心理测验:智力测验及其应用,人格测验及其应用。⑥临床评定量表:评定量表概述,常用的自评量表。⑦心理治疗概述:心理治疗的概念,心理治疗的发展状况,心理治疗的性质、区分与适应证,心理治疗的分类。⑧心理治疗的理论基础:精神分析学派,行为主义学派,人本主义学派,认知学派。⑨心理治疗的主要方法及其应用:精神分析的治疗,行为主义的治疗,人本主义疗法,认知疗法,危机干预,其他疗法。⑩心理治疗的原则:治疗关系的建立原则,心理治疗的原则,心理治疗对治疗师的要求。⑪临床心理咨询:临床心理咨询的意义,临床心理咨询的历史,心理咨询的方式,心理咨询的手段与内容。

▶▶复习要点

一、心理评估

1. 心理评估概述

(1)心理评估的概念　心理评估是指根据心理学的理论和方法对人的心理品质及水平所作出的鉴定。心理品质包括心理过程和人格特征等内容,如情绪状态、记忆、智力、性格等。

(2)心理评估的基本程序　心理评估的大致过程:根据评估的目的收集资料,对资料和信息进行加工处理,最后作出判断。以临床心理评估为例,它与医学诊断过程十分相似,包括:

①确定评估目的　首先要确定来访者或提出评估要求的人首要问题是什么,进而确定评估目的。如要了解学习困难的原因,就需要首先鉴别学生的智力水平或人格特征。在进行临床心理咨询时,首先要判断来访者有无心理障碍。

②明确评估问题和方法　详细了解被评估者的当前心理问题,问题的起因及发展,可能的影响因素,被评估者早年的生活经历、家庭背景、当前的人际关系等。在评估过程中,常采用调查法、观察法和会谈法。

③了解特殊问题　对于一些特殊问题、重点问题的深入了解和评估,主要采用心理测验的方法,有时还采用"作品"分析法。

④结果描述与报告　将前面所收集的资料进行分析、处理。撰写评估报告、作出结论,并对当事人及有关人员进行解释,以确定下一步对问题处理的目标。

(3)心理评估的常用方法

①观察法　是心理学研究中最基本的方法,是指通过对被评估者的行为表现直接或间接的观察而进行心理评估的一种方法。观察法的依据之一是人的行为是由其基本心理特征决定的,因此是稳定的。

②会谈法　也称交谈法或晤谈法,其基本形式是主试者与被评估者面对面的语言交流,也是心理评估中最常用的一种基本方法。会谈的形式包括自由式会谈和结构式会谈两种。

③调查法　是借助于各种问卷、调查表和晤谈等方式了解被评估者的心理特征的一种研究方法。调查的含义是当有些资料不可能从当事人那里获得时,就要从相关的人或材料那里得到。因此调查是一种

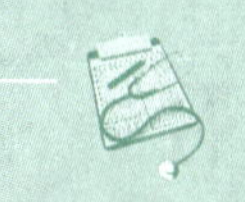

间接的、迂回的方式。根据调查的取向，可分为历史调查和现状调查。历史调查一般侧重于档案、书信、日记、各种证书、履历表以及与当事人有关的人和事。现状调查主要围绕与当前有关的内容进行。

④作品分析法 也称产品分析法。所谓"作品"是指被评估者所作的日记、书信、图画、工艺等文化性创作，也包括他（她）生活和劳动过程中所做的事和东西。通过分析这些作品（产品），可以有效地评估其心理水平和心理状态，并且可以作为一个客观依据留存。

⑤心理测验法和临床评定量表 临床上医生常常对一些生理指标（如血压、血细胞、尿蛋白含量等）进行测量，以判断被评估者身体是否健康。人的心理现象也可以通过测量进行鉴别。所谓心理测量，是指依据一定的法则，用数量化手段对心理现象或行为加以确定和测定。心理测验是在实验心理学基础上形成和发展起来的一种测量工具。在心理评估中，心理测验占有十分重要的地位。

为使测量结果便于比较和数量化分析，心理测量主要采用量表的形式进行。评定量表与心理测验有许多相似之处，如大多采用问卷的形式测评、多以分数作为结果的评估、以标准化的原则作为指导等。但评定量表与心理测验的显著不同在于评定量表强调简便、易操作、使用方便，因此在编制的理论指导方面要求并不严格，测验的材料也无须严格保密，允许出版发行，量表使用者无须经过特殊培训就可以使用。

(4)对心理评估者的要求 既要有良好的专业知识，又要有良好的心理素质，具体应该做到：

①善意 在心理评估工作中，心理评估工作者应维护被评估者的利益。以自己的专业判断和负责态度尽可能地避免对被评估者的伤害。以正确的方式将所测结果告知被评估者，并提供有益的帮助和建议。

②责任 心理评估工作者应有专业责任和科学责任，保持科学、严肃、谨慎、保密的态度。要坚持心理评估的专业标准，维护心理测验的有效性。

③诚实 心理评估工作者应保持评估工作的准确性、诚实性及真实性。不该对评估的结果作出虚假、曲解和偏误的判断，不应对被评估者作出轻率的承诺。

④公正 心理评估工作者应做到公平公正，对于被评估者一视同仁，让他们获得同等质量的心理服务。

⑤尊重 心理评估工作者应充分尊重被评估者的尊严和价值，维护他们的隐私权。同时应理解被评估者所存在的性别、种族、宗教、文化等多种差异，并尊重这些客观差异。

【例1】某课题组欲对某大型社区的居民进行心理健康状态筛查，宜采用的心理评估方法是

A. 晤谈法　B. 实验法　C. 观察法
D. 调查法　E. 作品分析法(2024)

【例2】招聘会上，招聘者与应聘者面对面交谈，了解应聘者的情况。这种心理评估方法属于

A. 观察法　B. 会谈法　C. 调查法
D. 作品分析法　E. 心理测验法(2024)

【例3】心理医师面对来访者，首先阅读了来访者的作品和日记，然后对来访者进行心理评估。这种心理分析方法属于

A. 观察法　B. 作品分析法　C. 调查法
D. 会谈法　E. 心理测验法(2024)

2. 心理测验的分类及其应用

心理测验是一种心理测量的工具，其种类繁多，分类如下。

(1)按测验材料的性质分类 分为文字测验和非文字测验。

(2)按测验方法分类

①问卷法 测验多采用结构式问题的方式，让受试者以"是"或"否"，或在有限的几种选项中作出回答。这种方法的结果评分容易，易于统一处理。一些人格测验，如明尼苏达多项人格调查表（MMPI）、艾森克人格问卷（EPQ）、症状评定量表等都是采用问卷法的形式。

②作业法 为非文字测验，让受试者进行实际操作，多用于测量感知和运动操作能力。对于婴幼儿、受文化教育限制的受试者（如文盲、语言不通的人、语言障碍者），心理测验多采用这种形式。

③投射法　测验材料无严谨的结构,如一些意义不明的图像、一片模糊的墨迹或一些不完整的句子等。要求受试者根据自己的理解随意作出回答,以诱导出受试者的经验、情绪或内心冲突。投射法多用于测量人格,如罗夏墨迹测验、主题统觉测验等;也可用于异常思维的发现,如自由联想测验、填词测验等。

(3)按测验的组织方式分类　分为个别测验和团体测验。

①个别测验　每个主试者每次只测试一个受试者,如韦克斯勒智力量表、生活事件量表、性生活质量问卷等。

②团体测验　每个主试者可以同时测试多个受试者,某些智力测验可以以团体为单位进行。

(4)按测验的目的分类　分为智力测验、人格测验、神经心理学测验和评定量表。

	用途	常用工具
智力测验	儿童智力发育的鉴定,脑器质性损害和退行性病变的参考指标,特殊职业的咨询参考	比奈-西蒙智力量表、韦克斯勒智力量表、丹佛发育筛选测验(DDST)
人格测验	心理障碍病人的诊断及预后参考 科研或咨询时对人格的评价	明尼苏达多项人格调查表(MMPI)、罗夏墨迹测验、主题统觉测验(TAT)、艾森克人格问卷(EPQ)
神经心理学测验	脑器质性损害的辅助诊断 脑与行为关系的研究	个别能力测验(感知运动测验、记忆测验、联想思维测验),成套测验(H-R 神经心理学测验)
评定量表	评价精神症状,临床工作和科研	抑郁量表、焦虑量表、生活事件量表 认知功能量表、生活质量综合评定量表

【例 4】在心理评估中,向受试者呈现一幅简单的几何图形,并要求受试者说出从图中看到了什么,以观察其视觉空间能力。这种方法属于

A. 会谈法　　B. 投射法　　C. 问卷法
D. 观察法　　E. 作业法

3. 应用心理测验的一般原则

(1)标准化原则　因为心理测验是一种数量化手段,因此标准化原则必须贯彻始终。标准化原则是指:①采用公认的标准化工具;②施测方法要严格根据测验指导手册的规定执行;③要有固定的施测措施;④采用标准化指导语;⑤要有良好的信度和效度。

(2)保密原则　这是心理测验的一条道德标准。

①测验工具的保密　有关测验的内容、答案、记分方法,只有作此项工作的有关人员才能掌握,决不允许随意扩散,更不允许在出版物上公开发表,否则必然会影响测验结果的真实性。

②测验结果的保密　工作人员应该尊重受试者的隐私权,保护受试者的测验结果。

(3)客观性原则　①心理测验的结果只是测出来的东西,所以对结果作出评价时要遵循客观性原则,也就是要"实事求是",对结果的解释要符合受试者的实际情况。如两个智力测验的结果,智商同样是 85,一个受试者是山区农民,结合他所受的教育程度和生活环境等条件,可考虑他的智力水平基本上是正常的;而另一个是某大学教授,测量时严格遵守了测验的要求,结合其他的表现则考虑到该人的大脑有退行性改变的可能。②不能仅依靠一两次心理测验的结果就下结论,尤其是对于年龄小的儿童作智力发育障碍的诊断时更要注意这一点。总之,在下结论时不要草率从事,在作结果评价时应结合受试者的生活经历、家庭、社会环境以及通过会谈、观察法所获得的各种资料全面考虑。

【例 5】某电视台编辑求助于一家心理治疗中心,希望在该电视台上播放韦氏智力测验的具体内容,以引起公众对心理学的兴趣,但被心理中心的工作人员婉言拒绝。该工作人员遵循的原则是

A. 保密原则　　B. 稳定性原则　　C. 标准化原则
D. 回避原则　　E. 客观性原则

【例 6】女,45 岁,大学教授。因车祸导致颅脑损伤,智力测验显示其智商为 85 分。同时有一位从未接受

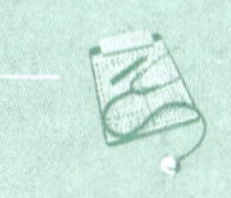

过正规教育的老年人测得的智商也是85分。心理治疗师认为前者的智力出现了问题，而后者正常。这一判断所遵循的原则是

A. 客观性原则　　B. 中立性原则　　C. 操作性原则
D. 保密性原则　　E. 标准化原则(2018、2022)

4. 信度、效度和常模

由于心理测验是测量人的复杂的心理现象，因此测量误差较多，且较复杂。为减少测量误差，心理测验应坚持标准化原则。标准化心理测验的技术指标主要包括信度、效度和常模。

	信度	效度	常模
定义	是指一个测验工具在对同一对象的几次测量中所得结果的一致程度	是指一个测量工具能够测量出其所测东西的真实程度	是指某种心理测验在某种人群中测查结果的标准量数
意义	反映测验工具的可靠性和稳定性	反映测量工具的有效性和正确性	提供可比较的标准(参考值)
含义	在相同情况下，同一受试者在几次测量中所得结果变化不大，说明该测量工具性能稳定，信度高	测量智力时，若选用的工具不是公认的智力测验，而是某门功课的考题，虽几次测量的得分一致(信度高)，但效度很低	常模的建立必须依据测验人口实际分布情况，分层抽样，得到标准化样本，然后对标准化样本采用心理测验工具进行测量

注意：信度反映心理测验工具的可靠性与一致性，效度反映心理测验工具的有效性和准确性，常模是心理测验的比较标准。

【例7】反映标准化心理测验可靠的技术指标是

A. 区分度　　B. 信度　　C. 效度
D. 常模　　E. 标本数量(2022)

5. 常用的心理测验

(1)智力测验及其应用　智力测验是评估个人一般能力的方法，它是根据有关智力的理论或智力概念经标准化过程编制而成。在教育、临床医学、司法鉴定、人事管理等诸多领域，往往需要对智力进行评估。

①智力　智力是一种潜在的、非单一的能力，它是一种知觉、分析和理解信息的复杂混合体。智力与人的生物学遗传因素有关，它在发展过程中可由于后天环境及学习的因素而受到影响，促进或阻碍其发展及表现。它也与人的生长、发育、成熟、衰老等生理状态关系密切。

智力单位是在智力测验中衡量智力水平高低的尺度。目前有三种表示法，即智商(IQ)表示法、百分位法和智力等级水平划分，其中以智商表示法最常用。

②智商　智商(IQ)是智力的量化单位，即通过智力测验将智力水平数量化，用数字的形式表达出来，便于人们的理解与比较。计算智商的公式有两种，即比率智商和离差智商。

A. 比率智商　也称年龄智商，最早由美国心理学家特曼(Terman)提出，其计算方法为

$$IQ=(MA/CA)\times 100$$

其中，MA为智力年龄，是指某一儿童的智力发展所达到的水准，在智力测验中以取得的成绩(通过的题目难度)为标志；CA为受试者的实际年龄，即该儿童在测验时的实际岁数。

比率智商公式是建立在儿童的智力水平随年龄增长而增长的线性关系的基础上，但事实上，一个人的智力在成人时不会随着实际年龄持续增长，因此比率智商不适合成人。

B. 离差智商　为了克服以上缺点，韦克斯勒(Wechsler)提出了“离差智商”的概念，他认为人类的智商在任何年龄均呈常态分布，可以用标准分(Z分数)的方法计算离差智商，其计算公式为

$$IQ=100+15(X-M)/S$$

其中，100是指每个年龄组的IQ均值为100，标准差为15，X为受试者智力测验的成绩，M为常模样本(受试者所在年龄组测验)的平均成绩，S为常模样本成绩的标准差。

	比率智商	离差智商
发明者	特曼(Terman)	韦克斯勒(Wechsler)
计算公式	IQ=(MA/CA)×100	$IQ=100+15(X-M)/S$
符号意义	①MA=心理年龄(智力年龄),是某一儿童测验成绩所达到的水平 ②CA=实际年龄,即该儿童在测验时的实际岁数	X=受试者的智力测验成绩 M=受试者所在年龄组测验的平均成绩 S=受试者所在年龄组测验成绩的标准差
临床意义	如某儿童的 MA=12,CA=10,则其 IQ=120	若某儿童所测 $X=\bar{X}$,则其 IQ=100
优缺点	比率智商建立在儿童智力水平随年龄增长而增长的线性关系的基础上,故对成人不准确	离差智商计算方式克服了比率智商计算受年龄限制的缺点,成为目前通用的 IQ 计算方法

③智力水平分级　国际上,通常根据 IQ 值将智力水平分为以下9级。

智力水平	IQ值	标准差范围
天才	145~160	+3~4S
极超常	130~145	+2~3S
超常	115~130	+1~2S
平常	85~115	±1S
边界	70~85	-1~2S
轻度智力低下	55~70	-2~3S
中度智力低下	40~55	-3~4S
重度智力低下	25~40	-4~5S
极重度智力低下	<25	-5S以下

④常用的智力测验　国际上通用的智力测验有韦克斯勒量表、斯坦福-比奈量表和考夫曼儿童能力成套测验等。在临床上,应用最多的是韦克斯勒量表。

A. 韦克斯勒量表(W-S)　包括三个版本,即韦克斯勒成人智力量表(WAIS,适用于16岁以上)、韦克斯勒儿童智力量表(WISC,适用于6~16岁)和韦克斯勒学龄前期智力量表(WPPSI,适用于4~6岁)。三个量表相互衔接,可以对一个人从幼年至老年的智力进行测量,便于前后比较。

韦克斯勒量表包括言语和操作两个分量表,而每个分量表又包含5~6个分测验,每一个分测验集中测量一种智力功能。言语分量表包含常识、领悟(对一些问题的理解)、算术、相似性(测抽象概括能力)、词汇、数字广度等分测验,这些方面构成一个人的言语能力,根据测验结果可以得出言语智商。操作分量表包含数字符号、图画补缺、木块图形、图片排列、物体拼凑、迷津等分测验,测验结果得出操作智商。将言语智商和操作智商合并,可以得出总智商。

B. 斯坦福-比奈量表(S-B)　由法国心理学家比纳(Binet)和西蒙(Simon)两人首先提出,后经多次修订,是世界上最早的智力量表。

C. 考夫曼儿童能力成套测验(K-ABC)　由 Kaufman 编制,该表主要适用于2~12.5岁儿童,在临床、教育评估及心理学基础研究方面有一定应用价值。

【例8】轻度智力低下的 IQ 值范围为

A. 55~69　　B. 45~59　　C. 35~49

D. 25~39　　E. <25

【例9】$IQ=15(X-M)/S+100$,智商是指

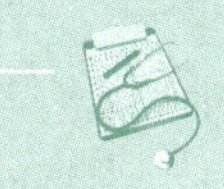

A. 混合智商　　B. 晶体智商　　C. 比率智商
D. 离差智商　　E. 液体智商

【例 10】男孩,8 岁。上课反应迟钝,一般的学习任务难以完成,家长带其来心理门诊就诊。此时,心理治疗师应该考虑首先使用的心理评估工具是

A. WISC　　B. SDS　　C. 16PF
D. EPQ　　E. SAS

【例 11】"比奈-西蒙量表"属于一种

A. 智力测验　　B. 人格测验　　C. 神经心理学测验
D. 评定量表　　E. 投射测验

(2)人格测验及其应用　人格是指人的个别性,包括能力、兴趣、气质、性格方面等的差异。

①客观性测验　这类测验主要采用问卷法进行。测验由一些问题或命题组成,要求受试者根据自己的实际情况在标准答题纸上作出选择。结果按标准记分键计分。常用的客观性测验如下。

A. 明尼苏达多项人格调查表(MMPI)　由美国明尼苏达大学海瑟薇(Hathaway SR)和麦金来(McKinley JC)两人编制。MMPI 共有 550 道题目,被试者可以用三种方式回答:"是、否、不肯定"。MMPI 主要从精神病学角度测量人格结构,分为 14 个分量表,包括 4 个效度量表和 10 个临床量表。

4 个效度量表如下。

序号	代号	内容	临床意义
1	Q	表示受试者不作是否回答或是否均作回答的总数	在 550 道题目的版本中原始分超过 30 分、在 399 道题目的版本中原始分超过 22 分为无效测验
2	L	共 15 个题目 原始分超过 10 分则测验无效	高分提示受试者对症状汇报不真实,因而使测验的效度不可靠
3	F	共 64 个题目 多为一些比较古怪或荒唐的题目	正常人若漫不经心地随便回答和试图装病者,可导致得分增高。真正的精神疾病患者得分高
4	K	校正分数,是对测验态度的一种衡量。共 30 个题目	高分者表明对测验具有较强的自我防御态度

10 个临床量表如下。

序号	项目	内容或临床意义
1	疑病症(Hs)	多为一些与躯体症状有关的题目
2	抑郁症(D)	得分高者表示有抑郁倾向,如情绪低落、缺乏生活兴趣、有自杀念头等
3	癔症(Hy)	测量被试者对自我的关注与敏感等特征,高分者往往以自我为中心
4	病态性偏离(Pd)	测量被试者对社会的适应能力,高分者对社会的适应能力较差
5	性向(Mf)	测试女子男性化和男子女性化的倾向
6	妄想(Pa)	测量被试者是否具有病理性思维,如过分的多疑敏感、考虑问题偏激等
7	精神衰弱(Pt)	测量被试者是否具有精神衰弱、强迫症状、焦虑、恐惧等神经症的特点
8	精神分裂症(Sc)	测量被试者是否存在思维及行为异常等精神分裂症的临床特征
9	躁狂症(Ma)	测量被试者是否具有过度兴奋、夸大、易激惹等轻躁狂症的特点
10	社会内向(Si)	高分者常表现为社会内向、不善社交、胆小退缩、过分自我控制等特点

MMPI 主要是协助医生对患者的精神状况作出诊断并确定病情的轻重。

B. 艾森克人格问卷(EPQ)　由英国心理学家艾森克(Eysenck HJ)编制,分为成人和儿童两个版本,

可分别对成人(16岁以上)和儿童(7~15岁)的人格特征进行测评。EPQ由3个人格维度量表和1个效度量表组成。

序号	项目	内容或临床意义
1	E量表(内-外向量表)	测量人格的外显或内隐倾向。高分者人格外向,低分者人格内向
2	N量表(神经质量表)	测量情绪的稳定性。高分者对外界反应敏感,常有焦虑、忧心忡忡等
3	P量表(精神质量表)	测量潜在的精神特质。高分者表现为孤独、不关心他人、难以适应外部环境
4	L量表(掩饰量表)	测量受试者的掩饰或防御倾向。分数过高说明测量的可靠性差,影响结果评定

EPQ结果采用标准T分表示,根据各维度T分高低判断人格倾向和特征。还将N维度和E维度组合,进一步分出外向稳定(多血质)、外向不稳定(胆汁质)、内向稳定(黏液质)、内向不稳定(抑郁质)四种人格特征。EPQ项目少,实施方便,既可个别施测,也可团体施测,是我国应用最为广泛的人格测验。

C.卡特尔16项人格因素问卷(16PF)　16PF由卡特尔(Cattell RB)采用主成分分析方法编制而成,他认为16个根源特质是构成人格的内在基础因素,测量这些特质即可知道其人格特征。16PF用来测量以下特质:A乐群性,B智慧性,C稳定性,E恃强性,F兴奋性,G有恒性,H敢为性,I敏感性,L怀疑性,M幻想性,N世故性,O忧虑性,Q1激进性,Q2独立性,Q3自律性,Q4紧张性。16PF已在我国试用,对于选拔人才和职业咨询等有一定的参考价值。

	明尼苏达多项人格调查表	艾森克人格问卷	卡特尔16项人格因素问卷
代号	MMPI	EPQ	16PF
发明者	Hathaway SR和McKinley JC	Eysenck HJ	Cattell RB
适合人群	16岁以上 至少有6年教育年限者	成人问卷适用于16岁以上成人 儿童问卷适用于7~15岁儿童	①A~D式复本适合于16岁以上并有小学文化程度者 ②E式复本适合阅读水平低者
流行范围	美国最常用	我国最常用	我国已引进

②投射性测验　与精神分析的理论有关。该理论认为一个人对一事物的感知、联想或反应有时是由潜意识或内心深处的矛盾冲突所决定的。测验的方法是把一些模糊的云雾状墨迹或无一定意义的图像或不完整的句子呈现给受试者,让受试者根据自己的认知和体验来解释、说明及联想,以诱导出受试者的经验,使他的人格特点能"投射"到这些测验材料上。投射性测验包括罗夏墨迹测验、主题统觉测验等。

A.罗夏墨迹测验　是现代心理测验中最主要的投射测验。罗夏墨迹测验是由瑞士精神病学家罗夏(Rorschach H)在1921年创立的,当时主要用于精神分裂症的诊断和鉴别诊断。1940年起被广泛用于人格测验。罗夏墨迹测验材料为10张墨迹图,其中5张全为黑色,2张为黑色和红色,其余3张是彩色,都是将墨迹放在纸上再加折叠制成的对称的浓淡不均的墨迹图。测试时,将10张图片按顺序一张一张地交到受试者手中,要他说出从图中看到了什么。目前常用于正常和异常人格的理论和临床研究。

B.主题统觉测验(TAT)　是由亨利·默里(Murray H)在1935年创立的。测验时,主试者向被试者呈现模糊情景图片,要求被试者根据所给图片讲述一个故事,包括情景中的人在干什么,想什么,故事是怎样开始的,而每个故事又是怎样结尾的。主试者评价故事的结构和内容,评价被试者描述的个体行为,试图发现被试者关心的问题、动机和人格特点。

6. 临床评定量表

(1)评定量表概述　评定量表是临床心理评估和研究的常用方法,其特点如下。

①实用性强　评定量表多以实用为目的,强调实用性,理论背景不一定严格,多是在一些问卷的基础

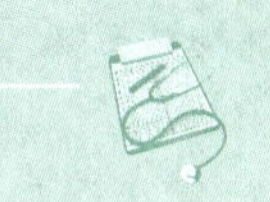

上进行结构化、数量化而发展起来的。

②筛查工具　评定量表简单易学易操作，多用作病人检查的筛查工具，而不作诊断用。

③不须严格控制　评定量表不像心理测验那样要求严格控制，有些可公开发表。

(2)常用的自评量表及其应用　评定量表既有他评的，也有自评的。所谓自评量表，是指受试者根据量表的题目和内容自行选择答案作出判断的评定量表。常用的自评量表如下。

①适应行为量表　适应行为是指个体维持生存的能力以及对周围环境和社会所提出要求的满足程度。对于一些婴幼儿、老年人、智残者、重症患者，进行适应行为的评定有时具有特别重要的意义。关于适应行为的评定，Gunzburg 提出了以下 4 个指标。

A. 自理能力　如饮食、穿戴、大小便等生活自理能力。

B. 沟通能力　指自我表达和了解他人的能力。

C. 社会化　与人交往的社会技能。

D. 职业　手工、体力以及其他工作技能。

②精神症状评定量表　多应用于精神科，也可用于门诊心理咨询和治疗。常用的量表有：

A. 90 项症状自评量表(SCL-90)　由 Parloff 等编制，主要适合心理健康状态的评定。SCL-90 由 90 个项目组成，被试者根据自己最近 2 周情况反映有无各种心理症状及其严重程度，在每个项目后按"没有、很轻、中等、偏重、严重"等级以 1~5(或 0~4)5 级选择评分。结果得出 10 个症状因子分，包含如下。

项目	症状因子	共计	内容
1	躯体化	12 项	主要反映主观的身体不适感，包括心血管、呼吸、消化系统主诉的不适，以及头痛、背痛、肌肉酸痛、焦虑等其他躯体表现
2	强迫症状	10 项	指那些明知没有必要，但又无法摆脱的无意义的思想、冲动和行为等表现
3	人际关系敏感	9 项	主要指某些个人不自在感，尤其是在与其他人相比较时更为突出。自卑感及人际关系紧张的人，往往在这一因子得分较高
4	抑郁	13 项	反映忧郁苦闷的情感和心境，包括对生活的兴趣减退、缺乏活动愿望、丧失活动力等
5	焦虑	10 项	包括与焦虑相关联的症状和体验，一般指那些无法静息、神经过敏、紧张以及由此产生的躯体征象(震颤)。游离不定的焦虑及惊恐发作是本因子的主要内容，它还包括一个反映"解体"的项目
6	敌对	6 项	主要从思想、情感及行为三方面来反映患者的敌对表现，包括厌烦、争论、摔物，直至争斗和不可抑制的冲动爆发等
7	恐怖	7 项	它与传统的恐怖状态或广场恐怖症所反映的内容基本一致，恐怖的对象包括出门旅游、空旷场地、人群或公共场所及交通工具等
8	偏执	6 项	主要指思想方面，如投射性思维、敌对、猜疑、关系妄想、被动体验、夸大等
9	精神病性	10 项	包括幻听、思维扩散、情感控制、思维插入等反映精神分裂症有关的项目
10	附加项	7 项	反映睡眠及饮食情况

SCL-90 可进行追踪性测查，以观察病情发展或评估治疗效果。

B. 抑郁自评量表(SDS)　由 Zung 于 1965 年编制。量表包含 20 个项目，采用 4 级评分制，即"很少有""有时有""大部分时间有"和"绝大部分时间有"4 个级别。其中项目 2、5、6、11、12、14、16、17、18、20 为反向评分，按 4~1 计分，各项目累计即为抑郁原始分。总分超过 41 分可考虑筛查阳性，表明可能有抑郁症状的存在，须进一步检查。抑郁严重指数=总分/80，指数范围为 0.25~1.0，指数越高，反映抑郁程度越重。SDS 主要适用于具有抑郁症状的成年人。只是对有严重迟缓症状的抑郁患者，评定有困难。同时，SDS 对于文化程度较低或智力水平稍差的人使用效果不佳。

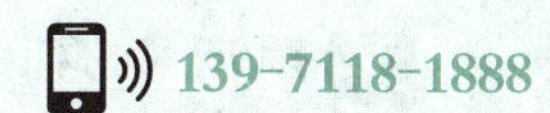

题号	内容	题号	内容
1	我觉得闷闷不乐	11	我的头脑跟平常一样清楚
2	我觉得一天之中早晨最好	12	我经常做的事情并没有困难
3	我一阵阵哭出来或觉得想哭	13	我觉得不安而平静不下来
4	我晚上睡眠不好	14	我对将来抱有希望
5	我吃得跟平常一样	15	我比平常容易生气激动
6	我与异性密切接触时和以往一样感到愉快	16	我觉得做出决定是容易的
7	我发觉我的体重在下降	17	我觉得自己是个有用的人,有人需要我
8	我有便秘的苦恼	18	我的生活过得很有意思
9	我心跳比平时快	19	我认为我死了别人会生活得好一些
10	我无缘无故地感到疲乏	20	平常感兴趣的事我仍然感兴趣

C.焦虑自评量表(SAS)　由Zung于1971年编制,共有20个评定项目,每个项目采用1~4级计分,即按“很少有”“有时有”“大部分时间有”和“绝大部分时间有”4个级别计分。其中项目5、9、13、17、19为反向评分,按4~1计分。各项目累计即为焦虑原始分。总分超过40分可考虑筛查阳性,即可能有焦虑存在,须进一步检查。分数越高,反映焦虑程度越重。SAS适用于有焦虑症状的成人。

题号	内容	题号	内容
1	我感到比往常更加神经过敏和焦虑	11	我因阵阵的眩晕而不舒服
2	我无缘无故地感到担心	12	我有阵阵要昏倒的感觉
3	我容易心烦意乱或感到恐慌	13	我呼吸时进气和出气都不费力
4	我感到我的身体好像被分成几块,支离破碎	14	我的手脚感到麻木和刺痛
5	我感到事事都很顺利,不会有倒霉的事情发生	15	我因胃痛和消化不良而苦恼
6	我的四肢抖动和震颤	16	我必须时常排尿
7	我因头痛、颈痛和背痛而烦恼	17	我的手总是温暖而干燥
8	我感到无力且容易疲劳	18	我觉得脸发热、发红
9	我感到很平静,能安静坐下来	19	我容易入睡,晚上休息得很好
10	我感到我的心跳较快	20	我做噩梦

此外,还有“简明精神病量表”(BPRS)、汉密尔顿抑郁量表(HAMD)等也在临床中广为应用。但这些量表属他评量表,对使用者的专科知识以及量表使用经验等要求较高。

③应激和应对有关评定量表

A.生活事件量表　我国杨德森、张亚林编制的生活事件量表(LES)由48条常见生活事件组成,包括3个方面的问题:家庭生活方面(28条)、工作学习方面(13条)、社交及其他方面(7条),另有2条空白项目,供填写被试者已经经历而表中并未列出的某些事件。

B.特质应对方式问卷　为自评量表,由20条反映应对特点的项目组成,包括积极应对与消极应对(各含10个条目)。用于反映被试者面对困难挫折时的积极与消极的态度和行为特征。被试者根据自己大多数情况时的表现逐项填写。各项目答案从“肯定是”到“肯定不是”采用5、4、3、2、1五项评分。实际应用中,消极应对特征的病因学意义大于积极应对。

【例12】用16项人格因素问卷(16PF)测验某人的人格特征,这一方法是根据

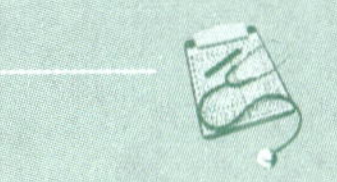

A. 弗洛伊德人格理论　　B. 卡特尔人格理论　　C. 艾森克人格理论
D. 斯金纳的人格理论　　E. 罗杰斯的人格理论

【例13】男，16岁。从小与同学疏远，与同龄人无交集，常被同学嘲笑、冷落、孤立，用明尼苏达多相人格调查表测试显示偏执状态。该青少年所表现的心理状态是
A. 对身体健康过分关注　　B. 敏感多疑　　C. 焦虑、恐惧
D. 对他人怀有敌意　　E. 以自我为中心(2024)

【例14】心理评估师给患者进行心理评估时，向患者出示了三张意义含糊的图片，并请他根据对图片内容的理解讲一个较为完整的故事，医生由此可以推测患者的个性特征和心理问题。该测验方法属于
A. 问卷法　　B. 投射法　　C. 观察法
D. 调查法　　E. 作业法

【例15】心身疾病的症状调查常选用的量表是
A. 韦氏成人智力量表　　B. 90项症状自评量表　　C. 艾森克人格问卷
D. 卡特尔16项人格因素问卷　　E. 明尼苏达多项人格调查表(2024)

【例16】男，37岁。因有明显的幻觉及妄想表现而到医院就诊。经询问病情后，医生欲采用心理测验对其进行评估，以协助诊断。针对该患者，通常可采用的心理测验工具为
A. EPQ　　B. MMPI　　C. SAS
D. SCL-90　　E. TAT(2019)

【例17】某高校心理健康教育中心欲对抑郁症高危学生进行定量评估，宜选用的评定量表是
A. 神经心理学检测　　B. 艾森克人格问卷（EPQ）　　C. SCL-90
D. 自评量表（SDS）　　E. 自评量表(SAS)(2023)

【例18】女大学生，18岁。最近感到心情低落，表情淡漠，有厌世、自杀想法，主动去找心理医生咨询。该医生应给予的评估是
A. 16PF　　B. WISC　　C. MMPI
D. SDS　　E. EPQ(2022)

二、心理治疗与心理咨询

1. 心理治疗概述

(1)心理治疗的概念　心理治疗也称精神治疗，是以一定的理论体系为指导，以良好的医患关系为桥梁，应用心理学的方法，影响或改变患者的认识、情绪及行为，调整个体与环境之间的平衡，从而达到治疗目的的一种方法。

(2)心理治疗的发展状况　现代科学的心理治疗是19世纪末由弗洛伊德创立的精神分析疗法开始的。20世纪50~60年代，行为治疗、人本主义治疗产生，以后衍生出多种治疗理论和技术，其特征如下。

①从业人员多　一些发达国家从事临床心理咨询与治疗的人员数量与医师、律师相当。

②机构设置多　医学发达国家中，医院、社区、学校等部门均设有心理咨询与心理治疗机构，为来访者和患者提供了很方便的咨询或就诊的场所。我国的机构设置还很不足，有待迅速发展。

③专业分工细　在有些国家，心理咨询和心理治疗分工越来越细，专业化程度越来越高。我国的心理咨询和心理治疗大多是一般性的，专业化程度还有待提高。

(3)心理治疗的性质、区分与适应证

①心理治疗的性质　心理治疗要完成对人的思维、行为及人格的塑造与矫正，其治疗过程不同于传统的医学治疗，主要的治疗过程具有以下特点。

A. 自主性　心理治疗的关键是帮助患者自己改变自己，因此心理治疗的成败在很大程度上取决于

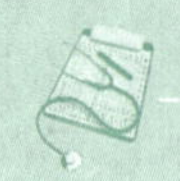

患者的主观能动性是否得到充分的发挥。治疗过程中的医患关系,不是传统意义上的关系,而是一种合作努力、伙伴或同盟的关系。患者从一开始就应发挥主动作用。

B.学习性　心理治疗是一个学习的过程。心理治疗的一个基本假设就是个体的情感、认识、行为都是个体过去生活经历的产物,它们是"学习"而来的。因此心理治疗需要具备三个条件:一是患者自愿主动并且配合治疗,应有强烈的动机;二是有一个可能提供转变的外环境,环境允许他的改变;三是能克服学习的内部阻碍,这需要转变其防御机制,放弃其"面具",与治疗师取得密切配合。

C.实效性　心理治疗是一项有实效的工作,它是有效的,可以从许多实际的观察中发现,心理治疗后人体有确切的生理、生化或免疫学的改变;心理治疗同时也是有益的,而且是人道的。

②区分

A.心理治疗与思想政治工作的异同　心理治疗与思想政治工作的相同点,都是做人的工作,相互之间有包容。心理治疗与思想政治工作的不同点在于学科性质、理论基础、人员要求、内容方法、目标要求等方面均不相同,特别是心理治疗师的被动与思想政治工作者的主动是一个特别的差异。

B.心理治疗与心理咨询的异同

	心理治疗	心理咨询
工作对象	为患者,主要为精神病、心身疾病、心理障碍患者	为来访者,在适应和发展方面发生困难的正常人
工作者	精神病医生、医学心理学家	临床咨询心理学家
工作任务	人格障碍、行为障碍、心身疾病、性变态	人际关系、学习、升学、家庭婚姻
工作方式	强调人格的改造和行为的矫正,费时较长	强调教育、指导和发展,费时较短

③适应证　心理治疗广泛应用于临床与心理的许多疾病和问题。最常应用于神经症、儿童与成人的行为障碍,包括性心理障碍、应激或挫折后的情绪反应、重性精神病的恢复期、心身疾病的辅助治疗、学习问题、个性问题以及某些慢性病患者的康复治疗等。

(4)心理治疗的分类

①按理解分　心理治疗可分为广义和狭义心理治疗。广义心理治疗是指医疗全过程,通过各种方式和途径积极地影响患者的心理状态而达到治疗目的。狭义心理治疗是指医生运用心理学的理论和方法,对患者进行针对性的治疗,如精神分析法、行为疗法、认知疗法、以人为中心疗法等。

②根据形式分　心理治疗分为个别心理治疗和小组心理治疗。

③根据患者意识范围的大小分　心理治疗分为觉醒治疗和催眠治疗。

④根据学派理论分　心理治疗分为精神分析学派、行为主义学派、人本主义学派等治疗方法。

2.心理治疗的理论基础

(1)三种重要学派的概述

	精神分析学派	行为主义学派	人本主义学派
代表人物	弗洛伊德	华生、巴甫洛夫	马斯洛、罗杰斯
兴起年代	19世纪末	20世纪20年代	20世纪40年代
基本理论	将人的心理活动分为3个层次,即意识、潜意识、前意识,童年时压抑在潜意识里的心理冲突是引起各种心理障碍、心身疾病的根源	人的一切行为、习惯、生活方式都是对外界刺激的反应,即学习得来的。各种心理疾病的产生都是通过错误的学习而得的条件反射	人本主义认为人的各种心理障碍和心身疾病的产生,都是自我实现受到环境的阻碍而不能实现的结果

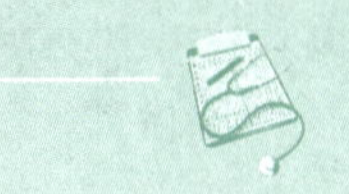

(2)精神分析学派

①关于人格结构　弗洛伊德将人格的结构分为三个部分,即本我(原我)、自我和超我。

A.本我　追求生物本能欲望的满足,是人格结构的基础,是人格中一个永存的成分。“本我”是无意识的最深层,是生来即有的。“本我”的内容除带有原始的、人类共有的特性外,还具有个体的特征。“本我”是不顾及“现实标准”的,它只能通过自我间接地表现出来。“本我”的活动,遵循所谓的“快乐原则”。

B.自我　是人格中最重要的部分,是意识状态下的自己。“自我”的功能主要有检查现实、适应环境、区分主观与客观的界线、控制情感及本能活动、对体验进行综合判断。“自我”可以按“现实原则”确定是否应该满足“本我”的各种要求。

C.超我　是在后天教育中形成的,具有自我控制与道德监察的功能。“超我”代表良性或道德力量的人格结构部分,“超我”的活动遵循“道德原则”,过强的“超我”易导致自责或过失感。

②关于心理结构　弗洛伊德把人的心理活动分为三个层次,即意识、潜意识、前意识。他把心理活动的三个层次形象地比喻为漂浮在大海上的一座冰山。

	意识	潜意识	前意识
定义	是与语言有关的,人们当前能够注意到的那一部分心理活动	是指无法被个体感知的那一部分心理活动,不能被客观现实、道德理智所接受	介于前两者之间,目前未被注意到或不在意识之中
特点	是心理结构的表层,只有符合社会规范和道德标准的各种观念才能进入意识界	其心理活动内容包括人的原始的盲目冲动、各种本能活动和被压抑的愿望	其作用是保持对欲望和需求的控制,使其尽可能按照外界现实要求和个人道德来调节
原则	其活动遵循“现实原则”	其活动遵循“享乐原则”	意识和潜意识之间的缓冲
举例	感知觉、兴趣、意志、思维等	各种本能的要求和欲望、已被意识遗忘的童年创伤	通过自己集中注意或他人提醒又能被带到意识区域的心理活动
相当	海平面以上的冰山部分	海平面以下的冰山部分	介于海平面上下的部分,随着波浪起伏时隐时现

③关于心理发展　弗洛伊德强调幼年阶段不利的心理发展或挫折对人格特征及成年后心理疾病的形成有重要影响。从婴儿到成年性本能可以分为5个发展阶段。

阶段	别称	年龄	特点
口欲期	婴儿期	约至1岁	婴儿通过吸吮满足欲望,口成为进行交流的最重要部位
肛欲期	幼儿期	2~4岁	儿童学习控制排便,发展灵活性、独立性、自主性
性器期	学前期	4~6岁	儿童发现了自己和别人的性标志,将父母形象内化发展出成熟的超我
潜伏期	青少年期	6~10岁	儿童注意力从自己转移到外界,即学习和游戏 性本能大大降低,进入一段“性沉寂”时期
生殖期	成年期	10~20岁	躯体和性发育成熟,与原始家庭客体产生心理社会性分离,建立家庭外的亲密客体关系

(3)行为主义学派　行为主义的心理治疗把着眼点放在观察到的外在行为或可描述的心理状态,充分利用“学习”的原则来改善非功能性或非适应性的心理与行为。美国心理学家华生受巴甫洛夫经典条件反射的影响,认为人的行为,不管是正常或病态的行为,还是适应性或非适应性行为,都是经过“学习”而获得的条件反射,从而提出了两条规律。

①频因律　即对某一刺激的某一行为发生反应的次数越多,那么这一行为就越有可能固定保留下来,并在以后遇到相同刺激时很可能发生。

②近因律　即对某一刺激发生某一行为在时间上越接近,那么这一行为反应越容易固定下来,并在以后遇到相同的刺激时很可能发生。

行为主义学派理论认为,各种心理疾患和心身疾病都是通过错误的学习而习得的条件反射,治疗原则也是通过不强化而使已建立的错误反射消失(消退)。

(4)人本主义学派　美国心理学家罗杰斯创建了人本主义疗法,其主要理论基础包括:

①实现趋势　它假定人类和其他所有的生物,与生俱来就有一种不断发展、增长和延续其机体的趋势。只要有生长发育的条件,有机体的这种自我实现趋势会克服多种障碍和痛苦。

②自我概念　自我乃一个人对自己的概念。"自我形象"是通过自身与环境,特别是与其他人对他的评价相互作用后而逐步建立起来的。

③充分体验　它是对宏观事物和可以意识的机体内部过程的态度。人本主义的核心在于人人都有其独立的价值和尊严,人人都必须自己选择自己的生活方向。

(5)认知学派　20 世纪 60~70 年代,贝克(Beck)等人根据临床观察研究及其心理学的一系列进展,提出了认知疗法的理论,主要步骤包括:①建立治疗关系;②识别与检验自动负性想法;③识别功能性失调性假设;④布置作业或制订行为计划。

【例 19】不适合接受心理治疗的疾病是

A. 焦虑症　　B. 恐惧症　　C. 创伤后应激障碍
D. 强迫症　　E. 精神分裂症急性发作

【例 20】潜意识又称无意识,在人的心理活动中一般处于

A. 警觉状态　　B. 缓冲状态　　C. 知觉状态
D. 清晰状态　　E. 压抑状态

【例 21】男,50 岁,某公司总经理。在公司某次业务培训会的开幕式上致辞后出现口误,宣布"会议闭幕"。此口误背后折射出该总经理的心理活动为

A. 潜意识　　B. 前意识　　C. 超我
D. 意识　　E. 本我

3. 心理治疗的主要方法及其应用

(1)精神分析的治疗　精神分析疗法由弗洛伊德创立,他以精神动力学理论为基础,主张通过内省的方式,以自由联想、精神疏泄、分析解释的方法,把压抑在"无意识"中的某些幼年时期的精神创伤或痛苦的体验挖掘或暴露出来,从中发现焦虑根源,启发并帮助患者彻底领悟而重新认识它,从而改变原有的病理模式,重建自己的人格,达到治疗目的。

①自由联想　在进行自由联想之前,让患者打消一切顾虑,讲出他所有的想法:正在想什么,包括突然出现的念头,完全不考虑是否有逻辑关系,是否符合道德标准,是否有意义或恰当,也就是说使自己"自由地联想",这是精神分析法的基本准则。在自由联想时,要以患者为主,医生不要随意打断,只在必要时,作适当引导即可。自由联想的疗程较长,一般要进行几十次。在治疗过程中,也可以发生阻抗、移情或反复。要鼓励患者坚持,以达到彻底解决心理症结而痊愈的目的。

②释梦　在自由联想的同时,可建议患者讲述自己的梦。弗洛伊德将梦的分析看作精神分析疗法的重要手段。梦的研究不仅能了解一般情况下的潜意识心理过程和内容,而且能了解那些被压抑、被排斥于意识之外的、在自我防御活动才表现出来的心理过程和内容。人们通过"梦的工作"中的那些规律或心理机制而表现为各种离奇的梦境,一般分为以下 6 类。

A. 象征　即用一种中性事物来替代一种忌讳的事物,可减少避免引起梦中自我的痛苦或创伤。例如用细长、尖锐、蛇虫等象征阴茎。

B. 移置　是指梦中将对某个对象的情感(爱或恨)转移和投向另一个对象。如一位神经症男青年梦到一位穿黑色衣服的陌生中年妇女,开始冲过去拥抱她,继而对她进行了残酷的攻击。经过分析,梦中这

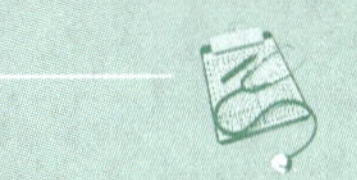

位中年妇女实际上是他的母亲，因为在其童年父亲病死后，他的母亲抛弃了他而嫁人离去。

C. 凝缩　指梦中将内心所爱或恨的几个对象，凝缩成一个形象表现出来。

D. 投射　指在梦中将自己某些不好的愿望与意念，投射于他人，从而减轻对自我的谴责。如一男青年梦到自己的女朋友移情别恋并与人幽会。经分析发现他对女朋友有所不满而萌发了追求其他女性的意念。

E. 变形　指梦中将潜意识的欲望或意念用其他甚至相反的形式表现出来。如一富家子弟，在其父亲病重后患了焦虑性神经症。他梦见父亲病愈又能掌握家务了。经过分析，他的潜意识中盼父早死的不孝意念受到超我的严厉压抑，通过"反相形成"而产生了"父亲病愈"的"反"梦。

F. "二次加工"　指做梦者在梦醒过程中，往往会无意识地对自己的梦进行修改加工，使它比较有次序或合乎逻辑一些；或者将梦中最有意义的东西反而置于次要或不显著地位。这时，精神分析医生在进行释梦时，就要去伪存真，抓住要点。

③移情　是精神分析治疗的重要环节。移情可使患者重新经历，并在与医生的关系（移情关系）中重新处理早期未能解决的冲突，使问题有可能得到积极有利的解决。

④阻抗　是一种无意识的心理过程，其目的是阻止受压抑的冲突意识化。

【例22】女，19岁。因心理问题正在接受长程精神分析治疗，在一次治疗时，患者迟到，心理治疗师语带责备，患者当即大发雷霆。患者的发怒现象最可能属于

A. 投射　　B. 释文　　C. 变形
D. 移情　　E. 象征

【例23】男，45岁。因焦虑症接受心理治疗。在治疗过程中患者多次约治疗师看电影，并多次打电话叮嘱治疗师"可能下雨要带雨伞"或者"气温下降要添加衣服"等。患者的这种表现是

A. 认同　　B. 移情　　C. 投射
D. 象征　　E. 阻抗

（2）*行为主义的治疗*　行为疗法也称行为矫正或学习疗法，是指根据行为学习及条件反射理论，消除和纠正异常，并建立一种新的条件反射和行为的治疗方法。行为疗法认为一切心理失常现象都是习得的行为，所以这种治疗方法的理论基础是学习理论，治疗对象是外显行为，治疗目的是修改不良的行为模式，主要方法是控制外部行为模式，进而重建或恢复良好的行为模式。

①行为功能分析　是指在行为疗法之前，治疗师对环境中和行为者本身的影响或控制问题行为的因素作一系统分析。行为疗法的目的在于消除患者的问题行为本身。治疗师在帮助患者解决问题行为之前，首先要对患者的行为问题进行细致的了解和分析。

②系统脱敏疗法　治疗师帮助患者建立与不良反应相对抗的松弛条件反射，然后在接触引起这种行为的条件刺激时，将习得的放松状态用于抑制焦虑反应，使不良行为逐渐消退（脱敏），最终使不良行为得到矫正。系统脱敏疗法主要适用于恐惧症、癔症。

③冲击疗法（满灌疗法）　它与系统脱敏疗法都是将患者暴露于患者所惧怕的情境中，但系统脱敏采用缓和的、逐步消除恐惧的方法，而本法是在治疗开始即将患者处于他最害怕的情境中，如果没有真正可怕的事情发生，那么焦虑就会减轻。冲击疗法主要适用于恐惧症。

④厌恶疗法　是一种通过轻微的惩罚来消除适应不良行为的治疗方法。当某种适应不良行为即将出现或正在出现时，当即给予一定的痛苦刺激，使其产生厌恶的主观体验。经过反复实施，适应不良行为和厌恶体验就建立了联系。厌恶刺激有电击法、橡皮筋法、氨水法、阿扑吗啡法、厌恶想象法。厌恶疗法主要适用于露阴癖、恋物癖、酒精依赖、强迫症等。

⑤行为塑造法（代币疗法、奖励标记法、表征性奖励制）　是一项通过强化而产生某种期望的良好行为的行为疗法技术。这种疗法主要通过某种奖励系统，来访者在作出预期的良好行为表现时，马上就能获得奖励，即可得到强化，从而使来访者表现的良好行为得以形成和巩固，同时使其不良行为得以消退。

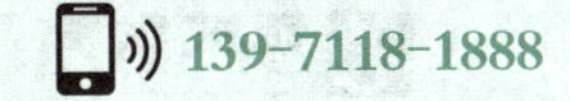

奖励可以用不同的形式,如记分卡、筹码等象征性方式。行为塑造法主要适用于恐惧症、多动症、神经厌食症、肥胖症、药瘾者、酒癖者、儿童孤独症等。

⑥松弛疗法　是通过机体的主动放松使人体验到身心的舒适,以调节因紧张反应所造成的紊乱的心理生理功能的一种行为疗法。常用的松弛疗法包括渐进性肌肉放松、自主训练、冥想、瑜伽等,主要适用于紧张性头痛、失眠、高血压、焦虑、愤怒等。

⑦生物反馈疗法　是指在电子仪器帮助下,将身体内部的生物电活动加以放大,放大后的机体电活动信息以视觉或听觉形式呈现出来,使患者得以了解自身的机体状态,并学会在一定程度上随意地控制和矫正不正常的生理变化。生物反馈疗法主要适用于各种心身疾病、神经症、某些精神病。

【例24】9岁男孩,喜欢咬自己的手指头,妈妈带他去看医生。医生在他手腕上套了一个皮绳,医生指导其当咬手指时就用力拉弹手腕上的皮绳,使其产生疼痛而终止咬手指。这种治疗方法属于

A. 系统脱敏疗法　　B. 厌恶疗法　　C. 冲击疗法

D. 代币疗法　　E. 生物反馈(2021)

【例25】男性,23岁。大学生,自述不能见马路上的汽车,当汽车经过时总感觉汽车很可能撞上自己,因此十分恐惧,来心理门诊就诊,最好采用的方法是

A. 系统脱敏　　B. 厌恶治疗　　C. 生物反馈

D. 自由联想　　E. 梦的分析

【例26】男孩,8岁,孤独症患者。心理治疗师在对其进行治疗的过程中,每当了解到他有主动向老师问好、递给小朋友玩具或整理好自己的衣服等情形时,就奖励他一个纸质小星星作为强化物。该心理治疗师采用的行为治疗技术是

A. 自我管理　　B. 代币疗法　　C. 系统脱敏

D. 满灌疗法　　E. 差别强化

【例27】男,70岁。原发性高血压20年,常情绪紧张,在服用降压药物的基础上,适合其情况的首选心理治疗方式是

A. 生物反馈疗法　　B. 精神分析疗法　　C. 眼动疗法

D. 冲击疗法　　E. 厌恶疗法(2024)

(3)**人本主义的治疗**　也称以人为中心疗法,由美国心理学家罗杰斯于20世纪50年代创建。人本主义相信个体实现倾向的巨大推动力和个体积极成长的力量,也相信个体有能力引导、调整和控制自己。因此人本主义的治疗过程是让来访者处于治疗的中心地位,依靠调动来访者的自身潜力来治愈疾病。在治疗过程中,治疗师的任务不是教育、指导和训练来访者,而是创造一种环境和心理氛围。

①人本主义治疗的特点　以患者为中心;把心理治疗看成一个转变过程;非指令性治疗的技巧。

②人本主义治疗的主要技术　包括真诚一致、无条件积极关注、同感的了解。

A. 真诚一致　是指真诚与真实,或治疗者自身的和谐一致,这是治疗的最基本条件。治疗师在与当事人沟通时,要任随自身内部的感受和态度开诚布公地表达和流露,使当事人感受到治疗师对自己的真诚态度,不怀疑治疗师有任何保留,就能使当事人发生内在的改变,并向建设性方向转化。

B. 无条件积极关注　积极关注是指被别人喜欢、尊重或认可的需要。无条件关注是指治疗师要毫无保留地接受来访者,完全接受来访者的是非标准和价值判断。

C. 同感的了解　是一种能深入主观世界了解其感受的能力。同感的了解开始于全神贯注地倾听。治疗师的倾听和日常生活中的听是不相同,有经验的治疗师能完全进入当事人的内心世界,不仅能理解当事人意识到的部分,甚至对当事人自己尚未察觉的潜意识层的意思也能察觉出来,并把这种理解传达给当事人本人。同感的技术有三个表达要点,即内容、感受与程度。

③人本主义治疗的适应证　主要适用于正常人群的普通心理咨询。

【例28】某生参加高考前数月产生严重焦虑,来到咨询室后,该生讲述了内心的恐惧与担心,治疗师只是

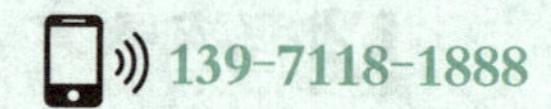

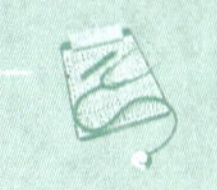

认真地倾听，不做指令性指导。这种心理疗法的理论属于

A. 精神分析理论　　B. 认知理论　　C. 人本主义理论
D. 心理生理理论　　E. 行为理论

【例29】男，26岁。因人际关系问题而寻求心理帮助，心理治疗师采用的干预方法是非指令性的，无条件的积极关注，协助来访者充分体验和整合自己的经验。这一心理治疗的方法属于

A. 精神分析疗法　　B. 行为疗法　　C. 以人为中心疗法
D. 催眠疗法　　E. 认知疗法

(4)认知疗法　是指治疗师以认知理论为指导，努力挖掘患者隐蔽的歪曲的不合理认知，通过训练和指导来纠正其不合理认知，建立新的更理性和现实的认知方式，而达到消除症状、改善情绪和行为，促进个体社会适应的目的。

①认知疗法的基本理论

A. 认知是情感和行为反应的中介　引起情绪和行为问题的原因不是事件本身，而是人们对事件的解释。

B. 认知和情感、行为相互影响　负性认知导致负性情绪及不良行为，而情绪和行为又反作用于认知，从而形成恶性循环，打破恶性循环是治疗的关键。

C. 情绪障碍者存在重大认知曲解　这是其痛苦的真正原因。如果认知曲解得到识别和矫正，即可改善其情绪和行为。

②认知疗法的基本技术　包括识别自动化思维、真实性检验、去中心化。

A. 识别自动化思维　采取一定技术，促使患者修正歪曲认知及负性自动化思维的过程。

B. 真实性检验　让患者在检验中认识到原有的信念是不符合实际的，并能自觉加以改变。

C. 去中心化　消除患者自认为的自己是他人注意中心的想法等。

(5)危机干预　属于心理卫生的救助措施，针对心理陷于危机状态者，给予适时救援，帮助其度过危机。

①危机干预步骤　包括6步：A. 确定问题；B. 保证求助者安全；C. 给予支持，主要是倾听，而不是采取行动；D. 提出并验证可变通的应对方式；E. 制订计划；F. 得到承诺，采取积极的应对方式。

②危机干预策略　危机干预工作者有许多行动策略，有助于工作人员更加有效地处理危机求助者。

A. 认识危机求助者的个体差异；　B. 客观评价危机干预工作者自己；
C. 最大限度地保证危机求助者安全；　D. 及时具体给危机求助者提供帮助；
E. 明确需要解决的问题；　F. 考虑可替代的应对策略；
G. 制订行动步骤和方案；　H. 发挥危机求助者的应对优势；
I. 关注危机求助者的迫切需要；　J. 妥当安排转诊；
K.完善建立和使用当地工作关系网；　L. 得到承诺和保证。

(6)其他疗法　如睡眠疗法、完形疗法、音乐疗法、森田疗法等。

【例30】男，12岁。因频发时轻时重的口吃就诊。经晤谈，心理治疗师认为患儿的口吃症状与其父母感情不好，总在他面前争吵并动辄以离婚相威胁有关。遂要求三人一起接受心理治疗，并采用了循环提问等技术。该心理治疗方法称为

A. 行为疗法　　B. 人本主义疗法　　C. 家庭治疗
D. 精神分析疗法　　E. 认知疗法

4. 心理治疗的原则

(1)治疗关系的建立原则　心理治疗者与患者之间的关系并不等于一般的友谊关系，其特点如下。

①单向性　治疗关系一旦建立，就是单向性的，一切为了患者的利益，它不同于友谊的双向互利关系。

②系统性　心理治疗有着明确的目的和对象，治疗者应采取一系列措施，有计划地帮助患者解决问题。

③正式性　治疗者的目的和职责是给患者提供帮助。这种关系既非儿戏，也不是为了寻开心。它是正式建立的关系，一切活动均不能超出这种关系约定的目标与范围。

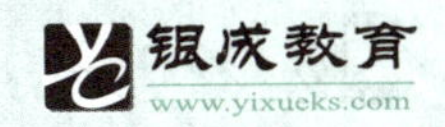

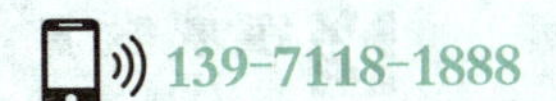

④时限性　治疗关系是以达到治疗目标为终结的,如果以后再有问题,还可以重新建立治疗关系。

【例 31】男,46 岁,投资顾问。因社交焦虑接受心理治疗,在心理治疗师的帮助下焦虑明显改善。患者心存感激,欲将掌握的投资信息告知心理治疗师以作报答,但被婉言谢绝。在此治疗关系中,该心理治疗师遵循的原则是

A. 保密性　　B. 正式性　　C. 单向性
D. 时限性　　E. 系统性

(2)心理治疗的原则

①信赖性原则　是指在心理治疗过程中,治疗者要以真诚一致、无条件的积极关注和共情与患者建立彼此接纳、相互信任的工作联盟,以确保心理治疗的顺利进行。

②整体性原则　是指在心理治疗过程中,治疗者要有整体观念。

③发展性原则　是指在心理治疗过程中,治疗者要以发展的眼光看待患者的问题,不仅在问题的分析和本质的把握上,而且在问题的解决和效果的预测上都要有发展的观念。

④个性化原则　是指在心理治疗过程中,治疗者既要注意患者与同类问题的人的共同表现和一般规律,又不能忽视每个患者自身的具体情况,不能千篇一律地处理问题。

⑤中立性原则　这一原则要求治疗者在心理治疗过程中保持中立的态度和立场。

⑥保密性原则　这一原则要求治疗者尊重患者的权利和隐私。

⑦回避性原则　心理治疗中往往要涉及个人隐私,交谈十分深入,同时要保持中立,这些在亲友和熟人中都难以做到。因此,一般情况下要回避亲友和熟人进行心理治疗。

⑧尊重原则　治疗者应尊重患者,以平等的态度对待患者,尊重其隐私权、自我决定权等权利,不得因患者的年龄、性别、种族、性取向、宗教和政治信仰、文化、身体状况、社会经济状况等因素而歧视患者。

⑨接纳原则　对于患者本人和所叙述的内容,治疗者应设身处地地理解和接受,这是良好治疗关系形成的基础,也是治疗者必备的能力。

⑩灵活原则　患者的心理活动受多种因素的影响,因此在心理治疗过程中,治疗者应密切注意患者的心身变化过程,不放过任何一点新的线索,随时准备根据新的需要变更治疗程序。

⑪综合原则　人类疾病是各种生物、心理和社会因素相互作用的结果,因而在决定某一疾病采取某一治疗方法的同时,要综合考虑利用其他各种可利用的方法和手段。如对高血压患者进行心理或行为治疗时,不应排除一定的药物治疗。

⑫真诚原则　这是心理治疗的一个重要条件,医生对患者要真诚。在此基础上,患者才能不断接受医生提供的各种信息,逐步建立治疗动机,并能毫无保留地吐露个人心理问题的细节,为医生的准确诊断及设计、修正治疗方案提供可靠的依据,同时医生向患者提出的各种治疗要求也能得到遵守和认真执行。

⑬关系限定原则　治疗者在心理治疗时,应按照本专业的道德规范与患者建立良好的治疗关系。不得利用患者对自己的信任或依赖牟取私利,不得与患者发展专业工作以外的社会关系。

⑭时间限定原则　治疗者在心理治疗时,应注意遵守治疗时间的规定,通常个体治疗每次的会谈时间为 45~50 分钟,无特殊情况不要随意延长、更改会谈时间。

(3)心理治疗对治疗师的要求　一个优秀的心理治疗师应具备下列条件。

①要有一颗帮助别人的心　要真诚地理解患者,做到共情,平等而不是鄙视,也不是板起面孔。

②要有敏锐的观察力　心理治疗师要善于察言观色,听话听音,善解人意。

③要有丰富的生活经验和知识　一个资深的心理治疗师,应多了解社会各阶层人士的生活和工作。要有较宽广的知识面,不仅要懂得医学、心理学,还应懂得社会学、人类学等。

④要具备乐观的生活态度　来访者大多数由于生活中的问题,情绪比较低落。如果治疗师也是一个悲观的人,则难以使患者积极乐观起来,反而会起到“推波助澜”的作用。

⑤要遵守职业道德　要有高尚的医德,尊重患者的隐私,严格遵守心理治疗中的道德规范。

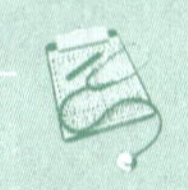

【例32】女,28岁。在心理咨询中谈到有两个男生她都很喜欢,不知道该与哪个继续相处,难以作出抉择,希望得到帮助,而根据心理治疗的原则,心理咨询师没有替她作出决定。该咨询师遵循的原则是

A. 灵活原则　B. 综合原则　C. 中立性原则
D. 耐心原则　E. 回避性原则

【例33】某心理治疗师的母亲出现了心理问题,其妹妹想让他给母亲进行心理治疗,但他却将母亲转给其他心理治疗师进行治疗。该心理治疗师遵循的心理治疗的原则是

A. 保密性原则　B. 真诚原则　C. 中立性原则
D. 回避性原则　E. 系统原则

【例34】某单位女职工,在一家医院接受过心理评估与心理治疗。其所在单位领导获悉后想了解该患者的心理问题现状,遂向医院索要心理评估的结果,但被患者的心理医生拒绝。该心理医生所遵循的原则是

A. 耐心原则　B. 真诚原则　C. 客观原则
D. 回避性原则　E. 保密性原则

【例35】某心理治疗师婉拒了一位正在接受其治疗的患者请其吃饭的邀请。该心理治疗师的这一行为所遵循的心理治疗原则是

A. 真诚原则　B. 回避性原则　C. 保密性原则
D. 关系限定原则　E. 客观中立原则

5. 临床心理咨询

(1)临床心理咨询的意义　临床心理咨询是指通过医学晤谈和讨论,查明来访者心理障碍的性质和可能原因,给予劝告、建议、教育、支持和各种形式帮助的过程,包括运用简短的心理治疗和医药治疗。

临床心理咨询的意义:①解决紧张应激压力的主要手段;②防治心身疾病,促进健康长寿的有效方法;③心理卫生知识传播的重要途径。

(2)临床心理咨询的历史

①国外心理咨询的历史　国外心理咨询的兴起,至今已有100多年的历史。帕松(Passon)在1909年出版了《选择择业》一书,该书在心理咨询发展史上的重要性在于帮助人们如何选择职业,这是心理咨询的开始。在第一次世界大战期间,美国需要将招募的士兵进行分类,以便淘汰智力不足者,因此发展了心理测量技术,这为职业咨询与指导提供了科学的手段。1942年罗杰斯出版的《咨询与心理治疗》一书促进了心理咨询的进一步发展。20世纪40年代,美国心理学会成立了咨询学指导分会,各类学校纷纷设立心理咨询机构。

②我国心理咨询的历史　我国自20世纪50年代以来,由于种种原因,长期没有开展心理咨询工作。1978年以后,心理学开始复苏。1982年,陈佩璋在西安医学院附属第一医院开设了全国第一个心理咨询门诊。1983年赵耕源在广州,1984年胡佩诚在北京分别开设了心理咨询、心身医学门诊。

(3)心理咨询的方式　常见的心理咨询方式有以下几种。

①门诊心理咨询　在综合医院、精神卫生中心和卫生保健部门,可设置心理咨询门诊接待来访者。这种形式与来访者直接见面,能进行面对面的对话,故咨询较深入,效果较好。

②信函心理咨询　为外地要求心理咨询者,或本地要求咨询者出于暂时保密或试探心理以信函咨询。这种形式的咨询,只能初步了解情况,对咨询者进行安抚和稳定其情绪,无法面对面深入磋商,故最终还是需要过渡到门诊心理咨询。

③电话心理咨询　多为处于急性情绪危象、濒于精神崩溃、企图自杀者,拨打专用电话向心理咨询门诊告急、诉苦和求援。在某些发达国家,电话心理咨询往往专业化,并设有专业化热线中心,24小时有人值班。接到电话呼救后,立即派出人员赶至当事人家中,处理急性情绪危机,安定情绪,制止自杀。对于一些不愿面谈、怕暴露身份的人,通过电话咨询也比较方便。目前,国内许多城市都设立了一些热线电话为咨询者服务。

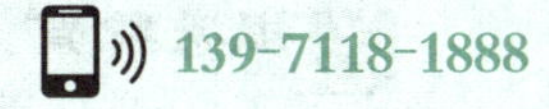

④专题心理咨询　针对公众关心的心理问题,在报纸、杂志、电台、电视台进行专题讨论和答疑。国内有些报刊已经开辟心理咨询专栏,系列讨论和回答百姓常提出来的心理问题。

⑤网上心理咨询　通过互联网心理咨询可以突破地域限制,还可以凭借行之有效的软件程序进行心理问题的评估与测量,同时将心理咨询过程全程记录下来,以便深入分析求助者的问题,并可以进行远程案例讨论和会诊等。

(4)心理咨询的手段

①宣泄　是指来询者将其郁积已久的情绪烦恼及变态行为倾诉给咨询人员的过程。这是一种发泄痛苦的形式,可以给人以极大的精神解脱,使人感到由衷的舒畅。因此,宣泄是咨询人员了解来询者的心理不适和精神障碍的重要途径,它可增进咨询人员对来询者的理解及后者对前者的尊重,使二者建立起有效的感情沟通途径。

②领悟　指来询者在咨询人员的帮助下,全面深刻地认识其心理不适与情绪障碍的过程,它常伴有深刻的认识飞跃,使来询者得以积极地协调自我与环境的关系,改变某些偏见与消极的行为方式,防止和减弱不良情绪对心身的危害。因此领悟是来询者克服心理不适与障碍的关键。

③强化自我控制　在心理咨询中,任何形式的"痛"都是自我控制不住的表现。强化自我控制可使来询者解除某种不良情绪状态与行为对自我的禁锢,协调个人与环境的关系,从而获得内心的和谐。强化自我控制在很大程度上依赖宣泄与领悟的进展,是两者必然的结果。

④增强自信心　是心理"通"的最高表现。它能使来询者在战胜恶劣心境、摆脱情绪不良的基础上,积极面对生活矛盾,调节自我与环境的不协调,以乐观的态度对待人生。它还能使来询者重建合理的情感结构,保持良好的心境,以更有效地应付生活中的忧愁、烦恼。因此增强自信心是心理咨询的最重要的目标。

(5)心理咨询的内容　不同的对象咨询内容不同。

①儿童少年心理咨询　以行为改变最常见,其他包括成绩下降、身体不适、幻觉与妄想、性格改变、交际困难等。分析其原因主要为学习压力过大、教育不当、环境改变、家庭矛盾等。

②青年心理咨询　在综合医院心理咨询门诊中,青年来询者的比例是最高的。在就诊原因中,以神经症最常见,其他为精神病、心身疾病、性问题、躯体疾病等。

③中年心理咨询　中年来询者以神经症为多,其中以焦虑症最常见,约占总数的50%。其他包括重型精神病、心身疾病、各种躯体疾病所致的心理问题、性变态、性功能障碍、气功偏差等。

④老年心理咨询　多为情绪变化、睡眠障碍、幻觉、妄想、行为变异、智力缺损、性格改变等。

【例36】女,24岁,大学生。因男友与之断绝了恋爱关系,内心十分痛苦,难以自拔而想要自杀。此时应寻求的最合适的心理咨询方式是

A. 门诊心理咨询　　B. 信函心理咨询　　C. 电话心理咨询
D. 专题心理咨询　　E. 网上心理咨询(2021)

常考点　心理评估和治疗为重点内容,应全面掌握。

参考答案——详细解答见《2025 国家临床执业及助理医师资格考试历年考点精析(上、下册)》

1. ABCDE　2. ABCDE　3. ABCDE　4. ABCDE　5. ABCDE　6. ABCDE　7. ABCDE
8. ABCDE　9. ABCDE　10. ABCDE　11. ABCDE　12. ABCDE　13. ABCDE　14. ABCDE
15. ABCDE　16. ABCDE　17. ABCDE　18. ABCDE　19. ABCDE　20. ABCDE　21. ABCDE
22. ABCDE　23. ABCDE　24. ABCDE　25. ABCDE　26. ABCDE　27. ABCDE　28. ABCDE
29. ABCDE　30. ABCDE　31. ABCDE　32. ABCDE　33. ABCDE　34. ABCDE　35. ABCDE
36. ABCDE

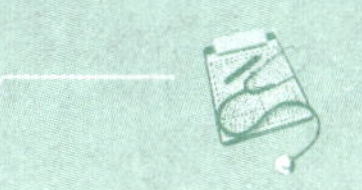

第4章　医患关系、医患沟通与患者的心理问题

考纲要求

①医患关系的心理方面:医患关系的概念,医患关系的重要性。②医患交往的两种形式和两个水平:医患交往的两种形式,医患交往的两个水平。③医患沟通的理论、技术及其应用:医患沟通的基本理论,医患沟通的技术与方法,医患沟通的常见问题与处理。④医患关系模式的临床应用:医患关系的基本模式,医患关系的临床应用。⑤患者角色、求医行为及其应用:患者角色的概述,患者角色的转化,求医行为。⑥患者的一般心理问题及干预:患者的心理需要,患者的认知活动特征,患者的情绪与情感特征,患者的意志行为特征,患者的个性特征,患者心理问题的基本干预方法。⑦不同年龄阶段患者的心理活动特征:儿童患者的心理,青年患者的心理,中年患者的心理,老年患者的心理。⑧特殊患者的心理问题:不同病期患者的心理问题及干预,手术患者的心理问题及干预,危重患者的心理问题及干预。

复习要点

一、医患关系与医患沟通

1. 医患关系的心理方面

(1)医患关系的概念　医患关系是指在诊疗过程中,医护人员与患者围绕着疾病的诊断、治疗、康复等与患者疾病相关的问题而建立起来的相互联系、相互影响的沟通过程,是人际关系在医疗情境中的具体化形式。医患关系具有以下特征:

①医患关系具有明确的目的性　医患关系是一种职业性人际关系,以医疗活动为中心,以维护患者健康为目的,这是医患关系的核心内容。

②医患关系是建立在医患平等基础上的帮助性人际关系　医患双方在人权、人格、价值、情感等方面是平等的。但在医疗服务过程中,医护人员具备专业知识和技能,处于帮助者的地位;患者因其健康问题,处于被帮助者的地位。

③医患关系是以患者为中心的人际关系　一切医疗过程和医患沟通过程都要作用于患者,并以解决患者健康问题为目的,因此对医患关系的评价主要以其对患者的作用和影响为标准。

④医患关系具有明显的时限性　从患者求医行为的发生到疾病治疗的结束,医患关系也经历了确立、发展、动态演变、结束等不同时期。时限性是医患关系有别于其他类型人际关系的重要特点。

(2)医患关系的重要性

①良好的医患关系是医学模式转变的要求　生物-心理-社会医学模式是一种系统论和整体观的医学模式,它要求医学把人看成一个多层次的、完整的连续体,也就是在健康和疾病的问题上,要同时考虑生物的、心理的和社会的各种因素的综合作用。

②良好的医患关系是医疗活动顺利开展的前提　医患关系的稳定、和谐使医者与患者之间能保持及时的信息交流,有利于医疗工作的顺利进行。

③良好的医患关系是营造良好医疗心理氛围的关键　良好的医患关系使医者与患者的心理距离缩小,使双方增进了解,心情舒畅。

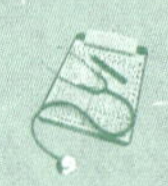

2. 医患交往的两种形式和两个水平

(1)医患交往的两种形式 医患交往有以下两种形式。

①言语形式的交往 是指医患之间利用言语来传递信息。

②非言语形式的交往 是指医患之间非言语形式的交往,如面部表情、身体姿势、眼神、手势等。

(2)医患交往的两个水平 在临床医疗实践中,技术型和非技术型交往是相互影响的。非技术型交往的成功可促进患者对检查、诊断和治疗的依从性,从而有利于技术水平上的交往。

①技术型交往 主要是指医患之间针对诊断、治疗、护理以及预防保健的具体方法而进行的沟通与交往。这种交往是医患交往的最主要、最直接的形式。生物医学模式非常重视医患之间的技术型交往。

②非技术型交往 主要是指医患之间情感、心理和思想上的交往,多体现在医疗服务态度方面。新的生物-心理-社会医学模式非常重视医患之间的非技术型交往。

3. 医患沟通的理论、技术及其应用

医患沟通是指在医疗卫生活动中,医患双方围绕疾病、诊疗、康复、保健等相关问题所进行的专业性信息交流过程,其最终目的为增进患者健康、提高医疗服务水平。

(1)医患沟通的基本理论

①医患沟通的基本理念 在医患沟通过程中,医生应遵循的基本理念主要包括:

A. 以人为本的服务理念 是医患沟通最基本的理念,要求医务人员在医患沟通过程中始终坚持一切以人为本、以患者为中心的理念。

B. 理解与尊重的理念 是处理好医患关系的前提,要求医务人员在医患沟通过程中要理解患者的所处境地、主观感受和需求,同时要在言谈举止间自然表现出对患者的真诚、尊重与接纳。

C. 同情与换位的理念 换位即站在患者的角度去思考、去感受,是对每一个患者个体进行直观理解的技术手段,同时也是对患者产生同情和共情的基础,是“医乃仁术”最朴实的表达和表现。

D. 主动与共同参与的理念 是保证沟通渠道畅通、进行有效沟通的操作原则,要求医务人员在医患沟通过程中要以主动的态度将各种医疗信息告知患者,同时认真听取病方的意见反馈,并让其共同参与到与之相关的医疗决策中来。

②医患沟通的基本原则 在医患沟通过程中,医生应遵循的基本原则包括:

A. 平等的原则 首先,在法律意义上,医患间的契约性关系决定了两者之间的关系是平等的;其次,在道德层面上,医患间的平等关系并不会因为医疗过程中主动与被动的程度而有所改变。

B. 共同参与原则 诊疗活动的全程医患双方都要主动参与并保持良好沟通。

C. 诚信和公正的原则 诚信是建立良好医患沟通的基础和前提,公正则要求医务人员要对患者一视同仁,避免偏见和歧视。诚信和公正是对医患双方的要求,但首先要从医方做起。

D. 保密的原则 在未经患者知晓和同意的情况下,医务人员有义务为患者诊疗过程中的一切信息实施保密,特别是涉及患者隐私的信息。

E. 反馈的原则 是指医务人员对沟通内容及患者在沟通过程中表现出来的情感进行反馈的过程,反馈的目的在于澄清、证实或为进一步的沟通做好铺垫,同时表达对患者主观感受的理解、同情与通情。

F. 知情同意的原则 特殊的诊疗活动,需要患者的知情同意,这是患者的基本权利。

③医患沟通的基本内容 主要包括:

A. 医生对于自身及相关诊疗环境的必要介绍,特别是在患者想要了解这方面情况的情形下。

B. 了解患者一般情况、采集病史、收集临床表现及相关信息。

C. 介绍和解释所需检查项目的方法、场所、过程、目的、准备和注意事项、结果、临床意义等。

D. 介绍疾病的诊断情况、主要诊疗计划与具体措施、疾病的疗效与预后。

E. 介绍药物治疗的目的、功效、用法用量、不良反应、疗程以及注意事项等。

F. 介绍手术的必要性、手术方式、术前准备与注意事项、麻醉方式、预期疗效、并发症、意外及其他可

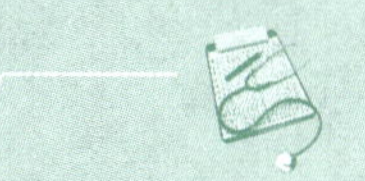

能出现的情况等。

G. 说明包括手术、药物在内的各种疗法、重大医学检查及其他方面的费用，以及医疗保险的报销范围。

H. 住院查房和门诊随诊期间对病情变化的进一步了解与反馈，对后续治疗方法与康复手段的说明等。

I. 出院前的病情与治疗总结、出院后维持或康复治疗的方法和注意事项、定期复查事项等。

J. 倾听患者的叙述，了解患者的体验与主观感受，表达对患者的理解与同情，安抚其情绪，鼓励其配合治疗并激发其主动性，对治疗和康复建立理性的认识和信心。

K. 倾听患者及其家属想要了解的其他问题，并尽可能作出使其能够理解和接受的答复。

L. 必要时，向患者及其家属解释当代医学技术的局限性，获得患方的理解，让其具有一定的风险意识，并对治疗结果报以合理的预期。

④医患沟通的主要层次

A. 知识层面的交流　是指医护人员以通俗易懂的方式，将与所患疾病相关的专业知识传递给患者。

B. 情感层面的交流　是指医生满足患者及其家属有关疾病倾诉的需要，耐心地倾听、理解并作出恰当反馈，同时在这一过程中表达同情与通情，并将心理支持技术巧妙地运用到沟通过程中，有效地缓解焦虑、恐惧、抑郁等情绪。患者对疾病治疗的体验也是医患情感交流的一部分。

C. 文化层面交流　是指在医患沟通中，医生能够意识到患者在文化及社会背景方面的差异性，用符合其文化背景和认知水平的语言，让复杂的医学术语浅显易懂，使其对疾病、诊治过程、康复过程等有更好的理解，有利于保障尊医行为和疗效。

⑤医患沟通的功能及意义　医患沟通与医疗服务的各个环节紧密相关，既是提高医疗服务质量的基本技能和条件，也是落实医学人文关怀的重要方法，其功能和意义体现在以下几个方面：A. 医患沟通技巧是建立良好医患关系和治疗同盟的基础；B. 良好的医患沟通有利于完整疾病信息的获得，从而有利于作出正确的诊断；C. 良好的医患沟通有利于制订医患双方都可以接受的可行性治疗方案；D. 良好的医患沟通可促进患者的依从性；E. 良好的医患沟通有利于患者理解疾病并理性地接纳疾病的预后；F. 良好的医患沟通有利于化解医疗纠纷；G. 良好的医患沟通可以促进疾病的康复并预防复发；H. 良好的医患沟通本身具有心理支持、安抚情绪等心理治疗作用；I. 良好的医患沟通体现了对患者的人格与权利的尊重。

(2) 医患沟通的技术与方法

①建立良好医患关系的基本前提　良好的医患关系是医患双方共同努力的结果，两者缺一不可。就医务人员而言，建立良好的医患关系需要考虑到以下基本前提：

A. 以新医学模式为指导　现代的生物-心理-社会医学模式要求医生在诊治患者时，不能只见疾病不见患者，只注意局部忽略全身，而应该从单纯的生物学诊治转向生物、心理、社会的立体诊治，要尽可能地解决患者的各种疾病相关问题。只有这样，才可能建立起相互尊重、信任、融洽的医患关系。

B. 对卫生法律法规的重视　医患关系必须符合现行医疗法律、法规的规定。违背这一原则，医生就可能被患者投诉或者受到法律的起诉。

C. 职业和非职业关系的处理　医患关系是以医疗行为为桥梁建立起来的职业关系，因而具有时限性。然而，在现实生活中比较常见的是，医患之间以此为契机发展出新的与医疗行为无关的人际关系，这是可以理解的。但是应该注意的是，非职业关系介入之后，会影响到医患关系的单纯性，因而常会带来角色行为的混乱，出现责任、权利、义务的混淆。

D. 移情和反移情的处理　移情在心理治疗过程中具有特殊的作用，但对于其他医疗过程而言，移情和反移情都会影响到医患关系，需要被慎重对待。

E. 医患沟通技巧的使用　良好的医患关系需要临床医生掌握医患沟通的技巧，如倾听、通情、提问、反馈等，并在沟通过程中遵循和体现出对患者的真诚、尊重和接纳。在沟通过程中，要注意目标明确，围绕与疾病相关的内容展开，同时要注意言语沟通技巧和非言语沟通技巧的结合使用。

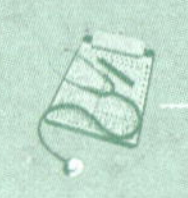

②医患沟通的基本方法

A. 言语沟通　言语沟通是信息交流的一个重要方式,主要以口头语进行交往,即交谈或晤谈,而书面语的形式虽然较少使用,但在签署某些重要医疗文书(如术前知情同意书)的时候却是必不可少的。

a. 交谈的原则

尊重患者　交谈要在平等和谐的医患关系中进行。医患关系中,患者常处于弱势地位,在医疗过程中经常会出现医务人员居高临下,患者被动服从的情形,这时患者信息往往不能很好地表达,产生交往障碍。

有针对性　医患交往毕竟是医疗活动的一部分,交谈应该有目的、有计划地进行。

及时反馈　在交谈过程中应及时反馈,采用插话、点头肯定、表情等手段对患者的谈话进行应答。

b. 交谈的技巧

注意倾听　在医患交往中,不要以"说"为主,"听"往往比"说"更重要。

正确共情　在医患交往中,共情是指医生具有能够理解和分担患者精神世界中各种负荷的能力。

善于提问　提问在病史采集、医患会谈过程中起重要作用。适当的提问,既可避免让喜爱倾诉的患者反复诉说自己的不适,也可以了解到紧张羞涩不善言辞的患者的真实情况。提问的方式主要有开放式提问和封闭式提问。

适当解释　解释是言语性技巧中比较复杂的一种,它取决于医生理论知识的储备和临床经验的丰富程度。医患沟通效果的好坏,在很大程度上取决于医生理论联系实际的能力。

有效指导　是指医生运用自己的医学专业知识直接指导患者做某事、吃某物,并提供一些健康方面的注意事项。指导是医生对患者影响最为直接和明显的一种技巧。

B. 非言语沟通　是指通过表情动作、目光接触、周围环境信息等手段表达自己的情感,从而达到交往的目的。非言语交往可分为动态与静态两种。动态主要包括面部表情、身段表情和人际距离等,静态包括衣着打扮、环境信息等。

面部表情　面部表情的变化是医生观察患者,获得患者变化的一个重要信息来源,同时也是患者了解医生心灵的窗口。医生既要善于表达面部表情,也要细心观察患者的面部表情。

身段表情　临床活动中,医生诚恳友善地点头,患者的温暖和安全感就油然而生。

目光接触　临床上医患交往,双方往往通过目光接触判断对方的心理状态和信息接收的程度。

人际距离　两人沟通的距离取决于彼此间的亲密程度。医患之间的距离以 0.5~1.2m 为宜。

语调表情　临床上,医生可通过患者的语调表情,来判断对方的心理状态。同时,医生也可借助语调表情传递关注、同情患者等信息。

【例 1】医生与患者的交谈原则应具有

A. 隐蔽性　　B. 情绪性　　C. 广泛性

D. 指令性　　E. 针对性

【例 2】糖尿病患者,女,65 岁,家庭主妇,初中文化程度。医生给予的饮食建议,容易理解和执行的说法是

A. "您每天摄入热量不能超过 1200 千卡"

B. "您必须严格控制饮食,要低盐、低脂、低糖饮食"

C. "每顿饭主食 2 两,少吃油腻的"

D. "不吃甜点、稀饭、甘蔗、西瓜、甜饮料,少吃肉、油,可以吃点粗粮"

E. "您一定要管住自己的嘴,原来爱吃的都不能吃了"

(3) 医患沟通的常见问题与处理　导致医患沟通障碍的因素来自医患双方。对于患者来说,主要是认为自己获得的信息不足、听不懂医生的术语、医生同情心差、记不住医嘱等。对于医生来说,主要是认为患者依从性差、提供的信息有误等。

①信息缺乏或不足　患者就医的动机主要是希望从医生那里了解自己患了什么病,病情如何,预后怎样。这些信息本可以在医患沟通中获得,然而在医疗活动中,漠视医患沟通的现象极为普遍,造成医患

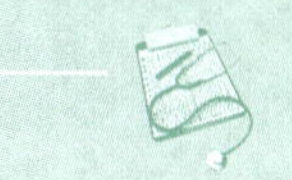

信息严重隔离，交流不畅。

在临床实践中，对于医患沟通不足的应对，有学者特别强调倾听的作用，并非常具体地提出了倾听过程中需要注意的几个问题：A. 要让患者感到舒适，永远不要让人感觉你很随意；B. 要用你的表情、目光、姿态等身体语言表现出你对患者的问题很感兴趣，并且很专注；C. 使用点头、拍肩膀、握手等动作让患者确信你很在意他并理解他的问题；D. 在患者正在陈述问题的时候，不要轻易地打断；E. 在准备作出结论时，一定要先问一下患者还有没有更多要说的。

此外，在临床晤谈中还需要注意的细节包括：A. 对患者的言语和非言语形式的表达要同等关注；B. 对患者的问题要马上作出反馈，为患者提供其想要获得的信息；C. 在涉及疾病的性质、过程、预后、检查、治疗方法的选择等问题时，要进行充分的讨论和说明；D. 在涉及昂贵的检查项目和药物的时候，要针对其必要性、可行性进行详细的讨论；E. 要让患者参与治疗计划的决策；F. 要尽可能使用简单易懂的方法进行沟通，注意医学术语、简称或缩写往往并不为患者所了解，或者一知半解，或者导致误解。

②沟通障碍　医患之间虽有信息往来，但是这些信息并不能被对方理解，甚至造成双方误解。如患者对医务人员经常使用的“行话”“缩略语”难以理解，医生对患者使用“方言”感到困惑不解。

造成医患沟通障碍的因素比较复杂，主要来源于医患两个方面。

来源于医务人员方面的因素包括：A. 对医患沟通的重要性认识不足，漠视患者的内心体验；B. 缺乏医患沟通的基本技能；C. 医务人员对非言语沟通要素的忽视，导致医患沟通表面化、程式化、缺乏个体针对性，无法满足患者的内在心理需求；D. 医务人员在时间、精力和体力上都处于超负荷运转，医患沟通所需的时间和精力被无限挤压；E. 医务人员的优越感和控制欲，使某些医生忽视了患者的心理需求和个人意志，从而造成误解，导致医患关系紧张；F. 医务人员的防范心理，迫使医务人员对患者建立起了心理防线；G. 医务人员的某些人格特征也是原因的一个方面，如焦虑性特质、抑制性特质、冲动性特质等。

来源于患者方面的因素主要包括：A. 患者对医务人员不信任；B. 患者健康意识和维权意识增强，超过了目前医疗水平的要求；C. 患者的认知特征、情绪特征和人格特征的影响。

③回忆不良　是指患者对医务人员所提供的有关医疗信息，在短时间内即大量遗忘，且不能准确回忆的现象。研究表明，患者离开诊室后，有 40%~80%的医疗信息被立刻遗忘。而且，被提供的医疗信息越多，事后能够准确回忆起来的比例越小。医生采用以下措施，有助于患者记忆。

A. 尽量避免使用专业术语　语句表达通俗易懂，简洁明了。

B. 将医嘱内容进行归纳　所患疾病的名称，病情可能的变化，需要进一步的检查，需要进行的处理等。

C. 指导力求具体　对需要患者进行配合的要求应明确、具体，不要一般而言或模糊笼统。

D. 重要的医嘱首先提出　心理学中的首因效应提示最先认识的项目回忆最好。

E. 运用复述增强记忆　在患者离开前让其将医嘱复述一遍，有利于增强记忆。

F. 尽可能使用书面形式　特别是重要的医嘱。

④同情心不够　同情心是医务人员应具备的道德素质之一，同时富有同情心也是患者对医生角色期待的重要内容。在技术权威与富有同情心的医生之间，多数患者更愿意选择后者。

⑤依从性差　患者的依从性，也称遵医行为，是指患者的医嘱执行率。有人用如下公式强调依从性的重要性：治疗效果=医生的临床知识与技能×患者的依从性。患者依从性差是医患沟通中的最大障碍，医务人员应及时查找原因，提高患者的依从性。

【例 3】医生在诊治过程中经常对患者使用医学专业术语，使患者难以理解，容易造成误解。这种医患交流的问题属于

A. 依从性差　　B. 同情心不够　　C. 沟通障碍

D. 信息缺乏　　E. 回忆不良

【例 4】有助于患者记忆的信息沟通方式不包括

A. 指导问题力求具体　　B. 归纳总结医嘱内容　　C. 语言表达通俗易懂

D. 重要医嘱首先提出　　E. 规范使用医学缩略术语

【例 5】造成医患沟通障碍的因素不包括

A. 医务人员使用专业用语　　B. 医务人员的优越感和控制欲　　C. 患者维权意识过强

D. 患者对医务人员不信任　　E. 医务人员的防御与保护措施(2023)

【例 6】为了加强病人对医嘱的记忆,不宜采用的方法是

A. 医嘱简明只说一次　　B. 尽量采用书面形式　　C. 重要的医嘱先说

D. 让病人复述医嘱　　E. 让病人写下来

4. 医患关系模式的临床应用

(1)医患关系的基本模式与临床应用　20 世纪 50~60 年代,美国学者萨斯、荷伦德将医患关系模式归纳为三种类型,即主动-被动型、指导-合作型、共同参与型,被认为是医患关系的基本模式。

①主动-被动型　这是一种最常见的单向性的,以生物医学模式为指导思想的医患关系,在现代医学实践中仍普遍存在,其特征为"医生为患者做什么",模式的原型是"父母-婴儿"。在这种医患关系中,医生是主动的,在患者心目中处于权威地位,而患者则处于被动接受的从属地位,对医疗过程和措施一般不会提任何意见,完全按医生的要求去做,听从医生的支配。这种模式过分强调了医生的权威性,忽视了患者的主观能动性。虽然这种模式在新的医学模式和医学目的下备受诟病,但可适用于某些特殊患者,如昏迷、休克、全麻、有严重创伤、智力严重低下、自知力丧失的精神病患者。

②指导-合作型　这是一种微弱单向、以生物-心理-社会医学模式及疾病治疗为指导思想的医患关系,其特征为"医生告诉患者做什么和如何做",模式的原型是"父母-儿童"。在这种医患关系中,医生的作用占优势,同时有限度地调动患者的主动性,也就是说,医生是主角,患者是配角。这种模式主要适用于急性病患者的治疗过程,是目前最为常见的医患关系模式。

③共同参与型　这是一种双向性的、以生物-心理-社会医学模式及健康为指导思想的医患关系,其特征是"医生帮助患者自我恢复",模式的原型是"成人-成人"。医患双方的关系建立在平等基础上,双方有近似相等的权利和地位,共同参与医疗决策和实施过程,相互尊重,相互依赖。这种模式主要适用于慢性疾病的治疗。

(2)医患关系的其他模式与应用　常见的医患关系模式还有维奇模式、布朗斯坦模式。

①维奇模式　由美国学者罗伯特·维奇提出,包括四种医患关系模式。

A. 工程模式　又称纯技术模式。在这种模式中,医生充当的是纯科学家的角色,只负责技术工作。医生将那些与疾病和健康有关的事实提供给患者,让患者接受这些事实,然后医生根据这些事实,解决相应的问题。该模式只注重了个体的生物属性,却忽略了个体的心理学和社会学属性。

B. 权威模式　权威模式又称教士模式。在这种模式中,医生充当家长式的角色,具有很大的权威性,医生不仅具有医疗过程的决策权,而且还有道德决定的权利,患者却完全丧失自主权。该模式过分注重了医方的权威而忽视了患者的主观能动性。

C. 合作模式　又称同事模式。在这种模式中,医生和患者拥有共同目的,即战胜疾病、恢复健康。为了实现这一目标,两者之间像同事一样,彼此平等、相互尊重、真诚相待,形成和谐的合作关系。

D. 契约模式　在这种模式中医患双方是一种非法律性的关于责任与利益的约定关系。在双方遵守共同利益的前提下,医疗中的重大决策要经患者同意,患者则不期望同医生讨论所有的医疗技术细节。

②布朗斯坦模式　由美国学者布朗斯坦提出,包括两种医患关系模式:

A. 传统模式　这种模式是从传统的生物医学模式中派生出来的。在医疗活动中医生所关心的只是疾病的处理、科学知识的解释以及标准技术和常规技能的应用,很少考虑患者的期望和感受。医生对患者保持情感上的"中立",而患者则被动地服从医生的判断与决策。

B. 人本模式　在这种模式中,医生与患者是合作者,共同为患者的健康负责。医生不仅关心疾病还注意患者的心理,不仅负责诊断与治疗,还承担教育和情绪支持。这种模式无论在技术方面还是非技术方面,都为医患之间的相互沟通与相互作用、建立融洽的关系创造了良好的条件,与生物-心理-社会医学

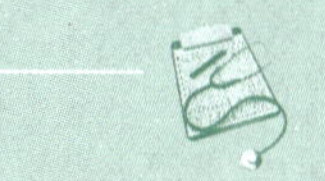

模式的基本观点具有一致性。

【例7】布朗斯坦提出的医患关系模式是

A. 权威模式　　B. 契约模式　　C. 人本模式

D. 共同参与型　　E. 指导-合作型(2024)

二、患者的心理问题

1. 患者角色、求医行为及其应用

(1)患者角色的概述 患者角色又称患者身份,是指被医生确认的患病者应具有的心理活动和行为模式。患者角色被希望采取切实行动来减轻自身的症状,如按医嘱服药、卧床休息、接受医生治疗等,努力使自己康复。1951年,帕森斯(Parsons)从社会学的角度,提出了患者的四种角色特征:

①免除或减轻社会职责 患者可从常规的社会角色中解脱出来,减轻或免除原有的责任和义务。

②不必对疾病负责 患者对陷入疾病状态没有责任,患者本身就是疾病的受害者,无须对患病负责。

③恢复健康的义务 患者自身需要为健康而努力,如配合医疗、护理工作,适当锻炼,加速康复。

④寻找帮助 患者负有寻求医疗协助的责任。

(2)患者角色的转化 患者角色转化是指个体承担并进入一个新角色的过程。当个体被诊断患有某种疾病时,原来已有的心理和行为模式以及社会对他的期望和责任都随之发生了相应的变化。这种变化是一个失去原来的社会心理平衡,达到新的社会心理平衡的适应过程。通常患者角色转化有以下几种类型。

①角色行为适应 患者基本上已与患者角色的"指定心理活动和行为模式"相符合,表现为比较冷静、客观地面对现实。"既来之,则安之",关注自身的疾病,遵行医嘱,主动采取必要的措施减轻疾病。患者角色适应的结果有利于疾病的康复。

②角色行为缺如 表现为患者未能进入患者角色,不承认自己是患者,或否定病情的严重程度。虽然医生已作出疾病的诊断,但患者尚未意识到自己患病或不愿承认自己是患者。这类人常因疾病会影响学习、工作、婚姻、事业等,而不愿承担患者角色。这种行为的后果往往是疾病因治疗延误而加重。

③角色行为冲突 同一个体承担着多个社会角色,在适应患者角色过程中,与病前的各种角色发生心理冲突,而使患者焦虑不安、烦恼,甚至痛苦等。当某种社会角色的重要性、紧迫性凸显时,患者就容易发生心理冲突。这些心理冲突有时较为激烈,使患者角色发生反复。

④角色行为强化 角色行为强化多发生在由患者角色向常态角色转化时。由于适应了患者的生活,产生了对疾病的习惯心理,即按时打针、吃药、按医嘱办事成了自己的行为模式,虽然躯体疾病已康复,但患者的依赖性加强、自信心减弱,对承担原来的社会角色恐慌不安,不愿重返原来的生活环境,即"小病大养"。

⑤角色行为减退 已进入角色的患者,由于强烈的感情需要,或因环境、家庭、工作等因素,或由于正常社会角色的责任、义务的吸引,可使患者角色行为减退。此时,患者不顾病情而从事力所不及的活动,承担正常角色的社会行为,从而影响疾病的治疗。

⑥角色行为异常 患者无法承受患病或患不治之症的挫折和压力,表现出悲观、绝望、冷漠,对周围环境无动于衷,这种异常行为如不能及时发现与有效疏导,不仅对病情十分不利,而且还可能发生意外事件。

(3)求医行为

①求医行为的概念 求医行为是指人们发觉症状后寻求医疗帮助的行为。

②求医的原因 患者察觉到有病时是否有求医行为,与个体的生理、心理、社会等方面的原因有关。

A. 生理性原因 因身体某些部位发生病变,或因主观上感受到身体不适或疼痛而求医。不论患者所患疾病性质或严重程度如何,患者的主观感受常常是促使患者产生求医行为的重要因素。

B. 心理性原因 因某些生活事件,个体精神遭受刺激而导致心理紧张、焦虑、恐惧,为缓解负性心理反应和精神痛苦而求医。随着经济的发展和社会的进步,由于心理性原因求医者渐有增多趋势。

C. 社会性原因　因某些疾病对社会产生现实或潜在的危害而求医,如传染病、性病等。

③求医的类型　人的行为是受意识所支配的,求医决定的作出,可能是患者本人,也可能是他人或社会。据此,将求医行为分为以下三类。

A. 主动求医型　当个体感到身体不适或产生病感时,在自我意识支配下产生求医动机,主动寻求医疗服务,称为主动求医行为。它是社会生活中最多见的求医类型。随着人们生活水平和医疗诊断技术水平的提高,医疗保健的需求逐年增加,主动求医的人逐渐增多。

B. 被动求医型　自我意识尚未发育成熟的未成年人、意识丧失者、缺乏自知力者以及体质虚弱的老龄患者等,需由患者家长、家属或他人作出求医决定而产生的求医行为,都属于被动求医行为。婴幼儿、儿童期的个体,需要家长决定是否采取求医行为。昏迷、意识不清、危重患者,需由他人立即决定是否紧急求医。精神病等自知力缺乏的患者,需由家属、同事、朋友等送往医院就诊。老年人常需由家属送诊。

C. 强制求医型　某些对社会人群健康有严重危害的特殊患者,虽然本人不愿求医,但是社会需要对其给予强制性医治,称为强制求医行为。如对某些烈性传染病、性病等患者,为保证社会其他人群的健康利益,同时也是对患者个人负责,均需采取强制求医措施。

④影响求医行为的因素　求医行为受多种因素的制约,包括:

A. 个人对疾病的认知程度　个体产生求医动机的最初原因是对自身变化的体验和感受,它是疾病最早的表现形式。因此,对疾病程度的认知是否恰当,是影响患者求医行为的最主要原因。

B. 个体以往的求医经历　患者以往的求医经历常对其后继的求医行为产生影响。

C. 个人的人格特征　个体求医行为与性格倾向、疾病体验、生存动机等人格特征密切相关。

D. 个人承受医疗费用的能力　医疗费用对个体求医行为的影响,主要取决于医疗费用款项的多少,求医个体在所支付医疗费用中承担的比例,以及人们对医疗经费价值认同程度等。

E. 医疗保健设施与服务态度的因素　医疗保健服务的可得性和可接受性对求医行为有较大影响。

F. 社会经济发达程度　任何一个时代和国家的经济发达程度,人民的整体生活水平,以及医疗保健服务设施和医务人员服务水平,都会影响社会成员的求医行为。

⑤遵医行为　遵医是指患者遵从医务人员开列的处方或其他诊疗方法进行检查、治疗和预防疾病的建议和意见的行为。研究遵医行为及影响因素,提高患者遵医的自觉性,是医学实践中必须重视的问题。

A. 影响遵医行为的因素　主要包括以下几个方面:

a. 患者对医生的信任度和满意度　医生的知名度、服务态度、服务质量直接影响患者对医生的信任程度和尊重程度,也影响着医嘱的遵守程度。

b. 疾病种类、严重程度及就医方式　一般情况下,急症、重症患者能够执行医嘱内容,按医嘱办事。有器质性病变的患者一般能够按医嘱办事,遵医率较高,而病情较轻、慢性病患者,遵医率明显降低。

c. 患者的主观愿望和医生治疗措施的吻合度　例如患者希望静脉滴注,而医生开的是口服药,当两者发生矛盾时,遵医率明显降低。

d. 患者对医嘱内容的理解和记忆及治疗方式的复杂程度　医嘱中的一些医学术语和复杂的治疗方式可能让患者产生理解偏差,往往影响遵医行为。

e. 患者对疾病的认知和经验　患者对疾病的性质、病因、病理机制、病程演化、后果及预后的认知不足,也可影响遵医行为。

f. 患者对治疗副作用或后遗症等的认识和接纳程度　例如,药物治疗的各种副作用、手术治疗可能带来的器官功能损害、放化疗的各种不良反应等,都可使患者顾虑重重,导致遵医率降低。

g. 其他　年龄、性别、职业状况、受教育程度、社会经济地位等因素,都可影响患者的遵医行为。

B. 提高遵医率的方法　遵医率是指患者在求医过程中遵从医嘱的比率。提高遵医率对尽快有效地治疗疾病,维护人民健康有重要作用。提高遵医率的措施包括:从医疗体制改革入手,加强医德医风教育,改善服务态度,提高服务质量;讲究医疗工作艺术性,耐心解释,反复说明,提高患者对医嘱的理解和

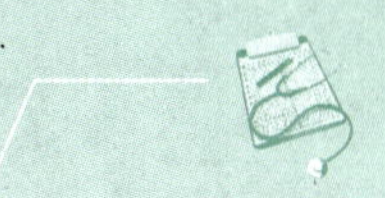

记忆水平；动员患者共同参与治疗方案的确定，以提高其执行医嘱的积极性；调动患者的主观能动性，简化治疗方案和程序，避免同时开列多种药物和对患者提出过多的要求；同患者达成协议，规定有关治疗的总目标和子目标，让患者自我监测，有助于提高遵医率；适当采用对患者遵医治疗的奖惩办法，建立良好的医患关系，增加患者对医务人员的信任。

【例8】患者，男，大学生。因被诊断为慢性肾衰竭而收住院治疗，入院后出现了失眠、哭闹和攻击性行为。患者的这种角色变化属于

A. 角色行为减退　　B. 角色行为强化　　C. 角色行为缺如
D. 角色行为异常　　E. 角色行为冲突

【例9】患有躯体疾病的患者出现抑郁、压抑、想自杀的状况，反映的角色行为是

A. 强化　　B. 冲突　　C. 缺如
D. 减退　　E. 异常

【例10】女，30岁。跳河后经巡警救助，发现其情绪低落，执意自杀，拒绝去精神专科就诊，后在家人的陪伴下勉强去精神专科医院就诊。该患者的求医模式为

A. 主动求医　　B. 被动求医　　C. 强制求医
D. 劝慰求医　　E. 自助求医(2024)

2. 患者的一般心理问题及干预

(1)患者的心理需要

①患病期间的生存需要　人们在身体健康时对饮食、呼吸、排泄、睡眠、躯体舒适等生存需要很容易被满足，但患病后这些基本需要的满足则受到阻碍或威胁。

②患病期间的安全需要　疾病的检查和治疗总是带有一定的探索性，有时可能会有危害性或危险性，患者住院过程中，对各种检查、抢救设施和措施，既寄予希望，又充满恐惧。

③患病期间接纳及社会联系和交往的需要　患者有伤病，希望得到及时的诊治，在需要住院时，希望医院收其入院。入院以后，进入一个生疏的环境，在由医务人员、病友共同组成的新群体里，又希望能成为这个群体中最受欢迎的人，渴望能与病友沟通，相互之间关系融洽。

④患病期间尊重的需要　自尊需要的满足会令人自信，感觉有存在的价值。

⑤患病期间自我实现的需要　自我实现属于较高等级的需要，但患病期间，特别是在疾病的急性期、尚未完全脱离危险时，重点任务是疾病的诊断和治疗，故此种需要被暂时搁置。但随着疾病被逐渐控制，进入慢性期或康复期，一般而言，患者都会越来越多地面临着个人发展及目标的调整问题。

(2)患者的认知活动特征　患者认知活动的异常改变包括感知觉异常、注意力异常、记忆异常、定向力异常、思维活动异常等，比较常见的为如下两类。

①感知觉异常　患病以后，多数患者的注意力由外部世界转向自身的体验和感受，躯体的主观感受性增高，尤其对与所患疾病相关的症状异常敏感。

②记忆和思维能力受损　疾病可能使患者的记忆和思维能力受损。有的疾病更是伴发明显的记忆力减退，如某些脑器质性病变、酒精滥用等。由于记忆和注意的改变，患者的思维能力也将受到一定程度的影响。

(3)患者的情绪和情感特征

情绪不稳定是患病后普遍存在的情绪反应，患者对情绪的控制能力下降，易激惹，可出现焦虑、行为退化、愤怒、抑郁、猜疑心加重等反应。

①焦虑　疾病会影响人的正常生活、工作和学习，而且疾病往往存在不可预见性和危险性，所以一个人患病后最明显的情绪反应即焦虑。焦虑程度随个体对疾病的了解及对疾病后果的担心而不同。

②行为退化　退化也称幼稚化，是指其行为表现与年龄、社会角色不相称，退回到婴儿时期。患病后常有退化行为，常表现为以自我为中心，兴趣变得有限，情绪的依赖性增强，全神贯注于自己的机体功能。

③愤怒　愤怒是对患病这一挫折的直接或伴随表现，患者常为不能自理或一些小事而愤怒。

④抑郁　一定程度的抑郁在任何严重疾病中都有,但长期的抑郁对病情是不利的,它可降低机体的免疫功能,影响诊断和治疗。抑郁反应的强度可以从轻微的失落感到极度的悲伤、失望等。

⑤猜疑心加重　患病后,有些患者特别敏感、多疑,尤其是有神经质倾向者。

【例 11】患者在患病后变得以自我为中心、兴趣变得有限、情绪的依赖性增强,并过分关注自己的机体功能。这种心理反应属于

A. 猜疑加重　　B. 行为退化　　C. 感情淡漠

D. 焦虑增强　　E. 情绪低落

(4)患者的意志行为特征　患者主要表现为意志活动的主动性降低,对他人的依赖性增强,其特征:

①以自我为中心　把一切事物及与自己有关的人都看作是为他的利益而存在的。

②兴趣变得狭窄　仅对当时因为自己而发生的事情有兴趣,而对其他事情不太关心。

③情感的依赖性增强　患者在情感上往往依赖于照顾他的人,尤其是经常直接按医护人员的指示去做。

④全神贯注于自己的身体功能　患者对自己身体功能有关的事情非常关心。

(5)患者的个性特征　一般而言,个性是比较稳定的,但在患病的情况下,部分患者的人格可能会有一些变化,往往变得独立性降低而依赖性增强,被动、顺从、缺乏自尊、自卑、退缩、冷漠等。

(6)患者心理问题的基本干预方法

①支持疗法　了解患者的不良精神因素及各种应激源,要充分理解和尊重患者。给患者提供心理支持,提高机体的抗病能力,鼓励患者顽强地生存下去。

②认知治疗　应帮助患者识别自己的不良情绪和认知系统里的问题,通过各种认知治疗技术,帮助患者改变观察问题的角度,纠正不良认知,将科学、客观和正确的康复知识介绍给患者,促进不良认知的改变。

③行为治疗技术　患病后出现各种情绪问题及生理功能失调在临床上非常普遍,及时应用行为治疗技术,可有效地帮助患者减轻这些症状,促进疾病的康复。

④健康教育和咨询　健康教育可增加患者对疾病和自己身体情况的了解,减轻焦虑,增强战胜疾病的信心。健康教育的内容广泛,包括疾病的基本知识、紧急情况的处理和应对策略、病情的监测及生活管理等;为患者提供有关疾病和康复的医学知识,帮助患者了解和解决患病后可能出现的婚姻和性生活问题,提高生活质量。

3. 不同年龄阶段患者的心理活动特征

(1)儿童患者的心理　儿童患者年龄小,对疾病缺乏深刻认识,心理活动多随治疗情境而迅速变化,他们注意力转移较快,情感表露直率、外露和单纯,不善于掩饰病情。儿童在不同阶段的心理发育不一样,因此患病时的反应也不一样:①在新生儿期易发生惊骇、哭叫和痉挛。②幼儿期患者入院后易发生恐惧和对立情绪。③学龄前期患者有依恋家庭情绪。④学龄期患者初入院时有惧怕心理,表现为孤僻、胆怯、悲伤、焦虑等。⑤儿童在患病期间,对父母更加依赖,门诊或住院治疗造成与父母短时或相对较长时间的分离,就会引起儿童的极大情绪反应,造成"分离性焦虑"情绪。⑥少数年龄较大的儿童,有些个性早熟,当他们患病以后,会产生像成人一样的心理反应,尽管不像成人表现的那样完全。

(2)青年患者的心理　青年人正是人生朝气蓬勃的时期,对于自己患病的事实感到震惊,往往不相信医生的诊断,但一旦承认有病,往往担心疾病会耽误自己的学习和工作。青年人的情绪是强烈而不稳定的,容易从一个极端走向另一个极端。倘若病情稍好转,他们就盲目乐观,往往不再认真执行医疗护理计划,不按时吃药。病程较长或有后遗症的青年人,又易自暴自弃、悲观失望,情感变得异常抑郁。由于疾病的巨大挫折,他们会出现严重的精神紧张和焦虑,甚至导致理智失控,发生难以想象的后果。

(3)中年患者的心理　中年人是社会的中坚,家庭的支柱,肩负赡养老人、抚养儿女的双重责任,承载着巨大的社会和家庭压力。他们常无暇顾及自己的身体,真的感到难以支撑下去时才就医。需要住院时迫切要求早检查、早治疗、早出院,念念不忘工作和家中老小。患者一旦意识到自己罹患了慢性终身性疾病甚至绝症,面对今后不得不改变生活方式和放弃很多追求时,容易陷入失望和抑郁情绪。

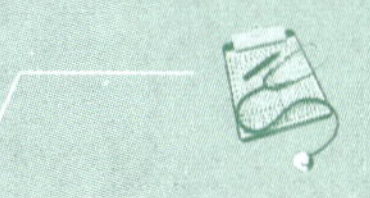

(4)**老年患者的心理** 老人一般都有慢性疾病，所以当某种疾病较重而就医时，他们对病情估计多较悲观，心理上也突出表现为无价值感和孤独感。有的情绪变得幼稚起来，甚至和小孩一样，为不顺心的小事而哭泣，为某处照顾不周而生气。他们突出的要求是被重视、受尊敬。

【例12】儿童患者住院后常见的心理问题一般不包括

A. 分离性焦虑　　B. 不安全感　　C. 抑郁心理
D. 对陌生环境的恐惧　　E. 依赖症

4. 特殊患者的心理问题

(1)不同病期患者的心理问题及干预

①急性期患者的心理特点及干预　A. 心理特点：情绪反应多表现为焦虑、恐惧。行为反应常表现为行为退化、情感幼稚、哭闹不安、易激惹，不配合医护人员的治疗等。B. 干预措施：医务人员的心理素质和技术水平对急性期患者的心理反应起重要作用。医护人员积极、快速和有序地投入抢救和治疗，可以减轻或消除患者的紧张心理；医务人员沉着、冷静和果断，可以增加患者及家属的安全感。对于急性期患者主要是给予支持治疗，要理解和尊重患者的情绪和行为反应，耐心地安慰和鼓励患者，帮助患者正确对待疾病，积极配合检查和各种治疗，促使病情稳定和早日康复。

②慢性期患者的心理特点及干预

A. 心理特点　慢性病患者常常将注意力转向自身，感觉异常敏锐；常有焦虑、抑郁等情绪反应；患者角色强化，心理脆弱，社会退缩；慢性期患者由于长期服用某种药物可造成药物依赖或拒药心理。

B. 干预措施　包括药物干预、个体心理治疗、健康教育、放松、应激管理和锻炼、社会支持等。

③康复期患者的心理特点及干预

A. 心理特点　康复期患者常有错误认知(否认伤残)、不良情绪(焦虑、抑郁、易激惹、孤独感)、不健全人格(敏感多疑、感情脆弱、固执、心胸狭窄)等。

B. 干预措施　培养积极的情绪状态，动员心理的代偿功能，纠正错误的认知，康复运动锻炼的心理效应，多提供积极的社会因素有利于患者的康复。

(2)手术患者的心理问题及干预

①手术前患者的心理反应　手术前患者的心理反应最常见的是手术焦虑及相应的躯体反应，主要表现为对手术的担心和恐惧，躯体反应表现为心悸、胸闷、尿频、腹痛、腹泻及睡眠障碍等。

②手术后患者的心理反应　手术后常见的心理障碍包括术后意识障碍、术后精神疾病复发、术后抑郁状态、术前焦虑水平高的患者一般术后仍维持较高水平的心身反应。

③手术患者心理问题的干预　包括心理支持与指导、采用行为控制技术减轻焦虑。

(3)**危重患者的心理问题及干预**　危重患者入院后自然受到特殊的对待，这些特殊对待对于他们的救治是必要的，但也可能向患者提示其疾病的严重程度而引起一些心理问题。国外对冠心病监护病房(CCU)及重症监护病房(ICU)的患者的研究说明，这类病房中的患者的心理问题除受疾病本身的影响外，环境因素也参与其中。ICU患者发病初期全部表现出不同程度的焦虑状态，多数因持续疼痛而产生濒死心理恐惧。焦虑主要是环境所致，如24小时昼夜不分的医护工作，监护用电视录像的连续强光照明，连接身体的各种导管造成的压迫感，活动受限，被迫长期处于一定体位，同室患者的抢救、死亡等。

▶常考点　医患关系，患者角色转换，求医行为。

参考答案——详细解答见《2025国家临床执业及助理医师资格考试历年考点精析(上、下册)》

1. ABCDE　2. ABCDE　3. ABCDE　4. ABCDE　5. ABCDE　6. ABCDE　7. ABCDE
8. ABCDE　9. ABCDE　10. ABCDE　11. ABCDE　12. ABCDE

第六篇 医学伦理学

第1章 伦理学、医学伦理学的基本原则与规范

▶▶考纲要求

①伦理学:伦理学的含义和类型,伦理学的研究对象,伦理学的基本理论。②医学伦理学:医学伦理学的含义,医学伦理思想的历史发展,医学伦理学的研究对象和内容,医学伦理学的基本观点。③医学伦理的指导原则:防病治病,救死扶伤,实行社会主义人道主义,全心全意为人民身心健康服务。④医学伦理的基本原则:尊重原则,不伤害原则,有利原则,公正原则。⑤医学伦理学的基本规范:医学伦理学基本规范的含义和本质,医学伦理学基本规范的形式和内容,医务人员的行为规范。

▶▶复习要点

一、伦理学

1. 伦理学的含义和类型

(1)伦理学的含义 伦理学是以道德现象作为研究客体的学科,即研究道德的起源、本质、作用及其发展规律的学科。由于伦理学主要以哲学反思的方式对人类社会生活中的道德现象进行思考,所以伦理学也称为道德哲学。简言之,伦理学可以被定义为有关善恶、权利义务、道德原则、道德评价、道德行为的学科。

(2)伦理学的类型 根据研究重点和研究方法不同,目前学术界一般将伦理学分为规范伦理学、元伦理学、美德伦理学、描述伦理学四种基本类型。

①规范伦理学 是指围绕着道德价值、道德义务和道德品质展开其理论形式,确定其道德原则、准则等行为规范的伦理学。规范伦理学是伦理学的传统理论模式,一直是伦理学的代表、主体或核心,其代表学者包括古希腊的亚里士多德、我国春秋时期的孔子、美国伦理学家约翰·罗尔斯(John Rawls)等。规范伦理学又分为一般规范伦理学和应用规范伦理学。

②元伦理学 又称分析伦理学,是指研究伦理学本身,即对伦理学的性质、道德概念、道德逻辑分析和道德判断等进行研究,而不制定道德规范和价值标准,并且对任何道德规范、价值标准都采取中立立场的伦理学。其代表学者是英国伦理学家乔治·爱德华·摩尔(George Edward Moore)。

③美德伦理学 美德伦理学是关于人类优良道德的实现,即以行为主体及品德、美德为研究内容的伦理学理论。美德伦理学的思想可以追溯到古希腊的亚里士多德,他的伦理学是以美德和德性为核心的伦理学理论体系。

④描述伦理学 又称记述伦理学,是指对道德现象的研究,既不涉及行为的善恶及其标准,也不谋求制定行为准则或规范,只是依据其特有的学科立场和方法对道德现象进行经验性描述和再现的伦理学。描述伦理学有两个分支,即道德社会学和道德心理学。其代表学者是英国思想家赫伯特·斯宾塞。

【例1】伦理学的传统伦理模式为

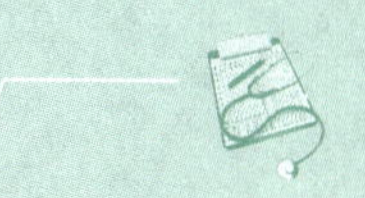

A. 描述伦理学　　B. 分析伦理学　　C. 美德伦理学
D. 规范伦理学　　E. 元伦理学(2024)

2. 伦理学的研究对象

伦理学的研究对象是道德现象。所谓道德现象,是指"有关善恶是非的现象"。在人类社会生活中,始终存在着一个领域:人们通过道德判定和评价,把某些行为称为道德或不道德、善的或恶的。

(1)道德的性质　道德现象同政治、法律、文化等现象一样,都是由经济基础决定的,同属于上层建筑,这是道德现象的一般本质。道德现象的特殊本质则是其特殊的规范性和实践精神。

(2)道德的特征　道德作为一种社会现象,具有如下特征。

①阶级性与全民性的统一　道德的阶级性是指阶级社会中各个阶级具有不同的道德意识和行为规范。道德的全民性是指不同时代或同一时代的不同阶级、不同民族之间存在着道德的共同性或一致性。

②变动性和稳定性的统一　历史时代、经济关系、生产力发展水平以及文化背景或社会条件的不同,道德也有所不同,称为道德的变动性。但道德除了随人类社会发展而变化外,又有继承性和保守性,称为道德的稳定性。道德的变动性和稳定性相互蕴含,并行不悖,统一于道德现象之中。

③自律性与他律性的统一　道德自律性是指个人通过自我道德教育、道德修养、道德评价等方式,将外在的道德原则、规范内化为道德信念,养成道德习惯。

道德他律性是指通过外部道德教育、道德影响、道德评价等形式,提高道德素质的过程。在道德养成的过程中,道德自律性是基础,道德他律性是条件,缺一不可。

④现实性与理想性的统一　任何时代的道德要求均应适应社会的现实需要,不能脱离实际,称为道德的现实性。但道德现象的存在,更为根本的作用是反思现实的不完善,引导人们追求更加完善的生活、实现人格完善,此为道德的理想性。道德源于生活,高于生活,现实性与理想性并存于道德统一体之中。

⑤协调性与进取性的统一　道德调节人与人、人与社会、人与自然的关系,达到人们之间和睦相处、社会安定和保持生态平衡,此为道德的协调性。道德激励人们改造主观世界和客观世界,使自身和社会更加完善,此为道德的进取性。协调中有进取,进取中也要求协调,两者统一。

(3)道德的作用　道德现象的存在,一方面旨在促进人的发展以达到人格完善,另一方面则是统治阶级维持社会秩序、保护社会成员利益、保障生产力和社会协调发展以及经济基础巩固、社会安定的工具。

3. 伦理学的基本理论

(1)效果论　效果论也称后果论、目的论或功利论,主张以行动者的行为所产生的可能或实际效果作为道德价值判断之基础或道德评价之依据。该理论认为道德规范的确立和完善以及伦理行为的决策、评价和辩护等应当强调后果、效用和价值。英国哲学家杰里米·边沁(1748—1832)和约翰·斯图亚特·密尔(1806—1873)通过系统、严格的论证,确立了功利论伦理学理论体系,成为"功利主义之父"。边沁提出了"最大多数人的最大幸福"的效用原则。蜜尔对边沁的功利主义进行了修正和完善,强调快乐不仅有量上的区别,也有质的区别;不仅有肉体感官上的快乐,而且有精神上的追求。

(2)义务论　义务论也称道义论,是关于责任、应当的理论,主要内容是在社会中人们应该做什么和不应该做什么,即根据哪些标准来判断行为者的行为是正当的,以及行为者应负的道德责任。义务论的代表人物是德国哲学家伊曼纽尔·康德(1724—1804)。他认为道德源自理性而不是经验,义务不是来自人性或所处环境,而是来自纯粹推理。

(3)美德论　美德论也称品德论、德行论。主要研究作为人所应该具备的品德、品格等,即探讨什么是道德上的完人,道德完人所具备的品格以及告诉人们如何成为道德上的完人。美德论的代表人物包括苏格拉底、亚里士多德等。

【例2】提出以"最大多数人的最大幸福"作为道德判断准则的学者是

A. 边沁　　B. 密尔　　C. 苏格拉底
D. 亚里士多德　　E. 康德

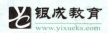

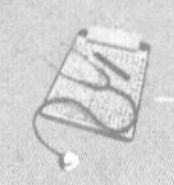

【例 3】主张以行动者的行为所产生的实际效果作为道德价值判断基础的伦理学理论是

A. 道义论　　B. 美德论　　C. 品德论
D. 效果论　　E. 义务论(2023)

二、医学伦理学

1. 医学伦理学的含义

医学伦理学是研究医学道德现象的学问,是医学与伦理学相互交叉形成的一门学科。一方面,医学伦理学是规范伦理学在医疗卫生领域中的具体应用,即运用一般规范伦理学的理论和方法来分析和解决医疗卫生实际和医学科学发展中的各种道德问题,属于应用规范伦理学。另一方面,随着人们对医学认识的不断深入,医学的人文属性日益被人们所关注,无论学术界还是政府部门越来越重视医学教育和医疗实际中的人文问题。医学人文已成为医学学科群的一个分支。

【例 4】医学伦理学属于

A. 环境伦理学　　B. 社会伦理学　　C. 元伦理学
D. 描述伦理学　　E. 规范伦理学

2. 医学伦理思想的历史发展

(1)医学伦理思想的三个历史发展阶段

①医德学　是医学伦理学的最初形式,我国古代和国外中世纪之前的医学伦理学都属于这一阶段。

②医学伦理学　是医学超越经验医学、进入专业化阶段的产物。

③生命伦理学　是 20 世纪 60 年代末,在美国形成的一门新的学科。

(2)我国医学伦理学的历史发展

时期	作者/地点	主要内容
西汉	儒家	"医乃仁术"(医学是一门"救人生命、活人性命"的技术)
东汉	张仲景	《伤寒杂病论》"精研方术","爱人知人";"上以疗君亲之疾,下以救贫贱之厄,中可保身长全"
晋代	杨泉	《物理论》"夫医者,非仁爱之士不可托也;非聪明理达不可任也;非廉洁淳良不可信也"
隋唐	孙思邈	《备急千金要方》"人命至重,有贵千金,一方济之,德逾于此" 《大医精诚》"大慈恻隐之心,好生之德","普同一等,一心赴救"
宋代	林逋	《省心录·论医》"无恒德者,不可以为医"
宋代	张杲	《医说》"医以救人为心"
明代	陈实功	《外科正宗》"医家五戒十要"
清代	喻昌	《医门法律》丰富和完善了传统医德评价理论,确立了医德评价的客观标准
1933	宋国宾	《医业伦理学》,是我国第一部较系统的医学伦理学专著,标志着我国从传统医德学进入现代医学伦理学阶段
1939	毛泽东	救死扶伤,实行革命的人道主义
1981	上海	举行了第一次全国医学伦理道德学术讨论会
1983	上海	上海第二医学院出版《医德学概论》,第一部医学伦理学教材
1988	西安	西安医科大学创办《中国医学伦理学》,第一本医学伦理学研究专刊

【例 5】"夫医者,非仁爱之士不可托也;非聪明理达不可任也;非廉洁淳良不可信也"。此语出自

A. 晋代杨泉　　B. 唐代孙思邈　　C. 宋代林逋
D. 明代陈实功　　E. 清代王清任

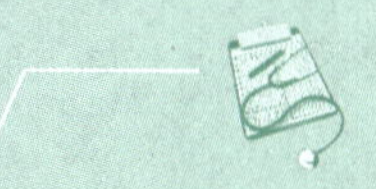

【例6】提出“六不治”行医准则的是
A. 扁鹊　B. 张仲景　C. 孙思邈
D. 陈实功　E. 龚信(2022)

【例7】“救死扶伤,实行革命的人道主义”论述出自于
A. 邓小平　B. 毛泽东　C. 朱德
D. 刘少奇　E. 周恩来(2024)

(3)国外医学伦理学的历史发展

国别	作者	主要内容
古希腊	希波克拉底	《希波克拉底誓言》“不伤害原则,为患者利益原则,保密原则”,成为西方医德传统的核心
古罗马	盖伦	作为医生,不可能一方面赚钱,一方面从事伟大的艺术——医学
德国	胡弗兰德	《医德十二箴》救死扶伤,治病救人
英国	托马斯·帕茨瓦尔	1803年《医学伦理学》出版,标志着古代和中世纪的道德学向近、现代医学伦理学的转变
日内瓦	瑞士等	1864年签订《日内瓦公约》规定军队医院和医务人员的中立地位,伤病军人不论国籍应受到接待和照顾
—	世界医协	1948年将《希波克拉底誓言》修定为《日内瓦宣言》,将它作为国际医务道德规范

3. 医学伦理学的研究对象和内容

(1)医学伦理学的研究对象　医学伦理学以医学科学发展和医疗卫生实践中的道德现象为自己的研究对象。道德现象包括道德意识现象、道德实践现象、道德规范现象。

①道德意识现象　包括医学伦理学的理论、观点、认识、观念、良心、舆论等。

②道德实践现象　包括医学道德决策、辩护、评价、教育与修养等。

③道德规范现象　包括医学道德原则、规则、宣言、守则等。

(2)医学伦理学的研究内容

①医学伦理理论　主要包括医学道德的本质属性、发展规律、产生及历史发展、作用功能等;医学伦理学的基本范畴、理论基础等。

②医学伦理关系　即医学科学发展和医疗卫生实践中所形成的人际关系及医学与社会的关系等。主要有医患关系、医际关系、医社关系等。医患关系是指医务人员与患者及其家属之间的关系。医际关系是指医务人员之间的相互关系。医社关系是指医务人员与社会之间的关系。

③医学伦理规范　主要包括医学伦理学的指导原则、基本原则、具体准则、伦理要求等。

④医学伦理实践　包括医学伦理决策和辩护、医学道德评价、医德教育和修养、医生职业精神的提升。

⑤医学伦理难题　包括医学高新技术研究与应用、当前医疗卫生实践的伦理问题,尤其两难或多难问题。

【例8】医学伦理学的研究对象是
A. 医学道德难题　B. 医德基本理论　C. 医学道德关系
D. 医德基本实践　E. 医德基本规范

【例9】不属于医学伦理学任务的是
A. 确定符合时代要求的医德原则和规范　B. 反映社会对医学职业道德的需要
C. 直接提高医务人员的医疗技术　D. 为医学的发展导向
E. 为符合道德的医学行为辩护

4. 医学伦理学的基本观点

(1)健康观　健康观是人们对人的健康的根本观点和态度。健康具有重要的伦理价值,它是促进人类全面发展的必然要求,是经济社会发展的基础条件,也是广大人民群众的共同追求。科学的健康观有

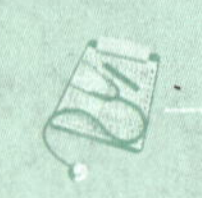
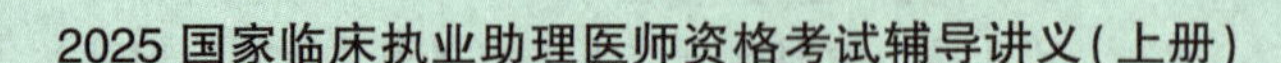

利于人们发现影响健康的因素,合理地确定健康道德责任。

(2)生命观 生命观是人们对人的生命的根本看法和基本态度,是应该如何善待人的生命的医学伦理学理论。在人类的历史发展过程中,对生命的认识经历了以下三个阶段。

①生命神圣论 生命神圣论认为人的生命是神圣不可侵犯的、极其宝贵的,具有至高无上的道德价值,因而人们应该尊重、善待和救治每一个人的生命。生命神圣论使人珍重生命,有利于医务人员充分履行自己的义务,有利于人类的生存与发展,促使医学科学与医学职业的产生,并促进其发展。

②生命质量论 生命质量论认为,可以根据人的自然素质的优劣高低,对人的生命采取不同对待。所谓生命质量,就是生命自然素质(包括体力和智力)的状况,它通常用"健康程度、治愈希望、预期寿命、智力状况"等来实现。

③生命价值论 生命价值论认为,可以根据生命对自身和他人、社会的效用如何,而采取不同对待。所谓生命价值,就是人的生命具有的对自身、他人和社会的效用。人的生命具有的对自身的效用是生命的内在价值,人的生命具有的对他人和社会的效用是生命的外在价值。

(3)死亡观 是人们对人的死亡的根本观点和态度。死亡是人的生命的终结。科学的死亡观是科学地认识死亡,理性地对待死亡的理念。它要求:树立自然归宿信念,正确认识死亡;充实人的生命价值,积极对待人生;消除鬼神作祟意念,理性面对死亡;减轻或消除疾病痛苦,安详度过死亡。

【例 10】医学人道观的基本内容不包括

A. 尊重患者的生命　　B. 尊重患者的平等医疗保健权　　C. 对患者尽量使用高新技术

D. 尊重患者的人格　　E. 消除或减轻影响患者健康的危险因素

【例 11】主张"人的生命极其珍贵,应该尊重、善待和救治每一个人的生命"的观点是

A. 生命神圣论　　B. 生命质量论　　C. 生命价值论

D. 生命效用论　　E. 生命治疗价值论(2024)

三、医学伦理的原则与规范

1. 医学伦理的指导原则

医学伦理的指导原则,是调节医学领域各种道德关系的根本原则,在医学伦理学规范体系中居于主导地位,具有广泛的指导性和约束力,是基本原则和具体原则的思想统领和指南,是社会主义核心价值观在医疗卫生领域的具体体现,它包括三个方面的内容。

(1)防病治病,救死扶伤 防病治病从宏观层面强调了医疗机构从业人员的道德责任,主要包括治病与防病两个方面,反映了我国新时期的卫生工作方针。1941 年,毛泽东为中国医科大学第 14 期学员毕业典礼活动撰写了"救死扶伤,实行革命的人道主义"的题词,标志着革命人道主义医德观的形成和确立。"防病治病,救死扶伤"继承了历史上最优良的医德传统,总结了革命根据地医疗卫生实践的经验,反映了医疗卫生事业的基本特点。

(2)实行社会主义人道主义 在当今社会主义建设时期,强调实行社会主义人道主义是对革命人道主义传统的继承和超越,是以马克思主义世界观和历史观为指导,建立在社会主义经济基础之上并同社会主义政治制度、核心价值观相适应的价值原则。它要求对人的生命加以敬畏和珍爱,对人的尊严予以理解和维护,对患者的权利给以尊重和保护,对患者的身心健康投以同情和仁爱,以人为本,对患者给予关怀照顾。

(3)全心全意为人民身心健康服务 全心全意为人民身心健康服务是社会主义医学伦理学原则的最高要求,也是社会主义医学道德的核心内容和目标。首先,为人民健康服务应该是全方位的。其次,为人民健康服务作为一种道德境界应该是分层次的。为人民身心健康服务是基本要求、基本境界,经过积极努力,多数医务人员都可以达到;全心全意为人民身心健康服务是最高要求、最高境界,医务人员只有执着追求、养成和坚守医学职业精神,才能够达到。

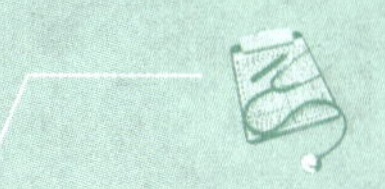

以上三个方面相互支撑、相互作用，共同传承和完善着我国"医乃仁术"的传统美德，是社会主义核心价值观在医疗卫生领域的具体体现。其中，"防病治病"是手段，"救死扶伤"是宗旨，"实行社会主义人道主义"和"全心全意"是理念，"为人民身心健康服务"是目标。

2. 医学伦理的基本原则

医学伦理的基本原则是指在医学实践活动中调节医务人员人际关系及医务人员、医疗卫生保健机构与社会关系的最基本出发点和指导原则，也是衡量医务人员职业道德水平的最高尺度。

(1)尊重原则　是指在医疗实践中，医务人员对患者的人格尊严及其自主性的尊重。知情同意、知情选择、要求保守秘密和隐私等均是尊重患者的体现。

①尊重原则的内容　包括尊重患者的生命、人格尊严、隐私、自主权。

A. 尊重患者的生命　生命是人存在的基础，是人的根本利益所在。尊重患者的生命首先要尽力救治患者，维护其生命的存在。其次，要通过良好的医疗照护提高患者的生命质量，以维护其生命价值。尊重人的生命及其生命价值是医学人道主义最根本的要求，也是医学道德的基本体现。

B. 尊重患者的人格尊严　即把患者作为一个完整的人加以尊重。

C. 尊重患者的隐私　隐私是指一个人不容许他人随意侵入的领域，主要包括两个方面内容：一是个人的私密性信息不被泄露；二是身体不被随意观察。医生有义务为患者保守秘密，以免泄露信息给患者带来伤害。同时，医生也有义务在为患者实施检查、治疗时保护患者的身体不被他人随意观察。

D. 尊重患者的自主权　患者自主权是指具有行为能力并处于医疗关系中的患者，在医患有效沟通交流之后，经过深思熟虑，就有关自己疾病和健康问题作出合乎理性的决定，并据此采取负责的行动。

患者自主权实现的前提条件包括：a. 它是建立在医护人员为患者提供适量、正确且患者能够理解的信息基础之上的；b. 患者必须具有一定的自主能力，对于丧失自主能力的患者（如精神病急性发作期、处于昏迷或植物状态的患者）、缺乏自主能力的患者（如婴幼儿、少年患者、严重智力低下的患者）是不适用的，其自主性可由家属、监护人代理；c. 患者作出决定时情绪必须处于稳定状态；d. 患者的自主性决定必须是经过深思熟虑的；e. 患者自主性决定不会与他人、社会的利益发生严重冲突。

②尊重原则对医务人员的要求　尊重原则要求医务人员：

A. 平等尊重患者及其家属的人格和尊严。

B. 尊重患者知情同意和选择的权利，对丧失知情同意或选择能力的患者，应该尊重其家属或监护人的知情同意和选择的权利。

C. 要履行帮助、劝导，甚至限制患者选择的责任。为了使患者知情同意和选择，医务人员要帮助患者，如提供正确、适量、适度的信息，并让患者能够理解，在此前提下让患者自由地同意和选择，如患者的选择不当，此时应劝导患者，不能采取听之任之、出问题自负的态度，劝导无效仍应尊重患者或家属的自主权。

(2)不伤害原则

①概念　不伤害原则是指医务人员在诊治过程中，应尽量避免对患者造成生理上和心理上的伤害，更不能人为有意地制造伤害。但是，不伤害原则不是绝对的，有些诊断、护理手段即使符合适应证，也会给患者带来躯体上或心理上的一些伤害，如肿瘤化疗既能抑制肿瘤生长，又会产生副作用。因此，即使符合适应证也不意味着可以忽视对患者的伤害，而应努力避免各种伤害的可能或将伤害减少到最低限度。

②临床上可能对患者造成伤害的情况　临床上可能对患者造成的伤害包括躯体伤害、精神伤害、经济损失。根据伤害与医务人员主观意志的关系，医疗伤害又可分为以下几类。

A. 有意伤害和无意伤害　有意伤害是指医务人员出于极不负责或打击报复等给患者造成的直接伤害。无意伤害是指医务人员非故意而是在正常诊治、护理过程中给患者造成的间接伤害。

B. 可知伤害和不可知伤害　可知伤害是指医务人员预先知晓或应该知晓给患者带来的伤害。不可知伤害是指医务人员无法预先知晓而给患者带来的伤害。

C. 可控伤害和不可控伤害　可控伤害是指医务人员经过努力可以也应该降低或杜绝给患者造成的

伤害。不可控伤害是指超出了医务人员的控制能力而给患者造成的伤害。

D. 责任伤害和非责任伤害　责任伤害是指医务人员的有意伤害以及虽然无意但属于可知、可控而未加以认真预测与控制、任其发生的对患者的伤害。非责任伤害是指意外伤害或虽医务人员可知而不可控给患者造成的伤害。

③防范伤害患者对医务人员的要求　为使伤害减少到最低限度,对医务人员提出以下要求:

A. 树立为患者利益和健康着想的动机,杜绝有意伤害和责任伤害;

B. 尽力提供最佳的诊治、护理手段,防范无意但却可知的伤害,把可控伤害控制在最低限度;

C. 对有危险或有伤害的医护措施进行评价,选择利益大于危险或伤害的措施等。

早在 2500 多年前,古希腊名医希波克拉底在《希波克拉底誓言》中,首先明确提出"为病家谋利益"的行医信条。1949 年世界医学协会采纳著名的《日内瓦宣言》明确规定"我的病人的健康是我首先考虑的"。

【例 12】无行为能力的患者,由其家属代理履行知情同意,符合的原则是

A. 尊重原则　B. 有利原则　C. 不伤害原则

D. 公益原则　E. 公正原则

【例 13】医学伦理学中尊重原则所涵盖的权利不包括

A. 自主选择权　B. 社会免责权　C. 个人隐私权

D. 知情同意权　E. 人格尊严权

【例 14】最早提出不伤害原则和保密要求的医学伦理学文献是

A.《外科正宗·医家五戒十要》　B.《希波克拉底誓言》　C.《医德十二箴》

D.《伤寒杂病论·自序》　E.《日内瓦宣言》

【例 15】对患者不会造成伤害的是

A. 医务人员的知识和技能低下　B. 医务人员的行为疏忽和粗枝大叶

C. 医务人员强迫患者接受检查和治疗　D. 医务人员对患者呼叫和提问置之不理

E. 医务人员为治疗疾病适当地限制或约束患者的自由

(3)有利原则(有益原则)

①概念　在医疗实践中,狭义的有利原则是指医务人员的诊治、护理行为对患者有益,既能减轻痛苦,又能促进康复。广义的有利原则是指医务人员的诊疗、护理行为不仅对患者有利,而且有利于医学事业和医学科学的发展,有利于促进人群、人类的健康和福利。通常所说的有利原则是指狭义说法。

②有利原则对医务人员的要求

A. 医务人员的行为要与解除患者的痛苦有关;

B. 医务人员的行为可能减轻或解除患者的痛苦;

C. 医务人员的行为对患者利害共存时,要使行为给患者带来最大的利益和最小的伤害;

D. 医务人员的行为为使患者受益而不会给他人带来太大的伤害。

【例 16】患者,男性,65 岁。糖尿病足坏疽 2 周。为避免发生败血症,医师建议患者截肢。医师遵守的医学伦理基本原则是

A. 尊重原则　B. 不伤害原则　C. 有利原则

D. 公正原则　E. 保密原则(2024)

【例 17】一老年女性,确诊宫颈癌晚期,患者不知情,家属强烈要求医师保密。医师考虑患者情况后还是决定告知患者部分病情。该医师行为符合医学伦理原则的是

A. 违背家属的强烈要求　B. 遵循科室规章制度　C. 有利于患者健康利益

D. 疾病无药可治　E. 违反患者的知情同意权(2024)

(4)公正原则

①概念　公正有公平、正义、公道之意。公正原则是指以形式公正和内容公正的有机统一为依据,分

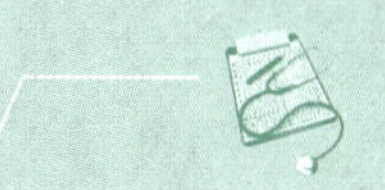

配和实现医疗和健康利益的伦理原则。公正原则包括形式公正和内容公正。

A. 形式公正　是指分配负担和收益时，相同的人同样对待，不同的人不同对待。在医护实践中，即指类似的个案以同样的准则处理，不同的个案以不同的准则处理，在我国仅限于基本的医疗和护理。

B. 内容公正　是指根据哪些方面来分配负担和收益，如人们提出公正分配时可根据需要、个人能力、对社会的贡献、在家庭中的角色地位等分配收益和负担，现阶段我国稀有卫生资源的分配主要依据的是内容公正。

当代倡导的医学服务公正观，应该是形式公正与内容公正的有机统一。具有同样医疗需要以及同等社会贡献和条件的患者，则得到同样的医疗待遇，不同的患者则分别享受有差别的医疗待遇；在基本医疗保健需求上要求做到绝对公正，即人人同样享有，在特殊医疗保健需求上要求做到相对公正，即只有具备同样条件（主要是经济支付能力）的患者，才会得到同样的医疗待遇。

注意：①绝对公正——对于基本医疗保健，人人同样享有。
②相对公正——对于特殊医疗保健，如稀有医疗资源分配。

②公正原则对医务人员的要求

A. 公正地分配卫生资源　医务人员既有宏观分配卫生资源的建议权，又有参与微观分配卫生资源的权利，因此应根据形式公正和内容公正的原则，运用自己的权利，尽力实现患者基本医疗和护理的平等。

B. 在态度上平等待患　特别应该给予老年患者、精神病患者、残疾患者、年幼患者的格外医学关怀。

C. 公正地处理医患纠纷、医护差错事故　在医患纠纷、医护差错的处理中，要坚持实事求是，站在公正的立场上，避免利益冲突，不应受自身利益所左右。

【例 18】不属于医学伦理原则的是
A. 有利　B. 公正　C. 不伤害
D. 克己　E. 尊重

【例 19】公正不仅指形式上的公正，更强调公正的
A. 本质　B. 内容　C. 基础
D. 内涵　E. 意义

【例 20】当分配稀有卫生资源时，不应该坚持的是
A. 个人的实际需要　B. 个人之间的平均分配　C. 个人的支付能力
D. 个人的实际工作能力　E. 个人对社会的贡献

【例 21】在卫生资源分配上，形式公正是根据每个人
A. 都享有公平分配的权利　B. 实际的需要　C. 能力的大小
D. 社会贡献的多少　E. 在家庭中的角色地位

【例 22】在医疗实践活动中分配医疗收益与负担时，类似的个案适用相同的准则，不同个案适用不同的准则。这所体现的医学伦理基本原则是
A. 尊重原则　B. 不伤害原则　C. 公正原则
D. 有利原则　E. 公益原则

A. 公正原则　B. 不伤害原则　C. 有利原则
D. 整体性原则　E. 尊重原则

【例 23】分配基本医疗卫生资源时依据的伦理原则是
【例 24】在患者充分知情并同意后实施医疗决策所体现的伦理原则是

3. 医学伦理学的基本规范

(1) 医学伦理学基本规范的含义和本质

①含义　医学伦理学的规范是指在医学伦理学基本原则指导下，协调医务人员人际关系及医务人

员、医疗卫生机构与社会关系的行为准则或具体要求,它强调以医务人员应履行的义务为内容,以"应该做什么、不应该做什么以及如何做"的形式出现,所以也是培养医务人员医学道德品质的具体标准。而医学伦理学的基本规范是对医疗卫生机构所有从业人员的共同要求,对某领域、某部门、某专业科室、诊治活动的某环节尚有一些针对性的具体规范。

②本质 医学伦理学基本规范的形成在本质上是客观因素和主观因素的统一,决定了它在阶级社会中必然显现出全民性与阶级性的统一、稳定性与变动性的统一、实践性与理论性的统一。

【例 25】医德规范的内容主要强调医务人员的

A. 情感　B. 权利　C. 义务

D. 良心　E. 信念(2024)

【例 26】关于医德规范,下列提法中错误的是

A. 调节医务人员人际关系的出发点和根本准则　B. 医务人员行为的具体医德标准

C. 社会对医务人员行为的基本要求　D. 医德原则的具体体现和补充

E. 把医德理想变成医德实践的中间环节

【例 27】医务工作者崇高的职业道德境界

A. 只体现在认识疾病的活动中　B. 只体现在治疗疾病的活动中

C. 只体现在认识疾病、治疗疾病的活动中　D. 只体现在家庭生活中

E. 与医学研究无关

(2)医学伦理学基本规范的形式和内容

①形式 医学伦理学基本规范的形式如下。

A. 条文式 医学伦理学规范一般采用条文式语言出现,如我国明代李梴在《医学入门》中提出的"习医规格"、陈实功在《外科正宗》中提出的"医家五戒十要"、我国现行的医学伦理学规范都是条文式的。

B. 守则、法规、法典、宣言 国际上,一些国家政府、医学会、世界医学会等制定的一系列守则、法规、法典、宣言等,也含有一定的医学伦理学规范内容。

C. 誓言、誓词 一些医学伦理学规范还采用誓言、誓词等特殊形式出现,如《希波克拉底誓言》《苏联医师誓言》《印度医师誓言》《南丁格尔誓言》及我国的《医学生誓言》等。

②内容 2012 年,由我国卫生部、国家食品药品监管局和国家中药管理局联合发布的《医疗机构从业人员行为规范》中医疗机构从业人员基本行为规范的具体内容是:

A. 以人为本,践行宗旨 坚持救死扶伤、防病治病的宗旨,发扬大医精诚理念和人道主义精神,以患者为中心,全心全意为人民服务。

B. 遵纪守法,依法从业 自觉遵守国家法律法规,遵守医疗卫生行业规章和纪律,严格执行所在医疗机构各项制度规定。

C. 尊重生命,关爱生命 遵守医学伦理道德,尊重患者的知情同意权和隐私权,为患者保守医疗秘密和健康隐私,维护患者合法权益;尊重患者被救治的权利,不因种族、宗教、地域、贫富、地位、疾病等歧视患者。

D. 优质服务,医患和谐 言语文明,举止端庄,认真践行医疗服务承诺,加强与患者的交流与沟通,积极带头控烟,自觉维护行业形象。

E. 廉洁自律,恪守医德 弘扬高尚医德,严格自律,不索取和非法收受患者财物。

F. 严谨求实,精益求精 热爱学习,钻研业务,努力提高专业素养,诚实守信,抵制学术不端行为。

G. 爱岗敬业,团结协作 忠诚职业,尽职尽责,正确处理同行同事间关系,相互尊重,相互配合,和谐共事。

H. 乐于奉献,热心公益 积极参加上级安排的指令性医疗任务和社会公益性的扶贫、义诊、助残、支农、援外等活动,主动开展公众健康教育。

(3)医务人员的行为规范 《医疗机构从业人员行为规范》不仅对医疗机构所有从业人员提出了基本的行为规范,而且针对医师、护士、药学技术人员、医技人员等医务人员还提出了具体规范和要求。在

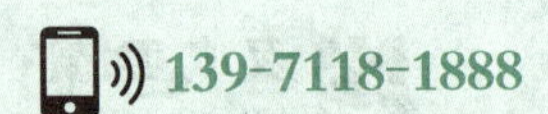

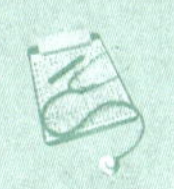

此，主要对医师的行为规范加以论述，其内容有：

①尊重科学　所谓尊重科学，就是要求医师遵循医学科学规律，不断更新医学理念和知识，保证医疗技术应用的科学性、合理性。医学是自然科学、人文社会科学、工程技术等相结合的综合学科，有着自身特定的内在规律。医师是医学的传承者、践行者和创新者。在执业过程中，医师遵循的首要原则就是尊重医学科学规律，保证医疗技术应用的科学合理，同时应不断更新医学理念和知识，积极探索新的医学规律，使之为人类的健康服务。

②规范行医　所谓规范行医，就是要求医师严格遵循临床诊疗和技术规范，使用适宜诊疗技术和药物，因病施治，合理诊疗，不隐瞒、误导或夸大病情，不过度医疗。规范行医，要求医师充分认识疾病发生发展规律、疾病中人体各部分之间的相互联系及所导致的机体状态变化规律，遵循以科学证据而制订的疾病诊疗规范，在患者知情同意下，采取科学合理的医疗技术手段诊疗疾病，因病施治，合理医疗，实现患者利益最大化。规范行医是提高医疗服务质量和安全的重要保障，可保证患者所接受的诊疗项目精细化、标准化、程序化，减少治疗过程的随意化，降低医疗风险，提高医疗资源的利用率。

③重视人文　所谓重视人文，就是要求医师学习掌握人文医学知识，提高人文素养，对患者实行人文关怀，真诚、耐心地与患者沟通，具备人文医学执业能力。人文是医学的灵魂，医师在临床工作中，不但要拥有高超的医疗技能，更应具备人文意识；不仅要关注治疗疾病过程，更应关注患者体验，耐心地与患者沟通，增强患者战胜疾病的信心。医患沟通是医患之间信息的传递与交流，不仅是交换意见和观点，更是传递感情的过程。医师应掌握医患沟通技能，对患者充分尊重、耐心倾听，使用语言和肢体、目光和表情等传递出尊重与仁爱、真诚与温情。

④规范文书　所谓规范文书，就是要求医师认真执行医疗文书书写与管理制度，规范书写、妥善保存病历材料，不隐匿、伪造或违规涂改、销毁医学文书及有关资料，不违规签署医学证明文件。医疗文书是医疗机构从业人员对患者诊疗过程的书面记载，是临床活动的忠实记录，是探索医学科学规律、进行医学科学研究的基础资料。在发生医疗纠纷时，医疗文书又是证明医疗行为是否正确的主要甚至唯一证据。规范医疗文书的书写、保管，确保医疗文书的客观、真实、准确、及时、完整，对保护医疗机构从业人员的自身权益和防范、解决医患纠纷都具有重要的法律意义。

⑤严格报告　所谓严格报告，就是要求医师依法履行医疗质量安全事件、传染病疫情、药品不良反应、食源性疾病和涉嫌伤害事件或非正常死亡等法定报告职责。依法履行报告职责，既是医疗机构从业人员应尽的工作职责，更是医务工作者必须承担的法律义务和社会责任。及时准确的报告，不仅可以提供科学、有效的防治决策信息，便于指导医疗机构及相关部门妥善处置相关事件，还可以切实保障医疗安全，有效预防、控制和消除事件危害，保障公众身体健康与生命安全。

⑥救死扶伤　所谓救死扶伤，就是要求医师认真履行医师职责，积极救治，尽职尽责为患者服务，增强责任安全意识，努力防范和控制医疗责任差错事件。每一位医师应牢记自身职责，以高度的责任心贯穿执业全过程，担负起救死扶伤、保护人民健康的神圣使命。责任心是医师职业道德的核心。责任心保障了医疗技术的实现和对有可能发生的医疗风险的预判，责任心是要用心去发现和处理患者每一细微的病情变化。具有责任心的医师，不需强制，无须监督，责任心也会成为医师不断进步的动力和成功的基石。

⑦严格权限　所谓严格权限，就是要求医师严格遵守医疗技术临床应用管理规范和单位内部规定的医师执业等级权限，不违规应用新的临床医疗技术。医疗技术的创新发展，能够提高治愈疾病的能力，有效改进医疗质量。但医疗技术是双刃剑，具有两面性，科学合理使用才能提高质量、保障安全、造福人民。否则，无论是不成熟的医疗技术应用于临床，还是成熟技术的滥用、乱用，都会对患者造成伤害。医师在工作中应坚持谨慎科学的态度，严格遵守医疗技术临床应用管理规范，不越权使用医疗技术，不违规应用新技术。

⑧规范试验　所谓规范试验，就是要求医师严格遵守药物和医疗技术临床试验有关规定，进行实验性临床医疗，应充分保障患者本人或其家属的知情同意权。实验性临床医疗在推动医学发展的同时，也存在一定的风险性。医师参与的实验性临床医疗是医学创新技术在临床应用的最后一道关卡。医师要

本着对患者不伤害、有利、尊重和数据公正评价的原则,坚守医学伦理,在患方充分知情并同意的条件下,按照已确定的临床试验方案进行临床试验,规避实验性临床医疗的风险,保障医学健康的发展和进步。

【例28】互相尊重、密切合作、互相学习是

A. 处理医患关系的原则 B. 处理医际关系的原则 C. 处理医师与医师关系的原则
D. 处理医师与护士关系的原则 E. 处理医师与医技人员关系的原则

▶常考点 重点内容,请全面掌握。

参考答案——详细解答见《2025国家临床执业及助理医师资格考试历年考点精析(上、下册)》

1. ABCDE 2. ABCDE 3. ABCDE 4. ABCDE 5. ABCDE 6. ABCDE 7. ABCDE
8. ABCDE 9. ABCDE 10. ABCDE 11. ABCDE 12. ABCDE 13. ABCDE 14. ABCDE
15. ABCDE 16. ABCDE 17. ABCDE 18. ABCDE 19. ABCDE 20. ABCDE 21. ABCDE
22. ABCDE 23. ABCDE 24. ABCDE 25. ABCDE 26. ABCDE 27. ABCDE 28. ABCDE

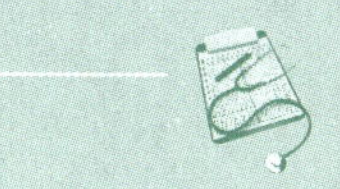

第2章　医疗人际关系伦理与临床诊疗伦理

▶考纲要求

①医患关系伦理：医患关系的伦理含义和特点，医患关系的伦理属性，医患关系的伦理模式，医患双方的道德权利与道德义务，构建和谐医患关系的伦理要求。②医务人员之间关系伦理：医务人员之间关系的含义和特点，处理好医务人员之间关系的意义，协调医务人员之间关系的伦理要求。③临床诊疗的伦理原则：患者至上原则，最优化原则，知情同意原则，保密守信原则。④临床诊断的伦理要求：询问病史的伦理要求，体格检查的伦理要求，辅助检查的伦理要求。⑤临床治疗的伦理要求：药物治疗的伦理要求，手术治疗的伦理要求，其他治疗的伦理要求。⑥临床急救的伦理要求：临床急救工作的特点，临床急救的伦理要求。⑦临床治疗的伦理决策：临床治疗的伦理难题，临床治疗的伦理决策。

▶复习要点

一、医疗人际关系伦理

1. 医患关系伦理

(1)医患关系的伦理含义和特点

①医患关系的伦理含义　医患关系是指医疗活动中，医方与患方之间的权利与义务关系，是求医行为与施医行为的互动和联系。医患关系有狭义和广义之分。狭义的医患关系是指医生与患者之间的人际关系。广义的医患关系是指以医生为中心的群体(医方)与以患者为中心的群体(患方)在医疗活动中所建立起来的人际关系。其中的“医方”既包括医师，也包括护士、药学技术人员、医技人员，以及在医疗机构从事行政、后勤管理和服务的其他人员。“患方”未必就是患有疾病的人，也包括有求医行为的健康者，如参加常规体检者、进行产前诊断的孕妇、接受预防疫苗接种的儿童等。同时，“患方”既包括患者，也包括患者家属、监护人、组织等。

②医患关系的伦理特点　医患关系是一种特殊的人际关系，有以下特点。

A. 明确的目的性和目的的高度一致性　医患关系是在医疗活动中建立起来的，双方共同处于医疗实践活动的统一体中。患者就医的目的是减轻自己的痛苦或治愈疾病，医务人员为患者提供诊治，目的也是减轻患者痛苦或治愈疾病。因此，医患交往与一般的人际交往不同，它本身不仅具有明确的目的性，而且表现出高度的一致性。而一般的人际交往中，交往双方并非都具有明显的目的性。

B. 利益的相关性和社会价值实现的统一性　在医患关系中，医务人员为患者提供医疗服务，获得工资和奖金等经济利益上的补偿；同时也为患者解除了痛苦，使医务人员实现了自身的社会价值，获得了精神上的满足和愉悦。同样，患者在诊疗过程中，支付了医疗费用，满足了解除病痛、恢复健康的自身利益。

C. 人格权利的平等性和医学知识上的不对称性　在医患关系中，医患双方的人格尊严、权利是平等的，并且都受到医学道德与法律的调节及保护。但医务人员拥有医学知识和能力，而大多数患者对医学却不懂或一知半解。因此，医患双方在医学知识和能力的占有上具有不对称性，存在着事实上的不平等。

D. 医患冲突或纠纷的不可避免性　由于医患双方的地位、利益、文化和思想道德修养以及法律意识等方面存在差异，对医疗活动及其行为的方式、效果的理解不相同，常常发生医患双方的矛盾、冲突或纠纷，并且这种矛盾、冲突或纠纷是不可避免的。然而，这种冲突可以通过医患双方的共同努力加以解决和减少,并建立和谐的医患关系。

(2)医患关系的伦理属性 医患关系是以诚信为基础的具有契约性质的信托关系。

①从法律上说,医患关系是一种医疗契约关系 医疗契约又称医疗合同,是指作为平等主体的患方与医方之间设立、变更、终止民事权利与义务关系的协议。不过,这种契约关系与一般的契约关系不完全相同,如这种契约关系没有订立一般契约的相关程序和条款,承诺内容未必与要约内容完全一致,医方负有更重的义务,如注意义务、忠实义务、披露义务、保密义务,以及急危重症时强制的缔约义务等,对患者一方没有严格的约束力等。因此,医患关系具有契约性,但并不是一种严格的契约关系。

②从伦理上说,医患关系是一种信托关系 医患信托关系是指医方受患方的信任和委托,保障患者在医疗活动中的健康利益不受损害,并有所促进的一种关系。医患关系与其他社会关系的不同之处在于它以生命为对象。在这种关系中,患者缺乏医学知识,对医务人员和医疗机构抱着极大的信任,将自己的生命和健康交托给医方,甚至将自己的隐私告诉医方。这一属性,说明医患关系不同于一般的法律合同关系、纯粹的契约关系,它要以医患之间的真诚信任为基础,而不是完全依靠法律的外在约束。

(3)医患关系的伦理模式

①概念 医患关系伦理模式是基于医患关系中的技术关系和非技术关系而概括总结出来的医患之间相互影响、相互作用的基本样式,它反映了医方人员看待和处理医患关系的总的观点和根本方法。

②医患关系伦理模式的基本类型 1956年,美国医生萨斯和荷伦德将医患关系分为以下三种类型。

	主动-被动型	指导-合作型	共同参与型
概况	具有悠久历史的医患关系模式	构成现代医患关系的基础模式	现代医患关系的一种发展模式
医生	医生是主动的,掌握诊疗技术,接受患者的请求,给患者治疗。医生具有权威性,居主导地位	医生注意调动患者的主动性,但在诊疗过程中,医生仍具有权威性,仍处于主导地位	在医疗过程中,医患是一种合作关系,与患者共同商讨治疗措施,发挥医患双方的积极性
患者	患者是被动的,不能发挥积极主动作用,不能发表自己的看法,不能对医生进行有效监督	患者有一定的主动性,但以主动配合、执行医生的意志为前提,不能对医生提出异议和反对	在医疗过程中不是处于被动地位,而是与医生共同合作,主动参与医生的诊治活动
医患关系	是一种不对等的医患关系	仍是一种不对等的医患关系,但较主动-被动型前进了一大步	医患双方近似相等的权利和地位,医患双方共同合作、参与
优缺点	可能引起不应有的事故和差错,在强调人权的今天,受到越来越多的批评	有利于提高诊疗效果,有利于及时纠正医疗差错,在协调医患关系中起到一定作用	建立了一种真诚、相互信任的医患关系,对提高医疗质量是非常有利的
适应证	休克、昏迷、精神病患者 难以表达主观意见的患者	病情较轻的患者,如阑尾炎手术后	大多数慢性病的治疗 一般的心理治疗

【例1】医患关系的本质特征是
A. 具有互利性质的经济关系 B. 具有买卖性质的依附关系 C. 具有协作性质的买卖关系
D. 具有依附性质的非平等关系 E. 具有契约性质的信托关系

【例2】相对于一般契约关系而言,医生在医患关系中负有更重的义务,但这些义务中不包括
A. 忠实义务 B. 监督义务 C. 披露义务
D. 保密义务 E. 注意义务

【例3】男,68岁。咳嗽1周到某诊所就诊。取药后向医师询问药物的不良反应,医师耐心回答,并详细说明了服药的注意事项,患者对医师的行为十分满意。该案例反映的医患关系特点是
A. 明确的目的性和目的的统一性 B. 选择的对等性和情感的中立性
C. 利益的相关性和价值的统一性 D. 人格权利的平等性和医学知识的不对称性

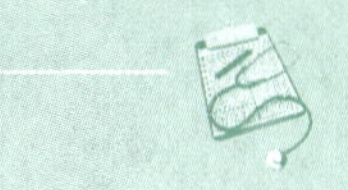

E. 医患冲突或纠纷的不可避免性(2024)

【例4】昏迷、休克患者宜采取的医患关系模式是

A. 主动-合作型　　B. 主动-参与型　　C. 共同参与型
D. 主动-被动型　　E. 指导-合作型(2023)

【例5】对于阑尾切除的术后患者,宜采取的医患关系模式是

A. 主动-被动型　　B. 被动-主动型　　C. 指导-合作型
D. 合作-指导型　　E. 共同参与型(2021)

【例6】患者,男,68岁。糖尿病病史24年,长期服用降血糖药物。最近2周发现空腹血糖控制欠佳,于是来医院询问控制血糖的方法。适合该患者的医患关系模式为

A. 主动-被动型　　B. 指导-合作型　　C. 共同参与型
D. 自主型　　E. 强迫型(2024)

(4)医患双方的道德权利与道德义务

①概念　道德权利是指道德主体依据道德所应享有的正当权利和利益。道德义务是指道德主体依据道德对他人、群体和社会应当负有的使命和责任。在法律上,权利与义务是严格对应的。而在道德领域,权利与义务之间不具有严格的对应关系,道德义务的履行并非必然地以道德权利的享有为前提。同时,道德权利和义务与法律权利和义务不仅在内容上不完全相同,而且实现的形式也不完全相同。

②医师的道德权利　是指在医疗活动中,医师在道德上享有的正当权利和利益。一般来说,法律权利都是道德权利,而道德权利不一定都是法律权利。《执业医师法》规定,医师在执业活动中具有下列权利:

A. 在注册的执业范围内,进行医学诊查、疾病调查、医学处置、出具相应的医学证明文件,选择合理的医疗、预防、保健方案。

B. 按照国务院卫生行政部门规定的标准,获得与本人执业活动相当的医疗设备基本条件。

C. 从事医学研究、学术交流,参加专业学术团体。

D. 参加专业培训,接受继续医学教育。

E. 在执业活动中,人格尊严、人身安全不受侵犯。

F. 获取工资报酬和津贴,享受国家规定的福利待遇。

G. 对所在机构的医疗、预防、保健工作和卫生行政部门的工作提出意见和建议,依法参与民主管理。

③医师的道德义务　是指在医疗活动中,医师在道德上对患者、他人及社会所负有的道德使命和道德责任。一般来说,法律义务都是道德义务,而道德义务不一定都是法律义务。《执业医师法》规定,医师在执业活动中应履行下列义务:

A. 遵守法律、法规,遵守技术操作规范。

B. 树立敬业精神,遵守职业道德,履行医师职责,尽职尽责为患者服务。

C. 关心、爱护、尊重患者,保护患者的隐私。

D. 努力钻研业务,更新知识,提高专业技术水平。

E. 宣传卫生保健知识,对患者进行健康教育。

④患者的道德权利　是指在医疗活动中,患者在道德上享有的正当权利和利益。根据我国《民法通则》《执业医师法》《消费者权益保护法》《医疗事故处理条例》等法律法规的有关规定,患者享有如下权利,这不仅是患者的法律权利,也是患者的道德权利。

A. 平等医疗权　平等医疗权要求医务人员平等对待患者,对待每一个患者一视同仁,普同一等;在分配医疗卫生资源时,要坚持公平公正。患者平等医疗权的实现依赖于两个基本条件,即由国家所提供的可进行平等操作的"平台",以及医务人员现代平等素质的打造。

B. 知情同意权　知情同意是尊重患者自主性的具体体现,是指在临床过程中,医务人员为患者作出诊断和治疗方案后,应当向患者提供包括诊断结论、治疗决策、病情预后以及诊治费用等方面的真实、充

分的信息,使患者或家属经过深思熟虑后自主地作出选择,并以相应的方式表达其接受或拒绝此种诊疗方案的意愿和承诺。知情同意权包括知情权和同意权两个方面。知情权是指患者有权了解和认识自己所患疾病,包括检查、诊断、治疗、处理及预后等方面的情况,并有权要求医师作出通俗易懂的解释;有权知道所有为其提供医疗服务的医务人员的身份、专业特长、医疗水平等;有权核查医疗费用,并有权要求医方逐项作出详细的解释;有权核查医疗记录,知悉病历中的信息,并有权复印病历等。同意权是指患者及其家属有权接受或拒绝某项治疗方案和措施。

C. 隐私保护权　为诊治的需要,患者有义务将自己与疾病有关的隐私如实地告知医务人员,但患者也有权维护自己的隐私不受侵害,对于医务人员已经了解的患者隐私,患者享有不被擅自公开的权利。然而,如果患者的“隐私”涉及他人或社会的利益,对他人或社会具有一定的危害性,如患甲类传染病,则医务人员有疫情报告的义务,应当如实上报,但应对无关人员保密。

D. 损害索赔权　在医疗活动中,因医疗机构及其医务人员违反医疗卫生管理法律、行政法规、部门规章和诊疗护理规范、常规,造成患者人身损害、精神损害或财产损失时,患者及其家属有权提出经济赔偿的要求,并追究有关人员或单位的法律责任。

E. 医疗监督权　在医疗活动过程中,患者及其家属有权对医疗活动的合理性、公正性等进行监督;有权检举、控告侵害患者权益的医疗机构及其工作人员的违法失职行为;有权对保护患者权益方面的工作提出批评、咨询和建议。

⑤患者的道德义务　是指在医疗活动中,患者在道德上对医疗机构及其医务人员、他人和社会所负有的道德使命和道德责任。根据《卫生部、公安部关于维护医疗机构秩序的通告》《传染病防治法》《母婴保健法》等法律法规的有关规定,在医疗活动中,患者应履行的道德义务主要有:

A. 配合医者诊疗的义务　患者应如实陈述病史、病情,按医嘱进行各项检查、接受治疗。

B. 遵守医院规章制度,尊重医务人员及其劳动的义务　患者必须遵守医疗卫生机构的各项规章制度,尊重医务人员的辛勤劳动,尊重医务人员的人格尊严。

C. 给付医疗费用的义务　患者不能以治疗失败为理由拒付医疗费。

D. 保持和恢复健康的义务　健康不仅是公民的权利,也是一项应尽的义务。

E. 支持临床实习和医学发展的义务　作为一种道德义务,必须以患者的知情同意为前提。

(5)构建和谐医患关系的伦理要求

①医患双方应密切地沟通与交流　为防范医患纠纷,促进医患关系的和谐,必须加强语言和非语言的密切沟通与交流,并且要注意克服彼此的心理障碍、文化差异,医务人员还要主动并正确地使用沟通技巧,以达到相互之间的了解、理解和发生矛盾时的宽容、谅解,将医患纠纷消灭在萌芽状态。

②医患双方应自觉维护对方的权利　要防范医患纠纷,促进医患和谐,必须对公众和医务人员普及伦理、法律基本知识,使其认识到维护患者的权利是医务人员的天职,同样,维护医务人员的权利也是患者、医疗机构和社会的义务。

③医患双方应自觉履行各自的义务　首先,医患双方都要提高认识、端正态度;其次,医患双方还要克服认识或观念上的一些误区;最后,医患双方履行各自义务的关键是做到“遵医爱患”。

④医患双方应正确认识和处理权利与义务的关系　在医患关系中,医患双方既有法律、道德权利,也有法律、道德义务。但是,医患双方都要认识到:法律权利和法律义务是一致的,互为条件的;而道德权利与道德义务未必一致,即履行道德义务时不一定以获得道德权利为前提。

⑤医患双方应加强道德自律并遵守共同的行为道德规范　在医患关系中,双方都应加强道德自律并遵守共同的道德规范,这是防范医患纠纷而促进和谐的关键。

【例 7】医师在执业活动中享有的法定权利是

A. 保护患者隐私　　B. 履行医师职责　　C. 从事医学研究

D. 遵守技术规范　　E. 遵守职业道德

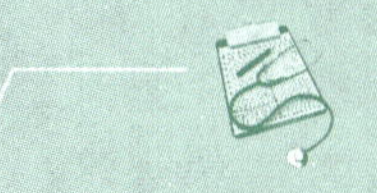

【例8】下列选项中仅属于医师的道德义务，不属于法律义务的是
A. 努力钻研业务，提高专业技术水平 B. 关心、爱护、尊重患者，保护患者隐私
C. 宣传卫生保健知识，对患者进行健康教育 D. 遵守法律、法规，遵守技术操作规范
E. 积极开展义诊，尽力满足患者的健康需求

【例9】下列关于医患双方权利与义务关系的说法，不正确的是
A. 维护医务人员权利的关键是尊重其人格尊严
B. 只有维护了患者的权利，医务人员的权利才能真正得到维护
C. 保障医疗质量与安全是维护患者权利的关键
D. 作为弱势群体的患者只享有权利而不承担义务
E. 在医疗实践活动中，医患双方应当履行好各自的义务

2. 医务人员之间关系伦理

(1) 医务人员之间关系的含义和特点

①含义 医务人员之间的关系也称医际关系，是指医疗活动中，医务人员之间的关系，主要包括医师与护士、医护人员与医技人员、医护人员和医技人员与行政管理人员、后勤服务人员之间的关系。

②特点 基于业缘关系而建立起来的医际关系，具有以下特点。

A. 协作性 现代医院的分科和医务人员的专业分工越来越细，面对一个患者往往需要诸多科室医务人员的共同努力和密切配合，医务人员之间的协作性是医疗实践的客观要求，也是医学发展的必然结果。

B. 平等性 医务人员之间尽管存在明确的专业分工和岗位划分，但彼此之间没有高低贵贱之别，平等合作是构筑医务人员之间和谐关系的前提，因岗位、专业不同而相互歧视的做法是极其有害的。

C. 同一性 医际关系的同一性是指所有医务人员的一切诊疗活动，都以救死扶伤、防病治病，为人民的健康服务为宗旨，服从于协调和处理医患关系的客观要求。

D. 竞争性 医务人员之间的竞争性体现在医疗质量、护理质量、诊疗水平、科研成果、服务内容等各个方面。竞争是为了形成“比、学、赶、帮、超”的人际关系环境，以取得良好的医学角色地位，实现更好地为患者或人群服务的医德宗旨。所以，在医疗实践活动中，医务人员之间在为患者或人群服务的基础上，既协作又竞争，共同促进医务人员之间关系的稳定和发展。

(2) 处理好医务人员之间关系的意义

①它是当代医学发展的客观要求 随着当代医学的发展，临床医学分科愈来愈细。不同专业的医务人员之间必须加强协作和相互配合，否则，会影响正常诊疗活动的进行和治疗质量的提高。

②它有利于发挥医疗卫生保健机构的整体效应 医疗卫生机构是一个有机整体，如果医务人员相互关系和谐，工作的积极性、主动性、创造性得以充分发挥，工作效率就会大大提高。

③它有利于医务人员的成长 医学人才的成长依赖于社会的宏观条件、单位的微观条件以及个人的主观条件。在宏观条件和微观条件中，人际关系是很重要的，尤其是单位内的医务人员之间的关系是医学人才成长的重要环境。

④它有利于建立和谐的医患关系 在医疗实践中，医务人员之间的相互联系是以患者为中心进行的。医务人员之间的相互支持和密切协作，有利于患者疾病的诊治和康复，也有利于建立和谐的医患关系。

(3) 协调医务人员之间关系的伦理要求

①共同维护患者利益和社会公益 维护患者的健康和生命，捍卫患者的正当权益，是医务人员的共同义务和天职，也是协调医务人员之间关系的思想基础和道德要求。

②彼此平等，互相尊重 医务人员之间只有平等相待，才能形成相互间的并列互补关系，才有利于调动大家的积极性。在平等的基础上，还要相互尊重，包括尊重他人的人格、才能、劳动和意见等。

③彼此独立，互相支持 医务人员之间不同的专业岗位，使其工作都有相对独立性，因此工作中，应尽力为对方提供方便、支持和帮助，这样才能建立良好的医际关系，才有利于共同目标的实现。

④彼此信任,互相协作　医务人员之间彼此信任是相互协作的基础和前提。医务人员之间的协作是医疗、教学、科研的客观需要,医疗只有协作才能提高医疗质量,教学只有协作才能培养高素质的人才,科研只有协作才能快出成果。医务人员之间的协作是相互的、互利的。

⑤互相学习,共同提高　医务人员之间相互学习,可以取长补短,实现医务人员之间的互补和师承功能,促进医务人员的博学多才,为维护和促进人类的健康作出更大的贡献。

【例10】在医务人员之间人际关系的特点中,"比、学、赶、帮、超"体现的是

A. 协作性　　B. 平等性　　C. 互助性

D. 竞争性　　E. 同一性

【例11】医务人员相互协作的基础和前提是

A. 相互学习　　B. 彼此独立　　C. 彼此信任

D. 彼此竞争　　E. 多加联系(2022)

二、临床诊疗伦理

1. 临床诊疗的伦理原则

(1)**患者至上原则**　是指医务人员在诊疗过程中始终以患者为中心,并把患者的利益放在首位。为此,医务人员要在新的医学模式指导下力争尽快对患者的疾病作出诊断、进行治疗,并适时认真对患者的要求和疾病变化作出反应,以达到尽快康复的目的。

(2)**最优化原则**　是指医务人员在诊治疾病的过程中,从各种可能的诊治方案中选择代价最低而效果最优的方案。最优化原则是有利原则和无伤害原则在临床诊疗实践中的具体体现。将最优化原则作为临床诊疗中最重要的伦理原则,是由临床诊疗的特点决定的。最优化原则要求医务人员做到效果最佳、痛苦最小、耗费最少、安全无害。

(3)**知情同意原则**　是指临床诊治过程中,医生在决定和实施诊疗措施前,都应向患者作详尽的说明,并取得患者的充分理解及同意。对于一些特殊检查、特殊治疗和手术,以患者或其家属(或监护人)签字为据。如果不经患者知情同意而医务人员一意孤行地进行诊疗,是侵犯患者自主权的行为。

(4)**保密守信原则**　是指医务人员在对患者诊疗过程中及以后要保守患者的秘密和隐私,并遵守诚信的伦理准则。患者的秘密或隐私只涉及个人的私人领域而与公共利益无关,它通常包括在医疗活动中,患者向医务人员吐露的自己和家庭的隐私、检查发现的患者独特体征或畸形以及不良的诊断、预后等任何患者不想让别人知道的事情。但是,如果医务人员有高于保密的社会责任(如传染病要报告)、隐私涉及他人或社会,且有对他人或社会构成伤害的危险以及法律需要时等可以解密。

【例12】患者,男,46岁。腹痛加重15天。发病后,体重进行性减轻,经检查确诊为癌前病变,必须手术切除。患者得知病情后,感心慌、乏力、头晕,医师耐心地做通患者和家属的工作,征得患者和家属同意后,准备手术。准备手术前,术前签字的人是

A. 患者本人　　B. 患者父母　　C. 患者亲属

D. 患者兄弟姐妹　　E. 患者已成年的子女

【例13】女,69岁。确诊胃癌后,住院拟行手术治疗,术前患者出现焦虑和精神紧张,经治医师便让患者丈夫在手术知情同意书上签字,患者丈夫表示自己是文盲,不能书写,医师认为他也缺乏理解能力,没必要向他说明手术详情,遂只让他在知情同意书上签字位置按手印。本案例中,经治医师违背医学伦理的做法是

A. 术前要求患者丈夫签署知情同意书　　B. 未让患者在手术知情同意书上签字

C. 未向患者丈夫说明手术详情　　D. 以按手印形式代替书面签字

E. 未告知患者诊断和治疗详情(2024)

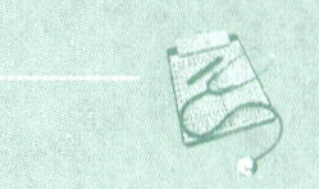

【例14】女,30岁。经促排卵、胚胎移植后成功受孕7胎。某媒体得知此事后通过其主治医师联系到该孕妇,提出报道并出资保留7胎至分娩。孕妇拒绝了医师的减胎建议,后在分娩时7胎全部死亡。该医生的行为违背的伦理原则是

A. 人工排卵　　B. 给予患者人工授精　　C. 建议孕妇减胎
D. 劝阻孕妇减胎　　E. 泄露患者隐私(2024)

2. 临床诊断的伦理要求

(1)询问病史的伦理要求　在询问病史的过程中,医生应遵守以下伦理要求。

①举止端庄,态度热情　在询问病史时,医生举止端庄,态度热情,可使患者产生信赖感和亲切感,有利于缓解就诊时的紧张心理,有利于倾诉病情,从而获得全面、可靠的病史资料。

②全神贯注,语言得当　在询问病史时,医生精神集中而冷静,语言得当,可增强患者信任感,有利于获得准确的病史。相反,医生在询问病史时,无精打采、他事干扰过多或漫无边际地反复提问,会使患者产生不信任感。

③耐心倾听,正确引导　有利于医生掌握第一手病史资料,作出正确的诊断和治疗。

【例15】临床问诊过程中,医生不应该无精打采、漫无边际地反复提问,而应该

A. 全神贯注,语言得当　　B. 耐心倾听,正确引导　　C. 举止端庄,态度热情
D. 全面系统,认真细致　　E. 关心体贴,减少痛苦(2023)

(2)体格检查的伦理要求　在体格检查过程中,医生应遵守以下伦理要求。

①全面系统,认真细致　医生在体格检查时,应按照一定的顺序进行系统检查而不遗漏部位和内容,不放过任何疑点。体格检查中,应避免主观片面、丢三落四或粗枝大叶、草率从事,否则会造成漏诊和误诊。

②关心体贴,减少痛苦　患者疾病缠身,心烦体虚,加上恐惧,需要医生关心体贴、减少痛苦。

③尊重患者,心正无私　在检查异性、畸形患者时,态度要庄重。男医生给女患者进行妇科检查时,应有护士或第三者在场。对于不合作或拒绝检查的患者不要勉强,待做好思想工作后再检查。

(3)辅助检查的伦理要求

①医生应遵循的伦理要求　在辅助检查过程中,医生应遵循的伦理要求:A. 综合考虑确定检查项目,目的纯正;B. 患者知情同意,医生尽职尽责;C. 综合分析检查结果,切忌片面。

②医技人员应遵循的伦理要求　在辅助检查过程中,医技人员应遵循的伦理要求:A. 严谨求实,防止差错;B. 及时准确,尊重患者;C. 精心管理,保证安全;D. 积极进取,加强协作。

③医技人员行为规范　2012年,卫生部、国家食品药品监督管理局和国家中医药管理局联合发布的《医疗机构从业人员行为规范》中,医技人员行为规范的具体内容如下。

A. 认真履行职责,积极配合临床诊疗,实施人文关怀,尊重患者,保护患者隐私。

B. 爱护仪器设备,遵守各类操作规范,发现患者的检查项目不符合医学常规时,应及时与医师沟通。

C. 正确运用医学术语,及时、准确出具检查、检验报告,不谎报数据,不伪造报告。

D. 指导和帮助患者配合检查,耐心帮助患者查询结果,对接触传染性物质或放射性物质的相关人员,进行告知并给予必要的防护。

E. 合理采集、使用、保护、处置标本,不违规买卖标本,谋取不正当利益。

3. 临床治疗的伦理要求

(1)药物治疗的伦理要求

①医生应遵循的伦理要求　A. 对症下药,剂量安全;B. 合理配伍,细致观察;C. 节约费用,公正分配。

②药学技术人员应遵循的伦理要求　A. 审方认真,调配迅速,坚持查对;B. 操作正规,称量准确,质量达标;C. 忠于职守,严格管理,廉洁奉公。

③药学技术人员行为规范　A. 严格执行药品管理法律法规,科学指导合理用药,保障用药安全、有效;B. 认真履行处方调剂职责,坚持查对制度,按照操作规程调剂处方药品;C. 严格履行处方合理性和用

药适宜性审核制度;D. 协同医师做好药物使用遴选和患者适应证、禁忌证、不良反应、注意事项、使用方法的解释说明;E. 严格执行药品采购、验收、保管、供应等各项制度规定;F. 加强药品不良反应监测,自觉执行药品不良反应报告制度。

(2)手术治疗的伦理要求

①手术前的伦理要求　A. 严格掌握手术指征,手术动机纯正;B. 患者或患者家属知情同意;C. 认真做好术前准备,为手术的顺利进行创造条件。

②手术中的伦理要求　A. 关心患者,体贴入微;B. 态度严肃,作风严谨;C. 精诚团结,密切协作。

③手术后的伦理要求　A. 严密观察,勤于护理;B. 减轻痛苦,加速康复。

(3)其他治疗的伦理要求

①心理治疗的伦理要求　在心理治疗过程中,对治疗师的伦理要求:A. 要掌握和运用心理治疗的知识、技巧去开导患者;B. 要有同情、帮助患者的诚意;C. 要以健康、稳定的心理状态去影响和帮助患者;D. 要保守患者的秘密、隐私。

②饮食治疗的伦理要求　在饮食治疗过程中,对营养师的伦理要求:A. 保证饮食营养的科学性和安全性;B. 创造良好的进餐环境和条件;C. 尽量满足患者的饮食习惯和营养需求。

③康复治疗的伦理要求　在康复治疗过程中,对治疗师的伦理要求:A. 理解尊重,平等相待;B. 热情关怀,耐心帮助;C. 密切联系,加强协作。

【例 16】下列选项中,符合手术治疗伦理要求的是

A. 手术方案应当经患方知情同意
B. 患者坚决要求而无指征的手术也可实施
C. 手术方案必须经患者单位同意
D. 手术对患者确实有益时,可无须患者知情同意
E. 患者充分信任时,医生可自行决定手术方案

4. 临床急救的伦理要求

(1)临床急救工作的特点　①平时有应急准备,人员坚守岗位;②工作量大、难度高、责任重;③既尊重患者的自主性,又以新的生命观为指导:急诊患者中,有些通过医务人员的积极抢救转危为安,但有些尽管医务人员尽了最大努力奋力抢救仍难以逆转,对于后一类患者如何抢救,不少时候就面临着伦理选择上的困难,为此,医务人员的急救工作往往是既要尊重患者家属的自主性,又要尊重生命神圣、生命质量和生命价值相统一的观点去开展抢救工作。

(2)临床急救的伦理要求　①争分夺秒地抢救,力争使患者转危为安;②勇担风险,团结协作;③满腔热情,重视心理治疗;④全面考虑,维护社会公益。

【例 17】女,30 岁。因出现类似早孕症状两次到某县医院门诊就医,大夫简单检查后均诊断为妇科炎症,但该女士服药多日症状未见缓解。半个月后,因突然阴道大出血和急腹症被送往医院抢救后确诊为宫外孕。该案例中,初诊医生可能违背的临床诊疗伦理要求是

A. 关心体贴,减少痛苦
B. 全面系统,认真细致
C. 耐心倾听,正确引导
D. 尊重患者,心正无私
E. 举止端庄,态度热情

A. 对症下药,剂量安全
B. 掌握手术指征,动机纯正
C. 减轻痛苦,加速康复
D. 以健康、稳定的情绪影响患者
E. 勇担风险,团结协作

【例 18】手术后治疗的伦理要求是

【例 19】心理治疗的伦理要求是

【例 20】临床急救的伦理要求是

5. 临床治疗的伦理决策

(1)临床治疗的伦理难题

①临床治疗的伦理难题的含义　在临床治疗中,医师与患者作为不同行为主体,在对某一特定临床

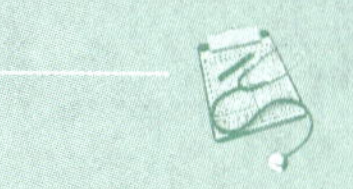

境遇下的行为进行道德判断或抉择时，可能会得出彼此不一致甚至相互冲突的治疗方案，并最终造成治疗方案选择上的困境，这种临床上的道德判断和行为抉择困境，称为临床治疗伦理难题。

②临床治疗伦理难题产生的原因　导致临床治疗伦理难题产生的原因很多，大致可以分为两类。

A. 伦理难题的理论和认识根源

a. 伦理学基本理论之间的深刻差异　医学伦理学的"四原则"可看作义务论、效果论、美德论的完美结合体。尊重原则体现了义务论的理论宗旨，有利原则、不伤害原则体现了效果论的利益最大化诉求，公正原则体现了美德论的理论要求。在医疗实践中，四原则之间的冲突往往成为医学伦理难题之源。

b. 文化差异及其认同障碍　文化差异及其认同障碍是当代医学伦理学难题产生的主要原因之一。

c. 生命价值观的变化　随着人们健康观、生命观等理念的变化，生命价值观也发生变化。

B. 医学伦理难题产生的现实原因

a. 权利与义务的冲突　融洽和谐的医患关系是一种理想状态，但在具体的医疗实践活动中不同情况下有不同的内容，因而，在医疗实践中医患权利义务冲突常常导致临床治疗伦理难题。

b. 个体价值追求的多元化　多元的价值选择极大丰富和拓展了人们的生活空间和意义世界，然而，在享受自由选择的同时，人们也承受着多元化带来的前所未有的迷茫。

c. 医学高新技术应用带来的伦理挑战　比如器官移植、辅助生殖、基因疗法等新技术的出现，带来了这些技术可否广泛使用的伦理难题。

d. 卫生法律法规不够健全　为了规范和解决临床相关问题，我国已经制定了一系列的医疗法规。但是，和医疗实践相比，法律法规总是相对滞后。于是在具体案例中，相对滞后的法律规定往往与医学伦理要求发生冲突，从而产生医学伦理难题。

e. 医疗机构管理欠规范　医疗机构既要引进市场化的经营理念，又要保障公益机构的社会责任，相应的管理问题日益凸现，部分医疗机构许多措施政策的出台以抓经济收益为主，过分依赖条文法规，漠视了医学的根本目的，忽视其社会责任，这些管理层面的缺失都可能引发伦理难题。

③临床治疗中的主要伦理难题

A. 放弃治疗的伦理难题　在临床实践中，放弃治疗所潜在的伦理难题集中表现在：放弃治疗权问题、条件规制问题、利益取舍问题、权利义务冲突问题。

B. 保护性医疗中的伦理难题　保护性医疗是针对特定患者，为避免对其产生不利后果而不告知或不全部告知其病情、治疗风险、疾病预后等真实信息的保护性医疗措施。对于一些心理素质比较脆弱的患者，如果告知其全部真实的不良医疗信息，可能会对其产生较大的身心刺激，增加其心理压力。为此，医务人员不告知或不全部告知其诊疗信息，这体现了关怀照顾的医学人道主义精神。

(2) 临床治疗的伦理决策

①含义　所谓决策，是指根据已有问题或特定目标拟定尽可能多的可行性方案，然后从中选出最能达成目标的方案。伦理决策即作伦理上的决定。临床治疗伦理决策，也就是在临床治疗活动中的伦理抉择，是从医学伦理的角度来思考问题，以作出最恰当的、最符合医学伦理的临床治疗决定，是医学伦理理论、原则和规范在临床治疗活动中的具体运用和贯彻。

②原则　包括根本权益优先准则、多元价值优选准则、变通性操作准则、规范与智慧并重准则。

▶▶常考点　医患关系，医患关系模式，医际关系。

参考答案——详细解答见《2025 国家临床执业及助理医师资格考试历年考点精析(上、下册)》

1. ABCDE	2. ABCDE	3. ABCDE	4. ABCDE	5. ABCDE	6. ABCDE	7. ABCDE
8. ABCDE	9. ABCDE	10. ABCDE	11. ABCDE	12. ABCDE	13. ABCDE	14. ABCDE
15. ABCDE	16. ABCDE	17. ABCDE	18. ABCDE	19. ABCDE	20. ABCDE	

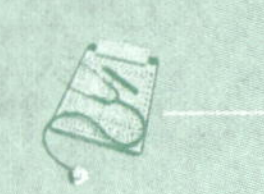

第3章　安宁疗护、公共卫生伦理与健康伦理

▶考纲要求

①安宁疗护伦理:安宁疗护的含义和特点,安宁疗护的伦理意义,安宁疗护的要求。②安乐死伦理:安乐死的含义和类型,安乐死的伦理争议,安乐死的历史与现状。③死亡伦理:死亡的含义,死亡标准的历史与现状,确立脑死亡标准的伦理目的和意义。④公共卫生伦理的含义。⑤公共卫生伦理原则:全社会参与原则,社会公益原则,社会公正原则,互助协同原则,信息公开原则。⑥公共卫生工作伦理要求:疾病防控的伦理要求,职业性损害防控的伦理要求,健康教育和健康促进的伦理要求,应对突发公共卫生事件的伦理要求。⑦健康伦理:健康伦理的含义,健康伦理的原则,健康权利,健康责任。

▶复习要点

一、安宁疗护与死亡伦理

1. 安宁疗护伦理

(1)安宁疗护的含义　安宁疗护是指向临终患者及其家属提供包括医疗、护理、心理和社会等各方面的照护,使临终患者的症状得到控制,痛苦得以缓解,生命质量得以提高,生命受到尊重。同时,患者家属的身心健康得到关照,最终使患者能够无痛苦、无遗憾、安详或舒适地告别亲友,走完人生的最后旅程。1967 年英国的桑德斯博士首创圣克里斯多弗安宁疗护医院,1988 年天津医科大学临终关怀研究中心成立。

(2)安宁疗护的特点

①安宁疗护的目的　安宁疗护不以延长患者的生存时间为目的,而是以维护患者的尊严、提高患者临终生存质量为宗旨。安宁疗护不是治疗或治愈疾病,而是减轻患者的身心痛苦、控制症状。

②安宁疗护的对象　主要是晚期恶性肿瘤患者,他们遭受难以忍受的痛苦折磨。在英国,还包括部分帕金森病、阿尔茨海默病、晚期心血管病患者。安宁疗护也将晚期患者的家属纳入服务对象之中。

③安宁疗护的内容　安宁疗护不以治疗疾病为主,而是提供包括生活照顾、心理疏导、姑息治疗等全面临终照顾,着重于控制患者的疼痛,缓解患者痛苦,消除患者及其家属对死亡的焦虑和恐惧。

④安宁疗护的主体　安宁疗护服务团队以医务人员为主,同时还包括患者家属、社会团体、大量社会志愿者,已经成为一项社会公益事业。这些社会力量是安宁疗护服务团队中不可忽视的组成部分。

(3)安宁疗护的伦理意义

①安宁疗护体现了人道主义精神　安宁疗护把临终患者作为其服务对象,满足患者生理、心理、伦理、社会全方位需要,使其在舒适的环境中有尊严地离世,是人道主义精神在生命问题上的体现。

②安宁疗护体现了人的生命神圣、质量和价值的统一　安宁疗护善待患者生命,提高其生存质量,减轻其痛苦,努力帮助其实现其最后的愿望,所创造的有价值、有质量的生存状态是生命神圣的真正彰显。

③安宁疗护展示了人类的文明和进步　安宁疗护思想感召着社会上越来越多的个人和团体关心并参与这项事业,关怀临终患者及其家属。尊敬老人、善待临终患者,这是人类社会文明进步的表现。

(4)安宁疗护的要求

①认识和理解临终患者　医务人员在认清临终患者的生理、心理、行为特点的基础上,理解患者的某些行为失常、情绪变化,以最真挚、亲切、慈爱的态度对待临终患者,使其始终得到精神上的安抚。

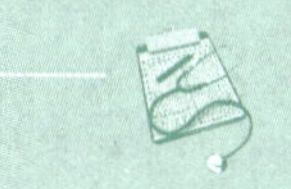

②尊重和维护临终患者的权益　医务人员应注意尊重他们的个人信仰,允许他们保留自己的生活方式,参与决定治疗、护理方案,保护个人的隐私权,在允许的范围内选择死亡方式等。

③满足临终患者的生活需求　尽管死亡是生命运动发展的必然归宿,但是临终患者仍有生活的权利,任何人都有尊重他们生活的道德义务。医务人员要像对待其他可治愈的患者一样,平等地对待临终患者,实现他们临终生活的价值。

④同情和关心临终患者的家属　医务人员要设身处地地理解和同情临终患者家属的过激情绪和行为,缓解他们的伤感情绪,真心实意地帮助他们解决一些实际问题。

【例1】安宁疗护的服务对象主要是

A. 胃大部切除术后　B. 肾母细胞瘤晚期患儿　C. 身有残疾的患者

D. 高位截瘫患者　E. 精神分裂症患者(2024)

【例2】关于安宁疗护的叙述,正确的是

A. 以延长患者生存时间为主要目的　B. 旨在提高患者临终前的生存质量

C. 以减轻患者家庭经济负担为宗旨　D. 缩短患者死亡进程

E. 尽量满足患者的所有需求(2024)

2. 安乐死伦理

(1)安乐死的含义和类型

①安乐死的概念　安乐死是指医务人员应濒死患者及其家属的自愿请求,依据法律规定,为消除患者的痛苦或缩短痛苦的时间,采用医学的方法,通过作为或不作为,使其安宁地度过死亡阶段而终结生命。

②安乐死的分类　按照安乐死的执行方式,可分为主动安乐死和被动安乐死。按照患者同意方式,分为自愿安乐死和非自愿安乐死。然后得出安乐死的四种类型,即自愿主动安乐死、自愿被动安乐死、非自愿主动安乐死、非自愿被动安乐死。

A. 主动安乐死　又称为积极安乐死,是指鉴于患者治愈无望,痛苦难耐,应患者和家属的请求,医务人员采用药物或其他积极手段结束患者的生命,让其安然死去。这类安乐死又被称为“仁慈助死”。

B. 被动安乐死　又称为消极安乐死,是指医务人员应患者或家属请求,不再给予积极治疗,而仅仅给予减轻痛苦的适当维持治疗,任其自行死亡,故又称为“听任死亡”。

C. 自愿安乐死　是指患者当下表达或曾经表达过安乐死愿望的安乐死。

D. 非自愿安乐死　又称为“仁慈杀死”,是指患者没有表达过同意安乐死,根据患者家属的请求,由医师根据实际情况决定实施的安乐死。这种情况主要针对那些无行为能力的患者,如昏迷不醒的患者。

(2)安乐死的伦理争议　安乐死的纷争由来已久,是一个争议较大的难题。

①赞成安乐死的观点　如下。

A. 安乐死体现了对患者的尊重　持这种观点的人认为,每个人有生的基本权利,也有死的权利,包括选择死亡方式的权利。安乐死是患者的权利,甚至是其神圣不可侵犯的人权。

B. 安乐死是医学人道主义的要求　医学的发展使许多晚期绝症患者处境尴尬,他们已经不可能治愈,但医疗措施又使他们不能很快地走完人生道路,他们无时无刻不承受着病痛的折磨。安乐死是维护患者尊严的人道措施,是结束患者难以忍受病痛的人道要求。

C. 安乐死有利于节约有限的医药卫生资源　患者自主要求实施安乐死,可以节约有限的医药卫生资源,也有利于家属摆脱沉重的经济和情感负担,但是后者不应作为实施安乐死的目的。

D. 安乐死有利于促进社会文明的进步　安乐死是建立在科学生死观基础上的社会文明行为,是人类理智对待生与死的一种方式,有助于促进人类文明的进步。

②反对安乐死的观点　如下。

A. 安乐死有悖于救死扶伤的医学宗旨　医师实施安乐死,放弃救治,甚至主动终止临终患者的生命,有悖于救死扶伤的医学宗旨,将导致公众特别是临终患者对医师的不信任,影响医患关系。

B. 安乐死不利于医学的发展　实施安乐死,放弃挽救生命的最后努力,将使临终的生命失去重生的机会,使医师失去攻克绝症医学难题的动力和研究对象,使医学错过发展的机遇。

C. 安乐死将对社会道德产生不良影响　敬畏生命是基本的社会道德。实施安乐死,放弃危重濒死患者的生命,这与珍重生命的社会价值理念不符,容易导致社会对人类生命的漠视。

D. 安乐死将对临终患者和弱势群体造成心理压力　使他们无法真正自主决定自己的生命旅程。并且,安乐死还可能为某些图财害命者提供“名正言顺”的借口和机会。

E. 安乐死可能使患者丧失继续生存下去的机会　实施安乐死,可能会使患者丧失很多机会,如患者可以自然改善的机会,继续治疗可望恢复的机会等。

F. 安乐死可能给患者家庭带来舆论压力　实施安乐死,放任亲人的死亡,将使患者家人的良心极其不安,甚至会受到社会舆论的强烈谴责,因此背负沉重的精神负担。

(3)安乐死的历史与现状　2001年荷兰通过《安乐死法案》,成为世界上第一个安乐死合法化的国家。2002年,比利时成为世界上第二个安乐死合法化的国家。我国1986年在陕西汉中发生了首例安乐死,1997年首次举行了全国性的安乐死学术讨论会。安乐死目前在我国还没有合法化,我国的医务人员对于临终患者只能提供安宁疗护,而不能实施安乐死。

【例3】世界上第一个安乐死合法化的国家是

A. 澳大利亚　　B. 挪威　　C. 比利时
D. 新西兰　　E. 荷兰

【例4】实施主动安乐死的首要社会条件是

A. 家属的主动要求　　B. 安乐死的合法化　　C. 患者的主动要求
D. 能够减轻患者的痛苦　　E. 维护患者的尊严

【例5】医师经临终患者及家属要求,给予减少痛苦的维持治疗,其做法属于

A. 主动安乐死　　B. 消极安乐死　　C. 终止治疗
D. 积极安乐死　　E. 医助自杀

3. 死亡伦理

(1)死亡的含义　死亡是人体器官、组织、细胞等的整体衰亡,生物学生命新陈代谢的停止,同时,死亡是人类自我存在的结束。死亡的本质是个体生命的终结和自我意识的丧失,是不可逆的过程。死亡是机体生命的终结,它不仅是生理和病理的现象,还是一个文化和心理的现象。

(2)死亡标准的历史与现状

①传统的心肺死亡标准　传统的医学死亡标准是呼吸、心跳的完全停止。心肺死亡的标准在人类历史上延续了数千年,但随着医学科学技术的发展,人们认识到心死不等于人死,特别是1967年南非医生巴纳德首次成功实行心脏移植手术后,从根本上撼动了心肺死亡标准,之后逐渐引入了脑死亡标准。

②脑死亡标准　脑死亡是指原发于脑组织严重损伤或脑的原发性疾病,致使脑的全部功能丧失而导致人的死亡,其显著特征是不可逆昏迷。1959年,法国学者莫拉雷和古隆首次使用脑死亡概念。1968年,美国哈佛大学医学院提出脑死亡的4条诊断标准,即著名的哈佛标准:A. 对外部刺激和内部的需要无接受性、无反应性;B. 自主的肌肉运动和自主呼吸消失;C. 诱导反射消失;D. 脑电波平直或等电位。同时规定,凡符合以上4条标准,持续24小时测定,每次不少于10分钟,反复检查多次结果一致者,就可宣告死亡。我国也提出了脑死亡标准并征求意见。截至20世纪90年代末,已有13个国家立法承认脑死亡。

(3)确立脑死亡标准的伦理目的和意义

①有利于科学准确地判定人的死亡　根据传统的心肺死亡标准,使用一般的诊断方法判定死亡,不易鉴别出假死状态。有些患者可能经抢救死而复生。有些患者会被误认为死亡而放弃抢救。因此,一些国家和地区已经把脑死亡作为判断死亡的标准。大量的研究和临床实践表明,真正的脑死亡是不可逆的。因此,脑死亡的标准更科学,也更准确,以此标准判定人的死亡可以避免死亡诊断错误。

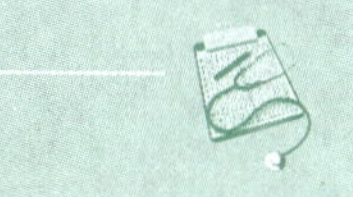

②有利于维护死者的尊严　脑死亡的患者意味着进入了临床死亡期。因此患者一旦进入脑死亡状态,就可以放弃救治,从而避免对死者不必要的救治,维护了死者的形象和尊严,这是真正的人道之举。

③有利于节约卫生资源和减轻家属的负担　对于脑死亡的患者,可以宣布患者临床死亡而不再进行救治,这样既可以节约卫生资源用于更需要的患者,避免无意义的卫生资源的浪费,也有利于减轻家属的负担,维护死者和家属的利益,具有明显的伦理价值。

④有利于器官移植的开展　目前,器官移植遇到的最大难题是器官来源的困难。对于患者有生前遗嘱自愿死后捐献器官用于器官移植者,当患者进入脑死亡状态时,即可宣布患者临床死亡,此时患者的心脏可能还在跳动,易于摘取活器官用于移植。

上述①②条是执行脑死亡标准的动机和直接目的,③④条是实行脑死亡标准的间接效果。

【例6】实施脑死亡标准的直接伦理目的是

A. 减轻家属的身心痛苦　B. 促进人体器官移植　C. 维护死者的尊严
D. 节约卫生资源　E. 尊重患者死亡的权利

【例7】以下关于脑死亡标准的说法,正确的是

A. 判断患者死亡的唯一标准　B. 目的是节约卫生资源　C. 实施器官捐献的必然要求
D. 心肺功能必须完全丧失　E. 有利于科学准确地判定人的死亡(2023)

二、公共卫生伦理与健康伦理

1. 公共卫生伦理的含义

公共卫生又称公共健康,是指群体和社会公众的健康。公共卫生伦理是根据伦理学的基本原则,结合公共卫生实践特点与要求,概括出的原则性规范。公共卫生伦理是伦理学的基本理论和观点在公共健康和卫生领域中的具体应用,主要表现为一些原则和价值,如在人群健康问题的宣传与教育、疾病与伤害的预防等方面予以帮助、设计、指导。

公共卫生伦理与临床诊疗伦理虽然均以关注公民健康为目标,但临床诊疗伦理是以个体患者为中心,聚焦于治疗个体患者的疾病,涉及的主要伦理关系是医患关系,决策者主要是医生个人或医生群体,其伦理基础和价值取向以强调和维护患者利益、尊重患者个人自主性为核心。而公共卫生伦理的研究对象是人群,以预防、防止伤害发生、传染病流行为主旨,涉及的伦理关系多种多样且具有政治色彩,研究侧重于影响健康的行为、生活方式等社会因素,落实于社会公共健康保障政策的制定,决策者以政府机构为主,强调资源公平分配的研究以及多部门协作、团结互助、健康教育等多种干预措施,其伦理基础和价值取向以强调维护公民健康平等权利、实现人群健康为核心。

2. 公共卫生伦理原则

(1)全社会参与原则　公共卫生是全民医学,以关注人群健康为宗旨,为达到预防疾病、促进健康和提高生活质量的目的,不能单靠医疗保健人员的孤军奋战,必须依靠政府、社会、团体和公众的广泛参与才能实现。

(2)社会公益原则　在公共卫生工作中,为了维护人群健康,公共卫生从业人员常常遇到公民个人权利、健康福利、经济利益与社会或集体利益冲突的问题。有许多预防干预对个人提供的效应可能很小,但对整个集体或者人群的健康却有很大好处。在处理社会与个人的利益关系时,公共卫生从业人员应坚持社会公益原则,将社会公共利益置于优先考虑的位置。

(3)社会公正原则　公共卫生工作和政策是为了改善公众的整体健康,因此政策的制定、资金的筹措、资源的分配以及公共卫生相关信息的公开都要坚持社会公正原则。公共卫生应当提倡和努力赋予每一个社会成员基本的健康资源和必要的健康条件,尊重社会中每个人的基本权利,促进社会社区人群的健康。

(4)互助协同原则　公共卫生工作涉及的范围非常广泛,所有与公民健康相关的内容都可以被囊括其中,因此公共卫生工作不仅需要全社会的参与,而且需要不同领域中的人员之间的互助与协作。

(5)信息公开原则 在公共卫生工作中,信息起到越来越重要的作用,信息公开在预防疾病、防范和控制疫情方面起到警示的作用,提醒人们关注和重视可能存在的公共问题。

【例 8】在 COVID-19 的防控中,各地均推出防控健康码,并作为居民出行的健康凭证,取得了一定的防控效果。该案例遵守的公共卫生伦理原则是

A. 社会公益原则　　B. 社会公正原则　　C. 全社会参与原则
D. 信息公开原则　　E. 互助协同原则(2024)

【例 9】2020 年,国家卫健委发布 15 例新冠肺炎密切接触者,要求该地区所有人员进行核酸检测。发布公告通知到户,户不遗人,全员参与检测。该公告体现的公共卫生伦理原则是

A. 全社会参与原则　　B. 社会公益原则　　C. 社会公正原则
D. 互相协同原则　　E. 信息公开原则(2024)

3. 公共卫生工作伦理要求

(1)疾病防控的伦理要求

①传染病防控的伦理要求　传染病是对人类健康危害最大的疾病,具有起病急、传播快、死亡率高的特点。公共卫生从业人员在传染病防控中应遵循的伦理要求:A. 积极开展传染病的防控,对广大群众的健康负责;B. 遵守国家法律规定,认真做好传染病的监测和报告,履行其道德和法律责任;C. 尊重科学,具有奉献精神;D. 尊重传染病患者的人格和权利。

②慢性非传染性疾病防控的伦理要求　慢性非传染性疾病,简称"慢病",已成为导致当今人类过早死亡和影响健康水平的主要原因。公共卫生从业人员在慢病的防控过程中,应遵循的伦理要求:A. 积极开展健康教育,促进人们健康行为、生活方式的转变;B. 加强慢病的监测、筛查和普查工作,履行早发现、早诊断、早治疗的道德责任。

(2)职业性损害防控的伦理要求 职业病是指企业、事业单位和个体经济组织的劳动者在职业活动中,因接触粉尘、放射线物质和其他有毒、有害物质等因素引起的疾病。公共卫生从业人员在职业病的防控中,应遵循的伦理要求如下。

①依法开展卫生监督和管理,从源头控制职业性损害,对劳动者的安全和健康负责。

②积极开展职业健康教育、卫生监测和健康监护,保护劳动者身体健康。

③职业病诊断应客观公正,既要保障劳动者的健康权益,也要维护企业和国家的利益。

(3)健康教育和健康促进的伦理要求 健康教育是指通过有计划、有组织的教育活动,促进人们自觉地采纳有益于健康的行为和生活方式,消除或减轻影响健康的危险因素,预防疾病,促进健康和提高生活质量。在健康教育和健康促进工作中,公共卫生从业人员应遵循的伦理要求如下。

①履行法定义务,充分利用一切机会和场合积极主动地开展健康教育。

②积极参与有利于健康促进的公共政策的制定、支持环境的创建和卫生保健体系的建立。

③深入农村、社会,将健康教育与健康促进工作渗透到初级卫生保健工作中。

④不断自我完善,以科学的态度和群众喜闻乐见的形式开展健康教育和健康促进活动。

(4)应对突发公共卫生事件的伦理要求 突发公共卫生事件是指突然发生,造成或者可能造成社会公众健康严重损害的重大传染病疫情、群体性不明原因的疾病、重大食物和职业中毒及其他严重影响公众健康的事件。对于参与应对突发公共卫生事件的公共卫生从业人员来说,应遵循以下伦理要求。

①恪守职责和加强协作,发扬敬畏生命的人道主义精神。

②树立崇高的职业责任感和科学态度。

③勇于克服困难,具有献身精神。

【例 10】对甲类传染病实施强制隔离措施时,应当遵循的公共卫生处理原则不包括

A. 全社会参与原则　　B. 信息公开原则　　C. 以患者为中心原则
D. 互相协同原则　　E. 社会公正原则

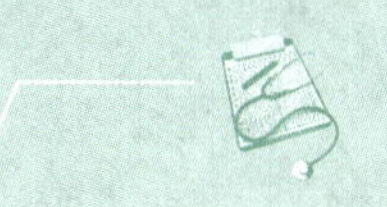

【例 11】对疑似甲类传染病患者予以隔离所体现的公共卫生伦理原则是

A. 社会公正原则　B. 社会公益原则　C. 互助协同原则
D. 全社会参与原则　E. 信息公开原则

4. 健康伦理

(1)**健康伦理的含义**　健康伦理是关于人们维护自身健康、促进他人健康和公共健康等过程中的伦理问题进行研究的学问，而公共健康伦理是其重要的内容。公共健康伦理，旨在研究与公共健康相关的所有伦理问题以及解决这些问题应遵循的伦理原则和规范。与临床诊疗伦理围绕患者权利和疾病转归为中心展开不同，健康伦理是以公民权利和健康实现为重心，通过为公共健康提供伦理价值观指导、为公共健康制度和政策提供伦理依据、为解决公共健康领域的利益冲突提供伦理途径、为公共健康从业人员确立伦理规范、对公民进行公共健康领域的道德教育为使命，并且为公共健康体制、公共健康政策和立法奠定基础。公共健康伦理领域的所有伦理问题都是围绕"权利与善"这一主题展开的，即所有涉及公共健康的矛盾和冲突都集中于究竟是权利优先还是善优先。

(2)**健康伦理的原则**　健康公正关键是卫生资源分配的公正。健康公正的出发点是结果公正。

(3)**健康权利**　健康权利的概念是一个社会历史发展的产物。在传统社会中，人们往往认为任何人都不想患病，患病本身对患者是一种损害，因此，患者不应对患病承担任务责任。同时，患病被当作个人私事，而非一种应得的权利或社会应当承担的义务。无论西方还是东方社会，由国家承担维护公民健康的做法都是带有救济和恩惠性质的行为，并非责任和义务。

(4)**健康责任**　健康作为一项公民享有的权利和利益，有自然意义上的和社会意义上的不同，前者是人们作为"自然的造物"意义上而言的，它是"自然权利"而不是"社会权利"，这种权利首先不是也不能够是社会所赋予的。对于那些先天失去这些权利的不幸者，社会有责任补足或尽可能地补偿这种权利的缺失，但对于自然已经赋予了其权利的人，他自身要为其权利的实现或权利失去后的重获或权利失掉的后果承担责任。从这个角度来讲，追求健康的身体或健康的生活是个人的责任，而不是一种权利，也就是说追求身体的健康对个人来说首先是责任而不是权利；而社会对公民健康的责任也是个人通过奋争和完善社会理念的建构而不断推进的，没有个人的争取，健康权作为一种理念的普遍化也是不可能的。

常考点　安宁疗护，安乐死，公共卫生伦理。

参考答案——详细解答见《2025 国家临床执业及助理医师资格考试历年考点精析(上、下册)》

1. ABCDE　2. ABCDE　3. ABCDE　4. ABCDE　5. ABCDE　6. ABCDE　7. ABCDE
8. ABCDE　9. ABCDE　10. ABCDE　11. ABCDE

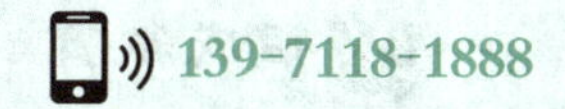

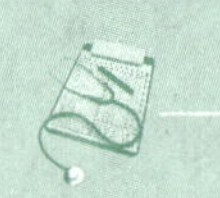

第 4 章　医务人员医学伦理素质的养成

▶考纲要求

①医学道德教育:医学道德教育的含义,医学道德教育的过程,医学道德教育的方法。②医学道德修养:医学道德修养的含义和意义,医学道德修养的目标和境界,医学道德修养的途径和方法。③医学道德评价:医学道德评价的含义和意义,医学道德评价的标准,医学道德评价的依据,医学道德评价的方式。

▶复习要点

一、医学道德教育

1. 医学道德教育的含义

医学道德(医德)教育是医学生和医务人员养成医学伦理素养的重要方式,其主要形式是通过有组织、有计划地对教育对象进行有关医学道德基础理论、基本知识的学习,从而将医学道德的原则和规范内化为其医学道德品质并自觉地履行医学道德义务的系统活动。

2. 医学道德教育的过程

医学道德教育包括提高医学道德认识,陶冶医学道德情操,锻炼医学道德意志,树立医学道德信念,养成良好的医学道德行为和习惯。

3. 医学道德教育的方法

医学道德教育的方法是指运用有效的教育形式或措施,去组织实施对医学生、医务人员的医学道德教育。医学道德教育的方法包括:①案例讨论,以理导人的方法;②积极疏导,以情动人的方法;③典型引导,以形感人的方法;④舆论扬抑,以境育人的方法。

二、医学道德修养

1. 医学道德修养的含义和意义

(1)医学道德修养的含义　医学道德(医德)修养是指医务人员自觉遵守医学道德规范,将医学道德规范要求转化为自己内在医德品质的活动,即医务人员在医德方面所进行的自我教育、自我锻炼和自我陶冶的过程,以及在此基础上达到的医学道德境界。它是一种重要的医学道德实践。

(2)医学道德修养的意义

①它有助于医德教育的深化　医德教育是有计划、有组织地向医务人员传授医德要求,并使之接受和遵循,以便塑造良好医德品质的活动,这是医务人员养成高尚医德品质的外在条件。医德教育最终是否能够取得成效,还取决于医务人员的主观努力和接受程度。

②它是形成医德品质的内在根据　医务人员医德品质的养成,需要通过医德教育提高医务人员的医德意识,加强医德修养,将医德意识外化为医学伦理行为和内化为医德品质。

③它有助于形成良好的医德医风　医德修养有助于医务人员养成良好的医德品行,有助于医疗卫生保健机构形成良好的医德医风,而促进医疗人际关系的和谐。

2. 医学道德修养的目标和境界

(1)医学道德修养的目标　医务人员进行医德修养的目标是养成良好的医德品质,提升自己的医学

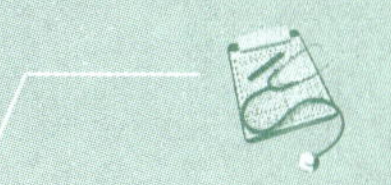

职业精神。

①医德品质　是指医德原则、医德规范在医务人员日常医疗实践中思想及行为等方面的具体体现，医德品质由医德认识、医德情感、医德意志构成。

A. 医德认识　是医务人员对客观存在的医德关系和处理这些关系的医德理论、原则、规范的正确理解。

B. 医德情感　是医务人员根据医德要求，在医疗实践过程中的心理反映。

C. 医德意志　是医务人员在履行医德义务过程中所表现出来的自觉克服困难、排除障碍，作出抉择的力量和坚持精神。它体现着医务人员产生医德行为的意图，并表现在有目的的自觉行动之中。

医务人员的医德品质主要有仁慈、诚挚、严谨、公正、节操等。

A. 仁慈　是指医务人员应具有仁爱慈善和人道主义精神的品德。

B. 诚挚　是指医务人员应具有坚持真理、忠诚于医学科学的品德和诚心诚意对待患者的品德。

C. 严谨　是指医务人员应具有的对待医学和医术严肃谨慎的品德。

D. 公正　是指医务人员应该具有公平合理地协调医学伦理关系的品德。

E. 节操　是指医务人员扬善抑恶、坚定遵循医学道德规范的品德。

②医学职业精神　是医学职业在形成和发展过程中，逐渐积累的一种对医学职业社会责任和医学职业人员的行为规范的总认识，是医学职业存在和发展的本质特征，其内容包括医学职业的社会责任、价值目标、行为规范和科学作风四个方面。

(2) 医学道德修养的境界　是指一个医务人员经过医德修养所达到的不同层次的医德品质水平，也称医德境界。每个医务人员的医德境界是不同的，大致可分为四个层次：

①最高境界　即大公无私的医德境界。其特点为：医务人员把有利于患者、集体和社会作为职业行为准则，自觉坚持，持之以恒；凡事先为患者、集体和社会着想，把维护患者、集体和社会的利益作为自己的天职；对患者、同事极端热忱，对工作极端负责，对技术精益求精，全心全意为人民的健康服务。

②较高境界　即先公后私的医德境界。其特点为：在医疗实践中，医务人员凡事首先考虑患者、集体和社会，然后考虑自己。虽然也考虑个人利益，但总是把患者、集体和社会的利益放在个人利益之上；关心患者的疾苦，严于律己，宽以待人；对工作认真负责，愿意多做贡献而不计较报酬。

③较低境界　即先私后公的医德境界。其特点为：主观为自己、客观为患者，先为自己打算，后为患者打算。他们信奉的是"利己行医，行医利人"。在医疗卫生实践中，主观上多少会考虑患者、集体和社会的利益，在满足个人私利的情况下，也会在一定程度上为患者、集体和社会的利益着想。

④最低境界　即自私自利的医德境界。其特点为：处在这种境界中的医务人员把医疗卫生保健服务作为获得名利的资本和手段。例如他们或者"钱"字当头，设法从患者身上索取钱财，或者"名"字当头，不经过患者知情同意，通过随意获取生物、遗传材料进行研究而捞取荣誉等。

3. 医学道德修养的途径和方法

(1) 医学道德修养的途径　医德修养来源于医疗实践，又服务于实践，因此医务人员应坚持医疗卫生保健实践是医德修养的根本途径，这是因为：

①医学发展和临床实践是产生高尚医德的源泉。

②医学发展和临床实践是医德修养的目的。

③医学发展和临床实践是推动医德修养的动力。

④医学发展和临床实践是检验医德修养效果的标准。

(2) 医学道德修养的方法

①自我反省　也称为自我批评。作为医德修养的自我反省，是指医务人员以社会主义医德规范体系的标准，在实事求是地回顾自己所作所为的基础上，进行自我评价、自我诉讼、自我批评、自我改造。

②见贤思齐　《论语·里仁》有"见贤思齐焉，见不贤而内自省也"的论述，就是指医德修养的学习法。它要求医务人员在医学职业活动中主动见贤思齐，见到比自己表现好的就要学习追赶，见到那些不

合乎道德要求的行为,要及时省察自己是不是也有类似的不当行为。学习的对象有两类,一类是公认的医德典范,另一类是身边的医务人员。

③坚持慎独　慎独是一种独特的道德修养方法。慎独是指医务人员在单独工作、无人监督时,仍能坚持医德信念,严格按照医德规范行事的修养方法及其所达到的境界。

【例 1】医学道德修养是指医务人员在医学道德方面所进行的自我教育、自我锻炼和自我陶冶,以及在此基础上达到的

A. 医学道德境界　　B. 医疗实践能力　　C. 医疗技术水平

D. 医患沟通能力　　E. 医疗道德意识

三、医学道德评价

1. 医学道德评价的含义和意义

(1)医学道德评价的含义　医学道德评价是指人们对医务人员的医学伦理品行的道德价值的判断,它是促使医学伦理学从观念转化为道德实践的重要环节。

①医学道德评价的主体　是医学道德评价者,包括广泛的社会成员和社会组织。

②医学道德评价的客体　是医学道德评价的对象,包括医学伦理学行为和医学道德品质。

③医学道德评价的结果　包括“质”和“量”两个方面,前者是对医学伦理品行的“善恶性质”判断,后者是对其“善恶规模和程度”的判断。

(2)医学道德评价的意义

①它是培养医务人员医学道德品质和调整其医学伦理行为的重要手段。

②它是医学道德他律转化为医学道德自律的形式。

③它可以创造良好的医学道德氛围,调节医学职业的道德生活。

④它可以促进精神文明和医学科学的健康发展。

2. 医学道德评价的标准

医学道德评价标准是判断医学道德行为善恶以及行为者品德优劣的价值尺度。其具体评价标准如下,其中,第①条是医学道德评价的首要标准。①是否有利于患者疾病的缓解和康复。②是否有利于人类生存和环境的保护与改善。③是否有利于优生和人群的健康、长寿。④是否有利于医学科学的发展和社会的进步。

3. 医学道德评价的依据

医学道德行为是医务人员受道德意识支配的医疗卫生保健行为。任何一个可以进行道德评价的医务人员所进行的行为活动,从结构上来说,都包括四个部分,即行为的动机、目的、手段和效果。动机是行为的主观因素,效果是行为客观因素,目的是医务人员有意识地期望达到的行为结果,手段则是医务人员在行为过程中有意识地用来达到行为结果所采取的方式和方法。

(1)动机与效果　动机和效果是对立统一的,医学伦理行为由动机和效果共同构成,在进行医学道德评价时,既要依据医学行为动机,也要依据医学行为效果。联系医学效果察医学动机,透过医学动机看医学效果,这是医学道德评价中对待医学行为动机和效果的总原则。

(2)目的与手段　医学行为的目的和手段是对立统一的,目的和手段组成整个医学伦理行为,要合乎道德地开展医学行为,要求医学行为目的和手段都应该合乎道德。因此,对于整个行为进行道德评价,既要看行为目的,又要看行为手段。

4. 医学道德评价的方式

(1)社会舆论　社会舆论是众人对医务人员的医学伦理行为发表的各种议论、意见和看法,表明的褒贬态度和情感。社会舆论包括正式舆论和非正式舆论,前者是有领导的、有目的地通过舆论工具所传

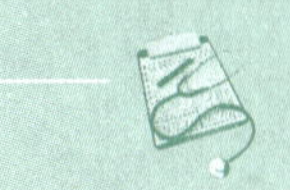

播;后者是人们自发产生、自然传播的。社会舆论具有大众化、普遍化、无孔不入的特点,因而能够形成一种医学道德氛围,无形地影响着医务人员的言行举止等方面。

(2)传统习俗　是人们在漫长的历史发展过程中逐渐积累形成和沿袭下来的习以为常的行为倾向、行为规范和道德风尚。传统习俗是评价医疗卫生保健服务行为的医学道德价值最初、最起码的标准。

(3)内心信念　是指医学道德信念,即医务人员发自内心对医学道德义务的真诚信仰和强烈的责任感,是对自己行为进行善恶评价的精神力量。

社会舆论、传统习俗和内心信念三种评价方法各有其自己的特点:社会舆论是现实的力量,具有广泛性;传统习俗是历史的力量,具有持久性;内心信念是自我的力量,具有深刻性。

▶▶常考点　　医德评价。

参考答案——详细解答见《2025国家临床执业及助理医师资格考试历年考点精析(上、下册)》

1. ABCDE

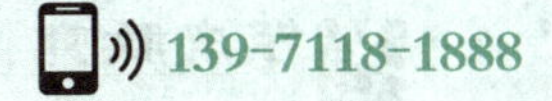

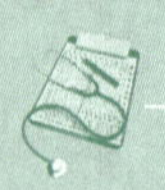

第七篇 医学统计学

第1章 概论与数值变量资料的统计

▶考纲要求

①医学统计学的基本概念和基本步骤:统计学中的几个基本概念,统计工作的基本步骤。②数值变量资料的统计描述:集中趋势指标(算术均数、几何均数及中位数),离散程度指标(极差、标准差、四分位数间距、变异系数)。③数值变量资料的统计推断:均数的抽样误差和标准误,总体均数置信区间及其估计方法,假设检验的基本步骤,t 检验。

▶复习要点

一、医学统计学的基本概念和基本步骤

1. 统计学中的几个基本概念

(1)同质 除实验因素外,影响被研究指标的非实验因素相同,被称为同质。但在人群健康的研究中,有些非实验因素是难以控制或未知的,如遗传、营养、心理等,因此在实验研究中,对被观测指标有影响的、主要的、可控制的非实验因素达到相同或基本相同,就可认为是同质。

(2)变异 是指同一种测量在总体中不同观测单位或个体之间的差别。

(3)总体 是根据研究目的确定的同质个体某种变量值的全体。总体的指标用希腊字母表示。

(4)样本 是指从总体中随机选取的有代表性的一部分观察单位或个体。其指标以拉丁字母表示。

(5)误差 观测值与实际值之间的差别,称为误差。主要有以下三类。

①系统误差 由于仪器未经校准、标准试剂未经校正、医生对疗效标准掌握不准等,造成观察结果倾向性偏大或偏小,称为系统误差。系统误差影响原始资料的准确性,必须克服。

②随机测量误差 由于各种偶然因素造成同一对象多次测量的结果不完全一致,这种误差往往没有固定的大小和方向,但具有一定的统计规律(如服从正态分布),称为随机测量误差。随机测量误差不可避免,应采取措施,尽最大可能来控制,至少应控制在一定的允许范围内。

③抽样误差 从同一总体中抽样,得到某变量值的统计量和总体参数之间的差别,称为抽样误差。抽样误差产生的原因为个体之间存在变异;抽样时只能抽取总体中的一部分作为样本。

(6)概率 是描述随机事件出现可能性大小的定量度量,通常以 P 表示,P 值的范围在 0~1 之间。习惯上,将 $P\leqslant0.05$ 或 $P<0.01$ 的事件,称为小概率事件。在医学科研中,常称 $P\leqslant0.05$ 为事物差别有统计学意义;$P<0.01$ 为事物差别有高度统计学意义;$P>0.05$ 为事物差别无统计学意义。

(7)变量和变量值 观察对象的特征或指标,称为变量。测量的结果称为变量值。变量分为定性变量、数值型变量和有序变量三种类型,其对应的概念则为定性数据、定量数据和有序数据三种数据类型。

①定性数据 也称计数资料,变量的观测值是定性的,说明的是研究对象的品质特征,表现为互不相

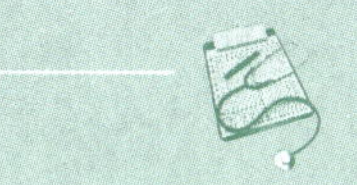

容的类别或属性。例如，性别分为男和女，血型分为A、B、O、AB等。

②定量数据　也称计量资料，变量的观察结果是数值型的，用来说明研究对象的数量特征，其特点是能够用数值大小衡量观察单位不同特征水平的高低，一般有计量单位。根据变量取值域，可分为离散型定量数据和连续型定量数据。前者通常只能取正整数，如家庭成员数、脉搏、白细胞计数等；后者具有无限可能的值，如血压、身高的数值。

③有序数据　也称半定量数据、等级资料。变量的观察结果是定性的，但各类别（属性）之间有程度或顺序上的差别，如尿糖化验结果分为-、+、++、+++、++++，药物治疗效果分为显著、有效、好转、无效等。

(8)参数和统计量　总体的统计指标称为参数，如通过普查得到的我国25岁以上成年人的高血压患病率为参数。样本的统计指标称为统计量。如用随机的方法抽出一部分地区25岁以上的人进行体检，计算的高血压患病率则为统计量。

【例1】以下属于分类变量的是

A. 血压(mmHg)　B. 呼吸(次/分)　C. 脉搏(次/分)
D. 血红蛋白(g/L)　E. 民族(2024)

【例2】用某药治疗尿道感染84例。治疗后痊愈46例，显效17例，改善12例，无效9例。该数据属于

A. 定性数据　B. 离散型定量数据　C. 连续型定量数据
D. 无序数据　E. 有序数据(2023)

【例3】为调查某地7岁儿童生长发育情况，选取了年龄、身高、体重、腰围等数据，该数据对应的资料类型为

A. 等级资料　B. 定量资料　C. 定性资料
D. 半定量资料　E. 分类资料(2024)

2. 统计工作的基本步骤

统计工作包括统计设计、数据整理、统计描述和统计推断4个步骤，这4个步骤是相互联系的。

(1)统计设计　医学研究主要包括实验性研究和观察性研究。研究设计有专业设计和统计设计。专业设计包括选题、确定研究对象、处理因素、实验或观察方法、实验材料和设备、实验效应或观察指标。统计设计包括实验分组或抽样方法、样本含量估计、数据处理与质量控制、拟使用的统计分析方法等。

(2)数据整理　是指对数据质量进行检查，考虑数据分布及变量转换，检查异常值和数据是否符合特定的统计分析方法要求等。

(3)统计描述　用来描述及总结一组数据的重要特征，其目的是使实验或观察得到的数据表达清楚，并便于分析。

(4)统计推断　是指由样本数据的特征推断总体特征的方法，包括参数估计和假设检验。参数估计分为点估计和区间估计。假设检验则是比较参数的大小，各种假设检验得到的P值是得出结论的主要依据。

【例4】为了保证研究结果能够回答研究目的中提出的问题，使用的人、财、物、时间较少，结果可靠，应该做好的首要工作是

A. 资料收集　B. 科研设计　C. 资料整理
D. 资料分析　E. 结果的表达

二、数值变量资料的统计描述

1. 集中趋势指标

集中趋势指标是用于描述一组同质观察值的平均水平或集中位置的指标。平均数是描述数值变量资料集中趋势的一类应用最广泛的指标。常用的平均数包括算术均数、几何均数与中位数。

(1)算术均数　简称均数，用以说明一组观察值的平均水平或集中趋势，是描述计量资料的一种最常用的方法。均数的计算有直接法和加权法。

①直接法　是将一组观察值之和除以样本观察例数所得的商。

$$\overline{X}=\frac{X_1+X_2+\cdots+X_n}{n}=\frac{\sum X}{n}$$

式中,$\overline{X}$ 为样本均数,$X_1,X_2,\cdots,X_n$ 为观察值,n 为样本例数,$\sum$ 为求和符号。

②加权法　是根据频数表计算均数的一种方法。当观察例数较多时,可以将各组的组中值分别乘以各组的频数得到各组观察值之和,然后将它们相加得到观察值的总和,再除以总例数。用公式表示如下:

$$\overline{X}=\frac{f_1x_1+f_2x_2+\cdots+f_kx_k}{n}=\frac{\sum fx}{n}$$

式中,k 表示频数表的组段数,n 为样本例数,$f_1,f_2,\cdots,f_k$ 及 $x_1,x_2,\cdots,x_k$ 分别表示 1~k 组的组中值和频数。

(2)几何均数　有些呈偏态分布的资料经过对数转换后呈对称分布,即可用几何均数描述其平均水平。如医学研究中的某些特殊资料,如抗体滴度、细菌计数、药物的平均效价等。

$$G=\sqrt[n]{X_1\ X_2\cdots X_n}$$

为计算方便,常改用对数的形式进行计算,即

$$G=\lg^{-1}\left(\frac{\lg X_1+\lg X_2+\cdots+\lg X_n}{n}\right)=\lg^{-1}\left(\frac{\sum\lg X}{n}\right)$$

几何均数在医学研究领域多用于血清学和微生物学中。有些明显呈偏态分布的资料经对数转换后呈对称分布,也可采用几何均数描述其平均水平,但应注意观察值中不能有 0 或负数,否则在作对数转换之前需要加一个常数。同一组观察值的几何均数总是小于它的算术均数。

例一　测得 10 个人的血清 IgG 滴度的倒数分别为 2、2、4、4、8、8、8、8、32、32,求平均滴度。

分析:本例为抗体滴度平均数的求解,可改用对数形式,计算几何均数。

$$G=\lg^{-1}\left(\frac{\lg X_1+\lg X_2+\cdots+\lg X_n}{n}\right)=\lg^{-1}\left(\frac{\lg2+\lg2+\lg4+\lg4+\lg8+\lg8+\lg8+\lg8+\lg32+\lg32}{10}\right)=7$$

故 10 份血清 IgG 滴度的平均水平为 1:7。

(3)中位数　将一组观察值按从小到大的顺序排列:$X_1\leqslant X_2\leqslant\cdots\leqslant X_n$,居中心位置的数值即为中位数,用 M 表示。在全部观察值中,小于和大于中位数的观察值个数相等。

①中位数的直接计算法

$$M=X_{(\frac{n+1}{2})}\text{(当 }n\text{ 为奇数时)}\qquad M=[X_{(\frac{n}{2})}+X_{(\frac{n}{2}+1)}]/2\text{(当 }n\text{ 为偶数时)}$$

式中,下标$\frac{n+1}{2}$、$\frac{n}{2}$、$\frac{n}{2}+1$ 为有序数列的位次,$X_{(\frac{n+1}{2})}$、$X_{(\frac{n}{2})}$、$X_{(\frac{n}{2}+1)}$ 为相应位次的观察值。

例二　现测得 10 名乳腺癌患者化疗后血浆尿素氮的含量(mmol/L)分别为 3.43、2.96、4.43、3.03、4.53、5.25、5.64、3.82、4.28、5.25,试计算其中位数。

分析:本组数据 $n=10$,为偶数。

先将数据按从小到大的顺序排序:2.96、3.03、3.43、3.82、4.28、4.43、4.53、5.25、5.25、5.64。

中位数 $M=(X_5+X_6)/2=(4.28+4.43)/2=4.355$(mmol/L)。

②中位数的适用情况　可用于描述任何资料,尤其是偏态分布资料;资料一端或两端无确定数值;资料的分布情况不清,例如,某些传染病或食物中毒的潜伏期等,其集中趋势多用中位数来表示。

【例 5】某幼儿园大班 11 名 6 岁儿童接受百日咳疫苗注射后,做血清抗体测定,其抗体滴度分别为 1:20,1:20,1:20,1:40,1:40,1:80,1:80,1:160,1:160,1:320,1:640。描述抗体滴度集中趋势的指标应选用

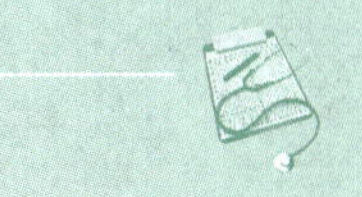

A. 标准差　　B. 极差　　C. 算术均数
D. 几何均数　　E. 四分位数间距

2. 离散程度指标

离散程度指标可反映一组同质观察值的变异程度。常用于描述变异程度的统计指标包括极差、四分位数间距、方差、标准差、变异系数等。

(1)极差　也称全距,是指一组观察值中最大值和最小值之差,用 R 表示。可粗略地反映变量的变动范围。极差越大,说明变异程度越大,反之说明变异程度越小。极差仅考虑两端数值之间的差异,未考虑其他数据的变异情况,故不稳定,易受极端值大小的影响。

例三　甲、乙两名高血压患者连续观察 5 天,测得收缩压分别如下:

甲患者(mmHg)	162	145	178	142	186	($\overline{X}_{甲}=162.6$)
乙患者(mmHg)	164	160	163	159	166	($\overline{X}_{乙}=162.4$)

则甲、乙两患者收缩压的极差分别为 $R_{甲}=186-142=44$(mmHg);$R_{乙}=166-159=7$(mmHg)
说明,甲、乙两患者虽然收缩压的均数几乎没有差异,但甲患者收缩压的波动大,乙患者波动小。

(2)四分位数间距　用 Q 表示。若将一组观察值分为 4 等份的段落,每个段落的观察值数目各占总例数的 25%,去掉两端的 25%,取中间 50%观察值的数据范围即为四分位数间距。可见:$Q=P_{75}-P_{25}$。
Q 越大,数据的变异程度越大;反之,说明变异程度越小。Q 常用于描述偏态分布资料的离散程度。

(3)标准差　因方差的度量单位是原度量单位的平方,故将方差开方恢复为原度量单位,得到标准差(包括总体标准差 σ 和样本标准差 S)。N 为观察值个数。标准差越大,表示观察值的变异度越大;反之,标准差越小,表示观察值的变异度越小。其公式为

$$\sigma=\sqrt{\frac{\sum(X-\mu)^2}{N}}\qquad S=\sqrt{\frac{\sum(X-\overline{X})^2}{n-1}}$$

标准差的用途:①反映一组观察值的离散程度,标准差越小,离散程度越小,均数代表性越好;②用于计算变异系数;③用于计算标准误;④结合均值与正态分布的规律,估计医学参考值的范围。

例四　在例三给出的资料中,求甲、乙两患者收缩压的标准差。

$$S_{甲}=\sqrt{\frac{(162-162.6)^2+(145-162.6)^2+(178-162.6)^2+(142-162.6)^2+(186-162.6)^2}{5-1}}=19.49$$

$$S_{乙}=\sqrt{\frac{(164-162.4)^2+(160-162.4)^2+(163-162.4)^2+(159-162.4)^2+(166-162.4)^2}{5-1}}=2.88$$

可见,甲患者收缩压的标准差大,乙患者小,说明甲患者收缩压的波动大,乙患者波动小。

(4)变异系数　用 CV 表示,常用于比较度量单位不同或均数相差较大的两组(或多组)观察值的变异程度。其公式为

$$CV=\frac{S}{\overline{X}}\times100\%$$

变异系数的意义是变异大小(S)相对于其平均水平($\overline{X}$)的百分比。变异系数没有单位,消除了量纲的影响,其值越大,意味着相对于均数而言,变异程度越大。

例五　在例三给出的资料中,求甲、乙两患者收缩压的变异系数。

$$CV_{甲} = \frac{S_{甲}}{\overline{X}_{甲}} \times 100\% = \frac{19.49}{162.6} \times 100\% = 11.99\% \qquad CV_{乙} = \frac{S_{乙}}{\overline{X}_{乙}} \times 100\% = \frac{2.88}{162.4} \times 100\% = 1.77\%$$

甲患者变异系数大,乙患者小。故相对于均数而言,甲患者收缩压的变异程度大,乙患者变异程度小。

(5)衡量变异程度指标的比较

	代号	用途	备注
极差(全距)	R	说明数据分布的离散程度	简单明了,容易使用,仅考虑两端数值变异;不稳定,易受极端值大小的影响
四分位数间距	Q	Q 值越大,说明资料离散程度越大	通常用于描述偏态分布资料的离散程度
方差	S^2	说明资料的变异程度	其值越大,说明变异程度越大
标准差	S	说明资料的变异程度,其值越小,说明观察值离散程度越小,也说明用均数反映平均水平的代表性越好;标准差较方差常用	反映一组观察值的离散程度;用于计算变异系数;计算标准误;结合均数与正态分布的规律估计医学参考值范围
变异系数	CV	常用于比较度量单位不同或均数相差较大的两组(或多组)观察值的变异程度	两组观察值度量单位相同,均数相差不大,用标准差比较两组数据的变异程度

【例 6】为调查某地区铅污染情况,集中收集了该地区 130 人尿样,测试铅含量,结果显示数据呈偏态分布。描述数据的集中趋势和离散程度,最适合的指标是

A. 算术均数和标准差　　B. 中位数和四分位数间距　　C. 中位数和标准差
D. 算术均数和四分位数间距　　E. 中位数和极差(2024)

【例 7】对 10 名 25 岁以上的山区健康男子测量脉搏次数(次/分),用 t 检验与全国正常男子资料进行比较,按 $\alpha=0.05$ 的检验水准,自由度为

A. $\nu=9$　　B. $\nu=19$　　C. $\nu=8$
D. $\nu=20$　　E. $\nu=18$

【例 8】比较身高和体重两组数据变异度的大小宜用

A. 变异系数　　B. 方差　　C. 极差
D. 标准差　　E. 四分位数间距

【例 9】两组呈正态分布的数值变量资料,但均数相差悬殊,若比较离散趋势,最好选用的指标为

A. 全距　　B. 四分位数间距　　C. 方差
D. 标准差　　E. 变异系数

【例 10】正态分布的数值变量资料,描述离散趋势的指标最好选用

A. 全距　　B. 百分位数　　C. 方差
D. 标准差　　E. 变异系数

三、数值变量资料的统计推断

1. 均数的抽样误差和标准误

(1)抽样误差 在医学研究中,绝大多数情况是由样本信息推断总体特征。由于个体存在差异,所以通过样本推断总体时会存在一定的误差,如样本均数 $\overline{X}$ 往往不等于总体均数 μ,这种由抽样造成的样本统计量与总体参数的差异,称为抽样误差。

(2)均数的标准误 对于抽样研究来说,抽样误差是不可避免的。抽样误差的大小可用样本均数的标准误($\sigma_{\overline{X}}$)来衡量。标准误是指样本均数的标准差,其计算公式为

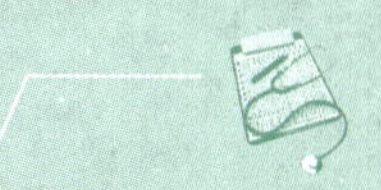

$$\sigma_{\bar{X}}=\frac{\sigma}{\sqrt{n}}$$

式中,σ 表示总体标准差,n 为样本例数,$\sigma_{\bar{X}}$ 为标准误。实际研究中,总体标准差 σ 往往是未知的,因此通常用样本标准差 S 代替 σ,求得样本均数标准误的估计值 $S_{\bar{X}}$,计算公式为

$$S_{\bar{X}}=\frac{S}{\sqrt{n}}$$

从上式可知,均数的标准误与样本含量的平方根($\sqrt{n}$)成反比,说明在同一总体中随机抽样,样本含量 n 越大,标准误越小。因此,增加样本含量可减少抽样误差。

(3)标准误的用途

①衡量抽样误差的大小,标准误越小,样本均数与总体均数越接近,即样本均数的可信度越高。

②结合标准正态分布与 t 分布曲线下的面积规律,估计总体均数的可信区间。

例六 某地随机抽查正常成年男子 140 人,得红细胞均数 4.77×10^{12}/L,标准差 0.38×10^{12}/L,其标准误为

$$S_{\bar{X}}=\frac{S}{\sqrt{n}}=\frac{0.38}{\sqrt{140}}=0.032(\times10^{12}/\text{L})$$

2. 总体均数可信区间(置信区间)及其估计方法

(1)总体均数可信区间的概念 参数估计是指由样本统计量估计总体参数。区间估计是指按预先给定的概率,计算出一个区间,使它能够包含未知的总体均数。

在估计总体均数的可信区间时,可能估计错误,其概率用 α 表示(通常取 $\alpha=0.05$ 或 0.01);估计正确的概率为 $1-\alpha$,称为可信度(通常取 $1-\alpha=0.95$ 或 0.99,即 95%或 99%)。

(2)总体均数可信区间及其估计方法 对总体参数估计有点估计和区间估计两种方法。

①点估计 是直接利用样本统计量(如均数 $\bar{X}$)作为总体参数(如均数 μ)的估计值。此方法简单,但没有考虑抽样误差的大小,所以难以反映参数的估计值对其真实值的代表性。

②区间估计 在总体均数可信区间估计时,可根据以下三种情况选用不同的公式。

	σ 已知	σ 未知,样本例数足够大($n>50$)	σ 未知,样本例数较小($n\leqslant50$)
理论依据	Z 分布的原理	Z 分布的原理	t 分布的原理
95%的总体均数可信区间	$\bar{X}\pm1.96\sigma_{\bar{X}}$	$\bar{X}\pm1.96S_{\bar{X}}$	$\bar{X}\pm t_{0.05/2,\nu}S_{\bar{X}}$
99%的总体均数可信区间	$\bar{X}\pm2.58\sigma_{\bar{X}}$	$\bar{X}\pm2.58S_{\bar{X}}$	$\bar{X}\pm t_{0.01/2,\nu}S_{\bar{X}}$

例七 某医生测得 25 名动脉粥样硬化患者血浆纤维蛋白原含量的均数为 3.32g/L,标准差为 0.57g/L。试计算该种患者血浆纤维蛋白原含量总体均数的 95%可信区间。

①本例总体标准差 σ 未知,$n=25$,为小样本,服从 t 分布,应根据 t 值来估计总体均数的 95%可信区间。

②本例 $n=25,\bar{X}=3.32,S=0.57,\nu=n-1=25-1=24,\alpha=0.05$。

③查 t 值表,$t_{0.05/2,24}=2.064$。

④95%的总体均数可信区间的下限为 $\bar{X}-t_{0.05/2,\nu}S_{\bar{X}}=3.32-2.064\times0.57/\sqrt{25}=3.08$。

95%的总体均数可信区间的上限为 $\bar{X}+t_{0.05/2,\nu}S_{\bar{X}}=3.32+2.064\times0.57/\sqrt{25}=3.56$。

⑤该种血浆纤维蛋白原含量总体均数的 95%可信区间为 3.08~3.56g/L。

3. 假设检验的基本步骤

假设检验也称显著性检验,是统计推断的重要内容,其目的是比较总体参数之间有无差别。假设检验的基本思路是首先通过对所需要比较的总体提出一个无差别的假设,然后通过样本数据去推断是否拒绝这一假设。假设检验的方法很多,但其检验步骤基本是一致的。

(1)建立假设 假设有两种,即无效假设(符号为 H_0)和备择假设(符号为 H_1)。

①H_0 和 H_1 都是根据统计推断目的提出的对总体特征的设想,是相互联系且对立的一对假设。假设检验主要是围绕 H_0 进行的,当 H_0 被拒绝时,则接受 H_1。

②明确是单侧还是双侧检验 建立假设前,首先应根据分析目的,结合专业知识明确是单侧检验还是双侧检验。如比较两种降压药 A 和 B 的疗效,无法判断两种药物的优劣,应选用双侧检验;如果只是考虑 A 药是否较 B 药效果好,则选用单侧检验;若不能确定则选双侧检验。在假设检验中,通常采用双侧检验。

(2)确定检验水准 检验水准也称显著性水准,符号为 α,是预先规定的拒绝域的概率值,常取 $\alpha=0.05$或 $\alpha=0.01$。显然,α 值越大,越容易得出有差别的统计结论。

(3)选定检验方法,计算检验统计量

根据资料类型、研究设计方案和统计推断的目的,选用适当的检验方法和计算公式。

(4)确定 P 值,作出统计结论

如双侧 t 检验,$|t|\geqslant t_{\alpha/2,\nu}$,则 $P\leqslant\alpha$,按 α 检验水准拒绝 H_0,接受 H_1;若 $P>\alpha$,则不能拒绝 H_0。

通常将 $P>0.05$ 称为差异不显著,$0.01<P\leqslant0.05$ 为差异显著,$P\leqslant0.01$ 为差异非常显著。

两个均数比较时常用的判断标准如下:

统计量为 Z——单侧 $Z<1.645$,双侧 $Z<1.96$,则 $P>0.05$,差异无统计学意义,不拒绝 H_0。

单侧 $Z\geqslant1.645$,双侧 $Z\geqslant1.96$,则 $P\leqslant0.05$,差异有统计学意义,拒绝 H_0。

统计量为 t——单侧 $t<t_{0.05,\nu}$,双侧 $t<t_{0.05/2,\nu}$,则 $P>0.05$,差异无统计学意义,不拒绝 H_0。

单侧 $t\geqslant t_{0.05,\nu}$,双侧 $t\geqslant t_{0.05/2,\nu}$,则 $P\leqslant0.05$,差异有统计学意义,拒绝 H_0。

以常用的两均数的比较为例,用符号表示假设检验。

样本均数(其总体均数为 μ)与已知总体均数(μ_0)的比较			
建立假设		H_0	H_1
双侧检验——是否 $\mu\neq\mu_0$		$\mu=\mu_0$	$\mu\neq\mu_0$
单侧检验	是否 $\mu>\mu_0$	$\mu=\mu_0$	$\mu>\mu_0$
	是否 $\mu<\mu_0$	$\mu=\mu_0$	$\mu<\mu_0$
两样本均数(其相应总体均数分别为 μ_1 和 μ_2)的比较			
建立假设		H_0	H_1
双侧检验——是否 $\mu_1\neq\mu_2$		$\mu_1=\mu_2$	$\mu_1\neq\mu_2$
单侧检验	是否 $\mu_1>\mu_2$	$\mu_1=\mu_2$	$\mu_1>\mu_2$
	是否 $\mu_1<\mu_2$	$\mu_1=\mu_2$	$\mu_1<\mu_2$

4. t 检验

(1)t 检验的适用范围 ①样本均数与总体均数的比较(总体标准差未知);②两独立样本均数的比较(小样本资料 $n<50$);③配对设计资料的比较。

(2)t 检验的要求 资料服从正态分布;两均数比较时还要求所对应的总体方差齐同。

(3)t 检验统计量的计算 如下。

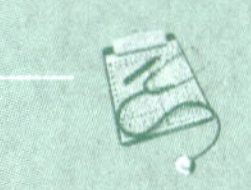

①样本均数与总体均数的比较：$t=\dfrac{\overline{X}-\mu_0}{S_{\overline{X}}}=\dfrac{\overline{X}-\mu_0}{S/\sqrt{n}}$

②两样本均数比较：$t=\dfrac{\overline{X}_1-\overline{X}_2}{S_{\overline{X}_1-\overline{X}_2}}=\dfrac{\overline{X}_1-\overline{X}_2}{\sqrt{S_C^2(\dfrac{1}{n_1}+\dfrac{1}{n_2})}}$

③配对资料两样本均数的比较：$t=\dfrac{\overline{d}-0}{S_{\overline{d}}}=\dfrac{\overline{d}}{S_d/\sqrt{n}}(\nu=n-1)$

上式中，合并方差 $S_C^2=\dfrac{\sum X_1^2-\dfrac{(\sum X_1)^2}{n_1}+\sum X_2^2-\dfrac{(\sum X_2)^2}{n_2}}{n_1+n_2-2}=\dfrac{(n_1-1)S_1^2+(n_2-1)S_2^2}{n_1+n_2-2}$

(4)配对样本均数的 t 检验

例八　某研究者为比较耳垂血和手指血的白细胞数，调查10名成年人，同时采取耳垂和手指血，结果如下(1)~(3)列(10g/L)，试比较耳垂血和手指血的白细胞数有无不同。

编号(1)	耳垂血(2)	手指血(3)	差值 d(4)	d^2(5)
1	9.7	6.7	3.0	9.00
2	6.2	5.4	0.8	0.64
3	7.0	5.7	1.3	1.69
4	5.3	5.0	0.3	0.09
5	8.1	7.5	0.6	0.36
6	9.9	8.3	1.6	2.56
7	4.7	4.6	0.1	0.01
8	5.8	4.2	1.6	2.56
9	7.8	7.5	0.3	0.09
10	8.6	7.0	1.6	2.56
合计			11.2($\sum d$)	19.56($\sum d^2$)

分析：本例属于配对资料两样本均数的比较，采用 t 检验。

①建立假设，确定检验水准

H_0：$\mu_d=0$，耳垂血和手指血的白细胞数差异为零。

H_1：$\mu_d\neq0$，耳垂血和手指血的白细胞数差异不为零。

$\alpha=0.05$。

②计算检验统计量

先计算差值 d 及 d^2，见上表第(4)、(5)列。本例 $\sum d=11.2$，$\sum d^2=19.56$。

计算差值均数：$\overline{d}=\sum d/n=11.2/10=1.12$。

计算差值的标准差：

$$S_d=\sqrt{\frac{\sum d^2-\dfrac{(\sum d)^2}{n}}{n-1}}=\sqrt{\frac{19.56-\dfrac{11.2^2}{10}}{10-1}}=0.883$$

计算差值的标准误($S_{\overline{d}}$)和 t 值：

$$S_{\bar{d}} = \frac{S_d}{\sqrt{n}} = \frac{0.883}{\sqrt{10}} = 0.279 \qquad t = \frac{\bar{d} - 0}{S_{\bar{d}}} = \frac{1.12}{0.279} = 4.014$$

③确定 P 值,作出推断结论

自由度 $\nu = n-1 = 10-1 = 9$,查统计学 t 分布界值表,得:$t_{0.05/2,9} = 2.262$。

本例 $t > t_{0.05/2,9}$,$P < 0.05$,差异有统计学意义,拒绝 H_0,接受 H_1,可认为耳垂血和手指血白细胞数的差别有统计学意义。

【例 11】从一个呈正态分布的总体中随机抽样,$\bar{X} \neq \mu$,该差别被称为

A. 系统误差　　B. 个体误差　　C. 过失误差
D. 抽样误差　　E. 测量误差

【例 12】来自同一总体的两样本,下列哪个指标小的样本均数估计总体均数时更可靠?

A. $S_{\bar{X}}$　　B. CV　　C. S
D. $t_{0.05/2}$　　E. $\bar{X}$

【例 13】说明样本均数抽样误差大小的指标是

A. 标准差　　B. 极差　　C. 四分位数间距
D. 变异系数　　E. 标准误

【例 14】甲、乙两县成年人数基本相等,为了解甲、乙两县 HBsAg 阳性率,随机抽取甲县 1 万人,其中 HBsAg 阳性为 1200 人;随机抽取乙县 2 万人,其中 HBsAg 阳性为 2400 人。以下说法,正确的是

A. 甲县的抽样误差等于乙县　　B. 甲县的抽样误差低于乙县
C. 甲县的抽样误差高于乙县　　D. 甲县 HBsAg 阳性率低于乙县
E. 甲县 HBsAg 的阳性率高于乙县(2024)

【例 15】某医院抽样调查得 100 名健康人血清胆固醇数值(mmol/L),资料呈正态分布。经计算平均数为 4.8000,标准差为 0.7920,则标准误为

A. 0.0792　　B. 0.7920　　C. 0.0079
D. 0.0480　　E. 7.920

【例 16】在抽样研究中,当样本例数逐渐增多时

A. 标准差逐渐减小　　B. 标准差逐渐加大　　C. 标准差趋近于 0
D. 标准误逐渐减小　　E. 标准误逐渐加大

【例 17】假设检验的基本步骤不包括

A. 建立假设　　B. 选择检验方法　　C. 计算检验统计量
D. 计算区间值　　E. 根据 P 值做出统计推断(2024)

【例 18】两样本均数比较的 t 检验,其目的是检验

A. 两样本均数是否相等　　B. 两样本所属的总体均数是否相等
C. 两样本所属总体的均数相差有多大　　D. 两样本所属总体的均数为多大
E. 两样本均数相差有多大(2021)

常考点　一些基本的概念,适用条件,不要求掌握复杂的计算过程。

参考答案——详细解答见《2025 国家临床执业及助理医师资格考试历年考点精析(上、下册)》

1. ABCDE　2. ABCDE　3. ABCDE　4. ABCDE　5. ABCDE　6. ABCDE　7. ABCDE
8. ABCDE　9. ABCDE　10. ABCDE　11. ABCDE　12. ABCDE　13. ABCDE　14. ABCDE
15. ABCDE　16. ABCDE　17. ABCDE　18. ABCDE

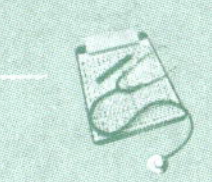

第 2 章　分类变量资料的统计

▶▶考纲要求

①分类变量资料的统计描述：相对数常用指标及其意义。②分类变量资料的统计推断：率的抽样误差和标准误，总体率的置信区间，χ^2 检验。

▶▶复习要点

一、分类资料的统计描述

1. 率

率表示在一定范围内某现象的发生数与可能发生的总数之比，说明某现象出现的强度或频度，通常以百分率(%)、千分率(‰)、万分率(/万)、十万分率(/10 万)表示。治愈率、感染率用百分率，出生率、死亡率用千分率，某些疾病的死亡率用十万分率。总体率用 π 表示，样本率用 P 表示。

$$率=\frac{某事物或现象发生的实际数}{某事物或某现象发生的所有可能数}\times 比例基数$$

2. 构成比

构成比表示事物内部各组成部分在整体中所占的比重，计算公式为：

$$构成比=\frac{某一组成部分的观察单位数}{同一事物各组成部分的观察单位总数}\times 100\%$$

注意：①构成比各部分的相对数之和应为 100%，某一构成部分的增减会影响其他部分相应的减少或增加。
②某一部分率的变化并不影响其他部分率的变化，且其平均率不能简单地将各率相加后平均求得。

3. 相对比

相对比是 A、B 两个有关联指标之比，用以描述两者的对比水平。

$$相对比=\frac{A}{B}$$

(1)两类别例数之比　如某医院医生为 890 人，护士为 1578 人，则医护比例数为 890/1578=0.564∶1。

(2)相对危险度(RR)　是流行病学中常用的指标，表示在两种不同条件下某疾病发生的概率之比。

$$RR=\frac{P_1}{P_0}$$

如某地某年龄组男性吸烟者观察人年数为 43248，冠心病死亡 104 人；非吸烟者观察人年数为 10673，冠心病死亡 12 人。则其相对危险度：$RR=(104/43248)/(12/10673)=2.140$。

说明该地男性吸烟者的冠心病死亡率是不吸烟者的 2.140 倍。

(3)比数比(OR)　也称优势比，常用于流行病学中病例对照研究资料，表示病例组和对照组中的暴露比例与非暴露比例的比值之比，是反映疾病与暴露之间关联强度的指标。其计算公式为：

$$OR=\frac{P_1/(1-P_1)}{P_0/(1-P_0)}=\frac{疾病组的暴露数}{对照组的暴露数}$$

【例 1】20 世纪 50 年代,发现某省部分地区的居民因长期饮用深井高碘水导致高碘性甲状腺肿,随机抽查得到该地区甲、乙两村常住居民的高碘性甲状腺肿患病率,甲村为 20.6%,乙村为 25.3%,则甲、乙两村该病的合计患病率应为

A. 甲、乙两村调查人群中患该病总人数除以调查总人数

B. 两患病率的几何平均数,得 29.11%

C. 两患病率相加,得 45.9%

D. 两个患病率相乘,得 5.21%

E. 两患病率的平均数,为 22.95%

【例 2】已知甲地老年人比例大于乙地,经普查甲地冠心病死亡率为 5‰,乙地冠心病死亡率为 4‰,若希望比较甲、乙两地冠心病死亡率的高低,则

A. 计算标化率后再比较　　B. 应做两个率比较的 χ^2 检验　　C. 应做秩和检验

D. 应做率的 Z 检验　　E. 可用两地的死亡率直接进行比较(2020、2023)

【例 3】描述某种事物或疾病发生严重程度的指标是

A. 率　　B. 构成比　　C. 相对比

D. 均数　　E. 标准差

二、分类变量资料的统计推断

1. 率的抽样误差和标准误

(1)**率的抽样误差**　从同一总体中随机抽出观察数相等的多个样本,样本率与总体率、各样本率之间往往会有差异,这种差异称为率的抽样误差。

(2)**率的标准误**　率的抽样误差的大小可以用率的标准误 σ_p 来描述,其计算公式为:

$$\sigma_p = \sqrt{\frac{\pi(1-\pi)}{n}}$$

式中,π 为总体率,n 为样本例数。

由于实际中总体率 π 往往未知,我们常用样本率 P 来代替总体率 π,则上述公式可改写为:

$$S_p = \sqrt{\frac{P(1-P)}{n}}$$

2. 总体率的置信区间

总体率(π)95%的可信区间(置信区间)为:$P\pm1.96S_p$;总体率(π)99%的可信区间为:$P\pm2.58S_p$。

例九　抽样调查了某校 10 岁 200 名儿童的牙齿,患龋 130 人,试求该校儿童患龋率的 95%的区间估计。

分析:本例为率的抽样调查,要求估计总体率的可信区间。

①计算样本率:$P=130/200=0.65$。

②计算样本率的抽样误差(标准误):

$$S_p = \sqrt{\frac{P(1-P)}{n}} = \sqrt{\frac{0.65(1-0.65)}{200}} = 0.03373$$

③计算总体率 95%的可信区间:$P\pm1.96S_p=0.65\pm1.96\times0.03373=0.65\pm0.066$。

即该校儿童患龋率的 95%可信区间为(58.4%,71.6%)。

3. χ^2 检验

χ^2 检验也称卡方检验,是用途非常广泛的一种假设检验,它可用于两个及两个以上率或构成比的比较;两分类变量间相关关系分析等。

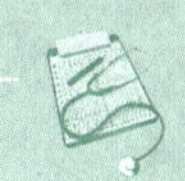

(1) χ^2 检验的基本思路及 χ^2 检验的基本公式　现利用下面的例题来阐明 χ^2 检验的基本思路。

例十　某医生用甲、乙两种疗法治疗高血压，结果如下。问甲、乙两种疗法的有效率是否相同。

组别	有效	无效	合计	有效率(%)
甲疗法	20(a)[25.8]	24(b)[18.2]	44(a+b)	45.45
乙疗法	21(c)[15.2]	5(d)[10.8]	26(c+d)	80.77
合计	41(a+c)	29(b+d)	70(n)	58.57

该表中的 a、b、c、d 四个数据是基本数据，其余数据都可由这四个数据推算而来，称为四格表资料。四格表资料可用 χ^2 检验推断两个总体率(或构成比)之间有无差别。χ^2 检验的统计量为 χ^2，其基本计算公式为：

$$\chi^2=\sum\frac{(A-T)^2}{T}\qquad \text{自由度}\ \nu=(\text{行数}-1)(\text{列数}-1)=1$$

式中，A 为实际频数，即上表中“( )”内的 a、b、c、d 4 个数据。

T 为理论频数，即上表中“[ ]”内的 4 个数据，理论频数按下式计算：

$$T_{RC}=\frac{n_R\cdot n_C}{n}$$

式中，T_{RC} 为第 R 行第 C 列的理论频数，n_R 为相应行的合计，n_C 为相应列的合计，n 为总例数。

如上表中，理论频数的计算方法为：

$T_{11}=(44\times41)/70=25.77$，$T_{12}=44-25.77=18.23$，$T_{21}=41-25.77=15.23$，$T_{22}=26-15.23=10.77$

分析：本例属两个样本总体率的比较，为四格表资料，可用四格表资料的 χ^2 检验。

①建立假设，确定检验水准

$H_0:\pi_1=\pi_2$，即甲乙疗法的总体有效率相同；　$H_1:\pi_1\neq\pi_2$，即甲乙疗法的总体有效率不同；$\alpha=0.05$

②计算检验统计量

$$\chi^2=\sum\frac{(A-T)^2}{T}=\frac{(20-25.77)^2}{25.77}+\frac{(24-18.23)^2}{18.23}+\frac{(21-15.23)^2}{15.23}+\frac{(5-10.77)^2}{10.77}=8.40$$

注意：本例 $n=70>40$，且所有的 $T>5$，故也可根据 χ^2 检验的专用公式计算 χ^2 值，结果相同。

$$\chi^2=\frac{(ad-bc)^2n}{(a+b)(c+d)(a+c)(b+d)}=\frac{(20\times5-24\times21)^2\times70}{44\times26\times41\times29}=8.40$$

$$\text{自由度}\ \nu=(\text{行数}-1)(\text{列数}-1)=1$$

③确定 P 值，作出推断结论　以 $\nu=1$ 查 χ^2 界值表，得 $\chi^2_{0.05(1)}=3.84$。本例 $\chi^2=8.40>3.84$，按 $\alpha=0.05$ 的水准，$P<0.05$，差别有统计学意义，拒绝 H_0，接受 H_1，可认为甲、乙两种疗法的总体有效率不同。

(2) χ^2 检验计算公式的选用　四格表资料的 χ^2 检验，应选择合适的公式计算统计量。

	适用条件	计算公式
χ^2 检验的专用公式	$n\geqslant40$，且所有的 $T\geqslant5$	$\chi^2=\frac{(ad-bc)^2n}{(a+b)(c+d)(a+c)(b+d)}$
χ^2 检验的校正公式	$n\geqslant40$，但有 $1\leqslant T<5$	$\chi^2_c=\frac{(\lvert ad-bc\rvert-n/2)^2n}{(a+b)(c+d)(a+c)(b+d)}$
Fisher 确切概率法	$n<40$，或 $T<1$	$P_i=\frac{(a+b)!\ (c+d)!\ (a+c)!\ (b+d)!}{a!\ b!\ c!\ d!\ n!}$

注意：套用四格表 χ^2 检验的计算公式前，一定要看每个公式的适用条件。

(3) χ^2 检验的确切概率法

例十一　某医院研究中药治疗急性心梗的疗效,结果如下。问接受两种不同疗法的患者病死率是否不同?

组别	存活	死亡	合计	病死率(%)
中药组	65(a)[63.80]	3(b)[4.15]	68(a+b)	4.41
非中药组	12(c)[13.15]	2(d)[0.85]	14(c+d)	14.29
合计	77(a+c)	5(b+d)	82(n)	6.10

分析:本例属两个样本总体率的比较,为四格表资料,可用四格表资料的 χ^2 检验。

①根据 n 和 T 值,选用合适的 χ^2 检验公式　观察样本例数 n,计算理论频数 T。$T_{RC}=(n_R \times n_C)/n$

$T_{11}=(77\times68)/82=63.80$,　$T_{12}=(5\times68)/82=4.15$,　$T_{21}=(77\times14)/82=13.15$,　$T_{22}=(5\times14)/82=0.85$

由于 $T_{22}<1$,因此只能选用 Fisher 确切概率法进行 χ^2 检验。

②建立假设,确定检验水准

$H_0:\pi_1=\pi_2$,即两种不同疗法病死率相同;　$H_1:\pi_1\neq\pi_2$,即两种不同疗法病死率不同;　$\alpha=0.05$

③计算检验统计量(确切概率 P_i)

$$P_i=\frac{(a+b)!\ (c+d)!\ (a+c)!\ (b+d)!}{a!\ b!\ c!\ d!\ n!}=0.2001$$

④确定 P 值,作出推断结论

按 $\alpha=0.05$ 的水准,$P>0.05$,差别无统计学意义,不拒绝 H_0,可认为两种不同疗法的患者病死率相同。

(4) χ^2 检验的校正公式

例十二　某医生用两种疗法治疗心绞痛,结果如下。试比较这两种疗法的疗效有无差异。

组别	有效	无效	合计	有效率(%)
甲疗法	23(a)[24.58]	6(b)[4.42]	29(a+b)	79.31
乙疗法	27(c)[25.42]	3(d)[4.58]	30(c+d)	90.00
合计	50(a+c)	9(b+d)	59(n)	84.75

分析:本例属两个样本总体率的比较,为四格表资料,可用四格表资料的 χ^2 检验。

①根据 n 和 T 值,选用合适的 χ^2 检验公式　观察样本例数 n,计算理论频数 T。$T_{RC}=(n_R \times n_C)/n$

$T_{11}=(50\times29)/59=24.58$,　$T_{12}=(9\times29)/59=4.42$,　$T_{21}=(50\times30)/59=25.42$,　$T_{22}=(9\times30)/59=4.58$

本例 $n=59\geqslant40$,但 $1\leqslant T_{12}$、$T_{22}<5$,因此只能选用校正公式进行 χ^2 检验。

②建立假设,确定检验水准

$H_0:\pi_1=\pi_2$,即两种不同疗法有效率相同;　$H_1:\pi_1\neq\pi_2$,即两种不同疗法有效率不同;　$\alpha=0.05$

③计算检验统计量

$$\chi_c^2=\frac{(|ad-bc|-n/2)^2 n}{(a+b)(c+d)(a+c)(b+d)}=\frac{(|23\times3-6\times27|-59/2)^2\times59}{29\times30\times50\times9}=0.61$$

自由度 ν=(行数-1)(列数-1)=1

④确定 P 值,作出推断结论　以 $\nu=1$ 查 χ^2 界值表,$\chi^2_{0.05(1)}=3.84$。本例 $\chi^2<3.84$,$P>0.05$,按 $\alpha=0.05$ 的水准,差别无统计学意义,接受 H_0,拒绝 H_1,不能认为甲乙两种疗法的总体有效率不同。

【例 4】某医师拟比较四组人群血型分布(A、B、AB 和 O 型)的差别,适宜的统计分析方法为

A. u 检验　　B. 回归分析　　C. 秩和检验

D. t 检验　　E. χ^2 检验

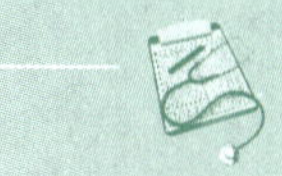

【例 5】为比较工人、干部中高血压患者所占比例是否不同，进行了χ^2检验，算得χ^2值为 9.56，通过查表得 $\chi^2_{(0.05,1)}=3.84$。若取 $\alpha=0.05$，应得出的结论是

A. 接受 $\pi_1=\pi_2$　　B. 拒绝 $\pi_1=\pi_2$　　C. 接受 $\pi_1>\pi_2$
D. 拒绝 $\pi_1>\pi_2$　　E. 拒绝 $\mu_1=\mu_2$

（6~7 题共用题干）有 5 个不同职业人群的冠心病患病率资料，若比较职业不同患病率是否相同。

【例 6】统计学检验的无效假设应是

A. $H_0:P_1=P_2=P_3=P_4=P_5$　　B. $H_0:P_1=P_2=P_3=P_4>P_5$　　C. $H_0:\pi_1=\pi_2\neq\pi_3=\pi_4=\pi_5$
D. $H_0:\pi_1\neq\pi_2\neq\pi_3\neq\pi_4\neq\pi_5$　　E. $H_0:\pi_1=\pi_2=\pi_3=\pi_4=\pi_5$

【例 7】图示对比不同职业人群的冠心病患病率的高低，应绘制

A. 普通线图　　B. 直方图　　C. 直条图
D. 圆图　　E. 散点图

【例 8】比较不同职业人群的冠心病患病率的假设检验，应计算的统计量为

A. t　　B. $\overline{X}$　　C. F
D. χ^2　　E. P

（9~11 题共用题干）为了验证新疗法对近视矫正的疗效，某校医将 64 名近视学生分为两组，一组采用新疗法，一组采用眼保健操。经过一段时间后，接受新疗法的 32 名学生中有 16 名表示视力有所改善，而坚持眼保健操的 32 名学生中有 9 名表示视力有所改善。

【例 9】若 $P>\alpha$，有理由认为

A. 不能认为两种方法有效率不同　　B. 认为两样本所代表的总体均数不相同
C. 不能认为两样本总体均数不同　　D. 认为两样本所代表的总体均数差别有意义
E. 不能认为两样本均数差别不大(2024)

【例 10】为比较两组视力改善率，其检验方法为

A. 配对的 t 检验　　B. 成组四格表 χ^2 检验　　C. 配对四格表卡方检验
D. 成组的 t 检验　　E. 成组的秩和检验(2024)

【例 11】如果 R 等于行数，C 等于列数，其自由度为

A. $R+C$　　B. $R\times C-1$　　C. $(R\times C)/2$
D. $R+C-1$　　E. $(R-1)(C-1)$(2024)

常考点　假设检验的表示、P 值的判断，这些不要求复杂计算就能作答的内容。

参考答案——详细解答见《2025 国家临床执业及助理医师资格考试历年考点精析(上、下册)》

1. ABCDE　2. ABCDE　3. ABCDE　4. ABCDE　5. ABCDE　6. ABCDE　7. ABCDE
8. ABCDE　9. ABCDE　10. ABCDE　11. ABCDE

第3章　统计表与统计图

▶▶考纲要求

统计表与统计图:统计表基本结构和要求,统计图的类型、选择及制图通则。

▶▶复习要点

一、统计表

统计表的基本结构和要求如下。

1. 标题

标题是统计表的总名称,放在表上方的中间,简明扼要地说明表的主要内容,包括时间、地点和研究内容。

2. 标目

横标目位于表的左侧,说明各行数据的含义,纵标目位于表头右侧,说明各列数据的含义。标目要文字简明,有单位的标目要注明单位。

3. 线条

一般采用三横线表。表的顶线和底线把表的主要内容与标题分隔开,中间一条线把纵标目与数据分隔开,不宜使用竖线和斜线。

4. 数字

用阿拉伯数字表示,位数对齐,小数位数一致。表内不留空格,无数字用"—"表示,缺失数字用"…"表示。

5. 备注

表中数据区一般不插入文字或说明,需要说明时可用"*"标出,将说明文字写在表格下面。

典型的三线表格形式如下。

12名20岁女青年的身高和体重资料

编号	1	2	3	4	5	6	7	8	9	10	11	12
身高(cm)	164	156	172	172	177	180	166	162	172	167	158	152
体重(kg)	55	56	60	68	66	65	56	55	60	55	46	51

二、统计图

统计图是把数据资料以图示的形式表达,使数据对比更加形象、直观、一目了然。

1. 统计图形的类型

常用的统计图形包括直方图、累积频率分布图、箱式图、直条图、百分条图、圆图、线图、半对数图、散点图、统计地图等。

2. 统计图形的选择

(1)**直方图**　用直条矩形面积代表各组频数,各矩形面积总和代表频数的总和。它主要用于表示连续变量频数分布情况,如下左图。

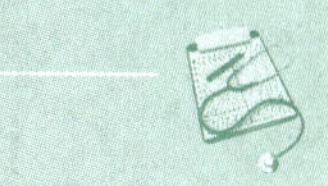

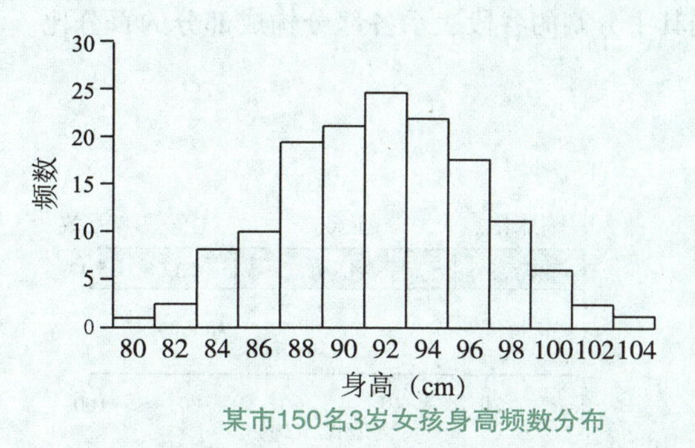

某市150名3岁女孩身高频数分布

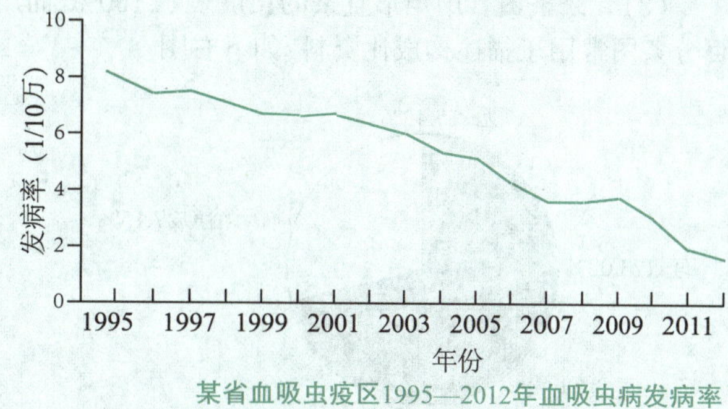

某省血吸虫疫区1995—2012年血吸虫病发病率

（2）线图　是通过线段的上升或下降来表示指标（变量）的连续变化过程，适用于描述一个变量随另一个变量变化的趋势和波动情况。通常纵坐标是统计指标，横坐标是时间变量，如上右图。

（3）箱式图　用于比较两组或多组数据的平均水平和变异程度，各组数据均可呈现其平均水平、四分位数间距、最小值和最大值，主要适用于描述偏态分布的资料。对于箱式图，中间的横线表示中位数，箱体的长度表示四分位数间距，两端分别是 P_{75} 和 P_{25}，显然箱体越长表示数据离散程度越大，如下左图。

（4）误差条图　用于比较多组资料的均值和标准差，用线条的高度表示均值的大小，可以用"工"表示可信区间，上端"—"表示可信区间的上限，下端"—"表示可信区间的下限，中间"|"的长度表示可信区间的长度，如下右图。

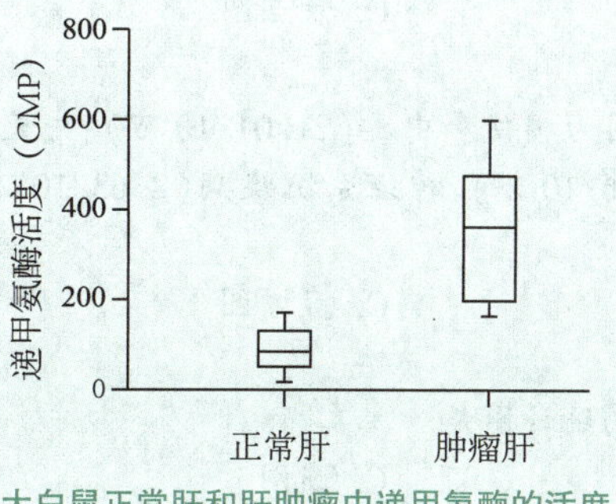

大白鼠正常肝和肝肿瘤中递甲氨酶的活度

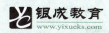

试验组和对照组血压的平均变化情况

（5）散点图　用点的密集程度和变化趋势表示两指标之间的直线或曲线关系，如下左图。

（6）直条图　又称条图，即用等宽直条的长短来表示相互独立的统计指标数值大小和它们之间的对比关系，统计指标既可以是绝对数，也可以是相对数，如下右图。

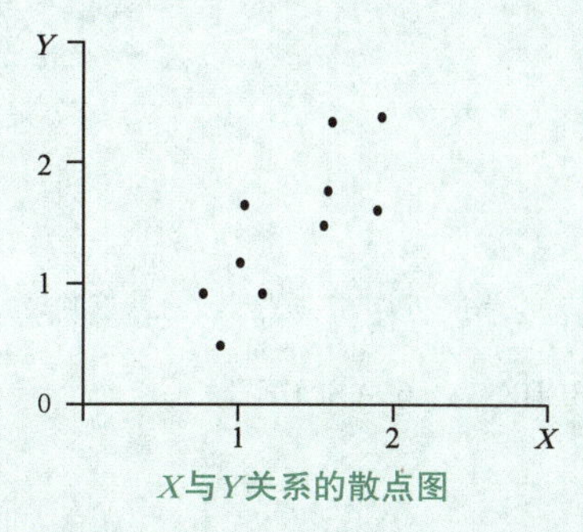

X与Y关系的散点图

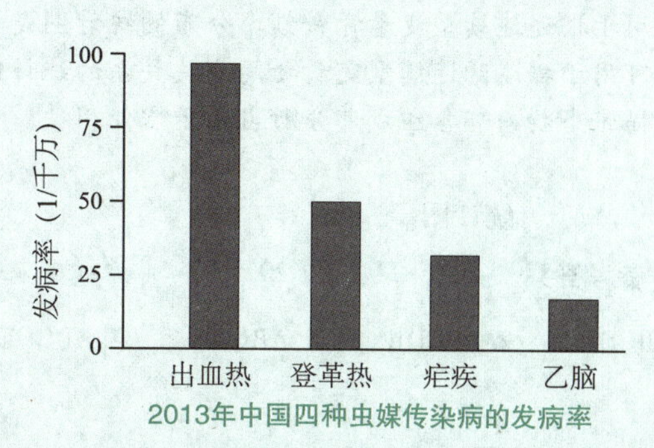

2013年中国四种虫媒传染病的发病率

（7）圆图　把圆的总面积作为 100%，表示事物的全部，而圆内各扇形面积用来表示全体中各部分所占的比例。圆图常用于描述构成比资料，如下左图。

(8)百分条图 用矩形直条的长度表示100%,而用其中分割的各段表示各部分构成部分的百分比。百分条图常用于描述构成比资料,如下右图。

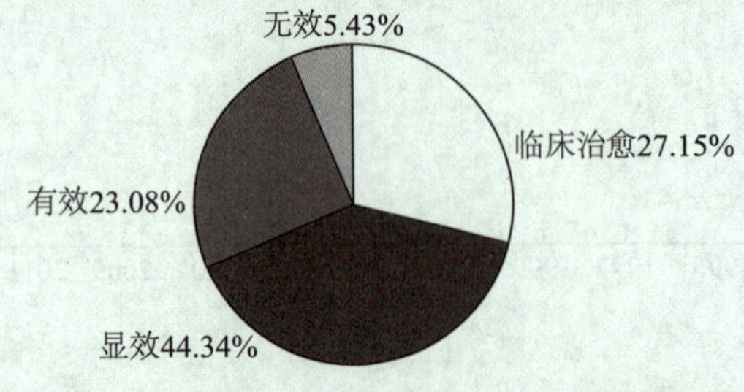

某中药治疗慢性乙型肝炎疗效不同结果的构成比

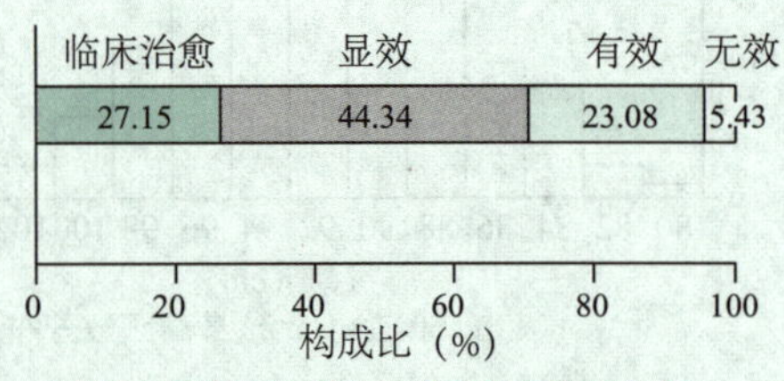

某中药治疗慢性乙型肝炎疗效的比较

3. 制图通则

①必须根据资料的性质、分析目的选用适当的统计图,由于统计图不能精确地显示数据大小,所以经常需要与统计表一起使用。

②一个图通常只表达一个中心内容和一个主题,即一个统计指标。

③绘制图形应注意准确、美观,图形粗细应当适当,定点准确,不同事物用不同线条(实线、虚线、点线)或颜色表示,给人以清晰的印象。

【例1】某研究员研究某地500名8岁男孩的体重和肺活量。为了分析肺活量和体重的关系,宜使用

A. 直方图　B. 直条图　C. 散点图

D. 线图　E. 圆图(2022)

【例2】2007年我国城市儿童1~4岁前5位死因及死亡率分别为损伤和中毒(21.01/10万)、先天性异常(8.30/10万)、肿瘤(5.42/10万)、呼吸系统疾病(4.66/10万)、神经系统疾病(2.63/10万)。描述死因的死亡率关系宜选用

A. 圆图　B. 散点图　C. 直方图

D. 线条图　E. 直条图(2024)

【例3】为描述新冠肺炎病毒患者工作构成比的资料,宜选用的统计图是

A. 直条图　B. 点图　C. 圆图

D. 直方图　E. 线图

A. 散点图　B. 圆图　C. 直条图

D. 直方图　E. 线图

【例4】用于描述连续型变量资料频率分布的统计图是

【例5】可用于描述两连续型变量之间相关关系的统计图是

【例6】描述事物内部各组成部分所占比重宜使用

▶▶常考点 统计图。

参考答案——详细解答见《2025国家临床执业及助理医师资格考试历年考点精析(上、下册)》

1. ABCDE　2. ABCDE　3. ABCDE　4. ABCDE　5. ABCDE　6. ABCDE

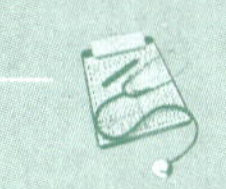

第八篇　预防医学

第1章　绪　论

考纲要求

①预防医学的概述：预防医学的定义、内容、特点、意义。②健康及其影响因素：当代健康观，影响健康的主要因素，健康决定因素，健康生态学模型。③三级预防策略：疾病自然史与预防机会，第一级预防、第二级预防、第三级预防。

复习要点

1. 预防医学的概述

(1)预防医学的定义　预防医学是医学的一门应用学科，它以个体和确定的群体为对象，目的是促进和维护健康，预防疾病、失能和早逝。

(2)预防医学的内容　预防医学的内容包括医学统计学、流行病学、环境医学、社会医学、健康教育学、卫生管理学(包括卫生系统功能、卫生决策和资源配置、筹集资金和健康措施评价等)，以及在临床医学中运用三级预防措施。要求学生掌握预防医学的基本理论、树立预防为主的观念。

(3)预防医学的特点　预防医学不同于临床医学，其特点如下。

①思维的整体性　作为医学的一个重要组成部分，预防医学强调应用系统论的思维方式，把人的健康及其决定因素作为一个整体来认识，综合分析影响健康的有利和有害的因素，结合每个人的具体情况，提供"以人为本的一体化服务"。

②服务的针对性　预防医学的工作对象主要是个体和特定的群体。由于每个个体的背景以及健康相关的状况和需求不同，在提供预防服务前应该对每个个体进行个性化的评估，从而提供有针对性的预防服务。特定群体的界定，有助于更精准地为群体采取针对性的干预措施，提高预防的效果。群体的服务主要在社区，同时也属于公共卫生服务的一部分。

③实践的主动性　强调应该尽可能早地采取促进健康和预防疾病的措施，防患于未然，在整个生命过程中主动地预防疾病；医务人员要帮助服务对象增权，充分发挥他们的主观能动性。

(4)预防医学的意义　①树立预防为主的医学观念。②从整体观加强对疾病的认识。③改善医学思维的方法。④提高突发公共卫生事件的处理能力。⑤提升临床医学的研究能力。

【例1】预防医学研究

A. 人体健康与环境的关系　B. 个体与群体的健康　C. 人群的健康
D. 社会环境与健康的关系　E. 健康和无症状患者

【例2】预防医学的特点不包括

A. 着重于疾病预防　B. 研究对象包括个体和群体　C. 着重于个体治疗
D. 以环境、人群为研究重点　E. 研究方法上注重微观和宏观结合

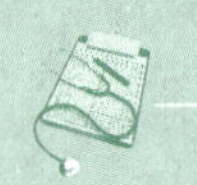
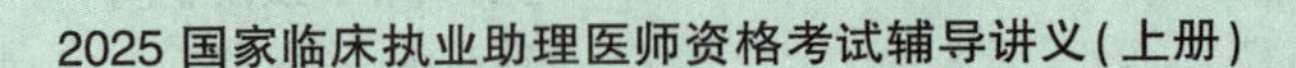

2. 健康及其影响因素

(1)当代健康观 世界卫生组织提出的定义为:"健康是身体、心理和社会幸福的完好状态,而不仅是没有疾病和虚弱。""健康是日常生活的资源,而不是生活的目标。健康是一个积极的概念,它不仅是个人身体素质的体现,也是社会和个人的资源。"这一定义突出了健康的构成以及其所起的作用,从而全面阐述了健康的含义。

(2)影响健康的主要因素 有4大类:

①社会经济环境 包括个人收入和社会地位、文化背景和社会支持网络、受教育程度、就业等。

②物质环境 物质环境因素对健康影响的分类:A. 按有害物质的性质分为生物因素、化学因素、物理因素以及建成环境;B. 按物质来源分为来自自然环境中的各类物质、来自工业生产的有害物质、在农业耕作中产生的各种有害物质、生活环境中的各种有害物质;C. 按所存在的载体分为空气、水、土壤、食物中的各类有害物质;D. 按接触地点分为家庭、学校、工作场所、社区的有害物质;E. 按接触途径分为呼吸道吸入、消化道吸收、皮肤渗入的有害物质等。

③个人因素 包括健康的婴幼儿发育状态、个人的生活行为方式和生活习惯、个人的能力和技能,以及人类生物学特征和遗传因素等。

④卫生服务 包括拥有促进健康、预防疾病、治疗和康复等服务健全的卫生机构,完备和质量有保证的服务网络,一定的经济投入、公平合理的卫生资源配置,以及保证服务的可及性。

(3)健康决定因素 是指决定个体、群体乃至全人类健康状态的因素,包括社会经济环境、物质环境、个人因素和卫生服务。

(4)健康生态学模型 强调个体和群体健康是个体因素、卫生服务以及物质和社会环境因素相互依赖和相互作用的结果,且这些因素间也相互依赖和相互制约,以多层面上交互作用来影响着个体和群体的健康。作为一种系统论的思维方式,它是指导预防医学和公共卫生实践的重要理论模型。

3. 三级预防策略

(1)疾病自然史

①疾病自然史 可分为病理发生期、症状发生前期、临床期、结局4个明确的阶段。

②健康疾病连续带(HDC) 是指一个人从"健康→疾病→健康(或死亡)"的连续过程。

(2)预防机会 根据疾病自然史的阶段性和健康疾病连续带理论,危险因素作用于机体到疾病临床症状的出现,有一个时间过程。这个过程根据危险因素的性质和接触的剂量,其导致疾病发生的时间有长有短,这样就为我们在疾病的预防上提供了机会,称为预防的机会窗。

(3)三级预防策略 是指根据健康与疾病连续谱以及健康决定因素的特点,把预防按等级分类。

①第一级预防 又称病因预防,是指针对病因所采取的预防措施。如果在健康的有害因素进入环境之前就采取预防性措施,则称为根本性预防。第一级预防的措施如下。

A. 保障全人群健康的社会和环境措施 是从全球性预防战略和各国政府策略及政策角度考虑所采取的公共卫生措施,如提供清洁安全的饮用水和食品,针对大气、水源、土壤的环境保护措施,公众体育场所的修建,公共场所禁止吸烟;利用各种媒体开展的公共健康教育,提高公众健康意识和自律能力,防止致病因素危害公众的健康等。

B. 针对健康个体的措施 如个人的健康教育,注意合理营养,促进有规律的身体活动;有组织地进行预防接种,提高人群免疫水平,预防疾病;做好婚前检查和禁止近亲结婚,预防遗传性疾病;做好妊娠和儿童期的卫生保健;某些疾病的高危个体服用药物来预防疾病的发生,即化学预防。

②第二级预防 在疾病的临床前期做好早期发现、早期诊断、早期治疗的"三早"预防措施,以控制疾病的发展和恶化。对于传染病,还需做到疫情早报告及患者早隔离,即"五早"预防措施。早期发现疾病可通过普查、筛检、定期健康检查、高危人群重点项目检查和设立专科门诊等措施来完成。

③第三级预防 对于已患某些疾病的患者,采取及时的、有效的治疗措施,终止疾病的发展、防止病

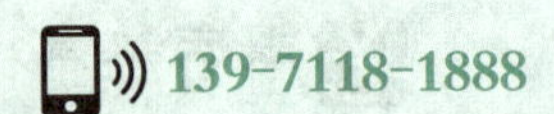

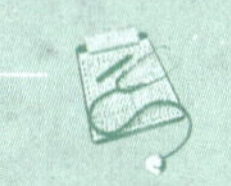

情恶化、预防并发症和伤残；对于已丧失劳动能力或残疾者，主动促使功能恢复、心理康复，进行家庭护理指导，使患者尽量恢复生活和劳动能力，能参加社会活动并延长寿命。

不同类型的疾病，有不同的三级预防策略。任何疾病或多数疾病，不论其致病因子是否明确，都应强调第一级预防。如大骨节病、克山病等，病因尚未肯定，但综合性的第一级预防还是有效的。又如肿瘤，更需要第一级和第二级预防。有些疾病，病因明确而且是人为的，如职业病、医源性疾病，采取第一级预防，较易见效。有些疾病的病因是多因素的，则要按其特点，通过筛检、早期诊断、早期治疗来改善预防，如心脑血管疾病、代谢性疾病，除针对其危险因素，致力于第一级预防外，还应兼顾第二和第三级预防。对那些病因和危险因素都不明确，又难以早期发现的疾病，只能施行第三级预防。

【例3】属于第二级预防的是
A. 缓解心绞痛患者疼痛　B. 吸烟者开始戒烟　C. 监测环境中的有害气体
D. 开展健康教育　E. 通过血糖筛查糖尿病患者(2023)

【例4】用巴氏涂片法对18~65岁有性生活的女性进行宫颈癌的筛查，从疾病的预防策略角度看，这属于
A. 第一级预防　B. 第一级预防合并第二级预防　C. 第二级预防
D. 第三级预防　E. 第二级预防合并第三级预防

【例5】对于非高血压者，下列属于高血压二级预防措施的是
A. 限制食盐的摄入　B. 戒烟、限酒　C. 定期监测血压
D. 健康教育　E. 补钾、补钙(2024)

【例6】属于非传染病第二级预防的措施是
A. 掌握健康基本知识　B. 掌握疾病基本知识　C. 保持健康的心态
D. 对高危人群进行筛查　E. 多吃水果、蔬菜，少吃高脂类食物(2024)

【例7】我国肺癌患病率逐渐升高，为减少肺癌的发生，应采取的措施是
A. 戒烟和控烟措施　B. 加强肺癌筛查　C. 改善治疗方案
D. 加大通风力度　E. 提倡合理营养(2024)

常考点　三级预防策略。

参考答案——详细解答见《2025国家临床执业及助理医师资格考试历年考点精析(上、下册)》

1. ABCDE　2. ABCDE　3. ABCDE　4. ABCDE　5. ABCDE　6. ABCDE　7. ABCDE

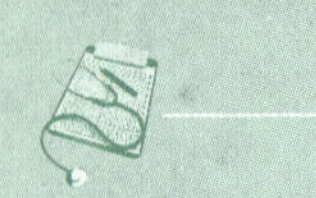

第2章 流行病学原理和方法

▶考纲要求

①流行病学概论:流行病学的定义,流行病学的原理、观点及方法,流行病学的用途。②流行病学资料的来源与疾病分布:健康相关资料的来源,疾病分布的常用测量指标,疾病流行强度(散发、暴发、流行、大流行),疾病三间分布。③常用流行病学研究方法:流行病学研究设计的基本内容,描述流行病学(描述流行病学的概念,现况研究的概念、普查与抽样调查的概念、抽样方法、样本含量的影响因素),分析流行病学(分析流行病学的概念及分类,病例对照研究的概念、研究对象的选择、样本含量的影响因素、衡量关联强度的指标及其意义、优点和局限性,队列研究的概念、用途,衡量关联强度的指标及其意义、优点及局限性),实验流行病学(实验流行病学的概念、基本特征和分类,临床试验的概念及设计),诊断试验和筛检试验(诊断试验和筛检试验的概念、目的、应用原则和评价指标)。④公共卫生监测与疾病暴发的调查:公共卫生监测(定义、目的、种类、程序以及监测系统的评价),疾病监测(概念,我国主要的疾病监测方法,我国疾病监测体系),疾病暴发的调查与分析。

▶复习要点

一、流行病学概论

1. 流行病学的定义

流行病学是研究疾病和健康状况在人群中的分布及其影响因素,借以制定和评价预防、控制和消灭疾病及促进健康的策略与措施的科学。

①流行病学研究的对象是人群,即研究所关注的是具有某种特征的人群,而不是某一个个体。

②流行病学研究的内容不仅包括疾病,还包括伤害、健康状态及其他相关的卫生事件。

③流行病学研究的起点是疾病和健康状态的分布,研究的重点是疾病和健康状态的影响因素。

④流行病学研究的最终目的是为预防、控制和消灭疾病以及为促进健康提供科学的决策依据。

【例1】关于流行病学,下列说法正确的是

A. 侧重研究慢性病的危害因素

B. 研究人群中疾病和健康状况的分布及其影响因素

C. 只研究疾病的防治措施

D. 侧重研究传染病的流行特征和防治措施

E. 从个体的角度研究疾病和健康状况及其影响因素

2. 流行病学的原理、观点及方法

(1)流行病学的原理

①疾病分布论　即研究疾病或健康状况在人群中的分布情况,如人群特征、时间特征、地区特征等。分布论是流行病学最基本的理论,不仅在疾病分布的描述中具有指导意义,而且对疾病病因分析和预防控制措施效果的评价也具有重要的指导价值。

②病因论　即研究人群中疾病发生、发展的各种原因。

③健康-疾病连续带理论　即机体由健康到疾病是一个连续的过程,在这个过程中受多种因素的影响。

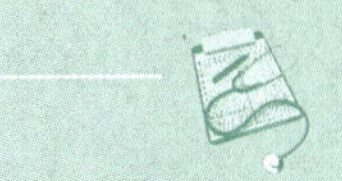

④预防控制理论　根据疾病发生、发展和健康状况的变化规律,疾病预防控制可采取三级预防措施。

⑤疾病流行的数理模型　人群中疾病与健康状况的发生、发展及分布变化,受到环境、社会和机体多种因素的影响,它们之间具有一定的函数关系,可以用数学模型来描述疾病或健康状况分布的变化规律。在一定的条件下,可以预测它们未来的变化趋势。

(2)流行病学的观点

①群体的观点　这是流行病学本身的性质决定的,是学习和应用流行病学最基本的观点。

②比较的观点　在流行病学研究中自始至终贯穿着比较的思想,比较的观点是流行病学方法的核心。

③概率论的观点　流行病学极少用绝对数表示疾病或健康状况的分布情况,因为绝对数不能显示人群中发病的强度和/或死亡的危险度,在进行群体间比较时多使用发病率和死亡率等频率指标。流行病学中得到的危险度和各种率,实际上是相应问题的概率参数的估计值。

(3)流行病学研究方法　包括观察法、实验法、数理法。观察法主要用于描述流行病学与分析流行病学,数理法主要用于理论流行病学。

①描述流行病学　主要是揭示人群中疾病或健康状况的分布情况,描述某些因素与疾病或健康状况之间的关联,以逐步建立病因假设。

②分析流行病学　主要是找出影响分布的决定因素。

③实验流行病学　主要是研究并评价疾病防治和健康促进中的预防干预措施及效果。

④理论流行病学　是通过对疾病或健康状况的分布与影响因素之间的内在关系的深入研究,建立数学模型以描述疾病流行规律、预测疾病流行趋势、检验疾病防治效果。

3. 流行病学的用途

①描述疾病及健康状况的分布。

②探讨疾病的病因。

③研究疾病自然史,提高诊断治疗水平和预后估计。

④疾病的预防控制及其效果评价。

⑤为医学研究提供科学方法。

【例2】对病因不明的疾病,描述性研究的主要任务是

A. 验证病因　　B. 因果推断　　C. 确定病因

D. 研究发病机制　　E. 寻找病因的线索,提出病因假设

二、流行病学资料的来源与疾病的分布

1. 健康相关资料的来源

根据信息来源不同,可将健康相关资料分为三类:

(1)常规收集的数据资料　如医院门诊病历、住院病案资料、健康检查记录、病理检查记录,各种物理学检查及医学检验记录、有关科室的工作记录、户籍与人口资料、医疗保险资料等。

(2)各种统计报表　如人口出生报告,居民的疾病、损伤及传染病的分月、季度与年报资料,非传染病报告卡(如恶性肿瘤发病报告卡、地方病报告卡、职业病报告卡),死亡报告等。

(3)专题科学研究工作所获得的现场调查资料或实验研究资料

①现场调查研究是对特定对象群体进行调查,影响被调查者的因素是客观存在的,研究者只能被动地观察和如实记录。

②实验研究是以动物或标本为研究对象,在研究过程中研究者可以主动地施加干预措施,如疾病的病因学研究、干预措施的效果评价、临床疗效分析、儿童生长发育调查等。

2. 疾病分布的常用测量指标

	定义	意义或备注
发病率	指在一定期间内(1年),特定人群中某病新病例出现的频率 $发病率=\frac{某期间(年)某人群中某病新病例数}{同时期暴露人口数}\times k$	暴露人口是指可能发生该病的人群,不可能患该病的人,如传染病的非易感者、有效预防接种者,不能算作暴露人口。$k=100\%$、$1000‰$…
罹患率	也是监测人群新病例发生频率的指标,计算方法同发病率 适用于小范围、短时间内疾病频率的监测	常用于疾病暴发流行期间的调查,观察期限可以为日、周、旬、月
患病率	指某特定时间内,总人口中现患某病新旧病例数所占的比例 $患病率=\frac{某特定时间内一定人群中现患某病的新旧病例数}{同期平均人口数(被观察人口数)}\times k$	也称现患率,$k=100\%$、$1000‰$…患病率主要用于描述病程较长的慢性病的发生或流行情况
续发率	指传染病易感接触者中,在最短潜伏期与最长潜伏期之间发病的人数占所有易感接触者总数的百分率 $续发率=\frac{易感接触者中发病的人数}{易感接触者总人数}\times 100\%$	也称二代发病率。续发病例指一个家庭或某较小群体中第一个病例发生后,在该病最短与最长潜伏期之间出现的病例
感染率	①是指在某个时间内被检查的人群中,某病现有感染者人数所占的比例 ②$感染率=\frac{受检者中阳性人数}{受检人数}\times 100\%$	①常用于研究传染病、寄生虫病的感染情况和防治工作的效果 ②估计疾病的流行趋势 ③评价健康状况(如隐性感染)
病残率	指在一定的期间内,某人群中实际存在病残人数的比例	是评价人群健康状况的指标之一
死亡率	指在一定期间内,某人群中死于某病(所有原因)的频率 $死亡率=\frac{某时期内某人群中死亡总数}{同期平均人口数}\times k$	是测量人群死亡危险最常用的指标 $k=100\%$、$1000‰$…
病死率	指一定时期内,患某病的全部患者中因该病死亡者所占的比例 $病死率=\frac{某时期内因某病死亡人数}{同期患该病人数}\times 100\%$	表示确诊患者的死亡概率,反映疾病的严重程度,多用于病程较短且易引起死亡的疾病,特别是急性传染病
存活率	①又称生存率,是指随访期终止时,仍存活的病例数与随访期满的全部病例数之比 ②$n年存活率=\frac{随访n年仍存活的病例数}{随访满n年病例数}\times 100\%$	①研究存活率必须有随访制度 ②存活率是评价慢性病、病死率较高疾病的重要指标

【例3】描述暴发疫情严重性的最佳指标是

A. 罹患率　　B. 患病率　　C. 死亡率
D. 感染率　　E. 续发率

【例4】评价急性重症肝炎临床抢救效果时,最恰当的指标是

A. 患病率　　B. 死亡率　　C. 罹患率
D. 病死率　　E. 发病率(2024)

【例5】衡量新型冠状病毒肺炎病情严重程度的指标是

A. 粗死亡率　　B. 死亡率　　C. 患病率
D. 发病率　　E. 病死率(2021)

【例6】对感染性腹泻进行监测应选择的疾病频率测量指标是

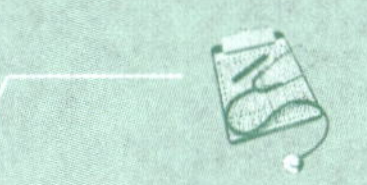

A. 发病率　　B. 罹患率　　C. 现患率
D. 期间患病率　　E. 时点患病率

3. 疾病流行强度

疾病的流行强度是指某疾病在某地区、某人群中，一定时期内发病数量的变化及各病例间联系的程度。

强度	定义	备注
散发	某病发病率维持在历年的一般水平，各病例间无明显时空联系和相互传播关系	应参照当地前3年的发病率。散发不适于小范围的人群，一般用于较大范围的地区
流行	指某病在某地区的发病率显著超过历年散发的发病率水平，各病例间有明显时空联系	发病率高于散发水平的3~10倍
大流行	是指疾病迅速蔓延，涉及地域广 短时间内可跨越省界、国界或洲界	发病率超过当地历史条件下的流行水平（即>10倍），如流感、霍乱的世界大流行
暴发	是指一个局部地区或集体单位中，短时间内，突然出现大量相同病人的现象	暴发是流行的特例，暴发病例在时空上高度集中，病例多局限于小范围内

【例7】下列哪项不是表示疾病流行强度的指标

A. 暴发　　B. 大流行　　C. 短期波动
D. 散发　　E. 流行(2022)

【例8】某幼儿园有200名儿童，近一周内有30名儿童相继出现发热，手心、脚心出疹子，口腔有溃疡等症状，经诊断均为手足口病。提示该病流行强度为

A. 聚集　　B. 散发　　C. 流行
D. 大流行　　E. 暴发

4. 疾病三间分布

疾病的分布是指疾病在时间、空间和人间的存在方式及其发生、发展规律，又称疾病的三间分布。

(1)地区分布　疾病的发生存在地区上的差异，反映了不同地区致病因子分布的差别，与不同地区的自然环境和社会环境因素有关。地区的划分一般有两种方法：①行政区划分法；②自然环境划分法。

(2)时间分布　疾病的分布随时间的变化而变化，这种变化是一个动态过程。不同时间疾病分布不同，这不仅反映了致病因素的动态变化，也反映了人群特征的变化。疾病的时间分布特征分四种类型。

	定义	常见原因或特点
短期波动	也称时点流行或暴发，是指在一个地区或一个集体人群中，短时间内某病的发病数明显增多的现象	该群体中许多人在短期内暴露于同一致病因子 发病有先有后，病情有轻有重 传染病和非传染病均可有短期波动
季节性	是指疾病每年在一定的季节内出现发病率升高的现象	该季节内的致病因子或传播因素特别活跃 传染病大多存在季节性 非传染病多无明显季节性
周期性	是指疾病依规律性的时间间隔发生流行，如流感每隔10~15年发生一次世界大流行	①足够数量的易感人群；②传播机制容易实现；③病后可获得稳固的免疫力；④病原体变异
长期变异	是指经过一个相当长的时期（几年或几十年），疾病的分布状态、感染类型、临床表现等逐渐发生显著的趋势性变化的现象	①病因发生了变化；②抗原型别变异，病原体毒力、致病力的变化和机体免疫状况的改变；③诊疗技术的进步、防治措施的改善；④社会人口学资料的变化及疾病诊断、报告标准的改变

(3)人群分布　人群分布的特征有年龄、性别、职业、种族、民族、家庭、婚姻状况、行为、收入等。研

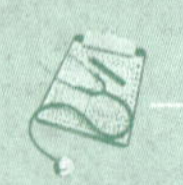
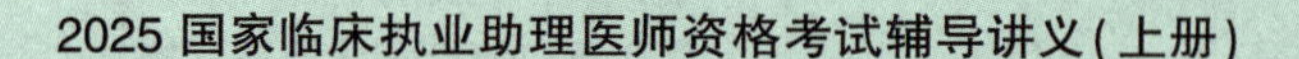

究疾病的人群分布有助于确定危险人群、探索致病因素。

三、常用流行病学研究方法

1. 流行病学研究设计的基本内容

①查阅有关文献,提出研究目的;②根据研究目的确定研究内容;③结合具体条件选择研究方法;④按照研究方法,确定研究对象;⑤根据研究内容,设计调查表格;⑥控制研究过程,保证研究质量;⑦理顺分析思路,得出正确结论。

2. 描述流行病学

(1)描述流行病学的概念 描述流行病学又称描述性研究,是将专门调查或常规记录所获得的资料,按照不同地区、不同时间和不同人群特征分组,以展示该人群中疾病或健康状况分布特点的一种观察性研究。专门设计的调查研究有现况研究、生态学研究、个案调查及暴发调查;常规记录有死亡报告、出生登记、出生缺陷监测、药物不良反应监测和疾病监测等。描述流行病学的作用:①为病因研究提供线索;②掌握疾病和病因的分布状况,为疾病防治工作提供依据;③用来评价防治策略和措施的效果。

(2)现况研究 是描述性研究中应用最为广泛的一种方法。它是在某一人群中,应用普查或抽样调查的方法收集特定时间内、特定人群中疾病、健康状况及有关因素的资料,并对资料的分布状况、疾病与因素的关系加以描述。因为现况研究所获得的资料是在某一时间横断面上收集的,故又称横断面研究。又因现况研究得到的率是在特定时间、特定人群中的患病率,故又称为患病率研究。

①普查 普查是指在特定时间对特定范围内人群中的每一成员进行的调查。普查分为以了解人群中某病的患病率、健康状况等为目的的普查和以早期发现病人为目的的筛查。

②抽样调查 按一定的比例从总体中随机抽取有代表性的一部分人(样本)进行调查,以样本统计量估计总体参数,称为抽样调查。样本代表性是抽样调查能否成功的关键所在,而随机抽样和样本含量是保证样本代表性的两个基本原则。随机抽样是指在一个有 N 个观察单位的总体中,若抽取 n 个单位组成随机样本,则每个单位被抽到的概率均应为 n/N。

A. 抽样方法 包括单纯随机抽样、系统抽样、分层抽样、整群抽样、多级抽样等,各有优缺点。

抽样方法	定义	备注或特点
单纯随机抽样	指从总体 N 个对象中,利用抽签、随机数字等方法抽取 n 个对象组成一个样本	也称简单随机抽样,是最简单、最基本的抽样方法
系统抽样	又称机械抽样,是按照一定顺序,机械地每隔若干单位抽取一个单位的抽样方法	若总体较大时,抽到的个体分散,则资料难以收集;不适合大型流行病学研究
分层抽样	是将调查的总体按照某种特征分成若干层,然后在每层中进行随机抽样	抽样误差较小;若总体较大时,抽到的个体分散,则资料难以收集;不适合大型流行病学研究
整群抽样	将总体分成若干群组,以群组为抽样单位进行随机抽样,被抽到的群组中的全部个体均作为调查对象	便于组织,易被调查对象接受,但抽样误差较大。为减少误差,常需较其他抽样方法增加 1/2 的样本含量
多级抽样	将上述抽样方法综合运用即为多级抽样	根据需要,每个阶段的抽样都可以采用先分层后整群的抽样方法,原则是优势互补

B. 样本含量的影响因素 抽样研究中,样本所包含的研究对象的数量称为样本含量。样本含量适当是抽样调查的基本原则。样本含量过大不仅造成人力、物力的浪费,而且由于工作量大质量难以保证,使结果出现偏倚。样本过小则使抽样误差过大,样本失去代表性。样本含量适当是指将样本的随机误差

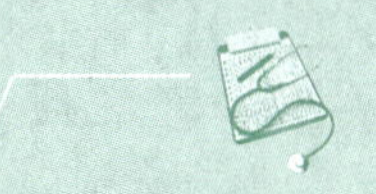

控制在允许范围之内时所需的最小样本含量。样本含量的计算方法包括分类变量资料样本含量的估计方法和数值变量资料样本含量的估计方法。

【例9】某地疾控部门对某地区癌症病人情况进行现状研究,最适宜计算的指标为
A. 发病率　　B. 患病率　　C. 罹患率
D. 死亡率　　E. 续发率(2024)

【例10】为制订某地区人群原发性高血压的综合防治方案,拟调查该地区某时点人群原发性高血压的患病情况。此类研究属于
A. 病例对照研究　　B. 队列研究　　C. 临床试验
D. 现场试验　　E. 现况研究(2024)

【例11】已知某省山区、丘陵、湖区婴幼儿体格发育有较大的差异,现需制订该省婴幼儿体格发育有关指标的参考值范围,抽样方法最好采取
A. 整群抽样　　B. 单纯随机抽样　　C. 系统抽样
D. 分层抽样　　E. 机械抽样

【例12】某市为调查老年人疫苗接种率,根据经济发达程度将区域分为发达、中等、落后,按1/10比例抽样。该抽样方式是
A. 分层抽样　　B. 系统抽样　　C. 单纯随机抽样
D. 整群抽样　　E. 随机抽样

【例13】某乡有4万人,约1万户。欲抽样调查4000人,按该乡人口家庭登记名册,以户为单位,随机抽取第1户,随后每间隔10户抽1户,对被抽到的家庭进行调查。该种抽样方法称为
A. 单纯随机抽样　　B. 系统抽样　　C. 整群抽样
D. 分层抽样　　E. 多级抽样(2022)

【例14】为制订某地区人群原发性高血压的综合防治方案,拟对该地区某时点的人群原发性高血压的患病情况进行调查。此类研究是
A. 病例对照研究　　B. 队列研究　　C. 现况研究
D. 临床试验　　E. 人群现场试验

3. 分析流行病学

(1)分析流行病学的概念及分类　分析流行病学也称分析性研究,它是进一步在有选择的人群中观察可疑病因与疾病和健康状况之间关联的一种研究方法。分析流行病学主要有病例对照研究和队列研究两种方法,目的都是检验病因假设、估计危险因素的作用程度。

(2)病例对照研究

①概念　病例对照研究是选择患有和未患有某特定疾病的人群分别作为病例组和对照组,调查各组人群过去暴露于某种或某些可疑危险因素的比例或水平,通过比较各组之间暴露比例或水平的差异,判断暴露因素是否与研究的疾病有关联及其关联强度大小的一种观察性研究方法。病例对照研究的特点:

A. 该研究只是客观地收集研究对象的暴露情况,而不给予任何干预措施,属于观察性研究。

B. 可追溯研究对象既往可疑危险因素暴露史,其研究方向是回顾性的,是"由果至因"的研究。

C. 按有无疾病分组,研究因素可根据需要任意设定,因而可以观察一种疾病与多种因素之间的关联。

②研究对象的选择　由于该类研究属于抽样调查,故无论病例还是对照均为其总体的随机样本。

A. 病例选择　病例选择时需要考虑:疾病的诊断标准;病例的确诊时间;病例的代表性;对病例某些特征的限制。病例主要来自医院和社区。

B. 对照选择　选择对照时应考虑:确认对照的标准;对照的代表性;对照与病例的可比性;对照不应患有与所研究因素有关的其他疾病;有时可同时选择两种以上的对照。

③样本含量的影响因素　A. 考虑所需样本含量的决定因素,如暴露于某研究因素人群所占的比例;

预期暴露于该研究因素所造成的相对危险度(*RR*)和比值比(*OR*);预期达到的检验显著性水平 α;预期达到的检验把握度($1-\beta$);B. 用公式计算样本含量;C. 用查表法估计样本含量。

④衡量关联程度的指标及其意义　作统计分析前,先将资料按有无暴露分组,归纳于下表。

暴露史	病例	对照	合计
有	a	b	$a+b=n_1$
无	c	d	$c+d=n_0$
合计	$a+c=m_1$	$b+d=m_0$	$a+b+c+d=N$

病例对照研究中估计暴露与疾病之间关联程度的指标为比值比(*OR*)。*OR* 也称比数比、优势比或交叉乘积比。所谓比值比是指某事物发生的可能性与不发生的可能性之比。在病例对照研究中:

$$\text{病例组的暴露比值}=\frac{a/(a+c)}{c/(a+c)}=a/c \qquad \text{对照组的暴露比值}=\frac{b/(b+d)}{d/(b+d)}=b/d$$

$$OR=\frac{\text{病例组的暴露比值}}{\text{对照组的暴露比值}}=\frac{a/c}{b/d}=\frac{ad}{bc}$$

$OR>1$,说明该因素是危险因素;$OR<1$,说明该因素是保护因素;$OR=1$,表明暴露与疾病无关联。由于 *OR* 是对这种联系程度的一个点估计值,一般需对 *OR* 值进行 95%可信区间估计。

⑤优点　A. 收集病例方便,适合罕见疾病的研究;B. 该方法所需研究对象的数量较少,节省人力、物力,容易组织;C. 一次调查可同时研究一种疾病与多个因素的关系;D. 收集资料后可在短期内得到结果。

⑥局限性　A. 不适于研究暴露比例很低的因素,因为需要很大的样本含量;B. 暴露与疾病的时间先后常难以判断;C. 选择研究对象时易发生选择偏倚;D. 获取既往信息时易发生回忆偏倚;E. 易发生混杂偏倚;F. 不能计算发病率、死亡率等,因此不能直接分析相对危险度。

(3)队列研究　是将一个范围明确的人群按是否暴露于某可疑因素或暴露程度分为不同的亚组,追踪各组的结局并比较其差异,从而判定暴露因素与结局之间有无关联及其关联强度大小的一种观察性研究方法。队列研究的用途是初步检验病因假设、描述疾病的自然史。

①研究对象的选择

A. 暴露组选择　要求研究对象应暴露于研究因素,并可提供可靠的暴露和结局的信息。可根据情况选择特殊暴露人群、一般人群或有组织的团体。若研究需要,暴露组还可分为不同暴露水平的亚组。

B. 对照组选择　应是暴露组来源的人群中非暴露者的全部或其随机样本。除研究因素外,其他与结局有关的因素均应与暴露组均衡可比。

②观察终点　队列研究是按照研究对象的暴露状态分组,观察各组的结局及其差异,从而判定暴露因素与结局之间有无关联及其关联强度的大小。研究对象一旦出现预期结局,则达到观察终点之后不再对其随访。未达到观察终点而脱离随访的情况称为失访,某研究对象死于非研究疾病也视为失访。

③衡量关联程度的指标及其意义　作统计分析前,先将资料按有无暴露分组,归纳于下表。

组别	病例	非病例	合计	发病率
暴露组	a	b	$a+b=n_1$	a/n_1
非暴露组	c	d	$c+d=n_0$	c/n_0
合计	$a+c=m_1$	$b+d=m_0$	$a+b+c+d=T$	

队列研究中,最受关注的是暴露因素导致疾病的强度,即发病率。有些难以及时确诊的疾病,常以死亡率反映暴露因素的致病强度。

估计暴露与疾病发生之间的关联强度的指标有以下几个。

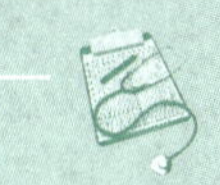

指标	代号	定义	计算公式	临床意义
相对危险度	RR	暴露组发病率（死亡率）与非暴露组发病率（死亡率）的比值	$RR=\frac{I_e}{I_0}=\frac{a/n_1}{c/n_0}$	表示暴露组发病或死亡的危险是非暴露组的多少倍
归因危险度	AR	是指暴露组发病率与对照组发病率的差值，也称率差、特异危险度	$AR=I_e-I_0=(a/n_1)-(c/n_0)$	表示暴露人群较非暴露人群所增加的发病（死亡）率
归因危险度百分比	$AR\%$	暴露人群因某因素暴露所致的某病发病或死亡占该人群该病全部发病或死亡的百分比	$AR\%=\frac{I_e-I_0}{I_e}\times100\%$	归因危险度百分比也称病因分值（EF）
人群归因危险度	PAR	人群中某病发病（死亡）率与非暴露人群该病发病（死亡）率的差值	$PAR=I_t-I_0$	表示总人群因暴露于某因素而导致的某病发病（死亡）率
人群归因危险度百分比	$PAR\%$	总人群因暴露于某因素所致的某病发病（死亡）占总人群该病全部发病（死亡）的百分比	$PAR\%=\frac{I_t-I_0}{I_t}\times100\%$	人群归因危险度百分比也称人群病因分值（PEF）

上表中，I_e、I_0、I_t 分别为暴露组、非暴露组、全人群的发病率（死亡率）。

相对危险度（RR）是指暴露组与非暴露组发病率之比。含义为暴露于某因素者发生疾病的概率是不暴露于某因素者的多少倍。RR 值越大，说明暴露与疾病的关联强度越大。

$RR=1$ 说明暴露组发病率与非暴露组发病率相等，暴露因素与疾病无关。

$RR>1$ 说明暴露组发病率大于非暴露组，暴露增加了发病的危险，是疾病的危险因素。

$RR<1$ 说明暴露组发病率小于非暴露组，暴露减少了发病的危险，是疾病的保护因素。

④优点　A. 研究结局是亲自观察获得的，一般较可靠；B. 论证因果关系的能力较强；C. 可计算暴露组和非暴露组的发病率，能直接估计暴露因素与发病的关联强度；D. 一次调查可观察多种结局。

⑤局限性　A. 不宜用于研究发病率很低的疾病；B. 观察时间长，易发生失访偏倚；C. 耗费的人力、物力、时间较多；D. 设计要求高，实施复杂；E. 在随访过程中，变量的变化可影响结果，使分析复杂化。

【例 15】以下属于分析流行病学的是

A. 暴发调查　　B. 现况研究　　C. 队列研究
D. 普查　　E. 抽样调查(2021)

【例 16】从医院选取了糖尿病病人和非糖尿病病人，观察体重是否超重与糖尿病的关系，需计算的指标为

A. 患病率　　B. 发病率　　C. 发病率比
D. 患病率比　　E. 比值比

【例 17】队列研究的观察终点是指

A. 观察对象出现了预期效果　　B. 观察对象因车祸死亡　　C. 观察研究工作结束
D. 与观察对象失去联系　　E. 观察对象不因研究原因而退出

【例 18】一项胰腺癌的病例对照研究中，病例组 17% 的病人被诊断为糖尿病，根据年龄、性别配对的对照组 4% 有糖尿病，由此推断糖尿病在胰腺癌发生中起了病因作用。下列说法，正确的是

A. 推理正确　　B. 推理不正确，因为 17% 和 4% 不代表人群的发病率
C. 推理不正确，因为没有作假设检验　　D. 推理不正确，因为没有可比人群
E. 推理不正确，因为该研究不能提供糖尿病和胰腺癌发生之间明确的时间顺序(2024)

【例 19】国外某镇一学者开展了一项持续多年的啤酒狂欢节饮酒者与心血管疾病死亡关系的研究。研究之初，有 70 名啤酒狂欢节饮酒者和 1500 名非饮酒者。在研究结束时，7 名啤酒狂欢节饮酒者死于心血管疾病，45 名非啤酒狂欢节饮酒者死于心血管疾病。该研究为

A. 病例对照研究　　B. 横断面研究　　C. 队列研究

D. 临床试验　　E. 生态学研究

【例 20】为探索新生儿缺氧缺血性脑病(HIE)的病因,选择200例确诊的HIE病例和同期同医院出生的正常新生儿200例,然后对母亲孕期病史及分娩情况进行回顾性分析,调查HIE相关的危险因素。这种研究方法是

A. 病例对照研究　　B. 实验研究　　C. 现况研究
D. 临床随访研究　　E. 前瞻性研究(2020)

⑥队列研究与病例对照研究的比较

	病例对照研究	队列研究
概念	是选择患有和未患有某特定疾病的人群分别作为病例组和对照组,调查各组人群过去暴露于某可疑危险因素的水平,通过比较各组之间暴露水平的差异,判断暴露因素是否与研究的疾病有关联及其关联强度	是将一个范围明确的人群按是否暴露于某可疑因素或暴露程度分为不同的亚组,追踪各组的结局并比较其差异,从而判定暴露因素与结局之间有无关联及其关联强度
用途	初步检验病因假设,提出病因线索 评价防治策略和措施的效果	初步检验病因假设 描述疾病的自然史
分类	匹配病例对照研究、非匹配病例对照研究	前瞻性队列研究、历史性队列研究、双向性队列研究
实验对象选择	病例选择——诊断标准、确诊时间、病例代表性、对病例某些特征的限制	暴露组——要求暴露组的研究对象应暴露于研究因素,并可提供可靠的暴露和结局的信息
对照对象选择	对照标准、对照代表性、对照与病例的可比性、不应患有与所研究因素有关的疾病、可选择两种以上对照	应是暴露组来源的人群中非暴露者的全部或其随机样本。除研究因素外,其他与结局有关的因素应与暴露组均衡可比
资料统计分析	估计暴露与疾病之间关联强度的指标为比值比(*OR*)	估计暴露与疾病之间关联强度:相对危险度、归因危险度(百分比)、人群归因危险度(百分比)
优点	收集病例方便,适合罕见疾病 研究对象较少,节省人力物力 一次调查可同时研究一种疾病与多个因素的关系 收集资料后短期内得到结果	研究结局是亲自观察获得,较可靠 论证因果关系的能力较强 可计算发病率,直接估计暴露与疾病的关联强度 一次调查可观察多种结局
缺点	不适于研究暴露比例很低的因素 暴露与疾病的时间先后难以判断 不能计算发病率、死亡率等 不能直接分析相对危险度	不宜用于研究发病率很低的疾病 观察时间长,易发生失访偏倚;耗费人力物力较多 设计要求高,实施复杂 在随访中,变量的变化可影响结果

注意:①病例对照研究是由果至因的回顾性研究,先按有无得病分组,再追溯研究对象既往有无暴露史。
②队列研究是由因至果的前瞻性研究,先按有无暴露分组,再观察研究对象有无发病的结局。

(21~23题共用题干)某研究者为探讨脂肪摄入量与男性前列腺癌的关系,在社区内选择高脂肪和低脂肪摄入者各200名,从50岁开始对他们随访10年,在随访期间,高脂肪摄入组中有20人、低脂肪摄入者有10人被诊断患有前列腺癌。

【例 21】这种研究方法为

A. 现况调查　　B. 实验研究　　C. 生态学研究
D. 队列研究　　E. 病例对照研究

【例 22】与低脂肪摄入组相比,高脂肪摄入组患前列腺癌的相对危险度(*RR*)是

A. 1.5　　B. 0.75　　C. 1.0

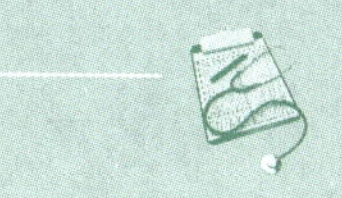

D. 2.0　　E. 0.05

【例23】高脂肪摄入所致前列腺癌的特异危险度是

A. 30/100　　B. 10/100　　C. 15/100
D. 无法计算　　E. 5/100(2021)

4. 实验流行病学

(1)概念　实验流行病学是将来自同一总体的研究对象随机分为实验组和对照组,实验组给予实验因素,对照组不给予该因素,然后前瞻性地随访各组的结局,并比较其差别的程度,从而判断实验因素的效果。

(2)基本特征　①要施加干预措施;②是前瞻性观察;③必须有平行对照;④随机分组。

(3)分类　分为临床试验和现场试验。现场试验又可分为社区试验和个体试验。

(4)临床试验的概念　临床试验是将临床患者随机分为试验组和对照组,试验组给予某临床干预措施,对照组不给予该措施,通过比较各组效应的差别来判断临床干预措施效果的一种前瞻性研究。

(5)临床试验的设计　根据对照组设立方法的不同,临床试验分为随机对照临床试验、同期非随机对照临床试验、历史对照临床试验、自身对照临床试验及交叉设计临床试验。

四、诊断试验和筛检试验

1. 诊断试验和筛检试验的概念、目的、应用原则及区别

(1)诊断试验　诊断是指在临床上医务人员通过详尽的检查及调查等方法收集信息、资料,经过整理加工后,对患者病情的基本认识和判断。用于诊断的各种检查及调查的方法称为诊断试验。

①目的　A. 对患者病情做出及时、正确的诊断,以便采取相应有效的治疗措施。B. 针对筛查阳性、无症状者的进一步检查、确认。C. 判断疾病的严重性。D. 估计疾病的临床经过、治疗效果及预后。E. 监测药物不良反应。

②应用原则　灵敏度、特异度要高;快速、简单、价廉、容易进行;安全可靠、尽量减少损伤和痛苦。

(2)筛检试验　筛检也称筛查,是运用快速简便的检验、检查或其他措施,在健康人群中,发现那些表面健康,但可疑有病或有缺陷的人。筛检所用的各种手段和方法,称为筛检试验。

①目的　A. 早期发现可疑患者,做到早诊断、早治疗,提高治愈率,实现疾病的第二级预防。B. 发现高危人群,以便实施相应的干预措施,降低人群的发病率,实现疾病的第一级预防。C. 识别疾病的早期阶段。D. 合理分配卫生资源。

②应用原则　A. 被筛检的疾病或缺陷是当地重大的卫生问题,严重影响人群健康,给社会和家庭造成沉重负担。B. 被筛检的疾病或缺陷有进一步确诊的方法与条件。C. 对发现并确诊的患者及高危人群有条件进行有效的治疗和干预,且应有统一的标准。D. 了解被筛检疾病的自然史,包括潜伏期发展到临床期的全部过程。E. 筛检试验必须要快速、简单、经济、可靠、安全、有效、易为群众接受。F. 被筛检疾病有较长的潜伏期,便于筛检出更多的病例。

(3)联合试验　在实施筛检时,可采用多项筛检试验检查同一受试对象,以提高筛检的灵敏度或特异度,增加筛检的收益,这种方式称为联合试验。根据联合的形式,又可以分为串联试验与并联试验。

①串联试验　是指全部筛检试验结果均为阳性者才定为阳性。该法可以提高特异度,但使灵敏度降低,导致漏诊的可能性增加。因此,初筛的方法尽量选择灵敏度高的方法,第二轮的筛检则尽可能选择特异度较高的方法。例如筛检糖尿病时先进行尿糖检查,阳性者再查餐后2小时血糖,只有两者都阳性时才作为筛检阳性者,以便进一步用糖耐量确诊。

②并联试验　是指在全部筛检试验中,任何一项筛检试验结果阳性就可定为阳性。该法的优点是可以弥补两种方法灵敏度都不足的问题,提高筛查整体的灵敏度,但会降低特异度。在设计并联筛检方案时,应充分考虑筛检方法的成本-效益比。

(4)诊断试验和筛检试验的区别

项目	筛检试验	诊断试验
对象	表面健康的人或无症状的患者	患者或筛检阳性者
目的	发现可疑患者,区分可疑患者与可能无病者	区别患者与可疑有病但实际无病的人
要求	快速、简便、有高灵敏度,尽可能发现所有可能的患者	复杂、灵敏度和特异度高,相对于筛检试验要求有较高的准确性
费用	经济、廉价	一般花费较高
处理	阳性者须进一步用诊断试验确诊	阳性者需要进一步观察和及时治疗

2. 诊断试验和筛检试验的评价指标

(1)概述　诊断试验和筛检试验的评价主要从真实性、可靠性、收益三方面进行。

	评价试验的真实性	评价试验的可靠性	评价试验的收益
别称	真实性也称效度、准确性	可靠性也称信度、重复性、精确性	—
概念	是指测量值与实际值符合的程度,即正确地判断受试者有病与无病的能力	是指一项试验在相同条件下重复检测获得相同结果的稳定程度	试验收益包括个体效益和社会效益的生物学、社会经济学效益等
指标	灵敏度和特异度、约登指数、假阳性率和假阴性率、粗一致性	变异系数、符合率、*Kappa* 值	预测值(阳性或阴性预测值)、似然比(阳性或阴性似然比)

(2)评价试验真实性的指标

	别称	定义	计算公式	理想值
灵敏度	真阳性率	指金标准确诊的病例中待评价试验也判断为阳性者所占的百分比	灵敏度$=a/(a+c)\times100\%$	100%
特异度	真阴性率	指金标准确诊的非病例中待评价试验也判断为阴性者所占的百分比	特异度$=d/(b+d)\times100\%$	100%
假阳性率	误诊率	是指金标准确诊的非病例中待评价试验错判为阳性者所占的百分比	假阳性率$=b/(b+d)\times100\%$	0
假阴性率	漏诊率	是指金标准确诊的病例中待评价试验错判为阴性者所占的百分比	假阴性率$=c/(a+c)\times100\%$	0
约登指数	正确指数	是灵敏度和特异度之和减 1	约登指数=(灵敏度+特异度)-1	接近 1
粗一致性	符合率	是待评价试验所检出的真阳性和真阴性例数之和占受试人数的百分比	粗一致性$=\frac{a+d}{a+b+c+d}\times100\%$	尽量大

(3)评价试验可靠性的指标

	适用于	计算公式	理想值
变异系数	定量测定试验的可靠性分析	变异系数$=\frac{测定值均数的标准差}{测定值均数}\times100\%$	越小越好
符合率	定性测定试验的可靠性分析	符合率$=\frac{a+d}{n}\times100\%$	越高越好
Kappa 值	定性资料的可靠性分析	*Kappa* 值$=\frac{n(a+d)-(r_1c_1+r_2c_2)}{n^2-(r_1c_1+r_2c_2)}$	越高越好

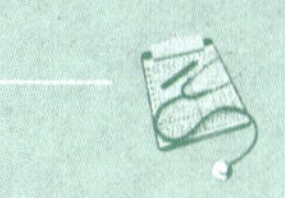

(4)评价试验收益的指标

	定义	计算公式	意义
阳性预测值	指试验结果阳性人数中，真阳性人数所占的比例	阳性预测值$=\frac{a}{a+b}\times100\%$	为试验结果阳性者中真正患病的概率。表示某一受检者的试验结果为阳性时，其患病的可能性是多少
阴性预测值	指试验结果阴性人数中，真阴性人数所占的比例	阴性预测值$=\frac{d}{c+d}\times100\%$	为试验结果阴性者中真正未患病的概率。表示某一受检者的试验结果为阴性时，能排除其患病的可能性是多少
阳性似然比	是指试验结果真阳性率与假阳性率之比	阳性似然比$=\frac{真阳性率}{假阳性率}=\frac{灵敏度}{1-特异度}$	说明病人中出现某种试验结果阳性的概率是非病人的多少倍。其值越大，试验结果阳性者为真阳性的概率越大
阴性似然比	是指试验结果假阴性率与真阴性率之比	阴性似然比$=\frac{假阴性率}{真阴性率}=\frac{1-灵敏度}{特异度}$	说明病人中出现某种试验结果阴性的概率是非病人的多少倍。其值越小，试验结果阴性者为真阴性的概率越大

例　某医生对360例疑似心肌梗死(心梗)的病人经临床、心电图检查后，确诊其中230名为心梗病人。为评价血清肌酸磷酸激酶(CPK)试验的准确性，又对每人进行了CPK检测。该试验以CPK≥80U/L为阳性，<80U/L为阴性，结果如下。请计算上述各项指标。

CPK	病例	非病例	合计
阳性	215(a)	16(b)	231($a+b$)
阴性	15(c)	114(d)	129($c+d$)
合计	230($a+c$)	130($b+d$)	360($n=a+b+c+d$)

计算结果及临床意义如下。

	计算	临床意义
灵敏度	$=a/(a+c)\times100\%=215/230\times100\%=93.5\%$	确诊的心梗病人CPK阳性者占93.5%
假阳性率	误诊率$=b/(b+d)\times100\%=16/130\times100\%=12.3\%$	在无心梗的病人中CPK阳性者为12.3%
假阴性率	漏诊率$=c/(a+c)\times100\%=15/230\times100\%=6.5\%$	在确诊的心梗病人中CPK阴性者为6.5%
约登指数	=(灵敏度+特异度)-1=(93.5%+87.7%)-1=0.81	正确判断心梗和非心梗的概率为81.0%
粗一致性	符合率$=(a+d)/(a+b+c+d)\times100\%=91.4\%$	CPK阳性和阴性结果均正确的概率是91.4%
阳性预测值	$=a/(a+b)\times100\%=215/231\times100\%=93.1\%$	CPK阳性者中有93.1%的人确实患心梗
阴性预测值	$=d/(c+d)\times100\%=114/129\times100\%=88.4\%$	CPK阴性者中有88.4%的人确实未患心梗

【例24】筛检的目的是
A. 对可疑患者进行确诊　B. 评价筛检试验的灵敏度
C. 验证病因　D. 评价筛检试验的特异度
E. 从表面健康的人群中查出某病的可疑患者或某病的高危人群

【例25】为了筛检出更多的病人，进行筛检试验时可以选择
A. 提高灵敏度　B. 降低灵敏度　C. 提高特异度
D. 降低特异度　E. 提高总人数(2024)

【例 26】筛检试验的特异度是指

A. 筛检试验阴性者患病的可能性
B. 实际有病,筛检试验被确定为有病的百分比
C. 实际有病,筛检试验被确定为无病的百分比
D. 实际无病,筛检试验被确定为无病的百分比
E. 实际无病,筛检试验被确定为有病的百分比

【例 27】评价筛检试验真实性的指标是

A. 特异度
B. 似然比
C. Kappa 值
D. 变异系数
E. 符合率

(28~30 题共用题干)某社区对乳腺癌进行筛检试验。用 A 法对患有乳腺癌的患者 200 人和非乳腺癌的妇女 200 人进行筛查,结果显示乳腺癌患者中 180 人阳性,非乳腺癌妇女中 10 人阳性。

【例 28】该筛检试验的灵敏度为

A. (200-10)/200=0.95
B. 10/200=0.05
C. 180/200=0.9
D. (180+10)/(200+200)=0.48
E. (200-180)/200=0.1

【例 29】该筛检试验的特异度为

A. (200-10)/200=0.95
B. 10/200=0.05
C. 180/200=0.9
D. (180+10)/(200+200)=0.48
E. (200-180)/200=0.1

【例 30】乳腺癌筛检试验中,若用 B 法的灵敏度为 0.8,为了减少漏诊,最适合的筛查方法是

A. A、B 并联法
B. A、B 串联法
C. 灵敏度低的 B 法
D. 灵敏度高的 A 法
E. 特异度低的 A 法(2024)

五、公共卫生监测与疾病暴发的调查

1. 公共卫生监测

(1)定义 公共卫生监测是连续地、系统地收集疾病或其他卫生事件的资料,经过分析、解释后及时将信息反馈给所有应该知道的人(如决策者、卫生部门工作者和公众等),并利用监测信息的过程。公共卫生监测是制订、实施和评价疾病及公共卫生事件预防控制策略与措施的重要信息来源。

(2)目的 ①确定主要的公共卫生问题,掌握其分布和趋势;②查明原因,采取干预措施;③评价干预措施的效果;④预测疾病流行;⑤制定公共卫生策略和措施。

(3)种类

①传染病监测 《传染病防治法》规定的传染病有 41 种,其中甲类 2 种、乙类 28 种、丙类 11 种。

②非传染病监测 我国部分地区已经开展了对恶性肿瘤、心脑血管疾病、出生缺陷、伤害等的监测。

③与健康有关问题的监测 包括行为危险因素监测、出生缺陷监测、环境监测、药物不良反应监测、营养和食品安全监测、突发公共卫生事件监测、计划生育监测等。

(4)公共卫生监测的程序

①建立监测组织和监测系统 国家和全国各级疾病预防控制中心是负责管理全国公共卫生监测系统的机构,负责全球公共卫生监测的机构是世界卫生组织(WHO)。

②公共卫生监测的基本过程 包括资料收集、资料分析和解释、信息反馈和信息利用四个基本过程。

(5)公共卫生监测系统的评价

①敏感性 是指监测系统识别公共卫生问题的能力。它主要包括两个方面:

A. 监测系统报告的病例占实际病例的比例。

B. 监测系统判断疾病或其他卫生事件暴发或流行的能力。

②及时性 是指监测系统从发现公共卫生问题到将信息反馈给有关部门的时间,它反映了监测系统的信息反馈速度。

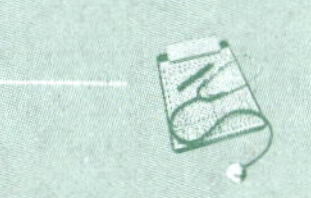

③代表性　是指监测系统发现的公共卫生问题在多大程度上能够反映目标人群的实际情况，缺乏代表性的监测资料可能导致决策失误和卫生资源的浪费。

④阳性预测值　是指监测系统报告的病例中真正的病例所占的比例。

⑤简便性　是指监测系统的收集资料、监测方法和运作简便易行。

⑥灵活性　是指监测系统能针对新的公共卫生问题进行及时的改变或调整。

⑦可接受性　是指监测系统各个环节的工作人员对监测工作的参与意愿。

2. 疾病监测

(1)概念　疾病监测是连续地、系统地收集疾病的资料，经过分析、解释后及时将信息反馈给所有应该知道的人，并且利用监测信息的过程。

(2)我国主要的疾病监测方法

①被动监测　下级监测单位按照常规上报监测资料，而上级监测单位被动接受，称为被动监测。我国法定传染病报告属于被动监测。

②主动监测　上级监测单位专门组织调查或者要求下级监测单位严格按照规定收集资料，称为主动监测。传染病漏报调查及对性病门诊就诊者、暗娼、吸毒者等艾滋病高危行为人群的监测属于主动监测。

③常规报告　国家法定传染病报告系统，由法定报告人上报传染病病例，属于常规报告。

④哨点监测　对能够反映总体人群中某种疾病流行状况的有代表性特定人群(哨点人群)进行监测，了解疾病的流行趋势，属于哨点监测。

(3)我国疾病监测体系

①疾病监测信息报告管理系统　主要对法定报告的41种传染病进行监测。甲类传染病、某些乙类传染病(肺炭疽、传染性非典型肺炎、人感染高致病性禽流感)应于2小时内上报给当地的疾病预防控制中心，同时通过网络直报。其他的应于24小时内通过国家信息报告管理系统进行报告。

②重点传染病监测系统　全国建立了国家级监测点782个，省级监测点1693个，对20种传染病进行重点监测。监测内容包括常规病例报告及暴发调查；相关因素监测。

③症状监测系统　是长期系统地连续收集并分析包括临床症状群在内的各种健康相关数据，常以非特异性的症状和现象为基础，提高对疾病或卫生事件反应的及时性。

④死因监测系统　在31个省区市160个监测点，对7300万监测人口开展居民死亡原因监测、健康相关因素监测/调查、其他基本公共卫生数据监测。

⑤病媒生物监测系统　在全国17个省40个监测点，对老鼠、蚊子、苍蝇、蟑螂和钉螺的密度进行动态监测，并观察这些病媒生物的带毒、带菌情况。

⑥健康相关危险因素监测系统　包括了营养与食品安全监测、环境与健康监测。

3. 疾病暴发的调查与分析

(1)疾病暴发　是指局部地区或集体单位中，短时间内突然出现异常多的性质相同的病例，若采取有效控制措施，病例会迅速减少。

(2)疾病暴发的调查　暴发调查是整个工作的关键，其基本工作程序如下：

①暴发的核实　核实诊断，确认暴发。

②准备和组织　包括人员的安排和组织的安排。

③现场调查　是暴发调查的核心，包括安全预防、病例发现、采集标本、个案调查、疾病三间分布的调查、环境和物种变化的调查等。

④资料整理　及时地整理临床、现场和实验室资料，进行资料分析。

⑤确认暴发终止。

⑥文字总结。

(3)暴发调查时的注意事项　暴发调查应与暴发的控制同步进行，因为暴发的有效控制是研究的目的;暴发调查既应得到法律的保障,也要自觉在法律的规范下开展;争取多部门的合作,并获得群众的支持;及时把信息上报给上级卫生行政和业务部门。

【例 31】疾病监测的目的不包括

A. 验证病因假设　　B. 预测疾病流行　　C. 评价预防效果

D. 描述疾病分布　　E. 监测疾病暴发(2019,超纲题)

【例 32】医疗机构、采供血机构的人员发现国家规定的传染病疫源、传染病的暴发、散发及病因不明的传染病,应根据国家卫生健康管理部门要求,按照规定的内容、方式、时限进行上报。该上报属于

A. 主动监测　　B. 被动监测　　C. 哨点监测

D. 第二代监测　　E. 学术型监测(2024)

【例 33】关于疾病监测的论述,正确的是

A. 疾病监测是一种横向研究　　B. 哨点监测属于被动监测

C. 漏报调查属于主动监测　　D. 常规报告系统是一种主动监测

E. 疾病监测获得的信息应该纵向反馈,而不能横向反馈

常考点　疾病分布;疾病流行强度;现状调查;病例对照研究和队列研究;诊断试验评价指标。

参考答案——详细解答见《2025 国家临床执业及助理医师资格考试历年考点精析(上、下册)》

1. ABCDE　2. ABCDE　3. ABCDE　4. ABCDE　5. ABCDE　6. ABCDE　7. ABCDE
8. ABCDE　9. ABCDE　10. ABCDE　11. ABCDE　12. ABCDE　13. ABCDE　14. ABCDE
15. ABCDE　16. ABCDE　17. ABCDE　18. ABCDE　19. ABCDE　20. ABCDE　21. ABCDE
22. ABCDE　23. ABCDE　24. ABCDE　25. ABCDE　26. ABCDE　27. ABCDE　28. ABCDE
29. ABCDE　30. ABCDE　31. ABCDE　32. ABCDE　33. ABCDE

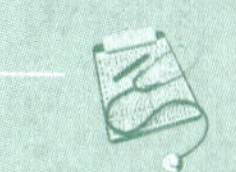

第3章　临床预防服务

▶考纲要求

①临床预防服务与健康管理：临床预防服务（内容、意义与实施原则），健康管理（定义、内容和基本策略），健康风险评估，健康维护计划的制订与实施。②健康相关行为干预：健康教育与健康促进的概念；临床场所行为干预的基本模式（5A模式），健康咨询的原则；烟草使用的行为干预（烟草使用和二手烟的概念及其危害、烟草依赖疾病的概念、临床戒烟指导、常用戒烟药物）；合理营养（营养、营养素、能量、膳食营养素参考摄入量、平衡膳食的概念及基本要求，中国居民膳食指南，特殊人群营养指导，营养缺乏病、营养过剩性疾病），身体活动促进（身体活动的概念、身体活动与健康、临床场所身体活动指导、人群身体活动促进）。

▶复习要点

一、临床预防服务与健康管理

1. 临床预防服务

(1)定义　临床预防服务是指由医务人员在临床场所对健康者和无症状“患者”的健康危险因素进行评价，实施个性化的预防干预措施来预防疾病和促进健康。

临床预防服务的提供者是临床医务人员，服务地点是在临床场所，服务对象是健康者和无症状“患者”的个体，服务内容强调第一级和第二级预防的结合以及预防性治疗，且是临床和预防一体化的卫生服务。在具体实施上，尤其注重不良行为生活方式等危险因素的收集和纠正，强调医患双方以相互尊重的方式进行健康咨询并共同决策，以及疾病的早期诊断和早期治疗，推行临床与预防一体化的、连续的卫生保健服务。

(2)内容　临床预防服务主要针对健康者和无症状“患者”，其服务内容如下。

①求医者的健康咨询　通过收集求医者的健康危险因素，与求医者共同制订改变不健康行为的计划，督促求医者执行干预计划等，促使他们自觉地采纳有益于健康的行为和生活方式，消除或减轻影响健康的危险因素，预防疾病，促进健康，提高生活质量。通过健康咨询改变求医者的不健康行为是预防疾病最有效的方式，是临床预防最重要的内容之一。

②健康筛检　是指运用快速、简便的体格检查或实验室检查以及危险因素监测与评估等手段，在健康人群中发现未被识别的患者或有健康缺陷的人。筛检的主要目的是将处于早期或亚临床阶段的患者、缺陷者及高危个体从人群中挑选出来。

③免疫接种　是指将抗原或抗体注入机体，使人体获得对某些疾病的特异性抵抗力，从而保护易感人群，预防传染病发生。我国目前实行的是计划免疫。

④化学预防　是指对无症状者使用药物、营养素（包括矿物质）、生物制剂或其他天然物质作为第一级预防措施，提高人群抵抗疾病的能力，防止某些疾病的发生。

⑤预防性治疗　是指通过应用一些治疗手段，预防某一疾病从一个阶段进展到更为严重的阶段，或预防某一较轻疾病发展为另一较为严重疾病的方法。

(3)意义　临床预防服务实现了治疗和预防一体化的医疗卫生保健服务，是当今最佳的医学服务模式。①临床医务人员占整个卫生队伍的大多数，如果每个医务人员都能在医疗卫生服务过程中将预防保健与日常医疗工作有机地结合,及时纠正就医者的不良生活方式,提高他们的自我保健意识和能力,其收益甚大;②临床医生与患者面对面接触过程中可以了解患者的第一手资料,所提出的建议有针对性,患者对临床医生的建议或忠告有较大的依从性;③许多预防服务只有临床医生才能开展。

(4)实施原则

①重视危险因素的收集　临床预防服务的基础是全面收集就医者的资料,并对个人健康危险因素进行评估,才能确定什么样的预防措施和方案是最优的。

②医患双方共同决策　实施临床预防服务的原则之一是医患双方共同决策,并以相互尊重的方式来进行教育和咨询。

③注重综合性和连续性　有了双方连续的服务关系,才可能不间断地收集资料,从而对个体健康维护方案不断地进行修正和完善。

④以健康咨询与教育为先导　健康教育和咨询,改变不良行为,可比体检、筛查更早地预防疾病。

⑤合理选择健康筛检的内容　临床预防服务需要根据个体不同性别、不同年龄和不同危险因素,制订有针对性的疾病筛检策略,而不是笼统地以一年一次的方式进行全面健康检查。

⑥根据不同年龄阶段的特点开展针对性的临床预防服务　不同的年龄阶段个体健康问题不同,健康危险因素也有差异。

【例 1】下列不属于临床预防服务内容的是

A. 慢性病的自我管理　　B. 健康筛检　　C. 化学预防

D. 健康教育　　E. 免疫接种

【例 2】临床场所实施化学预防的对象是

A. 有既往病史的　　B. 已经康复的　　C. 出现症状的

D. 无症状的　　E. 正在治疗的

【例 3】关于临床预防服务的实施原则,正确的是

A. 以治疗疾病为导向　　B. 以收集临床资料为主　　C. 以健康体检为主

D. 以健康咨询为先导　　E. 以医生决策为主(2022)

2. 健康管理

(1)定义　健康管理是指对个体或群体的健康进行全面监测、分析、评估,提供健康咨询、指导以及对健康危险因素进行干预的全过程。健康管理的目的是调动个体、群体及整个社会的积极性,有效地利用有限的资源达到最大的健康效果。

(2)内容　包括健康监测、健康风险评估和健康干预。

(3)基本策略　健康管理的基本策略是通过评估和控制健康风险,达到维护健康的目的,其基本策略包括生活方式管理、需求管理、疾病管理、灾难性病伤管理、残疾管理、综合的群体健康管理。

3. 健康风险评估

(1)概念　健康风险评估是一种用于描述和评估个体健康危险因素所导致的某一特定疾病或因为某种特定疾病而死亡的可能性的方法和工具。具体的做法是,根据所收集的个体健康信息,对个人的健康状况及未来患病或死亡的危险性用数学模型进行量化评估。这种分析过程的目的在于估计特定时间发生某种疾病的可能性,而不在于做出明确的诊断。

(2)健康危险因素收集　健康危险因素是在机体内外环境中存在的与疾病发生、发展和死亡有关的诱发因素,包括环境危险因素、行为危险因素、生物遗传因素、医疗服务的危险因素等。收集个人健康信息是临床预防服务的第一步。健康信息一般通过问卷调查、健康体检、筛查等获得,也可通过查阅门诊、住院病历获得。临床预防服务中可以通过门诊询问获得就医者的健康信息。

(3)风险评估方法　是根据收集到的健康危险因素,对个人健康状况及未来患病、死亡危险性的量化估计。疾病危险性评估有两种方法:①第一种建立在单一危险因素与发病的基础上,将这些单一因素与发

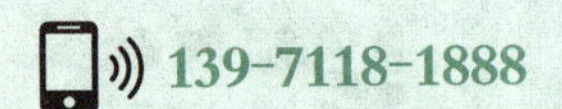

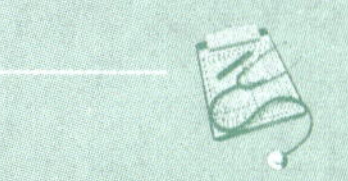

病率的关系以相对危险度来表示强度，得出数个相关因素的加权分数，即为患病危险性。②第二种建立在多因素数理分析的基础上，采用统计学概率理论的方法得出患病危险性与危险因素之间的关系模型。

【例 4】健康风险评价的主要目的在于

A. 改善人类生活环境　　B. 阐明疾病的生物学病因　　C. 便于疾病的早期诊断

D. 控制传染病的传播　　E. 促进人们改变不良的行为生活方式

4. 健康维护计划的制订与实施

(1)健康维护计划的概念　健康维护计划是指在明确个人健康危险因素分布的基础上，有针对性地制订将来一段时间内个体化的维护健康的方案，并以此来实施个性化的健康指导。与一般健康教育和健康促进不同，临床预防服务中的健康干预是个性化的，即根据个体的健康危险因素，由医护人员等进行个体指导，设定个体目标，并动态追踪效果。

(2)健康维护计划的制订原则　个体化健康维护计划的制订应遵循以下原则：

①以健康为导向的原则；②个性化原则；③综合性利用原则；④动态性原则；⑤个人积极参与的原则。

(3)健康维护计划的实施　个体化健康维护计划的实施措施包括：

①建立健康维护流程表　为了便于健康维护计划的实施与监督，一般要求为每位“患者”制订一张健康维护流程表。主要内容包括健康指导、疾病筛检、免疫接种等。

②单个健康危险因素干预计划　为了有效地纠正某些高危人群的行为危险因素，还需与“患者”共同制订另外一份某项健康危险因素干预行动，如吸烟者的戒烟计划、肥胖者的体重控制计划等。

③提供健康教育资料　为了提高“患者”对计划执行的依从性，应给他们提供一些健康教育资料。

④健康维护随访　是指在干预计划实施后，医务人员跟踪“患者”执行计划的情况、感受和要求等，以便及时发现曾被忽视的问题。所有“患者”在执行健康维护计划 3 个月后都需要进行定期随访。

【例 5】健康维护计划的制订原则不包括

A. 健康为导向　　B. 个人积极参与　　C. 普适性

D. 综合利用　　E. 动态性

二、健康相关行为干预

1. 健康教育与健康促进的概念

(1)健康教育　是旨在帮助对象人群或个体改善健康相关行为的社会活动。健康教育在调查研究的基础上采用健康信息传播等干预措施促使人群或个体自觉采纳有利于健康的行为和生活方式，从而避免暴露于危险因素，达到预防疾病、治疗康复以及提高健康水平的目的。健康行为是健康教育的核心。

(2)健康促进　WHO 将健康促进定义为“是促使人们维护和提高他们自身健康过程，是协调人类与环境的战略，它规定个人与社会对健康各自所负的责任”。健康促进行为可分为如下 5 类。

①日常健康行为　是指日常生活中有益于健康的基本行为，如合理营养、充足的睡眠、适量运动等。

②避免环境危害行为　是指避免暴露于自然环境和社会环境中有害健康的危险因素，如离开污染的环境、不接触疫水等。

③戒除不良嗜好　戒除日常生活中对健康有害的个人偏好，如吸烟、酗酒、滥用药物等。

④预警行为　是指对可能发生的危害健康事件的预防性行为，以预防事件的发生，并在事故发生后正确处置的行为，如驾车使用安全带、预防火灾或车祸等。

⑤合理利用卫生服务　是指有效、合理地利用现有卫生保健服务，以实现三级预防，维护自身健康的行为，如定期体检、预防接种、患病后及时就诊等。

【例 6】驾驶机动车时使用安全带，属于促进健康行为中的

A. 日常健康行为　　B. 合理利用卫生服务　　C. 戒除不良嗜好

D. 避免环境危害行为　　　　　E. 预警行为(2024)

2. 临床场所行为干预的基本模式

(1)健康行为改变理论　改善健康相关行为的活动,需要理论的指导,常用的健康行为改变理论如下。

①健康信念模式　由Hochbaum于1958年提出。健康信念模式认为人们要接受医生的建议而采取某种有益健康的行为或放弃某种危害健康的行为,需要以下几个方面的认识。

A. 对疾病严重性的认识　指个体对罹患某疾病严重性的看法,包括人们对疾病引起的临床后果的判断,如死亡、伤残、疼痛等;对疾病引起的社会后果的判断,如工作烦恼、失业、家庭矛盾、社会关系受影响等。

B. 对疾病易感性的认识　是指个体对自己罹患某疾病或陷入某种疾病状态的可能性的认识。

C. 对行为有效性的认识　是指人们对于实施或放弃某种行为后,能否有效降低患病的危险性或减轻疾病后果的判断。只有当人们认识到自己的行为有效时,人们才会自觉采取行动。

D. 对实施或放弃行为的障碍的认识　是指人们对采取该行动的困难的认识。如有些预防措施花费太大、可能带来痛苦、与日常活动的时间安排有冲突、不方便等。对这些困难的足够认识,是行为巩固能否持久的必要前提。

E. 自我效能　是指一个人对自己实施或放弃某一行为的能力的自信,相信自己一定能通过努力成功地采取一个导致期望结果的行为(如戒烟)。

F. 行为线索　指的是诱发健康行为发生的因素,是导致个体行为改变的最后推动力,指任何与健康问题有关的促进个体行为改变的关键事件和暗示,包括内在和外在两方面。内在线索包括身体出现不适的症状等,外在线索包括传媒有关健康危害行为严重后果的报道、医生的劝告、家人或朋友的患病体检等。行为线索越多,权威性越高,个体采纳健康行为的可能性越大。

健康信念模式的核心是个人对疾病易感性和严重性的认识,对预防性行为的相对益处和障碍的认识。应让患者知觉到某种疾病或危险因素的威胁,并进一步认识到问题的严重性。

【例7】在健康信念模式中,促进个体行为改变的关键事件和暗示称为

A. 行为线索　　　　　B. 自我效能　　　　　C. 行为能力
D. 对疾病易感性的认识　　　　　E. 对疾病严重性的认识

②行为改变阶段模式　由Prochaska和DiClemente于1982年提出,阶段变化理论最突出的特点是强调根据个人和群体的需求来确定健康促进策略的必要性。

行为改变阶段模式认为人的行为变化通常需经过以下5个阶段。

无打算阶段	处于该阶段的人,没有在未来6个月内改变自己行为的考虑,或有意坚持不改
打算阶段	处于该阶段的人,打算在未来6个月内采取行动,改变疾病危险行为
准备阶段	进入该阶段的人,将于未来1个月内改变行为
行动阶段	在此阶段的人,在过去6个月内目标行为已经有所改变
行为维持阶段	处于此阶段的人已经维持新行为长达6个月以上,已达到预期目的

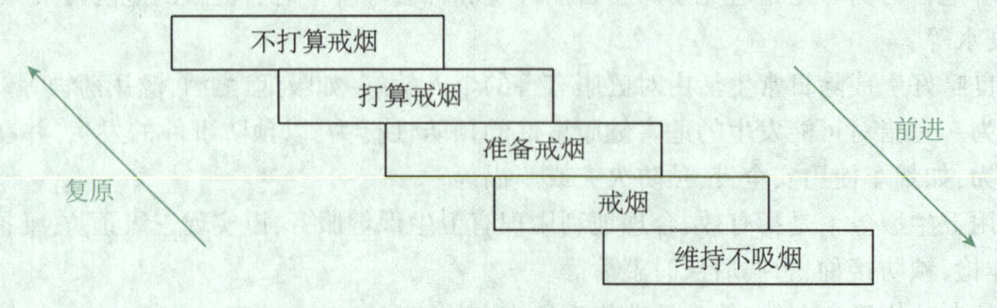

行为改变阶段模式示意图

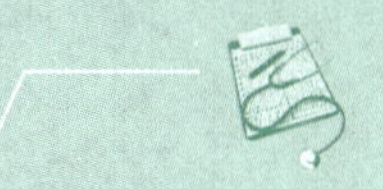

不同行为改变阶段的行为变化过程如下图所示。

行为改变阶段	无打算阶段	打算阶段	准备阶段	行动阶段	行为维持阶段
行为变化过程	提高认识	情感唤起	自我再评价 环境再评价 自我解放 社会解放	反思习惯 强化管理 控制刺激 求助关系	

不同行为改变阶段的行为变化过程

A. 提高认识　增加对危险行为的认识，包括行为的原因、后果和治疗方法。

B. 情感唤起　知觉到如果采取适当的行动，可以降低不良行为带来的负面影响。

C. 自我再评价　在认知与情感上对自己的健康风险行为进行自我评价，认识到行为改变的重要性。

D. 环境再评价　在认知与情感上，对自己的健康风险行为对社会环境产生的影响进行评价。

E. 自我解放　在建立行为信念的基础上，做出要改变行为的承诺。

F. 社会解放　意识到社会环境在支持健康行为。

G. 反思习惯　认识到不健康行为习惯的危害，学习一种健康行为取代它。

H. 强化管理　增加对健康行为的奖赏，反之实施处罚，使改变后的健康行为不断出现。

I. 控制刺激　消除诱发不健康行为的因素，增加有利于行为向健康方向改变的提示。

J. 求助关系　在健康行为形成过程中，向社会支持网络寻求支持。

【例8】糖尿病患者为了控制血糖，在医生的建议下准备和营养师一起制订一份饮食计划。她虽然知道饮食控制的好处，但总认为无法管住自己，计划难以实施。对于这样的患者，干预的重点是

A. 提高自我效能　　B. 培养行为能力　　C. 提高结果预期

D. 提供社会支持　　E. 建立支持性环境

【例9】男，35岁，吸烟10年，每天1包并表示不想戒烟。他说："就算生病我也不会把烟戒掉"。按照行为改变阶段模式，该患者行为属于

A. 行动阶段　　B. 准备阶段　　C. 打算转变阶段

D. 维持阶段　　E. 无打算阶段

【例10】某吸烟者在家人的敦促下到戒烟门诊就诊。他说，吸烟不过使人多咳嗽几声，没什么大不了的。按照健康信念模式，戒烟门诊医生应该着重提高患者哪方面的认识？

A. 提高自信的重要性　　B. 行为改变的好处　　C. 吸烟相关疾病的易感性

D. 吸烟相关疾病的严重性　　E. 行为改变障碍

注意：本例处于无打算阶段，应采取的措施为提高认识，即提高对吸烟危害性的认识，故答案为D。

③社会认知理论　与前述的个体水平的健康信念模式和行为改变阶段模式不同，社会认知理论属于人际水平的行为改变理论，可以用来解释广泛人类行为（包括健康行为）的综合行为理论。社会认知理论由Bandura于1986年提出，其主要观点：个体的行为既不是单由内部因素驱动，也不是单由外部刺激控制，而是行为、个人的认知和其他内部因素、环境三者之间交互作用决定的。因此社会认知理论也称为"交互决定论"，这是一种综合性的人类行为理论。其主要内容如下。

A. 交互作用　包括环境和个人特性的双向作用、环境和人的行为之间的双向交互作用。

B. 观察学习　个体通过观察来学习，了解社会环境，进而形成行为。

C. 自我效能　自我效能是一种信念，即相信自己能在特定环境中恰当而有效地实施行为。

D. 情感　情感的控制也是行为形成和转变的重要因素。

E. 环境　环境要通过人的主观意识（情感）起作用。当人们意识到环境提供了采取某类行为的机会

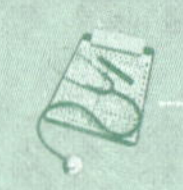

时,人们可能克服障碍而形成该行为。

F. 强化　强化理论认为行为发生与否及其频率同“行为前件”和“行为后件”有关。行为前件是指能引发某行为的提示性事件。行为后件是指紧接着某行为的结果而发生的,能对该行为再发生与否和发生频率、强度产生影响的事件。强化可分为外部强化和内部强化。

(2)健康咨询的原则　健康咨询是一个有健康需求的个体(通常是患者)与一个能提供支持和鼓励的个体(通常是医生)接触,通过讨论使有需求的个体获得自信,并找到解决健康问题的办法。健康咨询是临床场所,尤其是基层卫生保健机构帮助个体及家庭改变不良行为最常用的一种健康教育方式。5A模式不是一个理论,而是医务人员在临床场所为患者提供健康咨询的5个步骤。①Ask/Assess(评估)包括行为、病情、知识、技能、自信心。②Advise(劝告)是指提供有关健康危害的相关信息,行为改变的益处等。③Agree(达成共识)是指根据患者的兴趣、能力共同设定一个改善健康/行为的目标。④Assist(协助)是指为患者找出行动可能遇到的障碍,帮助其确定正确的策略、解决问题的技巧,获得社会支持。⑤Arrange(安排随访)是指明确随访的时间、方式与行动计划,最终通过患者自己的行动计划,达到既定目标。

健康咨询的原则:①建立友好关系;②识别需求;③移情;④调动参与;⑤保守秘密;⑥尽量提供信息和资源。

3. 烟草使用的行为干预

(1)烟草使用和二手烟的概念　烟草吸食过程中产生两种烟雾,即主流烟雾和侧流烟雾。

①主流烟雾　指当吸烟者吸卷烟时,从卷烟嘴端或烟蒂端吸入的烟雾,最终仍有部分由吸烟者呼出。

②侧流烟雾　指从卷烟的燃烧端在两次抽吸之间阴燃(没有火焰缓慢燃烧的现象)时产生的烟雾,也包括从包装烟草烟纸扩散出来的烟雾。

③环境烟草烟雾暴露　吸烟者呼出的主流烟雾和侧流烟雾,与周围的空气混合,形成我们通常所说的环境烟草烟雾。环境烟草烟雾暴露又称为“二手烟”,是指不吸烟者吸入吸烟者呼出的主流烟雾及卷烟燃烧产生的侧流烟雾。

(2)烟草的主要有害成分　烟草烟雾含有7000余种化学成分,如一氧化碳、一氧化氮、氨、硫化氢、氰化氢等,已明确的致癌物质超过69种,如多环芳香烃类、N-亚硝基胺类、芳香胺类、甲醛等。

①尼古丁　是导致烟草成瘾的主要物质。尼古丁是一种交感神经活性物质,可促进交感神经和肾上腺释放儿茶酚胺,导致心率增快,血压升高,这是烟草使用者发生心脑血管疾病的重要原因之一。

②一氧化碳　是烟草烟雾中的主要成分。一氧化碳与血红蛋白结合,可降低氧合血红蛋白的含量,降低红细胞的携氧能力,抑制血红蛋白中氧的释放,从而导致机体处于相对低氧状态。为了应对低氧,红细胞体积和数目代偿性增加,使红细胞可以携带更多的氧供给器官组织。红细胞体积和数量的增加使血液黏滞度增加,导致体内处于高凝状态。

③多环芳香烃　是烟草焦油中的成分,是一种常见的致癌物质。动物实验显示多环芳香烃还可加速动脉粥样硬化。研究发现,烟草烟雾中的细颗粒物($PM_{2.5}$)是室内污染的重要来源。

(3)烟草对健康的影响

①肿瘤　吸烟可导致肺癌、口腔癌、鼻咽癌、喉癌、食管癌、胃癌、结直肠癌、肝癌、胰腺癌、膀胱癌、乳腺癌、宫颈癌、急性白血病等。

②呼吸系统疾病　吸烟可导致慢阻肺病、青少年哮喘,增加呼吸道感染及肺结核的发病风险。

③循环系统疾病　吸烟会损伤血管内皮,导致动脉粥样硬化、冠心病、脑卒中、外周血管疾病等。

④生殖系统　烟草烟雾中含有多种可影响人体生殖和发育功能的有害物质。男性吸烟可导致性功能障碍。女性吸烟可降低受孕率,导致前置胎盘、胎盘早剥、胎儿生长受限等。

⑤多系统损害　吸烟可对内分泌系统、输卵管、胎盘、免疫系统功能等造成不良影响。

⑥其他　吸烟可导致髋部骨折、牙周炎、白内障、手术切口愈合不良、2型糖尿病等。

(4)二手烟的危害　二手烟暴露能使不吸烟者的冠心病风险增加25%~30%,肺癌风险提高20%~

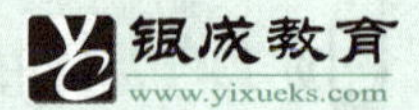

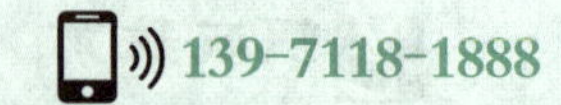

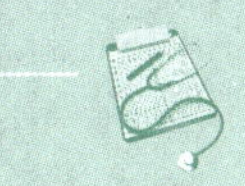

30%。二手烟雾可激发哮喘频繁发作，增加血液黏稠度，损伤血管内膜，引起冠状动脉供血不足，增加心脏病的发作风险。二手烟还可导致新生儿猝死综合征、中耳炎、低出生体重等。

【例11】吸烟是肺癌的危险因素，下列吸烟的相关因素中与肺癌关系不密切的是

A. 吸烟年数　　B. 吸烟量　　C. 烟草中尼古丁含量

D. 烟草中焦油含量　　E. 烟草燃烧所产生的一氧化碳量(2022)

【例12】在烟草烟雾中可使红细胞失去携氧能力，加剧机体组织缺氧的物质是

A. 一氧化碳　　B. 二氧化碳　　C. 一氧化氮

D. 焦油　　E. 尼古丁(2024)

(5)烟草依赖疾病的概念　烟草依赖是一种慢性成瘾性疾病，指带有强制性的使用与觅求烟草，并于戒断后不断产生再次使用倾向的行为方式，其本质是尼古丁依赖。

(6)临床戒烟指导　多采用5A戒烟法进行临床干预。5A戒烟法由5种活动所组成，每一种都由字母“A”开头，即Ask、Advise、Assess、Assist和Arrange。

①Ask(询问吸烟情况)　在每一个患者、每一次就诊时，了解和记录其吸烟情况。

②Advise(建议吸烟者戒烟)　以一种明确、语气肯定、个体化的方式督促每一个吸烟者戒烟。

③Assess(评估吸烟者的戒烟意愿)　对戒烟意愿的评估是戒烟咨询的重要环节。如果患者有戒烟意愿，应提供进一步的帮助，给予更加具体的戒烟方法，帮助制订戒烟计划，推荐到戒烟门诊就诊或者推荐使用戒烟药物等。如果患者明确表示还不想戒烟，应给予适当的干预以提高其戒烟动机，具体措施为5R法。

中文	5R	具体措施
相关性	Relevance	使患者认识到戒烟与他们密切相关，越个体化越好。如患者目前的健康状态或发生某种疾病的危险性、家庭或周围环境、年龄、性别等
危险性	Risk	应该使患者认识到吸烟的潜在健康危害，应该建议患者戒烟，并强调那些与他们最密切相关的健康危害。强调使用低焦油、低尼古丁含量的卷烟，戒烟是避免吸烟造成危害的最有效方法
益处	Rewards	应该使患者认识到戒烟的益处，突出说明那些和吸烟者最可能相关的益处，并强调任何年龄戒烟都可以获益，但戒烟越早获益越大
障碍	Roadblocks	应使患者认识到在戒烟过程中可能会遇到的障碍，以及可以为他们提供的治疗手段。典型障碍包括：戒断症状、对戒烟失败的恐惧、体重增加、缺少支持、抑郁、吸烟冲动、周围吸烟者的影响、缺乏有效的戒烟治疗知识
反复	Repetition	利用每次与吸烟者接触的机会，反复加强戒烟动机的干预，不断鼓励吸烟者积极尝试戒烟。每次可以选择不同的角度。对于那些尝试过戒烟但失败的吸烟者，应该告诉他们大多数人在戒烟成功之前都曾有过反复多次的戒烟尝试

注意：①5R法为提高戒烟动机的干预措施，不要与5A戒烟法、健康咨询的5A模式混淆。
②对于处于不同行为改变阶段的吸烟者，所采取的5R措施不同，一般情况下应按顺序进行。

④Assist(提供戒烟药物或行为咨询治疗)　帮助愿意戒烟者确定戒烟日期，制订戒烟计划，提供咨询帮助，培训解决问题的技巧，帮助戒烟者获得外部支持，提供戒烟材料等。

⑤Arrange(安排随访)　确定随访时间表，至少在开始戒烟后的第1周随访1次。

(7)常用戒烟药物

①尼古丁替代疗法(NRT类药物)　主要是通过向人体提供外源性尼古丁以代替或部分代替从烟草获得的尼古丁，从而减轻尼古丁戒断症状。NRT类药物剂型包括咀嚼胶、贴片、吸入剂、喷雾剂、含片等。

②盐酸安非他酮(缓释片)　为非尼古丁类戒烟药物，可抑制多巴胺及去甲肾上腺素的重摄取、阻断

尼古丁乙酰胆碱受体。本品为口服的处方类药。

③伐尼克兰　是一种新型的非尼古丁类戒烟药物。

戒烟时,可联合使用一线药物,以提高戒断率。有效的联合药物治疗包括:长程尼古丁贴片(>14 周)+其他 NRT 类药物(如咀嚼胶和鼻喷剂);尼古丁贴片+盐酸安非他酮。

(13~15 题共用题干)男,45 岁。因反复咳嗽 1 个月到社区卫生服务中心就诊。医生与其交谈中得知该患者已经吸烟 20 多年,3 年前曾经尝试戒烟 1 个月并得到家人的支持和鼓励。但后来患者由于听说戒烟会生病等传闻而不再考虑戒烟。

【例 13】家人对其的戒烟督促属于影响行为的

A. 倾向因素　　B. 促成因素　　C. 强化因素
D. 内在因素　　E. 诱导因素

【例 14】根据行为改变的阶段模式,目前该患者处于

A. 维持阶段　　B. 行动阶段　　C. 无打算阶段
D. 打算阶段　　E. 准备阶段

【例 15】针对该患者的情况,根据提高患者戒烟动机的干预措施的"5R"法,此时医生应侧重于采用下列哪项措施进行干预?

A. 建议改吸低焦油卷烟　　B. 使患者认识到戒烟可能的障碍　　C. 指出二手烟暴露的健康危害
D. 说明戒烟的益处　　E. 强调吸烟与其家人健康的相关性

4. 合理营养

(1)营养　是指人体摄取、消化、吸收、利用食物中的营养物质以满足机体生理需要的生物学过程。

(2)营养素　是指食物中所含的营养成分。按其化学性质或生理功能,可分为 5 大类:蛋白质、脂类、碳水化合物、矿物质和维生素。营养素的生理功能:①提供能量;②构成细胞组织,供给生长发育和自我更新所需的材料;③调节机体生理活动。

(3)能量

①人体的能量消耗　机体能量主要用于维持基础代谢、体力活动和食物热效应的需要。食物热效应是指人体在摄食过程中所引起的能量消耗额外增加的现象,与其食物营养成分、进食的量和频数有关。

②能量的来源和参考摄入量　能量主要来源于食物中的碳水化合物、蛋白质和脂类。不同年龄、性别、生理状态、劳动强度下膳食能量摄入量见《中国居民膳食营养素参考输入量》。

(4)膳食营养素参考摄入量概述

指标	代号	定义
膳食营养素参考摄入量	DRIs	是在每日膳食中营养素供给量基础上发展起来的一组每日平均膳食营养素摄入量的参考值,包括平均需要量、推荐摄入量、适宜摄入量、可耐受最高摄入量 4 组营养水平指标
平均需要量	EAR	是指某一特定性别、年龄及生理状况的群体中,个体对某营养素需要量的平均值
推荐摄入量	RNI	是指可满足某一特定性别、年龄及生理状况的群体中 97%~98%个体需要量的摄入水平,相当于传统的每日膳食中营养素供给量(RDA)
适宜摄入量	AI	①是指通过观察或实验获得的健康人群某种营养素的摄入量 ②纯母乳喂养的足月健康婴儿,从出生到 4~6 个月,营养全部来自母乳,母乳中供给的营养素量就是他们的 AI 值
可耐受最高摄入量	UL	是指平均每日摄入营养素的最高限量 当摄入量超过 UL 时,发生毒副作用的危险性增加

(5)平衡膳食的概念及基本要求　平衡膳食也称合理膳食,是指提供给机体种类齐全、数量充足、比

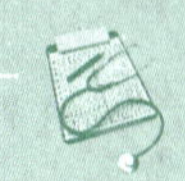

例合适的能量和各种营养素，并与机体的需要保持平衡，进而达到合理营养、促进健康、预防疾病目的的膳食。平衡膳食的基本要求：①提供种类齐全、数量充足、比例合适的营养素；②保证食物安全；③科学的烹调加工方法；④合理的进餐制度和良好的饮食习惯。

(6)中国居民膳食指南　膳食指南是根据营养学原则，结合国情制定的，是教育人民群众采用平衡膳食，以摄取合理营养素促进健康的指导性意见。膳食指南的基本要点是提供食物多样化和平衡膳食，避免摄入过多脂肪、食糖、盐等，引导居民进行合理的食物消费。

《中国居民膳食指南(2022)》中一般人群膳食八条平衡膳食准则为：①食物多样，合理搭配；②吃动平衡，健康体重；③多吃蔬果、奶类、全谷、大豆；④适量吃鱼、禽、蛋、瘦肉；⑤少盐少油，控糖限酒；⑥规律进餐，足量饮水；⑦会烹会选，会看标签；⑧公筷分餐，杜绝浪费。

为了更好地理解和传播《中国居民膳食指南》和平衡膳食的理念，设计了中国居民平衡膳食宝塔。平衡膳食宝塔共分5层，从塔底至塔尖算起，每人每日应摄入的主要食物种类如下图。

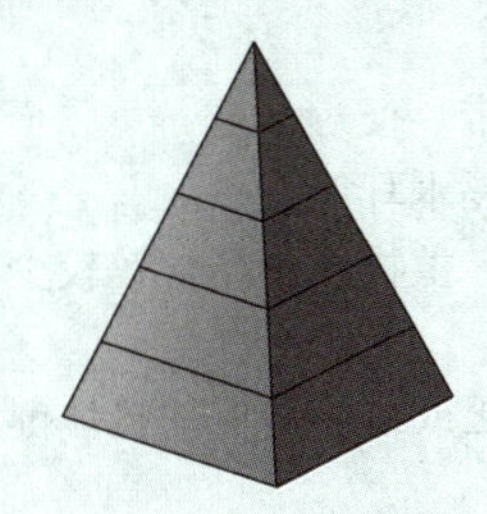

塔尖	盐<5g，油25～30g
第四层	奶及奶制品300～500g、豆及坚果类25～35g
第三层	动物性食物120～200g（每周至少2次水产品、每天1个鸡蛋）
第二层	蔬菜类300～500g，水果类200～350g
第一层	谷类200～300g（全谷物和杂豆50～150g）、薯类50～100g

水1500～1700ml

中国居民平衡膳食宝塔

【例16】某营养素可耐受最高摄入量是指
A. 平均每日摄入营养素的最高限量　B. 绝大多数个体每日摄入营养素的最高限量
C. 维持机体正常生理功能所需要的量　D. 机体所能耐受的每日摄入营养素的最高限量
E. 为保证机体正常生长发育所需要的量

【例17】"中国居民平衡膳食宝塔"提示，每人每日大豆类摄入量相当于干豆50g，其目的主要是
A. 保证水和糖的摄入　B. 提高膳食蛋白质质量　C. 保证膳食纤维素摄入
D. 补充人体必要氮损失　E. 提高必需脂肪酸摄入水平

(7)特殊人群营养指导

①婴幼儿　婴儿喂养方法分为母乳喂养、人工喂养和混合喂养，其中以母乳喂养最佳。健康母亲的乳汁含有婴儿期所需、比例最适宜、容易消化吸收的营养成分，并且含有多种免疫物质，能增强婴儿的抗病力。婴儿4~6月龄后，铁需要量多，应及时添加含铁食物。1~3岁幼儿生长发育速度减慢，对食物需求减少，食欲往往有所下降，但对营养素的需要量仍相对高于成人。由于幼儿的咀嚼、胃肠消化能力依然较弱，故食物制作上要注意碎、细、软、新鲜，在调配上注意多样化。

②儿童　A. 规律就餐，自主进食，不挑食，培养良好的饮食习惯；B. 每天喝奶，足量饮水，正确选择零食；C. 食物应合理烹调，易于消化，少调料、少油炸；D. 参与食物选择和制作，增进对食物的认知和喜爱；E. 经常户外活动，保障健康成长。

③孕妇和乳母

A. 孕前期膳食原则　调整孕前体重至适宜水平；多摄入富含叶酸的食物或补充叶酸；常吃含铁丰富的食物；保证摄入加碘食盐，适当增加海产品的摄入；戒烟戒酒。

B. 孕期膳食原则　补充叶酸，常吃含铁丰富的食物，保证摄入加碘食盐。孕吐严重者，可少量多餐，以保证摄入足量富含碳水化合物的食物。孕中晚期妇女适量增加乳类、鱼、禽、蛋、瘦肉的摄入。适量身体活动，维持孕期适宜增重。禁烟酒。积极准备母乳喂养。

C. 哺乳期膳食原则　食物种类应多样化，增加富含优质蛋白质及维生素A的动物性食品和海产品。

产褥期食物多样不过量,重视整个哺乳期营养。愉悦心情,充足睡眠,促进乳汁分泌。坚持哺乳,适度运动,逐步恢复适宜体重。忌烟酒,避免浓茶和咖啡。

④老年人　A. 少量多餐细软,预防营养缺乏;B. 主动足量饮水,积极参加户外活动;C. 延缓肌肉衰减,维持适宜体重;D. 摄入足量食物,鼓励陪伴进食。

⑤素食人群　A. 谷类为主,食物多样,适量增加全谷物;B. 增加大豆及其制品的摄入,每天 50~80g,选用发酵豆制品;C. 常吃坚果、海藻、菌菇;D. 蔬菜、水果应充足;E. 合理选择烹调方式。

(8)常考营养素来源　该知识点超纲,但常考。

①蛋白质　广泛存在于动物性和植物性食品中,动物性蛋白质质量好,植物性蛋白质中以大豆及其制品富含优质蛋白质,其余植物性蛋白质利用率较低。畜禽类、鱼类、蛋类的蛋白质含量为 10%~20%,鲜奶类为 1.5%~3.8%,大豆为 20%~40%,粮谷类为 8%~10%。

②脂类　坚果类脂肪含量为 50%~70%。花生、大豆、蛋黄、肝等富含磷脂。

③碳水化合物　食物中的碳水化合物主要来自谷类、薯类、蔬菜、水果等。

④钙　奶及奶制品是钙的良好来源。水产品中小虾皮含钙高,其次是海带。

⑤铁　膳食中的铁主要来源于动物肝脏、动物全血、畜禽类、鱼类、海带、黑木耳等。

⑥锌　动物性食品是锌的良好来源,尤其海产品、红色肉类、动物肝脏等。植物性食品含锌较少。

(9)营养缺乏病、营养过剩性疾病

营养失去平衡可产生营养不良,营养不良是指一种或一种以上营养素缺乏或过剩造成的机体健康异常或疾病状态。营养不良包括两种表现形式,即营养缺乏和营养过剩。

营养摄入不足,可导致营养缺乏病,如目前世界上流行的四大营养缺乏病,如蛋白质-能量营养不良、缺铁性贫血、缺碘性疾病、维生素 A 缺乏病等。此外,钙、维生素 D 缺乏可导致佝偻病,维生素 B_1 缺乏可导致脚气病,维生素 C 缺乏可导致坏血病,锌缺乏可导致厌食症。

营养素摄入过多,可产生营养过剩性疾病,如高热量、高脂肪、高蛋白,特别是动物脂肪过多,可引起营养过剩性疾病,如肥胖症、高血脂、冠心病、糖尿病等。

【例 18】某山区一妇女育有 3 个子女,生活贫困,长期从事重体力劳动。近期感觉头昏、乏力、腿部水肿。去医院检查:血清白蛋白 28g/L,铁蛋白 20μg/L。在下列食品中,建议该妇女应多吃的是
A. 白面　B. 红薯　C. 绿叶菜
D. 大米　E. 大豆及其制品(2021)

【例 19】某地区对 7~8 月龄婴儿进行体检,结果发现血红蛋白水平低于正常值的婴儿比例高达 50%。为改善这一状况,需添加的辅食是
A. 苹果汁和梨汁　B. 糕点　C. 肉末和肝泥
D. 米糊　E. 牛奶(2024)

【例 20】孕妇,30 岁。乏力、易倦 2 个月。检查发现血红蛋白低于正常。为改善症状,应补充的食物是
A. 淀粉　B. 蔬菜　C. 水果
D. 豆奶　E. 猪肝、肉类(2024)

【例 21】老人因牙口不好,以大米饭、米粥等为主食,常食肉类、蛋类,反复便秘。老人便秘的可能原因是
A. 以谷类为主食　B. 缺乏蛋白类　C. 缺乏脂肪类
D. 缺乏蔬菜摄入　E. 肠道疾病(2024)

【例 22】女,70 岁。不喜欢喝牛奶,也不喜欢吃海产品。近期出现腿软,脚抽筋。体检提示骨密度降低。从营养学角度,建议患者应补充
A. 维生素 A　B. 维生素 E　C. 铁
D. 锌　E. 钙(2024)

【例 23】某新生儿患先天性脊柱裂,出生 2 天后死亡。1 年后该患儿母亲准备再次妊娠,围孕期应建议其

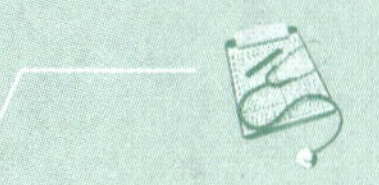

服用

A. 叶酸　　B. 维生素A　　C. 锌

D. 钙　　E. 碘(2024)

5. 身体活动促进

(1)概念　身体活动又称体力活动，是指由于骨骼肌收缩导致机体能量消耗明显增加的各种活动。

(2)身体活动与健康

①身体活动的健康益处　研究表明：A. 平常缺乏身体活动的人，如果能够经常(>3次/周)参加中等强度的身体活动，其健康状况和生活质量都可以得到改善；B. 强度较小的身体活动也有促进健康的作用，但产生的效益相对有限；C. 适度增加身体活动量(时间、频率、强度)，可以获得更大的健康效益；D. 不同的身体活动类型、时间、强度、频度和总量促进健康的作用不同。

研究表明，30分钟中等强度身体活动(3.0~5.9MET)，如4~7km/h的快走或<7km/h的慢跑，可以降低心血管病、糖尿病、结肠癌、乳腺癌等慢性病的风险和病死率。30分钟中等强度活动对促进健康的作用在心血管病、糖尿病、相关癌症研究中得到了有力的证据支持，但这一活动强度并不是最高限量。

②身体活动伤害　运动伤害是指身体活动中或活动后发生的疾病，最常见的是外伤和急性心血管事件。由于从事某种动力模式的职业活动发生的特定部位的损伤，则可以归因于过度使用该器官所致。一般来说，心血管系统正常的健康个体进行中等强度身体活动不会增加心血管事件的风险。但对于已经有冠脉狭窄的冠心病病人，可能因运动锻炼增加心脏负荷，导致心血管事件的发生。高强度身体活动对心肺功能有更好的改善作用，但也更易引起身体活动伤害。因此要权衡利弊，采取措施保证最大利益的实现，也就是实施适合自己的活动计划。实施过程中，要加强管理、及时采取措施控制风险。

③有益健康的身体活动推荐量　2010年WHO制定了《关于身体活动有益健康的全球建议》，对各年龄组的身体活动量进行了推荐。

A. 5~17岁年龄组　该年龄组的儿童和青少年，身体活动包括在家庭、学校、社区中的玩耍、游戏、体育运动、交通往来、家务劳动、娱乐体育课或有计划的锻炼等。A. 应每天累计至少60分钟中等到高强度身体活动；B. >60分钟的体力活动可以提供更多的健康效益；C. 大多数日常体力活动应该是有氧活动。

B. 18~64岁年龄组　该年龄组的身体活动包括在日常生活、家庭和社区中的休闲时间活动、交通往来(如步行或骑自行车)、职业活动(如工作)、家务劳动、玩耍、游戏、体育活动或有计划的锻炼等。

a. 应每周至少150分钟中等强度有氧身体活动，或每周至少75分钟高强度有氧身体活动，或中等和高强度两种活动相当量的组合。

b. 有氧身体活动每次至少持续10分钟。

c. 为获得更多的健康效益，成人应增加有氧身体活动，达到每周300分钟中等强度或每周150分钟高强度有氧身体活动，或中等和高强度两种活动相当量的组合。

d. 每周至少应有2天进行大肌群参与的强壮肌肉活动。

C. 65岁及以上年龄组　该年龄组的身体活动包括在日常生活、家庭和社区中的休闲时间活动、交通往来、职业活动(如果仍然工作的话)、家务劳动、玩耍、游戏、体育运动或有计划的锻炼。

a. 老年人应每周完成至少150分钟中等强度有氧身体活动，或每周至少75分钟高强度有氧身体活动，或中等和高强度两种活动相当量的组合。

b. 有氧身体活动应每次至少持续10分钟。

c. 为获得更多的健康效益，该年龄段的老年人应增加有氧身体活动量，达到每周300分钟中等强度或每周150分钟高强度有氧身体活动，或中等和高强度两种活动相当量的组合。

d. 活动能力较差的老年人，每周至少应有3天进行增强平衡能力和预防跌倒的活动。

e. 每周至少应有2天进行大肌群参与的增强肌肉力量的活动。

f. 由于健康原因不能完成所建议身体活动量的老年人，应在能力和条件允许范围内尽量多活动。

(3)临床场所身体活动指导

①运动处方　是指从事运动锻炼者或患者,根据医学检查资料,按其健康、体适能及心血管功能状况,结合生活环境条件和运动爱好等个体特点,用处方的方式规定适当的运动类型、强度、时间及频度,并指出运动中的注意事项,以便有计划地经常性锻炼,达到健康或治疗的目的。

②制定个体化运动处方的原则　个体化运动处方的制定应遵循以下原则:A. 制定运动处方要个体化,具有针对性;B. 制定运动处方要循序渐进;C. 制定运动处方要具有有效性和安全性;D. 制定运动处方要具有全面性和长期性,在制定运动处方时要考虑机体的全面锻炼,应兼顾局部和全身的关系。

③制定个体化运动处方的步骤　A. 运动前风险评估;B. 确定身体活动目标量;C. 确定活动进度;D. 预防意外情况和不适的处理。

④单纯性肥胖运动处方　单纯性肥胖患者的身体活动,以增加能量消耗、减控体重,保持和增加瘦体重,改变身体成分分布、减少腹部脂肪,改善循环、呼吸、代谢调节能力为目标。为增加能量消耗,提倡进行多种形式和强度的身体活动,运动形式以大肌肉群参与的有氧运动为主,辅以平衡训练和抗阻训练。

单纯性肥胖患者的身体活动量,至少要达到一般成年人的推荐量。控制体重每天需达到 3.5MET · h 的身体活动量。运动频率至少每周 5 次,每天 30~60 分钟。建议中等至高强度运动,这样效果更佳。

由于肥胖本身就是运动损伤的危险因素,因而对于体重特别重、日常又缺乏运动者,开始锻炼时应采取保护措施。骑自行车、游泳等运动由于下肢关节的承重小,发生关节损伤的风险也相对较小,应鼓励肥胖者进行这类活动。

⑤2 型糖尿病运动处方　糖尿病患者的身体活动,可选择大肌肉群参与的有氧耐力运动和肌肉力量练习。一般身体活动应达到中等强度,即 50%~70%最大心率。最好能做到每天运动,至少要达到 4 次/周,每次 20~60 分钟中等强度的有氧运动。为了保持和增强肌肉代谢血糖的功能,应鼓励患者从事各种肌肉力量训练。当心血管并发症造成运动能力受损时,应根据具体情况制定相应的运动处方。糖尿病患者病情不同,发生运动意外伤害的风险也不同,相关注意事项包括:增加运动量和运动强度时应合理安排进度,适时监测,运动时注意足部保护。

⑥原发性高血压运动处方　高血压患者的身体活动主要以提高心肺和代谢系统功能、稳定血压、控制体重、预防并发症和缓解精神压力为目标。运动形式以大肌肉群参与的有氧耐力运动为主。提倡高血压患者进行有氧、中低强度,持续 10 分钟以上的活动。肌肉力量练习仅限于病情较轻和运动伤害风险较低者。太极拳、瑜伽等运动,强调运动、意念和心态调整相结合,也是适合原发性高血压患者的运动形式。

运动量一般应达到中等强度,即 60%~70%最大心率。高血压患者有心血管病等并发症时,需要按目标血压,先服用降压药控制血压,以防止身体活动后血压过高,发生心脑血管意外。

⑦运动安全指导　A. 避免进行禁忌的运动项目。B. 每次锻炼前后都要进行充分的准备活动和整理活动。C. 每次运动后应注意自我监测,根据情况对运动方案进行相应调整。D. 为减少运动伤害,在进行各类可能有伤害风险的身体活动时,应鼓励使用防护器具,如头盔、护膝等。

【例 24】关于单纯性肥胖的运动治疗,错误的是

A. 刚开始应进行高强度运动
B. 运动形式以大肌肉群参与的有氧运动为主
C. 控制体重每天要达到 3.5MET · h 的活动量
D. 身体活动量至少要达到一般成年人的推荐量
E. 运动频率至少每周 5 次,每天 30~60 分钟

【例 25】某男,52 岁。BMI 为 32kg/m²,腰围 90cm。适合该男子的运动方式是

A. 举重
B. 游泳
C. 跳绳
D. 拔河
E. 长跑(2023)

(26~28 题共用题干)某女性患者,45 岁。体检结果显示:血压 180/100mmHg,体重 68kg,身高 160cm(BMI=26.6kg/m²),甘油三酯 4.5mmol/L,胆固醇 5.1mmol/L。

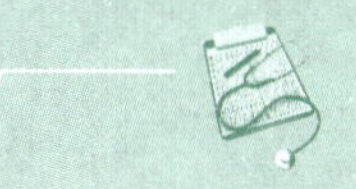

【例26】该患者营养状况应判断为

A. 消瘦　　B. 正常　　C. 超重

D. 肥胖　　E. 严重肥胖

【例27】对该患者进行非药物治疗，应告知其饮食要注意严格控制

A. 高糖类食物的摄入　　B. 胆固醇和脂肪的摄入　　C. 胆固醇的摄入

D. 总热能和脂肪的摄入　　E. 蛋白质的摄入

【例28】针对该患者开出的运动处方中，不合适的是

A. 中等至高强度运动　　B. 运动频率每周2次，每次20分钟

C. 运动中合理补液　　D. 减重同时加强肌肉力量锻炼

E. 鼓励参加骑自行车、游泳等下肢关节承重小的运动

(4)人群身体活动促进

①人群身体活动评价量表及分级　国际身体活动量表(IPAQ)和全球身体活动量表(GPAQ)是常用的人群身体活动评价量表。IPAQ是适合于18~65岁成年人的身体活动量表，其信度和效度评价研究已在12个国家完成。GPAQ的信度和效度评价目前正在各国进行。

IPAQ对是否达到身体活动推荐量进行评价，将身体活动量分为以下三个等级。

A. 身体活动不足　未达到后两者标准的身体活动水平。

B. 身体活动中度活跃　每周5次，每天30分钟中等强度的有氧运动，与每周3次，每天20分钟的高强度有氧运动，以及中等强度和高强度相结合的身体活动，是达到该身体活动水平的最小推荐标准。

C. 身体活动高度活跃　每周5次，每天60分钟中等强度的有氧运动，与每周3次，每天50分钟的高强度有氧运动，以及中等强度和高强度相结合的身体活动，是达到该身体活动水平的最小推荐标准。

此外，越来越多的研究证明，静态行为方式与身体活动是独立存在的，并非此消彼长。因此，即使身体活动达到活跃水平，也应尽量减少静态行为，以产生更多的健康效益。

②人群身体活动影响因素　身体活动的参与情况受多种因素的影响，主要有以下5个方面。

A. 环境因素　包括天气、气候因素、空气质量、锻炼器材等。

B. 社会因素　包括家庭及朋友的支持、大众传媒的影响等。

C. 认知因素　包括信念、自觉效应、动机等。

D. 生理因素　包括年龄、性别、体型、运动损伤、健康状况等。

E. 其他因素　如体育锻炼经验、饮食习惯、受教育程度、收入、吸烟等行为因素。

③人群身体活动促进策略　全社区信息宣传运动；学校体育课程；社区内建立社会支持干预；个体化的健康行为改变；环境和政策干预等。

常考点　重点章节，请全面掌握。

参考答案——详细解答见《2025国家临床执业及助理医师资格考试历年考点精析(上、下册)》

1. ABCDE	2. ABCDE	3. ABCDE	4. ABCDE	5. ABCDE	6. ABCDE	7. ABCDE
8. ABCDE	9. ABCDE	10. ABCDE	11. ABCDE	12. ABCDE	13. ABCDE	14. ABCDE
15. ABCDE	16. ABCDE	17. ABCDE	18. ABCDE	19. ABCDE	20. ABCDE	21. ABCDE
22. ABCDE	23. ABCDE	24. ABCDE	25. ABCDE	26. ABCDE	27. ABCDE	28. ABCDE

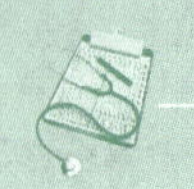

第4章 社区公共卫生

考纲要求

①人群健康与社区卫生:基本概念,社区基本公共卫生服务(定义和主要内容),居民健康档案管理,社区卫生的项目实施与管理。②传染病的预防与控制:传染病预防控制的策略与措施,预防接种(预防接种的定义、种类,国家免疫规划疫苗,儿童免疫程序,常见接种异常反应及处理)。③慢性非传染性疾病的预防与管理:流行现状及防治策略,管理(疾病管理的概念、慢性非传染性疾病管理的原则、慢性病的自我管理)。④环境与健康:概述,常见生物地球化学性疾病,饮用水卫生(介水传染病的特点、水源选择与卫生防护、饮用水的常用消毒方法),土壤污染(来源和健康危害、粪便和垃圾无害化处理),室内空气污染(来源和健康危害、预防控制措施)。⑤职业卫生服务与职业病管理:职业性有害因素(定义、分类及其对健康的危害),职业卫生服务,职业人群健康监护,职业病的概念及管理。⑥食品安全与食物中毒:食品安全(食源性疾病、食品中常见污染物及其危害、主要食品添加剂及安全使用),食物中毒(定义、分类和特点,常见食品中毒的原因、特点及预防措施,食物中毒的调查与处理)。⑦医疗场所健康安全管理:医院常见的有害因素及其来源,患者安全及其防范措施,医务人员安全及其防范措施。⑧突发公共卫生事件及其应急策略:突发公共卫生事件的概念、分类、分级和应急预案,突发公共卫生事件的报告和处理原则。

复习要点

一、人群健康与社区卫生

1. 人群健康与社区卫生的概念

(1)人群健康 人群健康是指受社会、经济、环境、个体行为和生物遗传等因素决定的,可以量化的整个人群的健康。人群健康策略强调以下两点。

①注重分析在整个生命全程中影响人群健康的全部决定因素,而不仅仅重视与特定疾病相关的危险因素或临床病因。

②重视促进全体人群的健康,而不仅仅关注那些已患病者或高危个体。

(2)社区卫生 是人群健康的策略和原则在社区水平上的具体应用,即强调了解社区全体居民的健康和疾病,通过确定优先项目,消除不同群体间健康的不平等来促进健康和提高生活质量。

2. 社区基本公共卫生服务

(1)定义 社区基本公共卫生服务是以健康为中心、社区为范围、全人群为对象的综合性健康促进与疾病预防服务。

(2)主要内容 社区基本公共卫生服务内容包括:①卫生信息管理(社区诊所、健康档案管理、日常信息收集);②健康教育(卫生知识普及、重点人群及重点场所健康教育);③传染病防治(疫情报告和监测、预防接种、结核病防治、性病及艾滋病防治、地方病及寄生虫病防治);④慢性非传染性疾病防治;⑤精神卫生;⑥妇女保健;⑦儿童保健;⑧老年保健;⑨残疾康复;⑩计划生育服务。

【例1】人群健康策略强调的是

A. 重点人群的健康影响因素　　B. 特定疾病的临床病因　　C. 除患者以外的人群的健康

D. 高危个体的危险因素　　E. 关注全人群的健康

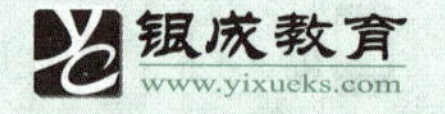

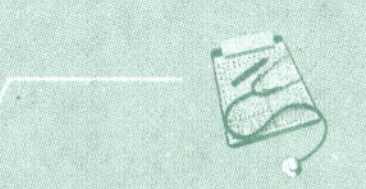

3. 居民健康档案管理

为已经和即将接受服务的辖区居民建立健康档案,包括居民基本信息、个人和家庭主要成员健康状况及卫生服务记录,对健康档案及时更新和维护管理,逐步实行健康档案计算机管理和信息共享。

4. 社区卫生的项目实施与管理

社区卫生的项目实施包括社区动员、社区诊断、实施、监测、评价 5 个连续的阶段。

(1)社区动员 是指通过发动社区群众的广泛参与,让他们依靠自己的力量实现特定社区健康发展目标的群众性运动。群众的参与和支持,是任何一项社区预防服务成功的基础。

(2)社区诊断 是指社区卫生工作者通过一定的定性和定量的调查研究方法,收集必要的资料,通过科学、客观地分析确定,并得到社区人群认可的该社区主要的公共卫生问题及社区现有资源状况,为社区预防服务计划的制订提供科学依据。

(3)制订社区预防服务计划 是以社区诊断所获得的信息为基础,确定其中需优先解决的健康问题,然后制订出解决优先问题的目标、策略和方法。

(4)社区预防服务计划的实施 该计划的实施涉及人员广泛,需落实到细致的活动,包括资金、人力、时间、设备等的管理。

(5)社区预防服务的评价 评价主要包括 3 种类型:形成评价、过程评价和总结评价。

【例 2】社区诊断是指通过调查、收集资料和客观分析,对社区

A. 高危人群的诊断　　B. 病人进行的诊断　　C. 暴发疾病进行的诊断

D. 突发卫生事件的诊断　　E. 主要公共卫生问题进行的诊断

二、传染病的预防与控制

1. 传染病预防控制策略

(1)预防为主 是我国的基本卫生工作方针。传染病的预防就是在疫情尚未出现时,针对可能暴露的病原体、易感人群或传播途径采取措施。包括:①加强人群免疫;②改善卫生条件;③加强健康教育。

(2)加强传染病监测 我国传染病监测包括常规报告和哨点监测。常规报告覆盖了 41 种法定传染病。

(3)建立传染病预警制度 及时发出传染病预警,制定传染病预防、控制预案。

(4)加强传染病预防控制管理

①制定严格的标准和管理规范,对病原生物的实验室、传染病菌种、毒种库等进行监督管理。

②加强血液及血液制品、生物制品、病原生物有关的生物标本等的管理。

③加强传染病相关人员的培训。

(5)传染病的全球化控制 传染病的全球化流行趋势日益体现了传染病全球化控制策略的重要性。

2. 传染病预防控制措施

(1)传染病报告 是传染病监测的手段之一。

(2)针对传染源的措施

①病人 针对病人的措施应做到早发现、早诊断、早报告、早隔离、早治疗。

②病原携带者 应做好登记、管理和随访至其病原体检查 2~3 次阴性后。

③接触者 凡与传染源有过接触者应留验。

④动物传染源 对危害大且经济价值不大的动物传染源应予彻底消灭。

(3)针对传播途径的措施 对传染源污染的环境,必须采取有效的措施,去除和杀灭病原体。

(4)针对易感者的措施 可行免疫预防、药物预防和个人防护。

3. 预防接种

(1)预防接种的定义 预防接种是指将抗原或抗体注入机体,使人体获得对某些疾病的特异性抵抗

力,从而保护易感人群,预防传染病发生的方法。

(2)预防接种的种类 预防接种是指将抗原或抗体注入机体,使人体获得对某些疾病的特异性抵抗力,从而保护易感人群,预防传染病发生。预防接种分为以下三种。

①人工自动免疫 是指通过人工免疫方法,使宿主对相应传染病产生特异免疫抵抗力的方法。

②人工被动免疫 是指将含有抗体的血清或其制剂直接注入机体,使机体立即获得抵抗某种传染病的能力的方法。

③被动自动免疫 在注射破伤风或白喉抗毒素实施被动免疫的同时,接种破伤风或白喉类毒素疫苗,使机体迅速获得自身特异性抗体,产生持久的免疫力。

(3)国家免疫规划疫苗 要求坚持免疫方法与流行病学监测相结合,防治白喉、百日咳、破伤风、麻疹、脊髓灰质炎、结核病等传染病。重点放在提高免疫覆盖率,使每一个儿童在出生后都能按计划获得免疫接种。

(4)儿童免疫程序 主要内容是儿童基础免疫,即对7岁及7岁以下儿童进行卡介苗、脊髓灰质炎、百白破混合制剂和麻疹疫苗免疫接种,以及以后适时加强免疫,使儿童获得对结核、脊髓灰质炎、百日咳、白喉、破伤风和麻疹的免疫力,称为“接种四苗,预防六病”。最新的计划免疫还要求添加乙肝疫苗。

(5)常见接种异常反应及处理 我国《疫苗管理法》规定,预防接种异常反应是指合格的疫苗在实施规范接种过程中或者实施规范接种后造成受种者机体组织器官、功能损害,相关各方均无过错的药品不良反应。

①不属于预防接种异常反应的情形

A. 因疫苗本身特性引起的接种后一般反应;

B. 因疫苗质量问题给受种者造成的损害;

C. 因接种单位违反预防接种工作规范、免疫程序、疫苗使用指导原则、接种方案给受种者造成的损害;

D. 受种者在接种时正处于某种疾病的潜伏期或者前驱期,接种后偶合发病;

E. 受种者有疫苗说明书规定的接种禁忌,在接种前受种者或者其监护人未如实提供受种者的健康状况和接种禁忌等情况,接种后受种者原有疾病急性复发或者病情加重;

F. 因心理因素发生的个体或者群体的心因性反应。

②预防接种异常反应的处理 国家加强预防接种异常反应监测。

A. 报告 接种单位、医疗机构等发现疑似预防接种异常反应的,应当按照规定向疾病预防控制机构报告。

B. 调查处理 对疑似预防接种异常反应,疾病预防控制机构应当按照规定及时报告,组织调查、诊断,并将调查、诊断结论告知受种者或者其监护人。对调查、诊断结论有争议的,可以根据国务院卫生健康主管部门制定的鉴定办法申请鉴定。

因预防接种导致受种者死亡、严重残疾,或者群体性疑似预防接种异常反应等对社会有重大影响的疑似预防接种异常反应,由设区的市级以上人民政府卫生健康主管部门、药品监督管理部门按照各自职责组织调查、处理。

三、慢性非传染性疾病的预防与管理

1. 慢性非传染性疾病的流行现状及防治策略

(1)慢性非传染性疾病的流行现状 慢性非传染性疾病简称慢性病或慢病,是指一组起病时间长,缺乏明确的病因证据,一旦发病即病情迁延不愈的非传染性疾病的总称。如冠心病、脑卒中、恶性肿瘤等。

①慢性病全球流行现状 2015年全球全死因死亡数为5600万人,其中死于慢性病的约为3950万人,占70%,其中心血管疾病占45%、恶性肿瘤占22%、慢性呼吸性疾病占9.9%、糖尿病占4.1%。

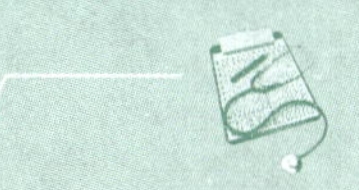

②我国慢性病的流行特点　2012年7月卫生部公布,目前确诊的慢性病患者已超过2.6亿,因慢性病死亡占我国居民总死亡的构成比已上升至85%。慢性病已成为影响我国居民健康水平提高的重大公共卫生问题。我国慢性病流行的特点为:A.高发病率、高死亡率;B.主要危险因素暴露水平不断提高;C.慢性病的疾病谱发生变化;D.疾病负担加重。

(2)慢性非传染性疾病的防治策略　应坚持全人群和高危人群相结合的策略(群体干预性策略)。

①全人群策略　是指政府制定相应的卫生政策,以减少发病为目的,以控制主要危险因素为主要内容,通过健康促进、健康教育、社区参与等主要方法,在全人群中控制主要危险因素,预防和减少疾病的发生与流行。这些策略属于一级预防的范畴。

②高危人群策略　对高危人群进行三级预防。应针对高危人群与有关疾病的特点,以促进转归和早期发现为目的,实施主要危险因素的干预和监测,进行人群筛检,早期发现患者;以减少并发症和伤残为目的,对患者实行规范化治疗和康复指导,提高痊愈率,减少并发症和伤残。

【例3】慢性病防治的基本原则不包括

A. 高危人群为主　　B. 三级预防并重　　C. 生命全程预防
D. 以社区和家庭为基础　　E. 以健康教育和健康促进为主要手段

2. 管理

(1)疾病管理的概念　疾病管理是针对疾病发生发展的各个阶段采取不同的措施,提供不同的服务,也就是对疾病采取"全程的管理",从根本上控制医疗保健的成本,节约有限的卫生资源。

美国疾病管理协会对疾病管理的定义:疾病管理是一种通过整合性医疗资源的介入与沟通来提高患者自我管理效果的管理系统。疾病管理是以疾病发展的自然过程为基础的、综合的、一体化的保健和费用支付管理体系。其特点是以人群为基础,重视疾病发生发展的全过程,强调预防、保健、医疗等多学科的合作,提倡资源的早利用,减少发病之后非必需的医疗花费,提高卫生资源和资金的使用效率。

(2)慢性非传染性疾病(慢性病)管理的原则

①慢性病管理的概念　是指以生物-心理-社会医学模式为指导,组织慢性病专业医生及护理人员,通过为健康人、慢性病风险人群、慢性病患者提供全面、连续、主动的管理,以达到促进健康、延缓慢性病病程、减少并发症、降低伤残率、延长寿命、提高生活质量,同时降低医疗费用为目的的一种健康管理模式。

②慢性病管理的支持体系　开展慢性病管理,必须具备完善的慢性病管理的支持体系,包括:

A. 卫生行政部门对社区卫生服务机构的公共投入和规模。

B. 建立社区卫生服务机构和医院之间的双向转诊制度。

C. 建立资源整合的完善的卫生信息系统平台。

③慢性病管理的要素　A.建立有效的团队协作;B.完善初级卫生保健团队;C.建立各部门的协作;D.建立社区临床信息系统;E.医生培训;F.患者健康教育和患者的自我管理。

(3)慢性病的自我管理　是指在卫生保健人员协助下,个人承担一些预防性或治疗性的卫生保健活动。

①自我管理的任务　各种慢性病患者都必须完成三大自我管理任务:

A. 所患疾病的医疗和行为管理　如按时服药、加强锻炼、就诊、改变不良饮食习惯等。

B. 角色管理　如维持日常角色,做家务,工作,社会交往等。

C. 情绪的管理　如愤怒、对未来担心、挫折感或偶尔的情绪低落等。

②自我管理的基本技能　要完成上述自我管理任务,患者必须掌握五种基本自我管理技能:解决问题的技能,决策技能,寻找和利用社区资源的能力,建立良好医患关系的技能,目标设定与采取行动的技能。

③成功实施慢性病自我管理的要素

A. 患者自我管理　有效的自我管理能帮助患者及其家人坚持治疗方案,尽可能稳定症状、降低并发症的发生率、减少因慢性病所致的失能。既可提高服务效率,也可提高效果。

B. 社区对患者自我管理的支持　社区对患者自我管理的支持主要表现在社区内持续开展慢性病自

我管理健康教育项目,培训患者的自我管理能力。

C. 医务人员对慢性病患者自我管理的支持　主要包括:日常自我管理活动的支持、指导、确定管理目标、记录管理日记等;有效的临床管理;准确的诊疗计划;紧密的随访。

D. 支持医生对慢性病患者自我管理系统的改变　包括:为创新性服务提供政策、制度、激励机制;调整服务提供方式,确保有效果、有效率的临床服务及对自我管理的支持;促进卫生机构提供符合科学证据及患者选择的服务;建立信息系统,利用患者及人群数据来帮助提高服务质量及效率。

【例 4】慢性病自我管理的三大任务是

A. 医疗和行为管理、情绪管理、时间管理　　B. 情绪管理、角色管理、时间管理

C. 医疗和行为管理、情绪管理、角色管理　　D. 费用管理、情绪管理、时间管理

E. 医疗和行为管理、情绪管理、费用管理

四、环境与健康

1. 概述

(1)环境　环境是指围绕人群的空间及其中能直接或间接影响人类生存和发展的各种因素的总体。根据环境要素的属性和特征,可将人类环境分为自然环境和社会环境。

①自然环境　是指环绕于人类周围,能直接或间接影响人类生活与生产的一切自然形成的物质和能量的总体,包括大气圈、水圈、土壤岩石圈、生物圈。自然环境不仅给予人类维持生命的必需物质,还为人类提供保持健康的自然条件。当然,自然环境中也存在许多对健康不利甚至有害的因素。生物地球化学性疾病是由于地壳表面化学元素分布不均匀,使某些地区的水和/或土壤中某些元素过多或过少,而引起的某些特异性疾病,如碘缺乏病、地方性克汀病、地方性氟中毒、地方性砷中毒、克山病、大骨节病等。

②社会环境　是指人类在生产、生活和社会交往等活动过程中建立起来的上层建筑体系,它由各种非物质因素组成。包括生产关系、阶级关系与社会人际关系等。

(2)环境卫生　是以人类及其周围的环境为对象,阐明环境因素对人群健康影响的发生与发展规律,并通过识别、评价、利用或控制与人群有关的各种环境因素,达到保护和促进人群健康的目的。

(3)环境污染　环境污染是指由于人为或自然的原因,各种污染物进入环境,使环境的组成与性质发生改变,扰乱了生态平衡,对人类健康造成了直接或间接的或潜在的有害影响。

①公害和公害病　严重的环境污染称为公害。由严重环境污染引起的地区性疾病称为公害病。

②污染源　是指向环境排放有害物质或对环境产生有害影响的场所或设备与装置,即污染因素的发生源。包括:生产性污染源;生活性污染源;交通运输性污染源;其他污染源等。

③污染物　是指进入环境并引起环境污染的有害物质,包括化学性、物理性、生物性污染物。

A. 一次污染物　又称原生污染物,是指污染源直接排入环境,其理化性质未发生改变的污染物。常见的一次污染物包括大气中的 SO_2、CO、氟利昂、颗粒物、火山灰、水体和土壤中的重金属、有机物等。

B. 二次污染物　是指排到环境中的一次污染物,在环境物理、化学、生物因素的作用下本身发生变化,或在环境中与其他化学物质发生化学反应,形成理化性质与一次污染物不同的新的污染物。

可见,二次污染物主要由一次污染物转化而来。某些污染物既可能是由污染源直接排放的一次污染物,也可能是在排入环境后转化而成的二次污染物。如空气中的 SO_3 和 NO_2,既可能是燃煤或汽车尾气排放的一次污染物,也可能由排放的 SO_2 和 NO 在空气中经氧化而生成的二次污染物。

2. 常见生物地球化学性疾病

(1)定义　生物地球化学性疾病也称地方病,是指由于地球地壳表面化学元素分布不均匀,使某些地区的水和/或土壤中某些元素过多或过少,而引起的某些特异性疾病。如碘缺乏病、地方性克汀病、地方性氟中毒、地方性砷中毒、克山病、大骨节病等。

(2)流行特征　生物地球化学性疾病的流行特征如下。

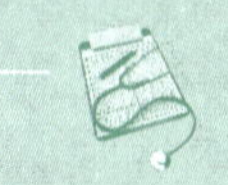

①有明显的地区性,即病区人群的发病率和患病率显著高于非病区人群。

②外来的健康人群进入病区一定时间后也可发病,其发病率与当地居民相似。

③迁出病区的健康者不再患该病,迁出的患者如果病理改变是可逆的,病情会缓慢减轻或痊愈。

④减少或消除环境中的致病因子,该病的发生会减少或消失。

【例5】关于大气二次污染物的说法,不正确的是

A. 经化学或光化学作用生成　B. 与一次污染物的化学性质不同的新污染物
C. 毒性往往比一次污染物更大　D. 光化学烟雾是二次污染物
E. 沉降的污染物因刮风再次进入大气是二次污染物

【例6】一般所说的生物地球化学性疾病主要是指

A. 自然疫源性疾病　B. 地质环境因素引起的疾病　C. 环境污染所致的公害病
D. 遗传性疾病　E. 区域内的传染病

【例7】调查某无工业污染的山村儿童的生长发育、智力障碍及疾病的发生。调查结果显示该村儿童只有生长发育落后和智力障碍,无其他疾病。该疾病是因为

A. 砷缺乏　B. 铅缺乏　C. 氟缺乏
D. 硒缺乏　E. 碘缺乏

3. 饮用水卫生

(1)介水传染病的特点　介水传染病是指通过饮用水或接触受病原体污染的水,或食用被这种水污染的食物而传播的疾病,又称水性传染病,如霍乱、伤寒、痢疾、甲型病毒性肝炎等。介水传染病的流行特点如下。

①水源一次大量污染后可暴发流行,绝大多数病例的发病日期集中在该病最短和最长潜伏期之间,如水源经常被污染,则病例终年不断。

②病例的分布与供水范围一致,绝大多数患者都有饮用同一水源的历史。

③一旦对污染源采取治理措施,加强饮用水的净化和消毒,疾病的流行能迅速得到控制。

(2)水源选择与卫生防护　根据我国《生活饮用水卫生标准》相关规定,水源卫生防护标准为:生活饮用水的水源,必须设置卫生防护地带;集中式给水水源卫生防护地带的规定如下:

①地面水　A. 取水点周围半径100m的水域内,严禁捕捞、停靠船只、游泳和从事可能污染水源的任何活动;B. 取水点上游1000m至下游100m的水域,不得排入工业废水和生活污水;C. 以河流为给水水源的集中式给水,由供水单位会同卫生、环境保护等部门,划定水源保护区。

②地下水　A. 取水构筑物的防护范围、防护措施应符合相关要求;B. 在单井或井群的影响半径范围内,不得使用工业废水或生活污水灌溉和施用剧毒的农药;C. 在水厂生产区的范围内,应按地面水水厂生产区的要求执行。

(3)饮用水的常用消毒方法　有氯化消毒法和二氧化氯消毒法。

4. 土壤污染

(1)土壤污染的来源　土壤污染的来源很多,大致可分为:①工业污染,包括废水、废气、固体废弃物等;②生活污染,包括生活垃圾、人畜粪便等;③农业污染,主要是农药和化肥污染土壤。

(2)土壤污染的健康危害　土壤对健康的危害往往是潜在的、隐蔽性和间接的,甚至是滞后的,不同性质和来源的污染物对人群健康的影响不同。

①农药污染　目前经常使用的农药有200多种,在农药使用过程中可对土壤造成污染。一般情况下,农药污染土壤后造成的健康危害多为间接危害和慢性危害。

②生物性污染　人体排出的含病原体的粪便未经无害化处理,即进行农田施肥可污染土壤,人吃这种土壤中种植的蔬菜瓜果等可感染患病。

③无机污染物　重金属污染物,如镉、铊、汞、铅、砷元素等,进入土壤后难以被微生物分解、净化,长期积累到一定程度通过土壤-植物系统及食物链途径进入人体而危害健康。

(3)粪便和垃圾无害化处理 常用方法包括:密闭发酵沉卵法、高温堆肥法、沼气发酵法等。

5. 室内空气污染

空气污染是指由于人为或自然原因,使一种或多种污染物混入空气中,并达到一定浓度,超过大气的自净能力,对动植物产生不良影响的空气状态。

(1)来源

A. 生活环境产生的有害物质 如煤燃烧造成的空气污染、装修材料的氡和甲醛、吸烟造成的室内污染。

B. 职业环境产生的有害物质 如工业生产过程中排出的污染物。

C. 交通运输产生的有害物质 如汽柴油燃烧产生的大量氮氧化物、CO 等。

(2)健康危害

①致癌物的污染 吸烟的烟雾、建筑材料释放的放射性物质氡、燃烧不完全释放的苯并芘,与呼吸系统癌症的发病有关。

②CO 污染 与动脉粥样硬化、心肌梗死、心绞痛等有关。

③挥发性有机化合物 如甲醛、酮类等对呼吸道、眼有刺激作用。

④病原微生物 可传播呼吸道传染病。

常见室内空气污染物对人体健康的影响归纳如下表。

危害类型	所致疾病	原因
CO	组织缺氧、动脉粥样硬化、心肌梗死、心绞痛	CO 与 Hb 结合成 HbCO,使 Hb 失去携带氧的能力
甲醛	头晕、恶心、流泪、畏光、打喷嚏、咳嗽、哮喘	甲醛对上呼吸道的刺激作用及致敏作用
香烟烟雾	肺癌、支气管炎、肺心病	有害物质为尼古丁、焦油、多环芳香烃

(3)预防控制措施 预防和控制室内空气污染的主要途径包括:①每天定时开窗通风换气;②烹调时切勿将食用油过度加热;③尽量不在室内吸烟;④室内装修时尽量选择环保材料;⑤尽量选择实木家具,以减少甲醛的释放;⑥刚装修好的房间应开窗通风一段时间后入住;⑦尽量不在室内饲养宠物;⑧在室内培育一些绿色植物,以便净化空气;⑨加强空气质量检测。

五、职业卫生服务与职业病管理

1. 职业性有害因素

(1)定义 职业性有害因素是指生产工作过程中及其环境中产生和/或存在的,对职业人群的健康、安全和作业能力可能造成不良影响的一切要素或条件的总称。

(2)分类 分四大类:物理性有害因素、化学性有害因素、生物性有害因素、不良生理、心理性有害因素。

(3)物理性有害因素及其对健康的危害

①高温作业 按气象条件的特点,可分为高温强热辐射作业、高温高湿作业和夏季露天作业三种类型。中暑是高温环境下由于热平衡和/或水盐代谢紊乱等引起的一种以中枢神经系统和/或心血管系统障碍为主要表现的急性热致疾病。中暑分三种类型:热射病(含日射病)、热痉挛和热衰竭。

②噪声 是指使人感到厌烦或不需要声音的总称。噪声对健康的损害首先是听觉系统的损害(暂时性或永久性听阈位移),其次是听觉外系统的损害,如易疲劳、头痛、睡眠障碍、注意力不集中、记忆力减退等。

③非电离辐射 是指量子能量<12eV,不足以引起生物体电离的电磁辐射,如紫外线、可见光线、红外线、射频及激光等。高频和微波可致类神经症、自主神经功能紊乱。微波还可引起眼睛和血液系统改变。红外线、紫外线、激光可损伤皮肤和眼睛,如红外线可引起职业性白内障,紫外线可致电光性眼炎。

【例 8】男,46 岁。从事粮食烘干工作 25 年,近期出现视物模糊,确诊为白内障。最可能的致病原因是

A. 微波　　B. 铅　　C. 苯胺

D. 拟除虫菊酯　　E. 紫外线辐射

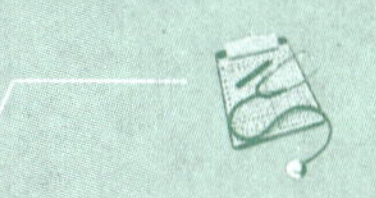

(4)化学性有害因素及其对健康的危害

①毒物　在一定条件下，以较小剂量引起机体功能性或器质性损害，甚至危及生命的化学物质，称为毒物。在生产过程中产生的，存在于工作环境中的毒物，称为生产性毒物。职业人群在生产劳动过程中过量接触生产性毒物可引起职业中毒。一般将生产性毒物按其综合性分为以下7类：

毒物种类	举例	对健康的危害
金属及类金属毒物	铅、汞、铬、砷	铅中毒主要损害神经、造血、消化系统，表现为类神经症、腹绞痛、贫血等；汞中毒主要损害神经、消化系统
刺激性气体	硫酸、乙酸、NO、NO_2、Cl_2 等	局部损害为主：眼、呼吸道黏膜、皮肤损害
窒息性气体	CO、氢氰酸、硫化氢、甲烷	使空气中氧含量降低，导致机体缺氧
有机溶剂	苯、正己烷、二氯乙烯	职业性皮炎、中枢神经系统受抑制、呼吸道刺激 周围神经病、血液系统、生殖系统受损
苯的氨基和硝基化合物	苯胺、联苯胺、三硝基甲苯	形成高铁血红蛋白、溶血等血液损伤，肝损害 联苯胺引起职业性膀胱癌，三硝基甲苯引起白内障
高分子化合物生产中的毒物	氯乙烯、丙烯腈、磷酸三甲苯酯 偶氮二异丁腈	氯乙烯可致雷诺综合征、周围神经病、肢端溶骨症、肝损害；二异氰酸甲苯酯对皮肤有原发刺激及致敏作用
农药	有机磷、氨基甲酸酯、拟除虫菊酯	有机磷中毒

生产性毒物所致健康损害可因毒物本身毒性及其作用特点、接触剂量不同而各异，引起的职业中毒可累及全身各个系统，出现多脏器损害。同一毒物可累及不同的靶器官，不同的毒物可累及同一靶器官。

②粉尘　生产性粉尘是指在生产过程中形成的，并能长时间悬浮在空气中的固体微粒。空气动力学直径（AED）$<15\mu m$ 的尘粒可进入呼吸道，称为可吸入粉尘。AED$<5\mu m$ 的尘粒可达呼吸道深部和肺泡区，称为呼吸性粉尘。生产性粉尘来源于矿石开采，隧道开凿，耐火材料、玻璃、水泥、陶瓷等的加工等。生产性粉尘根据其理化特性和作用特点不同，对机体的损害不同，引起不同的疾病，其中以尘肺最常见。

(5)生物性有害因素及其对健康的危害　存在于生产工作环境中危害职业人群健康的致病微生物、寄生虫、动植物、昆虫等及其所产生的生物活性物质统称为生物性有害因素。对健康产生的损害包括：

①致病微生物　从事畜牧业、兽医、屠宰、牲畜检疫、皮革工作者易感染炭疽、布鲁氏菌病等。

②寄生虫　农民、井下矿工、下水道清理工等易感染钩虫病。疫区从事林业人员易受到蜱的叮咬。

③动植物　种植业、园艺园林、木材加工人员有机会接触到动植物性有害因素。

(6)不良生理、心理性有害因素对健康的危害

①不良职业性生理因素　是指劳动过程中，由于人体工程问题而出现的个别器官或系统紧张、长时间处于不良体位、姿势或使用不合理的工具等。人体工程问题所致健康损害包括强制体位所致的疾患、个别器官紧张所致的疾患、压迫及摩擦所致疾患等。

②不良职业性心理因素　由于工作或工作有关的社会心理因素刺激所引起的紧张，称为职业紧张。

【例9】下述生产性毒物中，属于窒息性气体的是

A. 氢氰酸　　B. 氯气　　C. 氯乙烯
D. 一氧化氮　　E. 苯

【例10】在生产过程中形成的呼吸性粉尘是指

A. 直径小于 $5\mu m$ 的粉尘　　B. 直径小于 $15\mu m$ 的粉尘　　C. 分散度较小的粉尘
D. 分散度较大的粉尘　　E. 能随呼吸进入人体并沉积于呼吸道的粉尘

【例11】金属冶炼厂附近的幼儿园，大班十名小朋友出现头晕、腹痛、血红蛋白降低，最可能的原因是

A. 镉中毒　　B. 砷中毒　　C. 苯中毒

D. 汞中毒　　E. 铅中毒

A. 呼吸系统　　B. 神经系统　　C. 造血系统
D. 心血管系统　　E. 消化系统

【例 12】急性苯中毒主要损害的系统是

【例 13】慢性苯中毒主要损害的系统是(2021)

2. 职业卫生服务

(1)概念　职业卫生服务(OHS)是以保护和促进职业从事者的安全与健康为目的,以职业人群和工作环境为对象的一种特殊形式的卫生服务。它是整个卫生服务体系的重要组成部分,要求有关的部门、雇主、职工及其代表,创造和维护一个安全与健康的工作环境,使工作适合于职工的生理特点,从而促进职工的躯体与心理健康。

(2)职业卫生服务的实施原则

①保护和预防原则　保护职工健康,预防工作中的危害。

②适应原则　使工作和环境适合于人的能力。

③健康促进原则　增进职工的躯体和心理健康以及社会适应能力。

④治疗与康复原则　使职业危害、事故损伤、职业病和工作有关疾病的影响减少到最低程度。

⑤全面的初级卫生保健原则　为职工及其家属提供全面的卫生保健服务。

(3)职业卫生服务的核心内容　①工作场所的健康需求评估;②职业人群健康监护;③健康危险度评估;④危害告知、健康教育和健康促进;⑤职业病和工伤的诊断、治疗和康复服务;⑥实施与作业者健康有关的其他初级卫生保健服务;⑦职业场所突发公共卫生事件的应急救援。

【例 14】下列不属于职业卫生服务原则的是

A. 保护和预防原则　　B. 全面的初级卫生保健原则　　C. 适应原则
D. 健康促进原则　　E. 治疗优先原则

3. 职业人群健康监护

(1)概念　职业人群健康监护是以预防为目的,通过对职业人群健康状况的各种检查以及系统、定期地收集、整理、分析和评价有关健康资料,掌握职业人群健康状况,及时发现损害征象,并连续地监控职业病、工作有关疾病等的分布和发展趋势,以便适时地采取相应的预防措施,防止有害因素所致疾患的发生和发展。

(2)职业人群健康检查　对职业人群进行医学检查和医学实验,以确定其处在职业危害中是否出现职业性疾患,称为医学监护。职业健康检查包括上岗前、在岗期间、离岗或转岗时和应急的健康检查。

①上岗(就业)前健康检查　是指用人单位对作业人员从事某种有害作业前进行的健康检查。目的在于掌握作业人员就业前的健康状况及有关健康基础资料、发现职业禁忌证。

②在岗期间(定期)健康检查　是指用人单位按一定时间间隔对已从事某种有害作业的职工进行健康状况检查。

③离岗或转岗时体格检查　指职工调离当前工作岗位时,或改换为当前工作岗位前所进行的健康检查。

④职业病健康筛查　是指在接触职业性有害因素的职业人群中所进行的筛选性医学检查。

(3)职业环境监测　是对作业者作业环境进行有计划、系统的检测,分析作业环境中有毒有害因素的性质、强度及其在时间、空间的分布及变化规律。

【例 15】用人单位开展就业前健康检查的主要目的是

A. 及时发现就业禁忌证　　B. 便于安排工人从事特殊作业　　C. 全面掌握工人的健康状况
D. 确定工作岗位及转岗　　E. 便于人事部门对工人的管理

【例 16】对职业人群进行医学监护的内容不包括

A. 定期体检　　B. 就业前体检　　C. 职业有害因素监测
D. 离岗或转岗时体检　　E. 职业病的健康筛检

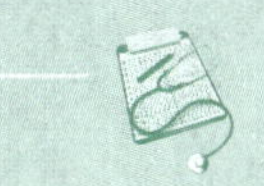

4. 职业病的概念及管理

(1)职业病的概念　职业病是指与工作有关并直接与职业性有害因素有因果关系的疾病。当职业性有害因素作用于人体的强度与时间超过机体所能代偿的时限时,造成功能性或器质性病理改变,并出现相应的临床征象,这类疾病通称为职业病。

《中华人民共和国职业病防治法》将职业病定义为:职业病是指企业、事业单位和个体经济组织等用人单位的劳动者在职业活动中,因接触粉尘、放射性物质和其他有毒、有害因素而引起的疾病。

法定职业病是用法令形式确定的职业病名单。我国法定职业病分为10大类132个病种。

(2)职业病的管理　职业病是一类人为的疾病,应遵循“三级预防”原则。

①第一级预防(病因预防)　从根本上阻止职业性有害因素对人体的损害作用,为最有效的预防措施。

A. 通过生产工艺改革和生产设备改进,合理利用防护设施及个人防护用品,使劳动者尽可能不接触或少接触职业性有害因素。

B. 通过制定职业接触限值,控制作业场所有害因素在职业安全卫生标准允许限度内。

C. 针对高危个体进行职业禁忌证检查。

②第二级预防(临床前期预防)　对作业人群实施职业健康监护,早期发现职业损害,及时合理处理,并进行有效治疗,防止损害的进一步发展。

③第三级预防(临床预防)　对已患职业病的患者及时作出正确的诊断和处理,包括脱离接触、实施合理有效的治疗、预防并发症、促进患者尽快康复等。

【例17】在职业病的危害防治和职业人群健康监护中,不属于第一级预防的措施是

A. 加强通风排毒　B. 改革工艺,采用无毒原料　C. 定期对工人进行体检
D. 制订职业接触限值　E. 生产过程机械化、自动化、密闭化(2021)

六、食品安全与食物中毒

1. 食品安全

(1)食源性疾病　是指通过摄入食物而进入人体的各种致病因子引起的、通常具有感染或中毒性质的一类疾病。食源性疾病包括食物中毒、食源性肠道传染病、寄生虫病、人兽共患病、化学性有毒有害物质所造成的慢性中毒性疾病等,其中以食物中毒最常见。

(2)食品中常见污染物及其危害　食品污染是指在各种条件下,致使有毒有害物质进入食物或使食物变质而产生有毒有害物质,造成食品安全性、营养性、感官性状发生改变的过程。食品污染是构成食品不安全的主要因素之一,食物从种植、养殖、生产、加工、储存、运输、销售、烹调到食用前的整个过程,都可能受到外来有毒、有害物质的污染,其污染性质包括生物性污染、化学性污染和物理性污染三个方面。

危害物质	所致疾病	原因或致病机制
黄曲霉毒素	肝损害,致癌(肝癌、胃癌、肾癌、直肠癌等)	黄曲霉毒素是目前发现的最强的致癌物质
农药	急、慢性毒性,致突变、致畸、致癌作用 可损害内分泌、免疫、生殖系统功能	有机磷农药是神经毒剂 可造成肝脏、血液系统损害
兽药	急、慢性毒性,致突变、致畸、致癌作用	激素反应,细菌耐药性增加,过敏反应
有毒重金属	铅中毒——智力发育障碍、多种其他疾病 汞、镉中毒——癌症、水俣病、骨痛病	重金属(铅、汞、镉、砷、铬等)废水灌溉农田
亚硝胺	消化道肿瘤(如胃癌、食管癌、结直肠癌、肝癌)	硝酸盐、亚硝酸盐在腌制食品中含量高
多环芳烃	上皮癌(皮肤癌、肺癌、胃癌、消化道癌)	苯并芘是一种较强的致癌物

【例18】不属于食品污染的是

A. 肉类制品检出过量亚硝酸盐　B. 动物性食品中检出沙门菌　C. 河鲀鱼中检出河鲀毒素
D. 粮食中残留有机磷杀虫药　E. 压榨花生油过程中掺入黄曲霉毒素

(3)主要食品添加剂及安全使用　食品添加剂是指为改善食品品质和色、香、味,以及为防腐和加工工艺的需要而加入食品中的人工合成或者天然物质。我国《食品添加剂使用标准》(GB 2760—2024)中规定的使用原则如下。

①使用的食品添加剂应当符合相应的质量规格要求。

②在下列情况下可使用食品添加剂:

A. 保持或提高食品本身的营养价值。

B. 作为某些特殊膳食用食品的必要配料或成分。

C. 提高食品的质量和稳定性,改进其感官特性。

D. 便于食品的生产、加工、包装、运输或者贮藏。

③食品添加剂使用时应符合以下要求:

A. 不应对人体产生任何健康危害。

B. 不应掩盖食品腐败变质。

C. 不应掩盖食品本身或加工过程中的质量缺陷或以掺杂、掺假、伪造为目的而使用食品添加剂。

D. 不应降低食品本身的营养价值。

E. 在达到预期效果的前提下尽可能降低在食品中的使用量。

④在下列情况下,食品添加剂可以通过食品配料带入食品中:

A. 根据《食品添加剂使用标准》,食品配料中允许使用该食品添加剂。

B. 食品配料中该添加剂的用量不应超过允许的最大使用量。

C. 应在正常生产工艺条件下使用这些配料,并且食品中该添加剂的含量不应超过由配料带入的水平。

D. 由配料带入食品中的该添加剂的含量应明显低于直接将其添加到该食品中通常所需要的水平。

2. 食物中毒

(1)食物中毒的定义　食物中毒是指食用了被有毒有害物质污染的食品或者食用了含有毒有害物质的食品后出现的急性、亚急性疾病。食物中毒属于食源性疾病之一,不包括因暴饮暴食而引起的急性胃肠炎、食源性肠道传染病和寄生虫病、食物过敏,也不包括因一次大量或长期少量多次摄入某些有毒、有害物质而引起的以慢性中毒为主要特征的疾病(如致畸、致突变、致癌)。

(2)食物中毒的分类　食物中毒一般按病原学分为5类:细菌性食物中毒、真菌及其毒素食物中毒、动物性食物中毒、有毒植物中毒、化学性食物中毒。

(3)食物中毒的发病特点

①暴发性　潜伏期多在24~48小时,发病急,来势猛,呈暴发性,短时间内可能有多数人同时发病。

②特定性　发病与特定的食物有关,发病范围局限在食用同样有毒有害食物的人群中。

③相似性　临床表现基本相似,常以恶心呕吐、腹痛腹泻等胃肠道症状为主,或伴有神经系统症状。

④非传染性　一般人与人之间无直接传染。

【例19】食物中毒与其他疾病最本质的区别是

A. 潜伏期短　B. 病人曾进食同一种食物　C. 发病场所集中
D. 很多人同时发病　E. 有强烈的胃肠道反应(2024)

(4)食物中毒的预防措施　加强食品卫生监督、食品加工过程的规范化管理、相关人员的定期体检、个人的良好卫生习惯。

(5)细菌性食物中毒

①流行病学特点　细菌性食物中毒是最常见的食物中毒,其流行病学特点:

A. 发病季节性明显,以5—10月较多。

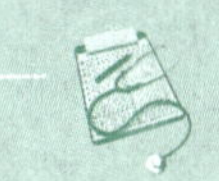

B. 常见的细菌性食物中毒病程短、恢复快、病死率低。

C. 引起食物中毒的主要食品为肉及肉制品，禽、鱼、乳、蛋也占一定比例。

②临床表现 细菌性食物中毒发病机制分为感染型、毒素型和混合型三种。表现为不同程度的胃肠道症状，感染型通常伴有发热，而毒素型很少有发热，中毒潜伏期的长短与毒素类型有关。

③常见细菌性食物中毒

A. 沙门菌、副溶血性弧菌、葡萄球菌和变形杆菌食物中毒的特点归纳如下。

	沙门菌食物中毒	副溶血性弧菌食物中毒	葡萄球菌肠毒素食物中毒	变形杆菌食物中毒
病原菌	革兰氏阴性杆菌	革兰氏阴性杆菌	革兰氏阳性球菌	革兰氏阴性杆菌
季节性	夏秋季最常见	7—9月最常见	夏秋季最常见	7—9月最常见
食品种类	动物性食品，特别是畜肉类、禽肉	主要是海产品，以墨鱼、带鱼、虾蟹多见	乳、乳制品、肉类、剩饭等	动物性食品，特别是熟肉、内脏的熟制品
病原分布	水、土壤	沿海地区	自然界、鼻咽、消化道	自然界、肠道
潜伏期	4~48 小时	2~40 小时	2~5 小时	12~16 小时
临床表现	恶心呕吐，每日腹泻数次至10余次，水样便，黏液或血便，发热	上腹部疼痛，水样便，血水样，黏液或脓血便，里急后重不明显	恶心呕吐，呕吐物呈胆汁样或含血黏液，体温多正常或略高	恶心呕吐，脐周阵发性剧烈绞痛，水样便，黏液，恶臭，每日数次

B. 肉毒梭菌食物中毒 肉毒梭菌为革兰氏染色阳性、厌氧、短粗杆菌。肉毒梭菌芽胞抵抗力强，需180℃干热加热5~15分钟才能将其杀死。它产生的肉毒毒素是一种强烈的神经毒素，是已知毒性最强的急性毒物。人消化道中的消化酶、胃酸很难破坏其毒性。

中毒食品多为家庭自制发酵豆谷类制品，其次为肉类和罐头食品。

临床症状以弛缓性瘫痪为主，而胃肠道症状少见。潜伏期数小时或数天，一般为12~48小时。主要症状表现为头痛、乏力、视物模糊、眼睑下垂、复视、咀嚼无力、张口困难、伸舌困难、咽喉阻塞感、饮水发呛、吞咽困难、呼吸困难、头颈无力、垂头等，不发热，神志清楚。

中毒发生后应催吐、洗胃，及早给予多价抗肉毒毒素血清治疗。

对可疑污染食物进行彻底加热是预防肉毒梭菌中毒发生的可靠措施。

(6)化学性食物中毒 常见的有亚硝酸盐中毒、砷中毒、有机磷中毒等。

	亚硝酸盐中毒	砷中毒	有机磷中毒
毒物性质	亚硝酸盐、硝酸盐	三氧化二砷(砒霜)	甲拌磷、对硫磷、敌敌畏、甲胺磷、乐果、马拉硫磷
常存在于	腌制肉制品、泡菜、变质的蔬菜	砷存在于岩层、地下水和煤层	农业生产最广泛使用的杀虫剂
中毒机制	亚硝酸盐能使血液中正常携氧的亚铁血红蛋白氧化成高铁血红蛋白，失去携氧能力而引起组织缺氧	金属砷不溶于水，没有毒性。通常所说的砷中毒是指砷化物(三氧化二砷)中毒，可引起消化道、中枢神经系统症状	有机磷与乙酰胆碱酯酶结合，形成磷酰化胆碱酯酶，使其丧失水解乙酰胆碱的能力，导致乙酰胆碱积聚
中毒症状	头痛、头晕、乏力、胸闷、气短、心悸、恶心呕吐、腹痛腹泻、腹胀，皮肤发绀、烦躁不安、昏迷等	急性中毒表现为消化道症状(恶心呕吐、腹胀腹泻、水样便)和CNS症状(谵妄、昏迷)	头昏、无力、站立不稳、躁动不安、恶心呕吐、腹泻、瞳孔缩小、大小便失禁、肌肉震颤
解毒剂	亚甲蓝(美蓝)	二巯丙磺钠、二巯丙醇、青霉胺	阿托品、解磷定

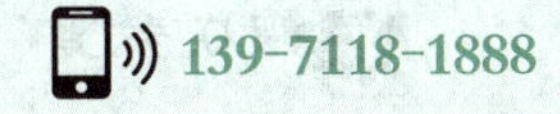

(7)有害动植物食物中毒 是指一些动植物本身含有某些天然有毒成分,或由于贮存条件不当形成有毒物质被人食用后引起的中毒。常见的有河鲀鱼中毒、含高组胺鱼类中毒、毒蕈中毒、含氰苷植物中毒、发芽马铃薯中毒、四季豆中毒、生豆浆中毒等。

①河鲀鱼中毒 河鲀鱼俗称河豚,含有河鲀毒素,是一种神经毒素,进入人体后作用于周围神经及脑干中枢致神经麻痹,表现为胃肠道症状、口唇麻木、四肢无力或肌肉麻痹、共济失调等。重症者出现瘫痪、言语不清、发绀、呼吸困难、神志不清、休克,最后可因呼吸循环衰竭而死亡。

②组胺中毒 鱼类引起的组胺中毒是指摄入含大量组胺的鱼类所引起的以急性过敏反应为主的食物中毒。组胺进入人体后可引起毛细血管扩张、支气管收缩。组胺中毒的潜伏期为10分钟~2小时,常表现为面部、胸部或全身皮肤潮红,眼结膜充血,头痛头晕,心慌胸闷,呼吸加快。

③毒蕈中毒 主要表现分4型:胃肠炎型、神经精神型、溶血型、中毒性肝炎型。

(8)真菌毒素和霉变食物中毒 真菌在谷物或其他食品中生长繁殖,产生有毒的代谢产物,人或动物食用后引起中毒。常见的有赤霉病麦中毒、霉玉米中毒、霉甘蔗中毒等。

(9)食物中毒的调查与处理

①食物中毒的流行病学调查 A.人群流行病学调查;B.危害因素调查;C.实验室检验。

②食物中毒技术处理总则

A.对患者采取紧急处理 并及时向当地卫生行政部门和食品安全综合监管部门报告:停止食用中毒食品;采取患者标本,以备送检;对患者急救治疗,包括急救、对症治疗和特殊治疗。

B.对中毒食品控制处理 保护现场,封存中毒食品或疑似中毒食品;追回已售出的中毒食品或疑似中毒食品;对中毒食品进行无害化处理。

C.对中毒场所采取消毒处理 根据不同的中毒食品,对中毒场所采取相应的消毒处理。

【例20】关于肉毒梭菌食物中毒,下列说法正确的是

A. 肉毒梭菌直接感染机体所致
B. 被肉毒梭菌污染过的食物经过高温烹饪后仍有毒性
C. 肉毒毒素通过污染食物所致
D. 致病毒素被胃肠道消化酶消化后失去活性
E. 主要表现是胃肠道症状(2024)

【例21】最易导致亚硝酸盐中毒的食物是

A. 肉类
B. 海鲜
C. 剩菜剩饭
D. 罐头
E. 腌咸菜(2021)

【例22】某乡村一家多人晚餐食用自制豆类发酵食品,隔天出现头晕、头痛、走路不稳,严重者出现视物模糊,甚至吞咽困难,脉搏加快,无发热,医师初步考虑食物中毒。首选治疗措施是

A. 静脉补钾
B. 多价抗毒素血清
C. 静脉滴注葡萄糖溶液
D. 使用抗生素
E. 静脉滴注维生素 B_2 与钠盐(2024)

【例23】某村卫生室医生反映,该村一些人工喂养的婴儿相继出现以紫绀为表现的缺氧症状,经上级医疗机构诊断为高铁血红蛋白血症。其发病的原因为

A. 室内燃烧当地产的劣质煤
B. 使用含双酚A的塑料奶瓶
C. 饮用水中含过量的甲基汞
D. 饮用水中硝酸盐过高
E. 饮用的奶制品受有机磷农药污染(2023)

【例24】男,14岁。午餐进食海鱼后,即出现头痛、头晕、胸闷。心跳呼吸加快,伴有眼结膜充血,颜面部及全身潮红。测体温正常,无呕吐、腹泻等症状。患者最可能的诊断是

A. 河鲀鱼中毒
B. 组胺中毒
C. 肉毒梭菌毒素中毒
D. 麻痹性贝类中毒
E. 副溶血性弧菌中毒(2019、2023)

【例25】确定食物中毒的可疑食物主要是根据

A. 发病者的临床症状
B. 潜伏期最短者
C. 病人潜伏期特有的中毒症状
D. 发病者的呕吐物和排泄物
E. 在同一场所同一时间未发病者未进食的食物

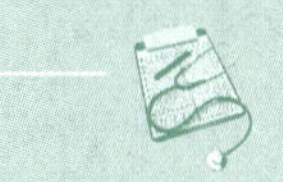

七、医疗场所健康安全管理

医院安全管理是指通过对医院进行有效和科学的管理，保证医务人员在提供医疗服务和患者及家属在接受卫生服务的过程中，不受医院内不良因素的影响和伤害。

1. 医院常见健康有害因素及其来源

(1)医院专业因素　也称医源性因素，主要是指医务人员在专业操作过程中的不当或过失行为，给患者造成的不安全感或者不安全结果。分为技术性有害因素和药物性有害因素。

(2)医院环境因素　是医院建筑卫生、卫生工程、消毒隔离、环境卫生、营养卫生、作业劳动卫生等诸多环境卫生学因素对患者、医务人员健康和安全的潜在威胁。

(3)医院管理因素　是指由于医院的各项组织管理措施不到位或不落实、运行机制不顺畅等原因造成的患者或医务人员安全受到威胁的因素。

(4)医院社会因素　是指可能引发患者和医务人员健康危害的医院相关的外界社会因素。

2. 患者安全及其防范措施

患者安全是指将卫生保健相关的不必要伤害风险降低到可以接受的最低水平。医疗差错常常会导致与患者安全有关的医疗不良事件，主要包括：①医源性感染；②用药（血）安全问题；③手术安全问题；④医疗器械不恰当使用或不安全的注射方法导致的伤害；⑤各种并发症；⑥意外伤害，如跌倒、坠床；⑦环境及食品污染；⑧患方行为问题，如不遵医嘱、自杀等。防范患者安全问题的措施包括：

(1)人体工效学与患者安全　人体工效学是研究人、工具、环境之间关系以及达到最优化的一门学科。在医疗保健系统内，通过应用人体工效学原理，研究医疗保健服务提供者如何与周围环境互动，从而设计出能够让医疗保健服务提供者正确工作更加简单的流程，执行标准化的操作，最终把错误减少到最低程度。

(2)用系统思维来保证患者安全　在任何一所医疗保健机构，其内部也是一个复杂的系统。应用系统思维的方法，从各层面找出系统的原因，提高系统设计水平，才能有效地防止错误的发生。医疗保健系统各个层面的因素包括：人的因素；任务因素；技术设备和工具因素；团队因素；环境因素；组织因素。

(3)加强临床风险管理　系统思维的方法要求我们应用临床风险管理的原则，发现可能使患者受到伤害的风险，并采取措施预防和控制风险。如建立临床实验室“危急值”报告制度，以便及时发现风险并加以控制。

(4)制定并严格执行各种安全相关制度　严格执行各种安全制度，对于保障患者的健康和生命安全具有重要意义。如为提高医务人员对患者的识别准确性，必须严格执行三查七对制度（三查：操作前、操作中、操作后；七对：床号、姓名、药名、浓度、剂量、用法、时间）。

(5)从错误中学习来防范不良事件的发生　不良事件发生后，我们要从错误中学习，了解系统如何出现故障和造成故障的原因，以及如何出错，以便能够从错误中吸取教训，预防错误。

(6)做一名高效的团队合作者。

(7)通过有效交流来发挥患者和照料者在防范错误中的作用。

【例26】最有效的患者安全防范措施应该是

A. 完善的责任追究制度　　B. 对每一起医疗不良事件的负责人进行严格处罚

C. 医患有效沟通　　D. 每次发生医疗不良事件后进行紧急救护

E. 运用系统思维的方法，从各级层面找出系统原因，提高系统设计水平(2024)

3. 医务人员安全及其防范措施

(1)医务人员所处环境　具有普通人群环境的共性，既暴露于自然环境、社会环境中，同时又具有特殊性，即暴露于医院的特定环境之中。医务人员职业暴露环境中的危险因素主要有物理因素、化学因素、生物因素、社会心理因素、与工作有关的因素。

(2)医务人员安全防范原则　医院内所有区域都应采取标准预防。标准预防即认定病人的血液、体液、分泌物、排泄物均具有传染性,不论是否有明显的血迹污染或是否接触非完整的皮肤和黏膜,接触者必须采取预防措施。还要根据疾病的主要传播途径,采取相应的隔离措施。

(3)医务人员标准预防的具体措施 ①接触血液、体液、分泌物、排泄物以及被其污染的物品时应当戴手套;②脱去手套后应立即洗手;③一旦接触了血液、体液、分泌物、排泄物,应当立即洗手;④医务人员的工作服、脸部及眼睛有可能被血液、体液、分泌物等喷溅时,应戴一次性口罩或防护眼镜,穿隔离衣等;⑤处理锐器时,应防止被刺伤;⑥病人用后的医疗器械、器具等应正确消毒。

(4)实验室人员安全防护措施 ①健全各项规章制度;②加强医务人员职业安全防护知识培训;③增强自身防护意识;④加强锐器损伤的防护和处理;⑤加强接触部位的消毒;⑥个人保健;⑦制定实验室安全事故处理方案;⑧建立报告与补偿机制。

(5)防范社会暴力伤害 ①加强安全保卫措施;②推行感动服务;③积极化解纠纷;④加强媒体沟通。

【例27】医务人员特别是护理人员最常见的安全事件是

A. 电离辐射　　B. 脊柱、关节伤　　C. 化学伤害
D. 锐器伤　　E. 生物伤害

八、突发公共卫生事件及其应急策略

1. 突发公共卫生事件

(1)概念 突发公共卫生事件是指突然发生,造成或者可能造成社会公众健康严重损害的重大传染病疫情、群体性不明原因疾病、重大食物和职业中毒以及其他严重影响公众健康的事件。其特点包括:突发性、普遍性、非常规性。

(2)分类 突发公共卫生事件分为四类:①重大传染病疫情;②群体性不明原因疾病;③重大食物中毒和职业中毒;④其他严重影响公众健康的事件。

(3)分级 根据突发公共卫生事件的性质、危害程度和涉及范围,分为四级,即特别重大(Ⅰ级)、重大(Ⅱ级)、较大(Ⅲ级)和一般(Ⅳ级)。

(4)应急预案 全国突发公共卫生事件应急预案如下。

①应急组织体系及职责　应急指挥机构包括全国、省级突发公共卫生事件应急指挥部的组成和职责;日常管理;专家咨询委员会。

②突发公共卫生事件的监测、预警与报告　国家建立统一的突发公共卫生事件监测、预警与报告网络体系。各级医疗、疾病预防控制、卫生监督、出入境检疫机构负责开展突发公共卫生事件的日常监测工作。

③突发公共卫生事件的应急反应和终止　包括应急反应原则,应急反应措施,突发公共卫生事件的分级反应和突发公共卫生事件应急反应的终止。

④善后处理　包括后期评估,责任,征用物质、劳务的补偿等。

⑤突发公共卫生事件应急处置的保障　包括技术保障、物质经费保障、通信与交通保障、法律保障、社会公众的宣传教育。

⑥预案管理与更新　根据突发公共卫生事件的形势变化和实施中发现的问题及时进行更新、修订和补充。

【例28】以下不属于突发公共卫生事件的是

A. 某城市发生甲肝暴发流行　　B. 某城市严重大气污染造成居民肺癌死亡率上升
C. 某市发生有死亡病例的食物中毒　　D. 某核电站发生核泄漏
E. 某研究所发生烈性传染病菌株丢失

2. 突发公共卫生事件的报告和处理原则

(1)突发公共卫生事件的报告 我国《突发公共卫生事件应急条例》规定了突发事件应急报告制度。

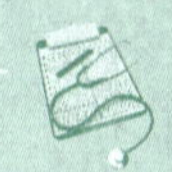

国务院卫生行政主管部门制定突发事件应急报告规范，建立重大、紧急疫情信息报告系统。有下列情形之一的，省、自治区、直辖市人民政府应当在接到报告1小时内，向国务院卫生行政主管部门报告：①发生或者可能发生传染病暴发、流行的；②发生或者发现不明原因的群体性疾病的；③发生传染病菌种、毒种丢失的；④发生或者可能发生重大食物和职业中毒事件的。

(2)突发公共卫生事件的处理原则　①统一领导、分级响应的原则；②及时报告的原则；③调查与控制并举的原则；④分工合作、联防联控的原则；⑤信息互通、及时发布的原则。

常考点　环境卫生；食物中毒。

参考答案——详细解答见《2025国家临床执业及助理医师资格考试历年考点精析(上、下册)》

1. ABCDE　2. ABCDE　3. ABCDE　4. ABCDE　5. ABCDE　6. ABCDE　7. ABCDE
8. ABCDE　9. ABCDE　10. ABCDE　11. ABCDE　12. ABCDE　13. ABCDE　14. ABCDE
15. ABCDE　16. ABCDE　17. ABCDE　18. ABCDE　19. ABCDE　20. ABCDE　21. ABCDE
22. ABCDE　23. ABCDE　24. ABCDE　25. ABCDE　26. ABCDE　27. ABCDE　28. ABCDE

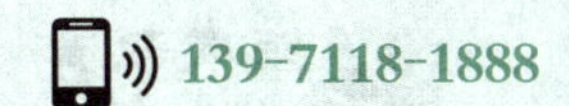

第九篇　卫生法规

第1章　卫生法基础知识与职业病防治法

考纲要求

①卫生法的概念、分类和作用:卫生法的概念,卫生法的分类,卫生法的作用。②卫生法的形式、效力和解释:卫生法的形式,卫生法的效力,卫生法的解释。③卫生法的守法、执法和司法:卫生法的守法,卫生法的执法,卫生法的司法。④职业病防治法概述:职业病的概念,职业病分类和目录的制定,国家职业卫生标准的制定,职业健康监护档案。⑤职业病诊断与职业病病人保障:职业病诊断机构的设立及其条件,职业病诊断应当综合分析的因素,职业病诊断、鉴定的现场调查,发现职业病病人或者疑似职业病病人的报告,职业病诊断异议的处理,职业病诊断鉴定委员会的组成,职业病诊断鉴定委员会组成人员的职责,劳动者职业病诊断地点的选择。⑥法律责任:医疗卫生机构未按规定报告职业病的法律责任,擅自从事职业卫生技术服务的法律责任,从事职业卫生技术服务的机构和承担职业病诊断的医疗卫生机构的法律责任,职业病诊断鉴定委员会组成人员的法律责任。

复习要点

一、卫生法基础知识

1. 卫生法的概念、分类和作用

(1)卫生法的概念　卫生法是指调整卫生关系的法律规范的总称。卫生法是指以“卫生”为对象制定的各种法律规范。我国虽然还没有形式意义上的卫生法,但已经有实质意义上的卫生法。

(2)卫生法的分类　按照卫生关系的不同主体、客体和权利义务内容,将卫生法分为公共卫生法、医疗法、药事法、中医药法、医疗保障法等,它们共同构成卫生法体系。

(3)卫生法的作用　卫生法在调整卫生关系中的主要作用可以归纳为以下三个方面:

①维护社会卫生秩序　卫生关系是丰富的、复杂的,也经常是矛盾的、冲突的,所以,客观上需要把各种卫生关系纳入法制轨道。卫生法致力于建立卫生秩序。卫生法运用禁止性规范、强制性规范、授权性规范或者任意性规范等,从不同的角度,用不同的力度,调整卫生关系,其目的是一致的,就是要把各种卫生关系纳入符合公平正义要求的社会秩序中去。

②保障公共卫生利益　利益在法律上的表现形式是权利,所以,公共卫生利益在卫生法上的表现形式就是公共卫生权利。卫生法有关公共卫生权利既体现在传统的公共卫生领域,也体现在病人自主权行使较为充分的医疗保健领域。为了实现公共卫生权利,卫生法要求发展卫生事业,优化卫生资源配置,组织好卫生管理活动,通过政府和市场两个渠道,满足全社会的卫生需求。

③规范卫生行政行为　卫生行政部门是卫生法的主要实施者之一。它代表国家运用公共权力来实现卫生法调整卫生关系的目的。因此,卫生行政部门必须在卫生法规定范围内行使自己的职权,同时还

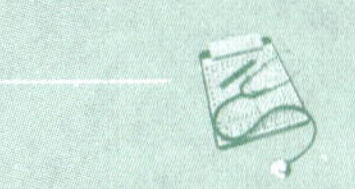

必须按照卫生法规定的程序和要求行使自己的职权，正确适用法律，切实做到法律面前人人平等。要善于运用法治思维和法治方法解决实际工作中遇到的各类矛盾和各种问题，敢于担当，并自觉地把自己的行政行为置于社会监督之下。

2. 卫生法的形式、效力和解释

(1)卫生法的形式 卫生法的形式是指卫生法具体的外部表现形态，主要包括：

①宪法中的卫生方面的规范 宪法是国家的根本法，具有最高的法律效力，是卫生法的立法依据。

②卫生法律 卫生法律是指由全国人民代表大会及其常务委员会制定的卫生方面的专门法律和其他法律中的卫生方面的规范。如《传染病防治法》《母婴保健法》《献血法》《医师法》《精神卫生法》等。

③卫生行政法规 是指由国务院制定的卫生方面的专门行政法规和其他行政法规中的卫生方面的规范，其法律效力低于法律而高于地方性法规等。目前，卫生方面的专门行政法规有《突发公共卫生事件应急条例》《传染病防治法实施办法》《艾滋病防治条例》等。

④地方性法规、自治法规中的卫生方面规范 地方性法规、自治法规（指自治条例和单行条例）中，有些属于卫生方面的规范，包括卫生方面的专门地方性法规、自治法规和其他地方性法规、自治法规中的卫生方面的规范。这些卫生方面规范不能与法律、行政法规相抵触，而且只在制定者管辖的区域内生效。

⑤卫生行政规章 卫生行政规章，简称卫生规章，分国务院卫生健康等行政部门制定的卫生部门规章和有地方政府规章制定权的地方人民政府制定的卫生政府规章。包括卫生方面的专门规章和其他规章中的卫生方面的规范。卫生政府规章不得与法律、行政法规以及上级和同级地方性法规、自治法规相抵触。

⑥卫生标准 国务院卫生健康等行政部门制定的卫生标准，具有约束力，可视为广义的卫生法规范。卫生标准分为强制性卫生标准和推荐性卫生标准，可作为卫生法规范的是强制性卫生标准。

⑦有关卫生方面的法律解释 有关国家机关在其权限范围内所作的关于卫生方面的法律解释，具有约束力，通常也视为卫生法的法源。如《最高人民法院关于审理非法行医刑事案件具体应用法律若干问题的解释》等。

⑧卫生方面的国际条约 卫生国际条约通过法定程序，可以成为卫生法的法源之一。除我国声明保留的条款外，卫生国际条约对我国卫生活动具有约束力。如我国参加的《国际卫生条例》，就是我国处理公共卫生国际合作的依据之一。

(2)卫生法的效力 卫生法的效力，也就是卫生法的生效范围，包括卫生法的时间效力、空间效力和对人的效力，即卫生法在何时、何地及对何人发生法律效力。

①卫生法对人的效力 这里的人包括自然人和法所拟制的人。自然人包括中国人、外国人、无国籍人。法所拟制的人，包括法人以及其他组织。任何单位和个人在中华人民共和国领域内从事卫生活动的，一律适用我国卫生法，除非卫生法另有规定。

②卫生法的空间效力 卫生法的空间效力，指卫生法效力的地域范围。现行卫生法主要有两种情形：一是在全国范围内有效，卫生法律、行政法规、部门规章等都在全国范围内有效。二是在一定区域内有效，卫生地方性法规、自治法规、政府规章等只在制定者管辖的区域内有效。

③卫生法的时间效力 是指卫生法的效力的起止时间和对其实施前的行为有无溯及力。

(3)卫生法的解释 是指对卫生法条文的含义所作的说明。依其作出解释的主体和效力的不同，可分为正式解释与非正式解释。正式解释，也称有权解释，是指由立法机关及其授权法律解释的机关所作的解释。一般分为立法解释、行政解释和司法解释。正式解释具有法律效力。非正式解释，是指在法律上没有约束力的解释。如一般公民或者当事人所作的任意解释和学术上的学理解释等。

3. 卫生法的守法、执法和司法

(1)卫生法的守法 卫生法的守法是指与卫生有关的单位和个人依照卫生法的规定，行使权利和履行义务的活动。卫生法的守法主体是广泛的，主要包括卫生行政部门、医疗卫生机构、卫生技术人员以及

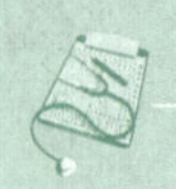

从事与卫生相关产品生产经营的单位和个人等。

卫生法的守法内容包括履行义务和行使权利。履行义务,即履行卫生法规定的义务。可以分为两种不同的形式:一是履行积极的义务。这是指遵守卫生法中的指令性规范,作出一定的行为。只要依法作出一定的行为,便是履行了义务,即是守法。二是履行消极的义务。这是指遵守卫生法中的禁止性规范,不作出一定的行为。只要依法不作出一定的行为,便是履行了义务,即是守法。

行使权利是指通过自己作出一定行为或者要求他人作出或者不作出一定行为以使自己的合法权利得以实现。行使权利实际上是遵守卫生法中的授权性规范。行使权利时必须采取正当、合法的方式和手段,不得滥用权利或者在行使权利过程中损害他人的合法权利。

(2)卫生法的执法 是指县级以上人民政府卫生行政部门及其卫生监督机构依照法定职权和程序,贯彻实施卫生法的活动。卫生法的执法范围非常广泛,包括行政许可、行政强制、行政处罚、行政复议等。

①行政许可 是指行政机关根据公民、法人或者其他组织的申请,经依法审查,准予其从事特定活动的行为。如卫生行政部门发给《医师执业证书》或者《医疗机构执业许可证》等。

②行政强制 包括行政强制措施和行政强制执行。所谓行政强制措施,是指行政机关在行政管理过程中,为制止违法行为、防止证据损毁、避免危害发生、控制危险扩大等情形,依法对公民的人身自由实施暂时性限制,或者对公民、法人或者其他组织的财物实施暂时性控制的行为。如卫生行政部门查封场所、设施、财物,扣押财物等。所谓行政强制执行,是指行政机关或者行政机关申请人民法院,对不履行行政决定的公民、法人或者其他组织,依法强制履行义务的行为。如卫生行政部门依法处理查封、扣押的场所、设施或者财物等。

③行政处罚 是指行政机关对违反行政法律规范的单位或者个人予以制裁的行为。如卫生行政部门处以警告、罚款、没收违法所得、没收非法财物、责令停产停业、暂扣或者吊销许可证等。

④行政复议 是指公民、法人或者其他组织不服行政机关作出的具体行政行为,认为行政机关的具体行政行为侵犯其合法权益,依法向法定的行政复议机关提出申请,由行政复议机关依法对该具体行政行为进行合法性、适当性审查,并作出裁判的行为。

(3)卫生法的司法 是指国家司法机关依据法定职权和法定程序,具体应用卫生法等处理卫生方面案件的活动。司法的种类可以分为民事司法、行政司法和刑事司法,即通常说的民事诉讼、行政诉讼和刑事诉讼,分别适用民事诉讼程序、行政诉讼程序和刑事诉讼程序。司法机关作出的判决、裁定,是由国家强制力作保障的,所以,任何单位和个人对生效的判决、裁定都必须执行,不得违抗。

【例1】不属于行政处罚的是

A. 责令停产停业　　B. 行政拘留　　C. 没收违法所得

D. 警告　　E. 罚款(2020、2022)

注意:2021版《中华人民共和国行政处罚法》第九条规定,行政拘留也属于行政处罚,故无正确答案。

二、职业病防治法

2018年12月29日第十三届全国人大常委会第七次会议对《中华人民共和国职业病防治法》(简称《职业病防治法》)进行了修正,共7章,88条。

1. 概述

(1)职业病的概念 职业病是指企业、事业单位和个体经济组织等用人单位的劳动者在职业活动中,因接触粉尘、放射性物质和其他有毒、有害因素而引起的疾病。

(2)职业病分类和目录的制定 《职业病防治法》规定,职业病的分类和目录由国务院卫生行政部门会同国务院劳动保障行政部门制定、调整并公布。

2013年12月23日国家卫生和计划生育委员会、人力资源和社会保障部、国家安全生产监督管理总

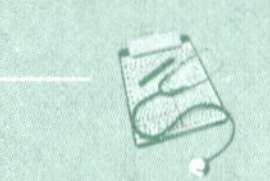

局和全国总工会联合印发了调整后的《职业病分类和目录》。《职业病分类和目录》将法定职业病调整为 10 大类 132 种，包括：①职业性尘肺病及其他呼吸系统疾病 19 种；②职业性皮肤病 9 种；③职业性眼病 3 种；④职业性耳鼻喉口腔疾病 4 种；⑤职业性化学中毒 60 种；⑥物理因素所致职业病 7 种；⑦职业性放射性疾病 11 种；⑧职业性传染病 5 种；⑨职业性肿瘤 11 种；⑩其他职业病 3 种。

(3)国家职业卫生标准的制定　《职业病防治法》规定，有关防治职业病的国家职业卫生标准，由国务院卫生行政部门组织制定并公布。国务院卫生行政部门应当组织开展重点职业病监测和专项调查，对职业健康风险进行评估，为制定职业卫生标准和职业病防治政策提供科学依据。

(4)职业健康监护档案　用人单位应当为劳动者建立职业健康监护档案，并按照规定的期限妥善保存。职业健康监护档案应当包括劳动者的职业史、职业病危害接触史、职业健康检查结果和职业病诊疗等有关个人健康资料。劳动者离开用人单位时，有权索取本人职业健康监护档案复印件，用人单位应当如实、无偿提供，并在所提供的复印件上签章。

2. 职业病诊断与职业病病人保障

(1)职业病诊断机构的设立及其条件　职业病诊断应当由取得《医疗机构执业许可证》的医疗卫生机构承担。卫生行政部门应当加强对职业病诊断工作的规范管理，具体管理办法由国务院卫生行政部门制定。承担职业病诊断的医疗卫生机构还应当具备下列条件：①具有与开展职业病诊断相适应的医疗卫生技术人员；②具有与开展职业病诊断相适应的仪器、设备；③具有健全的职业病诊断质量管理制度。承担职业病诊断的医疗卫生机构不得拒绝劳动者进行职业病诊断的要求。

(2)职业病诊断应当综合分析的因素　职业病诊断，应当综合分析下列因素：①病人的职业史；②职业病危害接触史和工作场所职业病危害因素情况；③临床表现以及辅助检查结果等。没有证据否定职业病危害因素与病人临床表现之间的必然联系的，应当诊断为职业病。职业病诊断证明书应当由参与诊断的取得职业病诊断资格的执业医师签署，并经承担职业病诊断的医疗卫生机构审核盖章。

(3)职业病诊断、鉴定的现场调查　用人单位应当如实提供职业病诊断、鉴定所需的劳动者职业史和职业病危害接触史、工作场所职业病危害因素检测结果等资料；卫生行政部门应当监督检查和督促用人单位提供上述资料；劳动者和有关机构也应当提供与职业病诊断、鉴定有关的资料。

职业病诊断、鉴定机构需要了解工作场所职业病危害因素情况时，可以对工作场所进行现场调查，也可以向卫生行政部门提出，卫生行政部门应当在 10 日内组织现场调查。用人单位不得拒绝、阻挠。

职业病诊断、鉴定过程中，用人单位不提供工作场所职业病危害因素检测结果等资料的，诊断、鉴定机构应当结合劳动者的临床表现、辅助检查结果和劳动者的职业史、职业病危害接触史，并参考劳动者的自述、卫生行政部门提供的日常监督检查信息等，作出职业病诊断、鉴定结论。

(4)发现职业病病人或者疑似职业病病人的报告　《职业病防治法》规定，用人单位和医疗卫生机构发现职业病病人或者疑似职业病病人时，应当及时向所在地卫生行政部门报告。确诊为职业病的，用人单位还应当向所在地劳动保障行政部门报告。接到报告的部门应当依法作出处理。

(5)职业病诊断异议的处理　当事人对职业病诊断有异议的，可以向作出诊断的医疗卫生机构所在地地方人民政府卫生行政部门申请鉴定。职业病诊断争议由设区的市级以上地方人民政府卫生行政部门根据当事人的申请，组织职业病诊断鉴定委员会进行鉴定。当事人对设区的市级职业病诊断鉴定委员会的鉴定结论不服的，可以向省、自治区、直辖市人民政府卫生行政部门申请再鉴定。

(6)职业病诊断鉴定委员会的组成　《职业病防治法》规定，职业病诊断鉴定委员会由相关专业的专家组成。省、自治区、直辖市人民政府卫生行政部门应当设立相关的专家库，需要对职业病争议作出诊断鉴定时，由当事人或者当事人委托有关卫生行政部门从专家库中以随机抽取的方式确定参加诊断鉴定委员会的专家。

职业病诊断鉴定委员会应当按照国务院卫生行政部门颁布的职业病诊断标准和职业病诊断、鉴定办法进行职业病诊断鉴定，向当事人出具职业病诊断鉴定书。职业病诊断、鉴定费用由用人单位承担。

(7)职业病诊断鉴定委员会组成人员的职责 《职业病防治法》规定,职业病诊断鉴定委员会组成人员应当遵守职业道德,客观、公正地进行诊断鉴定,并承担相应的责任。职业病诊断鉴定委员会组成人员不得私下接触当事人,不得收受当事人的财物或者其他好处,与当事人有利害关系的,应当回避。

(8)劳动者职业病诊断地点的选择 《职业病防治法》规定,劳动者可以在用人单位所在地、本人户籍所在地或者经常居住地依法承担职业病诊断的医疗卫生机构进行职业病诊断。

【例 2】工人到医院就诊被诊断为职业病,医院开具职业病诊断证明书,在职业病诊断证明书上签字的人是

A. 该医院负责人　B. 该医院医务部负责人　C. 职业病科主任
D. 该病人的诊断医生及病人　E. 参与诊断的取得职业病诊断资格的执业医师(2022)

【例 3】诊断职业病应当综合分析的因素不包括

A. 职业病危害因素　B. 辅助检查结果　C. 职业病危害接触史
D. 病人的职业史　E. 本地区的职业病发病率(2023)

【例 4】某工人长期从事耐火材料配料工作,陆续出现气急、胸痛、咳嗽等症状,但未予以重视。近期症状逐渐加重,经当地职业病诊断机构诊断为尘肺病。工厂对此诊断有异议,依法向该职业病诊断机构所在地的有关单位申请鉴定,该单位是

A. 劳动仲裁委员会　B. 应急管理部门　C. 劳动保障行政部门
D. 卫生行政部门　E. 职业病诊断鉴定委员会(2024)

3. 法律责任

(1)医疗卫生机构未按规定报告职业病的法律责任 医疗卫生机构未按照规定报告职业病、疑似职业病的,由有关主管部门依据职责分工责令限期改正,给予警告,可以并处 10000 元以下的罚款;弄虚作假的,并处 20000 元以上 50000 元以下的罚款;对直接负责的主管人员和其他直接责任人员,可以依法给予降级或者撤职的处分。

(2)擅自从事职业卫生技术服务的法律责任 未取得职业卫生技术服务资质认可,擅自从事职业卫生技术服务的,由卫生行政部门责令立即停止违法行为,没收违法所得;违法所得 5000 元以上的,并处违法所得 2 倍以上 10 倍以下的罚款;没有违法所得或者违法所得不足 5000 元的,并处 5000 元以上 50000 元以下的罚款;情节严重的,对直接负责的主管人员和其他直接责任人员,依法给予降级、撤职或者开除的处分。

(3)从事职业卫生技术服务的机构和承担职业病诊断的医疗卫生机构的法律责任 从事职业卫生技术服务的机构和承担职业病诊断的医疗卫生机构违反本法规定,有下列行为之一的,由卫生行政部门责令立即停止违法行为,给予警告,没收违法所得;违法所得 5000 元以上的,并处违法所得 2 倍以上 5 倍以下的罚款;没有违法所得或者违法所得不足 5000 元的,并处 5000 元以上 20000 元以下的罚款;情节严重的,由原认可或者登记机关取消其相应的资格;对直接负责的主管人员和其他直接责任人员,依法给予降级、撤职或者开除的处分;构成犯罪的,依法追究刑事责任:①超出资质认可或者诊疗项目登记范围从事职业卫生技术服务或者职业病诊断的;②不按照规定履行法定职责的;③出具虚假证明文件的。

(4)职业病诊断鉴定委员会组成人员的法律责任 职业病诊断鉴定委员会组成人员收受职业病诊断争议当事人的财物或者其他好处的,给予警告,没收收受的财物,可以并处 3000 元以上 50000 元以下的罚款,取消其担任职业病诊断鉴定委员会组成人员的资格,并从省、自治区、直辖市人民政府卫生行政部门设立的专家库中予以除名。

常考点 2019 年新增考点,往年很少考。

参考答案——详细解答见《2025 国家临床执业及助理医师资格考试历年考点精析(上、下册)》

1. ABCDE　2. ABCDE　3. ABCDE　4. ABCDE

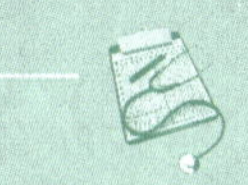

第2章　医师法与医疗机构管理条例及其实施细则

考纲要求

①医师法概述：医师的基本要求及职责，全社会应当尊重医师。②考试和注册：医师资格考试，医师执业注册，不予注册、注销注册、变更注册、重新注册的情形，医师个体行医。③执业规则：医师在执业活动中的权利和义务，医师执业规定，执业医师的特别规定，执业助理医师的特别规定，医学生和医学毕业生参与临床诊疗活动的要求。④培训和考核：培训，考核。⑤保障措施：职称晋升，表彰与奖励，医师执业安全保障。⑥法律责任：以不正当手段取得医师资格证书或者医师执业证书的法律责任，医师执业活动中违法行为的法律责任，非医师行医的法律责任。⑦医疗机构管理条例及其实施细则概述：医疗机构服务宗旨。⑧医疗机构执业：执业规则。⑨登记和校验：登记，校验。⑩法律责任：医疗机构的法律责任。

复习要点

一、医师法

1998年6月26日，第九届全国人大常委会第三次会议通过了《中华人民共和国执业医师法》，自1999年5月1日起施行。2021年8月20日，第十三届全国人大常委会第三十次会议通过了《中华人民共和国医师法》(简称《医师法》)，自2022年3月1日起施行，共7章，67条。

1. 概述

(1)医师的定义　医师是指依法取得医师资格，经注册在医疗卫生机构中执业的专业医务人员，包括执业医师和执业助理医师。

(2)医师的基本要求及职责　医师应当坚持人民至上、生命至上，发扬人道主义精神，弘扬敬佑生命、救死扶伤、甘于奉献、大爱无疆的崇高职业精神，恪守职业道德，遵守执业规范，提高执业水平，履行防病治病、保护人民健康的神圣职责。医师依法执业，受法律保护。医师的人格尊严、人身安全不受侵犯。

(3)全社会应当尊重医师　《医师法》规定，每年8月19日为中国医师节。对在医疗卫生服务工作中做出突出贡献的医师，按照国家有关规定给予表彰、奖励。全社会应当尊重医师。各级人民政府应当关心爱护医师，弘扬先进事迹，加强业务培训，支持开拓创新，帮助解决困难，推动在全社会广泛形成尊医重卫的良好氛围。

2. 考试和注册

(1)医师资格考试　国家实行医师资格考试制度。医师资格考试分为执业医师资格考试和执业助理医师资格考试。医师资格考试成绩合格，取得执业医师资格或者执业助理医师资格，发给医师资格证书。

①执业医师资格考试的条件　《医师法》规定，具有下列条件之一的，可以参加执业医师资格考试：

A. 具有高等学校相关医学专业本科以上学历，在执业医师指导下，在医疗卫生机构中参加医学专业工作实践满1年。

B. 具有高等学校相关医学专业专科学历，取得执业助理医师执业证书后，在医疗卫生机构中执业满2年。

②执业助理医师资格考试的条件　《医师法》规定，具有高等学校相关医学专业专科以上学历，在执业医师指导下，在医疗卫生机构中参加医学专业工作实践满1年的，可以参加执业助理医师资格考试。

③师承和确有专长人员医师资格考试的条件 《医师法》规定,以师承方式学习中医满 3 年,或者经多年实践医术确有专长的,经县级以上人民政府卫生健康主管部门委托的中医药专业组织或者医疗卫生机构考核合格并推荐,可以参加中医医师资格考试。以师承方式学习中医或者经多年实践,医术确有专长的,由至少 2 名中医医师推荐,经省级人民政府中医药主管部门组织实践技能和效果考核合格后,即可取得中医医师资格及相应的资格证书。

A. 1 年　　B. 2 年　　C. 3 年
D. 4 年　　E. 5 年

【例 1】具有高等学校相关医学专业专科学历,取得执业助理医师执业证书后,在医疗卫生机构中执业满一定期限,可以参加执业医师资格考试,该期限是

【例 2】具有高等学校相关医学专业本科以上学历,在执业医师指导下,在医疗卫生机构中参加医学专业工作实践满一定期限,可以参加执业医师资格考试,该期限是

(2)医师执业注册 国家实行医师执业注册制度。取得医师资格的,可以向所在地县级以上地方人民政府卫生健康主管部门申请注册。医疗卫生机构可以为本机构中的申请人集体办理注册手续。除有《医师法》规定不予注册的情形外,卫生健康主管部门应当自受理申请之日起 20 个工作日内准予注册,将注册信息录入国家信息平台,并发给医师执业证书。未注册取得医师执业证书,不得从事医师执业活动。

①医师经注册后,可以在医疗卫生机构中按照注册的执业地点、执业类别、执业范围执业,从事相应的医疗卫生服务。中医、中西医结合医师可以在医疗机构中的中医科、中西医结合科或者其他临床科室按照注册的执业类别、执业范围执业。

②经考试取得医师资格的中医医师按照国家有关规定,经培训和考核合格,在执业活动中可以采用与其专业相关的西医药技术方法。西医医师按照国家有关规定,经培训和考核合格,在执业活动中可以采用与其专业相关的中医药技术方法。

③医师在两个以上医疗卫生机构定期执业的,应当以一个医疗卫生机构为主,并按照国家有关规定办理相关手续。国家鼓励医师定期定点到县级以下医疗卫生机构,包括乡镇卫生院、村卫生室、社区卫生服务中心等,提供医疗卫生服务,主执业机构应当支持并提供便利。

(3)不予注册、注销注册、变更注册、重新注册的情形

①不予注册 《医师法》规定,有下列情形之一的,不予注册:A. 无民事行为能力或者限制民事行为能力;B. 受刑事处罚,刑罚执行完毕不满 2 年或者被依法禁止从事医师职业的期限未满;C. 被吊销医师执业证书不满 2 年;D. 因医师定期考核不合格被注销注册不满 1 年;E. 法律、行政法规规定不得从事医疗卫生服务的其他情形。受理申请的卫生健康主管部门对不予注册的,应当自受理申请之日起 20 个工作日内书面通知申请人和其所在医疗卫生机构,并说明理由。

②注销注册 医师注册后有下列情形之一的,注销注册,废止医师执业证书:A. 死亡;B. 受刑事处罚;C. 被吊销医师执业证书;D. 医师定期考核不合格,暂停执业活动期满,再次考核仍不合格;E. 中止医师执业活动满 2 年;F. 法律、行政法规规定不得从事医疗卫生服务或者应当办理注销手续的其他情形。

县级以上地方人民政府卫生健康主管部门对个体行医的医师,应当按照国家有关规定实施监督检查,发现有《医师法》规定注销注册的情形的,应当及时注销注册,废止医师执业证书。

有上述规定情形的,医师所在医疗卫生机构应当在 30 日内报告准予注册的卫生健康主管部门;卫生健康主管部门依职权发现医师有上述规定情形的,应当及时通报准予注册的卫生健康主管部门。准予注册的卫生健康主管部门应当及时注销注册,废止医师执业证书。

③变更注册 医师变更执业地点、执业类别、执业范围等注册事项的,应当依照《医师法》规定到准予注册的卫生健康主管部门办理变更注册手续。医师从事下列活动的,可以不办理相关变更注册手续:

A. 参加规范化培训、进修、对口支援、会诊、突发事件医疗救援、慈善或者其他公益性医疗、义诊;

B. 承担国家任务或者参加政府组织的重要活动等;

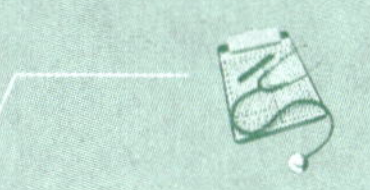

C. 在医疗联合体内的医疗机构中执业。

④重新注册　《医师法》规定，中止医师执业活动2年以上或者《医师法》规定不予注册的情形消失，申请重新执业的，应当由县级以上人民政府卫生健康主管部门或者其委托的医疗卫生机构、行业组织考核合格，并依照《医师法》规定重新注册。

国家采取措施，鼓励具有中等专业学校医学专业学历的人员通过参加更高层次学历教育等方式，提高医学技术能力和水平。在《医师法》施行前以及在《医师法》施行后一定期限内取得中等专业学校相关医学专业学历的人员，可以参加医师资格考试。具体办法由国务院卫生健康主管部门会同国务院教育、中医药等有关部门制定。

【例3】某医师因重大医疗事故受到吊销医师执业证书的行政处罚。半年后重新申请执业注册，卫生行政主管部门未予批准。理由是该医师自处罚决定之日起至申请注册之日止不满法定期限。该法定期限是

A. 6个月　　B. 1年　　C. 2年

D. 3年　　E. 4年

【例4】某医师从医院辞职到一家药品生产企业从事营销工作，后因事业不顺，想重回医院工作，但因其中止医师执业活动已满法定期限被卫生健康行政部门注销了注册。该法定期限是

A. 6个月　　B. 1年　　C. 2年

D. 3年　　E. 4年

【例5】医师中止执业活动的情形消失后，需要恢复执业活动的，应当经所在地的县级以上人民政府卫生健康主管部门或其委托的医疗机构、行业组织考核合格，并依法申请办理

A. 准予注册手续　　B. 中止注册手续　　C. 注销注册手续

D. 变更注册手续　　E. 重新注册手续

(4)医师个体行医　医师个体行医应当依法办理审批或者备案手续。执业医师个体行医，须经注册后在医疗卫生机构中执业满五年；但是，依照《医师法》第十一条第二款规定取得中医医师资格的人员，按照考核内容进行执业注册后，即可在注册的执业范围内个体行医。县级以上地方人民政府卫生健康主管部门对个体行医的医师，应当按照国家有关规定实施监督检查，发现有《医师法》规定注销注册的情形的，应当及时注销注册，废止医师执业证书。

3. 执业规则

(1)医师在执业活动中的权利和义务

①医师在执业活动中享有的权利

A. 在注册的执业范围内，按照有关规范进行医学诊查、疾病调查、医学处置、出具相应的医学证明文件，选择合理的医疗、预防、保健方案；

B. 获取劳动报酬，享受国家规定的福利待遇，按照规定参加社会保险并享受相应待遇；

C. 获得符合国家规定标准的执业基本条件和职业防护装备；

D. 从事医学教育、研究、学术交流；

E. 参加专业培训，接受继续医学教育；

F. 对所在医疗卫生机构和卫生健康主管部门的工作提出意见和建议，依法参与所在机构的民主管理；

G. 法律、法规规定的其他权利。

②医师在执业活动中应履行的义务

A. 树立敬业精神，恪守职业道德，履行医师职责，尽职尽责救治患者，执行疫情防控等公共卫生措施；

B. 遵循临床诊疗指南，遵守临床技术操作规范和医学伦理规范等；

C. 尊重、关心、爱护患者，依法保护患者隐私和个人信息；

D. 努力钻研业务，更新知识，提高医学专业技术能力和水平，提升医疗卫生服务质量；

E. 宣传推广与岗位相适应的健康科普知识，对患者及公众进行健康教育和健康指导；

F. 法律、法规规定的其他义务。

【例 6】执业医师的权利是

A. 遵守临床技术操作规范　　B. 对患者及公众进行健康教育　　C. 提升医疗卫生服务质量
D. 努力钻研业务　　E. 依法参与所在机构的民主管理

(2) 医师执业规定

①医师实施医疗、预防、保健措施,签署有关医学证明文件,必须亲自诊查、调查,并按照规定及时填写病历等医学文书,不得隐匿、伪造、篡改或者擅自销毁病历等医学文书及有关资料。医师不得出具虚假医学证明文件以及与自己执业范围无关或者与执业类别不相符的医学证明文件。

②医师在诊疗活动中应当向患者说明病情、医疗措施和其他需要告知的事项。需要实施手术、特殊检查、特殊治疗的,医师应当及时向患者具体说明医疗风险、替代医疗方案等情况,并取得其明确同意;不能或者不宜向患者说明的,应当向患者的近亲属说明,并取得其明确同意。

③医师开展药物、医疗器械临床试验和其他医学临床研究应当符合国家有关规定,遵守医学伦理规范,依法通过伦理审查,取得书面知情同意。

④对需要紧急救治的患者,医师应当采取紧急措施进行诊治,不得拒绝急救处置。因抢救生命垂危的患者等紧急情况,不能取得患者或者其近亲属意见的,经医疗机构负责人或者授权的负责人批准,可以立即实施相应的医疗措施。国家鼓励医师积极参与公共交通工具等公共场所急救服务;医师因自愿实施急救造成受助人损害的,不承担民事责任。

⑤医师应当使用经依法批准或者备案的药品、消毒药剂、医疗器械,采用合法、合规、科学的诊疗方法。除按照规范用于诊断治疗外,不得使用麻醉药品、医疗用毒性药品、精神药品、放射性药品等。

⑥医师应当坚持安全有效、经济合理的用药原则,遵循药品临床应用指导原则、临床诊疗指南和药品说明书等合理用药。在尚无有效或者更好治疗手段等特殊情况下,医师取得患者明确知情同意后,可以采用药品说明书中未明确但具有循证医学证据的药品用法实施治疗。医疗机构应当建立管理制度,对医师处方、用药医嘱的适宜性进行审核,严格规范医师用药行为。

⑦医师不得利用职务之便,索要、非法收受财物或者牟取其他不正当利益;不得对患者实施不必要的检查、治疗。

⑧遇有自然灾害、事故灾难、公共卫生事件和社会安全事件等严重威胁人民生命健康的突发事件时,县级以上人民政府卫生健康主管部门根据需要组织医师参与卫生应急处置和医疗救治,医师应当服从调遣。

⑨在执业活动中有下列情形之一的,医师应当按照有关规定及时向所在医疗卫生机构或者有关部门、机构报告:A. 发现传染病、突发不明原因疾病或者异常健康事件; B. 发生或者发现医疗事故; C. 发现可能与药品、医疗器械有关的不良反应或者不良事件; D. 发现假药或者劣药; E. 发现患者涉嫌伤害事件或者非正常死亡; F. 法律、法规规定的其他情形。

(3) 执业医师的特别规定　执业医师按照国家有关规定,经所在医疗卫生机构同意,可以通过互联网等信息技术提供部分常见病、慢性病复诊等适宜的医疗卫生服务。国家支持医疗卫生机构之间利用互联网等信息技术开展远程医疗合作。

(4) 执业助理医师的特别规定　执业助理医师应当在执业医师的指导下,在医疗卫生机构中按照注册的执业类别、执业范围执业。在乡、民族乡、镇和村医疗卫生机构以及艰苦边远地区县级医疗卫生机构中执业的执业助理医师,可以根据医疗卫生服务情况和本人实践经验,独立从事一般的执业活动。

(5) 医学生和医学毕业生参与临床诊疗活动的要求　参加临床教学实践的医学生和尚未取得医师执业证书、在医疗卫生机构中参加医学专业工作实践的医学毕业生,应当在执业医师监督、指导下参与临床诊疗活动。医疗卫生机构应当为有关医学生、医学毕业生参与临床诊疗活动提供必要的条件。

【例 7】执业助理医师可以独立从事一般执业活动的单位是

A. 市妇幼保健院　　B. 县人民医院　　C. 县疾病预防控制中心

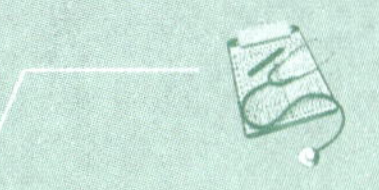

D. 社区卫生服务中心　　E. 乡卫生院(2024)

【例8】医师应当遵守的执业要求是

A. 努力钻研业务　　B. 从事医学教育　　C. 参加专业培训
D. 接受继续医学教育　　E. 对急危患者不得拒绝急救处置

4. 培训和考核

(1)**培训**　《医师法》规定:①国家制定医师培养规划,建立适应行业特点和社会需求的医师培养和供需平衡机制,统筹各类医学人才需求,加强全科、儿科、精神科、老年医学等紧缺专业人才培养。②国家建立健全住院医师规范化培训制度,健全临床带教激励机制,保障住院医师培训期间待遇,严格培训过程管理和结业考核。国家建立健全专科医师规范化培训制度,不断提高临床医师专科诊疗水平。③县级以上人民政府卫生健康主管部门和其他有关部门应当制定医师培训计划,采取多种形式对医师进行分级分类培训,为医师接受继续医学教育提供条件。④国家在每年的医学专业招生计划和教育培训计划中,核定一定比例用于定向培养、委托培训,加强基层和艰苦边远地区医师队伍建设。

(2)**考核**　《医师法》规定,国家实行医师定期考核制度。县级以上人民政府卫生健康主管部门或者其委托的医疗卫生机构、行业组织应当按照医师执业标准,对医师的业务水平、工作业绩和职业道德状况进行考核,考核周期为3年。对具有较长年限执业经历、无不良行为记录的医师,可以简化考核程序。受委托的机构或者组织应当将医师考核结果报准予注册的卫生健康主管部门备案。对考核不合格的医师,县级以上人民政府卫生健康主管部门应当责令其暂停执业活动3个月至6个月,并接受相关专业培训。暂停执业活动期满,再次进行考核,对考核合格的,允许其继续执业。

【例9】医师定期考核不合格,按照《医师定期考核管理办法》的相关规定,需要进行的处理是

A. 取消执业资格　　B. 30日内重新考核
C. 吊销执业医师资格证书　　D. 暂停执业活动3个月至6个月
E. 收回执业医师资格证书并注销执业注册(2024)

5. 保障措施

(1)**职称晋升**　《医师法》规定,国家建立健全体现医师职业特点和技术劳动价值的人事、薪酬、职称、奖励制度。对从事传染病防治、放射医学和精神卫生工作以及其他特殊岗位工作的医师,应当按照国家有关规定给予适当的津贴。津贴标准应当定期调整。在基层和艰苦边远地区工作的医师,按照国家有关规定享受津贴、补贴政策,并在职称评定、职业发展、教育培训和表彰奖励等方面享受优惠待遇。

(2)**表彰与奖励**　医师有下列情形之一的,按照国家有关规定给予表彰、奖励:①在执业活动中,医德高尚,事迹突出;②在医学研究、教育中开拓创新,对医学专业技术有重大突破,做出显著贡献;③遇有突发事件时,在预防预警、救死扶伤等工作中表现突出;④长期在艰苦边远地区的县级以下医疗卫生机构努力工作;⑤在疾病预防控制、健康促进工作中做出突出贡献;⑥法律、法规规定的其他情形。

(3)**医师执业安全保障**　医疗卫生机构应当完善安全保卫措施,维护良好的医疗秩序,及时主动化解医疗纠纷,保障医师执业安全。禁止任何组织或者个人阻碍医师依法执业,干扰医师正常工作、生活;禁止通过侮辱、诽谤、威胁、殴打等方式,侵犯医师的人格尊严、人身安全。

6. 法律责任

(1)**以不正当手段取得医师资格证书或者医师执业证书的法律责任**　以不正当手段取得医师资格证书或者医师执业证书的,由发给证书的卫生健康主管部门予以撤销,三年内不受理其相应申请。

(2)**医师执业活动中违法行为的法律责任**　《医师法》规定:

①医师在执业活动中有下列行为之一的,由县级以上人民政府卫生健康主管部门责令改正,给予警告;情节严重的,责令暂停6个月以上1年以下执业活动直至吊销医师执业证书:

A. 在提供医疗卫生服务或者开展医学临床研究中,未按照规定履行告知义务或者取得知情同意;

B. 对需要紧急救治的患者,拒绝急救处置,或者由于不负责任延误诊治;

C. 遇有自然灾害、事故灾难、公共卫生事件和社会安全事件等严重威胁人民生命健康的突发事件时，不服从卫生健康主管部门调遣；

D. 未按照规定报告有关情形；

E. 违反法律、法规、规章或者执业规范，造成医疗事故或者其他严重后果。

②医师在执业活动中有下列行为之一的，由县级以上人民政府卫生健康主管部门责令改正，给予警告，没收违法所得，并处10000元以上30000元以下的罚款；情节严重的，责令暂停6个月以上1年以下执业活动直至吊销医师执业证书：

A. 泄露患者隐私或者个人信息；

B. 出具虚假医学证明文件，或者未经亲自诊查、调查，签署诊断、治疗、流行病学等证明文件或者有关出生、死亡等证明文件；

C. 隐匿、伪造、篡改或者擅自销毁病历等医学文书及有关资料；

D. 未按照规定使用麻醉药品、医疗用毒性药品、精神药品、放射性药品等；

E. 利用职务之便，索要、非法收受财物或者牟取其他不正当利益，或者违反诊疗规范，对患者实施不必要的检查、治疗造成不良后果；

F. 开展禁止类医疗技术临床应用。

③医师未按照注册的执业地点、执业类别、执业范围执业的，由县级以上人民政府卫生健康主管部门或者中医药主管部门责令改正，给予警告，没收违法所得，并处10000元以上30000元以下的罚款；情节严重的，责令暂停6个月以上1年以下执业活动直至吊销医师执业证书。

④严重违反医师职业道德、医学伦理规范，造成恶劣社会影响的，由省级以上人民政府卫生健康主管部门吊销医师执业证书或者责令停止非法执业活动，5年直至终身禁止从事医疗卫生服务或者医学临床研究。

(3)非医师行医的法律责任 违反《医师法》规定，非医师行医的，由县级以上人民政府卫生健康主管部门责令停止非法执业活动，没收违法所得和药品、医疗器械，并处违法所得2倍以上10倍以下的罚款，违法所得不足10000元的，按10000元计算。

【例10】某医生未按照规定使用麻醉药品，但及时采取了补救措施且未造成严重后果。根据相关规定，卫生健康主管部门对其可能采取的处罚措施是

A. 追究刑事责任　B. 罚款3万~6万元　C. 责令改正，给予警告

D. 吊销医师执业证书　E. 责令暂停6个月以上1年以下执业活动(2024)

【例11】某县人民医院的王医师出具虚假出生证明并造成严重后果。当地卫生健康主管部门给予的处罚是

A. 警告　B. 吊销执业证书　C. 没收违法所得

D. 罚款　E. 责令改正(2024)

【例12】患者以隐私权受侵犯起诉医师，卫生健康主管部门给予医师处罚，主要是根据

A.《医师法》　B.《药品管理法》　C.《行政处罚法》

D.《母婴保健法》　E.《精神卫生法》

二、医疗机构管理条例及其实施细则

《医疗机构管理条例》由国务院于1994年2月26日发布，自1994年9月1日起施行。1994年8月29日，卫生部发布了《医疗机构管理条例实施细则》，自1994年9月1日起施行；2006年卫生部和2017年国家卫生计生委分别对《医疗机构管理条例实施细则》进行了修订。2022年，国务院令第752号《国务院关于修改和废止部分行政法规的决定》对《医疗机构管理条例》的部分条款予以修改，决定自2022年5月1日起施行。

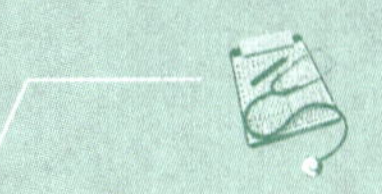

1. 医疗机构的服务宗旨

医疗机构是指依法定程序设立、取得《医疗机构执业许可证》，从事疾病诊断、治疗活动的卫生机构的总称。医疗机构以救死扶伤，防病治病，为公民的健康服务为宗旨。

2. 医疗机构执业规则

①任何单位或者个人，未取得《医疗机构执业许可证》或者未经备案，不得开展诊疗活动。

②医疗机构执业，必须遵守有关法律、法规和医疗技术规范。

③医疗机构必须将《医疗机构执业许可证》、诊疗科目、诊疗时间和收费标准悬挂于明显处所。

④医疗机构必须按照核准登记或者备案的诊疗科目开展诊疗活动。

⑤医疗机构不得使用非卫生技术人员从事医疗卫生技术工作。

⑥医疗机构应当加强对医务人员的医德教育。

⑦医疗机构工作人员上岗工作，必须佩带载有本人姓名、职务或者职称的标牌。

⑧医疗机构对危重患者应当立即抢救。对限于设备或者技术条件不能诊治的患者，应当及时转诊。

⑨未经医师（士）亲自诊查患者，医疗机构不得出具疾病诊断书、健康证明书或者死亡证明书等证明文件；未经医师（士）、助产人员亲自接产，医疗机构不得出具出生证明书或者死产报告书。

⑩医务人员在诊疗活动中应当向患者说明病情和医疗措施。需要实施手术、特殊检查、特殊治疗的，医务人员应当及时向患者具体说明医疗风险、替代医疗方案等情况，并取得其明确同意；不能或者不宜向患者说明的，应当向患者的近亲属说明，并取得其明确同意。因抢救生命垂危的患者等紧急情况，不能取得患者或者其近亲属意见的，经医疗机构负责人或者授权的负责人批准，可以立即实施相应的医疗措施。

⑪医疗机构发生医疗事故，按照国家有关规定处理。

⑫医疗机构对传染病、精神病、职业病等患者的特殊诊治和处理，应当按照国家有关法律、法规的规定办理。

⑬医疗机构必须按照有关药品管理的法律、法规，加强药品管理。

⑭医疗机构必须按照人民政府或者物价部门的有关规定收取医疗费用，详列细项，并出具收据。

⑮医疗机构必须承担相应的预防保健工作，承担县级以上人民政府卫生行政部门委托的支援农村、指导基层医疗卫生工作等任务。

⑯发生重大灾害、事故、疾病流行或者其他意外情况时，医疗机构及其卫生技术人员必须服从县级以上人民政府卫生行政部门的调遣。

【例13】某医院未经批准新设医疗美容科，从外地聘请了一位退休外科医师担任主治医师。该院行为的性质属于

A. 非法行医　　B. 超范围执业　　C. 正常医疗行为
D. 特殊情况　　E. 开展新技术

注意：新版《医疗机构管理条例》第二十六条规定，医疗机构必须按照核准登记或者备案的诊疗科目开展诊疗活动。某医院未经批准新设医疗美容科，显然属于超范围执业。

【例14】《医疗机构管理条例》规定的医疗机构执业规则是

A. 符合医疗机构的基本标准　　B. 需进行执业登记　　C. 符合区域医疗机构设置规划
D. 能够独立承担民事责任　　E. 按照核准登记的诊疗科目开展诊疗活动

【例15】医疗机构工作人员上岗工作，必须佩戴标牌。标牌除载明本人姓名外，还应载明

A. 性别和年龄　　B. 年龄和专业　　C. 专业和职务
D. 职务或者职称　　E. 职称及科室

3. 登记和校验

（1）**登记**　医疗机构执业，必须进行登记，领取《医疗机构执业许可证》；诊所按照国务院卫生行政部

门的规定向所在地的县级人民政府卫生行政部门备案后,可以执业。

①申请登记的条件　申请医疗机构执业登记,应当具备下列条件:

A. 按照规定应当办理设置医疗机构批准书的,已取得设置医疗机构批准书;

B. 符合医疗机构的基本标准;

C. 有适合的名称、组织机构和场所;

D. 有与其开展的业务相适应的经费、设施、设备和专业卫生技术人员;

E. 有相应的规章制度;

F. 能够独立承担民事责任。

②执业登记的办理　医疗机构的执业登记,由批准其设置的人民政府卫生行政部门办理;不需要办理设置医疗机构批准书的医疗机构的执业登记,由所在地的县级以上地方人民政府卫生行政部门办理。国家统一规划的医疗机构,其执业登记,由所在地的省、自治区、直辖市人民政府卫生行政部门办理。机关、企业和事业单位设置的为内部职工服务的门诊部、卫生所(室)、诊所的执业登记或者备案,由所在地的县级人民政府卫生行政部门办理。

③执业登记的事项　医疗机构执业登记的主要事项:A. 名称、地址、主要负责人;B. 所有制形式;C. 诊疗科目、床位;D. 注册资金。

④执业登记的审核　县级以上地方人民政府卫生行政部门自受理执业登记申请之日起 45 日内,根据《医疗机构管理条例》和医疗机构基本标准进行审核。审核合格的,予以登记,发给《医疗机构执业许可证》;审核不合格的,将审核结果以书面形式通知申请人。

⑤变更登记和注销登记　医疗机构改变名称、场所、主要负责人、诊疗科目、床位,必须向原登记机关办理变更登记或者向原备案机关备案。医疗机构歇业,必须向原登记机关办理注销登记或者向原备案机关备案。经登记机关核准后,收缴《医疗机构执业许可证》。医疗机构非因改建、扩建、迁建原因停业超过 1 年的,视为歇业。

(2)校验

①医疗机构的校验期　床位不满 100 张的医疗机构,其《医疗机构执业许可证》每年校验 1 次;床位在 100 张以上的医疗机构,其《医疗机构执业许可证》每 3 年校验 1 次。校验由原登记机关办理。

②校验申请　医疗机构应当于校验期满前 3 个月向登记机关申请办理校验手续。办理校验应当交验《医疗机构执业许可证》,并提交下列文件:A. 医疗机构校验申请书;B.《医疗机构执业许可证》副本;C. 省、自治区、直辖市卫生行政部门规定提交的其他材料。

③校验审查和结论　卫生行政部门应当在受理校验申请书后的 30 日内完成校验。医疗机构有下列情形之一的,登记机关可以根据情况,给予 1 至 6 个月的暂缓校验:A. 不符合《医疗机构基本标准》;B. 限期改正期间;C. 省、自治区、直辖市卫生行政部门规定的其他情形。

校验结论包括“校验合格”和“暂缓校验”。暂缓校验应当确定暂缓校验期。不设床位的医疗机构在暂缓校验期内不得执业。暂缓校验期满仍不能通过校验的,由登记机关注销其《医疗机构执业许可证》。

4. 法律责任

(1)未取得《医疗机构执业许可证》擅自执业的法律责任　违反规定,未取得《医疗机构执业许可证》擅自执业的,依照《中华人民共和国基本医疗卫生与健康促进法》的规定予以处罚。违反规定,诊所未经备案执业的,由县级以上人民政府卫生行政部门责令其改正,没收违法所得,并处 3 万元以下罚款;拒不改正的,责令其停止执业活动。

(2)逾期不校验的法律责任　逾期不校验《医疗机构执业许可证》仍从事诊疗活动的,由县级以上人民政府卫生行政部门责令其限期补办校验手续;拒不校验的,吊销其《医疗机构执业许可证》。

(3)出卖、转让、出借《医疗机构执业许可证》的法律责任　出卖、转让、出借《医疗机构执业许可证》的,依照《中华人民共和国基本医疗卫生与健康促进法》的规定予以处罚。

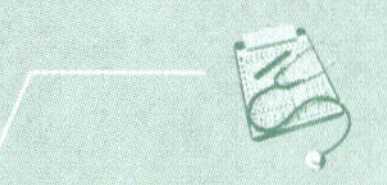

(4)诊疗活动超出登记或者备案范围的法律责任　诊疗活动超出登记或者备案范围的，由县级以上人民政府卫生行政部门予以警告、责令其改正，没收违法所得，并可以根据情节处以1万元以上10万元以下的罚款；情节严重的，吊销其《医疗机构执业许可证》或者责令其停止执业活动。

(5)使用非卫生技术人员从事医疗卫生技术工作的法律责任　使用非卫生技术人员从事医疗卫生技术工作的，由县级以上人民政府卫生行政部门责令其限期改正，并可以处以1万元以上10万元以下的罚款；情节严重的，吊销其《医疗机构执业许可证》或者责令其停止执业活动。

(6)出具虚假证明文件的法律责任　出具虚假证明文件的，由县级以上人民政府卫生行政部门予以警告；对造成危害后果的，可以处以1万元以上10万元以下的罚款；对直接责任人员由所在单位或者上级机关给予行政处分。没收的财物和罚款全部上交国库。

【例16】医疗机构对有能力诊治的危重患者应该采取的处置措施是

A. 办理住院手续　B. 立即抢救　C. 转院
D. 报告当值院领导　E. 报告当地卫生健康主管部门

【例17】某孕妇在家中分娩一死胎，为向生育行政管理部门申请新的生育指标，其家属要求卫生院出具死产证明文件，乡卫生院拒绝出具。理由是

A. 产妇本人没有提出申请　B. 产妇户口不在卫生院所在地　C. 须向卫生行政部门报告
D. 未经医务人员亲自接产　E. 未接到公安部门通知

【例18】某中年男性因突发急症在大街上摔倒并昏迷，由路人送至附近医院，被确诊为脑出血，急需手术，但医务人员无法联系到其亲属。在此情况下，可以决定为其行急诊手术的人员是

A. 为其接诊的医师　B. 为其接诊医师的上级医师　C. 医院所在地派出所负责人
D. 院长或其授权的人　E. 医院所在地民政部门负责人

【例19】医疗机构使用非卫生技术人员从事医疗卫生技术工作应给予罚款处罚，其最高数额是

A. 5000元　B. 1万元　C. 5万元
D. 10万元　E. 100万元

【例20】《医疗机构执业许可证》每3年校验1次的医疗机构是

A. 诊所　B. 三级医院　C. 村卫生室
D. 社区服务中心　E. 中外合资合作医疗机构(2023)

【例21】卫生行政部门在受理医疗机构提交的校验申请后完成校验的时限为

A. 10天　B. 20天　C. 30天
D. 45天　E. 60天(2024)

【例22】某私人门诊部，因涉及内部产权争议，拟停业13个月，按规定向原登记机关办理相关手续。该手续为

A. 变更登记　B. 注销登记　C. 暂停登记
D. 申请登记　E. 备案登记(2024)

常考点　重点内容，请全面掌握。

参考答案——详细解答见《2025国家临床执业及助理医师资格考试历年考点精析(上、下册)》

1. ABCDE　2. ABCDE　3. ABCDE　4. ABCDE　5. ABCDE　6. ABCDE　7. ABCDE
8. ABCDE　9. ABCDE　10. ABCDE　11. ABCDE　12. ABCDE　13. ABCDE　14. ABCDE
15. ABCDE　16. ABCDE　17. ABCDE　18. ABCDE　19. ABCDE　20. ABCDE　21. ABCDE
22. ABCDE

第3章　医疗事故处理条例与医疗纠纷预防和处理条例

▶▶考纲要求

①医疗事故处理条例概述:医疗事故的概念及其处理原则,处理医疗事故的基本要求。②医疗事故的预防与处置:医疗事故的报告。③医疗事故的行政处理与监督:卫生行政部门对重大医疗过失行为的处理,卫生行政部门对发生医疗事故的医疗机构和医务人员的处理。④法律责任:医疗机构的法律责任,医务人员的法律责任。⑤医疗纠纷预防和处理条例:概述(医疗纠纷的概念,处理医疗纠纷的原则)。⑥医疗纠纷预防:遵守医疗卫生法律和恪守职业道德,加强医疗质量安全和风险管理,严格执行药品管理制度,履行告知义务,病历书写、保管与查阅、复制,建立健全医患沟通机制,建立健全投诉接待制度。⑦医疗纠纷处理:解决医疗纠纷的途径,病历资料的封存和启封,现场实物的封存和启封,尸检,医疗损害鉴定。⑧法律责任:医疗机构篡改、伪造、隐匿、毁灭病历资料的法律责任,医疗机构将未通过技术评估和伦理审查的医疗新技术应用于临床的法律责任,医疗机构及其医务人员未履行规定义务的法律责任。

▶▶复习要点

一、医疗事故处理条例

2002年4月4日,国务院公布了《医疗事故处理条例》,自2002年9月1日起施行。

1. 概述

(1)医疗事故的概念及其处理原则　医疗事故是指医疗机构及其医务人员在医疗活动中,违反医疗卫生管理法律、行政法规、部门规章和诊疗护理规范、常规,过失造成患者人身损害的事故。《医疗事故处理条例》规定,处理医疗事故,应当遵循公开、公平、公正、及时、便民的原则。

(2)处理医疗事故的基本要求　《医疗事故处理条例》规定,处理医疗事故,应当坚持实事求是的科学态度,做到事实清楚、定性准确、责任明确、处理恰当。

2. 医疗事故的预防与处置

(1)医务人员的报告　医务人员在医疗活动中发生或者发现医疗事故、可能引起医疗事故的医疗过失行为或者发生医疗事故争议的,应当立即向所在科室负责人报告,科室负责人应当及时向本医疗机构负责医疗服务质量监控的部门或者专(兼)职人员报告;负责医疗服务质量监控的部门或者专(兼)职人员接到报告后,应当立即进行调查、核实,将有关情况如实向本医疗机构的负责人报告,并向患者通报、解释。

(2)医疗机构的报告　发生医疗事故的医疗机构应当按照规定向所在地卫生行政部门报告。发生下列重大医疗过失行为的,医疗机构应当在12小时内向所在地卫生行政部门报告:

①导致患者死亡或者可能为二级以上的医疗事故;

②导致3人以上人身损害后果;

③国务院卫生行政部门和省、自治区、直辖市人民政府卫生行政部门规定的其他情形。

【例1】患者,女性,50岁,因突发疾病送医院抢救脱险。治疗结束后接诊医生发现自己在诊治过程中存在失误。根据《医疗事故处理条例》,该医生应该将此事告知给

A. 住院总医师　　B. 上级医师　　C. 科室负责人

D. 医院副院长　　E. 医院质控工作人员(2024)

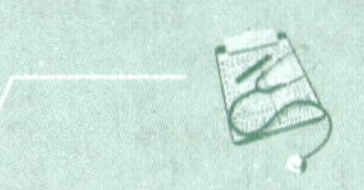

【例 2】男，45 岁。因急性阑尾炎于某医院接受手术治疗，术后医师发现腹腔内有纱布遗留。根据《医疗事故处理条例》，医师应当依法上报的主体是

A. 科室负责人　　B. 医院院长　　C. 医院办公室
D. 医院服务监督部门　　E. 当地卫生健康主管部门（2023）

3. 医疗事故的行政处理与监督

(1) 卫生行政部门对重大医疗过失行为的处理　卫生行政部门接到医疗机构关于重大医疗过失行为的报告后，除责令医疗机构及时采取必要的医疗救治措施，防止损害后果扩大外，应当组织调查，判定是否属于医疗事故；对不能判定是否属于医疗事故的，应当依照《医疗事故处理条例》的有关规定，交由负责医疗事故技术鉴定工作的医学会组织鉴定。

(2) 卫生行政部门对发生医疗事故的医疗机构和医务人员的行政处理　卫生行政部门应当依照《医疗事故处理条例》和有关法律、行政法规、部门规章的规定，对发生医疗事故的医疗机构和医务人员作出行政处理。县级以上地方人民政府卫生行政部门应当按照规定逐级将当地发生的医疗事故以及依法对发生医疗事故的医疗机构和医务人员作出行政处理的情况，上报国务院卫生行政部门。

4. 法律责任

(1) 医疗机构的法律责任　医疗机构发生医疗事故的，由卫生行政部门根据医疗事故等级和情节，给予警告；情节严重的，责令限期停业整顿直至由原发证部门吊销执业许可证。

医疗机构违反《医疗事故处理条例》的规定，有下列情形之一的，由卫生行政部门责令改正；情节严重的，对负有责任的主管人员和其他直接责任人员依法给予行政处分或者纪律处分：

①未如实告知患者病情、医疗措施和医疗风险的。
②没有正当理由，拒绝为患者提供复印或者复制病历资料服务的。
③未按照国务院卫生行政部门规定的要求书写和妥善保管病历资料的。
④未在规定时间内补记抢救工作病历内容的。
⑤未按照规定封存、保管和启封病历资料和实物的。
⑥未设置医疗服务质量监控部门或者配备专（兼）职人员的。
⑦未制定有关医疗事故防范和处理预案的。
⑧未在规定时间内向卫生行政部门报告重大医疗过失行为的。
⑨未按照规定向卫生行政部门报告医疗事故的。
⑩未按照规定进行尸检和保存、处理尸体的。

医疗机构有下列情形之一的，由卫生行政部门责令改正，给予警告；对负有责任的主管人员和其他直接责任人员依法给予行政处分或者纪律处分；情节严重的，由原发证部门吊销其执业证书或者资格证书：①承担尸检任务的机构没有正当理由，拒绝进行尸检的；②涂改、伪造、隐匿、销毁病历资料的。

(2) 医务人员的法律责任　《医疗事故处理条例》规定，医疗机构发生医疗事故，情节严重的，对负有责任的医务人员依照刑法关于医疗事故罪的规定，依法追究刑事责任；尚不够刑事处罚的，依法给予行政处分或者纪律处分。对发生医疗事故的有关医务人员，除依照前款处罚外，卫生行政部门可以责令暂停6个月以上1年以下执业活动；情节严重的，吊销其执业证书。

【例 3】某患者凌晨因心脏病发作被送入医院抢救，但不幸于当日上午 8 时死亡。下午 3 时，患者家属要求查阅病历，院方以抢救时间紧急，尚未补记病历为由不予提供，引起患者家属不满，投诉至卫生局。根据《医疗事故处理条例》规定，卫生局应给予该医院的处理是

A. 限期整改　　B. 责令改正　　C. 罚款
D. 吊销执业许可证　　E. 警告

【例 4】某县妇幼保健院医师李某，在发生医疗事故后涂改病历资料，造成严重后果。当地卫生行政部门应该给予的处罚是

A. 罚款　　B. 责令改正　　C. 给予警告
D. 吊销执业证书　　E. 暂停执业活动6个月至1年(2024)

二、医疗纠纷预防和处理条例

2018年7月31日,国务院公布了《医疗纠纷预防和处理条例》,自2018年10月1日起施行。

1. 概述

(1)医疗纠纷的概念　医疗纠纷是指医患双方因诊疗活动引发的争议。

(2)处理医疗纠纷的原则　处理医疗纠纷,应当遵循公平、公正、及时的原则,实事求是,依法处理。

2. 医疗纠纷的预防

(1)遵守医疗卫生法律和恪守职业道德　医疗机构及其医务人员在诊疗活动中应当以患者为中心,加强人文关怀,严格遵守医疗卫生法律、法规、规章和诊疗相关规范、常规,恪守职业道德。医疗机构应当对其医务人员进行医疗卫生法律、法规、规章和诊疗相关规范、常规的培训,并加强职业道德教育。

(2)加强医疗质量安全和风险管理

①医疗质量安全管理　医疗机构应当制定并实施医疗质量安全管理制度,设置医疗服务质量监控部门或者配备专(兼)职人员,加强对诊断、治疗、护理、药事、检查等工作的规范化管理,优化服务流程,提高服务水平。

②医疗风险管理　A. 医疗机构应当加强医疗风险管理,完善医疗风险的识别、评估和防控措施,定期检查措施落实情况,及时消除隐患。B. 开展手术、特殊检查、特殊治疗等具有较高医疗风险的诊疗活动,医疗机构应当提前预备应对方案,主动防范突发风险。

③医疗技术临床应用管理　医疗机构应当按照国务院卫生主管部门制定的医疗技术临床应用管理规定,开展与其技术能力相适应的医疗技术服务,保障临床应用安全,降低医疗风险;采用医疗新技术的,应当开展技术评估和伦理审查,确保安全有效、符合伦理。

(3)严格执行药品管理制度　医疗机构应当依照有关法律、法规的规定,严格执行药品、医疗器械、消毒药剂、血液等的进货查验、保管等制度。禁止使用无合格证明文件、过期等不合格的药品、医疗器械、消毒药剂、血液等。

(4)履行告知义务　医务人员在诊疗活动中应当向患者说明病情和医疗措施。需要实施手术,或者开展临床试验等存在一定危险性、可能产生不良后果的特殊检查、特殊治疗的,医务人员应当及时向患者说明医疗风险、替代医疗方案等情况,并取得其书面同意;在患者处于昏迷等无法自主作出决定的状态或者病情不宜向患者说明等情形下,应当向患者的近亲属说明,并取得其书面同意。紧急情况下不能取得患者或者其近亲属意见的,经医疗机构负责人或者授权的负责人批准,可以立即实施相应的医疗措施。

(5)病历书写、保管与查阅、复制

①病历书写和保管　医疗机构及其医务人员应当按照国务院卫生主管部门的规定,填写并妥善保管病历资料。因紧急抢救未能及时填写病历的,医务人员应当在抢救结束后6小时内据实补记,并加以注明。任何单位和个人不得篡改、伪造、隐匿、毁灭或者抢夺病历资料。

②病历查阅和复制　患者有权查阅、复制其门诊病历、住院志、体温单、医嘱单、化验单(检验报告)、医学影像检查资料、特殊检查同意书、手术同意书、手术及麻醉记录、病理资料、护理记录、医疗费用以及国务院卫生主管部门规定的其他属于病历的全部资料。患者要求复制病历资料的,医疗机构应当提供复制服务,并在复制的病历资料上加盖证明印记。复制病历资料时,应当有患者或者其近亲属在场。医疗机构应患者的要求为其复制病历资料,可以收取工本费,收费标准应当公开。患者死亡的,其近亲属可以依照本条例的规定,查阅、复制病历资料。

(6)建立健全医患沟通机制　医疗机构应当建立健全医患沟通机制,对患者在诊疗过程中提出的咨

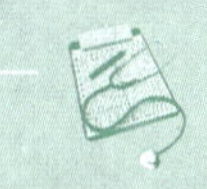

询、意见和建议，应当耐心解释、说明，并按照规定进行处理；对患者就诊疗行为提出的疑问，应当及时予以核实、自查，并指定有关人员与患者或者其近亲属沟通，如实说明情况。

(7)**建立健全投诉接待制度**　医疗机构应当建立健全投诉接待制度，设置统一的投诉管理部门或者配备专(兼)职人员，在医疗机构显著位置公布医疗纠纷解决途径、程序和联系方式等，方便患者投诉或者咨询。

【例5】男性，43岁。在工地从高处坠落，昏迷15分钟。被工友送至附近医院抢救。接诊医师全力抢救，未及时书写病历。抢救结束后，接诊医师在规定时限之内据实补记病历。该时限为

A. 2小时　　B. 4小时　　C. 6小时
D. 8小时　　E. 12小时(2022)

3. 医疗纠纷处理

(1)**解决医疗纠纷的途径**　发生医疗纠纷，医患双方可以通过下列途径解决：①双方自愿协商；②申请人民调解；③申请行政调解；④向人民法院提起诉讼；⑤法律、法规规定的其他途径。

发生医疗纠纷，医疗机构应当告知患者或者其近亲属下列事项：解决医疗纠纷的合法途径；有关病历资料、现场实物封存和启封的规定；有关病历资料查阅、复制的规定；患者死亡的，还应当告知其近亲属有关尸检的规定。

①自愿协商　医患双方选择协商解决医疗纠纷的，应当在专门场所协商，不得影响正常医疗秩序。医患双方人数较多的，应当推举代表进行协商，每方代表人数不超过5人。协商解决医疗纠纷应当坚持自愿、合法、平等的原则，尊重当事人的权利，尊重客观事实。医患双方应当文明、理性表达意见和要求，不得有违法行为。协商确定赔付金额应当以事实为依据，防止畸高或者畸低。对分歧较大或者索赔数额较高的医疗纠纷，鼓励医患双方通过人民调解的途径解决。医患双方经协商达成一致的，应当签署书面和解协议书。

②人民调解　人民调解的程序是：

A. 申请　申请医疗纠纷人民调解的，由医患双方共同向医疗纠纷人民调解委员会提出申请；一方申请调解的，医疗纠纷人民调解委员会在征得另一方同意后进行调解。申请人可以以书面或者口头形式申请调解。书面申请的，申请书应当载明申请人的基本情况、申请调解的争议事项和理由等；口头申请的，医疗纠纷人民调解员应当当场记录申请人的基本情况、申请调解的争议事项和理由等，并经申请人签字确认。医疗纠纷人民调解委员会获悉医疗机构内发生重大医疗纠纷，可以主动开展工作，引导医患双方申请调解。当事人已经向人民法院提起诉讼并且已被受理，或者已经申请卫生主管部门调解并且已被受理的，医疗纠纷人民调解委员会不予受理；已经受理的，终止调解。

B. 调解期限　医疗纠纷人民调解委员会应当自受理之日起30个工作日内完成调解。需要鉴定的，鉴定时间不计入调解期限。因特殊情况需要延长调解期限的，医疗纠纷人民调解委员会和医患双方可以约定延长调解期限。超过调解期限未达成调解协议的，视为调解不成。

C. 调解协议书　医患双方经人民调解达成一致的，医疗纠纷人民调解委员会应当制作调解协议书。调解协议书经医患双方签字或者盖章，人民调解员签字并加盖医疗纠纷人民调解委员会印章后生效。达成调解协议的，医疗纠纷人民调解委员会应当告知医患双方可以依法向人民法院申请司法确认。

③行政调解　医患双方申请医疗纠纷行政调解的，应按规定向医疗纠纷发生地县级人民政府卫生主管部门提出申请。卫生主管部门应当自收到申请之日起5个工作日内作出是否受理的决定。当事人已经向人民法院提起诉讼并且已被受理，或者已经申请医疗纠纷人民调解委员会调解并且已被受理的，卫生主管部门不予受理；已经受理的，终止调解。卫生主管部门应当自受理之日起30个工作日内完成调解。需要鉴定的，鉴定时间不计入调解期限。超过调解期限未达成调解协议的，视为调解不成。

④提起诉讼　发生医疗纠纷，当事人协商、调解不成的，可以依法向人民法院提起诉讼。当事人也可以直接向人民法院提起诉讼。

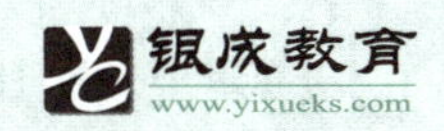

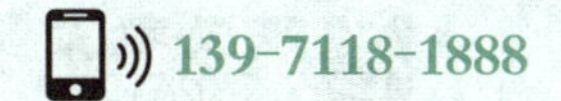

(2)病历资料的封存和启封 发生医疗纠纷需要封存、启封病历资料的,应当在医患双方在场的情况下进行。封存的病历资料可以是原件,也可以是复制件,由医疗机构保管。病历尚未完成需要封存的,对已完成病历先行封存;病历按照规定完成后,再对后续完成部分进行封存。医疗机构应当对封存的病历开列封存清单,由医患双方签字或者盖章,各执一份。病历资料封存后医疗纠纷已经解决,或者患者在病历资料封存满 3 年未再提出解决医疗纠纷要求的,医疗机构可以自行启封。

(3)现场实物的封存和启封 ①疑似输液、输血、注射、用药等引起不良后果的,医患双方应当共同对现场实物进行封存、启封,封存的现场实物由医疗机构保管。需要检验的,应当由双方共同委托依法具有检验资格的检验机构进行检验;双方无法共同委托的,由医疗机构所在地县级人民政府卫生主管部门指定。②疑似输血引起不良后果,需要对血液进行封存保留的,医疗机构应当通知提供该血液的血站派人员到场。③现场实物封存后医疗纠纷已经解决,或者患者在现场实物封存满 3 年未再提出解决医疗纠纷要求的,医疗机构可以自行启封。

(4)尸检 患者死亡,医患双方对死因有异议的,应当在患者死亡后 48 小时内进行尸检;具备尸体冻存条件的,可以延长至 7 日。尸检应当经死者近亲属同意并签字,拒绝签字的,视为死者近亲属不同意进行尸检。不同意或者拖延尸检,超过规定时间,影响对死因判定的,由不同意或者拖延的一方承担责任。尸检应当由按照国家有关规定取得相应资格的机构和专业技术人员进行。医患双方可以委派代表观察尸检过程。

(5)医疗损害鉴定 医疗纠纷人民调解委员会调解医疗纠纷,需要进行医疗损害鉴定以明确责任的,由医患双方共同委托医学会或者司法鉴定机构进行鉴定,也可以经医患双方同意,由医疗纠纷人民调解委员会委托鉴定。医学会或者司法鉴定机构接受委托从事医疗损害鉴定,应当由鉴定事项所涉专业的临床医学、法医学等专业人员进行鉴定;医学会或者司法鉴定机构没有相关专业人员的,应当从规定的专家库中抽取相关专业专家进行鉴定。

①专家库 医疗损害鉴定专家库由设区的市级以上人民政府卫生、司法行政部门共同设立。专家库应当包含医学、法学、法医学等领域的专家。聘请专家进入专家库,不受行政区域的限制。

②鉴定意见 医学会、司法鉴定机构作出的医疗损害鉴定意见应当载明并详细论述下列内容:是否存在医疗损害以及损害程度;是否存在医疗过错;医疗过错与医疗损害是否存在因果关系;医疗过错在医疗损害中的责任程度。

③回避 咨询专家、鉴定人员有下列情形之一的,应当回避,当事人也可以以口头或者书面形式申请其回避:A. 是医疗纠纷当事人或者当事人的近亲属;B. 与医疗纠纷有利害关系;C. 与医疗纠纷当事人有其他关系,可能影响医疗纠纷公正处理。

【例 6】患者死亡,医患双方对死因有异议的,应当进行尸检,尸检的时间应在患者死亡后

A. 12 小时内　B. 24 小时内　C. 48 小时内
D. 72 小时内　E. 7 天内(2023)

【例 7】患者死亡,医患双方对死因有异议的,应当在患者死亡后进行尸检,具备尸体冻存条件的,最长可以延长至

A. 2 日　B. 4 日　C. 7 日
D. 15 日　E. 30 日(2022)

(8~10 题共用题干)患者,男,15 岁。因右眼拳击伤入院。术后因视物不清辱骂医师,医师多次直言其素质低下。1 个月后患者出现畏光、流泪、刺激等症状,其母亲认定为手术所致,多次与医院产生纠纷。医患双方共同认定后封存相关病历资料。

【例 8】该患者接受治疗过程中适用的医患关系模式为

A. 主动-被动型　B. 指导-合作型　C. 共同参与型

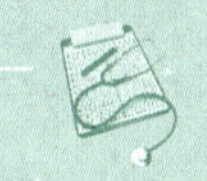

D. 契约模式　　E. 人道模式

【例9】该医师指责患者“素质低下”违背的医学道德原则是

A. 关心、爱护、尊重患者　　B. 保护患者隐私　　C. 遵守法律法规
D. 遵守操作诊疗规范　　E. 对患者进行健康教育

【例10】有权保管封存病历的是

A. 患者家属　　B. 患者　　C. 医学会
D. 医院　　E. 卫生行政部门(2024)

4. 法律责任

(1)医疗结构篡改、伪造、隐匿、毁灭病历资料的法律责任　医疗机构篡改、伪造、隐匿、毁灭病历资料的，对直接负责的主管人员和其他直接责任人员，由县级以上人民政府卫生主管部门给予或者责令给予降低岗位等级或者撤职的处分，对有关医务人员责令暂停6个月以上1年以下执业活动；造成严重后果的，对直接负责的主管人员和其他直接责任人员给予或者责令给予开除的处分，对有关医务人员由原发证部门吊销执业证书；构成犯罪的，依法追究刑事责任。

(2)医疗机构将未通过技术评估和伦理审查的医疗新技术应用于临床的法律责任　医疗机构将未通过技术评估和伦理审查的医疗新技术应用于临床的，由县级以上人民政府卫生主管部门没收违法所得，并处5万元以上10万元以下罚款，对直接负责的主管人员和其他直接责任人员给予或者责令给予降低岗位等级或者撤职的处分，对有关医务人员责令暂停6个月以上1年以下执业活动；情节严重的，对直接负责的主管人员和其他直接责任人员给予或者责令给予开除的处分，对有关医务人员由原发证部门吊销执业证书；构成犯罪的，依法追究刑事责任。

(3)医疗机构及其医务人员未履行规定义务的法律责任　医疗机构及其医务人员有下列情形之一的，由县级以上人民政府卫生主管部门责令改正，给予警告，并处1万元以上5万元以下罚款；情节严重的，对直接负责的主管人员和其他直接责任人员给予或者责令给予降低岗位等级或者撤职的处分，对有关医务人员可以责令暂停1个月以上6个月以下执业活动；构成犯罪的，依法追究刑事责任：

①未按规定制定和实施医疗质量安全管理制度；
②未按规定告知患者病情、医疗措施、医疗风险、替代医疗方案等；
③开展具有较高医疗风险的诊疗活动，未提前预备应对方案防范突发风险；
④未按规定填写、保管病历资料，或者未按规定补记抢救病历；
⑤拒绝为患者提供查阅、复制病历资料服务；
⑥未建立投诉接待制度、设置统一投诉管理部门或者配备专(兼)职人员；
⑦未按规定封存、保管、启封病历资料和现场实物；
⑧未按规定向卫生主管部门报告重大医疗纠纷；
⑨其他未履行《医疗纠纷预防和处理条例》规定义务的情形。

常考点　医疗事故的处置。医疗纠纷预防和处理条例为2020年新增内容。

参考答案——详细解答见《2025国家临床执业及助理医师资格考试历年考点精析(上、下册)》

1. ABCDE　2. ABCDE　3. ABCDE　4. ABCDE　5. ABCDE　6. ABCDE　7. ABCDE
8. ABCDE　9. ABCDE　10. ABCDE

第4章　传染病防治法与艾滋病防治条例

▶考纲要求

①传染病防治法概述：传染病防治方针和原则，传染病的分类，甲类传染病预防控制措施的适用。②传染病预防：预防接种，传染病监测，传染病预警制度，传染病菌种、毒种管理，疾病预防控制机构的职责，医疗机构的职责，传染病病人、病原携带者和疑似传染病病人合法权益保护。③疫情报告、通报和公布：疫情报告，疫情通报，疫情信息的公布。④疫情控制：控制措施，紧急措施，疫区封锁。⑤医疗救治：预防医院感染的要求，开展医疗救治的要求。⑥法律责任：疾病预防控制机构的法律责任，医疗机构的法律责任。⑦艾滋病防治条例概述：艾滋病防治原则，不歧视规定。⑧预防与控制：艾滋病监测，自愿咨询和自愿检测制度，艾滋病病人的义务及其隐私权保护，采集或使用人体血液、血浆、组织的管理。⑨治疗与救助：医疗卫生机构的责任。⑩法律责任：医疗卫生机构的法律责任。

▶复习要点

一、传染病防治法

1989年2月21日，第七届全国人大常委会第六次会议通过了《中华人民共和国传染病防治法》(简称《传染病防治法》)，2013年6月29日，第十二届全国人大常委会第三次会议对《传染病防治法》进行了修正。《传染病防治法》共9章，80条。

1. 概述

(1)传染病防治方针和原则　《传染病防治法》规定，国家对传染病防治实行预防为主的方针，防治结合、分类管理、依靠科学、依靠群众的原则。

①预防为主　是指传染病防治要把预防工作放在首位，从预防传染病发生入手，通过采取各种防治措施，使传染病不发生、不流行。预防为主是我国卫生工作的基本方针。

②防治结合　是指在贯彻预防为主的方针前提下，实行传染病的预防措施和治疗措施相结合。

③分类管理　是指根据传染病不同病种的传播方式、传播速度、流行强度以及对人体健康和社会危害程度的不同所确定的一种科学管理原则，以便有计划地采取不同的措施，更好地降低防控成本，提高防控效果。

④依靠科学　是指在传染病的防治工作中，要发扬科学精神，坚持科学决策。

⑤依靠群众　是指传染病防治工作的依靠力量是群众，工作对象也是群众。

(2)传染病的分类　国家将法定传染病分为甲、乙、丙三类。

①甲类传染病2种　包括鼠疫、霍乱。要求发现后2小时内通过传染病疫情监测信息系统上报。

②乙类传染病28种　包括严重急性呼吸综合征、艾滋病、病毒性肝炎、脊髓灰质炎、人感染高致病性禽流感、麻疹、肾综合征出血热、狂犬病、流行性乙型脑炎、登革热、炭疽、细菌性和阿米巴痢疾、肺结核、伤寒和副伤寒、流行性脑脊髓膜炎、百日咳、白喉、新生儿破伤风、猩红热、布鲁菌病、淋病、梅毒、钩端螺旋体病、血吸虫病、疟疾、人感染H7N9禽流感、新型冠状病毒感染、猴痘。要求诊断后24小时内通过传染病疫情监测信息系统上报。

③丙类传染病11种　包括流行性感冒(含甲型H1N1流感)，流行性腮腺炎，风疹，急性出血性结膜

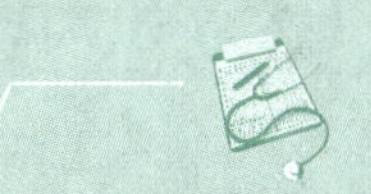

炎，麻风病，流行性和地方性斑疹伤寒，黑热病，棘球蚴病，丝虫病，除霍乱、痢疾、伤寒和副伤寒以外的感染性腹泻病，手足口病。为监测管理传染病，采取乙类传染病的报告、控制措施。

④按甲类管理的乙类传染病　包括严重急性呼吸综合征、炭疽中的肺炭疽等。

【例1】《传染病防治法》规定，传染病防治原则不包括

A. 防治结合　　B. 预防为主　　C. 分类管理
D. 依靠科学　　E. 依靠群众(2023)

【例2】《传染病防治法》规定，国家对传染病实行的方针与管理办法是预防为主，防治结合及

A. 统一管理　　B. 分类管理　　C. 划区管理
D. 分片管理　　E. 层级管理

【例3】根据《传染病防治法》要求，能增加或减少乙类传染病种类的机构是

A. 省级人民政府卫生行政部门　　B. 县级人民政府卫生行政部门　　C. 全国人大常委会
D. 国务院卫生行政部门　　E. 省市疾病预防控制中心(2022)

【例4】属于乙类传染病的疾病是

A. 麻疹　　B. 流行性腮腺炎　　C. 麻风病
D. 急性出血性结膜炎　　E. 风疹

【例5】属于乙类传染病，但采取甲类传染病预防和控制措施的疾病是

A. 白喉　　B. 传染性非典型肺炎　　C. 梅毒
D. 新生儿破伤风　　E. 百日咳

【例6】根据《中华人民共和国传染病防治法》，属于甲类传染病的是

A. 鼠疫　　B. 麻疹　　C. 破伤风
D. 血吸虫病　　E. 风疹(2024)

2. 传染病预防

(1)预防接种　《传染病防治法》规定，国家实行有计划的预防接种制度。国务院卫生行政部门和省、自治区、直辖市人民政府卫生行政部门，根据传染病预防、控制的需要，制定传染病预防接种规划并组织实施。用于预防接种的疫苗必须符合国家质量标准。

国家对儿童实行预防接种证制度。国家免疫规划项目的预防接种实行免费。

医疗机构、疾病预防控制机构与儿童的监护人应当相互配合，保证儿童及时接受预防接种。

(2)传染病监测　《传染病防治法》规定，国家建立传染病监测制度。

国务院卫生行政部门制定国家传染病监测规划和方案。省、自治区、直辖市人民政府卫生行政部门根据国家传染病监测规划和方案，制定本行政区域的传染病监测计划和工作方案。

各级疾病预防控制机构对传染病的发生、流行以及影响其发生、流行的因素，进行监测；对国外发生、国内尚未发生的传染病或者国内新发生的传染病，进行监测。

(3)传染病预警制度　《传染病防治法》规定，国家建立传染病预警制度。国务院卫生行政部门和省、自治区、直辖市人民政府根据传染病发生、流行趋势的预测，及时发出传染病预警，根据情况予以公布。

(4)传染病菌种、毒种管理　《传染病防治法》规定如下。

①国家建立传染病菌种、毒种库。

②对传染病菌种、毒种和传染病检测样本的采集、保藏、携带、运输和使用实行分类管理，建立健全严格的管理制度。

③对可能导致甲类传染病传播的以及国务院卫生行政部门规定的菌种、毒种和传染病检测样本，确需采集、保藏、携带、运输和使用的，须经省级以上人民政府卫生行政部门批准。

(5)疾病预防控制机构的职责　《传染病防治法》规定，各级疾病预防控制机构承担传染病监测、预测、流行病学调查、疫情报告以及其他预防、控制工作。

①各级疾病预防控制机构在传染病预防控制中的职责。

A. 实施传染病预防控制规划、计划和方案。

B. 收集、分析和报告传染病监测信息,预测传染病的发生、流行趋势。

C. 开展对传染病疫情和突发公共卫生事件的流行病学调查、现场处理及其效果评价。

D. 开展传染病实验室检测、诊断、病原学鉴定。

E. 实施免疫规划,负责预防性生物制品的使用管理。

F. 开展健康教育、咨询,普及传染病防治知识。

G. 指导、培训下级疾病预防控制机构及其工作人员开展传染病监测工作。

H. 开展传染病防治应用性研究和卫生评价,提供技术咨询。

②传染病发生、流行监测和预测 《传染病防治法》规定,国家、省级疾病预防控制机构负责对传染病发生、流行以及分布进行监测,对重大传染病流行趋势进行预测,提出预防控制对策,参与并指导对暴发的疫情进行调查处理,开展传染病病原学鉴定,建立检测质量控制体系,开展应用性研究和卫生评价。设区的市和县级疾病预防控制机构负责传染病预防控制规划、方案的落实,组织实施免疫、消毒、控制病媒生物的危害,普及传染病防治知识,负责本地区疫情和突发公共卫生事件监测、报告,开展流行病学调查和常见病原微生物检测。

③传染病疫情信息的调查和核实 疾病预防控制机构应当主动收集、分析、调查、核实传染病疫情信息,接到甲类、乙类传染病疫情报告或者发现传染病暴发、流行时,应当立即报告当地卫生行政部门,由当地卫生行政部门立即报告当地人民政府,同时报告上级卫生行政部门和国务院卫生行政部门;应当设立或指定专门的部门、人员负责传染病疫情信息管理工作,及时对疫情报告进行核实、分析。

④自然疫源地施工环境的卫生调查 在国家确认的自然疫源地计划兴建水利、交通、旅游、能源等大型建设项目的,应当事先由省级以上疾病预防控制机构对施工环境进行卫生调查。建设单位应当根据疾病预防控制机构的意见,采取必要的传染病预防、控制措施。施工期间,建设单位应当设专人负责工地上的卫生防疫工作。工程竣工后,疾病预防控制机构应当对可能发生的传染病进行监测。

(6)医疗机构的职责 《传染病防治法》规定,医疗机构承担与医疗救治有关的传染病防治工作和责任区域内的传染病预防工作。城市社区和农村基层医疗机构在疾病预防控制机构的指导下,承担城市社区、农村基层相应的传染病防治工作。

①防止传染病的医源性感染和医院感染 医疗机构必须严格执行国务院卫生行政部门规定的管理制度、操作规范,防止传染病的医源性感染和医院感染。

②承担责任区域内传染病预防工作 医疗机构应当确定专门的部门或者人员,承担传染病疫情报告、本单位的传染病预防、控制以及责任区域内的传染病预防工作;承担医疗活动中与医院感染有关的危险因素监测、安全防护、消毒、隔离和医疗废物处置工作。

疾病预防机构应当指定专门人员负责对医疗机构内传染病预防工作进行指导,开展流行病学调查。

(7)传染病病人、病原携带者和疑似传染病病人合法权益保护 国家和社会应当关心、帮助传染病病人、病原携带者和疑似传染病病人,使其得到及时救治。任何单位和个人不得歧视传染病病人、病原携带者和疑似传染病病人。疾病预防控制机构、医疗机构不得泄露涉及个人隐私的有关信息、资料。

为了保护他人的健康和安全,《传染病防治法》规定:

①国内的一切单位和个人,必须接受疾病预防控制机构、医疗机构有关传染病的调查、检验、采集样本、隔离治疗等预防控制措施,如实提供有关情况。

②传染病病人、病原携带者和疑似传染病病人,在治愈前或者在排除传染病嫌疑前,不得从事法律、行政法规和国务院卫生行政部门规定禁止从事的易使该传染病扩散的工作。

【例7】为保证儿童及时接受预防接种,医疗机构与儿童的监护人员应当

A. 订立合同　　B. 共同协商　　C. 先由医疗机构提出

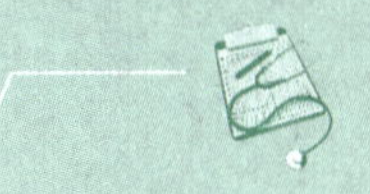

D. 先由监护人提出　　E. 相互配合

【例 8】国家对传染病菌种、毒种的采集、保藏、携带、运输和使用实行的管理方式是

A. 分层管理　　B. 行业管理　　C. 分类管理

D. 集中管理　　E. 专项管理

【例 9】某大型企业计划在自然疫源地兴建旅游建设项目，在征询意见时，有专家提醒，根据《传染病防治法》规定，应当事先由法定单位对该项目施工环境进行卫生调查。该法定单位是

A. 省级以上旅游主管部门　　B. 省级以上疾病预防控制机构　　C. 国务院卫生行政主管部门

D. 省级以上环境保护主管部门　　E. 省级以上环境监测评价机构

【例 10】医疗机构为预防传染病院内传播应当承担的职责是

A. 医疗废物处置　　B. 收集和分析传染病疫情信息　　C. 对传染病预防工作进行指导

D. 流行病学调查　　E. 实施传染病预防控制措施

3. 疫情报告、通报和公布

(1)疫情报告

①疫情报告管理　疾病预防控制机构、医疗机构和采供血机构及其执行职务的人员，为责任疫情报告人，在发现传染病疫情或者发现其他传染病暴发、流行以及突发原因不明的传染病时，应当遵循疫情报告属地管理原则，按照国务院规定的或者国务院卫生行政部门规定的内容、程序、方式和时限报告。军队医疗机构向社会公众提供医疗服务，发现传染病疫情时，应当按照国务院卫生行政部门的规定报告。任何单位和个人发现传染病病人或者疑似传染病病人时，应当及时向附近的疾病预防控制机构或者医疗机构报告。

②疫情报告的要求　依照《传染病防治法》的规定，负有传染病疫情报告职责的人民政府有关部门、疾病预防控制机构、医疗机构、采供血机构及其工作人员，不得隐瞒、谎报、缓报传染病疫情。

(2)疫情通报

①国务院卫生行政部门应当及时向国务院其他有关部门和各省、自治区、直辖市人民政府卫生行政部门通报全国传染病疫情以及监测、预警的相关信息。毗邻的以及相关的地方人民政府卫生行政部门，应当及时互相通报本行政区域的传染病疫情以及监测、预警的相关信息。县级以上人民政府有关部门发现传染病疫情时，应当及时向同级人民政府卫生行政部门通报。

②县级以上地方人民政府卫生行政部门应当及时向本行政区域内的疾病预防控制机构和医疗机构通报传染病疫情以及监测、预警的相关信息。接到通报的疾病预防控制机构和医疗机构应当及时告知本单位的有关人员。

③港口、机场、铁路疾病预防控制机构以及国境卫生检疫机关发现甲类传染病病人、病原携带者、疑似传染病病人时，应当按照国家有关规定，立即向国境口岸所在地的疾病预防控制机构或者所在地县级以上地方人民政府卫生行政部门报告并互相通报。

④动物防疫机构和疾病预防控制机构，应当及时互相通报动物间和人间发生的人畜共患传染病疫情以及相关信息。

(3)疫情信息的公布　《传染病防治法》规定，国家建立传染病疫情信息公布制度。公布传染病疫情信息应当及时、准确。国务院卫生行政部门定期公布全国传染病疫情信息。省、自治区、直辖市人民政府卫生行政部门定期公布本行政区域的传染病疫情信息。

传染病暴发、流行时，国务院卫生行政部门负责向社会公布传染病疫情信息，并可以授权省、自治区、直辖市人民政府卫生行政部门向社会公布本行政区域的传染病疫情信息。

【例 11】医疗机构发现法定传染病疫情或者发现其他传染病暴发、流行时，其疫情报告应当遵循的原则是

A. 属地管理　　B. 层级管理　　C. 级别管理

D. 特别管理　　E. 专门管理

【例 12】教育部所属综合大学的附属医院发现脊髓灰质炎疫情，应当报告的部门是

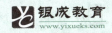

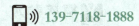

A. 国家教育行政部门　B. 国家卫生行政部门　C. 国家疾病预防控制机构
D. 所在地的政府卫生行政部门　E. 所在地的疾病预防控制机构

4. 疫情控制

(1)控制措施

①医疗机构采取的控制措施　医疗机构发现甲类传染病时,应当及时采取下列措施:

A. 对病人、病原携带者,予以隔离治疗,隔离期限根据医学检查结果确定。

B. 对疑似病人,确诊前在指定场所单独隔离治疗。

C. 对医疗机构内的病人、病原携带者、疑似病人的密切接触者,在指定场所进行医学观察和采取其他预防措施。

D. 拒绝隔离治疗或隔离期未满擅自脱离隔离治疗的,可由公安机关协助医疗机构采取强制隔离治疗措施。

医疗机构发现乙类或者丙类传染病病人,应当根据病情采取必要的治疗和控制传播措施。医疗机构对本单位内被传染病病原体污染的场所、物品以及医疗废物,必须实施消毒和无害化处置。

②疾病预防控制机构采取的控制措施　《传染病防治法》规定,疾病预防控制机构发现传染病疫情或者接到传染病疫情报告时,应当及时采取下列措施:

A. 对传染病疫情进行流行病学调查,根据调查情况提出划定疫点、疫区的建议,对被污染的场所进行卫生处理;对密切接触者,在指定场所进行医学观察和采取其他必要的预防措施,并向卫生行政部门提出疫情控制方案。

B. 传染病暴发、流行时,对疫点、疫区进行卫生处理,向卫生行政部门提出疫情控制方案,并按照卫生行政部门的要求采取措施。

C. 指导下级疾病预防控制机构实施传染病预防、控制措施,组织、指导有关单位对传染病疫情的处理。

③对发生甲类传染病病例场所及特定区域人员的紧急措施　对已经发生甲类传染病病例的场所或者该场所内的特定区域的人员,所在地的县级以上人民政府可以实施隔离措施,并同时向上一级人民政府报告。接到报告的上级人民政府应当即时作出是否批准的决定。上级人民政府作出不予批准决定的,实施隔离措施的人民政府应当立即解除隔离措施。隔离措施的解除,由原决定机关决定并宣布。

《传染病防治法》规定,发生传染病疫情时,疾病预防控制机构和省级以上人民政府卫生行政部门指派的其他与传染病有关的专业技术机构,可以进入传染病疫点、疫区进行调查、采集样本、技术分析和检验。

(2)紧急措施　传染病暴发、流行时,县级以上地方人民政府应当立即组织力量,按照预防、控制预案进行防治,切断传染病的传播途径。必要时,报经上一级人民政府决定,可以采取下列紧急措施并予以公告:

①限制或者停止集市、影剧院演出或者其他人群聚集的活动。

②停工、停业、停课。

③封闭或者封存被传染病病原体污染的公共饮用水源、食品以及相关物品。

④控制或者捕杀染疫野生动物、家畜家禽。

⑤封闭可能造成传染病扩散的场所。

上级人民政府接到下级人民政府采取上述紧急措施的报告时,应当及时作出决定。当疫情得到控制,需要解除紧急措施的,由原决定机关决定并宣布。

(3)疫区封锁

①县级政府　甲类、乙类传染病暴发、流行时,县级以上人民政府报经上一级人民政府决定,可以宣布本行政区域部分或者全部为疫区。可施行紧急措施,并可以对出入疫区的人员、物资和交通工具实施卫生检疫。

②省级政府　省、自治区、直辖市人民政府可以决定对本行政区域内的甲类传染病疫区实施封锁。

③国务院　国务院可以决定并宣布跨省、自治区、直辖市的疫区;封锁大、中城市的疫区;封锁跨省、

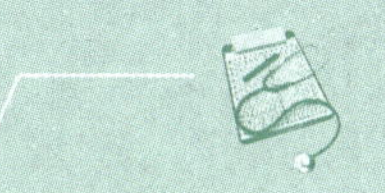

自治区、直辖市的疫区；封锁导致干线交通中断的疫区；封锁国境。

注意：①当发生甲类传染病时，县级政府可以采取隔离措施，并向上级政府报告。
②当传染病暴发、流行时，县级以上地方人民政府应立即组织力量切断传播途径。
③当传染病暴发、流行时，县级政府采取紧急措施必须得到上级政府的批准。
④当甲、乙类传染病暴发、流行时，县级政府经上级批准只能宣布疫区、检疫疫区，但不能封锁疫区。

【例 13】对于新冠肺炎密切接触者，应采取的疫情控制措施是
A. 早治疗　B. 早隔离　C. 预防性用药
D. 居家隔离　E. 留验(2022)

【例 14】某患者咳嗽、发热 3 天后到医院就诊，被初步诊断为疑似人感染高致病性禽流感，应住院治疗，但患者以工作离不开为由予以拒绝。医院对该患者应采取的措施是
A. 定期随诊　B. 居家观察　C. 立即单独隔离治疗
D. 请示卫生行政部门　E. 尊重患者的自主决定权

【例 15】对本行政区域内的甲类传染病疫区，省级人民政府可以
A. 实施隔离措施　B. 停工、停业、停课　C. 宣布为疫区
D. 实施封锁　E. 对出入疫区的人员、物资和交通工具实施卫生检疫

【例 16】发生传染病流行时，县级以上地方政府有权在本行政区域内
A. 调集各级各类医疗、防疫人员参加疫情控制工作
B. 停工、停业、停课　C. 封锁甲类或按甲类传染病管理的传染病疫区
D. 宣布疫区　E. 封锁跨省、自治区、直辖市的疫区

【例 17】某镇甲类传染病暴发，为控制疫情蔓延，有关单位报经上一级人民政府决定，可以宣布本行政区域部分或全部为疫区。该有关单位是
A. 该镇人民政府　B. 该镇所在市人民政府　C. 该镇所在市疾控中心
D. 该镇所在省级卫生部门　E. 该镇所在县级以上人民政府(2024)

5. 医疗救治

(1)预防医院感染的要求　《传染病防治法》规定，医疗机构的基本标准、建筑设计和服务流程，应当符合预防传染病感染的要求。医疗机构应当按照规定对使用的医疗器械进行消毒；对按照规定一次使用的医疗器具，应当在使用后予以销毁。

(2)开展医疗救治的要求

①提高医疗救治能力　医疗机构应当按照国务院卫生行政部门规定的传染病诊断标准和治疗要求，采取相应措施，提高传染病医疗救治能力。

②提供医疗救治方式　医疗机构应当对传染病病人或者疑似传染病病人提供医疗救护、现场救援和接诊治疗，书写病历记录以及其他有关资料，并妥善保管。

③实行传染病预检、分诊制度　医疗机构应当实行传染病预检、分诊制度；对传染病病人、疑似传染病病人，应当引导至相对隔离的分诊点进行初诊。

④转院　医疗机构不具备相应救治能力的，应当将病人及其病历记录复印件一并转至具备相应救治能力的医疗机构。

【例 18】患者，于某，因发热 3 日到县医院就诊。接诊医师林某检查后拟诊为流行性出血热。因县医院不具备隔离治疗条件，林某遂嘱患儿的家长带于某去市传染病医院就诊。按照《传染病防治法》的规定，林某应当
A. 请上级医师会诊，确诊后再转诊
B. 请上级医师会诊，确诊后隔离治疗

C. 向医院领导报告,确诊后对于某就地进行隔离
D. 向当地疾病控制机构报告,并复印病历资料转诊
E. 向当地疾病控制机构报告,由疾病控制机构转诊

6. 法律责任

(1)疾病预防控制机构的法律责任 疾病预防控制机构违反规定,有下列情形之一的,由县级以上人民政府卫生行政部门责令限期改正,通报批评,给予警告;对负有责任的主管人员和其他直接责任人员,依法给予降级、撤职、开除的处分,并可以依法吊销有关责任人员的执业证书;构成犯罪的,依法追究刑事责任:

①未依法履行传染病监测职责的。

②未依法履行传染病疫情报告、通报职责,或者隐瞒、谎报、缓报传染病疫情的。

③未主动收集传染病疫情信息,或者对传染病疫情信息和疫情报告未及时进行分析、调查、核实的。

④发现传染病疫情时,未依据职责及时采取《传染病防治法》规定的措施的。

⑤故意泄露传染病病人、病原携带者、疑似传染病病人、密切接触者涉及个人隐私的有关信息、资料的。

(2)医疗机构的法律责任 医疗机构违反规定,有下列情形之一的,由县级以上人民政府卫生行政部门责令改正,通报批评,给予警告;造成传染病传播、流行或者其他严重后果的,对负有责任的主管人员和其他直接责任人员,依法给予降级、撤职、开除的处分,并可以依法吊销有关责任人员的执业证书;构成犯罪的,依法追究刑事责任:

①未按照规定承担本单位的传染病预防、控制工作、医院感染控制任务和责任区域内的传染病预防工作的。

②未按照规定报告传染病疫情,或者隐瞒、谎报、缓报传染病疫情的。

③发现传染病疫情时,未按照规定对传染病病人、疑似传染病病人提供医疗救护、现场救援、接诊、转诊的,或者拒绝接受转诊的。

④未按照规定对本单位内被传染病病原体污染的场所、物品以及医疗废物实施消毒或者无害化处置的。

⑤未按照规定对医疗器械进行消毒,或者对按照规定一次使用的医疗器具未予销毁,再次使用的。

⑥在医疗救治过程中未按照规定保管医学记录资料的。

⑦故意泄露传染病病人、病原携带者、疑似传染病病人、密切接触者涉及个人隐私的有关信息、资料的。

【例 19】某医疗部门发现某 H1N9 禽流感未规范报告,所幸未造成严重后果,卫生行政部门令其改正并做出行政处罚。该行政处罚是
A. 吊销医疗机构执业许可证　B. 责令停止执业活动 6 个月　C. 1 万元以上 3 万元以下罚款
D. 1 万元以下罚款　E. 通报批评,给予警告(2024)

二、艾滋病防治条例

2006 年 1 月 29 日,国务院公布了《艾滋病防治条例》,自 2006 年 3 月 1 日起施行。

1. 概述

(1)艾滋病防治原则 艾滋病防治工作坚持预防为主、防治结合的方针,建立政府组织领导、部门各负其责、全社会共同参与的机制,加强宣传教育,采取行为干预和关怀救助等措施,实行综合防治。

(2)不歧视规定 任何单位和个人不得歧视艾滋病病毒感染者、艾滋病病人及其家属。艾滋病病毒感染者、艾滋病病人及其家属享有的婚姻、就业、就医、入学等合法权益受法律保护。

2. 预防与控制

(1)艾滋病监测 《艾滋病防治条例》规定,国家建立健全艾滋病监测网络。

(2)自愿咨询和自愿检测制度 国家实行艾滋病自愿咨询和自愿检测制度。县级以上地方人民政

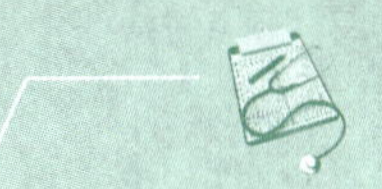

府卫生主管部门指定的医疗卫生机构，为自愿接受艾滋病咨询、检测的人员免费提供咨询和初筛检测。

(3)艾滋病病人的义务　艾滋病病毒感染者和艾滋病病人应当履行下列义务：

①接受疾病预防控制机构或者出入境检验检疫机构的流行病学调查和指导。

②将感染或者发病的事实及时告知与其有性关系者。

③就医时，将感染或者发病的事实如实告知接诊医生。

④采取必要的防护措施，防止感染他人。艾滋病病毒感染者和艾滋病病人不得以任何方式故意传播艾滋病。

(4)艾滋病病人隐私权保护　未经本人或者其监护人同意，任何单位或者个人不得公开艾滋病病毒感染者、艾滋病病人及其家属的姓名、住址、工作单位、肖像、病史资料以及其他可能推断出其具体身份的信息。

(5)采集或使用人体血液、血浆、组织的管理

①采集或使用人体血液、血浆管理　《艾滋病防治条例》规定，血站、单采血浆站应当对采集的人体血液、血浆进行艾滋病检测；不得向医疗机构和血液制品生产单位供应未经艾滋病检测或艾滋病检测阳性的人体血液、血浆。血液制品生产单位应当在原料血浆投料生产前对每一份血浆进行艾滋病检测；未经艾滋病检测或者艾滋病检测阳性的血浆，不得作为原料血浆投料生产。

②临时采集血液管理　医疗机构应当对因应急用血而临时采集的血液进行艾滋病检测，对临床用血艾滋病检测结果进行核查；对未经艾滋病检测、核查或者艾滋病检测阳性的血液，不得采集或者使用。

③采集或者使用人体组织管理　采集或者使用人体组织、器官、细胞、骨髓等的，应当进行艾滋病检测；未经艾滋病检测或者艾滋病检测阳性的，不得采集或者使用。但是，用于艾滋病防治科研、教学的除外。

3. 治疗与救助

《艾滋病防治条例》规定，医疗卫生机构在艾滋病治疗和救助中的责任是：

(1)提供艾滋病防治咨询、诊断和治疗服务　医疗机构应当为艾滋病病毒感染者和艾滋病病人提供防治咨询、诊断和治疗服务，不得推诿或者拒绝对其其他疾病的治疗。

(2)将感染或者发病的事实告知本人　对确诊的艾滋病病毒感染者和艾滋病病人，医疗卫生机构的工作人员应当将其感染或者发病的事实告知本人；本人为无行为能力人或者限制行为能力人的，应当告知其监护人。

(3)实施预防艾滋病母婴传播技术指导方案　医疗卫生机构应当按照国务院卫生主管部门制定的预防艾滋病母婴传播技术指导方案的规定，对孕产妇提供艾滋病防治咨询和检测，对感染艾滋病病毒的孕产妇及其婴儿，提供预防艾滋病母婴传播的咨询、产前指导、阻断、治疗、产后访视、婴儿随访和检测等服务。

(4)防止发生艾滋病医院感染和医源性感染　医疗卫生机构应当按照国务院卫生行政部门的规定，遵守标准防护原则，严格执行操作规程和消毒管理制度，防止发生艾滋病医院感染或医源性感染。

【例 20】国家规定与艾滋病检测相关的制度是

A. 义务检测　　B. 强制检测　　C. 有奖检测
D. 自愿检测　　E. 定期检测

【例 21】对自愿接受艾滋病咨询、检测的人员免费提供咨询和初筛检测的单位是

A. 设区市的疾病预防控制中心　　B. 设区市的卫生医疗机构　　C. 省、直辖市卫生主管部门
D. 县级以上卫生主管部门　　E. 县级以上卫生主管部门指定的医疗卫生机构(2022)

【例 22】对感染艾滋病病毒的孕产妇无偿提供预防艾滋病母婴传播的服务是

A. 无偿用血　　B. 家庭接生　　C. 终止妊娠
D. 产前指导　　E. 基因诊断

4. 法律责任

(1)医疗卫生机构的法律责任　医疗卫生机构未按规定履行职责，有下列情形之一的，由县级以上人民政府卫生主管部门责令限期改正，通报批评，给予警告；造成艾滋病传播、流行或者其他严重后果的，

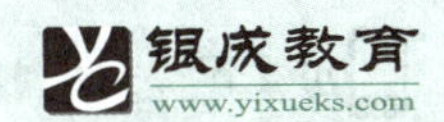

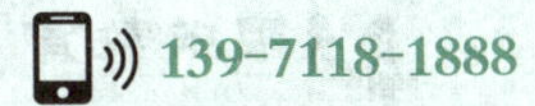

对负有责任的主管人员和其他直接责任人员依法给予降级、撤职、开除的处分,并可以依法吊销有关机构或者责任人员的执业许可证件;构成犯罪的,依法追究刑事责任:

①未履行艾滋病监测职责的。

②未按照规定免费提供咨询和初筛检测的。

③对临时应急采集的血液未进行艾滋病检测,对临床用血艾滋病检测结果未进行核查,或者将艾滋病检测阳性的血液用于临床的。

④未遵守标准防护原则,或者未执行操作规程和消毒管理制度,发生艾滋病医院感染或者医源性感染的。

⑤未采取有效的卫生防护措施和医疗保健措施的。

⑥推诿、拒绝治疗艾滋病病毒感染者或者艾滋病病人的其他疾病,或者对艾滋病病毒感染者、艾滋病病人未提供咨询、诊断和治疗服务的。

⑦未对艾滋病病毒感染者或者艾滋病病人进行医学随访的。

⑧未按照规定对感染艾滋病病毒的孕产妇及其婴儿提供预防艾滋病母婴传播技术指导的。

(2)医疗机构泄密的法律责任 医疗机构违反规定,公开艾滋病病毒感染者、艾滋病病人或者其家属信息的,依照《传染病防治法》规定予以处罚。《传染病防治法》规定,医疗机构违反规定,故意泄露传染病病人、病原携带者、疑似传染病病人、密切接触者涉及个人隐私的有关信息、资料的,由县级以上人民政府卫生行政部门责令改正,通报批评,给予警告;造成传染病传播、流行或者其他严重后果的,对负有责任的主管人员和其他直接责任人员,依法给予降级、撤职、开除的处分,并可以依法吊销有关机构或者责任人员的执业许可证件;构成犯罪的,依法追究刑事责任。

常考点 《传染病防治法》;艾滋病的预防和控制。

参考答案——详细解答见《2025 国家临床执业及助理医师资格考试历年考点精析(上、下册)》

1. ABCDE 2. ABCDE 3. ABCDE 4. ABCDE 5. ABCDE 6. ABCDE 7. ABCDE
8. ABCDE 9. ABCDE 10. ABCDE 11. ABCDE 12. ABCDE 13. ABCDE 14. ABCDE
15. ABCDE 16. ABCDE 17. ABCDE 18. ABCDE 19. ABCDE 20. ABCDE 21. ABCDE
22. ABCDE

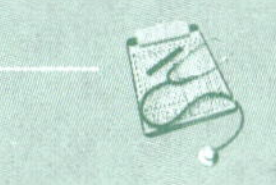

第5章 突发公共卫生事件应急条例与药品管理法及其实施条例

考纲要求

①突发公共卫生事件应急条例概述：突发公共卫生事件的概念。②报告与信息发布：医疗卫生机构的职责，信息发布。③法律责任：医疗卫生机构的法律责任。④药品管理法及其实施条例概述：药品的概念。⑤药品经营：处方药与非处方药分类管理。⑥医疗机构药事管理：医疗机构配制制剂许可，医疗机构配制制剂使用。⑦监督管理：禁止生产、销售、使用假药，禁止生产、销售、使用劣药。⑧法律责任：医疗机构在药品购销中违法行为的法律责任，医疗机构相关人员违法行为的法律责任，生产、销售、使用假药、劣药的法律责任。

复习要点

一、突发公共卫生事件应急条例

2003年5月9日，国务院公布了《突发公共卫生事件应急条例》，自公布之日起施行。2011年1月8日，国务院对《突发公共卫生事件应急条例》进行了修订。

1. 概述

(1)突发公共卫生事件 是指突然发生，造成或者可能造成社会公众健康严重损害的重大传染病疫情、群体性不明原因疾病、重大食物和职业中毒以及其他严重影响公众健康的事件。

(2)重大传染病疫情 是指某种传染病在短时间内发生，波及范围广泛，出现大量的病人或死亡病例，其发病率远远超过常年的发病率水平的情况。

(3)群体性不明原因疾病 是指短时间内，某个相对集中的区域内同时或者相继出现具有共同临床表现的病人，且病例不断增加，范围不断扩大，又暂时不能明确诊断的疾病。这种疾病可能是传染病，可能是群体性癔症，也可能是某种中毒。

(4)重大食物和职业中毒事件 是指由食品污染和职业危害的原因而造成的人数众多或者伤亡较重的中毒事件。

(5)其他严重影响公众健康的事件 是指针对不特定的社会群体，造成或可能造成社会公众健康严重损害，影响正常社会秩序的重大事件。

2. 报告与信息发布

(1)医疗卫生机构的职责 《突发公共卫生事件应急条例》规定，国家建立突发事件应急报告制度。突发事件监测机构、医疗卫生机构和有关单位发现下列需要报告情形之一的，应当在2小时内向所在地县级人民政府卫生行政主管部门报告：

①发生或者可能发生传染病暴发、流行的；

②发生或发现不明原因的群体性疾病的；

③发生传染病菌种、毒种丢失的；

④发生或者可能发生重大食物和职业中毒事件的。

接到报告的卫生行政主管部门应当在2小时内向本级人民政府报告，并同时向上级人民政府卫生行政主管部门和国务院卫生行政主管部门报告。任何单位和个人对突发事件，不得隐瞒、缓报、谎报或者授意他人隐瞒、缓报、谎报。

(2)**信息发布** 《突发公共卫生事件应急条例》规定,国家建立突发事件的信息发布制度。国务院卫生行政主管部门负责向社会发布突发事件的信息。必要时,可以授权省、自治区、直辖市人民政府卫生行政主管部门向社会发布本行政区域内突发事件的信息。信息发布应当及时、准确、全面。

【例 1】医疗卫生机构发现重大食物中毒事件后,应当在规定的时限内向所在地县级卫生行政部门报告。该时限是

A. 1 小时　　B. 2 小时　　C. 6 小时
D. 12 小时　　E. 24 小时

3. 法律责任

医疗卫生机构有下列行为之一的,由卫生行政主管部门责令改正、通报批评、给予警告;情节严重的,吊销《医疗机构执业许可证》;对主要负责人、负有责任的主管人员和其他直接责任人依法给予降级或撤职的纪律处分;造成传染病传播、流行或者对社会公众健康造成其他严重危害后果,构成犯罪的,依法追究刑事责任:①未依照本条例的规定履行报告职责,隐瞒、缓报或者谎报的;②未依照本条例的规定及时采取控制措施的;③未依照本条例的规定履行突发事件监测职责的;④拒绝接诊病人的;⑤拒不服从突发事件应急处理指挥部调度的。

【例 2】对违反《突发公共卫生事件应急条例》规定,未履行报告职责,隐瞒、缓报或者谎报突发公共卫生事件的医疗机构,应给予的处理不包括

A. 通报批评　　B. 责令改正　　C. 给予警告
D. 停业整顿　　E. 吊销《医疗机构执业许可证》

【例 3】某地相继发生多例以急性发病、高热、头痛等症状为主要临床表现的病因不明的疾病,被确定为突发公共卫生事件。当地乡卫生院以床位紧张为由,拒绝收治此类患者,被患者家属投诉。县卫生局经调查核实后,决定给予乡卫生院行政处罚。该处罚是

A. 诫勉谈话　　B. 责令改正　　C. 责令检查
D. 停业整顿　　E. 吊销《医疗机构执业许可证》

【例 4】负责向社会发布突发公共卫生事件信息的法定单位是

A. 国务院新闻办公室　　B. 国务院卫生健康行政部门　　C. 县级人民政府
D. 省级人民政府　　E. 设区的市级人民政府

二、药品管理法及其实施条例

1984 年 9 月 20 日,第六届全国人大常委会第七次会议通过了《中华人民共和国药品管理法》(简称《药品管理法》)。2001 年 2 月 28 日、2019 年 8 月 26 日对《药品管理法》进行修订,最新版《药品管理法》自 2019 年 12 月 1 日起施行。2002 年 8 月 4 日,国务院公布了《中华人民共和国药品管理法实施条例》(简称《药品管理法实施条例》),自 2002 年 9 月 15 日起施行。2016 年 2 月 6 日、2019 年 3 月 2 日,国务院对《药品管理法实施条例》进行了修订。

1. 概述

本法所称药品,是指用于预防、治疗、诊断人的疾病,有目的地调节人的生理机能并规定有适应证或者功能主治、用法和用量的物质,包括中药、化学药和生物制品等。

2. 药品经营

国家实行处方药和非处方药分类管理制度。国家根据非处方药的安全性,将非处方药分为甲类非处方药和乙类非处方药。处方药是指凭执业医师和执业助理医师处方方可购买、调配和使用的药品。非处方药是指由国务院药品监督管理部门公布的,不需要凭执业医师和执业助理医师处方,消费者可以自行

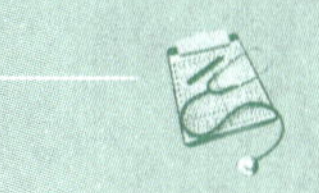

判断、购买和使用的药品。

3. 医疗机构药事管理

(1)医疗机构配制制剂许可　医疗机构设立制剂室，应当向所在地省、自治区、直辖市人民政府卫生行政部门提出申请，经审核同意后，报同级人民政府药品监督管理部门审批；省、自治区、直辖市人民政府药品监督管理部门验收合格的，予以批准，发给《医疗机构制剂许可证》。

(2)医疗机构配制制剂使用　医疗机构配制的制剂不得在市场上销售或者变相销售，不得发布医疗机构制剂广告。发生灾情、疫情、突发事件或者临床急需而市场没有供应时，经国务院或者省、自治区、直辖市人民政府的药品监督管理部门批准，在规定期限内，医疗机构配制的制剂可以在指定的医疗机构之间调剂使用。国务院药品监督管理部门规定的特殊制剂的调剂使用以及省、自治区、直辖市之间医疗机构制剂的调剂使用，必须经国务院药品监督管理部门批准。

4. 监督管理

(1)禁止生产、销售、使用假药　禁止生产(包括配制)、销售、使用假药。有下列情形之一的，为假药：①药品所含成分与国家药品标准规定的成分不符；②以非药品冒充药品或者以他种药品冒充此种药品；③变质的药品；④药品所标明的适应证或者功能主治超出规定范围。

(2)禁止生产、销售、使用劣药　禁止生产(包括配制)、销售、使用劣药。有下列情形之一的，为劣药：①药品成分的含量不符合国家药品标准；②被污染的药品；③未标明或者更改有效期的药品；④未注明或者更改产品批号的药品；⑤超过有效期的药品；⑥擅自添加防腐剂、辅料的药品；⑦其他不符合药品标准的药品。

【例5】某村卫生室私自从“不法药贩”处购入药品用于患者的治疗，险些造成患者死亡。事发后，经有关部门调查、检测，认定该药品为假药。该认定依据的事实是
A. 药品标签未标明有效期　B. 药品成分的含量不符合国家药品标准
C. 被污染的药品　D. 药品擅自添加防腐剂
E. 药品所含成分与国家药品标准规定的成分不符

【例6】属于劣药的情形是
A. 以非药品冒充药品　B. 标明的适应证超出规定范围　C. 变质的药品
D. 超过有效期的药品　E. 药品所含成分与国家规定的成分不符(2023)

【例7】非处方药分为甲类、乙类的依据是
A. 有效性　B. 安全性　C. 可及性
D. 稳定性　E. 经济性(2022)

【例8】国家规定的药品分类为
A. 处方药和非处方药　B. 毒性药和非毒性药　C. 麻醉药和非麻醉药
D. 口服药、外用药及针剂　E. 精神类药和非精神类药(2024)

5. 法律责任

(1)医疗机构在药品购销中违法行为的法律责任　药品上市许可持有人、药品生产企业、药品经营企业或者医疗机构在药品购销中给予、收受回扣或者其他不正当利益的，药品上市许可持有人、药品生产企业、药品经营企业或者代理人给予使用其药品的医疗机构的负责人、药品采购人员、医师、药师等有关人员财物或者其他不正当利益的，由市场监督管理部门没收违法所得，并处30万元以上300万元以下的罚款；情节严重的，吊销药品上市许可持有人、药品生产企业、药品经营企业营业执照，并由药品监督管理部门吊销药品批准证明文件、药品生产许可证、药品经营许可证。

(2)医疗机构相关人员违法行为的法律责任　医疗机构的负责人、药品采购人员、医师、药师等有关人员收受药品上市许可持有人、药品生产企业、药品经营企业或者代理人给予的财物或者其他不正当利益的，由卫生健康主管部门或者本单位给予处分，没收违法所得；情节严重的，还应当吊销其执业证书。

《药品管理法实施条例》规定,所谓"财物或者其他利益",是指药品的生产企业、经营企业或者其代理人向医疗机构的负责人、药品采购人员、医师等有关人员提供的目的在于影响其药品采购或者药品处方行为的不正当利益。

(3)生产、销售、使用假药、劣药的法律责任

①有下列行为之一的,由药品监督管理部门在《药品管理法》规定的处罚幅度内从重处罚:以麻醉药品、精神药品、医疗用毒性药品、放射性药品、药品类易制毒化学品冒充其他药品,或者以其他药品冒充上述药品;生产、销售以孕产妇、儿童为主要使用对象的假药、劣药;生产、销售的生物制品属于假药、劣药;生产、销售、使用假药、劣药,造成人身伤害后果的;生产、销售、使用假药、劣药,经处理后再犯的。

②药品经营企业、医疗机构有充分证据证明其不知道所销售或者使用的药品是假药、劣药的,应当没收其销售或者使用的假药、劣药和违法所得,但是,可以免除其他行政处罚。

【例 9】对收受药品生产经营企业或其代理人财物且情节严重的医师,卫生健康主管部门应当作出的处理是

A. 注销执业证书　　B. 暂停执业活动　　C. 吊销执业证书

D. 记过　　E. 警告

▶常考点　《药品管理法》及其实施条例的法律责任。

参考答案——详细解答见《2025 国家临床执业及助理医师资格考试历年考点精析(上、下册)》

1. ABCDE　2. ABCDE　3. ABCDE　4. ABCDE　5. ABCDE　6. ABCDE　7. ABCDE

8. ABCDE　9. ABCDE

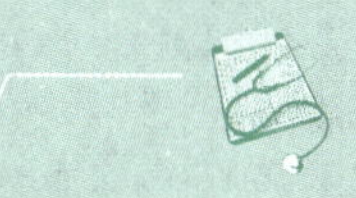

第 6 章　麻醉药品和精神药品管理条例与处方管理办法

考纲要求

①麻醉药品和精神药品管理条例概述：麻醉药品和精神药品的概念及其临床使用原则。②麻醉药品和精神药品的使用：麻醉药品、第一类精神药品购用印鉴卡，麻醉药品和精神药品处方权，麻醉药品、第一类精神药品的使用。③法律责任：医疗机构的法律责任，具有麻醉药品和第一类精神药品处方资格医师的法律责任，未取得麻醉药品和第一类精神药品处方资格医师的法律责任。④处方管理办法概述：处方的概念，处方开具和调剂的原则。⑤处方管理的一般规定：处方书写的规则，药品剂量与数量书写的要求。⑥处方权的获得：处方权的取得，开具处方的条件。⑦处方的开具：开具处方的要求。⑧监督管理：医疗机构对处方的管理。⑨法律责任：医师的法律责任。

复习要点

一、麻醉药品和精神药品管理条例

2005 年 8 月 3 日，国务院公布了《麻醉药品和精神药品管理条例》，自 2005 年 11 月 1 日起施行。2013 年 12 月 7 日、2016 年 2 月 6 日，国务院对《麻醉药品和精神药品管理条例》进行了修订。

1. 概述

(1)麻醉药品和精神药品的概念　麻醉药品和精神药品是指列入麻醉药品目录、精神药品目录的药品和其他物质。精神药品分为第一类精神药品和第二类精神药品。

(2)麻醉药品和精神药品的临床使用原则　《麻醉药品和精神药品管理条例》规定，医务人员应当根据国务院卫生主管部门制定的临床应用指导原则，使用麻醉药品和精神药品。

2. 麻醉药品和精神药品的使用

(1)麻醉药品、第一类精神药品购用印鉴卡　医疗机构需要使用麻醉药品和第一类精神药品的，应当经所在地设区的市级人民政府卫生主管部门批准，取得麻醉药品、第一类精神药品购用印鉴卡。医疗机构应当凭印鉴卡向本省、自治区、直辖市行政区域内的定点批发企业购买麻醉药品和第一类精神药品。

设区的市级人民政府卫生主管部门发给医疗机构印鉴卡时，应当将取得印鉴卡的医疗机构情况抄送所在地设区的市级药品监督管理部门，并报省、自治区、直辖市人民政府卫生主管部门备案。省、自治区、直辖市人民政府卫生主管部门应当将取得印鉴卡的医疗机构名单向本行政区域内的定点批发企业通报。

医疗机构取得印鉴卡的条件：①有专职的麻醉药品和第一类精神药品管理人员；②有获得麻醉药品和第一类精神药品处方资格的执业医师；③有保证麻醉药品和第一类精神药品安全储存的设施和管理制度。

(2)麻醉药品和精神药品处方权　医疗机构应当按照国务院卫生主管部门的规定，对本单位执业医师进行有关麻醉药品和精神药品使用知识的培训、考核，经考核合格的，授予麻醉药品和第一类精神药品处方资格。执业医师取得麻醉药品和第一类精神药品的处方资格后，方可在本医疗机构开具麻醉药品和第一类精神药品处方，但不得为自己开具该种处方。

医疗机构应当将具有麻醉药品和第一类精神药品处方资格的执业医师名单及其变更情况，定期报送所在地设区的市级人民政府卫生主管部门，并抄送同级药品监督管理部门。

(3)麻醉药品、第一类精神药品的使用　具有麻醉药品和第一类精神药品处方资格的执业医师，根据临床应用指导原则,对确需使用麻醉药品或者第一类精神药品的患者,应当满足其合理用药需求。在医疗机构就诊的癌症疼痛患者和其他危重患者得不到麻醉药品或者第一类精神药品时,患者或者其亲属可以向执业医师提出申请。具有麻醉药品和第一类精神药品处方资格的执业医师认为要求合理的,应当及时为患者提供所需麻醉药品或者第一类精神药品。

执业医师应当使用专用处方开具麻醉药品和精神药品,单张处方的最大用量应当符合国务院卫生主管部门的规定。对麻醉药品和第一类精神药品处方,处方的调配人、核对人应当仔细核对,签署姓名,并予以登记。对不符合规定的,处方的调配人、核对人应当拒绝发药。

3. 法律责任

(1)医疗机构的法律责任 取得印鉴卡的医疗机构违反规定,有下列情形之一的,由设区的市级人民政府卫生主管部门责令限期改正,给予警告;逾期不改正的,处5000元以上1万元以下罚款;情节严重的吊销其印鉴卡;对直接负责的主管人员和其他直接责任人员,依法给予降级、撤职、开除的处分:①未依照规定购买、储存麻醉药品和第一类精神药品的;②未依照规定保存麻醉药品和精神药品专用处方,或者未依照规定进行处方专册登记的;③未依照规定报告麻醉药品和精神药品的进货、库存、使用数量的;④紧急借用麻醉药品和第一类精神药品后未备案的;⑤未依照规定销毁麻醉药品和精神药品的。

(2)具有麻醉药品和第一类精神药品处方资格医师的法律责任 具有麻醉药品和第一类精神药品处方资格的执业医师,违反规定开具麻醉药品和第一类精神药品处方,或者未按照临床应用指导原则的要求使用麻醉药品和第一类精神药品的,由其所在医疗机构取消其麻醉药品和第一类精神药品处方资格;造成严重后果的,由原发证部门吊销其执业证书。执业医师未按照临床应用指导原则的要求使用第二类精神药品或者未使用专用处方开具第二类精神药品,造成严重后果的,由原发证部门吊销其执业证书。

(3)未取得麻醉药品和第一类精神药品处方资格医师的法律责任 未取得麻醉药品和第一类精神药品处方资格的执业医师擅自开具麻醉药品和第一类精神药品处方,由县级以上人民政府卫生主管部门给予警告,暂停其执业活动;造成严重后果的,吊销其执业证书;构成犯罪的,依法追究刑事责任。

【例1】医疗机构需要向某部门定期报送具有麻醉药品和第一类精神药品处方资格的执业医师名单及其变更情况,该部门是所在地

A. 市级人民政府公安机关　B. 市级人民政府卫生监督机构　C. 市级人民政府卫生主管部门
D. 市级人民政府药品监督部门　E. 省级人民政府卫生主管部门(2024)

【例2】具有麻醉药品处方资格的执业医师违反规定开具麻醉药品造成严重后果的,卫生行政部门依法对其作出的处理是

A. 警告　B. 吊销执业证书　C. 暂停执业活动半年
D. 罚款　E. 取消麻醉药品处方资格

二、处方管理办法

2007年2月14日,卫生部发布了《处方管理办法》,自2007年5月1日起施行。

1. 概述

(1)处方的概念 处方是指由注册的执业医师和执业助理医师在诊疗活动中为患者开具的、由取得药学专业技术职务任职资格的药学专业技术人员审核、调配、核对,并作为患者用药凭证的医疗文书。

处方包括医疗机构病区用药医嘱单。

(2)处方开具的原则 医师应当根据医疗、预防、保健需要,按照诊疗规范、药品说明书中的药品适应证、药理作用、用法、用量、禁忌、不良反应和注意事项等开具处方。

(3)处方调剂的原则 取得药学专业技术职务任职资格的人员方可从事处方调剂工作。医师开具处方和药师调剂处方,应当遵循安全、有效、经济的原则。处方药应当凭医师处方销售、调节和使用。

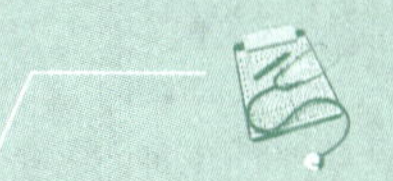

2. 处方管理的一般规定

(1)处方书写的规则　如下。

①患者一般情况、临床诊断填写清晰、完整,并与病历记载相一致。

②每张处方限于一名患者的用药。

③字迹清楚,不得涂改;如需修改,应当在修改处签名并注明修改日期。

④药品名称应当使用规范的中文名称书写,没有中文名称的可以使用规范的英文名称书写;医疗机构或者医师、药师不得自行编制药品缩写名称或者使用代号;书写药品名称、剂量、规格、用法、用量要准确规范,药品用法可用规范的中文、英文、拉丁文或者缩写体书写,但不得使用"遵医嘱""自用"等含糊不清字句。

⑤患者年龄应当填写实足年龄,新生儿、婴幼儿写日、月龄,必要时要注明体重。

⑥西药和中成药可以分别开具处方,也可以开具一张处方,中药饮片应当单独开具处方。

⑦开具西药、中成药处方,每一种药品应当另起一行,每张处方不得超过5种药品。

⑧中药饮片处方的书写,一般应当按照"君、臣、佐、使"的顺序排列;调剂、煎煮的特殊要求注明在药品右上方,并加括号,如布包、先煎、后下等;对饮片的产地、炮制有特殊要求的,应当在药品名称之前写明。

⑨药品用法用量应当按照药品说明书规定的常规用法用量使用,特殊情况需要超剂量使用时,应当注明原因并再次签名。

⑩除特殊情况外,应当注明临床诊断。

⑪开具处方后的空白处画一斜线以示处方完毕。

⑫处方医师的签名式样和专用签章应当与院内药学部门留样备查的式样相一致,不得任意改动,否则应当重新登记留样备案。

(2)药品剂量与数量书写的要求　①药品剂量与数量用阿拉伯数字书写。剂量应当使用法定剂量单位:重量以克、毫克、微克、纳克为单位;容量以升、毫升为单位;国际单位、单位;中药饮片以克为单位。②片剂、丸剂、胶囊剂、颗粒剂分别以片、丸、粒、袋为单位;溶液剂以支、瓶为单位;软膏及乳膏剂以支、盒为单位;注射剂以支、瓶为单位,应当注明含量;中药饮片以剂为单位。

【例3】医师张某给一患者开具了处方,患者取药时,药剂师指出该处方不符合相关规定不予调配。其理由是该处方

A. 使用了药品通用名称　　B. 同时开具了中成药和西药　　C. 开具了5种药物

D. 注明了5天有效期　　E. 开具了7天药物用量

【例4】每张西药、中成药处方开具的药品种类上限是

A. 1种　　B. 3种　　C. 5种

D. 6种　　E. 7种(2024)

3. 处方权的获得

(1)处方权的取得　①经注册的执业医师在执业地点取得相应的处方权。②经注册的执业助理医师在医疗机构开具的处方,应当经所在执业地点执业医师签名或加盖专用签章后方有效。③经注册的执业助理医师在乡、民族乡、镇、村的医疗机构独立从事一般的执业活动,可以在注册的执业地点取得相应的处方权。④进修医师由接收进修的医疗机构认定后授予相应的处方权。⑤医疗机构对本单位执业医师和药师进行麻醉药品和精神药品使用知识和规范化管理的培训,执业医师经考核合格后取得麻醉药品和第一类精神药品的处方权,药师经考核合格后取得麻醉药品和第一类精神药品调剂资格。

(2)开具处方的条件　①医师应当在注册的医疗机构签名留样或者专用签章备案后,方可开具处方。②经注册的执业助理医师在医疗机构开具的处方,应当经所在执业地点执业医师签名或加盖专用签章后方有效。③试用期人员开具处方,应当经所在医疗机构有处方权的执业医师审核并签名或加盖专用签章后方有效。④医师取得麻醉药品和第一类精神药品处方权后,可在本机构开具麻醉药品和第一类精神药品处方,但不得为自己开具该类药品处方。

【例5】执业医师处方权的取得方式是

A. 被医疗机构聘用后取得　　B. 在注册的执业地点取得　　C. 在上级医院进修后取得

D. 医师资格考试合格后取得　　E. 参加卫生行政部门培训后取得

4. 处方的开具

(1)处方开具的总原则

医师应当根据医疗、预防、保健需要,按照诊疗规范、药品说明书中的药品适应证、药理作用、用法、用量、禁忌、不良反应和注意事项等开具处方。开具医疗用毒性药品、放射性药品的处方应当严格遵守有关法律、法规和规章的规定。

医师开具处方应当使用经药品监督管理部门批准并公布的药品通用名称、新活性化合物的专利药品名称和复方制剂药品名称。医师开具院内制剂处方时应当使用经省级卫生行政部门审核、药品监督管理部门批准的名称。医师可以使用由卫生部公布的药品习惯名称开具处方。

医师利用计算机开具、传递普通处方时,应当同时打印出纸质处方,其格式与手写处方一致;打印的纸质处方经签名或者加盖签章后有效。药师核发药品时,应当核对打印的纸质处方,无误后发给药品,并将打印的纸质处方与计算机传递处方同时收存备查。

(2)开具处方的要求

①处方开具当日有效。特殊情况下需延长有效期的,由开具处方的医师注明有效期限,但最长不得超过3天。

②处方量一般不得超过7日用量。急诊处方不得超过3日用量。对于某些慢性病、老年病或特殊情况,处方量可适当延长,但医师应当注明理由。

③医师应当按照卫生行政部门制定的麻醉药品和精神药品临床应用指导原则,开具麻醉药品、第一类精神药品处方。

④门(急)诊癌症疼痛患者和中、重度慢性疼痛患者需长期使用麻醉药品和第一类精神药品的,首诊医师应当亲自诊查患者,建立相应的病历,要求其签署《知情同意书》。病历中应当留存下列材料复印件:A. 二级以上医院开具的诊断证明;B. 患者户籍簿、身份证或者其他相关有效身份证明文件;C. 为患者代办人员身份证明文件。

⑤除需长期使用麻醉药品和第一类精神药品的门(急)诊癌症疼痛患者和中、重度慢性疼痛患者外,麻醉药品注射剂仅限于医疗机构内使用。

⑥为门(急)诊患者开具的麻醉药品注射剂,每张处方为一次常用量;控缓释制剂,每张处方不得超过7日常用量;其他剂型,每张处方不得超过3日常用量。第一类精神药品注射剂,每张处方为一次常用量;控缓释制剂,每张处方不得超过7日常用量;其他剂型,每张处方不得超过3日常用量。哌醋甲酯用于治疗儿童多动症时,每张处方不得超过15日常用量。第二类精神药品一般每张处方不得超过7日常用量;对于慢性病或某些特殊情况的患者,处方用量可以适当延长,医师应当注明理由。

⑦为门(急)诊癌症疼痛患者和中、重度慢性疼痛患者开具的麻醉药品、第一类精神药品注射剂,每张处方不得超过3日常用量;控缓释制剂,每张处方不得超过15日常用量;其他剂型,每张处方不得超过7日常用量。

⑧为住院患者开具的麻醉药品和第一类精神药品处方应当逐日开具,每张处方为1日常用量。

⑨对于需要特别加强管制的麻醉药品,盐酸二氢埃托啡处方为一次常用量,仅限于二级以上医院内使用;盐酸哌替啶处方为一次常用量,仅限于医疗机构内使用。

⑩医疗机构应当要求长期使用麻醉药品和第一类精神药品的门(急)诊癌症患者和中、重度慢性疼痛患者,每3个月复诊或者随诊一次。

【例6】对于需要长期使用麻醉药品的患者,首诊医生应当在病历中留存下列材料的复印件

A. 正当使用麻醉药品的保证书　　B. 二级以上医院开具的诊断证明　　C. 麻醉药品条形码

D. 麻醉药品处方　　E. 麻醉药品和第一类精神药品处方资格证(2024)

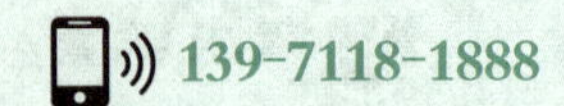

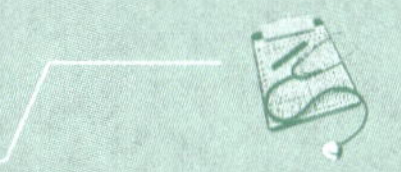

【例 7】普通处方的用药日数一般不得超过

A. 1 日　　B. 2 日　　C. 3 日
D. 7 日　　E. 14 日

5. 监督管理

《处方管理办法》规定，医疗机构应当加强对本机构处方开具、调剂和保管的管理。

(1)处方开具的管理

①医疗机构应当建立处方点评制度，填写处方评价表，对处方实施动态监测及超常预警，登记并通报不合理处方，对不合理用药及时予以干预。

②医疗机构应当对出现超常处方 3 次以上且无正当理由的医师提出警告，限制其处方权；限制处方权后，仍连续 2 次以上出现超常处方且无正当理由的，取消其处方权。

③医师出现下列情形之一的，处方权由其所在医疗机构予以取消：A. 被责令暂停执业；B. 考核不合格离岗培训期间；C. 被注销、吊销执业证书；D. 不按照规定开具处方，造成严重后果的；E. 不按照规定使用药品，造成严重后果的；F. 因开具处方牟取私利。

④未取得处方权的人员及被取消处方权的医师不得开具处方。未取得麻醉药品和第一类精神药品处方资格的医师不得开具麻醉药品和第一类精神药品处方。

⑤除治疗需要外，医师不得开具麻醉药品、精神药品、医疗用毒性药品和放射性药品处方。

(2)处方调剂的管理　未取得药学专业技术职务任职资格的人员不得从事处方调剂工作。

(3)处方保管的管理

①处方由调剂处方药品的医疗机构妥善保存。普通处方、急诊处方、儿科处方保存期限为 1 年，医疗用毒性药品、第二类精神药品处方保存期限为 2 年，麻醉药品和第一类精神药品处方保存期限为 3 年。处方保存期满后，经医疗机构主要负责人批准、登记备案，方可销毁。

②医疗机构应当根据麻醉药品和精神药品处方开具情况，按照麻醉药品和精神药品品种、规格对其消耗量进行专册登记，登记内容包括发药日期、患者姓名、用药数量。专册保存期限为 3 年。

A. 1 年　　B. 2 年　　C. 3 年
D. 4 年　　E. 5 年

【例 8】麻醉药品处方的保存时间至少是

【例 9】第二类精神药品处方的保存时间至少是

6. 医师的法律责任

(1)医师有下列情形之一的，由县级以上卫生行政部门按照本条例予以处罚　①未取得麻醉药品和第一类精神药品处方资格的医师擅自开具麻醉药品和精神药品处方的；②具有麻醉药品和第一类精神药品处方资格的医师未按照规定开具麻醉药品和第一类精神药品处方的，或者未按照卫生部门制定的麻醉药品和精神药品临床应用指导原则使用麻醉药品和第一类精神药品的。

(2)医师出现下列情形之一的，由县级以上卫生行政部门给予警告或者责令暂停 6 个月以上 1 年以下执业活动；情节严重的，吊销其执业证书　①未取得处方权或者被取消处方权后开具药品处方的；②未按照《处方管理办法》规定开具药品处方的；③违反《处方管理办法》其他规定的。

▶▶常考点　处方管理办法。

参考答案——详细解答见《2025 国家临床执业及助理医师资格考试历年考点精析(上、下册)》

1. ABCDE　2. ABCDE　3. ABCDE　4. ABCDE　5. ABCDE　6. ABCDE　7. ABCDE
8. ABCDE　9. ABCDE

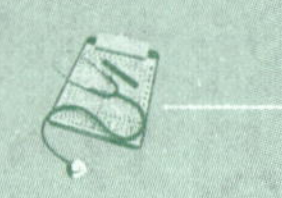

第 7 章　献血法与医疗机构临床用血管理办法

▶考纲要求

①献血法概述:无偿献血制度。②医疗机构的职责:医疗机构临床用血要求,医疗机构临床用血管理。③血站的职责:采血要求,供血要求。④法律责任:医疗机构的法律责任,血站的法律责任。⑤医疗机构临床用血管理办法概述:临床用血管理委员会,输血科(血库)。⑥临床用血管理:临床用血计划,医务人员职责,临床用血申请,签署临床输血治疗知情同意书,临时采集血液必须同时符合的条件,临床用血不良事件监测报告,临床用血医学文书管理。⑦法律责任:医疗机构的法律责任,医务人员的法律责任。

▶复习要点

一、献血法

1997 年 12 月 29 日,第八届全国人大常委会第二十九次会议通过了《中华人民共和国献血法》(简称《献血法》),自 1998 年 10 月 1 日起施行。《献血法》共 24 条。

1. 无偿献血制度

为保证医疗临床用血需要和安全,保障献血者和用血者身体健康,发扬人道主义精神,促进社会主义物质文明和精神文明建设,制定《献血法》。

国家实行无偿献血制度。国家提倡 18 周岁至 55 周岁的健康公民自愿献血。

国家机关、军队、社会团体、企业事业组织、居民委员会、村民委员会,应当动员和组织本单位或本居住区的适龄公民参加献血。国家鼓励国家工作人员、现役军人和高等学校在校学生率先献血,为树立社会新风尚作表率。对献血者,发给国务院卫生行政部门制作的无偿献血证书,有关单位可以给予适当补贴。

【例 1】《献血法》规定,国家提倡健康公民自愿献血的年龄要求是

A. 18~60 周岁　　B. 20~60 周岁　　C. 20~55 周岁
D. 18~55 周岁　　E. 18~50 周岁

2. 医疗机构的职责

(1)医疗机构临床用血要求

①医疗机构临床用血应当制订用血计划,遵循合理、科学的原则,不得浪费和滥用血液。

②医疗机构应当积极推行按血液成分针对医疗实际需要输血。

③医疗机构对临床用血必须进行核查,不得将不符合国家规定标准的血液用于临床。

④为保证应急用血,医疗机构可以临时采集血液,但应当依照规定,确保采血用血安全。

⑤无偿献血的血液必须用于临床,不得买卖;医疗机构不得将无偿献血的血液出售给单采血浆站或者血液制品生产单位。

(2)医疗机构临床用血管理

①公民临床用血时只交付用于血液的采集、储存、分离、检验等费用。无偿献血者临床需要用血时,免交前款规定的费用。无偿献血者的配偶和直系亲属临床需要用血时,可以免交或者减交上述规定的费用。

②为保障公民临床急救用血的需要,国家提倡并指导择期手术的患者自身储血,动员家庭、亲友、所在单位以及社会互助献血。

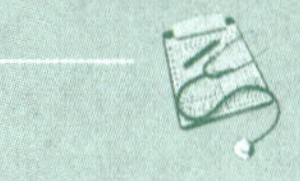

【例2】医疗机构临床用血应当制订用血计划，遵循
A. 公平、公正的原则　B. 慎用、节约的原则　C. 准确、慎用的原则
D. 合理、科学的原则　E. 勤查、深究的原则

【例3】为保障公民临床急救用血的需要，国家提倡并指导择期手术的患者
A. 率先献血　B. 互助献血　C. 自愿献血
D. 自身储血　E. 同型输血

【例4】公民临床用血时，交付费用的项目不包括
A. 采集血液费用　B. 检验血液费用　C. 分离血液费用
D. 储存血液费用　E. 购买血液费用

3. 血站的职责

血站是采集、提供临床用血的机构，是不以营利为目的的公益性组织。

(1)采血要求　血站应当为献血者提供各种安全、卫生、便利的条件。

①健康检查　血站对献血者必须免费进行必要的健康检查。身体状况不符合献血条件的，血站应当向其说明情况，不得采集血液。

②采血量和采血间隔　血站对献血者每次采血量一般为200ml，最多不得超过400ml，两次采集间隔不少于6个月。严禁血站对献血者超量、频繁采血。

③遵守操作规则和制度　血站采血必须严格遵守有关操作规程和制度，采血必须由具有采血资格的医务人员进行，一次性采血器材用后必须销毁，确保献血者的身体健康。

(2)供血要求

①血站应当根据国务院卫生行政部门制定的标准，保证血液质量。

②血站对采集的血液必须进行检测，未经检测或者检测不合格的血液，不得向医疗机构提供。

③临床用血的包装、储存、运输，必须符合国家规定的卫生标准和要求。

④无偿献血的血液必须用于临床，不得买卖，血站不得将无偿献血的血液出售给单采血浆站或者血液制品生产单位。

4. 法律责任

(1)医疗机构的法律责任

①医疗机构出售无偿献血的血液的，由县级以上地方人民政府卫生行政部门予以取缔，没收违法所得，可以并处10万元以下的罚款；构成犯罪的，依法追究刑事责任。

②医疗机构的医务人员违反规定，将不符合国家规定标准的血液用于患者的，由县级以上地方人民政府卫生行政部门责令改正；给患者健康造成损害的，应当依法赔偿，对直接负责的主管人员和其他直接责任人员，依法给予行政处分；构成犯罪的，依法追究刑事责任。

【例5】医疗机构的医务人员违反《献血法》规定，将不符合国家规定标准的血液用于患者的，由县级以上卫生行政部门给予的行政处罚是
A. 警告　B. 罚款　C. 限期整顿
D. 责令改正　E. 吊销《医疗机构执业许可证》

【例6】某村发生一起民居垮塌事故，重伤9人，急送乡卫生院抢救。市中心血站根据该院用血要求，急送一批无偿献血的血液到该院。抢救结束后，尚余900ml血液，该院却将它出售给另一医疗机构。根据《献血法》规定，对于乡卫生院的这一违法行为，县卫生健康主管部门除了应当没收其违法所得外，还可以对其处以罚款
A. 10万元以下　B. 5万元以下　C. 3万元以下
D. 1万元以下　E. 5000元以下

A. 由县级以上卫生行政部门处以罚款　　B. 由县级以上卫生行政部门责令改正
C. 由县级以上卫生行政部门限期整顿　　D. 依法赔偿　　E. 依法追究刑事责任

【例 7】医疗机构的医务人员违反《献血法》规定,将不符合国家规定标准的血液用于患者的,应当

【例 8】血站违反《献血法》规定,向医疗机构提供不符合国家规定的血液,应当

(2)血站的法律责任

①血站违反有关操作规程和制度采集血液,由县级以上地方人民政府卫生行政部门责令改正;给献血者健康造成损害的,应当依法赔偿,对直接负责的主管人员和其他直接责任人员,依法给予行政处分;构成犯罪的,依法追究刑事责任。

②临床用血的包装、储存、运输,不符合国家规定的卫生标准和要求的,由县级以上地方人民政府卫生行政部门责令改正,给予警告,可以并处 1 万元以下的罚款。

③血站违反规定,向医疗机构提供不符合国家规定标准血液的,由县级以上地方人民政府卫生行政部门责令改正;情节严重,造成经血液途径传播的疾病传播或者有传播严重危险的,限期整顿,对直接负责的主管人员和其他直接责任人员,依法给予行政处分;构成犯罪的,依法追究刑事责任。

④血站出售无偿献血的血液的,由县级以上地方人民政府卫生行政部门予以取缔,没收违法所得,可以并处 10 万元以下的罚款;构成犯罪的,依法追究刑事责任。

【例 9】“献血大王”刘某,在过去的 7 年间,献血总量已达 5600ml。快满 50 周岁的刘某告诉记者,如果身体一直保持健康状态,他满 55 周岁以前,还可争取无偿献血

A. 7 次　　B. 8 次　　C. 9 次
D. 10 次　　E. 11 次

A. 200ml　　B. 250ml　　C. 300ml
D. 400ml　　E. 500ml

【例 10】血站对献血者每次采集血液量一般为

【例 11】血站对献血者每次采集血液量最多不得超过

二、医疗机构临床用血管理办法

2012 年 6 月 7 日,卫生部公布了《医疗机构临床用血管理办法》,自 2012 年 8 月 1 日起施行。2019 年 2 月 28 日,国家卫生健康委员会对《医疗机构临床用血管理办法》进行了修订。

1. 概述

(1)临床用血管理责任人　医疗机构应当加强组织管理,明确岗位职责,健全管理制度。医疗机构法定代表人为临床用血管理第一责任人。

(2)临床用血管理委员会　二级以上医院和妇幼保健院应当设立临床用血管理委员会,负责本机构临床用血管理工作。其他医疗机构应当设立临床用血管理工作组。临床用血管理委员会或者临床用血管理工作组应当履行以下职责:

①认真贯彻临床用血管理相关法律、法规、规章、技术规范和标准,制定本机构临床用血管理的规章制度并监督实施。

②评估确定临床用血的重点科室、关键环节和流程。

③定期监测、分析和评估临床用血情况,开展临床用血质量评价工作,提高临床合理用血水平。

④分析临床用血不良事件,提出处理和改进措施。

⑤指导并推动开展自体输血等血液保护及输血新技术。

⑥承担医疗机构交办的有关临床用血的其他任务。

(3)输血科(血库)　医疗机构应当根据有关规定和临床用血需求设置输血科或者血库,并根据自身

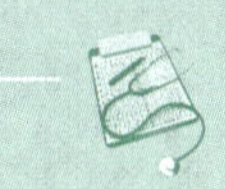

功能、任务、规模,配备与输血工作相适应的专业技术人员、设施、设备。不具备条件设置输血科或者血库的医疗机构,应当安排专(兼)职人员负责临床用血工作。

2. 临床用血管理

(1)总原则　医疗机构应当加强临床用血管理,建立并完善管理制度和工作规范,并保证落实。医疗机构应当使用卫生行政部门指定血站提供的血液。医疗机构接收血站发送的血液后,应当对血袋标签进行核对。符合国家有关标准和要求的血液入库,做好登记;并按不同品种、血型和采血日期(或有效期),分别有序存放于专用储藏设施内。血袋标签核对的主要内容是:①血站的名称;②献血编号或者条形码、血型;③血液品种;④采血日期及时间或者制备日期及时间;⑤有效期及时间;⑥储存条件。禁止将血袋标签不合格的血液入库。

(2)临床用血计划　医疗机构应当科学制订临床用血计划,建立临床合理用血的评价制度,提高临床合理用血水平。

(3)医务人员职责　医务人员应当认真执行临床输血技术规范,严格掌握临床输血适应证,根据患者病情和实验室检测指标,对输血指征进行综合评估,制订输血治疗方案。

(4)临床用血申请　医疗机构应当建立临床用血申请管理制度:

①同一患者一天申请备血量<800ml 的,由具有中级以上专业技术职务任职资格的医师提出申请,上级医师核准签发后,方可备血。

②同一患者一天申请备血量在 800~1600ml 的,由具有中级以上专业技术职务任职资格的医师提出申请,经上级医师审核,科室主任核准签发后,方可备血。

③同一患者一天申请备血量≥1600ml 的,由具有中级以上专业技术职务任职资格的医师提出申请,科室主任核准签发后,报医务部门批准,方可备血。上述规定不适用于急救用血。

(5)签署临床输血治疗知情同意书　在输血治疗前,医师应当向患者或者其近亲属说明输血目的、方式和风险,并签署临床输血治疗知情同意书。因抢救生命垂危的患者需要紧急输血,且不能取得患者或者其近亲属意见的,经医疗机构负责人或者授权的负责人批准后,可以立即实施输血治疗。

(6)临时采集血液必须同时符合的条件　医疗机构应当制订应急用血工作预案。为保证应急用血,医疗机构可以临时采集血液,但必须同时符合以下条件:①危及患者生命,急需输血;②所在地血站无法及时提供血液,且无法及时从其他医疗机构调剂血液,而其他医疗措施不能替代输血治疗;③具备开展交叉配血及乙型肝炎病毒表面抗原、丙型肝炎病毒抗体、艾滋病病毒抗体和梅毒螺旋体抗体的检测能力;④遵守采供血相关操作规程和技术标准。

医疗机构应在临时采血后 10 日内将情况报告县级以上人民政府卫生行政部门。

(7)临床用血不良事件监测报告　医疗机构应根据国家有关法律法规和规范建立临床用血不良事件监测报告制度。临床发现输血不良反应后,应当积极救治患者,及时向有关部门报告,并做好观察和记录。

(8)临床用血医学文书管理　医疗机构应当建立临床用血医学文书管理制度,确保临床用血信息客观真实、完整、可追溯。医师应当将患者输血适应证的评估、输血过程和输血后疗效评价情况记入病历;临床输血治疗知情同意书、输血记录单等随病历保存。

【例 12】医师为同一个患者申请一天备血达到或超过一定数量时,必须报医院医务部门批准。该血量是

A. 1600 毫升　B. 1400 毫升　C. 1200 毫升
D. 1000 毫升　E. 800 毫升

【例 13】患者,男,60 岁。行胃大部切除术,需要输血 1200ml,经主治医师签字后,配血站不给配血,说不符合程序。违反的程序是

A. 科主任未签字　B. 医院领导未签字　C. 中心血库领导未签字
D. 医务部门未签字　E. 全部医师未签字

【例 14】周某因外伤被送至县医院,诊断为脾脏破裂、大出血。因县医院血液储备不足、中心血站不能紧

急供血,实施了临时采集血液措施,并依照规定将临时采集血液的情况在法定时限内报告了县卫生行政部门。该法定时限是

A. 1日　　B. 3日　　C. 5日

D. 7日　　E. 10日

【例15】为保证应急用血,医疗机构可以临时采集血液,不符合临时采集血液条件的是

A. 危及患者生命,急需输血　　B. 具备开展交叉配血的能力　　C. 具备检测HBsAg的能力

D. 当地中心血站批准　　E. 遵守采供血相关操作规程和技术标准(2022)

【例16】为保证应急用血,医疗机构临时采集血液时,无须检测的项目是

A. 甲型肝炎病毒抗体　　B. 乙型肝炎病毒表面抗原　　C. 丙型肝炎病毒抗体

D. 艾滋病抗体　　E. 梅毒螺旋体抗体(2023)

【例17】为保证应急用血,医疗机构可以临时采集血液,采集血液样本时无须依法检测的疾病是

A. 梅毒　　B. 疟疾　　C. 乙型肝炎

D. 丙型肝炎　　E. 艾滋病(2024)

3. 法律责任

(1)医疗机构的法律责任

①医疗机构有下列情形之一的,由县级以上人民政府卫生行政部门责令限期改正;逾期不改的,进行通报批评,并予以警告;情节严重或者造成严重后果的,可处3万元以下的罚款,对负有责任的主管人员和其他直接责任人员依法给予处分:A. 未设立临床用血管理委员会或者工作组的;B. 未拟定临床用血计划或者一年内未对计划实施情况进行评估和考核的;C. 未建立血液发放和输血核对制度的;D. 未建立临床用血申请管理制度的;E. 未建立医务人员临床用血和无偿献血知识培训制度的;F. 未建立科室和医师临床用血评价及公示制度的;G. 将经济收入作为对输血科或者血库工作的考核指标的;H. 违反《医疗机构临床用血管理办法》的其他行为。

②医疗机构使用未经卫生行政部门指定的血站供应的血液的,由县级以上人民政府卫生行政部门给予警告,并处3万元以下罚款;情节严重或者造成严重后果的,对负有责任的主管人员和其他直接责任人员依法给予处分。

③医疗机构违反关于应急用血采血规定的,由县级以上人民政府卫生行政部门责令限期改正,给予警告;情节严重或者造成严重后果的,处3万元以下罚款,对负有责任的主管人员和其他直接责任人员依法给予处分。

④医疗机构违反规定,将不符合国家规定标准的血液用于患者的,由县级以上地方人民政府卫生行政部门责令改正;给患者健康造成损害的,应当依据国家有关法律法规进行处理,并对负有责任的主管人员和其他直接责任人员依法给予处分。

(2)医务人员的法律责任　医务人员违反规定,将不符合国家规定标准的血液用于患者的,由县级以上地方人民政府卫生行政部门责令改正;给患者健康造成损害的,应当依据国家有关法律法规进行处理,并对负有责任的主管人员和其他直接责任人员依法给予处分。医疗机构及其医务人员违反临床用血管理规定,构成犯罪的,依法追究刑事责任。

▶**常考点**　献血法。

参考答案——详细解答见《2025国家临床执业及助理医师资格考试历年考点精析(上、下册)》

1. ABCDE　2. ABCDE　3. ABCDE　4. ABCDE　5. ABCDE　6. ABCDE　7. ABCDE
8. ABCDE　9. ABCDE　10. ABCDE　11. ABCDE　12. ABCDE　13. ABCDE　14. ABCDE
15. ABCDE　16. ABCDE　17. ABCDE

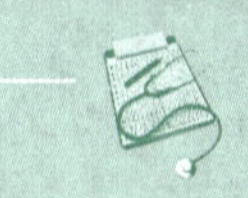

第 8 章　医疗损害责任与人体器官移植条例

考纲要求

①医疗损害责任(《中华人民共和国民法典》第七编第六章)概述:医疗损害责任的赔偿主体,推定医疗机构有过错的情形,医疗机构不承担赔偿责任的情形。②医疗机构承担赔偿责任的情形:未尽到说明义务,未尽到与当时医疗水平相应的诊疗义务,泄露患者隐私。③紧急情况医疗措施的实施:紧急情况实施相应医疗措施的条件和程序。④病历资料:填写与保管,查阅与复制。⑤对医疗行为的规范:不得违反诊疗规范实施不必要的检查。⑥医疗机构及其医务人员权益保护:干扰医疗秩序和妨害医务人员工作、生活的法律后果。⑦人体器官移植条例概述:申请手术患者排序原则,禁止买卖人体器官。⑧人体器官的捐献:捐献原则,捐献人体器官的条件,捐献意愿的撤销,活体器官捐献人的条件,活体器官接受人的条件。⑨人体器官的移植:诊疗科目登记,捐献人的医学检查和接受人的风险评估,伦理审查,摘取活体器官应当履行的义务,摘取尸体器官的要求,个人资料保密。⑩法律责任:医疗机构的法律责任,医务人员的法律责任。

复习要点

一、医疗损害责任(《中华人民共和国民法典》第七编第六章)

2020 年 5 月 28 日,第十三届全国人民代表大会第三次会议通过了《中华人民共和国民法典》(简称《民法典》),自 2021 年 1 月 1 日起施行 。其中,第七编侵权责任第六章是“医疗损害责任”,共 11 条。

1. 概述

(1)医疗损害责任的赔偿主体　《民法典》规定,患者在诊疗活动中受到损害,医疗机构及其医务人员有过错的,由医疗机构承担赔偿责任。因药品、消毒产品、医疗器械的缺陷,或者输入不合格的血液造成患者损害的,患者可以向药品上市许可持有人、生产者、血液提供机构请求赔偿,也可以向医疗机构请求赔偿。患者向医疗机构请求赔偿的,医疗机构赔偿后,有权向负有责任的药品上市许可持有人、生产者、血液提供机构追偿。

(2)推定医疗机构有过错的情形　患者在诊疗活动中受到损害,有下列情形之一的,推定医疗机构有过错:①违反法律、行政法规、规章以及其他有关诊疗规范的规定;②隐匿或者拒绝提供与纠纷有关的病历资料;③遗失、伪造、篡改或者违法销毁病历资料。

(3)医疗机构不承担赔偿责任的情形　患者在诊疗活动中受到损害,有下列情形之一的,医疗机构不承担赔偿责任:①患者或者其近亲属不配合医疗机构进行符合诊疗规范的诊疗;②医务人员在抢救生命垂危的患者等紧急情况下已经尽到合理诊疗义务;③限于当时的医疗水平难以诊疗。但是在第一款情形中,医疗机构或者其医务人员也有过错的,应当承担相应的赔偿责任。

2. 医疗机构承担赔偿责任的情形

(1)未尽到说明义务　医务人员在诊疗活动中应当向患者说明病情和医疗措施。需要实施手术、特殊检查、特殊治疗的,医务人员应当及时向患者具体说明医疗风险、替代医疗方案等情况,并取得其明确同意;不能或者不宜向患者说明的,应当向患者的近亲属说明,并取得其明确同意。医务人员未尽到前款义务,造成患者损害的,医疗机构应当承担赔偿责任。

(2)未尽到与当时医疗水平相应的诊疗义务　医务人员在诊疗活动中未尽到与当时的医疗水平相

应的诊疗义务,造成患者损害的,医疗机构应当承担赔偿责任。

(3)泄露患者隐私 医疗机构及其医务人员应当对患者的隐私和个人信息保密。泄露患者的隐私和个人信息,或者未经患者同意公开其病历资料的,应当承担侵权责任。

【例1】在诊疗活动中,医师违规操作对患者造成损害,承担赔偿责任的主体是

A. 人民政府　　B. 患者的保险公司　　C. 医师本人

D. 医师所在的科室　　E. 医师所在的医院机构(2024)

【例2】医疗侵权赔偿责任中,医疗过错的认定标准是

A. 未尽到分级诊疗义务　　B. 未尽到先行垫付义务　　C. 未尽到健康教育义务

D. 未尽到主动协商义务　　E. 未尽到与当时的医疗水平相应的诊疗义务

【例3】不属于依法断定医疗机构存在医疗过错行为的情形是

A. 未签署知情同意书　　B. 遗失病历　　C. 篡改病历

D. 拒绝提供病历　　E. 违法销毁病历(2024)

【例4】依据《中华人民共和国民法典》,医务人员实施手术前应当向患者说明的事项是

A. 医疗纠纷处理方式　　B. 替代医疗方案　　C. 复印病历资料范围

D. 隐私保密要求　　E. 承担赔偿责任的情形

【例5】因医疗机构的行为造成患者损害,应承担侵权责任的情形是

A. 患者认为医疗机构未尽到合理诊疗义务　　B. 限于当时医疗水平难以诊疗

C. 未说服患者配合符合诊疗规范的诊疗　　D. 未说服患者近亲属配合符合诊疗规范的诊疗

E. 未经患者同意公开其病历资料

3. 紧急情况医疗措施的实施

因抢救生命垂危的患者等紧急情况,不能取得患者或者其近亲属意见的,经医疗机构负责人或者授权的负责人批准,可以立即实施相应的医疗措施。

4. 病历资料

(1)填写与保管 医疗机构及其医务人员应当按照规定填写并妥善保管住院志、医嘱单、检验报告、手术及麻醉记录、病理资料、护理记录等病历资料。

(2)查阅与复制 患者要求查阅、复制住院志、医嘱单、检验报告、手术及麻醉记录、病理资料、护理记录等病历资料的,医疗机构应当及时提供。

5. 对医疗行为的规范

医疗机构及其医务人员不得违反诊疗规范实施不必要的检查。

6. 医疗机构及其医务人员权益保护

医疗机构及其医务人员的合法权益受法律保护。干扰医疗秩序,妨碍医务人员工作、生活,侵害医务人员合法权益的,应当依法承担法律责任。

二、人体器官移植条例

1. 概述

(1)申请手术患者的排序原则 《人体器官移植条例》规定,申请人体器官移植手术患者的排序,应当符合医疗需要,遵循公平、公正和公开的原则。

(2)禁止买卖人体器官 《人体器官移植条例》规定,任何组织或者个人不得以任何形式买卖人体器官,不得从事与买卖人体器官有关的活动。

2. 人体器官的捐献

(1)捐献原则 人体器官捐献应当遵循自愿、无偿的原则。公民享有捐献或者不捐献其人体器官的

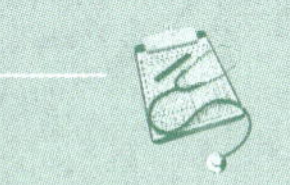

权利;任何组织或者个人不得强迫、欺骗或者利诱他人捐献人体器官。

(2)捐献人体器官的条件　捐献人体器官的公民应当具有完全民事行为能力,且需有书面形式的捐献意愿。公民生前表示不同意捐献其人体器官的,任何组织或者个人不得捐献、摘取该公民的人体器官;公民生前未表示不同意捐献其人体器官的,该公民死亡后,其配偶、成年子女、父母可以以书面形式共同表示同意捐献该公民人体器官的意愿。

(3)捐献意愿的撤销　公民捐献其人体器官应当有书面形式的捐献意愿,对已经表示捐献其人体器官的意愿,有权予以撤销。

(4)活体器官捐献人的条件　任何组织或个人不得摘取未满18周岁公民的活体器官用于移植。

(5)活体器官接受人的条件　活体器官的接受人限于活体器官捐献人的配偶、直系血亲或者三代以内旁系血亲,或者有证据证明与活体器官捐献人存在因帮扶等形成亲情关系的人员。根据2009年卫生部发布的《关于规范活体器官移植的若干规定》,"配偶"仅限于结婚3年以上或者婚后已育有子女的;"因帮扶等形成亲情关系"仅限于养父母和养子女之间的关系、继父母与继子女之间的关系。

3. 人体器官的移植

(1)诊疗科目登记　医疗机构从事人体器官移植,应当依照《医疗机构管理条例》的规定,向所在地省、自治区、直辖市人民政府卫生主管部门申请办理人体器官移植诊疗科目登记。

医疗机构从事人体器官移植,应当具备下列条件:①有与从事人体器官移植相适应的执业医师和其他医务人员;②有满足人体器官移植所需要的设备、设施;③有由医学、法学、伦理学等方面专家组成的人体器官移植技术临床应用与伦理委员会,该委员会中从事人体器官移植的医学专家不超过委员人数的1/4;④有完善的人体器官移植质量监控等管理制度。

(2)捐献人的医学检查和接受人的风险评估　实施人体器官移植手术的医疗机构及其医务人员应当对人体器官捐献人进行医学检查,对接受人因人体器官移植感染疾病的风险进行评估,并采取措施,降低风险。

(3)伦理审查　《人体器官移植条例》规定,医疗机构及其医务人员从事人体器官移植,应当遵守伦理原则和人体器官移植技术管理规范。在摘取活体器官前或者尸体器官捐献人死亡前,负责人体器官移植的执业医师应当向所在医疗机构的人体器官移植技术临床应用与伦理委员会提出摘取人体器官审查申请。人体器官移植技术临床应用与伦理委员会不同意摘取人体器官的,医疗机构不得作出摘取人体器官的决定,医务人员不得摘取人体器官。人体器官移植技术临床应用与伦理委员会收到摘取人体器官审查申请后,应当对下列事项进行审查,并出具同意或者不同意的书面意见:

①人体器官捐献人的捐献意愿是否真实。

②有无买卖或者变相买卖人体器官的情形。

③人体器官的配型和接受人的适应证是否符合伦理原则和人体器官移植技术管理规范。

经2/3以上委员同意,人体器官移植技术临床应用与伦理委员会方可出具同意摘取人体器官的书面意见。

(4)摘取活体器官应当履行的义务　《人体器官移植条例》规定,从事人体器官移植的医疗机构及其医务人员摘取活体器官前,应当履行下列义务:①向活体器官捐献人说明器官摘取手术的风险、术后注意事项、可能发生的并发症及其预防措施等,并与活体器官捐献人签署知情同意书;②查验活体器官捐献人同意捐献其器官的书面意愿、活体器官捐献人与接受人存在适宜捐献关系的证明材料;③确认除摘取器官产生的直接后果外,不会损害活体器官捐献人其他正常的生理功能。从事人体器官移植的医疗机构应当保存活体器官捐献人的医学资料,并进行随访。

(5)摘取尸体器官的要求　《人体器官移植条例》规定,摘取尸体器官,应当在依法判定尸体器官捐献人死亡后进行。从事人体器官移植的医务人员不得参与捐献人的死亡判定。从事人体器官移植的医疗机构及其医务人员应当尊重死者的尊严,对摘取器官完毕的尸体,应当进行符合伦理原则的医学处理,除用于移植的器官以外,应当恢复尸体原貌。

(6)个人资料保密　从事人体器官移植的医务人员应当对人体器官捐献人、接受人和申请人体器官

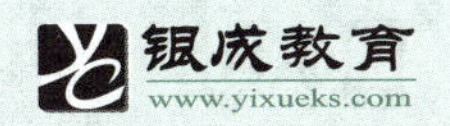

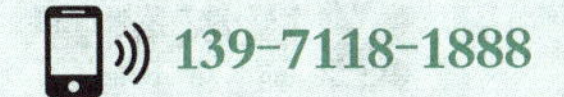

移植手术的患者的个人资料保密。

4. 法律责任

(1) 医疗机构的法律责任

①医疗机构违反规定,参与买卖人体器官或者从事与买卖人体器官有关活动的,由设区的市级以上人民政府卫生主管部门依照职责分工没收违法所得,并处交易额8倍以上10倍以下的罚款;对负有责任的主管人员和其他直接责任人员依法给予处分,并由原登记部门撤销该医疗机构人体器官移植诊疗科目登记,该医疗机构3年内不得再申请人体器官移植诊疗科目登记;医务人员参与上述活动的,由原发证部门吊销其执业证书。

②医疗机构未办理人体器官移植诊疗科目登记,擅自从事人体器官移植的,依照《医疗机构管理条例》的规定予以处罚。

③实施人体器官移植手术的医疗机构及其医务人员违反规定,未对人体器官捐献人进行医学检查或者未采取措施,导致接受人因人体器官移植手术感染疾病的,依照《医疗事故处理条例》的规定予以处罚。给他人造成损害的,应当依法承担民事责任。

④医疗机构有下列情形之一的,对负有责任的主管人员和其他直接责任人员依法给予处分;情节严重的,由原登记部门撤销该医疗机构人体器官移植诊疗科目登记,该医疗机构3年内不得再申请人体器官移植诊疗科目登记:

A. 不具备《人体器官移植条例》规定条件,仍从事人体器官移植的。

B. 未经人体器官移植技术临床应用与伦理委员会审查同意,作出摘取人体器官的决定,或者胁迫医务人员违反《人体器官移植条例》规定摘取人体器官的。

C. 摘取活体器官前未依照《人体器官移植条例》的规定,履行说明、查验、确认义务的。

D. 对摘取器官完毕的尸体未进行符合伦理原则的医学处理,恢复尸体原貌的。

(2) 医务人员的法律责任

①从事人体器官移植的医务人员违反规定,泄露人体器官捐献人、接受人或者申请人体器官移植手术患者个人资料的,依照《医师法》或者国家有关护士管理的规定予以处罚。给他人造成损害的,应当依法承担民事责任。

②从事人体器官移植的医务人员参与尸体器官捐献人的死亡判定的,由县级以上地方人民政府卫生主管部门依照职责分工暂停其6个月以上1年以下执业活动;情节严重的,由原发证部门吊销其执业证书。

③医务人员有下列情形之一的,依法给予处分;情节严重的,由县级以上地方人民政府卫生主管部门暂停其6个月以上1年以下执业活动;情节特别严重的,由原发证部门吊销其执业证书:

A. 未经人体器官移植技术临床应用与伦理委员会审查同意摘取人体器官的。

B. 摘取活体器官前未按规定履行说明、查验、确认义务的。

C. 对摘取器官完毕的尸体未进行符合伦理原则的医学处理,恢复尸体原貌的。

【例6】依照我国《人体器官移植条例》,下列可以为其直系血亲捐献肾脏的是

A. 27周岁的未婚男性　B. 35周岁的严重智力低下患者　C. 17周岁的健康中学生
D. 25周岁的乙肝患者　E. 22周岁的精神病患者

【例7】目前我国提倡的活体供体器官获取方式是

A. 家属决定　B. 自由买卖　C. 医生强制
D. 推定同意　E. 自愿捐赠

▶常考点　以往每年1~2题。

参考答案——详细解答见《2025国家临床执业及助理医师资格考试历年考点精析(上、下册)》

1. ABCDE　2. ABCDE　3. ABCDE　4. ABCDE　5. ABCDE　6. ABCDE　7. ABCDE

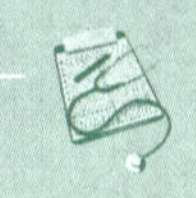

第 9 章　放射诊疗管理规定与抗菌药物临床应用管理办法

考纲要求

①放射诊疗管理规定概述：放射诊疗的概念及分类。②执业条件：安全防护装置、辐射检测仪器和个人防护用品的配备与使用，设备和场所警示标志的设置。③安全防护与质量保证：场所防护要求，工作人员防护要求，患者和受检者的防护要求，放射诊断检查的原则和实施，放射治疗的原则和实施。④法律责任：医疗机构的法律责任。⑤抗菌药物临床应用管理办法概述：抗菌药物临床应用的原则，抗菌药物临床应用的分级管理。⑥抗菌药物临床应用管理：遴选和定期评估，处方权的授予，预防感染指征的掌握，特殊使用级抗菌药物的使用，越级使用抗菌药物的要求，细菌耐药预警机制，异常情况的调查和处理，临床应用知识和规范化管理培训与考核。⑦监督管理：抗菌药物处方、医嘱点评，对开具抗菌药物超常处方医师的处理，取消医师抗菌药物处方权的情形。⑧法律责任：开具抗菌药物牟取不正当利益的法律责任，医师违反抗菌药物临床应用规定的法律责任。

复习要点

一、放射诊疗管理规定

2006 年 1 月 24 日，卫生部公布了《放射诊疗管理规定》，自 2006 年 3 月 1 日起施行。2016 年 1 月 19 日，国家卫生计生委对《放射诊疗管理规定》进行了修订。

1. 概述

(1)放射诊疗的概念　放射诊疗是指使用放射性同位素、射线装置进行临床医学诊断、治疗和健康检查的活动。

(2)放射诊疗的分类　放射诊疗分为 4 类管理：放射治疗、核医学、介入放射学、X 射线影像诊断。

2. 执业条件

(1)安全防护装置、辐射检测仪器和个人防护用品的配备与使用　医疗机构应当按照下列要求配备并使用安全防护装置、辐射检测仪器和个人防护用品：

①放射治疗场所应当按照相应标准设置多重安全联锁系统、剂量监测系统、影像监控、对讲装置和固定式剂量监测报警装置；配备放疗剂量仪、剂量扫描装置和个人剂量报警仪；

②开展核医学工作的，设有专门的放射性同位素分装、注射、储存场所，放射性废物屏蔽设备和存放场所；配备活度计、放射性表面污染监测仪；

③介入放射学与其他 X 射线影像诊断工作场所应当配备工作人员防护用品和受检者个人防护用品。

(2)设备和场所警示标志的设置　医疗机构应当对下列设备和场所设置醒目的警示标志：

①装有放射性同位素和放射性废物的设备、容器，应设置电离辐射标志；

②放射性同位素和放射性废物储存场所，应设置电离辐射警告标志及必要的文字说明；

③放射诊疗工作场所的入口处，应设置电离辐射警告标志；

④放射诊疗工作场所应当按照有关标准的要求分为控制区、监督区，在控制区进出口及其他适当位置，应设置电离辐射警告标志和工作指示灯。

【例 1】医疗机构应当设置电离辐射醒目警示标志的场所是

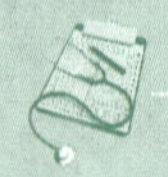
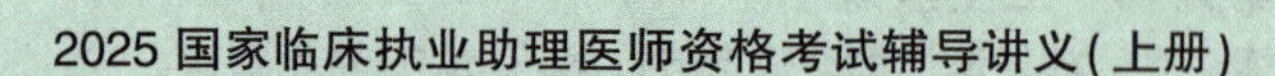

A. 放射性工作人员办公室　B. 放射性检查报告单发放处　C. 接受放射诊疗患者的病房
D. 医学影像科候诊区　E. 放射性废物储存场所(2020)

【例 2】根据《放射诊疗管理规定》,除设有电离辐射警告标志外,还需设置工作指示灯的场所是
A. 从事放射性工作的人员办公室　B. 放射性同位素储存场所　C. 放射性废物储存场所
D. 放射诊疗工作场所监督区　E. 放射诊疗工作场所控制区进出口(2024)

3. 安全防护与质量保证

(1)场所防护要求　①医疗机构应当定期对放射诊疗工作场所、放射性同位素储存场所和防护设施进行放射防护检测,保证辐射水平符合有关规定或者标准。②放射性同位素不得与易燃、易爆、腐蚀性物品同库储存;储存场所应当采取有效的防泄漏等措施,并安装必要的报警装置。③放射性同位素储存场所应当有专人负责,有完善的存入、领取、归还登记和检查制度,做到交接严格,检查及时,账目清楚,账物相符,记录资料完整。

(2)工作人员防护要求　放射诊疗工作人员应当按照有关规定配戴个人剂量计。医疗机构应当按照有关规定和标准,对放射诊疗工作人员进行上岗前、在岗期间、离岗时的健康检查,定期进行专业及防护知识培训,并分别建立个人剂量、职业健康管理和教育培训档案。

(3)患者和受检者的防护要求　放射诊疗工作人员对患者和受检者进行医疗照射时,应当遵守医疗照射正当化和放射防护最优化的原则,有明确的医疗目的,严格控制受照剂量;对邻近照射野的敏感器官和组织进行屏蔽防护,并事先告知患者和受检者辐射对健康的影响。

(4)放射诊断检查的原则和实施　医疗机构在实施放射诊断检查前应当对不同检查方法进行利弊分析,在保证诊断效果的前提下,优先采用对人体健康影响较小的诊断技术。

实施检查应当遵守下列规定:①严格执行检查资料的登记、保存、提取和借阅制度,不得因资料管理、受检者转诊等原因使受检者接受不必要的重复照射;②不得将核素显像检查和 X 射线胸部检查列入对婴幼儿及少年儿童体检的常规检查项目;③对育龄妇女腹部或骨盆进行核素显像检查或 X 射线检查前,应问明是否怀孕;非特殊需要,对受孕后 8 至 15 周的育龄妇女,不得进行下腹部放射影像检查;④应当尽量以胸部 X 射线摄影代替胸部荧光透视检查;⑤实施放射性药物给药和 X 射线照射操作时,应当禁止非受检者进入操作现场;因患者病情需要其他人员陪检时,应当对陪检者采取防护措施。

(5)放射治疗的原则和实施　开展放射治疗的医疗机构,在对患者实施放射治疗前,应当进行影像学、病理学及其他相关检查,严格掌握放射治疗的适应证。对确需进行放射治疗的,应当制定科学的治疗计划,并按照下列要求实施:

①对体外远距离放射治疗,放射诊疗工作人员在进入治疗室前,应首先检查操作控制台的源位显示,确认放射线束或放射源处于关闭位时,方可进入。

②对近距离放射治疗,放射诊疗工作人员应当使用专用工具拿取放射源,不得徒手操作;对接受敷贴治疗的患者采取安全护理,防止放射源被患者带走或丢失。

③在实施永久性籽粒插植治疗时,放射诊疗工作人员应随时清点所使用的放射性籽粒,防止在操作过程中遗失;放射性籽粒植入后,必须进行医学影像学检查,确认植入部位和放射性籽粒的数量。

④治疗过程中,治疗现场至少应有 2 名放射诊疗工作人员,并密切注视治疗装置的显示及患者情况,及时解决治疗中出现的问题;严禁其他无关人员进入治疗场所。

⑤放射诊疗工作人员应当严格遵守操作规范,不得擅自修改治疗计划。

⑥放射诊疗工作人员应当验证治疗计划的执行情况,发现偏离计划现象时,应当及时采取补救措施并向本科室负责人或者本机构负责医疗质量控制的部门报告。

【例 3】根据《放射诊疗管理规定》,非特殊需要,不得对受孕一定时间段的育龄妇女进行下腹部放射影像检查。该时间段是受孕后
A. 8~15 周　B. 16~28 周　C. 28~34 周

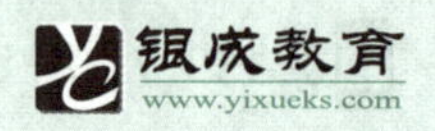

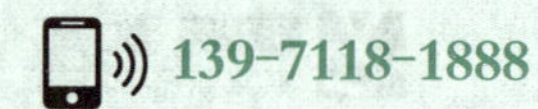

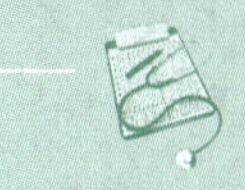

D. 34~36周　　　　E. 36~38周

4. 医疗机构的法律责任

(1)罚款3000元 医疗机构有下列情形之一的，由县级以上卫生行政部门给予警告、责令限期改正，并可以根据情节处以3000元以下的罚款；情节严重的，吊销其《医疗机构执业许可证》。

①未取得放射诊疗许可从事放射诊疗工作的。

②未办理诊疗科目登记或者未按照规定进行校验的。

③未经批准擅自变更放射诊疗项目或者超出批准范围从事放射诊疗工作的。

(2)罚款5000元 医疗机构使用不具备相应资质的人员从事放射诊疗工作的，由县级以上卫生行政部门责令限期改正，并可以处以5000元以下的罚款；情节严重的，吊销其《医疗机构执业许可证》。

(3)罚款1万元 医疗机构违反《放射诊疗管理规定》，有下列情形之一的，由县级以上卫生行政部门给予警告，责令限期改正；并可处1万元以下的罚款：

①购置、使用不合格或国家有关部门规定淘汰的放射诊疗设备的。

②未按照规定使用安全防护装置和个人防护用品的。

③未按照规定对放射诊疗设备、工作场所及防护设施进行检测和检查的。

④未按照规定对放射诊疗工作人员进行个人剂量监测、健康检查、建立个人剂量和健康档案的。

⑤发生放射事件并造成人员健康严重损害的。

⑥发生放射事件未立即采取应急救援和控制措施或者未按照规定及时报告的。

⑦违反《放射诊疗管理规定》的其他情形。

【例4】医疗机构违反规定，可由县级以上卫生行政部门处以1万元罚款的情形是

A. 未取得放射诊疗许可从事放射诊疗工作
B. 未经批准擅自变更放射诊疗项目
C. 超出批准范围从事放射诊疗工作
D. 未按规定使用安全防护装置和个人防护用品
E. 放射诊疗科室管理混乱

二、抗菌药物临床应用管理办法

2012年4月24日，卫生部发布了《抗菌药物临床应用管理办法》，自2012年8月1日起施行。

1. 概述

(1)抗菌药物临床应用的原则 抗菌药物临床应用应当遵循安全、有效、经济的原则。

(2)抗菌药物临床应用的分级管理 抗菌药物临床应用实行分级管理。根据安全性、疗效、细菌耐药性、价格等因素，将抗菌药物分为三级：非限制使用级、限制使用级与特殊使用级。

①非限制使用级抗菌药物 是指经长期临床应用证明安全、有效，对细菌耐药性影响较小，价格相对较低的抗菌药物。

②限制使用级抗菌药物 是指经长期临床应用证明安全、有效，对细菌耐药性影响较大，或者价格相对较高的抗菌药物。

③特殊使用级抗菌药物 是指具有以下情形之一的抗菌药物：A. 具有明显或者严重不良反应，不宜随意使用的抗菌药物；B. 需要严格控制使用，避免细菌过快产生耐药的抗菌药物；C. 疗效、安全性方面的临床资料较少的抗菌药物；D. 价格昂贵的抗菌药物。

2. 抗菌药物临床应用管理

(1)遴选和定期评估 医疗机构应当建立抗菌药物遴选和定期评估制度。

①抗菌药物遴选申请 医疗机构遴选和新引进抗菌药物品种，应当由临床科室提交申请报告，经药学部门提出意见后，由抗菌药物管理工作组审议。

②抗菌药物遴选申请审核 抗菌药物遴选申请经抗菌药物管理工作组2/3以上成员审议同意，并经

药事管理与药物治疗学委员会 2/3 以上委员审核同意后方可列入采购供应目录。

③抗菌药物品种的清退或更换　抗菌药物品种或者品规存在安全隐患、疗效不确定、耐药率高、性价比差或者违规使用等情况的，临床科室、药学部门、抗菌药物管理工作组可以提出清退或者更换意见。清退意见经抗菌药物管理工作组 1/2 以上成员同意后执行，并报药事管理与药物治疗学委员会备案；更换意见经药事管理与药物治疗学委员会讨论通过后执行。清退或者更换的抗菌药物品种或者品规原则上 12 个月内不得重新进入本机构抗菌药物供应目录。

(2)处方权的授予

①具有高级专业技术职务任职资格的医师，可授予特殊使用级抗菌药物处方权；具有中级以上专业技术职务任职资格的医师，可授予限制使用级抗菌药物处方权；具有初级专业技术职务任职资格的医师，在乡、民族乡、镇、村的医疗机构独立从事一般执业活动的执业助理医师以及乡村医生，可授予非限制使用级抗菌药物处方权。

②二级以上医院医师，经本机构抗菌药物临床应用知识和规范化管理的培训，并考核合格后，方可获得相应的处方权。

③其他医疗机构依法享有处方权的医师、乡村医生和从事处方调剂工作的药师，由县级以上地方卫生行政部门组织相关培训、考核。经考核合格的，授予相应的抗菌药物处方权或者抗菌药物调剂资格。

(3)预防感染指征的掌握　预防感染、治疗轻度或者局部感染应当首选非限制使用级抗菌药物；严重感染、免疫功能低下合并感染或者病原菌只对限制使用级抗菌药物敏感时，方可选用限制使用级抗菌药物。

(4)特殊使用级抗菌药物的使用　应严格控制特殊使用级抗菌药物使用。

①特殊使用级抗菌药物不得在门诊使用。

②临床应用特殊使用级抗菌药物应当严格掌握用药指征，经抗菌药物管理工作组指定的专业技术人员会诊同意后，由具有相应处方权的医师开具处方。

③特殊使用级抗菌药物会诊人员由具有抗菌药物临床应用经验的感染性疾病科、呼吸科、重症医学科、微生物检验科、药学部门等具有高级专业技术职务任职资格的医师、药师或具有高级专业技术职务任职资格的抗菌药物专业临床药师担任。

(5)越级使用抗菌药物的要求　因抢救生命垂危的患者等紧急情况，医师可以越级使用抗菌药物。越级使用抗菌药物应当详细记录用药指征，并应当于 24 小时内补办越级使用抗菌药物的必要手续。

(6)细菌耐药预警机制　医疗机构应当开展细菌耐药监测工作，建立细菌耐药预警机制。

①主要目标细菌耐药率>30%的抗菌药物，应当及时将预警信息通报本机构医务人员。

②主要目标细菌耐药率>40%的抗菌药物，应当慎重经验用药。

③主要目标细菌耐药率>50%的抗菌药物，应当参照药敏试验结果选用。

④主要目标细菌耐药率>75%的抗菌药物，应当暂停针对此目标细菌的临床应用，根据追踪细菌耐药监测结果，再决定是否恢复临床应用。

(7)异常情况的调查和处理　医疗机构应当对以下抗菌药物临床应用异常情况开展调查，作出处理：

①使用量异常增长的抗菌药物。

②半年内使用量始终居于前列的抗菌药物。

③经常超适应证、超剂量使用的抗菌药物。

④企业违规销售的抗菌药物。

⑤频繁发生严重不良事件的抗菌药物。

(8)临床应用知识和规范化管理培训与考核　二级以上医院应当定期对医师和药师进行抗菌药物临床应用知识和规范化管理的培训。抗菌药物临床应用知识和规范化管理培训和考核内容应当包括：①《药品管理法》《医师法》《抗菌药物临床应用管理办法》《处方管理办法》《医疗机构药事管理规定》《抗菌药物临床应用指导原则》《国家基本药物处方集》《国家处方集》和《医院处方点评管理规范(试行)》等

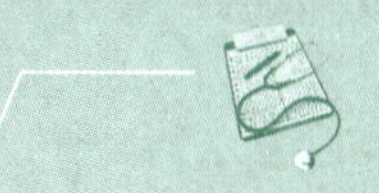

相关法律、法规、规章和规范性文件；②抗菌药物临床应用及管理制度；③常用抗菌药物的药理学特点与注意事项；④常见细菌的耐药趋势与控制方法；⑤抗菌药物不良反应的防治。

【例 5】可授予特殊使用级抗菌药物处方权的医务人员是

A. 主治医师　　B. 住院医师　　C. 乡村医生
D. 副主任医师　　E. 实习医生

【例 6】医生在某医疗机构参加抗菌药物临床应用知识和规范化管理的培训并参加考核，考核合格后获得相应的处方权，该医疗机构属于

A. 一级以上医院　　B. 二级以上医院　　C. 村卫生室
D. 社区卫生服务中心　　E. 乡镇卫生院(2022)

【例 7】某医院监测到当前某抗菌药物的主要目标细菌耐药率超过某一数值，遂决定暂停针对此目标细菌的临床应用，准备追踪细菌耐药监测结果，再决定是否恢复临床应用。该细菌耐药率超过的数值是

A. 30%　　B. 40%　　C. 50%
D. 70%　　E. 75%(2024)

3. 监督管理

(1)抗菌药物处方、医嘱点评　医疗机构抗菌药物管理机构应当定期对抗菌药物处方、医嘱实施点评，并将点评结果作为医师定期考核、临床科室和医务人员绩效考核依据。

(2)对开具抗菌药物超常处方医师的处理　医疗机构应当对出现抗菌药物超常处方 3 次以上且无正当理由的医师提出警告，限制其特殊使用级和限制使用级抗菌药物处方权。

(3)取消医师抗菌药物处方权的情形　医师出现下列情形之一的，医疗机构应当取消其处方权，医师处方权资格被取消后，在 6 个月内不得恢复其处方权：①抗菌药物考核不合格的；②限制处方权后，仍出现超常处方且无正当理由的；③未按照规定开具抗菌药物处方，造成严重后果的；④未按照规定使用抗菌药物，造成严重后果的；⑤开具抗菌药物处方牟取不正当利益的。

【例 8】医疗机构应对无正当理由开具抗菌药物超常处方达到一定次数的医师提出警告，应当予以警告的最低次数是

A. 2 次　　B. 3 次　　C. 4 次
D. 5 次　　E. 6 次(2021)

4. 法律责任

(1)开具抗菌药物牟取不正当利益的法律责任　医疗机构的负责人、药品采购人员、医师等有关人员索取、收受药品生产企业、药品经营企业或者其代理人给予的财物或者通过开具抗菌药物牟取不正当利益的，由县级以上地方卫生行政部门依据国家有关法律法规进行处理。

(2)医师违反抗菌药物临床应用规定的法律责任　医师有下列情形之一的，由县级以上卫生行政部门给予警告或者责令暂停 6 个月以上 1 年以下执业活动；情节严重的，吊销其执业证书；构成犯罪的，依法追究刑事责任：①未按照《抗菌药物临床应用管理办法》规定开具抗菌药物处方，造成严重后果的；②使用未经国家药品监督管理部门批准的抗菌药物的；③使用本机构抗菌药物供应目录以外的品种、品规，造成严重后果的；④违反《抗菌药物临床应用管理办法》其他规定，造成严重后果的。

▶▶常考点　放射诊断管理规定往年很少考；抗菌药物的临床应用原则。

参考答案——详细解答见《2025 国家临床执业及助理医师资格考试历年考点精析(上、下册)》

1. ABCDE　2. ABCDE　3. ABCDE　4. ABCDE　5. ABCDE　6. ABCDE　7. ABCDE
8. ABCDE

第10章 精神卫生法与疫苗管理法

▶考纲要求

①精神卫生法概述:精神卫生工作的方针、原则和管理机制,精神障碍患者合法权益保护。②心理健康促进和精神障碍预防:医务人员对就诊者的心理健康指导。③精神障碍的诊断和治疗:开展精神障碍诊断、治疗活动应当具备的条件,精神障碍诊断和治疗的原则,精神障碍的诊断,精神障碍患者的住院治疗,再次诊断和医学鉴定,医疗机构及其医务人员的告知义务,保护性医疗措施的实施,使用药物的要求,病历资料及保管,心理治疗活动的开展。④精神障碍的康复:康复技术指导,严重精神障碍患者的健康档案。⑤法律责任:医疗机构擅自从事精神障碍诊断、治疗的法律责任,医疗机构及其工作人员的法律责任,从事心理治疗人员的法律责任。⑥疫苗管理法概述:疫苗的概念与分类,免疫规划制度,疫苗全程电子追溯制度。⑦疫苗流通:疫苗的采购和供应,疫苗的接收和购进。⑧预防接种:接种单位应当具备的条件,接种单位的管理,医疗卫生人员的职责,儿童预防接种的管理,群体性预防接种的管理,疾病预防控制机构的职责。⑨异常反应监测和处理:预防接种异常反应的概念,不属于预防接种异常反应的情形,预防接种异常反应的监测和处理,预防接种异常反应的补偿。⑩法律责任:疫苗接种未遵守预防接种工作规范等的法律责任,未按规定建立并保存疫苗接收、购进、接种、处置等记录的法律责任,未按规定报告疑似预防接种异常反应等的法律责任。

▶复习要点

一、精神卫生法

2012年10月26日,第十一届全国人大常委会第二十九次会议通过了《中华人民共和国精神卫生法》(简称《精神卫生法》),自2013年5月1日起施行。2018年4月27日,第十三届全国人大常委会第二次会议对《精神卫生法》进行了修正。

1. 概述

(1)精神卫生工作的方针、原则和管理机制 精神卫生工作实行预防为主的方针,坚持预防、治疗和康复相结合的原则。精神卫生工作实行政府组织领导、部门各负其责、家庭和单位尽力尽责、全社会共同参与的综合管理机制。

(2)精神障碍患者合法权益保护 ①精神障碍患者的人格尊严、人身和财产安全不受侵犯。②精神障碍患者的教育、劳动、医疗以及从国家和社会获得物质帮助等方面的合法权益受法律保护。③有关单位和个人应当对精神障碍患者的姓名、肖像、住址、工作单位、病历资料以及其他可能推断出其身份的信息予以保密;但是,依法履行职责需要公开的除外。④全社会应当尊重、理解、关爱精神障碍患者。任何组织或者个人不得歧视、侮辱、虐待精神障碍患者,不得非法限制精神障碍患者的人身自由。新闻报道和文学艺术作品等不得含有歧视、侮辱精神障碍患者的内容。⑤医疗机构不得因就诊者是精神障碍患者,推诿或者拒绝为其治疗属于本医疗机构诊疗范围的其他疾病。

2. 心理健康促进和精神障碍预防

医务人员开展疾病诊疗服务,应当按照诊断标准和治疗规范的要求,对就诊者进行心理健康指导;发现就诊者可能患有精神障碍的,应当建议其到符合《精神卫生法》规定的医疗机构就诊。

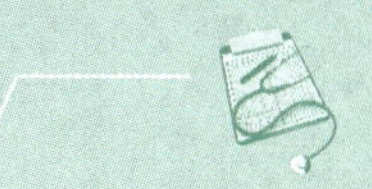

3. 精神障碍的诊断和治疗

(1)开展精神障碍诊断、治疗活动应当具备的条件

①有与从事精神障碍诊断、治疗相适应的精神科执业医师、护士。

②有满足开展精神障碍诊断、治疗所需的设施和设备。

③有完善的精神障碍诊断、治疗管理制度和质量监控制度。

④从事精神障碍诊断、治疗的专科医疗机构还应当配备从事心理治疗的人员。

⑤综合性医疗机构应当按照国务院卫生行政部门的规定开设精神科门诊或者心理治疗门诊，提高精神障碍预防、诊断、治疗能力。

(2)精神障碍诊断和治疗的原则　精神障碍的诊断、治疗，应当遵循维护患者合法权益、尊重患者人格尊严的原则，保障患者在现有条件下获得良好的精神卫生服务。

(3)精神障碍的诊断

①精神障碍诊断的依据　精神障碍的诊断应当以精神健康状况为依据。除法律另有规定外，不得违背本人意志进行确定其是否患有精神障碍的医学检查。

②医疗机构的接诊义务　医疗机构接到送诊的疑似精神障碍患者，不得拒绝为其作出诊断。

③精神障碍诊断的主体　精神障碍的诊断应当由精神科执业医师作出。疑似精神障碍患者发生伤害自身、危害他人安全的行为，或者有伤害自身、危害他人安全的危险的，其近亲属、所在单位、当地公安机关应当立即采取措施予以制止，并将其送往医疗机构进行精神障碍诊断。医疗机构接到送诊的疑似精神障碍患者，应当将其留院，立即指派精神科执业医师进行诊断，并及时出具诊断结论。

(4)精神障碍患者的住院治疗

①住院　精神障碍的住院治疗应实行自愿原则。诊断结论、病情评估表明，就诊者为严重精神障碍患者并有下列情形之一的，应当对其实施住院治疗：A. 已经发生伤害自身的行为，或者有伤害自身的危险的；B. 已经发生危害他人安全的行为，或者有危害他人安全的危险的。住院治疗需经监护人同意；监护人不同意的，医疗机构不得对患者实施住院治疗。监护人应当对在家居住的患者做好看护管理。

②出院　自愿住院治疗的精神障碍患者可以随时要求出院，医疗机构应当同意。对已经发生伤害自身的行为，或者有伤害自身的危险的精神障碍患者实施住院治疗的，监护人可以随时要求患者出院，医疗机构应当同意。医疗机构认为精神障碍患者不宜出院的，应当告知不宜出院的理由；患者或者其监护人仍要求出院的，执业医师应当在病历资料中详细记录告知的过程，同时提出出院后的医学建议，患者或者其监护人应当签字确认。对已经发生危害他人安全的行为，或者有危害他人安全的危险的精神障碍患者实施住院治疗，医疗机构认为患者可以出院的，应当立即告知患者及其监护人。

③检查评估　医疗机构应当根据患者病情，及时组织精神科执业医师对依照规定实施住院治疗的患者进行检查评估。评估结果表明患者不需要继续住院治疗的，医疗机构应当立即通知患者及其监护人。

④患者权利　医疗机构及其医务人员应当尊重住院精神障碍患者的通讯和会见探访者等权利。除在急性发病期或者为了避免妨碍治疗可以暂时性限制外，不得限制患者的通讯和会见探访者等权利。禁止对已经发生危害他人安全的行为，或者有危害他人安全危险实施住院治疗的精神障碍患者，实施以治疗精神障碍为目的的外科手术。

(5)再次诊断和医学鉴定　精神障碍患者已经发生危害他人安全的行为，或者有危害他人安全的危险情形的，患者或者其监护人对需要住院治疗的诊断结论有异议，不同意对患者实施住院治疗的，可以要求再次诊断和鉴定。

①再次诊断提出　患者或者其监护人依照规定要求再次诊断的，应当自收到诊断结论之日起3日内，向原医疗机构或者其他具有合法资质的医疗机构提出。承担再次诊断的医疗机构应当在接到再次诊断要求后，指派2名初次诊断医师以外的精神科执业医师进行再次诊断，并及时出具再次诊断结论。承担再次诊断的执业医师应当到收治患者的医疗机构面见、咨询患者，该医疗机构应当予以配合。

②精神障碍医学鉴定　患者或其监护人对再次诊断结论有异议的,可以自主委托依法取得执业资质的鉴定机构进行精神障碍医学鉴定;医疗机构应当公示经公告的鉴定机构名单和联系方式。接受委托的鉴定机构应当指定本机构具有该鉴定事项执业资格的 2 名以上鉴定人共同进行鉴定,及时出具鉴定报告。

③医学鉴定的要求　A. 鉴定人应当到收治精神障碍患者的医疗机构面见、询问患者,该医疗机构应当予以配合。B. 鉴定人本人或者其近亲属与鉴定事项有利害关系,可能影响其独立、客观、公正进行鉴定的,应当回避。C. 鉴定机构、鉴定人应当遵守有关法律、法规、规章的规定,尊重科学,恪守职业道德,按照精神障碍鉴定的实施程序、技术方法和操作规范,依法独立进行鉴定,出具客观、公正的鉴定报告。D. 鉴定人应当对鉴定过程进行实时记录并签名。记录的内容应当真实、客观、准确、完整,记录的文本或者声像载体应当妥善保存。

④再次鉴定结论　A. 再次诊断结论或者鉴定报告表明,不能确定就诊者为严重精神障碍患者,或者患者不需要住院治疗的,医疗机构不得对其实施住院治疗。B. 再次诊断结论或者鉴定报告表明,精神障碍患者已经发生危害他人安全的行为,或者有危害他人安全的危险情形的,其监护人应当同意对患者实施住院治疗。监护人阻碍实施住院治疗或者患者擅自脱离住院治疗的,可以由公安机关协助医疗机构采取措施对患者实施住院治疗。C. 在相关机构出具再次诊断结论、鉴定报告前,收治精神障碍患者的医疗机构应当按照诊疗规范的要求对患者实施住院治疗。

(6)医疗机构及其医务人员的告知义务

①告知患者权利　医疗机构及其医务人员应当将精神障碍患者在诊断、治疗过程中享有的权利,告知患者或者其监护人。

②告知治疗方案　医疗机构及其医务人员应当遵循精神障碍诊断标准和治疗规范,制定治疗方案,并向精神障碍患者或者其监护人告知治疗方案和治疗方法、目的以及可能产生的后果。

③告知替代方案　医疗机构对精神障碍患者实施下列治疗措施,应当向患者或者其监护人告知医疗风险、替代医疗方案等情况,并取得患者的书面同意;无法取得患者意见的,应当取得其监护人的书面同意,并经本医疗机构伦理委员会批准:A. 导致人体器官丧失功能的外科手术;B. 与精神障碍治疗有关的实验性临床医疗。实施导致人体器官丧失功能的外科手术,因情况紧急查找不到监护人的,应当取得本医疗机构负责人和伦理委员会批准。

④禁忌证　禁止对精神障碍患者实施与治疗其精神障碍无关的实验性临床医疗。禁止对依照规定实施住院治疗的精神障碍患者实施以治疗精神障碍为目的的外科手术。

(7)保护性医疗措施的实施　精神障碍患者在医疗机构内发生或者将要发生伤害自身、危害他人安全、扰乱医疗秩序的行为,医疗机构及其医务人员在没有其他可替代措施的情况下,可以实施约束、隔离等保护性医疗措施。实施保护性医疗措施应当遵循诊断标准和治疗规范,并在实施后告知患者的监护人。禁止利用约束、隔离等保护性医疗措施惩罚精神障碍患者。医疗机构不得强迫精神障碍患者从事生产劳动。

(8)使用药物的要求　对精神障碍患者使用药物,应当以诊断和治疗为目的,使用安全、有效的药物,不得为诊断或者治疗以外的目的使用药物。

(9)病历资料及保管　医疗机构及其医务人员应在病历资料中如实记录精神障碍患者的病情、治疗措施、用药情况、实施约束、隔离措施等内容,并如实告知患者或其监护人。患者及其监护人可以查阅、复制病历资料;但是,患者查阅、复制病历资料可能对其治疗产生不利影响的除外。病历资料保存期限不得少于 30 年。

(10)心理治疗活动的开展　心理治疗活动应当在医疗机构内开展。专门从事心理治疗的人员不得从事精神障碍的诊断,不得为精神障碍患者开具处方或者提供外科治疗。

【例 1】对精神障碍患者实施住院治疗须经监护人同意的情形是

A. 医疗费用需要自理　B. 没有办理住院手续能力　C. 发生伤害自身行为
D. 患者家属提出医学鉴定要求　E. 没有危害他人安全危险

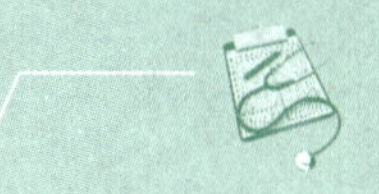

【例2】《精神卫生法》规定，承担精神障碍患者再次诊断的精神科执业医师人数是
A. 1人　　B. 2人　　C. 3人
D. 4人　　E. 5人

【例3】某市精神卫生机构对某精神障碍患者进行再次诊断，确诊为精神障碍，且患者已经发生危害他人安全的行为，建议住院治疗，但患者家属表示拒绝。某机构准备对患者进行强制住院治疗，根据《精神卫生法》相关规定，有权对患者实施强制住院治疗的机构是
A. 人民法院　　B. 患者所在居委会　　C. 公安机关
D. 患者所在单位　　E. 卫生行政部门(2024)

【例4】一男子持刀伤人被抓，被送至市人民医院诊断为精神病，受伤者家属对诊断结论有异议。后经市精神病院确诊为精神病，受伤者家属不认同本次诊断结论，要求进行精神障碍医学鉴定。按照法律规定，该受伤者家属可以委托进行鉴定的机构是
A. 取得执业资质的鉴定机构　　B. 县级精神病院医师　　C. 市级精神病院医师
D. 省级精神病院医师　　E. 取得医疗许可证的其他法定机关(2024)

4. 精神障碍的康复

(1)康复技术指导　医疗机构应当为在家居住的严重精神障碍患者提供精神科基本药物维持治疗，并为社区康复机构提供有关精神障碍康复的技术指导和支持。

(2)严重精神障碍患者的健康档案　社区卫生服务机构、乡镇卫生院、村卫生室应当建立严重精神障碍患者的健康档案，对在家居住的严重精神障碍患者进行定期随访，指导患者服药和开展康复训练，并对患者的监护人进行精神卫生知识和看护知识的培训。县级人民政府卫生行政部门应当为社区卫生服务机构、乡镇卫生院、村卫生室开展上述工作给予指导和培训。

5. 法律责任

(1)医疗机构擅自从事精神障碍诊断、治疗的法律责任　不符合《精神卫生法》规定条件的医疗机构，擅自从事精神障碍诊断、治疗的，由县级以上人民政府卫生行政部门责令停止相关诊疗活动，给予警告，并处5000元以上10000元以下罚款，有违法所得的，没收违法所得；对直接主管人员和其他责任人员依法给予或者责令给予降低岗位等级或者撤职、开除的处分；对有关医务人员，吊销其执业证书。

(2)医疗机构及其工作人员的法律责任　医疗机构及其工作人员有下列行为之一的，由县级以上人民政府卫生行政部门责令改正，给予警告；情节严重的，对直接负责的主管人员依法给予或者责令给予降低岗位或者撤职、开除的处分，并可以责令有关医务人员暂停1个月以上6个月以下执业活动：①拒绝对送诊的疑似精神障碍患者作出诊断的；②对依照《精神卫生法》规定实施住院治疗的患者未及时进行检查评估或未根据评估结果作出处理的。

医疗机构及其工作人员有下列行为之一的，由县级以上人民政府卫生行政部门责令改正，对直接负责的主管人员和其他责任人员依法给予或者责令给予降低岗位等级或者撤职的处分；对有关医务人员，暂停6个月以上1年以下执业活动；情节严重的，给予或者责令给予开除的处分，并吊销有关医务人员的执业证书：①违反规定实施约束、隔离等保护性医疗措施的；②违反规定，强迫精神障碍患者劳动的；③违反规定，对精神障碍患者实施外科手术或者实验性临床医疗的；④违反规定，侵害精神障碍患者的通讯和会见探访者等权利的；⑤违反精神障碍诊断标准，将非精神障碍患者诊断为精神障碍患者的。

(3)从事心理治疗人员的法律责任　从事心理治疗的人员有下列情形之一的，由县级以上人民政府卫生行政部门责令改正，给予警告，并处5000元以上10000元以下罚款，有违法所得的，没收违法所得；造成严重后果的，责令暂停6个月以上1年以下执业活动，直至吊销执业证书或者营业执照：

①从事心理治疗的人员在医疗机构以外开展心理治疗活动的；

②专门从事心理治疗的人员从事精神障碍诊断的；

③专门从事心理治疗的人员为精神障碍患者开具处方或者提供外科治疗的。

专门从事心理治疗的人员在心理治疗活动中造成他人人身、财产或者其他损害的,依法承担民事责任。

【例 5】依据《精神卫生法》,给予吊销精神科医师执业证书处罚的情形是

A. 拒绝对送诊的疑似精神障碍患者作出诊断的

B. 精神障碍患者对再次诊断结论有异议的

C. 未及时对有伤害自身危险的患者进行检查评估的

D. 对实施住院治疗的患者未根据评估结果作出处理的

E. 故意将非精神障碍患者诊断为精神障碍患者的

二、疫苗管理法

2019 年 6 月 29 日,第十三届全国人大常委会第十一次会议通过了《中华人民共和国疫苗管理法》(简称《疫苗管理法》),自 2019 年 12 月 1 日起施行。

1. 概述

(1)疫苗的概念与分类 疫苗是指为了预防、控制疾病的发生、流行,用于人体免疫接种的预防性生物制品,包括免疫规划疫苗和非免疫规划疫苗。国家对疫苗实行最严格的管理制度,坚持安全第一、风险管理、全程管控、科学监管、社会共治。

(2)免疫规划制度 国家实行免疫规划制度。居住在中国境内的居民,依法享有接种免疫规划疫苗的权利,履行接种免疫规划疫苗的义务。政府免费向居民提供免疫规划疫苗。县级以上人民政府及其有关部门应当保障适龄儿童接种免疫规划疫苗。监护人应当依法保证适龄儿童按时接种免疫规划疫苗。

(3)疫苗全程电子追溯制度 国家实行疫苗全程电子追溯制度。国务院药品监督管理部门会同国务院卫生健康主管部门制定统一的疫苗追溯标准和规范,建立全国疫苗电子追溯协同平台,整合疫苗生产、流通和预防接种全过程追溯信息,实现疫苗可追溯。疫苗上市许可持有人应当建立疫苗电子追溯系统,与全国疫苗电子追溯协同平台相衔接,实现生产、流通和预防接种全过程最小包装单位疫苗可追溯、可核查。疾病预防控制机构、接种单位应当依法如实记录疫苗流通、预防接种等情况,并按照规定向全国疫苗电子追溯协同平台提供追溯信息。

2. 疫苗流通

(1)疫苗的采购

①国家免疫规划疫苗的采购 国家免疫规划疫苗由国务院卫生健康主管部门会同国务院财政部门等组织集中招标或者统一谈判,形成并公布中标价格或者成交价格,各省、自治区、直辖市实行统一采购。

②其他疫苗的采购 国家免疫规划疫苗以外的其他免疫规划疫苗、非免疫规划疫苗由各省、自治区、直辖市通过省级公共资源交易平台组织采购。

③自行采购 省级疾病预防控制机构应当根据国家免疫规划和本行政区域疾病预防、控制需要,制定本行政区域免疫规划疫苗使用计划,并按照国家有关规定向组织采购疫苗的部门报告,同时报省、自治区、直辖市人民政府卫生健康主管部门备案。

(2)疫苗的供应 疫苗上市许可持有人应当按照采购合同约定,向疾病预防控制机构供应疫苗。疾病预防控制机构应当按照规定向接种单位供应疫苗。疾病预防控制机构以外的单位和个人不得向接种单位供应疫苗,接种单位不得接收该疫苗。疫苗在储存、运输全过程中应当处于规定的温度环境,冷链储存、运输应当符合要求,并定时监测、记录温度。疾病预防控制机构、接种单位、疫苗上市许可持有人、疫苗配送单位应当遵守疫苗储存、运输管理规范,保证疫苗质量。

(3)疫苗的接收和购进

①索取证明文件 疫苗上市许可持有人在销售疫苗时,应当提供加盖其印章的批签发证明复印件或者电子文件;销售进口疫苗的,还应当提供加盖其印章的进口药品通关单复印件或者电子文件。疾病预

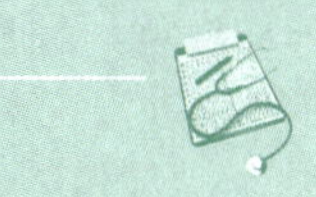

防控制机构、接种单位在接收或者购进疫苗时，应当索取前款规定的证明文件，并保存至疫苗有效期满后不少于5年备查。

②建立购进记录　疾病预防控制机构、接种单位、疫苗配送单位应当按照规定，建立真实、准确、完整的接收、购进、储存、配送、供应记录，并保存至疫苗有效期满后不少于5年备查。疾病预防控制机构、接种单位接收或者购进疫苗时，应当索取本次运输、储存全过程温度监测记录，并保存至疫苗有效期满后不少于5年备查；对不能提供本次运输、储存全过程温度监测记录或者温度控制不符合要求的，不得接收或者购进，并应当立即向县级以上地方人民政府药品监督管理部门、卫生健康主管部门报告。

③定期检查制度　疾病预防控制机构、接种单位应当建立疫苗定期检查制度，对存在包装无法识别、储存温度不符合要求、超过有效期等问题的疫苗，采取隔离存放、设置警示标志等措施，并按照国务院药品监督管理部门、卫生健康主管部门、生态环境主管部门的规定处置。疾病预防控制机构、接种单位应当如实记录处置情况，处置记录应当保存至疫苗有效期满后不少于5年备查。

3. 预防接种

(1)接种单位应当具备的条件

①取得《医疗机构执业许可证》。

②具有经过县级人民政府卫生健康主管部门组织的预防接种专业培训并考核合格的医师、护士或者乡村医生。

③具有符合疫苗储存、运输管理规范的冷藏设施、设备和冷藏保管制度。

(2)接种单位的管理　接种单位应当加强内部管理，开展预防接种工作应当遵守预防接种工作规范、免疫程序、疫苗使用指导原则和接种方案。各级疾病预防控制机构应当加强对接种单位预防接种工作的技术指导和疫苗使用的管理。接种单位接种免疫规划疫苗不得收取任何费用。接种单位接种非免疫规划疫苗，除收取疫苗费用外，还可以收取接种服务费。接种服务费的收费标准由省、自治区、直辖市人民政府价格主管部门会同财政部门制定。

(3)医疗卫生人员的职责

①告知和询问情况　医疗卫生人员实施接种，应当告知受种者或者其监护人所接种疫苗的品种、作用、禁忌、不良反应以及现场留观等注意事项，询问受种者的健康状况以及是否有接种禁忌等情况，并如实记录告知和询问情况。有接种禁忌不能接种的，医疗卫生人员应当向受种者或者其监护人提出医学建议，并如实记录提出医学建议情况。

②检查与核对　医疗卫生人员在实施接种前，应当按照预防接种工作规范的要求，检查受种者健康状况、核查接种禁忌，查对预防接种证，检查疫苗、注射器的外观、批号、有效期，核对受种者的姓名、年龄和疫苗的品名、规格、剂量、接种部位、接种途径，做到受种者、预防接种证和疫苗信息相一致，确认无误后方可实施接种。

③接种与留观　医疗卫生人员应当对符合接种条件的受种者实施接种。受种者在现场留观期间出现不良反应的，医疗卫生人员应当按照预防接种工作规范的要求，及时采取救治等措施。

④接种记录　医疗卫生人员应当按照国务院卫生健康主管部门的规定，真实、准确、完整记录疫苗的品种、上市许可持有人、最小包装单位的识别信息、有效期、接种时间、实施接种的医疗卫生人员、受种者等接种信息，确保接种信息可追溯、可查询。接种记录应当保存至疫苗有效期满后不少于5年备查。

(4)儿童预防接种的管理　国家对儿童实行预防接种证制度。在儿童出生后1个月内，其监护人应当到儿童居住地承担预防接种工作的接种单位或者出生医院为其办理预防接种证。接种单位或者出生医院不得拒绝办理。监护人应当妥善保管预防接种证。预防接种实行居住地管理，儿童离开原居住地期间，由现居住地承担预防接种工作的接种单位负责对其实施接种。

(5)群体性预防接种的管理　县级以上地方人民政府卫生健康主管部门根据传染病监测和预警信息，为预防、控制传染病暴发、流行，报经本级人民政府决定，并报省级以上人民政府卫生健康主管部门备案,可以在本行政区域进行群体性预防接种。需要在全国范围或者跨省、自治区、直辖市范围内进行群体性预防接种的,应当由国务院卫生健康主管部门决定。作出群体性预防接种决定的县级以上地方人民政府或者国务院卫生健康主管部门应当组织有关部门做好人员培训、宣传教育、物资调用等工作。任何单位和个人不得擅自进行群体性预防接种。

(6)疾病预防控制机构的职责

①各级疾病预防控制机构应当通过全国儿童预防接种日等活动定期开展疫苗安全法律、法规以及预防接种知识等的宣传教育、普及工作。

②疾病预防控制机构应当依法如实记录疫苗流通、预防接种等情况,并按照规定向全国疫苗电子追溯协同平台提供追溯信息。

③各级疾病预防控制机构应当加强对接种单位预防接种工作的技术指导和疫苗使用的管理。

4. 异常反应监测和处理

(1)预防接种异常反应的概念 预防接种异常反应是指合格的疫苗在实施规范接种过程中或者实施规范接种后造成受种者机体组织器官、功能损害,相关各方均无过错的药品不良反应。

(2)不属于预防接种异常反应的情形

①因疫苗本身特性引起的接种后一般反应。

②因疫苗质量问题给受种者造成的损害。

③因接种单位违反预防接种工作规范、免疫程序、疫苗使用指导原则、接种方案给受种者造成的损害。

④受种者在接种时正处于某种疾病的潜伏期或者前驱期,接种后偶合发病。

⑤受种者有疫苗说明书规定的接种禁忌,在接种前受种者或者其监护人未如实提供受种者的健康状况和接种禁忌等情况,接种后受种者原有疾病急性复发或者病情加重。

⑥因心理因素发生的个体或者群体的心因性反应。

(3)预防接种异常反应的监测和处理

①监测 国家加强预防接种异常反应监测。预防接种异常反应监测方案由国务院卫生健康主管部门会同国务院药品监督管理部门制定。

②报告 接种单位、医疗机构等发现疑似预防接种异常反应的,应当按照规定向疾病预防控制机构报告。

③处理 对疑似预防接种异常反应,疾病预防控制机构应当按照规定及时报告,组织调查、诊断,并将调查、诊断结论告知受种者或者其监护人。对调查、诊断结论有争议的,可以根据国务院卫生健康主管部门制定的鉴定办法申请鉴定。

因预防接种导致受种者死亡、严重残疾,或者群体性疑似预防接种异常反应等对社会有重大影响的疑似预防接种异常反应,由设区的市级以上人民政府卫生健康主管部门、药品监督管理部门按照各自职责组织调查、处理。

(4)预防接种异常反应的补偿 国家实行预防接种异常反应补偿制度。预防接种异常反应补偿范围、标准、程序由国务院规定,省、自治区、直辖市制定具体实施办法。

①补偿原则 预防接种异常反应补偿应当及时、便民、合理。

②补偿范围 实施接种过程中或者实施接种后出现受种者死亡、严重残疾、器官组织损伤等损害,属于预防接种异常反应或者不能排除的,应当给予补偿。补偿范围实行目录管理,并根据实际情况进行动态调整。

③补偿费用 接种免疫规划疫苗所需的补偿费用,由省、自治区、直辖市人民政府财政部门在预防接种经费中安排;接种非免疫规划疫苗所需的补偿费用,由相关疫苗上市许可持有人承担。国家鼓励通过商业保险等多种形式对预防接种异常反应受种者予以补偿。

【例 6】疫苗接种记录依法应保存至少

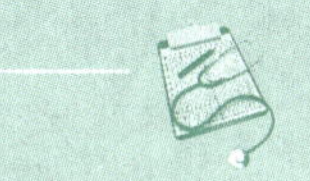

A. 1 年　　B. 2 年　　C. 3 年
D. 4 年　　E. 5 年(2021、2022)

【例 7】符合预防接种异常反应的描述是
A. 疫苗接种单位不合法接种导致的不良反应　B. 相关各方均无过错，接种后发生的药品不良反应
C. 疫苗接种后发生的常规反应　D. 受种者在疾病潜伏期接种合格疫苗后的异常反应
E. 受种者有不符合接种标准的疾病未告知导致接种后发生的反应(2024)

【例 8】张某，在接种某免疫规划疫苗后发生严重残疾，经查该疫苗质量合格，接种过程符合操作规范。张某依法获得补偿，补偿费用来源于
A. 省级医疗管理部门　B. 为其接种的工作人员　C. 为其接种的医疗机构
D. 疫苗上市许可持有人　E. 省人民政府财政部门(2022)

5. 法律责任

(1)疫苗接种未遵守预防接种工作规范等的法律责任　疾病预防控制机构、接种单位有下列情形之一的，由县级以上人民政府卫生健康主管部门责令改正，给予警告，没收违法所得；情节严重的，对主要负责人、直接负责的主管人员和其他直接责任人员依法给予警告直至撤职处分，责令负有责任的医疗卫生人员暂停 1 年以上 18 个月以下执业活动；造成严重后果的，对主要负责人、直接负责的主管人员和其他直接责任人员依法给予开除处分，由原发证部门吊销负有责任的医疗卫生人员的执业证书：①未按照规定供应、接收、采购疫苗；②接种疫苗未遵守预防接种工作规范、免疫程序、疫苗使用指导原则、接种方案；③擅自进行群体性预防接种。

(2)未按规定建立并保存疫苗接收、购进、接种、处置等记录的法律责任　疾病预防控制机构、接种单位有下列情形之一的，由县级以上人民政府卫生健康主管部门责令改正，给予警告；情节严重的，对主要负责人、直接负责的主管人员和其他直接责任人员依法给予警告直至撤职处分，责令负有责任的医疗卫生人员暂停 6 个月以上 1 年以下执业活动；造成严重后果的，对主要负责人、直接负责的主管人员和其他直接责任人员依法给予开除处分，由原发证部门吊销负有责任的医疗卫生人员的执业证书：①未按照规定提供追溯信息；②接收或者购进疫苗时未按照规定索取并保存相关证明文件、温度监测记录；③未按照规定建立并保存疫苗接收、购进、储存、配送、供应、接种、处置记录；④未按照规定告知、询问受种者或者其监护人有关情况。

(3)未按规定报告疑似预防接种异常反应等的法律责任　疾病预防控制机构、接种单位、医疗机构未按照规定报告疑似预防接种异常反应、疫苗安全事件等，或者未按照规定对疑似预防接种异常反应组织调查、诊断等的，由县级以上人民政府卫生健康主管部门责令改正，给予警告；情节严重的，对接种单位、医疗机构处 5 万元以上 50 万元以下的罚款，对疾病预防控制机构、接种单位、医疗机构的主要负责人、直接负责的主管人员和其他直接责任人员依法给予警告直至撤职处分；造成严重后果的，对主要负责人、直接负责的主管人员和其他直接责任人员依法给予开除处分，由原发证部门吊销负有责任的医疗卫生人员的执业证书。

▶ 常考点　以往每年 1~2 题。

参考答案——详细解答见《2025 国家临床执业及助理医师资格考试历年考点精析(上、下册)》

1. ABCDE　2. ABCDE　3. ABCDE　4. ABCDE　5. ABCDE　6. ABCDE　7. ABCDE
8. ABCDE

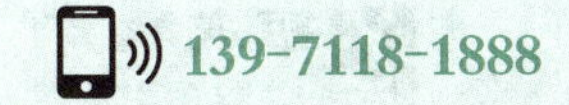

第 11 章　药品不良反应报告和监测管理办法

考纲要求

①药品不良反应报告和监测管理办法概述:药品不良反应的概念。②报告与处置:医疗机构的职责。③法律责任:医疗机构的法律责任。

复习要点

2011 年 5 月 4 日,卫生部公布了《药品不良反应报告和监测管理办法》,自 2011 年 7 月 1 日起施行。

1. 概述

药品不良反应是指合格药品在正常用法用量下出现的与用药目的无关的有害反应。

2. 报告与处置

(1)报告　国家实行药品不良反应报告制度。医疗机构应当按照规定报告所发现的药品不良反应。《药品不良反应报告和监测管理办法》规定,医疗机构应当设立或者指定机构并配备专(兼)职人员,承担本单位的药品不良反应报告和监测工作。医疗机构获知或者发现可能与用药有关的不良反应,应当通过国家药品不良反应监测信息网络报告;不具备在线报告条件的,应当通过纸质报表报所在地不良反应监测机构,由所在地药品不良反应监测机构代为在线报告。报告内容应当真实、完整、准确。

①个例药品不良反应报告　医疗机构应当主动收集药品不良反应,获知或者发现药品不良反应后,应当在 15 日内报告,其中死亡病例须立即报告;其他药品不良反应应当在 30 日内报告。

②药品群体不良事件报告　药品群体不良事件,是指同一药品在使用过程中,在相对集中的时间、区域内,对一定数量人群的身体健康或者生命安全造成损害或者威胁,需要予以紧急处置的事件。根据《药品不良反应报告和监测管理办法》规定,医疗机构获知或者发现药品群体不良事件后,应当立即通过电话或者传真等方式报所在地的县级药品监督管理部门、卫生行政部门和药品不良反应监测机构,必要时可以越级报告;同时填写《药品群体不良事件基本信息表》,对每一病例还应当及时填写《药品不良反应/事件报告表》,通过国家药品不良反应监测信息网络报告。

(2)处置　《药品不良反应报告和监测管理办法》规定:①医疗机构应当配合药品监督管理部门、卫生行政部门和药品不良反应监测机构对药品不良反应或者群体不良事件的调查,并提供调查所需的资料;②医疗机构发现药品群体不良事件后应当积极救治患者,迅速开展临床调查,分析事件发生的原因,必要时可采取暂停药品的使用等紧急处施;③医疗机构应当建立并保存药品不良反应报告和监测档案。

3. 法律责任(医疗机构的法律责任)

《药品不良反应报告和监测管理办法》规定,医疗机构有下列情形之一的,由所在地卫生行政部门给予警告,责令限期改正;逾期不改的,处 3 万元以下的罚款;情节严重并造成严重后果的,由所在地卫生行政部门对相关责任人给予行政处分:①无专职或者兼职人员负责本单位药品不良反应监测工作的;②未按照要求开展药品不良反应或者群体不良事件报告、调查、评价和处理的;③不配合严重药品不良反应和群体不良事件相关调查工作的。

常考点

往年不常考。

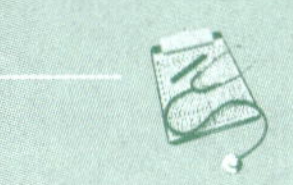

第12章　医疗废物管理条例

考纲要求

①医疗废物管理条例概述：医疗废物的概念。②医疗卫生机构对医疗废物的管理：收集，暂时贮存，运送，处置。③法律责任：医疗卫生机构的法律责任。

复习要点

2003年6月16日国务院公布《医疗废物管理条例》，2011年1月8日进行了修订。

1. 概述

医疗废物是指医疗卫生机构在医疗、预防、保健以及其他相关活动中产生的具有直接或者间接感染性、毒性以及其他危害性的废物。

2. 医疗卫生机构对医疗废物的管理

(1)收集　医疗卫生机构应当及时收集本单位产生的医疗废物，并按照类别分置于防渗漏、防锐器穿透的专用包装物或者密闭的容器内。医疗废物集中处置单位应当至少每2天到医疗卫生机构收集、运送一次医疗废物，并负责医疗废物的贮存、处置。

(2)暂时贮存　医疗卫生机构应当建立医疗废物的暂时贮存设施、设备，不得露天存放医疗废物；医疗废物暂时贮存的时间不得超过2天。医疗废物的暂时贮存设施、设备，应当远离医疗区、食品加工区和人员活动区以及生活垃圾存放场所，并设置明显的警示标识和防渗漏、防鼠、防蚊蝇、防蟑螂、防盗以及预防儿童接触等安全措施。医疗废物的暂时贮存设施、设备应当定期消毒和清洁。

(3)运送　医疗卫生机构应当使用防渗漏、防遗撒的专用运送工具，按照本单位确定的内部医疗废物运送时间、路线，将医疗废物收集、运送至暂时贮存地点。运送工具使用后应当在医疗卫生机构内指定的地点及时消毒和清洁。

(4)处置　医疗卫生机构应当根据就近集中处置的原则，及时将医疗废物交由医疗废物集中处置单位处置。医疗废物中病原体的培养基、标本和菌种、毒种保存液等高危险废物，在交医疗废物集中处置单位处置前应当就地消毒。

3. 法律责任

(1)处罚1　医疗卫生机构违反规定，有下列情形之一的，由县级以上地方人民政府卫生行政主管部门或者环境保护行政主管部门按照各自的职责责令限期改正，给予警告；逾期不改正的，处2000元以上5000元以下的罚款：①未建立、健全医疗废物管理制度，或者未设置监控部门或者专(兼)职人员的；②未对有关人员进行相关法律和专业技术、安全防护以及紧急处理等知识的培训的；③未对从事医疗废物收集、运送、贮存、处置等工作的人员和管理人员采取职业卫生防护措施的；④未对医疗废物进行登记或者未保存登记资料的；⑤对使用后的医疗废物运送工具或者运送车辆未在指定地点及时进行消毒和清洁的；⑥未及时收集、运送医疗废物的；⑦未定期对医疗废物处置设施的环境污染防治和卫生学效果进行检测、评价，或者未将检测、评价效果存档、报告的。

(2)处罚2　医疗卫生机构违反规定，有下列情形之一的，由县级以上地方人民政府卫生行政主管部门或者环境保护行政主管部门按照各自的职责责令限期改正，给予警告，可以并处5000元以下的罚款；逾期不改正的，处5000元以上3万元以下的罚款：①贮存设施或者设备不符合环境保护、卫生要求的；

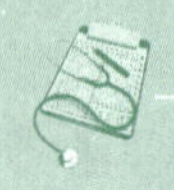

②未将医疗废物按照类别分置于专用包装物或者容器的;③未使用符合标准的专用车辆运送医疗废物或者使用运送医疗废物的车辆运送其他物品的;④未安装污染物排放在线监控装置或者监控装置未经常处于正常运行状态的。

(3)处罚3 医疗卫生机构有下列情形之一的,由县级以上地方人民政府卫生行政主管部门或者环境保护行政主管部门按照各自的职责责令限期改正,给予警告,并处5000元以上1万元以下的罚款;逾期不改正的,处1万元以上3万元以下的罚款;造成传染病传播或者环境污染事故的,由原发证部门暂扣或者吊销执业许可证件或者经营许可证件;构成犯罪的,依法追究刑事责任:①在运送过程中丢弃医疗废物,在非贮存地点倾倒、堆放医疗废物或者将医疗废物混入其他废物和生活垃圾的;②未执行危险废物转移联单管理制度的;③将医疗废物交给未取得经营许可证的单位或者个人收集、运送、贮存、处置的;④对医疗废物的处置不符合国家规定的环境保护、卫生标准、规范的;⑤未按照本条例的规定对污水、传染病病人或者疑似传染病病人的排泄物,进行严格消毒,或者未达到国家规定的排放标准,排入污水处理系统的;⑥对收治的传染病病人或者疑似传染病病人产生的生活垃圾,未按照医疗废物进行管理和处置的。

(4)处罚4 医疗卫生机构违反本条例规定,将未达到国家规定标准的污水、传染病病人或者疑似传染病病人的排泄物排入城市排水管网的,由县级以上地方人民政府建设行政主管部门责令限期改正,给予警告,并处5000元以上1万元以下的罚款;逾期不改正的,处1万元以上3万元以下的罚款;造成传染病传播或者环境污染事故的,由原发证部门暂扣或者吊销执业许可证件;构成犯罪的,依法追究刑事责任。

(5)处罚5 医疗卫生机构发生医疗废物流失、泄漏、扩散时,未采取紧急处理措施,或者未及时向卫生行政主管部门和环境保护行政主管部门报告的,由县级以上地方人民政府卫生行政主管部门或者环境保护行政主管部门按照各自的职责责令改正,给予警告,并处1万元以上3万元以下的罚款;造成传染病传播或者环境污染事故的,由原发证部门暂扣或者吊销执业许可证件或者经营许可证件;构成犯罪的,依法追究刑事责任。

(6)处罚6 不具备集中处置医疗废物条件的农村,医疗卫生机构未按照本条例的要求处置医疗废物的,由县级人民政府卫生行政主管部门或者环境保护行政主管部门按照各自的职责责令限期改正,给予警告;逾期不改正的,处1000元以上5000元以下的罚款;造成传染病传播或者环境污染事故的,由原发证部门暂扣或者吊销执业许可证件;构成犯罪的,依法追究刑事责任。

常考点 2024年新增考点。

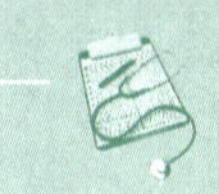

第13章　母婴保健法和基本医疗卫生与健康促进法

▶考纲要求

①母婴保健法及其实施办法概述:母婴保健工作方针,母婴保健技术服务事项。②婚前保健:婚前保健的内容,婚前医学检查意见。③孕产期保健:孕产期保健的内容,医学指导和医学检查,产前诊断,终止妊娠意见,新生儿出生医学证明,孕产妇、婴儿死亡以及新生儿出生缺陷报告。④行政管理:医疗保健机构许可,母婴保健工作人员许可。⑤法律责任:擅自从事母婴保健技术的法律责任,出具虚假医学证明文件的法律责任,违反规定进行胎儿性别鉴定的法律责任。⑥基本医疗卫生与健康促进法概述:医疗卫生事业的原则,尊重、保护公民的健康权。⑦基本医疗卫生服务:基本医疗卫生服务的内容,基本医疗服务分级诊疗制度。⑧医疗卫生机构:医疗卫生服务体系,医疗卫生机构分类管理。⑨医疗卫生人员:提高专业水平和服务质量,保障医疗卫生人员执业环境。⑩健康促进:健康知识宣传和普及。⑪法律责任:医疗卫生机构的法律责任,医疗卫生人员的法律责任。

▶复习要点

一、母婴保健法及其实施办法

1994年10月27日,第八届全国人大常委会第十次会议通过了《中华人民共和国母婴保健法》(简称《母婴保健法》),自1995年6月1日起施行。2009年8月27日、2017年11月4日进行了修正。2001年6月20日,国务院公布了《中华人民共和国母婴保健法实施办法》(简称《母婴保健法实施办法》),自公布之日起施行。2017年11月17日、2022年3月29日、2023年7月20日,国务院对《母婴保健法实施办法》进行了修订。

1. 概述

(1)母婴保健工作方针　《母婴保健法实施办法》规定,母婴保健工作以保健为中心,以保障生殖健康为目的,实行保健和临床相结合,面向群体、面向基层和预防为主的方针。

(2)母婴保健技术服务事项　《母婴保健法实施办法》规定,母婴保健技术服务主要包括:①有关母婴保健的科普宣传、教育和咨询;②婚前医学检查;③产前诊断和遗传病诊断;④助产技术;⑤实施医学上需要的节育手术;⑥新生儿疾病筛查;⑦有关生育、节育、不育的其他生殖保健服务。

2. 婚前保健

(1)婚前保健的内容　医疗保健机构应当为公民提供婚前保健服务。婚前保健服务包括:

①婚前卫生指导　是指关于性卫生知识、生育知识和遗传病知识的教育,主要包括:A. 有关性卫生的保健和教育;B. 新婚避孕知识及计划生育指导;C. 受孕前的准备、环境和疾病对后代影响等孕前保健知识;D. 遗传病的基本知识;E. 影响婚育的有关疾病的基本知识;F. 其他生殖健康知识。

②婚前卫生咨询　是指对有关婚配、生育保健等问题提供医学意见。医师进行婚前卫生咨询时,应当为服务对象提供科学的信息,对可能产生的后果进行指导,并提出适当的建议。

③婚前医学检查　是指对准备结婚的男女双方可能患影响结婚和生育的疾病进行医学检查,包括询问病史、体格检查及相关检查。婚前医学检查包括对下列疾病的检查:

A. 严重遗传性疾病　是指由于遗传因素先天形成,患者全部或部分丧失自主生活能力,后代再现风

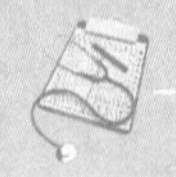

险高,医学上认为不宜生育的遗传性疾病。

B. 指定传染病　是指《中华人民共和国传染病防治法》中规定的艾滋病、淋病、梅毒、麻风病以及医学上认为影响结婚和生育的其他传染病。

C. 有关精神病　是指精神分裂症、躁狂抑郁型精神病及其他重型精神病。

经婚前医学检查,医疗保健机构应出具婚前医学检查证明,并应当列明是否发现下列疾病:在传染期内的指定传染病;在发病期内的有关精神病;不宜生育的严重遗传性疾病;医学上认为不宜结婚的其他疾病。

(2)婚前医学检查意见　①经婚前医学检查,对患指定传染病在传染期内或者有关精神病在发病期内的,医师应当提出医学意见;准备结婚的男女双方应当暂缓结婚。②经婚前医学检查,对诊断患医学上认为不宜生育的严重遗传性疾病的,医师应当向男女双方说明情况,提出医学意见。经男女双方同意,采取长效避孕措施或者施行结扎手术后不生育的,可以结婚。但《中华人民共和国婚姻法》规定禁止结婚的除外。③经婚前医学检查,医疗保健机构不能确诊的,应当转到设区的市级以上人民政府卫生行政部门指定的医疗保健机构确诊。

【例 1】婚前医学检查服务的内容是指

A. 进行性卫生知识、生育知识的教育　B. 进行遗传病知识的教育

C. 对有关婚配问题提供医学意见　D. 对有关生育健康问题提供医学意见

E. 对严重遗传性疾病、指定传染病和有关精神病的检查

【例 2】按照《母婴保健法》规定,属于婚前医学检查的疾病有

A. 严重传染病　B. 法定传染病　C. 指定传染病

D. 重型精神病　E. 肿瘤

【例 3】按照《母婴保健法》规定,婚前医学检查的疾病不包括

A. 梅毒　B. 淋病　C. 肺结核

D. 麻风病　E. 艾滋病

3. 孕产期保健

(1)孕产期保健的内容

①母婴保健指导　是指对孕育健康后代,严重遗传性疾病和碘缺乏病等地方病的发病原因、治疗和预防方法提供医学意见。

②孕妇、产妇保健　是指为孕妇、产妇提供卫生、营养、心理等方面的咨询和指导、产前定期检查等医疗保健服务。主要包括:A. 为孕产妇建立保健手册(卡),定期进行产前检查;B. 为孕产妇提供卫生、营养、心理等方面的医学指导与咨询服务;C. 对高危孕妇进行重点监护、随访和医疗保健服务;D. 为孕产妇提供安全分娩技术服务;E. 定期进行产后随访,指导产妇科学喂养婴儿;F. 提供避孕咨询指导和技术服务;G. 对产妇及其家属进行生殖健康教育和科学育儿知识教育;H. 其他孕产期保健服务。

③胎儿保健　是指为胎儿生长发育进行监护,提供咨询和医学指导。

④新生儿保健　是指为新生儿生长发育、哺乳和护理提供的医疗保健服务。

(2)医学指导和医学检查　医疗保健机构发现孕妇患有严重疾病或者接触物理、化学、生物等有毒有害因素,可能危及孕妇生命安全或者严重影响孕妇健康和胎儿正常发育的,应当对孕妇进行医学指导和医学检查:①严重的妊娠合并症或者并发症;②严重的精神性疾病;③国务院卫生行政部门规定的严重影响生育的其他疾病。

医师发现或者怀疑育龄夫妻患有严重遗传性疾病的,应当提出医学意见;限于现有医疗技术水平难以确诊的,应当向当事人说明情况。育龄夫妻可以选择避孕、节育、不孕等相应的医学措施。经产前检查,医师发现或者怀疑胎儿异常的,应当对孕妇进行产前诊断。

(3)产前诊断　是指对胎儿进行先天性缺陷和遗传性疾病的诊断。《母婴保健法实施办法》规定,孕妇有下列情形之一的,医师应当对其进行产前诊断:①羊水过多或过少的;②胎儿发育异常或者胎儿有可

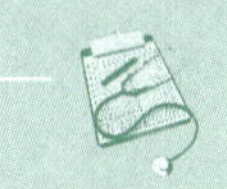

疑畸形的；③孕早期接触过可能导致胎儿先天缺陷的物质的；④有遗传病家族史或者曾经分娩过先天性严重缺陷婴儿的；⑤初产妇年龄超过35周岁的。

(4)终止妊娠意见

①提出终止妊娠的医学意见　经产前诊断，有下列情形之一的，医师应当向夫妻双方说明情况，并提出终止妊娠的医学意见：A.胎儿患严重遗传性疾病的；B.胎儿有严重缺陷的；C.因患严重疾病，继续妊娠可能危及孕妇生命安全或者严重危害孕妇健康的。

②终止妊娠或者结扎手术　施行终止妊娠或者结扎手术，应当经本人同意，并签署意见。本人无行为能力的，应当经其监护人同意，并签署意见。依法施行终止妊娠或者结扎手术的，接受免费服务。

(5)新生儿出生医学证明　医疗保健机构和从事家庭接生的人员按照国务院卫生行政部门的规定，出具统一制发的新生儿出生医学证明。

(6)孕产妇、婴儿死亡以及新生儿出生缺陷报告　医疗保健机构和从事家庭接生的人员，对有产妇和婴儿死亡以及新生儿出生缺陷情况的，应当向卫生行政部门报告。

【例4】《母婴保健法》规定的孕产期保健服务不包括

A. 母婴保健指导　　B. 孕妇、产妇保健　　C. 胎儿保健
D. 胎儿性别诊断　　E. 新生儿保健

【例5】经产前检查，医师发现或者怀疑胎儿异常的，应当对孕妇进行

A. 产前诊断　　B. 母婴保健　　C. 孕妇保健
D. 胎儿保健　　E. 产妇保健

【例6】女，30岁。妊娠7个月到市妇幼保健院做孕检。接诊医师发现该孕妇合并严重妊娠并发症，继续妊娠可能危及孕妇生命安全。医师提出的医学意见是

A. 产前检查　　B. 终止妊娠　　C. 实施终止妊娠手术
D. 胎儿保健　　E. 继续妊娠，严密监护(2022)

【例7】《母婴保健法》规定，对于依法接受终止妊娠或者结扎手术的，应当给予

A. 有偿服务　　B. 免费服务　　C. 酌情收费服务
D. 酌情减半收费服务　　E. 酌情免费服务

4. 行政管理

(1)医疗保健机构许可　医疗保健机构依照规定开展婚前医学检查、遗传病诊断、产前诊断以及施行结扎手术和终止妊娠手术的，必须符合国务院卫生行政部门规定的条件和技术标准，并经县级以上地方人民政府卫生行政部门许可。

(2)母婴保健工作人员的许可　从事遗传病诊断、产前诊断的人员，必须经过省、自治区、直辖市人民政府卫生行政部门的考核，并取得相应的合格证书。从事婚前医学检查、施行结扎手术和终止妊娠手术的人员，必须经过县级以上地方人民政府卫生行政部门的考核，并取得相应的合格证书。

【例8】某县医院妇产科医师欲开展结扎手术业务，按照规定参加了相关培训。培训结束后，有关单位负责对其进行了考核并颁发给相应的合格证书。该有关单位是指

A. 县级以上医师协会　　B. 县级以上卫生行政部门　　C. 卫生部
D. 县级以上医学会　　E. 所在医疗保健机构

【例9】医务人员必须经过省级卫生行政部门考核并取得相应合格证书方可从事的母婴保健服务项目是

A. 产前诊断　　B. 家庭接生　　C. 婚前医学检查
D. 结扎手术　　E. 终止妊娠手术

5. 法律责任

(1)擅自从事母婴保健技术的法律责任　医疗保健机构或者人员未取得母婴保健技术许可，擅自从事婚前医学检查、遗传病诊断、产前诊断、终止妊娠手术和医学技术鉴定或出具有关医学证明的，由卫生

行政部门给予警告,责令停止违法行为,没收违法所得;违法所得5000元以上的,并处违法所得3倍以上5倍以下的罚款;没有违法所得或者违法所得不足5000元的,并处5000元以上20000元以下的罚款。

(2)出具虚假医学证明文件的法律责任 从事母婴保健技术服务的人员出具虚假医学证明文件的,依法给予行政处分;有下列情形之一的,由原发证部门撤销其母婴保健技术执业资格或医师执业证书:①因延误诊治,造成严重后果的;②给当事人身心健康造成严重后果的;③造成其他严重后果的。

(3)违反规定进行胎儿性别鉴定的法律责任 违反规定进行胎儿性别鉴定的,由卫生行政部门给予警告,责令停止违法行为;对医疗保健机构直接负责的主管人员和其他直接责任人员,依法给予行政处分。进行胎儿性别鉴定两次以上的或者以营利为目的进行胎儿性别鉴定的,并由原发证机关撤销相应的母婴保健技术执业资格或者医师执业证书。

【例10】某女怀孕后,非常想知道胎儿的性别,遂请好友某妇产科医师为其做胎儿性别鉴定。该医师碍于情面实施了胎儿性别鉴定。根据《母婴保健法》的规定,当地卫生计生行政部门应对该医师作出的处理是

A. 处以罚款　B. 警告,责令停止　C. 行政处分
D. 调离工作岗位　E. 离岗接受培训

【例11】母婴保健工作人员出具虚假医学证明,即使未造成严重后果,仍应承担一定的法律责任。该法律责任是

A. 暂停执业　B. 行政处分　C. 吊销执业证书
D. 通报批评　E. 注销执业注册

(12~14题共用题干)女,28岁,妊娠10周。已生育1女,非常期待所孕为男孩,故恳求医师告知胎儿性别。接诊医师非常真诚地表示理解孕妇的心情,但委婉拒绝了她的要求。

【例12】本案例中,若孕妇进行产前诊断,建议流产,能够对操作医生进行培训考核并颁发证书的单位是

A. 设区市的妇幼保健院　B. 省、自治区、直辖市人民政府卫生行政部门
C. 县妇幼保健院　D. 县级以上地方人民政府卫生行政部门
E. 设区市以上人民政府卫生行政部门

【例13】本案例中,医师拒绝告知胎儿性别,体现医务人员行为规范的是

A. 严格上报　B. 规范行医　C. 尊重科学
D. 重视人文　E. 救死扶伤

【例14】本案例中,医师拒绝告知胎儿性别,此事表达了医师的沟通技巧是

A. 准确释义　B. 高度概括　C. 积极应对
D. 耐心倾听　E. 耐心转达(2024)

二、基本医疗卫生与健康促进法

1. 概述

(1)医疗卫生事业的原则 医疗卫生与健康事业应当坚持以人民为中心,为人民健康服务。医疗卫生事业应当坚持公益性原则。

(2)尊重、保护公民的健康权 国家和社会尊重、保护公民的健康权。国家实施健康中国战略,普及健康生活,优化健康服务,完善健康保障,建设健康环境,发展健康产业,提升公民全生命周期健康水平。国家建立健康教育制度,保障公民获得健康教育的权利,提高公民的健康素养。

2. 基本医疗卫生服务

(1)基本医疗卫生服务的内容 基本医疗卫生服务是指维护人体健康所必需、与经济社会发展水平相适应、公民可公平获得的,采用适宜药物、适宜技术、适宜设备提供的疾病预防、诊断、治疗、护理和康复等服

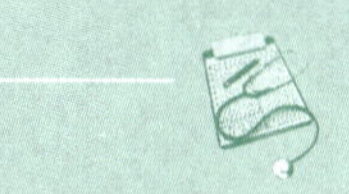

务。基本医疗卫生服务包括基本公共卫生服务和基本医疗服务。基本公共卫生服务由国家免费提供。

(2)基本医疗服务分级诊疗制度　国家推进基本医疗服务实行分级诊疗制度,引导非急诊患者首先到基层医疗卫生机构就诊,实行首诊负责制和转诊审核责任制,逐步建立基层首诊、双向转诊、急慢分治、上下联动的机制,并与基本医疗保险制度相衔接。

3. 医疗卫生机构

(1)医疗卫生服务体系　国家建立健全由基层医疗卫生机构、医院、专业公共卫生机构等组成的城乡全覆盖、功能互补、连续协同的医疗卫生服务体系。国家加强县级医院、乡镇卫生院、村卫生室、社区卫生服务中心(站)和专业公共卫生机构等的建设,建立健全农村医疗卫生服务网络和城市社区卫生服务网络。

(2)医疗卫生机构分类管理　国家对医疗卫生机构实行分类管理。医疗卫生服务体系坚持以非营利性医疗卫生机构为主体、营利性医疗卫生机构为补充。政府举办非营利性医疗卫生机构,在基本医疗卫生事业中发挥主导作用,保障基本医疗卫生服务公平可及。以政府资金、捐赠资产举办或者参与举办的医疗卫生机构不得设立为营利性医疗卫生机构。医疗卫生机构不得对外出租、承包医疗科室。非营利性医疗卫生机构不得向出资人、举办者分配或者变相分配收益。

4. 医疗卫生人员

(1)提高专业水平和服务质量　医疗卫生人员应当弘扬敬佑生命、救死扶伤、甘于奉献、大爱无疆的崇高职业精神,遵守行业规范,恪守医德,努力提高专业水平和服务质量。

(2)保障医疗卫生人员执业环境　全社会应当关心、尊重医疗卫生人员,维护良好安全的医疗卫生服务秩序,共同构建和谐医患关系。医疗卫生人员的人身安全、人格尊严不受侵犯,其合法权益受法律保护。禁止任何组织或者个人威胁、危害医疗卫生人员人身安全,侵犯医疗卫生人员人格尊严。国家采取措施,保障医疗卫生人员执业环境。

5. 健康促进

各级人民政府应当加强健康教育工作及其专业人才培养,建立健康知识和技能核心信息发布制度,普及健康科学知识,向公众提供科学、准确的健康信息。医疗卫生、教育、体育、宣传等机构,基层群众性自治组织和社会组织应当开展健康知识的宣传和普及。医疗卫生人员在提供医疗卫生服务时,应当对患者开展健康教育。新闻媒体应当开展健康知识的公益宣传。健康知识的宣传应当科学、准确。

6. 法律责任

(1)医疗卫生机构的法律责任　医疗卫生机构等的医疗信息安全制度、保障措施不健全,导致医疗信息泄露,或者医疗质量管理和医疗技术管理制度、安全措施不健全的,由县级以上人民政府卫生健康等主管部门责令改正,给予警告,并处1万元以上5万元以下的罚款;情节严重的,可以责令停止相应执业活动,对直接负责的主管人员和其他直接责任人员依法追究法律责任。

(2)医疗卫生人员的法律责任　医疗卫生人员有下列行为之一的,由县级以上人民政府卫生健康主管部门依照有关执业医师、护士管理和医疗纠纷预防处理等法律、行政法规的规定给予行政处罚:①利用职务之便索要、非法收受财物或者牟取其他不正当利益;②泄露公民个人健康信息;③在开展医学研究或提供医疗卫生服务过程中未按照规定履行告知义务或者违反医学伦理规范。

▶常考点　婚前保健和孕期保健。基本医疗卫生与健康促进法为2020年新增内容。

参考答案——详细解答见《2025国家临床执业及助理医师资格考试历年考点精析(上、下册)》

1. ABCDE　2. ABCDE　3. ABCDE　4. ABCDE　5. ABCDE　6. ABCDE　7. ABCDE
8. ABCDE　9. ABCDE　10. ABCDE　11. ABCDE　12. ABCDE　13. ABCDE　14. ABCDE

第十篇 传染病学与皮肤性病学

第 1 章 传染病学总论

▶考纲要求

传染病总论概述。

▶复习要点

一、感染与免疫

传染病是指由病原微生物,如朊粒、病毒、衣原体、立克次体、支原体、细菌、真菌、螺旋体、寄生虫等,感染人体后产生的有传染性、在一定条件下可造成流行的疾病。感染性疾病是指由病原体感染所致的疾病。可见,传染病均属于感染性疾病,但感染性疾病不一定有传染性,故不一定是传染病。

1. 感染过程

	特点	结局
病原体被清除	病原体进入人体后,被机体的非特异性防御能力或特异性免疫系统所清除	非特异性防御能力包括皮肤和黏膜的屏障作用、胃酸的杀菌作用等。特异性免疫包括主动免疫、被动免疫
隐性感染	是指病原体侵入人体后,仅诱导机体产生特异性免疫应答,而不引起或仅引起轻微的组织损伤,不出现任何临床症状、体征,甚至生化改变,只能通过免疫学检查才能发现	也称亚临床感染,为最常见的感染形式。感染后大多数人获得不同程度的特异性免疫,病原体被清除;少数成为无症状携带者,在传染病流行期间成为重要的传染源
显性感染	是指病原体侵入人体后,不但诱导机体发生免疫应答,而且通过病原体本身的作用或机体的变态反应,导致组织损伤,引起病理改变和临床表现	也称临床感染,在大多数传染病中,仅占全部受感染者的小部分。感染结束后,病原体可被清除,感染者获得较稳固的免疫力;小部分成为慢性病原携带者
病原携带状态	是指病原体侵入人体后,停留在人体内,而无临床症状,能携带并排出病原体。病原携带者成为重要的传染源	携带病原体时间<3 个月称为急性携带者 携带病原体时间>3 个月称为慢性携带者 乙型肝炎病毒感染>6 个月为慢性携带者
潜伏性感染	病原体感染人体后寄生于某些部位,由于机体免疫功能足以将病原体局限化而不引起显性感染,但又不足以将病原体清除,病原体可长期潜伏起来	在机体免疫功能下降时,可引起显性感染。潜伏性感染期间,病原体一般不被排出体外。潜伏性感染并非在每种传染病中都存在,单纯疱疹病毒等可引起潜伏性感染

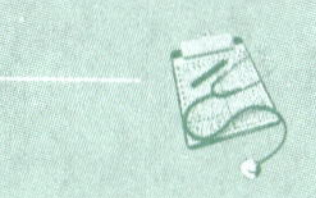

【例1】感染过程最常见的表现形式是

A. 潜伏性感染　　B. 显性感染　　C. 隐性感染
D. 病原携带状态　　E. 病原体被清除(2024)

【例2】关于感染过程中潜伏性感染特点的叙述，正确的是

A. 迅速引起显性感染　　B. 一旦免疫功能下降可引起显性感染
C. 病原体不断排出体外　　D. 病原体侵入人体后，潜伏在各个部位
E. 每种感染性疾病均有潜伏性感染

2. 感染过程中病原体作用

病原体侵入人体后能否引起疾病，取决于病原体的致病能力和机体的免疫功能。致病能力包括：

(1)侵袭力　是指病原体侵入机体，并在机体内生长、繁殖的能力。有些病原体可直接侵入人体，如钩端螺旋体、钩虫丝状蚴、血吸虫尾蚴等；有的需借助其产生的肠毒素（如志贺菌）、细菌荚膜（如炭疽杆菌）、细菌表面成分（如伤寒杆菌）、酶（如阿米巴原虫分泌的溶组织酶）等致病。

(2)毒力　包括毒素和其他毒力因子。毒素包括外毒素和内毒素。外毒素通过与靶细胞的受体结合，进入细胞内而起作用。内毒素则通过激活单核-吞噬细胞，释放细胞因子而起作用。其他毒力因子有穿透能力（如钩虫丝状蚴）、侵袭能力（如志贺菌）、溶组织能力（如溶组织内阿米巴）等。许多细菌都能分泌抑制其他细菌生长的细菌素，以利于自身生长繁殖。

(3)数量　在同一种传染病中，入侵病原体的数量一般与致病能力成正比。然而在不同的传染病中，能引起疾病的最低病原体数量可有较大差异，如伤寒需要10万个菌体，而细菌性痢疾仅为10个菌体。

(4)变异性　病原体可因环境、药物或遗传等因素而发生变异。在人工培养多次传代的环境下，可使病原体的致病力减弱；在宿主之间反复传播可使致病力增强，如肺鼠疫。病原体的抗原变异，可逃逸机体的特异性免疫作用，而继续引起疾病或使疾病慢性化。

【例3】病原体的侵袭力是指

A. 病原体的繁殖力　　B. 病原体产生毒素的能力　　C. 病原体的数量
D. 病原体的毒力　　E. 病原体侵入机体并在机体内生长、繁殖的能力

3. 感染过程中免疫应答的作用

免疫应答可分为有利于机体抵抗病原体的保护性免疫应答和促进病理改变的变态反应两大类。保护性免疫应答又分为非特异性免疫应答和特异性免疫应答。变态反应都是特异性免疫应答。

(1)非特异性免疫应答　是机体对侵入病原体的一种清除机制，它不牵涉对抗原的识别和二次免疫应答的增强。

①天然屏障　包括外部屏障（如皮肤黏膜等）和内部屏障（如血脑屏障和胎盘屏障等）。

②吞噬作用　单核-吞噬细胞系统具有非特异性吞噬功能，可清除机体内的病原体。

③体液因子　包括存在于体液中的补体、溶菌酶、纤连蛋白、各种细胞因子[如白细胞介素(IL)、α-肿瘤坏死因子(TNF-α)、γ-干扰素(IFN-γ)、粒细胞-巨噬细胞集落刺激因子(GM-CSF)]等。

(2)特异性免疫应答　是指由于对抗原特异性识别而产生的免疫，包括细胞免疫和体液免疫。

①细胞免疫　通过T细胞介导产生免疫应答。

②体液免疫　通过B细胞介导产生免疫应答。致敏B细胞受抗原刺激后，转化为浆细胞并产生能与抗原结合的抗体，即免疫球蛋白(Ig)，作用于细胞外的微生物。

IgM在感染过程中首先出现，但持续时间不长，是近期感染的标志。

IgG随后出现，并持续较长时间。

IgA主要是呼吸道和消化道黏膜上的局部抗体。

IgE主要作用于入侵的原虫和蠕虫。

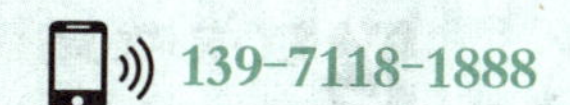

二、传染病的流行过程及影响因素

1. 传染病流行的基本条件

(1)传染源 是指体内有病原体生存、繁殖,并能将病原体排出体外的人和动物。传染源包括患者、隐性感染者、病原携带者、受感染的动物。

(2)传播途径 是指病原体离开传染源到达另一个易感者的途径,主要有以下几种:

传播途径	定义	举例
呼吸道传播	病原体存在于空气中的飞沫或气溶胶中,易感者吸入时获得感染	麻疹、白喉、肺结核、禽流感、严重急性呼吸综合征
消化道传播	病原体污染食物、水源、食具,易感者于进食时获得感染	伤寒、细菌性痢疾、霍乱
接触传播	易感者与被病原体污染的水或土壤接触时获得感染	钩端螺旋体病、血吸虫病、钩虫病、破伤风
虫媒传播	被病原体感染的吸血节肢动物,如按蚊、人虱、鼠蚤、硬蜱、恙螨等,于叮咬时把病原体传给易感者	疟疾、流行性斑疹伤寒、地方性斑疹伤寒、黑热病、莱姆病、恙虫病
血液或体液传播	病原体存在于携带者或患者的血液或体液中,通过应用血制品、分娩或性交等传播	疟疾、乙型病毒性肝炎、丙型病毒性肝炎、艾滋病
母婴传播	指母亲通过胎盘传播给胎儿,属于垂直传播	梅毒、弓形虫病
医源性传播	是指医疗工作中,人为造成的某些传染病的传播	输血引起艾滋病

(3)人群易感性 对某种传染病缺乏特异性免疫力的人称为易感者,他们都对该病原体具有易感性。

【例 4】某学校突发多名学生腹泻。经查证食堂留样食品(豆角炒肉)与厨师肛拭子均检测出同源的痢疾杆菌。该厨师在此传染过程中被视为

A. 传染源　　B. 易感者　　C. 传播途径
D. 影响因素　　E. 传染因素(2024)

【例 5】主要通过血液传播的疾病不包括

A. 乙型病毒性肝炎　　B. 丙型病毒性肝炎　　C. 巨细胞病毒感染
D. 艾滋病　　E. 疟疾(2023)

2. 影响流行过程的因素

(1)自然因素 包括地理、气象和生态等,对传染病流行过程的发生和发展都有重要影响。

(2)社会因素 包括社会制度、经济状况、生活条件和文化水平等,对传染病流行过程有决定性的影响。

(3)个人因素 人类自身不文明、不科学的行为和生活习惯,也有可能造成传染病的发生与传播。

三、传染病的基本特征

1. 病原体

每种传染病都是由特异性病原体引起的。病原体可以是微生物、寄生虫或朊粒。特定病原体的检出,在确定传染病的诊断和流行中具有重要意义。

2. 传染性

这是传染病与其他感染性疾病的主要区别。传染性意味着病原体能通过某种途径感染他人。

3. 流行病学特征

传染病的流行过程在自然和社会因素的影响下,表现出各种流行病学特征。

(1)流行性 可分为散发、暴发、流行和大流行。

①散发 是指某传染病在某地的常年发病情况处于常年一般发病率水平,可能是由于人群对某病的

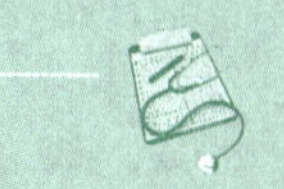

免疫水平较高，或某病的隐性感染率较高，或某病不容易传播。

②暴发 是指在某一局部地区或集体单位中，短期内突然出现许多同一疾病的患者，大多是同一传染源或同一传播途径，如食物中毒、流行性感冒等。

③流行 是指某病的发病率显著超过该病常年发病率水平或散发发病率的数倍。

④大流行 是指某病在一定时间内迅速传播，波及全国各地，甚至超出国界或洲境，如2003年传染性非典型肺炎的大流行、2009年甲型H1N1流感的大流行。

(2)季节性 不少传染病的发病率每年都有一定的季节性升高，主要原因为气温的高低和昆虫媒介的有无。如呼吸道传染病常发生在寒冷的冬春季节，肠道传染病及虫媒传染病好发于炎热的夏秋季节。

(3)地方性 有些传染病或寄生虫病由于中间宿主的存在、地理条件、气温条件、人民生活习惯等原因，常局限在一定的地理范围内发生，如恙虫病、疟疾、血吸虫病等。

(4)外来性 指国内或地区内原来不存在，而通过外来人口或物品传入的传染病，如霍乱。

4. 感染后免疫

免疫功能正常的人体经显性或隐性感染某种病原体后，都能产生针对该病原体及其产物(如毒素)的特异性免疫。通过检测血清中特异性抗体，可知其是否具有免疫力。感染后获得的免疫力和疫苗接种一样都属于主动免疫。通过注射免疫球蛋白或从母体获得抗体的免疫力，都属于被动免疫。

感染后免疫力的持续时间在不同的传染病中有很大差异。有些传染病感染后免疫力持续时间较长，甚至保持终身，如麻疹、脊髓灰质炎、乙型脑炎等。有些传染病感染后免疫力持续时间较短，如流行性感冒、细菌性痢疾、阿米巴病等。

【例6】描述传染病流行病学特征，不正确的是

A. 暴发　　B. 流行　　C. 隐性感染
D. 散发　　E. 大流行

四、传染病诊断的主要方法

早期明确传染病的诊断有利于患者的隔离和治疗。传染病的诊断要综合分析下列三个方面的资料。

1. 临床资料

全面而准确的临床资料来源于详尽的病史询问和细致的体格检查。

2. 流行病学资料

流行病学资料在传染病的诊断中占重要地位。包括：①传染病的地区分布；②传染病的时间分布；③传染病的人群分布。此外，了解传染病的接触史、预防接种史，也有助于建立诊断。

3. 实验室及其他检查资料

实验室检查对传染病的诊断具有特殊意义，因为病原体的检出或被分离培养，可直接确定诊断，而免疫学检查也可提供重要依据。对许多传染病来说，一般实验室检查对早期诊断也有很大帮助。

(1)一般实验室检查 包括三大常规检查和生化检查。

(2)病原学检查 包括直接检查病原体、分离培养病原体、检测特异性抗原、检测特异性核酸等。

(3)特异性抗体检测 在急性期及恢复期双份血清检测其抗体由阴性转为阳性或滴度升高4倍以上时有重要意义。特异性IgM抗体的检出有助于现存或近期感染的诊断，特异性IgG抗体检出还可评价个人及群体的免疫状态。

(4)其他检查 如支气管镜、胃镜、结肠镜、B超、MRI、DSA、活组织检查等。

【例7】传染病的病原学检查方法不包括

A. 病毒分离　　B. 细菌培养　　C. 病原体核酸检测
D. 特异性抗原检测　　E. 粪便涂片革兰氏染色

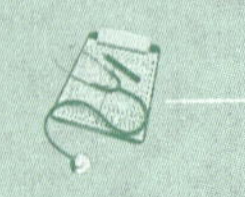

五、传染病的治疗与预防

1. 治疗原则

治疗传染病的目的是促进患者康复、控制传染源、防止进一步传播。要坚持综合治疗的原则,即治疗与护理、隔离与消毒并重,一般治疗、对症治疗与病原治疗并重的原则。

2. 治疗方法

包括一般治疗、支持治疗、病原治疗、对症治疗、康复治疗和中医治疗等。

3. 传染病的预防

针对传染病流行过程的三个基本环节采取综合措施。

(1)管理传染源　《传染病防治法》和《突发公共卫生事件与传染病疫情监测信息报告管理办法》将41种法定传染病依据其传播方式、速度、对人类危害程度的不同,分为甲、乙、丙三类,实行分类管理。

①甲类传染病2种　包括鼠疫、霍乱。要求发现后2小时内通过传染病疫情监测信息系统上报。

②乙类传染病28种　包括严重急性呼吸综合征、艾滋病、病毒性肝炎、脊髓灰质炎、人感染高致病性禽流感、麻疹、肾综合征出血热、狂犬病、流行性乙型脑炎、登革热、炭疽、细菌性和阿米巴痢疾、肺结核、伤寒和副伤寒、流行性脑脊髓膜炎、百日咳、白喉、新生儿破伤风、猩红热、布鲁菌病、淋病、梅毒、钩端螺旋体病、血吸虫病、疟疾、人感染H7N9禽流感、新型冠状病毒感染、猴痘。要求诊断后24小时内通过传染病疫情监测信息系统上报。

③丙类传染病11种　包括流行性感冒(含甲型H1N1流感),流行性腮腺炎,风疹,急性出血性结膜炎,麻风病,流行性和地方性斑疹伤寒,黑热病,棘球蚴病,丝虫病,除霍乱、痢疾、伤寒和副伤寒以外的感染性腹泻病,手足口病。为监测管理传染病,采取乙类传染病的报告、控制措施。

④按甲类管理的乙类传染病　包括严重急性呼吸综合征、炭疽中的肺炭疽等。

(2)切断传播途径　对于各种传染病,尤其是消化道传染病、虫媒传染病、寄生虫病,切断传播途径通常是起主导作用的预防措施。其主要措施包括隔离和消毒。

①隔离　是指将患者或病原携带者妥善地安排在指定的隔离单位,暂时与人群隔离,积极进行治疗、护理,并对具有传染性的分泌物、排泄物、用具等进行必要的消毒处理,防止病原体向外扩散的医疗措施。隔离的种类包括严密隔离、呼吸道隔离、消化道隔离、血液-体液隔离、接触隔离、昆虫隔离、保护性隔离等。

②消毒　狭义的消毒是指消灭污染环境的病原体,广义的消毒则包括消灭传播媒介。

(3)保护易感人群　包括特异性保护措施和非特异性保护措施。

【例8】目前法定传染病的病原体中不包括

A. 立克次体　　B. 细菌　　C. 原虫
D. 弓形虫　　E. 病毒

【例9】根据《传染病防治法》规定,需按照甲类传染病采取预防控制措施的乙类传染病是

A. 疟疾　　B. 肺炭疽　　C. 登革热
D. 梅毒　　E. 肺结核

【例10】在传染病防控中,属于切断传播途径的措施是

A. 隔离病人　　B. 预防性治疗　　C. 治愈阳性病人
D. 注射疫苗　　E. 通过疫情监测系统上报病例(2022)

常考点　感染过程的表现形式,流行过程的基本条件,法定传染病的分类管理。

参考答案——详细解答见《2025国家临床执业及助理医师资格考试历年考点精析(上、下册)》

1. ABCDE　2. ABCDE　3. ABCDE　4. ABCDE　5. ABCDE　6. ABCDE　7. ABCDE
8. ABCDE　9. ABCDE　10. ABCDE

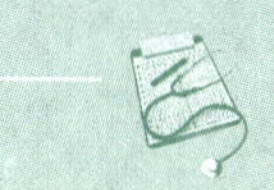

第2章 病毒性肝炎与肾综合征出血热

▶考纲要求

①病毒性肝炎。②肾综合征出血热。

▶复习要点

一、病毒性肝炎

病毒性肝炎是由多种肝炎病毒引起的,以肝脏损害为主的一组全身性传染病。目前按病因学明确分类的有甲型、乙型、丙型、丁型、戊型五型病毒性肝炎。甲型和戊型主要为急性感染,经粪-口途径传播;乙型、丙型、丁型多呈慢性感染,主要经血液、体液等途径传播。

1. 病原分型

(1)甲型肝炎病毒(HAV) 为嗜肝RNA病毒,呈球形,无包膜。HAV基因组为单股线状RNA。HAV只有1个血清型和1个抗原抗体系统。IgM抗体多于起病早期产生,是近期感染的标志,持续8~12周。IgG可在体内长期存在,是既往感染或免疫接种后的标志。HAV对外界抵抗力较强。

(2)乙型肝炎病毒(HBV) 属嗜肝DNA病毒。完整的HBV颗粒又称Dane颗粒,分为包膜和核心两部分。包膜上含有乙肝表面抗原(HBsAg),无传染性但有抗原性,为制备血源性乙型肝炎疫苗的成分。核心为病毒复制的主体,内含环状双股DNA、DNA聚合酶(DNAP)、核心抗原(HBcAg)。HBV有三个抗原抗体系统,即表面抗原与抗体系统、核心抗原与抗体系统、e抗原与抗体系统。

(3)丙型肝炎病毒(HCV) 为单股正链RNA病毒,包膜蛋白为病毒外壳的主要成分。

(4)丁型肝炎病毒(HDV) 呈球形,是一种缺陷病毒,需与HBV共生才能复制,故HDV常在HBV感染的基础上引起重叠感染。HDV基因组由一条单股环状闭合RNA组成。HDAg是HDV唯一抗原成分,因此HDV只有一个血清型。血液中可供检测的标志物有HDAg、抗-HD、HDV RNA。抗-HD不是保护性抗体。

(5)戊型肝炎病毒(HEV) 为无包膜的球形颗粒,基因组为单股正链RNA。血液中可供检测的标志物有抗-HEV IgG、抗-HEV IgM、HEV RNA。

(6)五种肝炎病毒的比较

	甲型肝炎病毒	乙型肝炎病毒	丙型肝炎病毒	丁型肝炎病毒	戊型肝炎病毒
缩写	HAV	HBV	HCV	HDV	HEV
基因组	单链RNA	双链DNA	正单链RNA	负单链RNA	正单链RNA
性状	线状	环状	线状	环状	线状
形状	球形	球形	球形	球形	圆球形
包膜	无	有	有	有	无
抗原	HAV Ag	HBsAg、HBeAg、HBcAg	HCV Ag	HDAg	HEAg
抗体	抗-HAV	抗-HBs、抗-HBe、抗-HBc	抗-HCV	抗-HD	抗-HEV

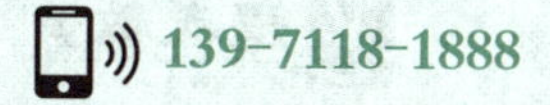

注意:①除乙型肝炎病毒为 DNA 病毒外,其余均属于 RNA 病毒。

②丁型肝炎病毒为缺陷病毒,需与 HBV“共生”,因此丁型肝炎常与 HBV 重叠感染或同时感染。

③HBV 为 DNA 病毒,虽然不是逆转录病毒,但在其复制时存在逆转录过程。

④抗-HAV IgG、抗-HBs 均为保护性抗体,抗-HCV、抗-HD 都不是保护性抗体。

【例 1】甲型肝炎病毒的主要传播途径是

A. 母婴传播　　B. 粪-口传播　　C. 性传播
D. 空气传播　　E. 接触传播(2023)

【例 2】Dane 颗粒是

A. 丁型肝炎病毒　　B. 乙型肝炎病毒　　C. 甲型肝炎病毒
D. 戊型肝炎病毒　　E. 丙型肝炎病毒

【例 3】属于 DNA 病毒的肝炎病毒是

A. HBV　　B. HEV　　C. HDV
D. HCV　　E. HAV

2. 临床分型

各型肝炎的潜伏期:甲型肝炎 2~6 周(平均 4 周),乙型肝炎 1~6 个月(平均 3 个月),丙型肝炎 2 周至 6 个月(平均 40 天),丁型肝炎同乙型肝炎,戊型肝炎 2~9 周(平均 6 周)。肝炎的临床分型如下:

(1)急性肝炎　包括急性黄疸型肝炎和急性无黄疸型肝炎,病程不超过半年。起病较急,常有畏寒、发热、乏力、食欲缺乏、恶心、呕吐、厌油腻等症状。多有肝大、轻触痛、质软,可有尿色深,巩膜、皮肤黄染。

(2)慢性肝炎　病程超过半年,或者有慢性肝炎病史、症状和体征。常见表现为乏力、厌油、食欲缺乏、腹胀、尿黄、肝病面容、肝掌、蜘蛛痣、肝脾大等。根据肝功能损害程度,分为轻、中、重三度。

急性乙、丙、丁型肝炎病情迁延,常发展为慢性肝炎。甲、戊型肝炎多为自限性疾病,不形成慢性感染。

(3)重型肝炎(肝衰竭)　各型病毒性肝炎均可引起重型肝炎。重型肝炎分为以下四类。

①急性重型肝炎　也称急性肝衰竭。起病急,2 周内出现Ⅱ度以上肝性脑病,并有以下表现:A. 极度乏力,有明显厌食、腹胀、恶心、呕吐等严重消化道症状;B. 短期内黄疸进行性加深;C. 出血倾向明显,血浆凝血酶原活动度(PTA)<40%或国际标准化比值(INR)≥1.5;D. 肝脏进行性缩小。

②亚急性重型肝炎　也称亚急性肝衰竭。起病较急,发病 15 天~26 周内出现肝衰竭症状:A. 极度乏力,有明显消化道症状;B. 黄疸迅速加深,血清 TBil>正常值上限 10 倍或每日上升≥17.1μmol/L;C. 伴或不伴肝性脑病;D. 出血倾向明显,PTA<40%或 INR≥1.5。

③慢加急性重型肝炎　也称慢加急性肝衰竭,是在慢性肝病基础上出现的急性肝功能失代偿,表现为:A. 极度乏力,有明显消化道症状;B. 黄疸迅速加深,血清 TBil>正常值上限 10 倍或每日上升≥17.1μmol/L;C. 出血倾向明显,PTA<40%或 INR≥1.5;D. 腹水;E. 伴或不伴肝性脑病。

④慢性重型肝炎　也称慢性肝衰竭,是在肝硬化基础上,肝功能进行性减退和失代偿所致:A. 血清 TBil 明显升高;B. 白蛋白明显降低;C. 出血倾向明显,PTA<40%或 INR≥1.5;D. 有腹水或门静脉高压表现;E. 肝性脑病。

(4)淤胆型肝炎　主要表现为急性黄疸型肝炎较长期(黄疸持续 3 周以上)肝内梗阻性黄疸,黄疸具有三分离特征,即消化道症状轻、ALT 上升幅度低、凝血酶原时间延长或 PTA 下降不明显与黄疸重呈分

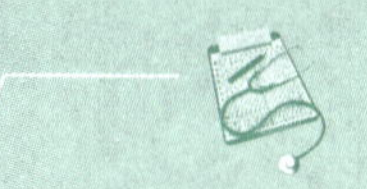

离现象。临床上有全身皮肤瘙痒、大便颜色变浅、肝大、梗阻性黄疸的化验结果。

(5)肝炎肝硬化　分为代偿性和失代偿性肝硬化两类。

	代偿性肝硬化	失代偿性肝硬化
病程	早期肝硬化	中晚期肝硬化
肝功能	Child-Pugh A级	Child-Pugh B、C级
临床表现	可有门脉高压症 但无腹水、肝性脑病、上消化道出血	可有门脉高压所致的上消化道出血 可有腹水、肝性脑病
化验检查	ALB≥35g/L，TBil<35μmol/L，PTA>60%	ALB<35g/L，TBil>35μmol/L，PTA<60%

3. 甲、乙型肝炎的血清学诊断

(1)甲型肝炎的血清学诊断　有下列任何1项即可确诊HAV近期感染：

A. 血清抗-HAV IgM阳性，此为目前临床上最常用的诊断方法。

B. 病程中抗-HAV IgG急性期阴性，恢复期阳性，或其滴度升高4倍以上。

C. 粪便经免疫电镜找到HAV颗粒，或用ELISA法检出HAV Ag。

D. 血清或粪便中检出HAV RNA。

(2)乙型肝炎的血清学诊断

	临床特点	阳性临床意义
HBsAg	在感染HBV两周后即可阳性，无症状携带者和慢性患者可持续阳性多年，甚至终身	阳性反映HBV现症感染
抗-HBs	在急性感染后期，HBsAg转阴后一段时间开始出现，可持续多年	为保护性抗体，阳性表示对HBV有免疫力 阳性见于乙型肝炎恢复期、过去感染、疫苗接种后 HBsAg和抗-HBs均阳性提示HBV感染恢复期
HBeAg	一般仅见于HBsAg阳性血清 急性HBV感染时HBeAg晚于HBsAg出现	阳性表示病毒复制活跃且有较强的传染性 HBeAg持续阳性时易转变为慢性
抗-HBe	HBeAg消失而抗-HBe产生称为血清转换，机体由免疫耐受转为免疫激活，表示病变活动	阳性表示感染时间久、病毒复制减弱、传染性低
HBcAg	血液中的HBcAg主要存在于Dane颗粒的核心，游离的极少，常规方法不能检出	HBcAg是HBV的主体 阳性表示HBV处于复制状态，有传染性
抗-HBc	抗-HBc IgM是HBV感染后较早出现的抗体，发病第1周出现，6个月内消失；抗-HBc IgG出现较晚，但可保持多年，甚至终身	抗-HBc IgM阳性提示HBV现症感染；低滴度抗-HBc IgG表示过去感染，常与抗-HBs并存；高滴度抗-HBc IgG表示现症感染，常与HBsAg并存
HBV DNA	HBV DNA位于HBV核心部分	是HBV感染最直接、最特异、最灵敏的指标

注意：①提示现症感染——IgM(抗-HAV IgM、抗-HBc IgM、抗-HCV IgM、抗-HEV IgM、抗-HEV IgG、HBsAg)。
②提示过去感染——IgG(抗-HAV IgG、抗-HBc IgG、抗-HCV IgG)。
③乙肝具有传染性的标志——HBeAg、HBcAg。
④乙肝具有免疫力的标志——抗-HBs。
⑤乙肝病毒处于复制状态——HBeAg、HBcAg、HBV DNAP。

【例4】男，40岁。恶心、呕吐、尿色变深2天。既往无肝炎病史。查体：巩膜黄染，肝肋下2cm。实验室检查：ALT800U/L，TBil60μmol/L，抗-HAV IgM(-)，HBsAg(+)，抗-HBs(-)，抗-HBc IgM(+)。该患者最可能的诊断是

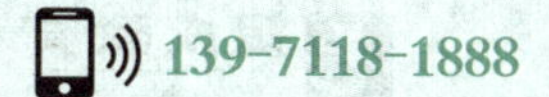

A. 急性甲型肝炎　　B. 急性乙型肝炎　　C. 乙型肝炎恢复期
D. 甲型肝炎恢复期　　E. 急性肝炎,HBsAg携带者

(5~6题共用题干)男,33岁。长期乏力、纳差伴肝区不适4年。其姐姐曾患"慢性肝病",否认输血史及手术史。查体:慢性病容,巩膜无黄染,前胸有2枚蜘蛛痣。肝肋下1cm,脾侧位可触及。实验室检查:血清总胆红素26μmol/L,AST150U/L,Alb38g/L。

【例5】该患者最可能的诊断是
A. 慢性肝炎,轻度　　B. 慢性肝炎,中度　　C. 慢性肝炎,重度
D. 慢性肝衰竭　　E. 失代偿性肝硬化

【例6】为明确病因,最有意义的检查项目是
A. 抗-HAV IgM阳性　　B. HBsAg阳性　　C. 抗-HCV IgM阳性
D. 抗-HD IgM阳性　　E. 抗-HEV IgM阳性(2024)

【例7】反映HBV有活动性复制和较强传染性的乙肝病毒标志物是
A. HBsAg　　B. 抗-HBs　　C. HBeAg
D. HBcAg　　E. 抗-HBc(2021)

【例8】女,40岁。体检发现HBsAg(-),抗-HBs(+),抗-HBc(+),肝功能检查正常。最可能的情况是
A. 急性HBV感染　　B. 感染过HBV,已产生免疫力　　C. 感染过HBV,已开始恢复
D. 接种过乙肝疫苗　　E. 体内有病毒复制

4. 预防

(1)控制传染源　肝炎患者和病毒携带者是本病的传染源。急性患者应隔离治疗至病毒消失。慢性患者和携带者可根据病毒复制指标评估传染性大小。

(2)切断传播途径　对于甲型肝炎和戊型肝炎,应防止"病从口入"。对于乙型肝炎、丙型肝炎和丁型肝炎,应加强监督管理,严格执行食具消毒制度;加强血制品管理;采用主动和被动免疫阻断母婴传播。

(3)保护易感人群　目前对丙型肝炎、丁型肝炎无特异性免疫预防措施。

①甲型肝炎　甲型肝炎疫苗有纯化灭活疫苗和减毒活疫苗两种类型,接种对象为抗-HAV IgG阴性者。

②乙型肝炎　主要使用乙型肝炎疫苗和乙型肝炎免疫球蛋白(HBIG)。乙型肝炎疫苗主要成分为HBsAg。接种乙型肝炎疫苗是我国预防和控制乙型肝炎流行的最关键措施。HBIG属于被动免疫。

③戊型肝炎　我国"重组戊型肝炎疫苗"已于2012年研制成功。

【例9】近年来,某地区乙型肝炎发病呈上升趋势,该地区需要采取的关键预防措施是
A. 药物预防　　B. 接种疫苗　　C. 防止交叉感染
D. 注意个人卫生　　E. 避免传染源(2024)

【例10】某护士在给乙型肝炎病毒(HBV)携带者注射时,不慎被患者用过的针头刺伤手指。为预防乙型肝炎病毒感染,应首先采取的措施是
A. 注射抗生素　　B. 注射丙种球蛋白　　C. 注射乙型肝炎疫苗
D. 注射HBIG　　E. 注射干扰素α

二、肾综合征出血热

肾综合征出血热,又称流行性出血热,是由汉坦病毒属(HV)的各型病毒引起的,以鼠类为主要传染源的一种自然疫源性疾病,临床上以发热、低血压休克、充血出血和肾损害为主要表现。

1. 病原学

汉坦病毒为负性单链RNA病毒,其核衣壳蛋白有较强的免疫原性和稳定的抗原决定簇,宿主感染后

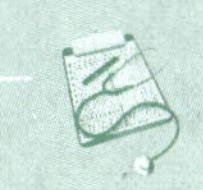

核衣壳蛋白抗体出现最早，在病程第2~3天即可检出，有助于早期诊断。

2. 临床分期及表现

潜伏期为4~46天，一般为7~14天，以2周多见。典型病例有以下五期经过。

	发热期	低血压休克期	少尿期	多尿期	恢复期
发病	潜伏期7~14天	第4~6病日	第5~8病日	第9~14病日	1个月后
持续	3~7天	1~3天	2~5天	7~14天	1~3个月
尿量	可正常	可减少	<400ml/d	>2000ml/d	<2000ml/d
主要表现	发热、全身中毒症状 毛细血管损伤 肾损害	低血压 休克	少尿、无尿、尿毒症 水、电解质紊乱 酸碱平衡失调	氮质血症 水、电解质紊乱	一般情况 逐步好转

(1)发热期　主要表现为发热、全身中毒症状、毛细血管损伤和肾损害。

①发热　起病急，畏寒，体温常在39~40℃，以弛张热多见。一般体温越高，热程越长，病情越重。

②全身中毒症状　表现为"三痛"（头痛、腰痛、眼眶痛）。

③毛细血管损伤　表现为充血、出血和渗出水肿征。

症状体征	临床表现	备注
皮肤三红	皮肤充血潮红见于颜面、颈、胸等部位，严重者呈酒醉貌	酒醉貌具有特征性
黏膜三红	黏膜充血见于眼结膜、软腭、咽部	—
三痛征	头痛、腰痛、眼眶痛	为发热期的中毒症状
皮肤出血	多见于腋下及胸背部，常呈搔抓样、条痕样，点状瘀点	搔抓样具有特征性
黏膜出血	常见于软腭，呈针尖样出血。眼结膜出血常呈片状	—
内脏出血	少数病人内脏出血，表现为鼻出血、咯血、便血、血尿	—
渗出水肿征	表现为球结膜水肿，部分病人眼睑和脸部水肿、腹水	渗出水肿越重，病情越重

④肾损害　主要表现为蛋白尿和管型尿等。

(2)低血压休克期　一般发生于病程第4~6日。

(3)少尿期　主要表现为尿毒症、酸中毒，水、电解质紊乱，严重者可出现高血容量综合征和肺水肿。电解质紊乱主要表现为高血钾、低血钠、低血钙。少数发生低血钾、高血镁等。

(4)多尿期　尿量增至2000ml/d以上时称多尿期。

①移行期　尿量为400~2000ml/d，血尿素氮(BUN)、血肌酐(SCr)升高，症状加重。

②多尿早期　尿量>2000ml/d，氮质血症未见改善，症状仍重。

③多尿后期　尿量>3000ml/d，氮质血症逐步下降，精神食欲逐日好转。

(5)恢复期　尿量恢复为2000ml/d以下，一般情况基本恢复。

【例11】肾综合征出血热的临床分期不包括

A. 少尿期　　B. 多尿期　　C. 发热期

D. 肾衰期　　E. 低血压休克期

3. 确诊依据

(1)流行病学资料　发病季节，病前2个月进入疫区并有鼠类接触史。

(2)临床表现　三红征、三痛征、皮肤搔抓样或条索点状出血、肾损害。病人热退后症状反而加重。

(3)实验室检查

①血常规　白细胞计数第3病日逐渐升高，早期中性粒细胞增多。第4~5病日后，淋巴细胞增多，

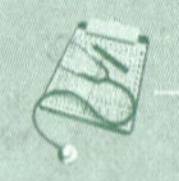

有较多异型淋巴细胞。血红蛋白和红细胞计数增高,血小板减少。

②尿常规　病程第 2 日可出现尿蛋白,第 4~6 病日尿蛋白可达(+++)~(++++)。突然出现大量尿蛋白对诊断很有帮助。部分病例尿中可出现膜状物。

③特异性抗体检测　在第 2 病日即可检出特异性 IgM 抗体,1∶20 为阳性。IgG 抗体 1∶40 为阳性,1 周后抗体滴度上升 4 倍或 4 倍以上有诊断价值。

④特异性抗原检测　早期病人的血清、周围血中性粒细胞、单核细胞、淋巴细胞和尿沉渣细胞均可检出汉坦病毒抗原。

⑤分子生物学方法　应用反转录-聚合酶链反应(RT-PCR)检出汉坦病毒,具有诊断价值。

(4)确诊依据　尿蛋白大量出现和尿中带膜状物有助于诊断。血、尿中检出病毒和血清中检出特异性 IgM 抗体可确诊。RT-PCR 检出汉坦病毒的 RNA 有助于早期和非典型病例的诊断。

记忆:发病早期即卧床,三红三痛两反常。三项化验可定性,IgM 可确定。发热头痛像感冒,恶心呕吐蛋白尿。热退病重血压掉,少尿气粗肌酐高。白多板低异淋高,检测 IgM 更重要。
"两反常"是指反常性蛋白尿及体温降低反而病情加重。"三项化验"是指血常规、尿常规及免疫学检查。"白多板低异淋高"是指血常规白细胞增多、血小板降低、异型淋巴细胞增多。

【例 12】肾综合征出血热的确诊依据是

A. 肾活检　　B. IgM 抗体　　C. 血培养
D. B 超　　E. CT(2024)

【例 13】女,43 岁。发热 3 天,最高体温 40℃,伴头痛、腰痛、眼眶痛。查体:体温 38.5℃,血压 85/60mmHg,面色潮红。实验室检查:外周血 WBC14.1×10^9/L,N0.41,L0.42。异型淋巴细胞 0.14。血肌酐 342μmol/L。尿蛋白(+++)。为明确诊断,最有意义的检查是

A. 肾穿刺活检　　B. 特异性 IgM 抗体检测　　C. 血培养加药敏试验
D. 尿培养加药敏试验　　E. 骨髓穿刺细胞学检查(2024)

【例 14】女性,35 岁,农民。持续高热 5 天,伴尿少。查体:体温 39.2℃,脉搏 110 次/分,呼吸 18 次/分,血压 100/80mmHg,神志清楚,球结膜充血,面部充血,左腋下可见条索状瘀点,颈无抵抗,Kernig 征阴性。实验室检查:血 WBC18.2×10^9/L,Plt60×10^9/L。尿蛋白(+++)。最可能的诊断是

A. 钩端螺旋体病　　B. 细菌性痢疾　　C. 流行性脑脊髓膜炎
D. 肾综合征出血热　　E. 流行性乙型脑炎(2024)

【例 15】男,48 岁,农民。发热 3 天,尿少 1 天。查体:体温 38℃,球结膜充血,右腋下皮肤出血点。实验室检查:尿蛋白(+++)。该患者所患疾病的传染源最可能是

A. 猪　　B. 鼠　　C. 人
D. 鸟　　E. 蚊(2022)

4. 主要预防措施

(1)控制传染源　防鼠灭鼠最为关键。

(2)切断传播途径　防止鼠类排泄物污染食品,不用手接触鼠类及其排泄物,防止鼠咬伤。

(3)保护易感人群　汉坦病毒灭活疫苗使用后,大多数人能产生中和抗体。

常考点　病毒性肝炎的临床分型及血清学诊断;肾综合征出血热的临床表现及诊断。

参考答案——详细解答见《2025 国家临床执业及助理医师资格考试历年考点精析(上、下册)》

1. ABCDE　2. ABCDE　3. ABCDE　4. ABCDE　5. ABCDE　6. ABCDE　7. ABCDE
8. ABCDE　9. ABCDE　10. ABCDE　11. ABCDE　12. ABCDE　13. ABCDE　14. ABCDE
15. ABCDE

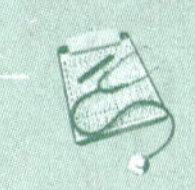

第3章　流行性乙型脑炎与艾滋病

考纲要求

①流行性乙型脑炎。②艾滋病。

复习要点

一、流行性乙型脑炎

1. 概念

流行性乙型脑炎简称乙脑，又称日本脑炎，是由乙型脑炎病毒引起的以脑实质炎症为主要病变的中枢神经系统急性传染病。本病经蚊传播，常流行于夏秋季。临床上以高热、意识障碍、抽搐、病理反射及脑膜刺激征为特征，病死率高，部分病例可留有严重后遗症。

2. 病原学

乙脑病毒为单正链RNA病毒，抗原性稳定，较少变异。人与动物感染乙脑病毒后，可产生补体结合抗体、中和抗体及血凝抑制抗体，对这些特异性抗体的检测有助于临床诊断和流行病学调查。

3. 流行病学

(1)传染源　乙脑是人畜共患的自然疫源性疾病，人和许多动物都可成为本病的传染源，但猪(尤其是仔猪)是最主要的传染源，人不是主要传染源。

(2)传播途径　主要通过蚊虫叮咬而传播，其中三带喙库蚊是主要传播媒介。

(3)易感人群　人对乙脑病毒普遍易感，感染后多呈隐性感染，显性与隐性感染之比为1:(300~2000)，感染后可获得较持久的免疫力。病例主要为10岁以下的儿童，以2~6岁组发病率最高。

(4)流行特征　发病率农村高于城市，全年均可发病，但以7、8、9三个月多见。

【例1】流行性乙型脑炎的传播途径是

A. 性接触传播　　B. 眼结膜接触传播　　C. 呼吸道传播
D. 虫媒传播　　E. 消化道传播

4. 临床表现

潜伏期4~21天，一般为10~14天。典型的临床表现可分为以下4期。

(1)初期　为病初的1~3日，起病急，高热，伴有头痛、精神萎靡、嗜睡、食欲缺乏等。

(2)极期　为病程的4~10日，常有脑实质受损的症状。高热、意识障碍、惊厥或抽搐、呼吸衰竭是乙脑极期的严重表现。呼吸衰竭为主要死因。可有颅内高压征、锥体束征和脑膜刺激征等。

(3)恢复期　患者体温逐渐下降，神经系统症状和体征逐日好转，一般患者于2周左右可完全恢复。

(4)后遗症期　少数重症患者留有后遗症，主要有失语、肢体瘫痪、意识障碍、精神失常及痴呆等。

【例2】流行性乙型脑炎极期的临床表现不包括

A. 呼吸衰竭　　B. 惊厥或抽搐　　C. 持续高热
D. 意识障碍　　E. 肾衰竭

5. 辅助检查

(1)血象　白细胞总数增高，一般在$(10\sim20)\times10^9$/L，中性粒细胞在80%以上。

(2)**脑脊液检查** 外观无色透明或微混浊,压力增高,白细胞多在$(50\sim500)\times10^6/L$。早期以中性粒细胞为主,随后淋巴细胞增多。蛋白轻度增高,糖正常或偏高,氯化物正常。

(3)**血清学检查**

血清学检查项目	出现时间	高峰时间	临床意义
特异性抗体IgM	病后3~4天即可出现	2周达高峰	有早期确诊价值
补体结合试验	补体结合抗体为IgG,在发病2周出现	5~6周达高峰,抗体水平可维持1年	不能用于早期诊断,只能用于回顾性诊断或流行病学调查
血凝抑制试验	病后4~5天	2周达高峰,可维持1年	可用于临床诊断及流行病学调查

6. 诊断和确诊依据

(1)**诊断** 根据流行病学资料(严格的季节性)、临床表现及实验室检查结果进行诊断。

(2)**确诊** 血清特异性IgM抗体阳性有助于确诊。若恢复期血清抗乙脑病毒IgG抗体比急性期升高4倍,或检测到乙脑病毒抗原均可确诊。乙脑病毒主要存在于脑组织中,血及脑脊液中不易分离出病毒。

【例3】确诊流行性乙型脑炎常检查的抗体是

A. 特异性IgM抗体　B. 血凝抑制抗体　C. 血凝素抗体
D. 中和抗体　E. 补体结合抗体

7. 鉴别诊断

(1)**中毒性菌痢** 起病更急,常于发病24小时内出现高热、抽搐、昏迷和感染性休克,一般无脑膜刺激征,脑脊液多正常。作肛拭或灌肠镜检粪便,可见大量脓、白细胞。

(2)**化脓性脑膜炎** 以脑膜炎症状为主,脑实质病变的表现不突出,脑脊液呈细菌性脑膜炎改变,涂片和培养可找到细菌。流脑多见于冬春季,大多有皮肤黏膜瘀点,其他细菌所致者多有原发病灶。

(3)**结核性脑膜炎** 无季节性,常有结核病史,起病缓慢,脑膜刺激征明显,脑实质病变较轻。脑脊液蛋白明显增高,氯化物明显下降,糖降低,其薄膜涂片或培养可检出结核分枝杆菌。

(4~5题共用题干)男,10岁。发热、头痛、呕吐3天,嗜睡半天,于7月10日入院。既往体健。查体:T39.6℃,P112次/分,R20次/分,BP130/75mmHg。神志不清,皮肤未见出血点,心、肺未见异常,腹软,压痛及反跳痛(-),肝、脾肋下未触及,颈抵抗(+),双侧Babinski征(+)。实验室检查:血WBC$12.4\times10^9/L$,中性粒细胞0.70,淋巴细胞0.30。腰穿脑脊液检查:压力200mmH_2O,WBC$170\times10^6/L$,氯化物115mmol/L。

【例4】该患者最可能的诊断是

A. 结核性脑膜炎　B. 隐球菌性脑膜炎　C. 流行性脑脊髓膜炎
D. 肾综合征出血热　E. 流行性乙型脑炎

【例5】最有助于确诊的检查是

A. 脑脊液培养　B. 结核菌素试验　C. 血清特异性IgM抗体
D. 血培养　E. 脑脊液涂片找细菌

8. 治疗

目前尚无特效抗病毒药,主要采取对症和支持治疗。

(1)**对症治疗** 高热、抽搐和呼吸衰竭是危及患者生命的三大主要症状,因此及时控制这三大症状是抢救乙脑患者的关键。

①高热 应以物理降温为主,药物降温为辅,同时降低室温,使肛温保持在38℃左右。

②抽搐 因高热所致的抽搐以降温为主,因脑水肿所致者应加强脱水治疗,因脑实质病变引起者,可使用镇静剂。

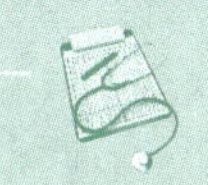

③呼吸衰竭　根据不同病因进行相应的治疗。应保持呼吸道通畅,氧疗。对于脑水肿所致者给予脱水治疗,对于中枢性呼衰者可使用呼吸兴奋剂。使用血管扩张剂以改善脑微循环、减轻脑水肿、解除脑血管痉挛。

④其他治疗　对于循环衰竭者可行升压、强心、利尿等治疗。肾上腺皮质激素不作为常规应用,仅在重型患者的抢救中酌情使用。

(2)恢复期及后遗症治疗　应加强护理,防止压疮和继发感染;进行语言、智力、吞咽、肢体功能锻炼;还可结合理疗、针灸、推拿按摩、高压氧、中药等治疗。

9. 预防

(1)控制传染源　及时隔离和治疗患者,患者隔离至体温正常。但主要传染源是猪,因此应做好饲养场所的环境卫生,人畜居住地分开。

(2)切断传播途径　防蚊和灭蚊是预防乙脑病毒传播的重要措施。

(3)保护易感人群　预防接种是保护易感人群的根本措施。现普遍采用地鼠肾细胞灭活和减毒活疫苗,可获得较持久的免疫力。

A. 灭鼠　　B. 灭蝇　　C. 灭蚊
D. 灭虱　　E. 灭蜱

【例6】预防流行性乙型脑炎应该采取的主要措施是

【例7】预防肾综合征出血热应该采取的主要措施是(2024)

二、艾滋病(AIDS)

艾滋病是获得性免疫缺陷综合征的简称,是由人免疫缺陷病毒(HIV)引起的慢性传染病。HIV主要破坏$CD4^+T$细胞,导致机体细胞免疫功能受损乃至缺陷,引起各种机会性感染及肿瘤,最后导致死亡。

【例8】获得性免疫缺陷综合征患者主要受损的靶细胞是

A. $CD8^+T$细胞　　B. B_1细胞　　C. $CD4^+T$细胞
D. NK细胞　　E. B_2细胞

1. 病原体

(1)类型　HIV为单链RNA病毒,属于反转录病毒科慢病毒属中的人类慢病毒组。

(2)组成　HIV是由核心和包膜组成的球形颗粒,直径100~120nm。核心包括两条正链RNA、反转录酶、整合酶、蛋白酶、RNA酶H、互补DNA(cDNA)、核心蛋白P24、基质蛋白P6等。病毒的最外层为类脂包膜,其中嵌有外膜糖蛋白(gp120)、跨膜糖蛋白(gp41)。

(3)分型　HIV分为HIV-1和HIV-2两型。HIV-1是主要流行株,HIV-2的传染性和致病性均较低。

(4)抗原抗体系统　HIV感染人体后可刺激机体产生针对病毒(HIV)多种蛋白的抗体(抗HIV),但其中和作用低,不产生持久性的保护性免疫,故HIV抗原与抗HIV同时存在的血清仍具有传染性。

2. 传播途径

艾滋病目前公认的传染途径主要是性接触、血液接触和母婴传播。

(1)性接触　HIV存在于血液、精液、阴道分泌物中,唾液、眼泪、乳汁等体液也含有HIV。性接触传播是主要的传播途径,包括同性、异性和双性性接触。HIV通过性接触摩擦所致细微破损即可侵入机体致病。与发病有关的因素包括性伴数量、性伴感染阶段、性交方式、性交保护措施等。

(2)血液接触　公用针具静脉吸毒,输入被HIV污染的血液制品、介入性医疗操作等均可导致感染。

(3)母婴传播　感染HIV的孕妇可经胎盘将病毒传给胎儿,也可经产道、哺乳等传给婴儿。

(4)其他　接受HIV感染者的器官移植、人工授精、污染的器械、医务人员的职业暴露等。无证据表明可经食物、水、昆虫或生活接触传播。

【例9】可通过母婴传播的传染病是

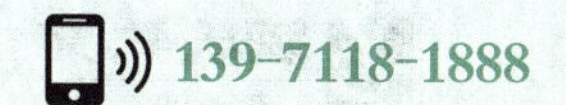

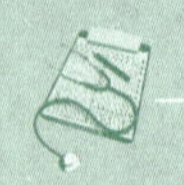

A. 甲型病毒性肝炎　　B. 艾滋病　　C. 流行性乙型脑炎
D. 疟疾　　E. 狂犬病

【例 10】HIV 的感染途径不包括
A. 输血制品　　B. 呼吸道传播　　C. 母婴传播
D. 不洁注射　　E. 性接触传播

3. 临床表现

本病潜伏期平均 8~9 年,可短至数月,长达 15 年。分为急性期、无症状期、艾滋病期三期。

	急性期	无症状期	艾滋病期
发病时机	初次感染 HIV 后的 2~4 周	从急性期进入或直接进入此期	感染 HIV 后的最终阶段
持续时间	持续 1~3 周	持续 6~8 年	不定
临床表现	以发热最常见,可伴有全身不适、头痛、盗汗、恶心、呕吐、腹泻、关节痛、淋巴结肿大及神经系统症状	无明显临床症状 HIV 在感染者体内不断复制 此期具有传染性	HIV 相关症状,持续性全身淋巴结肿大,各种机会感染(肺孢子菌肺炎、中枢神经系统、消化系统、口腔等感染),肿瘤
$CD4^+T$ 细胞	一过性减少,CD4/CD8 比例倒置	逐渐下降	明显下降,<200/mm^3
血清检测	HIV RNA 阳性,P24 抗原阳性 HIV 抗体数周后阳性	HIV RNA 阳性,HIV 的核心蛋白和包膜蛋白的抗体均阳性	HIV RNA 阳性 HIV 抗体阳性

4. 诊断标准

HIV 感染/AIDS 的诊断:①流行病学史:不安全性生活史、静脉注射毒品史、输入未经抗 HIV 检测的血液或血液制品、抗 HIV 阳性者所生子女等。②临床表现:各期临床表现如上表。③实验室检查:HIV 抗体阳性是诊断 HIV 感染/AIDS 的金标准;HIV RNA 和 P24 抗原检测有助于 HIV 感染/AIDS 的诊断。

(1)急性期诊断标准　病人近期有流行病学史+临床表现+HIV 抗体由阴转阳,即可诊断;或仅有实验室检查 HIV 抗体由阴转阳,即可诊断。

(2)无症状期诊断标准　有流行病学史+HIV 抗体阳性;或仅有实验室 HIV 抗体阳性,即可诊断。

(3)艾滋病期诊断标准　有流行病学史+HIV 抗体阳性+以下任何一项,即可诊断艾滋病。

①原因不明的持续不规则发热 1 个月以上,体温>38℃;②慢性腹泻 1 个月以上,次数>3 次/日;③6 个月内体重下降 10%以上;④反复发作的口腔白色念珠菌感染;⑤反复发作的单纯疱疹病毒感染或带状疱疹病毒感染;⑥肺孢子菌肺炎;⑦反复发生的细菌性肺炎;⑧活动性结核或非结核分枝杆菌病;⑨深部真菌感染;⑩中枢神经系统病变;⑪中青年出现痴呆;⑫活动性巨细胞病毒感染;⑬弓形虫脑病;⑭青霉菌感染;⑮反复发生的败血症;⑯皮肤黏膜或内脏的卡波西肉瘤、淋巴瘤。

HIV 抗体阳性,虽无上述表现或症状,但 $CD4^+T$ 细胞数<200/mm^3,也可诊断为艾滋病。

【例 11】男,28 岁。间断发热、咳嗽 2 个月。伴乏力、食欲不振、体重下降,抗生素治疗无效。有同性伴侣。查体:颈部及腹股沟多个淋巴结肿大,口腔有白膜。血常规:红细胞 4.8×10^{12}/L,白细胞 3.1×10^{9}/L,血小板 131×10^{9}/L。该患者可能的原发病是
A. 支原体感染　　B. 细菌感染　　C. 真菌感染
D. 原虫感染　　E. 病毒感染(2024)

常考点　乙脑的诊断;艾滋病的诊断。

参考答案——详细解答见《2025 国家临床执业及助理医师资格考试历年考点精析(上、下册)》

1. ABCDE　2. ABCDE　3. ABCDE　4. ABCDE　5. ABCDE　6. ABCDE　7. ABCDE
8. ABCDE　9. ABCDE　10. ABCDE　11. ABCDE

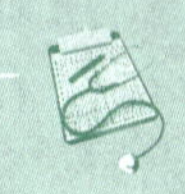

第4章　流行性感冒与霍乱

考纲要求

①流感。②霍乱。

复习要点

一、流行性感冒

流行性感冒简称流感，是由流感病毒引起的急性呼吸道传染病。

1. 病原学

人流感病毒为单链负链RNA病毒，属于正黏病毒科，病毒颗粒呈球形或杆状，直径80~120nm。病毒表面有一层膜，由基质蛋白、脂质双层膜和糖蛋白突起组成，膜上的糖蛋白突起由植物血凝素（HA）和神经氨酸酶（NA）构成，两者均具有抗原性，是甲型流感病毒分亚型的主要依据。易于发生变异是流感病毒的一大特点，其中甲型流感病毒尤甚，主要是HA和NA变异所致。

2. 流行病学

(1)传染源　主要为流感患者，其次为隐性感染者。

(2)传播途径　主要经飞沫传播，也可通过接触被污染的手、日常用具等间接传播。

(3)易感人群　人群对流感病毒普遍易感。

3. 临床表现

(1)单纯型　起病急，主要表现为寒战、高热、头痛、乏力、食欲缺乏、全身肌肉酸痛等全身中毒症状，上呼吸道卡他症状相对较轻。此型最为常见，预后良好。

(2)胃肠型　主要表现为呕吐、腹痛、腹泻、食欲下降等。多见于儿童，较少见。

(3)肺炎型　主要表现为高热不退、气急、发绀、咯血等。此型少见，主要见于婴幼儿、老年人。

(4)中毒型　有全身毒血症表现，可有高热、明显神经系统和心血管系统受损表现，晚期可出现中毒型心肌损害。此型极少见，预后不良。

4. 辅助检查

(1)血清学检查　应用血凝抑制试验或补体结合试验等测定急性期或恢复期血清中抗体，如有4倍以上升高或单次检测抗体滴度>1：80，则有诊断意义。

(2)病毒分离　在发病第2~3天，可从鼻咽部、气管分泌物中直接分离出流感病毒。

(3)核酸检测　直接检测患者上呼吸道分泌物中的病毒RNA，该方法快速、敏感且特异。

(4)胸部X线　可出现散在絮状阴影。

5. 治疗

(1)一般治疗　卧床休息，多饮水。有高热、中毒症状者，应给予吸氧和补充液体。

(2)对症治疗　包括解热、镇痛、止咳、祛痰及支持治疗。

(3)抗病毒治疗　金刚烷胺、金刚乙胺有抑制流感病毒的作用。

(4)抗菌药物　不作为常规使用，继发细菌感染者可以使用。

二、霍乱

霍乱是由霍乱弧菌引起的烈性肠道传染病,为我国甲类传染病。典型临床表现为急性起病,剧烈腹泻,多伴呕吐,以及由此引起的脱水、肌肉痉挛,严重者可导致循环衰竭和急性肾衰竭。

1. 病原学

(1)染色和形态 霍乱弧菌革兰氏染色阴性,呈弧形或逗点状杆菌,菌体尾端有鞭毛因而运动活泼,暗视野悬滴镜检可见穿梭状运动,粪涂片呈鱼群样排列。

(2)抗原结构及分群 霍乱弧菌有鞭毛(H)抗原和菌体(O)抗原。H 抗原为霍乱弧菌所共有,O 抗原特异性高。根据 O 抗原不同,可将霍乱弧菌分为 3 个群。O_1 群霍乱弧菌为霍乱的病原体,包括古典生物型和埃尔托生物型。近年来发现 O_{139} 群霍乱弧菌是引起霍乱流行的非 O_1 群霍乱弧菌。

(3)致病力 霍乱弧菌可产生肠毒素、神经氨酸酶、血凝素,菌体裂解后还可释放内毒素。

①霍乱肠毒素 为外毒素,是产生霍乱症状(分泌性腹泻)的关键物质。

②菌毛 霍乱弧菌有一种特殊的菌毛,在细菌定居人类肠道中起重要作用,也称为“定居因子”。

③荚膜 O_1 群霍乱弧菌无芽胞和荚膜,而 O_{139} 群霍乱弧菌有荚膜,可以抵抗人体血清的杀伤作用。

【例 1】霍乱弧菌的主要致病物质是

A. 霍乱肠毒素　　B. 霍乱内毒素　　C. Zot 毒素
D. 透明质酸酶　　E. 荚膜

2. 流行病学

(1)传染源 患者和带菌者是主要传染源,其中轻型和隐性感染者在传播中起重要作用。

(2)传播途径 本病主要经消化道传播,被霍乱弧菌污染的水源和食物可引起霍乱暴发流行。日常生活接触和苍蝇媒介也可引起间接传播。此外,也能通过污染鱼、虾等水产品引起传播。

(3)易感人群 人群普遍易感,本病隐性感染者居多。病后可获得一定免疫力,但可再感染。

(4)流行特征 我国以夏秋季为流行季节,7—10 月为多。

(5)O_{139} 群霍乱的流行特征 病例常无家庭聚集性,发病以成人为主,男多于女,主要经水和食物传播。O_{139} 群是首次发现的新流行株,人群普遍易感。现有的霍乱疫苗对 O_{139} 群霍乱无保护作用。

【例 2】霍乱的传播途径主要是

A. 呼吸道　　B. 消化道　　C. 输血
D. 蚊虫叮咬　　E. 针刺(2024)

3. 病理生理

霍乱患者的粪便为等渗性,电解质含量:Na^+ 135mmol/L、Cl^- 100mmol/L、K^+ 15mmol/L、HCO_3^-45mmol/L,其中 K^+ 和 HCO_3^- 浓度为血清浓度的 2~5 倍。霍乱引起的剧烈吐泻可导致脱水、电解质紊乱和酸碱失衡。

(1)脱水和电解质紊乱 霍乱患者由于剧烈呕吐及腹泻,体内水和电解质大量丧失,可造成脱水和电解质紊乱。严重脱水者可出现循环衰竭、急性肾功能衰竭。虽然霍乱患者丢失的液体是等渗液体,但其中含钾量为血清钾的 4~6 倍,因此补液治疗时,在有尿的情况下应及时补钾。

(2)代谢性酸中毒 其原因:①腹泻丢失大量 HCO_3^-(主要原因);②大量失水导致周围循环衰竭,组织因缺氧进行无氧代谢,乳酸产生过多可加重代谢性酸中毒;③急性肾衰竭引起的酸中毒。

4. 临床表现

潜伏期 1~3 天(数小时~5 天),多为突然发病。典型病例的病程分为以下 3 期。

(1)泻吐期 无痛性剧烈腹泻+呕吐。

①腹泻 多为最先出现的症状,无发热,无腹痛,无粪臭,无里急后重(记忆为“四无”),多为米泔水样便或洗肉水样便,每日可达数十次。本期持续数小时至 1~2 日。

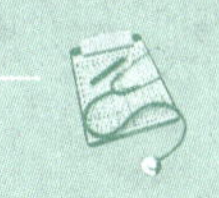

②呕吐　多发生于腹泻之后,为喷射性呕吐,呕吐物多为胃内容物或米泔水样,不伴恶心。

(2)脱水期　持续而频繁的腹泻和呕吐,可导致脱水、电解质紊乱、代谢性酸中毒、肌肉痉挛、尿毒症、循环衰竭等。肌肉痉挛主要为低钠引起的腓肠肌和腹直肌痉挛。本期持续数小时至2~3日。

(3)恢复期(反应期)　腹泻停止,脱水纠正后,体温、脉搏、血压恢复正常。1/3的病例可有发热。

【例3】典型霍乱患者,发病后最先出现的常见症状是

A. 畏寒、发热　B. 声嘶　C. 剧烈腹泻,继之呕吐
D. 腹部绞痛　E. 腓肠肌痉挛

5. 实验室检查

(1)血常规及生化检查　表现为血液浓缩的结果。

(2)粪便常规　可见黏液、少许红细胞、白细胞。

(3)血清学检查　抗凝集素抗体一般在发病第5天出现,第8~21天达高峰。主要用于流行病学的追溯诊断及粪便培养阴性的可疑患者的诊断。抗凝集素抗体双份血清滴度升高4倍以上有诊断意义。

(4)病原学检查

①粪便涂片染色　为革兰氏染色阴性稍弯曲弧菌,无芽胞,无荚膜(O_{139}群霍乱弧菌可有荚膜)。

②动力试验和制动试验　为首选检查。将新鲜粪便做悬滴或暗视野镜检,可见运动活泼呈穿梭状的弧菌,为运动试验阳性。若加上1滴O_1群抗血清,细菌运动停止,提示标本中有O_1群霍乱弧菌;若细菌仍可活动,再加1滴O_{139}群抗血清,细菌运动消失,则证明为O_{139}群霍乱弧菌。

③增菌培养　患者粪便,用pH8.6的碱性蛋白胨水的培养基,37℃培养6~8小时,可有阳性结果。

【例4】确诊霍乱的首选检查是

A. 血涂片　B. 血培养　C. 血清学检查
D. 粪培养　E. 粪涂片

【例5】男,30岁。因腹泻1天,于7月15日来诊。腹泻次数多不可数,为稀便和大量水样便,继之呕吐4次,尿少,无发热,无明显腹痛及里急后重,1周前去外地旅游,昨日归来。查体:T35.5℃,P120次/分,BP70/40mmHg。精神萎靡,烦躁,皮肤弹性差,口干,腹部凹陷,无肌紧张、压痛及反跳痛,肠鸣音活跃。实验室检查:血WBC18×10^9/L,Hb170g/L。粪常规检查:水样便,镜检WBC0~2个/HPF。为明确诊断,应首先进行的检查是

A. 结肠镜检查　B. 血沉　C. 粪隐血
D. 粪便动力及制动试验　E. 血生化

6. 诊断

(1)确定病例　有下列之一者,可诊断为霍乱。①有腹泻症状,粪便培养霍乱弧菌阳性。②霍乱流行期间,在疫区内发现典型的霍乱腹泻和呕吐症状,并迅速出现严重脱水、循环衰竭、肌肉痉挛者。虽然粪便培养未发现霍乱弧菌,但无其他原因可查者。双份血清凝集试验滴度4倍上升者。③疫源检索中发现粪便培养阳性前5天内,有腹泻症状者,可诊断为轻型霍乱。

(2)疑似诊断　符合下列之一者,即为疑似诊断。①具有典型霍乱症状的首发病例,病原学检查尚未肯定前。②霍乱流行期间与霍乱患者有明确接触史,并发生腹泻、呕吐症状,而无其他原因可查者。

【例6】患者,女,20岁。腹泻、呕吐1天。6月下旬来诊。共腹泻6次,开始为黄稀便,继之水样便。呕吐1次,为胃内容物。轻度腹痛,无发热。粪便动力试验(+),碱性蛋白胨水培养有细菌生长。最可能的诊断为

A. 细菌性痢疾　B. 沙门菌食物中毒　C. 霍乱
D. 空肠弯曲菌肠炎　E. 变形杆菌肠炎(2024)

7. 治疗

霍乱的治疗原则为严格隔离,及时补液,辅以抗菌和对症治疗。

(1)严格隔离 应按甲类传染病进行严格隔离,及时上报疫情。确诊患者和疑似病例应分别隔离,患者排泄物应彻底消毒。患者症状消失后,隔天粪便培养一次,连续两次粪便培养阴性方可解除隔离。

(2)补液疗法 及时正确地补充液体和电解质是治疗霍乱的关键。补液疗法包括口服补液和静脉补液。轻度脱水患者以口服补液为主,中、重度脱水患者或呕吐剧烈不能口服者,应行静脉补液,待病情稳定、脱水程度减轻、呕吐停止后尽快开始口服补液。

①口服补液 适用于轻、中度脱水者,首选ORS(口服补液盐),配方为葡萄糖20g+氯化钠3.5g+碳酸氢钠2.5g+氯化钾1.5g+饮用水1000ml。ORS用量在最初6小时内,成人为750ml/h,儿童(体重<20kg)为250ml/h。以后用量约为腹泻量的1.5倍。呕吐不一定是口服补液的禁忌。

②静脉补液 适用于重度脱水、不能口服的中度脱水、极少数轻度脱水的患者。

A.补液原则 早期、迅速、足量,先盐后糖,先快后慢,纠酸补钙,见尿补钾。

B.液体选择 首选541液,即每1000ml溶液中含氯化钠5g,碳酸氢钠4g,氯化钾1g,另加50%葡萄糖20ml,以防低血糖。即0.9%NaCl 550ml+1.4%$NaHCO_3$ 300ml+10%KCl 10ml+10%葡萄糖140ml。

C.补液量 最初24小时内,轻度脱水者成人3000~4000ml,儿童120~150ml/kg,含钠液量60~80ml/kg;中度脱水者成人4000~8000ml,儿童150~200ml/kg,含钠液量80~100ml/kg;重度脱水者成人8000~12000ml,儿童200~250ml/kg,含钠液量100~120ml/kg。

D.补液速度 最初1~2小时宜快速补液。中度脱水者输液速度为5~10ml/min,重度脱水者开始按40~80ml/min快速输入,以后按20~30ml/min滴入。之后,逐渐减慢输液速度。

E.见尿补钾 在脱水纠正且有排尿时,应注意补钾。

(3)抗菌治疗 仅作为液体疗法的辅助治疗。常用药物有环丙沙星、诺氟沙星等,疗程3天。

注意:①补液治疗是霍乱的关键性治疗措施,抗菌治疗只是其辅助治疗。
②确诊霍乱最有价值的诊断方法是大便细菌镜检和培养。
③霍乱的典型临床表现为先泻后吐,无腹痛,无里急后重,米泔样大便,腓肠肌痉挛。

(7~9题共用题干)男性,30岁,农民。既往体健。7月2日来诊,腹泻2天,为水样便带少量黏液,量多,日10余次,相继呕吐数次。无发热,无腹痛。腓肠肌痉挛。体检:体温36.8℃,神志清,皮肤弹性差,脉细数,血压70/30mmHg。化验检查:粪便镜检白细胞0~2个/HPF,血红蛋白100g/L,血白细胞计数12×10^9/L,中性粒细胞78%,淋巴细胞12%,单核细胞10%。

【例7】最可能的诊断是
A.细菌性痢疾　B.急性肠炎　C.细菌性食物中毒
D.霍乱　E.轮状病毒感染

【例8】对确诊本病最有价值的检查是
A.大便细菌培养　B.血细菌培养　C.血清学检查
D.大便常规检查　E.大便涂片染色

【例9】本病治疗的关键环节是
A.抗菌治疗　B.抗病毒治疗　C.补充液体和电解质
D.低分子右旋糖酐扩容　E.首选升压药,纠正低血压

常考点 2024年新增考点,霍乱试题为执业医师往年考题。

参考答案——详细解答见《2025国家临床执业及助理医师资格考试历年考点精析(上、下册)》

1. ABCDE　2. ABCDE　3. ABCDE　4. ABCDE　5. ABCDE　6. ABCDE　7. ABCDE
8. ABCDE　9. ABCDE

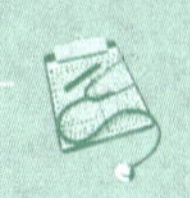

第 5 章　细菌性痢疾与流行性脑脊髓膜炎

▶考纲要求

①细菌性痢疾。②流行性脑脊髓膜炎。

▶复习要点

一、细菌性痢疾

1. 概念

细菌性痢疾简称菌痢，是由志贺菌（也称痢疾杆菌）引起的肠道传染病，主要经消化道传播。

2. 病原学

志贺菌为革兰氏阴性杆菌，有菌毛，无鞭毛、荚膜及芽胞，无动力，兼性厌氧，但最适宜于需氧生长。

(1) 抗原结构　志贺菌血清型繁多，根据生化反应和 O 抗原的不同，将志贺菌分为 4 个血清群，我国目前以福氏和宋内志贺菌占优势。福氏志贺菌感染易转为慢性。宋内志贺菌感染引起的症状较轻，多呈不典型发作。痢疾志贺菌既能产生内毒素，也能产生外毒素，故毒力最强，可引起严重症状。

菌名	群别	产生的毒素	细菌毒力	抵抗力	临床常见类型
痢疾志贺菌	A 群	内毒素+外毒素	最强	最弱	急性菌痢多见
福氏志贺菌	B 群	内毒素	较低	较强	急性菌痢、慢性菌痢、中毒性菌痢
鲍氏志贺菌	C 群	内毒素	较强	较弱	急性菌痢多见
宋内志贺菌	D 群	内毒素	较低	最强	急性菌痢、中毒性菌痢

(2) 毒素　各群志贺菌均可产生内毒素，引起全身反应，如发热、毒血症、休克等。痢疾志贺菌还能产生外毒素（志贺毒素），有肠毒性、神经毒性和细胞毒性，可引起相应的临床症状。

3. 急性菌痢的临床表现

	急性普通型（典型）菌痢	急性轻型菌痢	急性重型菌痢
起病缓急	急性起病	急性起病	急性起病
自然病程	1~2 周	数天至 1 周	可导致病人死亡
疾病转归	多数自行恢复，少数转为慢性	多数自愈，少数转为慢性	多数治愈，少数死亡
全身症状	畏寒发热，体温 39℃ 头痛，乏力，食欲缺乏	全身症状轻微 可无发热或仅有低热	全身中毒症状明显 体温不升，心肾功能不全
腹痛、腹泻	有，每日 10 余次至数十次	有，每日 10 次以内	有，每日 30 次以上
大便性状	先稀水样便，后黏液脓血便	稀便，有黏液，无脓血	稀水脓血便，偶有片状假膜
里急后重	明显	较轻或缺如	明显
体格检查	肠鸣音亢进，左下腹压痛	左下腹轻压痛	严重腹胀及中毒性肠麻痹，衰竭征

4. 确诊依据

(1)诊断 通常根据流行病学史,症状体征及实验室检查进行综合分析。

①流行病学史 菌痢多发于夏秋季,有不洁饮食史或与菌痢患者接触史。

②症状体征

急性菌痢常表现为发热、腹痛、腹泻、里急后重及黏液血便,左下腹明显压痛等。

慢性菌痢患者则有急性菌痢史,病程超过 2 个月而病情未愈。

中毒性菌痢以儿童多见,有高热、惊厥、意识障碍及呼吸循环衰竭,起病时肠道症状轻微。

③实验室检查 粪便检查特点多为黏液脓血便,镜检发现大量白细胞(≥15 个/HPF)、脓细胞和红细胞,即可诊断。

(2)确诊 大便培养检出痢疾杆菌为确诊依据。

【例 1】男孩,14 岁。中午参加聚餐,晚上开始发热,腹泻,初为水样便,后为黏液脓血便,呕吐 3 次。粪镜检 WBC30~40 个/HPF,RBC4~8 个/HPF,吞噬细胞 1~2 个/HPF。最可能的诊断是

A. 霍乱　　B. 急性细菌性痢疾　　C. 伤寒

D. 溃疡性结肠炎　　E. 急性坏死性肠炎

5. 病原治疗

应根据当地流行菌株敏感情况选择抗生素,疗程 3~5 天。常用药物首选喹诺酮类(首选环丙沙星)。二线治疗药物包括头孢曲松、匹美西林、阿奇霉素等。

(2~3 题共用题干)男性,22 岁。昨晚进食海鲜,今晨开始畏寒、发热、腹痛,以左下腹甚,腹泻伴明显里急后重,排便 8 次,初为稀便,继之为黏液脓血便。

【例 2】此病例的诊断为

A. 急性细菌性痢疾轻型　　B. 急性细菌性痢疾普通型　　C. 中毒性细菌性痢疾

D. 慢性细菌性痢疾迁延型　　E. 急性胃肠炎

【例 3】对该病例首先采用的抗菌药物是

A. 四环素　　B. 喹诺酮类　　C. 氯霉素

D. 庆大霉素　　E. 呋喃唑酮

二、流行性脑脊髓膜炎

流行性脑脊髓膜炎简称流脑,是由脑膜炎奈瑟菌引起的急性化脓性脑膜炎,其主要临床表现为突发高热,剧烈头痛,频繁呕吐,皮肤黏膜瘀点、瘀斑及脑膜刺激征,严重者可有败血症休克和脑实质损害。

1. 病原学

(1)病原菌特点 脑膜炎奈瑟菌(脑膜炎球菌)为革兰氏染色阴性双球菌,有荚膜,无芽胞,不活动,为专性需氧菌,在普通培养基上不易生长,在巧克力或血培养基上生长良好。

(2)病原菌分型 根据脑膜炎球菌表面特异性荚膜多糖抗原的不同,可将其分为 A、B、C、D、W、Y、Z、29E、W135、H、I、K、L 13 个亚群,90%以上为 A、B、C 3 个亚群,在我国以 A 群为主。

(3)抵抗力 脑膜炎球菌对干燥、湿热、寒冷及一般消毒剂均极敏感,在体外易自溶而死亡。

【例 4】脑膜炎双球菌有不同的菌群,目前我国流行的菌群以下列哪群为主?

A. A 群　　B. B 群　　C. C 群

D. D 群　　E. E 群

2. 临床表现

潜伏期一般为 1~2 天,按病情可分为普通型、暴发型、轻型、慢性型四型。

(1)普通型 最常见,约占发病者的 90%,分为以下四期。

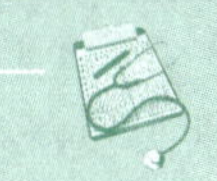

	前驱期(上感期)	败血症期	脑膜炎期	恢复期
持续时间	1~2天	1~2天	2~5天	1~3周
临床表现	上呼吸道感染症状：低热、鼻塞、咽痛	全身中毒症状：寒战、高热、头痛，出现皮肤黏膜瘀点	败血症，中毒症状 颅压增高三主征 脑膜刺激征	体温逐渐下降至正常，皮肤瘀点、瘀斑结痂愈合，神经系统检查恢复正常
临床特点	发病急，进展快，易被忽视	四肢、软腭、眼结膜出现瘀点为其特征	婴儿无脑膜刺激征 前囟隆起具诊断意义	病程中10%的患者可有口周疱疹

注意：①流行性脑脊髓膜炎——四肢、软腭、眼结膜、臀部等处皮肤黏膜瘀点。
②肾综合征出血热——胸背部搔抓样、条痕样出血点。

(2)暴发型　起病急骤，病情变化迅速，病势凶险，病死率高，儿童多见。分以下三型：

①休克型　严重中毒症状，急起寒战、高热或体温不升，伴头痛、呕吐，短时间内出现瘀点、瘀斑，可迅速增多融合成片。24小时内迅速出现循环衰竭、血压下降、尿量减少、昏迷。

②脑膜脑炎型　主要表现为脑膜及脑实质损伤，常于1~2天内出现严重神经系统症状，患者高热、头痛、呕吐，意识障碍，可迅速出现昏迷、抽搐，脑膜刺激征，严重者发生脑疝。

③混合型　可先后或同时出现休克型和脑膜脑炎型的症状。

【例5】流行性脑脊髓膜炎败血症期患者皮肤瘀点的主要病理基础是

A. 血管脆性增强　B. 弥散性血管内凝血(DIC)　C. 血小板减少

D. 小血管炎致局部坏死及栓塞　E. 凝血功能障碍

【例6】普通型流行性脑脊髓膜炎临床分期不包括

A. 恢复期　B. 败血症期　C. 前驱期

D. 脑膜炎期　E. 发热期

3. 确诊依据

(1)疑似病例　①有流脑流行学病史；②临床表现及脑脊液检查符合化脓性脑膜炎表现。

(2)临床诊断病例　①有流脑流行学病史；②临床表现及脑脊液检查符合化脓性脑膜炎表现，伴有皮肤黏膜瘀点、瘀斑，或虽无化脓性脑膜炎表现，但在感染性休克表现的同时伴迅速增多的皮肤黏膜瘀点、瘀斑。

(3)确诊病例　在临床诊断病例基础上，加上细菌学或流脑特异性血清免疫学检查阳性。

①血象　典型化脓菌感染的表现。白细胞总数增高，中性粒细胞在80%以上。

②脑脊液检查　是确诊流脑的重要方法。脑脊液压力增高，外观浑浊呈米汤样、脓样，白细胞 $>1000\times10^6/L$，糖及氯化物明显减少，蛋白质含量升高。

③细菌学检查　皮肤瘀点的组织液或离心沉淀的脑脊液涂片，阳性率为60%~80%。瘀点涂片简便易行，是早期诊断的重要方法。也可行细菌培养。

④血清免疫学检查　可检测脑膜炎球菌抗原，阳性率90%以上，主要用于早期诊断。

【例7】3岁患儿。高热10小时，伴头痛，频繁呕吐，腹泻3次为稀水样便。查体：T39℃，BP50/30mmHg，精神萎靡，全身散在大小不等瘀斑，心、肺未见异常。CSF检查：细胞数 $15000\times10^6/L$，蛋白微量，葡萄糖2.2mmol/L。该患儿最可能的诊断是

A. 败血症，感染性休克　B. 流行性脑脊髓膜炎　C. 流行性乙型脑炎

D. 中毒性细菌性痢疾　E. 化脓性脑膜炎

【例8】女童，5岁。因发热、头痛、呕吐2天于2月3日入院。体检：神志恍惚，口唇单纯疱疹，皮肤上有大小不等的瘀斑，少数融合成片。诊断应首先考虑

A. 流行性乙型脑炎　B. 钩端螺旋体病脑膜脑炎型　C. 流行性出血热

D. 脑型疟疾　E. 流行性脑脊髓膜炎

【例 9】男,2 岁。发热伴皮肤出血点 1 天。昏迷 2 小时于 2 月 3 日就诊。查体:昏迷,血压测不出,全身可见较多瘀点、瘀斑,双下肢有融合成片的紫癜。为快速临床诊断,最重要的检查是

A. 凝血功能　　B. 头颅 MRI　　C. 血常规

D. 脑脊液常规　　E. 瘀点涂片做细菌学检查

【例 10】女孩,15 岁。发热、头痛、呕吐、烦躁 2 天,于 1 月 28 日入院。查体:T39.8℃,BP130/80mmHg,精神差,神志清,全身散在瘀点、瘀斑,颈抵抗(+),Kernig 征(+),Babinski 征(+)。脑脊液检查:压力 $240mmH_2O$,外观浑浊,WBC1200×10^6/L,蛋白升高,糖和氯化物明显降低。首先考虑的诊断是

A. 流行性乙型脑炎　　B. 钩端螺旋体病　　C. 结核性脑膜炎

D. 流行性脑脊髓膜炎　　E. 中毒型细菌性痢疾

4. 病原治疗

一旦高度怀疑流脑,应在 30 分钟内给予抗菌治疗。

(1)**青霉素**　为首选药物,但不能通过血脑屏障,加大剂量能在脑脊液中达到有效治疗浓度。

(2)**头孢菌素**　第三代头孢菌素对脑膜炎球菌抗菌活性强,易透过血脑屏障,且毒性低。

(3)**氯霉素**　较易通过血脑屏障,对脑膜炎球菌有良好的抗菌活性,但需要警惕对骨髓造血功能的抑制,常用于青霉素过敏者。

常考点　考试重点,应全面掌握。

参考答案——详细解答见《2025 国家临床执业及助理医师资格考试历年考点精析(上、下册)》

1. ABCDE　2. ABCDE　3. ABCDE　4. ABCDE　5. ABCDE　6. ABCDE　7. ABCDE
8. ABCDE　9. ABCDE　10. ABCDE

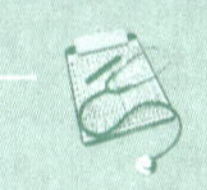

第6章　疟疾与血吸虫病

▶考纲要求

①疟疾。②血吸虫病。

▶复习要点

一、疟疾

疟疾是由人类疟原虫感染引起的寄生虫病，主要为雌性按蚊叮咬传播。临床上以反复发作的间歇性寒战高热，继之大量出汗后缓解为特点，常有脾大和贫血。

1. 疟原虫种类

可感染人体的疟原虫有4种，即间日疟原虫、卵形疟原虫、三日疟原虫和恶性疟原虫。疟原虫在人体内的发育过程可分为两个阶段，即红细胞外期和红细胞内期；有两个宿主，按蚊为终末宿主，人为中间宿主。

(1)红细胞外期(肝细胞内期)　当雌性按蚊叮咬人体时，子孢子随按蚊唾液进入人体，经血液循环进入肝脏。在肝细胞内，子孢子发育为成熟的裂殖体。当被寄生的肝细胞破裂时，释放出大量裂殖子。一部分裂殖子被吞噬细胞消灭，另一部分侵入红细胞形成红细胞内期。

(2)红细胞内期　侵入红细胞内的裂殖子发育成小滋养体(环状体)→大滋养体→裂殖体→裂殖子。当寄生的红细胞破裂时，释放出裂殖子及其代谢产物，引起临床上典型的疟疾发作。释放的裂殖子大部分被吞噬细胞消灭，小部分再侵入未感染的红细胞，重新开始新一轮的无性繁殖，形成临床上周期性发作。

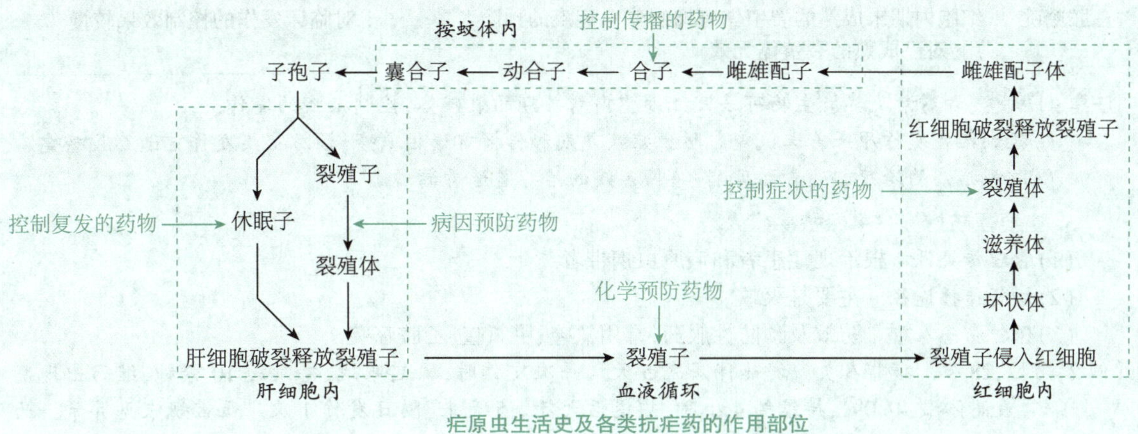

疟原虫生活史及各类抗疟药的作用部位

【例1】疟疾的主要传播途径是

A. 消化道传播　　B. 虫媒传播　　C. 接触传播

D. 血液传播　　E. 飞沫传播(2021)

2. 典型间日疟的临床表现

潜伏期为13~15天，间日疟即间日定时发作，间歇期约为48小时，典型症状为寒战、高热、大量出汗。

(1)寒战　突然发病，寒战常持续20~60分钟，随后体温迅速上升。

(2)高热　体温高达40℃以上，伴头痛、全身酸痛、乏力，但神志清楚。发热常持续2~6小时。

(3)大量出汗 高热后大量出汗,体温骤降,持续 30~60 分钟。

(4)间歇期 两次发作之间有 48 小时的间歇期。间歇期早期可不规则,数次发作后逐渐变得规则。

(5)贫血、脾大 反复发作可造成红细胞大量破坏,出现不同程度的贫血和脾大。

3. 确诊依据

(1)流行病学资料 患者发病前有疟疾流行区生活史,蚊子叮咬史,近期有输血史等。

(2)临床表现 典型表现是间歇发作性寒战高热、大量出汗,贫血和脾大。

(3)实验室检查

①外周血涂片 血液涂片找到疟原虫是确诊疟疾的主要依据,临床上最常用。

②骨髓穿刺涂片 适用于高度怀疑疟疾,但多次血涂片检查阴性者,阳性率略高于外周血涂片。

③特异性抗体检测 感染后 3~4 周才有特异性抗体,故不能用于早期诊断,仅用于流行病学调查。

4. 病原治疗

抗疟药物	作用机制	适应证	注意事项
氯喹	干扰原虫的核酸代谢、干扰原虫的蛋白酶,迅速杀灭红细胞内裂殖体	控制临床发作	为最常用和最有效的控制临床发作的药物
青蒿素	作用于原虫膜系结构,损害核膜、线粒体外膜等起抗疟作用	凶险疟疾的抢救 控制临床发作	因其吸收特快,起效快
青蒿琥酯	为青蒿素的衍生物	孕妇和脑型疟疾	抗疟作用显著,不良反应少而轻
奎宁	对红细胞内裂殖体有较强的杀灭作用,但弱于氯喹	控制临床发作 现已少用	不良反应有耳鸣、食欲缺乏 可致孕妇流产
伯氨喹	杀灭红细胞内疟原虫配子体和肝细胞内期迟发型子孢子	目前唯一可供使用的预防疟疾复发与传播的药物	恶性疟和三日疟无复发,但可杀灭其配子体,防止传播;可使红细胞 G-6-PD 缺陷者发生急性溶血
乙胺嘧啶	杀灭各种疟原虫红细胞外期,对红细胞内期未成熟的裂殖体有抑制作用,对已成熟的裂殖体无效	疟疾的预防	对临床发作的控制效果较慢

注意:①氯喹、青蒿素及其衍生物可杀灭红细胞内增殖期的裂殖体,控制疟疾的发作。
②控制疟疾发作原来首选氯喹。防止疟疾复发和传播首选伯氨喹,预防疟疾发作首选乙胺嘧啶。
③脑型疟疾的治疗首选青蒿琥酯,孕妇疟疾的治疗首选青蒿琥酯。

5. 主要预防措施——保护易感人群

(1)管理传染源 根治现症患者和疟原虫携带者。

(2)切断传播途径 主要是灭蚊。

(3)保护易感人群 防蚊及预防性服药,常用氯喹、甲氟喹、乙胺嘧啶。

【例 2】男性,28 岁。援非人员。发热伴寒战 5 天。每次发作时,骤起寒战,持续约 10 分钟,继而出现高热,最高体温 40.0℃,持续约 4 小时,热退后大汗。5 天来,隔日发作 1 次。血常规未见异常。为明确诊断,首选的检查是

A. 血清特异性 IgM　　B. 血培养加药敏试验　　C. 肥达试验
D. 骨髓培养　　E. 外周血涂片(2024)

【例 3】主要用于防止间日疟复发和传播的药物是

A. 氯喹　　B. 奎宁　　C. 青蒿素
D. 伯氨喹　　E. 甲氟喹

【例 4】男,43 岁。3 天前自非洲回北京,回京后开始发冷、寒战,继之高热,持续 3 小时后出汗、热退,每两

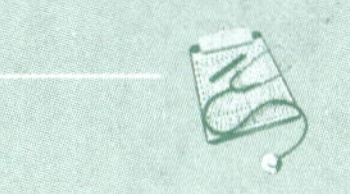

天发作1次。血涂片见疟原虫滋养体。应选择的治疗方案是

A. 磺胺加乙胺嘧啶　　B. 氯喹加伯氨喹　　C. 青蒿素加氯喹

D. 奎宁加伯氨喹　　E. 乙胺嘧啶加伯氨喹

【例5】男性,32岁,我国科学家。准备去非洲执行国际救助行动。为了预防当地蚊虫所致疾病,应优先携带的药物是

A. 青蒿素　　B. 氯喹　　C. 吡喹酮

D. 伯胺喹　　E. 奎宁(2024)

二、血吸虫病

日本血吸虫病是由日本血吸虫寄生于门静脉系统所引起的疾病,由皮肤接触含尾蚴的疫水而感染,主要病变为虫卵沉积于肠道和肝脏等组织引起的虫卵肉芽肿。

日本血吸虫雌雄异体,寄生在门静脉系统。其生活史可分虫卵、毛蚴、胞蚴、尾蚴、童虫及成虫等阶段。其生活史如下。

成虫 → 寄生在人门静脉-肠系膜静脉系统内 → 虫卵 → 毛蚴 → 宿主钉螺 → 母胞蚴 → 子胞蚴 → 尾蚴 → 离开钉螺入水 → 童虫 → 血管 → 体循环 → 肠系膜静脉 → 成虫

血吸虫生活史

1. 急性血吸虫病的临床表现

病程一般不超过6个月。多发于夏秋季,以7—9月常见。多有明确疫水接触史。

(1)**尾蚴性皮炎**　约50%患者在尾蚴侵入部位出现蚤咬样红色皮损,2~3天内自行消退。

(2)**发热**　患者均有发热,以间歇热、弛张热多见。重症者可有缓脉、消瘦、贫血等。

(3)**过敏反应**　表现为荨麻疹、血管神经性水肿、淋巴结肿大、出血性紫癜、支气管哮喘等。外周血嗜酸性粒细胞显著增多,对诊断有重要价值。

(4)**消化系统症状**　食欲缺乏,腹部不适,轻微腹痛、腹泻、呕吐等。10%的患者有脓血、黏液便。

(5)**肝大、脾大**　90%以上患者肝大伴压痛,半数患者有轻度脾大。

2. 确诊依据

(1)**流行病史**　有血吸虫疫水接触史是诊断的必要条件。

(2)**临床症状**　如发热、皮炎、荨麻疹、腹痛腹泻、肝大、脾大等。

(3)**实验室检查**　粪便检出虫卵或孵出毛蚴是确诊血吸虫病的直接依据。

3. 病原治疗

吡喹酮对血吸虫各个发育阶段均有不同程度的杀灭效果,为首选药物。

4. 预防

在流行区每年对患者、病畜进行普查普治。消灭钉螺是预防本病的关键。避免接触疫水。

【例6】男,30岁,渔民。反复发热、腹痛、腹泻10天。查体:体温39.3℃,心动过速,肝、脾大。血常规:RBC4.8×10^{12}/L,WBC13×10^9/L,N0.42,E0.44,L0.1,Plt120×10^9/L。最适宜的治疗药物是

A. 青霉素　　B. 异烟肼　　C. 吡喹酮

D. 环丙沙星　　E. 阿苯达唑(2024)

常考点　疟疾往年常考,血吸虫病往年很少考。

参考答案——详细解答见《2025国家临床执业及助理医师资格考试历年考点精析(上、下册)》

1. ABCDE　2. ABCDE　3. ABCDE　4. ABCDE　5. ABCDE　6. ABCDE

第 7 章 性传播疾病

考纲要求

①梅毒。②淋病。③生殖器疱疹。④尖锐湿疣。

复习要点

性传播疾病(STD)是指主要通过性接触、类似性行为及间接接触传播的一组传染性疾病。

我国 2013 年新修订的《性病防治管理办法》规定的 STD 主要包括梅毒、淋病、生殖道沙眼衣原体感染、尖锐湿疣、生殖器疱疹、艾滋病 6 种疾病。

广义的 STD 还包括软下疳、性病性淋巴肉芽肿、非淋菌性生殖支原体尿道炎(宫颈炎)、生殖系统念珠菌病、阴道毛滴虫病、细菌性阴道病、阴虱病、疥疮、传染性软疣、乙型肝炎、阿米巴病、股癣等疾病。

【例 1】我国重点监测的性传播疾病不包括

A. 淋病　　B. 生殖器疱疹　　C. 梅毒
D. 阴道念珠菌病　　E. 尖锐湿疣

一、梅毒

梅毒是由梅毒螺旋体(TP)引起的一种慢性传染病,主要通过性接触、母婴传播和血液传播,可侵犯全身各组织器官或通过胎盘传播引起死产、流产、早产和胎传梅毒。

1. 病因

梅毒螺旋体不易着色,故又称苍白螺旋体,长 4~14μm,宽 0.2μm,可以旋转、蛇行、伸缩三种方式运动。TP 人工培养困难,一般接种于家兔睾丸进行保存及传代。TP 系厌氧微生物,离开人体不易生存,但耐寒力强,4℃可存活 3 天,-78℃保存数年仍具有传染性。

A. 苍白密螺旋体　　B. 人乳头瘤病毒　　C. 沙眼衣原体
D. 解脲支原体　　E. 人免疫缺陷病毒

【例 2】梅毒的病原体是

【例 3】艾滋病的病原体是

2. 分期及临床表现

(1)分期　根据传播途径的不同,梅毒分为获得性(后天)梅毒和胎传(先天)梅毒。

①获得性梅毒　根据病程的不同,获得性梅毒又分为早期梅毒和晚期梅毒。

A. 早期梅毒　病程在 2 年以内,包括一期梅毒、二期梅毒和早期潜伏梅毒。

B. 晚期梅毒　病程在 2 年以上,包括三期梅毒、心血管梅毒、神经梅毒和晚期潜伏梅毒。

②胎传梅毒　分为早期先天梅毒(<2 岁)和晚期先天梅毒(>2 岁)。

(2)临床表现

①一期梅毒　主要表现为硬下疳。

②二期梅毒　主要表现为皮肤梅毒疹、扁平湿疣。

③三期梅毒　主要表现为永久性皮肤黏膜损害,并可侵犯多种组织器官危及生命。

【例 4】以硬下疳为主要表现的疾病是

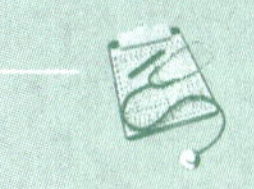

A. 一期梅毒　　B. 二期梅毒　　C. 三期梅毒
D. 早期梅毒　　E. 晚期梅毒

【例5】出现肛周扁平湿疣的是
A. 一期梅毒　　B. 二期梅毒　　C. 三期梅毒
D. 早期梅毒　　E. 晚期梅毒

3. 诊断

(1)病原体检测　即暗视野镜检。一期梅毒在硬下疳部位取少许血清渗出液或淋巴穿刺液行暗视野显微镜观察，发现梅毒螺旋体即可确诊。

(2)梅毒血清学试验　是梅毒主要的检查方法和确诊的主要依据。

①快速血浆反应素环状卡片试验(RPR)　为梅毒螺旋体抗原血清试验，常用于梅毒的筛查。

②梅毒螺旋体颗粒凝集试验(TPPA)　可检测抗螺旋体抗体，常用于梅毒的特异性诊断。

(3)脑脊液检查　主要用于神经梅毒的诊断，包括白细胞计数、蛋白定量、性病研究实验室(VDRL)试验、PCR和胶体金试验。脑脊液白细胞计数、总蛋白的增加属于非特异性变化。脑脊液VDRL试验是神经梅毒的可靠诊断依据。

4. 治疗

青霉素为首选的驱梅药，常用药物为苄星青霉素G、普鲁卡因青霉素G、水剂青霉素G。

青霉素过敏时首选头孢曲松钠，次选四环素类和大环内酯类。

	首选治疗	青霉素过敏时
早期梅毒	苄星青霉素G、普鲁卡因青霉素G肌内注射	头孢曲松钠、四环素类或红霉素类
晚期梅毒	苄星青霉素G、普鲁卡因青霉素G肌内注射	多西环素
妊娠梅毒	用法及用量与同期其他梅毒患者相同	红霉素
先天梅毒	普鲁卡因青霉素G，苄星青霉素G(脑脊液正常者)	红霉素

【例6】女，24岁。体检发现右侧外阴大阴唇1元钱硬币大、硬韧、无痛性隆起物。近期有不洁性交史。最可能的诊断是
A. 淋病　　B. 巨细胞病毒感染　　C. 生殖器疱疹
D. 尖锐湿疣　　E. 梅毒

【例7】女性，30岁。有不洁性交史。查体：大阴唇无痛性隆起物，质硬，大小2cm×2cm。实验室检查：RPR(+)，TPPA(+)。青霉素皮试阳性。该患者治疗的首选药物是
A. 林可霉素　　B. 克林霉素　　C. 红霉素
D. 阿奇霉素　　E. 头孢曲松(2024)

二、淋病

淋病是由淋病奈瑟菌(简称淋球菌)引起的，以泌尿生殖系统化脓性感染为主要表现的性传播疾病。发病率居我国性传播疾病的首位。淋病潜伏期短，传染性强，可导致多种并发症和后遗症。

【例8】我国女性中居首位的性传播疾病是
A. 淋病　　B. 尖锐湿疣　　C. 生殖器疱疹
D. 梅毒　　E. 艾滋病

1. 病原

淋球菌为革兰氏阴性双球菌，呈卵圆形或肾形，无鞭毛，无芽胞，常成对排列。淋球菌的适宜生长条件为温度35~36℃，pH7.2~7.5，含5%~7%CO_2的环境。淋球菌离开人体后不易生长，对理化因素的抵

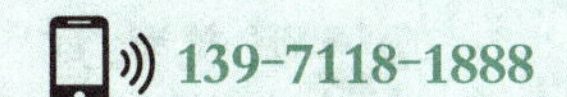

抗力较弱,一般消毒剂易将其杀灭。人是淋球菌的唯一天然宿主。淋球菌主要侵犯黏膜,尤其对单层柱状上皮和移行上皮所形成的黏膜有亲和力,通常沿生殖道上行,引起泌尿生殖系统的化脓性感染。

【例 9】女性淋病的主要感染途径是

A. 血行感染　　B. 淋巴途径　　C. 上行感染

D. 直接蔓延　　E. 透壁性感染

2. 传播途径

(1)**性接触传播**　为主要传播途径,淋病患者为其传染源。

(2)**间接传播**　少见。因接触有淋球菌的分泌物或被污染的用具(如衣裤、毛巾、浴盆)而被传染。

(3)**母婴传播**　妊娠期若累及羊膜腔可导致胎儿感染。经产道感染可引起新生儿淋球菌性眼炎。

3. 临床表现

潜伏期 2~10 天,平均 3~5 天,潜伏期患者具有传染性。

(1)**无并发症淋病**

①男性急性淋病　早期表现为尿频、尿急、尿痛,很快出现尿道口红肿,有稀薄黏液流出,24 小时后分泌物变为黄色脓性,且量增多。可有腹股沟淋巴结炎、包皮炎、血尿、血精、会阴部轻度坠胀。

②女性急性淋病　好发于宫颈、尿道。可表现为淋菌性宫颈炎、尿道炎、尿道旁腺炎、前庭大腺炎。

(2)**淋病并发症**　男性多为淋菌性前列腺炎、精囊炎或附睾炎,女性多为淋菌性盆腔炎。

(3)**播散性淋球菌感染**　少见,常见于月经期妇女。淋球菌通过血管、淋巴管播散全身,可发生菌血症。

【例 10】关于淋病特点的描述,错误的是

A. 易侵袭黏膜　　B. 以性传播为主　　C. 是发病率最高的性传播疾病

D. 感染最早期表现为阴道炎　　E. 病原体为革兰氏阴性双球菌

4. 诊断

根据病史、临床表现及实验室检查可作出诊断。常用的实验室检查方法:

(1)**分泌物涂片检查**　取尿道口或宫颈管脓性分泌物涂片行革兰氏染色,急性期可见中性粒细胞内有革兰氏阴性双球菌,可作为筛查手段。

(2)**分泌物淋球菌培养**　宫颈管分泌物淋菌培养是诊断淋病的“金标准”。对疑有淋菌性盆腔炎并盆腔积液者,可行阴道后穹隆穿刺,取穿刺液作涂片检查及培养。

(3)**血淋球菌培养**　对播散性淋球菌感染可作淋球菌血培养。

【例 11】男,31 岁。尿道口流脓 3 天。1 周前有不洁性生活史。患病后自行服用“抗生素”,疗效不佳。查体:尿道口红肿,有许多黄色脓性分泌物。分泌物涂片检查示革兰氏阴性双球菌。该患者应诊断为

A. 淋病　　B. 生殖器疱疹　　C. 念珠菌性尿道炎

D. 生殖道支原体感染　　E. 生殖道衣原体感染(2024)

5. 治疗

(1)**治疗原则**　应遵循及时、足量、规范用药的原则。

(2)**病原治疗**　首选头孢曲松,肌内注射或静脉注射。妊娠期淋病禁用氟喹诺酮和四环素类药物。

(3)**合并衣原体或支原体感染**　20%~40%的淋病患者合并衣原体或支原体感染,应加用多西环素或阿奇霉素进行治疗。

(4)**性伴侣应同时治疗。**

【例 12】针对女性患者,诊断淋病的金标准是

A. 尿培养　　B. 血培养　　C. 宫颈管分泌物培养

D. 血清学检查　　E. 阴道分泌物培养

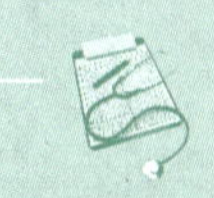

三、生殖器疱疹

生殖器疱疹是由单纯疱疹病毒(HSV)感染泌尿生殖器及肛周皮肤黏膜而引起的一种慢性、复发性、难治愈的性传播疾病。生殖器疱疹还可引起播散性HSV感染、病毒性脑膜炎、盆腔炎等一系列并发症，孕妇还可引起胎儿感染和新生儿疱疹。

1. 传播途径

(1)性接触传播 生殖器疱疹患者、亚临床或无表现排毒者是主要传染源。单纯疱疹病毒(HSV)-2存在于皮损渗液、精液、前列腺液、宫颈及阴道分泌物中，主要通过性接触传播。

(2)其他 新生儿疱疹感染，85%通过感染的产道引起，10%为产后感染，5%为宫内感染。

2. 临床表现

好发年龄15~45岁，好发部位为生殖器及会阴部。男性多见于包皮、龟头、冠状沟等处；女性多见于大小阴唇、阴阜、阴蒂、子宫等处；男性同性恋者常见肛门、直肠受累。生殖器疱疹分为以下三种类型。

	原发性生殖器疱疹	复发性生殖器疱疹	亚临床型生殖器疱疹
定义	首次感染HSV-2或HSV-1	原发性皮损消退后复发	HSV感染后缺乏典型临床表现者
潜伏期	2~14天，平均3~5天	原发性皮损消退后1~4个月	50%~70%HSV感染者缺乏症状
病程	2~3周	7~10天，可间隔2~3周再发	迁延
皮损特点	簇集或散在小水疱，2~4天后溃破或形成溃疡，后结痂自愈	类似原发病变，发病前常有前驱症状，如局部烧灼感、针刺感、感觉异常等	不典型，可表现为微小裂隙、溃疡等，易被忽略
临床特点	常伴腹股沟淋巴结痛、发热、头痛等全身症状	男同性恋者可累及肛门、直肠，表现为局部疼痛、里急后重	为生殖器疱疹的主要传染源

3. 诊断依据

根据性接触史+典型临床表现+实验室检查结果进行诊断。常用的实验室检查方法：

(1)HSV分离 将水疱液、唾液接种于人胚成纤维细胞或兔肾细胞，培养后作出诊断。

(2)抗原检测 用直接免疫荧光、酶联免疫吸附试验检测皮损中HSV抗原，是常用的快速诊断方法。

(3)核酸扩增试验 检测皮损标本中HSV DNA。

(4)血清学检查 测定孕妇血清及新生儿脐血特异性HSV IgG、IgM，区分原发性和复发性生殖器疱疹。脐血特异性HSV IgM阳性，提示宫内感染。

4. 治疗

(1)内用药物治疗 核苷类药物是抗HSV最有效的药物。可给予阿昔洛韦、伐昔洛韦、泛昔洛韦口服。

(2)外用药物治疗 3%阿昔洛韦软膏、1%喷昔洛韦乳膏等。

(3)妊娠期处理 妊娠早中期，应权衡利弊决定是否选用抗病毒药物阿昔洛韦。足月妊娠分娩时，原则上应选择剖宫产，即使病变已治愈，初次感染发病距分娩<6周者，以剖宫产结束分娩为宜。

四、尖锐湿疣

1. 病因

尖锐湿疣是由人乳头瘤病毒(HPV)引起的性传播疾病。人是HPV的唯一宿主。目前采用分子生物学技术将HPV分为100多种亚型，尖锐湿疣主要由HPV-6、HPV-11型引起，占90%以上。

2. 传播途径

(1)性接触传播 为主要传播途径，患者性伴侣中约60%感染HPV。

(2)间接传播 偶可通过污染衣物、器械间接传播。

(3)产道传播 胎儿经产道分娩时,吞咽含 HPV 的羊水、血或分泌物而感染。

3. 临床表现

本病好发于性活跃的青中年。潜伏期一般为 1~8 个月,平均为 3 个月。

(1)皮损 多发生在性交时易受损的外阴部位。初起为单个或多个散在的淡红色小丘疹,质地柔软,顶端尖锐,后逐渐增大。疣体常呈白色、粉红色或污灰色,表面易发生糜烂、渗液、破溃等。

(2)自觉症状 多数患者无自觉症状,少数有异物感、灼痛、刺痒或性交不适。

4. 诊断

(1)组织病理学检查 凹空细胞为特征性病变。

(2)醋酸白试验 阳性。

(3)HPV 检测 采用 PCR 和 DNA 探针杂交技术可检测到 HPV,并可确定其类型。

5. 治疗

治疗原则为以局部去除疣体为主,辅以抗病毒和提高免疫功能的药物。

(1)物理治疗 如激光、冷冻、电灼、微波等,可酌情选用。巨大疣体可手术切除。

(2)光动力治疗 适合于疣体较小者、尿道口尖锐湿疣及采用物理治疗、外用药物去除疣体后预防复发者。

(3)外用药物 可选用 5%咪喹莫特乳膏、0.5%鬼臼毒素酊、5%5-氟尿嘧啶乳膏。孕妇不宜应用。

(4)抗病毒和提高免疫功能的药物 可选用干扰素、转移因子、胸腺素等。

(5)妊娠期的特殊处理

①妊娠 36 周前 若病灶较小、位于外阴,可选用 80%~90%三氯醋酸涂擦病灶局部。若病灶较大,有蒂,可行激光、冷冻、电灼等去除病灶。妊娠期禁用足叶草碱、咪喹莫特乳膏和干扰素。

②近足月或足月妊娠 若病灶局限于外阴,可行冷冻、手术切除病灶,届时可经阴道分娩。若病灶广泛,存在于外阴、阴道、宫颈,经阴道分娩极易发生软产道裂伤引起大出血;或巨大病灶堵塞软产道,均应行剖宫产。

【例 13】女,30 岁。大小阴唇、阴道口见菜花状赘生物,粉红色。最可能感染的病原体是

A. 单纯疱疹病毒　　B. 人乳头瘤病毒　　C. 麻疹病毒

D. 冠状病毒　　E. 水痘-带状疱疹病毒(2022)

【例 14】女性,30 岁。阴唇小丘疹 1 个月。查体:阴唇后联合处淡红色皮疹,小丘疹,针尖大小,10 余个,其中,两个体积较大,呈疣状,质地柔软,无触痛,醋酸白试验阳性。若取组织活检,其病理特征是

A. 可见凹空细胞　　B. 浆细胞浸润　　C. 嗜酸性粒细胞增多

D. 中性粒细胞浸润　　E. 嗜碱性粒细胞增多(2024)

【例 15】经产妇,28 岁,妊娠 30 周。阴道分泌物增多半个月。查体:外阴可见多个鸡冠状、指状突起。该患者不适宜的治疗是

A. 局部微波　　B. 局部冷冻　　C. 激光治疗

D. 三氯醋酸局部涂擦　　E. 干扰素软膏局部涂擦

▶▶常考点 往年很少考,考点散乱。

参考答案——详细解答见《2025 国家临床执业及助理医师资格考试历年考点精析(上、下册)》

1. ABCDE　2. ABCDE　3. ABCDE　4. ABCDE　5. ABCDE　6. ABCDE　7. ABCDE
8. ABCDE　9. ABCDE　10. ABCDE　11. ABCDE　12. ABCDE　13. ABCDE　14. ABCDE
15. ABCDE

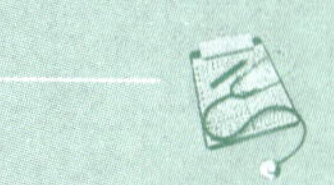

第十一篇　神经病学

第1章　神经系统疾病概论

考纲要求

神经病学概论。

复习要点

一、神经系统疾病常见病因

急性或亚急性起病造成神经系统损害的病因为外伤、血管病变、感染、中毒性疾病。缓慢起病造成的神经系统损害的病因为肿瘤、退行性变、遗传代谢病等。

1. 外伤

如事故、意外、战伤等导致神经系统损伤,如颅脑外伤、脊髓横贯性损伤等。

2. 血管病变

动脉粥样硬化和高血压造成的急性脑血栓形成、脑出血等。先天性血管畸形、动脉瘤等造成的蛛网膜下腔出血。

3. 感染

主要是各种病原微生物侵犯神经系统,如病毒性脑炎、细菌性脑膜炎。自身免疫病造成的神经系统损害,如急性感染性多发性神经炎等。

4. 中毒

一氧化碳、有机磷农药等中毒导致的神经损害。中毒性疾病也可造成慢性神经系统的损害,如铅、砷等重金属中毒造成的周围神经炎。

5. 肿瘤

颅内肿瘤、椎管内肿瘤、转移瘤等。

6. 退行性变

如老年性痴呆等。

7. 遗传代谢病

如遗传性共济失调等。

二、临床表现

1. 感觉障碍

(1)*疼痛*　是指感觉纤维受到刺激时的躯体感受,是机体的防御机制。

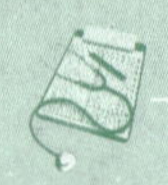

局部疼痛	是指局限于病变部位的疼痛
放射性疼痛	是指疼痛从病变部位放射到受累神经的支配区,如椎间盘脱出造成的坐骨神经痛
扩散性疼痛	是指疼痛从一个神经分支区扩散到另一个神经分支区 如三叉神经某一支受刺激时,疼痛由该支扩散到其他分支
牵涉性疼痛	是指内脏病变时出现在相应体表区的疼痛

(2)**感觉过敏** 是指轻微的刺激可引起明显的感觉。

(3)**感觉异常** 是指无外界刺激时,出现麻木、针刺、蚁行等异常感觉。

(4)**感觉过度** 由于刺激阈增高与反应时间延长,在刺激后,需经一潜伏期才能感到强烈的、定位不明确的不适感觉,并感到刺激向周围扩散,持续一段时间。

(5)**感觉倒错** 是指对刺激产生的错误感觉,常见于顶叶病变、癔症等。

2. 感觉系统损害的定位

周围神经	单支周围神经受损表现为所支配的皮肤区出现感觉障碍 多发性神经病变时,常累及肢体远端的神经末梢,表现为手套和袜子形分布的感觉障碍
脊神经后根	受损神经节的相应节段区出现感觉障碍,可伴有剧烈的根性疼痛
脊髓	脊髓完全横切损害表现为受损平面以下各种感觉完全丧失,并伴有肢体瘫痪和大小便障碍
脑干	脑干损害时出现交叉性感觉障碍,如脑桥损害出现病灶同侧面部感觉障碍和对侧躯体感觉障碍
内囊	内囊损伤出现对侧偏身感觉障碍、对侧偏瘫、对侧偏盲,称为“三偏征”
皮质	中央后回感觉中枢有刺激性病变时出现感觉性癫痫,有破坏性病变时出现对侧单个肢体感觉障碍

3. 运动系统损害表现

机体的随意运动功能丧失,称为瘫痪。中枢性瘫痪和周围性瘫痪的鉴别如下。

	上运动神经元瘫痪	下运动神经元瘫痪
别称	中枢性瘫痪、痉挛性瘫痪	周围性瘫痪、弛缓性瘫痪
定义	是由于上运动神经元,即大脑皮质运动区神经元及其发出的下行纤维病变所致	是由于脊髓前角运动神经元以及它们的轴突组成的前根、神经丛及其周围神经受损所致
瘫痪分布	整个肢体为主	肌群为主
肌张力	增高	降低
浅反射	消失	消失
腱反射	亢进	减弱或消失
病理反射	阳性	阴性
肌萎缩	无或轻度失用性萎缩	明显
皮肤营养障碍	多数无	常有
肌束颤动	无	可有
肌电图	神经传导速度正常,无失神经电位	神经传导速度异常,有失神经电位

4. 运动系统损害的定位

(1)上运动神经元损害

①皮质 皮质运动中枢的局限性病变常表现为单个肢体(或面部)的中枢性瘫痪,称为单瘫。刺激性病变常引起对侧肢体某部位的局限性抽搐。

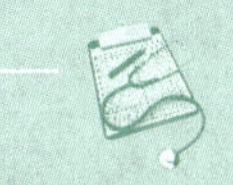

②内囊　由于此处上、下行纤维集中，一旦受损，常有对侧肢体中枢性瘫痪，并伴对侧偏身感觉障碍和双眼对侧同向偏盲。

③脑干　一侧脑干病变，可累及病侧脑神经运动核和尚未交叉至对侧的皮质脊髓束，常有病侧脑神经的周围性瘫痪和对侧肢体的中枢性瘫痪，称为交叉性瘫痪。

④脊髓　颈膨大以上损害常表现为四肢瘫，颈膨大以下受损可表现为截瘫。

(2)下运动神经元损害

①脊髓前角运动细胞　受损时出现相应节段支配区的周围性瘫痪，有肌肉萎缩、肌束颤动，无感觉障碍。

②周围神经　周围神经为混合性神经，受损后有该神经分布区的肌萎缩和感觉障碍。

【例1】感觉过度是指

A. 轻微的刺激引起强烈的感觉
B. 刺激后经一潜伏期感到自发的异常感觉
C. 刺激后经一潜伏期感到对刺激的认识倒错
D. 刺激后经一潜伏期感到定位不明确的强烈不适
E. 轻微的刺激引起剧烈的疼痛

【例2】男，75岁。因左臂丛损伤频发左上臂疼痛，该疼痛属于

A. 痛觉倒错　B. 痛觉过敏　C. 放射性痛
D. 扩散性痛　E. 牵涉痛

【例3】下运动神经元性瘫痪的主要表现为

A. 腱反射亢进　B. 肌肉萎缩不明显　C. 肌张力增加
D. 病理征阳性　E. 肌电图无神经电位(2024)

【例4】男，35岁。外伤后致双下肢瘫痪。查体：双上肢肌张力和肌力正常，双下肢肌力2级，双侧膝、踝反射亢进。其受损的部位是

A. 传入神经元　B. 前角细胞　C. 胸段脊髓
D. 颈段脊髓　E. 腰段脊髓

【例5】一侧颈5平面以下痛觉消失，对侧深感觉消失，病变部位在

A. 脊髓横贯　B. 脊髓后根　C. 脊髓半侧
D. 脊髓前联合　E. 脊髓后角

【例6】男，70岁。因观看足球比赛突然晕倒而入院治疗。查体发现左侧上、下肢瘫痪，腱反射亢进，左侧眼裂以下面瘫，伸舌时舌尖偏向左侧。左半身深、浅感觉消失。双眼左侧半视野缺失，瞳孔对光反射存在。考虑病变的部位在

A. 左侧中央前、后回　B. 右侧中央前回　C. 左侧内囊
D. 右侧内囊　E. 右侧中央后回

▶▶**常考点**　往年很少考，考点散乱。

参考答案——详细解答见《2025国家临床执业及助理医师资格考试历年考点精析(上、下册)》

1. ABCDE　2. ABCDE　3. ABCDE　4. ABCDE　5. ABCDE　6. ABCDE

第2章　偏头痛与急性炎症性脱髓鞘性多发性神经炎

考纲要求

①偏头痛。②急性炎症性脱髓鞘性多发性神经炎。

复习要点

一、偏头痛

偏头痛是常见的原发性头痛，其特征是发作性、多为偏侧、中重度、搏动样头痛，一般持续4~72小时。

1. 临床表现

(1)无先兆偏头痛　为最常见的偏头痛类型，约占80%。

①典型症状　反复发作的一侧或双侧额颞部疼痛，呈搏动性。

②伴随症状　恶心、呕吐、畏光、畏声、出汗、全身不适、头皮触痛等。

③临床特点　无先兆症状；频繁发作；发作与月经周期明显相关。

(2)有先兆偏头痛　约占偏头痛患者的10%。

①前驱症状　发作前数小时至数日，可有头部不适、注意力不集中、嗜睡、烦躁等前驱症状。

②先兆症状　包括视觉先兆、感觉先兆、言语先兆、运动先兆等，其中以视觉先兆最常见，如视物模糊、暗点、闪光、亮点亮线、视物变形等。先兆持续5~60分钟。

③典型症状　先兆消退后，很快发生头痛。多位于偏侧，逐渐加重，扩展至半侧头部或整个头部。头痛常为搏动性，伴恶心、呕吐、畏光、畏声等。头痛可持续4~72小时，于活动后加重，睡眠后减轻。

2. 治疗

(1)治疗目的　减轻或终止头痛发作，缓解伴发症状，预防头痛复发。

(2)治疗药物

①非特异性止痛药　对乙酰氨基酚、非甾体抗炎药(阿司匹林、布洛芬、双氯芬酸与萘普生)。

②特异性药物　曲普坦类(舒马曲普坦)、选择性5-HT_{1F}受体激动剂(麦角胺)。

(3)发作期的治疗　通常应在症状起始时立即服药。

①头痛急性发作治疗　首选对乙酰氨基酚，如无效再用舒马曲普坦、麦角胺。

②伴随症状　恶心、呕吐者必要时可用止吐剂对症治疗。

(4)预防性治疗　①β-肾上腺素受体拮抗剂(普萘洛尔、美托洛尔)；②抗癫痫药(托吡酯、丙戊酸盐)；③抗抑郁药(阿米替林、文拉法辛)；④血管紧张素Ⅱ受体拮抗剂(ARB)与血管紧张素转化酶抑制剂(ACEI)；⑤降钙素基因相关肽拮抗剂(瑞美吉泮)；⑥钙通道阻滞剂(氟桂利嗪)。

【例1】临床上最常见的偏头痛类型是

A. 无先兆偏头痛　　B. 伴典型先兆的偏头痛性头痛　　C. 基底型偏头痛

D. 视网膜性偏头痛　　E. 偏瘫性偏头痛

【例2】关于偏头痛的描述，错误的是

A. 多为中重度疼痛　　B. 多见于中青年女性　　C. 可反复发作

D. 多为先兆性头痛　　E. 常伴恶心、呕吐(2024)

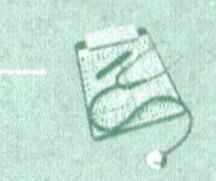

【例3】下列药物中，可用于预防偏头痛发作的是

A. 舒马曲普坦　　B. 地西泮　　C. 普萘洛尔
D. 甲芬那酸（甲灭酸）　　E. 麦角胺咖啡因

【例4】患者，女，38岁。发作性头痛5年。发作前视物模糊，有暗影。头痛部位不定，每次持续数小时至24小时。神经系统体检无异常。脑CT未见异常。其母有类似发作史。头痛发作早期的首选药物是

A. 氟桂利嗪　　B. 吲哚美辛　　C. 尼莫地平
D. 曲普坦　　E. 地西泮（2024）

二、急性炎症性脱髓鞘性多发性神经炎（吉兰-巴雷综合征）

急性炎症性脱髓鞘性多发性神经炎是自身免疫介导的周围神经病，也常累及脑神经。

1. 临床表现

（1）病史　任何年龄、任何季节均可发病，常急性起病，半数患者病前1~3周有呼吸道或胃肠道感染病史或疫苗接种史。常急性起病，病情多在2周左右达到高峰。

（2）运动障碍　首发症状多为肢体对称性迟缓性肌无力（即四肢对称性弛缓性瘫痪），自远端向近端发展，或自近端向远端加重，常由双下肢开始，逐渐累及躯干、脑神经。严重病例可累及肋间肌和膈肌致呼吸肌麻痹。四肢腱反射常减弱，病理反射阴性。

（3）感觉障碍　一般比运动障碍轻，表现为肢体感觉异常，如烧灼感、麻木感、刺痛、不适感等，呈手套-袜套样分布。少数患者有腓肠肌压痛。偶可出现Kernig征和Lasegue征等神经根刺激症状。

（4）脑神经受累　以双侧面神经受累最常见，其次为舌咽、迷走神经受累，动眼神经、外展神经、舌下神经、三叉神经瘫痪较少见，部分患者以脑神经损害为首发症状就诊。

（5）自主神经功能紊乱　如皮肤潮红、出汗增多、心动过速、心律失常、直立性低血压、尿便障碍等。

2. 诊断

（1）病史　急性或亚急性起病，病前1~3周有呼吸道或胃肠道感染史。

（2）临床表现　四肢对称性弛缓性瘫痪，末梢感觉障碍，脑神经受损。

（3）脑脊液检查　特征性表现为蛋白-细胞分离，即蛋白质含量增高而细胞数目正常。

（4）血清学检查　部分患者出现肌酸激酶（CK）轻度增高，抗神经节苷脂抗体、抗空肠弯曲菌抗体阳性。

（5）神经电生理检查　运动神经传导测定，提示周围神经存在脱髓鞘性病变。

【例5】吉兰-巴雷综合征的脑脊液蛋白-细胞分离是指

A. 蛋白质正常，细胞数正常　　B. 蛋白质增高，细胞数正常　　C. 蛋白质增高，细胞数降低
D. 蛋白质降低，细胞数增高　　E. 蛋白质正常，细胞数增高

【例6】患者，男，35岁。四肢无力、手套-袜套样感觉异常。最可能的诊断是

A. 吉兰-巴雷综合征　　B. 重症肌无力　　C. 多发性肌炎
D. 急性脊髓炎　　E. 周期性麻痹

【例7】吉兰-巴雷综合征的典型临床表现为四肢远端

A. 仅有感觉障碍　　B. 感觉障碍比运动障碍明显　　C. 疼痛明显
D. 感觉障碍比运动障碍轻　　E. 感觉障碍和运动障碍均十分严重（2024）

【例8】男，18岁。进行性四肢无力伴麻木3天。无大、小便失禁。发病前3周有上呼吸道感染史。查体：四肢肌力3级，肌张力低，腱反射消失，病理征未引出。心电图未见明显异常。最可能的诊断是

A. 周期性瘫痪　　B. 吉兰-巴雷综合征　　C. 急性脊髓炎
D. 重症肌无力　　E. 多发性肌炎（2024）

3. 鉴别诊断

	急性脊髓灰质炎	急性横贯性脊髓炎	低钾性周期性瘫痪	重症肌无力
起病	急性起病	急性起病	慢性起病	慢性起病
病史	起病时多有双峰热	病前1~2周有发热史	周期性发病	可有家族史
运动障碍	肢体弛缓性瘫痪 常局限于一侧 多为节段性,可不对称	1~2日出现截瘫 受累平面以下截瘫	迅速出现四肢弛缓性瘫痪,呼吸肌一般不受累	受累骨骼肌病态疲劳 症状波动 晨轻暮重
感觉	无感觉障碍	伴传导束性感觉障碍	无感觉障碍	无感觉障碍
其他特点	脑脊液蛋白及细胞增加 运动神经传导速度正常 肌电图失神经支配	早期出现尿便障碍 脑神经不受累	脑脊液检查正常 血钾降低 补钾治疗有效	新斯的明试验可协助鉴别

4. 治疗

血浆置换和免疫球蛋白静脉注射为本病的一线治疗方法,但联合治疗并不增加疗效,故应单一使用。

(1)**血浆置换** 可直接去除血浆中的致病抗体,推荐有条件者尽早应用。每次交换量为30~50 ml/kg,在1~2周内进行3~5次。禁忌证包括严重感染、心律失常、心功能不全、凝血功能障碍等。

(2)**免疫球蛋白静脉注射** 推荐有条件者尽早使用。成人剂量为每日0.4g/kg,连用5日。

(3)**糖皮质激素** 疗效不确定,对于无条件进行上述治疗者,可以试用。

(4)**抗生素** 胃肠道有空肠弯曲菌感染者,可选用大环内酯类抗生素治疗。

(9~10题共用题干)女性,30岁。3周前患上呼吸道感染痊愈,4天前出现双小腿无力伴刺痛感,且逐渐加重。查体:双下肢肌力3级,膝反射减弱,双小腿皮肤对称性感觉减退,两侧腓肠肌压痛阳性。

【例9】最可能的诊断是

A. 急性脊髓炎　　B. 急性横贯性脊髓炎　　C. 周期性瘫痪

D. 脊髓压迫症　　E. 吉兰-巴雷综合征

【例10】治疗首选

A. 抗生素　　B. 抗病毒药物　　C. 皮质类固醇

D. 血浆置换　　E. 抗凝治疗

常考点 偏头痛的临床特点及治疗;吉兰-巴雷综合征为重点内容,需全面掌握。

参考答案——详细解答见《2025国家临床执业及助理医师资格考试历年考点精析(上、下册)》

1. ABCDE　2. ABCDE　3. ABCDE　4. ABCDE　5. ABCDE　6. ABCDE　7. ABCDE

8. ABCDE　9. ABCDE　10. ABCDE

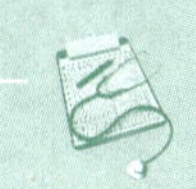

第 3 章　脑血管疾病

▶考纲要求

①缺血性卒中：短暂性脑缺血发作，脑血栓形成，脑栓塞。②出血性卒中：分类，脑出血，蛛网膜下腔出血。

▶复习要点

一、缺血性卒中

1. 短暂性脑缺血发作

短暂性脑缺血发作(TIA)是由于局部脑或视网膜缺血引起的短暂性神经功能缺损，，临床症状持续数分钟至数小时缓解，大多不超过 24 小时，且无责任病灶的证据。

(1)病因　动脉粥样硬化、动脉狭窄、心脏病、血液成分改变、血流动力学变化等。

(2)临床表现　本病好发于中老年人。发病突然，历时短暂，不留后遗症状，可反复发作。常表现为发作性对侧肢体轻度瘫痪、眩晕、平衡障碍、眼球运动异常、复视。

(3)诊断　每次发作在数分钟至 30 分钟，就诊时临床症状多已消失，故诊断主要依靠病史。

(4)鉴别诊断　本病需与部分性癫痫发作、梅尼埃病相鉴别。

(5)治疗

①治疗目的　消除病因，减少及预防发作。

②降压治疗　高血压患者应控制高血压，保持血压<140/90mmHg。

③降脂治疗　所有非心源性患者均应给予他汀类药物治疗。

④抗血小板治疗　抗血小板聚集药物可减少 TIA，常用药物为阿司匹林、氯吡格雷。

⑤抗凝治疗　对于心源性者，应给予抗凝治疗，常用药物为华法林。

【例 1】女性，66 岁。发作性右侧肢体无力伴言语不利 2 次，持续 10 分钟后缓解。既往高血压病史 10 年。颅脑 CT 未见异常。颈动脉 CTA 提示左侧大脑中动脉血流加快。该患者可能的诊断是

A. 癫痫　　B. 脑出血　　C. 脑梗塞

D. 自发性低血糖　　E. 短暂性脑缺血发作(2024)

2. 脑血栓形成

(1)病因

①动脉粥样硬化　为本病最常见的基本病因，常伴高血压、高血脂、糖尿病。

②动脉炎　如结缔组织病、抗磷脂抗体综合征等，可导致动脉炎，使血管腔狭窄或闭塞。

③其他少见病因　血液高凝状态、红细胞增多症、DIC 等。

(2)临床表现

①一般特点　临床表现取决于梗死灶大小和部位。患者一般意识清楚。

②大脑中动脉闭塞　可出现三偏症状，即对侧偏瘫、偏身感觉障碍、同向性偏盲。

③椎-基底动脉闭塞　可出现眩晕、呕吐、四肢瘫痪、共济失调等。

(3)诊断　根据病史、临床表现，结合头颅 CT 或 MRI 检查结果进行诊断。

①头颅 CT　是最方便快捷和常用的影像学检查手段。发病 24 小时后可显示低密度梗死灶。

②头颅 MRI　可清晰显示早期缺血梗死灶,梗死灶 T_1 呈低信号,T_2 呈高信号。

(4)治疗

①一般治疗　主要是对症治疗。

②静脉溶栓　治疗适应证尚无定论。

③动脉溶栓　发病 6 小时以内的严重患者,可以慎用。

④抗血小板聚集　常用药物包括阿司匹林、氯吡格雷等。

⑤抗凝治疗　常用药物有肝素、低分子肝素和华法林。急性期不宜应用。

⑥血管内治疗　包括经皮腔内血管成形术和血管内支架置入术等。

【例 2】脑血栓形成的最常见病因是

A. 动脉粥样硬化　　B. 高血脂　　C. 糖尿病

D. 动脉炎　　E. 血液高凝状态

3. 脑栓塞

脑栓塞是指各种栓子随血流进入颅内动脉使血管腔急性闭塞,引起相应供血区脑组织坏死。

(1)病因　栓子来源分为心源性、非心源性和来源不明 3 种。

①心源性　占 60%~75%。心房颤动是心源性脑栓塞最常见的原因。

②非心源性　是指心脏以外的栓子随血流进入脑内造成脑栓塞。

③来源不明　少数病例查不到栓子来源。

(2)临床表现

①一般特点　以青壮年多见。多急骤起病,无前驱症状,局灶性神经体征在数秒至数分钟达高峰。

②意识障碍　一般无意识障碍。

③血管栓塞　常表现为偏瘫、偏身感觉障碍、失语、局灶性癫痫发作、眩晕、复视、交叉瘫或四肢瘫、共济失调、饮水呛咳、吞咽困难、构音障碍等。

(3)辅助检查

①头颅 CT　在发病 24~48 小时内可见病变部位呈低密度改变。

②磁共振血管成像(MRA)　可发现颈动脉狭窄或闭塞。

(4)治疗

①治疗原则　主要是改善循环、减轻脑水肿、防止出血、减小梗死范围。

②停用溶栓、抗凝、抗血小板制剂　以防出血加重。

③治疗原发病　除治疗脑部病变之外,还需治疗原发病。

④抗凝治疗　应严格掌握指征,心房颤动者可以选用肝素预防再栓塞。

【例 3】男,65 岁。头昏、头痛 10 天。既往心房颤动病史 10 年。突发行走不稳,下肢无力。颅脑 CT 检查未见明显异常。最可能的诊断是

A. 动脉粥样硬化血栓形成　　B. 脑出血　　C. 腔隙性脑梗死

D. 硬脑膜下出血　　E. 心源性脑栓塞(2024)

二、出血性卒中

1. 分类

出血性脑卒中分为脑实质出血和蛛网膜下腔出血两类。

2. 脑出血

脑出血是指非外伤性脑实质内出血,占全部脑卒中的 20%~30%。

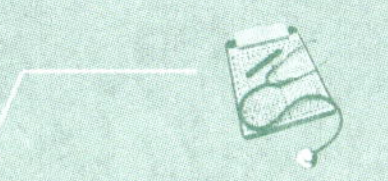

(1)病因

①高血压合并细小动脉硬化　为最常见病因,约占60%,也称高血压性脑出血。

②动脉瘤或动-静脉血管畸形破裂　约占30%,如先天性脑血管畸形等。

③血液病　如白血病、再生障碍性贫血、血小板减少性紫癜、血友病、红细胞增多症、镰状细胞病等。

④其他　脑淀粉样血管病变、抗凝或溶栓治疗等。

注意:①老年人脑出血的最常见病因是脑动脉粥样硬化及高血压。
②青年人脑出血的最常见病因是脑血管畸形破裂出血。

(2)临床表现

脑出血好发于50岁以上原有高血压或动脉硬化病史者,男性稍多于女性,寒冷季节发病率较高。常在白天活动中或情绪激动时突然发病,数小时内发展至高峰。少数可在休息时发病。主要表现为突发剧烈头痛,并有频繁呕吐、意识障碍、肢体瘫痪、失语等。血压明显升高。多数患者脑膜刺激征阳性。

(3)辅助检查

①头颅CT　为首选检查方法,病灶多呈圆形或卵圆形均匀高密度区,边界清楚。

②头颅MRI　对急性脑出血的诊断价值不如CT。

③脑血管造影或DSA　怀疑脑血管畸形、烟雾病、血管炎等可进行此项检查。

注意:①脑出血、蛛网膜下腔出血的早期诊断首选头颅CT检查。
②脑血栓形成的早期诊断首选头颅MRI检查。

(4)诊断与鉴别诊断

①诊断　50岁以上有高血压或动脉硬化病史者,于活动中或情绪激动时发病:有头痛、呕吐、血压升高;病情进展迅速,常出现意识障碍、偏瘫等局灶神经体征;CT或MRI检查显示脑出血。

②鉴别诊断　脑出血应与脑血栓形成、糖尿病酮症酸中毒、一氧化碳中毒等相鉴别。

(5)治疗与预防

①一般治疗　卧床休息2~4周,保持安静,避免情绪激动和血压升高。

②降低颅内压　脑出血后脑水肿在48小时达高峰,持续3~5天逐渐消退。控制脑水肿、降低颅内压是脑出血急性期治疗的重要环节,可选用甘露醇、呋塞米等。不建议应用糖皮质激素减轻脑水肿。

③调整血压　血压≥200/110mmHg应行降压治疗。当血压<180/105mmHg时,可暂不使用降压药。

④止血治疗　止血药物如氨基己酸、氨甲苯酸、巴曲酶等对高血压动脉硬化性出血无效。

⑤并发症的防治　脑出血可合并多种并发症,如感染、上消化道出血、癫痫等,应做相应处理。

⑥高血压颅内血肿的手术适应证　A.基底核区中等量以上出血(壳核出血≥30ml、丘脑出血≥15ml);B.小脑出血≥10ml或直径≥3cm;C.重症脑室出血;D.合并脑血管畸形、动脉瘤等血管病变。

【例4】女性,63岁。头痛、左侧肢体无力1天。既往高血压病史10年,血压控制欠佳。查体:血压180/110mmHg,浅昏迷,中枢性面舌瘫,左上肢肌力2级,左侧巴氏征阳性。颅脑CT示右侧内囊区高密度阴影。最可能的诊断是

A.蛛网膜下腔出血　　B.脑脓肿　　C.脑肿瘤
D.脑出血　　E.短暂性脑缺血发作(2024)

3.蛛网膜下腔出血

颅内血管破裂,血液流入蛛网膜下腔,称为蛛网膜下腔出血(SAH)。

(1)病因

①颅内动脉瘤　为最常见病因,占75%~80%。

②血管畸形　约占SAH病因的10%,其中动静脉畸形约占血管畸形的80%,多见于青年人。

③少见病因　脑底异常血管网症(烟雾病)、颅内肿瘤、垂体卒中、血液系统疾病、抗凝治疗等。

④不明原因　约占 10%。

(2)临床表现

①好发人群　以中青年发病多见,起病突然,常在数秒或数分钟内发生。

②发病诱因　发病前多数患者有剧烈活动诱因,如情绪激动、用力排便、咳嗽、过度疲劳等。

③三主征　10%~20%患者可有颅内压增高的三主征,即剧烈头痛、恶心呕吐、视乳头水肿。

④脑膜刺激征　表现为颈项强直、Kernig 征和 Brudzinski 征阳性。

⑤视力视野障碍　蛛网膜下腔出血可沿视神经鞘延伸,眼底检查可见玻璃体下片块状出血,发病 1 小时内即可出现,引起视力障碍。这是诊断蛛网膜下腔出血的有力证据。

⑥精神症状　约 25%的患者可出现精神症状,如欣快、谵妄、幻觉等。

⑦偏瘫　占 20%,是由病变或出血累及运动区皮质和其传导束所致。

⑧脑神经损害　一侧动眼神经麻痹,提示同侧颈内动脉、后交通动脉动脉瘤或大脑后动脉瘤。

(3)诊断

①临床表现　突发剧烈头痛、呕吐、脑膜刺激征,伴或不伴意识障碍,检查无局灶性神经系统症状。

②头部 CT　为首选检查,准确率 90%以上,表现为脑池和蛛网膜下腔高密度征象。

③头部 MRI　发病后 1 周内用 MRI 很难查出,因此 MRI 主要用于发病 1~2 周后,CT 不能确诊者。

④脑血管造影　应尽早检查,能及时明确动脉瘤大小、部位及血管畸形等。

⑤腰椎穿刺　对 CT 已确诊的患者不需要作此项检查,因为可能诱发脑疝。

(4)治疗

①一般治疗　包括维持生命体征稳定、脱水剂降低颅内高压、保持大便通畅和对症治疗。

②预防再出血　绝对卧床休息 4~6 周;将收缩压控制在 160mmHg 以下;抗纤溶治疗,如使用 6-氨基己酸、氨甲苯酸、酚磺乙胺等;动脉瘤夹闭或血管内治疗是预防 SAH 再出血最有效的治疗方法。

③脑血管痉挛的防治　口服尼莫地平能有效减少 SAH 引发的不良结局。

④脑积水的处理　急性期合并症状性脑积水者,应行脑脊液分流术治疗。

【例 5】男,58 岁。突感头、颈项部剧烈疼痛,大汗伴恶心、呕吐、眩晕。查体:急性病容,四肢活动自如,脑膜刺激征阳性。最可能的诊断是

A. 脑栓塞　　B. 椎基底动脉供血不足　　C. 高血压脑病

D. 蛛网膜下腔出血　　E. 脑血栓形成

常考点　重点内容,需全面掌握。

参考答案——详细解答见《2025 国家临床执业及助理医师资格考试历年考点精析(上、下册)》

1. ABCDE　2. ABCDE　3. ABCDE　4. ABCDE　5. ABCDE

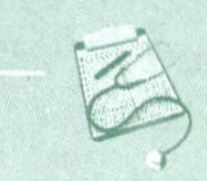

第4章　帕金森病与癫痫

考纲要求

①帕金森病。②癫痫。

复习要点

一、帕金森病

1. 概念

帕金森病(PD)又称震颤麻痹,是一种常见于中老年的神经系统变性疾病,临床上以静止性震颤、运动迟缓、肌强直和姿势平衡障碍为主要特征。患病率随年龄增加而升高,男性稍高于女性。

2. 病因

(1)环境因素　毒物1-甲基-4-苯基-1,2,3,6-四氢吡啶(MPTP)在人和灵长类动物中均可诱发典型的帕金森综合征。MPTP可在胶质细胞中转变为强毒性1-甲基-4-苯基-吡啶离子(MPP^+),选择性地摄入黑质多巴胺能神经元内,通过线粒体功能通路导致多巴胺能神经元变性、丢失。

(2)遗传因素　家族性PD存在编码α-突触核蛋白的*SNCA*基因突变,呈常染色体显性遗传。

(3)神经系统老化　帕金森病主要发生于中老年人,提示神经系统老化与发病有关。

(4)多因素交互作用　目前认为帕金森病并非单因素所致,而是多因素交互作用的结果。

3. 发病机制

(1)多巴胺的体内代谢　黑质多巴胺能神经元自血液中摄入酪氨酸在酪氨酸羟化酶作用下,转化为多巴。在多巴脱羧酶作用下,左旋多巴脱去羧基生成多巴胺。多巴胺是一种神经递质。通过黑质纹状体束,多巴胺作用于壳核、尾状核突触后神经元。多巴胺可经单胺氧化酶B(MAO-B)和儿茶酚-氧位-甲基转移酶(COMT)代谢,然后经肾排泄。

(2)帕金森病　在黑质和纹状体之间有许多往返的纤维联系。从黑质至纹状体的纤维是多巴胺能系统,从纹状体至黑质的纤维是γ-氨基丁酸(GABA)能系统,此外在纹状体内部还有乙酰胆碱(ACh)能系统。帕金森病患者黑质多巴胺能神经元显著变性丢失,使纹状体多巴胺含量下降,出现临床症状时,纹状体多巴胺水平一般降至70%~80%。纹状体中多巴胺与乙酰胆碱两大递质系统的功能是相互拮抗的,两者之间的平衡对基底神经节运动功能起着重要的调节作用。当纹状体多巴胺含量显著降低时,可导致乙酰胆碱功能相对亢进,表现为全身肌张力增高、肌肉强直、随意运动减少、动作迟缓、表情呆板。

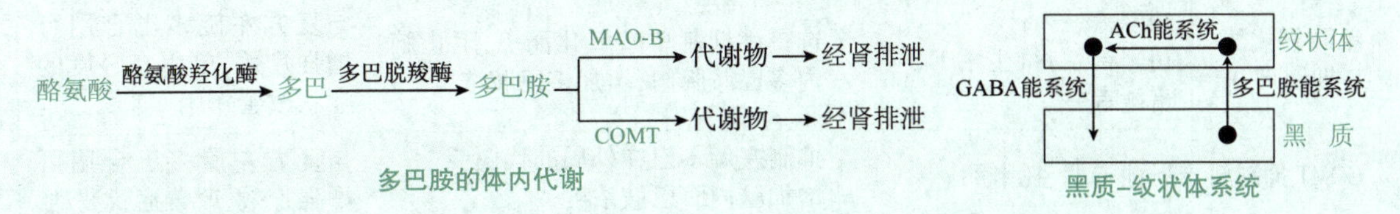

多巴胺的体内代谢　　黑质-纹状体系统

4. 临床表现

发病年龄平均55岁,多见于60岁以后,40岁以前相对少见。起病隐匿,缓慢发展。

(1)运动症状　常始于一侧上肢,逐渐累及同侧下肢,再波及对侧上肢和下肢。

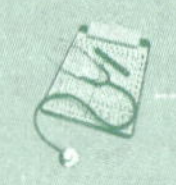

①静止性震颤　即肢体处于完全静止状态时出现 4~6Hz 震颤(运动起始后被抑制)。常为首发症状,静止位时出现或增强,随意运动时减轻或停止,紧张或激动时加剧,入睡后消失。典型表现是拇指与屈曲的示指间呈"搓丸样"动作。

②肌强直　关节表现为铅管样强直、齿轮样强直。

③运动迟缓　是指随意运动减少、动作缓慢、笨拙。可表现为"面具脸"、"写字过小征"、语言困难。

④姿势步态与平衡障碍　走路时患侧上肢摆臂幅度减小或消失,下肢拖曳。随着病情进展,行走时步距缩短,呈前冲步态或慌张步态。有时行走中全身僵住,不能动弹,称为"冻结"现象。

(2)非运动症状　可以早于或伴随运动症状而发生。

①感觉障碍　疾病早期即可出现嗅觉减退,中、晚期常有肢体麻木、疼痛。

②睡眠障碍　以快速眼动睡眠行为障碍常见。有些患者可伴有不宁腿综合征。

③自主神经功能障碍　如便秘、多汗、溢脂性皮炎(油脂面)等。吞咽活动减少可导致流涎。

④精神和认知障碍　多达半数患者伴有抑郁,其次常伴有焦虑。

5. 辅助检查

(1)实验室检查　常规检查均无异常,在少数患者中可以发现基因突变。

(2)嗅觉测试　可发现早期患者的嗅觉减退。

(3)颅脑 CT、MRI 检查　无特征性改变。

(4)PET　正电子发射断层扫描(PET)检查有较高的诊断价值。

6. 诊断与鉴别诊断

根据中老年发病,缓慢进展性病程,运动迟缓,静止性震颤,肌强直,姿势障碍,偏侧起病,左旋多巴治疗有效,即可作出临床诊断。本病应与继发性帕金森综合征相鉴别。

7. 治疗

帕金森病目前无法根治,常采用综合治疗,但以药物治疗为首选。

(1)治疗药物　常用药物分为以下 6 类。

分类	常用药	药理作用	主要适应证
左旋多巴	复方左旋多巴标准片 复方左旋多巴控释剂 弥散型美多芭	左旋多巴在体内经多巴脱羧酶作用转化为多巴胺发挥作用,对震颤、强直、运动迟缓均有较好疗效	是目前最基本、最有效的治疗药物。闭角型青光眼、精神病患者禁用
多巴胺受体激动剂	麦角类(溴隐亭、α-二氢麦角隐亭)、非麦角类(吡贝地尔缓释片、普拉克索)	①溴隐亭、α-二氢麦角隐亭、普拉克索为 D_2 类受体强激动剂 ②吡贝地尔为 D_2、D_3 类受体激动剂	早期年轻患者的首选药物,首选非麦角类;麦角类可导致心瓣膜病变、肺纤维化
金刚烷胺	金刚烷	通过多种方式加强多巴胺的功能,可促进左旋多巴进入脑循环,增加多巴胺合成、释放,减少多巴胺重摄取等	对少动、强直、震颤均有改善作用,对异动症有一定治疗作用
单胺氧化酶 B 抑制剂	司来吉兰 司来吉兰+维生素 E 雷沙吉兰	选择性抑制单胺氧化酶 B,阻止脑内多巴胺降解,增加多巴胺浓度	与复方左旋多巴合用可增强疗效,单用有轻度的症状改善作用
COMT 抑制剂	恩他卡朋、托卡朋	抑制左旋多巴在外周的代谢 增加脑内多巴胺浓度	与复方左旋多巴合用可增强疗效,改善症状波动
抗胆碱能药	苯海索、丙环定、东莨菪碱	拮抗因多巴胺减少而导致的乙酰胆碱相对过多的症状	震颤明显且年轻的患者

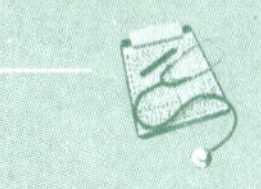

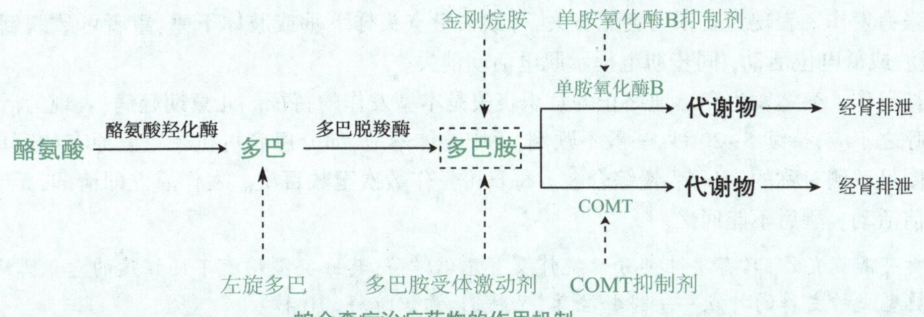

帕金森病治疗药物的作用机制

(2)早期帕金森病 若病情未影响患者的生活和工作,应鼓励患者坚持工作,暂缓治疗。

①老年前(<65岁)患者,且不伴智能减退 可以选用:A. 非麦角类多巴胺受体激动剂;B. 单胺氧化酶B抑制剂,或加用维生素E;C. 复方左旋多巴;D. 恩他卡朋双多巴片;E. 金刚烷胺;F. 抗胆碱能药。

②老年患者(≥65岁)或伴智能减退者 首选复方左旋多巴,必要时加用多巴胺受体激动剂、单胺氧化酶B抑制剂或COMT抑制剂。苯海索尽量不用,尤其是老年男性患者,因有较多副作用。

(3)中晚期帕金森病 根据病情,选用相应治疗方案。

【例1】男,70岁。右侧肢体动作迟缓伴震颤半年。查体:右侧肢体静止性震颤,肌张力齿轮样增高。病变可能的部位是

A. 大脑皮质　B. 黑质　C. 小脑
D. 内囊　E. 脑桥

【例2】帕金森病最特征的体征是

A. 写字过大　B. 前倾慌张步态　C. 出现14~16Hz频率震颤
D. 宽基步态　E. 行走不稳,易摔倒(2024)

【例3】男,72岁。右手震颤伴动作缓慢6年,翻身困难1年,诊断为帕金森病。有青光眼和轻度肾功能不全病史,无消化性溃疡史。服用复方左旋多巴时症状改善明显,近1年来疗效减退,单剂疗效仅3小时。为改善症状,最合适增加的药物是

A. 金刚烷胺　B. 溴隐亭　C. 苯甲托品
D. 司来吉兰　E. 苯海索

二、癫痫

癫痫发作具有发作性、短暂性、刻板性、重复性的特点。

1. 临床表现

(1)全面性起源的癫痫发作 症状学和脑电图表现提示发作起源于双侧脑部,发作时有意识障碍。

①全面性强直-阵挛发作 以意识丧失、双侧肢体强直然后紧跟有阵挛的序列活动为特征。早期出现意识丧失、跌倒,随后发作分为三期:强直期、阵挛期和发作后期。每次持续5~10分钟,醒后无记忆。

②强直发作、阵挛发作和肌阵挛发作

	强直发作	阵挛发作	肌阵挛发作
好发于	弥漫性脑损害的儿童	几乎均为婴幼儿	任何年龄
临床表现	全身骨骼肌强直性收缩 常伴自主神经症状,可剧烈摔倒 发作持续数秒至数十秒	重复阵挛性抽动 伴意识丧失,之前无强直期 发作持续1分钟至数分钟	快速、短暂、触电样肌肉收缩 可遍及全身 也可局限于某一肌群或肢体
脑电图	暴发性多棘波	慢波、不规则棘-慢波,无特异性	多棘-慢波

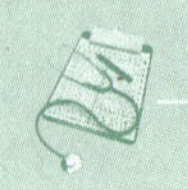

③失张力发作　表现为肌张力突然丧失,可致头呈点头样下垂或肢体下垂,重者可致跌倒。脑电图示多棘-慢波或低电位活动,同步肌电提示肌电活动消失。

④失神发作　突然发生和迅速终止的意识丧失是本型发作的特征。儿童期起病,表现为活动突然停止,发呆、呼之不应,持续 5~20 秒,一般不跌倒,手中物体落地,部分患者可机械重复原有的简单动作,发作时脑电图呈双侧对称的 3Hz 棘-慢综合波。每日可发作数次至数百次。发作后立即清醒,无明显不适,可继续先前活动。醒后不能回忆。

注意:①所有癫痫发作,只有单纯部分性发作没有意识障碍,其他类型均有不同程度的意识障碍。
②典型失神发作的特点——持物坠落,无跌倒,意识障碍<10 秒。
③失张力发作的特点——持物坠落,有跌倒,意识障碍<1 分钟。

(2)局灶性起源的癫痫发作　是指源于大脑半球局部神经元的异常放电引起的发作。分为意识清楚和意识受损的局灶性发作。在意识清楚或意识受损的类别下,根据发作初始是否存在明显运动症状,分为运动性和非运动性的类型。

①有明显运动症状的癫痫发作(运动性)　有多种发作类型,如过度运动性发作、自动症、托德瘫痪、Jackson 发作、旋转性发作。

②无明显运动症状的癫痫发作(非运动性)　包括感觉性发作、自主神经性发作、行为中止、认知性发作等。

2. 诊断与鉴别诊断

(1)诊断　主要根据病史及临床表现对癫痫进行诊断、分型、鉴别。

①脑电图(EEG)　是诊断癫痫最重要的辅助检查方法,能记录到痫样放电,阳性率为 40%~50%。

②颅脑 CT 和 MRI　可确定脑结构异常或病变,对癫痫诊断和分型有帮助。

③功能影像学检查　如 SPECT、PET 等能从不同的角度反映脑局部代谢变化,辅助癫痫灶的定位。

(2)鉴别诊断　癫痫发作与假性癫痫发作的鉴别如下。

鉴别要点	癫痫发作	假性癫痫发作
发作场合	任何场合	有精神诱因及有人在场
发作特点	突然发病,发作形式刻板,动作多同步协调	发病相对缓慢,发作形式多样,不停喊叫和抽动,强烈自我表现,动作夸张、不同步、不协调
眼部	眼球可上翻或偏向一侧,可能出现瞳孔散大、对光反射消失	眼睑紧闭,眼球乱动,瞳孔正常,对光反射存在
面色和黏膜	发绀	苍白或发红
意识状态	多意识丧失或保留	可能对外界刺激做出反应
对抗被动运动	不能	可以
其他症状	可发生摔伤或尿失禁	少有摔伤或尿失禁
持续时间及终止方式	多持续数秒到数分钟,自行停止,可出现癫痫持续状态	可长达数小时,需要安慰及暗示
锥体束征	Babinski 征常阳性	Babinski 征阴性
发作后表现	常有意识模糊、嗜睡、头痛等	一切如常,少有不适主诉
脑电图	与临床表现相吻合的发作期及发作间期癫痫样放电	少有异常

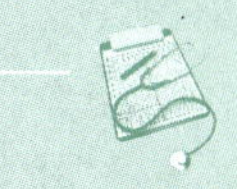

注意：①诊断癫痫的最主要依据是临床表现而不是脑电图。脑电图的阳性率仅 40%～50%。
②PET、SPECT 主要用于癫痫灶的定位诊断。
③脑 CT、MRI 主要用于排除脑内其他病变。

【例 4】男，15 岁。近期在用手机玩游戏或吃饭时突然发呆，发作时手中持物掉落，每次约数秒钟，清醒后对发作无记忆。既往无脑外伤史，智力发育正常。神经系统检查未见阳性体征。最可能的诊断是
A. 强直-阵挛性发作　B. 复杂部分性发作　C. 单纯部分性发作
D. 肌痉挛性发作　E. 失神发作（2024）

【例 5】女，20 岁。吵架后突然倒在沙发上，全身抽搐。查体：面色苍白，呼吸急促，眼睑紧闭，眼球乱动，瞳孔对称，对光反射存在，双侧 Babinski 征未引出。常规脑电图未见异常。最可能的诊断是
A. 晕厥发作　B. 复杂部分性癫痫发作　C. 全面强直阵挛癫痫发作
D. 假性癫痫发作　E. 短暂性脑缺血发作

3. 治疗

（1）各种癫痫发作的首选药

发作类型	首选药物	次选药物
局灶性起源发作和局灶性进展为双侧强直-阵挛发作	卡马西平	苯妥英钠、苯巴比妥、丙戊酸钠
全面性强直-阵挛发作	丙戊酸	卡马西平、苯妥英钠
强直发作	卡马西平	苯妥英钠、苯巴比妥、丙戊酸钠
阵挛发作	丙戊酸钠	卡马西平
典型失神发作	乙琥胺	丙戊酸钠、氯硝西泮
非典型失神发作	乙琥胺、丙戊酸钠	氯硝西泮
癫痫持续状态	地西泮静脉注射	苯巴比妥

注意：丙戊酸是一种广谱抗癫痫药，对各型癫痫都有一定的疗效；是全面性发作，尤其是全面性强直-阵挛发作合并典型失神发作的首选药物。

（2）**癫痫持续状态**　首选地西泮静脉注射。
A. 托吡酯　B. 丙戊酸钠　C. 卡马西平
D. 氯硝西泮　E. 乙琥胺

【例 6】治疗原发性三叉神经痛的首选药物是
【例 7】预防慢性偏头痛的药物是
【例 8】治疗典型失神发作的首选药物是
【例 9】治疗全身强直-阵挛性发作合并典型失神发作的首选药物是（2021）

【例 10】女，22 岁。间断癫痫发作 5 年。每次发作时意识不清，一直规律用药。近 2 周未用药，此次癫痫发作已持续 35 分钟，其治疗首选
A. 静脉注射地西泮　B. 静脉注射丙戊酸钠　C. 静脉注射苯妥英钠
D. 静脉注射苯巴比妥　E. 气管插管（2024）

▶**常考点**　帕金森病的病变部位，治疗；癫痫全部内容均为重点。

参考答案——详细解答见《2025 国家临床执业及助理医师资格考试历年考点精析（上、下册）》

1. ABCDE　2. ABCDE　3. ABCDE　4. ABCDE　5. ABCDE　6. ABCDE　7. ABCDE
8. ABCDE　9. ABCDE　10. ABCDE

第 5 章　急性脊髓炎与特发性面神经麻痹

▶▶考纲要求

①急性脊髓炎。②特发性面神经麻痹(贝尔麻痹)。

▶▶复习要点

一、急性脊髓炎

急性脊髓炎是指各种感染后引起自身免疫反应所致的急性横贯性脊髓炎性病变,又称急性横贯性脊髓炎,是临床上最常见的一种脊髓炎,以病损平面以下肢体瘫痪、传导束性感觉障碍和尿便障碍为特征。

1. 病因

患者发病前 1~4 周常有发热、上呼吸道感染、腹泻等病毒感染症状,但其脑脊液未检出病毒抗体,脊髓和脑脊液中未分离出病毒,推测可能与病毒感染后自身免疫反应有关,并非直接感染所致,为非感染性炎症性脊髓炎。

2. 临床表现

(1)一般情况　好发于青壮年。发病前 1~2 周常有上呼吸道、消化道感染史。以胸段脊髓炎最常见,尤其是 T_3~T_5 节段,颈髓、腰髓次之。急性起病,大多在数小时或数日内出现受累平面以下运动障碍、感觉障碍及自主神经功能障碍。

(2)运动障碍　受累脊髓以 T_3~T_5 常见,因此可表现为双下肢瘫痪,少数累及颈髓者,可出现四肢瘫痪。合并肌张力减低、腱反射消失、病理反射阴性。此为脊髓休克期,一般持续 2~4 周进入恢复期。

(3)感觉障碍　病变节段以下所有感觉均丧失。在感觉缺失平面的上缘可有感觉过敏区。

(4)自主神经功能障碍

①充盈性尿失禁　早期为脊髓休克期,表现为尿潴留,膀胱容量可达 1000ml,呈无张力性神经源性膀胱,可出现充盈性尿失禁。

②充溢性尿失禁　随着脊髓功能的恢复,膀胱容量缩小,尿液充盈到 300~400ml 即自行排尿,称为反射性神经源性膀胱,可出现充溢性尿失禁。

③自主神经反射异常　病变平面以下少汗或无汗、皮肤脱屑水肿、趾甲松脆和角化过度;病变平面以上可有发作性出汗过度、皮肤潮红、反射性心动过缓等。

3. 诊断

(1)病史和临床表现　急性起病,病前有上呼吸道感染史或预防接种史,迅速出现脊髓横贯性损害的表现。

(2)脑脊液检查　脑脊液压力正常,外观无色透明,细胞数和蛋白质含量正常或轻度增高,以淋巴细胞为主,糖、氯化物正常。

(3)脊髓 MRI　病变部脊髓增粗,病变节段髓内多发片状或较弥散的 T_2 高信号,强度不均。

4. 鉴别诊断

(1)急性脊髓压迫症　脊柱结核或转移癌,造成椎体破坏压迫脊髓,出现急性横贯性损害。脊柱影像学检查可见椎体破坏、椎间隙狭窄等改变。

(2)急性硬脊膜外脓肿　可出现急性脊髓横贯性损害,但病前常有身体其他部位的化脓性感染灶。

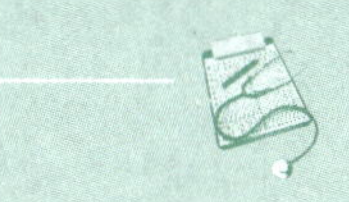

(3)**急性炎症性脱髓鞘性多发性神经病**　肢体呈弛缓性瘫痪,末梢型感觉障碍,可伴脑神经损害。

5. 治疗

(1)**急性期**　大剂量甲泼尼龙短程冲击治疗有可能控制病情发展,也可使用地塞米松。

(2)**恢复期**　康复治疗为主。

【例1】脊髓休克见于

A. 脊髓胶质瘤　　B. 脊髓蛛网膜粘连　　C. 急性脊髓炎

D. 脊髓空洞症　　E. 脊髓后动脉血栓形成

【例2】女性,30岁。2天来进行性双下肢瘫痪,尿便障碍,体温正常。胸4水平以下深浅感觉丧失和截瘫。脑脊液检查压力正常,白细胞80×10^6/L(80个/mm^3),淋巴细胞占80%,蛋白轻度增高。最可能的诊断为

A. 脊髓出血　　B. 急性脊髓炎　　C. 脊髓肿瘤

D. 多发性硬化　　E. 急性硬膜外脓肿

二、特发性面神经麻痹(贝尔麻痹)

特发性面神经麻痹也称贝尔(Bell)麻痹、面神经炎,是常见的脑神经单神经病变,因茎乳孔内面神经非特异性炎症而导致周围性面瘫,为面瘫最常见的原因。

1. 临床表现

(1)**发病情况**　任何年龄均可发病,多见于20~40岁男性。急性起病,病情多在3天左右达高峰。

(2)**症状**　面神经为混合性神经,包括运动纤维和感觉纤维。主要表现为单侧周围性面瘫,如受累侧闭目、皱眉、鼓腮、示齿和闭唇无力,以及口角向对侧歪斜;可伴有同侧耳后疼痛或乳突压痛。

(3)**体征**　可见患侧闭眼时眼球向外上方转动,露出白色巩膜,称为贝尔(Bell)征;鼻唇沟变浅,口角下垂,露齿时口角歪向健侧;由于口轮匝肌瘫痪,鼓气、吹口哨漏气。

(4)**定位**

①膝状神经节前损害:鼓索神经受累,出现同侧舌前2/3味觉障碍;镫骨肌分支受累,出现听觉过敏。

②膝状神经节病变:除表现为面神经麻痹、舌前2/3味觉障碍和听觉过敏外,还有耳郭、外耳道感觉减退和外耳道、鼓膜疱疹,称为亨特(Hunt)综合征,是带状疱疹病毒感染所致。

③茎乳孔附近病变:出现上述典型的周围性面瘫体征和耳后疼痛。

	面神经的神经分布	面神经炎时的临床表现
运动纤维	面部表情肌(除咀嚼肌、上睑提肌外)	患侧面部表情肌瘫痪
	上部面肌(额肌、皱眉肌、眼轮匝肌)	患侧额纹消失、不能皱眉、眼裂不能闭合
	下部面肌(颊肌、口轮匝肌)	食物易滞留病侧齿龈、鼓气和吹口哨时漏气
	镫骨肌	听觉过敏
感觉纤维	特殊感觉——舌前2/3味觉	同侧舌前2/3味觉消失
	一般感觉——外耳道、鼓膜、内耳的感觉	耳部、外耳道感觉减退、外耳道和鼓膜疱疹

【例3】女,35岁。刷牙时流口水1周。查体:口角歪向左侧,右侧鼻唇沟变浅,右侧额纹消失,Bell征阳性。最可能的诊断是

A. 脑血管病　　B. 吉兰-巴雷综合征　　C. 面神经炎

D. 三叉神经痛　　E. 蛛网膜下腔出血(2024)

2. 诊断与鉴别诊断

根据急性起病、临床表现主要为面神经瘫痪,诊断并不困难。应与下列疾病相鉴别。

(1)吉兰-巴雷综合征 多为双侧周围性面瘫,伴对称性四肢弛缓性瘫痪和感觉障碍,脑脊液检查有特征性的蛋白-细胞分离。

(2)耳源性面神经麻痹 中耳炎、迷路炎、乳突炎常并发耳源性面神经麻痹。

(3)后颅窝肿瘤或脑膜炎 周围性面瘫起病缓慢,常伴有其他脑神经受损症状。

(4)神经系统莱姆病 在流行区内患者出现面神经麻痹,常伴发热、皮肤游走性红斑或其他脑神经受累。

3. 治疗

(1)治疗原则 改善局部血液循环,减轻面神经水肿,缓解神经受压,促进神经功能恢复。

(2)糖皮质激素 对于无禁忌证的16岁以上患者,急性期应尽早使用糖皮质激素。

(3)维生素B 维生素B_1和维生素B_{12},肌内注射或口服,促进神经髓鞘恢复。

(4)抗病毒治疗 伴有带状疱疹、亨特综合征的患者,可选择阿昔洛韦或伐昔洛韦。

(5)理疗 急性期可在茎乳口附近行超短波透热疗法、红外线照射、局部热敷等。

(6)护眼 由于长期不能闭眼、瞬目,角膜干燥,可戴眼罩、滴眼药水,保护角膜。

(7)康复治疗 可以尽早开展面部肌肉康复治疗。

【例4】下列面神经炎治疗措施无效的是

A. 复合维生素B　　B. 糖皮质激素　　C. 抗病毒药物

D. 物理治疗　　E. 非甾体抗炎药

▶常考点 往年很少考,考点散乱。

参考答案——详细解答见《2025国家临床执业及助理医师资格考试历年考点精析(上、下册)》

1. ABCDE　2. ABCDE　3. ABCDE　4. ABCDE

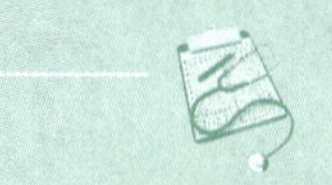

第十二篇　精神病学

第1章　概述与症状学

考纲要求

精神障碍:概述,症状学。

复习要点

一、概述

1. 概念

(1)精神障碍　是一类具有诊断意义的精神方面的问题,特征为认知、情绪、行为等方面的改变,可伴有痛苦体验和/或功能损害。精神障碍的核心部分是失去现实检验能力、有明显幻觉妄想的精神病障碍,外围是一些神经症性疾病,再外围可能是一些人格、适应不良等问题。

(2)精神病　特指具有幻想、妄想或明显的精神运动兴奋或抑制等"精神病性症状"的精神障碍,包括精神分裂症、偏执狂性精神病、重型躁狂症和抑郁症。因此精神病只是精神障碍中的一小部分。

(3)精神卫生　又称心理卫生,有狭义和广义之分。

①狭义的精神卫生　是指研究精神疾病的预防、医疗和康复,即预防精神疾病的发生,早期发现、早期治疗,促使慢性精神病患者康复,重新回归社会。

②广义的精神卫生　是指不仅研究精神疾病的发生、发展规律及其防治,而且要探讨保障和促进人群心理健康,提高个体承受应激和适应社会的能力,以减少心理和行为问题的发生。

2. 精神障碍的病因学

与感染性疾病不同,大多数功能性精神障碍没有确切的病因和发病机制,也没有敏感、特异的体征和实验室异常指标。但精神障碍与其他躯体疾病一样,均是生物、心理、社会因素相互作用所致。

(1)遗传与表观遗传　基因是影响人类正常与异常行为的主要因素之一。功能性精神障碍的家族聚集性说明这些疾病具有遗传性,是基因将疾病的易感性一代传给一代。遗传是最重要的致病因素之一。

遗传学是指基于基因序列改变所致基因表达水平的变化,如基因突变、基因杂合丢失、微卫星不稳定等。而表观遗传学是指基于非基因序列改变所致基因表达水平的变化,如DNA甲基化、染色质构象变化等。由于环境的作用,影响了基因的表达,从而导致某些疾病,这种表观遗传的改变有遗传至下一代的倾向。表观遗传过程受到临床学家极大的重视,因为外界环境促发了导致疾病的易感性。

(2)神经发育异常　神经发育学说认为,神经发育障碍患者的大脑从一开始就未能有正常的发育,由于遗传和某些神经发育危险因素的相互作用,在胚胎期大脑发育过程中就出现了某些神经病理改变,这些改变的即刻效应并不显著,随着进入青春期或成年早期,在外界环境因素的不良刺激下,最终导致疾病的发生。科学家们认为神经发育异常可能是重大精神障碍的共同发病机制。这些精神疾病共同表现为脑结构和功能的可塑性改变,包括额叶、颞叶内侧及海马等脑区的灰质和白质减少和体积缩小,临床上共同表现出发育迟滞、认知功能损害等。

(3)**感染** 感染可影响中枢神经系统,产生精神障碍。例如梅毒螺旋体可首先引起生殖系统症状,但在多年的潜伏后进入脑内,可引起神经梅毒,导致神经系统的退行性变,表现为痴呆、精神病性症状及麻痹。

(4)**应激** 应激一般只是精神障碍的诱因,只有少数情况下才是直接病因。

(5)**人格特征** 人格是指个体在日常生活中所表现出的总的情绪和行为特征,此特征相对稳定并可预测。性格是在气质的基础上,由个体活动与社会环境相互作用而形成的。有些人的性格自幼就明显偏离正常、适应不良,达到了害人害己的程度,我们称之为人格障碍。有些人格障碍与精神障碍关系十分密切,如具有表演型性格的人容易罹患癔症,具有强迫性格的人容易罹患强迫症,分裂样人格障碍者则患精神分裂症的可能性较大。

3. 精神障碍的诊断原则

(1)**病因诊断更有利于治疗** 诊断的目的是治疗,因此最理想的诊断思路是病因诊断。临床上病因诊断较症状诊断更有利于治疗,但许多精神疾病的病因并不明确。

(2)**从症状中寻找诊断线索** 诊断的步骤主要从症状分析开始,越早认识症状就能越早作出诊断、及时进行治疗。对于精神科医生而言,一般不会忽视与精神状态相关的线索,但往往不太重视与躯体症状相关的各种线索,这是需要努力改变的现状。

(3)**临床思维方法** 临床思维方法是指临床医生根据收集的感性资料,运用专业知识和经验,按客观规律进行分析综合,判断推理找出疾病本质特点,确定诊断和处理原则的过程。

(4)**症状群诊断** 现在,精神障碍大多病因未明,常需依赖症状群诊断。

二、症状学

1. 感知觉障碍

感知觉包括感觉和知觉两个心理过程。感觉是大脑对客观事物作用于感觉器官所产生对事物个别属性的反映,如形状、颜色、大小、重量、气味等。知觉是在感觉基础上,大脑对事物的各种不同属性进行整合,并结合以往经验而形成的整体印象,如根据桃子的形状、气味、颜色等,在大脑中产生的桃子的印象,就是一种知觉。感知障碍包括感觉障碍和知觉障碍。

(1)**感觉障碍** 包括感觉减退、感觉过敏、内感性不适(体感异常)。

	感觉减退	感觉过敏	内感性不适(体感异常)
定义	是对刺激的感受性降低,感觉阈值提高,表现为对外界强烈的刺激产生轻微的感觉体验或完全不能感知	是对刺激的感受性增高,感觉阈值降低,表现为外界一般强度的刺激能产生强烈的感觉体验	是躯体内部产生的不舒适和难以忍受的异样感觉
举例	感觉缺失	感到阳光特别刺眼 感到轻音乐特别刺耳	咽喉堵塞感、胃肠扭转感 腹部气流上涌感
临床意义	抑郁发作、木僵状态 意识障碍、分离障碍	多见于神经系统疾病,精神科多见于分离障碍、躯体忧虑障碍等	疑病症、躯体忧虑障碍 精神分裂症、抑郁发作

(2)**知觉障碍** 包括错觉、幻觉和感知综合障碍。

①错觉 是对客观事物歪曲的知觉。错觉可见于正常人,如在光线暗淡的环境中看错物体。病理性错觉常在意识障碍时出现,多为错视和错听,常带有恐怖色彩,如把输液管看成蛇。多见于谵妄状态。

②幻觉 是指没有现实刺激作用于感觉器官时出现的知觉体验,是一种虚幻的知觉。其分类如下。

A.按所涉及的感觉器官分 分为幻听、幻视、幻嗅、幻味、幻触、内脏幻觉。

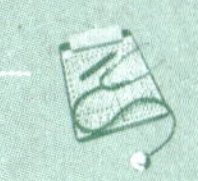

	临床特点	临床意义
幻听	幻听是一种虚幻的听觉，即患者听到了并不存在的声音 幻听是精神科临床最常见的幻觉	见于多种精神障碍，评论性、议论性、命令性幻听为精神分裂症的典型症状
幻视	患者看到了并不存在的事物，幻视的内容多种多样	精神分裂症、谵妄状态
幻嗅	患者闻到了环境中并不存在的某种难闻的气味	精神分裂症、颞叶器质性损害
幻味	患者尝到食物或水中并不存在的某种怪味道，因而拒食拒饮	精神分裂症
幻触	没有任何刺激时，患者感到皮肤上有某种异常的感觉	精神分裂症
内脏幻觉	患者对身体内部某一部位或某一脏器虚幻的知觉体验，如感到肠扭转、肝破裂、心脏穿孔、腹腔内有虫爬行等	精神分裂症、抑郁发作

B. 按幻觉体验的来源分　分为真性幻觉、假性幻觉。

真性幻觉是指来自外部客观空间，通过感觉器官而获得的幻觉。其特点为幻觉内容就像感知外界真实事物一样生动形象，故患者常常述说是亲耳听到或亲眼看到的。

假性幻觉是存在于自己的主观空间内，不通过感觉器官而获得的幻觉。其特点是幻觉内容往往比较模糊、不清晰、不完整，故患者常常描述为没有通过耳朵或眼睛，大脑内就隐约出现了某种声音或影像。

C. 按幻觉产生的条件分　分为功能性幻觉、反射性幻觉、入睡前幻觉、心因性幻觉。

	临床特点	临床意义
功能性幻觉	当某种感觉器官处于功能活动状态的同时，出现涉及该器官的幻觉	精神分裂症
反射性幻觉	当某一感官处于功能活动状态时，出现涉及另一感官的幻觉	精神分裂症
入睡前幻觉	多在入睡前出现的幻觉，患者闭上眼睛就能看见幻觉形象，多为幻视	精神分裂症
心因性幻觉	是在强烈心理因素影响下出现的幻觉，幻觉内容与心理因素密切相关	应激相关障碍、分离障碍

注意：①临床上最常见的幻觉是幻听。谵妄状态最常见的幻觉是幻视。
②议论性幻听——患者认为有人在议论他，能听见人们在说他的声音。
③关系妄想——患者认为有人在议论他，并未听见人们在说他的声音。

③感知综合障碍　指患者对客观事物的整体属性能够正确感知，但对某些个别属性，如大小、形状、颜色、距离、空间位置等产生错误的感知。常见的感知综合障碍如下。

	临床特点	临床意义
视物变形症	患者感到周围的人或物体的大小、形状、体积等发生了变化 看到物体的形象比实际增大，称为视物显大症 看到物体的形象比实际缩小，称为视物显小症	癫痫
自身感知综合障碍	指患者感到自己身体的某部分的大小、形状等发生了变化	精神分裂症、癫痫
时间感知综合障碍	患者对时间的快慢出现不正确的感知体验，如感到时间凝固了，岁月不再流逝；或感到时间在飞逝	抑郁发作、躁狂发作 精神分裂症
空间知觉障碍	患者对周围事物的距离、空间位置等感知错误，如候车时汽车已驶进站台，而患者仍感觉汽车离自己很远	癫痫 精神分裂症
非真实感	指患者感到周围事物和环境变得不真实，犹如隔了一层窗纱	抑郁症、精神分裂症

2. 思维障碍

思维是人脑对客观事物间接概括的反映。思维障碍主要包括思维形式障碍和思维内容障碍。

(1)思维形式障碍 主要是思维过程的联想和逻辑障碍,常见症状如下。

	临床特点	临床意义
思维奔逸	指思维联想速度加快、数量增多、转换加速 患者说话增多,语速加快,说话主题易产生音联、意联、随境转移	躁狂发作
思维迟缓	指思维联想速度减慢、数量减少和困难 患者语速减慢、语量减少,语声甚低,反应迟缓	抑郁发作
思维贫乏	指联想概念与词汇贫乏。患者感到脑子空空荡荡,没有什么思想 表现为寡言少语,谈话时言语内容空洞单调或词穷句短,回答问题简单	精神分裂症 智力发育障碍
思维散漫	指思维的目的性、连贯性和逻辑性障碍 表现为联想松弛,内容散漫,缺乏主题,说话东拉西扯	精神分裂症
思维破裂	指概念之间联想断裂,建立联想的各种概念内容之间缺乏内在联系。表现为患者的言语或书写内容有结构完整的句子,但各句含义互不相关,变成语句堆积,整段内容令人不能理解	精神分裂症
病理性赘述	思维活动停滞不前迂回曲折,联想枝节过多,作不必要的过分详尽的赘述,无法使他讲得扼要一点,一定要按他原来的方式讲完	癫痫、老年痴呆
思维中断 思维阻滞	指思维联想过程突然中断,表现为患者在无意识障碍又无外界干扰时,言语突然停顿,片刻之后又重新开始,但所谈主题已经转换	精神分裂症
思维插入	指患者感到有某种思想不是属于自己的,不受他的意志支配,是别人强行塞入其脑中	精神分裂症
思维被夺	指患者感到自己的思想被某种外力突然抽走,不受个人意志支配	精神分裂症
思维不连贯	指患者在意识障碍背景下,出现的言语支离破碎和杂乱无章的状态	谵妄状态
强制性思维	指患者体验到强制性涌现大量无现实意义的联想。症状突发突止	精神分裂症
思维化声	患者思考时体验到自己的思想同时变成了言语声,自己和他人均能听到	精神分裂症
象征性思维	属于概念转换,患者以无关的具体概念代替某一抽象概念,不经患者本人解释,他人无法理解。如患者反穿衣服,以表示自己表里如一	精神分裂症
语词新作	指概念的融合、浓缩以及无关概念的拼凑 患者自创一些新的符号、图形、文字或语言并赋予特殊的概念	精神分裂症
逻辑倒错性思维	是指推理缺乏逻辑性,既无前提也无根据,或因果倒置,推理离奇古怪,不可理解	精神分裂症
强迫性思维	是指患者脑中反复出现的某一概念或相同内容的思维,明知没有必要,但又无法摆脱。可表现为强迫性回忆、强迫性穷思竭虑、强迫性对立思维、强迫性怀疑等	强迫障碍

注意:①强迫性思维——患者明确是自己的思想,反复出现,内容重复,是强迫症的核心症状之一。
②强制性思维——患者体验到思维是异己的。

(2)思维内容障碍 主要表现为妄想,它是在病态推理和判断基础上形成的一种病理性歪曲的信念。

①妄想的特征 A.妄想内容与事实不符,缺乏客观现实基础,但患者仍坚信不疑;B.妄想内容均涉及患者本人,且与个人有利害关系;C.妄想内容具有个人独特性,是个体的心理现象,并非集体信念;D.妄想内容与患者的文化背景和个人经历有关,且通常有浓厚的时代色彩。

②妄想分类

A.根据妄想的起源分 分为原发性妄想和继发性妄想。

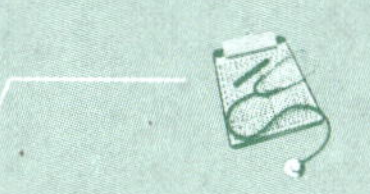

原发性妄想是没有发生基础的妄想，表现为内容不可理解，不能用既往经历、当前处境及其他心理活动等加以解释。原发性妄想是精神分裂症的典型症状，对精神分裂症具有重要诊断价值。

继发性妄想是发生在其他病理心理基础上的妄想，或与某些经历、情境等有关的妄想；因亲人死于某种疾病后过分关注自己身体健康，而逐渐产生疑病妄想等。可见于多种精神障碍。

B. 根据妄想的结构分　分为系统性妄想和非系统性妄想。

系统性妄想是指内容前后相互联系、结构严密的妄想。

非系统性妄想是一些片段、零散、内容不固定、结构不严密的妄想。

C. 根据妄想的内容分　分为以下类型。

	临床特点	临床意义
被害妄想	最常见。患者坚信自己被跟踪、被监视、被诽谤、被隔离等 患者受妄想支配可拒食、控告、逃跑、自卫、自伤、伤人等	精神分裂症 妄想性障碍
关系妄想	患者认为周围环境中所发生的与自己无关的事情均与自己有关，如认为周围人的谈话是在议论自己，别人的一举一动都与自己有关	精神分裂症 妄想性障碍
物理影响妄想 被控制感	患者觉得自己的思想、情感、意志行为受到某种外界力量的控制而身不由己，如患者经常描述被红外线、电磁波、超声波等控制	精神分裂症
夸大妄想	患者认为自己拥有非凡的才能、智慧、财富、权利、地位等 如称自己是著名的科学家、明星、国家领导人、名人的后裔等	躁狂发作 精神分裂症
罪恶妄想 自罪妄想	患者毫无根据地坚信自己犯了严重错误、不可宽恕的罪恶，应受严厉的惩罚，认为自己罪大恶极，死有余辜，患者要求劳动改造以赎罪	抑郁发作 精神分裂症
疑病妄想 虚无妄想	患者毫无根据地坚信自己患了某种严重躯体疾病或不治之症，因而到处求医，即使通过详细检查和多次反复的医学验证都不能纠正	抑郁症、精神分裂症 躯体忧虑障碍
钟情妄想	患者坚信自己被某异性钟情，对方的一言一行都是对自己爱的表达	精神分裂症
嫉妒妄想	患者无中生有地坚信自己的配偶对自己不忠诚，另有外遇。为此，常常翻看配偶的手机短信、通话记录，跟踪监视配偶的日常活动	精神分裂症 老年痴呆
非血统妄想	患者毫无根据地坚信自己不是父母亲生的，虽经反复解释和证实，仍坚信不疑。患者有时认为自己是被抱养的或被寄养的	精神分裂症
被洞悉感	也称内心被揭露感，是指患者认为其内心所想的事，未经语言文字表达就被别人知道了，但是通过什么方式被人知道的则不能描述清楚	精神分裂症

【例1】属于幻觉的情况是

A. 觉得自己被红外线控制　B. 看到别人说话，觉得是在议论自己
C. 把输液管看成蛇　D. 独处时听见有人叫自己去跳楼
E. 感觉自己的鼻子越来越大(2024)

【例2】每当听到电话铃声的同时就听到辱骂自己的声音，该症状是

A. 心因性幻听　B. 元素性幻听　C. 反射性幻听
D. 假性幻听　E. 功能性幻听

【例3】患者，女性，15岁。自觉周围环境和事物失去了色彩和生机，感觉看什么东西都很遥远，背景物体都离自己很远，因而变得内向，不愿与人接触。最可能的诊断是

A. 非真实感　B. 幻觉　C. 错觉
D. 感觉减退　E. 内感性不适(2024)

【例4】对客观事物整体的感知正确，但对个体属性的感知错误。以下症状符合该描述的是

A. 幻觉　　B. 谵妄　　C. 视物变形症
D. 错觉　　E. 妄想

【例5】患者知觉体验中表现为错觉的是
A. 看见面前的高楼变矮　　B. 将输液管看成一条蛇　　C. 感觉周围的事物变大
D. 听见汽车喇叭里有骂他的声音　　E. 感觉皮肤上有蚂蚁在爬

【例6】下列不属于感知综合障碍的是
A. 感觉10米外的桌子距离自己很近,但一放杯子时掉在了地上
B. 看到自己母亲的眼睛一时很大,一时又变小了
C. 听到公交车的声音就听到自己被骂
D. 感觉自己的手一会儿变小,一会儿变大
E. 感觉周围的房子一会儿变大,一会儿又变小

A. 强迫性思维　　B. 强制性思维　　C. 思维奔逸
D. 思维插入　　E. 思维中断

【例7】患者反复出现一些想法,明知不必要和不合理,但无法摆脱。该症状为
【例8】患者体验到脑内概念不断涌现,一个意念接着一个意念。该症状为(2024)

【例9】女性,20岁。医生询问其职业时,患者平静地回答:"今天逛超市,太阳出来了,天气很好,我在享受日光浴。"该患者的精神症状最可能是
A. 思维奔逸　　B. 思维破裂　　C. 思维不连贯
D. 病理性赘述　　E. 强制性思维(2024)

【例10】不符合妄想特征的是
A. 内容与客观现实不符合　　B. 是一种病理的信念　　C. 内容多与患者自身相关
D. 内容受文化背景影响　　E. 受教育程度越高越容易出现妄想

【例11】妄想是指
A. 对病理信念的坚信不疑　　B. 对某事物的虚幻的知觉　　C. 对客观事物的错误感知
D. 对客观事物的正确感知　　E. 对某事物的反复思考

【例12】不属于思维内容障碍的是
A. 思维散漫　　B. 被监视感　　C. 被洞悉感
D. 被控制感　　E. 思维被播散

【例13】患者觉得被跟踪,被监视,饭中有人下毒,属于
A. 夸大妄想　　B. 关系妄想　　C. 嫉妒妄想
D. 被控制妄想　　E. 被害妄想

【例14】男,21岁。近6个月来在家中闭门不出,认为有人在拿自己做实验,用射线照射自己,有人监控自己,使自己活不下去了,只有躲在家中才安全。既往体健,无精神病家族史。该患者的主要症状为
A. 关系妄想　　B. 被害妄想　　C. 夸大妄想
D. 疑病妄想　　E. 内心被揭露感

3. 记忆障碍

记忆是既往事物经验在大脑中的重现。记忆是在感知觉和思维基础上建立起来的精神活动,包括识记、保持、再认和回忆三个基本过程。记忆障碍常涉及记忆的各个过程,分以下几种。

(1)记忆增强　是病理性的记忆力增强,表现为患者对病前已经遗忘且不重要的事都能重新回忆起来,甚至包括事件的细节。多见于躁狂发作、精神分裂症。

(2)记忆减退　是记忆各个基本过程功能的普遍减退。轻者表现为近记忆力减弱,如记不住刚见过

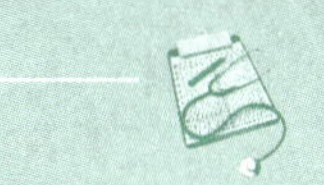

人的名字、别人刚告诉的电话号码等。严重时远记忆力也减退，如难以回忆个人经历。多见于痴呆，也可见于正常老年人。

(3)**遗忘** 是记忆痕迹在大脑中的丧失，表现为对既往感知过的事物不能回忆，分以下几类。

	临床特点	临床意义
顺行性遗忘	指对紧接着疾病发生以后一段时间内的经历不能回忆	脑挫伤
逆行性遗忘	指对疾病发生之前一段时间内的经历不能回忆	脑外伤、脑卒中
界限性遗忘	也称分离性遗忘，是指对某一特定时间段的经历不能回忆 遗忘的发生通常与该时间段内的不愉快事件有关	分离障碍
进行性遗忘	是指随着疾病的发展，遗忘逐渐加重	老年性痴呆

(4)**虚构** 指在遗忘的基础上，患者以想象的、未曾亲身经历的事件来填补记忆的缺损。由于虚构患者有严重的记忆障碍，所以虚构的内容自己也不能再记住。多见于痴呆、慢性酒精中毒性精神障碍。

(5)**错构** 指在遗忘的基础上，患者对过去所经历过的事件，在发生的地点、情节，特别是在时间上出现错误的回忆，并坚信不疑。多见于痴呆、慢性酒精中毒性精神障碍。

4. 情感障碍

	临床特点	临床意义
情感高涨	是正性情感活动的明显增强。表现为不同程度的、与周围环境不相称的病态喜悦，患者自我感觉良好，整日喜笑颜开，谈话时语音高昂、眉飞色舞、表情丰富	躁狂发作
欣快	是在智能障碍基础上出现的与周围环境不协调的愉快体验。表现为自得其乐、十分幸福。但因智能障碍的影响，表情单调刻板，给人以呆傻、愚蠢的感觉	痴呆
情感低落	是负性情感活动的明显增强。表现为忧愁、苦闷、唉声叹气、暗自落泪，有时感到前途灰暗，没有希望。严重时可因悲观绝望而出现自杀企图及行为	抑郁发作
焦虑	指在缺乏相应客观刺激情况下，出现的内心不安状态。表现为顾虑重重，紧张恐惧，坐立不安，严重时搓手顿足，惶惶不可终日，似有大祸临头的感觉	焦虑障碍
恐惧	指面临某种事物或处境时出现的紧张不安反应。病态恐惧指与现实威胁不相符的恐惧反应，表现为过分害怕，提心吊胆，常伴明显自主神经功能紊乱症状	恐惧障碍
情感不稳	是情感活动的稳定性障碍，表现为患者的情感反应极易发生变化，从一个极端波动至另一个极端，显得喜怒无常、变幻莫测	脑器质性精神障碍
情感淡漠	是指对外界刺激缺乏相应的情感反应，缺乏内心体验。表现为面部表情呆板，对周围发生的事情漠不关心，即使对与自身有密切利害关系的事情也是如此	晚期精神分裂症
易激怒	是情感活动的激惹性增高，表现为极易因一般小事而引起强烈的不愉快情感反应，如暴怒发作	人格障碍 躁狂发作
情感倒错	是指情感表现与其内心体验或处境明显不相协调，甚至截然相反	精神分裂症
情感矛盾	指患者在同一时间对同一人或事物产生两种截然不同的情感反应，但患者并不感到这两种情感的矛盾和对立，没有痛苦和不安	精神分裂症

【例15】外界轻微的刺激就容易引起情绪的强烈波动，或多愁善感，或兴奋激动。该症状是

A. 情感幼稚　　B. 病理性激情　　C. 情感倒错
D. 情感脆弱　　E. 环性情绪

【例16】男，35岁。近3个月经常感到不明原因的紧张、害怕，对生活中的琐事思虑多，自己不能控制，为此感到苦恼，坐立不安，主动就诊。患者存在的主要症状是

A. 恐惧症状　　B. 惊恐发作　　C. 强迫症状
D. 焦虑症状　　E. 强制思维

5. 智能障碍

智能是人们获得和运用知识解决实际问题的能力。智能障碍分为智力发育迟滞和痴呆两大类型。

(1)**智力发育迟滞**　是指先天或发育成熟以前(18 岁以前),由各种原因影响智力发育所造成的智力低下和社会适应困难的状态。随着年龄增长,患者的智力水平可能有所提高,但仍明显低于正常同龄人。

(2)**痴呆**　是指智力发育成熟以后,由各种原因损害原有智力所造成的智力低下状态。痴呆的发生往往具有脑器质性病变基础,如脑外伤、脑缺氧等。主要表现为记忆力、计算力、理解力、判断力下降,工作和学习能力下降,严重者生活不能自理。老年性痴呆患者往往伴有人格改变、情感淡漠、行为幼稚等。

根据大脑病变性质、范围、智能损害的广度,可将痴呆分为全面性痴呆、部分性痴呆和假性痴呆。

①全面性痴呆　表现为大脑弥漫性损害,智能活动的各个方面均受累及,从而影响患者全部精神活动,常出现人格改变、定向障碍及自知力缺乏。可见于老年痴呆、梅毒性痴呆。

②部分性痴呆　表现为大脑局部性损害,患者只产生记忆减退、理解力削弱、分析综合困难等,但其人格仍保持良好,定向力完整,有一定的自知力,可见于血管性痴呆、脑外伤后痴呆的早期。

③假性痴呆　在强烈的精神创伤后,部分患者可产生一种类似痴呆的表现,而大脑组织结构无任何器质性损害,称为假性痴呆。常见于分离障碍、应激障碍。

【例 17】以下疾病,最常出现智能障碍的是
A. 焦虑症　　B. 抑郁发作　　C. 精神分裂症
D. 强迫障碍　　E. 脑器质性精神障碍

【例 18】精神发育迟滞和痴呆最重要的鉴别是
A. 理解力　　B. 起病年龄　　C. 分析概括能力
D. 智力　　E. 记忆力(2024)

6. 意志行为障碍

(1)**意志障碍**　意志是指人们自觉地确定目标,并根据目标调节自身的行动,克服困难,实现预定目标的心理过程。意志是人类特有的心理现象,是在人类认识世界和改造世界的需要中产生的。

	临床特点	临床意义
意志增强	是指意志活动增多。表现为在病态情感或妄想的支配下,患者持续地坚持某些行为,具有极大的顽固性	精神分裂症 躁狂发作
意志减弱	是指意志活动减少。表现为动机不足,缺乏积极主动性及进取心,对周围一切事物缺乏兴趣,不愿活动,工作学习感到非常吃力。严重时整日呆坐或卧床不起,日常生活也懒于料理	抑郁发作 精神分裂症
意志缺乏	是指意志活动缺乏,表现为对任何活动都缺乏动机、要求,生活处于被动状态,处处需要别人督促和管理	精神分裂症 智力发育障碍
矛盾意向	表现为对同一事物,同时出现两种完全相反的意向,但患者并不感到这两种意向的矛盾和对立,没有痛苦和不安	精神分裂症

(2)**行为障碍**　行为是指一系列动作的有机组合,是为了达到一定目的而进行的复杂的随意运动。行为障碍主要表现如下。

①精神运动性兴奋　是指患者的动作行为及言语活动明显增多。包括协调性和不协调性两类。

A. 协调性精神运动性兴奋　表现为患者增多的动作行为及言语与思维、情感、意志等精神活动协调一致,并与环境保持较密切的联系。患者的整个精神活动比较协调,行为具有目的性,可以被周围人理

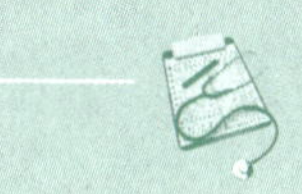

解。多见于躁狂发作。

B. 不协调性精神运动性兴奋　表现为患者增多的动作行为及言语与思维、情感、意志等精神活动不协调，脱离周围现实环境。患者的整个精神活动不协调，动作行为杂乱无章，缺乏动机和目的，使人难以理解。多见于精神分裂症、谵妄状态。

②精神运动性抑制　是指动作行为和言语活动的减少。主要包括以下 4 类。

	临床特点	临床意义
木僵	指动作行为和言语活动被完全抑制，表现为患者不语、不动、不饮、不食，肌张力增高，面部表情固定，对刺激缺乏反应，经常保持一种固定姿势。症状较轻者，可表现为少语、少动、表情呆滞，无人时能自动进食，可自行大小便，称为亚木僵状态	精神分裂症 严重抑郁发作 应激障碍 脑器质性精神障碍
蜡样屈曲	是在木僵基础上出现的，患者出现肢体任人摆布，即使是不舒服的姿势，也较长时间似蜡塑一样维持不动	精神分裂症
缄默症	是言语活动的明显抑制，表现为患者缄默不语，不回答任何问题，有时仅以手示意或者书写交流	分离障碍 精神分裂症
违拗症	是指患者对他人的要求加以抗拒。主动违拗表现为不但拒绝执行他人要求，而且还做出与要求相反的行为。被动违拗表现为对他人的各种要求一概拒绝执行	精神分裂症

③刻板动作、模仿动作、作态与强迫动作

	临床特点	临床意义
刻板动作	是指患者机械刻板地反复重复某一单调的动作，常与刻板言语同时出现	精神分裂症
模仿动作	是指患者无目的地模仿别人的动作，常与模仿言语同时存在	精神分裂症
作态	患者做出古怪、愚蠢、幼稚做作的动作、姿势、步态与表情，如做怪相、扮鬼脸	精神分裂症
强迫动作	指患者明知没有必要，却难以克制的去重复做某种动作行为，如果不重复，患者往往焦虑不安，如强迫性洗涤、强迫性检查等。强迫动作多与强迫思维有关	强迫障碍

【例 19】协调性精神运动性兴奋常见于

A. 激越性抑郁症　B. 创伤后应激障碍　C. 广泛性焦虑障碍
D. 精神分裂症青春型　E. 躁狂发作

【例 20】患者，男性，35 岁。医生让他张口，他偏要紧闭牙关。医生让他坐下，他偏要站起。该症状为

A. 主动性违拗　B. 被动性违拗　C. 木僵
D. 缄默症　E. 强迫动作(2024)

7. 自知力障碍

自知力又称领悟力或内省力，是指患者对自己精神状态的认识和判断能力。临床上，一般精神症状消失，并认识自己的精神症状是病态的，即为自知力恢复。

不同精神疾病自知力的损害程度是不同的。神经症患者的自知力一般保持完整，即患者能够认识到自己的异常精神活动，并为此感到痛苦而积极寻求医疗帮助。重型精神障碍患者的自知力一般是缺乏的，即患者不能认识到自己的病态表现，否认存在精神方面的问题，认为自己的幻觉、妄想等精神病理症状都是客观现实，故往往拒绝就医、治疗。

自知力缺乏是重型精神障碍的重要标志，临床上往往将有无自知力及自知力恢复的程度作为判断病情轻重和疾病好转程度的重要指标。自知力完全恢复是精神病康复的重要指标。

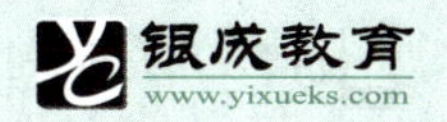

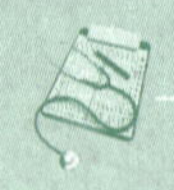

【例 21】自知力是指

A. 对所服用药物的认知能力　B. 对既往身体状况的认知能力　C. 对躯体疾病的认知能力

D. 对自身精神状况的认知能力　E. 对未来身体状况的认知能力

8. 常见综合征

	临床特点	临床意义
幻觉妄想综合征	以幻觉和妄想为主要表现,伴情绪和意志行为异常。幻觉以听幻觉和视幻觉最常见。妄想以被害妄想和关系妄想最常见	精神分裂症 脑器质性精神障碍
急性脑综合征	也称谵妄,常表现为意识障碍昼轻夜重、神志恍惚、注意力不集中,对周围环境和事物的觉察清晰度降低	颅内感染 中枢神经系统疾病
慢性脑综合征	主要表现为痴呆、慢性精神病症状,如抑郁状态、类躁狂状态、类精神分裂症,伴明显的人格改变和记忆障碍	慢性躯体疾病 严重躯体疾病
遗忘综合征	又称柯萨可夫综合征,主要表现为近事遗忘、虚构、定向障碍。无意识障碍,智能相对完好	慢性酒精中毒 脑器质性精神障碍
躁狂综合征	是指在心境持续高涨的情况下,出现联想加快、言语增多、自我评价过高、睡眠需要量减少、活动增多等现象的综合征	躁狂发作 脑器质性精神障碍
抑郁综合征	主要表现为情绪低落、思维迟缓、意志活动减退等三低症状	抑郁发作 脑器质性精神障碍
紧张综合征	最突出的症状是患者全身肌张力增高 包括紧张性木僵、紧张性兴奋两种状态	精神分裂症 急性应激障碍
脑衰弱综合征	主要表现为精神活动易兴奋、易疲劳等特点,情绪不稳定、情感脆弱,是最缺乏特异性的综合征	中枢神经系统病变 躯体疾病

【例 22】患者,男,68 岁。直肠癌根治术后 3 天,手术顺利,白天昏睡,或被唤醒后又很快入睡,晚上惊恐不安,言语凌乱,难以理解,双上肢胡乱挥舞。患者突出的临床症状是

A. 昏睡状态　B. 幻觉状态　C. 谵妄状态

D. 躁狂状态　E. 妄想状态(2023)

常考点　精神病症状学为考试重点,需熟练掌握。

参考答案——详细解答见《2025 国家临床执业及助理医师资格考试历年考点精析(上、下册)》

1. ABCDE　2. ABCDE　3. ABCDE　4. ABCDE　5. ABCDE　6. ABCDE　7. ABCDE
8. ABCDE　9. ABCDE　10. ABCDE　11. ABCDE　12. ABCDE　13. ABCDE　14. ABCDE
15. ABCDE　16. ABCDE　17. ABCDE　18. ABCDE　19. ABCDE　20. ABCDE　21. ABCDE
22. ABCDE

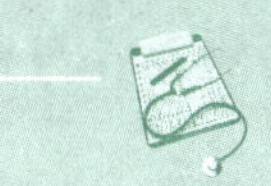

第 2 章　神经认知障碍

▶考纲要求

①阿尔茨海默病。②血管性认知功能损害。

▶复习要点

一、阿尔茨海默病

1. 概念

阿尔茨海默病(AD)是一种常见的神经系统变性疾病,其病理特征为老年斑、神经纤维缠结、海马锥体细胞颗粒空泡变性及神经元缺失。临床特征为隐袭起病,进行性智能衰退,多伴人格改变。一般症状持续进展,病程通常为 8~10 年。

AD 是最常见的痴呆类型,占痴呆总数的 60%~70%。AD 的发病率与年龄呈正相关,女性多于男性。流行病学调查表明,65 岁以上的老年人中痴呆的患病率约为 5%,80 岁以上的患病率可达 20%。

2. 临床表现

AD 的临床表现分为两个方面,即认知功能减退症状及伴随的社会功能减退和非认知性精神症状。根据疾病的发展和认知功能缺损的严重程度,AD 可分为轻度、中度和重度。

	轻度	中度	重度
记忆障碍	近记忆障碍为首发且最明显症状,经常忘记物品和主要事件	表现为日益严重的记忆障碍,包括近记忆障碍及远记忆障碍	近、远记忆力均严重受损,忘记自己的名字和年龄
定向障碍	常有时间定向障碍	常有时间、地点定向障碍	严重定向障碍
言语功能	无言语功能障碍	言语功能障碍明显,讲话无序,内容空洞,命名困难	只能自发言语,内容单调,最终丧失语言功能
人格改变	出现在疾病早期,患者缺乏主动性,活动减少,孤独,易激怒	可有精神和行为障碍,情绪波动不稳,可出现妄想	人格显著改变,失认,失用,命名性失语
日常生活	日常工作能胜任,生活可自理	难以完成工作及家务劳动,患者不能独立生活	逐渐丧失行走能力,不能站立,卧床不起,大小便失禁

3. 诊断

ICD-10 诊断要点:①存在痴呆;②潜隐起病,缓慢衰退;③无临床证据或特殊检查结果能够提示精神障碍是由其他可引起痴呆的全身疾病或脑部疾病所致,如甲状腺功能低下、高血钙、维生素 B_{12} 缺乏、烟酸缺乏、神经梅毒、正常压力脑积水或硬膜下血肿;④缺乏卒中样发作,在疾病早期无局限性神经系统损害的体征,如轻瘫、感觉缺失、视野缺损及共济失调(晚期可出现)。

4. 药物治疗

(1)**胆碱酯酶抑制剂**　AD 患者胆碱能神经元进行性退变是记忆减退、定向力丧失、行为和人格改变的原因。常用胆碱酯酶抑制剂包括多奈哌齐、卡巴拉汀、加兰他敏等,可用于治疗轻、中度 AD,不仅可以改善患者的认知功能,还对早期精神行为异常有效。

(2)**N-甲基-D-天冬氨酸(NMDA)受体拮抗剂** 常用药物是美金刚,主要用于中、重度AD的治疗。

二、血管性认知功能损害(血管性神经认知功能障碍)

1. 概念

血管性神经认知功能障碍是指由于脑血管疾病(脑梗死、脑出血、脑静脉病变等)导致的神经认知功能障碍,分为轻度血管性神经认知功能障碍和重度血管性神经认知功能障碍,其中重度血管性神经认知功能障碍又称为血管性痴呆(VD)。本节主要介绍VD。

2. 临床表现

(1)**意识障碍** 部分患者在病程中可出现短暂意识障碍,主要表现为急性脑综合征,一般发生在夜间。

(2)**感知觉障碍** 患者可出现视幻觉和听幻觉。也可出现视物显大症或视物显小症。

(3)**思维障碍** 患者可出现思维迟缓、逻辑障碍、概念的形成与掌握困难、妄想等多方面的思维障碍,其中以妄想最常见,约占VD患者的50%,如关系妄想、被害妄想、被盗妄想、嫉妒妄想等。

(4)**情感障碍** 早期表现为情感脆弱、易激怒、情绪不稳、抑郁情绪等,其中以抑郁情绪最常见,约占VD患者的50%~60%。晚期表现为欣快、情感平淡或淡漠等。

(5)**行为障碍** 如意志活动减弱、冲动行为(可突然伤人或自伤)、本能行为亢进(食欲和性欲亢进)。

(6)**记忆障碍和智能障碍** 记忆障碍与阿尔茨海默病相同。智能障碍呈波动性和进行性发展。

3. 鉴别诊断

	血管性痴呆(VD)	阿尔茨海默病(AD)
脑卒中或TIA病史	常有	常无
起病及病程进展	相对较急,病程呈阶梯式恶化且波动较大	起病缓慢,进行性进展
早期症状	情绪不稳,近记忆障碍	人格改变,智能障碍
核心症状	情感脆弱,近记忆障碍,痴呆出现较晚	全面性痴呆
人格与自知力	人格改变少见,自知力存在	早期人格改变,丧失自知力
脑CT或MRI	可见脑梗死灶、软化灶等	不同程度的脑萎缩
Hachinski缺血评分	≥7分	≤4分

注意: Hachinski缺血评分≥7分为血管性痴呆,≤4分为阿尔茨海默病,5~6分为混合性痴呆。

4. 治疗

目前尚无治疗VD的特效药物。

【例1】阿尔茨海默病的早期症状主要为

A. 性格改变　B. 记忆减退　C. 情绪急躁易怒
D. 幻觉　E. 妄想

注意: ①近记忆障碍常为阿尔茨海默病首发及最明显的症状(7版《精神病学》P60,8版已删除)。
②人格改变往往出现在疾病的早期(7版《精神病学》P60),但常常发生于记忆减退之后。
③人格改变≠性格改变。故本题最佳答案为B,而不是A。

【例2】男,67岁。渐进性记忆力减退4年。经常出现差错,刚刚做过的事转身就忘了,生活不能完全自理,有时外出后不能认识回家的路。既往无高血压、动脉粥样硬化、糖尿病病史。该患者最可能的诊断是

A. 帕金森病　B. 抑郁症　C. 血管性神经认知障碍
D. 精神分裂症　E. 阿尔茨海默病(2024)

A. 常有妄想　B. 早期出现人格改变　C. 有意识障碍

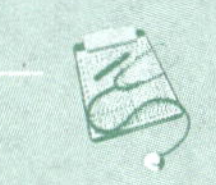

D. 有记忆障碍和智能障碍　　E. 常有错觉、幻觉

【例3】阿尔茨海默病和血管性痴呆的共同点是

【例4】阿尔茨海默病区别于血管性痴呆的特点是

(5~7题共用题干)男,59岁。进行性记忆力下降6个月。怀疑有人偷自己的东西,认为爱人对自己不忠诚,常与邻居发生争执,有时尾随年轻女性,行为幼稚、任性。家人无法管理而住院治疗。既往无脑血管病史。生命体征及神经系统检查正常。

【例5】该患者最可能的诊断是

A. 偏执性精神病　　B. 血管性痴呆　　C. 中毒性脑病
D. 阿尔茨海默病　　E. 精神分裂症

【例6】病史中未提示存在的症状是

A. 近事遗忘　　B. 强制性思维　　C. 人格改变
D. 易激惹　　E. 嫉妒妄想

【例7】【假设信息】该患者在住院期间,突然出现大量丰富的幻觉,这时对症处理应选用的药物是

A. 曲唑酮　　B. 丁螺环酮　　C. 利培酮
D. 阿普唑仑　　E. 丙戊酸钠

▶▶常考点　　阿尔茨海默病的临床表现和诊断。

参考答案——详细解答见《2025国家临床执业及助理医师资格考试历年考点精析(上、下册)》

1. ABCDE　2. ABCDE　3. ABCDE　4. ABCDE　5. ABCDE　6. ABCDE　7. ABCDE

第3章 精神活性物质使用所致障碍

考纲要求

①精神活性物质使用所致障碍概述。②酒精所致精神障碍。

复习要点

一、精神活性物质使用所致障碍概述

1. 基本概念

(1)精神活性物质 精神活性物质是指能够影响人类情绪、行为、改变意识状态,并有致依赖作用的一类化学物质,人们使用这类物质的目的在于取得或保持某些特殊的心理、生理状态。精神活性物质又称成瘾物质、药物。毒品是社会学概念,指具有很强成瘾性并在社会上禁止使用的化学物质,我国的毒品主要指阿片类、可卡因、大麻、苯丙胺类兴奋剂等药物。

(2)依赖 是一组认知、行为和生理症状群,使用者尽管明白使用成瘾物质会带来问题,但还在继续使用。自我用药导致了耐受性增加、戒断症状和强制性觅药行为。所谓强制性觅药行为是指使用者冲动性使用药物,不顾后果,是自我失去控制的表现,不一定是人们常常理解的意志薄弱、道德败坏的问题。

传统上,将依赖分为躯体依赖和心理依赖。躯体依赖也称生理依赖,是指反复用药后造成的一种病理性适应状态,表现为耐受性增加和戒断症状。心理依赖也称精神依赖,是指用药后产生一种愉快满足或欣快的感觉,驱使使用者为寻求这种感觉而反复使用药物,表现出所谓的渴求状态。

(3)滥用 是一种适应不良方式,由于反复使用药物导致了明显的不良后果,如不能完成重要的工作、学业,损害了躯体、心理健康,导致了法律上的问题等。滥用强调的是不良后果,滥用者没有明显的依赖性增加或戒断症状,反之就是依赖状态。

(4)耐受性 是一种状态,指药物使用者必须增加使用剂量方能获得所需的效果,或使用原来的剂量则达不到使用者所追求的效果。

(5)戒断状态 是指停止使用药物,或减少使用剂量,或使用拮抗剂占据受体后所出现的特殊心理生理症状群。其机制是长期用药后,突然停药引起的适应性的反跳。不同药物所致的戒断症状因其药理特性不同而不同,一般表现为与所使用药物的药理作用相反的症状。

2. 精神活性物质的分类

类别	举例
中枢神经系统抑制剂	巴比妥类、苯二氮䓬类、酒精等
中枢神经系统兴奋剂	苯丙胺类(如冰毒、摇头丸)、可卡因、咖啡因等
致幻剂	大麻、麦角酸二乙酰胺、苯环己哌啶、仙人掌毒素等
阿片类	海洛因、吗啡、鸦片、美沙酮、二氢埃托啡、哌替啶等
挥发性溶剂	丙酮、汽油、甲苯等
其他	烟草

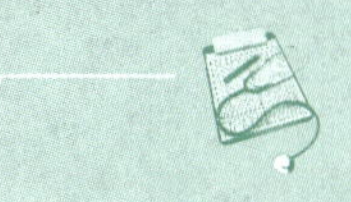

【例1】苯二氮䓬类药物使用者必须通过增加用量才能获得原有剂量所达到的效果，这种现象称为

A. 耐受性　　B. 灵敏性　　C. 戒断性

D. 依赖性　　E. 特异性

二、酒精所致精神障碍

酒精对身体的作用可分为急性和慢性作用。急性作用主要表现为急性胃、食管出血等。慢性作用是指长期大量饮酒，引起各脏器的损害，如中枢及周围神经系统、肌肉、心脏、肝脏、胰腺、消化道受累。

1. 急性酒精中毒的临床表现

(1)单纯性醉酒　临床上可表现为典型中枢神经系统下行性抑制症状。

额叶皮质脱抑制表现	患者话多、欣快、易激惹、冲动、好斗、活动增多等
低级运动中枢脱抑制表现	运动不协调、步态不稳
脑干网状系统抑制症状	意识障碍、呼吸抑制、血压不稳等

(2)病理性醉酒　是指某些患者在个人素质、脑外伤、同时服用某些精神药物等因素的影响下，饮用不会导致常人出现中毒剂量的酒精后出现精神障碍的情况。其表现主要是意识障碍、情绪障碍(如情感不稳、易激惹)、行为障碍(如冲动、伤人、毁物等)。表现持续数分钟至数小时，患者事后不能回忆。病理性醉酒可导致严重伤人或自伤事件的发生。

2. 慢性酒精中毒的临床表现

(1)戒酒综合征　发生于停酒或突然减少酒用量6~28小时内，其表现如下。

①轻度症状　主要是情绪障碍(如焦虑、烦躁、易激惹)和睡眠障碍(如失眠、睡眠节律改变)，此外，还可出现舌震颤、四肢肌肉震颤等。

②中度症状　除轻度症状外，还有幻觉、妄想，幻觉以听幻觉最常见，妄想以被害妄想、关系妄想最常见。

③重度症状　长期大量饮酒者，如果突然断酒，在停酒后48~96小时出现震颤谵妄，表现为意识模糊，分不清东西南北，不识亲人，不知时间，有大量的知觉异常，如常见形象扭曲而恐怖的毒蛇猛兽、妖魔鬼怪，患者极不安宁、情绪激越、大喊大叫，全身肌肉粗大震颤，伴有发热、大汗淋漓、心跳加快，部分患者因高热、衰竭、感染、外伤而死亡。震颤谵妄的死亡率约为10%。

(2)精神障碍表现　长期饮酒后可出现一种或数种精神障碍综合征。

①遗忘综合征　酒精依赖者神经系统的特有体征之一是记忆障碍，称为柯萨可夫综合征(Korsakoff综合征)，表现为近记忆障碍、虚构、定向障碍三大特征。患者还可能有幻觉、夜间谵妄等表现。

②Wernicke脑病　是由长期饮酒导致维生素B_1缺乏所致，表现为眼球震颤、眼球不能外展、明显意识障碍，伴定向障碍、记忆障碍、震颤谵妄等。大量补充维生素B_1可使眼球综合征很快消失，但记忆障碍很难恢复，一部分患者转变为柯萨可夫综合征，成为不可逆疾病。

③酒精性痴呆　指长期、大量饮酒后出现的持续性智力减退，表现为短期、长期记忆障碍，抽象思维及理解判断障碍，人格改变，部分患者有皮层功能受损表现，如失语、失认、失用等。酒精性痴呆一般不可逆。

④酒精性幻觉症　长期饮酒后，在意识清晰状态下可出现持续的幻觉，以听幻觉为主，多为单调的威胁性声音，如枪声、刀砍声等。有的患者对幻觉有部分或全部的自知力，这是酒精性幻觉症的特点。

⑤酒精性妄想症　最典型的是病理性嫉妒妄想综合征。患者认为配偶跟许多异性有染，竭尽跟踪检查之能事，在家里用各种非人手段折磨配偶，对外竭力隐瞒真相。多伴有长期饮酒所致的性功能障碍。

⑥酒精性人格改变　长期饮酒可导致人格改变，出现责任心下降，说谎，对酒有强烈的兴趣等表现。

3. 酒精依赖的治疗

(1)单纯戒断症状的治疗　由于酒精与苯二氮䓬类药理作用类似，所以常首选地西泮缓解戒断症状。地西泮不仅可抑制戒断症状,而且能预防发生震颤谵妄、戒断性癫痫发作。

(2)**震颤谵妄的治疗**

镇静	首选苯二氮䓬类药物地西泮,一般持续1周,直至谵妄消失为止
控制精神障碍	首选氟哌啶醇,5mg/次,1~3次/日,肌内注射,根据患者的反应增减剂量
支持治疗	纠正水、电解质和酸碱平衡紊乱,补充大量维生素等
加强护理	若有明显意识障碍、行为紊乱、恐怖性幻觉、错觉,需要专人看护,以免发生意外
预防感染	机体处于应激状态,免疫功能受损,易导致感染,应预防各种感染,特别是肺部感染

(3)**戒酒治疗** 主要采取逐步递减法,使患者最终停止饮酒。在减量过程中应注意对减量的掌握,防止出现戒断症状。住院的情况下,可一次性戒酒。

(4)**心理治疗** 厌恶疗法一般采用戒酒硫。戒酒硫能抑制肝细胞乙醛脱氢酶,它本身是一种无毒物质,但预先给予戒酒硫,能使酒精代谢停留在乙醛阶段,而出现显著的体征和症状,如饮酒后5~10分钟即出现面部发热、不久出现潮红、血管扩张、搏动性头痛、呼吸困难、恶心呕吐、出汗、口渴、低血压、直立性晕厥,严重者出现精神错乱和休克。在每天早上服用,可持续应用一至数月,用药期间应严密监护。

(5)**治疗精神障碍** 许多酒精依赖患者同时患有其他精神障碍,常见的有抑郁症、焦虑症、强迫症等,这些精神障碍可能是导致酒精依赖的原因,也可能是酒精依赖的结果。改善精神症状将有助于酒精依赖的治疗。

(6)**支持治疗** 主要包括补充营养,给予B族维生素、促进神经营养药物等。

(7)**抗酒渴求药** 阿片受体阻滞剂纳屈酮能减少酒精依赖患者的饮酒量和降低复发率。GABA受体激动剂阿坎酸钙(乙酰高牛磺酸钙)也有一定的抗渴求作用,能减少戒酒后复发。

	首选药物	种类	临床意义
单纯戒断症状	地西泮	苯二氮䓬类	酒精与苯二氮䓬类药理作用类似
震颤谵妄	地西泮	苯二氮䓬类	镇静首选药
精神症状	氟哌啶醇	多巴胺受体阻滞剂	控制精神症状的首选药
幻觉妄想症	氟哌啶醇	多巴胺受体阻滞剂	也可使用新型抗精神病药物,如利培酮
酒精性癫痫	丙戊酸钠	抗癫痫药	原有癫痫史者,戒断初期应预防性使用抗癫痫药

【例2】男,25岁。有一天饮一两白酒后出现意识不清,怀疑同饮者欲加害于他,言语行为狂暴,将同饮者打伤,数十分钟后进入酣睡,醒后完全不能回忆,幼年受过脑外伤。该患者最可能的诊断是

A. 病理性醉酒　B. 遗忘综合征　C. 妄想
D. 脑外伤所致精神障碍　E. 单纯性醉酒

【例3】男,55岁。大量饮酒20余年。2天前停止饮酒后出现肢体粗大震颤,不认识家人,夜间吵闹,自称墙上有鬼,要他性命,有时大吼大叫,并伴挥拳。最可能的诊断是

A. 酒精性痴呆　B. 柯萨可夫综合征　C. 震颤谵妄
D. 酒精性幻觉症　E. 酒精性妄想症(2022)

【例4】男,48岁。近半年来记忆力渐差,刚讲过的话就忘记了,把别人做的事情说成是自己做的,且不认识家人,有时在深夜看到屋里有人影晃动,大量饮酒10年。最可能的诊断是

A. 酒精性妄想综合征　B. 酒精性幻觉症　C. Wernicke脑病
D. 酒精性痴呆　E. 柯萨可夫综合征

【例5】男,55岁。有长期饮酒史。近期患者出现严重的记忆力障碍、遗忘、虚构和定向障碍,此为

A. Wernicke脑病　B. 柯萨可夫综合征　C. 精神发育迟滞

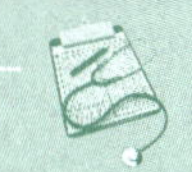

D. 阿尔茨海默病　　E. 酒精性痴呆

【例6】慢性酒精中毒不会出现的症状是

A. 戒断综合征　　B. 震颤谵妄　　C. Wernicke 脑病

D. Korsakoff 综合征　　E. 病理性醉酒(2023)

常考点　酒精中毒的临床表现及治疗。

参考答案——详细解答见《2025 国家临床执业及助理医师资格考试历年考点精析(上、下册)》

1. ABCDE　2. ABCDE　3. ABCDE　4. ABCDE　5. ABCDE　6. ABCDE

第4章 精神分裂症与心境障碍

考纲要求

①精神分裂症。②心境障碍:概述,抑郁障碍,双相障碍。

复习要点

一、精神分裂症

1. 概述

精神分裂症是一组病因未明的精神病,常有感知、思维、情感、意志行为障碍和精神活动的不协调。一般没有意识障碍和智能障碍,自知力不全或缺乏。在成年人中的终生患病率约为1%,男女患病率大致相等。90%的精神分裂症起病于15~55岁,发病的高峰年龄段男性为10~25岁,女性为25~35岁。

2. 病因和发病机制

(1)遗传 国内外大量有关精神分裂症的家系调查、双生子及寄养子研究均发现,遗传因素在本病的发生中起重要作用。与患者血缘关系越近、亲属中患病的人数越多,则患病的风险度越大。精神分裂症是一个遗传学模式复杂、具有多种表现型的疾病,确切的遗传模式不清。

(2)神经发育 精神分裂症的发生可能与神经发育异常有关。精神分裂症的神经发育假说认为:由于遗传因素(易感性)和某些神经发育危险因素的相互作用,在胚胎期大脑发育过程就出现了某种神经病理改变,导致心理整合功能异常。在外界环境因素的不良刺激下,导致了精神分裂症症状的出现。

(3)神经生化 精神分裂症神经生化基础方面的研究,主要有以下假说:

①多巴胺假说 该假说认为精神分裂症是中枢多巴胺功能亢进所致。前额叶多巴胺功能低下可能与患者的阴性症状和认知缺陷有关。

②5-羟色胺(5-HT)假说 该假说认为5-HT功能过度是精神分裂症阳性和阴性症状产生的原因之一。5-HT激动剂麦角酸二乙酰胺(LSD)能导致幻觉。第二代抗精神病药对5-HT_{2A}受体有很强的拮抗作用。5-HT_{2A}受体可能与情感、行为控制及多巴胺调节释放有关。

③谷氨酸假说 涉及该假说的理论有三个方面:第一,中枢谷氨酸功能不足可能是精神分裂症的病因之一,因为谷氨酸受体拮抗剂(苯环己哌啶)可在正常受试者身上引起幻觉、妄想、情感淡漠、退缩等症状。第二,不少研究认为精神分裂症的多巴胺功能异常继发于谷氨酸神经元调节功能紊乱。第三,目前已经发现的精神分裂症的易感基因都与谷氨酸传递有关。

④γ-氨基丁酸(GABA)假说 GABA是脑内主要的抑制性神经递质。GABA与精神分裂症的病理生理机制有关的证据为:A.精神分裂症患者大脑皮质GABA合成酶(谷氨酸脱羧酶)水平下降;B.一种特殊类型GABA神经元(其中包含微清蛋白)的密度及其突触末梢均减少;C. $GABA_A$受体表达异常。

(4)心理社会因素 至今为止,尚未发现任何能决定是否发生精神分裂症的心理社会因素。某些应激事件确实使健康人导致了精神异常,但这种异常更多的是应激所致的精神障碍。目前认为心理、社会因素可以诱发精神分裂症,但最终的病程演变常不受先前心理因素的影响。

3. 临床表现

(1)前驱期症状 是指在明显精神症状出现之前,患者所表现的一些非特异性症状。

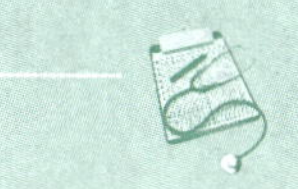

情绪改变	抑郁、焦虑、情绪波动、易激怒
认知改变	出现一些古怪或异常的观念和想法等，学习或工作能力下降
感知改变	对自我和外界的感知改变
行为改变	社会活动退缩或丧失兴趣，多疑敏感，职业功能水平下降
躯体改变	睡眠和食欲改变，虚弱感，头痛，背痛，消化道症状
少见症状	部分青少年以突然出现的强迫症状为首发症状

(2)显症期症状　精神分裂症患者存在五个症状维度（亚症状群）：幻觉、妄想症状群；阴性症状群；瓦解症状群；焦虑抑郁症状群；激越症状群。其中，前三类症状对诊断精神分裂症的特异性较高。

①阳性症状　是指异常心理过程的出现，包括幻觉、妄想、言语和行为的紊乱（瓦解症状）。

A. 幻觉　幻听、幻视、幻嗅、幻味、幻触均可出现，但以幻听最常见。幻听可以是非言语性的，也可以是言语性的。在意识清晰的情况下，出现评论性幻听、争论性幻听、命令性幻听常指向精神分裂症。

B. 妄想　属于思维内容障碍，临床上以被害、关系、夸大、嫉妒、钟情、非血统、宗教、躯体妄想等多见。在意识清晰状态下，出现原发性妄想，常提示精神分裂症的诊断。

C. 瓦解症状群　包括思维形式障碍、思维过程障碍、怪异行为、紧张症行为、不适当的情感等。

思维形式障碍	思维散漫离题、思维破裂、思维不连贯、语词新作、模仿语言、重复语言、刻板语言、内向性思维、缄默症、思维中断、思维云集、思维被夺走、持续语言、病理性象征性思维
思维过程障碍	思维奔逸、思维阻滞、思维贫乏、抽象概括能力受损、音连意联、过度包含、病理性赘述
怪异行为	单调重复、杂乱无章或缺乏目的性的行为，如扮鬼脸、痴笑、脱衣脱裤、当众手淫
紧张症行为	紧张性木僵、紧张性兴奋交替出现或单独出现
不适当的情感	患者的情感表达与外界环境和内心体验不协调

②阴性症状　是指正常心理功能的缺失，涉及情感、社交及认知方面的缺陷。包括意志减退、快感缺乏、情感迟钝、社交退缩和言语贫乏，其中以意志减退、快感缺乏最常见。

③焦虑抑郁症状　在疾病的早期和缓解后期多见。

④激越症状　包括攻击暴力和自杀。

⑤定向、记忆和智能　精神分裂症患者对时间、空间和人物一般能进行正确的定向，意识通常是清晰的，一般的记忆和智能没有明显障碍。

⑥自知力　精神分裂症患者在疾病发作期常缺乏自知力。

注意：①诊断精神分裂症的重要症状为评论性、争论性、命令性幻听；原发性妄想；情感反应与外界刺激不相符。
②精神分裂症阳性症状是指精神功能的异常亢进，包括幻觉、妄想、思维联想障碍、不协调的情志活动。
③精神分裂症阴性症状是指精神功能的减退缺乏，包括思维贫乏、情感淡漠、意志减弱。

【例1】不属于精神分裂症常见症状的是
A. 情感症状　　B. 阴性症状　　C. 冲动行为
D. 记忆力减退　　E. 阳性症状

【例2】精神分裂症患者最常出现的幻觉是
A. 触幻觉　　B. 视幻觉　　C. 嗅幻觉
D. 听幻觉　　E. 味幻觉(2020、2022)

【例3】男，30岁。近5个月来变得寡言少语，与同事和朋友接触少，睡眠差，疲乏无力，工作效率明显下降，有时自言自语，怀疑有人监视他的言行，个人独处时听到有人议论他的衣着打扮或批评他。体格检查及头颅CT均无异常发现。最可能的诊断是

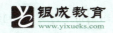

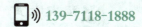

A. 精神分裂症　　B. 广泛性焦虑障碍　　C. 躁狂症
D. 抑郁症　　E. 创伤后应激障碍(2024)

4. 诊断标准

(1)症状特点　目前暂无特征性症状,以下症状越多,诊断的信度和效度越高。

①思维鸣响、思维插入、思维被撤走、思维被广播。

②明确涉及躯体或四肢运动,或特殊思维、行为或感觉的被影响、被控制或被动妄想;妄想性知觉。

③对患者的行为进行跟踪性评论,或彼此对患者加以讨论的幻听,或来源于身体一部分的其他听幻觉。

④与文化不相称且根本不可能的其他类型的持续性妄想,如具有某种宗教或政治身份,或超人的力量和能力(例如能控制天气,或与另一世界的外来者进行交流)。

⑤伴有转瞬即逝的或未充分形成的无明显情感内容的妄想,或伴有持久的超价观念,或连续数周或数月每日均出现的任何感官的幻觉。

⑥联想断裂或无关的插入语,导致言语不连贯,或不中肯,或词语新作。

⑦紧张性行为,如兴奋、摆姿势,或蜡样屈曲、违拗、缄默及木僵。

⑧阴性症状,如显著的情感淡漠、言语贫乏、情感反应迟钝或不协调,常导致社会退缩或社会功能的下降,但必须澄清这些症状并非由抑郁症或抗精神病药物治疗所致。

⑨某些个人行为发生显著而持久的改变,表现为丧失兴趣、缺乏目的、懒散、自我专注及社会退缩。

(2)病程特点　既往有类似发作者对诊断有帮助。首次发作者通常要求在≥1个月的大部分时间内确实存在上述症状条目①~④中至少1个(如不甚明确常需2个或多个症状),或⑤~⑧中来自至少两组症状群中的十分明确的症状。第⑨条仅用于诊断单纯型精神分裂症,且要求病期1年以上。

(3)其他特点　家族中特别是一级亲属有较高的同类疾病的阳性家族史,躯体和神经系统检查及实验室检查一般无阳性发现,脑影像学和精神生化检查结果可供参考。如患者存在符合抑郁或躁狂发作标准的情感症状则不应诊断为精神分裂症,除非已明确精神分裂症症状出现在心境障碍之前。

(4)临床分型

①单纯型　较少见,约占2%。多为青少年起病,病情进展缓慢,持续,以阴性症状为主。表现为逐渐加重的孤僻离群,被动退缩,生活懒散,对工作学习的兴趣日益减退,缺乏进取心,本能欲望不足,情感日益淡漠,冷淡亲友,对情绪刺激缺乏相应的反应。

②青春型　常为青年期起病,以思维、情感、行为不协调或解体为主要表现。表现为思维破裂,言语零乱,话多,内容荒谬,情感不协调,喜怒无常,表情做作,好扮鬼脸,傻笑,行为幼稚愚蠢奇特,动作杂乱多变。常有本能活动亢进(性欲、食欲),意向倒错(吃脏东西、大小便等),可出现生动幻觉。

③紧张型　以紧张综合征为主要表现,紧张性木僵和紧张性兴奋交替出现,或单独出现,以木僵多见。

④偏执型　最常见,约占50%。临床表现以相对稳定的妄想为主,往往伴有幻觉(特别是幻听)。

⑤未分化型　以阳性症状表现为主,又不符合偏执型、青春型和紧张型的患者。

⑥残留型　主要表现为阴性症状而无阳性症状的波动,病期一年以上的慢性精神分裂症。

⑦精神分裂症后抑郁　指精神分裂症经过治疗病情缓解但未痊愈时,出现持续2周以上的抑郁情绪。

【例4】男,16岁。近2年来无明显原因出现与人交往减少,经常独自待于一处,有时会不明原因发笑。对家人漠不关心。生活越来越懒散。以前感兴趣的事情,现在也不做了。最可能的诊断是

A. 重性抑郁症迟滞型　　B. 中度精神发育迟滞　　C. 精神分裂症紧张型
D. 精神分裂症衰退型　　E. 精神分裂症单纯型

(5~7题共用题干)男,22岁。近2个月来言行异常,每天去菜市场固定买两样东西:青菜和白萝卜。问其原因,患者自豪地说"因为我一清二白"。

【例5】该患者的思维是

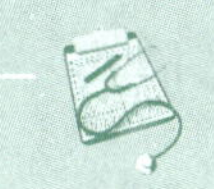

A. 强迫思维　　B. 妄想　　C. 思维奔逸
D. 语词新作　　E. 病理性象征性思维

【例6】该患者的诊断是
A. 人格障碍　　B. 躁狂发作　　C. 强迫障碍
D. 精神分裂症　　E. 抑郁发作

【例7】最适宜的治疗是
A. 抗焦虑药　　B. 抗抑郁药　　C. 抗精神病药
D. 心理治疗　　E. 心境稳定剂(2024)

5. 鉴别诊断

(1)**躯体疾病、脑器质性疾病所致精神障碍**　其共同特点可与精神分裂症相鉴别:①躯体疾病与精神症状的出现时间密切相关,病期的消长常与原发疾病相平行;②患者多在意识障碍的背景上发病,幻觉常以幻视为主,症状可有昼轻夜重,较少出现精神分裂症的"特征性"症状;③某些患者由于病变部位的不同,还会出现相应的临床表现;④体格检查常可发现一些阳性体征;⑤实验室检查常可找到相关的证据。

(2)**精神活性物质所致精神障碍**　某些精神活性物质(如兴奋剂、酒精、阿片类)及治疗药物(如激素类、抗帕金森药)的使用可导致精神症状的出现。鉴别时应考虑:有确定的用药史,精神症状的出现与药物使用在时间上密切相关,用药前患者精神状况正常,症状表现符合不同种类药物所致的特点。

(3)**某些神经症性障碍**　神经症患者自知力充分,完全了解自己的病情变化和处境,求治心切,情感反应强烈,而精神分裂症患者早期虽有自知,但却不迫切求治,情感反应不强烈。精神分裂症患者的强迫症状内容离奇、荒谬、多变、不可理解,摆脱的愿望不强烈,痛苦体验不深刻。

(4)**心境障碍**　严重抑郁患者思维迟缓,行为动作减少,有时可达亚木僵或木僵的程度,此时需与紧张性木僵相鉴别。抑郁患者的情感不是淡漠,耐心询问可得到某些简短、切题的回答,患者的表情动作虽缓慢,但眼神常流露出忧心忡忡和欲语却难以表达的表情,表明患者与周围仍有情感上的交流。而紧张性木僵患者不管你作多大努力,均不能引起患者作一些相应的应答和情绪反应。

(5)**妄想性障碍**　此类患者病前常有性格缺陷;妄想结构严密系统,妄想内容有一定的事实基础,是在对事实的片面评价和推断的基础上发展而来;思维有条理和逻辑;行为和情感反应与妄想观念相一致;无智能和人格衰退;一般没有幻觉。而精神分裂症偏执型的妄想内容常离奇、荒谬,常人不能理解,有泛化,结构松散而不系统,常伴有幻觉,随着疾病的进展,常有精神或人格衰退。

(6)**人格障碍**　某些精神分裂症,尤其是青少年起病,病情进展缓慢者会表现出性格特征的改变。鉴别要点是详细了解患者的生活、学习经历,要追溯到童年时期。人格障碍是一个固定的情绪、行为模式,但还是一个量的变化,一般无明显的精神病性症状。而精神分裂症的病前病后有明显的转折,情感和行为有质的异常,且具有某些精神病性症状。

6. 治疗

不论是首次发作还是复发的精神分裂症患者,应首选抗精神病药物治疗。对部分药物治疗效果不佳和/或有木僵、违拗、频繁自杀、攻击冲动的患者,急性治疗期可以单用或合用电抽搐治疗。

(1)**药物治疗**　抗精神病药物种类繁多,其使用原则如下。

①药物使用原则　早期、适量、足疗程、单一用药、个体化用药。一般情况下不能突然停药。

②药物选择原则　首选非典型抗精神病药物利培酮、奥氮平、喹硫平。次选氯氮平。

③药物治疗程序　包括急性治疗期(≥4~6周)、巩固治疗期(≥6个月)和维持治疗期(≥5年)。

④安全原则　服药前和服药期间应常规检查血象、肝肾心功能、血糖、血脂等。

(2)**心理与社会干预**　首选认知行为治疗(认知矫正、行为演练、应对方式训练),次选行为治疗(社会技能训练)、家庭干预(心理教育、家庭危机干预、家庭为基础的行为治疗)、社区服务等。

(3)**改良电抽搐治疗(MECT)**　适应证包括:①严重抑郁,有强烈自伤、自杀行为者,明显自责自罪;

②极度兴奋躁动、冲动伤人;③拒食、违拗和紧张性木僵;④精神药物治疗无效或对药物不能耐受。

7. 抗精神病药物

(1)普通分类 分为第一代抗精神病药和第二代抗精神病药。

	第一代抗精神病药	第二代抗精神病药
别称	传统抗精神病药、典型抗精神病药 神经阻滞剂、多巴胺受体阻滞剂	非传统抗精神病药、非典型抗精神病药 新型抗精神病药
代表药物	氯丙嗪、氟哌啶醇、奋乃静	利培酮、奥氮平、氯氮平
作用机制	阻断中枢多巴胺 D_2 受体	作用机制多样
副作用	锥体外系副作用较多,催乳素水平升高	锥体外系副作用很少,少数药物使催乳素水平升高

(2)按化学结构分类 如下,标为绿色的为常考药物,请牢记。

	化学结构分类	代表药物
第一代抗精神病药	吩噻嗪类	氯丙嗪、硫利达嗪、奋乃静、三氟拉嗪、氟奋乃静、癸氟奋乃静
	硫杂蒽类	氯普噻吨
	丁酰苯类	氟哌啶醇、癸氟哌啶醇、五氟利多
	苯甲酰胺类	舒必利
	二苯氧氮平类	洛沙平
第二代抗精神病药	苯异噁唑类	利培酮、帕潘立酮、棕榈酸帕利哌酮
	苯异硫唑类	齐拉西酮
	二苯二氮䓬类	氯氮平、奥氮平
	二苯硫氮䓬类	喹硫平
	苯甲酰胺类	氨磺必利
	喹诺酮类	阿立哌唑

(3)作用机制 目前抗精神病药物几乎都是通过阻断脑内多巴胺受体(尤其是多巴胺 D_2 受体)而发挥抗精神病作用。第一代抗精神病药主要阻断四种受体,包括多巴胺 D_2 受体、肾上腺素 α_1 受体、胆碱能 M_1 受体和组胺能 H_1 受体。第二代抗精神病药在阻断多巴胺 D_2 受体的基础上,还可阻断脑内 5-羟色胺受体(主要是 $5\text{-}HT_{2A}$ 受体),增强抗精神病作用,减少多巴胺受体阻断的副作用。

阻断受体	主要阻断	药理作用
多巴胺受体	D_2 受体	阻断中脑边缘通路,与抗幻觉、妄想等作用有关 阻断中脑皮质通路,与药源性阴性症状、抑郁有关 阻断黑质纹状体通路,与锥体外系副作用有关 阻断下丘脑至垂体的结节漏斗通路,与催乳素水平升高的副作用有关
5-羟色胺受体	$5\text{-}HT_{2A}$ 受体	具有潜在的抗精神病作用,可降低锥体外系症状发生率,部分改善阴性症状
肾上腺素受体	α_1 受体	产生镇静作用、直立性低血压、心动过速、性功能减退、射精延迟等副作用
胆碱受体	M_1 受体	产生多种抗胆碱能副作用,如口干、便秘、排尿困难、视物模糊、记忆障碍
组胺受体	H_1 受体	产生过度镇静、体重增加的副作用

(4)适应证 抗精神病药物主要用于治疗精神分裂症、躁狂发作、其他精神病性障碍。

控制急性发病、兴奋躁动宜选用氯丙嗪、奋乃静、氟哌啶醇;慢性期、起病缓慢、以阴性症状为主者宜

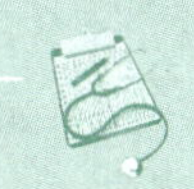

选用三氟拉嗪;伴有情绪抑郁者宜选用舒必利。足量药物维持治疗 4~6 周后无效,可考虑更换药物。

(5)禁忌证　严重的心血管疾病、肝肾疾病、严重的全身感染、甲减、肾上腺皮质功能减退、重症肌无力、闭角型青光眼、既往使用同种药物过敏。白细胞过低者、老年人、妊娠和哺乳期妇女慎用。

(6)不良反应　抗精神病药物副作用较多,特异质反应也较常见,应注意处理。

①锥体外系反应　系传统抗精神病药物治疗最常见的神经系统副作用,包括以下 4 种表现。

	出现时间	临床表现	处理措施
急性肌张力障碍	出现最早	不自主的、奇特的表现:眼上翻,斜颈,颈后倾,面部怪相和扭曲 吐舌,张口困难,角弓反张,脊柱侧弯	肌内注射东莨菪碱、异丙嗪可缓解 减药量+抗胆碱药(盐酸苯海索) 换服锥体外系反应低的药物
静坐不能	治疗 1~2 周后	表现为无法控制的激越不安,不能静坐,反复走动或原地踏步	加服苯二氮䓬类和普萘洛尔有效 抗胆碱药无效;有时需减少药量 换服锥体外系反应低的药物
类帕金森症	治疗最初 1~2 个月	运动不能,肌张力增高,震颤,自主神经功能紊乱;严重者协调运动丧失、僵硬、佝偻姿势、慌张步态、面具脸、粗大震颤、流涎	服用抗胆碱药(盐酸苯海索),抗精神病药缓慢加药或使用最低剂量
迟发性运动障碍	持续用药几年后	表现为不自主、有节律的刻板式运动	异丙嗪有一定作用 抗胆碱药加重病情

②恶性综合征　少见,临床特征是意识波动、肌肉强直、高热、自主神经功能不稳定。最常见于氟哌啶醇、氯丙嗪和氟奋乃静等药物治疗时。药物加量过快、用量过高、脱水、营养不足、合并躯体疾病等,可能与恶性综合征的发生发展有关。患者肌酸磷酸激酶(CPK)浓度升高,但不是确诊指征。处理是停用抗精神病药物,给予支持治疗。可以试用肌肉松弛剂(丹曲林)和促进中枢多巴胺功能的溴隐亭治疗。

③其他不良反应　氯丙嗪可在角膜、晶状体、皮肤上形成紫灰色素沉着。氯氮平可引起粒细胞缺乏。

常用抗精神病药物的不良反应如下,标为绿色的为常考药物,请重点掌握。

	药名	锥体外系反应	催乳素升高	体重增加	血糖异常	血脂异常	QTc 延长	镇静作用	低血压	抗胆碱作用
第一代药	氯丙嗪	+	++	++	+	+	++	++	+++	+++
	奋乃静	++	++	+	+	+	0	+	++	++
	氟哌啶醇	+++	+++	0	0	0	0	0	+	0
第二代药	利培酮	++	+++	++	++	++	+	+	+	0
	帕潘立酮	+	+++	+	+	+	0	0	0	0
	齐拉西酮	+	+	0	0	0	++	0	0	0
	氯氮平	0	0	+++	+++	+++	0	+++	+++	+++
	奥氮平	+	0	+++	+++	+++	0	+	+	++
	喹硫平	0	0	++	++	++	0	++	++	0
	氨磺必利	+	+++	+	+	+	0	0	0	0
	阿立哌唑	+	0	0	0	0	0	+	0	0

【例 8】最易出现锥体外系不良反应的药物是

A. 喹硫平　　B. 氯氮平　　C. 利培酮

D. 舒必利　　E. 奥氮平

【例 9】最易出现粒细胞缺乏不良反应的药物是

【例 10】男,20 岁,大学生。不食、不语伴行为异常 6 个月,曾在当地医院就诊。此次入院检查:神志清,仰卧,头颈悬空不动,无自发言语,面无表情,拒绝服从医生的简单指令,眼球活动自如。有时突然拍门或抢病友的东西。体格检查未见异常,能够最快缓解其症状的治疗措施是

A. 静脉滴注氯丙嗪　　B. 肌内注射氟哌啶醇　　C. 肌内注射地西泮
D. 改良电抽搐治疗　　E. 口服利培酮

【例 11】非典型抗精神病药物主要用于治疗

A. 抑郁症　　B. 焦虑症　　C. 适应障碍
D. 睡眠障碍　　E. 精神分裂症

【例 12】不属于第二代抗精神病药的是

A. 喹硫平　　B. 利培酮　　C. 奥氮平
D. 氯氮平　　E. 舒必利

【例 13】一个女孩跟同学发生争执,走到街上后觉得人们都在议论自己,仿佛听见有人骂自己,遂站在马路上想让汽车撞死,治疗过程中出现肌肉震颤、手抖等锥体束征。应采取的处理方式是

A. 立即停药　　B. 苯海索　　C. 多巴胺激动剂
D. 溴隐亭　　E. 抗组胺药物

注意:类帕金森症是传统抗精神病药最常见的锥体外系副作用,无须停药,加服抗胆碱能药物苯海索即可,抗精神病药缓慢加药或使用最低有效剂量,故答 B 而不是 A。参阅 8 版《精神病学》P272。

(14~16 题共用题干)男,40 岁。精神分裂症病史 18 年,第 3 次入院。入院后给予氟哌啶醇治疗,3 天后加至 30mg/d,第 7 天出现肌肉僵硬、震颤、吞咽困难。体温 39.8℃,意识不清,血清肌酸磷酸激酶升高。

【例 14】该患者出现的情况最可能是

A. 迟发型运动障碍　　B. 急性肌张力障碍　　C. 恶性综合征
D. 5-羟色胺综合征　　E. 药源性帕金森综合征

【例 15】该患者首要的处理方法是

A. 即刻停用氟哌啶醇　　B. 盐酸苯海索治疗　　C. 降温、抗感染
D. 立即给予电抽搐治疗　　E. 换用非典型抗精神病药物治疗

【例 16】针对该患者的情况,有特效的治疗药物是

A. β 受体阻滞剂　　B. 多巴胺受体激动剂　　C. 广谱抗生素
D. 苯二氮䓬类药物　　E. 抗胆碱能药物

二、心境障碍

1. 概述

(1)定义　心境障碍又称为情感性精神障碍,是指由各种原因引起的、以显著而持久的心境或情感改变为主要特征的一组疾病。以情感高涨或低落为主要的、基本的或原有的症状,常伴有相应的认知和行为改变;可有幻觉、妄想等精神病性症状;多数患者有反复发作的倾向,间歇期精神活动基本正常,部分患者可有残留症状或转为慢性。

(2)分型　心境障碍可分为抑郁障碍和双相障碍两个主要亚型。

2. 抑郁障碍

抑郁障碍是以情感低落为主要临床表现的一组疾病的总称。

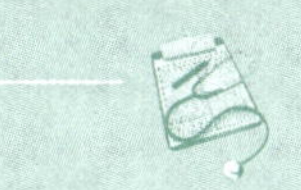

(1)临床表现　可分为核心症状、心理症状群、躯体症状群。

①核心症状　包括心境低落、兴趣减退、快感缺失。

心境低落	是指自我感受或他人观察到的显著而持久的情绪低落和抑郁悲观
兴趣减退	患者对各种过去喜爱的活动或事物丧失兴趣或兴趣下降
快感缺失	患者体验快乐的能力下降,不能从日常从事的活动中体验到乐趣

②心理症状群　包括如下症状。

思维迟缓	表现为思维联想速度减慢,患者自觉脑子反应迟钝,主动语言减少,语速减慢
认知功能损害	是患者最常见的主诉,注意力下降,反应时间延长,工作效率降低
负性认知模式	认为自己无价值,有缺陷,不值得人爱,悲观绝望
自责	患者过分地责备自己,埋怨自己,夸大自己的错误和缺点
自罪	患者毫无根据地认定自己有罪,甚至罪大恶极,应该受到相应的惩罚,导致自虐、自伤行为
自杀	患者主动采取的以结束自己生命为目的的行为,其最终结果是导致当事人的死亡
精神运动	患者精神运动性迟滞或激越
焦虑	表现为心烦、担心、紧张、无法放松,担心失控或发生意外等
精神病性症状	严重者可出现幻觉、妄想等精神病性症状
自知力缺乏	多数患者自知力完整,但重症患者自知力不完全甚至缺乏

③躯体症状群　包括如下症状。

睡眠障碍	入睡困难最多见,早醒最具有特征性,醒后无法入睡
自主神经功能	有自主神经功能紊乱的表现,如头痛、头晕、心慌、心悸、出汗、皮肤感觉异常
进食紊乱	食欲下降,体重减轻,进食后感觉腹胀、胃部不适
精力下降	无精打采,疲乏无力,懒惰,精疲力竭
性功能障碍	性欲减退或完全丧失,月经紊乱,闭经

注意:①抑郁症的三低症状——情绪低落、思维迟缓、意志活动减退,其中情绪低落为基本症状。
②抑郁症的三无症状——无望、无助、无用。
③抑郁症的三自症状——自责、自罪、自杀。

(2)诊断　在ICD-10中,诊断抑郁发作时,一般要求病程持续至少2周。

①3条核心症状　A.心境低落;B.兴趣和愉快感丧失;C.导致劳累增加和活动减少的精力降低。

②7条附加症状　A.注意力降低;B.自我评价和自信降低;C.自罪观念和无价值感;D.认为前途暗淡悲观;E.自伤或自杀的观念或行为;F.睡眠障碍;G.食欲下降。

根据抑郁发作的严重程度,将其分为轻度、中度和重度三种类型。

A.轻度抑郁　具有至少2条核心症状+至少2条附加症状。

B.中度抑郁　具有至少2条核心症状+至少3条(最好4条)附加症状。

C.重度抑郁　具有3条核心症状+至少4条附加症状。

【例17】抑郁症的特征性睡眠障碍是

A.入睡困难　　B.唤醒困难　　C.早醒
D.睡眠过多　　E.睡眠多梦

【例18】女,26岁。近1个月来出现失眠,难以入睡,食欲较差,体重减轻2kg。自觉无用、孤独,没有人关

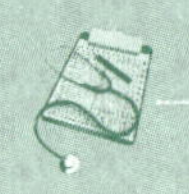

心自己,对未来也不抱任何希望,偶尔出现生不如死的想法。目前此患者存在的突出症状是

A. “三无”症状　　B. 思维迟缓　　C. 睡眠障碍

D. “三自”症状　　E. 消极观念

(3)鉴别诊断

①精神分裂症　患者可表现出精神运动性抑制,类似抑郁性木僵的症状。

②躯体疾病　许多躯体疾病可表现为抑郁综合征,如甲状腺功能减退症、系统性红斑狼疮等。

③脑器质性疾病　脑血管病变、帕金森病、脑肿瘤等可引起抑郁综合征。

④药源性抑郁　如降压药、抗癫痫药、抗帕金森病药、抗精神分裂症药等均可引起抑郁综合征。

(4)治疗　抑郁发作以药物治疗为主,特殊情况下可使用电抽搐治疗,心理治疗应贯穿治疗的始终。

①全病程治疗　分为急性期治疗、巩固期治疗和维持期治疗。

临床分期	治疗目的	疗程
急性期治疗	以控制症状为主,尽量达到临床痊愈,提高生活质量	8~12 周
巩固期治疗	以防止病情复燃为主	4~9 个月
维持期治疗	有效降低抑郁症的复燃/复发率	至少 2~3 年

②治疗原则　应坚持个体化合理用药。

个体化原则	根据患者的症状特点、年龄、躯体状况、有无并发症,坚持个体化合理用药
渐加渐减	开始治疗时,尽可能采用最小剂量,逐步递增。停药时,逐渐减量,不要骤停,避免撤药综合征
足够疗程	小剂量疗效不佳时,增至足量(有效药物上限)和足够长的疗程(4~6 周)
无效换药	若治疗 6~8 周无效,可换用同类另一种药物,或作用机制不同的另一类药物
单一用药	尽可能单一用药,足量、足疗程治疗,一般不主张联合用药,除非难治性患者

③药物治疗　为抑郁障碍的首选治疗方法。

A. 5-羟色胺(5-HT)、多巴胺(DA)、去甲肾上腺素(NA)的生化代谢　色氨酸首先经色氨酸羟化酶催化生成 5-羟色氨酸,再经 5-羟色氨酸脱羧酶催化生成 5-羟色胺。5-羟色胺可经单胺氧化酶(MAOs)催化生成 5-羟色醛,进一步氧化生成5-羟吲哚乙酸随尿排出。酪氨酸在肾上腺髓质和神经组织经酪氨酸羟化酶催化,生成多巴。多巴在多巴脱羧酶的作用下,脱去羧基生成多巴胺。在肾上腺髓质,多巴胺侧链的β-碳原子被羟化,生成去甲肾上腺素,后者甲基化生成肾上腺素。

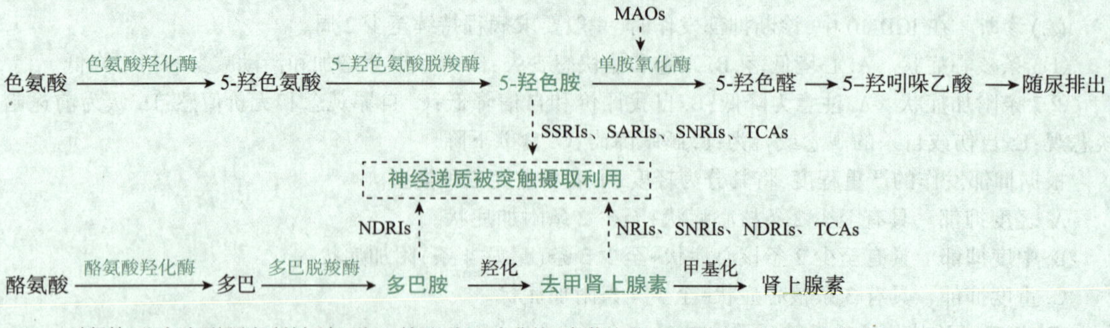

5-羟色胺、多巴胺、去甲肾上腺素的代谢及抗抑郁药作用机制

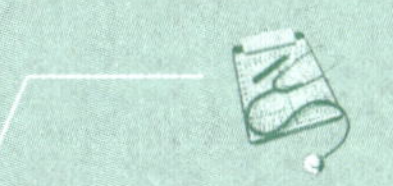

B. 常用抗抑郁药物 5-HT、DA、NA 都是兴奋性神经递质。抑郁发作与中枢神经系统内 5-HT、DA、NA 功能活动降低有关。因此,阻滞 5-HT 回收的药物(选择性 5-HT 再摄取抑制剂)、抑制 5-HT 降解的药物(单胺氧化酶抑制剂)、阻滞 NE 回收的药物(选择性 NE 再摄取抑制剂)、阻滞 DA 回收的药物(安非他酮)等,均具有抗抑郁作用。一般推荐 SSRIs、SNRIs、NaSSAa 作为一线药物选用。

C. 抗抑郁药物的不良反应 SSRIs 类药物的副作用如下。

胃肠道反应	最常见,表现为恶心、呕吐、腹泻,在用药早期易出现
精神病症状	激越,坐立不安,性功能障碍,偏头痛,紧张性头痛
睡眠障碍	主要表现为睡眠减少
5-HT 综合征	严重并发症,表现为恶心、呕吐、腹痛、激越,肌震颤,腱反射亢进,肌张力增高,意识障碍

④电抽搐治疗 首选用于严重消极自杀言行或抑郁性木僵者,药物治疗无效的患者也可采用。

⑤心理治疗 适用于有明显心理社会因素作用的抑郁发作患者、轻度抑郁患者、恢复期患者。

【例 19】患者,男,22 岁。3 周前被公司辞退,随即感到消极、悲观,平时喜欢打篮球现在也不想去打。认为自己没有存在的价值,想自杀。最可能的诊断是

A. 抑郁症　B. 焦虑症　C. 惊恐发作　D. 恶劣心境　E. 精神分裂症(2024)

【例 20】下列属于选择性 5-羟色胺再摄取抑制剂的是

A. 文拉法辛　B. 度洛西汀　C. 氟西汀　D. 米氮平　E. 利培酮

【例 21】治疗抑郁症,使用选择性 5-羟色胺再摄取抑制剂产生效果的时间是

A. 3 天　B. 5 天　C. 1 周　D. 2 周　E. 4 周(2024,不同教材数据不同)

【例 22】男,36 岁,诊断为抑郁症,服用帕罗西汀 40mg/d 治疗 6 个月,症状完全缓解 4 个月。2 天前患者自行停药,目前出现头晕、恶心、坐立不安、站立不稳。最可能的原因是

A. 5-羟色胺综合征　B. 帕罗西汀停药反应　C. 原有抑郁症状复发　D. 原有焦虑症状复发　E. 恶性综合征

【例 23】男,25 岁。近 1 个月情绪低落,不想工作,觉得自己什么都做不好,生不如死,多次自杀未遂。该患者首选的治疗是

A. 深部脑刺激治疗　B. 经颅直流电刺激治疗　C. 重复经颅磁刺激治疗　D. 支持性心理治疗　E. 改良电抽搐治疗(2024)

3. 双相障碍

双相障碍也称双相情感障碍,是指临床上既有躁狂或轻躁狂发作,又有抑郁发作的一类心境障碍。双相障碍一般呈发作性病程,躁狂和抑郁常反复交替出现,每次发作症状往往持续一段时间。躁狂发作时,表现为情感高涨、思维奔逸、活动增多。抑郁发作时,表现为情绪低落、思维迟缓、活动减少等。

(1)临床表现 双相障碍最典型的表现是躁狂和抑郁交替发作,发作间歇期完全缓解。

①抑郁发作 以心境低落为主,与其处境不相称,可以从闷闷不乐到悲痛欲绝,甚至木僵。

典型症状	三低症状——情绪低落、思维迟缓、意志活动减退,发作至少持续 2 周
精神运动性改变	焦虑,运动性迟滞或激越
生物学症状	睡眠障碍,食欲下降,精力缺失,躯体不适
精神病性症状	幻觉,妄想

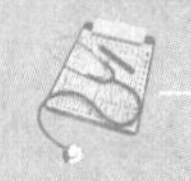

②躁狂发作　典型临床表现是情感高涨、思维奔逸、活动增多的"三高"症状。

A. 情感高涨　是躁狂发作的主要原发症状。典型表现为患者自我感觉良好,主观体验特别愉快,生活快乐、幸福;整日兴高采烈,得意洋洋,笑逐颜开。其高涨的情感具有一定的感染力,言语诙谐风趣,常博得周围人的共鸣,引起阵阵欢笑。有的患者尽管心境高涨,但情绪不稳,时而欢乐愉悦,时而激动易怒。部分患者可表现为易激怒、愤怒、敌意,动辄暴跳如雷、怒不可遏,甚至可出现破坏及攻击行为。

B. 思维奔逸　患者联想速度明显加快,思维内容丰富多彩,自觉脑子聪明,反应敏捷。语量大、语速快,口若悬河。联想丰富,概念一个接一个地产生。严重时出现音联、意联、随境转移等。

C. 活动增多、意志行为增强　多为协调性精神运动型兴奋。患者自觉精力旺盛,能力强,兴趣范围广,想多做事,做大事,因而活动明显增多,整日忙碌不停,但多虎头蛇尾,有始无终。行为轻率或鲁莽,自控能力差。患者无疲倦感,声称"全身有使不完的劲"。严重者可出现攻击和破坏行为。

D. 夸大观念及夸大妄想　患者的思维内容多与心境高涨一致。在心境高涨的背景上,常出现夸大观念(常涉及健康、容貌、能力、地位和财富),自我评价过高。严重时可发展为夸大妄想,但内容多与现实接近。

E. 睡眠需求减少　睡眠明显减少但无困倦感,是躁狂发作的特征之一。

F. 其他症状　食欲增加,性欲亢进,交感神经兴奋等症状。

(2)诊断

①抑郁发作　诊断标准见前。

②躁狂发作　以情绪高涨或易激惹为主,病程≥1 周,至少有下列 3 项(若仅为易激惹,至少需 4 项):

A. 注意力不集中或随境转移;B. 语量增多;C. 思维奔逸、联想加快或意念飘忽;D. 自我评价过高或夸大;E. 精力充沛、不感疲乏、活动增多、难以安静,或不断改变计划和活动;F. 鲁莽行为(如挥霍、不负责任或不计后果的行为等);G. 睡眠需求减少;H. 性欲亢进。

③双相障碍　主要依靠临床特点进行诊断。在病程中先后出现过躁狂和抑郁发作,并排除其他躯体、脑器质性精神障碍、精神活性物质所致精神障碍等可以诊断。

(3)鉴别诊断

①继发性心境障碍　与原发性心境障碍的鉴别要点是:A. 前者有明确的器质性疾病、某些药物或精神活性物质使用史,体格检查有阳性体征,实验室及辅助检查有相应指标改变;B. 前者可出现意识障碍、遗忘综合征及智能障碍,后者一般无意识障碍、记忆障碍及智能障碍;C. 前者的症状随原发疾病病情的消长而波动;D. 前者既往无躁狂或抑郁发作史,后者常有。

②精神分裂症　伴精神病性症状的躁狂或抑郁发作需与精神分裂症青春型鉴别。其鉴别要点是:A. 躁狂或抑郁发作为原发症状,其精神病性症状是继发的,而精神分裂症以思维障碍为原发症状,情感症状是继发的;B. 双相障碍患者的思维、情感和意志行为等精神活动的协调性好于精神分裂症;C. 双相障碍是间歇性病程,间歇期基本正常,而精神分裂症多为发作进展或持续进展病程,缓解期常有残留精神症状或人格改变;D. 病前性格、家族遗传史、预后和药物治疗反应等均有助于鉴别。

(4)治疗

①治疗原则　双相障碍的治疗应遵循以下原则。

综合治疗	应采取精神药物治疗、物理治疗、心理治疗、危机干预等治疗措施
个体化治疗	应根据患者的年龄、性别、主要症状、躯体情况、发作史、既往治疗史,选择合适的药物
长期治疗	双相障碍几乎终身以循环方式反复发作,应长期治疗(急性治疗期、巩固治疗期、维持治疗期)
心境稳定剂	为基础治疗。无论何种类型的双相障碍,均需以心境稳定剂为主要治疗药物
联合用药	两种或多种心境稳定剂联合应用;心境稳定剂与苯二氮䓬类、抗精神病药、抗抑郁药联合应用
定期监测	治疗期间应定期监测锂盐、卡马西平、丙戊酸盐等的药物浓度,以免中毒

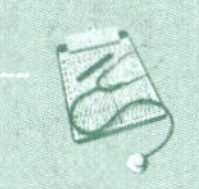

②双相躁狂发作　躁狂发作以药物治疗为主，特殊情况下可选用电抽搐或改良电抽搐治疗。

A. 药物治疗　以心境稳定剂为主，包括锂盐（碳酸锂）、卡马西平、丙戊酸盐。其他抗癫痫药（拉莫三嗪、加巴喷丁）、第二代抗精神病药（喹硫平、奥氮平、氯氮平、利培酮），也有一定心境稳定剂的作用。

碳酸锂	是躁狂发作的首选药，既可用于急性发作期，也可用于缓解维持期，有效率70% 治疗剂量与中毒剂量接近，治疗时应监测血药浓度，以防锂中毒（血锂浓度应<1.4mmol/L） 锂盐不良反应——恶心呕吐、腹泻、多尿、多饮、手抖、乏力、心电图改变 锂盐中毒表现——意识障碍、共济失调、高热、昏迷、反射亢进、心律失常、少尿或无尿
抗癫痫药	主要用于碳酸锂疗效不佳、不能耐受碳酸锂治疗者，目前主要使用丙戊酸盐、卡马西平
抗精神病药	对严重兴奋、激惹、攻击、伴有精神病性症状的急性躁狂患者，早期可联合使用抗精神病药，首选第二代抗精神病药：喹硫平、奥氮平、氯氮平、利培酮等
苯二氮䓬类	躁狂发作早期使用苯二氮䓬类，以控制兴奋、激惹、攻击、失眠等症状

B. 电抽搐或改良电抽搐治疗　主要用于急性重症躁狂发作、极度兴奋躁动、锂盐治疗无效者。

③双相抑郁发作　可选用心境稳定剂（碳酸锂）、第二代抗精神病药（奥氮平、氟西汀、喹硫平）。

【例24】心境障碍的临床类型不包括

A. 躁狂发作　　B. 抑郁发作　　C. 惊恐发作
D. 恶劣心境障碍　　E. 环性心境障碍

【例25】患者，女，21岁。心情压抑、烦闷、兴趣下降3年。3年前高考发挥不好，父母决定让其读二本，自己觉得学校不理想，抱怨都是父母让自己没有好的前途，渐渐做事情没动力，很少参加社团活动。近3年来虽然能完成学业，但一直感觉疲惫，生活没有色彩。该患者最可能的诊断是

A. 急性抑郁障碍　　B. 社交恐惧症　　C. 精神分裂症
D. 恶劣心境　　E. 双相障碍

【例26】双相障碍躁狂发作最适宜的治疗药物是

A. 抗焦虑药　　B. 镇静催眠药　　C. 胆碱酯酶抑制剂
D. 抗抑郁药　　E. 心境稳定剂（2024）

【例27】精神科应用锂盐时，应注意监测

A. 血生化　　B. 血锂浓度　　C. 血常规
D. 甲状腺功能　　E. 心电图（2024）

常考点　精神分裂症和抑郁障碍为重点内容，应全面掌握。

参考答案——详细解答见《2025国家临床执业及助理医师资格考试历年考点精析（上、下册）》

1. ABCDE　2. ABCDE　3. ABCDE　4. ABCDE　5. ABCDE　6. ABCDE　7. ABCDE
8. ABCDE　9. ABCDE　10. ABCDE　11. ABCDE　12. ABCDE　13. ABCDE　14. ABCDE
15. ABCDE　16. ABCDE　17. ABCDE　18. ABCDE　19. ABCDE　20. ABCDE　21. ABCDE
22. ABCDE　23. ABCDE　24. ABCDE　25. ABCDE　26. ABCDE　27. ABCDE

第 5 章　焦虑与恐惧相关障碍

▶考纲要求

①概述。②广泛性焦虑障碍。③惊恐障碍。④恐惧症。

▶复习要点

一、概述

焦虑与恐惧相关障碍的特征包括过度的焦虑和恐惧,以及相关行为紊乱,导致患者个人、家庭、社会、教育、职业或其他重要领域的苦恼和/或损害。ICD-11 的焦虑与恐惧相关障碍从 ICD-10 中神经症、应激相关及躯体形式障碍中独立出来,成为新的单独疾病类型,包括广泛性焦虑障碍、惊恐障碍、场所恐惧障碍、特定恐惧障碍、社交恐惧障碍、分离性焦虑障碍和其他特定或未特定的焦虑与恐惧相关障碍。

二、广泛性焦虑障碍

广泛性焦虑障碍又称慢性焦虑症,是一种以焦虑为主要临床表现的精神障碍,患者常常有不明原因的提心吊胆、紧张不安,并有显著的自主神经功能紊乱症状、肌肉紧张及运动性不安。患者往往能够认识到这种担忧是过度的和不恰当的,但不能控制,因难以忍受而感到痛苦。

1. 诊断

(1)诊断要点　至少在 6 个月内的大多数时间存在焦虑的原发症状,这些症状通常包括:

①精神性焦虑　过度的焦虑和担忧为其核心症状。为将来的不幸烦恼、感到忐忑不安、注意困难等。

②运动性紧张　如坐卧不安、紧张性头痛、颤抖、无法放松等。

③自主神经活动亢进　如出汗、心动过速、呼吸急促、上腹部不适、头晕、口干等。

(2)鉴别诊断

①躯体疾病所致的焦虑　代谢综合征、高血压、糖尿病等在导致全身血管疾病的同时,也可导致心脑血管疾病,包括冠心病、心肌梗死、脑梗死、脑白质缺血等,常常是中老年焦虑的器质性因素,而对疾病的焦虑反应加重了病情。凡继发于高血压、冠心病、甲亢等躯体疾病的焦虑症状,应诊断为焦虑综合征。

②精神疾病所致的焦虑　如抑郁障碍、精神分裂症等都可出现明显的焦虑症状,只要发现精神病性症状,就不考虑广泛性焦虑障碍的诊断。

③药源性焦虑　许多药物在长期应用、戒断时可致典型的焦虑症状,如哌甲酯、甲状腺素、类固醇、茶碱、抗精神病药等。

2. 治疗

药物治疗和心理治疗的综合应用是获得最佳治疗效果的方法。

(1)药物治疗

①有抗焦虑作用的抗抑郁药　选择性 5-羟色胺再摄取抑制剂(SSRIs)、5-羟色胺和去甲肾上腺素再摄取抑制剂(SNRI)对广泛性焦虑有效,且药物不良反应少,患者接受性好,如帕罗西汀、文拉法辛、度洛西汀等。

三环类抗抑郁药(丙米嗪、阿米替林)对广泛性焦虑效果较好,但有较强抗胆碱能副作用和心脏毒性。

苯二氮䓬长期应用易成瘾,多从小剂量开始,逐渐增量至最佳治疗量,维持 2~4 周后逐渐停药。

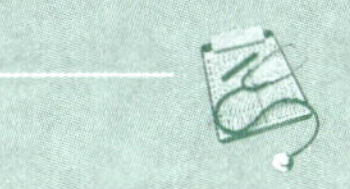

②5-羟色胺受体激动剂　丁螺环酮、坦度螺酮是 5-羟色胺($5\text{-}HT_{1A}$)受体的部分激动剂,因无依赖性,常用于广泛性焦虑障碍的治疗,但起效较慢。

③β 肾上腺素能受体阻滞剂　可减轻焦虑症患者自主神经功能亢进所致的躯体症状。

(2)心理治疗　包括健康教育、认知疗法和行为治疗。

【例 1】关于广泛性焦虑障碍的描述,正确的是

A. 缺乏主动治疗想法　　B. 常伴幻觉、妄想　　C. 发病与心理社会因素相关

D. 患者往往缺乏认知力　　E. 社会功能受损严重(2024)

【例 2】广泛性焦虑障碍的首选治疗药物是

A. 氯氮平　　B. 氯丙嗪　　C. 碳酸锂

D. 利培酮　　E. 氟西汀(2024)

三、惊恐障碍

惊恐障碍又称急性焦虑障碍。其主要特点是突然发作的、不可预测的、反复出现的强烈惊恐体验,一般历时 5~20 分钟,伴濒死感或失控感,患者常体验到濒临灾难性结局的害怕和恐惧,并伴有自主神经功能失调的症状。

惊恐障碍是一种慢性复发性疾病,伴随显著的社会功能损害,其日常功能甚至明显低于患其他严重慢性躯体疾病如糖尿病、关节炎的患者。

起病年龄呈双峰模式,第一高峰出现于青少年晚期或成年早期,第二高峰出现于 45~54 岁,儿童时期发生的惊恐障碍往往不易被发现或表现出与教育相关的回避行为。

注意:①急性焦虑障碍是指惊恐障碍,慢性焦虑障碍是指广泛性焦虑障碍。
②惊恐障碍的临床特点是突发突止,间歇期正常,发作期意识清晰。

1. 诊断

①以惊恐发作为主要临床表现,发作间歇期正常。典型的惊恐发作表现分为精神症状和躯体症状。

A. 精神症状　表现为患者突然出现强烈的惊恐体验,伴濒死感、窒息感或失控感。

B. 躯体症状　为自主神经功能紊乱所致,出现心血管系统、呼吸系统、神经系统症状。

②惊恐发作出现在没有客观危险的环境。

③发作不局限于已知或可预测的情境。

④因难以忍受又无法解脱,而感到痛苦或社会功能受损。

⑤在 1 个月内至少有几次(3 次)明显的惊恐发作,或首次发作后继发的焦虑持续 1 个月以上。

⑥体格检查无阳性发现。

2. 鉴别诊断

(1)躯体疾病　心脏疾病、甲亢、癫痫、短暂性脑缺血发作、嗜铬细胞瘤、低血糖等,均可出现惊恐样发作。应询问相关病史,并及时进行相应检查。

(2)药物或精神活性物质滥用及戒断　使用某些药物,如哌甲酯、甲状腺素、类固醇、SSRIs/SNRIs 等均可导致惊恐发作。精神活性物质,如酒、苯丙胺、可卡因、苯二氮䓬类药物的戒断,均可导致惊恐发作。

(3)其他精神障碍　社交焦虑障碍是特定的恐惧障碍,也可出现惊恐发作,此时不作出惊恐障碍的诊断,只有不可预测的惊恐发作才是惊恐障碍。惊恐可继发于抑郁障碍,尤其在男性,如果同时符合抑郁障碍的诊断标准,不应把惊恐障碍作为主要诊断。

3. 治疗

(1)药物治疗　治疗目标是减少或消除惊恐发作,改善期待性焦虑和回避行为,提高生活质量。

选择性 5-羟色胺再摄取抑制剂(SSRIs)等抗抑郁剂是目前治疗惊恐障碍的首选药物。二线药物为苯

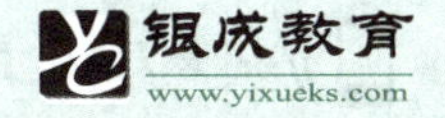

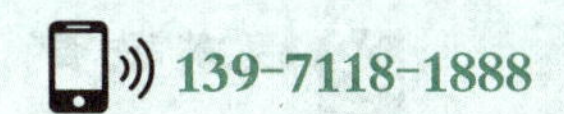

二氮䓬类,首选阿普唑仑、氯硝西泮(3 版 8 年制《精神病学》P328)。

药物种类	常用药物	适应证	注意事项
苯二氮䓬类	劳拉西泮	应用广泛,抗焦虑作用强,起效快	长期应用易导致依赖
选择性 5-羟色胺再摄取抑制剂	氟西汀、舍曲林、帕罗西汀	治疗惊恐有效,特别是合并抑郁障碍、社交焦虑障碍、广泛性焦虑者	作用广谱,无依赖性
5-羟色胺和去甲肾上腺素再摄取抑制剂	文拉法辛	治疗惊恐有效,特别是合并抑郁障碍、社交焦虑障碍、广泛性焦虑者	作用广谱,无依赖性
三环类抗抑郁药	氯米帕明	氯米帕明治疗惊恐障碍效果最好	小剂量开始,过量易中毒

(2)认知行为治疗 让患者了解惊恐发作和发作的间歇性及回避过程;内感受性暴露;认知重组。

【例 3】患者,女,44 岁。近 3 个月来频发胸闷、气短、心悸、濒死感,持续 15 分钟左右可自行缓解。查心电图、头颅 CT 无异常。治疗时,应长期服用的药物是

A. 普萘洛尔　　B. 帕罗西汀　　C. 他巴唑
D. 劳拉西泮　　E. 阿立哌唑

(4~6 题共用题干)女,36 岁。春节乘长途汽车回家途中,突然感到心前区发闷,呼吸困难,出汗,觉得自己就要不行了,不能自控,要发疯,为此感到紧张、害怕,立即被送到医院急诊。未经特殊处理,半小时后症状消失。体格检查正常。

【例 4】该患者最可能的诊断是

A. 惊恐发作　　B. 嗜铬细胞瘤　　C. 支气管哮喘
D. 心绞痛　　E. 分离(转换)性障碍

【例 5】该患者首先需要做的辅助检查是

A. 超声心动图　　B. 胸部 X 线片　　C. 头颅 CT
D. EEG　　E. ECG

【例 6】该患者长期治疗应首选的药物是

A. 氨茶碱　　B. 帕罗西汀　　C. 地西泮
D. 苯乙肼　　E. 普萘洛尔

四、恐惧症

恐惧症原称恐怖性神经症,以过分和不合理地惧怕外界某种客观事物或情境为主要表现,患者明知这种恐惧反应是过分的或不合理的,但仍反复出现,难以控制。恐惧发作时常伴有明显的焦虑和自主神经症状,患者极力回避导致恐惧的客观事物或情境,或是带着畏惧去忍受,因而影响其正常活动。

在 DSM-Ⅳ中,将广场恐惧症列入了惊恐障碍中,这样惊恐障碍就分为伴或不伴广场恐惧症的惊恐障碍和广场恐惧症不伴惊恐障碍。其他两种常见的恐惧症是社交恐惧症和特定恐惧。

1. 诊断

(1)诊断标准 在这组障碍中,诱发焦虑的仅是或主要是一些情景或物体,这些情景或物体是存在于个体之外的、目前并无危险的,结果造成个体对这些情景或物体的特征性回避,或是带着恐惧去忍受。

确诊需符合以下各条:①心理症状或自主神经症状必须是焦虑的原发表现,而不是继发于其他症状,如妄想或强迫思维;②焦虑必须局限于或主要发生在特定的情境,如人群、公共场所、离家旅行、独自出行(诊断广场恐惧症需有至少 2 条);特定的社交情境(社交焦虑障碍);特定的恐怖物体或情境(特定恐惧);③对恐怖情境的回避必须是或曾经是突出特点。

(2)亚型的诊断标准 依据上述的诊断要点可以作出恐惧症的诊断。然后根据患者的临床表现特

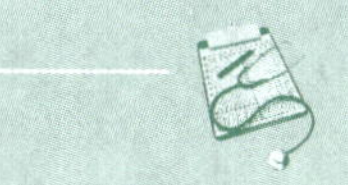

征，即所害怕的场景、社交场合和人际交往或特定的对象，来分别进行恐惧症亚型的诊断。

①广场恐惧症 主要表现为患者害怕离家或独处，害怕处于被困、窘迫或无助的环境，患者在这些自认为难以逃离、无法获助的环境中恐惧不安。这些环境包括乘坐公共交通工具（如公共汽车、火车、地铁、飞机），在人群，剧院、商场、电梯、饭店、车站等公共场所，在广场、山谷等空旷地方。有些患者伴有惊恐发作。

②社交恐惧症 又称社交焦虑障碍，其核心症状是显著而持续地害怕在公众面前可能出现羞辱和尴尬的社交行为，担心别人会嘲笑、负性评价自己的社交行为，并在相应的社交场合持续紧张或恐惧，在别人有意或无意的注视下，患者就更加紧张不安，不敢抬头，不敢与人对视。患者常伴有出汗、脸红、口干等自主神经兴奋症状。

③特定恐惧 也称单纯恐惧症，是指患者的恐惧局限于特定的物体、场景或活动。临床表现有三个方面：可能要面对恐惧刺激的预期焦虑；面对时的恐惧；为减少焦虑的回避行为。根据害怕的对象不同，分为不同的类型：A. 动物恐惧：表现为对昆虫等动物的恐惧；B. 自然环境恐惧：如恐高症，对黑暗、雷电、风、水的恐惧；C. 幽闭恐惧：如害怕飞机、电梯、密闭空间；D. 血液-注射-损伤恐惧：对鲜血、外伤、打针、拔牙、手术的恐惧；E. 其他类型的恐惧：害怕窒息、呕吐、脏的地方、锋利物品等。

（3）鉴别诊断 恐惧症需与下列疾病相鉴别。

①正常人的恐惧 正常人对某些事物或场合也会有恐惧心理，如毒蛇、猛兽、黑暗的环境等。但这些恐惧是合理的，恐惧的程度不重，不会影响社会功能，也不会有回避行为。

②广泛性焦虑障碍 恐惧症和广泛性焦虑障碍都以焦虑为核心症状，但恐惧症的焦虑由特定的对象或处境引起，呈境遇性和发作性，而焦虑障碍的焦虑常没有明确的对象，多持续存在。

③强迫障碍 患者担心、害怕的对象是自己的强迫观念或行为，而不是客观现实中的客体或处境，具有强烈的控制意识，明显的强迫观念或行为，但回避行为不明显。恐惧症患者的控制愿望并不强烈，回避行为突出。

④疑病障碍 患者由于对自身状况的过分关注，坚信自己已经得病而表现出对疾病的恐惧，这类患者认为他们的怀疑和担忧是合理的，这与恐惧中害怕得病不一样。患躯体变形障碍的患者不愿出门，不愿社交是因为自己认为自己的体貌变形，与社交焦虑障碍患者害怕社交不得体和特定恐惧患者害怕外界不同。

⑤精神分裂症 社交焦虑障碍患者害怕社交场合是因为会导致焦虑发作，精神分裂症患者回避社交是害怕被人议论、迫害，或者表现为社会性退缩，无任何社交动机，也无期待和现实的焦虑。

【例7】恐惧障碍和广泛性焦虑障碍的鉴别点是有无

A. 精神焦虑　　B. 躯体焦虑　　C. 自我认知障碍

D. 社会性退缩　　E. 特定对象引起（2023）

2. 治疗

（1）行为治疗 是治疗恐惧症的首选方法，对恐惧环境的系统脱敏疗法或暴露疗法，对恐惧症特别是特定恐惧效果良好。环境可以是现实的，也可以是虚拟的。基本原则是消除恐惧对象与焦虑恐惧反应的条件性联系；对抗回避反应；并在此过程中改变自己不合理的认知。

（2）药物治疗

①抗抑郁药 SSRIs类（如帕罗西汀、舍曲林）是治疗社交焦虑障碍的一线药物。

②苯二氮䓬类 可明确地控制焦虑恐惧，如氯硝西泮治疗社交恐惧有效，但长期服用可能导致依赖。

③β受体阻滞剂 对在公众场合表演、讲话的恐惧有效。常用药物有普萘洛尔、美托洛尔等。

（3）联合治疗 临床研究表明，联合心理治疗和药物治疗是治疗恐惧症的最佳方法。

常考点 重点内容，需全面掌握。

参考答案——详细解答见《2025国家临床执业及助理医师资格考试历年考点精析（上、下册）》

1. ABCDE　2. ABCDE　3. ABCDE　4. ABCDE　5. ABCDE　6. ABCDE　7. ABCDE

第6章　分离障碍与躯体痛苦障碍

▶考纲要求

①分离障碍。②躯体痛苦障碍。

▶复习要点

一、分离障碍

1. 概念

在ICD-10中,癔症改称为分离(转换)障碍。在ICD-11中,改称为分离障碍,主要包括分离性神经症状障碍、分离性遗忘、人格解体/现实解体障碍、恍惚障碍、附体性恍惚障碍、复杂分离性侵入障碍、分离性身份障碍及其他特定或未特定的分离障碍。

2. 临床特征

①多起病于青少年期,常常急性起病,症状复杂多样。

②起病与明显的心理社会因素相关,可由直接的压力、刺激、他人暗示或自我暗示诱发,反复发作者可通过回忆、联想、面临相似处境等方式而诱发。

③部分患者具有表演型人格特征,或可诊断表演型人格障碍。

④患者对疾病常常缺乏自知力,不主动求治,对症状“泰然漠视”,更关注他人对其疾病的态度。

⑤共病现象突出,常常与边缘型人格障碍、表演型人格障碍、抑郁症、焦虑障碍等共病。

3. 诊断

①有心理致病的证据,表现在时间上与应激事件有明确的联系(即使患者否认这一点)。②不存在可以解释症状的躯体障碍的证据。③具有分离障碍中各种障碍的临床特征。

4. 治疗

分离障碍的治疗以心理治疗为主,药物对症治疗为辅。

(1)心理治疗　最常用的心理治疗是暗示治疗。在患者恢复记忆后,仍需要进一步进行心理治疗。催眠治疗可能有效,有时静脉注射异戊巴比妥对催眠有帮助。

(2)药物治疗　兴奋躁动者给予抗精神病药物,或地西泮。伴有抑郁、焦虑时给予抗抑郁药和抗焦虑药。

(3)物理治疗　理疗、针刺、按摩等对于耳聋、失明、肢体瘫痪等功能障碍者,可能有效。

(1~2题共用题干)女,54岁。30年前与丈夫生气后突然出现意识不清,口吐白沫,角弓反张,四肢肌肉阵挛性收缩,半小时后恢复。发作过程中没有唇舌咬伤及大小便失禁。以后在心情稍有不顺或阴天打雷时就会有类似发作,发作间歇期正常。

【例1】为明确诊断,应首选的辅助检查是

A. 头颅CT　　B. 心电图　　C. 脑血流图
D. 肌电图　　E. 脑电图

【例2】该患者最可能的诊断是

A. 继发性癫痫　　B. 恐惧性焦虑障碍　　C. 分离障碍
D. 急性应激障碍　　E. 惊恐障碍

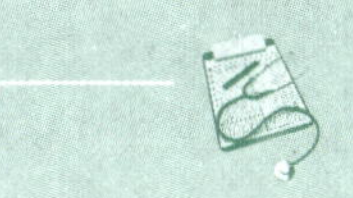

二、躯体痛苦障碍

躯体痛苦障碍是一类非精神病性精神障碍的总称，主要特征是患者有一种持久地担心或相信各种躯体症状的先占观念。由此，反复陈述躯体症状，不断要求给予医学检查或帮助，无视反复检查的阴性结果，即使医生就其症状进行了反复的解释，并没有相应器质性疾病基础，但患者仍然不能消除疑虑。

1. 诊断

当患者的临床表现以躯体症状为主，主要表现为对躯体症状过分担心或对身体健康过分关心，但不是妄想；患者反复就医或要求医学检查，但检查结果阴性；患者的生活、工作、学习和社交活动等社会功能受到影响。符合这些特点至少持续3个月以上，可以考虑该障碍的诊断。

(1)躯体化障碍诊断要点　①存在各种各样、变化多端的躯体症状至少2年，且未发现任何恰当的躯体解释；②不断拒绝多名医生对其躯体症状解释的忠告和保证；③症状及其所致行为造成一定程度的社会和家庭功能损害。

(2)疑病障碍确诊需要如下两点　①长期(至少6个月)相信表现的症状隐含着至少一种严重的躯体疾病，尽管反复的检查不能找到充分的躯体解释；或存在持续性的先占观念，认为有畸形或变形。②总是拒绝接受多名不同医生关于其躯体症状并不意味着躯体疾病或异常的忠告和保证。

(3)躯体形式自主神经功能紊乱诊断要点　①患者持续存在自主神经兴奋症状，如心悸、出汗、颤抖、脸红，这些症状令人烦恼；②存在涉及特定器官或系统的主观主诉；③存在上述器官可能患严重(但常为非特异的)障碍的先占观念和由此而产生的痛苦，医生反复的解释和保证无济于事；④所述器官或系统的结构或功能并无明显紊乱的证据。

(4)持续的躯体形式疼痛障碍诊断要点　①以持续(至少6个月)严重、令人痛苦的疼痛为主诉；②这些主诉不能用生理过程或躯体障碍完全加以解释；③情绪冲突或心理社会问题与疼痛的发生有关，且足以得出它们是主要致病原因的结论；④常常引起对患者人际或医疗方面的注意和支持明显增加。

2. 治疗

(1)心理治疗　认知行为疗法可用于各种躯体形式障碍的治疗，可减少躯体症状，改善患者有关健康的焦虑、不正确的信念、对疾病的过度关心并减少患者的就诊次数。

(2)药物治疗　针对患者躯体症状的药物治疗往往无效。如果患者伴有焦虑、抑郁等精神症状，可应用适量的抗焦虑药物或抗抑郁药物。

(3~4题共用题干)女，65岁。3年间夜晚感觉全身刺痛、灼热感、麻木、出汗，每次持续2小时，影响睡眠。症状缓解后能继续入睡，症状加重时在白天也出现类似症状，伴口干。在各大医院进行多项检查，如血常规、血生化、甲状腺功能、心电图、胸腹CT、头颅MRI等未见明显异常，但仍感觉焦虑、担忧。

【例3】该患者最可能的诊断是

A. 分离障碍　　B. 广泛性焦虑障碍　　C. 躯体忧虑障碍
D. 抑郁障碍　　E. 更年期综合征

【例4】医师的下列做法，不正确的是

A. 请各科室专家会诊　　B. 与患者交流沟通，多倾听，少反驳
C. 询问完善病史　　D. 与患者探讨疾病与应激情绪的关系
E. 与患者共同制定治疗计划(2024)

▶▶**常考点**　分离障碍为重点内容。

参考答案——详细解答见《2025国家临床执业及助理医师资格考试历年考点精析(上、下册)》

1. ABCDE　2. ABCDE　3. ABCDE　4. ABCDE

第7章 强迫症、应激相关障碍与失眠障碍

▶考纲要求

①强迫症。②应激特定相关障碍概述,创伤后应激障碍。③失眠障碍。

▶复习要点

一、强迫症

强迫障碍,也称强迫性神经症、强迫症,是一种以反复出现的强迫观念、强迫冲动、强迫行为等为主要临床表现的精神疾病。其基本特征为强迫观念和强迫行为,多数患者认为这些观念和行为没有必要或不正常,违反了自己的意愿,但无法摆脱,为此感到焦虑和痛苦。其症状复杂多样,病程迁延,易慢性化。

1. 诊断

患者必须在连续2周中的大多数时间存在强迫观念和/或强迫动作。

(1)强迫观念 包括以下几项:

①强迫思维 是以刻板形式反复进入患者头脑中的观念、表象和冲动思维,它们几乎总是令人痛苦的,内容常常为暴力、猥亵或毫无意义。患者往往试图抵制,但不成功。

②强迫性穷思竭虑 患者对一些常见的事情、概念或现象反复思考,刨根究底,自知毫无现实意义,但不能自控。如反复思考"究竟是先有鸡还是先有蛋?""人为什么要吃饭而不吃草?"

③强迫怀疑 患者对自己所做过的事的可靠性表示怀疑,需要反复检查、核对。如门窗是否关好。

④强迫联想 患者脑中出现一个观念或看到一句话,便不由自主地联想起另一个观念或词句,而两者大多是对立性质,此时叫强迫对立思维。如想到"和平",马上就联想到"战争"。

⑤强迫回忆 患者意识中不由自主地反复呈现出经历过的事情,无法摆脱,感到痛苦。

⑥强迫意向 患者体会到一种强烈的内在冲动要去做某种违背自己意愿的事情,但一般不会转变为行为,因患者知道这种冲动是非理性的、荒谬的,故努力克制,但内心冲动无法摆脱。

(2)强迫动作 包括强迫检查、强迫洗涤、强迫性仪式动作、强迫询问等。

①强迫检查 多为减轻强迫怀疑引起的焦虑而采取的措施,常表现为反复检查门窗、煤气是否关好,电源插头是否拔掉等。

②强迫洗涤 常源于"怕受污染",而反复洗手、洗衣物、消毒家具等。

③强迫性仪式动作 通常是为了对抗某种强迫观念所引起的焦虑而逐渐发展起来的。

④强迫询问 患者常不相信自己,为了消除疑虑或穷思竭虑给自己带来的焦虑,常反复询问他人,以获得解释和保证。

⑤强迫计数 患者对数字发生了强迫观念,整日沉浸于无意义的计数动作中,对偶然遇到的电话号码、汽车号牌等也要反复默记,浪费了大量的时间而无法自控。

2. 治疗

强迫观念治疗效果较好,强迫动作治疗效果较差。

(1)药物治疗 急性期治疗10~12周,多数4~6周起效。巩固期和维持期持续1~2年。

①选择性5-羟色胺再摄取抑制剂(SSRIs) 为一线治疗药物,包括氟西汀、氟伏沙明、帕罗西汀等。

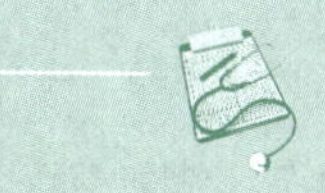

②氯米帕明　治疗强迫症的有效剂量为150~250mg/d，但不良反应限制了该药的应用。

(2)心理治疗　暴露疗法和反应预防是治疗强迫症有效的认知行为治疗方法。

(3)物理治疗　包括经颅磁刺激、改良电抽搐治疗、深部脑刺激、迷走神经刺激等。

(1~3题共用题干)女，53岁。近1年来怕脏，不敢倒垃圾和上公共厕所。在街上遇到垃圾车也害怕，会反复洗手。自己知道不应该，但不能控制，为此感到苦恼而就诊。

【例1】患者的诊断是

A. 疑病障碍　　B. 广泛性焦虑障碍　　C. 分离性障碍
D. 强迫症　　E. 恐惧性焦虑障碍

【例2】首选的治疗药物是

A. 氯米帕明　　B. 奥氮平　　C. 丁螺环酮
D. 利培酮　　E. 阿普唑仑

【例3】最宜联合使用的治疗方法是

A. 口服丙戊酸钠　　B. 家庭治疗　　C. 经颅磁刺激治疗
D. 电抽搐治疗　　E. 认知行为治疗

二、应激特定相关障碍

1. 概述

(1)概念　应激相关障碍(大纲改称应激特定相关障碍)是指一类与应激源有明显因果关系的精神障碍。包括急性应激障碍、创伤后应激障碍、适应障碍三大类。

(2)应激源　应激源是指作用于个体，并使其产生应激反应的刺激物，分为三类：

①外部环境　外部环境应激源包括日常生活的困扰、社会生活中的重要事件、理化因素等。

②个体内环境　机体内部应激源包括各种必要物质的产生和平衡失调、内稳态紊乱等。

③社会心理环境　如工作学习负担过重、工作与学习的内容与志趣不一致、工作环境单调等。

(3)应激相关障碍的诊断　主要依据其临床特点：其发病与精神刺激密切相关；精神症状的表现与精神刺激的内容相联系；精神症状的出现和转归与精神刺激的出现和持续存在有关；精神症状持续存在可导致患者的社会功能受到影响。

(4)应激相关障碍的治疗

①心理治疗　主要有支持性心理治疗和特殊心理治疗。对于应激相关障碍的治疗具有重要意义。

②药物治疗　主要是对症治疗，包括抗焦虑药物、抗抑郁药物和抗精神病药物治疗等。

2. 创伤后应激障碍

(1)诊断　创伤后应激障碍的诊断要点：

①遭受异乎寻常的创伤性事件或处境(如天灾人祸)。

②反复重现创伤性体验(病理性重现)，可表现为不由自主地回想受打击的经历，反复出现有创伤性内容的噩梦，反复发生错觉、幻觉，反复出现触景生情的精神痛苦。

③对与创伤经历相关的人和事选择性遗忘，对未来失去希望和信心，内疚和自责，疏远他人。

④持续的警觉性增高，可出现入睡困难或睡眠不深、易激惹、注意集中困难、过分担惊受怕。

⑤对刺激相似或有关的情境的回避，表现为极力不想有关创伤性经历的人和事，避免参加能引起痛苦回忆的活动，或避免到会引起痛苦回忆的地方，不愿与人交往，对亲人变得冷淡，兴趣爱好范围变窄。

⑥在遭受创伤后数日至数月后，罕见延迟半年以上才发生。

(2)治疗　包括心理治疗和药物治疗。

①心理治疗　以认知行为治疗最常用。眼动脱敏再处理、催眠治疗、精神分析法也有一定疗效。

②药物治疗　包括抗抑郁药物、抗焦虑药物、抗惊厥药物、锂盐等。一般不主张使用抗精神病药物。

三、失眠障碍

失眠障碍是以频繁而持久的入睡困难或睡眠维持困难并导致睡眠满意度不足为特征的睡眠障碍，常影响日间社会功能，为临床最常见的睡眠障碍。

1. 临床表现

失眠主要表现为入睡困难、睡眠不深、易醒和早醒、醒后再次入睡困难，还有些患者表现为睡眠感的缺失。以焦虑情绪为主的患者常表现为入睡困难。对失眠的恐惧和对失眠所致后果的过分担心会加重失眠，失眠者常陷入这样的恶性循环。长期失眠常导致情绪不稳、个性改变。

2. 诊断

①主诉是入睡困难、难以维持睡眠或睡眠质量差；②这种睡眠紊乱每周至少发生3次并持续1个月以上；③日夜专注于失眠，过分担心失眠的后果；④睡眠量和/或质的不满意引起的明显的苦恼或影响了社会及职业功能。

3. 鉴别诊断

需排除其他躯体疾病，如周围神经炎、脊髓病、风湿性关节炎或恶性肿瘤等；也需要排除精神障碍症状导致的继发性失眠，如广泛性焦虑障碍常表现为入睡困难，抑郁症常表现为早醒。

4. 治疗

(1)认知疗法　主要是提高患者对睡眠的正确认识，减少睡眠前焦虑而达到治疗的目的。

(2)行为治疗　包括放松训练、刺激控制训练、自由想象训练等。

(3)药物治疗　主要使用苯二氮䓬类，但应避免药物成瘾。

(4~5题共用题干)女，50岁。入睡困难、多梦易醒1个月，每周至少3次。同时感到精力疲乏，工作效率下降，对睡眠质量产生恐惧感，担心免疫力下降，否认情绪低落和消极观念。

【例4】该患者最可能的诊断是

A. 疑病症　　B. 恐惧症　　C. 焦虑症

D. 失眠症　　E. 神经衰弱

【例5】对该患者应选择的治疗药物是

A. 苯巴比妥　　B. 奥氮平　　C. 氟西汀

D. 喹硫平　　E. 艾司唑仑

常考点　考点散乱。

参考答案——详细解答见《2025国家临床执业及助理医师资格考试历年考点精析(上、下册)》

1. ABCDE　2. ABCDE　3. ABCDE　4. ABCDE　5. ABCDE

严格依据新大纲及新教材编写 | **包含全部新增考点**

2025

国家临床执业助理医师资格考试

辅导讲义（下册）

武汉大学中南医院 | 贺银成 编著

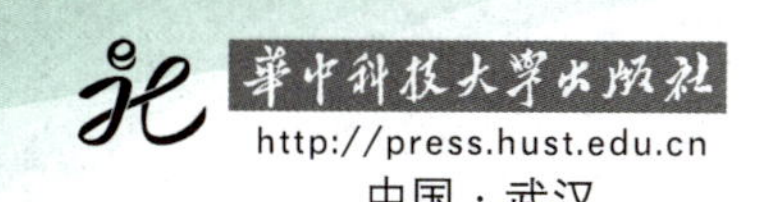

http://press.hust.edu.cn
中国 · 武汉

图书在版编目(CIP)数据

2025国家临床执业助理医师资格考试辅导讲义：上、下册／贺银成编著. -- 武汉：华中科技大学出版社，2024. 12.(2025. 2重印) -- ISBN 978-7-5772-1488-7

Ⅰ. R4

中国国家版本馆CIP数据核字第20248LU342号

2025国家临床执业助理医师资格考试辅导讲义(上、下册)　　贺银成　编著

2025 Guojia Linchuang Zhiye Zhuli Yishi Zige Kaoshi Fudao Jiangyi

总 策 划：车　巍

策划编辑：莫　愚　彭　斌

责任编辑：方寒玉　马梦雪

封面设计：MX DESIGN STUDIO Q:1765628429　廖亚萍

责任校对：李　弋

责任监印：朱　玢

出版发行：华中科技大学出版社(中国·武汉)　　电话：(027)81321913

武汉市东湖新技术开发区华工科技园　　邮编：430223

录　　排：华中科技大学惠友文印中心

印　　刷：三河市兴国印务有限公司

开　　本：787mm×1092mm　1/16

印　　张：76

字　　数：2354千字

版　　次：2025年2月第1版第2次印刷

定　　价：229.00元(全二册)

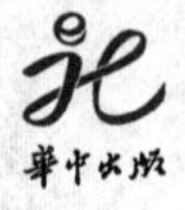

Contents 目录

下　册

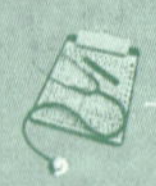

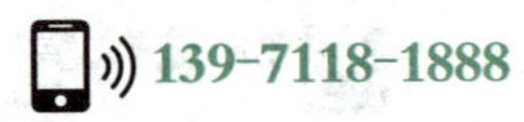

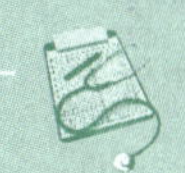

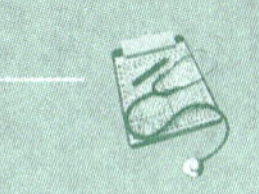

第十三篇 内科学

第1章 慢性阻塞性肺疾病与支气管哮喘

考纲要求

①慢性阻塞性肺疾病。②支气管哮喘。

复习要点

一、慢性阻塞性肺疾病

1. 概述

慢性阻塞性肺疾病(COPD)简称慢阻肺病,是一种异质性的肺部疾病,以因气道异常(支气管炎、细支气管炎)和/或肺泡异常(肺气肿)进而引起慢性呼吸症状(呼吸困难、咳嗽、咳痰)及持续的、进行性加重的气流受限为特征。不可逆气流受限是诊断慢阻肺病的关键,在吸入支气管扩张剂后,第一秒用力呼气容积(FEV_1)与用力肺活量(FVC)的比值(FEV_1/FVC)<70% 表明存在持续气流受限。

慢性支气管炎是指病人每年咳嗽、咳痰3个月以上并连续2年者。肺气肿是指肺部终末细支气管远端气腔出现异常持久的扩张,并伴有肺泡和细支气管的破坏。当慢性支气管炎、肺气肿病人肺功能检查出现持续气流受限时,则能诊断为慢阻肺病;如病人无持续气流受限,则不能诊断为慢阻肺病。

【例1】慢性阻塞性肺疾病最显著的临床表现是

A. 活动耐力逐渐下降　　B. 长期吸烟史　　C. 持续性气流受限

D. 咳嗽、咳痰　　E. 肺气肿(2023、2024)

【例2】慢性支气管炎的诊断标准是除外其他已知病因所致的慢性咳嗽后,病人每年咳、痰、喘

A. 至少6个月,持续10年以上　　B. 至少1个月,持续3年以上　　C. 至少2个月,持续5年以上

D. 至少6个月,持续5年以上　　E. 至少3个月,持续2年以上(2020)

2. 病因

病因不明,可能是多种环境因素与机体自身因素长期相互作用的结果。

(1)**吸烟**　吸烟为最重要的环境发病因素,吸烟者慢性支气管炎的患病率比不吸烟者高2~8倍。

(2)**职业/环境粉尘**　如烟雾、变应原等有害颗粒等,浓度过高或接触时间过长。

(3)**空气污染**　PM2.5及大量有害气体可损伤气道黏膜上皮,黏液分泌增加,为细菌感染创造条件。

(4)**感染因素**　病毒、支原体、细菌等感染是慢性支气管炎发生发展的重要原因之一。

(5)**其他因素**　免疫功能紊乱、气道高反应性、自主神经功能失调、年龄增大等。

注意:①吸烟是COPD最重要的环境发病因素,感染是COPD最重要的病情加重因素。
②戒烟是预防COPD最重要的措施。

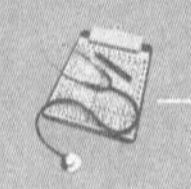

3. 发病机制

(1)炎症机制 气道和肺实质的慢性炎症是COPD的特征性改变,中性粒细胞、巨噬细胞、T淋巴细胞等参与了COPD的发病过程。中性粒细胞的活化和聚集是COPD炎症过程的一个重要环节。

(2)蛋白酶-抗蛋白酶失衡 蛋白酶对组织有损伤、破坏作用。抗蛋白酶(α_1-抗胰蛋白酶)对弹性蛋白酶具有抑制功能。蛋白酶增多或抗蛋白酶不足均可导致组织结构破坏,产生肺气肿。

(3)氧化应激 COPD病人氧化应激增加,激活转录因子NF-κB,参与炎症介质IL-8的转录。

(4)其他机制 如自主神经功能失调、营养不良、气温变化等都有可能参与COPD的发生、发展。

【例3】下列细胞因子中,与慢性阻塞性肺疾病慢性气道炎症发病关系最密切的是

A. IL-4　　B. IL-5　　C. IL-8

D. IL-10　　E. IL-13(2017、2022)

注意:①10版《内科学》P25:慢性阻塞性肺疾病的发病与IL-8有关。

②10版《内科学》P31:支气管哮喘的发病与IL-4、IL-5、IL-13有关。

4. 临床表现

(1)慢性咳嗽咳痰 为白色黏液或浆液性泡沫痰,偶可带血丝。急性发作期痰量增多,可有脓性痰。

(2)气短或呼吸困难 是慢阻肺病的标志性症状。

(3)喘息和胸闷 部分病人特别是重度病人或急性加重时可出现喘息。

(4)体征 早期可无异常,晚期可有肺气肿体征。

①视诊 胸廓前后径增大,肋间隙增宽,剑突下胸骨下角增宽,称为桶状胸。

②触诊 双侧语颤减弱。

③叩诊 肺部过清音,心浊音界缩小,肺下界和肝浊音界下降。

④听诊 两肺呼吸音减弱,呼气期延长,部分病人可闻及湿啰音和/或干啰音。

5. 临床分期

(1)急性加重期 慢阻肺病急性加重是指14天内,出现以呼吸困难和/或咳嗽、咳痰增加为特征的事件。常见原因是细菌感染,病原菌多为肺炎链球菌、流感嗜血杆菌、卡他莫拉菌、肺炎克雷伯杆菌等。

(2)稳定期 是指病人咳嗽、咳痰、气短等症状稳定或症状轻微。

注意:①COPD急性加重期常见的致病菌——肺炎链球菌、流感嗜血杆菌、卡他莫拉菌、肺炎克雷伯杆菌。

②支气管扩张症感染常见致病菌——铜绿假单胞菌、流感嗜血杆菌、卡他莫拉菌、肺炎克雷伯杆菌。

【例4】慢性阻塞性肺疾病急性加重时,常见的致病菌是

A. 大肠埃希菌　　B. 肺炎链球菌　　C. 铜绿假单胞菌

D. 金黄色葡萄球菌　　E. 军团菌(2021)

6. 辅助检查

(1)肺功能检查 为首选检查。

检查项目	临床意义
FEV_1/FVC	第一秒用力呼气容积/用力肺活量(FEV_1/FVC)是评价气流受限的敏感指标
FEV_1%预计值	是评价COPD严重程度的良好指标,其变异性小,易于操作
吸入支气管扩张剂后	$FEV_1/FVC<70\%$可确定为持续气流受限
TLC、FRC、RV	肺总量(TLC)、功能残气量(FRC)、残气量(RV)增高对诊断COPD有参考价值
VC	肺活量(VC)减低对诊断COPD有参考价值

(2)胸部X线 早期无改变,晚期出现肺纹理增粗、紊乱等非特异性改变,对诊断COPD价值不大。

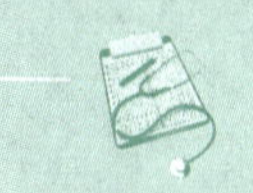

(3)血气分析　对确定发生低氧血症、高碳酸血症、酸碱平衡失调及判断呼吸衰竭类型有重要价值。

注意:①肺功能检查是判断气流受限的主要客观指标。血气分析主要用于判断酸碱失衡及呼吸衰竭类型。
②肺功能检查对COPD的诊断、严重程度评价、疾病进展、预后及治疗反应等有重要意义。
③"FEV_1/FVC"用于判断有无气流受限,"FEV_1占预计值的百分比"用于判断COPD的严重程度。

【例5】目前用于判断慢性阻塞性肺疾病严重程度的肺功能指标是
A. MMFR占预计值百分比　B. FVC占预计值的百分比　C. RV/TLC(残总比)
D. FEV_1/FVC(一秒率)　E. FEV_1占预计值的百分比

【例6】早期慢性支气管炎患者胸部X线表现是
A. 两肺纹理增粗、紊乱　B. 肺野透亮度增加　C. 胸廓扩张,肋间增宽
D. 双肺轻度渗出性改变　E. 无特殊征象

7. 诊断及严重程度评估

(1)诊断　吸入支气管扩张剂后,FEV_1/FVC<70%可确定为持续气流受限,明确诊断慢阻肺病。

(2)稳定期病情严重程度评估

①肺功能评估　可使用GOLD分级,COPD可根据FEV_1下降程度,进行气流受限的严重程度分级。

肺功能分级	病人肺功能FEV_1占预计值的百分比(%pred)
GOLD1级(轻度)	≥80
GOLD2级(中度)	50~<80
GOLD3级(重度)	30~<50
GOLD4级(极重度)	<30

②症状评估　可采用改良版英国医学研究委员会呼吸困难问卷(mMRC问卷)进行评估。

mMRC分级	呼吸困难症状
0级	剧烈活动时出现呼吸困难
1级	平地快步行走或爬缓坡时出现呼吸困难
2级	由于呼吸困难,平地行走时比同龄人慢或需要停下来休息
3级	平地行走100m左右或数分钟后即需要停下来喘气
4级	因严重呼吸困难而不能离开家,或在穿衣服时即出现呼吸困难

③急性加重风险评估　对稳定期慢阻肺病的病情严重程度做出综合评估,可以指导治疗。

病人综合评估分组	特征	上一年急性加重次数	mMRC分级或CAT评分	首选治疗药物
A组	低风险,症状少	≤1次中度急性加重,无住院事件	0~1级或<10分	一种支气管扩张剂
B组	低风险,症状多	≤1次中度急性加重,无住院事件	≥2级或≥10分	LAMA+LABA
E组	高风险	≥2次中度急性加重或≥1次住院事件	不考虑症状评分	LAMA+LABA或LAMA+LABA+ICS(EOS≥300个/μl)

注:症状少、高风险的C组病人和症状多、高风险的D组合并为E组,以突出急性加重高风险临床相关性。LABA:长效β_2受体激动剂;LAMA:长效抗胆碱能药物;ICS:吸入型糖皮质激素;EOS,嗜酸性粒细胞。

【例7】肺功能测定对诊断慢性阻塞性肺疾病有决定性意义的检查项目是

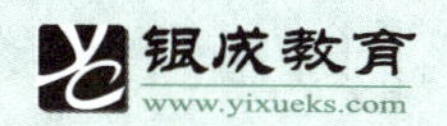

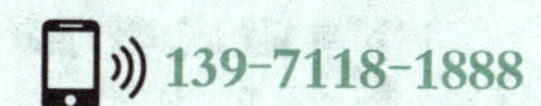

A. RV/TLC>40%,MVV<预计值 80%,FEV_1>正常 60%
B. RV/TLC>40%,MVV>预计值 80%,FEV_1<正常 60%
C. RV/TLC>40%,FEV_1<预计值 80%,FEV_1/FVC<70%
D. RV/TLC<40%,MVV<预计值 80%,FEV_1>正常 60%
E. RV/TLC<40%,MVV<预计值 80%,FEV_1<正常 60%(2023)

【例 8】男,68 岁。常规体检胸部 X 线片示双肺纹理增粗、紊乱。既往体健。吸烟 20 余年,每天 20 支。行肺功能检查示 FEV_1/FVC68.5%,FEV_1 占预计值的 68%,支气管舒张试验 FEV_1 改善 2.5%(30ml)。该患者首先考虑的诊断是

A. 支气管扩张症　B. 慢性阻塞性肺疾病　C. 阻塞性肺气肿
D. 支气管哮喘　E. 慢性支气管炎(2022)

注意:①慢性阻塞性肺疾病:肺功能检查示 FEV_1/FVC 降低,支气管舒张试验 FEV_1/FVC<70%。
②慢性支气管炎:肺功能检查示 FEV_1/FVC 降低,支气管舒张试验 FEV_1/FVC≥70%。
③支气管哮喘:肺功能检查示 FEV_1/FVC 降低,支气管舒张试验 FEV_1 改善≥12%或增加≥200ml。

8. 鉴别诊断

本病需与支气管哮喘、支气管扩张症、肺结核、支气管肺癌等相鉴别。

9. 并发症

(1)慢性呼吸衰竭　常在 COPD 急性加重时发生,其症状加重,表现为低氧血症和/或高碳酸血症。

(2)自发性气胸　COPD 病人如有突然加重的呼吸困难,伴明显发绀,患侧肺部叩诊鼓音,听诊呼吸音减弱或消失,应考虑并发自发性气胸,通过 X 线检查可以确诊。

(3)慢性肺心病　COPD 可引起肺血管床减少及缺氧致肺动脉痉挛,血管重塑,导致肺动脉高压,右心室肥厚扩大,最终发生右心功能不全。

(9~10 题共用题干)男,66 岁。活动后突发左侧胸痛伴呼吸困难 1 天。既往慢性阻塞性肺疾病病史 10 余年。查体:呼吸 6 次/分,血压 5/60mmHg。口唇发绀,左肺呼吸音明显减弱,心率 102 次/分,律齐。

【例 9】该患者最可能的诊断是

A. 急性心肌梗死　B. 自发性气胸　C. 阻塞性肺不张
D. 胸腔积液　E. 肺栓塞

【例 10】为明确诊断,应先采取的检查措施是

A. CT 肺动脉造影　B. 胸腔穿刺　C. 支气管镜
D. 胸部 X 线片　E. 心电图

10. 治疗

(1)稳定期的治疗

①教育与管理　最重要的是劝导吸烟病人戒烟,这是减慢肺功能损害最有效的措施。

②支气管扩张剂　是现有控制症状的主要措施,可根据病情严重程度选用 β_2 肾上腺素受体激动剂(沙丁胺醇、沙美特罗等)、抗胆碱能药(异丙托溴铵、噻托溴铵)、茶碱类(氨茶碱)。

③吸入型糖皮质激素(ICS)　对于已充分使用长效支气管扩张剂维持治疗、急性加重仍未控制的部分病人可考虑联用吸入激素治疗。常用吸入激素有布地奈德、氟替卡松、倍氯米松。

④祛痰药　对痰不易咳出者可应用,常用药物有盐酸氨溴索、乙酰半胱氨酸、羧甲司坦等。

⑤长期家庭氧疗(LTOT)　对慢阻肺病并发慢性呼吸衰竭者实施 LTOT,可提高生活质量和生存率,对血流动力学、运动能力、精神状态均会产生有益的影响。

(2)急性加重期的治疗

①确定病情加重的原因　最常见原因是细菌或病毒感染。根据病情严重程度,决定门诊或住院治疗。

②支气管扩张剂　药物同病情稳定期。有严重喘息症状者可给予较大剂量的雾化吸入治疗。

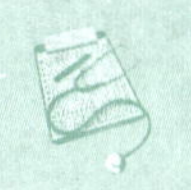

③低流量吸氧　给氧浓度(%)= 21+4×氧流量(L/min),一般为 28%～30%。

④抗生素　当病人呼吸困难加重,咳嗽伴痰量增加、有脓痰时,应选用抗生素。

⑤糖皮质激素　对需住院治疗的急性加重期病人可考虑口服泼尼松龙,或静脉给予甲泼尼龙。

⑥机械通气　对于并发较严重呼吸衰竭的病人,可使用机械通气治疗。

11. 预防

(1)戒烟　是预防 COPD 最重要的措施,在疾病的任何阶段戒烟都有助于防止 COPD 的发生和发展。

(2)控制环境污染　减少有害气体或有害颗粒的吸入。

(3)免疫接种　流感疫苗、肺炎链球菌疫苗、细菌溶解物对防止 COPD 病人反复感染可能有益。

(4)增强体质　加强体育锻炼、增强体质、提高机体免疫力,可帮助改善机体一般状况。

【例 11】男,68 岁,慢性阻塞性肺疾病(COPD)病史 12 年。动脉血气分析 pH7.36,$PaO_2$43mmHg,$PaCO_2$52mmHg。对该患者可以改善预后的措施是

A. 预防性使用抗生素　　B. 吸入糖皮质激素　　C. 使用支气管扩张剂

D. 肺康复锻炼　　E. 长期家庭氧疗

(12～14 题共用题干)男,78 岁。反复咳嗽、咳痰 20 年,气短 2 年,加重伴咳脓痰 1 周。高血压病史 5 年。查体:体温 37.5℃,血压 150/92mmHg。双肺呼吸音低,可闻及散在哮鸣音和湿啰音。外周血白细胞 $10.5×10^9/L$,中性粒细胞 0.81。

【例 12】该患者最可能的诊断是

A. 肺结核　　B. 肺脓肿　　C. 慢性左心衰竭

D. 细菌性肺炎　　E. 慢性阻塞性肺疾病急性加重期

【例 13】患者经治疗后体温恢复正常,病情平稳,行胸部 X 线检查显示肺纹理增多。为明确诊断,应进行的检查是

A. 动脉血气分析　　B. 肺功能检查　　C. 超声心动图

D. 胸部高分辨 CT　　E. 痰细菌培养加药敏试验

【例 14】此时该患者的首选治疗是

A. 糖皮质激素　　B. 左氧氟沙星　　C. 阿奇霉素

D. 盐酸氨溴索　　E. 沙美特罗加布地奈德(2024)

二、支气管哮喘

1. 概念

支气管哮喘是一种以慢性气道炎症和气道高反应性为特征的异质性疾病,临床表现为反复发作的喘息、气急、胸闷、咳嗽等症状,常在夜间及凌晨发作或加重,多数病人可自行缓解或经治疗后缓解。

2. 病因

(1)遗传因素　哮喘是一种复杂的、具有多基因遗传倾向的疾病。

(2)环境因素

①变应原性因素　如室内变应原(尘螨、家养宠物、蟑螂)、室外变应原(花粉)、职业性变应原(油漆活性染料)、食物(鱼、虾、蛋类、牛奶)、药物(阿司匹林、抗生素)。

②非变应原因素　如大气污染、吸烟、运动、肥胖、精神焦虑紧张等。

3. 发病机制

(1)气道免疫-炎症机制　包括细胞免疫和体液免疫。

①气道炎症形成机制　气道慢性炎症反应是由多种炎症细胞、气道结构细胞、炎症介质和细胞因子共同参与、相互作用的结果。在变应原刺激下,气道上皮细胞释放白介素(IL)如 IL-33、IL-25 等细胞因子,激活 2 型辅助性 T 细胞(Th2)及 2 型固有淋巴细胞(ILC2)。

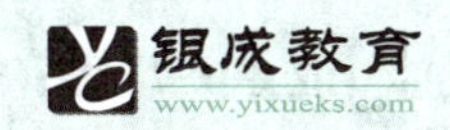

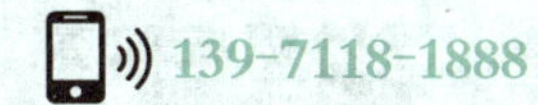

A.产生哮喘症状　活化的Th2及ILC2产生IL-4、IL-5和IL-13等激活B淋巴细胞并合成特异性IgE,后者结合于肥大细胞和嗜碱性粒细胞等表面的IgE受体。当变应原再次进入体内,可与结合在细胞表面的IgE交联,激活肥大细胞和嗜碱性粒细胞,使其合成并释放多种活性介质,导致气道平滑肌收缩、黏液分泌增加和炎症细胞浸润,产生哮喘的临床症状。

B.导致气道炎症　活化的Th2及ILC2分泌的IL等细胞因子可直接激活肥大细胞、嗜酸性粒细胞及巨噬细胞等,并使之聚集在气道。这些细胞进一步分泌多种炎症因子如组胺、白三烯、前列腺素、活性神经肽、嗜酸性粒细胞趋化因子等,构成了一个多种炎症细胞、气道结构细胞、炎症介质相互作用的复杂网络,共同导致气道慢性炎症。

②气道高反应性(AHR)　是指气道对各种刺激因子如变应原、理化因素、运动、药物等呈现的高度敏感状态。气道高反应性是哮喘的基本特征。

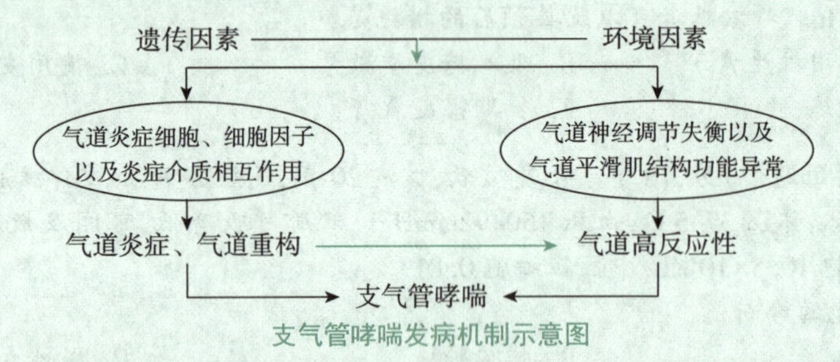

支气管哮喘发病机制示意图

(2)神经调节机制　支气管受自主神经支配,非肾上腺素能非胆碱能神经系统可释放舒张支气管平滑肌的神经介质(如血管活性肠肽、NO)及收缩支气管平滑肌的介质(P物质、神经激肽),两者平衡失调则可引起支气管平滑肌收缩。

【例15】男,21岁。3天前受凉后"感冒",症状已好转。1小时前参加篮球比赛后出现气促。查体:双肺散在哮鸣音,心率84次/分。该患者发病最可能的机制是

A.肺血管阻力增加　B.心力衰竭　C.神经调节失衡
D.气道高反应性　E.气道重构

【例16】支气管哮喘属于下列哪型过敏反应?

A.Ⅰ型　B.Ⅱ型　C.Ⅲ型
D.Ⅳ型　E.迟发型(2020)

【例17】男,35岁。反复咳嗽伴呼吸困难20年,再发1天,吸入"万托林"或口服"氨茶碱片"后可缓解。查体:双肺闻及干啰音。外周血WBC7.8×10^9/L。与该患者发病关系最密切的免疫球蛋白是

A.IgE　B.IgD　C.IgG
D.IgA　E.IgM(2023)

4.临床表现

(1)典型症状　为发作性伴有哮鸣音的呼气性呼吸困难,症状可在数分钟内发生,并持续数小时至数天,可经平喘药物治疗后缓解或自行缓解。夜间及凌晨发作或加重常是哮喘的重要临床特征。

(2)运动性哮喘　有些青少年病人,其哮喘症状在运动时出现,称为运动性哮喘。

(3)咳嗽变异性哮喘(CVA)　指发作时以咳嗽为唯一症状的不典型哮喘。

(4)胸闷变异性哮喘(CTVA)　是指发作时,以胸闷为唯一症状的不典型哮喘。

(5)体征　①哮喘发作时典型体征是双肺可闻及广泛的哮鸣音,呼气音延长。②在非常严重的哮喘发作时,哮鸣音反而减弱,甚至完全消失,表现为"沉默肺",是病情危重的表现。严重病人可出现心率增快、奇脉、胸腹反常运动和发绀。③非发作期体检可无异常发现,故未闻及哮鸣音,不能排除哮喘。

注意:①沉默肺、奇脉、胸腹反常运动、动脉血PCO_2升高均提示支气管哮喘病情危重。
②夜间及凌晨发作是支气管哮喘的重要临床特征。

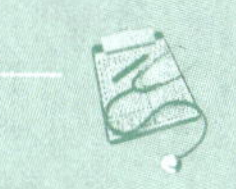

5. 辅助检查

(1)肺功能检测　哮喘发作时呈阻塞性通气功能障碍表现。

	检测目的	哮喘发作时表现或阳性标准	备注
通气功能检测	肺通气功能	吸入支气管扩张剂后，$FEV_1/FVC<70\%$为判断持续气流受限的最重要指标	阻塞性通气功能障碍表现 肺的弥散功能正常
支气管激发试验	气道反应性	吸入支气管激发剂(醋甲胆碱、组胺)后，FEV_1下降≥20%为阳性，提示存在气道高反应性	只适用于非哮喘发作期、FEV_1>正常预计值70%者
支气管舒张试验	气道可逆性	吸入支气管舒张剂(沙丁胺醇、特布他林)后，FEV_1较用药前增加≥12%，且绝对值增加≥200ml为阳性	阳性提示气道阻塞具有可逆性
呼气峰流量(PEF)	PEF反映气道通气功能变化	监测PEF日间、周间变异率有助于诊断和病情评估。PEF昼夜变异率>10%或周变异率>20%为阳性	阳性提示存在气道可逆性改变；哮喘发作时PEF下降

注意：①支气管激发试验是吸入支气管激发剂使支气管平滑肌收缩，具有一定的危险性，临床上少用。
②支气管舒张试验是吸入支气管舒张剂使支气管平滑肌舒张，一般较安全，临床上常用。

(2)胸部X线检查　哮喘发作时胸片示两肺透亮度增加，缓解期多无明显异常，对哮喘诊断价值不大。

(3)胸部CT检查　胸部CT在部分病人中可见支气管壁增厚、黏液阻塞。

(4)动脉血气分析　一般情况下，PaO_2降低必伴有$PaCO_2$升高，但本病血气分析结果不同。

①呼吸性碱中毒　严重哮喘发作时可有缺氧，PaO_2降低，因过度通气，$PaCO_2$也降低——呼吸性碱中毒。

②呼吸性酸中毒　重症哮喘，病情进一步发展，可有缺氧和CO_2潴留，$PaCO_2$升高——呼吸性酸中毒。

③合并代谢性酸中毒　如缺氧明显，可合并代谢性酸中毒。

6. 诊断与鉴别诊断

(1)诊断标准　符合下列①~③，同时具备④的任何一条，即可诊断为哮喘。

①反复发作喘息、气急，伴或不伴胸闷或咳嗽，夜间及凌晨多发，常与接触变应原、冷空气、理化刺激以及病毒性上呼吸道感染、运动等有关。

②发作时及部分未控制的慢性持续性哮喘，双肺可闻及散在或弥漫性哮鸣音，呼气相延长。

③上述症状和体征可经治疗缓解或自行缓解。

④可变气流受限的客观检查：A. 支气管舒张试验阳性；B. 支气管激发试验阳性；C. 平均每日PEF昼夜变异率>10%或PEF周变异率>20%。

(2)鉴别诊断　支气管哮喘与心源性哮喘的鉴别如下。

	支气管哮喘	左心衰竭引起的喘息样呼吸困难(心源性哮喘)
病史	家族史、过敏史、哮喘发作史	高血压、冠心病、风心病、二狭等病史
发病年龄	儿童、青少年多见	40岁以上多见
发作时间	常于夜间及凌晨发作和加重	常于夜间发病
主要症状	呼气性呼吸困难	混合性呼吸困难，咳粉红色泡沫样痰
肺部体征	双肺满布哮鸣音	双肺广泛湿啰音和哮鸣音
心脏体征	正常	左心界扩大、心率增快、心尖部奔马律
胸片	肺野清晰，肺气肿征象	肺淤血征、左心扩大
治疗	支气管解痉剂有效	洋地黄有效

【例18】对支气管哮喘急性发作患者进行血气分析，其中$PaCO_2$增高提示

A. 病情好转　　B. 出现呼吸性碱中毒　　C. 病情恶化

D. 出现心力衰竭　　E. 无临床意义(2024)

【例 19】男,31 岁。发作性干咳半年。夜间、凌晨较重,无咳痰、发热、胸痛。胸部 X 线片无异常发现。近 2 天症状再次出现,白天不明显。查体:心、肺、腹无明显异常。为明确诊断,首选检查是

A. 24 小时食管 pH 监测　　B. 胸部 CT　　C. 结核菌素试验
D. 支气管镜　　E. 肺功能检测和支气管舒张试验(2024)

【例 20】关于心源性哮喘与支气管哮喘区别的正确描述是

A. 心源性哮喘常伴肺毛细血管楔压升高　　B. 支气管哮喘的主要特征是气流受限
C. 端坐呼吸是支气管哮喘的典型表现　　D. 心源性哮喘不会出现 CO_2 潴留
E. 仅支气管哮喘可闻及肺部干啰音(2024)

7. 治疗

(1)确定并减少危险因素接触　脱离变应原是防治哮喘最有效的方法。

(2)治疗药物的特点　治疗哮喘的药物分为缓解性药物和控制性药物两类。

	缓解性药物	控制性药物
别称	解痉平喘药	抗炎药
机制	支气管扩张药,解除支气管痉挛,缓解哮喘症状	治疗气道慢性炎症,使哮喘病人维持临床控制
常用药物	短效 $β_2$ 受体激动剂(SABA) 短效吸入型抗胆碱药(SAMA) ICS+ 福莫特罗 短效茶碱类药、全身用糖皮质激素	吸入型糖皮质激素(ICS)、白三烯(LT)调节剂 联合药物(如 ICS+LABA,ICS+LABA+LAMA) 长效 $β_2$ 受体激动剂(LABA,不单独使用) 缓释茶碱,抗 IgE 抗体,抗 IL-5 抗体,抗 IL-4R 抗体
使用	按需使用	长期使用

①糖皮质激素　是当前控制哮喘最有效的药物,分为吸入、口服和静脉用药。

	吸入用药	口服用药	静脉用药
常用药物	倍氯米松、布地奈德、氟替卡松	泼尼松、泼尼松龙	氢化可的松、甲泼尼龙
适应证	长期抗炎治疗的最常用药物	ICS 无效,需要短期加强的病人	重度、严重哮喘急性发作
临床特点	需规律用药 1~2 周才能生效	起效较缓慢	注射后 2~6 小时起效
注意事项	长期大剂量吸入者应注意预防全身性不良反应	不主张长期口服糖皮质激素用于哮喘控制的治疗	地塞米松在体内半衰期较长,不良反应较多,慎用

②$β_2$ 受体激动剂　主要通过激动气道 $β_2$ 受体,舒张支气管平滑肌,缓解哮喘症状。

	短效 $β_2$ 受体激动剂(SABA)	长效 $β_2$ 受体激动剂(LABA)
起效速度	快速起效(数分钟起效)	缓慢起效(30 分钟起效)
维持时间	4~6 小时	10~12 小时
剂型	吸入(最常用)、口服、静脉	干粉剂
常用药物	沙丁胺醇、特布他林	沙美特罗、福莫特罗
适应证	哮喘急性发作的首选药物	LABA+ICS 是控制哮喘最常用的药物,LABA 不单用

③白三烯(LT)调节剂　通过调节白三烯的生物活性而发挥抗炎作用,常用药物为扎鲁司特、孟鲁司特,多用于治疗轻度哮喘,尤其用于阿司匹林哮喘、运动性哮喘、伴有过敏性鼻炎的哮喘。

④茶碱类　能抑制磷酸二酯酶,提高平滑肌细胞内 cAMP 浓度,舒张支气管。口服缓释茶碱片,平喘作用可维持 12~24 小时,可用于控制夜间哮喘。静脉注射氨茶碱主要用于治疗重危哮喘。

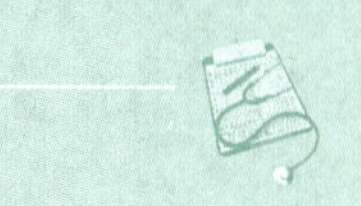

⑤抗胆碱药　通过阻断节后迷走神经,降低迷走神经张力而舒张支气管、减少痰液分泌。SAMA(异丙托溴铵)主要用于哮喘急性发作的治疗,多与 β_2 受体激动剂联合应用。LAMA(噻托溴铵)主要用于哮喘合并慢阻肺病及慢阻肺病病人的长期治疗。

⑥生物制剂　包括抗 IgE 单克隆抗体、抗 IL-5 单克隆抗体(如美泊利单抗)、抗 IL-5 受体(IL-5R)单克隆抗体(如贝那利珠单抗)、抗 IL-4 受体(IL-4R)单克隆抗体(如度普利尤单抗)等。

	代表药物	作用机制	注意事项
糖皮质激素	倍氯米松 布地奈德	通过诸多环节有效抑制气道炎症:抑制嗜酸性粒细胞等炎症细胞在气道的聚集,抑制炎症介质的生成和释放,增强平滑肌细胞 β_2 受体反应性	控制哮喘最有效的药物 长期应用副作用严重 可吸入、口服、静脉用药
β_2 受体激动剂	沙丁胺醇 沙美特罗	可激动气道 β_2 受体,舒张支气管,缓解哮喘症状	治疗急性发作的首选药物 LABA 与 ICS 联合最常用
LT 调节剂	孟鲁司特 扎鲁司特	通过调节白三烯(LT)的生物活性而发挥抗炎作用,舒张支气管平滑肌	副作用为胃肠道症状 不良反应较轻微
茶碱类	氨茶碱	抑制磷酸二酯酶、提高平滑肌细胞内 cAMP 浓度 拮抗腺苷受体,增强呼吸肌的收缩 增强气道纤毛清除功能、舒张支气管、气道抗炎	不良反应包括恶心、呕吐、心律失常、血压下降、多尿
抗胆碱药	异丙托溴铵 噻托溴铵	通过阻断节后迷走神经通路,降低迷走神经张力而起到舒张支气管、减少黏液分泌的作用	SAMA 治疗哮喘急性发作 LAMA 治疗哮喘并 COPD

为了便于同学们理解和记忆,现将常考平喘药的作用机制图示如下。

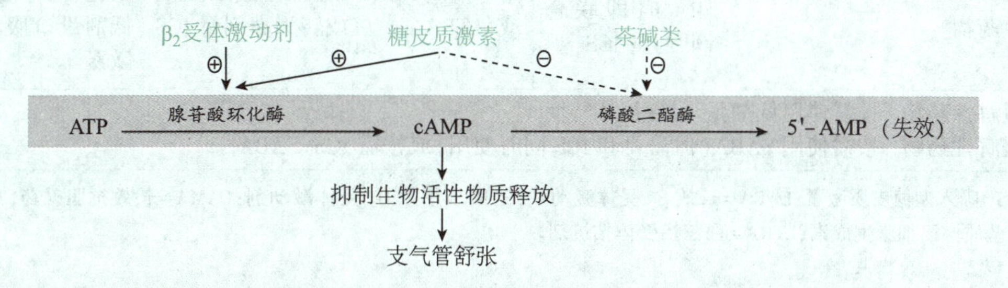

(3)急性发作期的治疗　治疗目标是尽快缓解气道痉挛,纠正低氧血症,恢复肺功能。

①轻度　吸入短效 β_2 受体激动剂,在第1小时内每20分钟吸入1~2喷,随后调整为每3~4小时吸入1~2喷。效果不佳时加用缓释茶碱片,或加用短效抗胆碱药气雾剂吸入。

②中度　雾化吸入短效 β_2 受体激动剂,第1小时内持续雾化吸入。联合应用雾化吸入短效抗胆碱药、激素混悬液。也可联合静脉注射茶碱类。若治疗效果不佳,应尽早口服糖皮质激素,同时吸氧。

③重度至危重度　持续雾化吸入短效 β_2 受体激动剂,联合雾化吸入短效抗胆碱药、激素混悬液及静脉滴注茶碱类,吸氧。应尽早静脉应用激素,待病情控制后改为口服。当 pH<7.20 且合并代谢性酸中毒时,应适当补碱。经上述处理后,病情仍无改善者,应及时行机械通气,其指征包括呼吸肌疲劳、$PaCO_2 \geq$ 45mmHg、意识改变(需进行有创机械通气)。此外,应预防呼吸道感染。

【例21】主要作用机制为控制支气管哮喘气道炎症的药物是

A. 茶碱　　B. M受体拮抗剂　　C. 长效 β_2 受体激动剂

D. 白三烯受体调节剂　　E. H_1 受体拮抗剂(2020)

【例22】女,35岁。诊断支气管哮喘2年,间断口服糖皮质激素及氨茶碱治疗,时有发作。该患者应采取的主要治疗措施是

A. 规律使用氨茶碱　　B. 规律口服糖皮质激素　　C. 规律使用吸入型糖皮质激素
D. 规律吸入 β_2 受体激动剂　　E. 肌内注射长效糖皮质激素

【例 23】目前用于控制支气管哮喘患者气道高反应最主要的措施是
A. 使用 H_1 受体拮抗剂　　B. 吸入支气管舒张剂　　C. 特异性免疫治疗
D. 吸入糖皮质激素　　E. 使用白三烯调节剂(2022)

(4)慢性持续期的治疗　必须个体化,联合应用。哮喘长期治疗方案分 5 级,具体如下。

	第 1 级	第 2 级	第 3 级	第 4 级	第 5 级
推荐选择控制性药物	按需低剂量 ICS+福莫特罗	按需低剂量 ICS+福莫特罗	低剂量 ICS+福莫特罗维持	中剂量 ICS+福莫特罗维持	附加 LAMA,考虑高剂量 ICS+福莫特罗维持、± 抗 IgE 抗体、抗 IL-5/5R 抗体、抗 IL-4R 抗体或抗 TSLP 抗体
替代选择控制性药物	按需使用 SABA 时即联合低剂量 ICS	低剂量 ICS 维持	低剂量 ICS+LABA 维持	中高剂量 ICS+LABA 维持	附加 LAMA,考虑高剂量 ICS+LABA 维持、± 抗 IgE 抗体、抗 IL-5/5R 抗体、抗 IL-4R 抗体或抗 TSLP 抗体
其他选择控制性药物	—	按需使用 SABA 时即联合低剂量 ICS	中等剂量 ICS,或+LTRA	+LAMA 或 LTRA,或转为高剂量 ICS	添加阿奇霉素或 LTRA。考虑添加低剂量口服糖皮质激素
首选缓解性药物 其他缓解性药物	按需使用低剂量 ICS+福莫特罗 按需使用 SABA(但需要和 ICS 同时使用)或按需 ICS+SABA				

注:ICS=吸入型糖皮质激素;LABA=长效 β_2 受体激动剂;SABA=短效 β_2 受体激动剂;LAMA=长效抗胆碱药;TSLP=胸腺基质淋巴细胞生成素;LTRA=白三烯受体拮抗剂。

8. 哮喘的教育与管理

哮喘病人的教育和管理是提高疗效,减少复发,提高病人生活质量的重要措施。为每位初诊病人制订长期防治计划,使病人在医生和专科护士指导下学会自我管理,包括了解哮喘的激发因素及避免诱因的方法,熟悉哮喘发作先兆表现及相应处理办法,学会在家中自行监测病情变化并进行评定、学会哮喘发作时进行简单的紧急自我处理方法,掌握正确的吸入技术,和医生共同制订防止复发、保持长期稳定的方案。

常考点　慢阻肺病的肺功能检查;哮喘的临床特点;各种平喘药物的机制及特点。

参考答案——详细解答见《2025 国家临床执业及助理医师资格考试历年考点精析(上、下册)》

1. ABCDE　2. ABCDE　3. ABCDE　4. ABCDE　5. ABCDE　6. ABCDE　7. ABCDE
8. ABCDE　9. ABCDE　10. ABCDE　11. ABCDE　12. ABCDE　13. ABCDE　14. ABCDE
15. ABCDE　16. ABCDE　17. ABCDE　18. ABCDE　19. ABCDE　20. ABCDE　21. ABCDE
22. ABCDE　23. ABCDE

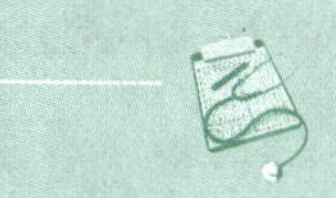

第2章　支气管扩张症与慢性肺源性心脏病

▶考纲要求

①支气管扩张症。②慢性肺源性心脏病。

▶复习要点

一、支气管扩张症

支气管扩张症是指急、慢性呼吸道感染和支气管阻塞后，反复发生支气管化脓性炎症，致使支气管壁结构破坏，管壁增厚，引起支气管异常和持久性扩张，主要表现为慢性咳嗽、咳大量脓痰、反复咯血。

1. 病因

(1)先天性　少见。弥漫性支气管扩张常发生于有遗传、免疫或解剖缺陷的病人。

(2)继发性　局灶性支气管扩张可源于未经治疗的肺炎或气道阻塞，如异物、肿瘤、外源性压迫等。

(3)诱发因素　支气管扩张症的诱发因素详见10版《内科学》P41表2-5-1。

2. 临床表现

(1)慢性咳嗽、咳大量脓痰　主要症状为持续或反复的咳嗽、咳痰或咳脓痰。

(2)反复咯血　50%~70%的病人可有咯血，大出血常为小动脉被侵蚀或增生的血管被破坏所致。

(3)干性支气管扩张　部分病人以反复咯血为唯一症状，称为干性支气管扩张。

(4)好发部位　支气管扩张症好发于左下叶、舌叶支气管。

(5)体征　可闻及下胸部、背部固定而持久的局限性粗湿啰音，有时可闻及哮鸣音，可出现杵状指。

3. 辅助检查

(1)胸部X线片　对判断有无支气管扩张缺乏特异性，病变轻时影像学检查可正常。

	支气管囊状扩张	支气管柱状扩张
典型表现	卷发样阴影	双轨征(纵切面)、环形阴影(横切面)
产生机制	扩张的气道有显著囊腔，囊腔内可有液气平面	受累肺实质通气不足、萎陷，扩张气道聚拢
其他表现	气道壁增厚(支气管周围炎症所致)	气道壁增厚(支气管周围炎症所致)

(2)胸部高分辨率CT(HRCT)　为确诊支气管扩张症的主要(首选)方法。

(3)支气管碘油造影　可确诊支气管扩张症，因其为创伤性检查，现已被高分辨率CT(HRCT)所取代。

(4)纤维支气管镜检查　仅具有辅助诊断价值，主要用于局灶性支气管扩张，且位于段支气管以上者。

(5)肺功能测定　对支气管扩张症诊断价值不大。

4. 诊断与鉴别诊断

(1)诊断　根据反复咳脓痰、咯血病史，既往有诱发支气管扩张的呼吸道感染病史，HRCT显示支气管扩张的异常影像学改变，即可确诊支气管扩张症。

(2)鉴别诊断　应与慢性支气管炎、肺脓肿、肺结核、先天性肺囊肿、弥漫性泛细支气管炎等相鉴别。

【例1】男，20岁。反复咳嗽、咳脓痰20年，伴间断咯血。查体：可见杵状指，右下肺可闻及局限性湿啰音。为明确诊断，首选的检查是

A. 支气管造影　　B. 放射性核素扫描　　C. 肺部高分辨率 CT
D. 肺部 X 线片　　E. 纤维支气管镜(2024)

【例 2】男,35 岁。反复咳嗽、咳痰,间断咯血 2 年。查体:左下肺局限性湿啰音。胸部 X 线片显示左下肺纹理增粗、紊乱。该患者最可能的诊断是
A. 慢性支气管炎　　B. 支气管肺癌　　C. 肺结核
D. 支气管扩张症　　E. 慢性阻塞性肺疾病(2024)

5. 治疗

(1)治疗基础疾病　并发活动性肺结核者应行抗结核治疗。

(2)控制感染　是急性感染期的主要治疗措施。引起感染的常见致病菌为铜绿假单胞菌、流感嗜血杆菌、卡他莫拉菌、肺炎克雷伯杆菌、金黄色葡萄球菌、百日咳杆菌(10 版《内科学》P41)。

(3)改善气流受限　使用支气管舒张剂(如长效 β_2 受体激动剂、长效抗胆碱能药物、吸入型糖皮质激素/长效 β_2 受体激动剂)可改善气流受限。

(4)清除气道分泌物　包括物理排痰和化痰药物。

(5)咯血　咯血量少可口服卡巴克洛。若出血量中等,可静脉给予垂体后叶素。若出血量大,经内科治疗无效,可考虑介入栓塞治疗或手术治疗。

(6)外科治疗　①局限性支气管扩张,经内科治疗无效,可考虑手术切除病变肺组织;②大出血主要来自增生的支气管动脉,经保守治疗无效,病变局限者可考虑外科手术;病变弥散者,可采用支气管动脉栓塞术治疗。

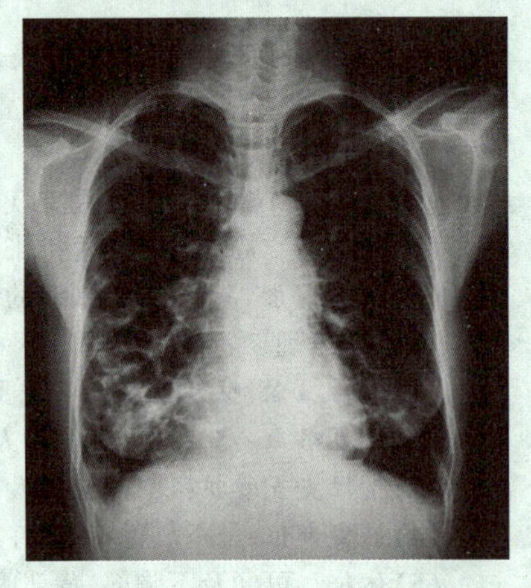

【例 3】女性,68 岁。反复咳嗽、咳痰、间断咯血 10 年。今日突然咯血 300ml,为鲜红色血液。查体:体温 37.6℃,脉搏 90 次/分,呼吸 18 次/分,血压 130/84mmHg。急诊胸部 X 线片如图所示。该患者的主要治疗是
A. 静脉滴注广谱抗生素　　B. 持续低流量吸氧
C. 支气管动脉栓塞　　D. 肺动脉栓塞　　E. 手术切除病变肺组织(2024)

二、慢性肺源性心脏病

肺源性心脏病简称肺心病,是指由支气管-肺组织、胸廓或肺血管病变致肺血管阻力增加,产生肺动脉高压,继而右心室结构和/或功能改变的疾病。发生本病的先决条件是肺动脉高压。根据起病缓急和病程长短,肺心病可分为急性和慢性肺心病两类。急性肺心病常见于急性大面积肺栓塞。

1. 病因

(1)支气管、肺疾病　以慢性阻塞性肺疾病(COPD)最多见,占 80%~90%。

(2)胸廓运动障碍性疾病　较少见,如严重胸廓或脊椎畸形引起胸廓活动受限,肺功能受损。

(3)肺血管疾病　特发性肺动脉高压、慢性栓塞性肺动脉高压、肺小动脉炎均可引起肺血管阻力增高。

(4)其他　原发性肺泡通气不足、先天性口咽畸形、睡眠呼吸暂停低通气综合征等可引起肺心病。

【例 4】急性肺源性心脏病最常见的病因是
A. 过敏性肺炎　　B. 重症肺结核　　C. 慢性阻塞性肺疾病
D. 支气管哮喘　　E. 肺血栓栓塞(2021)

2. 发病机制

(1)肺动脉高压的形成

①肺血管阻力增加的功能性因素　缺氧、高碳酸血症和呼吸性酸中毒使肺血管收缩痉挛,其中缺氧

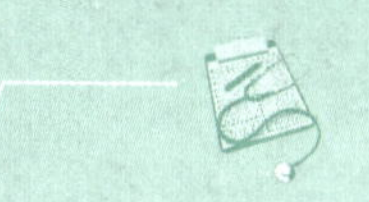

是肺动脉高压形成的最重要因素。缺氧时收缩血管的活性物质增多，血管阻力增加。

②肺血管阻力增加的解剖学因素　长期反复发作的 COPD 及支气管周围炎，可引起肺小动脉血管炎、管壁增厚、管腔狭窄或纤维化，肺血管重塑、血栓形成等，均可导致肺动脉高压。

③血液黏稠度增加和血容量增多　慢性缺氧导致继发性红细胞增多，血液黏稠度增加。缺氧可使醛固酮分泌增加，水钠潴留，导致血容量增加。

(2)心脏病变和心力衰竭　长期肺动脉高压，可导致右心室负荷增加、右心室肥大，最终造成右心衰竭。

【例5】对于 COPD 引起的肺动脉高压，最重要的治疗措施是

A. 静脉推注袢利尿剂　　B. 静脉滴注支气管舒张剂　　C. 高浓度吸氧

D. 小剂量镇静剂　　E. 改善肺通气(2024)

3. 临床表现

(1)肺、心功能代偿期

	肺功能代偿期	右心功能代偿期
症状	咳嗽咳痰，气促，呼吸困难，少有胸痛或咯血	活动后心悸
体征	缺氧体征——不同程度的发绀 原发疾病体征——肺气肿，干、湿性啰音 肺动脉高压体征——$P_2>A_2$，颈静脉充盈甚至怒张	右心室肥厚——三尖瓣区可出现收缩期杂音 剑突下心脏收缩期搏动增强

(2)肺、心功能失代偿期

	肺功能失代偿期	右心功能失代偿期
症状	呼吸困难加重，头痛、失眠、食欲下降，严重时出现肺性脑病	明显气促，心悸，食欲不振，腹胀，恶心
体征	缺氧——明显发绀，球结膜充血、水肿 严重者——视网膜血管扩张，视盘水肿 腱反射减弱或消失，出现病理反射 CO_2 潴留——周围血管扩张的表现(皮肤潮红、多汗)	发绀明显，剑突下收缩期杂音，甚至出现舒张期杂音，心率增快，颈静脉怒张，肝颈静脉回流征阳性，肝大、有压痛，下肢水肿，腹腔积液

注意：①肺心病肺、心功能代偿期——有颈静脉怒张，但肝颈静脉回流征阴性。
②肺心病肺、心功能失代偿期——有颈静脉怒张，且肝颈静脉回流征阳性。

4. 辅助检查

(1)X线检查　肺动脉高压征的 X 线诊断标准：①右下肺动脉干扩张，其横径≥15mm，或右下肺动脉横径/气管横径≥1.07，或动态观察右下肺动脉干增宽>2mm；②肺动脉段明显突出或其高度≥3mm；③中心肺动脉扩张和外周分支纤细，形成"残根"征；④圆锥部显著凸出(右前斜位45°)或其高度≥7mm；⑤右心室增大。具有上述任何1条，均可诊断。

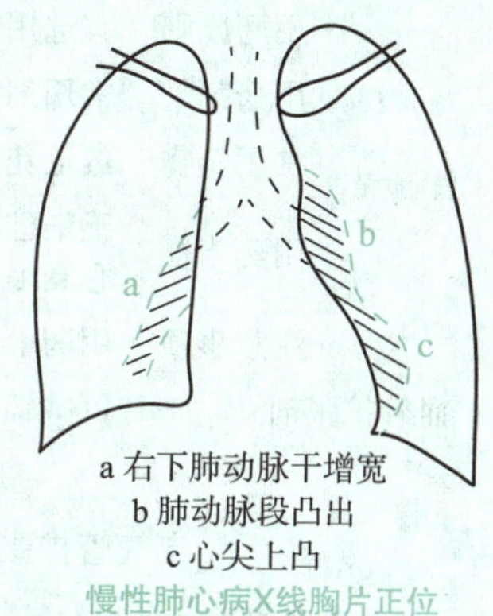

a 右下肺动脉干增宽
b 肺动脉段凸出
c 心尖上凸
慢性肺心病X线胸片正位

(2)心电图检查　慢性肺心病的心电图诊断标准如下：①额面平均电轴≥+90°；②V_1 R/S≥1；③重度顺钟向转位(V_5 R/S≤1)；④$R_{V1}+S_{V5}$≥1.05mV；⑤aVR R/S 或 R/Q≥1；⑥V_1～V_3 呈 QS、Qr 或 qr(酷似心肌梗死，应注意鉴别)；⑦肺型 P 波。具有1条即可诊断。

(3)超声心动图检查　慢性肺心病的超声心动图诊断标准：①右心室流出道内径≥30mm；②右心室内径≥20mm；③右心室前壁厚度≥5mm 或前壁搏动幅度增强；④左、右心室内径比值<2；⑤右肺动脉内径≥18mm 或肺动脉干≥20mm；⑥右心室流出道/左心房内径>1.4；⑦肺动脉瓣曲线出现肺动脉高压征象者。

(4)血气分析　失代偿期可出现低氧血症、高碳酸血症(合并肺性脑病时的首选检查)。

(5)血液化验 红细胞、血红蛋白可升高。全血黏度、血浆黏度可增加。

【例 6】男,69 岁。反复咳嗽、咳痰、喘息 20 年,加重 2 周,嗜睡 1 周。无发热、咯血。既往吸烟 30 年,每日约 1 包。查体:T36.8℃,BP160/95mmHg,昏睡状,口唇发绀,颈静脉充盈,肝颈静脉回流征阳性,双肺可闻及哮鸣音和细湿啰音,心率 130 次/分,$P_2>A_2$,双下肢水肿,病理征(-)。该患者肺动脉高压形成的最主要机制是

A. 肺小动脉结构重塑　B. 肺毛细血管静水压升高　C. 原位血栓形成

D. 血红蛋白浓度升高　E. 缺氧、CO_2 潴留致血管收缩(2018)

【例 7】女,67 岁。间断咳嗽、咳痰 15 年,心悸、气短伴双下肢水肿 3 天。心电图示胸前导联重度顺钟向转位,V_1 导联呈 Rs 型,$V_5R/S<1$,$R_{V1}+S_{V5}=1.5mV$。该患者最可能的诊断是

A. 扩张型心肌病　B. 慢性肺源性心脏病　C. 风湿性心脏瓣膜病

D. 心包积液　E. 冠心病,心肌梗死(2020)

5. 诊断与鉴别诊断

(1)诊断 根据病人有慢阻肺病病史,出现肺动脉高压、右心室增大征象,如颈静脉怒张、$P_2>A_2$、剑突下心脏搏动增强、肝大压痛、肝颈静脉回流征阳性,即可作出诊断。

(2)鉴别诊断 本病须与冠状动脉粥样硬化性心脏病、风湿性心脏病、原发性心肌病等相鉴别。

6. 治疗

(1)肺、心功能代偿期 采取综合治疗措施,延缓基础支气管、肺疾病的进展,预防感染,减少或避免急性加重,必要时行长期家庭氧疗或家庭无创呼吸机呼吸,以改善病人的生活质量。

(2)肺、心功能失代偿期 治疗原则为积极控制感染,通畅呼吸道,改善呼吸功能,纠正缺氧和/或二氧化碳潴留,控制呼吸衰竭和心力衰竭,防治并发症。

治疗项目		临床要求
控制感染		是急性加重期的关键治疗
控制呼吸衰竭		给予支气管扩张剂,通畅呼吸道,纠正缺氧和 CO_2 潴留,必要时机械通气
利尿剂	作用机制	抑制肾脏水钠重吸收而增加尿量,消除水肿,减少血容量,减轻右心前负荷
	用药原则	应选用作用温和的利尿剂,联合保钾利尿药,小剂量、短疗程使用
	副作用	易出现低钾、低氯性碱中毒,使缺氧加重,痰液黏稠不易咳出和血液浓缩
洋地黄	用药原则	宜选用作用快、排泄快的洋地黄制剂
	用药剂量	常用剂量的 1/2~2/3
	常用药物	毒毛花苷 K、毛花苷丙
	用药指征	感染已控制,呼吸功能已改善,利尿剂无效者;以右心衰竭为主且无感染者;合并急性左心衰竭;合并室上性快速心律失常,如室上性心动过速、心房颤动(心室率>100 次/分)
	注意事项	用药前应注意纠正缺氧,防治低钾血症;心率快慢不能作为衡量疗效的指征
血管扩张剂		可减轻心脏前后负荷,降低心肌氧耗,增强心肌收缩力,对部分顽固性心力衰竭有效

常考点 支气管扩张症的临床特点;慢性肺心病的发病机制、治疗。

参考答案——详细解答见《2025 国家临床执业及助理医师资格考试历年考点精析(上、下册)》

1. ABCDE　2. ABCDE　3. ABCDE　4. ABCDE　5. ABCDE　6. ABCDE　7. ABCDE

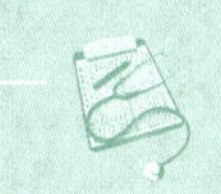

第3章 肺炎与肺结核

考纲要求

①肺炎。②肺结核。

复习要点

一、肺炎概述

肺炎是指终末气道、肺泡、肺间质的炎症，可由病原微生物、理化因素、免疫损伤、过敏及药物所致。

1. 病因和发病机制

是否发生肺炎取决于两个因素，即病原体和宿主因素。如果病原体数量多、毒力强和/或宿主呼吸道局部和全身免疫防御系统损害，即可发生肺炎。

2. 分类

(1)病因分类

①细菌性肺炎 如肺炎链球菌、金黄色葡萄球菌、甲型溶血性链球菌、肺炎克雷伯菌、流感嗜血杆菌、铜绿假单胞菌、鲍曼不动杆菌等所致的肺炎。

②非典型病原体所致肺炎 如军团菌、支原体、衣原体等所致的肺炎。

③病毒性肺炎 如冠状病毒、腺病毒、呼吸道合胞病毒、流感病毒、麻疹病毒等所致的肺炎。

④肺真菌病 如念珠菌、曲霉菌、隐球菌、肺孢子菌、毛霉等所致的肺炎。

⑤其他病原体所致肺炎 如立克次体、寄生虫等所致的肺炎。

⑥理化因素所致肺炎 如放射性损伤引起的放射性肺炎、胃酸吸入引起的化学性肺炎等。

【例1】治疗社区获得性肺炎时，可覆盖非典型病原体的抗生素是

A. 头孢菌素类　　B. 糖肽类　　C. 青霉素类
D. 大环内酯类　　E. 氨基糖苷类

注意：社区获得性肺炎的非典型病原体包括军团菌、支原体、衣原体等，治疗均首选大环内酯类抗生素。

(2)患病环境分类 分为社区获得性肺炎和医院获得性肺炎两类。

①社区获得性肺炎(CAP) 是指在医院外罹患的感染性肺实质炎症，包括具有明确潜伏期的病原体感染而在入院后于潜伏期内发病的肺炎。常见病原体包括肺炎链球菌(约占50%)、支原体、衣原体、流感嗜血杆菌、呼吸道病毒(甲、乙型流感病毒，腺病毒，呼吸道合胞病毒，副流感病毒)等。

CAP诊断依据包括：A. 社区发病。B. 有肺炎的相关临床表现，即新近出现的咳嗽、咳痰或原有呼吸道疾病症状加重并出现脓性痰，伴或不伴胸痛/呼吸困难/咯血；发热；肺实变体征和/或闻及湿性啰音；WBC>10×10^9/L或<4×10^9/L。C. 胸部影像学检查显示片状、斑片状浸润性阴影或间质性改变，伴或不伴胸腔积液。符合A、C，以及B中的任何1项，可建立临床诊断。

②医院获得性肺炎(HAP) 也称医院内肺炎，是指病人住院期间没有接受有创机械通气，未处于病原感染的潜伏期，且入院≥48小时后在医院内新发生的肺炎。常见病原体包括鲍曼不动杆菌、铜绿假单胞菌、肺炎克雷伯杆菌、大肠埃希菌、金黄色葡萄球菌。

HAP诊断依据包括：胸片或CT显示浸润影、实变影、磨玻璃影，加上下列3个临床症状中的2个或

以上,即可诊断:A.发热,体温>38℃;B.脓性气道分泌物;C.外周血 WBC>10×10^9/L 或<4×10^9/L。

注意:①社区获得性肺炎的病原体包括支原体、肺炎链球菌、衣原体、流感嗜血杆菌、呼吸道病毒,记忆为在小区里支起铁链晒衣服,衣服上的水流到了过道上——小区(社区获得性肺炎)、支(支原体)、铁链(肺炎链球菌)、衣(衣原体)、流(流感嗜血杆菌)、过道(呼吸道病毒)。

②肺炎的常见病原体常考,但不同版本的教材内容不一样,以上为10版《内科学》P47内容。

【例2】可诊断为医院获得性肺炎的是

A. 就诊后感染　　B. 入院前感染　　C. 入院时感染

D. 入院后感染　　E. 新生儿住院分娩时感染(2023)

3. 临床表现

(1)常见症状　细菌性肺炎的症状可轻可重,取决于病原体和宿主的状态。常见症状为咳嗽、咳痰,可有脓性痰或血痰,伴或不伴胸痛。肺炎病变范围大者可有呼吸困难,呼吸窘迫。大多数病人有发热。

(2)体征　早期无异常。肺实变时有典型体征,如叩诊浊音、语颤增强、支气管呼吸音、湿啰音等。

4. 诊断

(1)确定肺炎诊断　CAP和HAP的诊断标准如前所述。

(2)确定病原体　主要是痰培养、经支气管镜或人工气道吸引液培养。

5. 鉴别诊断

肺炎需与肺结核、肺癌、肺血栓栓塞症、非感染性肺部浸润等相鉴别。

6. 治疗

抗感染治疗是肺炎治疗的关键环节,包括经验性治疗和抗病原体治疗。

(1)CAP　①青壮年和无基础疾病的CAP,常用青霉素类、第一代头孢菌素。对耐药肺炎链球菌,可使用呼吸氟喹诺酮类(莫西沙星、左氧氟沙星)。②老年人和有基础疾病或住院的CAP,常用呼吸氟喹诺酮类,第二、三代头孢菌素,β-内酰胺类/β-内酰胺酶抑制剂或厄他培南,可联合大环内酯类药物。

(2)HAP　常用第二、三代头孢菌素,β-内酰胺类/β-内酰胺酶抑制剂,氟喹诺酮类,碳青霉烯类药物。

抗感染治疗一般可于热退2~3天且主要呼吸道症状明显改善后停药,但疗程应视病情严重程度、缓解速度、并发症以及不同病原体而异,不必以肺部阴影吸收程度作为停用抗菌药物的指征。通常轻、中度CAP病人疗程5~7天,非典型病原体治疗反应较慢者疗程延长至10~14天。金黄色葡萄球菌、铜绿假单胞菌、克雷伯菌属或厌氧菌等容易导致肺组织坏死,抗菌药物疗程可延长至14~21天。

大多数CAP病人在初始治疗后72小时临床症状改善,表现为体温下降、临床状态稳定,白细胞、C反应蛋白和降钙素原逐渐降低或恢复正常,但影像学改善滞后于临床症状。

如72小时后症状无改善,其原因可能有:①药物未能覆盖致病菌,或细菌耐药;②特殊病原体感染,如结核分枝杆菌、真菌、病毒等;③出现并发症或存在影响疗效的宿主因素(如免疫抑制);④非感染性疾病误诊为肺炎;⑤药物热。需仔细分析,做必要的检查,进行相应处理。

注意:①治疗肺炎时,抗菌药物停药指征为热退2~3天且主要呼吸道症状明显改善。

②治疗肺脓肿时,抗菌药物停药指征为X线胸片示脓腔和炎症消失,仅有少量的残留纤维化。

【例3】社区获得性肺炎在初始治疗72小时后临床症状改善,恢复最慢的指征是

A. 血清C反应蛋白　　B. 血白细胞　　C. 血清降钙素原

D. 体温　　E. 胸部X线片(2024)

【例4】治疗社区获得性肺炎,抗生素疗程的长短主要取决于

A. 胸部X线病灶是否好转　　B. 咳嗽、咳痰是否明显改善　　C. 肺部体征是否消失

D. 体温是否恢复正常　　E. 外周白细胞计数是否恢复正常(2023)

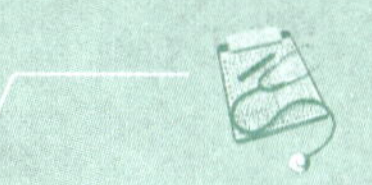

二、肺炎链球菌肺炎

1. 病因

肺炎链球菌为革兰氏阳性球菌，有荚膜，其致病力与荚膜中的多糖结构及含量有关。

2. 发病机制

(1)**发病率**　约占社区获得性肺炎的半数，是最常见的社区获得性肺炎。

(2)**不易形成空洞**　肺炎链球菌不产生毒素，不引起原发性组织坏死，故不易形成空洞。

(3)**最易发生大叶性肺炎**　肺炎链球菌是革兰氏阳性球菌，首先在肺泡引起病变，经肺泡间孔(Cohn孔)向肺的中央部分扩展，累及几个肺段或整个肺叶，典型表现为肺实质炎性变，并不累及支气管。

3. 临床表现

(1)**症状**　常表现为青年人受凉、淋雨、疲劳、醉酒后急性起病，寒战高热，咳嗽咳痰，可痰中带血或出现特征性铁锈色痰液。可有患侧胸痛，放射到肩部或腹部，咳嗽或深呼吸时加剧。

(2)**体征**　急性热面容，鼻翼扇动，口角及鼻周有单纯疱疹，病变广泛时可有发绀。有感染中毒症者，可出现皮肤、黏膜出血点，巩膜黄染。早期肺部体征不明显。肺实变时叩诊呈浊音，触觉语颤增强并可闻及支气管呼吸音。消散期可闻及湿啰音。重症感染时可有休克、急性呼吸窘迫综合征。

4. 诊断

根据典型症状和体征，结合胸部X线片，容易作出初步诊断。病原菌检测是确诊本病的主要依据。

5. 治疗

(1)**首选抗菌药物**　为青霉素G。

(2)**对青霉素过敏者**　可选用呼吸氟喹诺酮类、头孢噻肟或头孢曲松等。

(3)**多重耐药菌株感染者**　可用万古霉素、替考拉宁或利奈唑胺。

【例5】社区获得性肺炎最常见的病原体是

A. 肺炎支原体　　B. 金黄色葡萄球菌　　C. 肺炎链球菌
D. 铜绿假单胞菌　　E. 流感嗜血杆菌(2022)

【例6】女，21岁。咳嗽、咳痰伴发热5天。5天前淋雨后突发寒战、高热，最高体温39.0℃。次日出现咳嗽，咳少量黏痰，之后痰量逐渐增加，颜色变深。无胸痛、咯血。查体：体温38.8℃，脉搏100次/分，血压118/78mmHg。右上肺呼吸音粗糙，可闻及支气管呼吸音。胸部X线片提示右上肺实变。外周血WBC18.7×10^9/L，N0.90。最可能的诊断为

A. 病毒性肺炎　　B. 肺结核　　C. 金黄色葡萄球菌肺炎
D. 肺炎链球菌肺炎　　E. 肺炎支原体肺炎(2024)

【例7】肺炎链球菌肺炎的首选治疗药物是

A. 红霉素　　B. 妥布霉素　　C. 克林霉素
D. 甲硝唑　　E. 左氧氟沙星(2024)

三、肺结核

肺结核是由结核分枝杆菌引起的肺部慢性特异性炎性疾病。

1. 临床表现

(1)**全身症状**　发热为最常见症状，多为长期午后潮热。部分病人有乏力、盗汗、食欲缺乏、体重减轻。

(2)**咳嗽、咳痰**　咳嗽、咳痰2周以上或痰中带血是肺结核的常见可疑症状。

(3)**咯血**　1/3~1/2的病人咯血。咯血量不定，多数为少量咯血，少数为大咯血。

(4)**胸痛**　结核病灶累及胸膜时可出现胸痛，为胸膜性胸痛。随呼吸运动和咳嗽加重。

(5)呼吸困难 多见于干酪性肺炎、大量胸腔积液病人。

(6)体征 取决于病变性质和范围。

①病变范围较小 可无任何体征。

②渗出性病变范围较大 可有肺实变体征,如语颤增强、叩诊浊音、支气管呼吸音和细湿啰音。

③较大空洞病变 可闻及支气管呼吸音。

④较大范围的纤维条索形成 气管移向患侧,患侧胸廓塌陷,叩诊浊音,呼吸音减弱,可闻及湿啰音。

⑤结核性胸膜炎和支气管结核 结核性胸膜炎可有胸腔积液征,支气管结核可闻及局限性哮鸣音。

⑥结核性风湿症 少数病人可有类似风湿热样表现,称为结核性风湿症。多见于青少年女性。常累及四肢大关节,在受累关节附近可见结节性红斑或环形红斑,间歇出现。

【例 8】女,24 岁。近 2 个月来常四肢关节疼痛,伴皮肤结节、红斑。10 天前发热(体温 38℃),咳嗽,咳少量痰。胸部 X 线片示右上肺斑片状影伴空洞形成。该患者最可能的诊断是

A. 肺囊肿继发感染　B. 肺脓肿　C. 肺结核

D. 支气管肺癌　E. 细菌性肺炎(2020)

2. 辅助检查

(1)X 线检查 胸部 X 线检查是诊断肺结核的常规首选方法。肺结核的影像学特点是病变多发生在上叶的尖后段、下叶的背段和后基底段,密度不均匀、边缘较清晰、变化较慢,易形成空洞和播散病灶。

(2)CT 常用于对肺结核的诊断以及与其他胸部疾病的鉴别。

(3)痰涂片检查 是简单、快速、易行和可靠的方法。每毫升痰中至少含 5000~10000 个细菌时可呈阳性结果。痰涂片阳性只能说明痰中含有抗酸杆菌,不能区分是结核分枝杆菌还是非结核性分枝杆菌,因非结核性分枝杆菌致病的机会非常少,故痰中检出抗酸杆菌对诊断肺结核有极重要的意义。

(4)痰结核分枝杆菌培养 是诊断结核病的金标准,但费时较长,一般为 2~8 周,临床上少用。

(5)结核菌素试验(PPD 试验) 该试验广泛用于检出结核分枝杆菌的感染,而非检出结核病。结核菌素试验对儿童、少年和青年的结核病诊断有参考意义。由于我国广泛推行卡介苗接种,结核菌素试验阳性不能区分是结核分枝杆菌的自然感染还是卡介苗接种的免疫反应。因此,结核菌素试验阳性仅对未接种卡介苗的婴幼儿的诊断较有价值。结核分枝杆菌感染后需 4~8 周才能建立充分的变态反应,在此之前,结核菌素试验可呈阴性;营养不良、HIV 感染、麻疹、水痘、癌症、严重的细菌感染(包括重症结核病如粟粒性结核病、结核性脑膜炎)等,结核菌素试验结果则多为阴性或弱阳性。

【例 9】对未接种卡介苗者,结核菌素试验阳性的解释,最准确的是

A. 曾感染结核分枝杆菌　B. 曾接触肺结核患者　C. 处于结核病的活动期

D. 体液免疫功能正常　E. 已获得对结核感染的免疫力(2021)

【例 10】下列检查结果对确诊肺结核最有价值的是

A. 结核菌素试验阳性　B. 痰结核分枝杆菌 PCR 阳性　C. 血清结核抗体阳性

D. 痰培养示结核分枝杆菌阳性　E. 胸部 X 线片示肺部空洞性病变(2020)

【例 11】对明确肺结核是否具有传染性最有价值的检查是

A. γ-干扰素释放试验　B. 痰涂片抗酸染色　C. 结核菌素试验

D. 胸部 CT　E. 抗结核抗体检测(2023)

3. 诊断

(1)肺结核的诊断程序

①可疑症状病人的筛选 可疑症状包括咳嗽持续 2 周以上,咯血,午后低热,乏力,盗汗,月经不调,有肺结核接触史或肺外结核。对于可疑病人要进行痰抗酸杆菌及胸部 X 线检查。

②是否肺结核 凡 X 线检查肺部发现异常阴影者,应进行系统检查以确定病变性质。

③有无活动性 如果诊断为肺结核,应进一步明确有无活动性,因为活动性病变必须给予治疗。

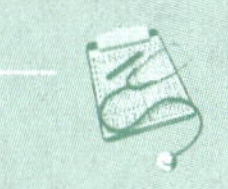

A. 活动性病变　胸片表现为边缘模糊不清的斑片状阴影，可有中心溶解和空洞，或出现播散病灶。
B. 非活动性病变　胸片表现为钙化、硬结、纤维化，痰检查不排菌，无任何症状。

④是否排菌　确定活动性后还要明确是否排菌，是确定传染源的唯一方法。

⑤是否耐药　通过药敏试验确定是否耐药。

⑥明确初、复治　病史询问明确初、复治病人，两者治疗方案迥然不同。

【例12】判断患者肺结核具有活动性最有价值的结果是
A. 血清结核抗体阳性　B. PPD试验强阳性　C. 血沉显著增快
D. 痰涂片抗酸杆菌染色阳性　E. 胸部X线片示肺部空洞性改变

(2)结核病的分类标准　结核病分为原发性肺结核、血行播散性肺结核、继发性肺结核(浸润性肺结核、干酪性肺炎、结核球、慢性纤维空洞性肺结核和毁损肺)、气管支气管结核、结核性胸膜炎、肺外结核。

	原发性肺结核	血行播散性肺结核	浸润性肺结核	慢纤洞性肺结核
好发人群	少年儿童	婴幼儿、青少年	成人	成人
发病	隐匿	急性、亚急性、慢性	缓慢	慢性迁延、反复进展
好发部位	通气较大的部位	全肺或双上、中肺野	肺尖和锁骨下	不定
特点	最易自愈的类型	最严重的类型	最常见的类型	肺组织破坏严重
X线胸片	原发综合征表现(哑铃形阴影)	急性、亚急性、慢性的表现不同(见下)	小片状或斑点状阴影，可融合和形成空洞	纤维厚壁空洞形成，广泛纤维增生

	急性血行播散性肺结核(急性粟粒性肺结核)	亚急性、慢性血行播散性肺结核
好发人群	婴幼儿、青少年(成人少见)	成人
发病情况	抵抗力低下，结核分枝杆菌经血行入肺	人体免疫力较高，少量结核分枝杆菌经血行入肺
起病情况	起病急，持续高热，全身中毒症状重	起病较缓，症状轻，全身中毒症状轻或无
X线胸片	病变分布——全肺(从肺尖至肺底) 大小、密度、分布三均匀的粟粒状结节阴影	病变分布——双上、中肺野 大小不等、密度不同、分布不均的粟粒状阴影

①浸润性肺结核　浸润渗出性结核病变和纤维干酪增殖病变多发生在肺尖和锁骨下，影像学检查表现为小片状或斑点状阴影，可融合和形成空洞。渗出性病变易吸收，而纤维干酪增殖病变吸收很慢。

②干酪性肺炎　多发生在机体免疫力差、细菌数量多，或有淋巴结支气管瘘，淋巴结中的大量干酪样物质进入肺内的病人。大叶性干酪性肺炎X线影像呈大叶性密度均匀磨玻璃状阴影，逐渐出现溶解区，呈虫蚀样空洞，痰菌阳性。小叶性干酪性肺炎症状、体征较轻，X线影像呈小叶斑片播散病灶，多发生在双肺中下部。

③结核球　直径2~4cm，多由干酪样病变吸收和周边纤维包裹或干酪空洞阻塞性愈合而形成，中间可有钙化灶或液化坏死形成的空洞，同时80%以上结核球有卫星灶，可作为诊断及鉴别诊断的参考。

④慢性纤维空洞性肺结核和毁损肺　其特点是病程长，反复进展恶化，肺组织破坏重，肺功能严重受损，双侧或单侧出现纤维厚壁空洞和广泛的纤维增生，患侧肺组织体积缩小，邻近肺门和纵隔结构牵拉移位，胸廓塌陷，胸膜增厚粘连，其他肺组织出现代偿性肺气肿。。

【例13】女，28岁，工人。发热、干咳1个月。发病时胸部X线片示肺纹理增多，先后使用"青霉素""头孢菌素"抗感染治疗半个月余症状未见好转。查体：体温39.8℃，消瘦，双侧颈部可触及多个成串小淋巴结，双肺未闻及干、湿啰音。PPD试验(-)，胸部X线片示双肺弥漫分布直径约2mm的小结节影。该患者最可能的诊断是
A. 真菌性肺炎　B. 过敏性肺炎　C. 急性粟粒型肺结核
D. 病毒性肺炎　E. 细菌性肺炎(2020)

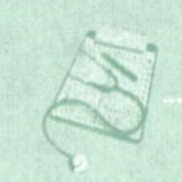

4. 鉴别诊断

(1)**肺炎** 起病急,伴发热、咳嗽、咳痰。胸片为密度较淡且较均匀的片状或斑片状阴影,抗菌治疗有效。

(2)**慢阻肺病(COPD)** 多表现为慢性咳嗽、咳痰,少有咯血。肺功能检查为阻塞性通气功能障碍。

(3)**支气管扩张** 慢性反复咳嗽、咳痰,多有大量脓痰,常反复咯血。胸片及高分辨率 CT 可确诊。

(4)**肺癌** 多有长期吸烟史,表现为刺激性咳嗽,痰中带血,胸痛,消瘦等。胸部 X 线或 CT 表现肺癌肿块呈分叶状,有毛刺、切迹。癌组织坏死液化后,可以形成偏心厚壁空洞。

(5)**肺脓肿** 多有高热、咳大量脓臭痰。胸片表现为带有液平面的空洞伴周围浓密的炎性阴影。

5. 治疗

(1)**化学治疗的原则** 早期、规律、全程、适量、联合。整个治疗方案分强化和巩固两个阶段。

(2)**化学治疗的主要作用** 杀菌、灭菌、防止耐药菌产生。

(3)**结核分枝杆菌分群及敏感药物** 结核分枝杆菌根据代谢状态,分为 A、B、C、D 四个菌群。

	A 菌群	B 菌群	C 菌群	D 菌群
繁殖状态	快速繁殖	半静止状态	半静止状态	完全休眠状态
存在部位	巨噬细胞外,干酪液化处	巨噬细胞内,空洞壁	干酪灶中	病灶中
特性	细菌数量大 易产生耐药变异菌	繁殖速度缓慢	可间歇性短暂繁殖	数量少,不繁殖,无致病力,无传染性
敏感药物	异烟肼>链霉素>利福平	吡嗪酰胺>利福平>异烟肼	利福平>异烟肼	无任何药物敏感

记忆:①A 群结核分枝杆菌对异烟肼最敏感——记忆为英文字母“A”对应数字“1”→异。
②B 群结核分枝杆菌对吡嗪酰胺最敏感——记忆为英文字母“B”为“吡”拼音的首个字母。

(4)**常用抗结核药物**

	制菌机理	作用部位	特点	副作用
异烟肼(INH,H)	抑制 DNA 合成	巨噬细胞内、外	杀菌剂	周围神经炎,偶有肝功能损害
利福平(RFP,R)	抑制 mRNA 合成	巨噬细胞内、外	杀菌剂	肝功能损害、过敏反应
链霉素(SM,S)	抑制蛋白质合成	巨噬细胞外	杀菌剂	耳毒性、前庭功能损害、肾毒性
吡嗪酰胺(PZA,Z)	独特杀菌作用	巨噬细胞内	杀菌剂	高尿酸血症、肝损害、关节痛
乙胺丁醇(EMB,E)	抑制 RNA 合成	—	抑菌剂	视神经炎
对氨基水杨酸(PAS,P)	干扰中间代谢	—	抑菌剂	胃肠不适、肝功能损害、过敏反应

记忆:①肝毒性药物—异烟肼-对氨基水杨酸-利福平-吡嗪酰胺,记忆为“一对利比亚人”(异对利吡)。
②杀菌剂包括异烟肼、利福平、链霉素、吡嗪酰胺,抑菌剂包括乙胺丁醇、对氨基水杨酸。

(5)**标准化疗方案** 初治活动性肺结核和复治涂阳肺结核的治疗方案如下。

	每日用药方案	间歇用药方案
初治活动性涂阳肺结核	2HRZE/4HR	$2H_3R_3Z_3E_3/4H_3R_3$
初治活动性涂阴肺结核	2HRZE/4HR	$2H_3R_3Z_3E_3/4H_3R_3$
复治涂阳肺结核	2HRZSE/6~10HRE	$2H_3R_3Z_3S_3E_3/6\sim10H_3R_3E_3$

(6)**咯血的治疗** 咯血是肺结核的常见症状。

①少量咯血 多以安慰病人、消除紧张、卧床休息为主,可用氨基己酸、氨甲苯酸等药物止血。

②大量咯血 首选垂体后叶素缓慢静脉注射。

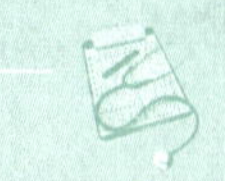

③支气管动脉破裂造成的大咯血　可采用支气管动脉栓塞法。

【例 14】抑制结核分枝杆菌 DNA 与细胞壁合成的抗结核药物是
A. 异烟肼　　B. 利福平　　C. 吡嗪酰胺
D. 乙胺丁醇　　E. 链霉素

【例 15】仅对细胞外碱性环境中的结核分枝杆菌有杀菌作用的药物是
A. 乙胺丁醇　　B. 利福平　　C. 异烟肼
D. 吡嗪酰胺　　E. 链霉素(2019)

【例 16】女,23 岁。确诊肺结核 1 个月,应用 2HRZE/4HR 方案进行治疗。近 1 周无明显诱因出现视力减退。应首先采取的措施是
A. 加用维生素 A　　B. 停用异烟肼　　C. 停用利福平
D. 停用吡嗪酰胺　　E. 停用乙胺丁醇(2024)

【例 17】男,24 岁。浸润性肺结核患者,使用“异烟肼、利福平、吡嗪酰胺、乙胺丁醇”四联抗结核治疗。治疗过程中患者双手及双足麻木感。首先应采取的措施是
A. 加用维生素 B_6　　B. 停用异烟肼　　C. 停用利福平
D. 停用吡嗪酰胺　　E. 停用乙胺丁醇(2016)

【例 18】男,31 岁。因低热,咳嗽、痰中带血 1 月余,诊断为左上肺肺结核,现采用正规抗结核治疗(2HRZE/4HR)已 4 个月。近 1 周来纳差,肝功能检查示 ALT 较正常升高 4 倍。此时应采取的最佳措施是
A. 加用护肝药　　B. 停抗结核药物　　C. 改用 HE+链霉素
D. 改用 HE+对氨基水杨酸　　E. 改用 HE+左氧氟沙星

注意:很多抗结核药物可损害肝功能,如 ALT 高于正常者上限 3 倍需停药(2 版 8 年制《内科学》P113)。

【例 19】患者,男,35 岁。发热 2 个月,咳痰、痰中带血 3 天。2 年前曾患“胸膜炎”。查体:T38℃。PPD 试验(+++)。X 线胸片示左上肺尖后段高密度阴影。ESR30mm/h, WBC8×10^9/L。适宜采取的治疗是
A. SM+INH+PAS　　B. INH+RFP+EMB　　C. 静脉注射莫西沙星
D. 长期口服阿奇霉素　　E. 抗真菌治疗

6. 预防

肺结核属于乙类传染病,应按传染病防治措施进行预防。

(1)控制传染源　尤其应积极治疗痰菌阳性的肺结核患者。

(2)切断传播途径　保持通风及空气清新。

(3)保护易感人群　卡介苗接种对预防成人肺结核的效果很差,但对预防常发生在儿童的结核性脑膜炎和粟粒型肺结核有较好作用。新生儿进行卡介苗接种后,仍须注意采取与肺结核患者隔离的措施。

(4)预防性化疗　用于受结核分枝杆菌感染易发病的高危人群,包括 HIV 感染者、涂阳肺结核患者的密切接触者、硅肺患者、糖尿病患者、长期使用糖皮质激素或免疫抑制剂者、吸毒者、营养不良者等。常用异烟肼 300mg/d,顿服,6~9 个月;或利福平+异烟肼,每日顿服,3 个月;或利福喷丁+异烟肼每周 3 次,3 个月。

常考点　重点内容,应全面掌握。

参考答案——详细解答见《2025 国家临床执业及助理医师资格考试历年考点精析(上、下册)》

1. ABCDE　2. ABCDE　3. ABCDE　4. ABCDE　5. ABCDE　6. ABCDE　7. ABCDE
8. ABCDE　9. ABCDE　10. ABCDE　11. ABCDE　12. ABCDE　13. ABCDE　14. ABCDE
15. ABCDE　16. ABCDE　17. ABCDE　18. ABCDE　19. ABCDE

第4章　肺血栓栓塞症与胸腔积液

考纲要求

①肺血栓栓塞症。②胸腔积液。

复习要点

一、肺血栓栓塞症

1. 概述及危险因素

(1)概述　肺栓塞是以各种栓子阻塞肺动脉或其分支为发病原因的一组疾病或临床综合征的总称,包括肺血栓栓塞症、脂肪栓塞综合征、羊水栓塞、空气栓塞等。肺血栓栓塞症是肺栓塞最常见的类型,是来自静脉系统或右心的血栓阻塞肺动脉或其分支所导致的以肺循环和呼吸功能衰竭为主要临床和病理生理特征的疾病。引起肺血栓栓塞症的血栓主要来源于深静脉血栓形成。

(2)危险因素　包括任何可以导致静脉血液淤滞、静脉系统内皮损伤和血液高凝状态的因素。

①遗传性危险因素　包括抗凝血酶缺乏、蛋白S缺乏、蛋白C缺乏、V因子突变等。

②获得性危险因素　包括血液高凝状态、血管内皮损伤、静脉血流淤滞。其中,年龄是独立的危险因素,随着年龄的增长,深静脉血栓形成和肺血栓栓塞症的发病率逐渐增高。

【例1】肺血栓栓塞症的继发性危险因素中,属于独立危险因素的是

A. 创伤　　B. 年龄　　C. 骨折

D. 口服避孕药　　E. 肿瘤家庭史

2. 临床表现

肺血栓栓塞症的临床表现多种多样,但均缺乏特异性。临床上有时出现所谓的"三联征",即同时出现呼吸困难、胸痛及咯血,见于约20%的病人。

(1)呼吸困难　不明原因的呼吸困难及气促,为最常见的症状。

(2)胸痛　包括胸膜炎性胸痛、心绞痛样疼痛。

(3)咯血　常为小量咯血,大咯血少见。

(4)晕厥　可为唯一或首发症状。

(5)其他　烦躁不安、惊恐甚至濒死感,咳嗽、心悸。

(6)体征　呼吸急促最常见。肺部可闻及哮鸣音、细湿啰音。心动过速,血压变化,颈静脉充盈或搏动,肺动脉瓣区P_2亢进或分裂,三尖瓣区收缩期杂音。可伴低热。

3. 诊断与鉴别诊断

(1)疑诊　如病人存在危险因素,出现上述临床表现及体征,应进行如下检查:

①血浆D-二聚体　敏感性高而特异性差。急性肺血栓栓塞症时升高。若<500μg/L有排除诊断价值。

②动脉血气分析　常表现为低氧血症、低碳酸血症、肺泡-动脉血氧分压差增大。

③胸片　可显示肺动脉栓塞征、肺动脉高压征、右心扩大征、肺野局部片状阴影等。

④下肢深静脉超声检查　为诊断深静脉血栓形成最简便的方法。

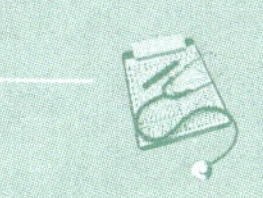

注意：肺血栓栓塞症、支气管哮喘急性发作、急性呼吸窘迫综合征的早期均可表现为低氧血症、低碳酸血症、呼吸性碱中毒。

(2)确诊　以下4项中有1项阳性即可确诊。

①CT肺动脉造影(CTPA)　确诊肺血栓栓塞症的首选检查方法。A.直接征象：肺动脉内充盈缺损，部分或完全包围在不透光的血流之间(轨道征)，或呈完全充盈缺损，远端血管不显影；B.间接征象：肺野楔形、条带状密度增高影或盘状肺不张，中心肺动脉扩张及远端血管分支减少或消失等。

②放射性核素肺通气/血流灌注扫描　是诊断肺血栓栓塞症的重要方法。

③磁共振显像(MRI)　MRI肺动脉造影对段以上肺动脉内血栓的诊断敏感性和特异性均较高。

④肺动脉造影　为有创检查，是诊断肺血栓栓塞症的"金标准"。直接征象有肺动脉内造影剂充盈缺损，伴或不伴轨道征的血流阻断。间接征象有肺动脉造影剂流动缓慢，局部低灌注。

(3)求因　明确有无深静脉血栓形成，寻找发病诱因。

(4)鉴别诊断　应与冠心病、肺炎、特发性肺动脉高压、主动脉夹层、胸腔积液、晕厥、休克等鉴别。

4. 治疗

(1)一般处理　避免大便用力，以防深静脉血栓脱落。积极纠正低氧血症。

(2)治疗原则　抗凝是基本治疗方法，溶栓是重要的治疗方法，手术是补救治疗方法。

①高危病人　对于低血压、右心功能不全的大块肺动脉栓塞病人，应先行溶栓治疗，再行抗凝治疗。

②中危病人　对于血压正常，但右心功能不全的次大块肺动脉栓塞病人，是否行溶栓治疗目前尚无定论，但无论是否行溶栓治疗，均应行抗凝治疗。

③低危病人　对于血压正常，右心功能正常的肺动脉栓塞病人，不宜溶栓，直接行抗凝治疗。

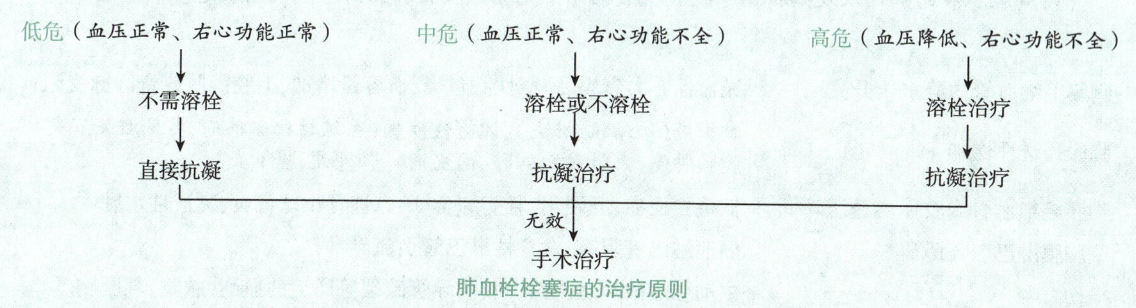

肺血栓栓塞症的治疗原则

(3)抗凝治疗　常用药物包括普通肝素、低分子肝素、华法林。华法林是维生素K拮抗剂，口服后需数天才能在体内发挥全部作用，因此与肝素需至少重叠应用5天。抗凝治疗疗程一般为3~6个月。

(4)溶栓治疗　主要适用于高危病例。对于中危病例，可考虑溶栓。对于低危病例，不宜溶栓。溶栓治疗的时间窗一般为14天以内。常用药物包括尿激酶、链激酶、重组组织型纤溶酶原激活剂(rt-PA)。

(5)其他治疗　包括肺动脉血栓摘除术、经肺动脉导管碎解和抽吸血栓等。手术取栓适用于大的肺动脉栓塞，由于死亡率高达30%~44%，因此仅用于溶栓治疗无效或有溶栓治疗禁忌的病人。

注意：①肺血栓栓塞症溶栓治疗的时间窗为起病14天以内。
②急性心肌梗死溶栓治疗的时间窗为起病12~24小时内。
③肺血栓栓塞症和急性心肌梗死溶栓治疗的常用药物均为尿激酶、链激酶、rt-PA。

【例2】确诊肺血栓栓塞症的首选检查是

A. 超声心动图　　B. 胸部X线片　　C. D-二聚体
D. CT肺动脉造影　　E. 下肢深静脉彩超(2024)

【例3】判断肺血栓栓塞患者需要溶栓治疗的主要依据是

A. 合并下肢深静脉血栓形成　　B. 存在体循环功能障碍　　C. 出现肺动脉高压
D. 出现右心功能异常　　E. 出现呼吸衰竭

【例4】女性,68岁。左髋关节置换术后2周出现左下肢疼痛、肿胀。查体:体温36.2℃,呼吸35次/分,脉搏125次/分,血压120/80mmHg。血清D-二聚体10.5mg/L。超声检查提示左下肢腘静脉血栓形成。该患者的首选治疗是

A. 氯吡格雷　　B. 氨甲苯酸　　C. 阿司匹林
D. 维生素K　　E. 利伐沙班(2024)

【例5】男,57岁。咳嗽、咯血2天,突发呼吸困难1小时。血D-二聚体明显升高,心电图见$S_ⅠQ_ⅢT_Ⅲ$,确诊为急性肺栓塞。经rt-PA50mg溶栓治疗后症状改善。此时应采取的治疗措施是

A. 口服华法林　　B. 皮下注射低分子肝素　　C. 口服氯吡格雷
D. 维持rt-PA静脉注射　　E. 口服阿司匹林

5. 预防

早期识别危险因素并早期进行预防是防止静脉血栓栓塞症发生的关键。①机械预防措施,包括梯度加压弹力袜、间歇充气压缩泵、静脉足泵等;②药物预防措施,包括低分子肝素、华法林等。

二、胸腔积液(胸水)

胸膜腔是位于肺和胸壁之间的潜在的腔隙。在正常情况下,脏胸膜和壁胸膜表面上有一层很薄的液体,在呼吸运动时起润滑作用。任何因素造成胸膜腔内液体产生过快和/或吸收过缓,即产生胸腔积液。

1. 病因和发病机制

(1)胸腔积液的病因及发病机制　胸腔积液临床常见,肺、胸膜和肺外疾病均可引起。

胸腔积液的病因及发病机制	临床常见疾病
胸膜毛细血管内静水压升高	充血性心力衰竭、缩窄性心包炎、血容量增加、上腔静脉或奇静脉受阻
胸膜通透性增加	胸膜炎(肺结核、肺炎)、风湿性疾病(系统性红斑狼疮、类风湿关节炎) 胸膜肿瘤(恶性肿瘤转移、间皮瘤)、肺梗死、膈下炎症
胸膜毛细血管内胶体渗透压降低	低蛋白血症、肝硬化、肾病综合征、急性肾小球肾炎、黏液性水肿
壁胸膜淋巴引流障碍	癌症淋巴管阻塞、发育性淋巴管引流异常
损伤	主动脉瘤破裂、食管破裂、胸导管破裂等产生的血胸、脓胸、乳糜胸
医源性	药物(甲氨蝶呤、胺碘酮、苯妥英、呋喃妥因、β受体阻滞剂)、放射治疗 消化内镜检查和治疗、支气管动脉栓塞术、液体负荷过大、骨髓移植等

(2)胸腔积液的性质　胸腔积液的主要病因和积液性质如下。

胸腔积液性质	常见病因
漏出性胸腔积液	充血性心衰、缩窄性心包炎、上腔静脉阻塞、肝硬化 肾病综合征、急性肾小球肾炎、腹膜透析、黏液性水肿、药物过敏
渗出性胸腔积液	胸膜炎、膈下感染、胸膜恶性肿瘤、肺梗死、系统性红斑狼疮、类风湿关节炎、气胸、胸部手术
脓胸(渗出性)	各类肺感染(包括肺结核)、胸腔穿刺术后感染、胸外伤、气胸、食管瘘
血胸(渗出性)	肺结核、恶性肿瘤、肺梗死、胸外伤、气胸
乳糜胸(渗出性)	胸导管外伤、胸导管阻塞

【例6】下列胸腔积液类型中,主要发病机制为淋巴管阻塞所致的是

A. 结缔组织病所致胸腔积液　　B. 恶性胸腔积液　　C. 乳糜胸

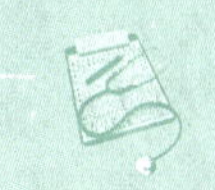

D. 类肺炎性胸腔积液　　E. 结核性胸膜炎

2. 临床表现

(1)**呼吸困难** 呼吸困难是最常见的症状,可伴有胸痛和咳嗽。

(2)**结核性胸膜炎** 多见于青年人,常有发热、干咳、胸痛,随着胸腔积液量的增加胸痛可缓解。

(3)**恶性胸腔积液** 多见于中年以上病人,一般无发热,胸部隐痛,伴有消瘦、呼吸道肿瘤症状。

(4)**炎性胸腔积液** 为渗出液,常伴咳嗽、咳痰、胸痛及发热。

(5)**积液量** 可表现为呼吸困难、胸闷,局部叩诊浊音,纵隔向健侧移位。

(6)**体征** 少量积液时无明显体征,可触及胸膜摩擦感、闻及胸膜摩擦音。中至大量积液时,可有典型胸腔积液的体征,如患侧胸廓饱满、触觉语颤减弱、叩诊浊音、呼吸音减低或消失。

	胸腔积液	气胸	肺气肿	肺炎实变
胸廓	患侧饱满	患侧饱满	桶状	对称
呼吸运动	患侧减弱	患侧减弱	两侧减弱	患侧减弱
气管位置	向健侧移位	向健侧移位	居中	居中
语颤	减弱或消失	减弱或消失	两侧减弱	患侧增强
呼吸音	减弱或消失	减弱或消失	减弱	支气管呼吸音
啰音	无	无	无	湿啰音

3. 辅助检查

(1)**诊断性胸穿和胸腔积液检查** 对明确积液性质及病因诊断均至关重要。

①外观 漏出液透明清亮,静置不凝固,比重<1.018。渗出液草黄色,稍混浊,易有凝块,比重>1.018。

胸腔积液外观	临床意义	胸腔积液外观	临床意义
血性胸腔积液	肿瘤、结核病、肺栓塞	乳状胸腔积液	乳糜胸
巧克力胸腔积液	阿米巴肝脓肿破溃入胸腔	黑色胸腔积液	曲霉感染
黄绿色胸腔积液	类风湿关节炎	胸腔积液有恶臭味	厌氧菌感染

②细胞 漏出液细胞数<100×10^6/L。渗出液有核细胞数>500×10^6/L。中性粒细胞增多常见于急性炎症。以淋巴细胞为主见于结核性、肿瘤性胸腔积液。嗜酸性粒细胞占比≥10%见于寄生虫感染。

③生化检查 正常胸腔积液 pH 接近 7.6,葡萄糖含量与血中含量相近。

指标	临床意义
pH	pH 降低:脓胸、食管破裂、类风湿关节炎及结核性、恶性胸腔积液
葡萄糖	葡萄糖正常:漏出液、大多数渗出液葡萄糖含量正常 葡萄糖降低:脓胸、类风湿关节炎、系统性红斑狼疮、恶性胸腔积液
蛋白质	漏出液:<30g/L,以白蛋白为主,胸腔积液/血清蛋白<0.5,黏蛋白(Rivalta)试验阴性 渗出液:>30g/L,胸腔积液/血清蛋白>0.5,黏蛋白(Rivalta)试验阳性
类脂	乳糜胸:呈乳状浑浊,甘油三酯>1.24mmol/L,胆固醇正常,见于胸导管破裂 假性乳糜胸:甘油三酯正常,胆固醇>5.18mmol/L,见于陈旧性结核、类风湿关节炎、肿瘤、肝硬化
ADA	结核性胸膜炎:胸腔积液腺苷脱氨酶(ADA)>45U/L;非结核性:ADA 多正常
LDH	渗出液:胸腔积液乳酸脱氢酶(LDH)>200U/L、胸腔积液/血清 LDH>0.6;反之为漏出液 LDH 是反映胸膜炎症程度的指标。LDH>500U/L 提示脓胸、恶性肿瘤
CEA	癌胚抗原(CEA)>10 μg/L 或胸腔积液/血清 CEA>1 为恶性胸腔积液,见于胃肠道腺癌

(2)**胸部X线片** 在胸部X线片上判断胸腔积液量的标准:在第4前肋间以下为少量胸腔积液;第4前肋与第2前肋之间,属于中等量胸腔积液;积液位于第2前肋以上者,为大量胸腔积液。

积液量或性质	胸部X线片典型表现
小量积液	正位胸部X线片可出现肋膈角变钝或消失
中量积液	呈向外侧、向上的弧形上缘的积液影
大量积液	患侧胸部致密影,气管和纵隔向健侧移位。平卧时积液散开,整个肺野透亮度降低
包裹性积液	不随体位改变而变动,边缘光滑饱满,多局限于叶间或肺与膈之间,呈D字形

(3)**胸部CT** 可显示少量胸腔积液、肺内病变、肿瘤等,有助于病因诊断(定性诊断)。

(4)**B超** 是敏感性最高的检查胸腔积液的无创性诊断方法。还可在B超引导下穿刺抽液。

(5)**磁共振(MRI)** 对软组织有很高的分辨率,可协助鉴别良、恶性胸腔积液。

(6)**PET-CT** 对协助鉴别良、恶性胸腔积液具有一定价值,还可以辅助肿瘤分期及寻找原发灶。

(7)**脱落细胞学检查** 恶性胸腔积液约40%~87%的病人可检出恶性细胞。

(8)**肿瘤标志物** 胸腔积液癌胚抗原(CEA)>10μg/L或积液/血清CEA>1常提示恶性胸腔积液,其特异度高、敏感度低。CEA对于腺癌的诊断价值高。

(9)**免疫学检查** 结核性胸膜炎胸腔积液中γ-干扰素、IL-27水平增高,其敏感性和特异性高。

(10)**胸膜活检** 经皮穿刺胸膜活检对胸腔积液病因诊断有重要意义。

(11)**胸腔镜或开胸活检** 上述检查仍不能确诊的,必要时可经胸腔镜或开胸直视下活检。

(12)**支气管镜** 对咯血或疑有气道阻塞的病人,尤其是怀疑肺癌的病人,可行支气管镜检查。

注意:①解题时应注意,为确定胸腔积液的有无,首选的检查是B超,而不是胸部X线片。
②若已确诊胸腔积液,为明确胸腔积液的性质,首选的检查是胸腔穿刺+胸腔积液检查。
③一般情况下,影像学检查不能对疾病进行定性,但CT、PET-CT检查可对胸腔积液进行定性诊断。

【例7】女,21岁。午后发热伴胸闷、气短1周入院。胸部X线片示左侧胸腔积液(大量)。其气短的最主要的原因是

A. 阻塞性通气功能障碍　B. 肺组织弥散功能障碍　C. 限制性通气功能障碍
D. 通气/血流比例失调　E. 动-静脉分流

【例8】下列疾病中,可引起单侧胸廓饱满,呼吸音减低的是

A. 肺不张　B. 肺气肿　C. 肺脓肿
D. 肺炎实变　E. 胸腔积液(2022)

【例9】女,28岁。咳嗽、咳痰2周。查体:体温38℃,右下肺呼吸音消失,语音共振减弱。X线胸片示右下肺大片高密度外高内低弧形影。为明确诊断,首选检查是

A. 肺活检　B. 痰找结核杆菌　C. 胸部CT
D. 痰培养　E. 胸水常规加生化检查(2023)

【例10】对确诊恶性胸腔积液最有价值的检查是

A. 胸膜活检　B. 支气管镜检查　C. 胸部增强CT
D. 胸腔积液生化检查　E. 血清肿瘤标志物(2024)

4. 诊断和鉴别诊断

(1)**确定有无胸腔积液** 中等量以上胸腔积液,其症状、体征较为明显,诊断不难。

(2)**区别漏出液和渗出液** 根据Light标准,符合以下任何1项即可诊断为渗出液,3项均不满足则为漏出液:①胸腔积液/血清蛋白比值>0.5;②胸腔积液乳酸脱氢酶(LDH)水平>血清正常值上限的2/3;③胸腔积液/血清LDH比值>0.6。Light标准对渗出液的判断特异性不高,按此标准,约25%的漏出

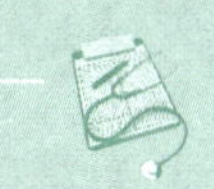

液被判为渗出液。

	漏出液	渗出液
原因	液体漏出所致	炎症所致液体渗出
外观	清澈透明,无色或浅黄色,不凝固	稍混浊,草黄色、棕黄色,可自行凝固
比重	<1.018	>1.018
Rivalta 试验	阴性	阳性
蛋白定性(定量)	阴性(<30g/L)	阳性(>30g/L)
葡萄糖定量	与血糖相近	低于血糖水平
细胞计数	$<500\times10^6$/L	$>500\times10^6$/L
胸腔积液/血清蛋白比值	≤0.5	>0.5
胸腔积液 LDH 水平	≤血清正常值上限的2/3	>血清正常值上限的2/3
胸腔积液/血清 LDH 比值	≤0.6	>0.6

(3)寻找胸腔积液的病因

①漏出性胸腔积液　导致漏出液的常见原因如下。

充血性心衰	多为双侧,积液量右侧多于左侧,血清、胸腔积液的 N 末端 B 型利钠肽原(NT-proBNP)>1500pg/ml 对心力衰竭所致胸腔积液有很好的诊断价值
缩窄性心包炎	多为双侧,左侧多于右侧
肝硬化	多伴有腹腔积液,胸腔积液大多在右侧胸腔
肾病综合征	多为双侧,可表现为肺底积液
低蛋白血症	多伴有全身水肿
腹膜透析	类似于腹透液,葡萄糖高,蛋白质<1.0g/L
肺不张	由于胸膜腔负压升高,也可产生漏出液

②渗出性胸腔积液　我国以结核性胸膜炎最常见,其次为恶性肿瘤、细菌感染。

A.肺炎旁胸腔积液　也称为类肺炎性胸腔积液,是指由肺炎、肺脓肿和支气管扩张等感染引起的胸腔积液。病人多有发热、咳嗽、咳痰、胸痛等症状,血白细胞计数升高。X 线或 CT 先有肺实质的浸润影,然后出现胸腔积液,积液量一般不多。

B.结核性胸膜炎　常表现为胸痛、气短,可伴有潮热、盗汗、消瘦等结核中毒症状。胸腔积液多呈黄色,淋巴细胞为主,间皮细胞<5%,ADA、γ-干扰素、IL-27 水平增高。

C.恶性胸腔积液　是指胸膜原发恶性肿瘤或其他部位的恶性肿瘤转移至胸膜引起的胸腔积液。胸腔积液多呈血性、量大、增长迅速,CEA 升高,LDH>500IU/L。

【例 11】男性,45 岁。低热、咳嗽、咳痰 2 个月。查体:体温 37.9℃,脉搏 90 次/分,呼吸 20 次/分,血压 120/84mmHg,右下肺呼吸音消失。右侧胸腔穿刺抽出淡黄色液体。胸腔积液检查:WBC650×10^6/L,ADA95U/L,LDH600U/L。最可能的诊断是

A. 恶性胸腔积液　　B. 结核性胸腔积液　　C. 类肺炎性胸腔积液
D. 肺脓肿　　E. 充血性心力衰竭引起的胸腔积液(2024)

【例 12】男,20 岁。发热、咳黄色脓痰 4 天。查体:T39.2℃,右肺闻及湿啰音。胸部 X 线片示右肺下叶大片致密影。血 WBC19×10^9/L。给予抗生素治疗,2 天后症状加重,出现胸痛并呼吸困难,右肺呼吸音明显降低。胸部 X 线片显示右侧胸腔积液。最可能的诊断是

A. 肺炎合并肺脓肿　　B. 肺炎合并肺炎旁胸腔积液　　C. 结核性渗出性胸膜炎
D. 肺癌合并胸腔积液　　E. 支气管扩张合并急性感染

【例 13】患者,男性,68 岁。咳嗽、咯血 1 个月。1 个月内体重减轻 4kg。查体:体温 37.8℃,呼吸 20 次/分,脉搏 90 次/分,血压 120/80mmHg。左肺下野叩诊浊音,呼吸音消失。心率 90 次/分,律齐,心尖部未闻及杂音。胸部 X 线片示左侧胸腔积液。胸腔积液常规检查:血性,ADA25U/L,LDH800U/L。该患者最可能的诊断是

A. 恶性胸腔积液　　B. 结核性胸腔积液　　C. 类肺炎性胸腔积液
D. 肺脓肿　　E. 乳糜胸(2024)

5. 结核性胸腔积液的治疗

(1)一般治疗　包括休息、营养支持、对症治疗。

(2)抽液治疗　结核性胸腔积液蛋白质含量高,容易引起胸膜粘连,原则上应尽快抽尽胸腔积液或行胸腔置管引流。穿刺抽液可每周 2~3 次,首次抽液不宜超过 800ml,以后每次抽液量不宜超过 1000ml,以免胸腔压力骤降引起休克及复张后肺水肿。抽胸腔积液后,没必要向胸腔内注入抗结核药物,但可注入尿激酶或链激酶等防止胸膜粘连。

①复张后肺水肿　表现为大量抽液时,剧咳、气促、咳大量泡沫状痰,双肺满布湿啰音,PaO_2 下降。X 线显示肺水肿征。应立即吸氧,酌情使用糖皮质激素及利尿剂,必要时行气管插管机械通气。

②胸膜反应　表现为抽液时发生头晕、冷汗、心悸、面色苍白,四肢发凉等,应立即停止抽液,使病人平卧,必要时皮下注射肾上腺素,密切观察病情,注意血压变化,防止休克。

(3)抗结核治疗　同肺结核的化疗。

(4)糖皮质激素　疗效不肯定。如全身毒性症状严重、大量胸腔积液,可试用泼尼松。

(5)结核性脓胸、脓气胸并胸膜支气管瘘　多数病人需外科手术治疗,术前可在全身治疗的同时行胸腔闭式引流,逐渐缩小其范围,为胸膜剥脱、肺胸膜切除术创造条件。

【例 14】结核性胸膜炎处理原则中不包括

A. 反复胸腔穿刺抽液　　B. 常规使用小剂量糖皮质激素　　C. 加强营养支持
D. 定期检测肝功能　　E. 口服三联或四联抗结核药物

【例 15】结核性胸膜炎患者,除抗结核治疗外,减轻胸膜肥厚最重要的措施是

A. 胸腔内注射尿激酶　　B. 胸腔内注射糜蛋白酶　　C. 胸腔内注入抗结核药物
D. 口服糖皮质激素　　E. 反复胸腔穿刺抽液

▶▶**常考点**　肺血栓栓塞症为 2024 年新增考点,试题为执业医师考题;胸腔积液性质的鉴别。

参考答案——详细解答见《2025 国家临床执业及助理医师资格考试历年考点精析(上、下册)》

1. A**B**CDE　2. ABC**D**E　3. ABC**D**E　4. ABCD**E**　5. A**B**CDE　6. AB**C**DE　7. AB**C**DE
8. ABCD**E**　9. ABCD**E**　10. **A**BCDE　11. A**B**CDE　12. A**B**CDE　13. **A**BCDE　14. A**B**CDE
15. ABCD**E**

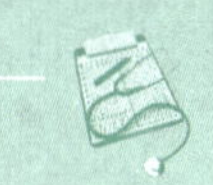

第 5 章　呼吸衰竭

考纲要求

呼吸衰竭。

复习要点

一、呼吸衰竭总论

1. 概念

呼吸衰竭简称呼衰，是指原发性肺通气和/或换气功能严重损害，导致低氧血症和/或 CO_2 潴留，并引起一系列生理功能异常和代谢紊乱的临床综合征。呼衰诊断以动脉血气为客观标准，即海平面、静息状态、呼吸空气条件下动脉血氧分压（PaO_2）<60mmHg 或二氧化碳分压（$PaCO_2$）>50mmHg 为呼吸衰竭。

2. 病因

（1）急性Ⅰ型呼吸衰竭

重症肺炎	细菌性、病毒性、真菌性肺炎，误吸胃内容物，淹溺
心源性肺水肿	各种严重心脏病、心力衰竭
非心源性肺水肿	ARDS（最常见）、复张性肺水肿、急性高原病
肺血管疾病	肺栓塞
胸壁和胸膜疾病	大量胸腔积液、自发性气胸、胸壁外伤、胸部手术

（2）急性Ⅱ型呼吸衰竭

气道阻塞	呼吸道感染、呼吸道烧伤、异物、喉头水肿所致的上呼吸道急性梗阻
神经肌肉疾病	重症肌无力、多发性肌炎、低钾血症、周期性瘫痪、脑血管意外、颅脑外伤、脑炎、脑肿瘤、CO 中毒、安眠药中毒所致的中枢受抑制

注意：①Ⅰ型呼吸衰竭晚期的严重阶段可出现Ⅱ型呼吸衰竭。
Ⅱ型呼吸衰竭好转后，可经Ⅰ型呼吸衰竭阶段后最终治愈。
②感染是慢性呼吸衰竭最常见的诱因，严重呼吸系统感染是急性呼吸衰竭最常见的病因。

【例 1】下列疾病中，最常发生Ⅱ型呼吸衰竭的是
A. 肺炎　　B. 慢性阻塞性肺疾病　　C. 结核性胸膜炎
D. 肺血栓栓塞　　E. 间质性肺疾病

【例 2】下列疾病中，最常出现Ⅱ型呼吸衰竭的是
A. 肺结核　　B. 硅肺　　C. 膈肌瘫痪
D. 特发性肺纤维化　　E. 肺水肿

3. 分类

（1）按照动脉血气分析结果分类　分类方法很多，但最常考的是按血气分析结果进行分类。

	Ⅰ型呼吸衰竭	Ⅱ型呼吸衰竭
别称	低氧性呼吸衰竭	高碳酸血症性呼吸衰竭
定义	缺氧而无 CO_2 潴留	缺氧而伴有 CO_2 潴留
血气结果	PaO_2<60mmHg,$PaCO_2$ 正常或下降	$PaCO_2$>50mmHg,伴或不伴 PaO_2<60mmHg
原因	肺换气功能障碍(通气血流比例失调、弥散功能损害、肺动静脉分流等)	单纯通气不足所致低氧血症和高碳酸血症的程度是平行的,若伴有换气功能障碍,则低氧血症更为严重
常见疾病	严重肺部感染、间质性肺疾病、急性肺栓塞	慢性阻塞性肺疾病(COPD)

注意:①只要 PaO_2<60mmHg,就可诊断为Ⅰ型呼吸衰竭。只要 $PaCO_2$>50mmHg,就可诊断为Ⅱ型呼吸衰竭。
②10 版《内科学》P148 将呼吸衰竭的定义、分类标准完全更改。

(2)按照发病急缓分类 分为急性呼吸衰竭和慢性呼吸衰竭。

(3)按照发病机制分类 分为通气性呼吸衰竭和换气性呼吸衰竭,也可分为泵衰竭和肺衰竭。

A. PaO_2 为 70mmHg,$PaCO_2$ 为 45mmHg
B. PaO_2 为 65mmHg,$PaCO_2$ 为 40mmHg
C. PaO_2 为 70mmHg,$PaCO_2$ 为 40mmHg
D. PaO_2 为 55mmHg,$PaCO_2$ 为 60mmHg
E. PaO_2 为 50mmHg,$PaCO_2$ 为 40mmHg

【例 3】诊断Ⅰ型呼吸衰竭的临床指标是

【例 4】诊断Ⅱ型呼吸衰竭的临床指标是(2021)

4. 病理生理机制

(1)Ⅰ型呼吸衰竭

①吸入气体氧分压降低 任何原因引起吸入气体氧分压降低,均可导致低氧血症。

②肺泡通气减少 正常成人在静息状态下有效肺泡通气量约为 4L/min。肺泡气体中二氧化碳分压升高会导致肺泡通气减少,但这种下降幅度有限,且增加吸氧浓度可纠正。

③通气血流比例(V/Q)失调 正常成人静息状态下,通气血流比例约为 0.8。肺泡通气血流比例失调有两种主要形式:A. 部分肺泡通气不足:肺部病变如肺泡萎陷、肺炎、肺不张、肺水肿等引起病变部位的肺泡通气不足,通气血流比例变小,部分未经充分氧合的静脉血(肺动脉血)通过肺泡的毛细血管或短路流入动脉血(肺静脉)中,称为功能性分流;B. 部分肺泡血流不足:肺栓塞引起栓塞部位血流减少、心排血量下降所致肺血流量减少、肺气肿时过度扩张的肺泡壁使肺泡毛细血管床受压等情况,均可导致通气血流比例增大,肺泡通气不能被充分利用,又称为无效腔样通气。

④真性分流(解剖分流) 指肺动脉内的静脉血未经气体交换直接进入肺静脉,是 V/Q 失调的特例。

⑤弥散功能障碍 指 O_2、CO_2 等气体通过肺泡毛细血管膜进行交换的物理弥散过程发生障碍,常见于间质性肺疾病。

(2)Ⅱ型呼吸衰竭

①二氧化碳产生增加 如高热、过度喂养、感染中毒症等情况,临床上少见。

②肺泡通气量不足 可导致二氧化碳排出减少,是导致高碳酸血症性呼吸衰竭最主要的因素。

A. 弥散功能障碍
B. 通气血流比例失调
C. 氧耗量增加
D. 肺内动-静脉分流
E. 肺泡通气量下降

【例 5】肺疾病发生单纯低氧血症最主要的机制是

【例 6】间质性肺疾病发生Ⅰ型呼吸衰竭最主要的机制是(注意 10 版《内科学》改动对答案的影响)

【例 7】男,67 岁。反复咳嗽、咳痰、喘息 5 年,再发加重 1 周。查体:嗜睡,口唇发绀,两肺可闻及哮鸣音和湿啰音,心率 120 次/分。动脉血气分析示:pH7.10,$PaO_2$54mmHg,$PaCO_2$103mmHg。该患者发生

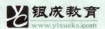

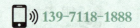

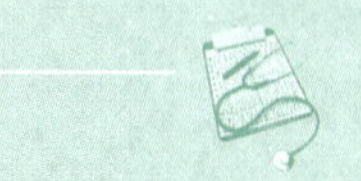

呼吸衰竭最主要的机制是

A. 肺泡通气量减少　B. 无效腔通气减少　C. 呼吸中枢抑制

D. 胸廓扩张受限　E. 弥散功能障碍

二、急性呼吸衰竭

1. 病因

(1)呼吸系统疾病 严重呼吸系统感染、急性呼吸道阻塞性病变、重度哮喘、急性肺水肿、肺血管疾病、胸廓外伤、自发性气胸、急剧增加的胸腔积液，导致肺通气或/和换气障碍。

(2)中枢系统疾病 急性颅内感染、颅脑外伤、脑血管病变等直接或间接抑制呼吸中枢。

(3)神经-肌肉传导系统损伤 脊髓灰质炎、重症肌无力、有机磷中毒、颈椎外伤等。

2. 临床表现

	急性呼吸衰竭	慢性呼吸衰竭
呼吸困难	是最早出现的症状 可表现为呼吸频率、节律、幅度的改变	COPD所致的呼吸困难表现为呼气费力伴呼吸延长 CO_2潴留时可表现为CO_2麻醉
发绀	发绀是缺氧的典型表现	由于为慢性缺氧，故发绀不明显
精神神经症状	缺氧可出现精神错乱、躁狂、昏迷、抽搐 CO_2潴留可出现嗜睡，淡漠，扑翼样震颤	CO_2潴留引起：先兴奋后抑制，出现肺性脑病
循环系统	心率↑、周围循环衰竭、血压↓、心律失常	CO_2潴留表现：皮肤充血、温暖多汗、血压↑、心率↑
消化和泌尿系统	肝肾功能障碍、消化道出血	—

【例8】呼吸衰竭最主要的临床表现是

A. 呼吸费力伴呼气延长　B. 呼吸频率增快　C. 呼吸困难与发绀

D. 神经精神症状　E. 双肺有大量湿啰音

3. 诊断

除原发疾病和低氧血症及CO_2潴留导致的临床表现外，呼吸衰竭的诊断主要依靠动脉血气分析。

4. 治疗

(1)呼吸支持 需尽快予以呼吸支持治疗，改善低氧及高碳酸血症状态，纠正内环境紊乱，维持循环稳定，避免进入失代偿期。

(2)对因治疗 引起急性呼吸衰竭的原发疾病多种多样，在解决呼吸衰竭本身所致危害的前提下，明确并针对不同病因采取适当的治疗措施十分必要，是治疗呼吸衰竭的根本所在。

(3)并发症的处理 加强对脏器功能的监测与支持，预防和治疗肺动脉高压、肺源性心脏病、肺性脑病、肾功能不全、消化道功能障碍和弥散性血管内凝血等。

三、慢性呼吸衰竭

1. 病因

(1)支气管-肺疾病 为常见病因，如慢阻肺病(COPD)、严重肺结核、肺间质纤维化、肺尘埃沉着症等。

(2)胸廓病变 如胸部手术、外伤、广泛胸膜增厚、胸廓畸形等。

(3)神经肌肉病变 如脊髓侧索硬化症等。

2. 临床表现

(1)呼吸困难 慢阻肺病所致的呼吸困难，病情较轻时表现为呼吸费力伴呼气延长；严重时发展成

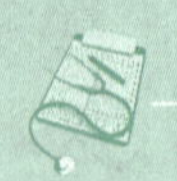
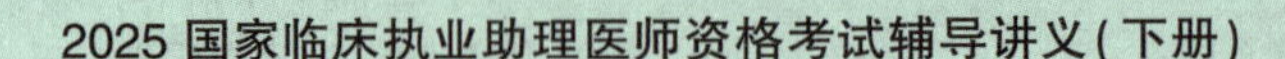

浅快呼吸。若伴 CO_2 潴留，发生 CO_2 麻醉时，病人可由呼吸过速转为浅慢呼吸或潮式呼吸。

(2)神经症状 慢性呼吸衰竭伴 CO_2 潴留时，随 $PaCO_2$ 升高可表现为先兴奋后抑制。

(3)循环系统表现 CO_2 潴留使外周体表静脉充盈、皮肤充血、温暖多汗、血压升高、心率加快。

3. 诊断

慢性呼吸衰竭的血气分析诊断标准如前所述。

4. 治疗

(1)氧疗 慢阻肺病是导致慢性呼吸衰竭的常见呼吸系统疾病，病人常伴有 CO_2 潴留，氧疗时需注意保持低浓度吸氧，防止血氧含量过高。CO_2 潴留是通气功能不良的结果。慢性高碳酸血症病人呼吸中枢的化学感受器对 CO_2 反应性差，呼吸主要靠低氧血症对颈动脉体、主动脉体化学感受器的刺激来维持。若吸入高浓度氧，使血氧迅速上升，解除了低氧对外周化学感受器的刺激，便会抑制病人呼吸，造成通气状况进一步恶化，导致 CO_2 上升，严重时陷入 CO_2 麻醉状态。慢阻肺病导致的Ⅱ型呼吸衰竭，多采用持续低流量给氧（$<35\%$，1~2L/min，每日 10 小时以上，维持 $PaO_2 \geqslant 60mmHg$，$SaO_2 \geqslant 90\%$）。

(2)正压机械通气 根据病情选用无创机械通气或有创机械通气。慢阻肺病急性加重早期及时应用无创机械通气可以防止呼吸功能不全加重，缓解呼吸肌疲劳，降低后期气管插管率，改善预后。

(3)抗感染 因为慢性呼吸衰竭急性加重的诱因就是感染。

(4)呼吸兴奋剂 阿米三嗪可通过刺激颈动脉体和主动脉体化学感受器兴奋呼吸中枢，增加通气量。

(5)纠正酸碱平衡失调 慢性呼吸衰竭常有 CO_2 潴留，导致呼吸性酸中毒。治疗呼吸性酸中毒的根本原则在于改善肺泡通气，排出过多的 CO_2，一般不宜补碱。只有在 pH<7.2，或合并代谢性酸中毒时，才可少量补充碳酸氢钠。因碳酸氢钠在纠正酸中毒时，可加重 CO_2 潴留，故碳酸氢钠最好与呼吸兴奋剂、支气管舒张剂同时应用。呼吸衰竭常合并低钾、低氯、低钠血症，产生代谢性碱中毒，应及时补充电解质。

注意：①呼吸衰竭进行氧疗的指征为 $PaO_2<60mmHg$。
②呼吸衰竭进行机械通气的指征为 $PaO_2<40mmHg$，$PaCO_2>70mmHg$，R>35 次/分。
③呼吸衰竭使用呼吸兴奋剂的指征为 $PaCO_2>75mmHg$。补碱指征为 pH<7.2。
④慢性呼吸衰竭氧疗最常用的是鼻导管吸氧，有条件的可用面罩吸氧（均为无创性人工气道）。
⑤有创性人工气道包括经口或鼻导管插管、气管切开等（以上为 3 版 8 年制《内科学》数据）。

四、酸碱平衡失调和电解质紊乱

1. 考试时判断酸碱平衡失调类型的常用指标

指标	正常值	定义	临床意义
pH	7.35~7.45	正常范围内属于代偿性	<7.35 为失代偿性酸中毒；>7.45 为失代偿性碱中毒
PaO_2	95~100mmHg	—	<60mmHg 为呼吸衰竭
$PaCO_2$	35~45mmHg	—	判断呼吸衰竭类型；确定呼吸性酸中毒或呼吸性碱中毒
CO_2CP	22~31mmol/L	血浆中呈结合状态的 CO_2	意义与 SB 相同
AB	22~27mmol/L	隔绝空气时测得的 HCO_3^-	AB>SB 为呼吸性酸中毒，AB<SB 为呼吸性碱中毒
SB	22~27mmol/L	标准状态下测得的 HCO_3^-	AB=SB<正常值为代谢性酸中毒 AB=SB>正常值为代谢性碱中毒
BE	0±2.3mmol/L	剩余碱	正值为代谢性碱中毒，负值为代谢性酸中毒
BB	45~55mmol/L	缓冲碱	血液中各种碱的总和

注意：AB 为实际碳酸氢盐含量，SB 为标准碳酸氢盐含量。若 AB>SB，说明体内 CO_2 潴留，为呼吸性酸中毒；若 AB<SB，说明体内 CO_2 呼出过多，为呼吸性碱中毒。

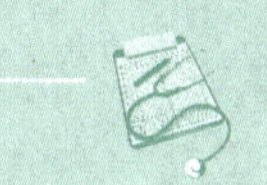

2. 常考酸碱平衡失调的对照表

	pH	$PaCO_2$	HCO_3^-	BE	CO_2CP	AG	K^+	Cl^-
呼酸	N/↓	↑	N/↑	N/正↑	N/↑		↑/N	N/↓
呼酸+代酸	↓↓	↑	N/↓	N	N/↓	↑	↑	N/↑
呼酸+代碱	N/↑/↓	↑	↑↑	正↑	↑↑		↓	↓
代酸	N/↓	N/↓	↓	负↑		N/↑	↑	↑
呼碱	↑	↓	N/↓	N/负↑	N/↓		↓	N/↑
代碱	N/↑	N/↑	↑	正↑			↓	↓

注意:N 表示正常;正↑表示正值增大;负↑表示负值增大。

3. 判断酸碱平衡失调的解题技巧

(1)从发病原因大致推测出题者会考何种类型酸碱平衡失调　内科学考得最多的就是“COPD 合并呼吸衰竭”,外科学考得最多的就是“代谢性酸中毒”。我们知道 COPD 发生呼吸性酸中毒最常见(占 41.5%~78%),其次为呼吸性酸中毒合并代谢性碱中毒(11%~34%)、呼吸性酸中毒合并代谢性酸中毒(5%~13%),呼吸性碱中毒少见,其他类型更少见。所以考试中以前两种酸碱失衡最多见。

(2)看 pH　pH<7.35 为失代偿性酸中毒;pH>7.45 为失代偿性碱中毒;pH 正常表明为代偿性。

(3)看 PaO_2、$PaCO_2$　达到呼吸衰竭诊断标准者,可诊断为呼吸衰竭。

(4)看 AB、SB 值　AB 为实际碳酸氢盐含量,正常值 22~27mmol/L。SB 为标准碳酸氢盐含量,正常值 22~27mmol/L,平均 24mmol/L。若试题没有明确给出 SB 值,解题时可按 SB=24mmol/L 进行处理。AB>SB 为呼吸性酸中毒(CO_2 潴留);AB<SB 为呼吸性碱中毒(CO_2 呼出过多);AB↓SB↓为代谢性酸中毒;AB↑SB↑为代谢性碱中毒。

(5)看辅助结果　血 K^+、血 Cl^- 等。

【例 9】男性,76 岁。间断咳嗽、咳痰 10 年,加重 3 天。查体:体温 37.8℃,呼吸 28 次/分,脉搏 110 次/分,血压 150/84mmHg,右肺中叶可闻及干、湿啰音。动脉血气分析:pH7.35,$PaO_2$54mmHg,$PaCO_2$69mmHg,HCO_3^-18mmol/L。该患者首选的氧疗方式为
A. 高压、高浓度吸氧　B. 高压、低浓度吸氧　C. 低压、高浓度吸氧
D. 常压、低浓度吸氧　E. 低压、吸入纯氧(2024)

【例 10】患者,女性,66 岁。慢性阻塞性肺疾病急性加重期。动脉血气分析:pH7.29,$PaO_2$50mmHg,$PaCO_2$65mmHg,HCO_3^-30mmol/L,血清 K^+5mmol/L。该患者首选的治疗措施是
A. 高流量面罩吸氧　B. 静脉滴注 5%碳酸氢钠　C. 静脉滴注呼吸兴奋剂
D. 无创通气　E. 气管切开,机械通气(2024)

【例 11】男,68 岁。慢性阻塞性肺疾病、肺心病患者。动脉血气分析:pH7.19,$PaCO_2$75mmHg,$PaO_2$50mmHg,HCO_3^-27.6mmol/L,BE-5mmol/L。该患者最可能的酸碱失调类型是
A. 单纯呼吸性酸中毒　B. 呼吸性酸中毒合并代谢性碱中毒
C. 单纯代谢性酸中毒　D. 单纯代谢性碱中毒
E. 呼吸性酸中毒合并代谢性酸中毒(2024)

▶▶常考点　呼吸衰竭的诊断标准、临床表现与治疗。

参考答案——详细解答见《2025 国家临床执业及助理医师资格考试历年考点精析(上、下册)》

1. ABCDE　2. ABCDE　3. ABCDE　4. ABCDE　5. ABCDE　6. ABCDE　7. ABCDE
8. ABCDE　9. ABCDE　10. ABCDE　11. ABCDE

第6章　心力衰竭

考纲要求

①心力衰竭概述。②慢性心力衰竭。③急性左心衰竭。

复习要点

一、心力衰竭概述

1. 概念

心力衰竭是各种原因导致的心脏结构和/或功能异常,使心脏出现收缩和/或充盈障碍,在静息或运动时心排血量下降或心腔内压力增高而引起的一组复杂临床综合征,主要表现为活动耐量下降和液体潴留。心功能不全是一个更广泛的概念,伴有临床症状的心功能不全称之为心力衰竭(简称心衰)。

2. 基本病因与诱因

(1)基本病因

①心肌收缩力降低　原发性心肌损害和继发性心肌损害,均可导致心肌收缩力降低。

②心脏负荷过重　包括前负荷过重和后负荷过重。

类型	常见病因
原发性心肌损害	冠心病(最常见)、心肌炎、心肌病
继发性心肌损害	糖尿病心肌病、甲状腺疾病、心肌淀粉样变性、结缔组织病、心脏毒性药物
前负荷过重	瓣膜关闭不全——主动脉瓣关闭不全、二尖瓣关闭不全、三尖瓣关闭不全 左右心腔分流——房间隔缺损、室间隔缺损、动脉导管未闭 循环血量增加——慢性贫血、甲状腺功能亢进、围生期心肌病、体循环动静脉瘘
后负荷过重	高血压、肺动脉高压、主动脉瓣狭窄、肺动脉瓣狭窄

注意:①前负荷也称容量负荷,是指心室舒张末期压;后负荷也称压力负荷,是指大动脉压。
②左心室后负荷是指主动脉压,右心室后负荷是指肺动脉压。

③心室舒张和充盈受限　心室充盈受限是指在静脉回心血量无明显减少的情况下,因心脏病变引起的心脏舒张和充盈障碍。如肥厚型心肌病心肌顺应性减退,舒张能力降低,使心室舒张期充盈障碍。

(2)诱因　有基础心脏病的病人,其心衰症状多由一些增加心脏负荷的因素所诱发。

感染	呼吸道感染是最常见的诱因
心律失常	房颤是器质性心脏病最常见的心律失常之一,也是诱发心衰的最重要因素
心脏负荷增加	钠盐摄入过多,静脉输液过多、过快
体力消耗	过度体力消耗或情绪激动,如妊娠后期、分娩过程、暴怒
治疗不当	不恰当停用或减用原有治疗心衰的药物,导致心室重塑再次加重,心衰恶化
原有心脏病	原有心脏病变加重或并发其他疾病,如冠心病发生心梗、风心病活动期、合并甲亢或贫血

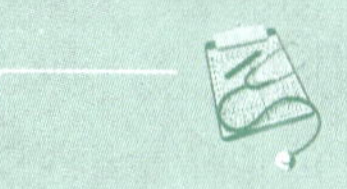

【例1】慢性心力衰竭症状急性加重的最常见诱因是
A. 情绪激动　B. 肺血栓栓塞　C. 药物治疗不当
D. 体力活动　E. 感染(2021)

【例2】能增加左心室后负荷的临床情况是
A. 二尖瓣反流　B. 高血压　C. 房间隔缺损
D. 主动脉瓣反流　E. 室间隔缺损(2022)

3. 心力衰竭的类型

(1)按发生的部位分类　分为左心衰竭、右心衰竭和全心衰竭。

(2)按发生的速度分类　分为急性心衰和慢性心衰。

(3)按左室射血分数(LVEF)分类　分为以下3类。

①射血分数降低的心衰(HFrEF)　是指射血分数(LVEF)≤40%的心衰,以前称为收缩性心衰。

②射血分数保留型心衰(HFpEF)　是指LVEF≥50%的心衰,以前称为舒张性心衰。

③射血分数轻度降低型心衰(HFmrEF)　是指LVEF在40%~49%的心衰。

二、慢性心力衰竭

1. 病因

(1)冠心病与高血压　是慢性心衰的最主要病因,冠心病居首位,其次为高血压。

(2)心脏瓣膜病　风湿性心脏病比例趋于下降,但随着人口老龄化,退行性瓣膜病发病增加。

(3)慢性肺心病和高原性心脏病　在我国也具有一定的地域高发性。

2. 临床表现

	慢性左心衰竭	慢性右心衰竭
临表特点	临床表现以肺循环淤血和心排血量降低为主	临床表现以体循环淤血为主
主要表现	劳力性呼吸困难——最早出现的症状 端坐呼吸——说明淤血达到一定程度 夜间阵发性呼吸困难——多种机制促发 急性肺水肿——左心衰竭呼吸困难最严重形式 咯血——咳粉红色泡沫样痰	胃肠道——腹胀、食欲不振、恶心、呕吐 肝脏——淤血性肿大、肝区痛、肝功能减退 呼吸困难——劳力性呼吸困难 胸水——多为双侧,单侧者以右侧较多 腹水,低垂部位对称性凹陷性水肿
咳嗽咳痰	白色浆液性泡沫痰为其特点	呼吸困难和咳嗽、咳痰,在单纯右心衰竭不明显
心脏	以左心室扩大为主,可合并二尖瓣关闭不全,心尖部可闻收缩期杂音	单纯右心衰竭多为右心室、右心房大,可合并三尖瓣关闭不全,三尖瓣区可闻收缩期杂音
脉律	交替脉	奇脉(参阅2版《诊断学》,10版已删除)
肺部	双肺湿啰音	单纯右心衰竭无异常
其他表现	缺血缺氧表现为乏力、疲倦、头晕、心慌 肾脏缺血表现为少尿,血尿素氮、血肌酐升高	颈静脉搏动增强、充盈、怒张 肝颈静脉反流征阳性更具有特征性

注意:①交替脉——左心衰竭、高血压性心脏病、急性心肌梗死、主动脉瓣关闭不全。
②奇脉——右心衰竭、大量胸腔积液、大量心包积液、缩窄性心包炎、肺气肿、支气管哮喘。
③水冲脉——甲状腺功能亢进症、脚气病、严重贫血、主动脉瓣关闭不全、动脉导管未闭、动静脉瘘。

【例3】提示左心功能不全的脉搏是
A. 奇脉　B. 迟脉　C. 交替脉
D. 水冲脉　E. 重搏脉

【例4】男性,73岁。既往慢性肺心病病史22年。近日受凉后出现端坐呼吸、胸闷、气促伴咳嗽、咳痰。有

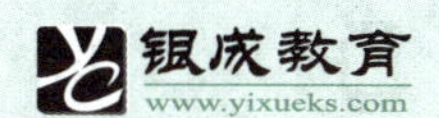

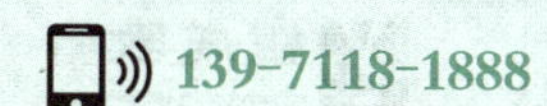

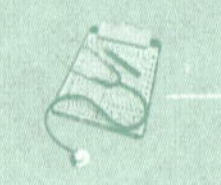

助于右心衰竭诊断的体征是

A. 心率121次/分　　B. 交替脉　　C. 颈静脉怒张

D. 双肺底小水泡音　　E. 心尖区舒张期奔马律(2024)

3. 心力衰竭分期

(1)A期(心衰危险因素阶段)　病人存在心衰高危因素,但目前尚无心脏结构或功能异常,也无心衰的症状或体征,包括高血压病、冠心病、糖尿病、代谢综合征、使用心肌毒性药物等。

(2)B期(前心衰阶段)　病人无心衰的症状或体征,但已出现心脏结构改变、心室充盈压升高或心脏损伤标志物升高,如左心室肥厚、既往心肌梗死病史、脑钠肽水平升高、肌钙蛋白水平升高等。

(3)C期(症状性心衰阶段)　病人已有心脏结构改变或功能异常,既往或目前有心衰症状或体征。

(4)D期(晚期心衰阶段)　病人虽经严格优化治疗,但仍有症状,常伴心源性恶病质,须反复住院。

4. 心力衰竭分级

心力衰竭的严重程度通常采用美国纽约心脏病学会(NYHA)的心功能分级方法。注意心力衰竭的NYHA分级与急性心肌梗死泵衰竭的Killip分级的区别。

	心力衰竭的NYHA分级	急性心肌梗死泵衰竭的Killip分级
Ⅰ级	心脏病病人日常活动量不受限制 一般活动不引起乏力、呼吸困难等心衰症状	无明显心力衰竭 无肺部啰音和第三心音
Ⅱ级	心脏病病人体力活动轻度受限,休息时无自觉症状 一般活动下可出现心衰症状	有左心衰竭,肺部啰音<50%肺野
Ⅲ级	心脏病病人体力活动明显受限 低于平时一般活动即可引起心衰症状	有急性肺水肿,肺部啰音>50%肺野
Ⅳ级	心脏病病人不能从事任何体力活动 休息状态下也存在心衰症状,活动后加重	有心源性休克表现 (收缩压<90mmHg)
适应证	单纯性左心衰竭、收缩性心衰	急性心肌梗死

【例5】患者无心力衰竭的症状和/或体征,但已出现心脏结构的改变,其心功能分期是

A. A期　　B. B期　　C. C期

D. D期　　E. 不能分期

【例6】男,66岁。急性前壁心肌梗死2天,轻微活动即喘憋。查体:血压100/60mmHg,双肺底可闻及少量细小湿啰音,心率102次/分。该患者心功能分级为

A. Killip分级Ⅱ级　　B. Killip分级Ⅲ级　　C. NYHA分级Ⅲ级

D. NYHA分级Ⅱ级　　E. Killip分级Ⅰ级

5. 辅助检查

(1)脑钠肽　脑钠肽是心衰诊断、预后和疗效评估中的重要指标,临床上常用脑钠肽(BNP)及N-端前脑钠肽(NT-proBNP)。脑钠肽诊断心衰的敏感性、特异性、阴性预测值和阳性预测值均较高。BNP或NT-proBNP正常基本可除外急性心衰。BNP<35ng/L或NT-proBNP<125ng/L通常可用于排除慢性心衰。脑钠肽水平与心衰预后相关,治疗后脑钠肽水平下降提示预后改善。

(2)肌钙蛋白　肌钙蛋白升高,特别是伴有脑钠肽升高,是心衰预后的强预测因子。

(3)超声心动图　是诊断心衰最主要的仪器检查,若左室射血分数(LVEF)<50%,可确诊左心衰竭。

(4)X线检查　X线胸片可反映肺淤血。Kerley B线为慢性肺淤血的特征性表现。

(5)6分钟步行试验　要求病人在平直走廊里尽快行走,测定6分钟步行距离。步行距离<150m、150~450m和>450m分别为重度、中度和轻度心衰。

【例7】既可用于诊断心力衰竭,又可用于评价心力衰竭预后的指标是

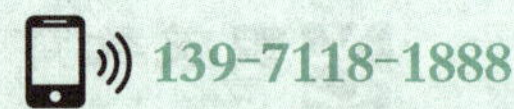

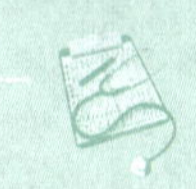

A. 血氧含量　　B. 血压　　C. BNP和NT-proBNP
D. 心率　　E. 左室舒张期容积(2024)

6. 诊断与鉴别诊断

(1)诊断　根据病史、症状、体格检查、心电图、X线胸片判断有无心衰的可能性,通过脑钠肽检测、超声心动图检查明确是否存在心衰及其类型。

(2)鉴别诊断　慢性心力衰竭需与支气管哮喘、心包积液、缩窄性心包炎等相鉴别。

7. 治疗

(1)生活方式管理

①病人教育　健康的生活方式,平稳的情绪,适当的诱因规避,规范的药物服用,自我监测。

②体重管理　日常体重监测能简便地反映病人体液潴留情况及利尿剂疗效,指导治疗方案。

③限钠限水　轻度心力衰竭患者钠摄入量应控制在2~3g/d,中、重度心力衰竭患者应<2g/d。重度心力衰竭患者应限制液体摄入<2L/d。

(2)休息与活动　急性期或病情不稳定病人应限制体力活动,以降低心脏负荷,有利于心功能的恢复。血流动力学稳定后应适量运动,有利于提高病人的生活质量。

(3)病因治疗　消除病因和诱因,尤其是呼吸道感染,应积极选用适当的抗感染治疗。

(4)利尿剂　利尿剂是治疗心衰最常用的药物。

①作用原理　通过排钠排水减轻心脏容量负荷,对缓解淤血症状、减轻水肿有十分显著的效果。

②选用原则　A. 原则上在慢性心衰急性发作和有明显体液潴留时应用。B. 轻度心衰选用氢氯噻嗪(DHCT)。C. 联合应用保钾型和排钾型利尿剂。D. 间隙应用,以防电解质紊乱。

③副作用　电解质紊乱是长期使用利尿剂最容易出现的副作用,特别是高钾或低钾血症。

④常用药物　常用利尿剂分类及代表药物如下。

	代表药物	作用机制	注意事项
袢利尿剂	呋塞米(速尿)	促进髓袢升支粗段排钠排钾 对轻度心衰病人从小剂量起始应用,逐渐加量	为强利尿剂,副作用为低钾血症 控制体重下降0.5~1kg/d直至干重
噻嗪类	氢氯噻嗪	抑制肾远曲小管近端、髓袢升支远端对钠的重吸收,并因 Na^+-K^+ 交换同时降低钾的重吸收	治疗轻度心衰的首选药物 副作用为高尿酸血症、低钾血症
保钾利尿剂	螺内酯	使远曲小管保 K^+ 排 Na^+	利尿作用不强,与排钾利尿剂合用
	氨苯蝶啶	使远曲小管保 K^+ 排 Na^+	利尿作用不强,与排钾利尿剂合用
	阿米洛利	使远曲小管保 K^+ 排 Na^+	利尿作用较强,保 K^+ 作用较弱
AVP受体拮抗剂	托伐普坦	AVP为精氨酸加压素 结合 V_2 受体减少水的重吸收,不增加排钠	可用于治疗伴低钠血症的心力衰竭、利尿剂抵抗的心力衰竭

【例8】男,46岁。活动耐力进行性下降5年。近半年来平地步行50米左右即感呼吸急促,并出现双下肢水肿。1周前上呼吸道感染后症状加重,伴夜间阵发性呼吸困难。查体:平卧位,颈静脉怒张,肝颈静脉回流征阳性,双肺可闻及细湿啰音,双下肢凹陷性水肿。目前该患者的心衰类型为

A. 急性右心衰竭　　B. 急性左心衰竭　　C. 慢性右心衰竭
D. 全心衰竭　　E. 慢性左心衰竭(2021)

【例9】对判断左心收缩功能不全最有价值的辅助检查结果是

A. 胸部X线片示心胸比增大　　B. 超声心动图示室壁运动障碍　　C. 心电图运动负荷试验阳性
D. 胸部X线片示肺部渗出影　　E. 超声心动图示左室射血分数降低

【例10】轻度心力衰竭患者钠摄入量应控制在

A. <1g/d　　B. 2~3g/d　　C. 3~4g/d

D. 4~5g/d　　E. 5~6g/d(2023)

【例11】慢性心力衰竭患者长期使用呋塞米需监测

A. 血电解质　　B. 糖化血红蛋白　　C. 血脂

D. 肝功能　　E. 尿渗透压(2019)

(5)血管紧张素转换酶抑制剂(ACEI)

作用机制	抑制肾素-血管紧张素系统,扩张血管,抑制交感神经兴奋,可改善和延缓心室重塑 抑制缓激肽的降解,可使具有血管扩张作用的前列腺素生成增多 能解除症状,延缓心衰进展,改善预后,降低远期死亡率(洋地黄不能降低总死亡率)
副作用	低血压、肾功能一过性恶化、高血钾、干咳、血管性水肿
禁忌证	低血压、双肾动脉狭窄、血肌酐>265μmol/L、血钾>5.5mmol/L、妊娠期妇女、ACEI过敏
常用制剂	卡托普利(最早应用)、贝那普利、培哚普利、雷米普利、咪达普利、赖诺普利
应用特点	干咳不能耐受者改用血管紧张素Ⅱ受体阻滞剂

【例12】男,60岁。活动时气短2年,近期加重。既往高血压病史15年,糖尿病病史5年。查体:血压150/100mmHg,双肺底湿啰音,心率72次/分,律齐。超声心动图示左心室扩大,左室射血分数40%。为改善预后,需要长期使用的药物是

A. 氢氯噻嗪　　B. 依那普利　　C. 呋塞米

D. 硝苯地平　　E. 单硝酸异山梨酯(2023)

(6)血管紧张素受体阻断剂(ARB)　ARB可阻断ACE和非ACE途径产生的血管紧张素Ⅱ与受体结合,发挥阻断RAS的效应,但无抑制缓激肽降解作用,因此干咳、血管性水肿的副作用较少见。

①适应证　心衰病人首选ACEI,当ACEI引起干咳,不能耐受时,可改用ARB。

②注意事项　不主张ACEI与ARB联合应用,因为不能使心衰病人获益更多,反而增加不良反应。

③制剂　如坎地沙坦、氯沙坦、缬沙坦等。

(7)醛固酮受体拮抗剂(MRA)　螺内酯等抗醛固酮制剂作为保钾利尿剂,能阻断醛固酮效应,抑制心血管重塑,改善心衰病人的远期预后。使用时应注意监测血钾,近期有肾功能不全、血肌酐升高或高钾血症者不宜使用。依普利酮是一种选择性醛固酮受体拮抗剂,适用于老年、糖尿病、肾功能不全病人。

MRA的禁忌证包括:血钾≥5.0mmol/L或估算的肾小球滤过率(eGFR)≤30ml/(min·1.73m^2)。

与肾素-血管紧张素-醛固酮系统有关的抗心衰药物作用部位及机制

(8)β受体拮抗剂　可抑制交感神经过度激活对心衰代偿的不利作用,保护心肌细胞,改善心室重塑。

①常用制剂　选择性β_1受体拮抗剂比索洛尔、美托洛尔与非选择性α_1、β_1、β_2受体拮抗剂卡维地洛。

②适应证　所有病情稳定并无禁忌证的心功能不全病人一经诊断均应立即小剂量起始应用β受体拮抗剂,逐渐增加达最大耐受剂量并长期维持。其目的在于延缓疾病进展,减少猝死。对于存在体液潴留的病人应与利尿剂同时使用。突然停用β受体拮抗剂,可导致临床症状恶化,应予避免。

③禁忌证　支气管痉挛性疾病、严重心动过缓、二度及二度以上房室传导阻滞、严重周围血管疾病(如雷诺病)、重度急性心衰。

【例13】女,60岁。慢性心力衰竭2年。查体:血压130/90mmHg,双肺呼吸音清,心率98次/分,律齐,双下肢无水肿。加用美托洛尔治疗,其主要目的是

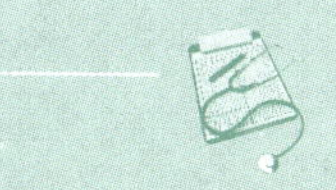

A. 改善心肌顺应性　　B. 降低心脏前负荷　　C. 降低心脏后负荷
D. 扩张冠状动脉　　E. 降低心肌耗氧量(2022)

【例14】女,64岁。突发气急4小时,伴咳嗽、咳粉红色泡沫样痰,不能平卧。高血压病史10余年。查体:血压190/110mmHg。心率110次/分,律齐,双肺可闻干啰音及细湿啰音。治疗措施不正确的是
A. 静脉推注呋塞米　　B. 静脉推注美托洛尔　　C. 静脉滴注硝普钠
D. 静脉推注吗啡　　E. 高流量吸氧

注意:β受体拮抗剂因其负性肌力作用,仅用于慢性心衰的治疗,禁用于急性心衰。

(9)洋地黄　地高辛可改善心衰病人的症状,提高运动耐量,减少住院率,但对生存率无明显改变。

①作用机制　洋地黄类药物通过抑制 Na^+-K^+-ATP 酶发挥药理作用。

正性肌力作用	促进心肌细胞 Ca^{2+}-Na^+交换,升高细胞内 Ca^{2+}浓度而增强心肌收缩力
电生理作用	一般治疗剂量下,洋地黄可抑制心脏传导系统,对房室交界区的抑制最为明显
迷走神经兴奋作用	增加心脏压力感受器的敏感性,反馈抑制中枢神经系统的兴奋冲动
作用于肾小管细胞	减少钠的重吸收并抑制肾素分泌

②常用制剂　地高辛、毛花苷丙(西地兰)、毒毛花苷K。

③临床应用　洋地黄的适应证、禁忌证如下。

适应证	伴有快速心房颤动/心房扑动的收缩性心力衰竭是洋地黄的最佳指征,包括扩张型心肌病、二尖瓣或主动脉瓣病变、陈旧性心肌梗死、高血压性心脏病所致的慢性心力衰竭
慎用指征	代谢异常引起的高排血量心衰(贫血性心脏病、甲状腺功能亢进、心肌炎、心肌病等) 肺源性心脏病、心肌梗死、缺血性心肌病均易发生洋地黄中毒,应慎用
禁忌证	A. 预激综合征伴房颤;B. 二度及以上房室传导阻滞;C. 严重窦性心动过缓;D. 肥厚型心肌病 E. 心包缩窄导致的心衰;F. 急性心梗24小时内; G. 单纯二尖瓣狭窄伴窦性心律的肺水肿

④毒性反应　洋地黄制剂应用过程中应警惕洋地黄中毒的发生。

洋地黄中毒类型	临床表现
心律失常	最重要的表现为各类心律失常,如室性期前收缩二联律(最多见)、非阵发性交界区心动过速、房性期前收缩、心房颤动、房室传导阻滞
胃肠症状	恶心、呕吐
神经系统症状	视物模糊、黄视、绿视、定向力障碍、意识障碍等较少见
心电图表现	快速房性心律失常伴传导阻滞是洋地黄中毒的特征性表现

⑤洋地黄中毒的治疗　发生洋地黄中毒后应立即停药。单发室性期前收缩、一度房室传导阻滞停药后可自行消失。

A. 对于快速型心律失常　如血钾浓度低则可静脉补钾;如血钾不低可用利多卡因或苯妥英钠。严禁使用电复律,因电复律易导致心室颤动。

B. 对于缓慢型心律失常　有房室传导阻滞、缓慢型心律失常者可用阿托品。异丙肾上腺素易诱发室性心律失常,不宜应用。

注意:①对提高急性心肌梗死病人生存率无影响的药物——硝酸酯类。
②对提高慢性心力衰竭病人生存率无明显作用的药物——钙通道拮抗剂。
③对降低慢性心力衰竭病人总死亡率较为肯定的药物——血管紧张素转换酶抑制剂。
④不能降低慢性心力衰竭病人总死亡率的药物——洋地黄。

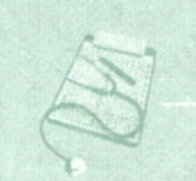

【例 15】最适合洋地黄使用的情况是

A. 顽固性心绞痛　　B. 二尖瓣狭窄伴肺水肿　　C. 肥厚型心肌病

D. 缩窄性心包炎　　E. 扩张型心肌病伴左心衰竭(2023)

【例 16】男,71 岁。高血压 20 年,规律服用福辛普利及氢氯噻嗪 10 年。近 2 年出现活动耐量下降,伴夜间憋醒。1 周来患者感心悸,不能平卧。查体:P100 次/分,BP130/80mmHg,双肺底可闻及湿啰音,心率 128 次/分,心律不齐,S_1 强弱不等,心尖部可闻及 2/6 级收缩期杂音。缓解该患者心悸的最适宜药物是

A. 地高辛　　B. 利多卡因　　C. 美托洛尔

D. 地尔硫䓬　　E. 普罗帕酮

(10)扩血管药物　慢性心力衰竭的治疗并不推荐使用血管扩张药物,仅对伴有心绞痛、高血压的病人考虑联合治疗。对存在心脏流出道或瓣膜狭窄的病人禁用,如二尖瓣狭窄、主动脉瓣狭窄、左心室流出道梗阻病人,因为这些病人主要依赖升高的左心室充盈压来维持心排血量。

(11)非药物治疗　如心脏再同步化治疗(CRT)、植入型心律转复除颤器(ICD)、左室辅助装置(LVAD)、心脏移植。

【例 17】以扩张小动脉为主的扩血管药物应慎用于

A. 重度二尖瓣关闭不全　　B. 重度二尖瓣狭窄　　C. 重度主动脉瓣关闭不全

D. 室间隔缺损　　E. 扩张型心肌病

三、急性心力衰竭

1. 病因

(1)急性心肌损害　如急性冠脉综合征、重症心肌炎等。

(2)急性血流动力学障碍　如急性瓣膜功能障碍、高血压危象、严重心律失常和急性肺栓塞等。

2. 发病机制

心脏收缩力突然减小,心排血量急剧减少,导致肺静脉压增高,肺毛细血管压增高,造成血管内的液体渗透到肺间质和肺泡,形成急性肺水肿。

3. 临床表现

(1)呼吸困难　突发呼吸困难是急性左心衰竭最主要的临床表现,呼吸频率常达 30~50 次/分,强迫坐位、面色苍白、发绀、大汗、烦躁,同时频繁咳嗽,咳粉红色泡沫痰。极重者可因脑缺氧而导致神志模糊。

(2)体征　听诊时两肺满布湿性啰音和哮鸣音,心尖部第一心音减弱,率快,同时可闻及舒张早期第三心音奔马律,肺动脉瓣第二心音亢进。

(3)心源性休克　常表现为持续性低血压,收缩压降至 90mmHg 以下持续 30 分钟以上。伴皮肤湿冷、苍白、发绀,尿量显著减少,意识障碍,代谢性酸中毒。PCWP≥18mmHg,CI≤2.2L/(min·m^2)。

4. 辅助检查

(1)BNP/NT-BNP　测定血浆 BNP/NT-BNP 水平对鉴别急性心源性哮喘和支气管性哮喘有较大的参考价值,阴性者几乎可以排除急性心力衰竭。

(2)胸片 X 线片　早期可显示间质性肺水肿,蝶形肺门。严重肺水肿时,为弥漫满肺的大片阴影。

5. 治疗

(1)体位　病人取半卧位或端坐位,双腿下垂,以减少静脉回流。

(2)吸氧　立即行高流量鼻管给氧。

(3)吗啡　可使病人镇静、减少躁动,减少氧耗,舒张小血管,减轻心脏负荷。

(4)快速利尿　首选呋塞米静脉注射,有利于减轻心脏负荷、扩张静脉、缓解肺水肿。

(5)氨茶碱　可解除支气管痉挛,并有一定的增强心肌收缩、扩张外周血管的作用。

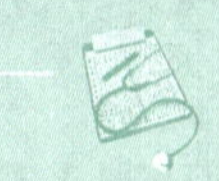

(6)洋地黄　最适合用于有快速心室率的心房颤动并心室扩大伴左心室收缩功能不全者。对急性心肌梗死,在急性期24小时内禁用。

(7)血管扩张剂　可以硝酸甘油、硝普钠静脉点滴。

①硝酸甘油　可扩张小静脉,降低回心血量。使用时先从10μg/min开始,每10分钟调整1次,每次增加5~10μg/min,以收缩压达到90~100mmHg为度。

②硝普钠　为动、静脉扩张剂,主要用于高血压危象所致的急性心衰,起始剂量为0.3μg/(kg·min)静脉滴注,根据血压逐步增加剂量,最大剂量可达5μg/(kg·min),维持量为50~100μg/min。因含氰化物,用药时间不宜连续超过24小时。

(8)正性肌力药物　如β受体兴奋剂(多巴胺)、磷酸二酯酶抑制剂(米力农)、左西孟旦等。

【例18】下列临床情况最易引起急性左心衰竭的是

A. 频发室性期前收缩　　B. 二尖瓣腱索断裂　　C. 1级高血压

D. 反复发作的肺栓塞　　E. 慢性持续性房颤

【例19】诊断急性心力衰竭的首选检查是

A. 心肌酶学　　B. 胸部X线片　　C. 胸部CT

D. 心电图　　E. 血浆BNP或NT-proBNP测定(2024)

【例20】男,75岁。突发呼吸困难6小时,咳粉红色泡沫痰,强迫坐位。查体:口唇发绀,端坐呼吸,双肺底布满湿啰音。该患者端坐呼吸可以缓解症状的机制是

A. 改善肺顺应性　　B. 改善心肌顺应性　　C. 降低气道阻力

D. 减轻心脏前负荷　　E. 减轻心脏后负荷(2024)

▶▶**常考点**　考试重点,尤其是慢性心力衰竭,希望全面掌握。

参考答案——详细解答见《2025国家临床执业及助理医师资格考试历年考点精析(上、下册)》

1. ABCDE　2. ABCDE　3. ABCDE　4. ABCDE　5. ABCDE　6. ABCDE　7. ABCDE
8. ABCDE　9. ABCDE　10. ABCDE　11. ABCDE　12. ABCDE　13. ABCDE　14. ABCDE
15. ABCDE　16. ABCDE　17. ABCDE　18. ABCDE　19. ABCDE　20. ABCDE

第7章　心律失常

▶考纲要求

①概述。②房性期前收缩。③室性期前收缩。④房性心动过速。⑤阵发性室上性心动过速。⑥室性心动过速。⑦心房扑动。⑧心房颤动。⑨心室颤动。⑩房室传导阻滞。

▶复习要点

一、心律失常概述

心律失常是指心脏冲动的频率、节律、起源部位、传导速度或激动次序的异常。

1. 心律失常的分类

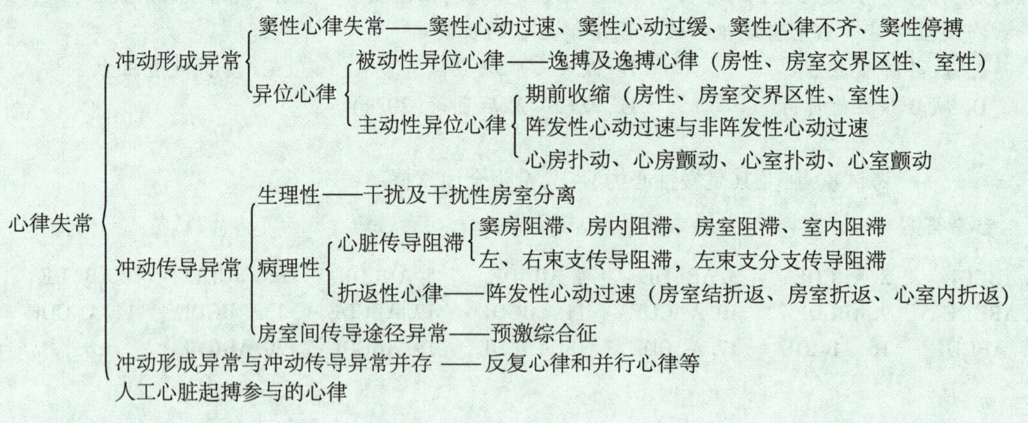

2. 心律失常的发生机制

(1)冲动形成异常　包括自律性异常和触发活动。

(2)冲动传导异常　包括折返激动、传导阻滞和异常传导。

二、期前收缩

1. 房性期前收缩(房早)

房性期前收缩是指起源于窦房结以外心房的任何部位的心房激动,是临床上常见的心律失常。

(1)病因

①心脏结构与功能异常,如心脏瓣膜病、高血压性心脏病、冠心病、肺源性心脏病、甲亢性心脏病。

②部分房性期前收缩见于心脏正常者,易发生于紧张、焦虑、饮酒后。

(2)临床表现　主要表现为心悸,部分病人有胸闷、乏力症状,自觉停跳感。有些病人无任何症状。

(3)心电图特点

①房性期前收缩的P′波提前发生,与窦性P波形态不同。

②P′R间期>0.12秒。

③QRS波群呈室上性,部分可有室内差异性传导。

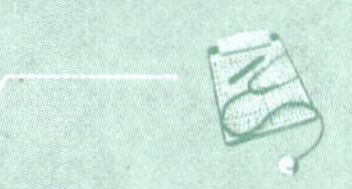

④多为不完全代偿间歇。

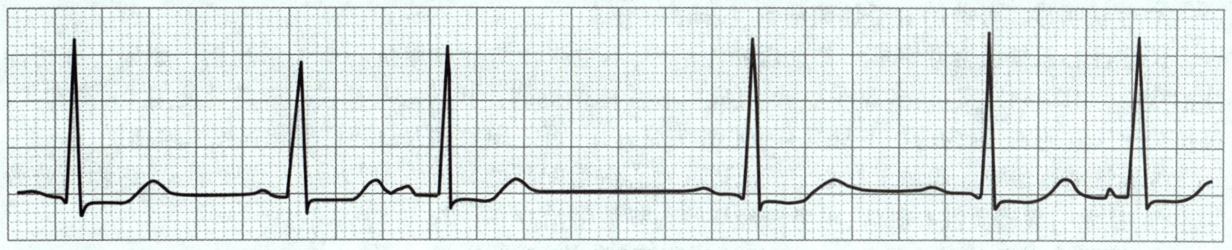

房性期前收缩

(4)治疗

①房早通常无须治疗。

②吸烟、饮酒和咖啡均可诱发房早，应劝导病人戒除或减量。

③有症状时，可用β受体阻滞剂、非二氢吡啶类钙通道阻滞剂、普罗帕酮、胺碘酮。

【例1】心电图示提前发生的P波，形态与窦性P波略不同，PR间期0.14秒，QRS波群形态和时限正常。该心律失常最可能是

A. 房性期前收缩　　B. 阵发性室性心动过速　　C. 心房颤动

D. 室性期前收缩　　E. 阵发性室上性心动过速

2. 室性期前收缩(室早)

(1)病因

①正常人　室早可见于正常人。

②心脏病　各种心脏病病人均可发生室早，如冠心病、心肌病、风心病、心肌炎等病人。

③药物中毒　洋地黄、奎尼丁、三环类抗抑郁药中毒。

④电解质紊乱　低钾血症、低镁血症。

(2)临床表现

①病人可有心悸、停跳感、头晕、乏力、胸闷等症状。

②听诊时，期前收缩后出现较长的停歇，且室早的第二心音强度减弱，仅能听到第一心音。桡动脉搏动减弱或消失。

(3)心电图特点

①提前发生的QRS波群，时限通常>0.12秒，宽大畸形，ST段、T波方向与QRS主波方向相反。

②室早与其前面的窦性搏动之间期(称为配对间期)恒定。

③可出现完全性代偿间歇。

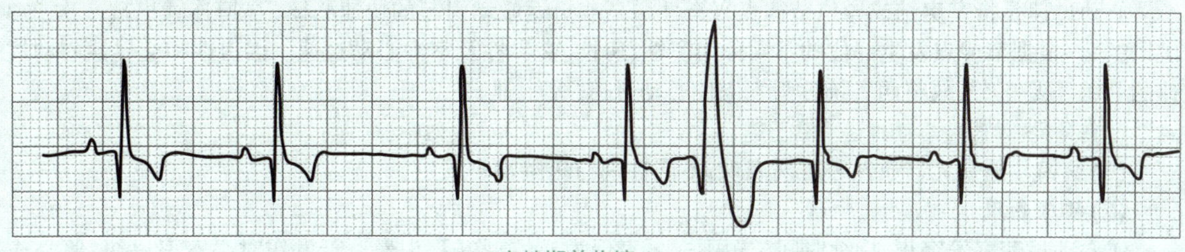

室性期前收缩

(4)治疗

①无器质性心脏病　遵循的治疗原则：无症状不治疗，有症状用药物。

A. 无明显症状或症状轻微　无须药物治疗，因为室早不会增加此类病人发生心源性猝死的危险性。

B. 有明显症状者　消除诱因，药物宜选用β受体阻滞剂、非二氢吡啶类钙通道阻滞剂、普罗帕酮。

②有器质性心脏病　合并心功能不全者，原则上只处理心脏本身疾病，不必应用治疗室早的药物。

A.症状明显　可选用β受体阻滞剂、胺碘酮。

B.急性心肌缺血合并室早　首选再灌注治疗，不主张预防性应用抗心律失常药物。如果实施再灌注治疗前已出现频发室早、多源性室早，可应用β受体拮抗剂，同时补钾、补镁。应避免使用Ⅰa类和Ⅰc类抗心律失常药物，因为药物本身具有致心律失常作用，可能导致病人总死亡率和猝死风险增加。

③导管消融治疗　起源于右心室流出道或左心室后间隔的频发室早，若病人症状明显，药物治疗效果不佳，且无明显器质性心脏病，可考虑经导管射频消融治疗。

(5)两种期前收缩的比较　CCB 指钙通道阻滞剂。

	房性期前收缩（房早）	室性期前收缩（室早）
P 波	提早出现的房性 P′波，与窦性 P 波形态不同	无窦性 P 波
QRS 波	形态多与窦性 QRS 波相同	提早出现宽大畸形的 QRS 波为室早特征
间期	P′R 间期≥0.12 秒	无 P′波
代偿间歇	房早后不完全性代偿间歇	室早后完全性代偿间歇
病因	正常人+各种心脏病	正常人+各种心脏病，最常见的心律失常
治疗	无症状无须治疗 β受体阻滞剂、非二氢吡啶类 CCB、胺碘酮	无症状无须治疗 β受体阻滞剂、非二氢吡啶类 CCB、胺碘酮

【例 2】男，42 岁。平素无不适。体检时发现血压 120/80mmHg，心率 80 次/分，律不齐。心电图示偶发室性期前收缩。超声心动图示心脏结构功能正常。目前该患者最适宜的处置是

A. 暂不治疗，随诊　　B. 口服索他洛尔　　C. 口服美托洛尔

D. 口服胺碘酮　　E. 射频消融术

【例 3】以下情况最常于听诊时发现心律不齐的是

A. 室性心动过速　　B. 室上性心动过速　　C. 室性期前收缩

D. 三度房室传导阻滞　　E. 窦性心动过速

【例 4】扩张型心肌病合并严重心力衰竭时，治疗频发室性期前收缩首选的药物是

A. 胺碘酮　　B. 索他洛尔　　C. 多巴酚丁胺

D. 氟卡尼　　E. 普罗帕酮

三、心动过速

心动过速是指窦房结或异位节律点兴奋性增高或折返激动引起的快速心律（早搏连续出现 3 次或 3 次以上）。根据节律点发生部位的不同分为窦性、房性、交界性及室性心动过速。因房性和交界性心动过速的 P′波不易区分，故将两者统称为室上性心动过速（室上速）。

1. 阵发性室上性心动过速（室上速）

(1)病因　通常无器质性心脏病表现，不同性别与年龄均可发生。

(2)临床表现

①心动过速突发突止，持续时间长短不一。表现为心悸、胸闷、头晕。若发作时心室率过快，使心输出量与脑血流量锐减，或心动过速猝然终止，窦房结未能及时恢复自律性导致心搏停顿，则可发生晕厥。

②听诊心尖区第一心音强度恒定，心律绝对规则。

(3)心电图特点

①心率 150~250 次/分，节律规则。

②QRS 波形态与时限均正常，但发生室内差异性传导阻滞时，QRS 波形态异常。

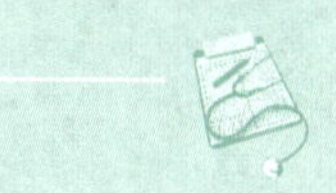

③逆行P′波常埋藏于QRS波内或位于其终末部分，P′波与QRS波保持固定关系。

④起始突然，通常由一个房早触发，其下传的P′R间期显著延长，随之引起心动过速发作。

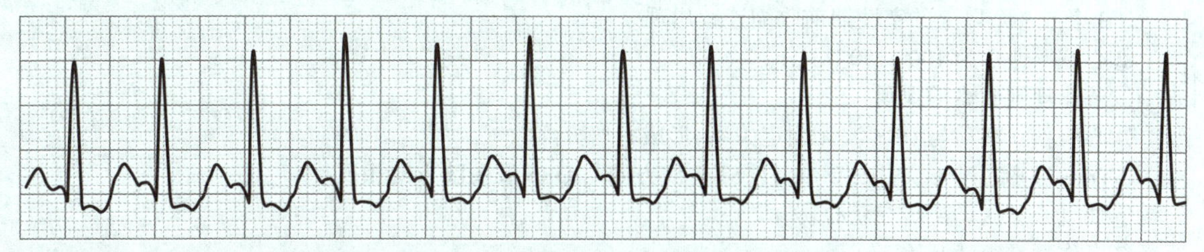

阵发性室上性心动过速

(4)治疗

①急性发作期　应根据病人心脏状况、既往发作情况、对心动过速的耐受程度进行适当处理。

A. 刺激迷走神经　若病人心功能与血压正常，可先尝试刺激迷走神经的方法，如颈动脉窦按摩、Valsalva动作、诱导恶心、将面部浸没于冰水内等方法，可使心动过速终止。

B. 腺苷　药物治疗是终止发作最常用和有效的方法，首选腺苷。腺苷无效，可改用静脉注射维拉帕米。

C. 洋地黄　若伴有心功能不全，可首选静脉注射洋地黄终止发作。

D. 其他药物　包括β受体阻滞剂、普罗帕酮、某些升压药物(如去甲肾上腺素、间羟胺、甲氧明)等。

E. 食管心房调搏术　常能有效中止发作。

F. 直流电复律　当病人出现严重心绞痛、低血压、充血性心力衰竭、急性发作应用上述药物无效时，应立即行直流电复律。但应注意，已应用洋地黄者不宜行电复律治疗。

②预防复发　首选导管消融术，安全、有效，且可根治心动过速。

【例5】女，40岁。阵发性心悸5年。每次无明显诱因突然发作，憋气后突然终止。发作时心电图示心率180次/分，节律规整，QRS波宽度正常。最可能的诊断是

A. 阵发性室性心动过速　　B. 阵发性室上性心动过速　　C. 阵发性心房扑动

D. 阵发性心房颤动　　E. 窦性心动过速(2024)

【例6】阵发性室上性心动过速的首选治疗药物是

A. 胺碘酮　　B. 利多卡因　　C. 腺苷

D. 美托洛尔　　E. 维拉帕米(2023)

【例7】女，68岁。突感心悸、胸闷、头晕。心电图示心率180次/分，Ⅱ导联可见连续快速规则的QRS波群，逆行P波。该患者最适宜的治疗药物是

A. 维拉帕米　　B. 阿托品　　C. 利多卡因

D. 奎尼丁　　E. 美西律(2024)

2. 阵发性室性心动过速(室速)

(1)病因

①器质性心脏病　最常见为冠心病，其次是心肌病、心力衰竭、瓣膜性心脏病等。

②其他病因　包括代谢障碍、电解质紊乱等。

③特发性室速　室速偶发生于无器质性心脏病者，称为特发性室速。

④遗传　少部分室速与遗传因素有关，称为离子通道病，如长QT间期综合征、Brugada综合征等。

(2)临床表现

①非持续性室速　发作时间<30秒，能自行终止，病人可无明显症状。

②持续性室速　发作时间>30秒，需药物或电复律始能终止发作，病人常有明显血流动力学障碍与心肌缺血。临床症状包括低血压、头晕、气促、心绞痛、晕厥等。

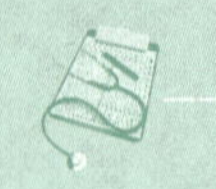

③体格检查　听诊心律轻度不规则,第一、二心音分裂,收缩期血压可随心搏变化。

(3)心电图特点

①3 个或 3 个以上的室性期前收缩连续出现。

②心室率通常为 100~250 次/分。

③节律规则或略不规则。

④心房独立活动与 QRS 波无固定关系,形成室房分离。

⑤QRS 波形态畸形,时限>0.12 秒,ST-T 波方向与 QRS 波主波方向相反。

⑥偶见心室激动逆传夺获心房。

⑦发作通常突然开始。

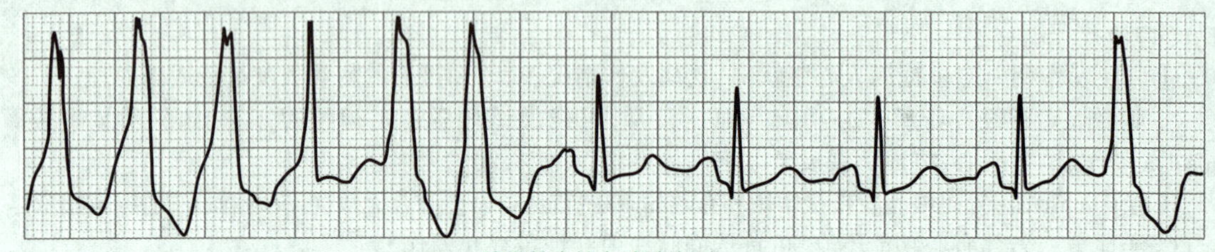

阵发性室性心动过速

⑧心室夺获与室性融合波为室性心动过速的特征。室速发作时,少数室上性冲动可下传心室,产生心室夺获,表现为在 P 波之后,提前发生一次正常的 QRS 波。室性融合波的 QRS 形态介于窦性与异位心室搏动之间,其意义为部分心室夺获。

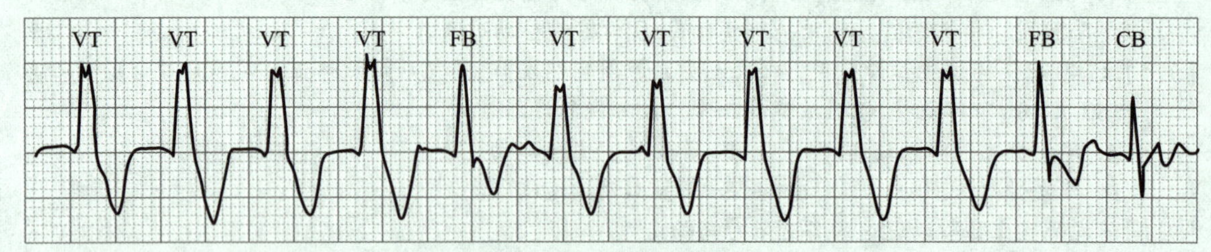

CB心室夺获，FB室性融合波，VT室性心动过速

(4)治疗

①治疗原则　无器质性心脏病病人发生的非持续性室速,如无症状或血流动力学障碍,处理原则与室性期前收缩相同。有器质性心脏病或有明确诱因者,应首先给予针对性治疗。持续性室速发作,无论有无器质性心脏病,均应给予治疗。

②终止室速发作

A. 无显著血流动力学障碍的室速,可选用胺碘酮、利多卡因或普鲁卡因胺静脉注射终止室速。

B. 若室速病人已出现低血压、休克、心绞痛、心力衰竭、脑血流灌注不足等症状,应迅速施行直流电复律。复律成功后可静脉应用胺碘酮、利多卡因等,以防止室速短时间内复发。

C. 洋地黄中毒引起的室速不宜使用电复律,应给予药物治疗。

③预防复发

A. 应努力寻找和治疗诱发及维持室速的可逆性病变,如缺血、低血压、低血钾等。

B. 治疗心力衰竭有助于减少室速的发作。

C. 窦性心动过缓或房室传导阻滞时,心室率过于缓慢,亦有可能诱发室性心律失常,可给予阿托品治疗或应用心脏起搏器治疗。

D. 急性心肌缺血合并室速,首选冠状动脉血运重建,也可应用 β 受体拮抗剂预防室性心律失常。

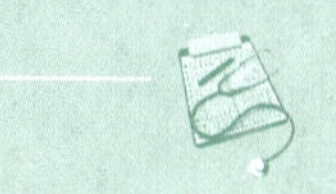

E. 若室速频繁发作,且不能被电复律有效控制,可静脉应用胺碘酮。

(5)心动过速治疗的比较　窦性心动过速、室上性心动过速与室性心动过速的治疗如下图所示。

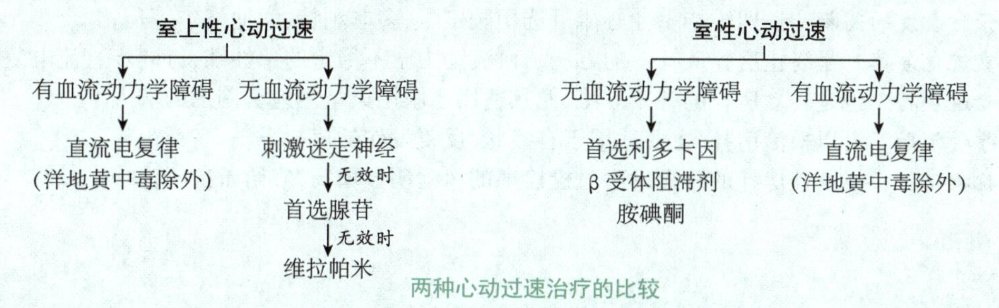

两种心动过速治疗的比较

注意:①无器质性心脏病的稳定性室速首选利多卡因;②器质性心脏病合并稳定性室速首选胺碘酮。③洋地黄中毒引起的室速,首选苯妥英钠;④血流动力学不稳定性室速首选直流电复律。

【例8】男,60岁。突发胸痛2小时,伴乏力、大汗。既往陈旧性心肌梗死病史4年。查体:脉搏180次/分,血压80/50mmHg。心电图示室性心动过速。应给予的治疗措施为

A. 非同步直流电除颤　　B. 同步直流电复律　　C. 艾司洛尔静脉注射

D. 普罗帕酮静脉注射　　E. 胺碘酮静脉注射(2024)

四、心房扑动(房扑)

1. 常见病因

①多见于冠心病、瓣膜病、高血压心脏病和心肌病等器质性心脏病。

②肺栓塞、甲状腺功能亢进、酒精中毒和心包炎等,亦可出现房扑。

③部分病人也可无明显病因。

2. 临床表现

①心室率不快时,病人可无症状。房扑伴有极快的心室率时,可诱发心绞痛、心力衰竭。

②房扑往往有不稳定的倾向,可恢复为窦性心律或进展为心房颤动,也可持续数月或数年。

③房扑病人可产生心房血栓,进而引起血栓栓塞。

④体检可见快速的颈静脉扑动,有时可听到心房音。

3. 心电图特点

①窦性P波消失,代之以振幅、间距相同的有规律的锯齿状扑动波,称为F波,频率为250~350次/分。

②心室率规则或不规则,取决于房室传导比例是否恒定,房扑波多以2:1及4:1交替下传。

③QRS波群形态正常,当出现室内差异传导时,可有QRS波增宽且形态异常。

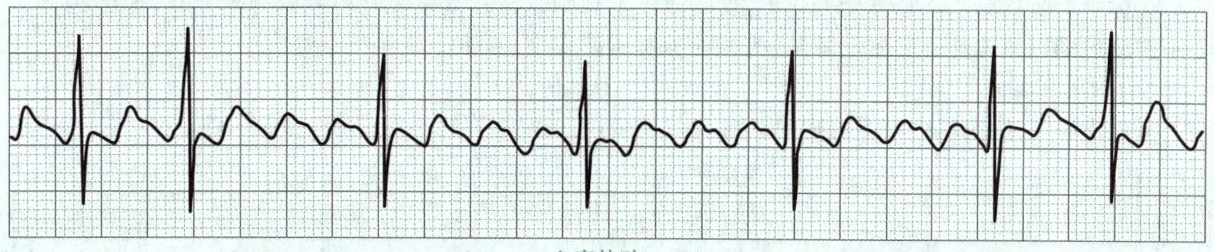

心房扑动

4. 治疗

(1)减慢心室率的药物　减慢心室率的药物包括β受体拮抗剂、非二氢吡啶类钙通道阻滞剂(维拉帕米、地尔硫䓬)或洋地黄类药物(地高辛、毛花苷丙)。

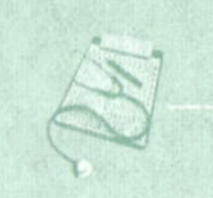

(2)转复房扑的药物 主要是Ⅲ类(伊布利特、多非利特、胺碘酮)抗心律失常药,伊布利特用于新发房扑复律治疗,禁用于严重器质性心脏病、QT 间期延长和窦房结功能障碍者。

(3)预防复发的药物 长期维持窦性心律可选用胺碘酮、多非利特、索他洛尔等药物。

(4)直流电复律 是终止房扑最有效的方法。血流动力学不稳定的急性期,行同步直流电复律。

(5)食道调搏 也是转复房扑的有效方法,尤其适用于服用大量洋地黄制剂的病人。

(6)导管消融 可以根治房扑,主要适用于有症状、反复发作的房扑。

(7)抗凝治疗 持续性房扑的病人发生血栓栓塞的风险明显增高,应给予抗凝治疗。

五、颤动

1. 心房颤动

心房颤动是指规律有序的心房电活动丧失,代之以快速无序的颤动波,是最严重的心房电活动紊乱。

(1)病因

①心脏疾病 心房颤动(简称房颤)常发生于器质性心脏病病人,多见于冠心病、高血压心脏病、瓣膜病、心肌病、甲状腺功能亢进、缩窄性心包炎、预激综合征等。

②肺部疾病 慢性肺源性心脏病、急性缺氧、高碳酸血症等。

③正常人 房颤可见于正常人,可在情绪激动、外科手术、运动或大量饮酒时发生。

④老年房颤 高龄老人可发生房颤。

【例 9】引起心房颤动最主要的心外疾病是

A. 慢性支气管炎 B. 贫血 C. 甲状腺功能亢进症

D. 睡眠呼吸暂停综合征 E. 肥胖症

(2)心房颤动的分类

阵发性房颤	持续时间≤7 天(常≤48 小时),能自行终止
持续性房颤	持续时间>7 天,非自限性
长期持续性房颤	持续时间≥1 年,病人有转复愿望
永久性房颤	持续时间>1 年,不能终止或终止后又复发

(3)临床表现

①症状轻重受心室率影响 心室率>150 次/分,病人可发生心绞痛、心力衰竭。心室率不快时,症状较轻或无症状。房颤时心房有效收缩消失,心排血量比窦性心律时减少 25%或更多。

②并发体循环栓塞 栓子来自左心房,多在左心耳,为心房失去收缩力、血流淤滞所致。非瓣膜性心脏病合并房颤发生脑栓塞机会较无房颤者高出 5~7 倍。二尖瓣狭窄合并房颤时,脑栓塞发生率更高。

③体检 听诊第一心音强度变化不定,心律极不规则。当心室率快时可发生脉搏短绌,原因是许多心室搏动过弱以致未能开启主动脉瓣,或因动脉血压波太小,未能传导至外周动脉。

(4)心电图特点

①P 波消失,代之以小而不规则的基线波动,形态与振幅均变化不定(f 波),频率 350~600 次/分。

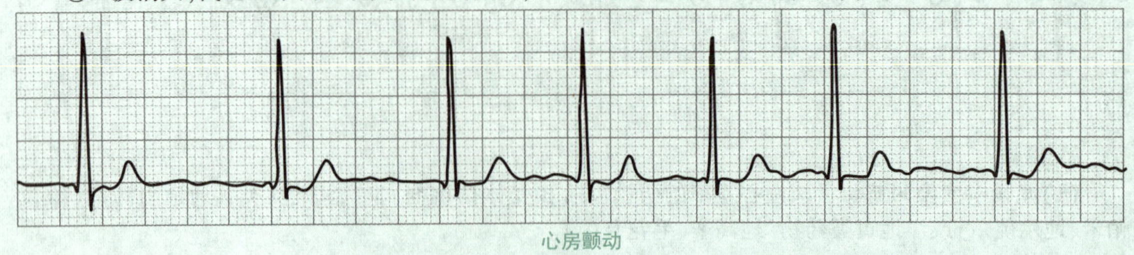

心房颤动

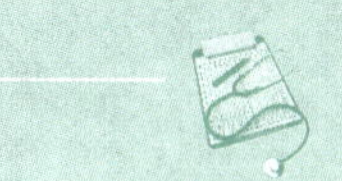

②心室率极不规则。

③QRS 波形态通常正常，当心室率过快，发生室内差异性传导时，QRS 波可增宽变形。

(5)治疗　治疗措施包括抗凝、转复并维持窦性心律、控制心室率。

①抗凝治疗　房颤病人的栓塞发生率较高，因此，抗凝治疗是房颤治疗的重要内容。

A. 非瓣膜性房颤　需要使用 CHA_2DS_2-VASc 评分系统进行血栓栓塞危险评估。

危险因素	CHA_2DS_2-VASc(分)
心力衰竭/左心室功能障碍(C)	1
高血压(H)	1
年龄≥75 岁(A)	2
糖尿病(D)	1
脑卒中/短暂性脑缺血发作/血栓栓塞病史(S)	2
血管疾病(既往心肌梗死、外周动脉疾病、主动脉斑块)(V)	1
年龄 65~74 岁(A)	1
性别(女性,Sc)	1

CHA_2DS_2-VASc 评分男性评分≥2 分或女性≥3 分，应抗凝治疗；当评分男性为 1 分或女性为 2 分，可考虑抗凝治疗；当评分男性为 0 分或女性为 1 分时，无须抗凝治疗。

B. 瓣膜性房颤　合并中重度二尖瓣狭窄或机械瓣置换术后的瓣膜性房颤病人，无须行 CHA_2DS_2-VASc 评分，直接选择华法林抗凝治疗。

C. HAS-BLED 评分　房颤抗凝治疗前应常规使用 HAS-BLED 评分系统进行出血风险评估。HAS-BLED 评分≥3 分为高出血风险，应予以注意，但不应将 HAS-BLED 评分增高视为抗凝治疗的禁忌证。

临床特点	计分(分)
未控制的高血压(收缩压>160mmHg,H)	1
肝、肾功能异常(各 1 分,A)	1 或 2
脑卒中(S)	1
出血(B)	1
INR 易波动(L)	1
老年(年龄>65 岁,E)	1
药物或嗜酒(各 1 分,D)	1 或 2
最高值	9

D. 抗凝治疗药物　以华法林最常用。

药物	使用途径	临床使用特点
华法林	口服	需监测 INR，维持 INR 在 2.0~3.0，能安全而有效地预防脑卒中发生
NOAC	口服	新型口服抗凝药物，如达比加群酯、利伐沙班、阿哌沙班 常用于非瓣膜性房颤，无须监测凝血指标，较少受食物或药物影响，安全性较好
普通肝素	静脉滴注	紧急复律治疗时使用，应常规监测 APTT
低分子肝素	皮下注射	紧急复律治疗时使用，无须常规监测凝血指标

E. 复律前后的抗凝治疗　房颤持续不超过 24 小时，复律前无须作抗凝治疗，否则应在复律前接受华

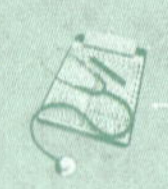

法林抗凝治疗。抗凝治疗遵守“前三后四”的华法林抗凝模式,即复律前要用华法林 3 周,维持凝血酶原时间国际标准化率(INR)在 2.0~3.0,待成功复律后继续抗凝治疗 4 周。

②转复并维持窦性心律　房颤转为窦性心律的方法包括药物转复、电复律、导管消融三种。

A. 药物转复并维持窦性心律　复律并维持窦性心律的主要药物是Ⅰc 类(普罗帕酮)和Ⅲ类(胺碘酮、伊布利特、决奈达隆、索他洛尔)抗心律失常药物,成功率 60%左右。

无器质性心脏病者可选择普罗帕酮、伊布利特,复律后窦性心律的维持可选择普罗帕酮、决奈达隆、索他洛尔。有严重器质性心脏病应选择胺碘酮复律并维持窦性心律。

B. 电复律　如病人房颤发作伴严重血流动力学障碍或急性心力衰竭,宜紧急施行电复律。

C. 导管消融　对于有症状的阵发性房颤,首选导管消融。

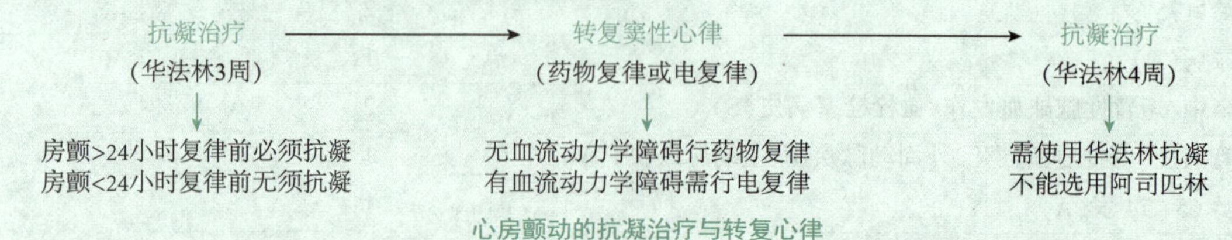

心房颤动的抗凝治疗与转复心律

③控制心室率　控制心室率的药物包括 β 受体阻滞剂、非二氢吡啶类钙通道阻滞剂、洋地黄制剂、胺碘酮、决奈达隆等。对于无症状的房颤,且左心室收缩功能正常,应控制静息心室率<110 次/分。对于症状明显或出现心动过速心肌病时,应控制静息心室率<80 次/分且中等运动时心室率<110 次/分。

【例 10】男,62 岁。心悸 2 年。查体:呼吸 18 次/分,脉搏 118 次/分,血压 120/70mmHg,心率 166 次/分,心律不齐,心尖区闻及第一心音强弱不等。该患者最可能的诊断是

A. 房性期前收缩　　B. 室性期前收缩　　C. 心房颤动
D. 室性心动过速　　E. 阵发性室上性心动过速(2024)

【例 11】男,42 岁。阵发性心悸 1 年,加重 1 周。既往有高血压、糖尿病病史。查体:心率 120 次/分,律不齐,第一心音强弱不等,心尖部可闻及舒张期隆隆样杂音。超声心动图示左心房内径 60mm。该患者最适宜的抗凝治疗药物是

A. 普通肝素　　B. 潘生丁　　C. 氯吡格雷
D. 阿司匹林　　E. 华法林

2. 心室颤动(室颤)

(1)病因

①以缺血性心脏病最常见。

②抗心律失常药物,特别是引起 QT 间期延长与尖端扭转的药物。

③严重缺氧、缺血、预激综合征合并房颤时极快的心室率、电击伤等均可引起。

(2)临床表现　意识丧失、抽搐、呼吸停顿,甚至死亡。听诊心音消失,脉搏触不到,血压无法测到。伴随急性心肌梗死发生而不伴有泵衰竭或心源性休克的原发性心室颤动,预后较佳。

(3)心电图特点　心室颤动的波形、振幅、频率均极不规则,无法辨认 QRS 波、ST 段与 T 波。

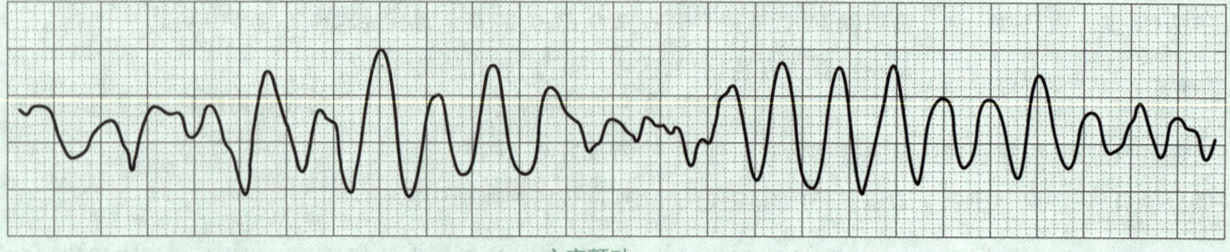

心室颤动

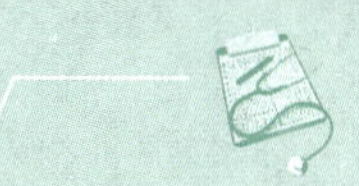

(4)治疗　终止室颤最有效的方法是非同步电除颤。室颤发作时,应立即行心肺复苏。

六、房室传导阻滞

房室传导阻滞(房室阻滞)是指房室交界区脱离了生理不应期后,心房冲动传导延迟或不能传导至心室。

1. 病因

(1)正常人　部分健康的成年人、儿童、运动员可发生一度或二度Ⅰ型房室阻滞。

(2)病理性　冠心病急性心肌梗死、冠状动脉痉挛、心肌炎、心内膜炎、多发性肌炎、心肌病等。

2. 临床表现

(1)一度房室阻滞　常无症状。听诊时,因PR间期延长,第一心音强度减弱。

(2)二度房室阻滞　可引起心搏脱漏,可有心悸症状,也可无症状。二度Ⅰ型房室阻滞的第一心音强度逐渐减弱,并有心搏脱漏。二度Ⅱ型房室阻滞也有间歇性心搏脱漏,但第一心音强度恒定。

(3)三度房室阻滞　症状包括疲倦、乏力、头晕、晕厥、心绞痛、心力衰竭、Adams-Stokes综合征。听诊第一心音强度经常变化,第二心音可呈正常或反常分裂,间或听到响亮亢进的第一心音(大炮音)。

3. 心电图特点

(1)一度房室阻滞　PR间期>0.20秒,每个P波后都有一个下传的QRS波。QRS波形态和时限均正常。房室传导延缓部位几乎均在房室结,极少数在希氏束。

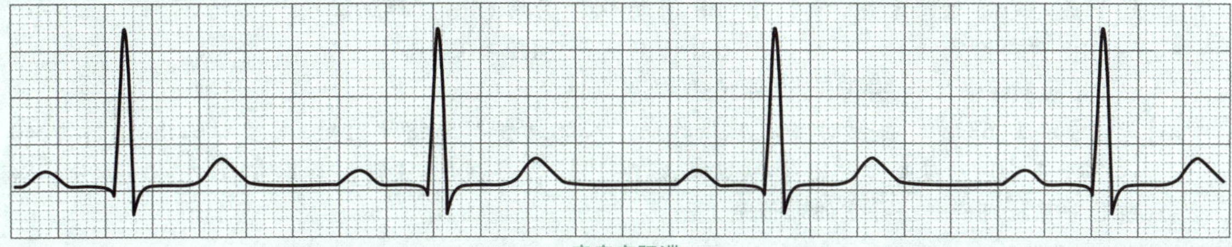

一度房室阻滞

(2)二度Ⅰ型房室阻滞(文氏阻滞)　①P波规律出现。②PR间期逐渐延长,直至P波下传受阻,脱漏1个QRS波群。最常见的房室传导比例为3:2或5:4。③多数情况下,阻滞位于房室结,QRS波正常。

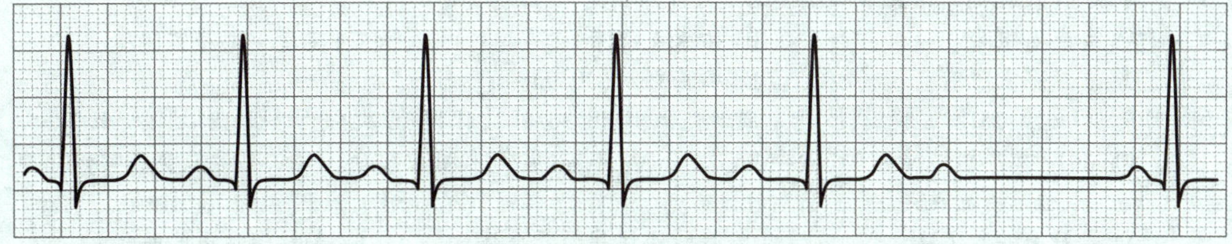

二度Ⅰ型房室阻滞

(3)二度Ⅱ型房室阻滞　①PR间期固定,部分P波后无QRS波群。②若QRS波群正常,阻滞可能位于房室结内;若QRS波群增宽,形态异常,阻滞可能位于希氏束-浦肯野系统。

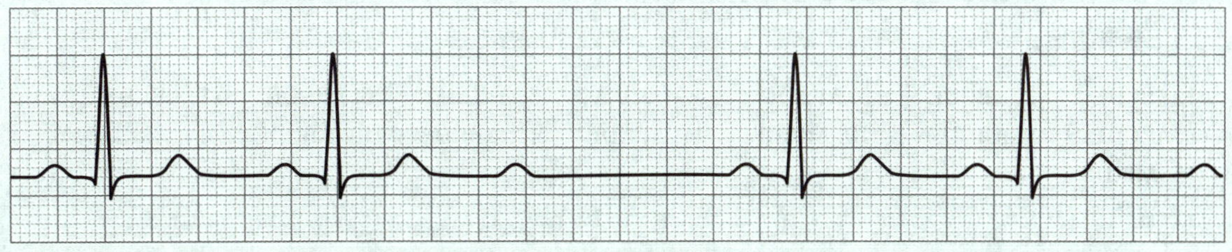

二度Ⅱ型房室阻滞

(4)三度(完全性)房室阻滞　①P 波与 QRS 波群各自成节律、互不相关;②心房率快于心室率,心房冲动来自窦房结或异位心房节律;③心室起搏点通常在阻滞部位稍下方。

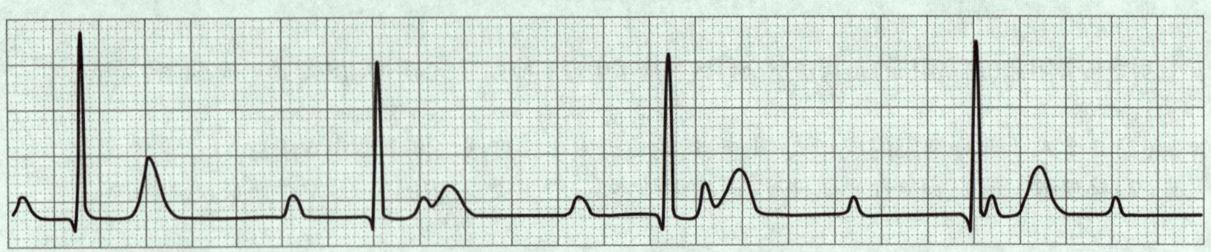

三度(完全性)房室阻滞

4. 治疗

(1)一度房室阻滞与二度Ⅰ型房室阻滞　心室率不太慢时,无须特殊治疗。

(2)二度Ⅱ型房室阻滞与三度房室阻滞　心室率显著缓慢,伴血流动力学障碍者,应行起搏治疗。

(3)药物治疗　①阿托品可提高房室阻滞的心率,适用于阻滞位于房室结的病人。②异丙肾上腺素适用于任何部位的房室阻滞,但应用于急性心肌梗死时应十分慎重,因可能导致严重室性心律失常。

(4)心脏起搏　对于症状明显、心室率缓慢者,应及早给予临时性或永久性心脏起搏治疗。

【例 12】二度Ⅰ型房室阻滞的心电图表现是

A. P 波与 QRS 波群无关　B. PR 间期固定,时有 QRS 波群脱落

C. QRS 波群增宽　D. PR 间期延长,间距≥0.20s

E. PR 间期逐渐延长,伴 QRS 波群脱落,呈周期性变化

【例 13】患者,男性,63 岁。排便时突发剧烈胸痛。入院急查心电图示前壁、下壁心肌梗死,脉率 40 次/分。2 小时后复查心电图:P 波规律,频率 103 次/分,QRS 波群形态正常,频率 40 次/分。心脏传导系统可能发生异常的部位是

A. 窦房结　B. 结间束　C. 房室结

D. 左束支　E. 浦肯野纤维(2022)

【例 14】男,62 岁。持续胸痛 4 小时。查体:血压 90/60mmHg,心率 36 次/分,律齐。心电图示Ⅱ、Ⅲ、aVF 导联 ST 段抬高。该患者心率慢的最可能原因是

A. 左束支阻滞　B. 右束支阻滞　C. 二度Ⅰ型房室阻滞

D. 三度房室阻滞　E. 心房颤动(2019)

【例 15】患者,女性,25 岁。胸闷、心悸 1 周。查体:体温 36.8℃,脉搏 36 次/分,呼吸 18 次/分,血压 85/50mmHg,双肺呼吸音清晰,心率 36 次/分,律齐,心尖部未闻及杂音。心电图示三度房室传导阻滞。最佳治疗措施是

A. 静脉滴注肾上腺素　B. 静脉滴注异丙肾上腺素　C. 静脉滴注多巴胺

D. 静脉滴注阿托品　E. 临时起搏器植入(2024)

▶▶**常考点**　各型心律失常的心电图特点及治疗。

参考答案——详细解答见《2025 国家临床执业及助理医师资格考试历年考点精析(上、下册)》

1. ABCDE　2. ABCDE　3. ABCDE　4. ABCDE　5. ABCDE　6. ABCDE　7. ABCDE
8. ABCDE　9. ABCDE　10. ABCDE　11. ABCDE　12. ABCDE　13. ABCDE　14. ABCDE
15. ABCDE

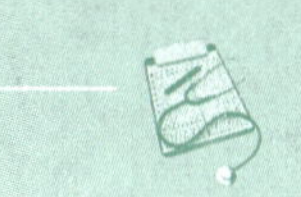

第8章　冠状动脉粥样硬化性心脏病

▶▶考纲要求

冠状动脉粥样硬化性心脏病：概述，稳定型心绞痛，非ST段抬高型急性冠脉综合征，ST段抬高型急性心肌梗死。

▶▶复习要点

一、冠状动脉粥样硬化性心脏病概述

冠状动脉粥样硬化性心脏病，简称冠心病，是指由于冠状动脉（冠脉）发生粥样硬化引起管腔狭窄或闭塞，导致心肌缺血、缺氧或坏死而引起的心脏疾病，也称为缺血性心脏病。

1. 危险因素

(1)年龄、性别　多见于40岁以上的中老年人。女性发病率较男性低。

(2)血脂异常　脂质代谢异常是动脉粥样硬化最重要的危险因素。

(3)高血压　60%~70%的冠状动脉粥样硬化病人有高血压，高血压病人患冠心病概率增高3~4倍。

(4)吸烟　与不吸烟者比较，吸烟者的发病率和病死率增高2~6倍，且与每日吸烟的支数呈正比。

(5)糖尿病和糖耐量异常　糖尿病病人发病率较非糖尿病病人高出数倍。

(6)肥胖　体重指数(BMI)≥28kg/m² 者称为肥胖症，肥胖是动脉粥样硬化的危险因素。

(7)家族史　有冠心病、糖尿病、高血压、血脂异常家族史者，冠心病的发病率增加。

(8)其他危险因素　A型性格者、口服避孕药、西方饮食方式等。

【例1】我国冠状动脉粥样硬化性心脏病的主要危险因素是

A. 生活节奏快　　B. 脑力劳动者　　C. 进取心强

D. 肥胖　　E. 长期饮酒(2019)

2. 血脂异常

(1)血脂异常的分类

①按发病原因分类　将血脂异常分为原发性和继发性两类。

A. 原发性血脂异常　大多数是多因素作用的结果，已知多个基因位点与其发病有关。

B. 继发性血脂异常　与胆固醇水平升高有关的因素包括富含饱和脂肪酸的饮食、甲状腺功能减退症、肾病综合征、慢性肝病、胆汁淤积、异常球蛋白血症、库欣综合征、口服避孕药、神经性厌食、急性间歇性卟啉症。与甘油三酯升高有关的因素包括富含碳水化合物的饮食、酗酒、肥胖、妊娠、糖尿病、慢性肾衰竭、胰腺炎、暴食症、库欣综合征、垂体功能低下、异常球蛋白血症、脂肪代谢异常。

②按血脂异常的具体成分分类　将血脂异常分为高低密度脂蛋白(LDL)血症、低高密度脂蛋白(HDL)血症、高甘油三酯(TG)血症、混合型高脂血症等类型。不同血脂成分升高与动脉粥样硬化发病的密切程度不同，其中与动脉粥样硬化发病关系最密切的是低密度脂蛋白胆固醇(LDL-C)。

【例2】女，32岁。发现血脂升高3年。其父亲和哥哥均患有高脂血症。查体：双侧内眦黄色瘤。实验室检查：血清胆固醇7.5mmol/L，甘油三酯1.7mmol/L，低密度脂蛋白胆固醇3.1mmol/L。最可能的诊断是

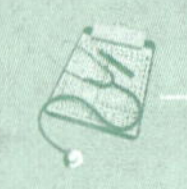

A. 家族性高甘油三酯血症　　B. 家族性高胆固醇血症　　C. 继发性高甘油三酯血症
D. 继发性高胆固醇血症　　E. 原发性混合性高脂血症(2022)

(2)血脂异常的诊断　《中国成人血脂异常防治指南(2016 年修订版)》诊断标准如下(mmol/L)。

分层	TC	LDL-C	HDL-C	非-HDL-C	TG
理想水平		<2.6		<3.4	
合适水平	<5.2	<3.4		<4.1	<1.7
边缘升高	5.2~6.19	3.4~4.09		4.1~4.89	1.7~2.29
升高	≥6.2	≥4.1		≥4.9	≥2.3
降低			<1.0		

(3)血脂异常的治疗

①治疗性生活方式改变的措施　控制总热量的摄入、减少脂肪尤其饱和脂肪酸占摄入总量的比例(脂肪占总热量<30%,已诊断为动脉硬化者<25%,其中饱和脂肪酸占总热量<7%)、减少胆固醇摄入(每天<300mg,已诊断为动脉硬化者<200mg)、避免反式脂肪酸摄入、增加植物甾醇(每天 2~3g)及可溶性食物纤维(每天 10~25g)的摄入、减轻体重(BMI<25kg/m^2)、规律锻炼(每周至少 5 天、每天 30~60 分钟)。

②药物治疗　适用于非药物治疗不能维持血脂水平于目标值者,常用调脂药物包括:

	他汀类	贝特类	烟酸类	树脂类
代表药物	洛伐他汀、辛伐他汀 普伐他汀	非诺贝特、苯扎贝特 吉非贝齐	烟酸、阿昔莫司	考来烯胺(消胆胺) 考来替哌
作用机制	抑制胆固醇合成的关键酶 HMG-CoA 还原酶	促进 VLDL 和 TG 分解及胆固醇的逆向转运	抑制脂肪组织脂解,减少肝 VLDL 合成与分泌	与肠道内胆酸不可逆结合,阻断胆固醇重吸收
主要作用	主要降低血胆固醇 也降低血甘油三酯	主要降低血甘油三酯 也降低血胆固醇	降低血甘油三酯和总胆固醇	降低血总胆固醇
适应证	高胆固醇血症、以胆固醇升高为主的混合性高脂血症	高甘油三酯血症、以甘油三酯升高为主的混合性高脂血症	高甘油三酯血症、以甘油三酯升高为主的混合性高脂血症	高胆固醇血症、以胆固醇升高为主的混合性高脂血症

注意:①冠心病合并无论何种类型的高脂血症,其降脂治疗均首选他汀类(10 版《内科学》P231)。
②若不合并冠心病,高胆固醇血症的治疗首选他汀类,高甘油三酯血症的治疗首选贝特类。

【例 3】不适宜动脉粥样硬化病人的饮食是
A. 每天氯化钠摄入 10g　　B. 脂肪摄入量不超过总热量的 30%
C. 胆固醇≤300mg/d　　D. 饱和脂肪酸每日不超过 2g
E. 可溶性纤维每日摄入 10~25g(2019)

【例 4】男,68 岁,陈旧性心肌梗死 5 年。规律服用培哚普利、美托洛尔、阿司匹林治疗,无胸痛发作。查体无异常。实验室检查:血 TC5.0mmol/L,LDL-C2.9mmol/L,TG5.9mmol/L,HDL-C0.9mmol/L。该患者目前首选的降脂药物为
A. 依折麦布　　B. 阿托伐他汀　　C. 考来烯胺
D. 瑞舒伐他汀　　E. 非诺贝特(2021)

3. 缺血性心脏病的分类

通常将缺血性心脏病分为急性冠脉综合征(ACS)和慢性冠脉疾病(CAD)两大类。ACS 包括不稳定型心绞痛(UA)、非 ST 段抬高型心肌梗死(NSTEMI)和 ST 段抬高型心肌梗死(STEMI)。CAD 包括稳定型

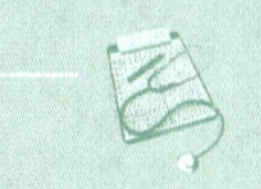

心绞痛、缺血性心肌病和隐匿性冠心病等。

4. 心绞痛的分类

(1)劳力性心绞痛　由运动诱发的短暂胸痛发作,休息或舌下含服硝酸甘油后,疼痛常迅速缓解。

(2)初发型劳力性心绞痛　通常在首发症状 1~2 个月以内出现,很轻的体力活动可诱发。

(3)稳定型劳力性心绞痛　劳力性心绞痛病情稳定数个月。

(4)恶化型劳力性心绞痛　在相对稳定的劳力性心绞痛基础上,心绞痛逐渐增强,疼痛更剧烈、时间更长或更频繁,CCS 分级至少增加Ⅰ级水平,程度至少 CCSⅢ级。

(5)自发性心绞痛　胸痛发作与心肌需氧量的增加无关。与劳力性心绞痛相比,疼痛时间较长,程度较重,不易为硝酸甘油缓解,未见心肌酶学改变。心电图常出现某些暂时性 ST 段压低或 T 波改变。

(6)变异型心绞痛　是指某些自发性心绞痛病人发作时出现暂时性 ST 段抬高。

【例 5】男性,46 岁。近 1 年来在登上 3 层楼梯后出现胸骨后压榨性疼痛,休息或舌下含服硝酸甘油 3 分钟后可缓解。既往高血压病史 8 年,吸烟史 20 年,每日 20 支。最可能的诊断是

A. 稳定型心绞痛　　B. 不稳定型心绞痛　　C. 变异型心绞痛
D. 恶化型心绞痛　　E. 初发型心绞痛(2024)

二、稳定型心绞痛

稳定型心绞痛也称劳力性心绞痛,是在冠状动脉固定性严重狭窄基础上,由心肌负荷增加引起心肌急剧的、暂时的缺血缺氧的临床综合征。

1. 临床表现

(1)症状　典型症状是发作性胸痛,常由体力劳动、情绪激动所诱发。疼痛多发生于劳力或激动的当时,而不是在劳累之后。疼痛部位主要在胸骨体之后,可波及心前区,常放射至左肩、左臂内侧达无名指和小指,或至颈、咽或下颌部。胸痛常为压迫、发闷或紧缩性,也可有烧灼感,一般持续数分钟至十余分钟,多为 3~5 分钟,一般不超过半小时。停止活动或舌下含服硝酸甘油等硝酸酯类药物几分钟内即可缓解。

(2)体征　心绞痛发作时常见心率增快,血压升高,可于心尖部闻及第四或第三心音奔马律。可有暂时性心尖部收缩期杂音,是乳头肌缺血以致功能失调引起二尖瓣关闭不全所致。

2. 辅助检查

心肌酶学	肌钙蛋白 I 或 T(cTnI 或 cTnT)、肌酸激酶(CK)、肌酸激酶同工酶(CK-MB)均正常
静息心电图	约半数正常,可有陈旧性心肌梗死的表现、非特异性 ST-T 异常、T 波异常等
发作时心电图	绝大多数可出现暂时性心肌缺血引起的 ST-T 下移,有时可出现 T 波倒置
心电图负荷试验	阳性标准:ST 段水平形或下斜形压低≥0.1mV(J 点后 60~80 毫秒),持续 2 分钟 禁忌证:心肌梗死急性期;不稳定型心绞痛;明显心衰;严重心律失常;急性疾病者
心电图连续动态监测(Holter)	连续记录 24 小时(或更长时间)动态心电图 以了解胸痛发作时相应的缺血性 ST-T 改变,也可检查无痛性心肌缺血
CT 血管造影(CTA)	进行冠状动脉二维或三维重建,用于判断冠状动脉狭窄程度、管壁钙化情况,对判断管壁内斑块分布范围和性质也有一定意义
^{201}铊心肌显像	可显示心肌缺血部位,表现为缺血灶的放射性灌注缺损
放射性核素心腔造影	可测定左室射血分数、显示心肌缺血区域室壁局部运动障碍
PET	正电子发射断层心肌显像可判断心肌血流灌注,了解心肌代谢情况,评估心肌活力
冠状动脉造影	为有创性检查,是冠心病最准确检查方法,为诊断冠心病的"金标准",可了解冠状动脉狭窄部位及程度。一般认为管腔直径减少 70%~75% 以上会严重影响血供

注意:①诊断心绞痛最常用的检查方法是——心电图检查(7 版《内科学》P277,10 版《内科学》已删除)。
②诊断冠心病最准确的检查方法是——冠状动脉造影。
③急性冠脉综合征病人,判断有无心肌梗死的首选实验室检查指标是——肌钙蛋白 I 或 T。

【例 6】男,59 岁。反复胸痛 3 天,劳累时发作。休息 15 分钟或含服硝酸甘油 1 分钟后可缓解,每天发作 3~5 次。既往糖尿病病史 10 年。不适宜立即进行的检查是

A. 心电图负荷试验　B. 冠状动脉造影　C. 动态心电图
D. 静息心电图　E. 超声心动图

【例 7】评价冠状动脉狭窄程度最可靠的检查是

A. 放射性核素检查　B. 心电图　C. 冠状动脉造影
D. 运动负荷试验　E. 动态心电图

3. 诊断和鉴别诊断

(1)诊断　根据典型心绞痛的发作特点,结合年龄和存在冠心病危险因素,一般可建立诊断。

加拿大心血管病学会(CCS)把心绞痛严重程度分为四级。

Ⅰ级	一般体力活动(如步行和登楼)不受限,仅在强、快或持续用力时发生心绞痛
Ⅱ级	一般体力活动轻度受限,快步行走、饭后、寒冷或刮风中、精神应激或醒后数小时内发作心绞痛 一般情况下平地步行 200m 以上或登楼一层以上受限
Ⅲ级	一般体力活动明显受限,一般情况下平地步行 200m 内或登楼一层引起心绞痛
Ⅳ级	轻微活动或休息时即可发生心绞痛

(2)鉴别诊断　需与急性冠脉综合征、其他引起心绞痛的疾病、肋间神经炎、肋软骨炎、心脏神经症、反流性食管炎、膈疝、消化性溃疡、肠道疾病、颈椎病等相鉴别。

4. 治疗

治疗原则是改善冠脉血供和降低心肌耗氧以改善病人症状,提高生活质量,同时治疗冠脉粥样硬化,预防心肌梗死和死亡,以延长生存期。

(1)发作时的治疗

①休息　发作时立刻休息,一般在停止活动后症状即逐渐消失。

②药物治疗　可使用作用较快的硝酸酯制剂。其作用机制:扩张冠脉,降低阻力,增加冠脉循环的血流量;扩张周围血管,减少静脉回心血量,降低心脏前后负荷和心肌的耗氧量,从而缓解心绞痛。这类药物包括硝酸甘油、硝酸异山梨酯(消心痛)等,可舌下含化。

(2)缓解期的治疗

①生活方式的调整　尽量避免各种诱发因素。清淡饮食,进食不应过饱;戒烟限酒;调整日常生活和工作量;减轻精神负担;保持适当的体力活动,以不致发生疼痛症状为度;一般不需卧床休息。

②改善缺血,减轻症状的药物　包括 β 受体拮抗剂、硝酸酯类药、钙通道阻滞剂等。

A. β 受体拮抗剂　可减慢心率、减弱心肌收缩力、降低血压、降低心肌耗氧量,从而减少心绞痛发作。要求用药后静息心率降至 55~60 次/分,常用制剂是美托洛尔、比索洛尔等。但应注意低血压、严重心动过缓、高度房室阻滞、窦房结功能紊乱、外周血管疾病、支气管哮喘者不宜应用。

B. 硝酸酯类药物　为非内皮依赖性血管扩张剂,能减少心肌氧耗和改善心肌灌注,从而减低心绞痛发作的频率和程度。缓解期主要是口服二硝酸异山梨酯、单硝酸异山梨酯普通片或缓释片。

C. 钙通道阻滞剂　可抑制心肌收缩,减少心肌氧耗;扩张冠脉,解除痉挛;扩张外周血管,降低动脉压,减轻心脏负荷。常用制剂有维拉帕米、地尔硫䓬、硝苯地平,特别适合伴有高血压的病人。

③预防心肌梗死,改善预后的药物　常用药物如下。

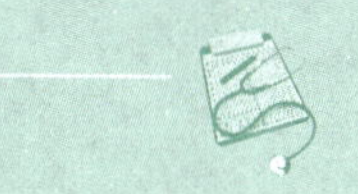

药物	药理作用	备注
阿司匹林	通过抑制环氧化酶(COX)的活性而阻断血栓素 A_2 (TXA_2)的合成,达到抗血小板聚集的作用	所有病人只要没有禁忌均应服用阿司匹林;若不能耐受,可改用吲哚布芬
氯吡格雷	通过阻断血小板 P_2Y_{12} 受体,抑制 ADP 诱导的血小板活化,从而抑制血小板聚集反应	常用于支架植入以后、阿司匹林有禁忌证的病人,维持剂量为每日 75mg
他汀类	能有效降低 TC 和 LDL-C,延缓粥样斑块进展	常用药物为辛伐他汀、阿托伐他汀
ACEI 或 ARB	可以使冠心病病人的心血管死亡、非致死性心肌梗死等主要终点事件的相对危险性显著降低	用于稳定型心绞痛合并高血压、糖尿病、心力衰竭、左心室收缩功能不全者
β受体拮抗剂	可降低心肌氧耗,减少心绞痛发作 常用于心肌梗死后的稳定型心绞痛病人	长期使用,可减少心血管事件的发生

注意:①所有冠心病病人如无禁忌,均应使用抗血小板药物阿司匹林。
②若阿司匹林不能耐受,可改用吲哚布芬;若有阿司匹林禁忌,可改用氯吡格雷。
③他汀类是冠心病病人的首选降脂药物,可延缓粥样斑块进展和稳定斑块。

④血运重建治疗　适用于规范药物治疗后,仍有明显心绞痛发作者。

A. 介入治疗(PCI)　通过微创介入的方法,利用导管技术,将球囊导管送到冠状动脉狭窄部位,加压扩张使狭窄减轻,称为经皮冠状动脉腔内成形术(PTCA)。借助球囊导管将金属支架携带至冠状动脉病变部位,加压扩张释放支架,对局部进行支撑,称为冠状动脉支架植入术,可明显降低 PTCA 后再狭窄率。利用特殊技术将雷帕霉素(西罗莫司)等药物装载到支架上,支架植入后在局部缓慢释放药物,抑制新生内膜形成,可进一步降低再狭窄率。这种带有抗再狭窄药物的支架,称为药物洗脱支架(DES),是目前冠状动脉介入治疗的主流。植入 DES 后,病人需接受阿司匹林+氯吡格雷双联抗血小板治疗至少1年。

B. 冠状动脉旁路移植术(CABG)　对于合并糖尿病、充血性心衰的严重多支血管病变病人,以及 SYNTAX积分超过 32 分的左主干病变病人,应首选 CABG。移植物可选用乳内动脉、桡动脉、胃网膜右动脉或大隐静脉。动脉性移植物能获得更好的远期疗效。

【例 8】男,62 岁。1 年来劳累时胸痛,休息或含服硝酸甘油后数分钟即可缓解。既往高血压病史 10 余年,药物控制满意。实验室检查:血 LDL-C2. 16mmol/L。改善病人预后的药物不包括

A. 硝酸异山梨酯　B. 辛伐他汀　C. 福辛普利
D. 美托洛尔　E. 阿司匹林

【例 9】冠心病植入药物洗脱支架者,需要接受阿司匹林及氯吡格雷抗血小板治疗的时间至少为

A. 1 个月　B. 3 个月　C. 6 个月
D. 9 个月　E. 12 个月

【例 10】冠状动脉粥样硬化性心脏病患者抗炎稳定斑块的药物是

A. 他汀类药物　B. 抗凝药物　C. 抗生素
D. 抗血小板药物　E. 硝酸酯类药物

三、非 ST 段抬高型急性冠脉综合征

急性冠脉综合征(ACS)是一组由急性心肌缺血引起的临床综合征,主要包括不稳定型心绞痛(UA)、非 ST 段抬高型心肌梗死(NSTEMI)和 ST 段抬高型心肌梗死(STEMI)。UA/NSTEMI 合称为非 ST 段抬高型急性冠脉综合征(NSTEACS)。

1. 临床表现

(1)症状　不稳定型心绞痛病人胸部不适的性质与稳定型心绞痛相似,通常程度更重,持续时间更

长,可达数十分钟,胸痛在休息时也可发生。如有下列临床表现有助于诊断不稳定型心绞痛:①诱发心绞痛的体力活动阈值突然或持久降低;②心绞痛发生频率、严重程度、持续时间增加;③出现静息或夜间心绞痛;④胸痛放射至新的部位;⑤发作时伴有新的相关症状,如出汗、恶心、呕吐、心悸、呼吸困难;⑥常规休息或舌下含化硝酸甘油只能暂时甚至不能完全缓解症状;⑦发作时有ST段抬高的变异型心绞痛。

(2)体征 体检可发现一过性第三或第四心音,以及由于二尖瓣反流引起的一过性收缩期杂音。

2. 辅助检查

心电图	多数病人胸痛发作时有一过性ST段抬高或压低、T波低平或倒置 ST段抬高或压低≥0.1mV是严重冠状动脉疾病的表现,可能会发生急性心肌梗死或猝死
连续心电监护	可发现无症状或心绞痛发作时的ST段改变
冠状动脉造影	可明确诊断,指导治疗,评估预后
心肌酶学	肌钙蛋白T或I较传统的CK和CK-MB更敏感、更可靠 在症状发生后24小时内,cTn峰值超过正常对照值的99个百分位需考虑NSTEMI的诊断

3. 诊断

根据典型的心绞痛症状、典型的缺血性心电图改变(新发或一过性ST段压低≥0.1mV,或T波倒置≥0.2mV)以及心肌损伤标志物(cTnT、cTnI或CK-MB)测定,可以作出不稳定型心绞痛/非ST段抬高型心肌梗死的诊断。

4. 鉴别诊断

(1)不稳定型心绞痛(UA)和稳定型心绞痛的鉴别

	稳定型心绞痛	不稳定型心绞痛
冠脉病变	稳定的粥样硬化斑块	不稳定的粥样硬化斑块继发病理改变,如斑块内出血、斑块纤维帽出现裂痕、表面有血小板聚集
劳力负荷	劳力负荷增加时可诱发心绞痛 一般停止活动后症状可消除	劳力负荷可诱发心绞痛 劳力负荷停止后胸痛并不缓解
硝酸甘油	92%的病人可缓解	往往不能缓解

注意:①稳定型心绞痛心电图ST段下移≥0.1mV,变异型心绞痛心电图ST段抬高。
②稳定型心绞痛缓解胸痛首选硝酸甘油,变异型心绞痛缓解胸痛首选钙通道阻滞剂。

(2)变异型心绞痛与急性心肌梗死的鉴别 变异型心绞痛常继发于冠状动脉痉挛,特点是心绞痛在安静时发作,与劳累和精神紧张无关,可因卧位休息而缓解,并伴有短暂ST段抬高。它能导致急性心肌梗死、严重心律失常(包括室速、室颤)和猝死。

	变异型心绞痛	急性心肌梗死
冠脉病变	为冠脉痉挛所致 受累血管既可能是病变冠脉,也可能是正常冠脉	常为冠脉粥样硬化所致 受累血管常为病变冠脉
发作情况	常在安静时发作,与劳累和精神紧张无关,即心绞痛发作与心肌耗氧量增加无关	常在安静时发作,诱因多不明显
硝酸甘油	多次使用可能缓解胸痛(钙通道阻滞剂效果最好)	往往不能缓解胸痛
心电图	部分导联短暂ST段抬高	相应导联常有ST段抬高
心肌酶学	肌钙蛋白T或I正常	肌钙蛋白T或I增高
动力学	一般无血流动力学改变	可有血流动力学改变

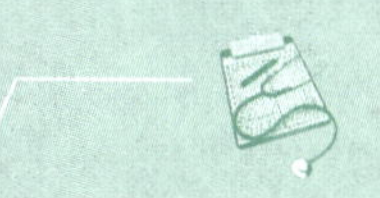

【例 11】男性,54 岁。1 年前日常活动后出现胸骨后疼痛,每日 2~3 次,近 2 个月发作次数增多,每日 5~6 次,轻微活动也能诱发,发作时心电图 ST 段呈一过性水平压低,应诊断为

A. 稳定型心绞痛　B. 不稳定型心绞痛　C. 心内膜下心肌梗死
D. 中间综合征　E. 变异型心绞痛

【例 12】男,54 岁。阵发性胸痛 1 月余,均发生于夜间睡眠中,每次持续 30 分钟。胸痛发作时心电图示 ST 段一过性抬高。最可能的诊断是

A. 急性心肌梗死　B. 初发型劳力性心绞痛　C. 稳定型心绞痛
D. 变异型心绞痛　E. 急性心包炎

5. 危险分层

临床上常用的 NSTEACS 危险分层方法如下。

(1)TIMI 评分　按照病人是否具有下列各项特点计算总分,每符合 1 项特点记 1 分,总分越高,两周内发生死亡、急性心肌梗死、紧急血运重建的风险就越大:①年龄≥65 岁;②有至少 3 个冠心病危险因素;③已知冠状动脉狭窄≥50%;④ECG 有 ST 段变化;⑤24 小时内心绞痛发作至少 2 次;⑥发病前服用阿司匹林超过 7 天;⑦血清心肌损伤标志物水平升高。

TIMI 评分 0~1 分:14 天内发生死亡、急性心肌梗死、需进行紧急血运重建的比例为 4.7%,评分 2 分为 8.3%,3 分为 13.2%,4 分为 19.9%,5 分为 26.2%,6~7 分为 40.9%。

(2)GRACE 评分　根据年龄、心率、血压、肾功能等因素计算综合评分,评分越高发生不良事件风险也越高。

①近期风险　低危组:GRACE 评分≤108 分,院内死亡率<1%;中危组:GRACE 评分 109~140 分,院内死亡率 1%~3%;高危组:GRACE 评分>140 分,院内死亡率>3%。

②中期风险　低危组:GRACE 评分≤88 分,出院后 6 个月死亡率<3%;中危组:GRACE 评分 89~118 分,出院后 6 个月死亡率 3%~8%;高危组:GRACE 评分>118 分,出院后 6 个月死亡率>8%。

(3)ESC 危险分层　欧洲心脏病协会(ESC)针对 NSTEACS 施行介入干预急迫性提出的危险分层标准。

①极高危组　血流动力学不稳定或心源性休克;反复或持续性胸痛;危及生命的心律失常或心搏骤停;合并心肌梗死的机械并发症;急性心衰;反复出现 ST-T 动态变化,尤其是间断出现 ST 段抬高。

②高危组　肌钙蛋白动态变化符合心肌梗死的诊断标准;ST-T 动态变化;GRACE 评分>140 分。

③中危组　糖尿病;肾功能不全[eGFR<60ml/(min · 1.73m^2)];LVEF<40%或有充血性心衰;心肌梗死后早期心绞痛;既往 PCI;既往 CABG 史;GRACE 评分 109~140 分。

④低危组　不符合以上任何一项。

【例 13】男,54 岁。发作性胸痛 3 天,于劳累时发作,休息 5 分钟可缓解,每天发作 3~4 次,最近 2 小时内上述症状发作 2 次,每次持续 20 分钟。该患者最恰当的处理措施是

A. 门诊预约超声心动图检查　B. 立即收住院行心电图运动负荷试验
C. 门诊预约动态心电图检查　D. 立即收住院监测心电图和血肌钙蛋白
E. 立即收住院行胸部 X 线检查

6. 治疗

(1)一般治疗　病人应立即休息,保持环境安静。对有发绀、呼吸困难的病人,应给予吸氧,维持血氧饱和度(SaO_2)>90%。积极处理引起氧耗增加的疾病,如发热、贫血、低血压、快速型心律失常等。

(2)抗心肌缺血治疗　主要目的是降低心肌耗氧量、扩张冠状动脉、缓解心绞痛发作。

①硝酸酯类药物　可扩张静脉,降低心脏前负荷,并降低左心室舒张末压,降低心肌耗氧量,改善左心室功能。此外,硝酸酯类还可扩张冠状动脉,缓解心肌缺血。心绞痛发作时可含服或静脉滴注硝酸甘油。

②β 受体拮抗剂　主要作用于心肌 $β_1$ 受体而降低心肌耗氧量,减少心肌缺血反复发作,减少心肌梗死

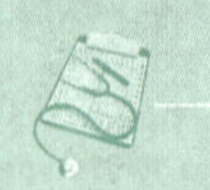

的发生。应尽早用于所有无禁忌证的 UA/NSTEMI 病人。常使用选择性 β_1 受体拮抗剂,如美托洛尔等。

③钙通道阻滞剂　可有效减轻心绞痛症状,可作为治疗持续性心肌缺血的次选药物。钙通道阻滞剂为血管痉挛性心绞痛(即变异型心绞痛)的首选药。

(3)抗血小板治疗

①阿司匹林　如无禁忌证,所有 UA/NSTEMI 病人均应尽早使用阿司匹林,负荷量 150~300mg,维持量 75~100mg/d,长期服用。

②P_2Y_{12} 受体拮抗剂　如无禁忌证,所有 UA/NSTEMI 病人均需在阿司匹林基础上联合使用氯吡格雷,负荷量 300~600mg,以 75mg/d 维持至少 12 个月。其他 P_2Y_{12} 受体拮抗剂包括噻氯匹定、替格瑞洛等。

③血小板糖蛋白Ⅱb/Ⅲa 受体拮抗剂(GPI)　激活的血小板通过 GPⅡb/Ⅲa 受体与纤维蛋白原结合,导致血小板血栓的形成,这是血小板聚集的最后、唯一途径。阿昔单抗可直接抑制 GPⅡb/Ⅲa 受体,从而抑制血小板聚集,主要用于接受介入治疗的 UA/NSTEMI 病人、选用保守治疗策略的中高危 UA/NSTEMI 病人,不建议常规术前使用 GPI。

(4)抗凝治疗　除非有禁忌,所有病人均应在抗血小板治疗基础上常规接受抗凝治疗。常用的抗凝药物包括普通肝素、低分子量肝素、磺达肝癸钠、比伐芦定等。

(5)调脂治疗　他汀类药物在急性期应用可促使内皮细胞释放 NO,有类硝酸酯的作用,远期有抗炎症、稳定斑块的作用,能降低冠状动脉疾病的死亡率和心肌梗死发生率。无论基线血脂水平,所有 UA/NSTEMI 病人均应尽早(在 24 小时内)开始使用他汀类药物。

(6)ACEI 或 ARB　对 UA/NSTEMI 病人,长期应用 ACEI 能降低心血管事件发生率。

(7)冠状动脉血运重建术　包括经皮冠状动脉介入治疗(PCI)和冠状动脉旁路移植术(CABG)。

①PCI　已成为 UA/NSTEMI 病人血运重建的主要方式,根据病情,可选择不同的侵入治疗策略。

A. 紧急侵入治疗策略(<2 小时)　适应证包括血流动力学不稳定或心源性休克、药物治疗无效的反复发作或持续性胸痛、致命性心律失常或心脏骤停、心肌梗死合并机械并发症、急性心力衰竭、反复的 ST-T 波动态改变尤其伴随间歇性 ST 段抬高等。

B. 早期侵入治疗策略(<24 小时)　适应证包括 cTn 升高或下降、ST 段或 T 波的动态改变(有或无症状)、GRACE 评分>140 分。

C. 侵入治疗策略(<72 小时)　适应证包括糖尿病、肾功能不全[eGFR<60ml/(min·1.73m²)]、LVEF<40%或充血性心力衰竭、早期心肌梗死后心绞痛、PCI 史、CABG 史、GRACE 评分 109~140 分。

②CABG　选择何种血运重建策略主要根据临床因素、术者经验、基础冠心病的严重程度。CABG 的最大受益者是病变严重、有多支血管病变的症状严重和左心室功能不全的病人。

【例 14】急性心肌梗死行 PCI 手术治疗,抗血小板药物的口服用量是

A. 阿司匹林 300mg+氯吡格雷 75mg
B. 阿司匹林 100mg+氯吡格雷 300mg
C. 阿司匹林 100mg+氯吡格雷 600mg
D. 阿司匹林 75mg+氯吡格雷 300mg
E. 阿司匹林 300mg+氯吡格雷 600mg(2023)

四、ST 段抬高型急性心肌梗死

ST 段抬高型急性心肌梗死(STEMI)是指急性心肌缺血性坏死,大多是在冠状动脉病变的基础上,发生冠状动脉血供急剧减少或中断,使相应的心肌严重而持久地急性缺血所致。常见原因为在冠状动脉不稳定斑块破裂、糜烂基础上继发血栓形成导致冠状动脉持续、完全闭塞。

1. 临床表现

(1)先兆　50%~81%的病人发病前数日有乏力,胸部不适,活动时心悸、气急、烦躁、心绞痛等前驱症状,其中以初发型心绞痛或恶化型心绞痛最突出。

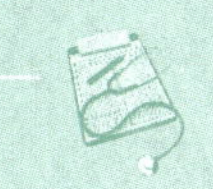

(2)临床症状

	发生率	发生时间	临床特点
胸痛	几乎均有	最先出现	中下段胸骨后持续性剧烈疼痛,硝酸甘油不能缓解
全身症状	大多数	24~48 小时	发热,心动过速,白细胞计数增高,血沉(ESR)增快
胃肠症状	不少见	胸痛剧烈时	频繁恶心、呕吐,上腹胀痛,肠胀气,呃逆
心律失常	75%~95%	起病 1~2 天	24 小时内多见,各种心律失常中以室早最多见 室颤是心肌梗死早期的主要死因 室颤先兆:室早>5 次/分;成对出现;短阵室速;多源性室速;R-on-T
低血压	常见	疼痛时	疼痛时血压下降未必是休克。疼痛缓解而血压降低,为休克表现
休克	20%	数小时至数日	主要为心源性休克,为心肌广泛(>40%)坏死,心排血量下降所致
心力衰竭	32%~48%	起病最初几天	主要是急性左心衰竭,少数为急性右心衰竭

(3)体征　①心脏浊音界可正常,也可轻度至中度增大。②心率多增快,少数可减慢。③心尖区第一心音减弱,可出现第四心音(心房性)奔马律,少数为第三心音(心室性)奔马律。④部分病人可闻及心包摩擦音,为反应性纤维性心包炎所致。⑤心尖区可出现粗糙的收缩期杂音或伴收缩中晚期喀喇音,为二尖瓣乳头肌功能失调或断裂所致。⑥室间隔穿孔时,可于胸骨左缘 3~4 肋间新出现粗糙的收缩期杂音伴震颤。⑦可有各种心律失常。⑧几乎所有病人均有血压降低。

注意:①前壁心肌梗死易发生室性心律失常,下壁心肌梗死易发生房室阻滞——记忆为下水道阻塞(下阻)。
②前壁心肌梗死若发生房室阻滞,则表明梗死范围广泛,病情严重。
③急性心肌梗死早期的主要死因为室颤,心律失常以室早最多见。

(4)泵衰竭的分级　急性心肌梗死引起的心力衰竭称为泵衰竭。

Killip Ⅰ级	无明显心力衰竭,无肺部湿啰音
Killip Ⅱ级	有左心衰竭,肺部湿啰音范围<50%肺野
Killip Ⅲ级	有急性肺水肿,肺部湿啰音范围>50%肺野
Killip Ⅳ级	有心源性休克等不同程度或阶段的血流动力学变化(收缩压<90mmHg,10 版《内科学》已删除)

【例 15】男,65 岁。急性前壁心肌梗死 3 小时,既往有高血压、糖尿病病史,平时血压(140~150)/(70~80)mmHg。查体:血压 90/70mmHg,双肺呼吸音清,心率 85 次/分,律齐。该患者血压降低的最可能原因是

A. 主动脉壁硬化　B. 大动脉弹性降低　C. 心脏每搏输出量降低
D. 心率降低　E. 外周阻力降低

【例 16】急性心肌梗死后最易并发三度房室传导阻滞的部位是

A. 高侧壁　B. 下壁　C. 前壁
D. 前间壁　E. 广泛前壁和高侧壁(2024)

【例 17】女,70 岁。持续胸痛 5 小时。查体:脉搏 100 次/分,血压 130/90mmHg,双肺底可闻及散在湿啰音,心率 100 次/分,心尖部未闻及杂音。心电图示 V_1~V_5 导联 ST 段弓背上移 0.4mV。该患者临床分级为

A. Killip 分级Ⅰ级　B. Killip 分级Ⅱ级　C. Killip 分级Ⅲ级
D. NYHA 分级Ⅱ级　E. NYHA 分级Ⅲ级(2024)

2. 辅助检查

(1)心电图　心肌梗死后最早出现的心电图改变是相应导联出现异常高大的 T 波,数小时后,ST 段

弓背向上抬高形成单向曲线。随着时间的延续,ST 段逐渐回落到等电位线,与此同时 R 波逐渐减小直至消失,出现病理性 Q 波,T 波回落转变为倒置 T 波。急性心肌梗死的心电图定位诊断如下。

心梗部位	导联改变	可能受累的冠脉
前间壁	V_1、V_2、V_3	左前降支近端、间隔支
局限前壁	V_3、V_4、V_5	左前降支及其分支
前侧壁	V_5、V_6、V_7、aVL	左前降支中部或左回旋支
高侧壁	Ⅰ、aVL	左回旋支
广泛前壁	V_1~V_5	左前降支近端
下壁	Ⅱ、Ⅲ、aVF	右冠脉、回旋支或前降支远端不常见
正后壁	V_7、V_8	后降支

注意:①ST 段抬高见于急性心梗、变异型心绞痛、急性心包炎、早期复极综合征。
②病理性 Q 波见于急性心梗、肥厚型心肌病、严重左心室纤维化的扩张型心肌病、病毒性心肌炎。
③无病理性 Q 波见于急性心包炎。可见,病理性 Q 波并不是急性心肌梗死的特征性表现。

(2)血清心肌坏死标志物

血清心肌酶学	代号	开始升高	达高峰时间	恢复正常时间	备注
肌红蛋白	SMB	2 小时内	12 小时	24~48 小时	出现最早
肌钙蛋白 I	cTnI	3~4 小时	11~24 小时	7~10 天	敏感指标
肌钙蛋白 T	cTnT	3~4 小时	24~48 小时	10~14 天	敏感指标
肌酸激酶同工酶	CK-MB	4 小时内	16~24 小时	3~4 天	较敏感
肌酸激酶	CK	6~10 小时	12 小时	3~4 天	不敏感
天冬氨酸转氨酶	AST	6~10 小时	24 小时	3~6 天	已淘汰
乳酸脱氢酶	LDH	6~10 小时	2~3 天	1~2 周	已淘汰

【例 18】男,65 岁。持续胸痛 4 小时,心电图提示Ⅱ、Ⅲ、aVF 导联 ST 段抬高 0.2mV,最可能出现的心律失常是

A. 阵发性室上性心动过速　　B. 房室传导阻滞　　C. 室性期前收缩
D. 房性期前收缩　　E. 心房颤动

【例 19】患者,男,71 岁。间断胸闷、胸痛 1 年,持续性胸痛 7 小时。查体:体温 37.6℃,呼吸 18 次/分,脉搏 98 次/分,血压 110/70mmHg。神志清楚,表情痛苦,双肺呼吸音清晰,未闻及干、湿啰音。心率 98 次/分,律齐,心尖部未闻及杂音。肝、脾不大。心电图示Ⅱ、Ⅲ、aVF 导联 ST 段抬高 0.4~0.6 mV。该患者最可能的诊断是

A. 急性下壁心肌梗死　　B. 急性前壁心肌梗死　　C. 急性高侧壁心肌梗死
D. 不稳定型心绞痛　　E. 肺血栓栓塞症(2024)

【例 20】提示心肌损伤的主要标志物是

A. 肌钙蛋白　　B. 肌红蛋白　　C. 肌酸激酶同工酶
D. 谷草转氨酶　　E. 肌酸磷酸激酶(2024)

3. 诊断与鉴别诊断

(1)诊断　根据典型临床表现,特征性心电图及实验室检查发现,即可诊断本病。

(2)鉴别诊断　本病需与下列疾病相鉴别。

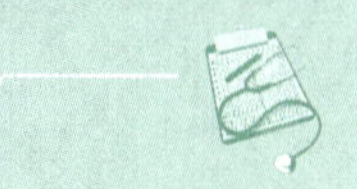

①急性心肌梗死与心绞痛的鉴别　如下。

		心绞痛	急性心肌梗死
胸痛	诱因	劳力、情绪激动、受寒、饱食等	不常有
	部位	中下段胸骨后	相同,但可在较低位置或上腹部
	性质	压榨性或窒息性	相似,但程度更剧烈
	时限	短(1~5分钟或15分钟以内)	长(数小时或1~2天)
	发作频率	频繁发作	不频繁
	硝酸甘油疗效	显著缓解	作用较差或无效
气喘或肺水肿		极少	可有
血压		升高或无显著变化	可降低,甚至发生休克
听诊特点		可闻及暂时性心尖部收缩期杂音,第二心音逆分裂或出现交替脉,第三或第四心音奔马律	心尖区粗糙收缩期杂音或伴收缩中晚期喀喇音,第一心音减弱,可出现第三或第四心音奔马律
心律失常		发生率较心肌梗死低	可有各种心律失常,以室早最多见
心包摩擦音		无	可有
发热		无	常有
外周血白细胞		正常	常升高
血沉(ESR)		正常	常升高
血清心肌坏死标志物		正常	常升高
心电图变化		无变化,或暂时性ST-T改变	特征性和动态性改变

②主动脉夹层　胸痛一开始即达高峰,呈撕裂样,常放射到背、肋、腹、腰和下肢,两上肢的血压和脉搏可有明显差别。胸部X线片示纵隔增宽,UCG有时可发现主动脉增宽,增强CT、MRI可协助诊断。

③急性肺动脉栓塞　常表现为突发胸痛、呼吸困难、晕厥、低氧血症,症状类似心肌梗死,部分病人可有肌钙蛋白I升高。该病可能有深静脉血栓形成的诱因或表现,可作为诊断线索。CTPA可明确诊断。

4. 并发症

并发症	发生率	发生时间	临床特点
乳头肌功能失调或断裂	50%	—	①二尖瓣乳头肌缺血坏死,导致二尖瓣脱垂并关闭不全,心尖区出现收缩中晚期喀喇音和吹风样收缩期杂音,第一心音可不减弱,可引起心衰 ②乳头肌整体断裂少见,多发生在二尖瓣后乳头肌,见于下壁心肌梗死
心脏破裂	少见	1周内	多为心室游离壁破裂。偶为室间隔破裂,在胸骨左缘3~4肋间出现响亮收缩期杂音,伴震颤。可急性死亡,也可为亚急性而存活数月
栓塞	1%~6%	1~2周	多为左心室附壁血栓脱落所致,引起脑、肾、脾、四肢等动脉栓塞 也可因下肢静脉血栓形成,部分脱落导致肺动脉栓塞,导致猝死
心室壁瘤	5%~20%	—	多见于左心室。可见左侧心界扩大,心搏较广,可有收缩期杂音,心音减弱,ST段抬高。超声心动图可见左心室心缘突出,搏动减弱或反常搏动
心肌梗死后综合征	1%~3%	数周至数月	于急性心肌梗死后数周至数月出现,可反复发生。表现为心包炎、胸膜炎或肺炎,有发热、胸痛等症状,发病机制可能为自身免疫反应所致

【例21】男,80岁。急性广泛前壁心肌梗死3天后突发呼吸困难加重。查体:胸骨左缘第3~4肋间可闻

及3/6级粗糙的收缩期杂音,伴震颤。最可能的诊断是

A. 心肌梗死复发　　B. 室间隔穿孔　　C. 心室壁瘤

D. 乳头肌功能失调　　E. 心肌梗死后综合征(2024)

【例22】男,70岁。1年前因急性前壁心肌梗死行溶栓治疗,术后无胸痛发作。平日常规服用阿司匹林100mg/d。1年来,每月复查心电图示 V_2~V_6 导联ST段持续抬高。造成这种异常心电图的疾病可能是

A. 心包积液　　B. 室壁瘤　　C. 稳定型心绞痛

D. 变异型心绞痛　　E. 再发急性心肌梗死(2024)

5. 治疗

(1)监护和一般治疗　急性期卧床休息,保持环境安静。在冠心病监护室严密监护。吸氧。

(2)解除疼痛　心肌再灌注治疗开通梗死相关血管、恢复缺血心肌的供血是解除疼痛最有效的方法,但在再灌注治疗前可选用下列药物尽快解除疼痛。

①哌替啶或吗啡　哌替啶50~100mg肌内注射或吗啡2~4mg静脉注射,必要时可重复。

②硝酸酯类药物　通过扩张冠脉、增加冠脉血流量、增加静脉容量,降低心室前负荷而止痛。大多数急性心肌梗死病人有应用硝酸酯类的指征,而下壁心梗、可疑右心室心梗、明显低血压病人(收缩压<90mmHg)不宜使用,因为硝酸酯类会进一步影响右心室充盈,从而导致血压降低,甚至休克。

③β受体拮抗剂　能减少心肌耗氧量,改善缺血区的氧供需失衡,缩小梗死面积,减少复发性心肌缺血、再梗死、室颤等,对降低急性期病死率有肯定疗效。

(3)抗血小板治疗　联合应用包括阿司匹林和ADP受体拮抗剂在内的口服抗血小板药物,负荷剂量后给予维持剂量。静脉应用GPⅡb/Ⅲa受体拮抗剂(如阿昔单抗)主要用于接受直接介入治疗的病人,术中使用。

(4)抗凝治疗　除非有禁忌,所有STEMI病人均应在抗血小板治疗的基础上,常规联合抗凝治疗。

(5)介入治疗(PCI)　应在起病3~6小时内,最多12小时内进行,可开通闭塞的冠状动脉,使心肌得到再灌注,挽救濒临死亡的心肌或缩小梗死的范围,减轻梗死后心肌重塑,是STEMI最重要的治疗措施。

(6)溶栓疗法　若预计直接PCI时间>120分钟,则首选溶栓策略,力争10分钟内给予溶栓药物。

①适应证　A.两个或两个以上相邻导联ST段抬高,或病史提示急性心肌梗死伴左束支阻滞,起病时间<12小时,病人年龄<75岁;B.ST段显著抬高的心肌梗死病人年龄>75岁,可慎重进行;C.ST段抬高型心肌梗死,发病时间已达12~24小时,但如仍有进行性缺血性胸痛、广泛ST段抬高者也可考虑。

②禁忌证　A.既往发生过出血性脑卒中,6个月内发生过脑血管事件;B.中枢神经系统受损、颅内肿瘤;C.2~4周内有活动性内脏出血;D.未排除主动脉夹层;E.严重且未控制的高血压(>180/110mmHg);F.目前正在使用治疗剂量的抗凝药物;G.2~4周内创伤史,包括头部外伤、创伤性心肺复苏或较长时间(>10分钟)的心肺复苏;H.3周内外科大手术;I.2周内曾在不能压迫部位的大血管行穿刺术。

③溶栓药物　尿激酶、链激酶、重组组织型纤溶酶原激活剂(rt-PA)静脉滴注。

④溶栓再通的判断标准　A.冠脉造影最直接可靠;B.抬高的ST段于2小时内回降>50%;C.胸痛2小时内基本消失;D.2小时内出现再灌注性心律失常;E.血清CK-MB酶峰值提前出现(14小时内)。

(7)紧急冠状动脉旁路移植术　适用于介入治疗失败或溶栓治疗无效有手术指征者。

注意:①急性心肌梗死的早期(3~6小时内)治疗首选介入治疗(心肌再灌注)。
②急性心肌梗死者,无条件施行介入治疗的,应施行溶栓治疗。
③并发心源性休克的急性心肌梗死,先行主动脉内球囊反搏,待血压稳定后再行介入治疗。
④稳定型心绞痛缓解胸痛首选硝酸甘油,变异型心绞痛缓解胸痛首选钙通道阻滞剂。

(8)ACEI　血管紧张素转换酶抑制剂(ACEI)有助于改善恢复期心肌的重构,降低急性心梗的病死率,减少充血性心力衰竭的发生。除非有禁忌证,应全部选用ACEI。

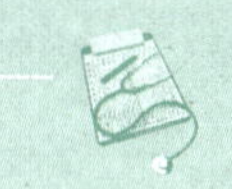

(9)抗心律失常和传导障碍治疗　①室性期前收缩或室性心动过速首选利多卡因静脉注射。反复发作室性心律失常者可用胺碘酮。②单形性室性心动过速,药物治疗无效时,可采用同步直流电复律。③心室颤动可采用非同步直流电除颤或同步直流电复律。④缓慢型心律失常可用阿托品肌内注射或静脉注射。⑤二或三度房室阻滞伴血流动力学障碍,宜用人工心脏起搏器临时起搏。⑥室上性快速型心律失常选用维拉帕米、洋地黄、美托洛尔、胺碘酮等。若无效则采用同步直流电复律。

(10)抗休克　休克原因包括心源性、周围血管舒缩障碍、血容量不足等,应分别进行处理。为降低心源性休克的病死率,可行主动脉内球囊反搏术进行辅助循环,然后行冠脉造影。

(11)抗心力衰竭　急性心肌梗死后最早期出现的心力衰竭主要是坏死心肌间质充血、水肿引起顺应性下降所致,而左心室舒张末期容积尚不增大,因此梗死发生后 24 小时内禁用洋地黄。

(12)右心室梗死　右心室梗死多伴右心衰、低血压,无左心衰时可补充血容量。不宜用利尿剂。

(13)非 ST 段抬高型心肌梗死(NSTEMI)　NSTEMI 住院期病死率较低,但再梗死率、心绞痛再发生率和远期病死率较高。NSTEMI 多为非 Q 波性,不宜溶栓治疗。低危组以阿司匹林、肝素治疗为主;中危组和高危组以介入治疗为主。

6. 预防

预防动脉粥样硬化和冠心病,属一级预防。已有冠心病和心肌梗死者,预防再次梗死和其他心血管事件,称为二级预防。二级预防可记忆为“ABCDE”:

A:aspirin(抗血小板聚集)、anti-anginal therapy(抗心绞痛治疗,硝酸酯类制剂)。

B:beta-blocker(应用 β 受体阻滞剂预防心律失常,减轻心脏负荷)、blood pressure control(控制血压)。

C:cholesterol lowing(控制血脂水平)、cigarettes quiting(戒烟)。

D:diet control(控制饮食)、diabetes treatment(治疗糖尿病)。

E:education(普及有关冠心病的教育)、exercise(鼓励有计划、适当的运动锻炼)。

【例 23】男,70 岁。胸骨后剧痛 3 小时。3 小时前突发胸骨后剧烈疼痛,伴出汗、乏力,口含硝酸甘油无明显缓解。查体:脉搏 90 次/分,血压 140/70mmHg,双肺未闻及干、湿啰音,心率 90 次/分,心尖部未闻及杂音。心电图示 $V_1 \sim V_5$ 导联 ST 段弓背向上抬高 0.3~0.5mv。拟行心肌再灌注治疗,其首选药物是

A. 美托洛尔　　B. 阿托伐他汀　　C. 阿替普酶
D. 阿司匹林　　E. 培哚普利(2024)

【例 24】女,69 岁。突发胸骨后压榨样疼痛 6 小时,持续不缓解。查体:血压 160/70mmHg,心率 97 次/分。心电图示 $V_1 \sim V_6$ 导联 ST 段水平型压低 0.3~0.5mV。实验室检查:血清肌钙蛋白 I 增高。该患者不宜采取的治疗是

A. 静脉滴注硝酸甘油　　B. 皮下注射低分子肝素　　C. 嚼服阿司匹林
D. 吸氧　　E. 静脉滴注尿激酶

【例 25】男,68 岁,急性前壁心肌梗死。为预防再梗和猝死,如无禁忌证,宜尽早使用的药物是

A. 硝苯地平　　B. 阿托品　　C. 美托洛尔
D. 地高辛　　E. 美西律

▶**常考点**　考试重点,需全面掌握。

参考答案——详细解答见《2025 国家临床执业及助理医师资格考试历年考点精析(上、下册)》

1. ABCDE　2. ABCDE　3. ABCDE　4. ABCDE　5. ABCDE　6. ABCDE　7. ABCDE
8. ABCDE　9. ABCDE　10. ABCDE　11. ABCDE　12. ABCDE　13. ABCDE　14. ABCDE
15. ABCDE　16. ABCDE　17. ABCDE　18. ABCDE　19. ABCDE　20. ABCDE　21. ABCDE
22. ABCDE　23. ABCDE　24. ABCDE　25. ABCDE

第9章　高血压

考纲要求

①原发性高血压。②继发性高血压。

复习要点

一、原发性高血压

1. 概念及分类

(1)定义　高血压是以体循环动脉压升高为主要临床表现的心血管综合征,可分为原发性高血压和继发性高血压。原发性高血压又称高血压病,是心脑血管疾病最重要的危险因素之一。

(2)血压水平分类　高血压的定义为未使用降压药物的情况下,诊室收缩压≥140mmHg 和/或舒张压≥90mmHg。根据血压升高水平,又进一步将高血压分为1~3级。

分类	收缩压	舒张压	分类	收缩压	舒张压
正常血压	<120	<80	正常高值血压	120~139	80~89
高血压1级(轻度)	140~159	90~99	高血压2级(中度)	160~179	100~109
高血压3级(重度)	≥180	≥110	单纯收缩期高血压	≥140	<90

注:当收缩压和舒张压分别属于不同分级时,以较高的级别作为标准。以上标准适用于任何年龄的成年男性和女性。

【例1】我国高血压的诊断标准是未使用降压药物的情况下,血压高于

A. 120/80mmHg　　B. 130/80mmHg　　C. 135/80mmHg
D. 140/90mmHg　　E. 150/90mmHg(2023)

【例2】男,66岁。发现高血压3年,未治疗。查体:血压150/85mmHg。该患者的血压属于

A. 正常高值　　B. 单纯收缩期高血压　　C. 理想血压
D. 正常血压　　E. 2级高血压(2016)

2. 主要临床表现

(1)症状　大多数病人起病缓慢,缺乏特殊临床表现,仅在测量血压时或发生心、脑、肾等并发症时才被发现。常见症状有头晕、头痛、颈项板紧、疲劳、心悸等。典型的高血压头痛在血压下降后即可消失。高血压病人还可出现受累器官的症状,如胸闷、气短、心绞痛、多尿等。

(2)体征　一般较少。周围血管搏动、血管杂音、心脏杂音等是重点检查项目。有些体征提示继发性高血压可能,如腰部肿块提示多囊肾或嗜铬细胞瘤;股动脉搏动延迟出现或缺如,下肢血压明显低于上肢,提示主动脉缩窄等。向心性肥胖、紫纹、多毛,提示皮质醇增多症。

(3)恶性高血压(急进型高血压)　①起病急骤,多见于中青年。②血压显著升高,舒张压持续≥130mmHg。③头痛、视物模糊、眼底出血、渗出和视盘水肿。④以肾脏损害为突出表现,表现为持续性蛋白尿、血尿、管型尿,可伴肾功能不全。⑤进展迅速,预后很差,常死于肾功能衰竭、脑卒中或心力衰竭。

【例3】高血压眼底病变Ⅳ级的表现是

A. 视网膜动静脉交叉压迫　　B. 视盘水肿　　C. 视网膜动脉反光增强

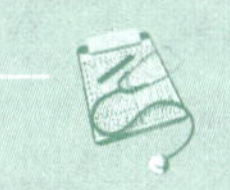

D. 视网膜棉絮状渗出　　E. 视网膜动脉变细(2023)

注意:高血压眼底病变分级:Ⅰ级,视网膜动脉变细、反光增强;Ⅱ级,视网膜动脉狭窄、动静脉交叉压迫;Ⅲ级,在上述病变基础上有眼底出血及棉絮状渗出;Ⅳ级,在上述基础上又出现视盘水肿。

【例4】男,32岁。发现血压增高3年。近1年血压持续为(170~200)/(130~140)mmHg,近1周头痛、视物模糊。眼底检查发现视盘水肿,最可能的诊断为

A. 急性视盘病变　　B. 脑出血　　C. 恶性高血压
D. 脑梗死　　E. 高血压脑病(2017)

3. 并发症

(1)高血压危象 因紧张、疲劳、寒冷、嗜铬细胞瘤发作、突然停服降压药等,小动脉强烈痉挛,血压急剧升高,影响重要脏器血液供应而产生危急症状。在高血压早期与晚期均可发生。危象发生时,出现头痛、烦躁、眩晕、恶心、呕吐、心悸、气急及视物模糊等症状,可伴有动脉痉挛累及相应靶器官的缺血症状。

(2)高血压脑病 多见于重症高血压,由于过高的血压超过了脑血管的自身调节能力,脑组织血流灌注过多引起脑水肿。临床以脑病症状和体征为特点,表现为弥漫性严重头痛、呕吐、意识障碍、抽搐、昏迷等。

(3)脑血管病 包括脑出血、脑血栓形成、腔隙性脑梗死、短暂性脑缺血发作。

(4)心力衰竭和慢性肾衰竭 参阅相关章节。

(5)主动脉夹层 本病是血液渗入主动脉壁中层形成的夹层血肿,并沿着主动脉壁延伸剥离的严重血管急症。高血压是导致本病的重要因素。主要表现为突发剧烈胸痛,疼痛发作时心动过速,血压更高。可迅速出现夹层破裂(如破入心包引起急性心脏压塞)或压迫主动脉大分支的各种不同表现。

4. 诊断与鉴别诊断

(1)诊断 高血压诊断主要依据诊室测量的血压值。测量安静休息坐位时上臂肱动脉血压,一般需非同日测量3次血压值收缩压均≥140mmHg和/或舒张压均≥90mmHg可诊断为高血压。但应注意:

①若病人既往有高血压史,正在使用降压药物,即使血压正常,也应诊断为高血压。

②如为疑似直立性低血压的病人,还应测量平卧位和站立位血压。

③是否为高血压,不能仅凭1次或2次诊室血压测量值,需要进一步观察血压变化和总体水平。

(2)鉴别诊断 一旦诊断为高血压,必须鉴别是原发性还是继发性。

病名	各种继发性高血压的鉴别要点
肾实质高血压	先有肾病后有高血压,肾实质损害较重
高血压肾损害	先有高血压后有肾损害,肾实质损害较轻
肾血管性高血压	单侧或双侧肾动脉狭窄→肾缺血→激活肾素-血管紧张素-醛固酮系统 病情发展迅速,上腹部可闻及连续性高调血管杂音。肾动脉造影可确诊
原发性醛固酮增多症	高血压合并低血钾
嗜铬细胞瘤	阵发性高血压,血、尿儿茶酚胺及代谢产物含量增加
主动脉缩窄	上肢血压增高,下肢血压不高或降低(双上、下肢血压不等)
皮质醇增多症	库欣综合征(向心性肥胖、紫纹、多毛)

(5~6题共用题干)男性,34岁。体检:血压140/93mmHg,肥胖,否认家族高血压病史。

【例5】今日已测血压一次,若要确诊高血压,则至少还需要

A. 不同日测量一次　　B. 不同日测量两次　　C. 不同日测量三次
D. 同日测量一次　　E. 同日测量两次

【例6】若该男子确诊为高血压,其余检查正常,出院医嘱不正确的是

A. 不需控制饮酒　　B. 戒烟,控制体重　　C. 选用两种联合降压药

D. 口服两种以上降压药　　　　　E. 出院血压控制<140/90mmHg(2024)

【例 7】男,58 岁。突发胸痛 2 小时,呈持续性撕裂样疼痛,向肩背部和腰部放射。既往有高脂血症、高血压病史 5 年,未规范治疗。查体:左上肢血压 140/85mmHg,右上肢血压 180/105mmHg,双肺未闻及湿啰音,心率 102 次/分,律齐。为明确诊断,首选检查是

A. 主动脉 CTA　　　　　B. 胸部 X 线　　　　　C. 心电图

D. 超声心动图　　　　　E. 冠状动脉造影(2023)

【例 8】女,45 岁。肢体软弱无力、夜尿多 2 年余,今晨起双下肢不能活动。查体:血压 170/100mmHg,均匀性轻度肥胖,双下肢松弛性瘫痪,血钾 2.4mmol/L。最可能的诊断为

A. 原发性高血压　　　　　B. 嗜铬细胞瘤　　　　　C. 肾性高血压

D. 原发性醛固酮增多症　　　　　E. 库欣病(2020)

5. 危险评估和预后

(1)影响高血压病人心血管预后的重要因素

①心血管危险因素　共 8 项:●高血压(1~3 级);●年龄>55 岁(男性),>65 岁(女性);●吸烟或被动吸烟;●糖耐量受损和/或空腹血糖受损;●血脂异常(TC≥5.2mmol/L,或 LDL-C>3.4mmol/L,或 HDL-C<1.0mmol/L);●早发心血管病家族史(一级亲属发病年龄<50 岁);●腹型肥胖(男性腰围≥90cm,女性腰围≥85cm)或肥胖(BMI≥28kg/m^2);●血同型半胱氨酸升高(≥10μmol/L)。

②靶器官损害　共 6 项:●左心室肥厚;●颈动脉超声(IMT≥0.9mm 或动脉粥样硬化斑块);●颈股动脉(PWV≥12m/s);●ABI<0.9;●eGFR30~59ml/(min·1.73m^2),或血肌酐轻度升高(115~133μmol/L);●尿微量白蛋白(30~300mg/24h),或白蛋白/肌酐≥30mg/g。

③伴随临床疾病　共 6 项:●脑血管病(脑出血、缺血性脑卒中、短暂性脑缺血发作);●心脏疾病(心肌梗死、心绞痛、冠状动脉血运重建、慢性心力衰竭、心房颤动);●肾脏疾病[糖尿病肾脏病、肾功能受损、eGFR<30ml/(min·1.73m^2)、血肌酐(男性≥133μmol/L、女性≥124μmol/L)、尿蛋白≥300mg/24h];●周围血管病;●视网膜病变(出血或渗出、视盘水肿);●糖尿病。

(2)高血压病人心血管危险分层标准　将高血压病人分为低危、中危、高危和很高危。

其他危险因素和病史	收缩压 130~139 和/或舒张压 85~89(mmHg)	高血压 1 级	高血压 2 级	高血压 3 级
无	-	低危	中危	高危
1~2 个其他危险因素	低危	中危	中/高危	很高危
≥3 个其他危险因素或靶器官损害或 CKD3 期,无并发症的糖尿病	中/高危	高危	高危	很高危
临床合并症,或 CKD≥4 期,有并发症的糖尿病	高/很高危	很高危	很高危	很高危

注意:高血压病人心血管危险分层标准改动很大,参阅 10 版《内科学》P264。

【例 9】男,45 岁,1 年前发现血压 170/110mmHg,长期口服氨氯地平等药物治疗。2 个月前诊断为糖尿病,口服降糖药治疗,目前血压、血糖均在正常范围。该患者高血压诊断正确的是

A. 高血压 3 级,高危　　　　　B. 高血压 1 级,高危　　　　　C. 高血压 3 级,很高危

D. 高血压 2 级,很高危　　　　　E. 高血压 2 级,高危

6. 治疗

(1)降压治疗的目的　最终目的是减少高血压病人心、脑血管病的发生率和死亡率。

(2)治疗性生活方式干预　适用于所有高血压病人,包括使用降压药物治疗的病人。

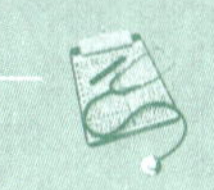

①减轻体重　尽可能将体重指数(BMI)控制在<24kg/m²。
②减少钠盐摄入　每人每日食盐量不宜超过6g。
③补充钾盐　每人每日吃新鲜蔬菜400~500g,喝牛奶500ml,可补钾1000mg(7版《内科学》数据)。
④减少脂肪摄入　膳食中脂肪量应控制在总热量的25%以下(7版《内科学》数据、10版已删除)。
⑤戒烟限酒　饮酒量每日不可超过相当于50g乙醇的量(7版《内科学》数据、10版已删除)。
⑥增加运动　运动有利于减轻体重和改善胰岛素抵抗,提高心血管调节适应能力。
⑦必要时补充叶酸制剂等。

(3)降压治疗的对象　生活方式改善基础上,血压仍超过140/90mmHg的病人应给予药物治疗。
①高危和很高危病人　应及时启动降压药物治疗。
②中危病人　可观察数周,评估靶器官损害情况,改善生活方式,如血压仍不达标,应启动药物治疗。
③低危病人　可观察1~3个月,评估靶器官损害情况,改善生活方式,如血压仍不达标可开始药物治疗。

(4)血压控制目标值　如下。
①一般主张血压目标值<140/90mmHg。
②高血压合并糖尿病、慢性肾脏病、心力衰竭、冠心病者,血压目标值<130/80mmHg。
③老年收缩期高血压病人,收缩压控制在150mmHg以下,如能耐受可降至140mmHg以下。

【例10】高血压患者应尽量做到
A. 每人每日食盐量不应超过8g
B. 饮酒量每日不超过相当于75g乙醇的量
C. 低或中度强度的等张运动
D. 将体重指数(BMI)控制在30kg/m²
E. 膳食中脂肪量控制在总量的35%以下(2018)

7. 主要降压药物的作用特点及副作用

常用降压药物分5类,记忆为A、B、C、D,即血管紧张素转换酶抑制剂ACEI+血管紧张素Ⅱ受体拮抗剂ARB(A)、β受体拮抗剂(B)、钙通道阻滞剂CCB(C)、利尿剂Diuretics(D)。

(1)利尿剂　有噻嗪类、袢利尿剂、保钾利尿剂三类。

常用制剂	氢氯噻嗪、氨苯蝶啶、阿米洛利、呋塞米、吲达帕胺
降压机制	通过排钠,减少细胞外容量,降低外周血管阻力
降压特点	起效平稳,缓慢,持续时间较长
适应证	单纯收缩期高血压、盐敏感性高血压、合并肥胖、合并糖尿病、合并心力衰竭、老年人高血压
不良反应	低钾血症,大剂量时可影响血脂、血糖、血尿酸代谢,尿量增多,乏力
禁忌证	高脂血症,痛风,肾功能不全(噻嗪类和保钾利尿剂不宜应用,袢利尿剂可用)
注意事项	利尿剂能增强其他降压药的疗效;长期应用利尿剂应注意补钾 保钾利尿剂不宜与ACEI、ARB合用;袢利尿剂主要用于肾功能不全者

(2)β受体拮抗剂　有选择性(β_1)、非选择性($\beta_1+\beta_2$)和兼有α受体拮抗作用三类。

常用制剂	普萘洛尔、美托洛尔、阿替洛尔、倍他洛尔、比索洛尔、卡维地洛、拉贝洛尔
降压机制	通过抑制中枢和周围肾素-血管紧张素-醛固酮系统,抑制心肌收缩力,减慢心率发挥降压作用
降压特点	起效较强,而且迅速,不同β受体拮抗剂作用持续时间不同
适应证	不同程度的高血压,尤其心率较快的中青年病人或合并心绞痛、慢性心力衰竭者
不良反应	心动过缓,抑制心肌收缩力,抑制窦房结和房室结功能,收缩支气管,外周血管痉挛,诱发高尿酸
禁忌证	严重房室传导阻滞,急性心力衰竭,病态窦房结综合征,支气管哮喘,周围血管疾病
注意事项	长期应用者突然停药可发生反跳现象(即撤药综合征);可影响糖代谢,故糖尿病病人慎用

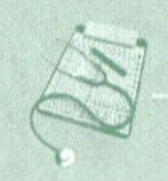

(3)钙通道阻滞剂(CCB) 分为二氢吡啶类和非二氢吡啶类。

常用制剂	硝苯地平、维拉帕米、地尔硫䓬、氨氯地平、拉西地平、乐卡地平
降压机制	阻断钙通道,减少细胞外 Ca^{2+} 进入血管平滑肌,减少兴奋-收缩偶联,降低阻力血管的收缩反应;减轻血管紧张素Ⅱ(ATⅡ)和 α_1 受体的缩血管效应,减少肾小管对钠的重吸收
降压特点	起效迅速,降压疗效和幅度较强,疗效的个体差异较小,与其他降压药联用能增强降压作用;能抗动脉粥样硬化,对血脂、血糖无明显影响,对老年病人具有较好降压作用,对嗜酒者有效
适应证	合并冠心病、糖尿病、外周血管病者,老年单纯收缩期高血压
不良反应	反射性交感神经活性增强,引起心率增快、面部潮红、头痛、下肢水肿;二氢吡啶类 CCB(硝苯地平)可引起反射性心率加快;非二氢吡啶类 CCB(维拉帕米)具有负性肌力、负性传导作用
禁忌证	非二氢吡啶类 CCB 不宜用于心力衰竭、窦房结功能低下、严重心脏传导阻滞

(4)血管紧张素转换酶抑制剂(ACEI)

常用制剂	卡托普利、依那普利、贝那普利、雷米普利、培哚普利
降压机制	①抑制循环和组织血管紧张素转换酶(ACE),使血管紧张素Ⅱ(ATⅡ)生成减少(主要作用) ②抑制激肽酶,使缓激肽降解减少,而缓激肽是强烈的舒血管物质(次要作用)
降压特点	①起效缓慢,3~4 周达最大作用,限制钠盐摄入或联合使用利尿剂可使 ACEI 起效迅速和作用增强 ②能改善胰岛素抵抗,减少尿蛋白排出,对肥胖、糖尿病、心脏、肾脏等靶器官受损者疗效较好
适应证	高血压伴心力衰竭、心肌梗死、房颤、蛋白尿、糖耐量减低、糖尿病肾脏病
不良反应	①刺激性干咳(发生率 10%~20%,与体内缓激肽增多有关);②血管性水肿
禁忌证	血钾>5.5mmol/L、妊娠妇女、双侧肾动脉狭窄、肾功能严重受损(血肌酐>265μmol/L)

(5)血管紧张素Ⅱ受体拮抗剂(ARB)

常用制剂	氯沙坦、缬沙坦、厄贝沙坦、替米沙坦
降压机制	阻滞组织血管紧张素Ⅱ(ATⅡ)受体,阻断其血管收缩、水钠潴留与重构作用
降压特点	①起效缓慢,但降压作用持久而平稳;低盐饮食或与利尿剂合用可增强疗效;治疗剂量窗较宽 ②最大特点是直接与药物有关的不良反应较少,一般不引起刺激性干咳,持续治疗依从性较高
适应证	同 ACEI
不良反应	干咳少见,其余同 ACEI
禁忌证	ACEI 发生干咳可改用 ARB,其余同 ACEI

注意:①对血脂有影响者:BD(β 受体拮抗剂、利尿剂)。
②对血脂无影响者:AC(血管紧张素转换酶抑制剂、血管紧张素Ⅱ受体拮抗剂、钙通道阻滞剂)。

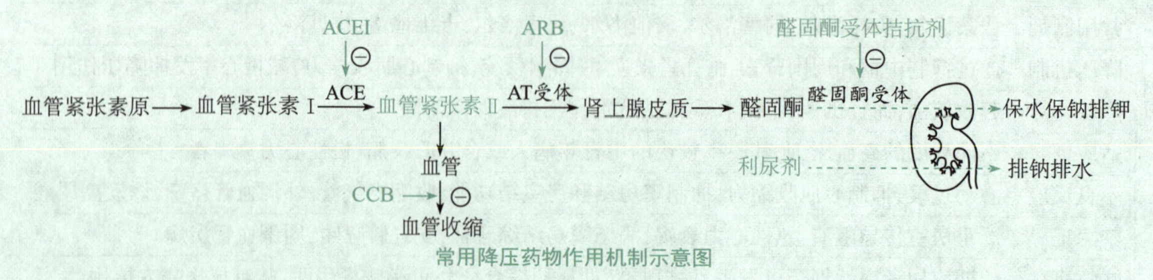

常用降压药物作用机制示意图

【例 11】男,76 岁。高血压病史 1 年,血压波动于(170~190)/(60~65)mmHg。查体未见明显异常。实验

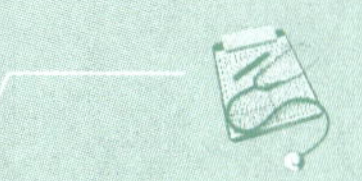

室检查:血常规、尿常规、肾功能、空腹血糖、血脂等均正常,心电图正常。该患者的收缩压控制目标值至少低于

A. 140mmHg　　B. 170mmHg　　C. 130mmHg
D. 150mmHg　　E. 160mmHg(2019)

A. 硝苯地平　　B. 贝那普利　　C. 美托洛尔
D. 氢氯噻嗪　　E. 地尔硫䓬

【例 12】高血压伴双侧肾动脉狭窄的患者,不宜使用的降压药物是

【例 13】高血压合并支气管哮喘的患者,不宜使用的降压药物是(2024)

注意:对于双侧肾动脉狭窄,ACEI 可加重肾功能损害,甚至产生氮质血症。这是因为血管紧张素Ⅱ可通过收缩出球小动脉维持肾灌注压,ACEI 可舒张出球小动脉,降低肾灌注压,导致肾小球滤过率与肾功能降低,故 ACEI 禁用于合并双侧肾动脉狭窄、肾功能严重受损(Scr>265μmol/L)者。

8. 特殊人群的降压问题

(1)老年高血压　老年高血压的特点是收缩压增高、舒张压下降,脉压增大;血压波动性大,容易出现直立性低血压、卧位高血压及餐后低血压;血压昼夜节律异常、白大衣高血压和假性高血压相对常见。老年高血压病人的血压应降至 150/90mmHg 以下,如能耐受可降至 140/90mmHg 以下。CCB、ACEI、ARB、利尿剂都可考虑选用。

(2)儿童与青少年高血压　儿童与青少年高血压以原发性高血压为主,表现为轻、中度血压升高,通常没有明显的临床症状,与肥胖密切相关。ACEI 和 CCB 通常作为首选的儿科抗高血压药物;利尿剂通常作为二线抗高血压药物或与其他类型药物联合使用;其他种类药物如 α 受体拮抗剂和 β 受体拮抗剂多用于联合用药。

(3)高血压合并心力衰竭　①高血压合并无症状的左心功能不全,应选用 ACEI 和 β 受体拮抗剂;②高血压合并有心力衰竭症状者,应选用利尿剂、ACEI 或 ARB 和 β 受体拮抗剂联合治疗。

(4)高血压合并冠心病　①高血压合并稳定型心绞痛的降压治疗,应选择 β 受体拮抗剂、ACEI、长效钙通道阻滞剂。②发生过心肌梗死者,应选用 ACEI 和 β 受体拮抗剂,预防心室重构。

(5)高血压合并糖尿病　首选 ACEI 或 ARB,能有效减轻和延缓糖尿病肾脏病进展,改善血糖控制。

(6)高血压合并肾脏损害　首选 ACEI、ARB,可显著减少尿蛋白排出。

(7)高血压合并妊娠　不宜使用 ACEI 及 ARB,可选用甲基多巴。

(8)高血压合并脑血管病　对于已发生过脑卒中的病人,降压治疗的目的是预防再次发生脑卒中。高血压合并脑血管病病人不能耐受血压下降过快或过大,压力感受器敏感性减退,易发生直立性低血压,降压过程应缓慢平稳,最好不要减少脑血流量,可选择 ARB、长效钙通道阻滞剂、ACEI 或利尿剂。

(9)高血压合并特殊疾病　合并支气管哮喘、抑郁症、糖尿病者不宜使用 β 受体拮抗剂;痛风病人不宜使用利尿剂;合并房室阻滞者不宜使用 β 受体拮抗剂、非二氢吡啶类钙通道阻滞剂。

(10)顽固性高血压　约 10%的高血压病人,尽管使用了三种以上合适剂量的降压药联合治疗(其中包括利尿剂),血压仍未能达到目标水平,称为顽固性高血压或难治性高血压。其主要原因包括:血压测量错误、降压方案不合理、药物干扰降压作用、容量超负荷、胰岛素抵抗、继发性高血压等。

【例 14】男,74 岁。发现血压增高半年。既往糖尿病病史 19 年,平素血糖控制不佳。就诊时血压 180/72mmHg。实验室检查:尿蛋白(++),尿糖(++),血肌酐 156μmol/L。首选降压药物为

A. α-受体拮抗剂　　B. β-受体拮抗剂　　C. 血管紧张素Ⅱ受体拮抗剂
D. 利尿剂　　E. 长效钙通道阻滞剂(2024)

【例 15】男,68 岁。高血压病史 10 余年。查体:P56 次/分,BP160/90mmHg。Scr365μmol/L。降压治疗宜首选

A. 维拉帕米　　B. 美托洛尔　　C. 利血平
D. 氨氯地平　　E. 贝那普利(2017)

(16~18 题共用题干)患者,女性,58 岁。既往高血压病史 10 年,最高血压 166/98mmHg,平时服用硝苯地平缓释片 30mg,每日 1 次,血压控制在 150/90mmHg。近来患者出现头晕、口干。血糖 8.1mmol/L,eGFR56ml/min,尿蛋白(+)。超声心动图提示左心室肥厚,LVEF52%。

【例 16】该患者的高血压心血管危险分层属于
A. 1 级,高危　　B. 2 级,高危　　C. 2 级,很高危
D. 3 级,高危　　E. 3 级,很高危

【例 17】该患者合理的用药方案是
A. 加用培哚普利　　B. 加用可乐定　　C. 硝苯地平缓释片加量
D. 加用吲达帕胺　　E. 加用美托洛尔

【例 18】该患者血压控制的目标值是小于
A. 120/70mmHg　　B. 120/80mmHg　　C. 130/80mmHg
D. 140/90mmHg　　E. 150/90mmHg (2024)

A. CCB　　B. ACEI　　C. ARB
D. β 受体拮抗剂　　E. 噻嗪类利尿剂

【例 19】合并严重肾功能不全的老年收缩期高血压患者,最适宜的降压药物是
【例 20】合并窦性心动过速的 1 级高血压患者,最适宜的降压药物是(2023)

9. 高血压急症和亚急症的概念和主要原因

(1)**高血压急症**　是指原发性或继发性高血压病人,在某些诱因作用下,血压突然和明显升高(一般超过 180/120mmHg),伴有进行性心、脑、肾等重要靶器官功能不全的表现。高血压急症包括高血压脑病、颅内出血(脑出血和蛛网膜下腔出血)、脑梗死、急性左心衰竭、急性冠脉综合征(不稳定型心绞痛、急性非 ST 段抬高型和 ST 段抬高型心肌梗死)、主动脉夹层、子痫、急进性肾小球肾炎、胶原血管病所致肾危象、嗜铬细胞瘤危象及围手术期严重高血压等。

(2)**高血压亚急症**　是指血压明显升高但不伴严重临床症状及进行性靶器官损害。病人可以有血压明显升高造成的症状,如头痛、胸闷、鼻出血和烦躁不安等。血压升高的程度不是区分高血压急症与亚急症的标准,区分两者的唯一标准是有无新近发生的急性进行性靶器官损害。

(3)**治疗原则**

①及时降压　宜选择有效降压药物,静脉滴注给药。若情况允许,应及早开始口服降压药物治疗。

②控制性降压　数分钟至 1 小时内血压控制目标为平均动脉压的降幅不超过治疗前水平的 25%;在随后 2~6 小时内将血压降至 160/100mmHg 左右;如能耐受,在随后 24~48 小时逐步降至正常水平。

③合理选择降压药　处理高血压急症的药物,要求起效迅速,短时间内达到最大作用;作用持续时间短,停药后作用消失较快;不良反应较小。

④避免使用的药物　高血压急症禁止使用利血平,因肌内注射后降压作用缓慢,如果短期内反复注射可导致难以预测的蓄积效应,发生严重低血压。治疗开始时不宜使用强力的利尿药,除非有心力衰竭或明显的体液容量负荷过重。

(4)**降压药物选择**　大多数情况下首选硝普钠,硝普钠可用于各种高血压急症。

【例 21】男,50 岁。情绪激动后突感头痛,伴恶心、呕吐和视物模糊 2 小时来诊。高血压病史 10 年。查体:BP230/140mmHg,双肺未闻及干、湿啰音,心率 100 次/分,律不齐,早搏 2~4 次/分。颈无抵抗,无肢体活动障碍及言语不利。最适宜的治疗措施是
A. 静脉推注利多卡因　　B. 静脉推注普罗帕酮　　C. 静脉推注地西泮

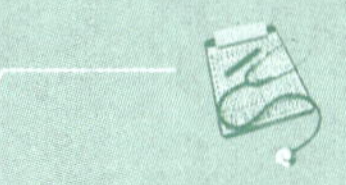

D. 静脉滴注硝普钠　　　　　E. 静脉滴注呋塞米(2020)

二、继发性高血压

1. 临床表现

(1)肾实质性高血压　肾实质性高血压包括急、慢性肾小球肾炎，糖尿病肾脏病，慢性肾盂肾炎，多囊肾等多种肾脏病变引起的高血压，是最常见的继发性高血压，终末期肾病 80%~90% 合并高血压。

(2)肾血管性高血压　是单侧或双侧肾动脉主干或分支狭窄引起的高血压，表现为进展迅速、突然加重或难治性高血压，多有舒张压中、重度升高，上腹部或背部肋脊角处可闻及血管杂音。

(3)原发性醛固酮增多症　是肾上腺皮质增生或肿瘤分泌过多醛固酮所致，表现为高血压伴低血钾。

(4)嗜铬细胞瘤　发作时典型表现为阵发性血压升高，伴心动过速、头痛、出汗、面色苍白等。

(5)皮质醇增多症　多表现为高血压、向心性肥胖、满月脸、水牛背、皮肤紫纹、毛发增多、血糖增高。

(6)主动脉缩窄　表现为躯体上半部高血压，下肢低血压。多为先天性，少数为多发性大动脉炎所致。

2. 治疗原则

继发性高血压的治疗原则为找出原发病因，行病因治疗。

(1)肾实质高血压　严格限制钠盐摄入，包括 ACEI 或 ARB 的 3 种以上降压药联合应用。

(2)肾血管性高血压　经皮肾动脉成形术、药物治疗等。

(3)原发性醛固酮增多症　若为肾上腺肿瘤，首选手术治疗。若为肾上腺皮质增生，则用药物治疗。

(4)嗜铬细胞瘤　应手术治疗。

(5)皮质醇增多症　可行手术、放疗、药物治疗等。

(6)主动脉缩窄　介入扩张支架植入、血管手术。

【例 22】患者，男，40 岁。间断发作头痛伴面色苍白、出汗、心悸，发作性血压升高，发作时血压 200/130mmHg。最可能的诊断是

A. 原发性醛固酮增多症　　B. 肾动脉狭窄　　C. 嗜铬细胞瘤
D. 库欣综合征　　E. 原发性高血压(2018)

【例 23】患者，男，40 岁。血压升高 4 年，半年前出现双下肢无力，夜尿增多，食欲较前无变化。查体：血压 170/100mmHg，神志清，心率 80 次/分，双下肢无水肿。患者最可能合并

A. 低钙血症　　B. 代谢性碱中毒　　C. 低磷血症
D. 低钾血症　　E. 低血糖(2019)

【例 24】患者，女性，30 岁。间断性头痛、头晕 2 年。查体：血压 190/110mmHg。B 超提示左肾动脉狭窄 55%，右肾动脉狭窄 50%。导致患者血压升高的原因是

A. 激活交感神经系统　　B. 激活激肽系统　　C. 心房利钠肽升高
D. 血管升压素升高　　E. 激活肾素-血管紧张素-醛固酮系统(2023)

▶常考点　高血压的药物治疗。

参考答案——详细解答见《2025 国家临床执业及助理医师资格考试历年考点精析(上、下册)》

1. ABC**D**E　2. A**B**CDE　3. A**B**CDE　4. AB**C**DE　5. A**B**CDE　6. **A**BCDE　7. **A**BCDE
8. ABC**D**E　9. AB**C**DE　10. AB**C**DE　11. ABC**D**E　12. A**B**CDE　13. AB**C**DE　14. AB**C**DE
15. ABC**D**E　16. A**B**CDE　17. **A**BCDE　18. AB**C**DE　19. **A**BCDE　20. ABC**D**E　21. ABC**D**E
22. AB**C**DE　23. ABC**D**E　24. ABCD**E**

第10章　心肌疾病

▶考纲要求

①心肌病:分类,扩张型心肌病,肥厚型心肌病。②病毒性心肌炎。

▶复习要点

一、心肌病分类

1. 概念

心肌病是一组病因和表型异质性高的心肌疾病,其心肌结构和/或功能异常无法以前/后负荷增加或心肌缺血等疾病来诠释。

2. 分类

心肌病的分类尚未统一。10版《内科学》采用《2023年欧洲心脏病学会心肌病管理指南》的分类法将其分为5个临床表型:肥厚型心肌病(HCM)、扩张型心肌病(DCM)、非扩张型左心室心肌病(NDLVC)、致心律失常性右心室心肌病(ARVC)和限制型心肌病(RCM)。

二、扩张型心肌病

扩张型心肌病是一类以左心室或双心室扩大伴收缩功能障碍为特征的心肌病。

1. 病因

可能病因包括基因突变、病毒感染、心肌毒物、免疫反应、内分泌病和代谢异常等。

2. 病理

以心腔扩大为主。肉眼可见心室扩张,室壁多变薄,瘢痕形成,附壁血栓,但瓣膜及冠状动脉无明显病变。组织学为非特异性心肌细胞肥大、变性、纤维化,可有炎症细胞浸润。

3. 临床表现

(1)症状　主要表现为劳力性呼吸困难和耐力下降。晚期可有夜间阵发性呼吸困难和端坐呼吸等左心衰症状,并逐渐出现全心衰症状。合并心律失常时可出现心悸、头晕、黑矇。

(2)体征　主要为心界扩大,心音减弱,常可闻及第三或第四心音,心率快时呈奔马律,有时可闻及心尖部收缩期杂音。晚期可有左心衰或全心衰的体征。

4. 辅助检查

(1)胸部X线　可见心影增大、肺淤血、肺水肿、胸腔积液等。

(2)超声心动图　为首选检查。主要表现为左心室扩大、室壁运动减弱、LVEF降低,其中室壁运动弥漫性减弱是扩张型心肌病相对特征性的超声表现,而有别于缺血性心肌病的节段性减弱。

5. 诊断与鉴别诊断

(1)诊断　除外获得性病因后,有心腔扩大伴LVEF降低者可拟诊扩张型心肌病。

(2)鉴别诊断　需与心脏瓣膜病、高血压心脏病、冠心病、先天性心脏病等鉴别。

6. 治疗

(1)病因治疗　应积极寻找和治疗病因,如控制感染、限酒或戒酒、治疗内分泌病或自身免疫病,改

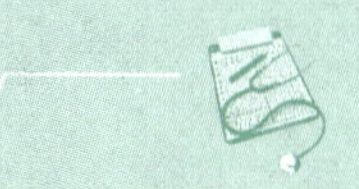

善营养失衡，纠正贫血、容量负荷过重及电解质紊乱等。

(2)心力衰竭的治疗 “新四联”治疗药物包括肾素-血管紧张素系统抑制剂[血管紧张素转换酶抑制剂(ACEI)、血管紧张素Ⅱ受体拮抗剂(ARB)、血管紧张素受体脑啡肽酶抑制剂(ARNI)]、β受体拮抗剂、钠葡萄糖共转运蛋白2抑制剂(SGLT2i)和盐皮质激素受体拮抗剂(MRA)。已证实应用“新四联”可降低死亡率、改善预后，故若无禁忌，应尽早联合应用。

(3)心律失常的治疗 若并发心房颤动，应长期服用华法林或新型口服抗凝药物。

(4)心脏再同步治疗 同步起搏左、右心室使心室收缩同步化，对部分心力衰竭者有显著疗效。

(5)心室辅助装置及心脏移植 适用于严重心力衰竭内科治疗无效者。

【例1】扩张型心肌病典型的超声心动图改变是
A. 收缩期心尖部向外膨出
B. 舒张期室间隔厚度与左心室后壁之比≥1.3
C. 收缩期二尖瓣前叶向前运动
D. 心腔扩大，室壁运动弥漫性减弱，瓣口开放小
E. 瓣膜增厚、钙化、僵硬，瓣口开放受限

【例2】男，36岁。反复活动后心悸、气短2年，加重伴夜间阵发性呼吸困难2天。既往无心脏病病史，无吸烟及饮酒史，无糖尿病及甲亢病史。查体：血压100/70mmHg，双肺底可闻及少许湿啰音，心率112次/分，律齐，心尖区可闻及2/6级收缩期吹风样杂音。心电图示非特异性ST-T改变。超声心动图示左室舒张末期内径62mm，室间隔厚9mm，弥漫性室壁运动减弱，LVEF36%。最可能的诊断是
A. 急性冠脉综合征
B. 缺血性心肌病
C. 肥厚型心肌病
D. 扩张型心肌病
E. 急性心肌炎(2024)

【例3】男，40岁。活动后心悸、气短15年。活动耐力逐年下降。查体：心尖搏动减弱、范围弥散，心界向两侧扩大，心音减弱，心尖部可闻及2/6级收缩期吹风样杂音。该患者最可能的诊断是
A. 肥厚型心肌病
B. 扩张型心肌病
C. 限制型心肌病
D. 病毒性心肌炎
E. 未扩张型左心室心肌病(2024)

三、肥厚型心肌病

肥厚型心肌病(HCM)是一类以左心室和/或右心室肥厚，伴舒张功能障碍为特征的心肌病。HCM是青少年和运动猝死的重要原因。根据左心室流出道有无梗阻，分为梗阻性和非梗阻性肥厚型心肌病。

1. 病因

HCM系常染色体显性遗传病，半数为家族性，已发现至少8个肌小节蛋白的编码基因突变。约60%的病人有致病/可能致病变异。

2. 病理

肉眼观，多数病例左心室肥厚，尤其是室间隔不对称性肥厚；部分病人肥厚部位不典型。镜下观，心肌细胞排列紊乱、纤维化和瘢痕形成、小血管病变。

3. 临床表现

(1)症状

①呼吸困难 最常见的症状是劳力性呼吸困难(占90%)，亦可为静息性呼吸困难。

②胸部闷痛 约1/3病人有劳力性胸部闷痛。

③心律失常 见于多数病人，心律失常类型包括心房颤动(最常见)、室性心动过速、心室颤动等。

④心力衰竭 多见于中晚期病人，可有射血分数保留型心衰或射血分数降低型心衰的相关症状。

⑤晕厥、猝死 多由运动诱发，约1/6病人至少有过1次晕厥，心脏性猝死可为首发症状。

(2)体征 心脏轻度增大，可闻及第四心音。左心室流出道梗阻的病人可于胸骨左缘第3~4肋间闻及收缩期喷射性杂音。合并二尖瓣关闭不全的病人可于心尖部闻及收缩期吹风样杂音。杂音易变，凡增

加心肌收缩、减轻前负荷的药物和动作如正性肌力药、站立、含硝酸甘油等可使杂音增强;反之杂音减弱。

【例 4】可使肥厚型心肌病杂音减轻的药物是

A. 多巴胺　　B. 美托洛尔　　C. 地高辛

D. 硝酸甘油　　E. 呋塞米

注意:①心脏杂音增强——含服硝酸甘油、应用强心药、取站位、做 Valsalva 动作(心肌收缩力↑、前负荷↓)。
②心脏杂音减弱——使用β受体拮抗剂、取卧位或下蹲位(心肌收缩力↓、前负荷↑)。

4. 辅助检查

(1)心电图　主要表现为 QRS 波高电压、ST 段压低、T 波倒置、异常 q 波、室内传导阻滞及心律失常。特征是:①固定性 ST 段压低及 T 波倒置而有别于心肌缺血的动态变化;②固定性深而对称的 T 波倒置,提示心尖肥厚;③深而不宽的病理 q 波,其出现导联与冠脉分布不符而有别于梗死 Q 波。

(2)超声心动图　是临床最主要的诊断手段。室间隔不对称肥厚而无心室腔增大为其特征。舒张期室间隔厚度达 15mm 或与后壁厚度之比≥1.3。伴有流出道梗阻的病例可见室间隔流出道部分向左心室内突出、二尖瓣前叶在收缩期前移(SAM)、左心室顺应性降低致舒张功能障碍等。

5. 诊断与鉴别诊断

(1)诊断　①根据病史及体格检查,超声心动图显示左心室任意部位舒张末室壁厚度≥15mm 或与后壁厚度之比≥1.3 可诊断;②有家族史或基因检测阳性者,室壁厚度≥13mm 也可诊断。

(2)鉴别诊断　需与引起左心室肥厚的疾病相鉴别,如高血压、主动脉瓣狭窄、运动员心肌肥厚等。

【例 5】诊断肥厚型梗阻性心肌病最有价值的辅助检查是

A. 心电图运动负荷试验　　B. 冠状动脉造影　　C. 心电图

D. 超声心动图　　E. 胸部 X 线片(2024)

【例 6】男,20 岁。踢球时突然一过性意识丧失,后自行恢复。发作时无四肢抽搐、口吐白沫。超声心动图示舒张期室间隔与后壁厚度之比为 1.7。SAM 现象阳性。该患者意识丧失最可能的病因是

A. 癔症　　B. 血管迷走性晕厥　　C. 体位性低血压

D. 限制型心肌病　　E. 肥厚型梗阻性心肌病

6. 治疗

(1)症状性梗阻型 HCM 病人的药物治疗　β受体拮抗剂是一线治疗药物,包括美托洛尔和比索洛尔等。非二氢吡啶类钙通道阻滞剂(维拉帕米、地尔硫䓬)有负性变频变力作用,可减轻梗阻、改善心室充盈及症状,适用于β受体拮抗剂治疗无效的病人。

(2)HCM 合并症或并发症的药物治疗　疾病后期可出现左心室扩大、左心室收缩功能减低、慢性左心功能不全的临床表现,药物治疗可选择 ACEI、ARB、β受体拮抗剂、螺内酯,慎用地高辛。并发心房颤动者,若无禁忌,均应抗凝治疗。

(3)症状性梗阻型 HCM 病人的手术治疗　对于药物治疗无效、心功能 NYHA Ⅲ~Ⅳ级病人,若存在严重流出道梗阻(静息或运动时流出道压力阶差≥50mmHg),需考虑行室间隔切除术。

(4)猝死的预防　肥厚型心肌病是运动员等心脏性猝死最常见的病因。植入型心律转复除颤器(ICD)能有效预防肥厚型心肌病猝死的发生。

【例 7】能减轻梗阻性肥厚型心肌病左心室流出道梗阻的药物是

A. β受体阻滞剂　　B. 硝酸甘油　　C. 地高辛

D. 异丙肾上腺素　　E. 去甲肾上腺素(2022)

(8~9 题共用题干)男,33 岁。活动时气短、心前区疼痛 1 年。查体:血压 146/80mmHg,双肺呼吸音清,心率 78 次/分,律齐,胸骨左缘第 3~4 肋间可闻及 3/6 级收缩期喷射性杂音。超声心动图示

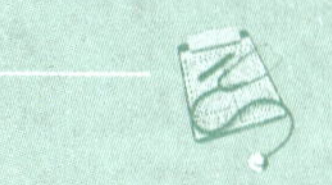

舒张期室间隔与左心室后壁厚度之比>1.5。

【例 8】该患者最可能的诊断是

A. 高血压性心脏损害　B. 风湿性心脏病　C. 病毒性心肌炎
D. 肥厚型心肌病　E. 扩张型心肌病

【例 9】该患者最适宜的治疗药物是

A. 硝酸甘油　B. 地高辛　C. 美托洛尔
D. 氢氯噻嗪　E. 氨茶碱

7. 扩张型心肌病和肥厚型心肌病的比较

	扩张型心肌病	肥厚型心肌病
特征	左心室或双心室扩大,心肌收缩功能减退 伴或不伴充血性心力衰竭	左心室非对称性肥厚,尤其是室间隔肥厚 无心腔增大;左心室流出道可有或无梗阻
病理特点	心腔扩大,心室扩张、室壁变薄 瓣膜、冠脉多正常,心肌细胞非特异性肥大变性	非对称性室间隔肥厚 心肌细胞肥大,形态特异,排列紊乱
症状	充血性心衰的症状和体征 部分病人可发生栓塞或猝死	心悸、胸痛、劳力性呼吸困难 运动时眩晕,甚至神志丧失
体征	心脏扩大,可闻及第三或第四心音,呈奔马律	心脏轻度增大,可闻及第四心音,心尖部收缩期杂音
心电图	房颤、传导阻滞,ST-T 改变,病理 q 波少见	左心室肥大,ST-T 改变,病理 q 波为其特征
心动图	心腔扩大,以左心室扩大显著 室壁运动普遍减弱,房室瓣反流	心室不对称性肥厚而无心腔增大,舒张末期室间隔厚度≥15mm 或与后壁厚度之比≥1.3
冠脉造影	心室造影示心腔扩大,室壁运动减弱 冠脉造影多无异常	心室造影示左心室腔变形 冠脉造影多无异常
治疗	无特效治疗 β 受体拮抗剂、洋地黄、利尿剂、ACEI 无效时心脏移植,死因多为心衰和心律失常	首选 β 受体拮抗剂 次选非二氢吡啶类钙通道阻滞剂 手术治疗,介入治疗

注意:①对扩张型心肌病、肥厚型心肌病最有价值的诊断方法是超声心动图。
②心电图检查,肥厚型心肌病有病理 q 波为其特征;扩张型心肌病病理 q 波少见。
③肥厚型心肌病的治疗首选 β 受体拮抗剂。左心室后壁舒张期厚径正常值为 7~11mm。

四、病毒性心肌炎

病毒性心肌炎是指嗜心肌病毒感染引起的以心肌非特异性间质性炎症为主要表现的心肌炎。

1. 病因

(1)**柯萨奇 B 组病毒**　为最常见致病原因,占 30%~50%。

(2)**常见病毒**　如细小病毒 B-19、人类疱疹病毒 6 型、孤儿(Echo)病毒、脊髓灰质炎病毒等。

(3)**其他少见病毒**　人类腺病毒、流感病毒、风疹病毒、单纯疱疹病毒、脑炎病毒、肝炎(A、B、C 型)病毒、EB 病毒、巨细胞病毒、HIV 等都可引起心肌炎。

【例 10】引起病毒性心肌炎最常见的病毒是

A. 风疹病毒　B. 呼吸道合胞病毒　C. 流感病毒
D. 单纯疱疹病毒　E. 柯萨奇 B 组病毒

2. 临床表现

(1)**病史**　多数病人于发病前 1~3 周有病毒感染等前驱症状,如发热、全身倦怠等"感冒"症状。

(2)症状 心悸、胸痛、呼吸困难、水肿,甚至晕厥、猝死等。临床诊断的病毒性心肌炎绝大部分以心律失常为主诉或首见症状。

(3)体检 常有心律失常,以房性与室性期前收缩、房室传导阻滞最为常见。心率增快与体温不相称。可闻及第三、第四心音或奔马律,部分病人可于心尖部闻及收缩期吹风样杂音。心衰病人可有颈静脉怒张、肺部湿啰音、肝大等体征。

3. 辅助检查

(1)实验室检查 急性期肌酸激酶同工酶、心肌肌钙蛋白增高,不要误诊为急性心肌梗死。

(2)胸部X线片 可见心影扩大,有心包积液时可呈烧瓶样改变。

(3)心电图检查 常见室性心律失常和房室传导阻滞。

(4)超声心动图 轻症者可正常,重症者多可见左室增大,室壁运动普遍减弱、LVEF减低。

(5)心脏磁共振 对心肌炎诊断有较大价值。

(6)血清学检测 病毒血清学仅对病因有提示作用,不能作为诊断依据。

(7)心肌活检术 主要用于病情急重、治疗反应差、原因不明的病人。

注意:①病毒性心肌炎与急性心肌梗死均有心律失常、病理q波、血清肌钙蛋白和CK-MB增高。
②病毒性心肌炎——发病前1~3周有病毒感染的前驱症状,病程较长,达数周。
③急性心肌梗死——发病前无病毒感染的前驱症状,病程短至数小时。

4. 诊断与鉴别诊断

(1)诊断 主要根据病毒感染前驱症状、心脏相关表现,结合心电图、影像学、心肌损伤标志物升高、病原学等证据,排除其他疾病后,可考虑病毒性心肌炎。

(2)鉴别诊断 需与急性冠脉综合征、缺血性心肌病、应激性心肌病等疾病相鉴别。

5. 治疗

目前尚无特效治疗,一般采取对症及支持治疗。

【例11】女,20岁。活动后胸闷、气短2天。3周前曾咳嗽、持续发热1周。既往体健。查体:面色苍白,双肺呼吸音清,心界向左下扩大,心率120次/分,频发早搏,第一心音减弱,$P_2>A_2$,心尖区可闻及2/6级收缩期杂音。实验室检查:血肌钙蛋白增高。该患者最可能的诊断是

A. 感染性心内膜炎　　B. 病毒性心肌炎　　C. 慢性心力衰竭
D. 急性肺栓塞　　E. 急性心肌梗死(2023)

(12~13题共用题干)男,22岁。3周前发热、流涕、咽痛,T37~38℃。近1周自觉喘憋,心悸和乏力,呈进行性加重。既往体健。查体:T37℃,R22次/分,BP100/65mmHg。颈静脉无怒张,双下肺可闻及湿啰音。实验室检查血肌钙蛋白升高。

【例12】该患者最可能的诊断是

A. 扩张型心肌病　　B. 肥厚型心肌病　　C. 急性心肌梗死
D. 肺血栓栓塞　　E. 病毒性心肌炎

【例13】最有助于确定喘憋原因的辅助检查是

A. 血气分析　　B. 超声心动图　　C. 冠状动脉造影
D. 心电图　　E. 血常规

▶常考点 心肌病的临床特点;病毒性心肌炎的临床表现与诊断。

参考答案——详细解答见《2025国家临床执业及助理医师资格考试历年考点精析(上、下册)》

1. ABCDE　2. ABCDE　3. ABCDE　4. ABCDE　5. ABCDE　6. ABCDE　7. ABCDE
8. ABCDE　9. ABCDE　10. ABCDE　11. ABCDE　12. ABCDE　13. ABCDE

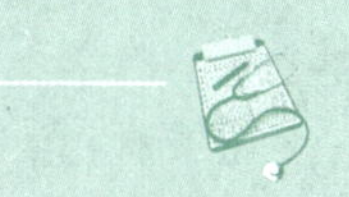

第 11 章　风湿性心脏瓣膜病

考纲要求

①二尖瓣狭窄。②二尖瓣关闭不全。③主动脉瓣狭窄。④主动脉瓣关闭不全。

复习要点

一、二尖瓣狭窄(二狭)

1. 临床表现

(1)症状　二尖瓣狭窄的发展呈渐进性,早期为 20~40 年的缓慢发展期,晚期进展迅速。

①呼吸困难　为最常见也是最早期的症状。早期为劳力性呼吸困难,晚期为静息性呼吸困难,可表现为端坐呼吸、阵发性夜间呼吸困难、肺水肿。

②咯血　有以下几种情况。

咯血形式	病理生理	临床意义
大咯血	是由严重二尖瓣狭窄,左心房压力突然增高,肺静脉压增高,支气管静脉破裂出血所致	可为二尖瓣狭窄的首发症状 多见于二尖瓣狭窄早期
痰中带血或血痰	与支气管炎、肺部感染、肺充血或肺毛细血管破裂有关	常伴阵发性夜间呼吸困难
咳胶冻状痰	肺梗死时咳胶冻状暗红色痰	为合并心力衰竭的晚期并发症
粉红色泡沫痰	为毛细血管破裂所致	为急性肺水肿的特征

③咳嗽　多在夜间睡眠或劳动后出现,可能为支气管黏膜淤血、水肿造成支气管炎所致。

(2)体征

①二尖瓣面容　重度二尖瓣狭窄病人常常伴有特殊的"二尖瓣面容",双颧呈绀红色。

②心脏杂音　二尖瓣狭窄的典型体征:心尖区低调的舒张中晚期隆隆样杂音,局限不传导,左侧卧位时心尖部最明显,常可触及舒张期震颤。二尖瓣狭窄时,若瓣叶柔顺有弹性,在心尖部多可闻及第一心音亢进,呈拍击样,可闻及开瓣音;若瓣叶钙化僵硬,则开瓣音消失。

③肺动脉高压　肺动脉高压时,可闻及 P_2 亢进和分裂。严重肺动脉高压时,肺动脉扩张导致相对性肺动脉瓣关闭不全时,在胸骨左缘第 2~4 肋间可闻及递减型吹风样舒张早期杂音(Graham-Steell 杂音)。

④右心室扩大　右心室扩大时,剑突下可触及收缩期抬举样搏动。右心室扩大时,因相对性三尖瓣关闭不全,可于胸骨左缘第 4、5 肋间闻及全收缩期吹风样杂音,吸气时增强。

⑤右心衰竭　右心衰竭时可出现颈静脉怒张、肝颈回流征阳性、肝大、双下肢水肿。

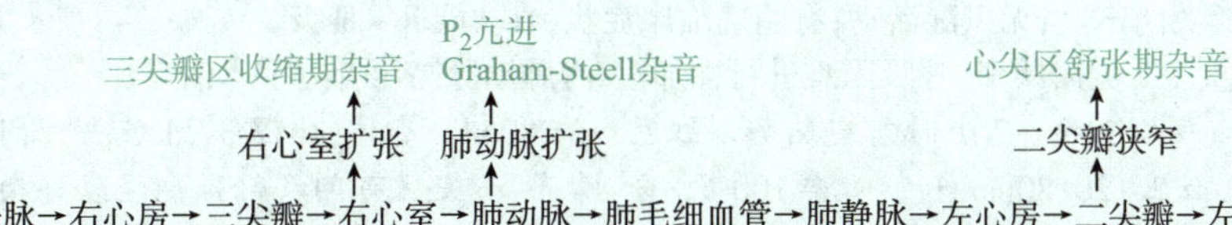

二尖瓣狭窄心脏体征的产生机制

【例 1】以下心血管疾病中,最易引起咯血的是

A. 二尖瓣狭窄　B. 肺动脉瓣狭窄　C. 急性心包炎

D. 三尖瓣狭窄　E. 主动脉瓣狭窄(2019)

【例 2】二尖瓣狭窄大咯血的原因是

A. 支气管静脉破裂　B. 支气管动脉破裂　C. 肺毛细血管破裂

D. 肺淤血　E. 肺栓塞(2023)

注意:①10 版《内科学》P306:二尖瓣狭窄大咯血是支气管静脉破裂所致。

②10 版《内科学》P42:支气管扩张症大咯血是支气管动脉破裂所致。

【例 3】二尖瓣狭窄患者出现右心衰竭时最可能缓解的临床表现是

A. 肝大　B. 颈静脉怒张　C. 肝压痛

D. 双下肢水肿　E. 呼吸困难

【例 4】女,28 岁。活动后心悸、气短 1 个月,既往有游走性关节肿痛病史。查体:双颧呈紫红色,叩诊心界饱满,心尖部可闻及舒张期强杂音。该患者最可能的诊断是

A. 主动脉瓣关闭不全　B. 二尖瓣狭窄　C. 主动脉瓣狭窄

D. 肺动脉瓣狭窄　E. 二尖瓣关闭不全(2019)

2. 治疗

(1)一般治疗　避免过度体力劳动和剧烈运动,定期随访。

(2)药物治疗　预防风湿热复发应长期甚至终身应用苄星青霉素;利尿剂、β 受体拮抗剂、地高辛、非二氢吡啶类钙通道阻滞剂、伊伐布雷定可改善症状;合并房颤病人需要抗凝治疗。

(3)并发症的治疗　如大量咯血、肺水肿、房颤的治疗。

①大量咯血　应取坐位,同时使用镇静剂,静脉注射利尿剂呋塞米,以降低肺动脉压。

②急性肺水肿　处理原则同急性左心衰竭所致的肺水肿。但应注意:A. 避免使用以扩张小动脉为主、减轻心脏后负荷的血管扩张药物,应选用扩张静脉系统、减轻心脏前负荷为主的硝酸酯类药物;B. 正性肌力药物对二尖瓣狭窄的肺水肿无益,仅在房颤伴快速心室率时静脉注射毛花苷丙,以减慢心室率。

③心房颤动　治疗目的为控制心室率,争取恢复和保持窦性心律,预防血栓栓塞。

A. 急性房颤　急性快速型房颤应立即控制心室率,可先静脉注射毛花苷丙;如无效,可静脉注射地尔硫䓬或艾司洛尔;当血流动力学不稳定时,出现肺水肿、休克、心绞痛或晕厥者,应立即电复律。

B. 慢性房颤　应争取介入治疗或者手术解决狭窄,可口服 β 受体拮抗剂、地高辛或非二氢吡啶类钙通道阻滞剂控制心室率,使用维生素 K 拮抗剂抗凝。

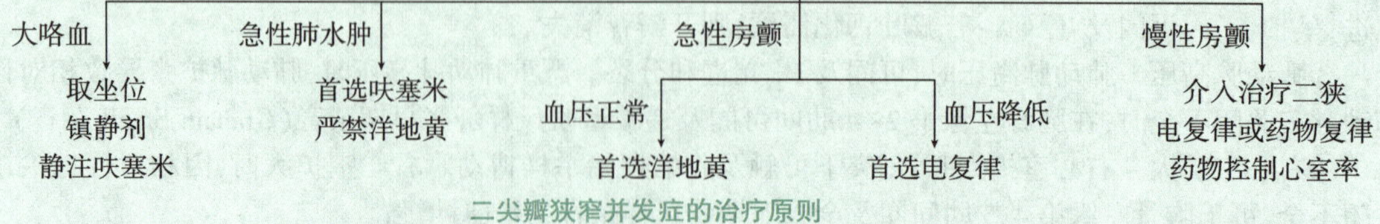

二尖瓣狭窄并发症的治疗原则

(4)介入治疗　经皮球囊二尖瓣成形术适应证为重度单纯二尖瓣狭窄;瓣叶活动度好,无明显钙化;心腔内无血栓;不合并二尖瓣关闭不全;无风湿活动;有明确临床症状,心功能Ⅱ~Ⅲ级。

(5)手术治疗　中重度二尖瓣狭窄、呼吸困难进行性加重、有肺动脉高压者应手术治疗。

【例 5】女,34 岁。心悸、气短 2 年。2 小时前突然咯鲜红色血液 80ml。查体:体温 37.1℃,呼吸 18 次/分,脉搏 100 次/分,血压 120/80mmHg。心率 100 次/分,律齐,心尖区可闻及舒张期隆隆样杂音,P_2 亢进,双下肢可闻及湿啰音。该患者的首选治疗是

A. 静脉滴注垂体后叶素　B. 静脉滴注维生素 K_1　C. 静脉输血

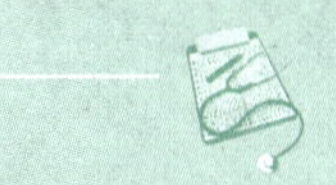

D. 静脉注射呋塞米　　E. 静脉滴注毛花苷丙(2024)

【例6】患者,男,56岁。劳累后心悸5年。查体:脉搏74次/分,血压130/85mmHg,双肺底闻及湿啰音,心率74次/分,律齐,心尖部闻及舒张期杂音,双下肢凹陷性水肿。该患者不宜使用的药物是

A. 利多卡因　　B. 普罗帕酮　　C. 维拉帕米
D. 地尔硫䓬　　E. 洋地黄(2024)

二、二尖瓣关闭不全(二闭)

1. 临床表现

	急性二尖瓣关闭不全	慢性二尖瓣关闭不全
心排血量	心排血量明显减少	心排血量减少,导致疲乏无力,活动耐力下降
肺淤血	轻症者仅有劳力性呼吸困难 重症者急性肺水肿、左心衰竭、心源性休克	不同程度呼吸困难,如劳力性呼吸困难、夜间阵发性呼吸困难、端坐呼吸
右心衰竭	病程短,极少出现右心衰竭症状	晚期出现,如腹胀、纳差、肝大、胸腹水、水肿等
心界	病程短,一般无心界扩大	心界向左下扩大,心尖搏动向左下移位
心尖搏动	心尖抬举样搏动(高动力型)	心尖抬举样搏动(高动力型)
心音	肺动脉瓣第二心音亢进、S_2 分裂 心尖区可闻及第四心音	第一心音减弱,第二心音分裂 严重反流时可闻及第三心音
杂音	心尖区>3/6级收缩期粗糙吹风样杂音 累及腱索、乳头肌时出现乐音性杂音	心尖区≥3/6级全收缩期吹风样杂音 腱索断裂时可闻及海鸥鸣或乐音性杂音

注意:①二尖瓣关闭不全的特征性杂音为心尖区全收缩期吹风样杂音,可伴收缩期震颤。前叶损害为主者杂音向左腋下或左肩胛下传导,后叶损害为主者杂音向心底部传导。

②二尖瓣脱垂时心尖区可闻及收缩中晚期非喷射性喀喇音,喀喇音之后出现二尖瓣关闭不全的收缩期杂音。腱索断裂时杂音似海鸥鸣或呈乐音性。

2. 治疗

(1)急性二尖瓣关闭不全　外科治疗为根本措施。

①内科治疗　治疗目的是降低肺静脉压,增加心排血量和纠正病因。动脉扩张剂(如静脉滴注硝普钠)可减低体循环血流阻力,提高主动脉输出量,同时减少二尖瓣反流量和左心房压力。若已发生低血压,则不宜使用,而应行主动脉内球囊反搏,提高前向性心排血量。

②外科治疗　为根本措施,可在药物控制症状的基础上,紧急或择期行人工瓣膜置换术或修复术。

(2)慢性二尖瓣关闭不全　包括内科治疗和外科治疗。

①内科治疗　无症状、心功能正常者无须治疗,但应定期随访,重点是预防风湿热及感染性心内膜炎的发生。已有症状的二尖瓣反流,可给予血管紧张素转换酶抑制剂(ACEI)减低左心室容积,缓解症状。

②外科治疗　手术适应证:重度二尖瓣关闭不全伴NYHA心功能分级Ⅲ或Ⅳ级;NYHA心功能分级Ⅱ级伴心脏扩大,左心室收缩末期容量指数>30ml/m²;严重二尖瓣关闭不全,LVEF减低。常用手术方法有二尖瓣修补术和二尖瓣置换术。

【例7】女,28岁。劳累后心悸、气短6年,加重伴咳粉红色泡沫样痰1周。查体:心界扩大,心律绝对不齐,心尖部可闻及双期杂音。超声心动图示二尖瓣重度狭窄及中度关闭不全。该患者最恰当的治疗方案是

A. 立即行二尖瓣置换术　　B. 先抗心力衰竭治疗,择期行二尖瓣瓣膜修补术
C. 立即行二尖瓣球囊扩张术　　D. 先抗心力衰竭治疗,择期行二尖瓣置换术
E. 抗心力衰竭治疗后口服药物治疗,随访(2020)

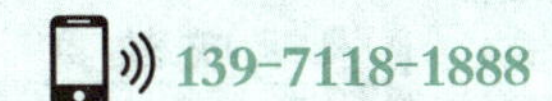

三、主动脉瓣狭窄(主狭)

1. 临床表现

(1)症状 主动脉瓣狭窄病人可长期无症状,直至主动脉瓣瓣口面积≤1.0 cm² 时才出现临床症状。呼吸困难、心绞痛、晕厥是主动脉瓣狭窄的典型三联征。

①呼吸困难 劳力性呼吸困难为晚期病人常见的首发症状,见于约 95%有症状的病人。随病情发展,可出现阵发性夜间呼吸困难、端坐呼吸、急性肺水肿。

②心绞痛 心绞痛是重度主动脉瓣狭窄病人最早出现也是最常见的症状。

③晕厥 见于 15%~30%的有症状病人,部分仅表现为黑矇,可为首发症状。晕厥多与劳累有关,常发生于劳力当时。休息时晕厥多由心律失常(如房颤、房室传导阻滞)导致的心排血量骤减所致。

(2)体征

①心界 正常或轻度向左扩大,心尖区可触及收缩期抬举样搏动。

②心音 第一心音正常,如主动脉瓣严重狭窄或钙化,左心室射血时间明显延长,则主动脉瓣第二心音成分减弱或消失。由于左心室射血时间延长,第二心音中主动脉瓣成分延迟,严重狭窄者可呈逆分裂。

③心脏杂音 典型杂音为粗糙而响亮的射流性杂音,3/6 级以上,呈递增-递减型,可向颈部传导,在胸骨右缘第 1~2 肋间听诊最清楚。一般来说,杂音越响,持续时间越长,高峰出现越晚,提示狭窄程度越重。

【例 8】主动脉瓣狭窄的典型症状是

A. 呼吸困难、心绞痛、晕厥　B. 呼吸困难、晕厥、咯血　C. 晕厥、咯血、心绞痛
D. 呼吸困难、咯血、心绞痛　E. 呼吸困难、心绞痛、低血压(2023)

【例 9】最可能发生晕厥的心脏瓣膜病是

A. 二尖瓣狭窄　B. 主动脉瓣狭窄　C. 肺动脉瓣狭窄
D. 二尖瓣关闭不全　E. 主动脉瓣关闭不全(2020)

【例 10】女,49 岁。劳累后头晕、胸痛 3 年。查体:T36.3℃,R18 次/分,P83 次/分,BP108/72mmHg,双肺呼吸音粗,可闻及少量湿啰音,心率 83 次/分,律齐,胸骨右缘第 2 肋间闻及 4/6 级收缩期喷射性杂音,伴震颤。最可能的诊断为

A. 二尖瓣关闭不全　B. 动脉导管未闭　C. 肥厚型心肌病
D. 主动脉瓣狭窄　E. 主动脉瓣关闭不全(2024)

2. 治疗

(1)内科治疗

①主要是预防感染性心内膜炎。

②无症状者无须治疗,应定期随访。一旦出现症状,即需手术治疗。

③药物治疗效果不明显,无特异性药物治疗。主要为对症支持治疗。

(2)外科治疗 凡出现临床症状者,均应手术治疗。

①外科人工瓣膜置换术 为成人主动脉瓣狭窄的主要手术方式,手术指征为重度主动脉瓣狭窄伴心绞痛、晕厥或心衰。无症状病人,若伴左室射血分数<50%、运动耐量降低、运动时血压降低,也应考虑手术。

②直视下主动脉瓣分离术 适用于儿童和青少年的非钙化性严重主动脉瓣狭窄。

(3)介入治疗

①经导管主动脉瓣置换术 适用于主动脉瓣重度狭窄病人。

②经皮主动脉瓣球囊成形术 应用范围局限,适用于血流动力学不稳定、外科手术风险高的病人。

【例 11】女,34 岁。风湿性心脏瓣膜病主动脉瓣狭窄 9 年,进行性活动耐力减低,近 1 年来,每于剧烈运动中发生晕厥。无高血压、糖尿病、高脂血症病史。查体:BP100/70mmHg。心率 78 次/分,律齐,主动脉瓣区可闻及收缩期喷射性杂音。超声心动图提示左心室增大,LVEF40%,主动脉瓣瓣口面积

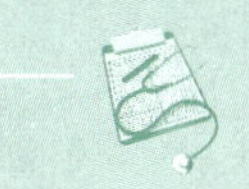

$1.1cm^2$,平均压力阶差55mmHg,跨瓣峰速度5.4m/s。对该患者最恰当的处置是

A. 晕厥时硝酸甘油急救 B. 主动脉瓣置换术 C. 口服阿托伐他汀

D. 每日口服单硝酸异山梨酯 E. 避免竞技性运动,其他体力活动不受限(2020)

四、主动脉瓣关闭不全(主闭)

1. 临床表现

(1)急性和慢性主动脉瓣关闭不全的临床表现比较 如下所示。

	急性主动脉瓣关闭不全	慢性主动脉瓣关闭不全
呼吸困难	轻症者无症状 重症者可突发呼吸困难,咳粉红色泡沫痰	可在较长时间无症状,轻症者可维持20年以上 出现左心衰竭时可有典型呼吸困难
心绞痛	少见	较主动脉瓣狭窄少见
晕厥	少见	罕见,改变体位时可出现头晕或眩晕
一般体检	重者面色灰暗,唇甲发绀 脉搏细数,周围血管征不明显	面色苍白,头随心搏摆动,周围血管征明显 心尖搏动向左下移位,心界向左下扩大
心音	第一心音减弱,肺动脉高压时可有P_2亢进 可闻及第三心音和第四心音	第一心音减弱,主动脉瓣区第二心音减弱 心尖区可闻及第三心音
杂音	舒张期柔和、短促、低调杂音	主动脉瓣区舒张早期高调递减叹气样杂音,向心尖传导。反流明显者可于心尖部闻及低调柔和舒张期隆隆样杂音(Austin-Flint杂音)

(2)常考点 主动脉瓣关闭不全病人由于舒张压降低,脉压增大,可出现周围血管征。

周围血管征	包括点头征、水冲脉、枪击音、Duroziez征、毛细血管搏动征
点头征(DeMusset征)	见于脉压增大的情况,如主动脉瓣关闭不全
水冲脉	见于主动脉瓣关闭不全、甲状腺功能亢进、严重贫血、动脉导管未闭
枪击音(Traube征)	见于主动脉瓣关闭不全、甲状腺功能亢进、严重贫血
Duroziez双重音	指轻压听诊器于股动脉上可闻及双期吹风样杂音,见于主动脉瓣关闭不全
毛细血管搏动征	见于脉压增大的疾病,如主动脉瓣关闭不全、甲状腺功能亢进
Austin-Flint杂音	见于主动脉瓣关闭不全重度反流者
Graham-Steell杂音	见于二尖瓣狭窄伴肺动脉扩张

【例12】女,43岁。诊断风湿性心脏瓣膜病28年。查体:心前区未触及震颤,胸骨左缘第3肋间可闻及舒张期叹气样杂音,心尖部可闻及舒张中、晚期隆隆样杂音,S_1减弱。最可能的诊断是

A. 主动脉瓣关闭不全伴二尖瓣器质性狭窄 B. 主动脉瓣关闭不全伴二尖瓣相对性狭窄

C. 主动脉瓣器质性狭窄伴二尖瓣器质性狭窄 D. 主动脉瓣相对性狭窄伴二尖瓣相对性狭窄

E. 主动脉瓣相对性狭窄伴二尖瓣器质性狭窄(2024)

【例13】主动脉瓣关闭不全引起相对性二尖瓣狭窄最常见的表现是

A. Graham-Steell杂音 B. Austin-Flint杂音 C. DeMusset征

D. Duroziez征 E. Traube征(2024)

【例14】男,15岁。查体发现水冲脉,主动脉瓣第二听诊区可闻及叹气样舒张期杂音。该患者水冲脉的发生机制是

A. 收缩压和舒张压均增加,脉压不变 B. 收缩压升高,舒张压降低,脉压增加

C. 收缩压降低,舒张压增加,脉压降低　　D. 收缩压和舒张压均降低,脉压不变

E. 收缩压不变,舒张压升高,脉压降低

2. 治疗

(1)急性主动脉瓣关闭不全　危险性高,应尽早手术治疗。

①内科治疗　一般为术前准备过渡措施,包括吸氧,镇静,静脉滴注多巴胺、硝普钠、呋塞米等。

②外科治疗　人工瓣膜置换术或主动脉瓣修复术为治疗急性主动脉瓣关闭不全的根本措施。

(2)慢性主动脉瓣关闭不全　包括内科治疗和外科治疗。

①内科治疗　A. 无症状且左心室功能正常者无须内科治疗,但需随访。B. 预防感染性心内膜炎,预防风湿活动,左心室功能减退的病人应限制重体力活动,左心室扩大但收缩功能正常者,应用血管扩张剂,可延迟或减少主动脉瓣手术的需要。

②外科治疗　重度主动脉瓣关闭不全可行人工瓣膜置换术,手术适应证:A. 有症状和左心室功能不全者;B. 无症状伴左心室功能不全者;C. 症状明显,即使左心室功能正常者。

3. 主动脉瓣狭窄与主动脉瓣关闭不全的鉴别

	主动脉瓣狭窄	主动脉瓣关闭不全
心血管	左室肥厚扩大 冠状动脉血流量减少导致心绞痛	左室肥厚扩大,冠状动脉血流量减少导致心绞痛 舒张压降低导致脉压增大,出现周围血管征
临床表现	出现三联征:呼吸困难、心绞痛、晕厥	舒张压低,脑供血不足导致头晕,晕厥罕见 冠状动脉供血不足,导致心绞痛 急重症者可有左心衰竭、低血压
体征	①心尖搏动局限,抬举性 ②主动脉瓣区递增-递减型喷射性收缩期杂音 杂音沿颈动脉传导,伴收缩期震颤 ③主动脉瓣区第二心音减弱,甚至消失	心尖搏动向左下移位,可呈抬举性 主动脉瓣二区递减型叹气样舒张期杂音 重度反流者可有心尖区 Austin-Flint 杂音 反流严重者主动脉瓣第二心音减弱或消失
并发症	心律失常(心房颤动)、感染性心内膜炎 心脏性猝死(1%~3%)、心力衰竭 体循环栓塞(少见)、胃肠道出血	室性心律失常(常见) 感染性心内膜炎(较常见) 心脏性猝死(少见)、心力衰竭
诊断	超声心动图是确诊主动脉瓣狭窄的可靠方法	超声心动图为可靠诊断方法,敏感性仅 43%

常考点　4 种心脏瓣膜病的临床特点及治疗。

参考答案——详细解答见《2025 国家临床执业及助理医师资格考试历年考点精析(上、下册)》

1. ABCDE　2. ABCDE　3. ABCDE　4. ABCDE　5. ABCDE　6. ABCDE　7. ABCDE
8. ABCDE　9. ABCDE　10. ABCDE　11. ABCDE　12. ABCDE　13. ABCDE　14. ABCDE

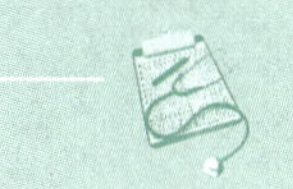

第 12 章　急性心包炎与心脏压塞

▶▶考纲要求

①急性心包炎。②心脏压塞。

▶▶复习要点

一、急性心包炎

急性心包炎为心包脏层和壁层的急性炎症性疾病。以胸痛、心包摩擦音、心电图改变及心包渗出后心包积液为特征。可单独存在,或是某种全身疾病累及心包的表现。

1. 病因

感染性	以病毒感染最常见,其他包括细菌、真菌、寄生虫、立克次体感染等
非感染性	结缔组织病、肿瘤、尿毒症、急性心肌梗死后心包炎、主动脉夹层、胸壁外伤、心脏手术后
病因不明	有些病人经检查仍无法明确病因,称为特发性急性心包炎或急性非特异性心包炎

【例 1】心包积液的病因不包括

A. 结核病　　B. 二尖瓣反流　　C. 尿毒症
D. 甲状腺功能减退症　　E. 系统性红斑狼疮(2024)

2. 临床表现

(1)症状　胸骨后、心前区疼痛为急性心包炎的特征,常见于纤维蛋白渗出期。疼痛可放射到颈部、左肩、背部,也可达上腹部,偶向下颌、左前臂和手放射,可为剧痛、刀割样痛,与呼吸运动相关,常因咳嗽、深呼吸、变换体位或吞咽而加重。部分病人可因中、大量心包积液造成心脏压塞。

(2)体征　急性心包炎最具诊断价值的体征为心包摩擦音,呈抓刮样粗糙的高频音。多位于心前区,以胸骨左缘第 3~4 肋间、胸骨下端、剑突区较为明显,其强度受呼吸及体位变化的影响,身体前倾坐位、俯卧位、深吸气或将听诊器胸件加压后可能听到摩擦音增强。心包摩擦音可持续数小时、数天甚至数周。当积液增多将脏层和壁层心包分开时,摩擦音消失。

	纤维蛋白性心包炎	渗出性心包炎
主要症状	心前区疼痛(主要症状)	呼吸困难(最突出的症状)
体征	心包摩擦音	心界向两侧扩大、Ewart 征、心包叩击音
心脏压塞	快速心包积液时可出现	快速心包积液时可出现

注意:①纤维蛋白性心包炎最典型的表现为心包摩擦音,但由于渗出量少,故心脏压塞症状不明显。
②渗出性心包炎由于渗出量大,故心脏压塞症状重,但无心包摩擦音。

【例 2】Ewart 征见于

A. 病毒性心肌炎　　B. 大量心包积液　　C. 纤维素性心包炎
D. 急性心肌梗死　　E. 肥厚型心肌病(2024)

【例 3】女,40 岁。咳嗽 2 周,心前区锐痛 2 天,深呼吸时加重,放射到颈部。查体:胸部无压痛,心界不大,

胸骨左缘第3、4肋间可闻及抓刮样粗糙音,屏气后仍存在。该患者最可能的诊断是

A. 急性胸膜炎　　B. 急性心包炎　　C. 急性肋软骨炎

D. 急性心肌梗死　　E. 急性心肌炎(2019)

3. 辅助检查

(1)心电图　①除aVR和V_1导联以外的所有常规导联可能出现ST段呈弓背向下型抬高,aVR和V_1导联ST段压低;②一至数日后,ST段回到基线,出现T波低平及倒置,持续数周至数月后T波逐渐恢复正常;③QRS波低电压;④常有窦性心动过速;⑤无病理性Q波,无QT间期延长。

(2)胸部X线检查　心包积液量少时,可无异常发现。如心包积液量较多,则可见心影增大。通常成人积液量<250ml,儿童<150ml时,X线检查为阴性。

(3)超声心动图　为确诊检查项目,方法简单易行,迅速可靠。并可在其引导下,行心包穿刺引流。

(4)心包穿刺　心包穿刺的主要指征是心脏压塞,或是不能明确病因的心包炎。可以对心包积液进行常规、生化、病原学、细胞学相关检查。在大量心包积液导致心脏压塞时,行心包治疗性穿刺抽液减压缓解症状,或针对病因向心包腔内注入药物进行治疗。

注意:①病理性Q波——病毒性心肌炎、急性心肌梗死、肥厚型心肌病(特征性)、扩张型心肌病(少见)。

②急性心包炎——无病理性Q波,除aVR和V_1导联以外的所有常规导联ST段呈弓背向下型抬高。

③ST段抬高型心梗——有病理性Q波、ST段弓背向上抬高。

④变异型心绞痛——无病理性Q波、发作时ST段抬高。

4. 诊断

根据急性起病、典型胸痛、心包摩擦音、心浊音界扩大、心音遥远、颈静脉怒张等体征,特征性心电图表现,即可诊断急性心包炎。超声心动图检查可以确诊并判断积液量。

【例4】心包积液的典型心影形态是

A. 普大型心　　B. 烧瓶心　　C. 靴形心

D. 梨形心　　E. 主动脉型心(2023)

【例5】男,42岁。发热2周,持续胸痛1天。既往体健,吸烟20年。查体:血压110/80mmHg,双肺呼吸音清,心率105次/分,律齐。心电图:除aVR外的导联ST段呈弓背向下型抬高。实验室检查:血肌钙蛋白阴性。该患者胸痛的最可能原因是

A. 急性心包炎　　B. 气胸　　C. 急性心肌梗死

D. 变异型心绞痛　　E. 病毒性心肌炎(2020)

5. 治疗

(1)治疗原则　病因治疗,解除心脏压塞,对症支持治疗。

(2)一般治疗　卧床休息,直至胸痛消失和发热消退。疼痛时给予非甾体抗炎药,必要时给予吗啡。

(3)糖皮质激素　对其他药物治疗积液吸收效果不佳的病人,可给予糖皮质激素。

(4)心包穿刺　心包渗液多引起急性心脏压塞时,需立即行心包穿刺引流。

(5)外科手术　顽固性复发性心包炎,病程超过2年,激素无法控制者可手术治疗。

二、心脏压塞

心包疾病或其他病因累及心包可造成心包渗出和心包积液,当积液进展迅速或积液量达到一定程度时,心包压增加,可造成心排血量和回心血量明显下降而产生临床症状,称为心脏压塞。

1. 临床表现

心脏压塞的临床特征为Beck三联征,即低血压、心音低弱、颈静脉怒张。

(1)症状　呼吸困难为最突出的症状。还可出现上腹部疼痛、肝大、全身水肿、胸腹腔积液等。

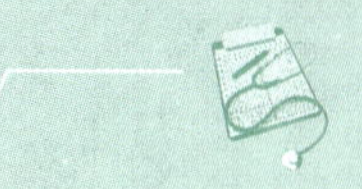

(2)体征

心脏体检	心尖搏动减弱,心界向两侧增大,心音低弱而遥远
Ewart 征	即心包积液征,是指积液量大时,可于左肩胛骨下出现叩诊浊音,听诊闻及支气管呼吸音
心包叩击音	缩窄性心包炎病人,可于胸骨左缘第 3~4 肋间闻及心包叩击音
脉压	大量心包积液可使收缩压降低,而舒张压变化不大,故脉压变小
奇脉	表现为桡动脉搏动呈吸气时显著减弱或消失、呼气时恢复的现象
体循环淤血	大量心包积液时,可出现颈静脉怒张、肝大、肝颈静脉回流征阳性、腹腔积液、下肢水肿
急性心脏压塞	表现为窦性心动过速、血压下降、脉压变小、静脉压明显升高,严重者出现循环衰竭和休克
慢性心脏压塞	可产生体循环静脉淤血征象,表现为颈静脉怒张、Kussmaul 征、奇脉

【例 6】急性渗出性心包炎的特异性体征是

A. 心包摩擦音　　B. 奔马律　　C. 心音遥远
D. 脉压增大　　E. 心前区疼痛(2024)

2. 治疗

各种心包炎如出现心脏压塞综合征,均应行心包穿刺排液以缓解症状。

(1)心包穿刺术的指征　①用于心包积液性质的判断;②协助心包积液病因的诊断;③缓解心脏压塞的症状;④对于化脓性心包炎行排脓、冲洗、注药等治疗。

(2)心包穿刺术的注意事项　①严格掌握适应证。②在超声引导下进行穿刺操作。③抽液量第一次不宜超过 100~200ml,重复抽液可逐渐增加到 300~500ml,抽液速度要慢,如过快、过多,可导致肺水肿。

【例 7】女,37 岁。因阵发性室上性心动过速行射频消融术治疗,术中患者突然出现胸闷、烦躁、呼吸困难。查体:血压 80/70mmHg,颈静脉怒张,两肺呼吸音清,心界稍向两侧扩大,心率 120 次/分,律齐,各瓣膜听诊区未闻及杂音,奇脉(+)。导致其临床表现的机制是

A. 心排血量增加,静脉压升高　　B. 心排血量不变,静脉压升高　　C. 心排血量下降,静脉压降低
D. 心排血量增加,静脉压降低　　E. 心排血量下降,静脉压升高(2018)

【例 8】女,67 岁。在导管室行冠脉介入治疗时突发心悸、气促。查体:血压 80/70mmHg,唇无发绀,颈静脉怒张,心率 90 次/分,心律齐。心音低钝,奇脉。已停止冠脉介入治疗,还应立即采取的治疗措施是

A. 静脉注射西地兰　　B. 呼吸机辅助呼吸　　C. 静脉滴注去甲肾上腺素
D. 心包穿刺抽液　　E. 皮下注射低分子肝素

【例 9】心脏压塞最具特征性的临床表现是

A. 颈静脉压降低、心音低钝、动脉压降低　　B. 颈静脉压升高、心音低钝、动脉压升高
C. 颈静脉压降低、心音低钝、动脉压升高　　D. 颈静脉压升高、心音有力、动脉压降低
E. 颈静脉压升高、心音低钝、动脉压降低(2019)

▶▶常考点　　急性心包炎、心脏压塞症状和急救。

参考答案——详细解答见《2025 国家临床执业及助理医师资格考试历年考点精析(上、下册)》

1. ABCDE　2. ABCDE　3. ABCDE　4. ABCDE　5. ABCDE　6. ABCDE　7. ABCDE
8. ABCDE　9. ABCDE

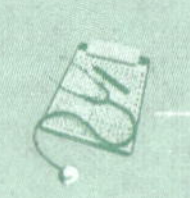

第13章　亚急性感染性心内膜炎与心脏骤停

▶考纲要求

①自体瓣膜亚急性感染性心内膜炎。②心脏骤停。

▶复习要点

一、自体瓣膜亚急性感染性心内膜炎(IE)

1. 常见致病微生物

(1)急性IE　主要由金黄色葡萄球菌引起,少数由肺炎球菌、淋球菌、流感杆菌等所致。

(2)亚急性IE　以草绿色链球菌最常见,其次为D族链球菌、表皮葡萄球菌等。

2. 临床表现

(1)周围体征　无特异性,其可能原因为微血管炎或微血栓。

体征	临床表现	临床意义
瘀点	可出现在任何部位,以锁骨以上皮肤、口腔黏膜、睑结膜常见	病程长者多见
出血	指甲、趾甲下线状出血	—
Roth斑	为视网膜的卵圆形出血斑,中心呈白色	亚急性多见
Osler结节	指和趾垫出现的豌豆大的红色或紫色痛性结节	亚急性多见
Janeway损害	手掌和足底处直径1~4mm无痛性出血红斑	急性多见

(2)亚急性和急性感染性心内膜炎临床表现的鉴别　如下。

	亚急性感染性心内膜炎	急性感染性心内膜炎
发病率	多见(占2/3)	少见(占1/3)
病原菌	草绿色链球菌最多见	金黄色葡萄球菌最多见
发热	几乎都有	几乎都有
心脏杂音	80%~85%的病人有	80%~85%的病人有,且杂音易变化、新杂音
杵状指	多见	少见
Osler结节	几乎仅发生在亚急性者	无
Roth斑	多见	少见
Janeway损害	罕见	多见
瘀点	多见	少见
动脉栓塞	少见	多见
脾大	多见	少见
贫血	多见(多为轻、中度贫血)	少见

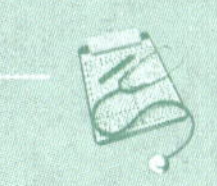

注意：①所有体征中，除 Janeway 损害、动脉栓塞多见于急性感染性心内膜炎外，其他以亚急性多见。
②对诊断感染性心内膜炎较有价值的临床表现为发热、新近出现的心脏杂音。

A. Janeway 损害　　B. 瘀点　　C. 脾大
D. Roth 斑　　E. Osler 结节

【例 1】主要见于急性感染性心内膜炎的体征是
【例 2】亚急性感染性心内膜炎时发生于视网膜的病变是

3. 辅助检查

(1)血液　亚急性者常见正色素性正细胞性贫血，急性者常有白细胞计数增高。血沉几乎均增快。

(2)血培养　是诊断感染性心内膜炎的最重要方法。①对亚急性且未经抗生素治疗者，应在入院首日每隔 1 小时采血 1 次，共 3 次；如次日未见细菌生长，应重复采血 3 次后开始抗生素治疗；对已用抗生素治疗者，若病情允许建议停药 2~7 天后采血培养。②对急性病人，应在入院后立即每隔 1 小时采血 1 次，共 3 次，然后开始抗生素治疗。③每次取周围静脉血 20ml 等分，作需氧和厌氧培养至少 3 周，并定期作革兰氏染色和次代培养；首次检出细菌时，2~3 天后应再采血培养，以评估疗效。④约 2.5%~31%血培养阴性。常见原因是近期或正在使用抗生素，其次是真菌感染，少数为苛养菌或非典型病原体感染。

(3)超声心动图　若发现赘生物、瓣周并发症等支持心内膜炎的证据，有助于明确诊断。

4. 感染性心内膜炎 Duke 诊断标准

血培养和超声心动图是诊断感染性心内膜炎(IE)的两大基石，2023 年欧洲心脏病学会发布了新版诊断标准，如下。

(1)确诊标准　满足 2 项主要标准，或 1 项主要标准+至少 3 项次要标准，或 5 项次要标准。

(2)疑诊标准　满足 1 项主要标准+1~2 项次要标准，或 3~4 项次要标准。

主要标准	(1)血培养阳性(符合至少 1 项标准) ①两次不同时间的血培养检出同一典型 IE 致病微生物(如草绿色链球菌、牛链球菌、金葡菌等) ②多次血培养检出同一 IE 致病微生物(2 次至少间隔 12 小时以上的血培养阳性；所有 3 次血培养均阳性，或≥4 次的多数血培养阳性) ③Q 热病原体 1 次血培养阳性或其 IgG 抗体滴度>1:800 (2)影像学阳性证据(符合以下至少 1 项标准) ①超声心动图异常(赘生物、脓肿、假性动脉瘤、心脏内瘘、瓣膜穿孔、新发生的人工瓣膜破裂) ②影像学方法检出人工瓣膜植入部位周围组织异常活性；③由心脏 CT 确定的瓣周病灶
次要标准	①易患因素：心脏本身存在易感因素，或静脉药物成瘾者 ②发热：体温>38℃ ③血管征象：主要动脉栓塞，感染性肺梗死，细菌性动脉瘤，颅内出血，结膜出血，Janeway 损害 ④免疫性征象：肾小球肾炎，Osler 结节，Roth 斑，类风湿因子阳性 ⑤感染证据：血培养阳性但不符合上述主要标准，或与 IE 一致的活性病原体感染的血清学证据

注意：①对感染性心内膜炎**最有价值**的诊断方法是血培养。
②对确诊亚急性感染性心内膜炎有**重要价值**的检查方法是超声心动图——检出赘生物。
③对诊断急性感染性心内膜炎**最有意义**的临床表现是发热+心脏可变杂音。

【例 3】男，28 岁。感冒后出现发热、咳嗽、咳痰，伴心悸、气短 2 个月。抗生素治疗后症状有所缓解，但仍有畏寒、发热，间断服用“头孢菌素类”抗生素治疗效果不佳。既往先天性心脏病病史 20 余年。查体：体温 37.9℃，呼吸 16 次/分，脉搏 80 次/分，血压 118/84mmHg。颈部瘀点。心率 80 次/分，律齐，胸骨左缘第 3~4 肋间闻及 4/6 级粗糙的收缩期杂音，伴震颤。双肺闻及散在湿啰音，腹平软，肝、脾不大，双下肢无水肿。为明确诊断，最有价值的检查是

A. 超声心动图　　B. 右心导管检查　　C. 血常规

D. 胸部X线片　　　　　　　　E. 心电图(2024)

5. 治疗

(1)抗微生物治疗的用药原则　抗微生物治疗为最重要的治疗措施,用药原则:

①早期治疗　连续3~6次血培养后即开始治疗。

②联合用药　应包括2种具协同作用的繁殖期和静止期杀菌剂。

③长程足量　按推荐剂量,自体瓣膜心内膜炎一般需2~6周、人工瓣膜心内膜炎需6~8周。

④静脉用药　以保持稳定而有效的血药浓度。

⑤合理选药　根据当地流行病学及药物可得性选药。

(2)经验治疗　适用于病原未知而病情急危重且急需治疗者。

①自体瓣膜心内膜炎　可选氨苄西林+耐酶青霉素+庆大霉素三联方案。

②人工瓣膜心内膜炎　可选万古霉素(或达托霉素)+庆大霉素+利福平三联方案。

(3)已知致病微生物时的治疗

致病菌	抗微生物药物
葡萄球菌	敏感葡萄球菌(MSSA)首选氯唑西林或头孢唑林;对青霉素过敏者,可用头孢唑林 甲氧西林耐药(MRSA)首选万古霉素,也可用达托霉素联合氯唑西林、头孢唑林或磷霉素
链球菌	敏感株首选青霉素G,耐药株用头孢曲松+庆大霉素、万古霉素或替考拉宁+庆大霉素
肠球菌	青霉素或阿莫西林或氨苄西林+氨基糖苷类,青霉素过敏用万古霉素或替考拉宁+氨基糖苷类
G^-菌	选用哌拉西林+庆大霉素或妥布霉素,或头孢他啶+氨基糖苷类

(4)外科治疗　自体瓣膜心内膜炎的手术适应证如下。

紧急手术(<24小时)适应证:主动脉瓣或二尖瓣感染性心内膜炎伴有急性重度反流、阻塞、瓣周瘘导致难治性心力衰竭、肺水肿、心源性休克。

择期手术(<7天)适应证:①主动脉瓣或二尖瓣感染性心内膜炎伴急性重度反流、阻塞引起症状性心力衰竭或超声心动图提示血流动力学异常;②未能控制的局部感染灶(脓肿、假性动脉瘤、瘘、赘生物增大);③真菌或多重耐药菌感染;④规范抗感染、抗脓毒血症转移灶治疗下血培养仍阳性;⑤二尖瓣或主动脉瓣感染性心内膜炎在规范抗感染下有过≥1次栓塞事件且赘生物>10mm;⑥二尖瓣或主动脉瓣赘生物>10mm伴严重瓣膜狭窄或反流;⑦二尖瓣或主动脉瓣感染性心内膜炎伴单个巨大赘生物(>30mm)。

【例4】感染性心内膜炎需行人工瓣膜置换术的适应证是

A. 并发脑损害　　　　B. 金黄色葡萄球菌性心内膜炎　　C. 心脏杂音的性质发生变化

D. 出现Janeway损害　　E. 真菌性心内膜炎

二、心脏骤停

心脏骤停是指心脏射血功能突然终止,造成全身血液循环中断、呼吸停止和意识丧失。心脏骤停发生后,由于脑血流突然中断,10秒左右病人即可出现意识丧失,如在4~6分钟黄金时段内及时救治,存活概率较高,否则将发生生物学死亡,自发逆转者罕见。心脏性猝死是指急性症状发作后1小时内发生的以意识突然丧失为特征的、由心脏原因引起的自然死亡。心脏骤停常是心脏性猝死的直接原因。

1. 病因

(1)冠心病　绝大多数心脏性猝死发生在有器质性心脏病的病人。西方国家心脏性猝死中约80%由冠心病及其并发症引起,这些冠心病病人中约75%有心肌梗死病史。

(2)心肌病　各种心肌病引起心脏性猝死占5%~15%,是冠心病易患年龄前(<35岁)心脏性猝死的主要原因,如梗阻性肥厚型心肌病、致心律失常型右室心肌病。

(3)离子通道病　如长QT间期综合征、Brugada综合征等。

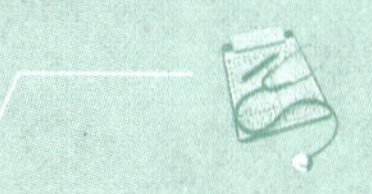

【例 5】下列因素最易导致心脏骤停的是

A. 高血压伴左心室肥厚　　B. 急性心肌梗死后左室射血分数降低

C. 甲状腺功能亢进症伴心房颤动　　D. 纤维素性心包炎伴心包摩擦音

E. 慢性支气管炎伴房性期前收缩

2. 临床表现

心脏性猝死的临床经过可分为 4 个时期，即前驱期、终末事件期、心脏骤停、生物学死亡。

(1)前驱期　在猝死前数天至数月，有些病人可出现胸痛、气促、疲乏、心悸等非特异性症状。

(2)终末事件期　是指心血管状态出现急剧变化到心脏骤停发生前的一段时间，自瞬间至持续 1 小时不等。典型表现包括严重胸痛、急性呼吸困难、突发心悸或眩晕等。若心脏骤停瞬间发生，事先无预兆，则绝大部分为心脏性。因室颤猝死的病人，常先有室性心动过速。

(3)心脏骤停　心脏骤停后脑血流量急剧减少，可导致意识突然丧失，伴有局部或全身性抽搐，大动脉搏动消失，呼吸断续或停止，皮肤苍白或发绀，瞳孔散大，听诊心音消失，大小便失禁。

(4)生物学死亡　心脏骤停发生后，大部分病人将在 4~6 分钟内开始发生不可逆脑损害，随后经数分钟过渡到生物学死亡。因此心脏骤停发生后应立即实施心肺复苏和尽早除颤复律，是避免发生生物学死亡的关键。心肺复苏成功后死亡的最常见原因是中枢神经系统的损伤。

3. 处理

心脏骤停后抢救成功的关键是尽早进行心肺复苏（CPR）和尽早进行除颤复律治疗。

(1)识别心脏骤停　首先需要判断病人的反应，快速检查是否没有呼吸或不能正常呼吸（停止、过缓或喘息），并同时判断有无脉搏（5~10 秒内完成）。确立心脏骤停诊断后，应立即开始初级心肺复苏。

(2)呼救　在不延缓实施心肺复苏的同时，应设法（打电话或呼叫他人打电话）通知并启动急救医疗系统（EMS），有条件时寻找并使用自动体外除颤仪（AED）。

(3)初级心肺复苏　即基础生命支持，一旦确立心脏骤停的诊断，应立即进行。主要复苏措施包括人工胸外按压（circulation，C）、开放气道（airway，A）、人工呼吸（breathing，B）。其中人工胸外按压最为重要，心肺复苏程序为 CAB。在现场复苏时，首先进行胸外按压 30 次，随后再开放气道并进行人工呼吸。

①胸外按压和早期除颤　胸外按压是建立人工循环的主要方法。

A. 体位　病人仰卧平躺于硬质平面上，救助者跪在其旁。若胸外按压在床上进行，应在背部垫以硬板。

B. 按压部位　胸外按压的部位是胸骨下半部，双乳头连线中点。不要按压剑突。

C. 按压方法　救助者用一只手掌根部放在胸部正中双乳头之间的胸骨上，另一只手平行重叠压在手背上，保证手掌根部横轴与胸骨长轴方向一致。施救者身体稍微前倾，使肩、肘、腕位于同一轴线，与病人身体平面垂直，按压时肘关节伸直，依靠上身重力垂直向下按压，每次按压后让胸廓完全回弹，放松时双手不要离开胸壁，按压和放松的时间大致相等。按压频率区间为 100~120 次/分，成人按压胸骨的幅度至少为 5cm。儿童的按压幅度至少为胸部前后径的 1/3（1 岁以上儿童约 5cm，婴儿约 4cm）。

D. 并发症　肋骨骨折、心包积血、心脏压塞、气胸、血胸、肺挫伤、肝脾撕裂伤、脂肪栓塞等。

注意：①胸外心脏按压的部位在胸骨下半部，双乳头连线中点，每次按压应使胸骨下陷至少 5cm。
②胸外心脏按压频率区间为 100~120 次/分，胸内心脏按压频率为 60~80 次/分。
③无论是单人还是双人进行心肺复苏，胸外按压与通气的比例均为 30:2。

②开放气道　先将病人仰卧，行 30 次心脏按压后，再开放气道。保证呼吸道通畅是成功复苏的重要一步，可采用仰头抬颏法开放气道。应清除病人口中的异物和呕吐物，若有义齿松动应取下。

③人工呼吸　开放气道后，首先进行 2 次人工呼吸，每次持续吹气 1 秒以上。

(4)高级心肺复苏（ALS）

①通气与氧供　充分通气的目的是纠正低氧血症。院外常用面罩、简易球囊，院内常用呼吸机维持通气。

②电除颤与复律　心脏骤停时最常见的心律失常是室颤。终止室颤最有效的方法是电除颤，尽早电

除颤可显著提高复苏成功率。如采用双相波电除颤,首次能量为120~200J。如采用单相波电除颤,首次能量应选择360J。第二次及后续的除颤能量应相当,而且可考虑提高能量。一次除颤后,应立即实施胸外按压和人工通气,5个周期CPR后(约2分钟),再评估病人自主循环是否恢复,必要时再次除颤。

③起搏治疗　对心搏停止病人不推荐使用起搏治疗,而对有症状的心动过缓病人可考虑起搏治疗。

④药物治疗　肾上腺素是心肺复苏的首选药物,常规给药方法是静脉推注1mg,每3~5分钟重复1次,可逐渐增加剂量至5mg。严重低血压可以给予去甲肾上腺素、多巴胺、多巴酚丁胺。若给予2次电除颤、CPR及肾上腺素之后,仍然是室颤或无脉室速,应考虑给予抗心律失常药物,常用药物是胺碘酮、利多卡因。硫酸镁仅适用于尖端扭转型室速。

【例6】心室颤动导致不可逆性脑损害,其发作至少持续

A. 4~6分钟　B. 7~9分钟　C. 30秒　D. 1~3分钟　E. 10分钟(2017)

【例7】男,50岁。散步时突然倒地。查体:意识丧失,大动脉搏动消失,抽泣样呼吸,随即消失。应首先采取的措施是

A. 舌下含服硝酸甘油　B. 开放气道　C. 人工呼吸　D. 按压人中　E. 胸外按压(2016)

【例8】经首次电除颤未消除心室颤动的最佳处理是

A. 连续以更高级别的能量进行电除颤2次
B. 连续以更高级别的能量进行电除颤3次
C. 连续以同样级别的能量进行电除颤2次
D. 连续以同样级别的能量进行电除颤3次
E. 进行2分钟心肺复苏后再次电除颤(2017)

【例9】心室颤动时电除颤的能量选择应为

A. 单相波120J　B. 单相波200J　C. 单相波300J　D. 单相波360J　E. 双相波100J(2016)

【例10】心室颤动电除颤的正确方法是

A. 首先需静脉推注安定　B. 必须在心电监测下进行　C. 不能反复多次电除颤　D. 非同步电除颤　E. 电击能量一般<200J

【例11】女,20岁。春天在花园游玩时突然晕倒。查体:脉搏细速,血压40/20mmHg,面色苍白,神志不清。其首要急救措施是

A. 多巴胺20mg静脉滴注　B. 地塞米松15mg静脉滴注　C. 给氧,严密监护　D. 肾上腺素1mg皮下注射　E. 安定10mg静脉滴注(2021)

【例12】男性,45岁。突发心脏骤停,经心肺复苏后血压恢复至90/50mmHg,心率34次/分。为提高患者心率,应选用的药物是

A. 阿托品　B. 肾上腺素　C. 利多卡因　D. 碳酸氢钠　E. 多巴酚丁胺(2024)

【例13】心脏性猝死的首要抢救措施是

A. 开放静脉通道　B. 人工呼吸　C. 胸外按压　D. 胸前捶击　E. 开放气道(2024)

常考点　感染性心内膜炎的临床表现及诊断;心脏骤停的病因及诊断,初级心肺复苏。

参考答案——详细解答见《2025国家临床执业及助理医师资格考试历年考点精析(上、下册)》

1. ABCDE　2. ABCDE　3. ABCDE　4. ABCDE　5. ABCDE　6. ABCDE　7. ABCDE
8. ABCDE　9. ABCDE　10. ABCDE　11. ABCDE　12. ABCDE　13. ABCDE

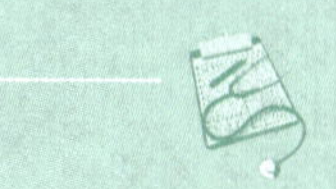

第14章　胃食管反流病、胃炎与消化性溃疡

考纲要求

①胃食管反流病。②急性胃炎。③慢性胃炎。④消化性溃疡(内科学部分)。

复习要点

一、胃食管反流病

胃食管反流病(GERD)是一种由胃十二指肠内容物反流入食管引起不适症状和/或并发症的疾病,其最常见的症状是烧心和反流,也可损伤食管邻近组织,出现食管外症状。根据是否引起食管黏膜糜烂、溃疡,GERD分为反流性食管炎和非糜烂性反流病。

1. 临床表现

(1)食管症状

①典型症状　烧心和反流是本病最常见的典型症状。烧心是指胸骨后或剑突下烧灼感。反流是指胃十二指肠内容物在无恶心和不用力的情况下,涌入咽部或口腔的感觉。含酸味时称为反酸。烧心和反流常发生于餐后1小时,卧位、弯腰或腹内压增加时可加重。

②非典型症状　是指除反流和烧心以外的食管症状。

A. 胸痛　由反流物刺激食管引起,发生在胸骨后,严重时表现为剧烈刺痛,可放射至心前区、后背、肩部、颈部、耳后,有时酷似心绞痛,可伴或不伴反流和烧心。

B. 吞咽困难或胸骨后异物感　见于部分病人,可能是由食管痉挛或功能紊乱所致,呈间歇性,进食固体或液体食物均可发生。

(2)食管外症状　由反流物刺激或损伤食管以外的组织或器官引起,如慢性咳嗽、咽喉炎、哮喘等。

【例1】胃食管反流病的典型症状是

A. 进行性吞咽困难　　B. 慢性咳嗽　　C. 反流和烧心
D. 咽部异物感　　E. 胸痛(2024)

2. 辅助检查

(1)内镜检查　是诊断反流性食管炎最准确的方法。

(2)食管反流监测　包括食管pH监测和食管阻抗pH监测,可用于评估症状与反流的相关性,提供反流的客观证据,是诊断GERD的"金标准"。

【例2】判断胃食管反流病严重程度与病理生理改变的最准确检查是

A. 胃镜　　B. 动态心电图　　C. 食管测压
D. 食管钡剂造影　　E. 24小时食管pH监测(2023)

注意:①内镜为最准确的检查方法或作为首选:反流性食管炎、消化性溃疡、上消化道出血、炎性肠病。
②食管反流监测是诊断胃食管反流病的"金标准"。

3. 诊断

(1)GERD的初步诊断　①有典型反流和烧心症状;②用质子泵抑制剂试验性治疗症状明显缓解。

(2)反流性食管炎的诊断 ①有反流和/或烧心症状;②胃镜下发现反流性食管炎。

(3)非糜烂性反流病的诊断 ①有反流和/或烧心症状;②胃镜检查阴性;③24 小时食管 pH 监测表明食管存在过度酸、碱反流;④质子泵抑制剂治疗有效。

4. 治疗

治疗目的在于控制症状、愈合黏膜、减少复发以及防治并发症。

治疗方案	药物或手术方式	适应证
质子泵抑制剂	奥美拉唑、兰索拉唑、泮托拉唑	首选药物,疗效最好,适用于重症病人,疗程 4~8 周
H_2 受体拮抗剂	法莫替丁、尼扎替丁、雷尼替丁	抑酸作用较 PPI 弱,适用于轻至中症病人,疗程 8~12 周
促胃肠动力药	多潘立酮、莫沙必利、伊托必利	适用于轻症病人,或作为抑酸药联用的辅助用药
抗酸药	碳酸氢钠片	仅用于症状轻、间歇发作的病人临时缓解症状
维持治疗	H_2 受体拮抗剂、质子泵抑制剂	质子泵抑制剂的疗效最好,为首选药物
手术治疗	抗反流手术 腹腔镜胃底折叠术目前最常用	需长期大剂量 PPI 维持治疗的病人 确诊由反流引起的严重呼吸道疾病、PPI 疗效不佳者

注意:治疗胃食管反流病效果最好的药物是质子泵抑制剂,维持治疗效果最好的也是质子泵抑制剂。

【例 3】男,60 岁。胸骨后疼痛伴反酸 3 个月。3 个月前,进餐后 1 小时出现胸骨后疼痛,为烧灼样痛,向背部放射。伴反酸、无烧心,感上腹胀满,嗳气。胃镜提示食管下段多发纵行黏膜破损,相互融合。该患者不宜使用的药物是

A. 雷尼替丁　　B. 铝碳酸镁　　C. 奥美拉唑

D. 多潘立酮　　E. 山莨菪碱(2024)

二、急性胃炎

急性胃炎是指各种病因引起的胃黏膜急性炎症,组织学上通常可见中性粒细胞浸润,包括急性糜烂出血性胃炎、急性幽门螺杆菌胃炎和除急性幽门螺杆菌胃炎以外的其他急性感染性胃炎。

1. 病因和发病机制

(1)应激 严重创伤、手术、多器官功能衰竭、败血症、精神紧张等,可导致胃黏膜微循环障碍、缺氧,黏液分泌减少,局部前列腺素合成不足,屏障功能损坏。

①Curling 溃疡　是指严重烧伤所致的急性胃黏膜病变(溃疡)。

②Cushing 溃疡　是指中枢神经系统疾病所致的急性胃黏膜病变(溃疡)。

(2)药物

①非甾体抗炎药(NSAIDs)　阿司匹林为环氧合酶(COX)抑制剂。COX 是花生四烯酸代谢的限速酶,有两种异构体:结构型 COX-1 和诱生型 COX-2。COX-1 在组织细胞中微量恒定表达,有助于上皮细胞的修复。COX-2 主要受炎症诱导表达,促进炎症介质的产生。非特异性 COX 抑制剂旨在抑制 COX-2,从而减轻炎症反应,但因其特异性差,同时也抑制了 COX-1,导致维持胃肠黏膜正常再生的前列腺素 E 合成不足,黏膜修复障碍,出现糜烂和出血,以胃窦多见。

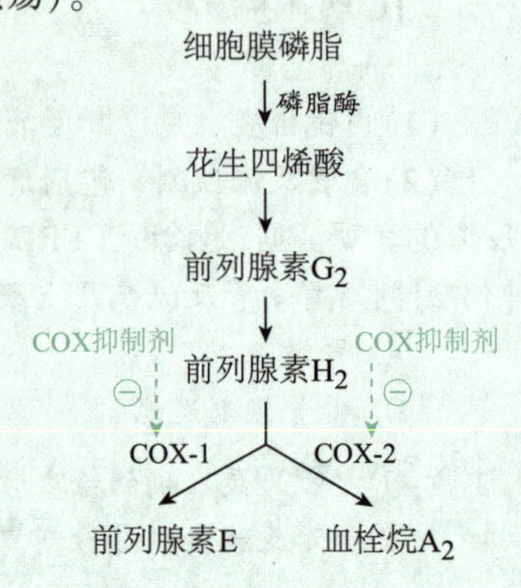

非甾体抗炎药导致胃黏膜损伤的机制

②抗肿瘤药物　在抑制肿瘤生长时,常对胃肠黏膜产生细胞毒作用,导致严重的黏膜损伤。

③口服铁剂、氯化钾　可导致胃黏膜糜烂。

(3)乙醇 具有亲脂性和溶脂能力,可导致胃黏膜糜烂及黏膜出血。

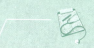

(4)**创伤和物理因素**　大剂量放射线照射等均可导致胃黏膜糜烂,甚至溃疡。

【例4】急性糜烂出血性胃炎最常见的原因是

A. 不洁饮食　　B. 剧烈呕吐　　C. 刺激性食物
D. 口服抗生素　　E. 口服非甾体抗炎药

A. Cushing 溃疡　　B. 胃溃疡　　C. Curling 溃疡
D. 食管腐蚀性溃疡　　E. 十二指肠溃疡

【例5】最易发生癌变的溃疡是
【例6】烧伤患者发生的溃疡是(2019、2022)

2. 临床表现

(1)**常见症状**　病人常有上腹痛、胀满、恶心、呕吐、食欲缺乏等。

(2)**重症病人**　可有呕血、黑粪、脱水、酸中毒或休克等。

(3)**轻症病人**　非甾体抗炎药所致者多数无症状,仅在胃镜检查时发现。

3. 诊断

(1)**病史**　多有服用非甾体抗炎药或危重病人进行机械通气的病史。

(2)**症状**　有上述症状。

(3)**确诊**　确诊有赖于急诊胃镜检查(出血发生后24~48小时内进行)。内镜下可见弥漫分布的多发性糜烂、出血灶和以浅表溃疡为特征的急性胃黏膜病损。胃黏膜活检为急性炎症。

4. 治疗

(1)**去除病因**　积极治疗原发疾病和创伤,纠正其引起的病理生理紊乱。

(2)**抑酸剂**　常用抑制胃酸分泌的药物,如 H_2 受体阻滞剂、质子泵抑制剂。

(3)**胃黏膜保护剂**　可促进胃黏膜修复,常用药物包括硫糖铝、米索前列醇等。

(4)**上消化道大出血的治疗**　应采取综合治疗措施。

【例7】患者,女性,72岁。上腹部疼痛1天。患者因"类风湿性关节炎"服用"布洛芬"治疗,3天后出现上腹部疼痛,伴恶心,呕吐咖啡样胃内容物1次,量约100ml。对于该患者的治疗,不恰当的是

A. 口服奥美拉唑　　B. 口服硫糖铝　　C. 口服法莫替丁
D. 急诊胃镜止血　　E. 停用布洛芬,改用双氯芬酸钠(2024)

三、慢性胃炎

慢性胃炎是指由多种病因引起的慢性胃黏膜炎症病变,分萎缩性胃炎、非萎缩性胃炎、特殊类型三大类。慢性萎缩性胃炎是指胃黏膜已发生萎缩性改变的慢性胃炎,又细分为自身免疫性胃炎(A型胃炎)和多灶萎缩性胃炎(B型胃炎)。

1. 病因及发病机制

(1)**幽门螺杆菌(Hp)感染**　是最常见病因。

(2)**碱性十二指肠液胃反流**　各种原因引起的胃肠道动力异常、肝胆道疾病及远端消化道梗阻导致的长期碱性十二指肠液反流,可引起胃黏膜慢性炎症。

(3)**药物和毒物**　服用非甾体抗炎药是反应性胃病的常见原因。乙醇是损伤胃黏膜的最常见毒物。

(4)**自身免疫**　胃壁细胞可分泌内因子,促进维生素 B_{12} 的吸收。当体内出现针对壁细胞或内因子的自身抗体时,自身免疫性的炎症反应导致壁细胞总数减少,内因子分泌减少,可导致维生素 B_{12} 吸收不良,出现巨幼细胞贫血,称为恶性贫血。本病在北欧发病率较高。

(5)**年龄因素和其他**　老年人胃黏膜可出现退行性改变,加之Hp感染率较高,使胃黏膜修复再生功能降低,炎症慢性化,上皮细胞增殖异常及胃腺体萎缩。

注意:①与幽门螺杆菌感染有关的疾病——消化性溃疡、B 型胃炎、胃癌、胃黏膜相关淋巴组织淋巴瘤。
②与幽门螺杆菌感染无关的疾病——胃食管反流病、急性糜烂出血性胃炎、A 型胃炎。

【例 8】慢性胃炎最主要的病因是

A. 刺激性食物　　B. 化学损伤　　C. 幽门螺杆菌感染
D. 药物损伤　　E. 物理损伤(2020、2022)

2. 临床表现

(1)症状　大多数病人无明显症状。即便有症状也多为非特异性。可表现为中上腹不适、饱胀、钝痛、烧灼痛等。也可呈食欲缺乏、嗳气、反酸、恶心等消化不良症状。

(2)体征　多不明显,可有上腹部轻压痛。

【例 9】慢性胃炎的临床表现一般不包括

A. 恶心、呕吐　　B. 反酸、烧心　　C. 贫血
D. 右季肋部痛　　E. 上腹部痛

3. 辅助检查及诊断

(1)胃镜及活组织检查　为最可靠的诊断方法,可同时行幽门螺杆菌检查。①慢性非萎缩性胃炎:内镜可见黏膜粗糙不平、出血点、出血斑、黏膜水肿、渗出等基本表现。②慢性萎缩性胃炎:内镜可见黏膜呈颗粒状、红白相间、黏膜血管显露、色泽灰暗、皱襞变平甚至消失。

(2)幽门螺杆菌检查　可在胃镜检查的同时进行快速尿素酶检查,也可采用非侵入性检查。

(3)血清测定　血清抗壁细胞抗体、内因子抗体、胃蛋白酶原Ⅰ和Ⅱ及其比值、胃泌素-17 及维生素 B_{12} 水平测定,有助于诊断自身免疫性胃炎。

4. 鉴别诊断

自身免疫性胃炎和慢性多灶萎缩性胃炎的鉴别如下。

	自身免疫性胃炎	慢性多灶萎缩性胃炎
别称	A 型胃炎、慢性胃体炎	B 型胃炎、慢性胃窦炎
累及部位	胃体、胃底	胃窦
基本病理变化	胃黏膜萎缩、腺体减少	胃黏膜萎缩、腺体减少
发病率	少见	很常见
病因	多由自身免疫反应引起	多由幽门螺杆菌感染引起(占 90%)
贫血	常伴有,甚至恶性贫血	无
血清维生素 B_{12}	降低(恶性贫血时吸收障碍)	正常
内因子抗体(IFA)	阳性(占 75%)	多为阴性
壁细胞抗体(PCA)	阳性(占 90%)	阳性(占 30%)(大多数为阴性)
胃酸	显著降低	正常或偏低
血清胃泌素	明显增高(恶性贫血时更高)	正常或偏低

注意:①A 型胃炎壁细胞受损,壁细胞数量减少,胃酸减少,负反馈调节使胃泌素分泌增多。
②A 型胃炎内因子分泌减少,致维生素 B_{12} 吸收不良、恶性贫血。

【例 10】慢性胃窦炎最常见的病因是

A. 自身免疫反应　　B. 幽门螺杆菌感染　　C. 胃酸分泌过多
D. 内因子缺乏　　E. 淋病奈瑟菌感染

【例 11】女,50 岁。纳差 5 年,面色苍白、乏力半年。胃镜检查见胃体黏膜苍白、变薄、血管透见明显。最

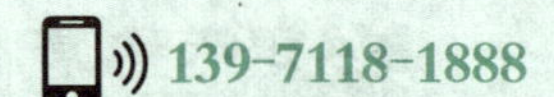

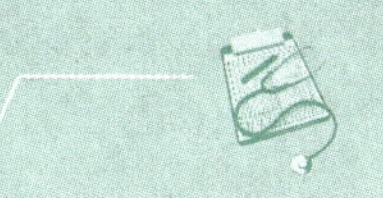

可能的实验室检查结果是

A. 基础胃酸分泌增加　B. 正细胞正色素性贫血　C. 血液酸水平升高
D. 血促胃液素水平降低　E. 血维生素 B_{12} 水平降低

【例 12】男，65 岁。间断腹胀、上腹隐痛 25 年。胃镜检查提示胃体黏膜变薄，血管透见，皱襞稀疏。患者可能缺乏的维生素是

A. 维生素 B_2　B. 维生素 B_4　C. 维生素 B_{12}
D. 维生素 C　E. 维生素 D(2022)

【例 13】男，62 岁。上腹部隐痛 5 年，进食后或情绪不佳时明显。查体：心、肺(-)，腹软，上腹部轻压痛。胃镜下见胃黏膜红白相间，黏膜皱襞扁平，黏膜下血管网易见。该患者最可能的诊断是

A. 消化性溃疡　B. 急性糜烂出血性胃炎　C. 胃癌
D. 慢性非萎缩性胃炎　E. 慢性萎缩性胃炎(2024)

5. 治疗

大多数成人胃黏膜均有轻度非萎缩性胃炎，如 Hp 阴性，且无糜烂、无症状，可不予治疗。如慢性胃炎波及黏膜全层或呈活动性，出现癌前情况，如肠上皮化生、假幽门腺化生、萎缩、异型增生，应予治疗。

(1) 对因治疗

①幽门螺杆菌相关胃炎　多采用四联治疗，即 1 种 PPI+2 种抗生素+1 种铋剂，疗程 10~14 天。

抗生素	克拉霉素、羟氨苄青霉素(阿莫西林)、甲硝唑、替硝唑、喹诺酮类抗生素、呋喃唑酮、四环素
PPI	奥美拉唑、兰索拉唑、泮托拉唑、雷贝拉唑、埃索美拉唑、艾普拉唑
铋剂	枸橼酸铋钾、果胶铋、次碳酸铋

②十二指肠-胃反流　可用保护胃黏膜、改善胃肠动力等药物。

③胃黏膜营养因子缺乏　可补充复合维生素，恶性贫血者需终身注射维生素 B_{12}。

(2) 对症治疗　抑制胃酸分泌、促进胃肠动力、保护胃黏膜等。

(3) 癌前状态处理　在根除 Hp 的前提下，适量补充复合维生素、含硒药物等。对于药物不能逆转的局灶高级别上皮内瘤变(含重度异型增生、原位癌)，可在胃镜下行黏膜切除术。

【例 14】男性，30 岁。上腹部不适 5 个月。其父亲有胃癌病史。胃镜检查提示轻度异型增生。该患者经初步治疗后症状缓解，下一步应该采取的治疗措施是

A. 安慰治疗　B. 胃黏膜剥脱治疗　C. 质子泵抑制剂
D. 定期胃镜随访　E. 手术治疗(2024)

四、消化性溃疡

消化性溃疡是指胃、十二指肠黏膜发生的炎性缺损，与胃液的胃蛋白酶消化和胃酸作用有关，病变穿透黏膜肌层或达更深层次。消化性溃疡常发生于胃、十二指肠，也可发生于食管-胃吻合口、胃-空肠吻合口或附近、含有胃黏膜的 Meckel 憩室等。消化性溃疡是一种全球性常见病，男性多于女性，可发生于任何年龄段，约有 10%的人在一生中患过本病。十二指肠溃疡(DU)多于胃溃疡(GU)，两者之比约为 3∶1。十二指肠溃疡多见于青壮年，胃溃疡则多见于中老年人。

1. 病因和发病机制

(1) 胃酸和胃蛋白酶　消化性溃疡是胃酸、胃蛋白酶的侵袭作用与黏膜屏障的防御能力间失去平衡所致。胃溃疡在发病机制上以黏膜屏障防御功能降低为主，十二指肠溃疡以高胃酸分泌起主导作用。

①胃酸　正常人胃黏膜约有 10 亿个壁细胞，每小时分泌盐酸约 22mmol；而十二指肠溃疡病人的壁细胞总数平均为 19 亿个，每小时分泌盐酸约 42mmol，比正常人高出 1 倍左右。

②胃蛋白酶　为消化性溃疡发病的另一重要因素，其活性依赖于胃液的 pH，pH 为 2~3 时，胃蛋白酶

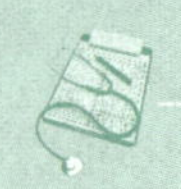

原易被激活;pH>4时,胃蛋白酶失活。因此,抑制胃酸分泌可同时抑制胃蛋白酶的活性。

(2)幽门螺杆菌(Hp) 是消化性溃疡的重要致病因素。十二指肠溃疡病人的Hp感染率可高达90%以上,胃溃疡的Hp阳性率为60%~90%。在Hp阳性率高的人群中,消化性溃疡的患病率也较高。根除Hp有助于溃疡的愈合及显著降低消化性溃疡的复发率。

(3)药物 非甾体抗炎药是导致消化性溃疡最常见的药物。长期服用阿司匹林、布洛芬、吲哚美辛等易发生消化性溃疡。非甾体抗炎药引起的胃溃疡常见于胃大弯和胃窦。糖皮质激素、氯吡格雷、双膦酸盐、西罗莫司等药物与消化性溃疡的发生也有一定关系。

(4)黏膜防御与修复异常 胃黏膜防御和修复功能对维持黏膜的完整性、促进溃疡愈合非常重要。

(5)遗传易感性 部分消化性溃疡病人有明显的家族史,存在遗传易感性。

(6)其他 大量饮酒、长期吸烟、应激等是消化性溃疡的常见诱因。

【例15】胃溃疡的主要发病机制是

A. 胃黏膜屏障受损　B. 胃酸分泌过多　C. 迷走神经功能亢进
D. 胃泌素分泌增加　E. 胃蠕动增强(2022)

【例16】消化性溃疡最常见的发病原因是

A. 幽门螺杆菌感染　B. 前列腺素合成减少　C. 表皮生长因子合成减少
D. 急性应激　E. 胃和十二指肠黏膜缺血、缺氧(2024)

2. 临床表现

(1)症状 典型症状是上腹痛,性质可有钝痛、隐痛、灼痛、胀痛、剧痛、饥饿样不适,特点:①慢性过程,病程可达数年或十余年;②反复或周期性发作,发作期可为数周或数个月,发作有季节性,多在秋冬和冬春之交发病;③部分病人有与进餐相关的节律性上腹痛,餐后痛多见于胃溃疡,饥饿痛或夜间痛、进餐缓解多见于十二指肠溃疡;④腹痛可被抑酸剂或抗酸剂缓解。

(2)体征 发作时剑突下、上腹部或右上腹部可有局限性压痛,缓解后无明显体征。

(3)十二指肠溃疡与胃溃疡的区别

	十二指肠溃疡(DU)	胃溃疡(GU)
好发部位	球部(前壁或后壁多见)	胃角和胃窦小弯
发病年龄	青壮年	中老年人
发病机理	主要是侵袭因素增强	主要是保护因素减弱
基础胃酸分泌量(BAO)	增高	正常或偏低
最大胃酸分泌量(MAO)	增高(20%~50%)	正常或偏低
与非甾体抗炎药的关系	5%的十二指肠溃疡与之有关	25%的胃溃疡与之有关
Hp感染率	90%以上	60%~90%
疼痛	餐前痛→进餐后缓解→餐后2~4小时再痛→进食后缓解(疼痛→进食→缓解)	餐后1小时疼痛→1~2小时逐渐缓解→下次进餐再痛(进食→疼痛→缓解)
腹痛特点	多为饥饿痛、夜间痛	多为餐后痛、进食痛,夜间痛少见
癌变	尚未发现癌变	癌变率<1%
复发率	高	低

注意:①十二指肠球部溃疡的腹痛规律:疼痛→进食→缓解。②胃溃疡的腹痛规律:进食→疼痛→缓解。③溃疡性结肠炎的腹痛规律:疼痛→便意→便后缓解。④克罗恩病的腹痛规律:进食→加重→便后缓解。⑤肠易激综合征的腹痛规律:疼痛→排便→缓解。

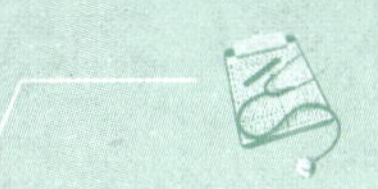

【例 17】男，24 岁。间断上腹痛 2 年。多为饥饿痛，餐后缓解。最可能的诊断是

A. 胃溃疡　　B. 十二指肠溃疡　　C. 复合性溃疡
D. 慢性胃炎　　E. 胃痉挛(2024)

3. 辅助检查

(1)胃镜检查及活检　是确诊消化性溃疡的首选检查方法和金标准。

(2)X 线钡剂造影　为确诊消化性溃疡的次选检查方法，目前应用较少。

(3)幽门螺杆菌检查　分侵入性检查和非侵入性检查两种。

①侵入性检查　需通过胃镜检查取胃黏膜活组织进行检测，主要包括快速尿素酶试验、胃黏膜组织学切片染色检查、幽门螺杆菌培养。采集胃黏膜进行细菌培养，一般不用于临床常规诊断，多用于科研。

②非侵入性检查　主要包括^{13}C 或^{14}C 尿素呼气试验、粪便幽门螺杆菌抗原检测、血清学检查等。不需胃镜检查，病人依从性好，准确性较高，目前被广泛用于各医院。

检查项目	特点	适应证/评价
快速尿素酶试验	利用幽门螺杆菌可产生尿素酶的原理 用试纸检测，操作简便，费用低廉	为侵入性检查的首选方法
胃黏膜组织切片镜检	可直接观察 Hp，与常规 HE 染色相比，采用特殊染色(银染、改良 Giemsa 染色)可提高阳性率	为 Hp 检测的金标准之一
Hp 培养	技术要求较高，主要用于科研	临床上尚未普及
^{14}C 尿素呼气试验	敏感性及特异性均高，不需胃镜检查，病人依从性好	为 Hp 检测的金标准之一 根除 Hp 治疗后复查的首选方法
粪便 Hp 抗原检测	仅提示胃肠道内有无幽门螺杆菌存在	临床应用价值不大
血清学检查	定性检测血清 Hp 抗体 IgG，提示近期是否感染 Hp 不受近期 PPI 治疗影响而呈假阴性	不宜作为根除 Hp 治疗后的复查

(4)粪便隐血试验　了解溃疡有无合并出血。

注意：①确诊消化性溃疡——首选胃镜检查，次选 X 线钡剂造影。
②检查 Hp——侵入性检查首选经胃镜的快速尿素酶试验，治疗后复查首选^{14}C 尿素呼气试验。
③近期应用抗生素、质子泵抑制剂、铋剂等，可造成幽门螺杆菌检查呈假阴性，血清学检查例外。

【例 18】不能提示幽门螺杆菌现症感染的检查是

A. ^{13}C 呼气试验阳性　　B. 快速尿素酶试验阳性　　C. 胃黏膜组织活检阳性
D. 血清幽门螺杆菌抗体阳性　　E. 胃黏膜组织 Warthin-Starry 银染色阳性(2024)

A. 胃组织学检查　　B. 快速尿素酶试验　　C. 幽门螺杆菌培养
D. ^{14}C 尿素呼气试验　　E. 血清幽门螺杆菌抗体检测

【例 19】侵入性检查幽门螺杆菌的首选方法是

【例 20】行幽门螺杆菌根除治疗后复查的首选方法是(2017)

【例 21】不能作为判断幽门螺杆菌是否根除的检验方法是(2021)

4. 诊断

慢性病程、周期性发作、节律性上腹疼痛、非甾体抗炎药服用史等是诊断消化性溃疡的重要线索，确诊有赖于胃镜检查。X 线钡餐检查发现龛影也有确诊价值。

【例 22】男，40 岁。反复发作上腹部不适、疼痛 6 年。疼痛多发生在餐后约 60 分钟，1～2 小时后逐渐缓解。查体：腹平软，肝脾未触及，上腹轻度压痛，无反跳痛，移动性浊音(−)。上消化道 X 线钡餐造影：胃小弯侧 1.5cm 壁外龛影，大弯侧有痉挛性切迹。最可能的诊断是

A. 胃憩室　　B. 胃炎　　C. 胃溃疡
D. 胃癌　　E. 胃平滑肌瘤(2020)

5. 并发症

出血	①15%~25%的患者可并发出血。出血是消化性溃疡最常见的并发症 ②10%~25%的患者以消化道出血为首发症状。③十二指肠溃疡比胃溃疡更易出血
穿孔	穿孔率1%~5%。穿孔后果:溃破入腹腔引起腹膜炎;穿孔受阻于毗邻器官;穿入空腔器官形成瘘管
梗阻	发生率2%~4%。主要由十二指肠溃疡或幽门管溃疡引起
癌变	十二指肠溃疡一般不癌变;胃溃疡癌变率约1%。癌变常发生在溃疡边缘,故活检时应取此处组织

注意:①消化性溃疡最常见的并发症是上消化道出血,上消化道出血最常见的病因是消化性溃疡。
②十二指肠溃疡最少见的并发症是癌变(因十二指肠溃疡一般不癌变)。

【例23】消化性溃疡最常见的并发症是
A. 腹腔脓肿　　B. 癌变　　C. 出血
D. 幽门梗阻　　E. 穿孔(2018)

【例24】男,35岁。反复上腹痛5年,再发1个月,加重2天。5年来反复上腹痛,多发生于饥饿时,进食及口服碱性药可缓解,1个月来再发上腹痛,口服碱性药物缓解不满意,2天来上腹痛加重向后背放射。查体:上腹部压痛。血清淀粉酶320U/L。该患者最可能的诊断是
A. 胃窦溃疡　　B. 胃体溃疡　　C. 胃底溃疡
D. 十二指肠球前壁溃疡　　E. 十二指肠球后壁溃疡(2017)

6. 治疗

(1)治疗目标　去除病因、控制症状、促进溃疡愈合、预防复发、避免并发症。

(2)抑制胃酸分泌　目前常用于抑制胃酸分泌的药物有两种,即H_2受体拮抗剂和质子泵抑制剂。

	H_2受体拮抗剂	质子泵抑制剂(PPI)
代表药物	法莫替丁>雷尼替丁=尼扎替丁>西咪替丁	奥美拉唑、泮托拉唑、雷贝拉唑
作用机制	抑制壁细胞的H_2受体 抑制基础胃酸、夜间胃酸的分泌	不可逆地抑制壁细胞H^+-K^+-ATP酶 抑酸时间可长达72小时,2~3天可控制症状
特点	疗效好,用药方便,价格适中,不良反应少	抑酸作用最强,最持久,疗效最好,价格昂贵
溃疡愈合	胃溃疡和十二指肠溃疡6周愈合率分别为80%~95%、90%~95%	胃溃疡和十二指肠溃疡4周愈合率分别为80%~96%、90%~100%

(3)根除Hp　对Hp引起的消化性溃疡,根除Hp不但可促进溃疡愈合,而且可显著降低溃疡复发率。用常规抑酸治疗愈合的溃疡年复发率为50%~70%,而根除Hp可使溃疡复发率降至5%以下。

①指征、方案和疗程　消化性溃疡不论活动与否,Hp阳性病人均应根除Hp。根除Hp多采用四联治疗,即1种PPI+2种抗生素+1种铋剂,疗程10~14天。

质子泵抑制剂	胶体铋剂	抗菌药物
奥美拉唑20mg,每日2次	枸橼酸铋钾240mg,每日2次	克拉霉素500mg,每日2次
兰索拉唑30mg,每日2次	次碳酸铋300mg,每日2次	阿莫西林1000mg,每日2次
泮托拉唑20mg,每日2次		甲硝唑400mg,每日2次
以上任选1种	以上任选1种	以上任选2种

②复检Hp　对有并发症和经常复发的消化性溃疡病人,应追踪抗Hp的疗效,在治疗结束至少4周

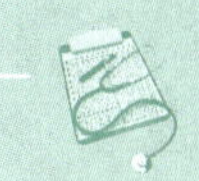

后复检 Hp，且在检查前应停用 PPI 或抗生素 2 周，否则会有假阴性结果。首选非侵入性的^{14}C 尿素呼气试验。

(4)保护胃黏膜　常用药物为铋剂，弱碱性抗酸剂临床上很少应用。

种类	代表药	作用机制	副作用或注意事项
铋剂	三钾二枸橼酸铋 次碳酸铋 果胶铋	①分子量较大，在酸性溶液中呈胶体状，与溃疡基底面的蛋白形成蛋白-铋复合物，覆于溃疡表面，阻隔胃酸、胃蛋白酶对黏膜的侵袭损害 ②可包裹 Hp 菌体，干扰 Hp 代谢，发挥杀菌作用	舌苔和粪便发黑 肾功能不良者禁用
弱碱性抗酸剂	铝碳酸镁 磷酸铝、硫糖铝 氢氧化铝凝胶	可中和胃酸，起效较快，可短暂缓解疼痛 能促进前列腺素合成，增加胃黏膜血流量 刺激胃黏膜分泌 HCO_3^- 和黏液	被视为黏膜保护剂
前列腺素类药	米索前列醇 (10 版《内科学》已删除)	抑制胃酸分泌；增加胃黏膜血流量 增加胃十二指肠黏膜黏液和碳酸氢盐分泌	腹泻 收缩子宫，孕妇忌用

(5)消化性溃疡的治疗方案及疗程　为达到溃疡愈合，抑酸药物的疗程通常为 4~6 周，一般推荐十二指肠溃疡的 PPI 疗程为 4 周，胃溃疡疗程为 6~8 周。根除 Hp 所需的 1~2 周疗程既可重叠在 4~8 周的抑酸药物疗程内，也可在抑酸疗程结束后进行。

(6)维持治疗　溃疡愈合后大多数病人可以停药。但对溃疡多次复发者，可给予维持治疗，即较长时间服用维持剂量的 H_2 受体拮抗剂或 PPI，疗程短者 3~6 个月，长者 1~2 年。

【例 25】男，35 岁。间断上腹隐痛 5 年。饥饿时疼痛加重，进餐后缓解，多于秋季发作，伴上腹胀满、嗳气、反酸等。^{13}C-尿素呼气试验阳性。该患者合适的治疗方案是

A. 法莫替丁+阿莫西林+克拉霉素+甲硝唑　B. 奥美拉唑+阿莫西林+克拉霉素+甲硝唑
C. 枸橼酸铋钾+阿莫西林+克拉霉素+甲硝唑　D. 法莫替丁+枸橼酸铋钾+阿莫西林+克拉霉素
E. 奥美拉唑+枸橼酸铋钾+阿莫西林+克拉霉素(2024)

【例 26】男，26 岁。周期性上腹痛 3 年，空腹及夜间加重，进食后缓解。^{13}C 尿素呼气试验阳性。预防复发的最重要措施是

A. 外科手术　B. 内镜治疗　C. 抗酸剂维持治疗
D. 根除幽门螺杆菌治疗　E. 胃黏膜保护剂维持治疗(2020)

【例 27】为判断幽门螺杆菌是否被根除，正确的检查时间应在治疗结束后至少

A. 3 天　B. 1 周　C. 2 周
D. 3 周　E. 4 周(2022)

▶常考点　胃食管反流病的临床表现、检查及治疗；慢性胃炎鉴别表；消化性溃疡的特点及治疗。

参考答案——详细解答见《2025 国家临床执业及助理医师资格考试历年考点精析(上、下册)》

1. ABCDE　2. ABCDE　3. ABCDE　4. ABCDE　5. ABCDE　6. ABCDE　7. ABCDE
8. ABCDE　9. ABCDE　10. ABCDE　11. ABCDE　12. ABCDE　13. ABCDE　14. ABCDE
15. ABCDE　16. ABCDE　17. ABCDE　18. ABCDE　19. ABCDE　20. ABCDE　21. ABCDE
22. ABCDE　23. ABCDE　24. ABCDE　25. ABCDE　26. ABCDE　27. ABCDE

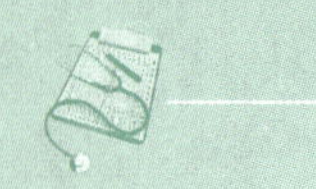

第 15 章　结核性腹膜炎与溃疡性结肠炎

▶考纲要求

①结核性腹膜炎。②溃疡性结肠炎。

▶复习要点

一、结核性腹膜炎

结核性腹膜炎是由结核分枝杆菌引起的慢性弥漫性腹膜感染,好发于中青年,女性多见,男女之比为 1:2。

1. 临床表现

(1)全身症状　结核毒血症常见,主要是低热与中等热,呈弛张热或稽留热,可有盗汗。

(2)腹痛　位于脐周、下腹或全腹,常表现为持续性或阵发性隐痛。

(3)腹部触诊　常有揉面感,系腹膜受刺激或因慢性炎症而增厚、腹壁肌张力增高、腹壁与腹内脏器粘连引起的触诊感觉,并非特征性体征。腹部压痛多较轻。

(4)腹胀、腹水　常有腹胀,伴有腹部膨隆,可有少量至中等量腹水。

(5)腹部肿块　多见于粘连型或干酪型,以脐周为主。肿块多由增厚的大网膜、肿大的肠系膜淋巴结、粘连成团的肠曲、干酪样坏死脓性物积聚而成,其大小不一,表面不平。

(6)其他　腹泻常见,大便呈糊样。

2. 辅助检查

(1)血沉　血沉是判断结核病是否活动的简易指标。

(2)结核菌素试验(PPD)或结核感染 T 细胞斑点试验(T-SPOT)　强阳性对诊断有帮助,但不能确诊本病。

(3)腹水检查　腹水多为草黄色渗出液,静置后可自然凝固,少数浑浊或呈淡血性,偶见乳糜性。腹水检查的生化特点为:①比重>1.018。②蛋白质定性试验阳性,定量>30g/L。③WBC>$500×10^6$/L,以淋巴细胞或单核细胞为主。④腺苷脱氨酶(ADA)活性常增高,但需排除恶性肿瘤,如测定 ADA 同工酶 ADA2 升高则对本病的诊断有一定特异性。⑤普通细菌培养阴性,结核分枝杆菌培养的阳性率很低。⑥腹水细胞学检查的目的是排除癌性腹水。

(4)腹部 B 超　可在 B 超定位下穿刺抽腹水,B 超对腹部包块性质的鉴别有一定帮助。

(5)X 线　腹部 X 线片有时可见到钙化影,提示钙化的肠系膜淋巴结结核。

(6)腹腔镜　腹腔镜+活检对诊断有困难者具有确诊价值,一般适用于有游离腹水的患者。

【例 1】对于诊断结核性腹膜炎最有价值的检查是

A. B 超　　B. X 线片　　C. 腹腔镜
D. 腹部 CT　　E. 腹水穿刺(2024)

【例 2】女,18 岁。低热、盗汗 3 个月,腹胀 1 个月。B 超提示中量腹腔积液。为明确诊断,首选检查是

A. 腹部 CT　　B. 腹腔穿刺、腹腔积液检测　　C. 结肠镜
D. 腹腔镜　　E. 血清结核抗体检查(2024)

【例 3】男性,46 岁。低热、盗汗、乏力 1 个月。近期出现腹胀。查体:T37.8℃,P70 次/分,R14 次/分,BP125/80mmHg。双肺呼吸音清晰,全腹轻压痛,腹壁柔韧感,移动性浊音阳性。最可能的诊断是

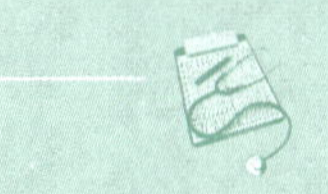

A. 结核性腹膜炎　　B. 肝硬化并自发性腹膜炎　　C. 恶性肿瘤腹膜转移
D. 原发性肝癌　　E. 肠结核(2023)

注意:腹壁柔韧感(揉面感)是结核性腹膜炎具有诊断意义的体征,此征可见于腹膜转移癌。

A. 血性腹水　　B. 腹水白细胞数>500×10^6/L,以多核细胞为主
C. 乳糜性腹水　　D. 腹水比重<1.018,蛋白<25g/L
E. 腹水比重>1.018,蛋白>30g/L,腹水白细胞以单核细胞为主

【例 4】最支持结核性腹膜炎诊断的是
【例 5】最支持肝硬化腹水诊断的是

3. 诊断和鉴别诊断

(1)诊断　本病诊断较困难,有下列情况应考虑本病:
①中青年病人,有结核病史,伴有其他器官结核病证据。
②长期发热原因不明,伴有腹痛、腹胀、腹水、腹壁柔韧感或腹部包块。
③腹水为渗出液,以淋巴细胞为主,普通细菌培养阴性,ADA 明显增高。
④X 线胃肠钡剂检查发现肠粘连等征象,腹部平片有肠梗阻或散在钙化点。
⑤结核菌素试验或 T-SPOT 试验呈强阳性。

(2)鉴别诊断　本病需与以下疾病相鉴别。
①以腹水为主要表现者　需与腹腔恶性肿瘤、肝硬化腹水、结缔组织病等鉴别。
②以腹部包块为主要表现者　需与腹部肿瘤、克罗恩病等鉴别。
③以发热为主要表现者　需与长期发热的其他疾病鉴别。
④以急性腹痛为主要表现者　需与外科急腹症鉴别。

4. 治疗

尽早给予合理、足够疗程的抗结核化学药物治疗,以达到早日康复、避免复发和防止并发症的目的。

(1)抗结核化学药物治疗　①对于一般渗出型病例,由于腹水及症状消失常不需太长时间,病人可能会自行停药而导致复发,故必须强调全程规则治疗。②对粘连型或干酪型病例,由于大量纤维增生,药物不易进入病灶达到应有浓度,病变不易控制,故应加强抗结核化学药物的联合应用,并适当延长抗结核疗程。

(2)大量腹水的治疗　可适当放腹水以减轻症状。

(3)手术治疗　手术适应证包括:①并发完全性肠梗阻或不全性肠梗阻经内科治疗无效;②急性肠穿孔,或腹腔脓肿经抗生素治疗无效;③肠瘘经抗结核化学药物治疗与加强营养而未能闭合;④与急腹症不能鉴别时,可行手术探查。

二、溃疡性结肠炎

溃疡性结肠炎是一种病因不明的结直肠慢性非特异性炎症性疾病,病变主要局限于大肠黏膜与黏膜下层。临床表现为腹痛、腹泻及黏液脓血便。主要累及结直肠,呈连续性病变。

1. 临床表现

反复发作的腹泻、黏液脓血便及腹痛是溃疡性结肠炎的主要临床表现。

(1)消化系统表现
①腹泻　活动期最重要的表现,与炎症导致结肠黏膜对水、钠吸收障碍以及结肠运动功能失常有关。
②黏液脓血便　大便次数、便血程度与病情轻重有关,轻者排便 2~3 次/日,便血少或无;重者排便>10 次/日,明显黏液脓血便,甚至大量便血。
③腹痛　多有轻至中度腹痛,为左下腹或下腹隐痛。常有里急后重感,便后腹痛缓解。
④体征　轻、中度病人仅有左下腹轻压痛,重度病人可有腹部明显压痛。若出现腹肌紧张、反跳痛、

肠鸣音减弱等体征,应警惕中毒性巨结肠、肠穿孔等并发症。

(2)全身反应 发热、营养不良。

(3)肠外表现 包括口腔复发性溃疡、结节性红斑、坏疽性脓皮病、外周关节炎、巩膜外层炎、前葡萄膜炎、骶髂关节炎、强直性脊柱炎、原发性硬化性胆管炎、淀粉样变性等。

(4)临床分型

①临床类型 分为初发型、慢性复发型。初发型是指无既往史的首次发作。慢性复发型临床上最多见,指缓解后再次出现症状,常表现为发作期与缓解期交替。

②疾病分期 分为活动期和缓解期,活动期按严重程度分为轻、中、重三度。

轻度	排便≤3 次/日,便血轻或无,体温<37.8℃,脉搏<90 次/分,血红蛋白>105g/L,血沉<20mm/h
中度	介于轻度与重度之间
重度	腹泻≥6 次/日,明显血便,体温>37.8℃、脉搏>90 次/分,血红蛋白<105g/L,血沉>30mm/h

③病变范围 分为直肠炎、左半结肠炎及广泛结肠炎。

注意:①溃疡性结肠炎的溃疡病变一般局限于黏膜与黏膜下层,很少累及肌层,很少引起结肠穿孔。
②溃疡性结肠炎很少引起肠瘘,易导致肠瘘是克罗恩病的特点。

【例 6】典型溃疡性结肠炎患者的粪便特点是

A. 脂肪泻　　B. 白陶土样便　　C. 含泡沫黄稀便
D. 大量水样便　　E. 黏液脓血便

2. 辅助检查

	溃疡性结肠炎	克罗恩病
血液检查	贫血,活动期血沉加快、C 反应蛋白增高	贫血,活动期血沉加快、C 反应蛋白增高
粪便检查	肉眼见黏液脓血,镜下见红细胞和脓细胞	隐血试验阳性
钡剂灌肠	①黏膜粗乱和/或颗粒状改变;②多发性浅溃疡、小龛影、炎性息肉;③肠管缩短、铅管征	肠道炎性改变:黏膜皱襞粗乱、纵行溃疡、鹅卵石征、假息肉、瘘管形成,病变呈节段分布
结肠镜检	是本病诊断和鉴别诊断的最重要手段之一 镜下示黏膜血管纹理模糊、紊乱;弥漫性糜烂、多发性浅溃疡;黏膜粗糙,呈细颗粒状	一般表现为节段性、非对称性的各种黏膜炎症 非连续性病变(节段性病变) 纵行溃疡,鹅卵石样外观
活检	弥漫性炎症细胞浸润,无肉芽肿病变	典型改变为非干酪性肉芽肿

注意:①表中的绿色字为特征性表现,是解题的关键,请牢记。
②确诊溃疡性结肠炎首选结肠镜,次选 X 线钡剂灌肠。钡剂灌肠仅用于结肠镜检查有困难者。
③重度、暴发型溃疡性结肠炎病例不宜行钡剂灌肠检查,以免加重病情或诱发中毒性巨结肠。

【例 7】女,32 岁。左下腹痛 2 个月。黄稀便,每日 3 次。结肠镜示:直肠、乙状结肠糜烂及浅溃疡,大范围充血、水肿。最可能的诊断是

A. 克罗恩病　　B. 肠结核　　C. 结肠癌
D. 慢性肠炎　　E. 溃疡性结肠炎

3. 诊断与鉴别诊断

(1)诊断 具有持续或反复发作腹泻和黏液脓血便、腹痛、里急后重,伴或不伴不同程度的全身症状,应考虑本病。结肠镜检查至少有 1 项重要改变及黏膜活检所见即可确诊。

(2)鉴别诊断 溃疡性结肠炎需与下列疾病相鉴别。

①急性细菌性痢疾 粪便可分离出致病菌,抗生素治疗有效,通常在 4 周内痊愈。

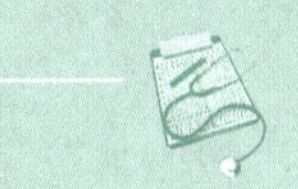

②血吸虫病　有疫水接触史，常有肝、脾大，粪便检查可发现血吸虫卵，毛蚴孵化阳性。

③大肠癌　多见于中年以后，直肠指检常触及肿块，结肠镜及活检可确诊。

④结肠克罗恩病与肠结核

	结肠克罗恩病	肠结核	溃疡性结肠炎
腹痛	最常见，位于右下腹或脐周	右下腹痛	左下腹或下腹痛
腹痛特点	腹痛—进食加重—便后缓解	腹痛—进食加重—便后缓解	腹痛—便意—便后缓解
腹泻	常见	腹泻便秘交替	多见
大便性状	糊状，无脓血和黏液	糊状，无脓血和黏液	黏液脓血便（活动期）
里急后重	无（累及直肠、肛管时可有）	无	可见（病变在直肠者可有）
腹部包块	见于 10%~20%的患者	增生型肠结核可有	无
瘘管	多见（为特征性临床表现）	少见	罕见
直肠肛管病变	见于部分患者	无	见于大多数患者
全身症状	发热、营养障碍	低热、盗汗	发热、消瘦、贫血
肠外表现	多种	肺结核	多种
肠镜检查	纵行溃疡，黏膜呈鹅卵石样，病变间黏膜正常	回盲部黏膜充血、水肿、溃疡形成、炎性息肉、肠腔狭窄	浅表溃疡，黏膜弥漫性充血水肿、颗粒状，脆性增加
活组织检查	裂隙状溃疡、非干酪性肉芽肿、黏膜下层淋巴细胞聚集	可发现肉芽肿、干酪样坏死、抗酸杆菌等	固有膜全层弥漫性炎症、隐窝脓肿、隐窝结构明显异常
钡剂灌肠	肠黏膜粗乱，纵行溃疡 鹅卵石征，假息肉，瘘管	溃疡型肠结核 X 线钡剂灌肠显示激惹征（跳跃征）	黏膜粗乱，颗粒样改变 多发性浅溃疡，铅管征

注意：①脓血便——溃疡性结肠炎、直肠癌。

②不伴脓血便——肠结核、克罗恩病、肠易激综合征。

4. 治疗

（1）控制炎症反应

①氨基水杨酸制剂　包括 5-氨基水杨酸和柳氮磺吡啶，用于轻、中度病人的诱导缓解及维持治疗。

A. 5-氨基水杨酸（5-ASA）　诱导治疗期 3~4g/d 口服，症状缓解后相同剂量或减量维持治疗。5-ASA 灌肠剂适用于病变局限在直肠及乙状结肠者，栓剂适用于病变局限在直肠者。

B. 柳氮磺吡啶（SASP）　疗效与 5-ASA 相似，但不良反应较 5-ASA 多见。

C. 5-氨基水杨酸控释制剂　美沙拉嗪、奥沙拉嗪、巴柳氮为 5-氨基水杨酸控释制剂，口服后可避免在小肠被吸收，而在结肠内发挥作用，因此不良反应少见，适用于病变广布结肠者。

②糖皮质激素　首选用于 5-氨基水杨酸疗效不佳的中度及重度病人，可口服给药（泼尼松）、静脉给药（氢化可的松、甲泼尼龙）。糖皮质激素只能用于活动期的诱导缓解，症状控制后应逐渐减量至停药，不宜长期使用，不能用于维持治疗。减量期间，可加用免疫抑制剂或 5-氨基水杨酸维持治疗。

③免疫抑制剂　用于 5-氨基水杨酸维持治疗疗效不佳、症状反复发作、激素依赖者的维持治疗。起效缓慢，不单独用于活动期的诱导治疗。常用制剂有硫唑嘌呤、巯嘌呤。维持治疗通常不少于 4 年。

④生物制剂　抗 TNF-α 单抗（英夫利昔单抗、阿达木单抗）、抗人 $\alpha_4\beta_7$ 整合素单抗（维得利珠单抗）、抗 IL-12/IL-23 单抗（乌司奴单抗）可用于诱导缓解期和维持期的治疗。

⑤口服小分子药物　非受体型酪氨酸蛋白激酶抑制剂（乌帕替尼）可用于诱导缓解期和维持期治疗。

（2）对症治疗　及时纠正水、电解质平衡紊乱；严重贫血者可输血；低蛋白血症者应补充清蛋白。病情严重者应禁食，并予完全胃肠外营养。

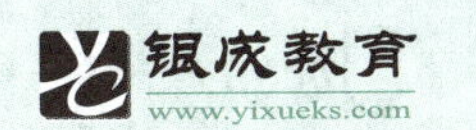

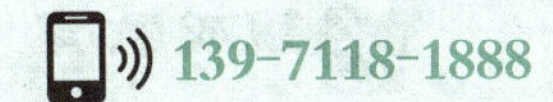

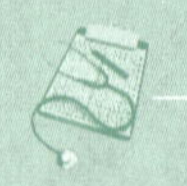

(3)手术治疗

①紧急手术指征　并发大出血、肠穿孔、中毒性巨结肠经内科治疗无效者。

②择期手术指征　并发结肠癌变,内科治疗效果不佳,药物副反应太大不能耐受者。

(4)治疗方案的选择　溃疡性结肠炎的治疗药物及方案选择如下。

常考药物	所属类别	作用部位	适应证
柳氮磺吡啶	氨基水杨酸制剂	结肠+小肠	轻、中度,重度者经激素治疗后维持
美沙拉嗪、奥沙拉嗪、巴柳氮	5-氨基水杨酸控释制剂	结肠	结肠病变严重者
泼尼松、氢化可的松、地塞米松	糖皮质激素	结肠+小肠	重度病例,控制病情最有效的药物
布地奈德泡沫灌肠剂	糖皮质激素	直肠	病变局限于直肠者行保留灌肠

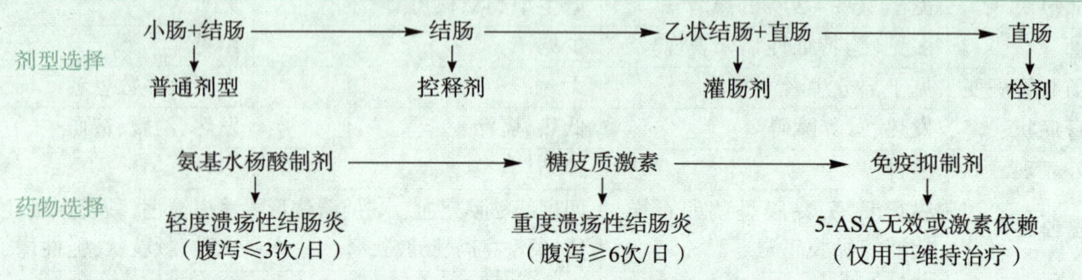

溃疡性结肠炎的治疗原则

注意:①轻、中度溃疡性结肠炎首选5-氨基水杨酸,重度者首选糖皮质激素,激素无效者选用免疫抑制剂。

②病变局限于直肠者,给予栓剂治疗;病变位于直肠+乙状结肠者,行保留灌肠。

③病变广布结肠者,选用5-氨基水杨酸控释制剂,如美沙拉嗪、奥沙拉嗪、巴柳氮。

【例8】轻度溃疡性结肠炎的治疗应选用

A. 甲硝唑　　B. 美沙拉嗪　　C. 糖皮质激素

D. 硫唑嘌呤　　E. 甲氨蝶呤(2024)

【例9】男,45岁。间断左下腹痛伴腹泻10年。大便每日10余次,为黏液脓血便,伴里急后重。反复多次粪便细菌培养、阿米巴培养均为阴性。抗生素治疗无效。结肠镜检查示距肛门50cm以上可见黏膜粗糙,呈细颗粒状改变,点状多发糜烂及浅溃疡,可见黄色黏液覆盖。该患者的治疗应选择

A. 美沙拉嗪　　B. 甲硝唑　　C. 糖皮质激素

D. 蒙脱石散　　E. 环丙沙星(2024)

▶▶常考点　　结核性腹膜炎的临床特点;溃疡性结肠炎的诊断及治疗。

参考答案——详细解答见《2025国家临床执业及助理医师资格考试历年考点精析(上、下册)》

1. ABCDE　2. ABCDE　3. ABCDE　4. ABCDE　5. ABCDE　6. ABCDE　7. ABCDE

8. ABCDE　9. ABCDE

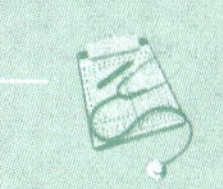

第16章　肝脏疾病

▶考纲要求

①肝硬化。②原发性肝癌。③肝性脑病。

▶复习要点

一、肝硬化

肝硬化是各种慢性肝病进展至以肝脏慢性炎症、弥漫性纤维化、假小叶、再生结节和肝内外血管增殖为特征的病理阶段，代偿期无明显症状，失代偿期以门静脉高压和肝功能减退为临床特征，病人常因并发食管胃底静脉曲张出血、肝性脑病、感染、肝肾综合征和门静脉血栓等多器官功能慢性衰竭而死亡。

1. 病因

病毒性肝炎	是我国最常见的病因（占60%~80%），其中以乙型肝炎最常见，其次为丙型肝炎
慢性酒精中毒	欧美国家最常见的病因（占50%~90%），在我国约占15%
胆汁淤积	任何原因引起肝内、外胆道梗阻，持续胆汁淤积，均可发展为胆汁性肝硬化
循环障碍	肝静脉和/或下腔静脉阻塞（如Budd-Chiari综合征）、慢性心功能不全、缩窄性心包炎，导致肝脏长期淤血、肝细胞变性和纤维化，终致淤血性肝硬化
寄生虫感染	血吸虫卵被肝内巨噬细胞吞噬演变为成纤维细胞，形成纤维性结节，导致门脉性肝硬化 华支睾吸虫寄生于肝内、外胆管内，引起胆道梗阻及炎症，逐渐发展为肝硬化
遗传代谢性疾病	肝豆状核变性（铜沉积）、血色病（铁沉积）、α_1-抗胰蛋白酶缺乏、半乳糖血症、血友病、酪氨酸血症Ⅰ型、遗传性出血性毛细血管扩张症
原因不明	部分病人难以用目前认识的疾病解释肝硬化的发生，称隐源性肝硬化，占5%~10%

注意：①肝硬化最常见病因是病毒性肝炎，以乙型病毒性肝炎为主。
②甲、乙、丙、丁、戊型病毒性肝炎中，头尾（甲型、戊型）不发展为肝硬化。

【例1】在我国，引起肝硬化的主要病因是

A. 病毒性肝炎　B. 酒精中毒　C. 胆汁淤积
D. 遗传或代谢性疾病　E. 化学毒物或药物

2. 临床表现

肝硬化通常起病隐匿，病程发展缓慢，临床上将肝硬化分为肝功能代偿期和失代偿期。

(1)代偿期　多数病人无症状，可有腹部不适、乏力、食欲减退、消化不良、腹泻等症状，多呈间歇性。肝脏是否肿大取决于肝硬化的类型。脾脏因门静脉高压常有轻、中度肿大。肝功能正常或轻度异常。

注意：①肝硬化早期一般表现为肝大（是否肝大取决于肝硬化类型），晚期表现为肝萎缩，肝体积缩小。
②肝硬化无论早期还是晚期均表现为脾大。

(2)失代偿期　症状较明显，主要有肝功能减退和门静脉高压两类临床表现。

①肝功能减退　主要有以下表现。

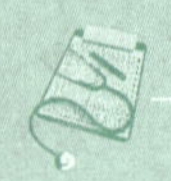

项目	临床表现及病理生理机制
消化吸收不良	食欲减退、厌食、腹胀、荤食后易腹泻,多与门静脉高压时胃肠道淤血水肿等有关
营养不良	一般情况差,消瘦,乏力,精神不振,皮肤干枯或水肿
黄疸	肝细胞广泛坏死可导致皮肤、巩膜黄染,尿色深
出血和贫血	常有鼻腔、牙龈出血,皮肤黏膜瘀点、瘀斑,消化道出血 与肝合成凝血因子减少、脾功能亢进、毛细血管脆性增加有关
雌激素↑	肝功能减退时,肝脏对雌激素灭活减少所致 表现为男性性欲减退、睾丸萎缩、乳房发育;女性有月经失调、闭经、不孕;出现蜘蛛痣、肝掌
雄激素↓	雌激素增高反馈抑制垂体促性腺激素释放,导致睾丸间质细胞分泌雄激素减少
糖皮质激素↓	肝硬化时,作为肾上腺皮质激素合成原料的胆固醇脂减少,肾上腺皮质激素合成减少
促黑色生成素↑	促皮质激素释放因子受抑,肾上腺皮质功能减退,促黑色生成素增加 表现为病人面部色素沉着增加,导致面色黑黄,晦暗无光,称为肝病面容
抗利尿激素↑	肝脏对抗利尿激素灭活作用减弱,导致抗利尿激素增多,促进腹水形成
醛固酮↑	肝脏对醛固酮灭活作用减弱,导致继发性醛固酮增多,促进腹水形成
甲状腺激素↓	肝硬化病人血清总 T_3、游离 T_3 降低,游离 T_4 正常或偏高;严重者 T_4 也降低
不规则发热	肝脏对致热因子等灭活降低,还可由继发性感染所致
低清蛋白血症	病人常有下肢水肿、腹水

②门静脉高压　多属肝内型,门静脉高压常导致食管胃底静脉曲张出血、腹水、脾大、脾功能亢进、肝肾综合征、肝肺综合征等,是推动肝功能减退的重要病理生理环节,是肝硬化的主要死因之一。

A. 门腔侧支循环形成　肝外分流形成的常见侧支循环有:

侧支循环	相应临床表现
食管胃底静脉曲张	破裂出血是肝硬化门静脉高压最常见的并发症
腹壁静脉曲张	脐周腹壁浅静脉呈水母头(海蛇头)现象(血流方向呈放射状,即脐上向上,脐下向下)
痔静脉曲张	肝硬化门静脉高压可导致痔静脉曲张,表现为痔出血
Retzius 静脉曲张	是指腹膜后门静脉与下腔静脉之间的许多细小分支(Retzius 静脉)增多和曲张
脾肾分流	门静脉的属支脾静脉、胃静脉可与左肾静脉沟通,形成脾肾分流

B. 脾大及脾功能亢进　脾大是肝硬化门静脉高压较早出现的体征。门静脉高压时,脾脏被动淤血性肿大,随之出现脾功能亢进,表现为外周血白细胞减少、贫血和血小板减少,易并发感染、出血。

C. 腹腔积液(腹水)　是肝功能失代偿期最突出的临床表现。

腹腔积液形成的机制如下。

a. 门静脉高压,腹腔内脏血管床静水压增高,组织液吸收减少而漏入腹腔,是腹水形成的决定性因素。

b. 低清蛋白血症,胶体渗透压降低,毛细血管内液体漏入腹腔或组织间隙。

c. 有效循环血量不足,肾血流减少,肾素-血管紧张素系统激活,肾小球滤过率降低,排钠排水减少。

d. 肝脏对醛固酮和抗利尿激素灭活作用减弱,导致继发性醛固酮增多和抗利尿激素增多。

e. 肝淋巴量超过了淋巴循环引流的能力,肝窦内压升高,肝淋巴液生成增多,自肝包膜漏入腹腔。

注意:①腹腔积液是肝硬化失代偿期最突出的临床表现。
②食管胃底静脉曲张是肝硬化门静脉高压最具诊断价值的临床表现。
③出现门静脉高压时,首先出现淤血性脾大,故脾大为肝硬化门静脉高压较早出现的体征。

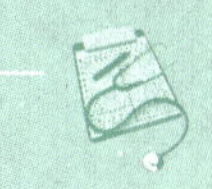

【例2】男,50岁,乙型肝炎病史30年。腹胀、乏力、双下肢水肿伴尿少1个月。B超示肝脏回声增粗,不均匀,中等量腹水。该患者肝脏病理最可能的表现是

A. 肝细胞脂肪变性　　B. 假小叶形成　　C. 淤血性改变

D. 淋巴细胞浸润　　E. 小胆管普遍淤胆(2018)

【例3】门静脉高压症的主要临床表现不包括

A. 脾大　　B. 呕血和黑便　　C. 肝掌

D. 腹水　　E. 食管静脉曲张(2019)

【例4】提示肝对雌激素灭活功能减退的体征是

A. 蜘蛛痣　　B. 皮肤紫癜　　C. 腹壁静脉曲张

D. 脾大　　E. 巩膜黄染

【例5】男,45岁。疲乏,贫血4个月入院。既往有乙型肝炎病史10年。查体:睑结膜略苍白,腹软,可见腹壁静脉曲张,肝肋下未触及,脾大,移动性浊音阳性。血Plt50×10^9/L。血小板减少最可能的原因是

A. 营养不良　　B. 溶血　　C. 骨髓抑制

D. 脾功能亢进　　E. 出血

【例6】肝硬化失代偿期最突出的临床表现是

A. 肝性脑病　　B. 黄疸　　C. 腹腔积液

D. 肝掌、蜘蛛痣　　E. 食管胃底曲张静脉破裂(2024)

【例7】肝硬化腹腔积液形成的决定性因素是

A. 门静脉高压　　B. 低蛋白血症

C. 肾素-血管紧张素系统被激活　　D. 肝脏对醛固酮的灭活作用减弱

E. 肝脏对抗利尿激素的灭活作用减弱(2024)

【例8】继病因之后,促进肝硬化患者肝功能减退的主要原因是

A. 营养不良　　B. 对激素灭活增加　　C. 门静脉高压

D. 脾功能亢进　　E. 腹水(2023)

3. 并发症

(1)消化道出血　其原因如下。

①食管胃底静脉曲张破裂出血　为最常见并发症。常表现为上消化道大出血,可诱发肝性脑病。

②消化性溃疡　门静脉高压使胃黏膜静脉回流缓慢,屏障功能受损,易发生消化性溃疡甚至出血。

③门静脉高压性胃肠病　门静脉属支血管增殖,毛细血管扩张,管壁缺陷,广泛渗血。门静脉高压性胃病常表现为反复呕血和黑便,门静脉高压性肠病多表现为反复黑便或便血。

(2)胆石症　患病率约为30%,胆囊及肝外胆管结石较常见。

(3)感染　肝硬化病人免疫功能低下,常并发感染,如呼吸道、胃肠道、泌尿道感染等。

①自发性细菌性腹膜炎(SBP)　非腹内脏器感染引发的急性细菌性腹膜炎。由于腹水是细菌的良好培养基,肝硬化病人出现腹水后容易导致该病,致病菌多为来自肠道的革兰氏阴性杆菌。

②胆道感染　胆囊及肝外胆管结石所致的胆道梗阻常伴发感染,病人常有腹痛、发热、黄疸等。

③肺部、肠道及尿路感染　致病菌以革兰氏阴性杆菌多见,厌氧菌和真菌感染日益增多。

(4)肝性脑病　为本病最严重的并发症,也是最常见的死亡原因。

(5)门静脉血栓形成或海绵样变

①门静脉血栓　严重阻断入肝血流时,常表现为难治性食管胃底静脉曲张出血、中重度腹部胀痛、顽固性腹水、肠坏死、肝性脑病等,腹穿可抽出血性腹水。

②门静脉海绵样变　是指肝门部、肝内门静脉分支部分或完全慢性阻塞后,门静脉主干狭窄、萎缩甚

至消失,在门静脉周围形成细小迂曲的网状血管,其形成与脾切除、内镜下食管静脉结扎术、门静脉炎、门静脉血栓形成、红细胞增多、肿瘤侵犯等有关。

(6)电解质和酸碱平衡紊乱 长期钠摄入不足、利尿、大量放腹水、腹泻、继发性醛固酮增多均是导致电解质紊乱的常见原因。常表现为低钠、低钾、低氯与代谢性碱中毒,容易诱发肝性脑病。持续重度低钠血症(<125mmol/L)易引起肝肾综合征,预后差。

(7)肝肾综合征 其临床特点是"三低一高",即自发性少尿或无尿、低尿钠、稀释性低钠血症、氮质血症。肾脏本身无实质性病变,故为功能性肾衰竭。其发病机制为肝硬化大量腹水等,使机体有效循环血量不足,导致肾皮质血流量和肾小球滤过率持续降低。

临床主要表现为少尿、无尿及氮质血症。80%的急进型病人约于 2 周内死亡。缓进型临床较多见,常呈难治性腹腔积液,肾衰竭病程缓慢,可在数个月内保持稳定状态。

(8)肝肺综合征 是指在肝硬化基础上,排除原有心肺疾病后,出现呼吸困难及缺氧体征如发绀、杵状指(趾),这与肺内血管扩张、动脉血氧合功能障碍有关,预后较差。

(9)原发性肝细胞癌 肝硬化特别是病毒性肝炎肝硬化和酒精性肝硬化发生肝细胞癌的危险性明显增加。当病人出现肝区疼痛、肝大、血性腹水、无法解释的发热时要考虑此病。

注意:①肝硬化最常见的并发症是上消化道出血。
②肝硬化最严重的并发症是肝性脑病。
③肝硬化最常见的死因是肝性脑病。

【例 9】患者,男,50 岁。呕吐鲜血 4 小时,呕吐量 500ml。既往有乙肝病史 20 年。查体:血压 96/62mmHg,颈部有蜘蛛痣,腹部无压痛、反跳痛。与消化道出血最相关的结构是
A. 肠系膜上静脉　B. 肠系膜下静脉　C. 直肠静脉丛
D. 食管静脉丛　E. 脐部静脉丛(2021)

【例 10】肝硬化最严重的并发症是
A. 上消化道出血　B. 肝肾综合征　C. 电解质紊乱
D. 原发性腹膜炎　E. 肝性脑病(2020)

【例 11】肝硬化最常见的并发症是
A. 上消化道出血　B. 自发性腹膜炎　C. 原发性肝癌
D. 肝性脑病　E. 肝肾综合征(2019)

【例 12】男,58 岁。反复腹胀、尿少 3 年,加重伴双下肢水肿、腹围明显增加 2 周。乙型肝炎病史 15 年。腹部查体中不可能出现的体征是
A. 腹式呼吸减弱　B. 尺压试验阳性　C. 全腹膨隆
D. 移动性浊音阳性　E. 液波震颤阳性

【例 13】男,38 岁。患肝硬化 3 年。1 周来畏寒发热,体温 38℃左右,全腹痛,腹部明显膨胀,尿量 500ml/d。以下体征中,对目前病情判断最有意义的是
A. 全腹压痛及反跳痛　B. 蜘蛛痣及肝掌　C. 腹部移动性浊音阳性
D. 脾大　E. 腹壁静脉曲张呈海蛇头样

【例 14】女,52 岁。肝炎肝硬化 10 年,近 3 个月腹围明显增大,1 周来少尿。无腹痛、发热。查体:腹部无压痛,移动性浊音(+)。实验室检查:血肌酐 130 μmol/L,AFP 正常。最可能的并发症是
A. 肝癌　B. 自发性腹膜炎　C. 肝肾综合征
D. 门静脉血栓形成　E. 继发性腹膜炎

4. 辅助检查

肝硬化代偿期,各项检查多正常,以下为失代偿期肝硬化的结果。

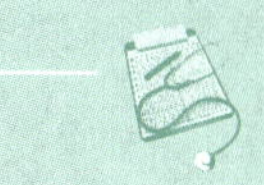

血常规检查	脾功能亢进(脾亢)——红细胞↓、白细胞↓、血小板↓
尿常规检查	黄疸——尿胆原↑、胆红素↑
肝功能检查	AST↑、ALT↑、血清白蛋白↓、球蛋白↑、A/G 倒置、总胆红素↑
凝血酶原时间	不同程度延长,且不能为注射维生素 K 纠正
肝纤维化指标	血清Ⅲ型前胶原氨基末端肽(PⅢP)、Ⅳ型胶原、透明质酸、层粘连蛋白均升高
腹水检查	未合并自发性腹膜炎的肝硬化腹水为漏出液,合并自发性腹膜炎者为渗出液或中间型 门静脉高压性腹水 SAAG≥11g/L,非门静脉高压性腹水 SAAG<11g/L 血清-腹水白蛋白梯度(SAAG)= 血清白蛋白-腹水白蛋白(同一日所取血及腹水)
肝活检	有假小叶形成(可确诊)

【例 15】反映肝纤维化的血清学指标是

A. 胆固醇　　B. 乳酸脱氢酶　　C. γ-谷氨酰转肽酶

D. 透明质酸　　E. 胆汁酸

5. 诊断与鉴别诊断

(1)诊断　①有病毒性肝炎、长期大量饮酒、血吸虫病、遗传病等相关病史;②有肝功能减退和门静脉高压的临床表现;③肝功能试验常有阳性发现;④B 超或 CT 提示肝硬化,内镜发现食管胃底静脉曲张;⑤肝活检见假小叶形成是诊断本病的金标准。

(2)鉴别诊断

①引起腹腔积液和腹部膨隆的疾病　需与结核性腹膜炎、肾病综合征、缩窄性心包炎鉴别。

②肝大及肝脏结节性病变　应除外慢性肝炎、原发性肝癌、血吸虫病、血液病等。

③肝硬化并发症　A. 上消化道出血应与消化性溃疡、糜烂出血性胃炎、胃癌等鉴别;B. 肝性脑病应与低血糖、糖尿病酮症酸中毒、尿毒症、脑血管意外、脑部感染、镇静药过量等鉴别;C. 肝肾综合征应与慢性肾小球肾炎、急性肾小管坏死等鉴别;D. 肝肺综合征应与肺部感染、哮喘等鉴别。

【例 16】男,58 岁。乏力、腹胀伴尿少 3 个月。慢性肝病史 17 年。查体:巩膜轻度黄染,肝掌(+),肝肋下未触及,脾肋下 4cm,移动性浊音阳性。化验:ALT50U/L,白蛋白 28g/L,甲胎蛋白 10μg/L,HBsAg(+),抗 HCV-Ab(-)。最可能的诊断是

A. 慢性乙型肝炎　　B. 慢性丙型肝炎　　C. 原发性肝癌

D. 原发性胆汁性肝硬化　　E. 乙肝肝硬化(2020)

【例 17】鉴别肝性和心包疾患引起的腹水,下列哪项最有价值?

A. 心动过速　　B. 肝大　　C. 下肢水肿

D. 颈静脉怒张　　E. 脾大(2019)

注意:肝性腹水无颈静脉怒张,缩窄性心包炎由于上、下腔静脉回流受阻,可有颈静脉怒张。

6. 治疗

(1)保护或改善肝功能

①去除或减轻病因　抗肝炎病毒治疗、针对其他病因治疗。

②慎用损伤肝脏的药物　避免不必要、疗效不确切的药物,减轻肝脏代谢负担。

③维持肠内营养　肠内营养是机体获得能量的最好方式。肝硬化病人常有消化不良,应进食易消化的食物,以碳水化合物为主,蛋白质摄入量以病人可耐受为宜,辅以多种维生素,可给予胰酶助消化。

④保护肝细胞　A. 微创手术解除胆道梗阻,可避免对肝功能的进一步损伤。B. 由于胆汁中鹅去氧胆酸可溶解细胞膜,故可口服熊去氧胆酸降低肝内鹅去氧胆酸的比例,减少其对肝细胞膜的破坏。C. 其他保护肝细胞的药物包括多烯磷脂酰胆碱、水飞蓟宾、还原型谷胱甘肽、甘草酸二铵等。

(2)腹腔积液的治疗

限制钠水摄入	氯化钠摄入<2.0g/d,入水量<1000ml/d,如有低钠血症,则应限制在500ml/d以内
利尿	常联合使用保钾及排钾利尿剂,即螺内酯+呋塞米 肝硬化腹水利尿首选螺内酯,螺内酯结构与醛固酮相似,可竞争性结合醛固酮受体 利尿速度不宜过快,以免诱发肝性脑病、肝肾综合征
输注清蛋白	利尿剂效果不满意时,应酌情静脉输注清蛋白
TIPS	经颈静脉肝内门体静脉分流术(TIPS)能有效降低门静脉高压,但易诱发肝性脑病
排放腹腔积液加输清蛋白	适用于不具备TIPS技术、对TIPS禁忌、失去TIPS机会时顽固性腹腔积液的姑息治疗 每放腹腔积液1000ml需输注清蛋白8g,该方法易诱发肝肾综合征、肝性脑病
自发性腹膜炎	选用肝毒性小,针对革兰氏阴性杆菌兼顾革兰氏阳性球菌的抗生素,如头孢哌酮、喹诺酮类容易复发,用药时间不得少于2周;多为肠源性感染,应保持大便通畅、维护肠道菌群

(3)食管胃底静脉曲张出血破裂的治疗

①药物治疗　首选生长抑素、奥曲肽,可减少门静脉血流量,降低门静脉压,从而止血。

②内镜治疗　内镜结扎治疗不能降低门静脉高压,适用于单纯食管静脉曲张不伴胃底静脉曲张者。

③TIPS　对于急性大出血的止血率可达95%,适用于肝功能<Child-Pugh评分B级者。

④气囊压迫止血　在药物治疗无效且不具备内镜和TIPS操作条件的大出血时暂时使用。

(4)食管胃底静脉曲张出血的预防

①一级预防　适用于食管胃底静脉曲张但尚未出血者,预防措施包括对因治疗;非选择性β受体拮抗剂(如普萘洛尔、卡地洛尔);内镜结扎治疗可用于中度食管静脉曲张。

②二级预防　适用于已发生过食管胃底静脉曲张出血者,预防措施包括:TIPS;内镜下栓塞曲张静脉的断流术;以部分脾动脉栓塞为代表的限流术;与一级预防相同的药物。

(5)胆石症　应以内科保守治疗为主,尤其是肝功能Child-Pugh评分C级者,应尽量避免手术。

(6)感染　对肝硬化并发的感染,一旦疑诊,应立即经验性抗感染治疗。自发性细菌性腹膜炎、胆道及肠道感染的抗生素选择,应遵循广谱、足量、肝肾毒性小的原则,首选第三代头孢菌素,如头孢哌酮+舒巴坦。其他如氟喹诺酮、哌拉西林+他唑巴坦及碳青霉烯类抗生素,均可根据病人情况使用。一旦培养出致病菌,则应根据药敏试验选择窄谱抗生素。

(7)门静脉血栓　包括抗凝、溶栓、TIPS等治疗。

(8)肝硬化低钠血症　轻症者,通过限水可以改善。中至重度者,可选用血管升压素V_2受体拮抗剂(托伐普坦),增强肾脏处理水的能力,使水重吸收减少,提高血钠浓度。

(9)肝肾综合征　治疗措施包括TIPS、肝移植、保护肾功能等。

(10)肝肺综合征　吸氧、高压氧舱治疗适用于轻型、早期病人,以增加肺泡内氧浓度和压力,有助于氧弥散。肝移植可逆转肺血管扩张,使氧分压、氧饱和度、肺血管阻力均明显改善。

【例18】男,65岁。间歇性乏力、腹胀3年,加重2个月。经"限盐、利尿"治疗后腹胀无明显缓解。查体:体温36.8℃,血压120/80mmHg。巩膜轻度黄染,可见肝掌、蜘蛛痣,腹膨隆,无压痛,肝脾肋下未触及,移动性浊音阳性,双下肢可见凹陷性水肿。血清清蛋白19g/L,血钾3.7mmol/L,血钠136mmol/L。最恰当的治疗措施是

A. 继续利尿、限盐　B. 腹腔置管持续引流腹水　C. 静脉输注清蛋白后利尿

D. 腹水培养,用敏感抗生素　E. 经颈静脉肝内门腔分流术(2023)

【例19】男性,55岁。肝硬化8年,查体有少量腹水,如患者应用利尿药,首选的是

A. 甘露醇　B. 螺内酯(安体舒通)　C. 乙酰唑胺

D. 氢氯噻嗪(双氢克尿塞)　E. 呋塞米(2020)

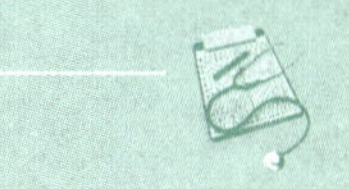

【例 20】肝硬化合并自发性细菌性腹膜炎时，选择抗生素的原则是

A. 针对 G^- 杆菌，兼顾 G^+ 球菌　　B. 针对 G^+ 球菌，兼顾厌氧菌

C. 针对 G^+ 杆菌，联合抗真菌药物　　D. 针对 G^- 球菌，兼顾厌氧菌

E. 针对 G^- 杆菌，联合抗真菌药物（2016）

7. 预防

由于肝硬化最常见的病因是病毒性肝炎，因此本病的预防首先应重视病毒性肝炎的防治。

早期发现、隔离病人，给予积极治疗。注意饮食，合理营养，节制饮酒，加强劳动保健，避免各种慢性化学中毒也是预防的积极措施。对于有上述病因而疑有肝硬化者，应及时进行全面体检及有关实验室检查，争取在代偿期得到合理积极治疗，防止向失代偿期发展。

二、原发性肝癌

原发性肝癌指起源于肝细胞和肝内胆管上皮细胞的恶性肿瘤，包括肝细胞癌、肝内胆管癌和混合性肝细胞-胆管癌三种不同的病理类型，日常所称的“肝癌”指肝细胞癌。

1. 病因

病毒性肝炎	最主要病因。我国肝癌病人约 90% 有 HBV 感染的背景。乙肝、丙肝与肝癌的发生有关 HBV 感染→慢性肝炎→肝硬化→肝癌是最主要的发病机制
黄曲霉毒素	其代谢产物黄曲霉毒素 B_1 能通过影响 *RAS*、*TP53* 等基因的表达而导致肝癌
肝纤维化	病毒性肝炎、酒精性肝病、非酒精性脂肪肝后肝纤维化、肝硬化是肝癌的重要危险因素
化学毒物	长期接触氯乙烯、亚硝胺类、偶氮芥类、苯酚、有机氯农药等化学物质
寄生虫	血吸虫、华支睾吸虫感染均易导致肝癌
饮用水	长期饮用污染水、藻类异常繁殖的河沟水
香烟	香烟中的多环芳烃、亚硝胺、尼古丁具有致癌作用

2. 病理

(1)大体病理分型　分为块状型、结节型、弥漫型三型。

分型	大体特点	病理学特点
块状型	最多见（占 70%），呈单个、多个或融合成块，有包膜 直径 5~10cm，>10cm 者称巨块型，质硬，膨胀性生长	圆形，肿瘤中心易坏死、液化、出血
结节型	大小和数目不等的癌结节，直径<5cm 单个癌结节直径<3cm 或相邻两个癌结节之和<3cm 称小肝癌	与周围肝组织分界不如块状型清楚 常伴有肝硬化
弥漫型	最少见，呈米粒至黄豆大的癌结节弥散分布于整个肝脏	不易与肝硬化区分，常因肝衰竭死亡

(2)组织病理分型　将肝癌分肝细胞肝癌（约占 90%）、肝内胆管癌、混合型肝癌三型。

(3)转移途径　肝癌常见转移途径如下。

肝内转移	最早、最易发生的转移是肝内血行转移。易侵犯门静脉分支引起多发性转移灶
血行转移	血行转移（肝外转移）最常见于肺（占 50%），其他部位有脑、肾上腺、肾、骨骼等
淋巴转移	最常见于肝门淋巴结转移，也可转移至胰、脾、主动脉旁、锁骨上淋巴结
种植转移	少见，是指从肝表面脱落的癌细胞种植在腹膜、横膈、盆腔等处，女性可有卵巢转移

注意：①肝癌最早、最易发生的转移是肝内转移（血行转移）。

②肝癌血行肝外最常转移至肺（占 50%），肝癌淋巴转移最常见的部位是肝门淋巴结。

3. 临床表现

(1)肝区疼痛 最常见的症状(占 50%),多为右上腹持续性胀痛或钝痛。当肝表面的癌结节破裂,可突然引起剧烈腹痛,从肝区开始迅速延至全腹,出血量大时可导致休克。

(2)肝大 最常见的体征(占 95%),多表现为肝脏进行性增大,质地坚硬,表面凸凹不平。

(3)黄疸 一般出现在肝癌晚期,多为阻塞性黄疸,少数为肝细胞性黄疸。

(4)肝硬化征象 腹水迅速增加且难治,腹水多为漏出液。

(5)全身性表现 进行性消瘦、发热、食欲缺乏、乏力、营养不良、恶病质等。

(6)伴癌综合征 癌肿本身代谢异常或肝癌病人机体内分泌/代谢异常而出现的一组症候群,表现为自发性低血糖症、红细胞增多症;其他罕见的有高钙血症、高脂血症、类癌综合征等。

【例 21】原发性肝癌最常见的首发临床表现是

A. 肝大　B. 食欲减退　C. 恶心、呕吐
D. 肝区疼痛　E. 体重下降

注意:①肝区疼痛为肝癌最常见的症状,且多为首发症状。
②肝大为肝癌最常见的体征,参阅 2 版 8 年制《内科学》P536。

【例 22】男,43 岁。食欲不佳 3 个月,腹痛、头晕、心悸 1 天。患者 3 个月来食欲不佳,纳差,体重减轻 5kg。昨天开始出现右上腹痛,逐渐加重。5 小时后感头晕、心悸。既往乙型肝炎病史 12 年。查体:体温 37.8℃,脉搏 110 次/分,呼吸 16 次/分,血压 100/78mmHg。皮肤轻度黄染,前胸壁可见 2 枚蜘蛛痣,心、肺未见明显异常。腹部平坦,右上腹肌稍紧张,肝肋下 3cm,质硬,移动性浊音阴性,肠鸣音减弱。腹腔穿刺抽出血性不凝液体 0.5ml。该患者最可能的诊断是

A. 消化性溃疡穿孔　B. 急性胆囊炎　C. 肝癌破裂出血
D. 肝硬化自发性腹膜炎　E. 结核性腹膜炎伴细菌性自发性腹膜炎(2024)

4. 辅助检查

(1)甲胎蛋白(AFP) 是诊断肝细胞癌的特异性标志物,阳性率约为 70%。广泛用于肝癌的普查、诊断、疗效判断及预测复发。血清 AFP 浓度与肝癌大小呈正相关。

在排除慢性或活动性肝炎、妊娠和生殖腺胚胎瘤的基础上,AFP>400ng/ml 高度提示肝癌。AFP 轻度升高,应结合影像学及肝功能变化作综合分析或动态观察。

(2)影像学检查 CT 平扫多为低密度占位,部分有晕圈征,大肝癌常有中央坏死;增强时动脉期病灶的密度高于周围肝组织,但随即快速下降,低于周围正常肝组织,并持续数分钟,呈"快进快出"表现。

检查方法	符合率	临床意义
B 超	检出率不及 CT	肝癌筛查的首选方法。能检出直径>1cm 的肝内占位性病变
增强 CT	检出率可>80%	1cm 左右肝癌的检出率可>80%
磁共振成像(MRI)	检出率可>80%	无放射性,可以短期重复检查
选择性肝动脉造影	符合率>90%	为有创检查,适用于增强 CT/MRI 难以确诊的小肝癌

(3)肝穿刺活检 在超声或 CT 引导下行细针穿刺+活组织检查是确诊肝癌最可靠的方法。

注意:①B 超是目前肝癌筛查的首选方法,能检出直径>1cm 的肝内占位性病变。
②AFP 目前已广泛用于肝癌的普查、诊断、判断疗效、预测复发。

【例 23】普查原发性肝癌最常用的影像学检查是

A. 放射性核素肝扫描　B. 肝脏 CT　C. 肝脏 MRI
D. 肝脏 B 超　E. 腹部 X 线片

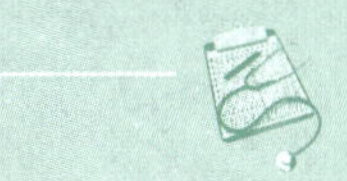

5. 诊断与鉴别诊断

(1)诊断　有HBV或HCV感染,或有任何原因引起肝硬化者,满足下列任何1项,即可诊断肝癌:

①具有两项典型的肝癌影像学特征(动态增强CT、MRI、超声造影),病灶直径≤2cm。

②具有1项典型的肝癌影像学特征,同时病灶直径>2cm或血清AFP升高,特别是持续升高。

以下情况应行肝病灶穿刺活检或密切随访血清AFP变化及影像学改变以明确诊断:①病灶直径≤2cm,无或只有1项典型的肝癌影像学特征;②病灶直径>2cm,无典型的肝癌影像学特征。

(2)鉴别诊断　原发性肝癌需与继发性肝癌、肝硬化结节、活动性病毒性肝炎、肝脓肿等相鉴别。

6. 治疗

肝癌对化疗和放疗均不敏感,常用治疗方法有手术切除、肝移植、血管介入、射频消融术等。

(1)手术治疗　早期手术切除是目前首选的、最有效的治疗方法。

①手术安全性评估　A. 病人一般情况较好,无明显心、肺、肾等重要脏器器质性病变;B. Child-Pugh肝功能分级属于A级;或属B级,经短期护肝治疗后肝功能恢复到A级;C. 有条件的医院,术前可做ICG检测;D. 评估肝切除后残肝体积,手术足够维持肝功能。

②根治性切除指征　A. 没有肝外多处转移;B. 单发的微小肝癌和小肝癌;C. 单发的向肝外生长的大肝癌或巨大肝癌,受肿瘤破坏的肝组织少于30%,肿瘤包膜完整,周围界限清楚;D. 多发肿瘤,但肿瘤结节少于3个,且局限在肝的一段或一叶内。

③姑息性肝切除的指征　A. 3~5个多发性肿瘤,局限于相邻2~3个肝段或半肝内,影像学显示无瘤肝组织明显代偿性增大,达全肝的50%以上;如肿瘤分散,可分别作局限性切除;B. 左半肝或右半肝的大肝癌或巨大肝癌,边界较清楚,第一、二肝门未受侵犯,影像学显示无瘤侧肝代偿性增大明显,达全肝组织的50%以上;C. 位于肝中央区(肝中叶或Ⅳ、Ⅴ、Ⅵ、Ⅷ段)的大肝癌或巨大肝癌,无瘤肝组织明显代偿性增大,达全肝的50%以上;D. Ⅰ段的大肝癌或巨大肝癌;E. 肝门部有淋巴结转移者,如原发肝肿瘤可切除,应作肿瘤切除;F. 周围脏器(结肠、胃、膈肌或右肾上腺等)受侵犯,如原发肿瘤可切除,应连同受侵犯脏器一并切除;远处脏器单发转移性肿瘤(如单发肺转移),可同时切除原发癌和转移癌。

④积极手术　肝癌合并胆管癌栓、门静脉癌栓和/或腔静脉癌栓时,如癌栓形成时间不长,病人一般情况允许,原发肿瘤可切除,应施行肝切除和癌栓取出术。

(2)局部治疗

	治疗方法	适应证
射频消融术	超声引导或开腹时,将电极插入癌组织内,应用电流热效应毁损癌组织	直径≤3cm肝癌
微波消融	其消融效率更高,但需要温度监控系统调控有效热场范围	直径≤3cm肝癌
经皮穿刺瘤内注射无水酒精	在B超或CT引导下,将无水酒精直接注入肝癌组织内 使癌细胞脱水、变性、凝固性坏死	直径≤3cm肝癌
肝动脉栓塞(TAE)	经肿瘤的供血动脉注入栓塞剂,阻断肿瘤的供血,使其发生坏死 靶向性好,创伤小,可重复,是非手术治疗中晚期肝癌的常用方法	中晚期肝癌

(3)肝移植　对于肝癌合并肝硬化病人,肝移植可将整个病肝切除,是治疗肝癌和肝硬化的有效手段。但若肝癌已有血管侵犯及远处转移(常见为肺、骨转移),则不宜行肝移植术。

(4)药物治疗　多激酶抑制剂索拉非尼是目前唯一获得批准治疗晚期肝癌的分子靶向药物。

注意:①肝癌的治疗首选手术切除。
②当手术无法切除时,次选介入治疗,包括肝动脉栓塞、肝动脉灌注化疗。
③若术中无法切除肿瘤,可选用姑息性治疗,如肝动脉结扎、无水酒精注射等。
④肝癌一般不作全身化疗,因为局部血药浓度低,且副作用大,疗效差。

【例 24】男,44 岁。肝区疼痛 2 个月。呈持续性钝痛,可放射至右肩背部。发病以来感乏力。乙型肝炎病史 15 年。查体:体形消瘦,巩膜无黄染,肝肋下 3cm,质地稍硬,有结节感。血清 AFP800μg/L。腹部 B 超示肝右叶 8cm×6cm 占位性病变,周边血流量增强,门静脉正常。最理想的治疗方法是

A. 肿瘤切除加放疗　　B. 姑息性肝癌切除术　　C. 肝癌根治性切除术

D. 肝动脉化疗栓塞　　E. 局部射频治疗(2024)

7. 预防

积极防治病毒性肝炎,注意食物清洁,预防粮食霉变,改进饮用水质,减少对各种有害物质的接触,是预防肝癌的关键。保持稳定的心理情绪,避免长期大量饮白酒。有癌肿遗传因素及肝硬化者定期体检。

三、肝性脑病

肝性脑病是指在肝硬化基础上因肝功能不全和/或门体分流引起的,以代谢紊乱为基础,中枢神经系统功能失调的综合征,临床表现轻者仅有轻微的智力减退,严重者出现意识障碍、行为失常和昏迷。

1. 病因和诱因

(1)病因　以肝硬化(尤其病毒性肝炎肝硬化)最常见,其他包括重症肝炎、暴发性肝衰竭、原发性肝癌、严重胆道感染、妊娠期急性脂肪肝等。

(2)诱因　消化道出血、大量排钾利尿、放腹水、高蛋白饮食、催眠镇静药、便秘、外科手术、感染等。

【例 25】肝性脑病的诱因不包括

A. 大量放腹水　　B. 给予镇静药物　　C. 口服抗生素

D. 肺部感染　　E. 高蛋白饮食(2022)

2. 临床表现

	0 期	1 期	2 期	3 期	4 期
别称	潜伏期	前驱期	昏迷前期	昏睡期	昏迷期
精神行为	轻微肝性脑病,无行为性格异常	轻度性格改变和精神异常:焦虑,欣快激动,淡漠,睡眠倒错,健忘	嗜睡,行为异常,衣冠不整,言语不清,书写障碍,定向力障碍	昏睡,但可唤醒,醒时能应答,常神志不清,神经体征持续或加重	昏迷,不能唤醒
腱反射	正常	正常	亢进	亢进	浅昏迷时亢进,深昏迷时消失
肌张力	正常	正常	增高	增高	浅昏迷时增高,深昏迷时降低
病理反射	-	-	+	+	无法引出
扑翼样震颤	-	+	+	+	-
脑电图	正常	多数正常	特异性异常	异常波形	明显异常

注意:①扑翼样震颤是指病人平伸手指及腕关节时,腕关节突然屈曲,然后又迅速伸直,如此震颤多动,类似鸟的翅膀在扇动,是基底节病变及小脑共济失调所致,多见于肝性脑病、肝豆状核变性。

②肝性脑病的扑翼样震颤并不是肝震颤,肝震颤见于肝棘球蚴病。

【例 26】女,53 岁。腹痛、腹胀、低热 4 周,表情淡漠、嗜睡 1 天。腹部 B 超示:肝实质弥漫性病变、脾大及腹水。对该患者诊断最有意义的阳性体征是

A. 肌张力增高　　B. Babinski 征阳性　　C. 扑翼样震颤阳性

D. 腹壁反射消失　　E. 腱反射亢进

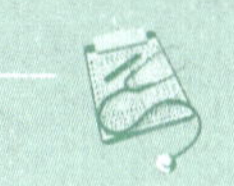

3. 辅助检查

(1)血氨 肝硬化及门体分流后的肝性脑病病人多有血氨增高,急性肝性脑病病人血氨可以正常。

(2)血浆氨基酸 正常人血中支链氨基酸与芳香族氨基酸的比值>3,门体分流性脑病病人<1。

(3)脑电图 所有代谢性脑病病人均可出现类似变化,对 0 期和 1 期肝性脑病的诊断价值较小。2~4 期病人脑电图提示较明显的脑功能改变,故对肝性脑病预后判断有一定价值。

(4)诱发电位 多用于轻微肝性脑病的诊断和研究。

(5)临界视觉闪烁频率 用于检测轻微肝性脑病。

(6)心理智能测验 用于轻微肝性脑病的筛选。

(7)影像学检查 急性肝性脑病病人行头部 CT 或 MRI 检查可发现脑水肿。

注意:肝性脑病经常考到的实验室检查指标是血氨增高,因此治疗的关键也是降低血氨浓度。

【例 27】肝性脑病患者变化最明显的指标是

A. 血钙　B. 血钾　C. 血氨
D. 血淀粉酶　E. 血白蛋白(2024)

4. 诊断和鉴别诊断

(1)诊断 主要诊断依据为:①有严重肝病和/或广泛门体侧支循环形成的基础及肝性脑病的诱因;②出现典型临床表现;③肝功能生化指标明显异常和/或血氨增高;④头部 CT 或 MRI 排除脑血管意外及颅内肿瘤等疾病。

(2)鉴别诊断 应与引起昏迷的疾病,如糖尿病、低血糖、尿毒症、脑血管意外等相鉴别。

5. 治疗

(1)及早识别及去除肝性脑病的诱因

	病理生理机制	临床治疗措施或意义
纠正水电紊乱	低钾性碱中毒可增加氨的吸收	利尿剂剂量不宜过大;大量放腹水后应补充足够清蛋白
预防控制感染	感染是肝性脑病的诱因之一	选择肝毒性小,针对革兰氏阴性杆菌为主的三代头孢菌素
止血	上消化道出血是本病的诱因	按上消化道出血的治疗原则彻底止血
清除肠道积血	肠道积血是血氨的主要来源	乳果糖口服导泻;稀醋酸溶液清洁灌肠
防治便秘	便秘是肝性脑病的诱因之一	保持大便通畅,警惕低血糖
口服抗生素	抑制肠道产尿素酶的细菌	常用利福昔明、甲硝唑、左氧氟沙星
慎用镇静药	镇静催眠药可诱发肝性脑病	对于烦躁不安、抽搐病人禁用阿片类、巴比妥类、苯二氮䓬类镇静剂,可试用异丙嗪、氯苯那敏等抗组胺药

(2)营养支持 急性起病的数日内禁食蛋白质,神志清楚后,蛋白质从 20g/d 增加至 1g/(kg·d)。

(3)减少肠内氮源性毒物的生成与吸收

	病理生理机制	临床治疗措施或意义
清洁肠道	上消化道出血、便秘为诱因	清洁肠道可减少肠道产氨,减少肠道对氨的吸收
乳果糖	被结肠细菌分解为乳酸和乙酸 降低肠道 pH,可减少氨的吸收	口服或保留灌肠,适用于各期肝性脑病
口服抗生素	抑制肠道产尿素酶的细菌,减少氨的生成	口服利福昔明、甲硝唑、新霉素

(4)促进体内氨的代谢 L-鸟氨酸-L-天冬氨酸可通过鸟氨酸循环合成尿素而降低血氨。

(5)调节神经递质

①γ-氨基丁酸/苯二氮䓬(GABA/BZ)复合受体拮抗剂 氟马西尼可以拮抗内源性苯二氮䓬所致的

神经抑制,对部分3、4期肝性脑病病人具有促醒作用。

②减少或拮抗假性神经递质　支链氨基酸制剂是一种以亮氨酸、异亮氨酸、缬氨酸为主的复合氨基酸,可竞争性抑制芳香族氨基酸进入大脑,减少假性神经递质的形成,其疗效尚有争议。

(6)基础病的治疗　改善肝功能、阻断肝外门体分流、人工肝、肝移植。

【例28】男,55岁。10年前诊断为肝炎肝硬化,3年前行门-腔静脉分流术,2天前出现睡眠倒错、计算能力下降。该患者不宜进食的食物种类是

A. 高维生素食物　B. 高纤维素食物　C. 高蛋白饮食
D. 低脂饮食　E. 淀粉类食物

【例29】男,55岁。诊断乙肝肝硬化4年,黑便2天,不认家人、吵闹2小时。下列治疗中不恰当的是

A. 口服利福昔明　B. 口服地西泮　C. 口服乳果糖
D. 静脉应用生长抑素　E. 静脉应用奥美拉唑

【例30】能减少肝性脑病患者肠腔内氨吸收入血的最有效措施是

A. 降低肠腔内pH　B. 高蛋白质饮食　C. 促进肝脏合成尿素
D. 服用益生菌　E. 抑制肠蠕动(2024)

【例31】治疗肝性脑病时,可以促进氨代谢的药物是

A. 新霉素　B. 支链氨基酸　C. 乳果糖
D. 氟马西尼　E. L-鸟氨酸-L-天冬氨酸

A. 甘露醇　B. 支链氨基酸　C. 糖皮质激素
D. 左旋多巴　E. 乳果糖

【例32】治疗肝性脑病时,为减少肠内毒素生成和吸收,应使用的药物是

【例33】治疗肝性脑病时,具有纠正氨基酸代谢紊乱作用的药物是

(34~35题共用题干)男,60岁。排柏油样便2天,神志恍惚1天。既往乙型肝炎病史15年。查体:脉搏110次/分,血压90/60mmHg,巩膜黄染,言语不清,衣冠不整,计算能力下降,扑翼样震颤,肌张力增加。脑电图异常。外周血Hb75g/L。

【例34】该患者最可能的诊断是

A. 精神分裂症　B. 糖尿病酮症酸中毒　C. 脑出血
D. 缺血缺氧性脑病　E. 肝性脑病

【例35】针对其神志异常,适宜治疗是给予

A. 利福昔明　B. 碳酸氢钠　C. 帕罗西汀
D. 输血　E. 苯巴比妥(2024)

6. 预防

①积极预防肝病,保护肝脏功能。②对于肝病病人,应尽量避免诱发肝性脑病的因素。③密切追踪、观察肝病病人,早期发现、及时诊断,并采取适当的治疗措施。

常考点　考试重点,应全面掌握。

参考答案——详细解答见《2025国家临床执业及助理医师资格考试历年考点精析(上、下册)》

1. ABCDE　2. ABCDE　3. ABCDE　4. ABCDE　5. ABCDE　6. ABCDE　7. ABCDE
8. ABCDE　9. ABCDE　10. ABCDE　11. ABCDE　12. ABCDE　13. ABCDE　14. ABCDE
15. ABCDE　16. ABCDE　17. ABCDE　18. ABCDE　19. ABCDE　20. ABCDE　21. ABCDE
22. ABCDE　23. ABCDE　24. ABCDE　25. ABCDE　26. ABCDE　27. ABCDE　28. ABCDE
29. ABCDE　30. ABCDE　31. ABCDE　32. ABCDE　33. ABCDE　34. ABCDE　35. ABCDE

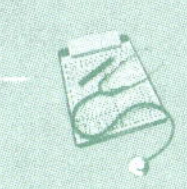

第 17 章　消化道出血

考纲要求

一、上消化道出血

上消化道大出血是指 Treitz 韧带以上的食管、胃、十二指肠和胆道等部位病变引发的急性大出血。大出血是指一次失血量达 800ml 以上，即占总循环血量的 20%以上。

1. 病因

（1）上消化道疾病　消化性溃疡出血为最常见的病因。

消化性溃疡	最常见病因（占 40%～50%），十二指肠溃疡占 3/4。10%～15%病人无溃疡病史 以十二指肠球部后壁或胃小弯溃疡多见。NSAIDs 所致溃疡、吻合口溃疡易导致大出血
门静脉高压症	占 20%～25%。肝硬化引起门静脉高压症多伴食管下段和胃底静脉曲张，可破裂出血
应激性溃疡	约占 20%，与休克、复合伤、严重烧伤（Curling 溃疡）、严重脑外伤（Cushing 溃疡）有关
胃癌	占 2%～4%，多发生于进展期胃癌或晚期胃癌，由癌组织缺血坏死、侵蚀血管所致
胆道出血	每次出血量 200～300ml，很少引起休克 周期性出血，间隔 1～2 周出血 1 次 胆道出血三联征——胆绞痛、梗阻性黄疸、消化道出血
其他少见病因	食管贲门黏膜撕裂综合征（Mallory-Weiss 综合征）、食管裂孔疝、胃壁动脉瘤、血管畸形

注意：①引起上消化道出血的是应激性溃疡，也称糜烂性胃炎、出血性胃炎，但不是萎缩性胃炎。
②Mallory-Weiss 综合征是指因剧烈呕吐，食管内高压导致贲门黏膜撕裂。

（2）全身性疾病

①血管性疾病　如过敏性紫癜、结节性多动脉炎、系统性红斑狼疮、遗传性出血性毛细血管扩张。

②血液病　如血友病、原发性血小板减少性紫癜、白血病、DIC。

③其他　如尿毒症、流行性出血热、钩端螺旋体病等。

【例 1】患者，男性，50 岁。呕血、黑便 2 天。既往乙型肝炎病史 20 年。查体：巩膜黄染，脾肋下 2cm。患者上消化道出血最可能的原因是

A. 胃溃疡　B. 十二指肠溃疡　C. 食管胃底静脉曲张破裂
D. 急性胃炎　E. 急性胆囊炎（2023）

【例 2】男，22 岁。呕血 1 小时。1 小时前晕车后剧烈呕吐，呕吐物初为胃内容物，后为鲜红色血性液体，约 150ml。无腹痛、发热。既往身体健康。查体：体温 36.8℃，脉搏 96 次/分，呼吸 16 次/分，血压 100/60mmHg，神志清楚，腹软，肝、脾肋下未触及。最可能的诊断是

A. 急性糜烂出血性胃炎　B. 消化性溃疡出血　C. 恒径动脉破裂
D. 食管胃底曲张静脉破裂　E. 食管贲门黏膜撕裂综合征（2024）

2. 临床表现

上消化道出血的临床表现取决于出血量、出血速度、出血部位和性质。

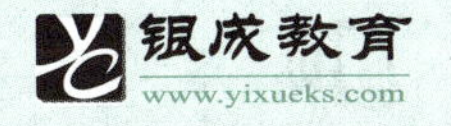

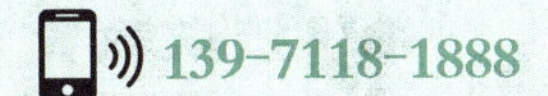

(1)**呕血** 是上消化道出血的特征性表现。出血部位在幽门以近,出血量大者常有呕血。若出血量较少、速度较慢,也可无呕血。呕血常呈咖啡色,若短期出血量大,可为鲜红色或有血块。

(2)**黑便** 呈柏油样,黏稠而发亮。高位小肠出血、右半结肠出血时,大便可呈柏油样。

(3)**便血** 上消化道出血量>1000ml,可有便血,大便呈暗红色,甚至鲜红色。

(4)**失血性周围循环衰竭** 失血量超过总量的20%可有休克表现。

(5)**贫血和血象变化** 急性大量出血后,3~4小时出现稀释性贫血,24~72小时血液稀释到最大限度。急性出血病人为正细胞正色素性贫血,慢性失血者则为小细胞低色素性贫血。出血24小时内网织红细胞计数即见增高,出血停止后逐渐降至正常。

(6)**发热** 部分病人在出血24小时内出现低热,持续3~5天后降至正常。

(7)**氮质血症** 消化道大出血后,大量血液蛋白质的消化产物在肠道内被吸收,血中尿素氮浓度可暂时增高,称肠源性氮质血症。一般出血后数小时血尿素氮开始升高,24~48小时达高峰,大多不超过14.3mmol/L,3~4日后降至正常。氮质血症多因循环血容量降低、肾前性功能不全所致。

【例3】对鉴别上、下消化道出血可能有帮助的是

A. 粪便隐血试验阳性　　B. 血尿素氮升高　　C. 血肌酐升高

D. 血红蛋白下降　　E. 血氨升高

3. 诊断与鉴别诊断

(1)**确定消化道出血** 根据呕血、黑粪、失血性周围循环衰竭的临床表现,呕吐物或粪便隐血试验呈强阳性,血红蛋白浓度、红细胞计数、血细胞比容下降的结果,可诊断消化道出血。但需排除消化道以外的出血,如咯血、口鼻咽部出血、食物及药物引起的黑粪(如动物血、炭粉、铁剂、铋剂等)。

(2)**出血程度的评估和周围循环状态的判断** 如下。

粪便隐血试验阳性	出血量>5ml/d	血压下降	出血量>500ml
黑便	出血量>50ml/d	中心静脉压<5cmH_2O	出血量>1000ml
开始呕血	胃内积血量>250ml	红细胞压积30%~40%	出血量约500ml
引起全身症状	每次出血量>400ml	红细胞压积<30%	出血量>1000ml
出现休克	短时间内出血量>1000ml	血红蛋白每下降1g	出血量300~400ml

A. 5ml　　B. 50ml　　C. 250ml

D. 400ml　　E. 1000ml

【例4】引起呕血的胃内积血量应大于

【例5】粪隐血试验阳性的消化道出血量应大于(2023)

(3)**判断出血是否停止** 下列情况应考虑消化道活动性出血:

①反复呕血或黑粪次数增多、粪质稀薄,肠鸣音活跃。

②周围循环状态经充分补液及输血后未见明显改善,或虽暂时好转而又恶化。

③血红蛋白浓度、红细胞计数、血细胞比容进行性下降。

④补液与尿量足够的情况下,血尿素氮持续或再次增高。

【例6】判断消化道出血是否停止的指标不包括

A. 持续性腹痛　　B. 扩容后血尿素氮增高　　C. 仍有呕血、黑便

D. 周围循环衰竭仍在加重　　E. 进行性血红蛋白下降(2024)

(4)**判断出血部位及病因**

①根据病史及体检结果判断 可大致判断出血部位。

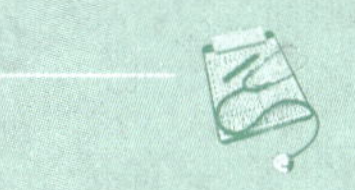

	食管或胃底出血	胃及十二指肠球部出血	胆道出血
病史	多有肝炎或血吸虫病史	多有溃疡病史、酗酒 服用阿司匹林、吲哚美辛(消炎痛)等	多有肝内感染或肝外伤史
临床表现	呕血为主,单纯便血少见	呕血为主,也可以便血为主	便血为主
出血量	每次达500~1000ml 容易导致休克	每次出血量一般<500ml 并发休克者少见	每次出血量200~300ml 很少导致休克
保守治疗	治疗后短期内反复呕血	多能止血,但日后再出血	多能止血,但常周期性复发
周期性出血	无周期性	无周期性	有,间隔1~2周出血一次
合并胆系症状	肝硬化严重时可有	无	胆道出血三联征
胃镜/X线	发现食管下段静脉曲张	胃或十二指肠球部溃疡	无特殊
体格检查	多有慢性肝功能不全表现,如肝掌、黄疸、腹水	多无特殊体征	右上腹压痛、肝区叩痛,有时可扪及肿大的胆囊

②胃镜和结肠镜　是诊断上、下消化道出血的首选方法,不仅能直视病变、取活检,还可进行准确的止血治疗。内镜检查应在出血后24小时内进行,阳性率达95%左右。

③胶囊内镜及小肠镜　胶囊内镜是诊断小肠出血的一线检查方法。在出血活动期或静止期均可进行,对小肠病变诊断阳性率为60%~70%。在此基础上发现的病变,可用小肠镜进行检查。

④X线钡餐造影检查　有助于发现肠道憩室、较大的隆起或凹陷样肿瘤,但诊断价值有限。检查一般在出血停止数天后进行,严禁急性消化道出血期间进行此项检查。

⑤选择性腹腔动脉造影或肠系膜上动脉造影　为有创检查,出血速度>0.5ml/min者可呈阳性。若见造影剂从血管中外溢,则是消化道出血最可靠的征象,可立即行导管栓塞止血。

⑥放射性核素显像　多可在扫描后1小时内获得阳性结果,特别是对间歇性出血的定位,阳性率可达90%以上。适用于出血量介于0.1~0.5ml/min的慢性反复性出血病人,不适用于大出血病人。

⑦超声、CT及MRI　有助于了解肝、胆、胰病变,是诊断胆道出血的常用方法。

⑧手术探查　各种检查均不能明确出血灶,持续大出血危及病人生命时,必须手术探查。

【例7】男,35岁。呕血并黑便3小时。既往有十二指肠溃疡病史5年。目前不宜选择的检查是

A. 腹部B超　　B. 上消化道X线钡剂造影　　C. 胃镜

D. 肝功能检查　　E. 凝血功能

【例8】男,57岁。进食后呕吐大量鲜血6小时,既往有乙肝病史30余年。为迅速明确出血病因,首选的检查是

A. 腹部CT　　B. 选择性腹腔动脉造影　　C. 上消化道X线钡餐造影

D. 胃镜　　E. 腹部B超

4. 治疗

消化道大量出血病情急、变化快,抗休克、迅速补充血容量应放在一切医疗措施的首位。

(1)**一般急救措施**　卧位,保持呼吸道通畅,避免呕血时吸入引起窒息。必要时吸氧,活动性出血期间应禁食。严密监测病人生命体征,如心率、血压、呼吸、尿量及神志变化。

(2)**积极补充血容量**　早期急救时可快速输入平衡盐液或葡萄糖盐水,并作输血前准备。下列情况为输浓缩红细胞的指征:①收缩压<90mmHg,或较基础收缩压降低幅度>30mmHg;②心率>120次/分;③Hb<70g/L或血细胞比容<25%。输血量以使血红蛋白达到70g/L左右为宜。

(3)**食管胃底静脉曲张破裂出血**　本病出血量大,再出血率高,死亡率高,止血措施如下:

①药物治疗　生长抑素可减少门静脉血流量,降低门静脉压,止血效果肯定,短期使用无严重不良反应,为食管胃底静脉曲张破裂出血的最常用药物。垂体后叶素通过收缩内脏小血管而止血,此药可致血压升高、心律失常、心绞痛、心肌梗死等副作用,故冠心病、高血压者忌用。

②内镜治疗　当出血量中等以下时,应紧急内镜下止血。内镜检查既可明确出血原因,又可直视下止血,是目前治疗食管胃底静脉曲张出血的首要措施。

③TIPS　急性大出血、估计内镜治疗成功率较低的病人,应在72小时内行经颈静脉肝内分流术。

④气囊压迫止血　止血效果肯定,但病人痛苦大、并发症多,故不作为首选止血措施,只限于药物治疗不能控制出血时暂时使用,以赢得时间去准备其他更有效的治疗措施。

⑤急诊手术　本病急诊手术并发症多,死亡率高,目前多不采用。

(4)非静脉曲张出血　以消化性溃疡出血最多见,止血措施如下:

①抑制胃酸分泌　血小板聚集及血浆凝血功能所诱导的止血作用需在pH>6.0时才能有效发挥,而且新形成的凝血块在pH<5.0的胃液中会迅速被消化。因此,抑制胃酸分泌,提高胃内pH具有止血作用。对于消化性溃疡、急性胃黏膜病变所致的大出血,应首选质子泵抑制剂(PPI)静脉注射。

②内镜治疗　消化性溃疡持续出血或再出血时,应积极行内镜止血。

③介入治疗　内镜治疗不成功时,可通过选择性肠系膜动脉造影,找到出血灶并进行血管栓塞治疗。

④手术治疗　以上治疗均无效,持续大出血危及病人生命时,须不失时机地行手术治疗。

注意:①门静脉高压症食管胃底静脉曲张破裂出血的治疗药物首选生长抑素。
②消化性溃疡出血的治疗药物首选质子泵抑制剂。

【例9】男,40岁。2小时前呕血,量约300ml,排黑便2次,每次量约200g。查体:脉搏108次/分,血压100/60mmHg。神志清楚,胸前可见5枚蜘蛛痣。腹软,无压痛,肝肋下未触及,脾肋下3cm。该患者最适宜的止血措施是

A. 口服凝血酶　B. 静脉滴注维生素K_1　C. 静脉滴注泮托拉唑
D. 静脉滴注生长抑素　E. 输注新鲜冰冻血浆(2024)

(10~12题共用题干)男,45岁。呕血、黑便2天。呕吐2次,为咖啡色胃内容物。黑便3次,为稀便,每次量约150g。晕厥1次,约5分钟,自行缓解。3天前曾服用"止痛药"。查体:体温37.5℃,脉搏130次/分,呼吸18次/分,血压88/68mmHg,神志清楚,皮肤、黏膜苍白,双肺未闻及干、湿啰音,心率130次/分,律规则,腹部平软,剑突下轻压痛,无反跳痛,移动性浊音阴性,肠鸣音亢进。实验室检查:血红蛋白80g/L。

【例10】该患者最可能的出血原因是

A. 消化性溃疡　B. 胃癌　C. 贲门黏膜撕裂综合征
D. 急性胃黏膜病变　E. 食管胃底曲张静脉破裂

【例11】该患者首选治疗药物是

A. 垂体后叶素　B. 质子泵抑制剂　C. 生长抑素
D. 低分子肝素　E. 胃黏膜保护剂

【例12】该患者输血指征是

A. 血红蛋白80g/L　B. 皮肤黏膜苍白,晕厥　C. 呕血2次
D. 黑便3次,每次约150g　E. 心率130次/分,血压88/68mmHg(2024)

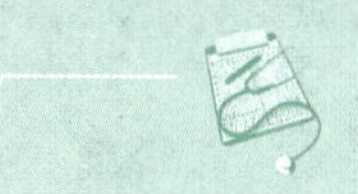

二、下消化道出血

下消化道出血是指回盲部以远的消化道出血，临床上较上消化道出血少见。

1. 病因

(1)肠道原发疾病

①肠道肿瘤　如癌、淋巴瘤、间质瘤、腺瘤性息肉等。

②肠道炎性病变　抗生素相关性肠炎、缺血性肠炎、放射性肠炎、溃疡性结肠炎、克罗恩病。

③肠道血管病变　如血管瘤、门静脉高压症所致的肠道静脉曲张。

④肠壁病变　如小肠憩室、肠气囊肿病、肠套叠。

⑤肛门病变　如痔、肛裂。

(2)全身疾病累及肠道　如白血病、出血性疾病、结节性多动脉炎、系统性红斑狼疮。

2. 临床表现

(1)便血　下消化道出血一般为鲜血便或暗红色血便，不伴呕血。

(2)周围循环障碍　出血量达总血容量 10%~15%时，可有畏寒、头晕等表现；达 20%以上时，可有冷汗、四肢厥冷等急性失血症状；达 30%以上时，可有急性周围循环衰竭表现，如血压下降、脉搏频数微弱、休克等。

(3)血液学改变　早期不明显，后期由于输液，血液被稀释，红细胞比容、血红蛋白浓度逐渐降低。

3. 诊断与鉴别

(1)除外上消化道出血　出血量大的上消化道出血也可表现为暗红色血便，应作胃镜检查予以排除。

(2)下消化道出血的定位诊断及病因分析

①根据病史分析诊断的可能性

A. 年龄　老年人以大肠癌、结肠毛细血管扩张、缺血性肠炎多见。儿童以 Meckel 憩室、息肉多见。

B. 出血前病史　结核病、血吸虫病多引起肠道病变。动脉硬化、口服避孕药多引起缺血性肠炎。

C. 粪便颜色和性状　鲜红色血便常见于痔、肛裂。黏液脓血便常见于溃疡性结肠炎、菌痢。

D. 伴随症状　伴有发热多见于肠道炎性病变。伴不全性肠梗阻常见于克罗恩病、肠结核、大肠癌。

②体格检查提供线索　皮肤、黏膜有无皮疹、紫癜；腹部有无压痛和包块；注意有无肛裂、痔等。

③实验室检查　三大常规+生化检查。疑有伤寒应作血培养、肥达试验。疑有结核病应作 OT 试验。

④内镜检查　结肠镜检查是诊断大肠及回肠末端病变的首选检查方法。小肠镜检查可直接观察十二指肠、空肠及回肠出血病变。胶囊内镜常用于小肠疾病的诊断。

⑤X 线钡剂造影　需在大出血停止至少 3 天之后进行，多用于诊断大肠、回盲部、阑尾病变。

⑥放射性核素扫描或选择性腹部血管造影　需在活动性出血时进行，多用于内镜检查不能确诊者。

⑦手术探查　在各种检查不能明确出血病灶，而持续大出血危及病人生命时，必须手术探查。

4. 治疗

(1)病因治疗　下消化道出血主要是病因治疗。

(2)急救措施　快速大量补液、输血。

(3)止血治疗　凝血酶保留灌肠、内镜下止血、血管活性药物、动脉栓塞、急诊手术。

▶常考点　上消化道出血的原因及特点。

参考答案——详细解答见《2025 国家临床执业及助理医师资格考试历年考点精析(上、下册)》

1. ABCDE　2. ABCDE　3. ABCDE　4. ABCDE　5. ABCDE　6. ABCDE　7. ABCDE
8. ABCDE　9. ABCDE　10. ABCDE　11. ABCDE　12. ABCDE

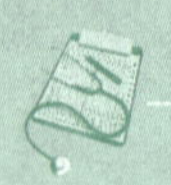

第 18 章　肾小球疾病

考纲要求

①尿液检查:血尿,蛋白尿。②肾小球疾病:概述,急性肾小球肾炎,慢性肾小球肾炎,肾病综合征。

复习要点

一、肾小球疾病总论

1. 血尿

(1)概念　镜下血尿指离心后尿沉渣镜检,红细胞>3 个/HPF。肉眼血尿指每升尿液含血量>1ml。

(2)肾小球源性血尿和非肾小球源性血尿的鉴别及常见原因

	肾小球源性血尿	非肾小球源性血尿
发病原因	肾小球基底膜断裂,红细胞通过该裂缝时受到挤压损伤,在肾小管中受到不同渗透压和 pH 作用,呈现变形红细胞血尿	红细胞未受到挤压损伤,变形红细胞<50%,称非肾小球源性血尿(《诊断学》定义)
常见病因	急性肾小球肾炎、急进性肾炎、慢性肾炎 紫癜性肾炎、狼疮性肾炎	肾结石、泌尿系统肿瘤、肾盂肾炎 多囊肾、急性膀胱炎、肾结核
红细胞管型	典型表现	无
相差显微镜	变形红细胞血尿(变形红细胞>80%)	正常红细胞血尿(变形红细胞<50%)
尿红细胞容积分布曲线	①非对称曲线;②峰值红细胞容积小于静脉红细胞分布曲线的峰值红细胞容积	①对称曲线;②峰值红细胞容积大于静脉红细胞分布曲线的峰值红细胞容积

【例 1】男,38 岁。间断活动后尿色加深 1 周。既往反复痛风发作 2 年。查体:BP120/80mmHg。尿常规:RBC40~50 个/HPF,WBC3~5 个/HPF,尿蛋白(-)。首选的进一步检查是

A. 尿红细胞形态　B. 肾脏增强 CT　C. 尿脱落细胞检查
D. 清洁中段尿培养　E. 肾穿刺活检

【例 2】下列疾病中,最常出现变形红细胞血尿的是

A. 急性肾小球肾炎　B. 多囊肾合并出血　C. 肾结核
D. 急性肾盂肾炎　E. 尿路结石

【例 3】下列提示血尿为肾小球源性的临床表现是

A. 终末血尿　B. 尿潜血试验阳性　C. 变形红细胞尿
D. 肉眼血尿　E. 伴蛋白尿(2021)

【例 4】不符合肾小球源性血尿的是

A. 可有红细胞管型　B. 可伴蛋白尿　C. 无腹痛
D. 变形红细胞尿为主　E. 尿红细胞呈均一性(2022)

2. 蛋白尿

(1)定义　A. 尿蛋白定量>150mg/d,可诊断为蛋白尿;尿蛋白>3. 5g/d 为大量蛋白尿。B. 随机尿白

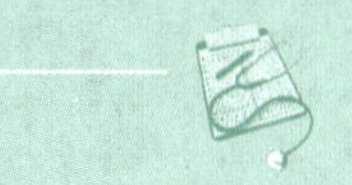

蛋白/肌酐比值：正常<30mg/g，30~300mg/g 为微量白蛋白尿，>300mg/g 为临床蛋白尿。

(2)分类及常见原因　蛋白尿可分为生理性、肾小球性、肾小管性、溢出性、组织性蛋白尿 5 类。

分类	标志性蛋白	常见原因
生理性蛋白尿	功能性蛋白尿见于剧烈运动、发热等导致的一过性蛋白尿 体位性蛋白尿于直立、弯腰时出现，卧位时消失，量<1g/d	正常青少年
肾小球性蛋白尿	病变较轻时仅有清蛋白滤过，为选择性蛋白尿；病变较重时，高分子量蛋白如 IgG、C3 也可滤过，为非选择性蛋白尿	急性肾炎、肾缺血、糖尿病肾病
肾小管性蛋白尿	小分子量蛋白尿，如溶菌酶、$β_2$-微球蛋白、核糖核酸酶	肾盂肾炎、间质性肾炎、重金属中毒、药物损害、肾移植术后
溢出性蛋白尿	中小分子量蛋白尿，如本周蛋白、血红蛋白、肌红蛋白	溶血性贫血、挤压综合征、多发性骨髓瘤、浆细胞病、轻链病
组织性蛋白尿	肾组织受损所致，为 Tamm-Horsfall 蛋白	肾小管受炎症、药物刺激等

【例 5】女，70 岁。蛋白尿 1 个月，尿蛋白 6g/d，蛋白电泳显示以小分子蛋白为主，呈单株峰。其蛋白尿的性质应该为

A. 肾小管性蛋白尿　B. 肾小球性蛋白尿　C. 分泌性蛋白尿
D. 组织性蛋白尿　E. 溢出性蛋白尿(2018)

【例 6】下列各项指标，异常升高提示肾小球功能异常的是

A. 尿 $β_2$-微球蛋白　B. 尿轻链 LAM　C. 尿轻链 KAP
D. 尿 IgG　E. 尿 N-乙酰-β-D-氨基葡萄糖苷酶(NAG)(2024)

【例 7】女，68 岁。高血压病史 20 年，发现蛋白尿 3 年，尿比重 1.010，红细胞 0~1 个/HPF，尿蛋白 0.45g/d，尿蛋白分析 $β_2$-MG、$α_1$-MG 升高。该患者蛋白尿属于

A. 组织性　B. 溢出性　C. 肾小管性
D. 功能性　E. 肾小球性(2020)

【例 8】男，18 岁。每次打完篮球后出现解泡沫尿，休息 1 天后泡沫尿消失。此种尿液应为

A. 肾小球性蛋白尿　B. 肾小管性蛋白尿　C. 溢出性蛋白尿
D. 组织性蛋白尿　E. 功能性蛋白尿(2024)

【例 9】下列有关蛋白尿的说法，错误的是

A. 肾小球性蛋白尿以清蛋白为主　B. 尿中出现 $β_2$-微球蛋白为肾小管性蛋白尿
C. 尿中出现 IgG 为肾小管性蛋白尿　D. 尿中出现本周蛋白为溢出性蛋白尿
E. 尿蛋白>3.5g/d 为大量蛋白尿(2023)

二、急性肾小球肾炎(急性肾炎)

急性肾小球肾炎简称急性肾炎，是以急性肾炎综合征为主要临床表现的一组疾病。其特点为急性起病，表现为血尿、蛋白尿、水肿、高血压，可伴一过性肾功能不全。多见于链球菌感染后。

1. 病因

本病主要为乙型溶血性链球菌"致肾炎菌株"感染所致，如扁桃体炎、猩红热和脓疱疮等。感染的严重程度与急性肾炎的发生和病变轻重并不完全一致。本病系感染诱发的免疫反应所致。针对链球菌致病抗原如蛋白酶外毒素 B 等的抗体可能与肾小球内成分发生交叉反应、循环或原位免疫复合物诱发补体异常活化等均可能参与致病，导致肾小球内炎症细胞浸润。

2. 临床表现

本病好发于儿童，男性略多。常于感染后 2 周起病，相当于抗原免疫后产生抗体的时间。

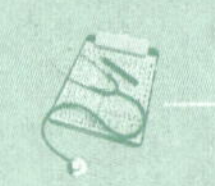
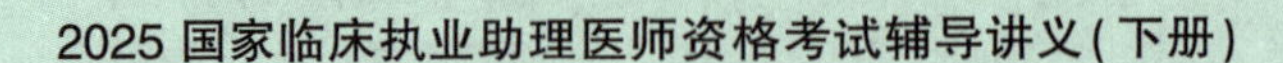

(1)**血尿** 临床均有肾小球源性血尿,约30%为肉眼血尿。

(2)**蛋白尿** 可有轻、中度蛋白尿,少数可呈肾病综合征范围的蛋白尿。

(3)**水肿** 80%病人有水肿,典型表现为晨起眼睑水肿及下肢水肿。肾炎性水肿是由肾小球滤过率下降,而肾小管重吸收功能基本正常,造成"球-管失衡"和肾小球滤过分数下降,引起水钠潴留所致。

(4)**高血压** 约80%病人有一过性高血压,常与水钠潴留有关。

(5)**肾功能异常** 可有一过性肾功能不全,表现为血肌酐轻度升高,多于1~2周后逐渐恢复。

(6)**充血性心力衰竭** 少数重症病人可发生充血性心力衰竭,常与水钠潴留有关。

(7)**免疫学异常** 起病初期血清C3及总补体下降,8周内逐渐恢复正常,对本病具有诊断意义。病人血清抗链球菌溶血素O滴度升高,提示近期内曾有链球菌感染。部分病人可有循环免疫复合物阳性。

注意:①急性肾炎最常见的症状是镜下血尿,但血尿最常见的病因是IgA肾病,而不是急性肾炎。
②急性肾炎=病前上感史+血尿和红细胞管型+C3降低并于8周内恢复正常。
③上感后2周出现血尿应考虑急性肾炎,上感后数小时至数日出现血尿应考虑IgA肾病。

3. 辅助检查

尿液	血尿	几乎100%有镜下血尿。30%有肉眼血尿。血尿和红细胞管型具有诊断意义
	蛋白尿	可伴轻、中度蛋白尿,少数病人可有大量蛋白尿
	其他	可见白细胞、上皮细胞、颗粒管型、红细胞管型
肾功能	BUN、Scr	一过性升高
免疫	C3、CH50	血清C3降低,并于发病8周内恢复正常,对本病具有诊断意义
	抗O(ASO)	滴度升高提示近期内曾有链球菌感染

4. 诊断与鉴别诊断

(1)**诊断** 链球菌感染后1~3周出现血尿、蛋白尿、水肿、高血压、少尿及肾功能不全等急性肾炎综合征表现,伴血清C3一过性下降,病情于发病8周内逐渐恢复正常者,可临床诊断为急性肾炎。当临床诊断困难时,急性肾炎综合征病人需进行肾活检,其指征:①少尿1周以上或进行性尿量减少伴肾功能恶化者;②病程超过2个月而无好转趋势者;③急性肾炎综合征伴肾病综合征者。

(2)**鉴别诊断** 本病需与急进性肾炎、膜增生性肾炎、IgA肾病等相鉴别。

5. 治疗

	急性肾炎	急进性肾炎	慢性肾炎
一般治疗	卧床休息 急性期给予低盐饮食 氮质血症期给予低蛋白饮食 少尿时限制液体量	卧床休息 急性期给予低盐饮食 氮质血症期给予低蛋白饮食 少尿时限制液体量	卧床休息 急性期给予低盐饮食 氮质血症期给予低蛋白饮食 少尿时限制液体量
抗感染	青霉素10~14天	无感染时不用	无感染时不用
对症治疗	利尿消肿、降血压	同左	同左
激素治疗	不宜应用	尽早强化治疗	不主张应用
细胞毒药物	不宜应用	尽早强化治疗	不主张应用
血浆置换	不宜应用	尽早应用,需10次左右	不宜应用
透析	少数发生急性肾衰竭有指征者	合并急性肾衰竭有指征者应用	少用
肾移植	有自愈倾向,不用	病情静止半年后	极少应用

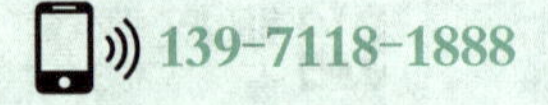

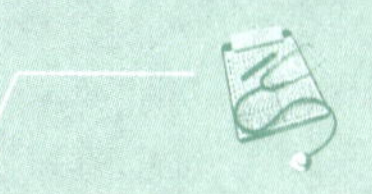

【例 10】女,15 岁。眼睑水肿 3 天,2 周前患扁桃体炎。尿量 400ml/d,尿蛋白(++),尿红细胞 10~20 个/HPF,红细胞管型 1~2 个/低倍视野。血补体 C3 降低。其水肿最可能的原因是

A. 大量尿蛋白丢失　　B. 抗利尿激素分泌过多　　C. 肾小球滤过率下降
D. 心力衰竭　　E. 醛固酮增高(2020)

【例 11】男,20 岁。颜面、双下肢水肿伴尿色加深 3 天。2 周前曾有上呼吸道感染。尿常规:RBC(+++),尿蛋白(++)。血 Cr321μmol/L。肾穿刺活检免疫荧光显示肾小球毛细血管壁可见 C3 及 IgG 颗粒状沉积。该患者肾脏损伤的主要免疫学基础是

A. 循环免疫复合物沉积　　B. 原位免疫复合物形成　　C. 自身抗体形成
D. 隐蔽抗原释放　　E. Ⅰ型超敏反应(2024)

【例 12】男性,20 岁。上呼吸道感染 10 天后出现全身水肿、尿量减少 1 天。查体:血压 160/100mmHg。尿常规:红细胞 30~40 个/HPF,蛋白(++)。外周血血红蛋白 130g/L,血肌酐 76μmol/L。肾脏超声显示左肾 11.2cm×5.4cm×4.1cm,右肾 11.4cm×5.5cm×3.7cm。该患者最可能的诊断是

A. 急性肾小球肾炎　　B. 急进性肾小球肾炎　　C. 急性肾盂肾炎
D. 慢性肾盂肾炎　　E. 慢性肾小球肾炎急性发作(2024)

(13~14 题共用题干)女,20 岁。颜面水肿 1 周,肉眼血尿 2 天。3 周前曾患"化脓性扁桃体炎",经抗生素治疗好转。1 周前出现颜面水肿,晨起明显。2 天前出现肉眼血尿,无血凝块,尿量约 1000ml/d。查体:体温 37.1℃,呼吸 16 次/分,脉搏 80 次/分,血压 160/100mmHg,颜面部水肿,心、肺、腹(-),双肾区无叩痛,双下肢无水肿。尿常规:RBC 满视野,WBC0~5 个/HPF,Pro(++)。血肌酐 100μmol/L。

【例 13】对诊断最有提示作用的检查是

A. 肝功能　　B. 血清 C3　　C. 静脉肾盂造影
D. 同位素肾图　　E. 血浆蛋白电泳

【例 14】假设患者入院后突然出现全身抽搐,意识不清,5 分钟后清醒,自述头疼,测血压 200/120mmHg,神经系统查体未发现定位征象。考虑出现的并发症是

A. 颅内感染　　B. 脑梗死　　C. 高血压脑病
D. 脑血管痉挛　　E. 脑出血(2024)

三、慢性肾小球肾炎

慢性肾小球肾炎简称慢性肾炎,以蛋白尿、血尿、高血压和水肿为基本临床表现,起病方式不同,病情迁延并缓慢进展,可有不同程度的肾功能损害,部分病人最终发展至终末期肾衰竭。

1. 临床表现

慢性肾炎可发生于任何年龄,但以中青年为主,男性多见。多数起病缓慢、隐袭。临床表现多种多样,可有蛋白尿、血尿、高血压、水肿、不同程度肾功能减退。

2. 诊断和鉴别诊断

病人尿检异常(蛋白尿、血尿)、伴或不伴水肿及高血压,病史达 3 个月以上,无论有无肾功能损害均应考虑此病。需与 Alport 综合征、原发性高血压肾损害、慢性肾盂肾炎等相鉴别。

3. 治疗

(1)治疗目的　慢性肾炎的治疗应以延缓肾功能恶化,改善临床症状,防治心脑血管并发症为主要目的。不以消除尿红细胞或轻微尿蛋白为目标。

(2)积极控制高血压和减少尿蛋白　高血压和尿蛋白是加速肾小球硬化、促进肾功能恶化的重要因素,应积极控制高血压、减少尿蛋白。治疗目标是将收缩压控制在<120mmHg,尿蛋白<1g/d。

①控制高血压　慢性肾炎病人常有水钠潴留引起的容量依赖性高血压,故高血压病人应限盐(NaCl<5g/d);可选用噻嗪类利尿剂。当 Ccr<30ml/min 时,噻嗪类利尿剂一般无效,应改用袢利尿剂。

②减少尿蛋白　ACEI 或 ARB 不仅可降低血压,还可减少尿蛋白、延缓肾功能恶化,因此为治疗慢性肾炎合并高血压、蛋白尿的首选药物。

(3)限制食物中蛋白及磷的摄入量　肾功能不全者应采用优质低蛋白饮食[0.6~1.0g/(kg·d)]。

(4)糖皮质激素和细胞毒药物　由于慢性肾炎病因、病理类型各异,一般不主张积极运用。

(5)避免加重肾损害　感染、劳累、妊娠、肾毒性药物,均可损伤肾脏,导致肾功能恶化,应予以避免。

注意:①10 版《内科学》P265:高血压合并慢性肾脏病患者血压控制目标值<130/80mmHg。
②10 版《内科学》P488:慢性肾小球肾炎合并高血压患者血压控制目标值为收缩压<120mmHg。
③10 版《内科学》P488:慢性肾小球肾炎尿蛋白治疗目标值<1g/d。

【例 15】男性,40 岁。尿常规异常 3 年,肾功能异常 1 年。查体:血压 150/100mmHg。尿常规:尿蛋白(++),尿红细胞 10~20 个/HPF。血肌酐 160μmol/L。最可能的诊断是

A. 急性间质性肾炎　B. 急进性肾小球肾炎　C. 慢性肾小球肾炎
D. 高血压肾损害　E. 肾病综合征(2024)

【例 16】男,59 岁。双下肢水肿 5 个月。查体:体温 37.1℃,呼吸 16 次/分,脉搏 75 次/分,血压 158/95mmHg,心、肺(-),腹部平软,肝、脾不大,无移动性浊音,双肾无叩击痛。尿常规:RBC5~10 个/HPF,Pro(++),WBC0~5 个/HPF。血 Cr120μmol/L。B 超示双肾对称性缩小,皮质变薄。对于该患者的治疗,不正确的措施是

A. 控制蛋白质的摄入量　B. 减少尿蛋白　C. 积极控制高血压
D. 使用呋塞米利尿　E. 使用糖皮质激素(2024)

四、肾病综合征

1. 诊断标准

肾病综合征是一组以大量蛋白尿(>3.5g/d)、低白蛋白血症(血清白蛋白<30g/L)、水肿、高脂血症为基本特征的临床综合征。其中前两项为诊断的必备条件。

2. 病因

(1)病因分类　肾病综合征的病因分为原发性和继发性两大类。

分类	儿童	青少年	中老年
原发性	微小病变型肾病 (又称脂性肾病)	系膜增生性肾小球肾炎 微小病变型肾病 系膜毛细血管性肾小球肾炎 局灶节段性肾小球硬化	膜性肾病
继发性	过敏性紫癜肾炎 乙型肝炎病毒相关性肾炎 狼疮性肾炎	过敏性紫癜肾炎 乙型肝炎病毒相关性肾炎 狼疮性肾炎	糖尿病肾脏病 肾淀粉样变性 骨髓瘤性肾病 淋巴瘤或实体肿瘤性肾病

(2)继发性肾病综合征的常见原因　如下。

①过敏性紫癜肾炎　好发于青少年,有典型的皮肤紫癜,可伴关节痛、腹痛及黑便,多在皮疹出现后 1~4 周出现血尿和/或蛋白尿,典型皮疹有助于诊断。肾脏病理表现与 IgA 肾病基本相同:免疫荧光可见 IgA 在系膜区和毛细血管袢沉积,光镜下表现为系膜增生型肾小球肾炎。

②乙肝病毒相关性肾炎　多见于儿童和青少年,以蛋白尿或肾病综合征为主要临床表现,常见病理

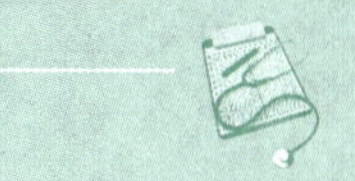

类型为膜性肾病。乙肝病人有肾炎表现，肾活检切片找到乙肝病毒抗原即可确诊。

③系统性红斑狼疮肾炎　好发于青少年和中年女性，常表现为发热、皮肤损害、关节痛，可有心血管、呼吸系统、血液系统及肾脏等多系统受累表现。肾脏病变可轻可重，故临床表现多种多样。轻者只表现为血尿和/或蛋白尿，也可表现为肾病综合征；严重者可表现为急进性肾炎。免疫学检查可检出多种自身抗体。由于免疫复合物可广泛沉积，肾脏免疫荧光可呈“满堂红”现象（IgG、IgM、IgA、C3、C4、C1q 均阳性）。肾活检有助于确诊及病理分型。

④糖尿病肾脏病　多见于 10 年以上病程的糖尿病病人，好发于中老年人。最早临床表现是水肿和蛋白尿。从微量蛋白尿逐渐发展为持续性大量蛋白尿。糖尿病病史及特征性眼底改变有助于诊断。

⑤肾淀粉样变性　是一种全身性疾病。肾脏受累进展多缓慢，肾活检示肾内淀粉样物质沉积。多年后出现临床表现，主要为持续性蛋白尿，病变严重者尿蛋白可达 20g/d，大部分表现为肾病综合征。

⑥恶性肿瘤相关肾病　淋巴瘤、骨髓瘤、恶性实体瘤均可引起肾病综合征，临床上应认真排除。

【例 17】男，32 岁。双下肢水肿 10 天。查体：血压 160/84mmHg，双肾区无叩击痛。实验室检查：尿蛋白（++++），红细胞 3～5 个/HPF。血肌酐 124μmol/L，血清白蛋白 29g/L。B 超示双肾皮质界限不清。该患者最可能的诊断是

A. 肾病综合征　　B. 急进性肾小球肾炎　　C. 急性肾小球肾炎
D. 急性肾损伤　　E. 急性肾盂肾炎（2024）

【例 18】患者，男，65 岁。间断双下肢水肿半年，近 1 个月加重。体重增加 3kg。既往 2 型糖尿病病史 20 年、糖尿病视网膜病变病史 3 年、高血压病史 5 年，近来血压控制不佳。查体：血压 150/80mmHg，双肺闻及少许湿啰音。实验室检查：尿蛋白（+++），RBC（-），尿蛋白定量 4.2g/d，血清白蛋白 29g/L，血肌酐 90μmol/L，血钾 3.5mmol/L，血钠 120mmol/L。该患者最可能的诊断是

A. 糖尿病肾脏病　　B. 高血压肾病　　C. 血管炎肾病
D. 慢性肾小球肾炎　　E. 急性肾损伤（2024）

【例 19】男，17 岁。双下肢出血点伴关节痛 2 周，水肿 1 周。实验室检查：尿红细胞 30～40 个/HPF，尿蛋白 4.2g/d，血 Alb28g/L。肾免疫病理示 IgA 沉积于系膜区。其病因诊断为

A. IgA 肾病　　B. 原发性肾病综合征　　C. 过敏性紫癜肾炎
D. 狼疮肾炎　　E. 乙肝病毒相关性肾炎（2020）

3. 并发症

（1）感染　为常见并发症，与蛋白质营养不良、免疫功能紊乱及应用糖皮质激素有关。常见感染部位依次为呼吸道、泌尿道、皮肤等。感染是导致肾病综合征复发和疗效不佳的主要原因。

（2）血栓和栓塞　肾病综合征，尤其膜性肾病，易发生血栓和栓塞并发症，发生率 40%～50%。

①发病原因　A. 血液浓缩（有效血容量减少）和高脂血症造成血液黏稠度增加；B. 某些蛋白质从尿中丢失，肝代偿性合成蛋白质增加，引起机体凝血、抗凝和纤溶系统失衡；C. 肾病综合征时血小板过度激活、应用利尿剂和糖皮质激素等进一步加重高凝状态。

②好发部位　以肾静脉血栓最多见，发生率 10%～50%。其他血管发生血栓或栓塞并不少见。

③临床表现　肾静脉血栓形成常表现为突发腰痛、血尿、尿蛋白增加、肾功能减退。

（3）急性肾损伤　因有效血容量不足而致肾血流量下降，可发生肾前性氮质血症。少数病例可出现急性肾损伤，以微小病变型肾病居多，常表现为少尿或无尿，扩容利尿无效。

（4）蛋白质代谢紊乱　长期低蛋白血症可导致营养不良。免疫球蛋白减少可造成机体免疫力低下，易导致感染。金属结合蛋白丢失可使微量元素缺乏。内分泌激素结合蛋白不足可诱发内分泌紊乱。

（5）脂肪代谢紊乱　高脂血症可增加血液黏稠度，促进血栓、栓塞并发症的发生，增加心血管系统并发症，促进肾小球硬化和肾小管-间质病变的发生，促进肾脏病变的慢性进展。

注意:①膜性肾病最易发生血栓、栓塞并发症。
②肾病综合征发生急性肾衰竭以微小病变型肾病居多。

A. 心力衰竭　B. 肾性贫血　C. 高血压脑病
D. 肾静脉血栓　E. 肾周脓肿

【例20】肾病综合征易出现的并发症是
【例21】急性肾盂肾炎易出现的并发症是(2021)

4. 治疗

(1)一般治疗 给予正常量的优质蛋白饮食,不主张摄入高蛋白饮食。水肿时给予低盐饮食。

(2)利尿消肿 利尿不宜过快、过猛,以免造成血容量不足,加重血液黏度,诱发血栓栓塞并发症。

	代表药	作用机制	注意事项
噻嗪类利尿剂	氢氯噻嗪	抑制髓袢升支和远曲小管对Na^+、Cl^-重吸收	防止低钾、低钠血症
袢利尿剂	呋塞米	作用于髓袢升支,抑制Na^+、Cl^-、K^+的重吸收	防止低钾、低钠、低氯血症
潴钾利尿剂	螺内酯	作用于远曲小管,排Na^+排Cl^-、潴钾	防止高钾血症
渗透性利尿剂	低分子右旋糖酐	通过提高血浆胶体渗透压,减少水钠重吸收	对少尿病人慎用
提高血浆胶体渗透压	血浆、白蛋白	提高血浆胶体渗透压,促进组织中水分回吸收并利尿,如继而用呋塞米,利尿效果良好	多用于低血容量、利尿剂抵抗、严重低蛋白血症者

(3)减少尿蛋白 持续大量蛋白尿可导致肾小球高滤过、加重肾小管肾间质损伤、促进肾小球硬化,是影响肾小球疾病预后的重要因素。现已证实,减少尿蛋白可以有效延缓肾功能恶化。ACEI或ARB可通过降低肾小球内压、直接影响肾小球基底膜对大分子物质的通透性,而减少尿蛋白,为首选药物。

(4)糖皮质激素的应用 为主要治疗措施。

①使用原则 糖皮质激素通过抑制免疫炎症反应,抑制醛固酮和抗利尿激素分泌,影响肾小球基底膜通透性而发挥其利尿、消除尿蛋白的作用,其使用原则如下。

起始足量	泼尼松1mg/(kg·d),口服8周,必要时可延长至12周
缓慢减药	足量治疗后,每2~3周减原用量的10%,当减至20mg/d时病情易复发,更应缓慢减量
长期维持	最后以最小有效剂量(10mg/d)再维持半年左右
激素用法	可采用全日量顿服,维持期间两日量隔日1次顿服,以减轻激素的副作用

②疗效判断 糖皮质激素使用8~12周内肾病综合征缓解,称为激素敏感型。糖皮质激素减量到一定程度即复发,称为激素依赖型。糖皮质激素使用8~12周(常规激素治疗)无效,称为激素抵抗型。

(5)并发症的防治

①感染 通常在激素治疗时无须应用抗生素预防感染。一旦发现感染,应及时选用对致病菌敏感、强效且无肾毒性的抗生素积极治疗。严重感染难以控制时应考虑减少或停用激素。

②血栓及栓塞并发症 当血清白蛋白<20g/L时,提示存在高凝状态,应开始预防性抗凝治疗。常用抗凝药物包括肝素、华法林。若已发生血栓、栓塞并发症,则应尽早给予尿激酶、链激酶溶栓治疗。

③急性肾损伤 可给予袢利尿剂、血液透析、治疗原发病、碱化尿液等处理。

④蛋白质及脂肪代谢紊乱 血管紧张素转换酶抑制剂(ACEI)和血管紧张素Ⅱ受体拮抗剂(ARB)均可减少尿蛋白。降脂药可选择降低胆固醇为主的他汀类,或降低甘油三酯为主的氯贝丁酯类。

(22~23题共用题干)男,35岁。双下肢水肿2周。查体:BP130/80mmHg,双下肢轻度凹陷性水肿。尿常规:Pro(+++),RBC(++)。血浆Alb28g/L,Scr78μmol/L。尿蛋白定量3.6g/d。肾活检示肾小球系膜轻度增生,系膜区可见免疫复合物沉积。

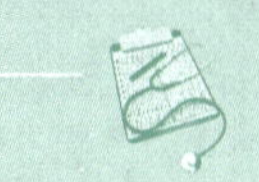

【例 22】最可能的病理诊断为

A. 局灶节段性肾小球硬化　　B. 系膜毛细血管性肾小球肾炎　　C. 微小病变型肾病
D. 膜性肾病　　E. 系膜增生性肾小球肾炎

【例 23】首选的治疗药物为

A. 糖皮质激素　　B. 环孢素 A　　C. 霉酚酸酯
D. 环磷酰胺　　E. 血管紧张素转换酶抑制剂

常考点　考试重点,以往每年都有大量考题出现,且考得很细,需全面掌握。

参考答案——详细解答见《2025 国家临床执业及助理医师资格考试历年考点精析(上、下册)》

1. ABCDE　2. ABCDE　3. ABCDE　4. ABCDE　5. ABCDE　6. ABCDE　7. ABCDE
8. ABCDE　9. ABCDE　10. ABCDE　11. ABCDE　12. ABCDE　13. ABCDE　14. ABCDE
15. ABCDE　16. ABCDE　17. ABCDE　18. ABCDE　19. ABCDE　20. ABCDE　21. ABCDE
22. ABCDE　23. ABCDE

第19章　尿路感染

考纲要求

尿路感染:概述,急性肾盂肾炎,急性膀胱炎,慢性肾盂肾炎。

复习要点

一、概述

尿路感染(简称尿感)可分为上尿路感染和下尿路感染,前者系指肾盂肾炎,后者主要指膀胱炎。

1. 病因与发病机制

(1)常见致病菌

革兰阴性杆菌	为尿路感染最常见的致病菌,以大肠埃希菌最常见,占非复杂尿路感染的75%~90%
其他杆菌属	克雷伯杆菌、变形杆菌、柠檬酸杆菌属等
革兰阳性细菌	5%~15%的尿路感染由革兰阳性细菌引起,主要是肠球菌、凝固酶阴性的葡萄球菌
腺病毒	可以在儿童和一些年轻人中引起急性出血性膀胱炎,甚至引起流行
其他病原微生物	结核分枝杆菌、衣原体、真菌等也可导致尿路感染

(2)感染途径　以上行感染最常见。

感染途径	定义	占比	常见致病菌
上行感染	指致病菌经由尿道上行至膀胱,甚至输尿管、肾盂引起的尿感	95%	大肠埃希菌
血行感染	指致病菌通过血运到达肾脏和尿路其他部位引起的感染	<2%	金黄色葡萄球菌
直接感染	指泌尿系统周围器官、组织发生感染时,致病菌偶可直接侵入泌尿系统导致的感染	少见	—
淋巴道感染	盆腔和下腹部的器官感染时,致病菌可从淋巴道感染泌尿系统	罕见	—

注意:①尿路感染最常见的致病菌是大肠埃希菌。上尿路感染最常见的致病菌是大肠埃希菌。
②下尿路感染(血行感染)最常见的致病菌是金黄色葡萄球菌。

2. 临床表现

	急性膀胱炎	急性肾盂肾炎	无症状细菌尿
尿路刺激征	尿频、尿急、尿痛	可有尿频、尿急、尿痛	
全身症状	无	寒战、高热、恶心、呕吐	
高血压	无	无	无
氮质血症	无	无	无
血象、血沉	正常	白细胞↑、血沉↑	正常
菌尿	+	+	+

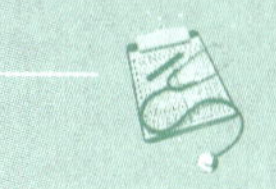

3. 并发症

(1)肾乳头坏死　是指肾乳头及其邻近肾髓质缺血性坏死，常发生于伴有糖尿病、尿路梗阻的肾盂肾炎。常表现为寒战、高热、剧烈腰痛、腹痛、血尿等。可伴革兰阴性杆菌败血症、急性肾衰竭。

(2)肾周围脓肿　为严重肾盂肾炎直接扩展所致，多有糖尿病、尿路结石等易感因素。致病菌常为革兰阴性杆菌，尤其是大肠埃希菌，常出现明显的单侧腰痛，向健侧弯腰时疼痛加剧。

4. 治疗

(1)一般治疗　急性期注意休息，多饮水，勤排尿。尿路感染反复发作者，应积极寻找病因，去除诱因。

(2)抗感染治疗　根据尿路感染的位置，选择抗生素的种类、剂量及疗程。

【例 1】导致尿路感染最常见的致病菌是

A. 金黄色葡萄球菌　　B. 大肠埃希菌　　C. 变形杆菌
D. 粪链球菌　　E. 沙雷杆菌

【例 2】金黄色葡萄球菌所致尿路感染的主要感染途径是

A. 上行感染　　B. 淋巴道感染　　C. 性接触感染
D. 血行感染　　E. 直接感染

二、急性肾盂肾炎

1. 临床表现

(1)全身症状　发热、寒战、头痛、全身酸痛、恶心呕吐，体温多在 38.0℃以上。

(2)泌尿系统症状　尿频、尿急、尿痛、排尿困难等。

(3)腰痛　多为腰部钝痛或酸痛，体检可有肋脊角压痛、肾区叩击痛。

【例 3】急性肾盂肾炎的临床表现不包括

A. 脓尿、血尿　　B. 大量蛋白尿　　C. 全身炎症反应
D. 腰痛　　E. 尿频、尿急、尿痛(2024)

2. 辅助检查

检查项目	临床意义
尿常规	白细胞尿是指尿沉渣镜检 WBC>5 个/HPF，肾盂肾炎者可有白细胞管型
尿细菌培养	取清洁中段尿、导尿、膀胱穿刺尿做细菌培养(膀胱穿刺尿最可靠)： ①尿细菌定量培养$<10^4$/ml 可能污染；$10^4\sim10^5$/ml 可疑阳性；$\geq10^5$/ml 为真性菌尿，确诊尿感 ②耻骨上膀胱穿刺尿细菌定性培养有细菌生长，即为真性菌尿
硝酸盐还原试验	原理为大肠埃希菌等革兰阴性细菌可使尿内硝酸盐还原为亚硝酸盐 此试验为尿感的过筛试验，其敏感性>70%，特异性>90%
血液常规	急性肾盂肾炎时白细胞常升高，中性粒细胞增多，核左移

3. 诊断

(1)定性诊断　主要依据尿细菌培养检查结果。凡有真性细菌尿者，均可诊断为尿路感染。

(2)定位诊断　上尿路感染与下尿路感染的鉴别如下：

①根据临床表现定位　上尿路感染常有发热、寒战、毒血症症状，伴明显腰痛、输尿管点和/或肋脊点压痛、肾区叩击痛等。而下尿路感染常以尿路刺激征为突出表现，一般少有发热、腰痛等。

②根据实验室检查定位　下列情况提示上尿路感染：A. 膀胱冲洗后尿培养阳性；B. 尿沉渣镜检有白细胞管型；C. 尿 N-乙酰-β-D-氨基葡萄糖苷酶(NAG)升高、β_2 微球蛋白(β_2-MG)升高；D. 尿渗透压降低。

注意：①上尿路感染可有尿路刺激征，有全身症状、外周血 WBC 增高、有肾区叩痛及尿白细胞管型。
②下尿路感染多有尿路刺激征，无全身症状、外周血 WBC 不高、无肾区叩痛及尿白细胞管型。

【例 4】女,30 岁。尿频、尿急、尿痛 1 天就诊,体温 38.2℃。可以最好地区分急性肾盂肾炎和急性膀胱炎的实验室检查是

A. 尿细菌培养阳性　　B. 尿常规有白细胞　　C. 尿中有白细胞及蛋白
D. 尿中有白细胞管型　　E. 尿亚硝酸盐试验阳性

A. 上皮细胞管型　　B. 白细胞管型　　C. 颗粒管型
D. 红细胞管型　　E. 脂肪管型

【例 5】对急性肾盂肾炎诊断有意义的尿常规检查是

【例 6】对急性肾小球肾炎诊断有意义的尿常规检查是

【例 7】女,25 岁。妊娠 7 个月,发热、腰痛伴恶心、呕吐、尿频、尿急、尿痛 1 天。查体:T38.5℃,左肾区叩击痛阳性。血常规:WBC11.9×10^9/L,N0.82。尿常规:RBC5~8 个/HPF,WBC30~35 个/HPF,尿蛋白(±)。最可能的诊断是

A. 急性肾小球肾炎　　B. 急性肾盂肾炎　　C. 急性胃肠炎
D. 急性胰腺炎　　E. 急性膀胱炎

【例 8】女,45 岁。尿频、尿急、尿痛 2 天。伴高热、寒战、腰痛半天。查体:T39℃,BP110/70mmHg,左肾区有叩击痛。尿常规:蛋白(+),RBC2~5 个/HPF,WBC40~50 个/HPF。最可能的诊断是

A. 急性膀胱炎　　B. 慢性肾盂肾炎　　C. 肾结核
D. 肾肿瘤　　E. 急性肾盂肾炎

【例 9】女,70 岁。劳累后突发寒战、高热、左侧腰痛 1 天。无尿频、尿急、尿痛。查体:左侧肾区叩击痛阳性。尿沉渣镜检示 WBC30~40 个/HPF,RBC5~8 个/HPF。为明确诊断,需要作的检查是

A. 血培养　　B. 静脉尿路造影　　C. 尿细胞学检查
D. 腰部 B 超　　E. 尿中段培养+药敏

4. 治疗

(1)**一般治疗**　急性期多饮水,勤排尿。尿感反复发作者应积极寻找病因,及时去除诱发因素。

(2)**用药原则**　①根据尿感的位置、是否存在复杂尿感的因素选择抗生素的种类、剂量及疗程;②选用敏感抗生素,无病原学结果前,首选对革兰阴性杆菌有效的抗生素,治疗 3 天症状无改善,应按药敏结果调整用药;③选择在尿和肾内浓度高的抗生素;④选择肾毒性小、副作用少的抗生素;⑤单一药物治疗失败、严重感染、混合感染、耐药菌株出现时,应联合用药。

(3)**抗感染治疗**　首发急性肾盂肾炎的致病菌 80%为大肠埃希菌,在留取尿细菌检查标本后应立即开始治疗,首选对革兰阴性杆菌有效的药物。72 小时显效者无须换药,否则应按药敏结果更换抗生素。

①轻型急性肾盂肾炎　2 周疗法。可口服喹诺酮类、半合成青霉素、头孢类抗生素,有效率 90%。

②重型急性肾盂肾炎　2 周疗法。可静脉滴注氨苄西林、头孢噻肟钠、左氧氟沙星等。

(10~12 题共用题干)患者,女,30 岁。1 周来发热、尿频、尿急、尿痛伴腰痛,既往无类似病史。查体:体温 38.3℃,心、肺检查未见异常,腹软,肝脾肋下未触及,双肾区有叩击痛。化验:尿蛋白(+),白细胞 30~50 个/HPF,可见白细胞管型。

【例 10】对该患者最可能的诊断是

A. 急性肾小球肾炎　　B. 急性尿道炎　　C. 急性膀胱炎
D. 急性肾盂肾炎　　E. 尿道综合征

【例 11】不宜作为首选的治疗药物是

A. 喹诺酮类　　B. 头孢菌素类　　C. 红霉素
D. 半合成广谱青霉素　　E. 克林霉素

【例 12】一般用药的疗程是

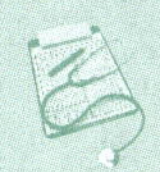

A. 3天　　B. 7天　　C. 14天
D. 20天　　E. 30天

三、急性膀胱炎

1. 临床表现

(1)尿路刺激征 主要表现为尿频、尿急、尿痛。部分病人可出现排尿困难。

(2)全身症状 一般无全身感染症状。

(3)体征 可有耻骨上方疼痛或压痛。

(4)尿液改变 尿液常浑浊,约30%出现血尿。

2. 治疗

急性膀胱炎的致病菌多为大肠埃希菌,约占75%,绝大多数菌株对多种抗菌药物敏感。

(1)女性非复杂性急性膀胱炎 常采用3日疗法。如复方磺胺甲噁唑疗程3天,呋喃妥因疗程5~7天,磷霉素3g单剂,阿莫西林、头孢菌素类、喹诺酮类3~7天。

(2)女性复杂性急性膀胱炎 常采用7日疗法。

无论何种疗法,停服抗生素7天后,需行尿细菌定量培养。如结果阴性,表示急性细菌性膀胱炎已治愈;若仍有真性细菌尿,应继续给予2周抗生素治疗。

注意:①3日疗法——急性膀胱炎、再发尿感初诊者。②1周疗法——孕妇急性膀胱炎。
③2周疗法——急性肾盂肾炎、孕妇急性肾盂肾炎。④6周疗法——肾盂肾炎复发。

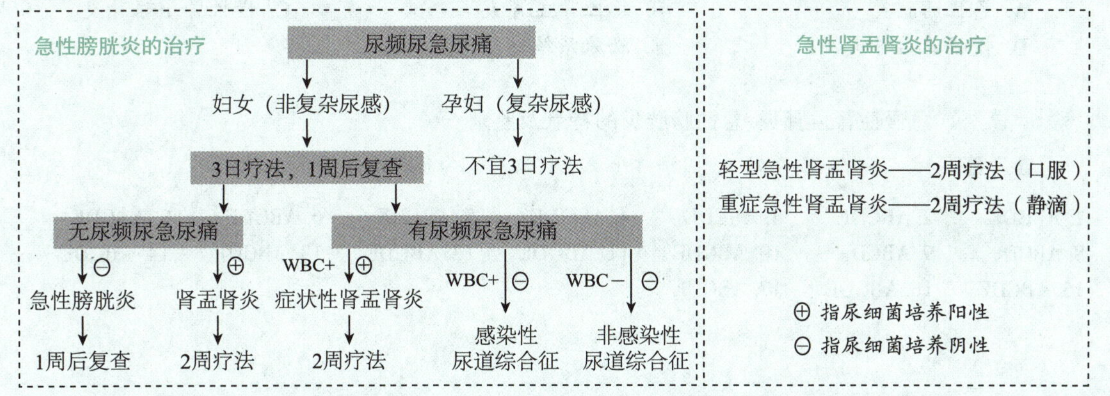

【例13】女性,68岁。发现蛋白尿3天。无尿频、尿急、尿痛。既往糖尿病病史20年。查体:双肾区无叩击痛。尿常规:红细胞5~10个/HPF,白细胞10~20个/HPF,蛋白质(+),尿糖(++)。血常规:血红蛋白112g/L,白细胞4.7×10^9/L,中性粒细胞0.45,血小板214×10^9/L。清洁中段尿培养:大肠埃希菌>10^5CFU/ml,泌尿系统彩超未见明显异常。该患者的诊断是

A. 无症状菌尿　　B. 慢性肾小球肾炎　　C. 慢性肾盂肾炎
D. 急性肾盂肾炎　　E. 急性膀胱炎(2024)

【例14】女性,25岁。尿频、尿痛伴肉眼血尿1天。既往体健。查体无异常。亚硝酸试验阳性。尿沉渣镜检提示红、白细胞满视野。抗菌药物治疗的疗程一般为

A. 3天　　B. 5天　　C. 7天
D. 10天　　E. 14天(2023)

【例15】女,62岁。尿频、尿急、尿痛1天。尿中可见血丝,伴排尿时下腹痛。无发热。不宜采用的检查方法是

A. 膀胱镜检查　　B. 尿常规检查　　C. 尿菌落计数
D. 静脉尿路造影　　E. 尿细菌培养+药物敏感试验

四、慢性肾盂肾炎

1. 诊断

诊断慢性肾盂肾炎,除反复发作尿路感染病史之外,尚需结合影像学及肾功能检查。

(1)易感因素 慢性肾盂肾炎多有易感因素,如尿路畸形、尿路结石、肿瘤、尿道口及其周围炎症。

(2)病程 反复尿路感染超过半年。

(3)影像学及肾功能检查 ①肾外形凹凸不平,两肾大小不等;②静脉肾盂造影可见肾盂肾盏变形、缩窄;③肾小管功能持续性损害。具备①②条的任何一条,再加第③条就可确诊。

2. 治疗

治疗的关键是寻找并去除易感因素,急性发作时治疗同急性肾盂肾炎。

【例16】女,42岁。间断发热、腰痛伴尿频2年,每次发作应用抗生素治疗可好转。近半年来夜尿增多。尿常规:尿比重1.015,RBC0~2个/HPF,WBC3~5个/HPF。静脉肾盂造影见肾盂肾盏狭窄变形,肾小盏扩张。首先考虑的诊断是

A. 慢性肾炎　B. 肾积水　C. 肾囊肿合并感染

D. 慢性肾盂肾炎　E. 肾结核

【例17】女,56岁。反复尿频、尿急伴腰痛3年,夜尿增多1年。查体:BP155/80mmHg,双肾区无叩痛。尿常规:蛋白微量,尿沉渣镜检RBC10~15个/HPF,WBC30~35个/HPF。Scr76μmol/L,尿渗透压342mOsm/(kg·H_2O)。B超:左肾8.3cm×4.9cm。最可能的诊断是

A. 急性膀胱炎　B. 急性肾盂肾炎　C. 慢性肾小球肾炎

D. 慢性肾盂肾炎　E. 泌尿系结核

▶**常考点**　急慢性肾盂肾炎、急性膀胱炎的特点及鉴别。

参考答案——详细解答见《2025国家临床执业及助理医师资格考试历年考点精析(上、下册)》

1. ABCDE　2. ABCDE　3. ABCDE　4. ABCDE　5. ABCDE　6. ABCDE　7. ABCDE
8. ABCDE　9. ABCDE　10. ABCDE　11. ABCDE　12. ABCDE　13. ABCDE　14. ABCDE
15. ABCDE　16. ABCDE　17. ABCDE

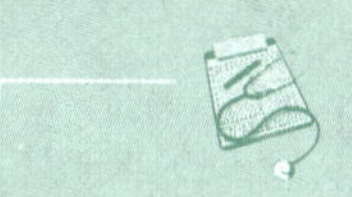

第20章　急性肾损伤与慢性肾衰竭

▶考纲要求

①急性肾损伤(急性肾衰竭)。②慢性肾脏病(慢性肾衰竭)。

▶复习要点

一、急性肾损伤(急性肾衰竭)

1. 概念

急性肾损伤(AKI)以往称为急性肾衰竭,是由各种病因引起短时间内肾功能快速减退而导致的临床综合征,表现为肾小球滤过率(GFR)下降,伴有肌酐、尿素氮等潴留,水、电解质和酸碱平衡紊乱,重者出现多系统并发症。

2. 病因

根据病因发生的解剖部位,可将急性肾损伤分为肾前性、肾性、肾后性三大类。

	肾前性 AKI	肾性 AKI	肾后性 AKI
比例	占 AKI 的 55%	占 AKI 的 40%	占 AKI 的 5%
定义	是指各种原因引起肾实质血流灌注减少而导致肾小球滤过率下降	是指肾实质损伤所致	是指急性尿路梗阻所致,梗阻可发生在从肾盂到尿道的尿路中任何部位
举例	有效血容量不足、心排血量降低、全身血管扩张、肾血管收缩	肾缺血、肾毒性药物或毒素导致急性肾小管坏死、急性间质性肾炎、肾小球疾病、肾血管疾病等	双侧尿路结石、神经源性膀胱、盆腔肿瘤压迫

【例 1】可以导致肾前性急性肾损伤的因素为

A. 前列腺增生　　B. 应用庆大霉素　　C. 输尿管结石

D. 大量丢失体液　　E. 应用马兜铃酸类中药(2017)

3. 发病机制

(1)肾前性 AKI　由肾脏血流灌注不足所致,见于细胞外液容量减少,或虽然细胞外液容量正常,但有效循环容量下降的某些疾病,或某些药物引起的肾小球毛细血管灌注压降低。

(2)肾性 AKI　引起肾性 AKI 的病因包括急性肾小管坏死(ATN)、急性间质性肾炎、肾小球疾病、肾血管疾病、肾移植排斥反应等,其中以 ATN 最常见,多由肾缺血所致,也可由肾毒性药物引起。

(3)肾后性 AKI　双侧尿路梗阻或孤立肾病人单侧尿路出现梗阻时可发生肾后性 AKI。

4. 临床表现

(1)起始期　此期病人常遭受低血压、缺血、脓毒症、肾毒性药物等的影响,但尚未发生明显的肾实质损伤。随着肾小管上皮细胞损伤加重,肾小球滤过率逐渐下降,则进入进展期。

(2)进展期和维持期(少尿期)　一般持续 7~14 天。水、电解质紊乱常表现为水过多、代谢性酸中毒、高钾血症、低钠血症、低钙血症、高磷血症。

(3)恢复期(多尿期) 肾小球滤过率逐渐升高,并恢复正常或接近正常。少尿型病人开始出现尿量增多,继而出现多尿,再逐渐恢复正常。肾小管上皮细胞功能恢复相对延迟,常需数个月才能恢复。

	急性肾损伤进展期和维持期(少尿期)	急性肾损伤恢复期(多尿期)
尿量	<400ml/d	>400ml/d
持续时间	一般1~2周;少尿期越长,病情越重	1~3周
水	水中毒	尿量大时,可有脱水
氮平衡	血浆尿素氮、血肌酐升高,氮质血症	早期血浆尿素氮、血肌酐升高,氮质血症
血钾	高钾血症	早期高钾血症,晚期低钾血症(钾随尿排出)
血钠	水中毒,稀释性低钠血症、低氯血症	低钠血症,大量脱水时可有高钠血症
钙	低钙血症	低钙血症
其他	高镁血症、高磷血症、出血倾向、代谢性酸中毒	低血压(尿量增加,体液减少)
主要死因	高钾血症、水中毒	低钾血症、感染

5. 实验室和辅助检查

血液检查	有轻度贫血,血肌酐和尿素氮进行性上升,pH↓,HCO_3^-↓,血钾↑,血钙↓,血磷↑
尿液检查	ATN时可有少量蛋白尿,尿比重<1.015且较固定,尿渗透压<350mOsm/(kg·H_2O)
影像检查	B超、CT、MRI、放射性核素检查
肾活检	是AKI鉴别诊断的重要手段

6. 诊断与鉴别诊断

(1)AKI诊断标准 ①48小时内血肌酐升高≥26.5μmol/L;②7天内血肌酐较基础值升高≥50%;③尿量<0.5ml/(kg·h),持续≥6小时。

(2)缺血性急性肾损伤与肾前性少尿的鉴别 见下表。

指标	肾前性氮质血症	缺血性急性肾损伤
尿沉渣	透明管型	棕色颗粒管型
尿比重	>1.018	<1.012
尿渗透压[mOsm/(kg·H_2O)]	>500	<250
尿钠浓度(mmol/L)	<10	>20
尿肌酐/血清肌酐	>40	<20
血尿素氮(mg/dl)/血清肌酐(mg/dl)	>20	<10~15
钠排泄分数(%)	<1	≥1
肾衰指数	<1	≥1

$$肾衰指数=\frac{尿钠}{尿肌酐/血肌酐};\quad 钠排泄分数=\frac{尿钠/血钠}{尿肌酐/血肌酐}\times 100\%$$

A. 肾前性氮质血症　　B. 急进性肾小球肾炎　　C. 肾后性急性肾衰竭
D. 急性肾小管坏死　　E. 急性间质性肾炎

【例2】男,32岁。误服生鱼胆后恶心、呕吐、腹痛、腹泻伴少尿。尿比重1.009,尿钠45mmol/L,Scr225μmol/L,BUN8.97mmol/L。少尿最主要的原因是

【例3】男,59岁。慢性充血性心力衰竭患者,上呼吸道感染后喘憋加重,尿量减少,尿比重1.020,尿钠

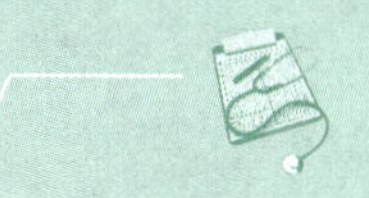

18.6 mmol/L,Scr256μmol/L。少尿最主要的原因是(2019)

【例4】女,56岁。进食不洁食物后出现恶心、呕吐。1天前少尿,尿量300ml/d。实验室检查:血肌酐198μmol/L,尿酸25μmol/L,尿钠23mmol/L,尿比重1.010。患者出现尿少的原因是

A. 肾前性急性肾损伤　B. 肾后性急性肾损伤　C. 急性肾小管坏死
D. 急性肾小球肾炎　E. 慢性肾衰竭(2024)

7. 治疗

(1)早期病因干预治疗　在AKI起始期及时干预可最大限度减轻肾损伤,促进肾功能恢复。

①肾前性AKI　包括扩容、维持血流动力学稳定、改善低蛋白血症、降低后负荷、改善心输出量、停用影响肾灌注的药物、调节外周血管阻力至正常范围。

②肾性AKI　继发于肾小球肾炎、小血管炎的AKI,常需应用糖皮质激素、免疫抑制剂治疗。临床上怀疑急性肾小管坏死时,需尽快明确并停用可疑药物。

③肾后性AKI　尽早解除尿路梗阻,如前列腺肥大应通过膀胱留置导尿。

(2)营养支持治疗　可优先通过胃肠道提供营养(包括管饲),酌情限制水分、钠盐和钾盐摄入。

(3)高钾血症的治疗　当血钾>6mmol/L时,应紧急处理,措施包括:

①停用　一切含钾药物和/或食物。

②对抗K^+的心肌毒性　10%葡萄糖酸钙10~20ml稀释后缓慢静脉推注。

③转移K^+至细胞内　50%葡萄糖50~100ml+常规胰岛素6~12U静脉滴注。

④纠酸　5%碳酸氢钠250ml静滴,以纠正酸中毒,并可促进钾离子向细胞内流动。

⑤清除K^+　A.离子交换树脂口服或灌肠;B.使用袢利尿剂,可增加尿量,促进钾离子排泄;C.透析为最有效的治疗方法,血钾>6.5mmol/L为肾透析的指征。

(4)代谢性酸中毒的处理　严重酸中毒病人,如静脉血HCO_3^-<12mmol/L或动脉血pH<7.15~7.20时,应静脉滴注5%碳酸氢钠125~250ml纠酸,同时紧急透析治疗。

(5)治疗感染　应尽早使用抗生素,但不提倡预防性使用抗生素,宜选用肾毒性小的药物。

(6)肾脏替代治疗(RRT)　透析指征包括合并严重的代谢性酸中毒(动脉血pH<7.2)、血钾>6.5mmol/L、严重肺水肿、尿毒症脑病、心包炎、癫痫发作。

注意:①常用肾透析指征:血钾>6.5mmol/L、血肌酐>442μmol/L、血浆尿素氮>21.4mmol/L。
②正常值:血钾为3.5~5.5mmol/L、血肌酐为88.4~176.8μmol/L、血浆尿素氮为3.2~7.1mmol/L。

【例5】在急性肾衰竭患者少尿期或无尿期,需紧急处理的电解质失调是

A. 低氯血症　B. 低钠血症　C. 低钙血症
D. 高镁血症　E. 高钾血症(2018)

二、慢性肾脏病(慢性肾衰竭)

1. 概念

(1)慢性肾脏病(CKD)　各种原因引起的肾脏结构或功能异常≥3个月,包括出现肾脏损伤标志(白蛋白尿、尿沉渣异常、肾小管相关病变、组织学检查异常、影像学检查异常)或有肾移植病史,伴或不伴肾小球滤过率(GFR)下降;或不明原因的GFR下降[<60ml/(min·1.73m²)]≥3个月。GFR正常值为(100±20)ml/min。慢性肾脏病包括CKD1期至CKD5期。

(2)慢性肾衰竭(CRF)　是指慢性肾脏病引起的GFR下降及与此相关的代谢紊乱和临床症状组成的综合征。慢性肾衰竭相当于CKD4~CKD5期。

2. 分期

(1)国际分期　慢性肾脏病分期依据肾脏病预后质量倡议(K/DOQI)制定的指南分为5期。

分期	特征	GFR[ml/(min·1.73m²)]	防治目标与措施
1	GFR 正常或升高	≥90	病因诊治,缓解症状,保护肾功能,延缓进展
2	GFR 轻度降低	60~89	评估、延缓 CKD 进展,降低心血管病风险
3	GFR 轻到重度降低	30~59	延缓 CKD 进展,评估、治疗并发症
4	GFR 重度降低	15~29	综合治疗,肾脏替代治疗准备
5	终末期肾脏病(ESRD)	<15 或透析	适时肾脏替代治疗

(2)我国慢性肾衰竭的分期(1992) 分为4期,10版《内科学》已删除该部分内容,但常考。

CRF 分期	肌酐清除率(ml/min)	血肌酐(μmol/L)	临床表现	相当于
肾功能代偿期	50~80	133~177(正常)	正常	CKD2 期
肾功能失代偿期	20~50	186~442	无。可有轻度贫血、夜尿多	CKD3 期
肾功能衰竭期	10~20	451~707	贫血、夜尿增多、胃肠道症状	CKD4 期
尿毒症期	<10	≥707	临床表现及生化值显著异常	CKD5 期

3. 临床表现

水、电解质失衡	代谢性酸中毒、高钾血症、低钠血症、低钙血症、高磷血症、高镁血症、活性维生素 D 缺乏
蛋白质代谢紊乱	氮质血症,白蛋白下降,必需氨基酸下降,蛋白质分解代谢增加或(和)合成减少,负氮平衡
糖代谢异常	糖耐量减低(多见)、低血糖(少见)
脂代谢紊乱	高脂血症,甘油三酯↑、VLDL↑、LP(a)↑、HDL↓、胆固醇轻度增高
维生素代谢紊乱	血清维生素 A 水平增高,维生素 B_6 及叶酸缺乏
心血管系统	高血压(水钠潴留所致),左心室肥厚(高血压所致),心力衰竭(水钠潴留、高血压所致)
尿毒症性心肌病	原因为代谢废物的潴留、贫血,部分病人伴有冠状动脉粥样硬化性心脏病
心包病变	心包积液——与尿毒症毒素蓄积、低蛋白血症、心力衰竭、感染、出血等因素有关 心包炎——分为尿毒症性和透析相关性两种;前者少见,后者多为血性心包积液
动脉粥样硬化	病情进展迅速,血液透析后病变程度加重。除冠状动脉外,脑动脉和全身周围动脉也可受累
呼吸系统症状	Kussmaul 呼吸,胸腔积液,尿毒症肺水肿病人胸片可出现蝴蝶翼征
胃肠道症状	消化系统症状是 CKD 最早表现,包括食欲不振、恶心、呕吐、口腔有尿味、消化道出血
贫血	多为轻至中度贫血,由于肾组织分泌促红细胞生成素(EPO)减少所致,称为肾性贫血 同时与缺铁、营养不良、红细胞寿命缩短、胃肠道慢性失血、炎症等因素有关
出血倾向	晚期有出血倾向,与血小板功能降低有关,部分病人可有凝血因子活性降低
血栓形成倾向	是指透析病人动静脉瘘容易阻塞,可能与抗凝血酶Ⅲ活性下降、纤维溶解不足有关
神经系统症状	中枢神经系统——疲乏、失眠、注意力不集中,性格改变,抑郁,谵妄,惊厥,尿毒症脑病 周围神经系统——以感觉障碍为著,肢端袜套样分布的感觉丧失(最常见)、肢体麻木 神经肌肉兴奋性增高(肌肉震颤、痉挛、不宁腿综合征)、肌无力
内分泌功能紊乱	↓(EPO、1,25-$(OH)_2D_3$),↑(肾内肾素-血管紧张素Ⅱ、泌乳素、MSH、FSH、LH、ACTH、PTH)
肾性骨营养不良	表现为纤维性骨炎、肾性骨软化症、骨质疏松症、肾性骨硬化 肾性骨病与 1,25-$(OH)_2D_3$ 缺乏、继发性甲状旁腺功能亢进、营养不良、铝中毒有关

【例6】男,27岁。头晕1周,加重伴乏力、心悸、牙龈出血就诊。查体:血压165/105mmHg。血红蛋白

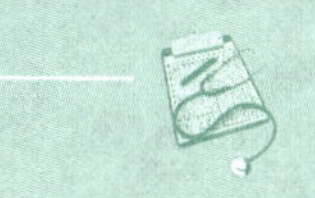

69g/L，血肌酐 879μmol/L，尿蛋白（++），尿红细胞 2~3 个/HPF。B 超示左肾 8.9cm×4.8cm×4.2cm，右肾8.6cm×4.7cm×3.9cm，双肾皮质变薄。该患者最可能的诊断为

A. 慢性肾小球肾炎（CKD4 期）　B. 急进性肾小球肾炎　C. 慢性肾小球肾炎（CKD5 期）
D. 急性肾小球肾炎　E. 慢性肾小球肾炎（CKD3 期）（2019）

【例 7】慢性肾衰竭患者血清钙、磷变化的特点是

A. 血钙增高，血磷增高　B. 血钙降低，血磷降低　C. 血钙增高，血磷降低
D. 血钙降低，血磷增高　E. 血钙正常，血磷降低（2024）

【例 8】慢性肾衰竭患者贫血的最主要原因是

A. 促红细胞生成素相对缺乏　B. 铁缺乏　C. 尿毒症毒素抑制造血
D. 蛋白营养不良　E. 维生素 B_{12} 缺乏（2010、2023）

A. 高钙血症　B. 高磷血症　C. 低磷血症
D. 低镁血症　E. 低钾血症

【例 9】肾病综合征长期使用利尿剂常导致的电解质紊乱类型是
【例 10】慢性肾脏病 5 期患者常出现的电解质紊乱类型是（2021）

4. 诊断与鉴别诊断

（1）诊断　主要依据病史、肾功能检查及相关临床表现进行诊断。

（2）鉴别诊断　CKD 与 AKI 的鉴别多数情况下并不困难，往往根据病人病史即可作出鉴别。在病人病史欠详时，可借助影像学检查（如 B 超、CT 等）进行分析，如双肾明显缩小，则支持 CKD 的诊断。

【例 11】有助于鉴别慢性肾衰竭和急性肾衰竭的检查是

A. 尿常规　B. 尿酸化功能　C. 肾脏超声
D. 肾脏活检　E. 血肌酐测定（2024）

5. 治疗

（1）早期防治对策和措施　早期诊断、有效治疗原发病、去除病因，是慢性肾衰竭防治的基础。

项目	治疗目标
血压	CKD 1~5 期（尿白蛋白/肌酐≥30mg/g）：血压<130/80mmHg CKD 1~5 期（尿白蛋白/肌酐<30mg/g）：血压<140/90mmHg
血糖（糖尿病病人）	空腹 5.0~7.2mmol/L，睡前 6.1~8.3mmol/L
HbA1c（糖尿病病人）	6.5%~8.0%
蛋白尿	<0.5g/24h
GFR 下降速度	<4ml/（min·年）
Scr 升高速度	<50μmol/（L·年）

血管紧张素转换酶抑制剂（ACEI）和血管紧张素Ⅱ受体拮抗剂（ARB）具有良好降压作用，可扩张出球小动脉，从而减少肾小球高滤过、减轻蛋白尿，同时也有抗氧化、减轻肾小球基底膜损害的作用。因此慢性肾脏病合并高血压首选 ACEI/ARB。

（2）营养治疗　限制蛋白饮食可减少含氮代谢产物生成，减轻症状及相关并发症，延缓病情进展。

①CKD1~2 期病人　无论有无糖尿病，推荐蛋白摄入量 0.8~1.0g/（kg·d）。

②从 CKD3 期起至没有进行透析治疗的病人　推荐蛋白摄入量 0.6~0.8g/（kg·d）。

③进行血液透析和腹膜透析的病人　蛋白质摄入量为 1.0~1.2g/（kg·d）。

在低蛋白饮食中，约 50%的蛋白质应为高生物价蛋白，如蛋、瘦肉、鱼、牛奶等。如有条件，在低蛋白饮食的基础上，可同时补充适量 α-酮酸制剂。无论何种饮食治疗方案，都必须摄入足够热量，一般为

30~35kcal/(kg·d),此外还需补充维生素、叶酸及控制钾、磷的摄入。磷摄入量应<800mg/d。

(3)纠正代谢性酸中毒和水、电解质紊乱 对症治疗。

(4)贫血 透析能改善贫血。重组人促红细胞生成素(rHuEPO)治疗贫血疗效显著,应同时补充铁剂。

(5)低钙血症、高磷血症和肾性骨病 明显低钙血症病人,可口服骨化三醇。当 GFR<30ml/min 时,除限制磷摄入外,可应用磷结合剂口服,以碳酸钙效果较好。

(6)防治感染 抗生素的选择和应用原则与一般感染相同,但剂量需要根据 GFR 水平调整。

(7)高脂血症的治疗 对于 50 岁以上的非透析慢性肾脏病病人,即使血脂正常,仍可考虑服用他汀类药物预防心血管疾病。对维持透析的病人,高脂血症的标准宜放宽,血胆固醇水平保持在 6.5~7.8mmol/L,血甘油三酯水平保持在 1.7~2.3mmol/L 为宜。对于透析治疗的病人,一般不建议预防性服用他汀类药物。

(8)肾脏替代治疗 包括血液透析、腹膜透析和肾移植。

(12~13 题共用题干)男,32 岁。全身乏力、头晕、双下肢水肿 1 周。查体:体温 37.1℃,脉搏 102 次/分,呼吸 14 次/分,血压 183/103mmHg,贫血貌,双肺底可闻及湿啰音,心率 102 次/分,律齐,双下肢对称性凹陷性水肿。尿常规:RBC3~5 个/HPF,WBC0~4 个/HPF,Pro(+++)。外周血 Hb71g/L,血浆白蛋白 34g/L,血肌酐 890μmol/L,血钾 5.8mmol/L,血钙 2.01mmol/L,血磷 2.4mmol/L。肾脏 B 超示左肾 7.8cm×3.8cm,右肾 8.1cm×3.1cm,双肾皮质回声增强,皮髓质分界不清。

【例 12】该患者最可能的诊断是

A. 肾病综合征　B. 急性肾小球肾炎　C. 急进性肾小球肾炎
D. 急性肾衰竭　E. 慢性肾脏病 5 期

【例 13】该患者的合理治疗是

A. RAS 阻滞剂降压　B. 抗生素治疗肺部感染　C. 肾脏替代治疗
D. 血浆置换　E. 激素或免疫抑制剂治疗蛋白尿(2024)

▶常考点 急性肾衰竭的治疗;慢性肾衰竭的表现及治疗。

参考答案——详细解答见《2025 国家临床执业及助理医师资格考试历年考点精析(上、下册)》

1. ABCDE　2. ABCDE　3. ABCDE　4. ABCDE　5. ABCDE　6. ABCDE　7. ABCDE
8. ABCDE　9. ABCDE　10. ABCDE　11. ABCDE　12. ABCDE　13. ABCDE

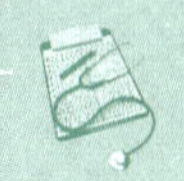

第21章　贫　血

考纲要求

①贫血概述。②缺铁性贫血。③再生障碍性贫血。

复习要点

一、各系细胞各阶段发育的基本规律

下图为各系细胞发育的基本规律。从图中可以看出：各系细胞均起源于祖细胞，然后大致都遵循"祖细胞→原始×细胞→幼稚×细胞→成熟×细胞"的发育规律。其中红系和粒系的发育划分更详细，如红系从原始红细胞→早幼红细胞→中幼红细胞→晚幼红细胞→成熟的普通红细胞；粒系从原始粒细胞→早幼粒细胞→（中性、嗜酸性、嗜碱性）中幼粒细胞→（中性、嗜酸性、嗜碱性）晚幼粒细胞。

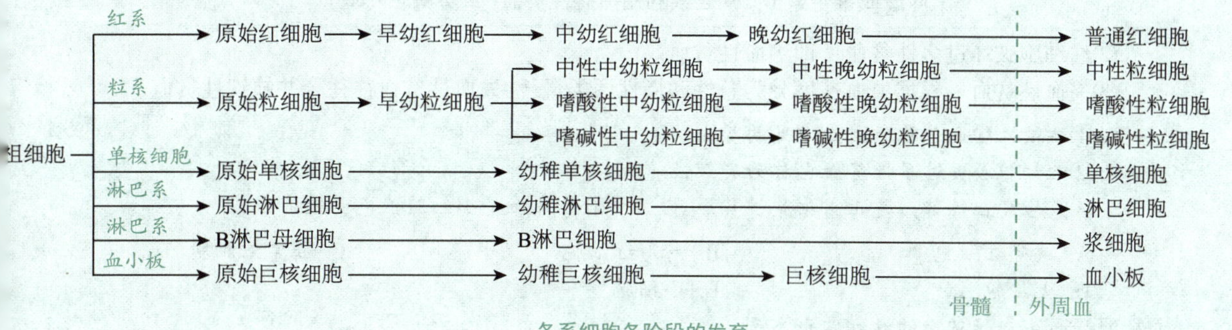

各系细胞各阶段的发育

二、贫血概述

1. 概念

贫血是指人体外周血红细胞容量减少，低于正常范围下限，不能运输足够的氧至组织而产生的综合征。由于红细胞容量测量较复杂，临床上常以血红蛋白（Hb）浓度来代替。我国规定：在海平面地区，成年男性血红蛋白（Hb）<120g/L，成年女性（非妊娠）Hb<110g/L，孕妇Hb<100g/L，即可诊断为贫血。

【例1】诊断成年女性贫血的标准为血红蛋白浓度低于

A. 140g/L　　B. 130g/L　　C. 120g/L
D. 110g/L　　E. 100g/L

2. 分类

（1）按贫血进展速度分　分为急性贫血和慢性贫血。

（2）按血红蛋白浓度分　分为轻度、中度、重度和极重度贫血。

血红蛋白浓度	<30g/L	30~59g/L	60~90g/L	>90g/L
贫血严重程度	极重度	重度	中度	轻度

（3）按骨髓红系增生情况分　分为增生不良性贫血（如再障）和增生性贫血（除再障外的贫血）。

（4）按红细胞形态分　分为大细胞性贫血、正常细胞性贫血和小细胞低色素性贫血。

类型	MCV(fl)	MCHC(g/L)	常见疾病
大细胞性贫血	>100	>360	伴网织红细胞大量增生的溶血性贫血、巨幼细胞贫血、骨髓增生异常综合征、肝疾病
正常细胞性贫血	80~100	320~360	再生障碍性贫血、纯红细胞再生障碍性贫血、溶血性贫血、急性失血性贫血、骨髓病性贫血
小细胞低色素性贫血	<80	<320	缺铁性贫血、铁粒幼细胞贫血、慢性病性贫血、珠蛋白生成障碍性贫血(海洋性贫血)

注:MCV 为平均红细胞体积,MCHC 为平均红细胞血红蛋白浓度。

(5)根据病因及发病机制分 分为以下三类:

①红细胞生成减少性贫血 红细胞生成主要取决于三大因素,即造血细胞、造血调节、造血原料。

造血干/祖细胞异常	再生障碍性贫血、纯红细胞再生障碍性贫血、先天性红细胞生成异常性贫血、造血系统恶性克隆性疾病(如骨髓增生异常综合征、各类造血系统肿瘤性疾病)
造血调节异常	骨髓基质细胞受损所致贫血,如骨髓坏死、骨髓纤维化、骨髓硬化症、肿瘤骨髓转移淋巴细胞功能亢进、造血调节因子水平异常、造血细胞凋亡亢进所致贫血
造血原料不足	缺铁(缺铁性贫血)、铁利用障碍(铁粒幼细胞性贫血) 叶酸或维生素 B_{12} 缺乏或利用障碍性贫血(巨幼细胞贫血)

②红细胞破坏过多性贫血 即溶血性贫血。

③失血性贫血 根据失血速度分为急性和慢性两类,慢性失血性贫血往往合并缺铁性贫血。

注意:①缺铁性贫血是临床上最常见的贫血。
②红细胞丢失过多性贫血也称为失血性贫血。
③急性失血性贫血是正常细胞性贫血,慢性失血性贫血是小细胞低色素性贫血。

A. 破碎红细胞　B. 畸形红细胞　C. 正常红细胞
D. 大细胞　E. 小细胞

【例 2】慢性失血性贫血的红细胞形态是

【例 3】再生障碍性贫血的红细胞形态是(2022)

3. 临床表现

最常见症状	贫血最常见的全身症状是乏力
神经系统	头痛、眩晕、萎靡、晕厥、失眠、多梦、耳鸣、眼花、记忆力减退、注意力不集中
皮肤黏膜	皮肤、黏膜苍白是贫血的主要表现,溶血性贫血可引起皮肤、黏膜黄染
呼吸系统	轻度贫血时活动后呼吸加深、加快,重度贫血时端坐呼吸
循环系统	组织缺氧,心悸,心率加快,心搏有力,脉压升高,贫血性心脏病。多次输血可导致血色病
消化系统	消化功能减低、消化不良、腹胀、食欲减退、排便规律和粪便性状改变
泌尿系统	血管外溶血有胆红素尿和高尿胆原尿,血管内溶血有游离血红蛋白和含铁血黄素尿
内分泌系统	长期贫血影响甲状腺、性腺、肾上腺、胰腺的功能,改变促红细胞生成素和胃肠激素的分泌
生殖系统	长期贫血可减弱男性特征,导致女性月经过多
免疫系统	红细胞膜上 CR1 减少会影响非特异性免疫功能,贫血病人反复输血会影响 T 细胞亚群
血液系统	贫血可使外周血细胞数量、形态、生化成分发生改变;也可影响骨髓的造血功能

【例 4】常见贫血的临床表现不包括

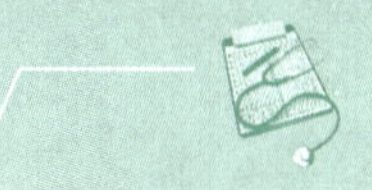

A. 面色苍白　　B. 活动后心悸　　C. 头晕
D. 乏力　　E. 皮疹

4. 诊断

(1)贫血的诊断步骤可分为三步

①确立诊断　血红蛋白和红细胞计数是确定贫血的可靠指标。血红蛋白还可判定贫血的严重程度。

②明确贫血类型　包括细胞形态学分类、骨髓增生程度分类、病因和发病机制分类等。

③病因诊断　贫血诊断最重要的是病因诊断。

(2)诊断方法　包括病史、临床表现、体检及实验室检查。常用的实验室检查方法如下:

①血常规　包括 Hb、RBC、MCV、MCH、MCHC、白细胞和血小板数量等。

②外周血涂片　可观察红细胞、白细胞、血小板数量和形态改变,有无疟原虫和异常细胞等。

③网织红细胞计数　可间接反映骨髓红系增生情况。

④骨髓检查　包括骨髓细胞涂片分类、骨髓活检。

5. 治疗原则

(1)对症治疗　重度贫血病人、老年人或合并心肺功能不全的贫血病人应输注红细胞,纠正贫血,改善体内缺氧状态;急性大量失血病人应及时输血或红细胞及血浆,迅速恢复血容量并纠正贫血。

(2)对因治疗　即针对贫血发病机制进行治疗。

①缺铁性贫血应补充铁剂,同时治疗导致缺铁的原发病。②巨幼细胞贫血应补充叶酸或维生素 B_{12}。③溶血性贫血采用糖皮质激素、脾切除术。④遗传性球形红细胞增多症行脾切除有肯定疗效。⑤造血干细胞质异常性贫血可采用造血干细胞移植。⑥再生障碍性贫血采用抗淋巴/胸腺细胞球蛋白、环孢素及造血正调控因子(如雄激素、G-CSF、GM-CSF 或 EPO 等)。⑦慢性病贫血及肾性贫血采用 EPO。⑧肿瘤性贫血采用化疗或放疗。⑨免疫相关性贫血采用免疫抑制剂。⑩各类继发性贫血治疗原发病等。

【例5】外周血反映骨髓幼红细胞增生程度的最可靠指标是

A. 血红蛋白及红细胞计数　　B. 网织红细胞百分率　　C. 网织红细胞绝对值
D. 出现有核红细胞　　E. 红细胞内出现 Howell-Jolly 小体

【例6】慢性病贫血的首选治疗是

A. 促红细胞生成素　　B. 输注浓缩红细胞　　C. 祛铁剂
D. 糖皮质激素　　E. 铁剂(2024)

三、缺铁性贫血

机体对铁的需求与供给失衡,可导致体内贮存铁耗尽(ID),继之红细胞内铁缺乏(IDE),最终引起缺铁性贫血(IDA)。缺铁性贫血是铁缺乏症的最终阶段,表现为缺铁引起的小细胞低色素性贫血及其他异常。缺铁和铁利用障碍,将影响血红素的合成,故有学者称该类贫血为血红素合成异常性贫血。

1. 铁代谢

(1)铁的体内分布　人体内的铁分为两部分,即功能铁和贮存铁。

铁总量	正常成年男性 50~55mg/kg,女性 35~40mg/kg
贮存铁	男 1000mg,女 300~400mg,贮存铁包括铁蛋白和含铁血黄素
功能状态铁	血红蛋白铁(占体内铁的 67%)、肌红蛋白铁(占体内铁的 15%)、转铁蛋白铁(3~4mg) 乳铁蛋白、酶和辅因子结合的铁
正常需求	每天造血需 20~25mg 铁,主要来自衰老破坏的红细胞
铁摄取量	正常人维持体内铁平衡需每天从食物中摄取铁 1~1.5mg,孕、乳妇 2~4mg 因此妊娠和哺乳期妇女容易发生缺铁性贫血

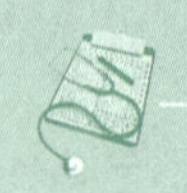
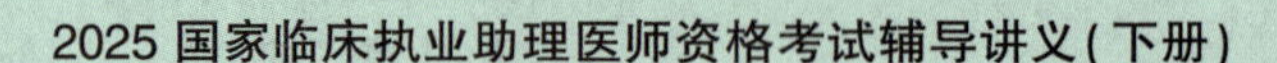

(2)铁的来源及排泄

①铁的来源　包括从食物中摄取(Fe^{2+})、衰老红细胞中血红蛋白释放的铁等。

②铁的排泄　包括从大便排出(<1mg/d)、尿中排出、汗液中排出、哺乳期妇女经乳汁排出(1mg/d)。

(3)铁的吸收

①铁的吸收部位和吸收形式　铁主要在十二指肠及空肠上段,以 Fe^{2+} 形式被吸收。

②影响铁吸收的因素　铁的状态、胃肠道功能、体内铁贮量、骨髓造血状态、药物等都可影响铁的吸收。铁主要是以 Fe^{2+} 形式被吸收,肉类食品中的肌红蛋白所含的铁可被完整地直接吸收,植物中的铁多为 Fe^{3+},需要还原成 Fe^{2+} 或与铁螯合物结合后才容易被吸收。维生素 C 和其他还原剂能使 Fe^{3+} 还原成 Fe^{2+};蛋白质分解后的氨基酸、酰胺剂、胺类可促进铁成为溶解状态,均可促进铁的吸收。

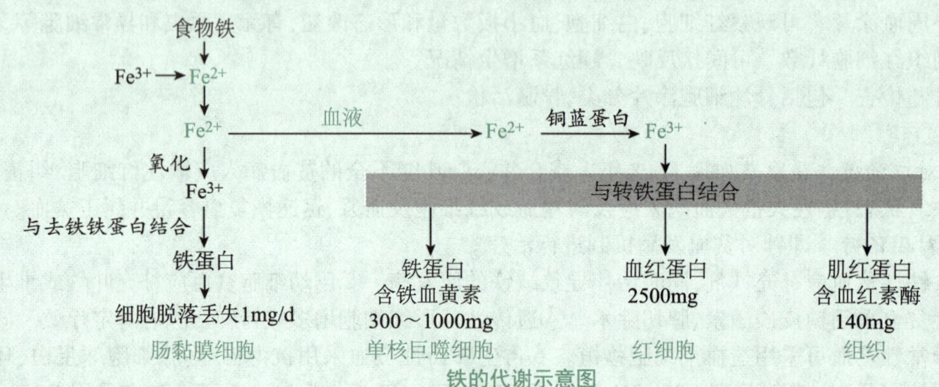

铁的代谢示意图

(4)铁的运输　吸收入血的 Fe^{2+},经铜蓝蛋白氧化为 Fe^{3+},与血浆中的转铁蛋白结合,被转运到组织以便利用。每一分子的转铁蛋白可与两分子的 Fe^{3+} 结合。体内仅 1/3 的转铁蛋白呈铁饱和状态,故正常情况下,转铁蛋白饱和度为 33%。

(5)铁的利用　运送到组织中的 Fe^{3+},与转铁蛋白分离并还原成 Fe^{2+},参与形成血红蛋白。

注意:①铁是以 Fe^{2+} 形式被吸收,以 Fe^{3+} 形式运输,又以 Fe^{2+} 形式被利用。

②铁的吸收部位在十二指肠及空肠上段,而维生素 B_{12} 的吸收部位在回肠末端,因此切除空肠可引起铁的吸收障碍导致缺铁性贫血,切除回肠易导致巨幼细胞贫血。

(6)解题中经常用到的一些概念　如下。

项目	代号	临床意义
血清铁	SI	生理状态下,转铁蛋白仅 1/3 与铁结合,称血清铁
未饱和的转铁蛋白	UIBC	指 2/3 未与铁结合的转铁蛋白,又称未饱和的铁结合力
转铁蛋白饱和度	TS	TS=血清铁/总铁结合力×100%。正常值=33%
血清总蛋白	TP	—
血清铁蛋白	SF	—
转铁蛋白	TRF 或 TF	—
转铁蛋白受体	TFR	表达于红系造血细胞膜表面,与 Hb 合成所需的铁代谢有关
血清可溶性转铁蛋白受体	sTfR	红细胞内缺铁时,TFR 脱落进入血液成为 sTfR
红细胞游离原卟啉测定	FEP	升高表示血红素合成障碍

【例 7】属于贮存铁的是

A. 血红蛋白铁　　B. 肌红蛋白铁　　C. 转铁蛋白结合的铁

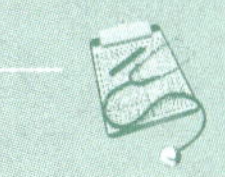

D. 乳铁蛋白结合的铁　　E. 含铁血黄素(2010、2023)

【例 8】人体铁吸收率最高的部位是
A. 十二指肠及空肠上段　　B. 空肠及回肠上段　　C. 升结肠及横结肠上段
D. 胃及十二指肠上段　　E. 回肠及升结肠上段

【例 9】有关铁的描述,正确的是
A. 食物中的铁以二价铁为主　　B. 肠黏膜吸收的铁为二价铁
C. 转铁蛋白结合的铁为二价铁　　D. 体内铁蛋白中结合的铁为二价铁
E. 血红蛋白中的铁为三价铁

2. 病因及发病机制

(1)病因　缺铁性贫血的常见病因如下。

需铁量增加	多见于婴幼儿、青少年、妊娠和哺乳期妇女
铁摄入不足	婴幼儿不补充蛋类、肉类等含铁丰富的辅食,青少年偏食,妊娠、哺乳期不补充高铁食物
铁吸收障碍	胃大部切除、胃肠道功能紊乱(长期腹泻、慢性肠炎)、转运障碍(无转铁蛋白血症、肝病)
铁丢失过多	各种原因引起的慢性失血是最常见病因,如痔、月经过多、咯血、消化道出血等

(2)发病机制

①缺铁对铁代谢的影响　缺铁时体内贮铁指标(铁蛋白、含铁血黄素)减低、血清铁和转铁蛋白饱和度减低、总铁结合力和未结合铁的转铁蛋白升高、组织缺铁、红细胞内缺铁。转铁蛋白受体表达于红系造血细胞膜表面,其表达量与红细胞内血红蛋白合成所需的铁代谢密切相关。当红细胞内铁缺乏时,转铁蛋白受体脱落进入血液成为血清可溶性转铁蛋白受体(sTfR)。

②缺铁对造血系统的影响　红细胞内缺铁,血红素合成障碍,大量原卟啉不能与铁结合成为血红素,以游离原卟啉(FEP)的形式积累在红细胞内,或与锌原子结合成为锌原卟啉(ZPP),血红蛋白生成减少,红细胞胞质少、体积小,故发生小细胞低色素性贫血。严重时,粒细胞、血小板的生成也受影响。

③缺铁对组织细胞代谢的影响　组织缺铁,细胞中含铁酶和铁依赖酶的活性降低,进而影响病人的精神、行为、体力、免疫功能及患儿的生长发育和智力。缺铁可引起黏膜组织病变和外胚叶组织营养障碍。

注意:缺铁性贫血时三低三高——血清铁、血清铁蛋白、转铁蛋白饱和度均降低,总铁结合力、sTfR、红细胞游离原卟啉升高。

3. 临床表现

缺铁原发病表现	如消化性溃疡、肿瘤或痔疮导致的黑便、血便等,妇女月经过多等
贫血表现	乏力、易倦、头昏、头痛、眼花、耳鸣、心悸、气促、食欲缺乏、苍白,心率增快
组织缺铁表现	精神行为异常——烦躁、易怒、注意力不集中、异食癖 口腔——口腔炎、舌炎、舌乳头萎缩、口角皲裂、Plummer-Vinson 综合征(缺铁性吞咽困难) 指(趾)甲——缺乏光泽、脆薄易裂;重者指(趾)甲变平,甚至凹下呈勺状(匙状甲、反甲) 皮肤毛发——皮肤干燥、皱缩,毛发干枯、脱落 其他——体力、耐力下降,易感染,儿童生长发育迟缓、智力低下

注意:①组织缺铁表现是指组织细胞中含铁酶和铁依赖酶的活性降低,进而影响患者的精神、行为、体力、免疫功能及患儿的生长发育和智力等。
②贫血表现是指贫血患者血红蛋白减少,携氧能力降低,导致机体缺氧的一般表现。

【例 10】缺铁性贫血最常见的病因是
A. 慢性胃炎　　B. 慢性溶血　　C. 慢性感染

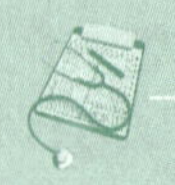

D. 慢性肝炎　　E. 慢性失血(2023)

【例 11】缺铁性贫血患者因组织缺铁而发生的临床表现不包括

A. 口腔炎、舌炎　　B. 匙状甲　　C. 吞咽困难

D. 头晕、乏力　　E. 皮肤干燥、皱缩

【例 12】缺铁性贫血患者组织缺铁的表现是

A. 匙状甲　　B. 面色苍白　　C. 乏力

D. 头痛、头晕　　E. 食欲缺乏(2022)

4. 实验室检查

项目	临床结果
血象	呈小细胞低色素性贫血,网织红细胞正常或轻度增高 白细胞和血小板可正常或减低,部分病人血小板升高
外周血涂片	红细胞体积小、中央淡染区扩大
骨髓检查	①增生活跃或明显活跃,以红系细胞增生为主(中、晚幼红细胞为主),呈核老浆幼现象 ②粒系、巨核系细胞无明显异常;③骨髓涂片铁染色提示铁粒幼细胞减少或消失
铁代谢指标	血清铁(SI)↓、血清铁蛋白↓、转铁蛋白饱和度(TS)↓、总铁结合力(TIBC)↑
红细胞内卟啉代谢	红细胞游离原卟啉(FEP)测定升高(FEP 升高表示血红素合成障碍)
血清转铁蛋白受体	sTfR 测定是迄今反映缺铁性红细胞生成的最佳指标,sTfR>26.5nmol/L 可诊断缺铁

注意:①缺铁性贫血最可靠的诊断依据是骨髓中铁粒幼红细胞减少、骨髓可染铁消失。

②贫血最可靠的诊断依据是血红蛋白降低。

5. 诊断与鉴别诊断

(1)诊断　根据病史、红细胞形态(小细胞低色素)、血清铁和铁蛋白降低、总铁结合力增高,骨髓检查及骨髓铁染色可作出缺铁性贫血的诊断。确诊后应查明缺铁原因,找到原发病。

(2)鉴别诊断

	缺铁性贫血	铁粒幼细胞贫血	海洋性贫血	慢性病性贫血	转铁蛋白缺乏症
血清铁	↓	↑	不低且常增高	↓	↓↓
血清铁蛋白	↓	↑	不低且常增高	↑	↓↓
转铁蛋白饱和度	↓	↑	不低且常增高	↓	—
总铁结合力	↑	不低	—	↓	↓↓
骨髓铁粒幼细胞	↓	↑	—	—	—

【例 13】成年典型缺铁性贫血患者,下列血象结果中不支持的是

A. WBC18×10^9/L　　B. MCV76fl　　C. 网织红细胞 0.02

D. MCHC28%　　E. Plt350×10^9/L

【例 14】下列疾病中,骨髓有核红细胞出现"核老浆幼"现象的是

A. 巨幼细胞贫血　　B. 急性红白血病　　C. 骨髓增生异常综合征

D. 缺铁性贫血　　E. 再生障碍性贫血

【例 15】男,30 岁。间断腹痛 2 年,黑便 1 周伴乏力、活动后气促。胃溃疡病史 5 年。查体:脉率 112 次/分,结膜苍白,腹软,无压痛,肝脾不大,肠鸣音 6 次/分。最可能出现的血常规检查结果是

A. RBC5×10^{12}/L　　B. MCHC45%　　C. MCV104fl

D. Hb60g/L　　E. RDW 减小(2023)

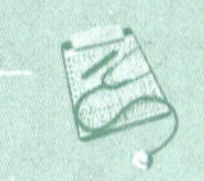

A. 血清铁增加,铁蛋白增加,总铁结合力降低 B. 血清铁降低,铁蛋白降低,总铁结合力升高
C. 血清铁降低,铁蛋白增加,总铁结合力升高 D. 血清铁降低,铁蛋白降低,总铁结合力降低
E. 血清铁降低,铁蛋白增加,总铁结合力降低

【例 16】缺铁性贫血患者的改变是

【例 17】慢性病性贫血患者的改变是

6. 治疗

治疗原则是根除病因,补足贮存铁。治疗性铁剂包括无机铁和有机铁。

(1)无机铁 以硫酸亚铁为代表,其不良反应较有机铁明显。口服铁剂的不良反应主要是胃肠道反应,以恶心最常见。为减少胃肠道反应,宜餐后服用。进食谷类、乳类、茶等会抑制铁剂的吸收;鱼、肉类、维生素 C 可加强铁剂的吸收。

(2)有机铁 包括右旋糖酐铁、葡萄糖酸亚铁、山梨醇铁、富马酸亚铁、琥珀酸亚铁、多糖铁复合物。注射铁剂(右旋糖酐铁)应深部肌肉缓慢注射,并注意过敏反应。临床上首选口服铁剂。

病因治疗	最基本的治疗,是缺铁性贫血能否根治的关键
口服补充铁剂	口服铁剂后,先是外周血网织红细胞增多,5~10 天达高峰 2 周后血红蛋白浓度开始升高,2 个月左右恢复正常 血红蛋白正常后,仍需服用铁剂 4~6 个月,待铁蛋白正常后停药
注射补充铁剂	适应证——口服铁剂不能耐受,胃肠道正常解剖部位发生改变而影响铁的吸收 最常用——右旋糖酐铁,肌内注射

【例 18】女,25 岁。头晕、乏力 2 个月。既往体健,近 1 年来月经量明显增多。实验室检查:Hb95g/L,RBC3.5×10^{12}/L,红细胞大小不等,中心淡染区扩大,WBC4.5×10^{9}/L,Plt310×10^{9}/L,粪隐血试验(-)。最根本的治疗措施是
A. 治疗妇科疾病 B. 给予雄性激素 C. 给予铁剂
D. 给予糖皮质激素 E. 给予维生素 B_{12} 及叶酸

【例 19】铁剂治疗缺铁性贫血有效的最早指标是
A. 血清铁蛋白增高 B. 血红蛋白升高 C. 骨髓细胞外铁增多
D. 红细胞总数升高 E. 网织红细胞升高

四、再生障碍性贫血(再障)

再生障碍性贫血简称再障,是一种可能由不同病因和机制引起的骨髓造血功能衰竭症。主要表现为骨髓造血功能低下、全血细胞减少及贫血、出血、感染综合征。

1. 病因

(1)病毒感染 特别是肝炎病毒、微小病毒 B19 等。

(2)化学因素 特别是氯霉素类抗生素、磺胺类药物、抗肿瘤化疗药物、苯等。抗肿瘤药物、苯对骨髓的抑制与剂量相关;但抗生素、磺胺类药物、杀虫剂引起的再障与剂量关系不大,与个人敏感有关。

(3)长期接触 X 射线、镭、放射性核素等 可影响 DNA 的复制,抑制细胞有丝分裂,干扰骨髓细胞生长,导致造血干细胞数量减少。

2. 发病机制

(1)造血干/祖细胞缺陷 包括质和量的异常。再障病人骨髓 $CD34^+$ 细胞较正常人明显减少,减少程度与病情相关,$CD34^+$ 细胞中具有自我更新及长期培养启动能力的"类原始细胞"明显减少。

(2)造血微环境异常 再障病人骨髓活检除发现造血细胞减少外,还有骨髓"脂肪化",静脉窦壁水肿、出血,毛细血管坏死等。部分再障病人骨髓基质细胞体外培养生长情况差,其分泌的各类造血调控因

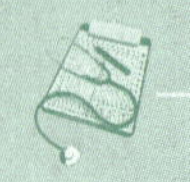

子明显不同于正常人;骨髓基质细胞受损的再障病人做造血干细胞移植不易成功。

(3)免疫异常 再障病人外周血及骨髓淋巴细胞比例增高,T 细胞亚群失调,Th1 细胞、$CD8^+$T 细胞、$CD25^+$T 细胞和 γδT 细胞比例增高,T 细胞分泌的造血负调控因子(IL2、IFN-γ、TNF)明显增多,髓系细胞凋亡亢进,多数病人用免疫抑制剂有效。

注意:①前 T 细胞在胸腺发育、分化为 $CD4^+$T 细胞和 $CD8^+$T 细胞,进入外周。

$CD4^+$T 细胞活化后,分化为 Th1、Th2 等 Th 细胞。其中,Th1 细胞分泌 IL2、IFN-γ、TNF,对造血干细胞有抑制和毒性作用;Th2 细胞分泌 IL4、IL5、IL6、IL10,可抑制 Th1 细胞的增殖。

②再障患者骨髓 T 细胞数量增多,T 细胞亚群失调;外周血 T 细胞亚群分布异常,$CD4^+$T 细胞减少,$CD8^+$T 细胞增多,$CD4^+$/$CD8^+$T 细胞比例降低。Th1/Th2 细胞比例增高。11 版《实用内科学》P2089。

3. 临床表现

再障病人由于骨髓造血功能低下,故可表现为外周血全血细胞减少,导致贫血、感染和出血。

(1)重型再障(SAA) 起病急,进展快,病情重。

①贫血 多呈进行性加重,苍白、乏力、头晕、心悸、气短明显。

②感染 多数病人有发热,以呼吸道感染最常见,致病菌以革兰阴性杆菌、金黄色葡萄球菌、真菌为主,常合并败血症。

③出血 均有不同程度的皮肤、黏膜、内脏出血。

(2)非重型再障(NSAA) 起病和进展较缓慢,病情较重型轻。

①贫血 慢性过程,常见苍白、乏力、头晕、心悸、活动后气短等。输血后症状改善,但不持久。

②感染 高热较重型少见,感染相对易控制,很少持续 1 周以上。上呼吸道感染常见,其次为牙龈炎、支气管炎、扁桃腺炎,而肺炎、败血症等重症感染少见。常见致病菌为革兰阴性杆菌、各类球菌。

③出血 出血倾向较轻,以皮肤、黏膜出血为主,内脏出血少见。

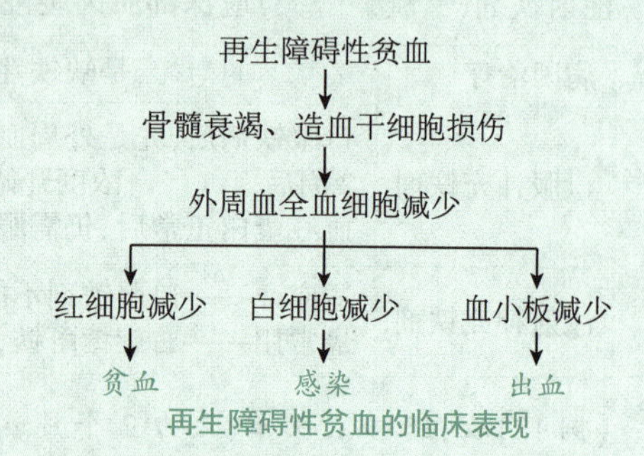

再生障碍性贫血的临床表现

4. 实验室检查

	缺铁性贫血	再生障碍性贫血
贫血分类	小细胞低色素性贫血	正细胞正色素性贫血
MCV(fl)	<80	80~100
MCHC	<32%	32%~35%
Hb、红细胞	降低	降低
白细胞	正常或减低	降低
血小板	正常或减低	降低
网织红细胞	正常或轻度增高	降低
血片	红细胞体积缩小,中央淡染区扩大	形态正常,数量减少
骨髓	①红系——增生活跃,以中、晚幼红细胞为主,"核老浆幼"现象 ②粒系、巨核系——正常 ③骨髓涂片铁染色示铁粒幼细胞减少或消失	①多部位骨髓增生低下,红系、粒系、巨核系明显减少,形态大致正常 ②非造血细胞比例增高 ③骨髓小粒无造血细胞 ④骨髓活检示造血组织均匀减少,脂肪组织增加

【例 20】患者,男,23 岁。头晕、乏力 1 个月,加重伴鼻出血 3 天。查体:贫血貌,全身皮肤散在出血点,浅表淋巴结未触及肿大,心肺及腹部未见异常。实验室检查:Hb75g/L,WBC1. 2×10^9/L,Plt15×10^9/L,网织红细胞 0.002。该患者可能的免疫异常是

A. $CD4^+$T 细胞比例增高　　B. $CD8^+$T 细胞比例增高　　C. TNF 水平降低

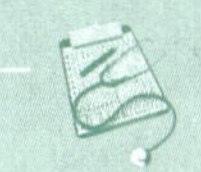

D. $CD25^+T$细胞比例降低　　E. $\gamma\delta TCR^+T$细胞比例降低

A. 骨髓巨核细胞增多,大多为颗粒型巨核细胞　　B. 骨髓巨核细胞数量显著减少
C. 骨髓巨核细胞增多,原始巨核细胞显著增多　　D. 骨髓巨核细胞增多,小巨核细胞增多
E. 骨髓巨核细胞增多,病态巨核细胞增多

【例 21】符合再生障碍性贫血的表现是

【例 22】符合原发免疫性血小板减少症的表现是

5. 诊断

(1)再生障碍性贫血的诊断标准　①全血细胞减少,网织红细胞百分数<0.01,淋巴细胞比例增高;②一般无肝、脾大;③骨髓多部位增生减低(<正常50%)或重度减低(<正常25%),造血细胞减少,非造血细胞比例增高,骨髓小粒空虚;④除外引起全血细胞减少的其他疾病,如阵发性睡眠性血红蛋白尿症(PNH)、Fanconi贫血、Evans综合征、免疫相关性全血细胞减少等。

(2)重型再障的诊断标准　发病急,贫血进行性加重,常伴严重感染和/或出血。血象具备下述3项中2项:①网织红细胞绝对值$<15\times10^9/L$;②中性粒细胞$<0.5\times10^9/L$;③血小板$<20\times10^9/L$。骨髓增生广泛重度减低。如中性粒细胞$<0.2\times10^9/L$,则为极重型再障。

(3)非重型再障的诊断标准　达不到上述重型再障诊断标准的再障。

6. 鉴别诊断

(1)阵发性睡眠性血红蛋白尿症(PNH)　典型病人有血红蛋白尿发作,易鉴别。不典型者无血红蛋白尿发作,全血细胞减少,骨髓可增生减低,易误诊为再障。但PNH病人酸溶血试验(Ham试验)、蛇毒因子溶血试验(CoF试验)均阳性,骨髓或外周血可发现$CD55^-$、$CD59^-$的各系血细胞。

(2)骨髓增生异常综合征(MDS)　MDS中的难治性贫血(RA)有全血细胞减少,网织红细胞有时不高甚至降低,骨髓可低增生,易与再障混淆,但RA有病态造血现象,可资鉴别。

(3)自身抗体介导的全血细胞减少　包括Evans综合征和免疫相关性全血细胞减少。前者可测及外周成熟血细胞的自身抗体,后者可测及骨髓未成熟血细胞的自身抗体。

(4)急性白血病　特别是白细胞减少和低增生性白血病,早期肝、脾、淋巴结不肿大,外周两系或三系血细胞减少,易与再障混淆。但急性白血病骨髓象原始粒细胞、原始单核细胞或原始(幼稚)淋巴细胞明显增多。

(5)急性造血功能停滞　常由感染和药物引起,起病多伴高热,贫血重,进展快,多误诊为急性再障。病情有自限性,不需特殊治疗,2~6周可恢复。

【例 23】下列符合重型再生障碍性贫血诊断标准的是
A. 骨髓增生明显异常　　B. 血小板$<20\times10^9/L$　　C. 中性粒细胞$<1.0\times10^9/L$
D. 网织红细胞$<25\times10^9/L$　　E. 血红蛋白<60g/L(2024)

【例 24】男,24岁。头晕、乏力、鼻出血3个月,加重伴牙龈出血1周。查体:皮肤可见出血点,牙龈有渗血,胸骨无压痛,肝脾肋下未触及。实验室检查:Hb60g/L,WBC$1.8\times10^9/L$,N0.2,L0.80,Plt$18\times10^9/L$,网织红细胞绝对值$11\times10^9/L$。骨髓细胞学检查示增生明显低下,全片未见巨核细胞。该患者最可能的诊断是
A. 重型再生障碍性贫血　　B. 巨幼细胞贫血　　C. 急性白血病
D. 慢性再生障碍性贫血　　E. 特发性血小板减少性紫癜

(25~26题共用题干)男,26岁。乏力、间断鼻出血3周,既往体健。查体:T36℃,面色略苍白,双下肢可见数个瘀斑,浅表淋巴结未触及肿大,巩膜无黄染,舌尖可见血疱。心、肺检查无异常。腹平软,肝脾肋下未触及。血常规Hb70g/L,RBC$2.3\times10^{12}/L$,WBC$2.9\times10^9/L$,分类N0.30,L0.65,M0.05,Plt$22\times10^9/L$,Ret0.001。

【例 25】该患者最可能的诊断是

A. 骨髓增生异常综合征　　B. Evans综合征　　C. PNH
D. 再生障碍性贫血　　E. 巨幼细胞贫血

【例26】如需进一步明确诊断,最重要的检查是
A. 血清铁和铁蛋白测定　　B. 血清叶酸和维生素B_{12}测定　　C. 多部位骨髓穿刺
D. Coombs试验　　E. 血细胞CD55、CD59测定

7. 治疗

对症治疗	输血(Hb<60g/L者)、控制感染(合并感染者)、止血(出血者)、护肝
免疫抑制治疗	抗淋巴/胸腺细胞球蛋白(ALG/ATG)主要用于重型再障的治疗 环孢素适用于全部再障;CD3单克隆抗体、吗替麦考酚酯、环磷酰胺、甲泼尼龙适用于重型再障
雄激素	适用于全部再障,在使用2~3个月后生效 常用药物有司坦唑醇(康力龙)、十一酸睾酮(安雄)、丙酸睾酮、达那唑
造血生长因子	适用于全部再障,尤其重型再障。常用药物有红细胞生成素(EPO)、粒-单系集落刺激因子(GM-CSF)、粒系集落刺激因子(G-CSF)、艾曲泊帕、重组人血小板生成素(TPO)
造血干细胞移植	对40岁以下、无感染、有合适供体的重型再障病人,可首先考虑异基因造血干细胞移植

注意:抗胸腺细胞球蛋白(ATG)为强力免疫抑制剂,主要是通过去除抑制性T细胞对骨髓造血的抑制而发挥作用。10版《内科学》未讲述,请参阅13版《实用内科学》P2426。

【例27】临床上常用ATG治疗的血液病是
A. 缺铁性贫血　　B. 再生障碍性贫血　　C. 巨幼细胞贫血
D. 白血病　　E. 骨髓增生异常综合征(2021)

【例28】抗胸腺细胞球蛋白(ATG)治疗重型再生障碍性贫血的机制是
A. 刺激造血干细胞增殖　　B. 抑制T细胞,使造血功能恢复　　C. 改善骨髓微环境
D. 提高体内EPO水平　　E. 稳定血管内皮细胞,减少出血

▶▶**常考点**　重点内容,应全面掌握。

参考答案——详细解答见《2025国家临床执业及助理医师资格考试历年考点精析(上、下册)》

1. ABCDE	2. ABCDE	3. ABCDE	4. ABCDE	5. ABCDE	6. ABCDE	7. ABCDE
8. ABCDE	9. ABCDE	10. ABCDE	11. ABCDE	12. ABCDE	13. ABCDE	14. ABCDE
15. ABCDE	16. ABCDE	17. ABCDE	18. ABCDE	19. ABCDE	20. ABCDE	21. ABCDE
22. ABCDE	23. ABCDE	24. ABCDE	25. ABCDE	26. ABCDE	27. ABCDE	28. ABCDE

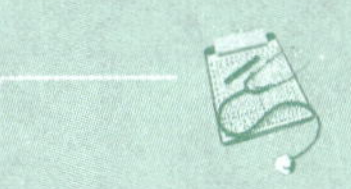

第22章　白细胞减少和粒细胞缺乏症

▶▶考纲要求

白细胞减少和粒细胞缺乏症。

▶▶复习要点

白细胞减少是指成人外周血白细胞总数持续低于 $4.0\times10^9/L$。中性粒细胞减少症是指成人外周血中性粒细胞绝对计数低于 $2.0\times10^9/L$。粒细胞缺乏症是指外周血中性粒细胞绝对计数低于 $0.5\times10^9/L$。

1. 病因

中性粒细胞减少的病因分为生成减少、破坏或消耗过多、分布异常三类。

(1)生成减少

①骨髓损伤　电离辐射、化学毒物、细胞毒药物是最常见的继发性原因，可直接损伤或抑制造血干/祖细胞及早期分裂细胞；某些药物可引起剂量依赖性骨髓抑制或特异性免疫反应。

②骨髓浸润　骨髓造血组织被白血病、骨髓瘤及转移瘤细胞等浸润，可影响骨髓正常造血细胞增殖。

③成熟障碍　维生素 B_{12}、叶酸缺乏，MDS，某些先天性中性粒细胞减少等，可引起早期粒细胞成熟障碍，骨髓增殖池细胞可正常或增多，而成熟储存池细胞减少，也称为无效造血。

④感染　见于病毒、细菌感染。其机制为中性粒细胞消耗增加和感染时负性造血调控因子增多等。

⑤先天性中性粒细胞减少　多伴有基因改变。

(2)破坏或消耗过多

①免疫性因素　A. 药物：是中性粒细胞减少症最常见的原因之一，可能与剂量无关，往往停药后可恢复。B. 自身免疫性因素：见于自身免疫病，如系统性红斑狼疮、类风湿关节炎等。

②非免疫性因素　A. 消耗增多：重症感染时，中性粒细胞在血液或炎症部位消耗增多。B. 脾功能亢进：大量中性粒细胞在脾内滞留、破坏增多。

(3)分布异常

①粒细胞转移至边缘池　中性粒细胞转移至边缘池，导致循环池的粒细胞相对减少。见于先天性假性粒细胞减少、严重的细菌感染、营养不良等。

②粒细胞滞留于肺血管内　如血液透析开始后2~15分钟，粒细胞暂时性减少。

2. 临床表现

(1)轻度减少者　发生感染机会较少，临床上无特殊症状。

(2)中、重度减少者　易发生感染，尤其是重度减少者，若持续时间较长，可发生严重感染，患者出现寒战、高热等症状。常见的感染部位是呼吸道、消化道及尿道，重者发生败血症、感染性休克。

(3)粒细胞严重缺乏　感染部位不能形成有效的炎症反应，常无脓液或仅有少量脓液，如肺部感染X线检查可无炎症浸润阴影。

3. 辅助检查

(1)血常规　可见白细胞减少，中性粒细胞减少，淋巴细胞百分比增加。

(2)中性粒细胞特异性抗体测定　用于判断是否存在抗粒细胞自身抗体。

(3)肾上腺素试验　可促使边缘池中性粒细胞进入循环池，以鉴别假性粒细胞减少。

(4)氢化可的松试验 主要用于测定骨髓粒细胞储备功能。

4. 诊断

根据血常规检查结果即可作出白细胞减少、粒细胞缺乏症的诊断,关键是作出可能的病因诊断。

5. 治疗

(1)病因治疗 对可疑的药物或其他致病因素,应立即停止接触。

(2)感染防治

①轻度减少 一般不需药物治疗。

②中度减少 感染风险增加,应注意预防,去除慢性感染灶,不主张预防性应用抗生素。

③粒细胞缺乏症 极易发生严重感染,应采取无菌隔离措施。患者出现发热应行病原学检查,以明确感染类型和部位,立即经验性应用广谱抗生素治疗,待得到病原和药敏结果后再调整用药。

(3)促进粒细胞生成 可给予重组人粒细胞集落刺激因子(rhG-CSF)、重组人粒细胞-巨噬细胞集落刺激因子(rhGM-CSF)。

(4)免疫抑制剂 自身免疫性粒细胞减少症可用糖皮质激素、环孢素等免疫抑制剂治疗。

(5)造血干细胞移植 是先天性粒细胞缺乏症、骨髓衰竭等疾病的可治愈性治疗方法。

A. 4.0×10^9/L　　B. 3.0×10^9/L　　C. 2.0×10^9/L

D. 1.0×10^9/L　　E. 0.5×10^9/L

【例 1】粒细胞缺乏症是指外周血中性粒细胞绝对值低于

【例 2】白细胞减少是指外周血白细胞绝对值持续低于(2021)

【例 3】患者,女,28 岁,诊断为 Graves 病。外周血白细胞 6.0×10^9/L,中性粒细胞 3.0×10^9/L,给予甲巯咪唑治疗 3 周后出现发热(体温 38.5℃)。复查外周血白细胞 0.5×10^9/L,中性粒细胞 0.25×10^9/L。对于该患者的处理,错误的是

A. 选择层流病房　　B. 立即停用甲巯咪唑,改用甲硫氧嘧啶

C. 经验性应用广谱抗生素　　D. 药敏试验结果出来后调整抗生素

E. 使用粒细胞集落刺激因子(2024)

▶▶常考点 白细胞减少和粒细胞缺乏症的定义。

参考答案——详细解答见《2025 国家临床执业及助理医师资格考试历年考点精析(上、下册)》

1. ABCDE　2. ABCDE　3. ABCDE

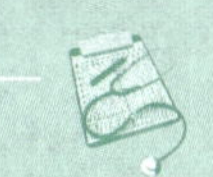

第23章　白血病

考纲要求

①白血病概述。②急性白血病。③慢性髓系白血病。

复习要点

一、白血病概述

1. 定义

白血病是一类造血干祖细胞的恶性克隆性疾病，发病时骨髓中异常的原始细胞及幼稚细胞（白血病细胞）大量增殖。因白血病细胞自我更新增强、增殖失控、分化障碍、凋亡受阻，而停滞在细胞发育的不同阶段。在骨髓和其他造血组织中，白血病细胞大量增生累积，使正常造血受抑制，并浸润其他器官和组织，表现为贫血、出血、感染、浸润征象。

2. 分类

(1)根据白血病细胞的分化成熟程度和自然病程　将白血病分为急性和慢性两类。

①急性白血病（AL）　细胞分化停滞在较早阶段，多为原始细胞及早期幼稚细胞，病情发展迅速。

②慢性白血病（CL）　细胞分化停滞在较晚阶段，多为较成熟幼稚细胞和成熟细胞，病情发展缓慢。

(2)根据主要受累的细胞系列　将急性白血病分为急性淋巴细胞白血病（ALL）和急性髓系白血病（AML）。将慢性白血病分为慢性淋巴细胞白血病（CLL）和慢性髓系白血病（CML）等。

二、急性白血病

1. FAB 分型

(1)急性髓系白血病(AML)的FAB分型　分以下8型。骨髓非红系有核细胞（NEC）是指不包括浆细胞、淋巴细胞、肥大细胞、巨噬细胞及所有红系有核细胞的骨髓有核细胞。

	中文名	特点
M_0	急性髓细胞性白血病微分化型	原始细胞>30%，无嗜天青颗粒及Auer小体，髓过氧化物酶（MPO）及苏丹黑B阳性细胞<3%；MPO阳性；CD33或CD13等髓系抗原可呈阳性，淋系抗原通常为阴性。血小板抗原阴性
M_1	急性粒细胞白血病未分化型	原粒细胞占骨髓非红系有核细胞（NEC）>90%，MPO阳性细胞>3%
M_2	急性粒细胞白血病部分分化型	原粒细胞占骨髓NEC30%～89%，其他粒细胞≥10%，单核细胞<20%
M_3	急性早幼粒细胞白血病	骨髓中以颗粒增多的早幼粒细胞为主，早幼粒细胞在NEC中占比≥30%
M_4	急性粒-单核细胞白血病	骨髓原始细胞占NEC>30%，各阶段粒细胞≥20%，各阶段单核细胞≥20%
M_5	急性单核细胞白血病	骨髓NEC中原始单核细胞、幼稚单核细胞≥30%，且原始单核细胞、幼稚单核细胞及单核细胞≥80%
M_6	红白血病	骨髓中幼红细胞≥50%，NEC中原始细胞≥30%
M_7	急性巨核细胞白血病	骨髓中原始巨核细胞≥30%，血小板抗原阳性，血小板过氧化酶阳性

(2)急性淋巴细胞白血病(ALL)的 FAB 分型 共分 3 型。

L_1	原始和幼稚淋巴细胞以小细胞(直径≤12μm)为主
L_2	原始和幼稚淋巴细胞以大细胞(直径>12μm)为主
L_3(Burkitt 型)	原始和幼稚淋巴细胞以大细胞为主,大小一致,细胞内有明显空泡,胞质嗜碱性,染色深

2. WHO 分型(MICM 分型)

急性白血病的 WHO 分型是以细胞形态学(M)、免疫学(I)、细胞遗传学(C)、分子遗传学(M)相结合的分型,故也称为 MICM 分型。M 即 FAB 分型。I 是指根据白血病细胞表面免疫学标志进行的分型。C 是指白血病伴有的染色体改变。M 是指染色体改变常引起基因特异性变化。

【例 1】男性,30 岁。1 周来发热伴皮肤出血点。化验血呈全血细胞减少,骨髓检查增生极度活跃,原始细胞占骨髓非红系有核细胞的 40%,各阶段粒细胞占 50%,各阶段单核细胞占 30%,诊断急性白血病,其 FAB 分类的类型是

A. M_1　　B. M_2　　C. M_4

D. M_5　　E. M_6(2018)

【例 2】女,35 岁。发热、牙龈出血 20 天。查体:左侧颈部触及一个 2cm×2cm 大小淋巴结,质韧,无压痛。胸骨压痛(+),肝肋下未触及,脾肋下 2cm。血常规:Hb105g/L,WBC3.6×10^9/L,Plt19×10^9/L,骨髓细胞学检查示大的原始细胞占 0.80,细胞大小均匀一致,胞质内可见明显空泡,PAS(+),其余细胞系受抑。该患者最可能的诊断是

A. 急性髓细胞白血病(M_1)　　B. 急性髓细胞白血病(M_2)　　C. 急性淋巴细胞白血病(L_1)

D. 急性淋巴细胞白血病(L_2)　　E. 急性淋巴细胞白血病(L_3)(2017)

3. 临床表现

(1)正常骨髓造血功能受抑制的表现 即外周血三系减少的表现。

症状	临床特点	备注
贫血	部分病人因病程短,可无贫血	半数病人就诊时已有严重贫血,尤其继发 MDS 者
发热	半数以发热为早期表现,可有低热 高热往往提示合并感染	最常见感染——以口腔炎、牙龈炎、咽峡炎最常见 最常见致病菌——革兰阴性杆菌(肺炎克雷伯杆菌)
出血	见于各部位,多表现为皮肤瘀点、瘀斑,鼻出血,牙龈出血,月经过多	急性白血病以出血为早期表现者占 40% 62%的急性白血病病人死于出血,其中颅内出血者占 87%

(2)白血病细胞增殖浸润的表现

症状	临床特点	备注
DIC	全身广泛出血	急性早幼粒白血病易并发 DIC
淋巴结肿大	ALL 多见	纵隔淋巴结肿大多见于 T 细胞 ALL 病人
肝脾肿大	肝脾轻至中度肿大	巨脾见于慢性髓系白血病急性变
骨骼和关节	常有胸骨下段局部压痛	可出现关节、骨骼疼痛,多见于儿童
眼部	粒细胞肉瘤(绿色瘤)常累及骨膜,以眼眶最常见	多见于粒细胞白血病
口腔	白血病细胞浸润可使牙龈增生、肿胀	牙龈增生肿胀多见于急单或急粒-单
皮肤	皮肤出现蓝灰色斑丘疹,隆起,变硬,呈紫蓝色结节	多见于急单或急粒-单
CNSL	最常见的髓外浸润,因化疗药物难以通过血脑屏障	多见于 ALL 化疗缓解期儿童
睾丸	次常见的髓外浸润部位,多为单侧无痛性肿大	多见于 ALL 化疗缓解后的幼儿和青年

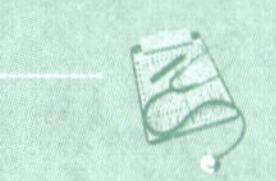

4. 实验室检查

(1)外周血象和骨髓象

贫血	正常细胞性贫血——红细胞、血红蛋白均减少
白细胞	多数升高——>$10×10^9$/L为白细胞增多性白血病，>$100×10^9$/L为高白细胞性白血病 少数正常或降低——如低于$1.0×10^9$/L为白细胞不增多性白血病
血小板	降低——50%的病人<$60×10^9$/L
血涂片	可见数量不等的原始细胞和幼稚细胞，但白细胞不增多型病例很难找到原始细胞
骨髓	三系减少——红系↓、粒系↓、巨核↓ 原始细胞——原始细胞≥骨髓有核细胞的30%为急性白血病的诊断标准 骨髓增生——90%增生活跃(主要为原始细胞)，10%增生低下(原始细胞仍>30%)

注意：①急性白血病贫血的原因是红系增殖受白血病细胞的干扰。
②再生障碍性贫血的原因是骨髓造血功能衰竭。
③缺铁性贫血的原因是造血原材料(Fe^{2+})的缺乏。
④慢性肾衰竭肾性贫血的原因是促红细胞生成素(EPO)的缺乏。

【例3】急性白血病患者最危及生命的出血是
A. 消化道出血 B. 咯血 C. 眼底出血
D. 颅内出血 E. 尿血(2023)

【例4】急性白血病患者最不可能出现的临床表现是
A. 匙状甲 B. 脸色苍白 C. 牙龈出血
D. 脾大 E. 间断性血尿(2023)

【例5】急性白血病引起贫血最重要的原因是
A. 出血 B. 红系增殖受白血病细胞干扰 C. 无效红细胞形成
D. 造血原料缺乏 E. 红细胞寿命缩短

【例6】高白细胞性白血病的白细胞数量最低限是
A. $150×10^9$/L B. $80×10^9$/L C. $200×10^9$/L
D. $100×10^9$/L E. $50×10^9$/L

(2)骨髓细胞化学染色检查 主要用于协助形态鉴别各类白血病。MPO为髓过氧化物酶，PAS为糖原染色，NSE为非特异性酯酶，NAP为中性粒细胞碱性磷酸酶。

	急性淋巴细胞白血病	急性粒细胞白血病	急性单核细胞白血病
MPO	(-)	分化差的原始细胞(-)~(+) 分化好的原始细胞(+)~(+++)	(-)~(+)
PAS	(+)成块或粗颗粒状	(-)或(+) 弥漫性淡红色或细颗粒状	(-)或(+) 弥漫性淡红色或细颗粒状
NSE	(-)	(-)或(+)，NaF抑制<50%	(+)，NaF抑制≥50%
NAP	增加	减少或(-)	正常或增加
Auer小体	(-)	(+)	(+)

注意：①髓过氧化物酶阴性见于急性淋巴白血病，强阳性见于急性早幼粒细胞白血病。
②糖原染色成块见于急性淋巴细胞白血病。Auer小体阴性见于急性淋巴细胞白血病。
③非特异性酯酶阳性，能被NaF抑制(≥50%)，见于急性单核细胞白血病。

(3)中性粒细胞碱性磷酸酶(NAP) 主要存在于成熟阶段的分叶核及杆状核中性粒细胞,其他血细胞均呈阴性反应。NAP 的检查方法是外周血涂片经染色后,在油镜下连续观察 100 个中性粒细胞,记录其阳性反应细胞所占的百分率,即为阳性率。请注意:NAP 阳性率检测的是外周血,计数的是 100 个中性粒细胞。该实验方法决定了 NAP 阳性率与病人外周血粒细胞总数无关,而与中性粒细胞有无发育障碍直接相关,只要成熟阶段的中性粒细胞多,即使总的粒细胞计数减少,NAP 阳性率照样增高。

①急性粒细胞白血病、慢性粒细胞白血病(慢性髓系白血病)为造血干细胞的恶性疾病,有粒细胞分化和成熟障碍,尽管外周血粒细胞计数很高,但 NAP 阳性率仍降低。

②再生障碍性贫血并不是造血干细胞的恶性疾病,中性粒细胞的分化成熟没有障碍,因骨髓造血衰竭,常表现为外周血中性粒细胞减少,但 NAP 阳性率仍然增高。

③类白血病反应是指病人在某些情况下出现外周血白细胞显著增高,是正常骨髓对某些刺激的一种反应,外周血多为成熟白细胞,因此 NAP 阳性率显著增高。

(4)白血病细胞表面免疫学标志 根据白血病细胞表达的系列相关抗原,可确定其来源。APL(M_3型)细胞通常表达 CD13、CD33、CD117、CD9,但不表达 CD34 和 HLA-DR。

肿瘤类型	免疫学标记	肿瘤类型	免疫学标记
B 细胞及其肿瘤	CD10、CD19、CD20、CD24	T 细胞及其肿瘤	CD2、CD3、CD5、CD7、CD8
NK 细胞及其肿瘤	CD16、CD56	髓系、单核系	CD13、CD14、CD15、CD64
造血干/祖细胞	CD34	早期髓系	HLA-DR

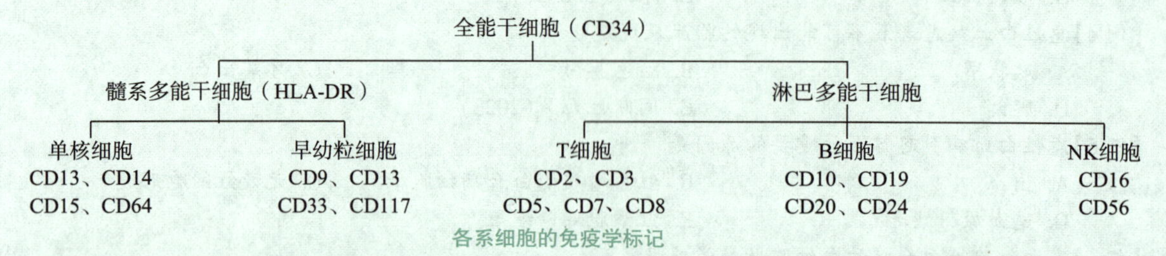

各系细胞的免疫学标记

注意:①早期髓系表达 HLA-DR,但 APL(M_3 型)细胞不表达 HLA-DR、CD34。
②10 版《内科学》P580:T 细胞免疫学标记为 CD2、CD3、CD5、CD7、CD8。
③10 版《病理学》P228:T 细胞免疫学标记为 CD2、CD3、CD4、CD7、CD8。

(5)白血病常见的染色体和基因特异性改变 白血病常伴有特异的染色体和基因改变。例如 99% 的急性早幼粒细胞白血病(M_3、APL)有 t(15;17)(q22;q12),该易位使 15 号染色体上的 *PML*(早幼粒细胞白血病基因)与 17 号染色体上的 *RARA*(维 A 酸受体基因)形成 *PML-RARA* 融合基因。这是 M_3(APL)发病及用全反式维 A 酸、砷剂治疗有效的分子基础。急性白血病常见的染色体和基因特异性改变如下。

类型	染色体改变	基因改变
M_2	t(8;21)(q22;q22)	*AML1-ETO*
M_3	t(15;17)(q22;q12)	*PML-RARA*
M_4E_0	inv/del(16)(p13;q22)	*CBFβ-MYH11*
M_5	T/del(11)(q23)	*MLL-ENL*
L_3(B-ALL)	t(8;14)(q24;q32)	*MYC* 与 *IgH* 并列
ALL(5%~20%)	t(9;22)(q34;q11)	*BCR-ABL*

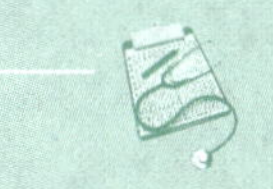

【例7】男,35岁。1周来乏力、发热伴牙龈肿胀出血。化验Hb65g/L,WBC3.0×10^9/L,分类见原幼细胞30%,Plt35×10^9/L。骨髓检查原始细胞80%,POX染色部分呈弱阳性,非特异性酯酶染色阳性,NaF可抑制。该例急性白血病最可能的FAB分型是

A. M_1型　　B. M_2型　　C. M_3型

D. M_4型　　E. M_5型

【例8】男,26岁。发热、乏力伴皮肤出血点2周。查体:贫血貌,牙龈肿胀,肝脾轻度肿大。化验:Hb75g/L,WBC2.8×10^9/L,Plt57×10^9/L。骨髓增生极度活跃,原始细胞84%,过氧化物酶染色弱阳性,非特异性酯酶染色阳性,阳性反应可被氟化钠抑制。该患者最可能的诊断是

A. 急性淋巴细胞白血病　　B. 急性巨核细胞白血病　　C. 急性单核细胞白血病

D. 急性粒细胞白血病　　E. 红白血病

【例9】女,18岁。发热、鼻出血3天。查体:全身浅表淋巴结肿大,最大者2.5cm×2cm,胸骨压痛(+),肝脾肋下均可触及边缘。骨髓细胞学检查:骨髓原始细胞占0.65,过氧化物酶(-),非特异性酯酶染色(-)。最可能的诊断是

A. 急性早幼粒细胞白血病　　B. 急性粒-单核细胞白血病　　C. 急性单核细胞白血病

D. 急性淋巴细胞白血病　　E. 急性红白血病

【例10】男,15岁。因发热、乏力、刷牙时牙龈出血1周入院。查体:T38.5℃,牙龈肿胀,胸骨压痛(+),双下肢出现散在出血点及瘀斑。血常规:Hb80g/L,WBC10.1×10^9/L,Plt30×10^9/L。骨髓增生极度活跃,原始细胞占0.60,POX染色呈弱阳性,非特异性酯酶染色阳性,可被NaF抑制。该患者原始细胞最可能的免疫表型是

A. $CD14^+$　　B. $CD41^+$　　C. $CD8^+$

D. $CD3^+$　　E. $CD4^+$

【例11】染色体检查结果为t(15;17)的白血病类型是

A. AML-M_3　　B. AML-M_2　　C. CML

D. AML-M_5　　E. ALL

5. 诊断及鉴别诊断

(1)诊断　根据临床表现、血象和骨髓象特点,诊断白血病一般不难。

(2)鉴别诊断　需与骨髓增生异常综合征、巨幼细胞贫血、急性粒细胞缺乏症恢复期相鉴别。

6. 治疗

(1)一般治疗

①紧急处理高白细胞血症　循环血液中白细胞数>100×10^9/L,可导致白细胞淤滞症,可紧急使用血细胞分离机进行单采,清除过高的白细胞,同时给予碱化、水化和化疗。

②防治感染　白血病患者常伴粒细胞缺乏,应使用粒细胞集落刺激因子(G-CSF)。

③成分输血支持　输浓缩红细胞纠正严重贫血;输注单采血小板悬液,控制出血。

④防治高尿酸血症肾病　多饮水,碱化尿液,使用别嘌醇以抑制尿酸合成。

⑤维持营养　补充营养,维持水、电解质平衡,给予高蛋白、高热量、易消化食物。

(2)化疗原则　早期、联合、足量、分阶段。白血病化疗分为以下两个阶段:

①诱导缓解治疗　主要方法是联合化疗,目标是使病人迅速获得完全缓解。完全缓解是指白血病的症状和体征消失;外周血无原始细胞,无髓外白血病,外周血中性粒细胞≥1.0×10^9/L,Plt≥100×10^9/L;骨髓三系血细胞造血恢复,原始细胞<5%。

②缓解后治疗　主要方法是化疗和异基因造血干细胞移植(HSCT)。

(3)急性淋巴细胞白血病(ALL)的治疗

①诱导缓解治疗　VP为基本方案,DVLP(试题中有时也写作"DLVP")为最常用的诱导方案。

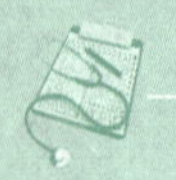

诱导方案	药物	备注
VP方案	VCR长春新碱+P泼尼松	基本化疗方案
DVP方案	DNR柔红霉素+VCR长春新碱+P泼尼松	成人常用方案
DVLP方案	DNR柔红霉素+VCR长春新碱+L-ASP左旋门冬酰胺酶+P泼尼松	最常用方案

②缓解后治疗　分为强化巩固和维持治疗两个阶段。

A.强化巩固治疗　主要有化疗、HSCT两种方式。目前化疗多采用间歇重复原诱导方案。

B.维持治疗　普遍采用口服6-MP和MTX的同时,间断给予VP方案化疗。

(4)急性髓系白血病(AML)的治疗

①非早幼粒细胞白血病的AML的治疗

A.诱导缓解治疗　10版《内科学》最常用方案为IA和DA。

诱导方案	药物	备注
IA方案	IDA(伊达比星)+Ara-C(阿糖胞苷)	非APL最常用的化疗方案
DA方案	DNR(柔红霉素)+Ara-C(阿糖胞苷)	非APL最常用的化疗方案
HA方案	HHT(高三尖杉酯碱)+Ara-C(阿糖胞苷)	过去常用,现已弃用

B.缓解后治疗　急性髓系白血病CNSL的发生率不到3%,对初诊WBC≥40×10^9/L、伴髓外病变、M_4/M_5、伴t(8;21)或inv(16)的病人,应在完全缓解后做脑脊液检查并鞘内预防性用药至少1次。

②早幼粒细胞白血病(APL)的治疗

A.诱导缓解治疗　多采用全反式维A酸(ATRA)+蒽环类药物。ATO为三氧化二砷。

诱导方案	备注
ATRA+蒽环类	APL最常用的诱导缓解治疗方案
ATRA+蒽环类+ATO	加用ATO,可缩短达到完全缓解的时间
ATRA+ATO(双诱导)	适用于低/中危组、不能耐受蒽环类药物者
辅助治疗	APL合并凝血障碍、出血者,可输注血小板、新鲜冷冻血浆、冷沉淀

注意:急性早幼粒白血病(M_3型)化疗首选全反式维A酸,其诱导缓解率达85%。

B.缓解后治疗　可采用ATRA、砷剂等药物交替维持治疗2年。

(12~13题共用题干)女,17岁。月经量增多1个月,发热3天。查体:贫血貌,胸骨压痛,肝、脾肋下未触及。血常规:Hb56g/L,WBC21.8×10^9/L,Plt36×10^9/L。骨髓细胞学检查示骨髓增生活跃,原始细胞占0.6,髓过氧化物酶(MPO)阳性,非特异性酯酶(NSE)阳性,可被NaF抑制。

【例12】该患者最可能的诊断是

A. 急性淋巴细胞白血病　　B. 急性粒细胞白血病　　C. 急性巨核细胞白血病

D. 急性单核细胞白血病　　E. 急性早幼粒细胞白血病

【例13】该患者的化学治疗方案应首选

A. IA或DA　　B. DVLP　　C. ABVD

D. CHOP　　E. ATRA+ATO(2024)

(14~15题共用题干)男,28岁。高热伴皮肤瘀斑1周。查体:胸部和下肢可见瘀斑,浅表淋巴结不大,巩膜无黄染,胸骨压痛,右下肺可闻及少许湿啰音,心率110次/分,律齐,腹软,肝、脾未触

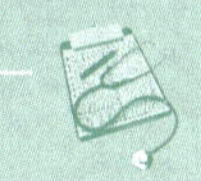

及。骨髓穿刺细胞学检查示骨髓增生极度活跃，见大量细胞胞质内有粗大颗粒，易见Auer小体。

【例14】最可能的诊断是

A. 急性淋巴细胞白血病　B. 急性单核细胞白血病　C. 急性早幼粒细胞白血病
D. 急性巨核细胞白血病　E. 急性粒-单白血病

【例15】该患者的诱导缓解治疗首选方案是

A. DA　B. DVLP　C. ABVD
D. CHOP　E. 全反式维A酸+砷剂+蒽环类(2024)

三、慢性髓系白血病(慢粒)

慢性髓系白血病简称慢粒，是一种发生在多能造血干细胞的恶性骨髓增殖性肿瘤，主要涉及髓系。外周血粒细胞显著增多，在受累细胞系中，可找到Ph染色体和/或*BCR-ABL*融合基因。

1. 临床表现

慢粒(CML)各年龄组均可发病，中位发病年龄45~50岁，男性多于女性。起病缓慢，早期常无自觉症状。病人可因健康检查或因其他疾病就医时才发现血象异常或脾大而被确诊。

2. 临床分期

(1)慢性期(CP)　一般持续1~4年。

①一般表现　乏力、低热、多汗或盗汗、体重减轻等代谢亢进的症状，由于脾大而自觉有左上腹坠胀感。

②脾大　脾大为最显著体征，往往就医时已达脐或脐以下，质地坚实，平滑，无压痛。

③肝大　肝脏明显肿大较少见。

④胸骨压痛　部分病人可有胸骨中下段压痛。

⑤WBC增高　当WBC显著增高时，可有眼底充血及出血。WBC极度增高时可发生白细胞淤滞症。

(2)加速期(AP)　可维持几个月到数年。常有发热、虚弱、进行性体重下降、骨骼疼痛，逐渐出现贫血和出血。脾持续性或进行性肿大。原来治疗有效的药物无效。

(3)急变期(BC)　为慢粒的终末期，临床与急性白血病类似。多数为急粒变，少数为急淋变或急单变，偶有巨核细胞及红细胞等类型的急性变。急性变预后极差，往往在数月内死亡。

3. 实验室检查

(1)慢性期(CP)

血象	RBC——晚期可出现贫血，RBC减少 WBC——显著增高，常>20×10^9/L，可见各阶段粒细胞，以中性中幼、晚幼、杆状核粒细胞居多　原始细胞<10%；嗜酸性粒细胞、嗜碱性粒细胞增多，后者有助于诊断 Plt——可在正常水平，约50%的病人Plt增多，晚期减少
NAP	中性粒细胞碱性磷酸酶(NAP)活性降低，或呈阴性反应
骨髓象	骨髓增生极度活跃，以粒细胞为主，中性中幼、晚幼及杆状核粒细胞明显增多，原始细胞<10%　红细胞相对减少，粒红比例明显增高；巨核细胞正常或增多
Ph染色体	为小22号染色体，显带分析为t(9;22)(q34;q11)。Ph染色体见于CML(阳性率95%)、急性粒细胞白血病(阳性率2%)、急性淋巴细胞白血病(阳性率5%~25%)。慢性淋巴细胞白血病阴性
融合基因	9号染色体上*C-ABL*原癌基因易位至22号染色体长臂的断裂点簇集区(*BCR*)形成*BCR-ABL*融合基因。其编码的蛋白主要为P_{210}。P_{210}具有酪氨酸激酶活性，导致CML的发生
血液生化	血清及尿中尿酸浓度增高；血清LDH增高

(2)加速期(AP)　①外周血或骨髓原始细胞≥10%；外周血嗜碱性粒细胞>20%；不明原因的血小板进行性减少或增加。②Ph染色体阳性细胞中又出现其他染色体异常，如+8、双Ph染色体、17号染色体

长臂的等臂[i(17q)]等。

(3)急变期(BC) 外周血或骨髓中原始细胞>20%,或出现髓外原始细胞浸润。

【例 16】不支持慢性粒细胞白血病加速期的血常规检查结果是

A. 外周血嗜碱性粒细胞>20%　　B. 血小板进行性减少　　C. 血小板增高

D. 血红蛋白逐渐下降　　E. 外周血原始粒细胞<10%

【例 17】男,21 岁。阴茎异常勃起伴疼痛 2 天。心、肺、腹查体无异常。胸骨无压痛,肝肋下 2cm,脾肋下 8cm。骨髓检查:各系细胞增生活跃,NAP(-)。该患者最可能的诊断是

A. 慢性髓系白血病　　B. 类白血病反应　　C. 急性淋巴细胞白血病

D. 多发性骨髓瘤　　E. 骨髓增生异常综合征(2024)

4. 诊断与鉴别诊断

凡有不明原因的持续性白细胞增高,根据典型的血象、骨髓象改变,脾肿大,Ph 染色体阳性,*BCR-ABL* 融合基因阳性即可作出诊断。本病与脾大、类白血病反应等相鉴别。

5. 治疗

(1)高白细胞血症的紧急处理 需合用羟基脲和别嘌醇。当白细胞>100×10^9/L 时,应给予治疗性白细胞单采。明确诊断后,首选伊马替尼。

(2)分子靶向治疗 第一代酪氨酸激酶抑制剂(TKI)甲磺酸伊马替尼(IM)能特异性阻断 ATP 在 *ABL* 激酶上的结合位置,使酪氨酸残基不能磷酸化,从而抑制 *BCR-ABL* 阳性细胞的增殖。伊马替尼治疗 CML 的完全细胞遗传学缓解率为 92%。第二代 TKI 如尼洛替尼、达沙替尼疗效更好。

(3)干扰素 是分子靶向药物出现之前的首选药物。目前用于不适合 TKI 和异基因骨髓移植的病人。

(4)羟基脲 为细胞周期特异性化疗药,用药后两三天白细胞即下降,停药后又很快回升。常用于高龄、具有并发症、TKI 和干扰素均不能耐受的病人、高白细胞淤滞时的降白细胞处理。

(5)异基因造血干细胞移植(allo-HSCT) 是 CML 的根治性治疗方法。

注意:慢粒的治疗首选分子靶向治疗(TKI),次选干扰素,两者均无效则选用羟基脲。

(18~20 题共用题干)女,65 岁。常规体检发现脾左肋下 5cm。化验:Hb135g/L。WBC117×10^9/L,分类中幼粒细胞 5%,晚幼粒细胞 12%,杆状核粒细胞 22%,分叶中性粒细胞 34%,嗜酸性粒细胞 8%,嗜碱性粒细胞 5%,淋巴细胞 14%,Plt560×10^9/L,NAP(-)。

【例 18】为确定诊断,首选的检查是

A. 腹部 CT　　B. 腹部 B 超　　C. 肝功能

D. 血免疫球蛋白　　E. 骨髓检查

【例 19】进一步应采取的检查是

A. 骨髓干细胞培养　　B. 染色体核型　　C. 食管造影

D. 同位素扫描　　E. 骨髓活检

【例 20】最有效的治疗是

A. 羟基脲　　B. 脾切除　　C. 阿糖胞苷

D. 糖皮质激素　　E. 伊马替尼

常考点　急性白血病的临床表现及治疗方案;慢粒的诊断及分期;Ph 染色体。

参考答案——详细解答见《2025 国家临床执业及助理医师资格考试历年考点精析(上、下册)》

1. ABCDE	2. ABCDE	3. ABCDE	4. ABCDE	5. ABCDE	6. ABCDE	7. ABCDE
8. ABCDE	9. ABCDE	10. ABCDE	11. ABCDE	12. ABCDE	13. ABCDE	14. ABCDE
15. ABCDE	16. ABCDE	17. ABCDE	18. ABCDE	19. ABCDE	20. ABCDE	

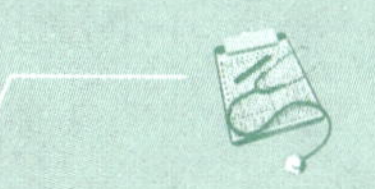

第24章　淋巴瘤与多发性骨髓瘤

▶▶考纲要求

①淋巴瘤概述。②霍奇金淋巴瘤。③非霍奇金淋巴瘤。④多发性骨髓瘤。

▶▶复习要点

一、淋巴瘤概述

1. 概念及分类

淋巴瘤起源于淋巴结和淋巴组织，其发生大多与免疫应答过程中淋巴细胞增殖分化产生的某种免疫细胞恶变有关，是血液系统的恶性肿瘤。

按组织病理学改变，淋巴瘤可分为霍奇金淋巴瘤(HL)和非霍奇金淋巴瘤(NHL)两大类。

2. 病因和发病机制

感染和免疫因素起重要作用，理化因素和遗传因素也起一定作用。病毒学说受到重视。

幽门螺杆菌(Hp)抗原的存在与胃黏膜相关性淋巴样组织结外边缘区淋巴瘤(胃MALT淋巴瘤)的发病密切相关，抗Hp治疗可改善病情，Hp可能是该类淋巴瘤的病因。

二、霍奇金淋巴瘤(HL)

HL原发于淋巴结，特点是淋巴结进行性肿大，典型病理特征是R-S细胞存在于不同类型反应性炎症细胞的特征背景中，并伴有不同程度的纤维化。

1. 病理分型

HL分为结节性淋巴细胞为主型HL、经典HL两类。显微镜下可见在炎症细胞背景下散在肿瘤细胞，即Reed-Sternberg细胞(R-S细胞)及其变异细胞。R-S细胞是HL具有诊断意义的细胞，其典型表现为巨大双核或多核，直径25~30μm，核仁巨大而明显。几乎所有的HL细胞均来源于B细胞。

(1)结节性淋巴细胞为主型HL(NLPHL)　占HL的5%。镜下以单一小淋巴细胞增生为主，其内散在爆米花样细胞。免疫学表型为大量$CD20^+$的小B细胞形成结节。结节中有$CD20^+$的肿瘤性大B细胞，称为淋巴和组织细胞(L/H型R-S细胞)，几乎所有L/H细胞均呈$CD20^+$、$CD79a^+$、$bcl6^+$、$CD45^+$、$CD75^+$。

(2)经典HL(CHL)　占HL的95%，细分为以下4型。

结节硬化型	R-S细胞呈$CD20^+$、$CD15^+$、$CD30^+$
富于淋巴细胞型	大量成熟淋巴细胞，R-S细胞少见
混合细胞型	瘤细胞呈$CD30^+$、$CD15^+$、PAX-5阳性
淋巴细胞消减型	淋巴细胞显著减少，大量R-S细胞，可有弥漫纤维化及坏死灶

【例1】男，18岁。发热伴颈部淋巴结进行性无痛性肿大3个月。最高体温38.7℃。血常规：WBC8.0×10^9/L，N0.70，L0.30。骨髓细胞学检查未见异常。淋巴结活检可见R-S细胞。最可能的诊断是

A. 霍奇金淋巴瘤　　B. 淋巴结转移癌　　C. 非霍奇金淋巴瘤
D. 急性淋巴细胞白血病　　E. 急性粒细胞白血病(2020)

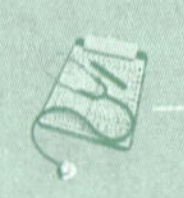

2. 临床表现

	霍奇金淋巴瘤(HL)	非霍奇金淋巴瘤(NHL)
发病率	占淋巴瘤8%~11%	占淋巴瘤89%~92%
发病人群	青年多见,男多于女	各年龄组,随年龄增长而增加,男多于女
首发症状	无痛性颈或锁骨上淋巴结肿大(占60%~80%)	无痛性颈或锁骨上淋巴结肿大(占22%)
原发病变	多在淋巴结,也可在结外组织	结外淋巴组织
转移方式	向邻近淋巴结依次转移	跳跃转移,更易结外浸润
压迫症状	神经(疼痛)、纵隔淋巴结肿大(咳嗽、胸闷、肺不张、上腔静脉压迫综合征)、输尿管、脊髓	易侵犯纵隔淋巴结 中枢神经系统以脑膜、脊髓为主
全身症状	盗汗、疲乏、瘙痒、消瘦较多见 周期性发热(Pel-Ebstein热)见于1/6的病人 饮酒后淋巴结疼痛为HL特有	发热、盗汗、疲乏、皮肤瘙痒少见
结外累及	少见,可有肝脾肿大(占10%)	常见,胃肠道以回肠最多见(占50%)
确立诊断	淋巴结活检	淋巴结活检

注意:血液病确诊一般首选骨髓检查,但淋巴瘤骨髓涂片阳性率很低(仅3%),确诊首选淋巴结活检。

3. 临床分期

一直沿用Ann Arbor分期系统(1989),将HL分4期,此分期方案NHL也可参照使用。

(1)分组 全身症状分为A、B两组。凡无以下症状者为A组,有以下症状之一者为B组:①不明原因发热>38℃;②盗汗;③半年内体重下降10%以上。

(2)分期

分期	内容
Ⅰ期	单个淋巴结区域(Ⅰ)或局灶性单个结外器官(ⅠE)受侵犯
Ⅱ期	在膈肌同侧的两组或多组淋巴结受侵犯(Ⅱ),或局灶性单个结外器官及其区域淋巴结受侵犯,伴或不伴横膈其他淋巴结区域受侵犯(ⅡE)
Ⅲ期	横膈上、下淋巴结同时受累(Ⅲ),可伴有局灶性相关结外器官(ⅢE)、脾受侵犯(ⅢS)或两者皆有(ⅢS+E)
Ⅳ期	弥漫性(多灶性)单个或多个结外器官受侵犯,伴或不伴相关淋巴结肿大,或孤立性结外器官受侵犯伴远处(非区域性)淋巴结肿大。如肝或骨髓受累,即使局限也属于Ⅳ期

注意:①HL脾脏受累属于Ⅲ期,肝脏受累属于Ⅳ期。②HL骨髓受累属于Ⅳ期。

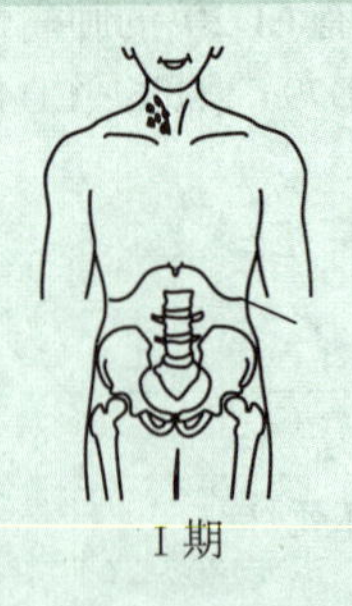

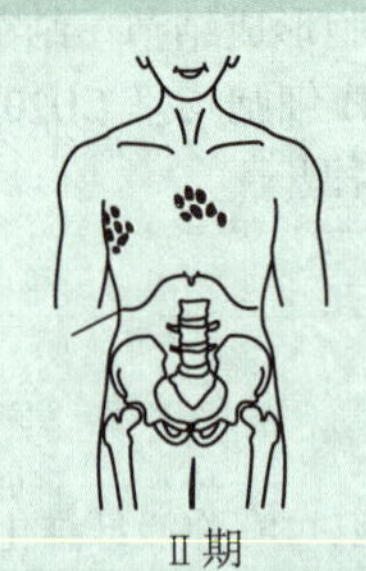

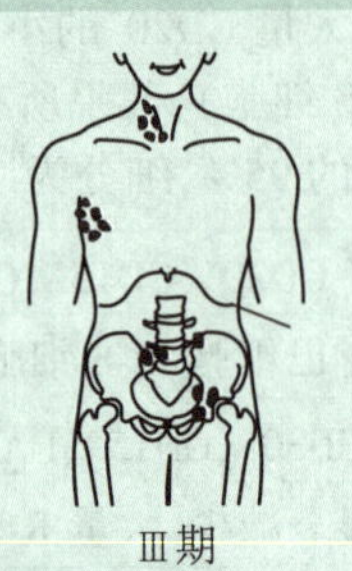

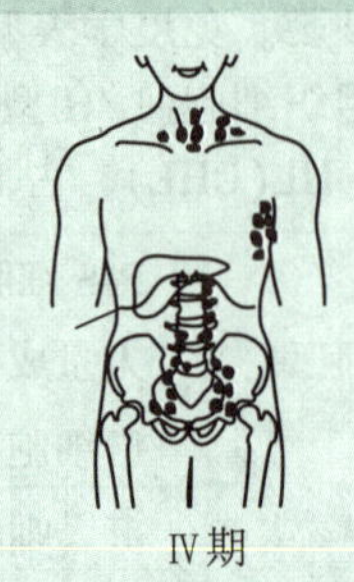

淋巴瘤的临床分期

【例2】霍奇金淋巴瘤特征性的热型是

A. 间歇热　B. 稽留热　C. 弛张热

D. 周期性发热　E. 不规则热(2015)

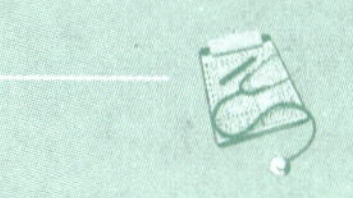

【例3】霍奇金淋巴瘤最典型的临床表现是

A. 发热　　B. 面色苍白　　C. 无痛性淋巴结肿大
D. 肝脾肿大　　E. 体重减轻(2018)

【例4】男,36岁。双侧颈部淋巴结肿大伴发热1周。查体:体温38.4℃,颈部和右侧腹股沟区可触及数枚肿大淋巴结,最大3cm×2cm,均活动,无压痛,心、肺未见异常,腹平软,肝肋下未触及,脾肋下2cm。实验室检查:Hb128g/L,WBC6.0×10^9/L,Plt120×10^9/L。左侧颈部淋巴结活检诊断为霍奇金淋巴瘤。根据Ann Arbor临床分期标准,该患者的临床分期是

A. ⅡB　　B. ⅡEB　　C. ⅢA
D. ⅢEB　　E. ⅢSB(2020)

4. 辅助检查

(1)血液常规　HL常有轻度或中度贫血,部分患者嗜酸性粒细胞增多。

(2)骨髓检查　骨髓涂片阳性率低(3%),找到R-S细胞是HL骨髓浸润的依据。

(3)化验检查　活动期ESR增快,LDH增高提示预后不良。血清碱性磷酸酶或血钙升高提示骨骼受累。

(4)B超检查　可发现体检遗漏的肿大淋巴结。

(5)CT检查　是腹部检查的首选方法,能显示腹主动脉旁淋巴结、脾门、肝门受累情况。

(6)PET/CT　正电子发射计算机体层显像CT可显示淋巴瘤病灶及部位,是评价疗效的重要指标。

5. 诊断与鉴别诊断

(1)诊断　根据临床表现(进行性无痛性淋巴结肿大)及病理检查(淋巴结活检),不难诊断。

(2)鉴别诊断　淋巴瘤需与其他淋巴结肿大的疾病相鉴别。

6. 治疗

(1)化疗　首选ABVD方案。

①ABVD方案　ABVD=A(多柔比星)+B(博来霉素)+V(长春碱)+D(达卡巴嗪)。对生育影响小,不引起继发性肿瘤,其缓解率和5年无病生存率均优于MOPP方案,为HL的首选化疗方案。

②MOPP方案　MOPP=M(氮芥)+O(长春新碱)+P(丙卡巴肼)+P(泼尼松),化疗完全缓解率80%。但有相当比例的病人出现第二种肿瘤和不孕,目前MOPP已被ABVD方案取代。

③BV-AVD方案　BV-AVD=BV(维布妥昔单抗)+A(多柔比星)+V(长春碱)+D(达卡巴嗪)。维布妥昔单抗是靶向CD30的抗体偶联药物。适用于Ⅲ、Ⅳ期HL患者。

(2)放疗　HL一般从原发部位向邻近淋巴结依次转移,因此20世纪70年代开始,扩大照射成为早期HL的主要治疗方法。现在放疗趋向于降低放疗的总剂量,缩小照射野的范围。

(3)治疗原则

①结节性淋巴细胞为主型　多为ⅠA期,预后良好,可行单纯淋巴结切除等待观察。

②早期(Ⅰ、Ⅱ期)HL的治疗　给予适量全身化疗+受累野放疗。

③晚期(Ⅲ、Ⅳ期)HL的治疗　以BV-AVD化疗为主。

	早期(Ⅰ、Ⅱ期)HL的治疗	晚期(Ⅲ、Ⅳ期)HL的治疗
治疗方案	ABVD化疗+受累野放疗	BV-AVD化疗+必要时局部照射
化疗方法	预后良好组ABVD 2~4疗程 预后差组ABVD 4~6疗程	普通病人ABVD 6~8周期 化疗中进展或早期复发,应给予挽救性高剂量化疗
放疗方法	受累野放疗30~40Gy 降低放疗总剂量,缩小照射野的范围	化疗前有大肿块或化疗后肿瘤残存者应联合应用放疗
特点	原扩大照射方案已弃用	BV-AVD是Ⅲ、Ⅳ期HL推荐化疗方案

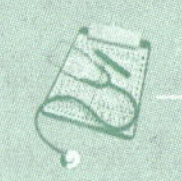

A. MOPP 方案　　B. ESHAP 方案　　C. ABVD 方案

D. CHOP 方案　　E. VLDP 方案

【例 5】治疗结节硬化型霍奇金淋巴瘤首选的方案是

【例 6】治疗弥漫性大 B 细胞淋巴瘤首选的方案是(2019)

三、非霍奇金淋巴瘤(NHL)

1. 病理分型

(1)NHL 的国际工作分型　NHL 的国际工作分型(IWF,1982)如下。

低度恶性	小淋巴细胞型、滤泡性小裂细胞型、滤泡性小裂细胞与大细胞混合型
中度恶性	滤泡性大细胞型、弥漫性小裂细胞型、弥漫性小细胞与大细胞混合型、弥漫性大细胞型
高度恶性	免疫母细胞型、淋巴母细胞型、小无裂细胞型(Burkitt 或非 Burkitt 淋巴瘤)
其他	毛细胞型、皮肤 T 细胞型、组织细胞型、髓外浆细胞瘤、不能分型

(2)淋巴组织肿瘤 WHO(2001)分型　应重点掌握 NHL 的 T、B 细胞来源类型。

①B 细胞型 NHL　包括淋巴浆细胞淋巴瘤、脾边缘区淋巴瘤、毛细胞白血病、浆细胞骨髓瘤、骨孤立性浆细胞瘤、髓外浆细胞瘤、黏膜相关性淋巴样组织结外边缘区淋巴瘤、淋巴结边缘区淋巴瘤、滤泡性淋巴瘤、套细胞淋巴瘤、原发性渗出性淋巴瘤、Burkitt 淋巴瘤等。

②T 细胞型 NHL　包括小淋巴细胞性(T)淋巴瘤、扭曲性淋巴细胞淋巴瘤、蕈样肉芽肿病/Sézary综合征、免疫母细胞肉瘤(T)、淋巴上皮样细胞淋巴瘤、间变性大细胞淋巴瘤等。

(3)WHO(2008)分型　2008 年,WHO 提出了新的分型方案,具体分为前驱肿瘤、成熟 B 细胞来源淋巴瘤、成熟 T/NK 细胞淋巴瘤,并列举了较常见的淋巴瘤分型,如弥漫性大 B 细胞淋巴瘤等九种淋巴瘤。

2. 临床表现

共同临床表现为无痛性进行性淋巴结肿大或局部肿块。NHL 的特点包括:①全身性,其中淋巴结、扁桃体、脾、骨髓是最易受累的部位,常伴全身症状。②临床表现的多样性。③随年龄增长而发病增加,男较女为多,除惰性淋巴瘤外,一般发展迅速。④NHL 对各器官的压迫和浸润较 HL 多见,常以高热或各器官、系统症状为主要临床表现。

3. 辅助检查

(1)一般检查　B 细胞 NHL 可并发抗人球蛋白试验阳性或阴性的溶血性贫血。

(2)常见 NHL 的染色体易位和免疫学标记　请牢记,常考。

淋巴瘤类型	染色体易位	免疫标记	临床特点
边缘区淋巴瘤	t(11;18)	$CD5^+$、$bcl\text{-}2^+$	B 细胞性,属惰性淋巴瘤
滤泡性淋巴瘤	t(14;18)	$CD10^+$、$bcl\text{-}2^+$、$bcl\text{-}6^+$	B 细胞性,化疗反应好,不能治愈
套细胞淋巴瘤	t(11;14)	$CD5^+$、$bcl\text{-}1^+$、Cyclin $D1^+$	B 细胞性,发展快,化疗效果差
弥漫性大 B 细胞淋巴瘤	t(14;18)	$bcl\text{-}6^+$、$bcl\text{-}2^+$	最常见的侵袭性 NHL
Burkitt 淋巴瘤	t(8;14)、*MYC*	$CD20^+$、$CD22^+$、$CD5^-$	严重的侵袭性 NHL
间变性大细胞淋巴瘤	t(2;5)	$CD30^+$、ALK 基因(+)	T 细胞性,常有皮肤侵犯
外周 T 细胞淋巴瘤	—	$CD4^+$、$CD8^+$	侵袭性淋巴瘤,化疗效果较差
蕈样肉芽肿病/Sézary综合征	—	$CD3^+$、$CD4^+$、$CD8^-$	属惰性淋巴瘤

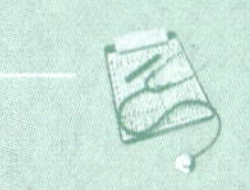

记忆：①边缘区淋巴瘤t(11;18)——11可看成一双筷子，18为一把——记忆为筷子一把边缘敲。
②滤泡性淋巴瘤t(14;18)——14为医师，18为一把——记忆为医师一把抓滤泡。
③套细胞淋巴瘤t(11;14)——11为可看成一双筷子，14为医师——记忆为用筷子的医师戴手套。

A. 小无裂细胞型　B. 滤泡性小裂细胞型　C. 弥漫性小裂细胞型
D. 滤泡性大细胞型　E. 弥漫性大细胞型

【例7】属于低度恶性淋巴瘤的是
【例8】属于高度恶性淋巴瘤的是(2016)

【例9】来源于T淋巴细胞的淋巴瘤类型是
A. 边缘区淋巴瘤　B. Burkitt淋巴瘤　C. 间变性大细胞淋巴瘤
D. 套细胞淋巴瘤　E. 滤泡性淋巴瘤(2020)

【例10】女，36岁。右侧颈部淋巴结肿大1月余，左侧颈部淋巴结肿大伴发热1周。既往体健。查体：T38.1℃，双侧颈部可触及数个肿大淋巴结。左颈部淋巴结活检示淋巴结结构完全破坏，弥漫性大细胞浸润，免疫组化：CD20(+)，CD30(-)，CD5(-)。最可能的诊断是
A. 滤泡性淋巴瘤　B. 间变性大细胞淋巴瘤　C. 套细胞淋巴瘤
D. 霍奇金淋巴瘤　E. 弥漫性大B细胞淋巴瘤(2017)

4. 诊断与鉴别诊断

(1)诊断　进行性、无痛性淋巴结肿大者，应做淋巴结印片及病理切片或淋巴结穿刺物涂片检查。疑诊皮肤淋巴瘤时可做皮肤活检及印片。

(2)鉴别诊断　参阅HL的鉴别诊断。

5. 治疗

NHL多中心发生的倾向使其临床分期的价值和扩大照射的疗效不如HL，决定了其治疗应以化疗为主。

(1)化疗方案　如下。

	惰性淋巴瘤	侵袭性淋巴瘤
特点	病情发展慢，化、放疗有效，但不易缓解	发展快，不论分期均应以化疗为主，辅以放疗
举例	淋巴浆细胞淋巴瘤 小淋巴细胞淋巴瘤、边缘区淋巴瘤 滤泡性淋巴瘤、蕈样肉芽肿病/Sézary综合征	原始B淋巴细胞淋巴瘤、原始免疫细胞淋巴瘤 套细胞淋巴瘤、弥漫性大B细胞淋巴瘤 Burkitt淋巴瘤、间变性大细胞淋巴瘤
特点	Ⅰ、Ⅱ期放化疗后可存活10年，可行姑息治疗 如病情进展，可口服苯丁酸氮芥或环磷酰胺 Ⅲ、Ⅳ期采用COP或CHOP方案化疗	无论分期，均采用侵袭性NHL的标准治疗方案CHOP。在化疗前加用利妥昔单抗(R-CHOP方案)为弥漫性大B细胞淋巴瘤的经典方案
化疗	COP(环磷酰胺、长春新碱、泼尼松) CHOP(环磷酰胺、多柔比星、长春新碱、泼尼松)	CHOP(环磷酰胺、多柔比星、长春新碱、泼尼松) EPOCH(依托泊苷、多柔比星、长春新碱、泼尼松、环磷酰胺)

注意：①霍奇金淋巴瘤(HL)的首选化疗方案均为ABVD。
②侵袭性非霍奇金淋巴瘤(NHL)的标准化疗方案为CHOP。
③弥漫性大B细胞淋巴瘤的经典化疗方案为R-CHOP。
④10版《内科学》P597：套细胞淋巴瘤属于侵袭性B细胞淋巴瘤。
⑤10版《病理学》P230：套细胞淋巴瘤属于惰性淋巴瘤。

(2)生物治疗

①单克隆抗体　NHL大部分为B细胞性，90%表达CD20。HL的淋巴细胞为主型也高度表达CD20。凡CD20阳性的B细胞淋巴瘤，均可使用CD20单抗(利妥昔单抗)治疗。

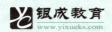

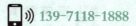

②干扰素　对蕈样肉芽肿病有部分缓解作用。

③抗幽门螺杆菌的药物　胃 MALT 淋巴瘤经抗幽门螺杆菌治疗后部分病人症状改善,淋巴瘤消失。

(3)造血干细胞移植(HSCT)　60 岁以下、重要脏器功能正常、缓解期短、难治易复发的侵袭性淋巴瘤病人,若一线方案治疗有效,可进行造血干细胞移植。

(4)手术治疗　合并脾功能亢进者如有脾切除指征,可行脾切除术。

(11~13 题共用题干)女,58 岁。乏力、低热 1 个月。查体:双侧颈部、腋窝和腹股沟均可触及肿大淋巴结,最大者直径 2cm、质韧、无触痛,胸骨无压痛,肝肋下未触及,脾肋下 3cm。实验室检查:Hb76g/L,WBC5.2×10^9/L,Plt123×10^9/L,网织红细胞 0.14,Coombs 试验(+),尿胆红素(-),尿胆原(+++)。

【例 11】最可能的诊断是

A. 急性粒细胞白血病　　B. 淋巴瘤　　C. 淋巴结炎
D. 急性淋巴细胞白血病　　E. 骨髓增生异常综合征

【例 12】为确诊首选的辅助检查是

A. 腹部 B 超　　B. 骨髓活检　　C. 骨髓细胞学检查
D. 胸部 X 线片　　E. 淋巴结活检

【例 13】针对该患者的贫血首选的治疗药物是

A. 泼尼松　　B. 促红细胞生成素　　C. 环磷酰胺
D. 环孢素 A　　E. 丙种球蛋白(2021)

四、多发性骨髓瘤

多发性骨髓瘤是一种由恶性浆细胞克隆性增殖所致的疾病,主要特点为单克隆浆细胞在骨髓中恶性增殖,常伴单克隆免疫球蛋白或/和其轻链增加,正常造血细胞增生和免疫球蛋白分泌受到抑制。

1. 临床表现

多发性骨髓瘤以骨髓中单克隆浆细胞大量增生为特征。克隆性浆细胞直接浸润组织和器官,分泌的 M 蛋白可导致各种临床症状,其中以骨骼损害、贫血、高钙血症、肾功能损害为特点。

(1)骨骼损害　骨痛为主要症状,以腰、骶部、胸骨、肋骨疼痛最多见。

(2)贫血　90%的病人可出现程度不一的贫血,为红细胞生成减少所致。

(3)肾功能损害　是常见且较为特征性的临床表现,IgD 型最易出现肾功能损害。

(4)高钙血症　表现为食欲缺乏、呕吐、乏力等,主要为广泛溶骨性改变、肾功能不全所致。

(5)感染　正常多克隆免疫球蛋白和中性粒细胞减少,免疫力下降,容易发生各种感染。

(6)高黏滞综合征　表现为头昏、眩晕、眼花、耳鸣、手指麻木、视力减退、充血性心力衰竭等。

(7)出血倾向　鼻出血、牙龈出血、皮肤紫癜多见。

(8)淀粉样变　少数病人可发生淀粉样变性,常见舌体、腮腺肿大,心肌肥厚、心脏扩大,腹泻或便秘。

(9)神经系统损害　肌肉无力、肢体麻木、痛觉迟钝等。

(10)髓外浸润　以肝、脾、淋巴结、肾多见,因骨髓瘤细胞的局部浸润和淀粉样变性所致。

2. 辅助检查

(1)血象　多为正常细胞性贫血。红细胞在血涂片上呈“缗钱状”排列。白细胞计数多正常。

(2)骨髓　骨髓中原始、幼稚浆细胞异常增生。骨髓瘤细胞免疫表型为 $CD38^+$、$CD56^+$。

(3)血清 M 蛋白鉴定　血清中出现 M 蛋白是本病的突出特点。血清蛋白电泳可见染色浓而密集、单峰突起的 M 蛋白,正常免疫球蛋白减少。

(4)尿液检查　可见蛋白尿、血尿、管型尿。90%有蛋白尿,约 35%~65%病人尿中出现本周蛋白。

(5)血钙和血磷　因骨质破坏,可出现高钙血症。晚期肾功能不全时血磷可升高。

(6)血清碱性磷酸酶　本病为溶骨性改变,血清碱性磷酸酶正常或轻度升高。

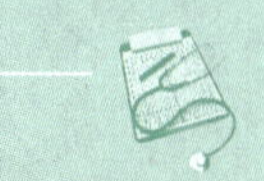

(7)血清β_2微球蛋白　由浆细胞分泌,与全身骨髓瘤细胞总数显著相关,用于判断肿瘤负荷及预后。

(8)细胞遗传学　荧光原位杂交(FISH)可发现90%以上的病人存在细胞遗传学异常。染色体异常包括del(13)、del(17p)、t(4;14)、t(14;16)、t(14;20)、亚二倍体等。

(9)影像学检查　骨病变X线表现:①典型病变为圆形、边缘清楚如凿孔样的多个大小不等的溶骨性损害,常见于颅骨、盆骨、脊柱、股骨、肱骨等处;②病理性骨折;③骨质疏松,多在脊柱、肋骨、骨盆。

3. 诊断与鉴别诊断

(1)活动性骨髓瘤(有症状骨髓瘤)诊断标准　满足①条,加上②条中的任何1条。

①骨髓单克隆浆细胞比例≥10%和/或组织活检证明为浆细胞瘤。

②骨髓瘤引起的相关表现:

A. 靶器官损害表现(CRAB)。

a. [C]校正血清钙>2.75mmol/L。

b. [R]肾功能损害(肌酐清除率<40ml/min或肌酐>177μmol/L)。

c. [A]贫血(血红蛋白低于正常下限20g/L或<100g/L)。

d. [B]溶骨性破坏,影像学检查(X线片、CT、PET-CT)显示1处或多处溶骨性病变。

B. 无靶器官损害表现,但出现以下1项或多项指标异常(SLiM):

a. [S]骨髓单克隆浆细胞比例≥60%。

b. [Li]受累/非受累血清游离轻链比≥100。

c. [M]MRI检查出现>1处5mm以上局灶性骨质破坏。

(2)冒烟性骨髓瘤(无症状性骨髓瘤)诊断标准　需满足③条,加上①条和/或②条。

①血清单克隆M蛋白≥30g/L或24小时尿轻链≥0.5g。

②骨髓单克隆浆细胞比例10%~59%。

③无相关器官及组织的损害(无SLiM、CRAB等终末器官损害表现,以及淀粉样变性)。

(3)分型　根据血清M成分的特点,将本病分为8种类型,即IgG型、IgA型、IgD型、IgM型、IgE型、轻链型、非分泌型、双克隆或多克隆免疫球蛋白型,其中以IgG型最常见,约占50%,其次为IgA型。

(4)分期　目前临床常用的分期标准包括Durie-Salmon分期系统和国际分期系统(ISS)。

①Durie-Salmon分期　根据贫血、血钙、M蛋白水平,将本病分为3期,根据肾损害程度分为A、B亚型。

Ⅰ期　满足下列所有4项者:A. Hb>100g/L;B. 血清钙≤2.65mmol/L;C. 骨骼X线片:骨骼结构正常或骨型孤立性浆细胞瘤;D. 血清或尿骨髓瘤蛋白产生率低:IgG<50g/L;IgA<30g/L;本周蛋白<4g/24h。

Ⅱ期　不符合Ⅰ期和Ⅲ期的所有病人。

Ⅲ期　满足以下1个或多个条件:A. Hb<85g/L;B. 血清钙>2.65mmol/L;C. 骨骼检查中溶骨性病变大于3处;D. 血清或尿骨髓瘤蛋白产生率高:IgG>70g/L;IgA>50g/L;本周蛋白>12g/24h。

A亚型　肾功能正常,肌酐清除率>40ml/min或血肌酐水平<177μmol/L。

B亚型　肾功能不全,肌酐清除率≤40ml/min或血肌酐水平≥177μmol/L。

②国际分期体系(ISS)及修订的国际分期体系(R-ISS)　如下。

分期	ISS的标准	R-ISS的标准
Ⅰ期	血清β_2微球蛋白<3.5mg/L,白蛋白≥35g/L	ISSⅠ期和非细胞遗传学高危同时LDH水平正常
Ⅱ期	介于Ⅰ期和Ⅲ期之间	介于R-ISSⅠ期和Ⅲ期之间
Ⅲ期	血清β_2微球蛋白≥5.5mg/L	ISSⅢ期同时细胞遗传学高危或者LDH水平高于正常

注:细胞遗传学高危是指间期荧光原位杂交检出del(17p)、t(4;14)、t(14;16)。

(5)鉴别诊断　本病应与其他浆细胞病、反应性浆细胞增多症、溶骨性病变相鉴别。

【例 14】女,65 岁。头痛、乏力伴腰痛 5 个月,加重 1 周。实验室检查:外周血 Hb92g/L,WBC7.2×10^9/L,Plt112×10^9/L。血清蛋白电泳可见 γ 区一浓密染色带,单峰突起。腰椎 X 线片示 L_5 压缩性骨折。最可能的诊断是

A. 多发性骨髓瘤　B. 反应性浆细胞增多症　C. 腰椎转移癌
D. 慢性肾小球肾炎　E. 霍奇金淋巴瘤(2024)

4. 治疗

(1)治疗原则　①有症状者应采用系统治疗,包括诱导治疗、巩固治疗、维持治疗。②无症状骨髓瘤暂不推荐治疗。

(2)化学治疗　有症状骨髓瘤的初始治疗可选用硼替佐米+地塞米松(VD)、来那度胺+地塞米松(RD)、来那度胺+硼替佐米+地塞米松(VRD)、硼替佐米+多柔比星+地塞米松(PAD)等方案。

(3)自体造血干细胞移植　肾功能不全及老年并非移植禁忌证。

(4)巩固治疗　对于诱导治疗后获最大疗效的病人,可采用原诱导方案短期巩固治疗 2~4 个疗程。

(5)维持治疗　可选用硼替佐米、来那度胺、沙利度胺单药或联合糖皮质激素。

(6)异基因造血干细胞移植　适用于年轻、高危、复发难治的病人。

(7)支持治疗　骨病可使用双膦酸盐。高钙血症可行水化、利尿等治疗。贫血可给予 EPO 治疗。凝血/血栓可给予抗凝治疗。高黏滞血症可行血浆置换治疗。

(15~17 题共用题干)男,70 岁。乏力、腰痛半个月,既往体健。查体:轻度贫血貌,第 2~4 腰椎局部压痛。实验室检查:血清总蛋白 108g/L,白蛋白 30g/L,血肌酐 177μmol/L。骨髓细胞学检查示骨髓中异常浆细胞占 0.45,腰椎 X 线片示第 2 腰椎压缩性骨折。

【例 15】为进一步明确诊断,下一步需做的检查是

A. 血清 $β_2$ 微球蛋白测定　B. 尿本周蛋白测定　C. 尿常规
D. 血清钙测定　E. 血、尿免疫球蛋白鉴定

【例 16】根据目前的临床资料及 Durie-Salmon 临床分期标准,该患者最可能的临床分期是

A. Ⅰ期 B 组　B. Ⅱ期 A 组　C. Ⅱ期 B 组
D. Ⅲ期 A 组　E. Ⅲ期 B 组

【例 17】该患者疾病最可能的类型是

A. IgD 型　B. IgG 型　C. IgE 型
D. 轻链型　E. 不分泌型(2019、2022)

▶▶ **常考点**　2024 年新增考点。

参考答案——详细解答见《2025 国家临床执业及助理医师资格考试历年考点精析(上、下册)》

1. ABCDE　2. ABCDE　3. ABCDE　4. ABCDE　5. ABCDE　6. ABCDE　7. ABCDE
8. ABCDE　9. ABCDE　10. ABCDE　11. ABCDE　12. ABCDE　13. ABCDE　14. ABCDE
15. ABCDE　16. ABCDE　17. ABCDE

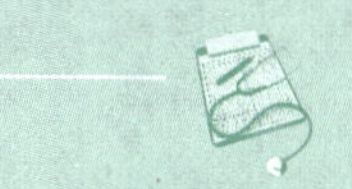

第25章 出血性疾病

考纲要求

①出血性疾病概述。②过敏性紫癜。③原发免疫性血小板减少症。④弥散性血管内凝血。

复习要点

一、出血性疾病概述

因先天性或遗传性及获得性因素，导致血管、血小板、凝血、抗凝及纤维蛋白溶解等止血机制的缺陷或异常，而引起的以自发性或轻度损伤后过度出血为特征的疾病，称为出血性疾病。

1. 出血性疾病分类

血管壁异常	先天性——遗传性出血性毛细血管扩张症、家族性单纯性紫癜、先天性结缔组织病 获得性——败血症、过敏性紫癜、药物性紫癜、维生素C缺乏、糖尿病、结缔组织病
血小板异常	血小板减少：破坏过多（ITP）、消耗过多（DIC）、生成减少（再障）、分布异常（脾亢） 血小板增多：原发性血小板增多症
凝血异常	血友病A、B，遗传性凝血酶原、FⅤ、FⅦ、FⅩ缺乏症，维生素K缺乏症、肝病性凝血障碍
抗凝及纤维蛋白溶解异常	肝素使用过量，香豆素类药物过量，敌鼠钠过量 免疫相关性抗凝物增多，动物毒素中毒，溶栓药物过量
复合性异常	复合性止血机制异常——先天性（血管性血友病）、获得性（弥散性血管内凝血）

2. 实验室检查

项目	原理	临床疾病
出血时间（BT）	检查皮肤血管止血功能，包括血管壁收缩和黏合，血小板黏附、积聚和释放	出血时间延长见于血小板数量减少、血小板功能缺陷、血管性血友病
血小板计数	正常值（100~300）$\times10^9$/L	血小板增多或减少
巨核细胞	计数骨髓巨核细胞，观察形态和成熟程度有助于血小板减少病因的判定	特发性血小板减少性紫癜时，巨核细胞数量增多，多为未成熟型
血块收缩时间	血液凝固后，血小板向外伸出伪足，牵拉纤维蛋白网导致血块回缩	回缩不良——血小板减少或增多、血小板无力症、凝血因子缺乏症
凝血时间（CT）	反映内源性凝血系统功能	CT↑——凝血因子缺乏、肝疾病、FDP
凝血酶原时间（PT）	反映外源性凝血系统功能	PT↑——FⅠ、FⅡ、FⅤ、FⅦ、FⅩ缺乏，DIC
凝血酶时间（TT）	反映纤维蛋白原（FⅠ）的功能	TT延长见于低（无、异常）纤维蛋白原血症
APTT	活化的部分凝血活酶时间（APTT）反映内源性凝血系统功能	APTT↑——FⅧ、FⅨ、FⅩ、FⅪ、FⅫ、FⅤ、FⅠ、FⅡ缺乏
FDP	FDP为纤维蛋白（原）降解产物	FDP↑——纤溶亢进、DIC、高凝状态

【例1】血小板消耗过多导致的血小板减少性疾病是

A. 特发性血小板减少性紫癜　　B. 弥散性血管内凝血　　C. 白血病

D. 病毒感染　　E. 再生障碍性贫血(2017)

3. 诊断

(1)出血特征　皮肤黏膜出血点、紫癜多为血管、血小板异常所致,而深部血肿、关节出血多与凝血障碍有关。

(2)常见出血性疾病的临床鉴别

项目	血管性疾病	血小板疾病	凝血障碍性疾病
性别	女性多见	女性多见	80%~90%发生于男性
阳性家族史	较少见	罕见	多见
出生后脐带出血	罕见	罕见	常见
皮肤紫癜	常见	多见	罕见
皮肤大块瘀斑	罕见	多见	可见
血肿	罕见	可见	常见
关节腔出血	罕见	罕见	多见
内脏出血	偶见	常见	常见
眼底出血	罕见	常见	少见
月经过多	少见	多见	少见
手术或外伤后渗血不止	少见	可见	多见

(3)实验室检查　根据筛选试验结果,结合临床表现可将出血性疾病大致分为两类:①出血时间延长、血小板正常或减少、凝血象正常者,归类为血管壁功能异常和/或血小板异常所致的出血性疾病;②凝血时间、APTT、PT中一项或多项延长而其他结果正常者,归类为凝血异常所致的出血性疾病。

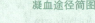

凝血途径简图

(4)确定病因　根据确诊试验确定出血性疾病的发病机制及可能的相关病因。

【例2】血管壁异常所致出血的特点是

A. 内脏出血　　B. 迟发出血

C. 皮肤黏膜出血　　D. 关节腔出血

E. 肌肉出血(2016)

【例3】男,23岁。发热、右下肢疼痛1周。查体:体温36.5℃,心、肺、腹无明显异常,右下肢腓肠肌肿胀,皮肤青紫,皮温正常。实验室检查:PT12s(正常11~13s),APTT64s(正常16~40s)。该患者最可能缺乏的凝血因子是

A. FⅡ　　B. FⅤ　　C. FⅦ

D. FⅧ　　E. FⅩ(2022)

4. 治疗原则

(1)病因防治　主要适用于获得性出血性疾病。

①防治基础疾病　如控制感染,积极治疗肝胆疾病、肾病,抑制异常免疫反应等。

②避免接触、使用可加重出血的物质及药物　如血管性血友病、血小板功能缺陷症等,应避免使用阿司匹林、吲哚美辛、噻氯匹定等抗血小板药物。凝血障碍所致如血友病等,应慎用抗凝药,如华法林等。

(2)补充血小板和/或相关凝血因子　在紧急情况下,输入新鲜血浆或新鲜冷冻血浆是一种可靠的补充或替代疗法,因其含有除TF、Ca^{2+}以外的全部凝血因子。此外,血小板悬液、纤维蛋白原、凝血酶原复

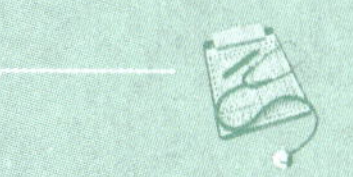

合物、冷沉淀物、FⅧ等，也可根据病情予以补充。

(3)止血药物　目前广泛应用于临床者有以下几类：

①收缩血管、改善其通透性的药物　如卡巴克洛、曲克芦丁、垂体后叶素、维生素 C、糖皮质激素等。

②合成凝血相关成分所需的药物　如维生素 K 等。

③抗纤溶药物　如氨基己酸(EACA)、氨甲苯酸(PAMBA)等。

④促进止血因子释放的药物　如去氨加压素。

⑤重组活化因子Ⅶ(rFⅦa)　rFⅦa 是一种新的凝血制剂。

⑥局部止血药物　如凝血酶、巴曲酶、吸收性明胶海绵等。

(4)促血小板生成的药物　如血小板生成素(TPO)、白介素-11(IL-11)等。

(5)其他治疗　如免疫治疗、血浆置换、手术治疗、基因治疗等。

二、过敏性紫癜

1. 概念

过敏性紫癜又称Henoch-Schönlein综合征，是一种以 IgA 为主的免疫复合物的沉积为特征，主要累及细小血管和毛细血管，以非血小板减少性皮肤可触性紫癜、腹痛、关节炎、肾炎为临床特征的疾病。

2. 常见病因

(1)感染　以乙型溶血性链球菌引起的上呼吸道感染最多见，其他如幽门螺杆菌、金黄色葡萄球菌、肺炎支原体、副流感病毒等感染。

(2)药物　如克拉霉素、阿莫西林、头孢菌素类，解热镇痛抗炎药，如保泰松、水杨酸类等。

(3)食物　目前尚无明确证据证明食物过敏可导致过敏性紫癜。

(4)遗传因素　存在遗传倾向，主要涉及 HLA 基因、家族性地中海基因、血管内皮生长因子基因等。

3. 发病机制

不明，以 IgA 介导的体液免疫异常为主，各种刺激因子激活具有遗传易感性的患者的 T 细胞，使其功能紊乱，致 B 细胞多克隆活化，分泌 IgA、IgG、IgM、IgE 和 IL-21、IL-6 等炎症因子，形成 IgA 免疫复合物，引发异常免疫应答，导致系统性血管炎，造成组织和脏器损伤。病理改变为全身性小血管炎。

4. 临床表现

多数病人发病前 1~3 周有上呼吸道感染等前驱症状，随之出现典型临床表现。

分型	临床表现
皮肤紫癜	最常见，以四肢远端和臀部多见，伸侧为主，呈对称性分布
胃肠道症状	腹痛、呕吐、腹泻及便血等，腹痛最常见，腹部症状与紫癜多同时发生
关节症状	关节肿痛，多发生于膝、踝、肘、腕等关节，呈游走性、反复性发作，不遗留关节畸形
肾脏损害	可出现血尿、蛋白尿
其他	睾丸炎、头痛及各种神经精神症状、咯血及间质性肺炎等

5. 实验室检查

(1)血常规检查　白细胞正常或增多，中性粒细胞可增高。血小板计数正常或升高。

(2)尿常规检查　可有血尿、蛋白尿、管型尿。

(3)大便检查　粪便隐血可阳性。

(4)血小板计数、功能及凝血相关检查　血小板功能正常，除出血时间(BT)延长外，其他均正常。

(5)毛细血管脆性试验(束臂试验)　半数以上阳性。

(6)血清学检查　血肌酐、尿素氮多数正常，急性肾炎和急进性肾炎者可升高，少数患者转氨酶、心

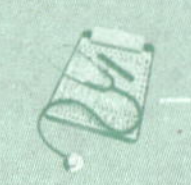

肌酶升高。部分患者血清 IgA 升高,抗中性粒细胞胞质抗体 IgA 升高。

6. 诊断与鉴别诊断

(1)诊断 典型皮疹(必要条件)伴下述至少 1 条即可诊断为本病:①弥漫性腹痛;②组织病理:伴 IgA 沉积的白细胞破裂性血管炎或伴 IgA 沉积的膜增生性肾小球肾炎;③关节炎/关节痛;④肾脏受累表现(红细胞管型,RBC>5 个/ HPF;蛋白尿:尿蛋白>0.3g/24h)。

(2)鉴别诊断 本病需与下列疾病相鉴别:①继发性变应性皮肤血管炎;②原发免疫性血小板减少症;③风湿性关节炎;④肾小球肾炎;⑤系统性红斑狼疮;⑥外科急腹症等。

7. 治疗

本病具有自限性,单纯皮疹通常不需要治疗干预。

(1)一般治疗 胃肠道损害时注意控制饮食,轻症者可进食少量少渣易消化食物,严重腹痛或呕吐者可给予营养要素饮食,或暂时禁饮食,并给予胃肠外营养支持治疗。

(2)抗感染治疗 急性期呼吸道或胃肠道感染可适当给予抗感染治疗。

(3)对症治疗 维生素 C 和曲克芦丁可降低血管通透性。非甾体抗炎药用于有关节症状的患者。阿托品或山莨菪碱用于腹痛者。ACEI/ARB 适用于有蛋白尿者。

(4)糖皮质激素 用于有胃肠道症状、关节肿痛、血管神经性水肿及有急进性肾炎或肾病综合征等严重肾脏病变者。

(5)免疫抑制剂 吗替麦考酚酯、硫唑嘌呤、环孢素、他克莫司用于糖皮质激素反应不佳或依赖者。

(4~5 题共用题干)男,32 岁。皮肤反复出现紫癜 1 个月,加重并出现恶心、腹痛 2 天。查体:四肢皮肤散在紫癜,心、肺未见异常,腹平软,脐周轻压痛,无反跳痛和肌紧张,肝脾肋下未触及,肠鸣音活跃。

【例 4】下述情况对明确病因意义不大的是

A. 有无花粉、尘埃过敏　　B. 应用药物情况　　C. 有无食用鱼、虾、蟹等

D. 发病前有无呼吸道感染　　E. 皮肤紫癜有无瘙痒

【例 5】该患者目前不需要的治疗药物是

A. 山莨菪碱　　B. 低分子肝素　　C. 泼尼松

D. 异丙嗪　　E. 芦丁(2018)

【例 6】男,17 岁。双下肢出血点伴关节痛 2 周,水肿 1 周。实验室检查:尿红细胞 30~40 个/HPF,尿蛋白 4.2g/d,血浆白蛋白 28g/L,肾免疫病理示 IgA 沉积于系膜区。其病因诊断为

A. IgA 肾病　　B. 狼疮肾炎　　C. 过敏性紫癜肾炎

D. 乙肝病毒相关性肾炎　　E. 原发性肾病综合征

三、原发免疫性血小板减少症

1. 概念

原发免疫性血小板减少症(ITP)既往也称为特发性血小板减少性紫癜,是一种以血小板过度破坏和血小板生成减少为特点的自身免疫病。

2. 病因与发病机制

(1)血小板破坏增加 约 50%~70%的 ITP 患者血浆和血小板表面可检测到一种或多种抗血小板糖蛋白自身抗体。自身抗体致敏的血小板被单核巨噬细胞系统吞噬破坏。另外,ITP 患者的细胞毒性 T 细胞(CTL)可直接破坏血小板。

(2)血小板生成不足 自身抗体可损伤巨核细胞或抑制巨核细胞释放血小板,造成 ITP 患者血小板生成不足;活化的 CTL 细胞可通过抑制巨核细胞凋亡使血小板生成障碍。另外,ITP 患者血浆血小板生成素(TPO)水平相对不足是血小板生成减少的另一重要机制。

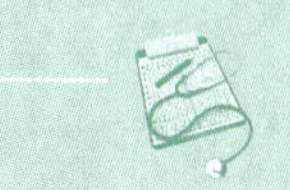

3. 临床表现

(1)反复的皮肤黏膜出血　表现为皮肤黏膜瘀点、瘀斑，鼻出血，牙龈出血，月经过多及外伤后止血不易等，严重者可发生内脏及颅内出血。部分患者仅有血小板减少而无出血症状。

(2)乏力　部分患者有明显的乏力症状。

(3)其他　出血过多或长期月经过多可出现失血性贫血。

4. 实验室检查

血小板	血小板计数减少，血小板平均体积偏大，血小板功能正常
贫血	部分患者可有正细胞或小细胞低色素性贫血
BT	出血时间(BT)延长，血块收缩不良，束臂试验阳性
CT	凝血时间(CT)正常
免疫学	血小板相关抗体(PAIg)阳性，血小板相关补体(PAC_3)阳性
TPO	血浆血小板生成素(TPO)水平正常或轻度升高
PAIg	70%的患者血小板相关抗体(PAIg)阳性
溶血	伴自身免疫性溶血性贫血(Evans 综合征)的病人可有 Coombs 试验阳性，血清胆红素水平升高
骨髓象	骨髓巨核细胞数正常或增加；巨核细胞成熟障碍，幼稚巨核细胞增加，产板型巨核细胞显著减少；红系、粒系和单核系细胞正常

注意：①ITP 时，虽然外周血中血小板减少，但骨髓巨核细胞数增多。主要是由巨核细胞发育成熟障碍所致，因此有血小板形成的(产板型)巨核细胞显著减少(<30%)，而幼稚、颗粒型巨核细胞增多。②约 70%的 ITP 病人 PAIg 及 PAC_3 阳性，主要抗体成分为 IgG，也可为 IgM、IgA。

5. 诊断与鉴别诊断

(1)诊断　①至少 2 次检查血小板计数减少，血细胞形态无异常；②体检脾一般不增大；③骨髓检查巨核细胞数正常或增多，有成熟障碍；④排除其他继发性血小板减少症。

(2)鉴别诊断　须排除假性血小板减少；先天性血小板减少综合征；继发性血小板减少症，如再生障碍性贫血、脾功能亢进、骨髓增生异常性肿瘤、白血病、系统性红斑狼疮、药物性免疫性血小板减少等。

(3)分型与分期

新诊断的 ITP	指确诊后 3 个月以内的 ITP 患者
持续性 ITP	指确诊后 3~12 个月血小板持续减少的 ITP 患者
慢性 ITP	指血小板减少持续超过 12 个月的 ITP 患者
重症 ITP	指血小板<10×10^9/L，伴活动性出血，或出血评分≥5 分
难治性 ITP	指对一线治疗药物、二线治疗中的促血小板生成药物及利妥昔单抗治疗均无效，或脾切除无效/术后复发，进行诊断再评估仍确诊为 ITP 的患者

【例 7】女，25 岁。间断牙龈出血、皮肤瘀斑 2 个月，反复发生口腔溃疡。查体：双下肢和腹部散在瘀斑，浅表淋巴结无肿大，巩膜无黄染，腹软，肝肋下未触及，脾肋下刚可触及。化验：Hb121g/L，WBC 4.5×10^9/L，Plt25×10^9/L。为除外继发免疫性血小板减少性紫癜，最重要的检查是

A. 血小板功能　　B. 血小板抗体　　C. 抗核抗体谱
D. 腹部 B 超　　E. 胸部 X 线片(2020)

【例 8】男性，38 岁。骨髓穿刺细胞学检查提示骨髓增生异常活跃，巨核细胞增多。最可能的疾病是

A. 血栓性血小板减少性紫癜　　B. 弥散性血管内凝血　　C. 骨髓增生异常综合征
D. 再生障碍性贫血　　E. 原发免疫性血小板减少症(2024)

【例9】女,25岁。皮肤瘀斑伴月经量增多半年。血常规:Hb98g/L,RBC3.4×10^{12}/L,WBC5.6×10^9/L,Plt12×10^9/L。骨髓细胞学检查:骨髓增生明显活跃,粒系、红系增生不明显,涂片共见巨核细胞302个。该患者最可能的诊断是

A. 缺铁性贫血　B. 原发免疫性血小板减少症　C. 巨幼细胞贫血
D. 再生障碍性贫血　E. 急性巨核细胞性白血病(2022)

6. 治疗

(1)观察 ITP病人若无明显出血倾向,血小板计数>30×10^9/L,可予以观察随访。

(2)一般治疗 有明显出血倾向者,应严格卧床,避免使用任何引起或加重出血的药物,禁用抗血小板药物,有效地控制高血压及避免创伤等。

(3)紧急处理 用于血小板<10×10^9/L伴广泛、严重出血者;颅内出血者;近期将实施手术或分娩者。

血小板输注	血小板<10×10^9/L时须紧急输注血小板悬液
促血小板生成药物	重组人血小板生成素(rhTPO)、艾曲泊帕、海曲泊帕、罗普司亭
糖皮质激素	大剂量甲泼尼龙静脉滴注3天,随后逐渐减量
免疫球蛋白	静脉输注免疫球蛋白(IVIG)400mg/(kg·d)×5天
其他	长春碱类药物、急症脾切除

(4)新诊断患者的一线治疗 包括糖皮质激素和丙种球蛋白。

①糖皮质激素　为首选治疗,近期有效率约80%。

②静脉输注丙种球蛋白　主要用于不能耐受糖皮质激素或者脾切除前准备;合并妊娠或分娩前。IgA缺乏和肾功能不全者慎用。

(5)ITP的二线治疗 适用于初始激素治疗失败或半年内复发或有禁忌证的患者。

①促血小板生成药物　包括重组人血小板生成素(rhTPO)、艾曲泊帕、海曲泊帕、罗普司亭。

②抗CD20单克隆抗体(利妥昔单抗)　可有效清除体内B淋巴细胞,减少抗血小板抗体的产生。

③脾切除　近期有效率约70%。用于糖皮质激素正规治疗无效、泼尼松安全剂量(5mg/d)不能维持疗效,以及使用糖皮质激素有禁忌且ITP确诊至少12~24个月者。

(6)ITP的三线治疗 可给予地西他滨、全反式维A酸、长春新碱、环孢素、硫唑嘌呤等。

注意:①ITP病人若血小板<30×10^9/L,应进行药物治疗;若>30×10^9/L,无须药物治疗。
②ITP病人若血小板<20×10^9/L,应严格卧床,避免外伤。
③ITP病人若血小板<10×10^9/L,应紧急输注血小板悬液,以防颅内出血。

(10~12题共用题干)女,32岁。月经量增多伴牙龈出血1周。血常规检查:Hb90g/L,WBC5.6×10^9/L,Plt6×10^9/L。骨髓细胞学检查:骨髓增生活跃,全片可见巨核细胞156个,以颗粒型为主,产板型少见。

【例10】该患者最可能的诊断是

A. 急性髓系白血病　B. 急性淋巴细胞白血病　C. 弥散性血管内凝血
D. 血栓性血小板减少性紫癜　E. 原发免疫性血小板减少症

【例11】该患者应立即采取的治疗措施为

A. 补充冷沉淀　B. 补充新鲜冰冻血浆　C. 糖皮质激素治疗
D. 输注血小板悬液　E. DA方案化疗

【例12】若患者治疗2周后出血症状消失,复查血常规:Hb110g/L,WBC12.7×10^9/L,Plt120×10^9/L。下一步的治疗措施是

A. 口服达那唑维持治疗　B. 促血小板生成药物　C. 利妥昔单抗维持治疗

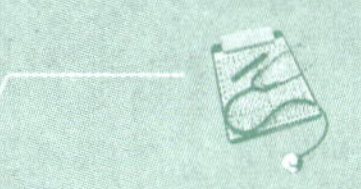

D. 脾切除　　E. 口服泼尼松(2024)

四、弥散性血管内凝血(DIC)

1. 概念

弥散性血管内凝血(DIC)是一种获得性临床综合征,是在感染、肿瘤、病理产科、创伤等多种疾病基础上,致病因素损伤微血管体系后导致血管内凝血过度活化和广泛微血栓形成,以致凝血因子大量消耗并继发纤溶亢进,引起以出血及微循环衰竭为特征的临床综合征。

2. 病因

	所占比例	病因
严重感染	31%~43%	病原体包括革兰氏阴性、阳性菌,真菌,病毒,立克次体,原虫等
恶性肿瘤	24%~34%	最常见于血液系统肿瘤,如急性白血病、淋巴瘤等
病理产科	4%~12%	羊水栓塞、感染性流产、重症妊娠高血压综合征、HELLP 综合征、胎盘早剥等
严重中毒	4%~8%	毒蛇咬伤、热射病、某些药物中毒
其他	1%~5%	严重创伤、大面积烧伤、急性胰腺炎、系统性红斑狼疮

3. 发病机制

DIC 发病的关键环节是凝血酶生成过量,并引起继发性纤溶亢进。凝血酶的过度生成可大量消耗凝血因子,而且其可结合到血小板和内皮细胞表面的凝血酶受体上,一方面诱导血小板活化聚集;另一方面促使血管内皮细胞释放组织型纤溶酶原激活物(t-PA),其可激活纤溶酶。多数情况下,DIC 的促凝刺激由组织因子介导。组织损伤可导致过量的组织因子进入血液;恶性肿瘤细胞分泌组织因子或类物质;炎症介质作用下的血管内皮细胞和单核细胞表面组织因子表达上调等因素均可使组织因子含量增高。

【例 13】诱发 DIC 最常见的病因为

A. 恶性肿瘤　　B. 手术及外伤　　C. 革兰氏阴性细菌感染

D. 产科意外　　E. 代谢性酸中毒(2018)

【例 14】能同时启动内源性和外源性凝血途径引起 DIC 的是

A. 羊水栓塞　　B. 急性早幼粒细胞白血病　　C. 广泛创伤

D. 大型手术　　E. 严重感染(2016)

4. 临床表现

(1)出血　表现为皮肤瘀点、瘀斑,注射部位的瘀斑,静脉穿刺部位的渗血具有特征性。部分患者可出现特征性的肢端皮肤“地图形状”青紫;可有牙龈出血、鼻出血、消化道出血、肺出血、血尿、阴道出血。

(2)微循环障碍　DIC 时常出现与失血量不成比例的组织、器官低灌注。

(3)血栓栓塞　可出现全身性或局限性微血栓形成。

(4)血管内溶血　主要表现为黄疸、贫血、血红蛋白尿、少尿甚至无尿等。

5. 实验室检查

(1)血小板　血小板计数进行性下降,对 DIC 的诊断意义较大。

(2)凝血检查　PT、APTT、凝血酶时间(TT)延长;血浆纤维蛋白原浓度降低。

(3)纤溶检查　FDP、D-二聚体浓度增高,血浆鱼精蛋白副凝(3P)试验阳性。

6. 诊断

(1)临床表现　①存在易引起 DIC 的基础疾病。②有下列 1 项以上临床表现:A. 多发性出血倾向;B. 不易用原发病解释的微循环衰竭或休克;C. 多发性微血管栓塞的症状、体征,如皮肤、皮下、黏膜栓塞性坏死及早期出现的肺、肾、脑等脏器衰竭。

(2)实验室检查指标　同时有下列 3 项以上异常。

①血小板<100×10^9/L 或进行性下降,肝病、白血病病人血小板<50×10^9/L。

②血浆纤维蛋白原含量<1.5g/L 或进行性下降,或>4g/L,白血病<1.8g/L,肝病<1.0g/L。

③3P 试验阳性或血浆 FDP>20mg/L,肝病、白血病 FDP>60mg/L,或 D-二聚体水平升高或阳性。

④PT 缩短或延长 3 秒以上,肝病、白血病延长 5 秒以上,或 APTT 缩短或延长 10 秒以上。

7. 鉴别诊断

(1)DIC 与重症肝炎的鉴别

	DIC	重症肝炎
微循环衰竭	早,多见	晚,少见
黄疸	轻,少见	重,极常见
肾功能损伤	早,多见	晚,少见
红细胞破坏	多见(50%~90%)	罕见
FⅧ:C	降低	正常
D-二聚体	增加	正常或轻度增加

(2)DIC 与血栓性血小板减少性紫癜(TTP)的鉴别

	DIC	TTP
起病及病程	多数急骤,病程短	可急可缓,病程长
微循环衰竭	多见	少见
黄疸	轻,少见	极常见,较重
FⅧ:C	降低	正常
vWF 裂解酶	多为正常	多为显著降低
血栓性质	纤维蛋白血栓为主	血小板血栓为主

(3)DIC 与原发性纤维蛋白溶解亢进症的鉴别

	DIC	原发性纤维蛋白溶解亢进症
病因或基础疾病	种类繁多	多为手术、产科意外
微循环衰竭	多见	少见
微血管栓塞	多见	罕见
微血管病性溶血	多见	罕见
血小板计数	降低	正常
血小板活化产物	增高	正常
D-二聚体	增加或阳性	正常或阴性
红细胞形态	破碎或畸形	正常

【例 15】女,43 岁。乙肝肝硬化 10 年,近 1 周来高热伴乏力,出现鼻出血和皮肤多处瘀斑。为确定患者是否并发 DIC,最有价值的实验室检查指标是

A. 血浆 FⅧ:C 下降　B. APTT 延长　C. 血浆凝血酶原下降

D. 血浆纤维蛋白原下降　E. PT 延长(2020)

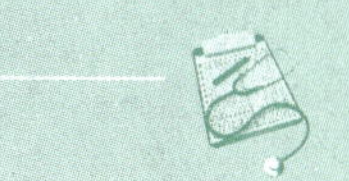

8. 治疗

(1)去除病因,积极治疗原发病　如为感染引起的 DIC,应该给予合适足量的抗生素,并尽快明确感染的部位及判断细菌种类;恶性肿瘤引起的 DIC 应进行相应的化疗等。

(2)调正凝血稳态　DIC 患者需要抗凝预防血栓或治疗血栓,并防止各种凝血因子及血小板的进一步消耗。肝素治疗是 DIC 的主要抗凝措施,小剂量肝素足以发挥抗凝效果,且具有一定的抗炎作用,应避免肝素剂量过大导致的出血风险增加。

①常用药物　包括普通肝素、低分子量肝素。

②监测　普通肝素治疗监测最常用指标为 APTT,正常值为(40±5)秒,肝素治疗使其延长为正常值的 1.5~2.0 倍为合适剂量。肝素过量可用鱼精蛋白中和。低分子量肝素常规剂量下无须严格血液学监测。

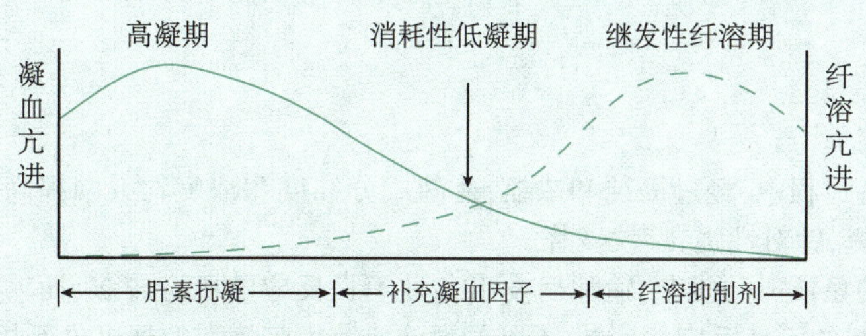

弥散性血管内凝血(DIC)的病程进展及药物选择原则

(3)替代治疗　包括输注血小板、冷沉淀物、新鲜冰冻血浆等。如果凝血因子及抑制物过度消耗,PT 时间延长超过正常对照的 1.3~1.5 倍,应输入新鲜冷冻血浆或冷沉淀物。当纤维蛋白原浓度<1.0g/L,应输入冷沉淀物。血浆替代疗法应使 PT 控制在比正常对照组多 2~3 秒以内,纤维蛋白原浓度应>1.0g/L。当患者血小板计数<(10~20)$\times10^9$/L;或血小板计数<50$\times10^9$/L,有明显出血症状者,可输入血小板。

(4)纤溶抑制药物　临床上一般不使用,仅用于 DIC 病因已去除,并有明显纤溶亢进者。

(5)器官支持治疗　强大的器官支持治疗是挽救 DIC 中晚期患者的重要措施。容量代替品、低血压和酸中毒的纠正以及吸氧等可以改善血流量,增加微循环中氧气的含量。肺、心和肾功能的严密监测能及时指导支持性措施的建立,血管活性药物能改善器官灌注、肾功能,维持电解质的平衡等。

【例 16】治疗弥散性血管内凝血时,监测肝素用量的试验是
A. 血小板计数　　B. 3P 试验　　C. 出血时间
D. 纤维蛋白原定量　　E. APTT(激活的部分凝血活酶时间)(2018)

A. 肝素　　B. 输新鲜血浆　　C. 输新鲜全血
D. 氨基己酸　　E. 输浓缩血小板

【例 17】DIC 纤溶亢进期治疗时禁用

【例 18】DIC 消耗性低凝期首选(2022)

▶常考点　出血疾病概论;过敏性紫癜的临床表现;ITP 的临床特点及治疗。

参考答案——详细解答见《2025 国家临床执业及助理医师资格考试历年考点精析(上、下册)》

1. ABCDE　2. ABCDE　3. ABCDE　4. ABCDE　5. ABCDE　6. ABCDE　7. ABCDE
8. ABCDE　9. ABCDE　10. ABCDE　11. ABCDE　12. ABCDE　13. ABCDE　14. ABCDE
15. ABCDE　16. ABCDE　17. ABCDE　18. ABCDE

第26章 输 血

▶考纲要求

①合理输血。②安全输血。

▶复习要点

一、合理输血

1. 输注血液成分的优点

(1)高效 在制备过程中,经过提纯和浓缩,血液成分纯度和浓度均大幅提高,容量减小,可根据病人的输血要求加以选择,针对性强,疗效显著。

(2)安全 全血的血液成分复杂,输注后发生各种不良反应的机会较多,而输注血液成分可避免不需要的血液成分所引起的不良反应。另外,不同的血液成分携带病毒的概率也不相同,以白细胞最大,血浆次之,红细胞最小。临床上需要最多的是红细胞成分,其输血传播病毒的风险最低,如果改输全血,就增加了输血传播病毒的风险。

(3)有效保存 目前,血液采集后全血保存所使用的保养液和保存条件(4±2)℃都是针对红细胞来设计的,对于粒细胞、血小板和血浆等血液成分是不合适的。血小板需在(22±2)℃振荡条件下保存,血浆中的FⅤ、FⅧ需在-20℃以下保存。因此在全血保存过程中,红细胞不易发生保存损害,但粒细胞、血小板和某些不稳定的凝血因子则容易受损。

新鲜全血保存1天后,粒细胞几乎完全丧失,血小板和FⅧ活性丧失50%;保存3~5天后FⅤ活性将丧失50%。保存3天后,所谓的全血仅含有红细胞、白蛋白、免疫球蛋白、纤维蛋白原等,但主要是红细胞。

(4)保护血液资源 一血多用,使宝贵的血液资源得到充分的利用。

【例1】成分输血的优点不包括

A. 纯度高　B. 保护血液资源　C. 容易制备
D. 便于保存　E. 疗效好

【例2】传播病毒危险性最大的血液成分是

A. 红细胞　B. 白细胞　C. 血小板
D. 血浆　E. 冷沉淀

【例3】全血在保存过程中,发生了"保存损害",丧失了一些有用成分,它们是

A. 血小板、粒细胞、不稳定的凝血因子　B. 红细胞、白细胞、血小板
C. 白细胞、血小板、稳定的凝血因子　D. 白细胞、血小板、纤维蛋白原
E. 血小板、淋巴细胞、凝血因子Ⅶ

【例4】女性,45岁。准备输注血小板,但血小板从输血科取来时患者突然寒战、高热,体温40℃,无血尿、酱油色尿。查体:意识清晰,心、肺无异常。此时正确的处理是

A. 将血小板送回输血科于机器中,在22℃振荡保存,待患者体温下降后输注
B. 将血小板放在科室12℃冰箱保存,待患者体温下降后输注
C. 将血小板放入病房冰柜中于-20℃保存,待患者体温下降后输注

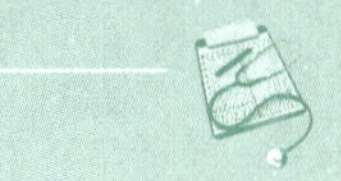

D. 将血小板放于护士台干净台面，于常温下保存，待患者体温下降后输注

E. 直接输注血小板(2024)

2. 成分血液制备

采集的全血经离心后，下层的沉淀物为红细胞悬液，上层为富含血小板的血浆。

(1)下层 为红细胞悬液，可进一步制备成浓缩红细胞、洗涤红细胞、去白细胞的红细胞等。

①浓缩红细胞 去掉了大部分血浆后即为浓缩红细胞，浓缩红细胞内含部分血浆、白细胞和血小板。

②洗涤红细胞 将浓缩红细胞用生理盐水洗涤3~4次，基本上不含血浆、白细胞、血小板、被污染的细菌和病毒(如肝炎病毒)、抗A及抗B抗体，称为洗涤红细胞。

③冰冻红细胞 浓缩红细胞加上甘油，在-196~-65℃低温保存，称为冰冻红细胞，保存期3~10年。

④去白细胞的红细胞 由于白细胞是短命细胞，只能保存3~5天，故多数情况下留存在血液中的白细胞已经失去功能，去掉这部分无用的白细胞后，称为去白细胞的红细胞(LPRBC)。

(2)上层 为富含血小板的血浆。20℃离心后，下层为血小板，上层为贫血小板血浆。贫血小板血浆在-20℃冰冻称为新鲜冰冻血浆(FFP)。FFP在4℃溶解，上层为冰冻血浆(FP)，下层为冷沉淀。

(3)凝血因子 凝血因子主要存在于血浆中。

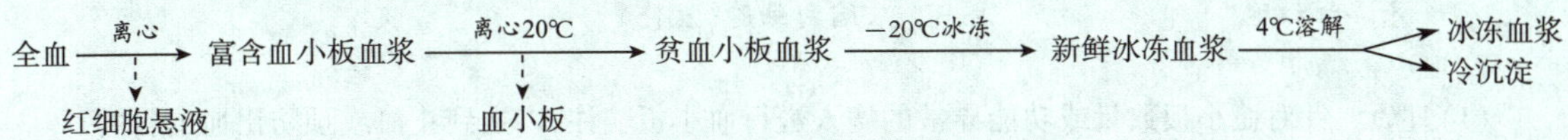

血液成分分离的大致步骤

白细胞	短命细胞(被破坏掉)	红细胞悬液	少含WBC、Plt、血浆(凝血因子)
血小板	不含血浆(凝血因子)	新鲜冰冻血浆	含全部凝血因子
冰冻血浆	纤维蛋白原、FⅧ、FⅤ均少	冷沉淀	富含纤维蛋白质、FⅧ、vWF因子

3. 红细胞输注 参阅14版《实用内科学》P2543。

(1)红细胞制品 红细胞输注主要用于补充病人缺少的红细胞，纠正缺氧状态，是治疗贫血的有效措施。

①悬浮红细胞 从全血中尽量移除血浆，并添加保存液悬浮后制成，具有与全血相同的携氧能力而容量较小，用于心、肾、肝功能不全病人时较安全。它是最常用的红细胞制剂。

②洗涤红细胞 是全血去除血浆后，用生理盐水反复洗涤过的红细胞。常用于：A. 自身免疫性溶血性贫血者；B. 输血后发生过敏反应者；C. 高钾血症、肝肾功能障碍需要输血者；D. IgA缺乏、有抗IgA抗体者。

③少白细胞的红细胞(LPRBC) 在血液采集后，病人输注前，用滤器去除白细胞而制备的红细胞制剂，能预防HLA同种免疫、亲白细胞病毒(CMV、HTLV)感染、因白细胞抗体引起的非溶血性发热反应。

④冰冻红细胞 用高浓度甘油作为冷冻保护剂，在-80℃以下可保存红细胞10年，主要适用于稀有血型红细胞的长期贮存和军事需要。

⑤辐照红细胞 辐照血液是指血液经γ射线照射灭活其中的淋巴细胞，而保留其他血液成分。因此淋巴细胞已经丧失活性的血液成分，如冰冻血浆、冷沉淀等，无须辐照。凡是具有淋巴细胞活性的血液成分，如红细胞、血小板和粒细胞，均可辐照。辐照红细胞可以预防输血相关移植物抗宿主病(TA-GVHD)，主要用于免疫缺陷、骨髓移植、器官移植后病人的输血。

(2)红细胞制品的选择 在大多数情况下，可选择悬浮红细胞。但在以下情况下需选用洗涤红细胞：①病人体内存在血浆蛋白抗体，特别是抗IgA；②病人具有输血后发生严重过敏反应的病史。

(3)剂量 视病情而定，输注1单位红细胞可提升Hb5g/L。200ml全血制成的红细胞为1单位。

(4)指征 ①Hb>100g/L不需输血；②Hb<70g/L，应考虑输注浓缩红细胞；③Hb为70~100g/L时，应根据病人心肺代偿能力、有无代谢率增高、年龄等因素决定。

注意：①既往输血后产生血浆蛋白过敏反应(即变态反应)，应选择输注洗涤红细胞。
②多次输血产生白细胞抗体，出现非溶血性发热反应，应选择输注LPRBC。

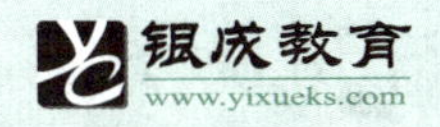

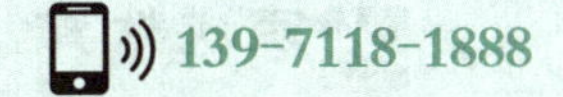

【例5】体重为55kg的成年慢性贫血患者,输注1单位悬浮红细胞可提高血红蛋白的量约是

A. 1g/L　　B. 2g/L　　C. 5g/L
D. 10g/L　　E. 15g/L(2021)

【例6】男,65岁。患再生障碍性贫血2年,多次输血治疗,最近2次输血过程中出现发热,体温达39℃以上,经对症处理症状缓解。此次拟输血改善贫血症状,应输注的血液成分是

A. 浓缩红细胞　　B. 辐照红细胞　　C. 去除白细胞的红细胞
D. 冰冻红细胞　　E. 悬浮红细胞(2018、2023)

【例7】女性,50岁。患重型再生障碍性贫血3年,曾多次输血治疗,最近输血过程中皮肤出现大片荨麻疹和瘙痒。血常规:Hb53g/L,WBC7.8×10^9/L,Plt75×10^9/L。为防止类似不良输血反应,应优先输注的血液制品是

A. 辐照红细胞　　B. 少白细胞的红细胞　　C. 冰冻红细胞
D. 洗涤红细胞　　E. 灭活病原体的红细胞(2024)

【例8】不需要通过辐照来预防输血相关移植物抗宿主病的血液成分是

A. 洗涤红细胞　　B. 浓缩血小板　　C. 新鲜冰冻血浆
D. 悬浮红细胞　　E. 浓缩白细胞(2015)

4. 血小板输注

(1)目的　针对血小板数量或功能异常的病人进行血小板输注,以达到止血或预防出血的目的。

(2)适应证

①血小板减少所致的活动性出血　是血小板输注主要适应证。Plt>50×10^9/L,不需输注血小板;Plt<10×10^9/L,应尽快输注血小板以防止颅内出血;Plt在(10~50)×10^9/L,可根据情况决定是否输注血小板。

②手术病人的预防性输注　术前Plt>100×10^9/L,一般不需输注;Plt<50×10^9/L,应考虑输注;Plt在(50~100)×10^9/L,应根据是否有自发性出血、伤口渗血决定是否输注。

③血小板功能障碍　很少需要输注血小板,但进行侵入性操作前,应考虑是否需要输注血小板。

④大量输血　当红细胞输注量大约相当于2倍血容量以上时,Plt可降至50×10^9/L以下。急性出血病人的Plt不可低于50×10^9/L,多发性创伤、中枢神经系统创伤病人,Plt应达到100×10^9/L。

⑤自身免疫性血小板减少症　不可轻易输注血小板,因为血小板在此类病人体内的存活力较低。

(3)禁忌证

①血栓性血小板减少性紫癜　因为血小板输注可促进血栓形成,使病情恶化。

②肝素引起的血小板减少症　因为血小板输注可导致急性动脉血栓形成。

(4)剂量　每次输注血小板时,应足量输注。

①成年病人通常输注1个治疗量,如果不存在血小板输注无效,至少可提高血小板计数20×10^9/L。

②年幼儿童(<20kg)输注剂量为10~15ml/kg。

③年长儿童可输注1个治疗量。

(5)血小板制品

①浓缩血小板　从采集的全血中分离出血小板,并以适量血浆悬浮制备而成。以200ml全血制备的浓缩血小板为1个单位,其血小板含量≥2.0×10^{10}个。

②单采血小板　采用血小板分离机在全密闭循环的条件下,直接从献血者的全血中分离和采集血小板,同时将其他血液成分回输献血者体内。1个单位即为1个治疗量,所含Plt≥2.5×10^{11}个,相当于浓缩血小板10~12单位。单采血小板的保存期限为5日。

③少白细胞的血小板　是使用专用血小板滤白器制备的少白细胞血小板制品,其主要目的是预防非溶血性发热、HLA同族免疫、噬白细胞病毒(如CMV、HTLV)的感染。

④辐照血小板　是在单采血小板的基础上辐照制备而成,目的是预防TA-GVHD。

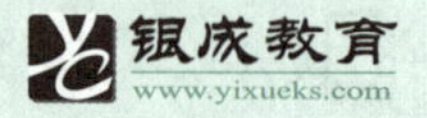

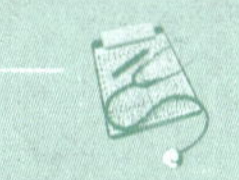

⑤洗涤血小板 是在单采血小板的基础上洗涤制备而成,主要用于对血浆蛋白过敏的病人。

【例9】输注血小板的主要目的是

A. 增加血管致密度　B. 抑制纤溶活性　C. 改善止血功能
D. 降低抗凝功能　E. 加强凝血功能(2020)

【例10】男,20岁。因重型再生障碍性贫血入院,准备10天后接受异基因造血干细胞移植。因大量鼻出血和牙龈出血拟行输血,需要预订的血液成分是

A. 单采血小板　B. 辐照单采血小板　C. 辐照冷沉淀
D. 辐照新鲜冷冻血浆　E. 新鲜冷冻血浆

【例11】下列属于输注血小板禁忌证的是

A. 骨髓造血功能衰竭　B. 血小板功能障碍
C. 血小板减少的患者手术前输注血小板　D. 血栓性血小板减少性紫癜
E. 大量输血所致的稀释性血小板减少(2022)

5. 血浆制品输注

常用的各种凝血因子制品包括新鲜冰冻血浆、普通冰冻血浆和冷沉淀。

	新鲜冰冻血浆	普通冰冻血浆	冷沉淀
英文代号	FFP	FP	Cryo
制备方法	采血后6小时内分离血浆,在-30℃以下速冻成块,并储存在-20℃以下即为FFP	从保存超过6~8小时的全血中分离的血浆,或保存期满1年的FFP	是FFP在4℃解冻,除去上清液后沉淀的白色絮状物
保存期限	在-20℃以下保存1年	在-20℃以下保存5年	在-20℃以下保存1年
内含	全部凝血因子	除FⅤ、FⅧ以外的凝血因子	FⅧ、vWF、FⅠ、纤维结合蛋白
适应证	血栓性血小板减少性紫癜、多种凝血因子缺乏、大量失血或输血引起的凝血障碍、DIC消耗性低凝期	除FⅤ、FⅧ以外的凝血因子缺乏症	血友病A、vWF缺乏 遗传性或获得性纤维蛋白原缺乏 FⅧ缺乏症

6. 血浆蛋白输注

(1)白蛋白 主要用于:①脱水治疗、扩充血容量;②补充白蛋白;③用作体外循环的泵底液;④5%白蛋白进行血浆置换治疗凝集素综合征。白蛋白的营养支持作用有限,不应当作营养药来使用。

(2)静脉注射用人免疫球蛋白(IVIG) 含有广谱抗病毒、细菌的IgG抗体,具有免疫替代和免疫调节的双重治疗作用;对先天性γ球蛋白缺乏症的继发感染也有效。

【例12】临床输注冰冻血浆的目的是补充

A. 凝血因子　B. 白蛋白　C. 免疫球蛋白
D. α球蛋白　E. 电解质(2020)

7. 合理输血的原则

(1)定义 合理输血是指病人病情危重,无法采用其他方法进行有效治疗或预防时,才给予输血。

(2)输血的目的 ①增加血液的携氧能力;②纠正止血功能异常。

(3)审慎作出输血决定 在作出输血决定之前,应根据病人病情对以下问题进行审慎评估:

①输血的目的是什么?②能否减少出血,以降低病人的输血要求?③在决定输血前,是否应先给予其他替代治疗,如静脉输液或给氧?④是否具有临床或实验室证据表明该病人需要输血?⑤输血传播HIV、肝炎病毒、梅毒螺旋体等感染性病原体的风险有多大?⑥给该病人输血是否利大于弊?⑦如无法及时获得血液时,有何其他治疗措施?⑧是否有经验丰富的医师负责监护,一旦受血者出现输血不良反

应能否迅速给予处理?⑨是否已在病程记录和输血申请单上记录输血决定及其理由?

8. 输血适应证

①急性失血　创伤、手术、内科或妇产科等某些疾病可导致急性失血。

A. 根据循环失血量评估红细胞输注要求。

血容量减少	失血量	处理原则
<15%	<750ml	无须输血,除非病人原有贫血、严重心肺疾病而无力代偿
15%~30%	750~1500ml	应输注晶体液或人造胶体液,很少输注红细胞
30%~40%	1500~2000ml	应输注晶体液和胶体液,快速扩容,可输注红细胞和血浆
>40%	>2000ml	应输注晶体液和胶体液,快速扩容,需要输注红细胞、血浆和血小板等成分

B. 根据血红蛋白及病情评估红细胞输注要求　原卫生部输血指南规定:Hb>100g/L,不必输血;Hb<70g/L,应考虑输注悬浮红细胞;Hb为70~100g/L时,应根据病人心肺代偿能力、年龄等因素决定。

②慢性贫血　应积极寻找贫血病因,针对病因治疗,不应轻易输血。慢性贫血病人输注红细胞的适应证:A. Hb<60g/L,且伴有明显缺氧症状者;B. 贫血严重,虽无缺氧症状,但需要手术的病人或孕妇。

③低蛋白血症　输入血浆或白蛋白纠正低蛋白血症。

④重症感染　难治性感染,当中性粒细胞低下和抗生素疗效不佳时,可输入浓缩粒细胞以控制感染。

⑤凝血机制异常　输入相关的凝血因子或成分。

【例13】女,45岁。急性白血病接受化疗过程中诉食欲差、疲乏无力,时有恶心。查体:T37℃,P90次/分,R18次/分,BP110/70mmHg。血常规:Hb90g/L,RBC3.1×10^{12}/L,WBC5.6×10^9/L,Plt65×10^9/L。患者要求输血,此时正确的处理措施是

A. 输注悬浮红细胞1单位　B. 输注机采血小板1个治疗量　C. 输注全血1单位
D. 输注血浆200ml　E. 不予输血并向患者说明理由(2017)

9. 血液保护

(1)血液保护的概念及意义　血液保护是指通过改善生物兼容性、减少血液中某些成分激活、减少血液丢失、减少血液机械性破坏、应用血液保护药物和人造血液等各种方法,降低同种异体输血要求及其风险,保护血液资源。不必要的输血既增加了输血风险,也造成了宝贵血液资源的浪费。

在临床输血实践中大力开展血液保护,尽量做到少出血、少输血、不输血和自体输血,对于减少输血传播疾病和输血不良反应,保护血液资源,具有十分重要的意义。

(2)血液保护的主要措施

①严格掌握输血适应证　减少不必要的输血,节约血液资源。

②减少失血　手术中精细操作,彻底完善止血,减少失血量。

③采用自身输血　自体输血是指收集病人自身血液后,在病人需要时,将自己预先贮存或失血回收的血液进行回输。主要优点是节约、简便、安全、有效,不需检测血型和交叉配血。

A. 回收式自体输血　主要适用于外伤性脾破裂、异位妊娠造成的腹腔内出血。

B. 储存式自体输血　择期手术者,于术前1个月开始,每3~4天采血1次,每次300~400ml,直到术前3天为止,采得的血液留待术中或需要时回输。适应证:病人一般情况好,Hb>110g/L或Hct>0.33。

C. 稀释式自体输血　在麻醉后、发生大量出血的手术步骤开始前,抽取病人一定量自体血液,保存备用,同时输入胶体液或等渗晶体液补充血容量,使血液适度稀释,Hct降低,手术出血时血液的有形成分丢失减少。然后根据术中失血及病人情况将自体血回输给病人。适应证:病人一般情况好,Hb>110g/L或Hct>0.33,估计术中有大量失血。

④血液保护药物的应用　A. 术前使用促红细胞生成素(EPO)或维生素K;B. 预防性使用抗纤溶药(6-氨基己酸、抑肽酶);C. 使用重组因子Ⅶ激活物。

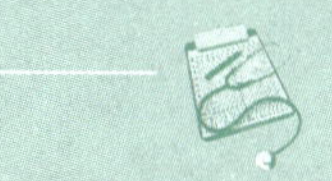

【例 14】拟实施储存式自体输血的患者，其血红蛋白水平至少应大于

A. 100g/L　B. 110g/L　C. 120g/L
D. 130g/L　E. 140g/L(2018)

二、安全输血

1. 输血基本程序

为规范输血程序，原卫生部制定了《临床输血技术规范》，应遵照执行。

(1)输血决定　遵循科学合理用血的原则，对病人的用血需求进行评估，做出输血决定，包括输血适应证、血液品种、输血量、输注时间等，应记入病历。输血应征得病人及家属同意，并签署《输血治疗同意书》。无家属签字的无自主意识病人的紧急输血，应报医院职能部门或主管领导同意、备案，并记入病历。

(2)输血申请　经治医生填写《临床输血申请书》，由主治医生核准签字后，连同受血者血样送输血科。

(3)受血者血样采集与送检　医护人员持输血申请单，当面核对病人姓名、性别、年龄、病案号、病室/门急诊、床号、血型和诊断，采集血样，正确标识。由医护人员或专门人员将受血者血样与输血申请单送交输血科(血库)，双方进行逐项核对。

(4)交叉配血　应正确无误地进行交叉配血。受血者配血试验的血标本必须是输血前 3 天以内采集的，最好采用新鲜采集的病人血液标本进行交叉配血。

(5)发血　配血完成后，由输血科将配合的血液发给临床科室医护人员。发血和取血双方必须再次核对病人情况。受血者和供血者血样应于 2~6℃冰箱保存至少 7 日，以便对输血不良反应进行调查。

(6)输血　由 2 名医护人员再次仔细核对有关内容，正确无误后才能输血。

(7)监护　输血过程中严密观察有无输血反应，输血完毕，将输血记录单放入病历。

【例 15】患者确需临床输血的，应由经治医师逐项填写的医疗文书是

A. 输血治疗同意书　B. 临床输血申请单　C. 交叉配血报告单
D. 输血反应回报单　E. 同型输血认可书(2015)

【例 16】关于输血基本程序的叙述，错误的是

A. 血中可以适当加入相应药物　B. 记录输血过程中的不良反应　C. 输血记录单贴在病历中
D. 输血前需要医护人员进行核对　E. 输血时需要两名医护人员进行核对(2021)

【例 17】为便于追查输血不良反应的原因，血液发出后，受血者和供血者的血样保存于 2~6℃冰箱的时间至少

A. 3 天　B. 4 天　C. 5 天
D. 6 天　E. 7 天(2024)

2. 输血不良反应

(1)溶血性输血反应　是由于输血导致红细胞破坏增加而产生的一系列临床表现或实验室检查结果。

①急性溶血性输血反应(AHTR)　是指在输血开始后 24 小时内发生的溶血性输血反应。

A. 临床表现　寒战发热，面部潮红，胸痛，腹痛，背部或腰部疼痛，恶心呕吐，腹泻，低血压，面色苍白，黄疸，少尿或无尿，酱油色尿，弥散性出血。

B. 实验室检查　血红蛋白血症、血红蛋白尿、血清结合珠蛋白降低、高非结合胆红素血症、转氨酶增高。

C. 原因　ABO 血型不符(最常见原因)；受血者体内存在红细胞自身抗体；非免疫性因素导致的溶血(输血加压泵、血液加温器故障，使用低渗溶液)。

D. 临床特点　AHTR 是最常见的严重输血反应，输血 5~10ml 即可出现反应。

E. 处理原则　a. 停止输血；b. 保持呼吸道通畅，给予高浓度吸氧；c. 循环支持，静脉输液，维持血容量和血压；d. 利尿，预防肾衰竭；e. 定期监测病人的凝血状态，防治 DIC；f. 严重者应尽早换血。

②迟发性溶血性输血反应(DHTR)　是指输血开始后24小时至28天发生的溶血性输血反应。病人具有溶血的临床表现或实验室特征,与AHTR相似,但常较轻。DHTR有时表现为输血后血红蛋白水平没有相应升高,甚至降低。血型血清学检查结果多为正常。

③迟发性血清学反应(DSTR)　是指输血后产生了先前已知不存在的有临床意义的红细胞抗体,但不具有溶血的临床或实验室特征。

(2)非溶血性发热性输血反应(FNHTR)　发热是最常见的非溶血性不良反应,发生率约40%。

①诊断标准　在输血期间或输血开始后4小时内,出现以下1种或1种以上表现,排除溶血性输血反应、细菌污染反应、导致发热的其他原发疾病后,可判断存在FNHTR:A.发热(T≥38℃)且比输血前升高≥1℃;B.畏寒或寒战,可伴头痛和恶心。可见,FNHTR可只有寒战而无发热。

②原因　输血导致内生致热原释放的原因包括:血液在保存过程中释放出细胞因子;输注的白细胞和病人血清中的抗体发生了反应。

③处理原则　停止输血;保持静脉通路畅通;解热,输注血小板病人应避免使用阿司匹林。

④预防　A.反复输血者,或曾有2次以上非溶血性发热反应病史者,可在输血前1小时给予解热药物;B.减慢输血速度;C.给病人保温;D.输注去白细胞的血液成分,可显著降低发热反应的发生率。

(3)过敏反应

	发热反应	过敏反应
发生时间	多发生在输血开始后4小时以内	多发生在输血过程中或输血后
临床表现	输血过程中出现寒战、发热,血压多无变化	①过敏反应:荨麻疹、全身皮疹、支气管痉挛、休克死亡;②无发热
原因	血液、血液制品中有致热原,受血者多次受血后产生同种白细胞或血小板抗体	血液或血液制品含过敏原,受血者高过敏体质,多次受血后致敏
治疗原则	暂时停止输血,解热镇痛药、糖皮质激素有效	减慢甚至停止输血,抗过敏治疗,解痉,抗休克
预防	输血前滤去血液中的致热原、白细胞及其碎片	过敏者,输血前给抗过敏药,有过敏史者不宜献血

(4)输血相关低血压　特征性表现为低血压。低血压定义:输血期间或输血结束后1小时内,收缩压降低≥30mmHg,且收缩压≤80mmHg。多数输血相关低血压在输血开始后数分钟内即可出现,停止输血和支持治疗后迅速改善。使用血管紧张素转换酶抑制剂的病人易出现输血相关低血压。

(5)输血相关急性肺损伤(TRALI)

①临床表现　A.输血期间或输血结束后6小时以内发生急性肺损伤;B.急性发作;C.低氧血症,PaO_2/FiO_2<300mmHg,或室内空气环境下血氧饱和度<90%;D.胸片示双肺浸润;E.不存在左心房压力增高;F.急性肺损伤的发生与其他风险因素不存在时间关系。

②发生机制　可能与输注的血液成分中含有与受血者白细胞抗原相应的抗HLA和抗HNA有关。

③处理原则　停止输血,支持治疗。

(6)输血相关呼吸困难(TAD)　特征是输血开始后24小时内出现呼吸窘迫,但不符合TRALI、输血相关循环超负荷、过敏反应的诊断标准。呼吸窘迫是最突出的临床表现,且以病人原有疾病无法解释。

(7)输血相关移植物抗宿主病(TA-GVHD)　TA-GVHD是以发热、皮疹、肝损害、腹泻、全血细胞减少为特征的临床综合征,组织活检具有典型的异常表现,通常在输血后1~6周发生,没有其他明显的原因。检出嵌合体可支持TA-GVHD的诊断。

(8)输血后紫癜(PTP)　特征是输注血液细胞成分后5~12天出现血小板减少,可检出血小板抗体。

(9)输血相关循环超负荷(TACO)　输血量过大、速度过快,病人心肾功能受损,均可导致TACO,引发心衰和肺水肿。在输血结束后6小时以内出现以下任意4种表现,即可诊断为TACO:①急性呼吸窘

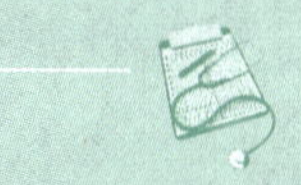

迫；②心动过速；③血压升高；④胸片示急性或加剧的肺水肿；⑤体液正平衡的证据。

(10)疾病传播　病毒和细菌可经输血途径传播。

①病毒　EB病毒、巨细胞病毒、乙型肝炎病毒、丙型肝炎病毒、HIV、人类T细胞白血病病毒等。

②细菌　布氏杆菌等。

③其他　梅毒、疟疾等。

【例18】女，35岁，因输卵管妊娠破裂出血1小时急诊入院。怀孕3次，自然流产2次，顺产1胎。术前查Hb75g/L，术中输注悬浮红细胞5单位。术后第一天复查Hb100g/L。术后第8天出现皮肤、巩膜黄染，发热，T38.5℃。检查Hb70g/L。该患者可能发生的输血不良反应是

A. 细菌污染反应　B. 非溶血性发热性反应　C. 输血性肝炎
D. 过敏反应　E. 迟发性溶血反应(2019)

【例19】女，50岁。因外伤骨盆骨折急诊入院手术治疗，术后第5天。查体：P100次/分，BP100/60mmHg。实验室检查：Hb75g/L。当日其子女两人各献出全血200ml给患者输注。术后第15天，患者出现腹泻，4～6次/日。查体：T39℃，皮肤出现斑丘疹。实验室检查：Hb56g/L，WBC2.36×10^9/L，Plt20×10^9/L，ALT300U/L。该患者可能发生了

A. 急性溶血反应　B. 输血传播艾滋病　C. 细菌性反应
D. 严重过敏反应　E. 输血相关移植物抗宿主病(2020)

【例20】男，46岁。因双眼睑及四肢无力入院。入院诊断：重症肌无力。决定给予血浆置换治疗，置换液为新鲜冰冻血浆。在血浆置换过程中患者出现面部瘙痒、潮红，胸部及四肢出现少量荨麻疹。体检：体温37.6℃，血压115/65mmHg。该患者可能出现的输血反应为

A. 非溶血性发热性输血反应　B. 细菌污染反应　C. 过敏反应
D. 溶血性输血反应　E. 循环超负荷

【例21】最容易引起细菌污染反应的血液制品是

A. 浓缩红细胞　B. 白蛋白　C. 新鲜冰冻血浆
D. 冷沉淀　E. 浓缩血小板

【例22】男，40岁。因急性粒细胞白血病入院。查体：四肢皮肤多处出血点和瘀斑。化验Plt8×10^9/L。给予单采血小板输注。输注4小时后，患者出现胸闷、呼吸困难。急查胸部X线片可见弥漫性阴影。患者最可能发生的输血不良反应是

A. 急性过敏反应　B. 急性溶血反应　C. 细菌性感染
D. 循环超负荷　E. 输血相关急性肺损伤(2022)

【例23】不能通过输血传播的病原是

A. 单纯疱疹病毒　B. EB病毒　C. 巨细胞病毒
D. 肝炎病毒　E. HIV

▶常考点　血液成分及其选择；输血适应证；输血并发症。

参考答案——详细解答见《2025国家临床执业及助理医师资格考试历年考点精析(上、下册)》

1. ABCDE　2. ABCDE　3. ABCDE　4. ABCDE　5. ABCDE　6. ABCDE　7. ABCDE
8. ABCDE　9. ABCDE　10. ABCDE　11. ABCDE　12. ABCDE　13. ABCDE　14. ABCDE
15. ABCDE　16. ABCDE　17. ABCDE　18. ABCDE　19. ABCDE　20. ABCDE　21. ABCDE
22. ABCDE　23. ABCDE

第27章 内分泌系统疾病总论与腺垂体功能减退症

▶考纲要求

①内分泌及代谢系统疾病总论。②腺垂体功能减退症。

▶复习要点

一、内分泌及代谢系统疾病总论

内分泌是人体的一种特殊分泌方式,内分泌组织和细胞将其分泌的微量激素直接分泌到血液或体液中,对远处或局部激素敏感的器官或组织发挥它的生理调节效应。

1. 内分泌系统、器官、组织

(1)内分泌系统 是由人体内分泌腺体、内分泌组织和激素分泌细胞组成的一个体液调节系统,调节人体的生长、发育、生殖、衰老、脏器功能和新陈代谢过程,与神经系统、免疫系统一起联系和协调人体细胞、组织及器官间的功能,以维持人体内环境的稳定,适应外环境的变化,保证生命活动的正常进行。

(2)内分泌器官 包括垂体、甲状腺、甲状旁腺、肾上腺、性腺、松果体、胸腺等。

(3)内分泌组织 包括下丘脑、胎盘、胰岛等分泌激素的组织。

【例1】下列不属于经典内分泌腺的是

A. 胎盘　B. 甲状腺　C. 甲状旁腺
D. 肾上腺　E. 垂体(2024)

【例2】不具有内分泌功能的细胞是

A. 肾上腺髓质细胞　B. 甲状旁腺主细胞　C. 胰腺导管细胞
D. 甲状腺滤泡旁细胞　E. 甲状腺滤泡上皮细胞(2022、2023)

2. 内分泌系统疾病的病因

(1)功能减低的原因 内分泌腺破坏,内分泌腺激素合成缺陷,发生在激素、激素受体、转录因子、酶及离子通路的基因突变导致激素缺乏,内分泌腺以外的疾病,如肾脏破坏性病变不能合成促红细胞生成素。

(2)功能亢进的原因 内分泌腺肿瘤,多内分泌腺1型、2A型、2B型,激素受体突变而有获取功能,异位内分泌综合征,激素代谢异常,自身免疫病,医源性内分泌紊乱等。

(3)激素的敏感性缺陷

3. 内分泌系统疾病的诊断

(1)功能诊断

①临床表现 内分泌疾病有特异的临床表现和体征,对其诊断具有重要参考价值。

②实验室检查

A. 激素相关生化异常 如原发性醛固酮增多症的低钾血症、糖尿病的高血糖和糖化血红蛋白增高、甲状旁腺功能亢进症的高钙血症等。生化异常是反映激素水平的间接证据。

B. 激素测定 血液激素浓度是反映内分泌腺功能的直接证据。如血浆皮质醇浓度的测定等。

C. 激素代谢产物的测定 尿液中激素代谢产物也可以反映激素水平,例如尿香草基杏仁酸(VMA)可反映儿茶酚胺的水平。通常需要收集24小时尿标本。

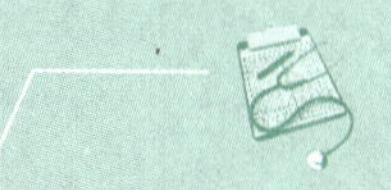

D. 激素的功能试验　包括兴奋试验和抑制试验。兴奋试验多适用于分泌功能减退的情况，可估计激素的储备功能，如 ACTH 兴奋试验。抑制试验多适用于分泌功能亢进的情况，观察其正常反馈调节是否消失，有无自主性激素分泌过多，是否有功能性肿瘤存在，如地塞米松抑制试验。

(2) 定位诊断　包括病变性质和病变部位的确定，现有多种检查方法可帮助明确微小病变。

①影像学检查　蝶鞍 X 线片、CT、MRI、B 超可诊断垂体、甲状腺、性腺、肾上腺、胰岛肿瘤等。

②放射性核素检查　标记内分泌肿瘤细胞摄取的特殊物质，定位肿瘤的存在，如甲状腺 ^{131}I 扫描。

③细胞学检查　细针穿刺细胞病理学检查，可以评价肿瘤/结节的良恶性，如甲状腺穿刺活检。

④静脉导管检查　静脉导管插入内分泌腺静脉流出端，采取血液标本，测定激素浓度，可明确该腺体是否产生过量激素。如岩下窦静脉取血测定垂体激素，对于判断库欣病有诊断价值。

(3) 病因诊断

①自身抗体检测　如检测促甲状腺激素受体抗体（TRAb）有助于甲状腺毒症病因的诊断。

②染色体检查　主要用于诊断性分化异常疾病，如 Turner 综合征的染色体核型是 45，XO。

③基因检查　如 *CYP21* 基因突变可导致先天性肾上腺皮质增生症。

【例 3】内分泌疾病定位诊断的方法不包括

A. B 型超声检查　　B. 静脉导管分段取血　　C. 磁共振成像
D. 放射性核素显像　　E. 血清靶器官激素水平测定

4. 内分泌系统疾病的治疗

(1) 内分泌功能亢进的治疗

①手术治疗　手术切除导致功能亢进的肿瘤或增生的组织。

②放射治疗　放射治疗破坏内分泌肿瘤或增生组织，以减少激素的分泌。

③针对内分泌腺体的药物治疗　目的是抑制内分泌激素的合成，如咪唑类、硫脲类药物治疗甲亢。

④针对激素受体的药物治疗　如米非司酮可阻断糖皮质激素受体，缓解库欣综合征病人的症状。

⑤针对内分泌肿瘤的化学治疗　如米托坦治疗肾上腺皮质癌。

(2) 内分泌功能减退的治疗

①外源激素替代治疗或补充治疗　为最常见的治疗方法，原则是“缺什么补什么，缺多少补多少，不多不少，一直到老”。如肾上腺皮质功能减退者补充皮质醇，甲减者补充甲状腺激素。

②直接补充激素产生的效应物质　如甲状旁腺功能减退者补充钙和活性维生素 D。

③内分泌腺或者组织移植　如甲状旁腺组织移植治疗甲状旁腺功能减退症等。

【例 4】内分泌腺功能减退性疾病的主要治疗措施是

A. 放疗或化疗　　B. 支持治疗　　C. 病因治疗
D. 对症治疗　　E. 激素替代治疗（2024）

二、腺垂体功能减退症

腺垂体功能减退症是指各种病因损伤下丘脑、下丘脑-垂体通路、垂体，而导致一种或多种腺垂体激素分泌不足所致的临床综合征。围生期女性因腺垂体缺血坏死所致的腺垂体功能减退症，称为希恩综合征（Sheehan 综合征）。由垂体本身病变引起的腺垂体功能减退症，称为原发性腺垂体功能减退症。由下丘脑或其他神经系统病变或垂体门脉系统障碍引起者，称为继发性腺垂体功能减退症。

1. 病因

(1) 垂体及附近肿瘤　垂体肿瘤是腺垂体功能减退症最常见病因。

(2) 垂体缺血坏死　围生期由于前置胎盘、胎盘滞留、子宫收缩无力等，引起大出血、休克，可使垂体前叶缺血坏死而致腺垂体功能减退，称为希恩（Sheehan）综合征，本病好发于产后大出血者。腺垂体主要依靠垂体门脉系统供血,一旦发生缺血,难以建立侧支循环。神经垂体不依赖垂体门脉系统供血,因此,围生期大出血一般不引起神经垂体坏死。

(3)蝶鞍手术或创伤 垂体瘤摘除术常导致腺垂体功能减退。

(4)蝶鞍区受损 如蝶鞍区手术、放疗、创伤等。

(5)感染、浸润性病变 结核病、梅毒、真菌感染,结节病、组织细胞增生症均可引起下丘脑-垂体损伤。

(6)空泡蝶鞍综合征 空泡蝶鞍可使垂体组织受压、萎缩,导致垂体功能减退。

(7)垂体炎 以淋巴细胞性垂体炎最为常见。

(8)垂体卒中 病因通常是垂体瘤内突然出血,但也见于产后、糖尿病、高血压、休克等患者。

(9)遗传性 罕见,如先天性腺垂体发育不全、先天性下丘脑功能紊乱等。

注意:①腺垂体功能减退症最常见的病因是垂体瘤。垂体腺瘤最常见的病因是催乳素瘤(PRL 瘤)。

②希恩综合征是指产后大出血导致腺垂体促性腺激素分泌细胞缺血坏死,引起腺垂体功能低下而出现的一系列症状,如闭经、无泌乳、性欲减退、毛发脱落、第二性征衰退、生殖器萎缩等。

【例 5】腺垂体功能减退症的最常见原因是

A. 希恩(Sheehan)综合征　　B. 各种垂体肿瘤　　C. 原发性空蝶鞍症

D. 糖尿病血管病变　　E. 颅内感染后遗症

2. 临床表现

腺垂体组织破坏50%以上时,出现临床症状;破坏75%时,症状明显;达95%时,症状常较严重。

(1)腺垂体各靶腺功能减退的表现 腺垂体功能减退主要表现为各靶腺功能减退。一般 GH、LH/FSH 分泌不足最早出现,其次为 TSH、ACTH 分泌不足。单纯 PRL 缺乏极其罕见。希恩综合征病人因为围生期大出血休克而有全垂体功能减退症,表现为所有垂体激素缺乏。

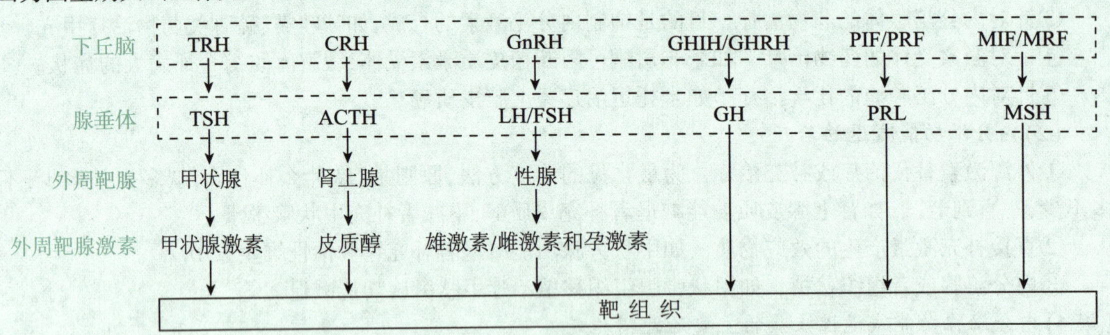

下丘脑-腺垂体-外周靶腺调节轴

①LH、FSH 和 PRL 分泌不足 可导致性腺功能减退,为腺垂体功能减退症最常见的表现。

A. 女性 常有产后大出血病史,表现为产后无乳(最早表现)、闭经、乳腺萎缩、性欲减退、阴道分泌物减少、性交疼痛、不孕、阴毛和腋毛脱落、子宫和阴道萎缩、骨质疏松等。

B. 男性 表现为性欲减退,阳痿,胡须、阴毛和腋毛稀少,睾丸萎缩,肌力减弱,脂肪增加,骨质疏松。

②TSH 分泌不足 属于继发性甲状腺功能减退症,通常无甲状腺肿大。病人常诉畏寒,皮肤干燥而粗糙,苍白,少光泽,少弹性,少汗等。严重病例可有食欲缺乏、便秘、精神抑郁、表情淡漠、记忆力减退、行动迟缓等。心电图示心动过缓、低电压、心肌损害,T 波平坦、倒置等。

③ACTH 分泌不足 病人常极度疲乏,体力弱。可有厌食、恶心、呕吐、体重减轻、脉搏减弱、血压降低。重症病例有低血糖发作,对外源性胰岛素的敏感性增加。

④MSH 分泌不足 由于促黑素(MSH)分泌减少,故有皮肤色素减退、面色苍白、乳晕色素浅淡。

⑤GH 分泌不足 儿童期表现为生长发育停滞。成年期表现为肌肉张力和运动能力减弱,腹部脂肪

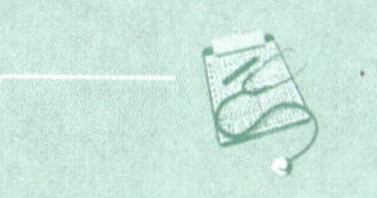

组织增加，骨量减少，骨质疏松，心血管疾病的发生率增高。

(2)肿瘤压迫症状　可有头痛、视力障碍，有时出现颅内压增高的症状和体征。

(3)垂体危象　严重病例可发生垂体功能减退性危象，简称为垂体危象。在全垂体功能减退症基础上，各种应激（如感染、败血症、腹泻、呕吐、失水、饥饿、寒冷、急性心肌梗死、脑血管意外、手术、外伤、麻醉及使用镇静药、安眠药、降糖药等）均可引起垂体危象。临床表现为高热（>40℃）、低温（<35℃）、低血糖、低血钠、低血压（休克）、神志不清、谵妄、抽搐、昏迷等严重垂危状态。

注意：①腺垂体功能减退症可导致继发性肾上腺皮质功能减退，其临床表现类似原发性慢性肾上腺皮质功能减退症，但由于MSH分泌不足，故皮肤色素减退、面色苍白、乳晕色素浅淡。
②原发性慢性肾上腺皮质功能减退症可有MSH分泌增多，故全身皮肤色素加深。

【例6】产后大出血引起的希恩综合征最早出现的表现是
A. 无乳汁分泌　　B. 闭经不孕　　C. 食欲缺乏
D. 怕冷、便秘　　E. 毛发稀少

【例7】Sheehan综合征的体征是
A. 苦笑面容　　B. 满月脸　　C. 面色苍白
D. 毛发旺盛　　E. 色素沉着(2022)

(8～10题共用题干）女，42岁。10年前分娩后闭经。1周前因不洁饮食出现腹泻，食欲缺乏，精神萎靡，卧床不起。今日上午被家人发现神志不清来急诊。查体：血压80/50mmHg，皮肤苍白，毛发稀疏，消瘦，心率90次/分。血糖2.4mmol/L，血钠128mmol/L。胸部X线片提示“左上肺陈旧性结核”。

【例8】应了解的最重要的既往史是
A. 胃肠道疾病史　　B. 糖尿病病史　　C. 分娩出血史
D. 结核病病史　　E. 进食异常

【例9】低血糖最可能的原因是
A. 长期营养不良　　B. 肾上腺结核　　C. 慢性胃炎
D. 早期糖尿病　　E. 腺垂体功能减退

【例10】最有助于诊断的检查是
A. 肝功能检查　　B. 胰腺MRI　　C. 糖化血红蛋白
D. 垂体激素检查　　E. 肾上腺CT

3. 诊断

(1)定性诊断　根据临床表现、辅助检查进行诊断。各靶腺激素及腺垂体激素均降低，如雌二醇、24小时尿17-羟皮质类固醇及游离皮质醇、血皮质醇、总T_3、总T_4、游离T_3、游离T_4、FSH、LH、TSH、ACTH、GH、PRL均减少。血皮质醇节律正常。

(2)定位诊断　可行影像学检查，首选MRI。读片时要注意垂体外周情况，如尿崩症病例中，正常的高密度神经垂体信号可能消失；颅咽管瘤有特征性MRI和CT的影像学表现。

4. 治疗

(1)病因治疗　针对病因进行治疗，如肿瘤病人可行手术、放疗和化疗。

(2)激素替代治疗　需长期用药，甚至终生维持治疗。一般口服给药，治疗过程中，应先补充糖皮质激素，再补充甲状腺激素，以防肾上腺危象的发生。一般不必补充盐皮质激素。

①生长激素缺乏的治疗　儿童期补充生长激素有助于改善病人生活质量和减少并发症，替代剂量尚无统一标准，需个体化。成人一般不补充生长激素。

②促性腺激素缺乏的治疗　无生育要求者选用性激素替代，有生育要求者采用促性腺激素替代。

③TSH 缺乏的治疗　继发性甲状腺功能减退与原发性甲减一样,采用甲状腺激素替代治疗。

④ACTH 缺乏的治疗　确诊后须尽快补充生理剂量的肾上腺皮质激素。

(3)垂体危象　一旦怀疑有垂体危象,须立即进行治疗。

①纠正低血糖　立即以50%葡萄糖溶液静脉注射抢救低血糖。

②足量糖皮质激素　静脉补充大剂量糖皮质激素(氢化可的松)。

③纠正失水和电解质紊乱　对症治疗。

④纠正休克　经上述治疗后血压恢复不满意者,仍需要使用升压药和抗休克治疗。

【例 11】女,43 岁。乏力、厌食、嗜睡 5 年,逐渐加重 2 年。20 年前产后大出血休克,昏迷 7 小时,产后闭经至今。具体治疗不详,近 3 年多中断治疗。首选的治疗药物是

A. 雌激素　　B. 血管加压素　　C. 左甲状腺素钠

D. 肾上腺皮质激素　　E. 孕激素

(12~13 题共用题干)女,33 岁。产后无乳、闭经 4 年,昏迷 1 天。查体:体温 35℃,脉率 90 次/分,血压 80/40mmHg,面色苍白,腋毛、阴毛缺失。实验室检查:血 Na^+ 126.4mmol/L,K^+ 4.5mmol/L,血糖 2.6mmol/L。

【例 12】该患者最可能的病因为

A. 垂体危象　　B. 垂体卒中　　C. 低血糖昏迷

D. 黏液性水肿　　E. Addison 病

【例 13】该患者的首选治疗为

A. 静滴升压药　　B. 静注高渗葡萄糖　　C. 静滴高渗盐水

D. 静滴糖皮质激素　　E. 静滴甲状腺激素(2022)

常考点　腺垂体功能减退症的临床特点。

参考答案——详细解答见《2025 国家临床执业及助理医师资格考试历年考点精析(上、下册)》

1. ABCDE　2. ABCDE　3. ABCDE　4. ABCDE　5. ABCDE　6. ABCDE　7. ABCDE

8. ABCDE　9. ABCDE　10. ABCDE　11. ABCDE　12. ABCDE　13. ABCDE

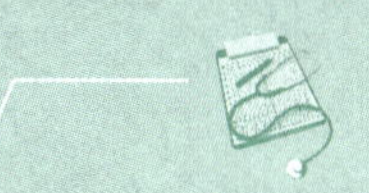

第 28 章　甲状腺功能亢进症与甲状腺功能减退症

考纲要求

①甲状腺功能亢进症(内科学部分)。②甲状腺功能减退症。

复习要点

一、甲状腺功能亢进症

1. 概念

甲状腺毒症是指血液循环中甲状腺激素过多,引起以交感神经兴奋性增高和代谢亢进为主要表现的一组临床综合征。甲状腺毒症包括甲状腺功能亢进症和非甲状腺功能亢进症两种。甲状腺功能亢进症简称甲亢,是指甲状腺本身产生甲状腺激素过多而引起的甲状腺毒症。

2. 临床表现

(1)甲状腺毒症表现

①高代谢症群　患者表现为多汗、不耐热、食欲增加、体重下降、乏力、糖耐量异常。

②精神神经系统　表现为烦躁、易激动、失眠、好动、注意力不集中等。

③心血管系统　表现为持续性心悸,休息也不能缓解。听诊心率快、第一心音亢进,心律失常以窦性心动过速、房性早搏最常见,其次为房颤。

④消化系统　表现为易饥饿、多食、消瘦,肠蠕动加快,大便次数增加。

⑤肌肉骨骼系统　甲状腺毒性周期性瘫痪(TPP)表现为四肢瘫痪,下肢为主,不能站立或行走,常伴低钾血症,与血清钾向细胞内转移有关。主要见于亚洲和拉丁美洲年轻男性患者。

⑥造血系统　白细胞总数和中性粒细胞比例降低,淋巴细胞比例增加,红细胞数量增加,血小板正常。

⑦生殖系统　女性常有月经稀少,周期延长,闭经、不孕。男性可出现阳痿,偶见乳腺发育。

⑧皮肤、毛发　由于皮肤血管扩张和多汗而引起皮肤温暖、潮湿。可有色素脱失、白癜风和脱毛。

⑨眼部表现　表现为眼球轻度突出,上眼睑轻度挛缩,眼裂增宽,凝视,瞬目减少。

⑩甲状腺危象　多发生于较重甲亢未予治疗或治疗不充分的患者。常见诱因有感染、创伤、精神刺激。多表现为高热、大汗、心悸,烦躁、焦虑不安、谵妄、恶心、呕吐、腹泻,严重者心力衰竭、休克及昏迷。

⑪淡漠型甲亢　多见于老年患者。起病隐袭,可表现为充血性心力衰竭伴心律失常、不明原因的体重减轻,高代谢症状不明显,易被误诊为恶性肿瘤、冠心病等疾病。

(2)Graves 病特征性表现

①甲状腺肿大　两侧弥漫性肿大,对称,无痛,质中等,光滑,上、下极可闻及血管杂音。

②Graves 眼病(GO)　女性多见,常表现为眼内异物感、胀痛、畏光、流泪、复视、斜视、视力下降,查体见单侧或双侧眼睑退缩、眼球突出,眼睑红肿,结膜充血水肿,泪阜水肿,眼球活动受限,严重者眼球固定。

③Graves 皮肤病变　约 5%的患者表现为胫前黏液性水肿,白种人多见。

【例 1】甲状腺功能亢进症最主要的原因是

A. 垂体 TSH 腺瘤　　B. 碘致甲状腺功能亢进症　　C. 甲状腺自主高功能腺瘤

D. 多结节性毒性甲状腺肿　　E. 弥漫性毒性甲状腺肿(2022)

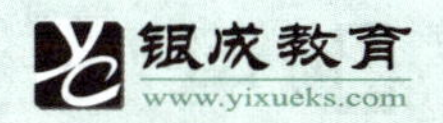

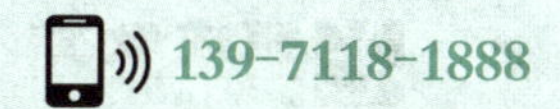

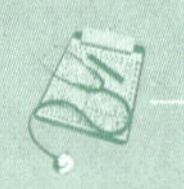

3. 辅助检查

项目	临床意义或特点
TSH	血清 TSH 是反映甲状腺功能最敏感的指标,能够诊断亚临床甲亢,是筛查甲亢的第一线指标
TT_3、TT_4	血中 T_3 20%由甲状腺产生,80%在外周组织由 T_4 转换而来;T_4 全部由甲状腺产生。总甲状腺激素是结合型和游离型甲状腺激素的总和。TT_3、TT_4 受甲状腺激素结合球蛋白(TBG)影响
FT_3、FT_4	游离 T_3、T_4(FT_3、FT_4)不受 TBG 影响,能直接反映甲状腺功能状态,是诊断甲亢的主要指标 FT_3 仅占 T_3 的 0.35%,FT_4 仅占 T_4 的 0.025%,FT_3、FT_4 含量甚微,测定的稳定性不如 TT_3、TT_4
TRAb	TSH 受体抗体(TRAb)是诊断 Graves 病一线指标,未治疗的 Graves 病阳性率 80%~100%。TRAb 阳性仅能反映有针对 TSH 受体抗体存在,不能反映这种抗体的功能
TSAb	甲状腺刺激抗体(TSAb)是诊断 Graves 病的重要指标,85%~100%GD 新诊断病人 TSAb 阳性
^{131}I 摄取率	已被 sTSH 测定所取代。正常值:3 小时 5%~25%,24 小时 20%~45%,高峰在 24 小时出现 鉴别甲状腺毒症病因:甲亢的甲状腺毒症 ^{131}I 摄取率↑,甲状腺炎的甲状腺毒症 ^{131}I 摄取率↓
核素扫描	甲状腺放射性核素扫描对于诊断甲状腺自主高功能腺瘤有意义

注意:①诊断甲亢最敏感的指标是 TSH,诊断甲亢的首选指标是 FT_3、FT_4。
②诊断高功能腺瘤首选甲状腺放射性核素扫描。
③TRAb 对 Graves 病诊断、病情判断、是否停药、是否复发均有意义。

4. 诊断和鉴别诊断

(1)甲状腺毒症和甲亢的诊断 血清 FT_4 或 FT_3 升高,结合临床症状,可以诊断甲状腺毒症。TSH 降低、FT_4 或 FT_3 升高,诊断临床甲亢;TSH 降低、T_3 和 T_4 正常,诊断亚临床甲亢。

(2)Graves 病的诊断 ①甲亢诊断确立;②甲状腺弥漫性肿大,少数病例无甲状腺肿大;③Graves 眼病;④胫前黏液性水肿或指端粗厚;⑤TRAb 水平升高。以上标准中,①②项为诊断必备条件,同时③④⑤具备其一,即根据 Graves 病特征性临床体征和 TRAb 作出 Graves 病的诊断。

(3)鉴别诊断

①甲状腺毒症原因的鉴别 主要是甲亢所致的甲状腺毒症和破坏性甲状腺毒症(亚甲炎)的鉴别。两者均有高代谢表现、甲状腺肿、血清甲状腺激素水平升高。根据病史、体征和 ^{131}I 摄取率,可以鉴别。

②甲亢原因的鉴别 即 Graves 病、结节性毒性甲状腺肿、甲状腺自主高功能腺瘤的鉴别。

【例 2】女,18 岁。心慌、怕热、多汗、体重下降 3 个月。双手细颤,突眼不明显,甲状腺Ⅰ度弥漫性肿大、质地软、闻及血管杂音,心率 108 次/分,双肺呼吸音清晰,考虑为 Graves 病。为明确诊断,首选检查是
A. 血 TSH、T_3、T_4　　B. ^{131}I 摄取率　　C. TRAb
D. 甲状腺 B 超　　E. 甲状腺放射性核素扫描(2024)

【例 3】判断甲状腺功能亢进症术后复发最敏感的指标是
A. TRAb　　B. TSAb　　C. TSBAb
D. TSH　　E. FT_4(2022)

【例 4】女,17 岁。疲劳无力、心烦、易怒、怕热、多汗 3 个月。近 3 个月体重下降 5kg。月经量减少,经期缩短。查体:脉率 100 次/分,血压 140/70mmHg,手有颤动,双侧甲状腺弥漫性Ⅱ度肿大,无触痛。该患者最可能的诊断是
A. 糖尿病　　B. 单纯性甲状腺肿　　C. Graves 病
D. 结节性甲状腺肿　　E. 自主神经功能紊乱(2023)

5. 治疗

(1)甲亢治疗的指征与禁忌证 甲亢有以下三种治疗方法,其适应证及禁忌证如下。

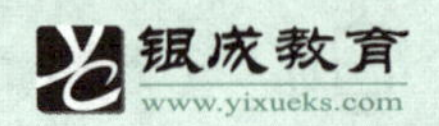

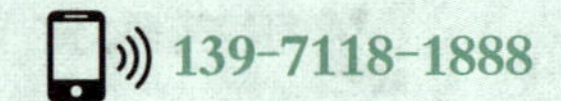

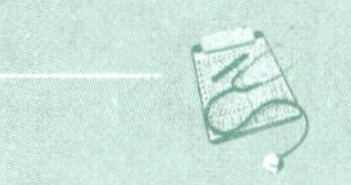

	抗甲状腺药物治疗	^{131}I 治疗	手术治疗
作用原理	抑制甲状腺激素的合成，达到治疗目的	通过破坏甲状腺组织，减少甲状腺激素的产生达到治疗目的	通过破坏甲状腺组织，减少甲状腺激素的产生达到治疗目的
适应证	轻、中度病情 甲状腺轻、中度肿大 孕妇、高龄甲亢 严重内科疾病不宜手术者 术前和^{131}I 治疗前的准备 术后复发不适宜^{131}I 治疗 中至重度 Graves 眼病	甲状腺肿大Ⅱ度以上 对抗甲状腺药物过敏 抗甲状腺药物治疗或术后复发 甲亢合并心脏病 伴 WBC、Plt 或全血细胞减少 甲亢合并肝、肾等脏器功能损害 浸润性突眼，有手术禁忌证者	甲状腺显著肿大(>80g)，压迫症状 中、重度甲亢，长期药物治疗无效 停药复发或不能坚持服药者 胸骨后甲状腺肿 细针穿刺细胞学检查怀疑恶变 药物治疗无效或过敏的妊娠病人
禁忌证	药物过敏	妊娠和哺乳期妇女	不能耐受手术，妊娠早期和晚期

注意：①美国治疗 Graves 病首选^{131}I 治疗，欧洲、日本和我国则首选抗甲状腺药物。
②<20 岁的年轻甲亢病人首选药物治疗，哺乳期甲亢病人首选药物治疗（丙硫氧嘧啶、甲巯咪唑）。
③甲亢手术后复发者，首选^{131}I 治疗。当有^{131}I 治疗禁忌证时，再选择药物治疗。

（2）抗甲状腺药物（ATD） ATD 治疗是甲亢的基础治疗，但治愈率仅约 50%，复发率达 40%～60%。

①作用机制 ATD 可通过抑制甲状腺过氧化物酶活性，减少甲状腺激素的合成，而用于甲亢的治疗。

②分类 ATD 分为硫脲类和咪唑类两类。

	硫脲类	咪唑类
常用药	丙硫氧嘧啶（PTU）	甲巯咪唑（MMI、他巴唑）
特点	半衰期短（1.5 小时），需 6～8 小时给药 1 次	半衰期长（6 小时），每天单次使用即可
作用	主要为抑制甲状腺激素的合成，并不抑制释放 在外周组织可抑制 T_4 转变为 T_3，起效迅速	抑制甲状腺激素的合成，并不抑制释放 起效较慢，控制甲亢症状较慢
副作用	因 PTU 的肝毒性明显，故一般情况下首选 MMI 被美国 FDA 推荐为第二线药物	妊娠早期首选 PTU，因 PTU 致畸危险小于 MMI 甲状腺危象首选 PTU，因 PTU 起效迅速

③ATD 副作用 ATD 的常见副作用如下。

	粒细胞减少症	皮疹	中毒性肝病	血管炎
发生率	约为 5%	约为 5%	0.1%～0.2%	少见
发生情况	用药 2～3 个月内发生	不定	PTU 以引起肝细胞损害为主 MMI 以引起胆汁淤积为主	随着用药时间延长发生率增加
特点	两类 ATD 存在交叉反应，故不能换药	轻者可换用另一种 ATD，重者停药	PTU 较 MMI 肝损害严重，且常见	抗中性粒细胞胞质抗体（ANCA）相关血管炎
主要区分	甲亢所致粒细胞减少	—	甲亢本身可导致肝功能异常	—
处理措施	给予升白细胞治疗 N<1.5×10^9/L 时应停药	轻度者可给予抗组胺药，重度者需换用^{131}I 治疗或手术治疗	监测肝功能 首选 MMI，次选 PTU	对症处理

注意：①一种 ATD 导致 N<1.5×10^9/L 时应停药，不应换用另一种 ATD，因为它们之间存在交叉反应。
②甲亢也可引起粒细胞减少，故粒细胞减少时，应区分是甲亢所致，还是 ATD 所致。

(3)^{131}I 治疗　甲亢时甲状腺摄取碘能力增强，^{131}I 被甲状腺摄取后释放 β 射线，破坏甲状腺滤泡细胞，减少甲状腺激素产生。^{131}I 治疗的并发症：①放射性甲状腺炎。②甲状腺危象。③加重活动期 GO。

【例 5】在外周组织，能抑制 T_4 转换为 T_3 的抗甲状腺药物是

A. 甲硫氧嘧啶　B. 丙硫氧嘧啶　C. 甲巯咪唑
D. 卡比马唑　E. 普萘洛尔(2022)

【例 6】女，21 岁。心悸、怕热、多汗 3 个月，考虑 Graves 病。白细胞 4.0×10^9/L，中性粒细胞 2.5×10^9/L。给予甲巯咪唑和美托洛尔治疗 2 周后，复查白细胞 1.0×10^9/L，中性粒细胞 0.4×10^9/L。中性粒细胞缺乏最可能的原因是

A. 粒细胞分布异常　B. β 受体阻断剂副作用　C. 甲亢病情加重
D. 抗甲状腺药物副作用　E. 叶酸或维生素 B_{12} 缺乏(2021)

(4)妊娠期和哺乳期甲亢的治疗　因为丙硫氧嘧啶和蛋白结合后不易通过胎盘，妊娠期行抗甲状腺药物治疗时，首选丙硫氧嘧啶。

(5)哺乳期甲亢的治疗　丙硫氧嘧啶和甲巯咪唑均可选择。

【例 7】女性，32 岁。心悸、怕热、多汗、停经 6 周。查体：体温 37.0℃，呼吸 16 次/分，脉搏 86 次/分，血压 130/74mmHg，双侧甲状腺弥漫性Ⅱ度肿大，眼球突出。实验室检查：血清 TT_3、TT_4、FT_3、FT_4 均升高，TSH 下降，TRAb 阳性。B 超提示宫内孕。下列治疗措施，正确的是

A. 普萘洛尔　B. 手术治疗　C. ^{131}碘治疗
D. 丙硫氧嘧啶　E. 碘剂(2024)

二、甲状腺功能减退症

甲状腺功能减退症简称甲减，是由各种原因导致的甲状腺激素合成和分泌减少或组织利用不足而引起的全身性低代谢综合征。

1. 分类

(1)原发性甲减　由甲状腺病变引起的甲减，占全部甲减的 99% 以上。

(2)中枢性甲减　由下丘脑和垂体病变引起的 TRH 或 TSH 产生和分泌减少所致的甲减。由下丘脑病变引起的甲减称为三发性甲减。

(3)甲状腺激素抵抗综合征　由甲状腺激素在外周组织不能发挥正常生物效应引起的综合征。

2. 病因

(1)自身免疫　自身免疫性甲状腺炎最常见，包括桥本甲状腺炎、萎缩性甲状腺炎、产后甲状腺炎等。

(2)甲状腺破坏　包括甲状腺手术、^{131}I 治疗等。

(3)碘过量　含碘药物胺碘酮诱发甲减的发生率是 5%～22%。

(4)抗甲状腺药物　如锂盐、硫脲类、咪唑类等。

3. 临床表现

一般表现	代谢率降低、交感神经兴奋性下降表现，畏寒、易疲劳、怕冷、体重增加、嗜睡、记忆力减退
消化系统	厌食、腹胀、麻痹性肠梗阻、黏液水肿性巨结肠
心血管系统	心肌收缩力降低、心率减慢、心排血量下降、心电图显示低电压
内分泌系统	月经紊乱、不孕
造血系统	血红蛋白合成障碍，肠道吸收铁障碍引起铁缺乏，叶酸缺乏，恶性贫血
骨骼肌系统	肌无力，肌进行性萎缩
生殖系统	女性月经周期紊乱、月经量过多、不孕、溢乳。男性甲减可致性欲减退、阳痿和精子减少
体征	表情呆滞、反应迟钝、声音嘶哑、听力障碍、面色苍白、黏液性水肿，皮肤干燥发凉、粗糙脱屑
黏液性水肿昏迷	甲减严重状态，易在寒冷时发病，表现为低体温、嗜睡、心动过缓、血压降低、肌肉松弛

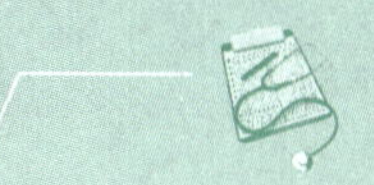

4. 诊断

TSH、TT_4 和 FT_4	血清 TSH 是评估甲状腺功能最敏感的指标，FT_4 或 TT_4 降低是诊断甲减的必备指标 原发性甲减 TSH 升高先于 T_4 的降低；中枢性甲减表现为 TSH↓ 或正常，TT_4、FT_4↓ 亚临床甲减表现为 TSH↑，TT_4、FT_4 正常
TRH 兴奋试验	可用于甲减病因的鉴别。静脉注射 TRH 后，TSH 不升高，提示垂体性甲减；延迟升高为下丘脑性甲减；基础 TSH 升高，TRH 刺激后 TSH 升高更明显，提示原发性甲减
甲状腺自身抗体	血清甲状腺过氧化物酶抗体（TPOAb）或甲状腺球蛋白抗体（TgAb）阳性，提示甲减是由自身免疫性甲状腺炎所致
^{131}I 摄取率↓	为避免 ^{131}I 对甲状腺的进一步损害，一般不做此检查

【例 8】原发性甲状腺功能减退症最常见的病因是
A. 桥本甲状腺炎　B. 亚急性甲状腺炎　C. 单纯性甲状腺肿
D. 碘摄入不足　E. 甲状腺肿瘤（2024）

【例 9】甲状腺功能减退症患者最早出现变化的指标是血清
A. TSH　B. FT_3、FT_4　C. TT_3、TT_4
D. TRAb　E. TPOAb（2024）

【例 10】女，32 岁。怕冷、嗜睡 2 个月。查体：脉率 56 次/分，表情呆滞，反应迟钝，眼睑水肿，皮肤干燥。最可能的甲状腺功能表现是
A. TT_3 正常，TT_4 正常，TSH 减少　B. TT_3 下降，TT_4 下降，TSH 增加
C. TT_3 增加，TT_4 增加，TSH 减少　D. TT_3 增加，TT_4 增加，TSH 增加
E. TT_3 正常，TT_4 正常，TSH 增加（2023）

【例 11】女，41 岁。头晕、乏力、畏寒、嗜睡半年。半年来体重增加 5kg，无腹痛、腹胀。查体：甲状腺Ⅰ度肿大，质韧，无压痛。皮肤无瘀斑，双下肢非凹陷性水肿。该患者最可能的诊断是
A. 单纯性甲状腺肿　B. 原发性甲状腺功能亢进症　C. 心力衰竭
D. 甲状腺功能减退症　E. 继发性甲状腺功能亢进症（2024）

5. 治疗

(1) 甲状腺激素替代治疗　首选左甲状腺素（L-T_4）单药治疗，需要终身服药。治疗目标是将血清 TSH 和甲状腺激素水平恢复到正常范围。补充甲状腺激素，重新建立下丘脑-垂体-甲状腺轴的平衡一般需要 4～6 周，治疗初期，每 4～6 周测定激素指标。TSH 和 T_4 达标后，6～12 个月复查 1 次。中枢性甲减患者要依据 FT_4 水平，而非 TSH 调整剂量。

(2) 一般治疗　有贫血者可补充铁剂、维生素 B_{12} 或叶酸，缺碘者应食用加碘盐或补充碘剂。

(3) 黏液性水肿昏迷的治疗　①补充甲状腺激素，首选 L-T_3 静脉注射。或 L-T_4 静脉注射，清醒后改为口服。②支持治疗：保温、吸氧、保持呼吸道通畅，必要时行气管切开、机械通气。③氢化可的松持续静滴。④根据需要补液，但入水量不宜过多。⑤控制感染，治疗原发病。

注意：①10 版《内科学》P696：黏液性水肿昏迷的治疗首选 L-T_3。②9 版《内科学》P691：首选 L-T_4。

常考点　甲亢的临床特点，各种治疗的适应证；甲减的病因，诊断，替代治疗。

参考答案——详细解答见《2025 国家临床执业及助理医师资格考试历年考点精析（上、下册）》

1. ABCDE　2. ABCDE　3. ABCDE　4. ABCDE　5. ABCDE　6. ABCDE　7. ABCDE
8. ABCDE　9. ABCDE　10. ABCDE　11. ABCDE

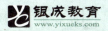

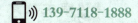

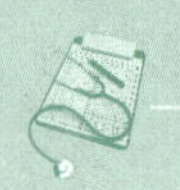

第 29 章 糖尿病与低血糖症

▶考纲要求

①糖尿病。②低血糖症。

▶复习要点

▶复习要点

一、糖尿病

1. 分型

糖尿病(DM)是一组由多病因引起的以慢性高血糖为特征的代谢性疾病,由胰岛素分泌和/或作用缺陷所引起。2019 年,WHO 糖尿病专家委员会制定的糖尿病分型标准如下。

(1)1 型糖尿病(T1DM) 主要是免疫介导的胰岛 β 细胞破坏,常导致胰岛素绝对缺乏。

(2)2 型糖尿病(T2DM) 以胰岛素抵抗为主伴胰岛素进行性分泌不足。

(3)混合型糖尿病 包括缓慢进展的免疫介导成人糖尿病、酮症倾向的 2 型糖尿病。

(4)其他特殊类型糖尿病 是在不同水平上病因学相对明确的一类高血糖状态。

2. 临床表现

(1)“三多一少” 常有“三多一少”的典型表现,即多饮、多食、多尿、体重减轻。

(2)血糖 大多升高。血糖升高较快时,可使眼房水、晶状体渗透压改变而导致视物模糊。

(3)皮肤瘙痒 病人可有皮肤瘙痒,尤其外阴瘙痒。

(4)并发症 部分病人无明显“三多一少”典型表现,仅因并发症和/或伴发病而就诊。

(5)1、2 型糖尿病的鉴别

	1 型糖尿病(T1DM)	2 型糖尿病(T2DM)
发病机制	胰岛 β 细胞破坏,导致胰岛素绝对缺乏	胰岛素抵抗,胰岛 β 细胞功能缺陷
起病年龄(峰值)	多小于 30 岁(12~14 岁)	多大于 40 岁(60~65 岁)
起病方式	多急剧,少数缓慢	缓慢且隐匿
起病时体重	多正常或消瘦	多肥胖
“三多一少”症状	典型	不典型或无症状
并发酮症酸中毒	易发生	不易发生(>50 岁易发生高渗性昏迷)
并发肾病	发生率 35%~40%(主要死因)	发生率 5%~10%
并发心脑血管病	较少	较多(主要死因)
胰岛素治疗及反应	生存依赖外源性胰岛素,对胰岛素敏感	生存不依赖胰岛素,对胰岛素抵抗

注意:1 型糖尿病病人的主要死因是糖尿病肾脏病。胰岛素问世之前糖尿病病人的主要死因是糖尿病酮症酸中毒。

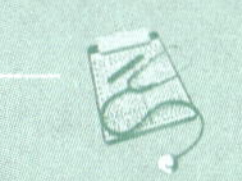

【例 1】2 型糖尿病的主要病理生理改变是

A. 胰岛素分泌绝对不足　B. 胰岛素受体功能异常　C. 胰高血糖素分泌过多
D. 胰岛素抵抗和分泌相对不足　E. 自身免疫介导胰岛β细胞破坏

【例 2】患者,男孩,10 岁。多饮、多食、多尿 2 个月。体重下降 2kg。查体:体温 36.5℃,脉搏 100 次/分,血压 120/80mmHg。测空腹血糖 12.0mmol/L。该患者可能缺乏的激素是

A. 胰岛素　B. 胰高血糖素　C. 去甲肾上腺素
D. 肾上腺素　E. 生长激素(2024)

3. 急性并发症

(1)糖尿病酮症酸中毒和高渗高血糖综合征　详见后。

(2)感染性疾病　糖尿病容易并发各种感染,包括细菌、真菌、结核分枝杆菌等感染。

4. 慢性并发症

(1)微血管病变　微血管是指微小动脉和微小静脉之间、管腔直径在 100μm 以下的毛细血管及微血管网。微血管病变是糖尿病的特异性并发症,其中以糖尿病肾脏病和视网膜病变最为重要。

①糖尿病肾脏病(DKD)　多见于病史超过 10 年的病人,表现为结节性肾小球硬化、K-W 结节形成,有高度特异性。临床上以持续性蛋白尿和/或肾小球滤过率进行性下降为主要特征。DKD 采用估算的肾小球滤过率(eGFR)与尿白蛋白/肌酐比值(UACR)联合评估方法(GA 分期法)对 DKD 进行临床分期,其中 G 代表 eGFR 水平,分为 G1~5;A 代表白蛋白尿水平,分为 A1~3。

CKD 分期	肾脏损害程度(eGFR 水平)	GFR 分级[ml/(min·1.73m²)]	白蛋白尿分期		
			A1(UACR<30mg/g)	A2(UACR30~<300mg/g)	A3(UACR≥300mg/g)
G1	正常	≥90	低风险	中风险	高风险
G2	轻度下降	60~89	低风险	中风险	高风险
G3a	轻中度下降	45~59	中风险	高风险	极高风险
G3b	中重度下降	30~44	高风险	极高风险	极高风险
G4	重度下降	15~29	极高风险	极高风险	极高风险
G5	肾衰竭	<15	极高风险	极高风险	极高风险

②糖尿病性视网膜病变　按眼底改变,分为 2 型、6 期。Ⅰ~Ⅲ期为非增生型视网膜病变(NPDR),Ⅳ~Ⅵ期为增生型视网膜病变(PDR)。当出现视网膜病变时,常合并糖尿病肾脏病及神经病变。

分期	别称	分期依据
Ⅰ期	轻度非增生期	仅有毛细血管瘤样膨出改变
Ⅱ期	中度非增生期	视网膜出血、硬性渗出和/或棉绒斑
Ⅲ期	重度非增生期	出现棉絮状软性渗出
Ⅳ期	增生早期	出现视网膜新生血管或视盘新生血管
Ⅴ期	纤维增生期	出现纤维血管膜,可伴视网膜前出血或玻璃体积血
Ⅵ期	增生晚期	出现牵拉性视网膜脱离,可合并纤维血管膜、视网膜前积血或玻璃体积血

【例 3】下列提示糖尿病微血管病变的是

A. 足部溃疡　B. 心肌梗死　C. 眼底出血
D. 脑卒中　E. 高血压

【例 4】女,54 岁。双下肢水肿 7 天。既往有糖尿病病史 15 年,高血压病史 10 年。查体:体温 37.1℃,脉搏 78 次/分,呼吸 14 次/分,血压 145/89mmHg。实验室检查:尿蛋白(+++),尿糖阳性,尿酮体阴性。最可能的诊断是

A. 糖尿病肾脏病　　B. 慢性肾小球肾炎　　C. 慢性肾盂肾炎
D. 高血压肾损害　　E. 急性肾盂肾炎(2022)

【例5】女,64岁。近2个月出现双下肢水肿。2型糖尿病病史10年。查体:BP140/100mmHg,神志清楚,营养差,甲状腺无肿大,双肺未闻及干、湿啰音,心率70次/分,律齐,肝脾未触及,双下肢明显凹陷性水肿。实验室检查:空腹血糖9.6mmol/L,血清总胆固醇7.6mmol/L,血浆白蛋白28g/L。为明确水肿原因,首先应进行的检查是

A. 肾功能　　B. 双肾B超　　C. 双肾CT
D. 肝功能　　E. 尿蛋白定量

(2)**神经系统病变**　包括中枢神经系统并发症和周围神经病变。

(3)**糖尿病足**　指与下肢远端神经异常和不同程度周围血管病变相关的足部溃疡、感染和/或深层组织破坏。轻者表现为足部畸形、皮肤干燥和发凉、胼胝;重者可出现足部溃疡、坏疽,导致截肢、死亡。

5. 实验室检查

检查项目	方法与临床意义	备注
尿糖测定	尿糖是否阳性与肾糖阈高低有关 尿糖阳性是诊断糖尿病的重要线索	肾糖阈升高——糖尿病肾脏病 肾糖阈降低——妊娠
血糖测定	血浆、血清血糖比全血血糖高15% 血糖升高是诊断糖尿病的主要依据	血糖值反映的是瞬间血糖状态 诊断糖尿病时必须用静脉血浆测定血糖
口服葡萄糖耐量试验(OGTT)	成人口服75g无水葡萄糖+250~300ml水,测定空腹及2小时后静脉血浆血糖	当血糖高于正常范围而未达到诊断糖尿病标准时,须进行OGTT
糖化血红蛋白测定(GHbA1)	GHbA1的含量与血糖浓度呈正相关 HbA1c反映病人近8~12周平均血糖水平 正常人HbA1c占血红蛋白总量的3%~6%	①红细胞血红蛋白N端的缬氨酸与葡萄糖结合形成GHbA1 ②红细胞寿命约为120天
糖化白蛋白测定(GA)	GA与血糖浓度呈正相关,反映病人近2~3周内平均血糖水平,正常值为11%~17%	血清白蛋白与葡萄糖反应形成GA 白蛋白半衰期为19天

注意:①诊断糖尿病最重要的检查是血糖(静脉血浆葡萄糖)测定,尿糖为诊断糖尿病的重要线索。
②当血糖高于正常,但又没有达到糖尿病诊断标准时,应进行口服葡萄糖耐量试验(OGTT)。
③糖化血红蛋白测定、糖化白蛋白测定,能反映治疗后的血糖控制情况。

6. 诊断

(1)**诊断标准**　糖尿病的诊断标准(静脉血浆葡萄糖):糖尿病症状+随机血糖≥11.1mmol/L,或空腹血糖≥7.0mmol/L,或OGTT2小时血糖≥11.1mmol/L或糖化血红蛋白≥6.5%。若无"三多一少"的症状,需再测一次确认,诊断才能成立。

注意:首次将"糖化血红蛋白≥6.5%作为糖尿病的诊断标准"写入教材,参阅10版《内科学》P732。

(2)**糖代谢状态分类**　如下表。

糖代谢状态分类	空腹血糖	OGTT 2小时血糖
正常血糖(NGR)	<6.1	<7.8
空腹血糖受损(IFG)	6.1~<7.0	<7.8
糖耐量减低(IGT)	<7.0	7.8~<11.1
糖尿病(DM)	≥7.0	≥11.1

注:1mmol/L×18=1mg/dl;国际糖尿病专家委员会建议的IFG界限值为5.6~6.9mmol/L。

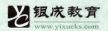

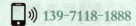

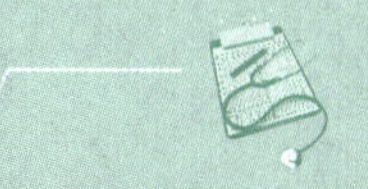

【例6】女，42岁。近半年感烦渴，体重未明显减轻。口服葡萄糖耐量试验结果为空腹血糖5.3mmol/L，餐后2小时血糖13.0mmol/L，糖化血红蛋白6.8%。该患者可能的诊断是

A. 正常血糖　　B. 空腹血糖受损　　C. 糖耐量偏低
D. 糖尿病　　E. 糖尿病肾脏病(2024)

【例7】女，35岁。身高162cm，体重56kg，近3个月来觉口渴、多饮。查空腹血糖6.8mmol/L，无糖尿病家族史。为确定有无糖尿病，最有意义的实验室检查是

A. 餐后2小时血糖　　B. 血谷氨酸脱羧酶抗体　　C. 口服葡萄糖耐量试验
D. 糖化血红蛋白　　E. 24小时尿糖定量

【例8】女，48岁。健康体检发现空腹血糖偏高。次日上午行75g口服葡萄糖耐量试验，血糖结果：服糖前6.8mmol/L、服糖后1小时12.2mmol/L、2小时7.6mmol/L、3小时5.8mmol/L。目前该病人的诊断是

A. 2型糖尿病　　B. 糖耐量正常　　C. 糖耐量减低
D. 1型糖尿病　　E. 空腹血糖受损

注意：葡萄糖耐量试验结果判断的主要依据是空腹血糖值和服糖后2小时血糖值，其他如半小时、1小时、3小时血糖值不作为判断依据。

7. 糖尿病管理

(1)糖尿病管理的目标　近期目标是控制高血糖和相关代谢紊乱以消除糖尿病症状、防止急性严重代谢紊乱、争取T2DM缓解。远期目标是预防和/或延缓糖尿病慢性并发症的发生和发展，维持健康和良好的学习、劳动能力，保障儿童生长发育，提高患者的生活质量、降低病死率、争取正常或接近正常寿命。

(2)2型糖尿病的控制目标　2020年中国2型糖尿病防治指南如下表。

指标	目标值	指标	目标值
空腹血糖	4.4~7.0mmol/L	非空腹血糖	≤10.0mmol/L
HbA1c	<7.0%	血压	<130/80mmHg
LDL-C	<2.6mmol/L(未合并冠心病)	LDL-C	<1.8mmol/L(合并冠心病)
TG	<1.7mmol/L	HDL-C	>1.0/1.3mmol/L(男/女)
总胆固醇	<4.5mmol/L	体重指数	<24(kg/m^2)

(3)治疗措施　国际糖尿病联盟提出了糖尿病管理的五个要点("五驾马车")：糖尿病教育、医学营养治疗、运动疗法、病情监测和药物治疗。病情监测包括血糖监测、动脉粥样硬化危险因素和并发症的监测。血糖监测基本指标包括空腹血糖、餐后血糖和糖化血红蛋白。糖化血红蛋白是评价长期血糖控制情况和调整治疗方案的重要依据，开始治疗时每3个月检测1次，血糖达标后每年也应至少监测2次。

【例9】男，56岁。陈旧前壁心肌梗死1年，糖尿病病史3年，无高血压病史，有吸烟史。查体：血压130/80mmHg，心率67次/分，律齐。该患者血低密度脂蛋白胆固醇的治疗目标值是低于

A. 1.80mmol/L　　B. 2.59mmol/L　　C. 3.11mmol/L
D. 3.37mmol/L　　E. 4.14mmol/L

8. 高血糖的药物治疗

在饮食和运动不能使血糖控制达标时，应及时应用降糖药物治疗。

(1)双胍类　目前广泛应用的是二甲双胍。主要作用是通过抑制肝葡萄糖输出、改善外周组织对胰岛素的敏感性、抑制肠壁细胞摄取葡萄糖而降低血糖。二甲双胍不增加体重，并可改善血脂谱、增加纤溶系统活性、降低血小板聚集性，故有助于延缓或改善糖尿病血管并发症。

①适应证　作为2型糖尿病治疗的一线用药，可单用或联合其他药物。

②禁忌证　eGFR<30ml/min；T2DM合并急性严重代谢紊乱、肝功能不全、严重感染、缺氧、外伤、大手

术、孕妇和哺乳期妇女;T1DM 病人不宜单独使用本药;对药物过敏者;酗酒者。

③不良反应

消化道反应	主要副作用,进餐时服药,从小剂量开始、逐渐增加剂量,可减少此不良反应
乳酸性酸中毒	为最严重的副作用,少见
皮肤过敏反应	不常见
低血糖	单独用药极少引起低血糖
维生素 B_{12} 缺乏	长期使用可引起维生素 B_{12} 缺乏,必要时应补充维生素 B_{12}

【例 10】容易引起乳酸性酸中毒的口服降糖药是

A. 磺酰脲类　B. 双胍类　C. α-葡萄糖苷酶抑制剂

D. 格列奈类　E. 噻唑烷二酮类(2024)

【例 11】二甲双胍最主要的不良反应是

A. 消化道反应　B. 乳酸性酸中毒　C. 皮肤过敏反应

D. 低血糖　E. 维生素 B_{12} 缺乏(2022)

(2)磺酰脲类　属于促胰岛素分泌剂,主要作用是刺激胰岛 β 细胞分泌胰岛素,其促胰岛素分泌作用不依赖于血糖浓度。磺酰脲类降糖作用的前提是机体尚保存一定数量有功能的胰岛 β 细胞。

①常用制剂　常用磺酰脲类药物的特点如下。

药物	作用时间(h)	肾排泄	临床意义
格列本脲	16~24	50%	作用强,价廉,易引起低血糖,老年人、肝肾功能不好者慎用
格列吡嗪	8~12	89%	降低血小板黏附性,可减轻、延缓并发症的发生
格列吡嗪控释片	6~12	—	作用温和,较适合老年人,轻度肾功能减退者可以选用
格列齐特	10~20	80%	降低血小板黏附性,可减轻、延缓并发症的发生
格列齐特缓释片	12~20	—	作用温和,较适合老年人,轻度肾功能减退者可以选用
格列喹酮	8	5%	代谢产物主要由胆汁排泄,适用于糖尿病合并肾功能损害者
格列美脲	24	60%	降糖作用最强

注意:①格列喹酮的代谢产物主要由胆汁排泄(占 95%),极少由肾排泄(5%),故适用于合并肾功能不全者。
②糖尿病合并肾功能不全者首选格列喹酮——记忆为肾亏(肾喹)。

②适应证　单药用于新诊断的 T2DM 非肥胖病人、饮食和运动治疗血糖控制不理想时。

③禁忌证　1 型糖尿病,有严重并发症或 β 细胞功能很差的 2 型糖尿病,儿童和青少年糖尿病,孕妇、哺乳期妇女,大手术围手术期,全胰切除术后,对磺酰脲类过敏或有严重不良反应者。

④不良反应　A. 低血糖反应最常见而重要;B. 体重增加;C. 皮肤过敏反应;D. 偶见肝功能损害。

(3)格列奈类　属于非磺酰脲类促胰岛素分泌剂,主要通过刺激胰岛素的早时相分泌而降低餐后血糖,具有吸收快、起效快、作用时间短的特点,主要用于控制餐后高血糖。

①常用制剂　包括瑞格列奈、那格列奈。

②适应证　2 型糖尿病早期餐后高血糖阶段,或以餐后高血糖为主的老年病人。

③禁忌证　与磺酰脲类相同。

④不良反应　低血糖、体重增加。

(4)格列酮类(噻唑烷二酮类)　主要通过激活过氧化物酶体增殖物激活受体 γ(PPARγ)起作用,增加靶组织对胰岛素作用的敏感性而降低血糖。因此,此类药物也称为胰岛素增敏剂。

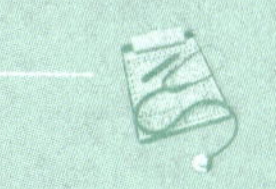

①常用制剂 包括罗格列酮、吡格列酮。
②适应证 2型糖尿病,尤其是肥胖、胰岛素抵抗明显者。
③禁忌证 1型糖尿病、孕妇、哺乳期妇女、儿童、心力衰竭NYHAⅡ级以上者。
④不良反应 体重增加和水肿是常见副作用,在与胰岛素合用时更明显。

注意:①10版《内科学》P737:噻唑烷二酮类可用于治疗T2DM,尤其是肥胖、胰岛素抵抗者。
②10版《内科学》P737:噻唑烷二酮类的不良反应包括体重增加,故肥胖T2DM病人不宜使用。

(5)α-葡萄糖苷酶抑制剂(AGI) 可抑制α-葡萄糖苷酶,延缓碳水化合物吸收,降低餐后高血糖。
①常用制剂 包括阿卡波糖、伏格列波糖等。AGI应在进食第一口食物后立即服用。
②适应证 以碳水化合物为主要食物成分,或空腹血糖不高而餐后血糖明显升高者。
③禁忌证 胃肠功能紊乱、孕妇、哺乳期妇女、儿童、肝肾功能不全。
④不良反应 常见为胃肠道反应,如腹胀、排气增多或腹泻。
⑤4类降糖药物比较 如下。

	磺酰脲类	双胍类	α-葡萄糖苷酶抑制剂	噻唑烷二酮(格列酮类)
代表药物	格列本脲、格列吡嗪	二甲双胍(甲福明)	阿卡波糖、米格列醇	罗格列酮、吡格列酮
作用机理	刺激β细胞分泌胰岛素,其促胰岛素分泌作用不依赖血糖浓度	抑制肝糖输出,增加外周组织对葡萄糖的利用,增加胰岛素敏感性	抑制小肠黏膜的α-葡萄糖苷酶,延缓糖吸收,降低餐后血糖	增强靶组织对胰岛素的敏感性,减轻胰岛素抵抗,改善血脂谱
适用范围	2型糖尿病	2型糖尿病,1型糖尿病应用胰岛素后血糖波动大者	2型糖尿病,尤其是餐后高血糖者	2型糖尿病,尤其是胰岛素抵抗明显者
禁忌证	1型糖尿病,有严重并发症,儿童、孕妇、哺乳期,全胰切除后	1型糖尿病,有严重并发症,孕妇、哺乳期,肌酐清除率<60ml/min	胃肠功能紊乱,儿童、孕妇、哺乳期,肝肾功能不全	1型糖尿病,儿童、孕妇、哺乳期,心力衰竭、肝病者
副作用	低血糖反应(主要)、皮肤过敏、消化道反应、心血管副作用	消化道反应(常见)、皮肤过敏、乳酸性酸中毒(最严重)、低血糖	胃肠反应(主要) 单用不引起低血糖	水肿、体重增加 单用不引起低血糖

记忆:①二甲双"胍"用于肥胖型糖尿病,磺"脲"类用于消瘦型糖尿病,阿卡波"糖"用于餐后高血糖。
记忆为胖子吃"瓜",瘦子喝"尿",餐后吃"糖"。
②"阿"卡波糖用于"肥"胖型餐后高血糖——记忆为"阿""飞"。
"那"格列奈用于消"瘦"型餐后高血糖——记忆为"那""瘦"子。

(6)肠促胰素 包括胰高血糖素样肽-1(GLP-1)激动剂和二肽基肽酶(DPP-Ⅳ)抑制剂。

	胰高血糖素样肽-1(GLP-1)激动剂	二肽基肽酶(DPP-Ⅳ)抑制剂
作用机制	GLP-1由肠道L细胞分泌,可刺激胰岛β细胞葡萄糖介导的胰岛素合成和分泌,抑制胰高血糖素分泌。GLP-1激动剂主要通过激动GLP-1受体而发挥降糖作用	GLP-1在体内可被二肽基肽酶(DPP-Ⅳ)迅速降解而失活,其半衰期不足2分钟。DPP-Ⅳ抑制剂可选择性抑制DPP-Ⅳ活性,升高内源性GLP-1水平而降低血糖
制剂	艾塞那肽、利拉鲁肽	西格列汀、沙格列汀
给药途径	皮下注射	口服给药
适应证	2型糖尿病,尤其是肥胖、胰岛素抵抗者	2型糖尿病
禁忌证	胰腺炎病史,1型糖尿病,DKA	孕妇、儿童,过敏,1型糖尿病,DKA
不良反应	常见胃肠道反应,如恶心呕吐	头痛,超敏反应,肝酶升高,上呼吸道感染,胰腺炎

【例 12】男,72 岁。活动后气促 1 个月。既往糖尿病病史 20 年。长期使用长效胰岛素、阿卡波糖、瑞格列奈、格列本脲、罗格列酮等控制血糖。实验室检查:空腹血糖 5.2mmol/L,餐后 2 小时血糖 6.5mmol/L。超声心动图示左室射血分数 42%。目前患者不宜使用的降糖药物是

A. 阿卡波糖 B. 长效胰岛素 C. 瑞格列奈
D. 格列本脲 E. 罗格列酮(2023)

【例 13】可升高 2 型糖尿病患者血中胰高血糖素样肽-1(GLP-1)水平的药物是

A. 二甲双胍 B. 格列美脲 C. 西格列汀
D. 阿卡波糖 E. 吡格列酮

(14~15 题共用题干)男,40 岁。体检发现空腹血糖升高 2 个月。2 次查空腹血糖分别为 7.8 mmol/L、7.4mmol/L,无口干、多饮、多食、多尿、体重下降。查体:身高 170cm,体重 90kg,BMI31.1,余无异常。实验室检查:HbA1c7.8%。

【例 14】该患者首选的治疗药物是

A. 罗格列酮 B. 胰岛素 C. 阿卡波糖
D. 二甲双胍 E. 格列本脲

【例 15】药物治疗 2 个月后,空腹血糖降至 6.2mmol/L,餐后 2 小时血糖 9~10mmol/L。拟采用药物联合治疗,首选的治疗药物是

A. 罗格列酮 B. 格列本脲 C. 胰岛素
D. 二甲双胍 E. 阿卡波糖

A. 阿卡波糖 B. 胰岛素 C. 格列美脲
D. 吡格列酮 E. 二甲双胍

【例 16】主要减少肝糖输出的药物是

【例 17】属于过氧化物酶增殖体活化因子受体 γ 激动剂的是

9. 胰岛素和胰岛素类似物治疗

(1)适应证 ①1 型糖尿病;②各种严重的糖尿病急性或慢性并发症;③手术、妊娠和分娩;④新诊断且与 1 型糖尿病鉴别困难的消瘦糖尿病病人;⑤新诊断的 2 型糖尿病伴有明显高血糖;⑥在糖尿病病程中无明显诱因出现体重显著下降者;⑦2 型糖尿病经口服降糖药治疗未达标,即空腹血糖>7.8mmol/L 和/或糖化血红蛋白 HbA1c>7%,说明存在胰岛 β 细胞功能衰竭;⑧某些特殊类型糖尿病。

(2)胰岛素制剂 根据起效快慢和维持时间,分为短效、中效、长效和预混胰岛素。

类别	制剂	皮下注射作用时间(小时)			注意事项
		起效	峰值	持续	
短效胰岛素	普通胰岛素(RI)	0.25~1	2~4	5~8	RI 是唯一可静脉注射的胰岛素,用于抢救 DKA、控制一餐后高血糖
	半慢胰岛素锌混悬液	1~2	4~6	10~16	
中效胰岛素	低精蛋白胰岛素	2.5~3	5~7	13~16	主要提供基础胰岛素 控制两餐后高血糖
	慢胰岛素锌混悬液	—	—	—	
长效胰岛素	精蛋白锌胰岛素注射液	3~4	8~10	长达 20	长效胰岛素无明显作用高峰 主要提供基础胰岛素
	特慢胰岛素锌混悬液	—	—	—	
预混胰岛素	30R=中效/短效 70/30	0.5	2~12	14~24	—
预混胰岛素	50R=中效/短效 50/50	0.5	2~3	10~24	

(3)胰岛素类似物 分为速效、长效和预混胰岛素类似物。

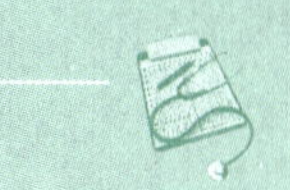

类别	制剂	皮下注射作用时间(小时)			注意事项
		起效	峰值	持续	
速效胰岛素类似物	门冬胰岛素	0.25	1~2	4~6	可于进餐前注射
	赖脯胰岛素	0.25	1~1.5	4~5	
长效胰岛素类似物	甘精胰岛素	2~3	无峰	长达30	提供稳定的基础胰岛素水平,血糖控制较好,低血糖发生减少
	地特胰岛素	3~4	3~14	长达24	
	德谷胰岛素	1	无峰	长达42	
预混胰岛素类似物	预混门冬胰岛素30	0.25	1~4	14~24	使用方便,由于其预混比例固定,仅适用于血糖波动小且容易控制的病人
	预混门冬胰岛素50	0.25	1~4	14~24	
	预混赖脯胰岛素25	0.25	0.5~1	16~24	
	预混赖脯胰岛素50	0.25	0.5~1	16~24	

(4)使用原则　①胰岛素治疗应在综合治疗基础上进行;②胰岛素治疗方案应力求模拟生理性胰岛素分泌模式;③一般从小剂量开始,根据血糖水平逐渐调整至合适剂量。

(5)使用方法　1型糖尿病,一经诊断就需终身替代治疗。2型糖尿病在有指征时才使用胰岛素。

(6)早晨高血糖　采用替代胰岛素治疗方案后,有时早晨空腹血糖仍然较高,可能原因如下。

	表现形式或原因	处理措施
夜间胰岛素应用不足	夜间高血糖	增加睡前胰岛素剂量
黎明现象	夜间血糖控制良好,无低血糖发生,仅于黎明短时间内出现高血糖,可能由于清晨皮质醇、生长激素等分泌增加所致	增加睡前胰岛素剂量
Somogyi 现象	夜间曾有低血糖,在睡眠中未被察觉,导致体内胰岛素拮抗激素分泌增加,继而发生低血糖后的反跳性高血糖	减少睡前胰岛素剂量

夜间多次(于0、2、4、6、8时)测定血糖,有助于鉴别早晨高血糖的原因。

(7)不良反应　胰岛素的不良反应及其处理措施如下。

不良反应	临床表现或原因	处理措施
低血糖	主要不良反应是低血糖,与剂量过大、饮食失调有关	减少胰岛素剂量
轻度水肿	胰岛素治疗初期可因水钠潴留而发生轻度水肿	可自行缓解
视物模糊	部分病人可出现视物模糊,与晶状体屈光改变有关	常于数周内自然恢复
过敏反应	注射部位瘙痒、荨麻疹样皮疹,罕见严重过敏反应	更换胰岛素制剂,使用抗组胺药、糖皮质激素、脱敏疗法
脂肪营养不良	注射部位皮下脂肪萎缩或增生	经常更换注射部位

(18~19题共用题干)患者,女性,33岁。血糖升高2年,给予二甲双胍、西格列汀联合低精胰岛素降血糖治疗,目前血糖控制良好。

【例18】针对该患者,不必要的监测措施是

A. 每月监测1次空腹血糖　　B. 每3~6个月检测1次糖化血红蛋白

C. 每年进行1次冠状动脉造影　　D. 每年检查1次眼底情况

E. 每年进行1次颈动脉和下肢动脉彩超

【例19】如果该患者计划妊娠,应将治疗方案调整为

A. 继续当前治疗方案　　B. 停用口服降糖药物,改用胰岛素控制血糖
C. 停用降糖药物,改饮食、运动控制血糖　　D. 使用二甲双胍、阿卡波糖控制血糖
E. 停用口服降糖药物,使用 GLP-1 受体激动剂控制血糖(2024)

【例 20】女性,62 岁。确诊糖尿病 15 年。采用预混胰岛素 30R 控制血糖,早 18U、晚 16U 餐前半小时给药。监测晚餐后 2 小时血糖 6.7mmol/L,夜晚感饥饿、头晕,第 2 天空腹血糖 10.2mmol/L。为降低空腹血糖,治疗方案应调整为
A. 增加晚餐前胰岛素用量　　B. 减少晚餐前胰岛素用量　　C. 增加早餐前胰岛素用量
D. 减少早餐前胰岛素用量　　E. 增加晚餐进食量(2023)

10. 糖尿病慢性并发症的防治原则

(1)高血压　首选 ACEI 或 ARB,血压一般控制在<130/80mmHg。

(2)高血脂　2023 年《中国血脂管理指南》推荐糖尿病合并动脉粥样硬化患者 LDL-C<1.4mmol/L;动脉粥样硬化高风险者 LDL-C<1.8mmol/L;动脉粥样硬化风险为低中危者 LDL-C<2.6mmol/L。首选他汀类药物并长期坚持使用;若 TG>5.7 mmol/L,应先用贝特类,以减少发生急性胰腺炎的风险。

注意:①10 版《内科学》P742:糖尿病合并高脂血症降脂治疗首选他汀类。
②10 版《内科学》P231:冠心病合并高脂血症降脂治疗首选他汀类。

(3)控制血糖　已有微量白蛋白尿而血压正常的早期肾病患者,首选 ACEI 或 ARB。

(4)视网膜病变　重度 NPDR 应尽早接受视网膜光凝治疗。PDR 病人存在威胁视力情况(如玻璃体积血不吸收、视网膜前出现纤维增殖、黄斑水肿、视网膜脱离)时,应尽早行玻璃体切割手术;有威胁视力的糖尿病性黄斑水肿,也可应用抗血管内皮生长因子玻璃体腔内注射,争取尽可能保存视力。

(21~23 题共用题干)男,59 岁。2 型糖尿病病史 7 年,口服格列本脲 15mg/d 和二甲双胍 2.0g/d 治疗。8 个月前眼底检查可见微血管瘤、出血和硬性渗出。近 1 个月来视力明显减退,眼底检查可见视网膜新生血管形成和玻璃体积血。血压 160/100mmHg,BMI28.4kg/m^2。空腹血糖 7.1mmol/L,餐后 2 小时血糖 14.6mmol/L,糖化血红蛋白 7.6%。

【例 21】目前该患者糖尿病视网膜病变的分期为
A. Ⅰ期　　B. Ⅱ期　　C. Ⅲ期
D. Ⅳ期　　E. Ⅴ期

【例 22】对该患者糖尿病的治疗应调整为
A. 格列本脲加量　　B. 改用胰岛素　　C. 二甲双胍加量
D. 加用噻唑烷二酮类药　　E. 加用 α-葡萄糖苷酶抑制剂

【例 23】对该患者糖尿病视网膜病变最合适的治疗为
A. 降血压治疗　　B. 抗纤溶治疗　　C. 激光治疗
D. 扩血管治疗　　E. 抗凝治疗(2022)

11. 糖尿病的筛查及预防

(1)糖尿病的筛查　针对一般人群和高危人群,但重点筛查高危人群。

①高危人群　糖耐量降低、空腹血糖受损、年龄超过 45 岁、肥胖(BMI≥28)、2 型糖尿病病人的一级家属、高危种族、有巨大胎儿(出生体重≥4kg)生产史、妊娠糖尿病病史、高血压(血压≥140/90mmHg)、血脂异常(HDL-C≤0.9mmol/L 和 TG≥2.75mmol/L)、心脑血管疾病、静坐生活方式。其中,血糖调节受损者是最重要的 2 型糖尿病高危人群,每年约有 10%的空腹血糖受损者进展为糖尿病。

②筛查方法　一般采用 OGTT,在进行 OGTT 有困难的情况下,可仅监测空腹血糖,但有漏诊的可能。

③随访　如筛查结果正常,3 年后重复检查。

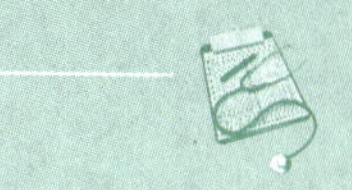

(2)糖尿病的预防 ①一级预防是针对一般人群预防 2 型糖尿病的发生。②二级预防是对已诊断 2 型糖尿病的病人预防糖尿病并发症。③三级预防是对已发生糖尿病慢性并发症的 2 型糖尿病病人预防并发症的加重、降低致残率和死亡率。

【例 24】糖尿病的高危因素不包括

A. 年龄在 45 岁以上　　B. 巨大胎儿分娩者　　C. 共同生活者患有糖尿病

D. 曾有糖调节受损　　E. 肥胖(BMI≥28kg/m²)

12. 糖尿病酮症酸中毒(DKA)

DKA 是最常见的糖尿病急症,是胰岛素不足和拮抗胰岛素激素过多共同作用所致的严重代谢紊乱综合征,以高血糖、酮症和高阴离子间隙酸中毒为主要表现。酮体包括 β-羟丁酸、乙酰乙酸和丙酮。

(1)主要病因 1 型糖尿病有自发 DKA 倾向,2 型糖尿病在一定诱因下也可发生 DKA。

(2)常见诱因 最常见诱因是感染,其他诱因包括胰岛素治疗中断或不适当减量、各种应激、酗酒、使用某些药物(如糖皮质激素、抗精神病药物),另有 2%~10%原因不明。

(3)临床表现

①代谢性酸中毒 呼吸深快,呼气中有烂苹果味(丙酮)。

②糖尿病症状 意识障碍发生前,“三多一少”症状加重。

③中枢神经系统 头痛、嗜睡、烦躁不安,晚期出现反射迟钝、昏迷。

④失水 严重失水,尿少,皮肤黏膜干燥,眼眶凹陷,脉率增快、血压下降。

(4)实验室检查

检查项目	临床意义
尿	尿糖强阳性,尿酮阳性,可有蛋白尿、管型尿
血糖	多为 11.1~33.3mmol/L
血酮体	≥3mmol/,血酮体正常值<0.6mmol/L
SB	标准碳酸氢盐含量(SB)<18mmol/L
血生化	血钠、血氯降低,血浆尿素氮及血肌酐增高
血浆渗透压	正常或轻度升高

(5)治疗

补液	是治疗的关键环节,基本原则为“先快后慢,先盐后糖”,首选生理盐水 当血糖<13.9mmol/L,根据血钠情况,改输 5%葡萄糖液或糖盐水+短效胰岛素(2~4):1
胰岛素治疗	小剂量胰岛素疗法:短效胰岛素 0.1 U/(kg·h),使血清胰岛素维持在 100~200μU/ml,该浓度有抑制脂肪分解和酮体生成的最大效应及相当强的降糖效应,而促进 K^+ 运转的作用很弱
补碱	经输液、胰岛素治疗后,酮体水平下降,酸中毒可自行纠正,一般不必补碱 补碱指征——pH<6.9,但补碱不宜过多、过快,采用 1.25%~1.4%碳酸氢钠溶液补碱 补碱过多过快可导致脑脊液反常性酸中毒加重、组织缺氧加重、血钾下降、诱发脑水肿
补钾	治疗前的血钾水平不能真实反映体内缺钾程度,补钾应根据血钾、尿量而定: ①治疗前血钾低于正常,在开始胰岛素和补液治疗时立即补钾,血钾<3.3mmol/L 时优先补钾 ②治疗前血钾正常、尿量>40ml/h,在开始胰岛素和补液治疗时也应开始补钾 ③治疗前血钾正常、尿量<30ml/h,应暂缓补钾,待尿量增加后再开始补钾 ④治疗前血钾高于正常,应暂缓补钾
诱因防治	积极处理休克、严重感染、心力衰竭、心律失常、肾衰竭、脑水肿、低血糖

注意:①9 版《内科学》P747:DKA 补碱的指征为 pH<7.1、[HCO_3^-]<5mmol/L。
②10 版《内科学》P745:DKA 补碱的指征为 pH<:6.9。

【例 25】糖尿病酮症酸中毒患者外周血中浓度显著升高的物质是
A. 乳酸 B. 丙酮酸 C. 乙酰乙酸
D. 甘油三酯 E. 尿酸(2023)

【例 26】患者,女,20 岁。多饮、多尿、纳差伴体重下降半年。身高 161cm,体重 55kg。血糖 19.2mmol/L,尿酮(++)。降血糖治疗的最佳选择是
A. 双胍类降糖药 B. 磺酰脲类降糖药 C. 短效胰岛素治疗
D. 长效胰岛素治疗 E. 混合胰岛素治疗(2024)

13. 高渗高血糖综合征

高渗高血糖综合征(HHS)是糖尿病急性代谢紊乱的另一临床类型,以严重高血糖、高血浆渗透压、脱水为特点,无明显酮症,患者可有不同程度的意识障碍或昏迷。部分患者可伴有酮症。主要见于老年 2 型糖尿病患者,超过 2/3 患者既往无糖尿病病史。

(1)诱因 为引起血糖增高和脱水的因素,如急性感染、外伤、手术、脑血管意外等应激状态,使用糖皮质激素、利尿剂、甘露醇等药物,水摄入不足或失水,透析治疗,误输入大量葡萄糖液等。

(2)临床表现 本病起病缓慢,最初表现为多尿、多饮、食欲减退。逐渐出现严重脱水和神经精神症状,患者反应迟钝、烦躁或淡漠、嗜睡、昏迷、抽搐,晚期尿少。就诊时呈严重脱水,可有神经系统损害的定位体征,但无酸中毒样大呼吸。与糖尿病酮症酸中毒相比,失水更为严重、神经精神症状更为突出。

(3)实验室检查

	高渗高血糖综合征	糖尿病酮症酸中毒(DKA)
血糖	显著增高≥33.3mmol/L(一般 33.3~66.8mmol/L)	增高(一般 11.1~33.3mmol/L)
血浆渗透压	显著增高≥320mOsm/L(一般 320~430mOsm/L)	轻度增高(一般 290~310mOsm/L)
酸中毒	无明显酸中毒	有明显酸中毒
尿糖	强阳性	强阳性
尿酮体	阴性或弱阳性	阳性
血钠	正常或增高	降低

(4)治疗 HHS 的治疗原则同 DKA。

①补液 HHS 失水比 DKA 更为严重,治疗的关键是补液。首选等渗溶液,如 0.9%氯化钠,24 小时补液量可达 6000~10000ml。休克病人应另给予血浆或全血。如无休克或休克已纠正,在输入生理盐水后血浆渗透压>350mOsm/L、血钠>155mmol/L 时,可考虑适量输入低渗溶液,如 0.45%氯化钠溶液。

②胰岛素 当血糖下降至 16.7mmol/L 时,应开始输入 5%葡萄糖液+胰岛素[(2~4):1]。

③其他治疗 应及时补钾。一般不必补碱。

二、低血糖症

低血糖症是一组多种病因引起的血浆(或血清)葡萄糖水平降低,而引起相应的症状和体征的临床综合征。患者常以交感神经兴奋和/或神经精神及行为异常为主要表现,血糖浓度更低时可以出现癫痫样发作、昏迷和死亡。而当血浆葡萄糖浓度升高后,症状/体征也随之消退。一般引起低血糖症状的血浆葡萄糖阈值为 2.8~3.9mmol/L,然而,对于反复发作的低血糖患者,这一阈值则会更低。

1. 病因

(1)肿瘤 常见病因为胰岛素瘤,少数为非胰腺的中胚叶肿瘤产生胰岛素样活性物质过多。

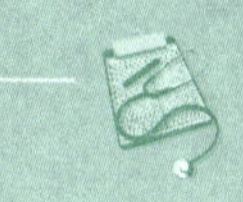

(2)**严重疾病** 肝、肾及心功能衰竭,脓毒血症/败血症,疟疾,重度营养不良。

(3)**药物** 应用胰岛素、口服降糖药过量。

(4)**糖尿病类型** 部分2型糖尿病可表现为餐后低血糖。

2. 临床表现

低血糖呈发作性,发作时间及频率随病因不同而异,临床表现主要包括以下方面。

(1)**自主神经症状** 包括震颤、心悸、焦虑、出汗、饥饿和感觉异常。这些症状在很大程度上是由交感神经激活造成的,而非肾上腺髓质激活所致。

(2)**神经低血糖症状** 包括认知损害、行为改变、精神运动异常、癫痫样发作和昏迷。

(3)**体征** 面色苍白和出汗是低血糖的常见体征。

3. 诊断与鉴别诊断

根据 Whipple 三联征可确诊:①低血糖症状;②发作时血糖<2.8mmol/L;③供糖后症状迅速缓解。

4. 治疗

轻者口服糖水、含糖饮料。重者和疑似低血糖昏迷者,应及时测定血糖,给予50%葡萄糖液静脉注射;必要时可加用氢化可的松和/或胰高血糖素。

【例27】有关低血糖症的论述中,正确的是

A. 口服α-葡萄糖苷酶抑制剂易发生低血糖
B. 低血糖可伴有精神症状
C. 2型糖尿病患者不表现为低血糖
D. 胰岛素瘤较少出现空腹低血糖
E. 腺垂体功能减退低血糖时血胰岛素升高

【例28】初孕妇,26岁。妊娠33周,用胰岛素治疗糖尿病,今晨5时惊醒,心慌、出汗。此时最有效的处理措施是

A. 检测血糖
B. 检测尿糖及酮体
C. 进食
D. 静脉注射胰岛素
E. 测量体温

常考点 糖尿病为考试重点,请全面掌握。

参考答案——详细解答见《2025国家临床执业及助理医师资格考试历年考点精析(上、下册)》

1. ABCDE	2. ABCDE	3. ABCDE	4. ABCDE	5. ABCDE	6. ABCDE	7. ABCDE
8. ABCDE	9. ABCDE	10. ABCDE	11. ABCDE	12. ABCDE	13. ABCDE	14. ABCDE
15. ABCDE	16. ABCDE	17. ABCDE	18. ABCDE	19. ABCDE	20. ABCDE	21. ABCDE
22. ABCDE	23. ABCDE	24. ABCDE	25. ABCDE	26. ABCDE	27. ABCDE	28. ABCDE

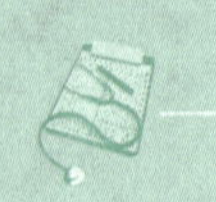

第 30 章　高尿酸血症与骨质疏松症

考纲要求

①高尿酸血症。②骨质疏松症。

复习要点

一、高尿酸血症

1. 概念

高尿酸血症是嘌呤代谢障碍所致的慢性代谢性疾病。尿酸是嘌呤代谢的终产物,目前将血尿酸>420μmol/L 定义为高尿酸血症。

2. 病因与发病机制

(1)尿酸生成增多　食物引起的尿酸生成与食物中的嘌呤含量成比例。富含嘌呤的食物包括动物肝脏、肾脏及凤尾鱼等。机体内源性嘌呤的产生同样可以引起高尿酸血症。

(2)尿酸排泄减少　尿酸约 2/3 经肾脏排泄,其余 1/3 通过肠道、胆道等途径排泄。肾小球滤过率下降是慢性肾功能不全时引起高尿酸血症的原因。

3. 临床表现

(1)无症状期　仅有波动性或持续性高尿酸血症。

(2)痛风性关节炎　中青年男性多见。常首发于第一跖趾关节,或踝、膝关节等。起病急,24 小时内发展至高峰。初次发病常累及单个关节,持续数天至数周可完全自然缓解。

(3)痛风石　约 70%可出现痛风石,常出现于第一跖趾关节、耳郭、前臂伸面、指关节等部位。

(4)肾脏病变　包括痛风性肾病、尿酸性肾石病。

(5)眼部病变　肥胖痛风病人常反复发生睑缘炎,在眼睑皮下组织中发生痛风石。

4. 辅助检查

(1)血尿酸测定　血尿酸>420μmol/L 定义为高尿酸血症。

(2)尿尿酸测定　为区别尿酸生成增多还是尿酸排泄减少,可以测定尿酸排泄。

(3)滑囊液或痛风石内容物检查　偏振光显微镜下可见针形尿酸盐结晶。

(4)X 线检查　常规检查项目。

5. 治疗

(1)一般治疗　大量饮水,每日尿量保持在 2000ml 以上,以利于尿酸排出。戒烟、戒酒,以低嘌呤饮食为主,严格控制嘌呤含量高的食物(包括高果糖饮料、动物内脏、沙丁鱼)的摄入量。

(2)促进尿酸排泄的药物　苯溴马隆可抑制近端肾小管尿酸盐转运体对尿酸盐的重吸收,促进尿酸排泄,但尿路结石者禁用。

(3)抑制尿酸生成药物　别嘌醇可抑制黄嘌呤氧化酶,使尿酸生成减少。痛风急性期不宜行降尿酸治疗,以免血尿酸波动,导致发作时间延长或再次发作。

(4)碱性药物　碳酸氢钠可碱化尿液,使尿酸不易在尿中积聚形成结晶。

(5)新型降尿酸药物　尿酸氧化酶可将尿酸分解为可溶性产物排出,包括拉布立酶和普瑞凯希。

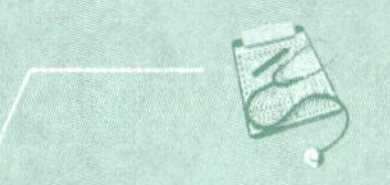

(6)其他　高尿酸血症和痛风常与代谢综合征伴发,应积极行降压、降脂、减重及改善胰岛素抵抗等综合治疗。

【例1】男,50岁。反复发作第一跖趾关节红、肿、热、痛2年。常于饮酒后出现,每次持续1周左右。既往双肾结石病史3年,高脂血症5年。实验室检查:血尿酸630μmol/L,血肌酐96mol/L。不宜使用的药物是

A. 布洛芬　　B. 苯溴马隆　　C. 糖皮质激素

D. 别嘌醇　　E. 秋水仙碱(2024)

【例2】男,34岁。1天前食用海鲜后出现左侧第一跖趾关节红、肿、热、痛。既往身体健康。血尿酸523μmol/L。不适合单独使用的药物是

A. 芬必得　　B. 糖皮质激素　　C. 秋水仙碱

D. 别嘌醇　　E. 依托考昔(2024)

二、骨质疏松症

1. 概念

骨质疏松症是一种由多种因素导致的以骨量降低和骨组织微结构破坏为特征的骨脆性增加的全身性骨病。按病因分为原发性和继发性两类。原发性包括绝经后骨质疏松症、老年性骨质疏松症和特发性骨质疏松症。继发性骨质疏松症是指由影响骨代谢的疾病、药物或其他明确病因导致的骨质疏松症。

2. 病因和危险因素

(1)骨吸收因素　性激素缺乏、活性维生素D缺乏和甲状旁腺激素分泌增加等。

(2)骨形成因素　峰值骨量降低、骨重建功能衰退、骨质量下降。

3. 临床表现

(1)骨痛　最常见的是不同程度、不同部位的骨骼疼痛,多无关节红肿及变形。

(2)身高缩短、脊柱变形　严重骨质疏松症者因椎体压缩性骨折,可有身高变矮或脊柱驼背畸形。

(3)骨折　轻微外力作用即可造成脆性骨折,如用力咳嗽、大笑均可导致骨折。

(4)并发症　驼背和胸廓畸形者常伴胸闷、呼吸困难,易合并心血管疾病和肺部感染。

4. 诊断

详细的病史和体格检查是临床诊断的基本依据,但确诊有赖于影像学检查。

5. 治疗

(1)调整生活方式　加强营养、均衡膳食,保证充足的日照,规律运动,戒烟限酒,尽量避免或减少使用影响骨代谢的药物,避免跌倒。

(2)补充钙剂和维生素D　应用期间应定期监测血钙、血磷变化,防止发生高钙血症和高磷血症。

(3)抗骨质疏松药物　双膦酸盐类是目前临床上应用最为广泛的抗骨质疏松症药。

(4)补充性激素　补充雌激素主要用于预防绝经后骨质疏松症。

▶▶**常考点**　2024年新增考点。

参考答案——详细解答见《2025国家临床执业及助理医师资格考试历年考点精析(上、下册)》

1. ABCDE　2. ABCDE

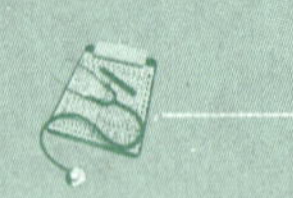

第31章　风湿性疾病

▶▶考纲要求

①风湿性疾病总论。②类风湿关节炎。③系统性红斑狼疮。④脊柱关节炎。⑤骨关节炎。⑥痛风。

▶▶复习要点

一、风湿性疾病总论

1. 概念

风湿性疾病是一组累及骨与关节及其周围软组织(如肌肉、肌腱、滑膜、滑囊、韧带和软骨),以及其他相关组织和器官的慢性疾病。风湿性疾病包含100余种疾病,其病因多种多样,发病机制不甚明了,但多数与自身免疫异常密切相关。风湿性疾病既可是某一局限性区域的病理损伤,也可是全身性疾病。

2. 弥漫性结缔组织病的特点

弥漫性结缔组织病简称结缔组织病,是风湿性疾病中的一大类,其特点:①属于自身免疫病,免疫功能紊乱是其发病基础;②病理基础为结缔组织的慢性炎症;③多系统损害,病变常累及多个器官系统;④血清中存在多种自身抗体;⑤对糖皮质激素和/或免疫抑制剂有较好的反应。

3. 分类

根据其发病机制、病理和临床特点,风湿性疾病可分为10大类。

弥漫性结缔组织病	类风湿关节炎、系统性红斑狼疮、干燥综合征、系统性硬化症、炎症性肌病、系统性血管炎、重叠综合征等
血清阴性脊柱关节病	强直性脊柱炎、银屑病性关节炎、反应性关节炎、肠病性关节炎、未分化脊柱关节病
骨关节病	骨关节炎、关节退行性改变等
遗传、代谢和内分泌疾病相关风湿性疾病	马方综合征、先天或获得性免疫缺陷病;痛风、焦磷酸钙沉积病;淀粉样变、肢端肥大症、甲减、甲旁亢相关关节病等
与感染相关风湿性疾病	风湿热、莱姆病、Poncet综合征等
骨肿瘤	原发性(滑膜瘤、滑膜肉瘤);继发性(白血病、多发性骨髓瘤、肿瘤骨转移)
神经血管疾病	神经性关节病(Charcot关节)、压迫性神经病变(周围神经受压、神经根受压等)、反射性交感神经营养不良等
骨与软骨病变	骨质疏松、骨软化、肥大性骨关节病、弥漫性原发性骨肥厚、骨炎等
关节附属器官相关病变	关节周围病变(滑囊炎、肌腱病等)、椎间盘病变、特发性下腰痛、其他疼痛综合征(如纤维肌痛综合征)等
其他有关节症状的疾病	药物相关风湿综合征、慢性活动性肝炎、结节病、维生素C缺乏症、回纹型风湿症

【例1】属于弥漫性结缔组织病的是

A. 强直性脊柱炎　　B. 骨关节炎　　C. 风湿热
D. 系统性血管炎　　E. 莱姆病(2024)

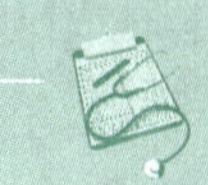

二、类风湿关节炎

类风湿关节炎(RA)是一种以侵蚀性、对称性多关节炎为主要临床表现的慢性、全身性自身免疫病。其确切发病机制不明。基本病理改变为关节滑膜的慢性炎症、血管翳形成,并逐渐出现关节软骨和骨破坏,最终导致关节畸形和功能丧失。本病发病高峰年龄为 35~50 岁,女性患病率 2~3 倍于男性。

1. 临床表现

(1)关节表现　主要表现为滑膜炎和关节结构破坏。

晨僵	见于 95%的病人,晨僵持续时间超过半小时,常被作为判断疾病活动性的指标之一
关节痛与压痛	关节痛是最早出现的症状。最常出现的部位为腕关节、掌指关节、近端指间关节 特点——对称性,持续性,时重时轻,疼痛的关节往往有压痛
关节肿胀	多因关节腔积液、滑膜增生、关节周围软组织水肿所致。受累关节均可肿胀,多呈对称性
关节畸形	为晚期表现。最常见的晚期畸形为"天鹅颈"样及"纽扣花"样表现
特殊关节	如颈椎关节、肩关节、髋关节、颞下颌关节受累可有相应临床表现
关节功能障碍	关节肿痛、结构破坏都会引起关节活动障碍,分为Ⅰ~Ⅳ级

(2)关节外表现　如下。

皮肤类风湿结节	是本病最常见的关节外表现,可见于 30%~40%的患者,其存在提示病情活动 多位于关节隆突部及受压部位的皮下,如前臂伸面、尺骨鹰嘴下方、跟腱、滑囊等处 结节大小不一,直径数毫米至数厘米不等,质硬、无压痛,呈对称性分布
皮肤血管炎	见于病程长、血清 RF 阳性且病情活动的患者,整体发病率不足 1%
心脏受累	以心包炎最常见,多见于 RF 阳性、有类风湿结节的病人,不足 10%的病人出现症状
肺	肺间质病变(最常见)、胸膜炎。尘肺合并 RA 时出现大量肺结节,称为 Caplan 综合征
眼	最常见的表现是继发性干燥综合征所致的干眼症,可能合并口干、淋巴结肿大
神经系统	多因神经受压所致,如正中神经受压出现腕管综合征
血液系统	以正细胞正色素性贫血最常见;活动期可有血小板增多,病情缓解后下降
Felty 综合征	是指类风湿关节炎伴有脾大、中性粒细胞减少、血小板减少和贫血
肾	很少累及肾,偶有轻微膜性肾病、肾小球肾炎、肾内小血管炎、肾的淀粉样变

【例 2】以下关节中,类风湿关节炎较少累及的是

A. 髋关节　　B. 掌指关节　　C. 跖趾关节
D. 近端指间关节　　E. 腕关节(2021)

2. 辅助检查

(1)类风湿因子(RF)　是 RA 病人血清中针对 IgG Fc 片段上抗原表位的一类自身抗体,可分为 IgM、IgG、IgA 型。常规工作中主要检测 IgM 型类风湿因子,75%~80%的病人类风湿因子阳性,其滴度与疾病的活动性和严重性呈比例。但类风湿因子并非类风湿关节炎的特异性抗体。

(2)抗瓜氨酸化蛋白抗体　包括抗环瓜氨酸肽(CCP)抗体、抗突变型瓜氨酸化波形蛋白(MCV)抗体、抗核周因子(APF)抗体、抗角蛋白抗体(AKA)和抗聚丝蛋白抗体(AFA)。其中抗 CCP 抗体的灵敏度和特异度均很高,约 75%的 RA 患者可以检测到,且具有很高的特异度(93%~98%),因此抗 CCP 抗体对类风湿关节炎诊断的特异性高于类风湿因子。

注意:诊断类风湿关节炎最有意义的自身抗体是抗 CCP 抗体,其次是 RF。

(3)其他检查

项目	临床意义	反映活动性	反映严重程度
血象	轻至中度贫血,白细胞多正常	活动期血小板增高	—
血沉(ESR)	活动期升高	+	+
C 反应蛋白(CRP)	活动期升高	+	—
类风湿因子(RF)	RA 病人 IgM-RF 阳性率 75%~80%	+	+
抗 CCP 抗体	对 RA 诊断的敏感性和特异性均很高	+	—
补体	活动期升高	+	—
关节 X 线检查	①对诊断、关节病变分期、病变监测均很重要。临床应用最多的是双手、腕关节 X 线片 ②Ⅰ期:关节周围软组织肿胀阴影,关节附近骨质疏松;Ⅱ期:关节间隙变窄;Ⅲ期:关节面出现虫蚀样改变;Ⅳ期:关节半脱位和关节破坏后的纤维性和骨性强直		

注意:类风湿关节炎 X 线检查分Ⅰ、Ⅱ、Ⅲ、Ⅳ期——记忆为疏、窄、虫蚀、变强直(一疏二窄三虫四直)。

3. 诊断与鉴别诊断

(1)诊断 采用 2010 年美国风湿病学会和欧洲抗风湿病联盟提出的分类标准。病人按下表中所示的标准进行评分,总分 6 分以上可确诊 RA,<6 分目前不能确诊。

项目		评分
关节受累情况	1 个中大关节	0 分
	2~10 个中大关节	1 分
	1~3 个小关节	2 分
	4~10 个小关节	3 分
	超过 10 个关节(至少 1 个为小关节)	5 分
血清学	RF 和抗 CCP 抗体均阴性	0 分
	RF 或抗 CCP 抗体低滴度阳性	2 分
	RF 或抗 CCP 抗体高滴度阳性(正常上限 3 倍)	3 分
滑膜炎持续时间	<6 周	0 分
	≥6 周	1 分
急性期反应物	CRP 和 ESR 均正常	0 分
	CRP 或 ESR 异常	1 分

注:关节受累是指关节肿胀疼痛。小关节包括掌指关节、近端指间关节、第 2~5 跖趾关节、腕关节,不包括第 1 腕掌关节、第 1 跖趾关节、远端指间关节。大关节包括肩、肘、髋、膝和踝关节。CRP 为 C 反应蛋白,ESR 为血沉。

(2)鉴别诊断 本病需与骨关节炎、强直性脊柱、银屑病关节炎、系统性红斑狼疮等相鉴别。

【例 3】患者,女,56 岁。多关节肿痛 6 个月。实验室检查:ESR50mm/h, CRP30mg/L,RF(+),抗 CCP 抗体(+)。该患者体内能与 RF 结合的免疫球蛋白是

A. IgA　　B. IgD　　C. IgE
D. IgG　　E. IgM(2024)

【例 4】患者,女性,58 岁。双侧膝关节、肘关节、掌指关节肿痛 2 年。每天起床后晨僵 1 小时。查体:心、肺、腹未见异常。两侧膝关节肿胀、轻压痛,浮髌试验阴性,双侧肘关节、掌指关节肿胀明显,活动

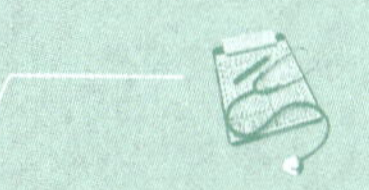

受限。为明确诊断，最有意义的实验室检查是

A. ESR　　B. RF　　C. 抗 CCP 抗体
D. B型超声　　E. 膝关节X线片(2024)

【例5】女性，55岁。患类风湿性关节炎2年。拍摄双手X线片显示腕关节、双手指间关节关节间隙变窄及虫蚀样改变。根据X线片结果，患者关节病变属于

A. Ⅰ期　　B. Ⅱ期　　C. Ⅲ期
D. Ⅳ期　　E. Ⅴ期(2022)

4. 治疗

本病不能根治，治疗的目标是达到临床缓解或低疾病活动度。

(1)一般治疗　包括病人教育，休息，急性期关节制动，恢复期关节功能锻炼，物理疗法等。

(2)非甾体抗炎药　具有镇痛抗炎作用，是缓解关节炎症状的常用药，但不能控制病情，应与改变病情抗风湿药同服。常用的非甾体抗炎药包括塞来昔布、美洛昔康、双氯芬酸、吲哚美辛、萘普生、布洛芬等。

(3)改变病情抗风湿药(DMARDs)　能改善和延缓病情进展，但发挥作用慢，改善临床症状需1~3个月，不具备明显的镇痛、抗炎作用。甲氨蝶呤能抑制细胞内的二氢叶酸还原酶，使嘌呤合成受抑制，是目前治疗类风湿关节炎首选的改变病情抗风湿药。通常4~6周起效，疗程至少半年。DMARDs还包括来氟米特、羟氯喹、氯喹、柳氮磺吡啶、金制剂、青霉胺、硫唑嘌呤、环孢素等。

(4)生物DMARDs　其治疗靶点主要针对细胞因子和细胞表面分子。目前使用最普遍的是TNF-α拮抗剂，其他还包括IL-1拮抗剂、IL-6拮抗剂、CD20单克隆抗体、细胞毒性T细胞相关抗原-4(CTLA-4)抗体等。为增加疗效、减少不良反应，本类药物应与甲氨蝶呤(MTX)联合应用。

(5)糖皮质激素　具有强大的抗炎作用，能迅速缓解关节肿痛症状和全身炎症。其应用原则是小剂量，短疗程，与改变病情抗风湿药联合应用。

(6)外科手术　包括人工关节置换和滑膜切除手术，前者适用于较晚期畸形且失去功能的关节；后者可使病情得到一定程度的缓解，但术后易复发。

注意：①非甾体抗炎药对于类风湿关节炎——只能改善症状，不能控制病情。
②改变病情抗风湿药对于类风湿关节炎——既能改善症状，又能控制病情，为改变病情的首选药。
③糖皮质激素对于类风湿关节炎——只能迅速改善症状，不能控制病情。

【例6】治疗类风湿关节炎首选的改变病情抗风湿药物是

A. 甲氨蝶呤　　B. 糖皮质激素　　C. 非甾体抗炎药
D. 环磷酰胺　　E. 羟氯喹(2018)

三、系统性红斑狼疮

系统性红斑狼疮(SLE)是一种以致病性自身抗体和免疫复合物形成并介导器官、组织损伤的自身免疫病，临床上常存在多系统受累表现，血清中存在以抗核抗体为代表的多种自身抗体。SLE以女性多见，占90%，常为20~40岁的育龄妇女。

1. 病因

(1)遗传　研究表明SLE具有家族遗传性，是多基因相关疾病。

(2)环境因素　紫外线照射、药物、化学试剂、病毒等均可诱发本病。

(3)雌激素　女性患病明显高于男性，在围绝经期前阶段为9∶1，儿童及老人为3∶1。

2. 发病机制

目前认为主要是外来抗原(如病原体、药物等)引起人体B细胞活化。易感者因免疫耐受减弱，B细胞通过交叉反应与模拟自身组织组成成分的外来抗原相结合，并将抗原呈递给T细胞，使之活化，在T细

胞活化刺激下,B 细胞产生大量不同类型的自身抗体,造成大量组织损伤。

3. 临床表现

症状	发生率	临床特点
发热	90%	可出现各种热型的发热,尤其以低、中热常见
皮肤损害	80%	蝶形红斑、盘状红斑为特征性表现;光过敏、口腔溃疡、脱发、雷诺现象、网状青斑
浆膜炎	50%	急性发作期出现多发性浆膜炎,如双侧胸腔积液、心包积液
关节损害	95%	多发于指、腕、膝关节,伴红肿者少见。常出现对称性多关节肿痛,多无关节骨破坏。10% 的患者因关节周围肌腱受损而出现 Jaccoud 关节病,其特点为可复的非侵蚀性关节半脱位,可以维持正常关节功能,关节 X 线片多无关节骨破坏
肾脏病变	70%	28%~70%的 SLE 病人会出现肾脏受累,其中 25.8%的病人以肾脏受累为首发症状 主要表现为蛋白尿、血尿、管型尿、水肿、高血压,乃至肾衰竭
心血管表现	不定	心包炎、疣状心内膜炎(Libman-Sacks 心内膜炎)、心肌损害、冠状动脉受累
肺部表现	35%	35%为胸腔积液,少数为狼疮肺炎、间质性肺炎、弥漫性肺泡出血、肺动脉高压
神经系统	25%	神经精神狼疮又称狼疮脑病
消化系统	30%	食欲减退、腹痛、呕吐、腹泻,其中部分病人以此为首发症状
血液系统	—	活动性 SLE 病人血红蛋白下降、白细胞和/或血小板减少 10%属于 Coombs 试验阳性的溶血性贫血,部分病人有淋巴结肿大、脾大
APS	—	动脉或静脉血栓形成、习惯性流产、血小板减少,称为抗磷脂抗体综合征(APS)
SS	30%	30%的 SLE 病人并存继发性干燥综合征(SS),有唾液腺和泪腺功能不全

注意:①类风湿关节炎表现为腕关节、掌指关节、近端指间关节肿痛,呈对称性,多有关节骨破坏。
②系统性红斑狼疮表现为指、腕、膝关节肿痛,呈对称性,多无关节骨破坏。
③类风湿关节炎表现为关节隆突部的类风湿结节。
④系统性红斑狼疮表现为蝶形红斑、盘状红斑。

【例 7】能够加重关节受损的体征是
A. Janeway 损害　B. Jaccoud 损害　C. Osler 结节
D. Roth 斑　E. Caplan 征(2024)

【例 8】女,30 岁。面色苍白半年,2 个月前诊断为系统性红斑狼疮。查体:贫血貌,皮肤、巩膜轻度黄染,脾肋下 2cm。血常规:Hb78g/L,WBC4. 4×10^9/L,Plt72×10^9/L,Ret0. 14。最可能出现结果异常的实验室检查是
A. Ham 试验　B. Coombs 试验　C. 尿 Rous 试验
D. 红细胞渗透脆性试验　E. 异丙醇试验(2023)

【例 9】女性,18 岁。双手关节疼痛 6 个月。查体:体温 38. 4℃,面部红斑,四肢皮肤散在瘀点,双手关节肿胀、压痛,无畸形。实验室检查:Hb72g/L,WBC2. 8×10^9/L,Plt45×10^9/L。尿蛋白 2. 0g/L。红细胞沉降率 52mm/h。最可能的诊断
A. 急性中毒　B. 系统性红斑狼疮　C. 甲状腺功能亢进症
D. 急性白血病　E. 类风湿关节炎(2024)

4. 辅助检查

(1)自身抗体　患者血清中可检测到的自身抗体包括抗核抗体谱、抗磷脂抗体和抗组织细胞抗体。

①抗核抗体谱　包括抗核抗体(ANA)、抗双链 DNA(dsDNA)抗体、抗可提取核抗原(ENA)抗体。其中,抗 ENA 抗体又包括抗 Sm 抗体、抗 RNP 抗体、抗 SSA 抗体、抗 SSB 抗体、抗 rRNP 抗体。

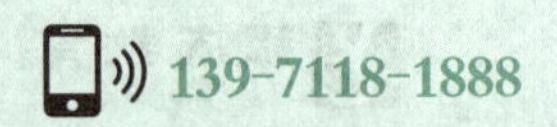

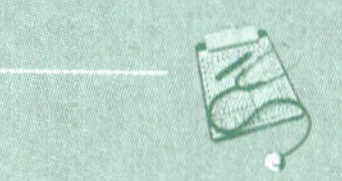

②抗磷脂抗体　包括抗心磷脂抗体、狼疮抗凝物、抗 β_2 糖蛋白Ⅰ(β_2GPⅠ)抗体等针对自身不同磷脂成分的自身抗体。结合其特异的临床表现可诊断是否合并有抗磷脂抗体综合征。

③抗组织细胞抗体　抗红细胞抗体，现以 Coombs 试验测得。抗血小板相关抗体导致血小板减少，抗神经元抗体多见于神经精神狼疮(NPLE)。

项目	敏感性	特异性	临床意义
抗核抗体(ANA)	约 100%	65%	见于几乎所有 SLE 病人，为 SLE 的最佳筛查指标
抗 dsDNA 抗体	70%	95%	诊断的标记性抗体，与疾病活动有关，有确诊价值
抗 Sm 抗体	25%	99%	诊断的标记性抗体，与疾病活动无关，有确诊价值
抗 RNP 抗体	40%	不高	与 SLE 的雷诺现象、肺动脉高压相关
抗 SSA 抗体	30%	低	与皮肤病变、光过敏有关
抗 SSB 抗体	10%	低	与继发干燥综合征有关
抗 rRNP 抗体	15%	较高	阳性表示处于活动期、有 NP-SLE 或其他重要内脏损害
抗磷脂抗体	50%	—	可导致血栓形成、习惯性流产、血小板减少

注意：①系统性红斑狼疮的最佳筛查指标是抗核抗体，标记性抗体是抗 dsDNA 抗体和抗 Sm 抗体。
②对确诊系统性红斑狼疮最有价值的自身抗体是抗 dsDNA 抗体。
③对诊断系统性红斑狼疮特异性最高的自身抗体是抗 Sm 抗体。
④对判断系统性红斑狼疮活动性最有价值的自身抗体是抗 dsDNA 抗体。

(2)补体　包括总补体(CH50)、C3 和 C4 检测。补体低下不仅有助于 SLE 诊断，而且提示疾病活动。

【例 10】与狼疮肾损害关系最密切的自身抗体是

A. 抗 dsDNA 抗体　　B. 抗 RNP 抗体　　C. 抗 SSB 抗体
D. 抗 Sm 抗体　　E. 抗 SSA 抗体(2021)

A. 抗 SSA 抗体　　B. 抗 Sm 抗体　　C. 抗磷脂抗体
D. 抗 dsDNA 抗体　　E. 抗 RNP 抗体

【例 11】虽为系统性红斑狼疮标记性抗体，但与疾病活动性无关的是
【例 12】与系统性红斑狼疮疾病活动性密切相关的自身抗体是(2022)

5. 诊断与鉴别诊断

(1)诊断　目前普遍采用美国风湿病学会 2012 年推荐的 SLE 分类标准。该分类标准包括 11 项临床标准和 6 项免疫学标准，满足 4 条标准，其中包括至少 1 条临床标准和至少 1 条免疫学标准，或者肾活检证实为狼疮性肾炎且 ANA 阳性或抗 dsDNA 阳性，即可诊断 SLE。

临床标准：①急性或亚急性皮肤狼疮；②慢性皮肤狼疮；③口腔或鼻咽部溃疡；④非瘢痕形成引起的脱发；⑤炎性滑膜炎；⑥浆膜炎；⑦肾脏受损(尿蛋白/肌酐异常，或尿蛋白>500mg/24h，或红细胞管型)；⑧神经系统症状(癫痫发作、精神异常)；⑨溶血性贫血；⑩白细胞减少；⑪血小板<100×10^9/L。

免疫学标准：①ANA 升高；②抗 dsDNA 抗体升高；③抗 Sm 抗体阳性；④抗磷脂抗体阳性；⑤补体降低；⑥直接 Coombs 试验阳性。

(2)鉴别诊断　本病需与类风湿关节炎、各种皮炎、癫痫病、精神病、特发性血小板减少性紫癜、原发性肾小球肾炎、原发性干燥综合征等鉴别。

6. 治疗

(1)对症治疗　①对发热、关节疼痛者，可辅以非甾体抗炎药；②对有高血压、血脂异常、糖尿病、骨质疏松者给予相应治疗；③对于 SLE 神经精神症状，可给予降颅压、抗癫痫、抗抑郁等治疗。

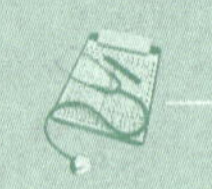

(2)糖皮质激素 为目前治疗 SLE 的首选药物。口服泼尼松维持治疗适用于病情不是非常严重的病例。出现狼疮危象者应进行激素冲击治疗。

(3)羟氯喹 SLE 患者如无禁忌,均应服用羟氯喹作为基础治疗。

(4)免疫抑制剂 大多数 SLE 患者,尤其是病情活动时,需选用糖皮质激素+免疫抑制剂联合治疗。有重要脏器受累的 SLE 患者,诱导缓解期应首选环磷酰胺(CTX)或霉酚酸酯(MMF)。如狼疮肾炎用激素+CTX 治疗,会显著减少肾衰竭的发生。

(13~14 题共用题干)女,30 岁。关节胀痛伴发热 2 个月,在此期间癫痫大发作 3 次。查体:体温 38.5℃,脉搏 90 次/分,血压 100/75mmHg。口腔黏膜散在溃疡,双腕和双膝关节轻度肿胀、压痛。血常规示 Hb78g/L,RBC2. 5×10^{12}/L,WBC3. 7×10^{9}/L,N0. 60,Plt80×10^{9}/L。实验室检查:血 ESR50mm/h,RF 阳性。尿蛋白(+++)。

【例 13】为明确诊断,最有价值的辅助检查是

A. 脑脊液检查　　B. 骨髓细胞学检查　　C. 抗核抗体谱

D. 颅脑 CT　　E. 关节 X 线片

【例 14】目前合理的治疗措施是

A. 小剂量糖皮质激素　　B. 糖皮质激素冲击　　C. 环磷酰胺冲击

D. 甲氨蝶呤　　E. 非甾体抗炎药(2024)

四、脊柱关节炎

脊柱关节炎是一类以累及脊柱、关节韧带和肌腱为主要表现的慢性炎症性风湿病的总称,包括强直性脊柱炎、反应性关节炎、银屑病关节炎、炎性肠病关节炎等。以强直性脊柱炎最为典型。脊柱关节炎的共同特点:①最突出的特征是中轴关节(尤其是骶髂关节)炎症;②炎症性外周关节炎常累及下肢关节,并为不对称性;③常见指(趾)炎和附着点炎;④与 HLA-B27 密切关联;⑤阳性家族史;⑥有关节外表现。

1. 临床表现

(1)症状 早期累及骶髂关节,常表现为下腰部疼痛、不适、晨僵等。以静止痛、休息痛为主,活动后减轻。随后可累及脊柱,常表现为腰椎活动受限,整个脊柱可自下而上发生强直。呈驼背畸形。晚期常伴有骨折发生。关节外症状包括眼葡萄膜炎、结膜炎、肺纤维化等。

(2)体征 骶髂关节压痛,脊柱前屈、后伸、侧弯、转动受限,胸廓活动度减低(<2.5cm),枕墙距异常(>0cm)等,Schober 试验阳性(<4cm)。"4"字试验阳性提示骶髂关节病变。

2. 诊断

(1)中轴型脊柱关节炎的分类标准 对于腰背痛至少持续 3 个月,发病年龄<45 岁的病人,若符合以下任何 1 条标准,即可诊断为脊柱关节炎:

①影像学提示骶髂关节炎且伴至少 1 项脊柱关节炎的临床特征。

②HLA-B27 阳性伴至少以下 2 项:炎性腰背痛;关节炎;附着点炎;前葡萄膜炎;指(趾)炎;银屑病;炎症性肠病;对非甾体抗炎药反应良好;有脊柱关节炎家族史;HLA-B27 阳性史;C 反应蛋白升高。

(2)外周型脊柱关节炎的分类标准 对于目前无炎性背痛,仅存在外周症状的病人,出现关节炎、肌腱端炎、指(趾)炎中任何 1 项时,加上如下其中 1 种情况即可作出分类:

①加上任何 1 项脊柱关节炎的临床特征　葡萄膜炎;银屑病;克罗恩病或溃疡性结肠炎;前驱感染;HLA-B27 阳性;影像学提示骶髂关节炎。

②加上以下 2 项其他脊柱关节炎的临床特征　关节炎;肌腱端炎;指(趾)炎;炎性背痛史;家族史。

3. 治疗

(1)非甾体抗炎药 是治疗疼痛、晨僵的一线药物,病情活动、有临床症状的病人需要持续治疗。

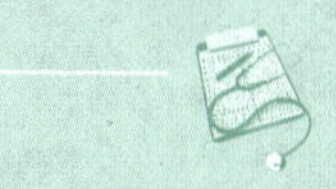

(2)中轴型脊柱关节炎　抗TNF拮抗剂治疗前,必须使用2种非甾体抗炎药足量治疗至少4周。

(3)外周型脊柱关节炎　首选柳氮磺吡啶,治疗期间的反应评估至少要进行12周。

【例15】男,25岁。腰痛2年。有过2次左眼虹膜炎发作。查体:左足跟轻度肿胀,压痛(+),右膝肿胀及压痛(+),浮髌试验(+)。实验室检查:HLA-B27(+),血沉32mm/h。最可能的诊断是

A. 脊柱关节炎　B. 白塞病　C. 类风湿关节炎

D. 痛风关节炎　E. 感染性关节炎(2020)

五、骨关节炎

骨关节炎是一种以关节软骨损害为主,并累及整个关节组织的最常见的异质性关节疾病,最终发生关节软骨退变、纤维化、断裂、溃疡及整个关节面的损害。表现为关节疼痛、僵硬及活动受限。

1. 临床表现

主要表现为受累关节及其周围疼痛、压痛、僵硬、肿胀、关节骨性肥大和功能障碍。

(1)症状　关节痛是本病的主要症状,多发生于活动以后,休息可缓解。晨僵时间不超过30分钟。

(2)体征　关节肿胀和畸形、压痛和被动痛、关节摩擦感、活动受限。

(3)好发部位

①手　手骨关节炎多见于中、老年女性,以远端指间关节最常受累,也可见于近端指间关节和第一腕掌关节。特征性表现为指间关节伸面内、外侧骨样肿大结节,位于远端指间关节者称为Heberden结节,位于近端指间关节者称为Bouchard结节。拇指腕掌关节骨关节炎可出现"方形手"。

②膝　膝骨关节炎早期以疼痛和僵硬为主,单侧或双侧交替,多发生在上下楼时。

③髋　髋骨关节炎多见于男性老年病人,主要症状为隐匿发生的疼痛,可有放射痛。

④足　以第1跖趾关节最常见,可有骨性肥大和外翻。

(4)骨关节炎的特殊类型

①侵蚀性骨关节炎　主要累及指间关节,有疼痛和压痛。放射学检查可见明显的骨侵蚀。

②弥漫性特发性骨肥厚　多见于老年人,与HLA-B27不相关,主要侵犯脊柱。

③快速进展性骨关节炎　多见于髋关节,疼痛剧烈。6个月内关节间隙减少≥2mm即可诊断。

注意:①类风湿关节炎的晨僵>1小时,骨关节炎的晨僵<30分钟,可作为两者的鉴别诊断依据之一。

②**骨**关节炎最常累及的关节——**远**端指间关节、膝关节、髋关节(记忆为**远古**时代)。

③**类**风湿关节炎最常累及的关节——腕关节、掌指关节、**近**端指间关节(记忆为**内镜**)。

④系统性红斑狼疮最常累及的关节——指、腕、膝关节。

【例16】骨关节炎的主要病变是

A. 化脓性感染　B. 特异性炎症　C. 骨质疏松

D. 滑膜增生与血管翳形成　E. 关节软骨退变和继发性骨质增生(2024)

【例17】男,70岁。上、下楼梯时双膝关节疼痛2年。查体:双手远端指间关节背侧可见Heberden结节,双膝活动有摩擦感。实验室检查:ESR正常,RF15U/ml(正常<20U/ml)。最可能的诊断是

A. 痛风关节炎　B. 类风湿关节炎　C. 半月板损伤

D. 风湿性关节炎　E. 骨关节炎(2021)

2. 辅助检查

(1)一般项目　无特异性。血沉大多正常,C反应蛋白不高,类风湿因子(RF)和自身抗体阴性。

(2)X线　典型表现为受累关节间隙狭窄,关节软骨下骨质硬化、囊性变,关节边缘骨赘形成。

(3)MRI　能显示早期软骨病变,半月板、韧带等关节结构的异常,有利于早期诊断。

【例18】骨关节炎最典型的X线表现是

A. 软骨下骨硬化　　B. 关节间隙变窄　　C. 关节软骨侵蚀
D. 关节肿胀　　E. 关节周围骨质疏松(2017)

3. 诊断

(1)手骨关节炎分类标准(1990)　具有手疼痛、酸痛和晨僵,并具备以下 4 项中至少 3 项。

①10 个指定关节(双侧第 2、3 指远端和近端指间关节及第 1 腕掌关节)中硬性组织肥大≥2 个;②远端指间关节硬性组织肥大≥2 个;③掌指关节肿胀<3 个;④10 个指定的指关节中关节畸形≥1 个。

(2)膝骨关节炎分类标准(1986)

①临床标准　具有膝痛并具备以下 6 项中至少 3 项,可诊断为膝骨关节炎。

A. 年龄≥50 岁;B. 晨僵<30 分钟;C. 骨摩擦感;D. 骨压痛;E. 骨性肥大;F. 膝触之不热。

②临床加放射学标准　具有膝痛和骨赘,并具备以下 3 项中至少 1 项,可诊断为膝骨关节炎。

A. 年龄≥40 岁;B. 晨僵<30 分钟;C. 骨摩擦感。

(3)髋骨关节炎分类标准(1991)　临床加放射学标准:具有髋痛,并具备以下 3 项中至少 2 项。

①血沉≤20mm/h;②X 线示股骨头和/或髋臼骨赘;③X 线示髋关节间隙狭窄。

4. 治疗

(1)控制症状药物　①非甾体抗炎药既可止痛,又可抗炎,是最常用的控制骨关节炎的药物。②对乙酰氨基酚疗效有限,不良反应多,不作为首选药物。③不宜全身使用糖皮质激素,但对于急性发作的剧烈疼痛、夜间痛、关节积液的严重病例,激素关节内注射能迅速缓解症状,疗效持续数周至数月。

(2)改善病情药物及软骨保护剂　包括硫酸氨基葡萄糖酸和关节内注射透明质酸等。

(3)手术治疗　对于关节疼痛已严重影响日常生活、非手术治疗无效者,可行关节置换术。

A. 青霉素　　B. 甲氨蝶呤　　C. 环孢素 A
D. 泼尼松　　E. 氨基葡萄糖

【例 19】上述药物中,治疗类风湿关节炎首选的改善病情抗风湿药是

【例 20】上述药物中,治疗骨关节炎的常用药是(2020)

六、痛风

痛风是单钠尿酸盐沉积在关节所致的晶体性关节炎,其发病基础是嘌呤代谢中尿酸生成过多和/或尿酸排泄障碍导致的高尿酸血症。临床期表现为反复发作性急性关节炎、慢性痛风石性关节炎等,严重者可出现关节破坏、肾功能损害,常伴发高脂血症、高血压病、糖尿病、动脉硬化及冠心病。

1. 临床表现

痛风好发于 40 岁以上男性,女性多在围绝经期后发病,常有家族遗传史。

(1)临床前期　仅有波动性或持续性高尿酸血症及单钠尿酸盐沉积,持续时间可达数年甚至终身。

(2)急性关节炎期及间歇期　①多在午夜或清晨突然起病,关节剧痛,数小时内出现受累关节红、肿、热、痛和功能障碍;②单侧第 1 跖趾关节最常见;③发作呈自限性,多于 2 周内自行缓解;④可伴高尿酸血症;⑤关节液或痛风石中发现尿酸盐结晶;⑥秋水仙碱治疗可迅速缓解症状;⑦可有发热等。

(3)痛风石及慢性关节病期　痛风石是痛风的特征性表现,好发于耳郭,也常见于关节周围、鹰嘴、跟腱等处。慢性关节炎常表现为受累关节非对称性不规则肿胀、疼痛,关节内大量痛风石沉积。

(4)肾脏病变　主要表现为痛风性肾病、尿酸性肾石病、急性肾衰竭。

2. 诊断

(1)高尿酸血症　血尿酸>420μmol/L,可诊断为高尿酸血症。

(2)痛风　如出现特征性关节炎表现,应考虑为痛风性关节炎。关节腔穿刺获得的滑液、关节镜下获得的滑膜组织或痛风石标本,经偏振光显微镜发现呈针形的尿酸盐结晶是痛风诊断的金标准,可以确

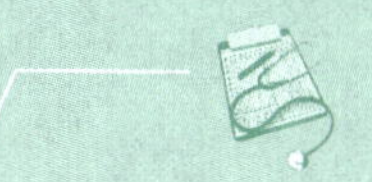

诊。急性关节炎期诊断困难者,行秋水仙碱试验性治疗有诊断意义。

【例21】急性痛风关节炎的主要临床特点不包括

A. 常伴高尿酸血症　　B. 秋水仙碱治疗可迅速缓解关节炎症状
C. 疼痛剧烈,初次发作常呈自限性　　D. 单侧第一掌指关节肿痛最为常见
E. 在偏振光显微镜下,关节液内发现呈双折光的针形尿酸盐结晶(2019)

【例22】男,32岁。多次于饮酒后关节红肿疼痛发作,累及的关节包括第一跖趾关节、踝或膝关节。该患者最可能出现的检查结果是

A. 血尿酸水平升高　　B. X线片示骶髂关节炎　　C. 血HLA-B27(+)
D. 尿渗透压降低　　E. 关节腔穿刺液呈脓性(2017)

3. 治疗

(1)非药物治疗　①限酒;②减少高嘌呤食物摄入;③防止剧烈运动或突然受凉;④减少富含果糖饮料摄入;⑤足量饮水(>2000ml/d);⑥控制体重;⑦增加新鲜蔬菜摄入;⑧规律饮食和作息;⑨规律运动;⑩禁烟。

(2)急性痛风关节炎的治疗　以下三类药物是急性痛风性关节炎的一线治疗药物,应早期使用。急性发作期不进行降尿酸治疗,但已服用降尿酸药物者不需停用,以免引起血尿酸波动。

①非甾体抗炎药　可有效缓解痛风性关节炎症状,常用药物有吲哚美辛、双氯芬酸、依托考昔等。

②秋水仙碱　是治疗急性发作的特效药,因其毒性作用大,现已少用。

③糖皮质激素　治疗急性痛风有明显疗效,常用于不能耐受秋水仙碱、非甾体抗炎药或肾衰竭者。

(3)发作间歇期和慢性期的处理　对急性痛风关节炎频繁发作(>2次/年),有慢性痛风关节炎或痛风石的病人,应行降尿酸治疗。治疗目标是血尿酸<6mg/dl并长期维持。

①抑制尿酸合成的药物　别嘌醇通过抑制黄嘌呤氧化酶,使尿酸生成减少。

②增加尿酸排泄的药物　可抑制尿酸经肾小管重吸收,增加尿酸排泄,降低血尿酸水平。主要用于尿酸排泄减少型、别嘌醇疗效不佳者。常用药物为苯溴马隆、丙磺舒等。有尿酸结石者不宜使用。

③碱化尿液　碳酸氢钠可碱化尿液,使尿酸不易在尿中积聚形成结晶。

【例23】男,50岁。反复发作第一跖趾关节红、肿、热、痛2年。常于饮酒后出现,每次持续1周左右。既往双肾结石病史3年,高脂血症5年。实验室检查:血尿酸630μmol/L,血肌酐96mol/L。不宜使用的药物是

A. 布洛芬　　B. 苯溴马隆　　C. 糖皮质激素
D. 别嘌醇　　E. 秋水仙碱(2024)

【例24】男,34岁。1天前食用海鲜后出现左侧第一跖趾关节红、肿、热、痛。既往身体健康。血尿酸523μmol/L。不适合单独使用的药物是

A. 芬必得　　B. 糖皮质激素　　C. 秋水仙碱
D. 别嘌醇　　E. 依托考昔(2024)

▶▶常考点　类风湿关节炎和SLE的临床表现,辅助检查,治疗;痛风的特点。

参考答案——详细解答见《2025国家临床执业及助理医师资格考试历年考点精析(上、下册)》

1. ABCDE　2. ABCDE　3. ABCDE　4. ABCDE　5. ABCDE　6. ABCDE　7. ABCDE
8. ABCDE　9. ABCDE　10. ABCDE　11. ABCDE　12. ABCDE　13. ABCDE　14. ABCDE
15. ABCDE　16. ABCDE　17. ABCDE　18. ABCDE　19. ABCDE　20. ABCDE　21. ABCDE
22. ABCDE　23. ABCDE　24. ABCDE

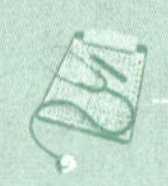

第 32 章　急性中毒与中暑

考纲要求

①中毒概述。②急性有机磷农药中毒。③急性一氧化碳中毒。④中暑。

复习要点

一、中毒概述

1. 概念

进入人体的化学物质达到中毒量,导致组织和器官损害而引起的全身性疾病称为中毒。

2. 病因

(1)职业中毒　在生产过程中,接触有毒的原料、中间产物、成品,不注意防护,可发生中毒。

(2)生活中毒　误食、意外接触毒物、用药过量、自杀或谋害等情况下,过量毒物进入人体可引起中毒。

3. 发病机制

(1)局部刺激和腐蚀作用　强酸或强碱通过此机制可使细胞变性坏死。

(2)引起机体组织和器官缺氧　如 CO、硫化氢、氰化物中毒等,易发生脑组织和心肌的中毒损伤。

(3)对机体的麻醉作用　亲脂性强的毒物易通过血脑屏障,进入脑组织,抑制其功能。

(4)抑制酶的活力　有机磷农药可抑制胆碱酯酶,氰化物可抑制细胞色素氧化酶。

(5)干扰细胞或细胞器的功能　如 CCl_4 可转化为三氯甲烷自由基,使线粒体及内质网变性坏死。

(6)竞争相关受体　如阿托品过量时通过竞争性阻断毒蕈碱受体产生毒性作用。

4. 临床表现

系统	临床表现
皮肤黏膜	灼伤——强酸、强碱、甲醛、苯酚等灼伤皮肤及口腔黏膜 发绀——亚硝酸盐、苯胺、硝基苯中毒可出现发绀 黄疸——毒蕈、鱼胆、CCl_4 中毒损害肝脏可出现黄疸
眼部表现	瞳孔扩大见于阿托品、莨菪碱中毒;瞳孔缩小见于有机磷、氨基甲酸酯中毒
神经系统	昏迷见于催眠镇静剂、农药、CO 中毒;谵妄见于阿托品、乙醇、抗组胺药中毒;肌纤维颤动见于有机磷农药、异烟肼、丙烯酰胺、铅中毒;惊厥见于窒息性毒物、异烟肼中毒;瘫痪见于蛇毒、三氧化二砷、钡剂中毒;精神失常见于 CO、二硫化碳、酒精、阿托品、有机溶剂、抗组胺药中毒
呼吸系统	呼出气味——乙醇中毒有酒味,氰化物中毒有苦杏仁味,有机磷中毒为蒜味 呼吸加快见于水杨酸类、甲醇中毒;呼吸减慢见于催眠药、吗啡中毒 肺水肿见于刺激性气体、有机磷杀虫药、百草枯等中毒
循环系统	心律失常——洋地黄、拟肾上腺素药、三环类抗抑郁药、氨茶碱等中毒 心脏骤停——心肌毒性作用(洋地黄、奎尼丁)、缺氧(CO 中毒)、严重低钾血症
泌尿系统	肾小管堵塞(砷化氢中毒)、肾缺血、肾小管坏死(头孢菌素、氨基糖苷类)

【例 1】某化工厂工人,在一次事故中出现头痛、胸闷、心悸、震颤等症状急诊住院。查体:皮肤黏膜呈樱桃

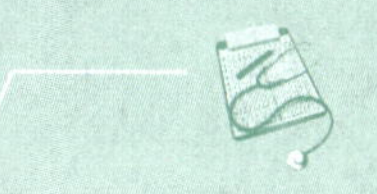

红色，呼出气中有苦杏仁味，疑为急性职业中毒。最可能的毒物是

A. 一氧化碳　　B. 硫化氢　　C. 砷化氢
D. 苯胺　　E. 氰化物(2023)

【例 2】呼吸呈蒜味的毒物是

A. 阿托品　　B. 地西泮　　C. 酒精
D. 有机磷农药　　E. 亚硝酸盐(2022)

5. 诊断

通常根据接触史、临床表现、实验室毒物检查分析进行诊断。

6. 治疗与预防

(1)急性中毒的治疗

①终止继续暴露毒物　立即将病人撤离中毒现场，转移到空气新鲜的地方；脱去污染衣物；用温水或肥皂水清洗皮肤和毛发上的毒物；用清水彻底冲洗清除眼内毒物。特殊清洗液如下。

毒物种类	特殊清洗液
碱性毒物(氨水、氨、NaOH、Na_2CO_3、硅酸钠)	弱酸(2%醋酸、3%硼酸、1%枸橼酸溶液)
酸性毒物(有机磷、甲醛、氯化锌、汽油、CCl_4、硫酸二甲酯)	5%碳酸氢钠或肥皂水+大量清水冲洗
黄磷、磷化锌	1%碳酸钠溶液
苯类(苯酚、溴苯、硝基苯、苯胺、二硫化碳)	10%酒精

②清除体内尚未被吸收的毒物　包括催吐、洗胃、吸附、导泻、灌肠等。

A. 催吐　用于意外中毒不能洗胃者。对于清醒、合作的经口摄入中毒者，可考虑催吐法。

B. 洗胃　应尽快洗胃，特殊洗胃液如下。

毒物种类	洗胃液	毒物种类	洗胃液
阿司匹林、草酸	0.3%氧化镁	砷、硝酸银、溴化物及不明原因中毒	清水或生理盐水
河豚、生物碱	10%活性炭悬浮液	催眠剂、镇静剂、阿片类、烟碱、氰化物	1/5000 高锰酸钾
硫黄	液体石蜡	有机磷杀虫药、苯、铊、汞、硫、铬、硫酸亚铁、磷	2%碳酸氢钠
碘、碘化物	10%面糊	阿片类、士的宁、氰化物、高锰酸钾	0.3%H_2O_2
氯化钡、碳酸钡	5%硫酸钠	腐蚀性毒物、硫酸铜、铬酸盐	鸡蛋清

对硫磷(1605)中毒禁用 1/5000 高锰酸钾洗胃，因对硫磷经高锰酸钾氧化可转化为对氧磷，后者对乙酰胆碱酯酶的抑制作用比对硫磷强 300 倍。敌百虫中毒禁用 2%碳酸氢钠溶液洗胃，因碱性溶液能使敌百虫转变为毒性更强的敌敌畏。强酸(硫酸、硝酸、盐酸、石炭酸)中毒禁用 2%碳酸氢钠溶液洗胃，因后者遇酸后生成二氧化碳，使胃肠道充气膨胀，有致穿孔的危险。

最常用的洗胃液是温开水。临床上应根据进入胃内毒物种类的不同，选用不同的洗胃液。

胃黏膜保护剂	吞服腐蚀性毒物时，用牛奶、蛋清、米汤、植物油等保护胃黏膜
溶剂	口服脂溶性毒物(汽油、煤油)时，先用液体石蜡 150~200ml，使其溶解不被吸收，然后洗胃
活性炭吸附剂	能吸附多种毒物。不能被活性炭很好吸附的毒物有乙醇、铁、锂等
中和剂	强酸中毒可用弱碱(镁乳、氢氧化铝凝胶)中和，强碱中毒可用弱酸(食醋、果汁)中和
沉淀剂	有些化学物质可与毒物作用，生成溶解度低、毒性小的物质，因而用作洗胃剂
解毒药剂	解毒药与体内存留毒物起中和、氧化、沉淀等化学作用，使毒物失去毒性

C. 吸附　活性炭是强力吸附剂，能吸附多种毒物，应在摄毒1小时内使用。

D. 导泻　不宜使用油脂类泻药，以免促进脂溶性毒物的吸收。洗胃或给予活性炭后，灌入泻药，常用导泻药有甘露醇、山梨醇、硫酸镁、硫酸钠等。硫酸镁吸收过多，可导致镁离子对中枢神经系统的抑制作用，故肾功能不全、呼吸衰竭、昏迷、磷化锌或有机磷中毒晚期不宜使用。

E. 灌肠　用于口服中毒6小时以上、导泻无效、抑制肠蠕动毒物中毒者。

③促进已吸收毒物的排出　包括强化利尿、改变尿液酸碱度、供氧、血液净化等。

④使用特殊的解毒剂　各种常考的特殊解毒剂如下表。

中毒种类	特殊解毒剂
重金属中毒	依地酸钙钠——铅中毒；二巯丙醇——砷、汞、锑中毒 二巯丙磺钠——砷、汞、锑、铜中毒；二巯丁二钠——汞、锑、铜、铅中毒
高铁血红蛋白血症	亚硝酸盐、苯胺、硝基苯等中毒引起者，使用小剂量美蓝(亚甲蓝)
氰化物中毒	亚硝酸异戊酯吸入→亚硝酸钠静脉注射→硫代硫酸钠静脉注射
乙二醇和甲醇中毒	甲吡唑和乙醇
磺酰脲类中毒	奥曲肽
β受体拮抗药、钙通道阻滞药中毒	高血糖素
阿片类、地西泮、酒精中毒	纳洛酮
苯二氮䓬类中毒	氟马西尼
有机磷农药中毒	阿托品、碘解磷定

(2)慢性中毒的治疗　包括解毒、对症治疗等。

(3)预防　加强防毒宣传和管理，预防化学性食物中毒，防止误食毒物，预防地方性中毒病。

【例3】男性，30岁，电镀工。工作半小时后突然出现头痛、头晕、乏力，伴恶心、呕吐。入院诊断为轻度氰化物中毒，该患者最适合的治疗措施是

A. 吸氧　　B. 静脉注射葡萄糖　　C. 对症治疗

D. 心肺复苏　　E. 静脉注射亚硝酸钠和硫代硫酸钠(2024)

【例4】治疗口服中毒时最常用的吸附剂是

A. 树脂　　B. 食用油　　C. 牛奶

D. 活性炭　　E. 鸡蛋清(2020)

【例5】女，20岁。半小时前口服敌敌畏20ml。查体：体温36.5℃，脉搏65次/分，呼吸18次/分，血压135/78mmHg。烦躁不安，口吐白沫，全身皮肤潮湿，呼气有明显大蒜味。除给予阿托品和解磷定外，目前还应给予的治疗措施是

A. 机械通气　　B. 静脉注射甘露醇　　C. 洗胃

D. 催吐　　E. 口服地西泮(2024)

二、急性有机磷杀虫药中毒

1. 中毒机制

乙酰胆碱是胆碱能神经释放的神经递质，传递信息后可被乙酰胆碱酯酶所降解。有机磷杀虫药(也称有机磷农药)进入机体后，可抑制乙酰胆碱酯酶活性，造成乙酰胆碱在体内大量堆积，导致毒蕈碱样症状、烟碱样症状和中枢神经系统症状。胆碱能神经包括副交感节前纤维、副交感节后纤维、交感节前纤维、支配汗腺分泌和血管收缩的交感节后纤维、支配横纹肌的运动神经、中枢神经元的突触。

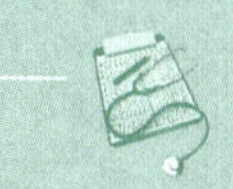

2. 临床表现

(1)毒蕈碱样症状(M 样症状)　为副交感神经末梢过度兴奋所致,其症状与阿托品作用相反。

	阿托品作用	M 样症状		阿托品作用	M 样症状
眼	眼干无泪	流泪	鼻	无涕	流涕
口	口干	口吐白沫、流涎	皮肤	干燥	多汗
大便	干燥、便秘	失禁	小便	潴留	失禁
支气管	分泌物少	分泌物多、支气管痉挛	胃肠	蠕动慢	蠕动快
瞳孔	散大	缩小(针尖大)	心率	增快	减慢

记忆:①阿托品的作用是使所有有孔通道(眼、鼻、口、皮肤、尿道、肛门、呼吸道)分泌减少;M 样症状相反。
②瞳孔、心率不同,可记忆为我们平常说哪个男生看到喜欢的女生,总是形容他"阿托品化"——瞳孔散大、心率加快、颜面潮红。

(2)烟碱样(N 样)症状　在横纹肌神经肌肉接头处乙酰胆碱蓄积过多,出现肌颤、全身肌强直性痉挛,也可导致呼吸肌麻痹。交感神经节节后纤维末梢释放儿茶酚胺,表现为血压增高和心律失常。

(3)中枢神经系统症状　如头痛、头晕、烦躁不安、谵妄、抽搐、昏迷。

(4)局部损害　部分病人接触有机磷杀虫药后发生过敏性皮炎、剥脱性皮炎、皮肤水疱;污染眼部时,出现结膜充血、瞳孔缩小等。

【例 6】有机磷农药中毒的临床表现中属于毒蕈碱样作用的是
A. 心动过速　　B. 支气管平滑肌痉挛　　C. 肌肉震颤
D. 昏迷,酣睡　　E. 肌无力(2021)

【例 7】女性,55 岁。1 小时前口服农药"乐果"50ml,半小时后出现腹痛、恶心、呕吐、昏迷,呕吐物有大蒜味。还可能出现的临床表现为
A. 瞳孔缩小　　B. 尿潴留　　C. 出汗减少
D. 气道分泌物减少　　E. 唾液分泌减少(2022)

3. 辅助检查

(1)血胆碱酯酶活性测定　血胆碱酯酶活性是诊断有机磷杀虫药中毒的特异性指标。正常人胆碱酯酶活性为 100%,轻度中毒 50%~70%,中度中毒 30%~50%,重度中毒<30%。

(2)尿中有机磷杀虫药代谢物测定　在体内,对硫磷和甲基对硫磷氧化分解为对硝基酚,敌百虫代谢为三氯乙醇。尿中检测出对硝基酚或三氯乙醇有助于诊断上述毒物中毒。

4. 诊断、鉴别诊断与分级

(1)诊断　根据有机磷杀虫药接触史,结合临床表现(呼出气多有大蒜味、瞳孔缩小、多汗、肌纤维颤动、意识障碍等),一般可作出诊断。如监测全血胆碱酯酶活性降低,更可确诊。

(2)鉴别诊断　本病需与中暑、急性胃肠炎、乙型脑炎、拟除虫菊酯等中毒等相鉴别。

(3)急性中毒诊断分级　急性有机磷杀虫药中毒分为轻、中、重三度。

	临床表现	胆碱酯酶活性
轻度中毒	仅有 M 样症状	50%~70%
中度中毒	M 样症状+N 样症状出现	30%~50%
重度中毒	M 样症状+N 样症状+肺水肿、抽搐、昏迷,呼吸肌麻痹和脑水肿	<30%

【例 8】女性,22 岁。口服不详农药 60ml 后,呕吐,流涎,走路不稳,视物模糊,呼吸困难,口中有大蒜样气味。最重要的实验室检查是

A. 血液胆碱酯酶活性　　B. 血电解质　　C. 尿中磷分解产物检测
D. 肝、肾功能检查　　E. 血气分析(2020)

【例 9】可判断有机磷杀虫药中毒的严重程度并指导治疗最有意义的是
A. 血胆碱酯酶活性　　B. 血氧分压　　C. 心率
D. 瞳孔大小　　E. 肺部湿啰音(2018)

5. 治疗

(1)迅速清除毒物　立即将病人撤离中毒现场,彻底清除未被机体吸收入血的毒物,如迅速脱去污染衣服,用肥皂水清洗污染的皮肤、毛发和指甲。口服中毒者,用清水、2%碳酸氢钠溶液洗胃(敌百虫中毒者禁用),或用 1/5000 高锰酸钾溶液洗胃(对硫磷中毒者禁用)。

(2)紧急复苏　有机磷中毒者常死于肺水肿、呼吸肌麻痹、呼吸衰竭,因此应采取复苏措施。

(3)解毒药的应用　常用的特效解毒药有胆碱酯酶复活药、胆碱受体拮抗药。

①胆碱酯酶复活药　能恢复胆碱酯酶活性,有效解除烟碱样毒性作用,对 M 样症状和中枢性呼吸抑制作用无明显影响。常用药物包括氯解磷定(首选)、碘解磷定(次选)、双复磷等。

②胆碱受体拮抗药　常用药物为阿托品,能与乙酰胆碱争夺胆碱受体,拮抗乙酰胆碱的作用。阿托品对缓解毒蕈碱样症状、中枢神经系统症状均有效。可根据病情调整阿托品的剂量,达阿托品化后应减量或停用;阿托品中毒者应停用阿托品。

A. 阿托品化表现　瞳孔较前扩大,口干,皮肤干燥,心率增快(90~100 次/分),肺部湿啰音消失。

B. 阿托品中毒表现　瞳孔明显扩大、神志模糊、烦躁不安、抽搐、昏迷、尿潴留。

(4)对症治疗　重度有机磷中毒常有多种并发症,如酸中毒、低钾血症、严重心律失常、脑水肿等。

【例 10】男,30 岁。服毒自杀,被发现后急送医院。查体:昏迷状态,呼吸急促,皮肤湿冷,双侧瞳孔如针尖大小。使用阿托品治疗后,提示治疗效果不满意的指标是
A. 颜面潮红　　B. 口干、皮肤干燥　　C. 心率加快
D. 瞳孔大小无变化　　E. 肺部啰音减少(2018)

A. 阿托品　　B. 解磷定　　C. 美解眠
D. 尼可刹米　　E. 甘露醇

【例 11】解除有机磷中毒时烟碱样毒性作用,首选
【例 12】解除有机磷中毒时毒蕈碱样毒性作用,首选

三、急性一氧化碳中毒

在生产和生活环境中,含碳物质不完全燃烧可产生一氧化碳(CO)。CO 是无色、无臭和无味气体。吸入过量 CO 引起的中毒称急性 CO 中毒,俗称煤气中毒。

1. 发病机制

一氧化碳中毒主要引起组织缺氧。一氧化碳进入人体后,85%与血液中血红蛋白结合,形成稳定的 COHb。COHb 不能携带氧,且不易解离,从而导致组织缺氧。最易受损的器官是大脑和心脏。

2. 临床表现

	轻度中毒	中度中毒	重度中毒
血液 COHb	10%~30%	30%~40%	40%~60%
临床表现	头痛、头晕、恶心、呕吐、心悸、四肢无力、心绞痛	胸闷、气短、呼吸困难、幻觉、判断力降低、运动失调、口唇黏膜呈樱桃红色	昏迷、呼吸抑制、肺水肿、心律失常、心衰、视盘水肿
预后	氧疗后症状很快消失	氧疗后可恢复正常,无并发症	可呈去皮质综合征状态

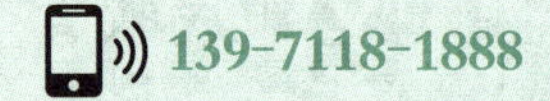

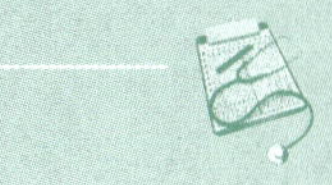

【例 13】一氧化碳中毒时,最容易损害的器官或组织是

A. 眼睛　　B. 外周神经　　C. 肝

D. 肾　　E. 脑(2018、2022)

【例 14】一氧化碳中毒患者,口唇可呈现的颜色为

A. 苍白　　B. 深红　　C. 樱桃红色

D. 青紫　　E. 青黑(2024)

【例 15】不属于急性一氧化碳中度中毒的临床表现是

A. 口唇呈樱桃红色　　B. 运动失调　　C. 视物模糊

D. 肺水肿　　E. 判断力降低(2019)

3. 辅助检查

(1)血液 COHb 测定　有助于确诊一氧化碳中毒,判断病情严重程度。

(2)脑电图检查　可见弥漫性低幅慢波,与缺氧性脑病进展相平行。

(3)头部 CT 检查　脑水肿时可见脑部有病理性密度减低区。

4. 诊断

根据吸入较高浓度 CO 的接触史、临床表现及血液 COHb 测定的结果,多可确诊。

5. 治疗

(1)终止 CO 吸入　迅速将病人转移到空气新鲜处,终止 CO 吸入。休息,保暖,保持呼吸道通畅。

(2)氧疗　吸氧,高压氧舱治疗。

(3)重要器官功能支持　CO 中毒者应给予 100%氧治疗,直至症状消失及 COHb 浓度降至 10%以下。

(4)防治脑水肿　严重中毒后脑水肿在 24~48 小时发展到高峰,可给予 20%甘露醇脱水治疗。

(5)防治并发症和后发症

6. 预防

加强预防 CO 中毒的宣传。我国规定车间空气中 CO 最高容许浓度为 $30mg/m^3$。

注意:①急性 CO 中毒=CO 接触史+昏迷+口唇樱桃红。

②急性 CO 中毒治疗首选停止吸入 CO+氧疗(尤其高压氧舱)。

【例 16】重症一氧化碳中毒患者的最有效治疗措施是

A. 鼻导管间断低流量吸氧　　B. 高压氧舱治疗　　C. 吸入纯氧

D. 鼻导管持续低流量吸氧　　E. 面罩吸氧

四、中暑

中暑是在暑热天气、湿度大及无风环境中,患者因体温调节中枢功能障碍、汗腺功能衰竭和水、电解质丧失过多而出现相关临床表现的疾病。

1. 病因

(1)主要原因　大气温度升高(>32℃)、湿度较大(>60%)、对高温环境不能充分适应及工作时间长、剧烈运动,又无充分防暑降温措施时,极易发生中暑。此外,在室温较高而无空调时,肥胖、营养不良、老年体弱、慢性疾病病人更易发生中暑。

(2)促使中暑的原因　环境温度过高,人体产热增加,散热障碍,汗腺功能障碍等。

2. 临床表现

(1)热痉挛　在高温环境下剧烈活动,大量出汗和饮用低张液体后,出现头痛、头晕和肢体、腹壁肌群痛性痉挛,肢体活动受限,数分钟缓解,无明显体温升高,无神志障碍。实验室检查:血钠、氯化物降低,尿肌酸增高。热痉挛可为热射病的早期表现。

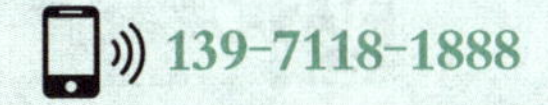

(2)**热衰竭** 常发生于老年人、儿童和慢性疾病病人,是严重热应激时,体液和体内钠丢失过多引起循环容量不足所致。表现为多汗、疲乏、无力、头晕、头痛、恶心、呕吐、肌痉挛,心率明显增快、直立性低血压、晕厥。中心体温不超过 40℃,无神志障碍。血细胞比容增高,高钠血症,轻度氮质血症,肝功能异常。热衰竭可以是热痉挛和热射病的中介过程,如不治疗可发展为热射病。

(3)**热射病** 主要表现为高热(直肠温度≥41℃)和神志障碍。早期受损器官依次为脑、肝、肾和心脏。根据病人发病时的状态和发病机制不同,热射病可分为劳力性和非劳力性两种类型。

①劳力性热射病 为内源性产热过多所致,多见于青壮年,从事剧烈活动或体力劳动数小时后发病,常表现为大量出汗,心率增快,脉压增大,可发生横纹肌溶解、急性肾衰竭、肝衰竭、DIC、MODS,病死率高。

②非劳力性热射病 为体温调节功能障碍、散热减少所致,多见于居住环境拥挤、通风不良的城市老年体衰居民。病人无汗,皮肤干热发红。病初表现为行为异常或痫性发作,继而出现谵妄、昏迷、瞳孔对称缩小,严重者出现低血压、休克、心律失常、心力衰竭、肺水肿、脑水肿、肾衰竭、DIC,通常在 24 小时内死亡。

3. 诊断

在炎热夏季热浪期,遇有体温过高伴昏迷的病人,首先应考虑中暑的可能。

4. 处理原则

(1)**降温治疗** 快速降温是治疗的基础,应在"黄金半小时内"将病人体温降至 39℃。

(2)**并发症治疗** 包括昏迷的处理、液体复苏、多器官衰竭的对症支持治疗。

【例 17】中暑的常见病因是

A. 高温环境　　B. 代谢增强　　C. 散热增强
D. 排汗功能亢进　　E. 体温过高(2024)

【例 18】男,19 岁。在烈日下打篮球 1 小时,大汗后出现头痛、头晕、胸痛、心悸、恶心,并有腹肌疼痛。T38.3℃,P108 次/分,BP90/60mmHg,神志清楚,面色潮红,双肺未闻及干、湿啰音,心律齐。最可能的诊断是

A. 热痉挛　　B. 热衰竭　　C. 热射病
D. 低血糖　　E. 脱水(2020)

【例 19】工人,38 岁。在烧制车间连续工作 4 小时。感头痛、腹痛、呕吐、晕厥、抽搐 10 分钟。体格检查:体温 40.1℃,脉搏 120 次/分,呼吸 21 次/分,血压 110/75mmHg,浅昏迷,心、肺未见异常,腹软,无压痛、反跳痛。颅脑 CT 检查未见明显异常。最可能的诊断是

A. 热射病　　B. 热痉挛　　C. 热衰竭
D. 中暑先兆　　E. 癫痫发作(2024)

【例 20】男,26 岁。在气温 34℃时,负重跑步 5 公里后突发意识不清伴痉挛、抽搐 2 小时。查体:T41.5℃,P166 次/分,R28 次/分,BP100/42mmHg,瞳孔等大等圆,心尖部第一心音低钝,四肢肌张力高。最关键的治疗措施是

A. 氧疗　　B. 甘露醇　　C. 应用抗癫痫药物
D. 应用镇静药　　E. 降温治疗(2017)

常考点 急性中毒的急救原则;有机磷中毒的 M 样、N 样症状的区分及治疗;中暑的诊断。

参考答案——详细解答见《2025 国家临床执业及助理医师资格考试历年考点精析(上、下册)》

1. ABCDE　2. ABCDE　3. ABCDE　4. ABCDE　5. ABCDE　6. ABCDE　7. ABCDE
8. ABCDE　9. ABCDE　10. ABCDE　11. ABCDE　12. ABCDE　13. ABCDE　14. ABCDE
15. ABCDE　16. ABCDE　17. ABCDE　18. ABCDE　19. ABCDE　20. ABCDE

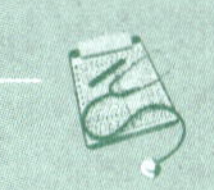

第十四篇　外科学

第1章　无菌术

▶考纲要求

①手术器械、物品的灭菌、消毒法。②手术人员和病人手术区域的准备。③手术进行中的无菌原则。④手术室的管理。

▶复习要点

一、手术器械、物品的灭菌、消毒法

方法	条件	适用范围	备注
高压蒸汽灭菌法	①下排气式(102.9kPa,121℃,敷料30分钟,器械20分钟);②预真空(205.8kPa,132~134℃,4分钟)	大多数能耐高温的医用物品:手术器械、消毒衣巾、布类敷料	最常用,效果可靠 能杀灭包括细菌芽胞在内的一切微生物
化学气体灭菌法	环氧乙烷气体法:37~63℃,1~6小时 过氧化氢:45~65℃,28~75分钟 低温甲醛:50~80℃,30~60分钟	不耐高温、湿热的医疗材料如电子仪器、光学仪器、内镜、心导管、导尿管、橡胶制品	包括环氧乙烷气体法、过氧化氢等离子体低温法、甲醛蒸汽灭菌法
煮沸法	杀灭细菌:100℃、15~20分钟 杀灭带芽胞的细菌:100℃、60分钟 压力锅:127.5kPa、124℃、10分钟	金属器械 玻璃制品 橡胶类物品	简单易行,效果肯定 在部分基层医疗单位或急救场合采用
药液浸泡法	2%戊二醛浸泡30分钟消毒、10小时灭菌;其他浸泡液包括10%甲醛、70%酒精、1∶1000苯扎溴铵、1∶1000氯己定	锐利手术器械、内镜等还可采用化学药液浸泡达到消毒目的	应注意消毒与灭菌的浸泡时间并不相同
干热灭菌法	最短灭菌时间为160℃2小时,170℃1小时,180℃30分钟	玻璃、粉剂、油剂等物品的灭菌	耐热不耐湿,蒸汽或气体不能穿透物品灭菌
电离辐射法	采用^{60}Co释放的γ射线或者加速器产生的电子射线起到灭菌作用	无菌医疗耗材、某些药品如一次性注射器、丝线的灭菌	属于工业灭菌法

二、手术人员和病人手术区域的准备

1. 手术人员的术前准备

(1)**一般准备**　手术人员进入手术室后,先要换穿手术室准备的清洁鞋和衣裤,戴好帽子和口罩。

(2)外科手消毒 手臂的消毒包括清洁和消毒两个步骤。先用皂液或洗手液,按“六步洗手法”彻底清洗手臂,然后用消毒剂作皮肤消毒。目前常用的手消毒剂有乙醇、异丙醇、氯己定、碘伏等。消毒方法有刷手法、冲洗法和免冲洗法。刷手法按一定顺序刷洗手臂 3 分钟,可达到外科手消毒标准。

(3)穿衣戴手套 手臂消毒完成后,需要按无菌术的要求,穿上无菌手术衣,戴无菌手套。

2. 病人手术区的准备

(1)目的 病人皮肤表面存在暂居菌和常居菌。这些细菌进入切开的组织,可能导致感染。病人手术区准备的目的是清除手术切口处及其周围皮肤上的暂居菌,并抑制常居菌的移动。

(2)消毒规范 涂擦消毒剂时,应由手术区中心部向四周涂擦,如为感染部位手术,或肛门区手术,则应从手术区外周涂向感染处或会阴肛门处。手术区皮肤消毒范围要包括手术切口周围 15cm 的区域。

三、手术进行中的无菌原则

(1)手术人员无菌区的规定 手术人员穿无菌手术衣和戴无菌手套之后,个人的无菌空间为肩部以下、腰部以上的身前区(至腋中线)、双侧手臂。手术台及器械推车铺设无菌单后,台面范围属于无菌区。

(2)器械的传递 不可在手术人员的背后传递器械或物品。

(3)更换手套 手术中如手套破损或接触到有菌的地方,应更换无菌手套。如果前臂或肘部触碰到有菌地方,应更换无菌手术衣或加套无菌袖套。如果无菌巾、布单已被浸湿,其无菌隔离作用已不再完整,应加盖干的无菌布单。

(4)清点物品 手术开始前要清点器械、敷料。手术结束时,检查胸、腹等体腔,待核对器械、敷料数无误后,才能关闭切口,以免异物遗留腔内,产生严重后果。

(5)切开空腔脏器 切开空腔脏器前,要先用纱布垫保护周围组织,以防止或减少污染。

(6)同侧手术人员的换位 在手术过程中,同侧手术人员如需调换位置,一人应先退一步,背对背地转身到达另一位置,以防触及对方背部非无菌区。

(7)参观人员 参观手术的人员不能太多,应与手术人员和无菌器械台保持 30cm 以上的距离,尽量减少在手术间的走动。

四、手术室的管理

(1)手术室的建筑布局 应当遵守医院感染预防与控制的原则,做到布局合理、分区明确、标识清楚,符合功能流程合理和洁污区域分开的基本原则。

(2)遵守各项制度 进入手术室的工作人员应严格遵守手术室的各项制度,如更衣更鞋制度、参观制度、病人安全管理制度、查对制度、仪器设备使用制度等。

(3)手术安排 一天内同一手术间有多个手术,安排时要遵循先做无菌手术后做污染手术的原则。

(4)工作区域消毒 手术室的工作区域,应当每 24 小时清洁消毒一次。

▶常考点 2024 年新增考点。

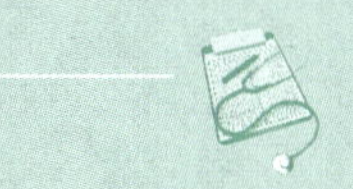

第 2 章　外科病人的体液和酸碱平衡失调

▶考纲要求

①水和钠的代谢紊乱。②低钾血症。③高钾血症。④代谢性酸中毒。⑤代谢性碱中毒。

▶复习要点

一、水和钠的代谢紊乱

在细胞外液中，水和钠的关系非常密切，脱水常伴有血钠和渗透压的变化。根据其伴有的血钠和渗透压变化，脱水可分为等渗性脱水、低渗性脱水、高渗性脱水三种类型。

脱水类型	丢失成分	血浆渗透压	典型病症	临床表现	实验室检查
低渗性脱水	失钠>失水	<280mOsm/(kg·H_2O)	慢性肠梗阻	神志差，不渴	血钠降低
高渗性脱水	失水>失钠	>310mOsm/(kg·H_2O)	食管癌梗阻	口渴	血钠增高
等渗性脱水	等比例丢失钠、水	正常	肠瘘	舌干，不渴	血液浓缩，血钠正常

1. 低渗性脱水

低渗性脱水又称慢性脱水或继发性脱水。即细胞外液减少合并低血钠，特点是 Na^+丢失多于失水，血清 Na^+浓度<130mmol/L，血浆渗透压<280mOsm/(kg·H_2O)，伴有细胞外液量减少。

(1)病因　①大量消化液丢失而只补充水，这是最常见的原因，如反复呕吐、长期胃肠减压、慢性肠梗阻；②大创面慢性渗液；③长期连续应用排钠性利尿剂，如依他尼酸；④等渗性脱水治疗时补充水分过多。

(2)临床表现　随缺钠程度而不同。根据缺钠程度，低渗性脱水分为轻、中、重三度。

	轻度缺钠	中度缺钠	重度缺钠
血钠水平	130～<135mmol/L	120～<130mmol/L	<120mmol/L
缺氯化钠	0.5g/kg 体重	0.5～0.75g/kg 体重	0.75～1.25g/kg 体重
临床表现	疲乏、头晕、手足麻木	左述症状+恶心呕吐、脉搏细速、血压不稳、站立性晕倒	神志不清，痉挛性抽搐，腱反射减弱或消失，昏迷、休克
尿液	尿钠减少	尿量减少，尿中几乎不含钠和氯	尿量更少，尿中不含钠和氯

(3)诊断　根据体液慢性丢失病史和临床表现，可初步诊断低渗性脱水。

①尿液检查　尿比重<1.010，尿 Na^+和 Cl^-常明显减少。

②血钠测定　血钠<135mmol/L。血钠越低，提示病情越重。

③血液检测　红细胞计数、血红蛋白量、血细胞比容、血尿素氮值均增高。

(4)治疗

①积极处理原发病　最重要的治疗措施。

②静脉补液　输液速度应先快后慢，总输入量分次完成。

其补钠量(mmol)=(血钠正常值-血钠测量值)×体重(kg)×0.6(女性为 0.5)。

如女性病人,体重60kg,血钠为130mmol/L,则补钠量=(142-130)×60×0.5=360mmol。以17mmol Na^+相当于1g钠盐计算,应补充NaCl21g。当天先补1/2,即10.5g,再加上日需量4.5g,共计15g。相当于5%葡萄糖盐水1500ml。此外,还应补充每日基本需要量2000ml。其余的一半钠,可在第二天补给。

③重度低渗性脱水的治疗　重度缺钠常伴休克,应先补足血容量,以改善微循环和组织器官灌注。晶体液和胶体液都可应用,但晶体液用量一般比胶体液用量大2~3倍。然后可静脉滴注高渗盐水(5%NaCl)200~300ml,尽快纠正血钠过低,以进一步恢复细胞外液量和渗透压,使水从水肿的细胞中外移。

注意: 血钠的正常值为135~150mmol/L。无论执业医师考试还是西医综合考试,计算低渗性脱水患者补钠量时,血钠正常值均取142mmol/L,其运算结果才与医学考试中心公布的答案一致。

2. 高渗性脱水

高渗性脱水也称原发性脱水、低容量性高钠血症,即细胞外液减少合并高血钠,特点是失水多于失钠,血清 Na^+>150mmol/L,血浆渗透压>310mOsm/(kg·H_2O),细胞外液量和细胞内液量都减少。

(1)病因　①水分摄入不足,如食管癌致吞咽困难,肠内营养给水不足;②水分丧失过多,如高热、大量出汗(汗液中含有0.25%的NaCl)、大面积烧伤暴露疗法等;③尿崩症、溶质性利尿药利尿等。

(2)临床表现　脱水程度不同,症状也不同。根据脱水程度不同,高渗性脱水分轻、中、重三度。

	轻度脱水	中度脱水	重度脱水
脱水占体重比例	2%~4%	4%~6%	>6%
临床表现	口渴	极度口渴,乏力,尿少,尿比重增高,唇舌干燥,皮肤无弹性,眼窝下陷	除左述症状外,还出现躁狂、幻觉、谵妄、昏迷甚至死亡

(3)诊断　①病史及临床表现有助于诊断。②实验室检查:尿比重增高,尿渗透压增高;红细胞计数、血红蛋白量、血细胞比容增高;血钠>150mmol/L或血浆渗透压>310mOsm/(kg·H_2O)。

(4)治疗

①病因治疗　为重要措施,应积极纠正病因。

②补液　补充低渗液体,首选5%葡萄糖溶液或0.45%NaCl溶液。先根据临床表现,估计丧失水量占体重的百分比。然后按每丧失体重的1%补液400~500ml计算所需补液量,所计算的补水量分两天补完。

补水量(ml)=(血钠测得值-血钠正常值)×体重(kg)×4。

另外,还需补充每天2000ml的生理需要量。

③补钠　患者体内总体钠量是减少的,只不过是由于失水多于失钠,在纠正脱水时,应适当补充钠。

3. 等渗性脱水

等渗性脱水也称急性脱水或混合性脱水,在外科最常见,即细胞外液减少而血钠正常,其特点是血容量减少但血清 Na^+浓度和血浆渗透压仍在正常范围。

(1)病因　①消化液的急性丧失,如肠外瘘、大量呕吐、腹泻等;②体液丧失在感染区或软组织内,如腹腔内或腹膜后感染、肠梗阻等;③大量抽放胸腔积液、腹腔积液及大面积烧伤等。

(2)临床表现　恶心、厌食、乏力、少尿,但不口渴。

①一般体征　舌干燥,眼窝凹陷,皮肤干燥、松弛等。

②血容量不足的表现　若在短期内体液丧失量达到体重的5%(即细胞外液的25%),病人会出现脉搏细速、肢端湿冷、血压不稳定或下降等血容量不足的表现。

③休克的表现　若失液量达体重的6%~7%(即细胞外液的30%~35%),则有更严重的休克表现。

(3)诊断　①消化液急性大量丢失的病史。②典型临床表现。③辅助检查:红细胞计数、血红蛋白量、血细胞比容均增高。血清 Na^+、Cl^-一般无降低。尿比重增高。

(4)治疗　原发病的治疗十分重要,若能消除病因,则脱水很容易自行纠正。

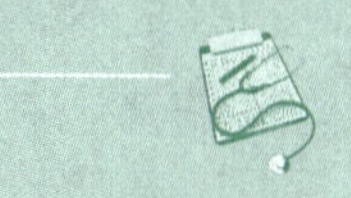

①补充细胞外液　首选平衡盐溶液，次选生理盐水。平衡盐溶液的电解质含量与血浆相仿，应为首选。因等渗盐水和血清 Cl^- 含量分别为154mmol/L及103mmol/L，即溶液中的 Cl^- 含量比血清 Cl^- 含量高50mmol/L左右，所以大量使用等渗盐水，可导致血清 Cl^- 含量过高，引起高氯性酸中毒。

②补充每日基本需要量　水2000ml+氯化钠4.5g。

③补钾　脱水纠正后，排钾量会增加，血钾浓度因细胞外液增加而稀释，故应预防低钾血症的发生。

【例1】男，32岁。大量呕吐、腹泻、少尿1天。查体：T36.5℃，P110次/分，R24次/分，BP85/55mmHg，体重70kg，脉搏细速，双肺呼吸音清，未闻及干、湿啰音，心率110次/分，心律齐，腹软，无压痛。估计体液丢失量至少是

A. 2100ml　B. 2800ml　C. 3500ml
D. 4200ml　E. 4900ml(2020)

【例2】下列溶液中，适合治疗等渗性脱水的是

A. 平衡盐溶液　B. 5%葡萄糖　C. 0.45%氯化钠
D. 10%葡萄糖　E. 3%氯化钠(2021)

【例3】仅用等渗盐水纠正等渗性脱水时，可导致

A. 高钠血症　B. 高氯血症　C. 水过多
D. 代谢性碱中毒　E. 低钙(2018)

4. 三种类型脱水的比较

	低渗性脱水	高渗性脱水	等渗性脱水
别称	慢性脱水，继发性脱水	原发性脱水	急性脱水，混合性脱水
血 Na^+	<135mmol/L	>150mmol/L	135～150mmol/L(正常)
渗透压	降低	升高	正常
主要病因	消化液或体液慢性丢失(慢性肠梗阻、长期胃肠减压、大创面慢性渗液)；排钠性利尿剂	水分摄入不足(食管癌)、大量出汗、糖尿病昏迷、溶质性利尿、大面积烧伤暴露疗法	消化液或体液急性丢失(大量呕吐、肠外瘘、肠梗阻、烧伤、腹腔内或腹膜后感染)
休克	血压严重降低，易发生休克	血压一般正常，不易发生休克	血压降低，偶尔发生休克
尿量	早期增加，晚期减少	减少	减少
尿比重	降低(<1.010)	增加(>1.025)	增加
尿 Na^+	严重减少(<20mmol/L)	早期高(>50mmol/L)	降低
临床表现	恶心、呕吐、视物模糊，不口渴 头晕、起立时容易晕倒	口渴，乏力 唇舌干燥、烦躁不安、谵妄昏迷	恶心厌食、乏力少尿，不口渴 脱水征：皮肤干燥、眼窝凹陷
补液	含盐溶液或高渗盐水	5%葡萄糖溶液或0.45%NaCl溶液	纠正原发病，补充生理盐水
补液量	补 Na^+=(正常 Na^+－测量 Na^+)×体重(kg)×0.6(女为0.5)	补水量(ml)=(测量 Na^+－正常 Na^+)×体重(kg)×4	丢失量+日需量 (水2000ml+NaCl 4.5g)
用法	先快后慢，总量分次补完	计算量分2天补	平衡液或等渗盐水静脉滴注

注意：①等渗性脱水也称急性脱水，是外科最常见的脱水类型。
②“急性病因”导致的脱水为等渗性脱水，“慢性病因”导致的脱水为低渗性脱水。
③口渴为高渗性脱水(无论轻、中、重度)的特异性表现，等渗性脱水、低渗性脱水无口渴。

【例4】低渗性脱水的常见病因是

A. 大量出汗　B. 摄入水不足　C. 急性机械性肠梗阻
D. 急性化脓性腹膜炎　E. 大量使用利尿酸类利尿药

【例 5】女,50 岁。体重 60kg。因反复呕吐 5 天入院。血清钠 130mmol/L。入院当天应补充的钠量是

A. 25.5g　　B. 21g　　C. 4.5g

D. 15g　　E. 10.5g(2019)

【例 6】女,70 岁。吞咽、饮水困难 3 周。现乏力、尿少、极度口渴。查体:BP80/60mmHg,烦躁不安,出现躁狂、幻觉、谵妄,唇干,眼窝凹陷。该患者最可能的脱水类型是

A. 重度等渗性脱水　　B. 中度低渗性脱水　　C. 重度低渗性脱水

D. 中度高渗性脱水　　E. 重度高渗性脱水

【例 7】高渗性脱水患者常见的临床表现是

A. 兴奋、手足麻木　　B. 头晕、视力减退　　C. 淡漠、反应迟缓

D. 呆滞、嗜睡　　E. 口渴、谵妄(2020)

5. 水中毒

水中毒是指水潴留使体液量明显增多,血清 Na^+ 浓度 < 130mmol/L,血浆渗透压 < 280mOsm/(kg · H_2O),但体钠总量正常或增多。

二、钾代谢紊乱

体内钾 90%存在于细胞内,骨钾约占 7.6%,跨细胞液钾约占 1%,1.4%的钾存在于细胞外液,细胞外液中的钾发挥重要生理作用。临床上测定的血钾浓度为细胞外液的钾浓度,其正常值为 3.5~5.5mmol/L。

1. 低钾血症

血清钾浓度低于 3.5mmol/L 称为低钾血症。

(1)病因　①钾摄入不足,如消化道梗阻、长期禁食、神经性厌食等;②排钾过多:应用排钾性利尿剂(呋塞米、依他尼酸)、急性肾衰竭多尿期、醛固酮过多;③钾丢失过多:呕吐、持续胃肠减压、肠瘘;④长期胃肠外营养的病人补钾不足;⑤钾向组织内转移:大量输注葡萄糖+胰岛素、呼吸性或代谢性碱中毒。

(2)临床表现　记忆为“各相关系统兴奋性降低的表现”。

肌无力	最早表现为肌无力:四肢软弱无力→躯干肌→呼吸肌→窒息;弛缓性瘫痪,腱反射减弱或消失
神经系统	精神萎靡,冷漠,嗜睡
胃肠系统	厌食、恶心、呕吐、肠蠕动消失、腹胀
心血管系统	心脏传导阻滞、节律异常
电解质紊乱	低钾—碱中毒—反常性酸性尿
心电图	T 波降低、变平、倒置,随后出现 ST 段压低、T 波降低、QT 间期延长、U 波出现

(3)治疗

①病因治疗　积极处理造成低钾的病因,较易纠正低钾血症。

②补钾　每天静脉补充氯化钾 3~6g(即 40~80mmol 钾,1gKCl=13.4mmol 钾)。补钾浓度不宜超过 3g/L(40mmol/L),补钾速度不宜超过 20mmol/h。若补钾浓度过高,补钾过快,会导致血钾浓度短期内增高很多,有致命危险。对于伴有休克的病人,应先恢复其血容量,待尿量>40ml/h 后再静脉补钾。

③疗程　补钾一般是分次给予,因此要纠正体内的缺钾,常需连续 3~5 天进行治疗。

2. 高钾血症

血清钾浓度高于 5.5mmol/L 称为高钾血症。

(1)病因　①进入过多:口服钾或静脉补钾过多、大量输入库存血;②排钾过少:急、慢性肾衰竭,使用保钾利尿剂(螺内酯、氨苯蝶啶),盐皮质激素不足;③细胞内钾转移:溶血、挤压综合征、酸中毒。

(2)诊断　①有高钾血症病因的病人,出现无法用原发病解释的临床表现时,应考虑到有高钾血症的可能;②测定血钾>5.5mmol/L,即可确诊;③心电图有辅助诊断价值。

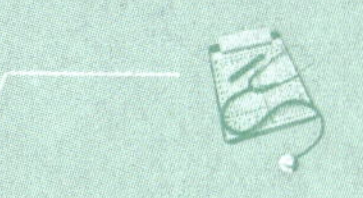

(3) *治疗*　高钾血症有导致病人心搏突然停止的危险，因此一经诊断，应予积极治疗。

①停用含钾药物　应首先停用一切含钾的药物或溶液。

②对抗 K^+ 对心肌的毒性　静脉注射 10%葡萄糖酸钙溶液 20ml，能缓解 K^+ 对心肌的毒性作用。

③促进 K^+ 转入细胞内　静脉滴注 5%碳酸氢钠溶液；静脉滴注 10%葡萄糖+胰岛素溶液。

④促进钾从肾排出　使用排钾性利尿剂呋塞米、噻嗪类，可促使钾从肾排出。

⑤促进钾从消化道排出　口服阳离子交换树脂，无法口服者灌肠，可从消化道排出钾离子。

⑥透析疗法　是最快速有效的降低血钾的方法，有血液透析和腹膜透析两种。

3. 低钾血症和高钾血症的鉴别

	低钾血症	高钾血症
血钾	<3.5mmol/L	>5.5mmol/L（血钾正常值 3.5~5.5mmol/L）
病因	①摄入不足：长期进食不足、TPN 液中补钾不足 ②丢失过多：呕吐、肠瘘、持续胃肠减压、应用排钾性利尿剂、醛固酮增多症、肾衰竭多尿期 ③分布异常：大量输葡萄糖+胰岛素、碱中毒	①摄入过多：给予过量氯化钾、库存血 ②排出障碍：肾衰、应用保钾利尿剂、醛固酮缺乏 ③分布异常：急性酸中毒、溶血、挤压综合征
临床表现	神经肌肉系统：最早是肌无力，从四肢、躯干至呼吸肌；腱反射减弱 中枢神经系统：精神萎靡、冷漠、嗜睡 消化系统：肠蠕动减弱、腹胀、恶心、呕吐 对心脏的影响：传导阻滞、节律异常 酸碱紊乱：低钾碱中毒、反常性酸性尿	临床表现无特异性： 神经肌肉系统：肢体软弱无力、感觉异常 中枢神经系统：神志模糊 心脏：心动过缓、心律不齐 酸碱紊乱：高钾酸中毒、反常性碱性尿
ECG	早期 T 波降低、变平或倒置，ST 段下移，QT 间期延长 典型表现为 U 波出现	早期 T 波高尖，P 波波幅下降，后出现 QRS 波增宽 典型表现为 T 波高尖
合并	碱中毒、反常性酸性尿	酸中毒、反常性碱性尿
治疗	补钾浓度≤40mmol/L（3g/L） 补钾速度<20mmol/h 补钾量 40~80mmol/d（3~6g/d）	①停用含钾药物；②5%$NaHCO_3$250ml 静滴 ③10%葡萄糖液 300~500ml+10U 胰岛素静滴 ④阳离子交换树脂；⑤透析；⑥对抗心律失常
备注	临床上判断缺钾程度很难；根据血钾测定值补钾并不十分准确，故只能分次补钾，边治疗边观察	

【例 8】不符合低钾血症临床表现的是

A. 精神萎靡　　B. 心律失常　　C. 肠鸣音消失
D. 腹胀　　E. 腱反射亢进（2021）

【例 9】患者术后输注大量 10%葡萄糖溶液和胰岛素维持机体需要，容易发生的电解质紊乱是

A. 高钾血症　　B. 低钾血症　　C. 高钠血症
D. 低钠血症　　E. 低钙血症（2024）

【例 10】高钾血症常见的临床表现是

A. 心动过缓　　B. 肠蠕动消失　　C. 四肢肌张力增强
D. 腹胀　　E. 恶心、呕吐（2017）

A. 高钾血症　　B. 低钾血症　　C. 低钠血症
D. 高渗性脱水　　E. 低渗性脱水

【例 11】高热时容易引起的水、电解质紊乱是

【例 12】挤压综合征容易引起的水、电解质紊乱是（2024）

三、酸碱平衡失调

1. 代谢性酸中毒

代谢性酸中毒(代酸)是最常见的酸碱失调类型,是指细胞外液 H^+增加和/或 HCO_3^- 丢失引起的 pH 下降,以血浆原发性 HCO_3^- 减少为特征。

(1)病因

①碱性物质丢失过多　如严重腹泻、肠瘘、胰瘘、胆道引流等均可引起 $NaHCO_3$ 大量丢失。

②肾脏排酸保碱功能障碍　肾衰竭、肾小管功能异常时体内固定酸由尿中排出障碍。

③酸性物质产生过多　组织缺血缺氧引起乳酸性酸中毒;糖尿病、严重饥饿引起酮症酸中毒。

④外源性固定酸摄入过多　长期服用阿司匹林、氯化铵、盐酸精氨酸等药物。

⑤高钾血症　细胞外液 K^+浓度增高,K^+与细胞内 H^+交换,引起细胞外 H^+增加,导致代谢性酸中毒。

(2)临床表现

①轻度代谢性酸中毒病人可无明显症状。

②重症病人可有疲乏、眩晕、嗜睡,感觉迟钝或烦躁。最明显的表现是呼吸加深加快,典型者称为 Kussmaul 呼吸。酮症酸中毒者呼出气带有酮味,病人面颊潮红,心率加快,血压降低,腱反射减弱,昏迷。

(3)诊断　①病人有严重腹泻、肠瘘、休克等病史,又有呼吸加深加快,即应考虑代谢性酸中毒。②血气分析示血液 pH<7.35、[HCO_3^-]明显降低、BE(碱剩余)和 $PaCO_2$ 降低。

(4)治疗

①病因治疗　是最重要的治疗措施。只要消除病因,轻症者可自行纠正,无须使用碱性药物。

②补液　低血容量性休克所致的轻度代谢性酸中毒,经补液、输血,纠正休克后可随之纠正。

③碱性药物　当血浆[HCO_3^-]<10mmol/L 时,可在补液的同时,应用碳酸氢钠溶液纠酸。

④补钙　代谢性酸中毒纠正后,由于游离 Ca^{2+}减少,病人易发生低钙血症,可出现手足抽搐,应静注葡萄糖酸钙以控制症状。

【例 13】代谢性酸中毒患者一般不表现为

A. 面部潮红　　B. 心率加快　　C. 呼吸深而快

D. 尿液呈中性　　E. 呼气有酮味(2016)

2. 代谢性碱中毒

代谢性碱中毒是指细胞外液碱增多和/或 H^+丢失引起的 pH 升高,以血浆 HCO_3^- 原发性增多为特征。

(1)病因

①酸性物质丢失过多　这是外科发生代谢性碱中毒最常见的原因,如严重呕吐、长期胃肠减压。

②碱性物质摄入过多　长期口服碳酸氢钠片、大量输入库存血(抗凝剂转化成 $NaHCO_3$ 致碱中毒)。

③低钾血症　可引起细胞内 K^+向细胞外转移,同时细胞外 H^+向细胞内转移,可发生代谢性碱中毒。

(2)临床表现　轻度代谢性碱中毒一般无明显症状。

①神经肌肉系统　表现为烦躁不安、精神错乱、谵妄,面部及肢体肌肉抽动、腱反射亢进、手足抽搐。

②呼吸系统　可有呼吸变浅变慢,换气量减少。

③心血管系统　碱中毒可引起各种心律失常、心脏传导阻滞、血压下降,甚至心搏骤停。

(3)诊断　①根据病史可作出初步诊断;②血气分析可确诊:血液 pH、[HCO_3^-]、BE(碱剩余)均增高。

(4)治疗

①病因治疗　为首要治疗措施。应积极治疗原发病,如解除完全性幽门梗阻等。

②补液　对于胃液丧失所致的代谢性碱中毒,可输注等渗盐水或葡萄糖盐水。

③严重碱中毒　当血浆 HCO_3^- 浓度为 45~50mmol/L,pH>7.65 时,可给予稀盐酸溶液。

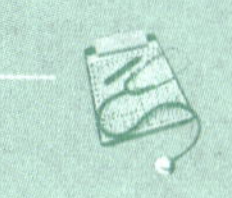

(5)代谢性酸中毒和代谢性碱中毒的鉴别　如下所示。

	代谢性酸中毒	代谢性碱中毒
病因	①酸性物质产生过多: 乳酸性酸中毒——休克、剧烈运动、组织缺氧 酮症酸中毒——糖尿病、长期不进食 过量供给——氯化铵、盐酸精氨酸 ②碱性物质丢失过多(腹泻、肠瘘、胆道引流、胰瘘) ③肾功能不全	①碱性物质摄入过多: 长期服用碳酸氢钠片、大量输入库存血 ②酸性物质丢失过多: 幽门梗阻(最常见)、长期胃肠减压 ③缺钾(缺钾导致碱中毒) ④应用利尿剂(呋塞米、依他尼酸)
临床表现	轻度代谢性酸中毒无明显症状。重度代谢性酸中毒可有呼吸深快,酮味。面颊潮红,肌张力降低,腱反射减弱	一般无症状 可有呼吸浅慢、神经精神症状
pH	↓	↑
$[HCO_3^-]$	↓	↑
治疗	病因治疗是首要治疗 $[HCO_3^-]$>16~18mmol/L无须补碱 $[HCO_3^-]$<10mmol/L应补碱:5%$NaHCO_3$	积极治疗原发疾病 胃液丧失所致代谢性碱中毒可输等渗盐水或糖盐水 严重碱中毒(pH>7.65)可给予稀盐酸溶液 纠正碱中毒不宜过速

注意:高钾——酸中毒——反常性碱性尿;低钾——碱中毒——反常性酸性尿。

【例14】男,56岁。上腹部创伤高位肠瘘5天。血压90/60mmHg,血pH7.2,$[HCO_3^-]$15mmol/L。该患者酸碱平衡失调的类型是
A. 呼吸性碱中毒　B. 代谢性碱中毒　C. 呼吸性酸中毒
D. 代谢性酸中毒　E. 呼吸性酸中毒合并代谢性碱中毒(2022)

【例15】男,40岁。腹胀、呕吐3天。呕吐物为宿食。既往十二指肠溃疡病史10年。为纠正患者可能存在的水、电解质代谢紊乱和酸碱平衡失调,补液首选
A. 生理盐水　B. 5%葡萄糖盐水+10%氯化钾　C. 5%碳酸氢钠溶液
D. 5%葡萄糖盐水　E. 5%葡萄糖盐水+1.86%乳酸钠溶液(2023)

【例16】患者,男,52岁。上腹痛伴呕吐2天。既往"胃炎"病史10年。查体:脱水貌,上腹部压痛,但无反跳痛和肌紧张。动脉血气分析结果:pH7.54,BE+7.0mmol/L,血钾3.1mmol/L。该患者水、电解质及酸碱失调类型是
A. 低钾伴代谢性酸中毒　B. 低钾伴代谢性碱中毒　C. 高钾伴代谢性酸中毒
D. 高钾伴代谢性碱中毒　E. 低钾伴中度脱水(2024)

▶▶常考点　三种类型脱水的临床表现;高钾血症及低钾血症的处理;代谢性酸中毒的临床表现及处理。

参考答案——详细解答见《2025国家临床执业及助理医师资格考试历年考点精析(上、下册)》

1. ABCDE　2. ABCDE　3. ABCDE　4. ABCDE　5. ABCDE　6. ABCDE　7. ABCDE
8. ABCDE　9. ABCDE　10. ABCDE　11. ABCDE　12. ABCDE　13. ABCDE　14. ABCDE
15. ABCDE　16. ABCDE

第3章 休 克

▶▶考纲要求

①休克概论。②低血容量性休克。③感染性休克。④心源性休克。⑤过敏性休克。

▶▶复习要点

一、休克概论

休克是机体有效循环血量减少、组织灌注不足,细胞代谢紊乱和功能受损的病理生理过程。组织灌注不足导致组织氧的传递、转运和利用障碍,从而发生代谢障碍,引起细胞能量物质的缺乏及细胞代谢产物的堆积。组织细胞氧供给不足和需求增加是休克的本质,产生炎症介质是休克的特征,因此恢复对其供氧、促进其对氧的有效利用,重新建立氧的供需平衡和维护正常的细胞功能是治疗休克的关键环节。

通常将休克分为低血容量性(包括失血性及创伤性)、感染性、心源性、神经性和过敏性休克五类。低血容量性和感染性休克在外科最常见。

1. 临床表现

休克按照发展过程,可分为休克代偿期(轻度休克)和休克失代偿期(中、重度休克)。

	轻度休克	中度休克	重度休克
神志	神志清楚,表情痛苦	神志尚清楚,表情淡漠	意识模糊,甚至昏迷
口渴	口渴	很口渴	非常口渴,可能无主诉
皮肤色泽	开始苍白	苍白	显著苍白,肢端青紫
皮肤温度	正常,发凉	发冷	厥冷,肢端更明显
脉搏	<100次/分,尚有力	100~200次/分	速而细弱,或摸不清
血压	收缩压正常或稍升高 舒张压增高,脉压缩小	收缩压90~70mmHg,脉压缩小	收缩压<70mmHg或测不到
体表血管	正常	表浅静脉塌陷,毛细血管充盈迟缓	表浅静脉塌陷,毛细血管充盈非常迟缓
尿量	正常	尿少	尿少或无尿
估计失血量	<20%(<800ml)	20%~40%(800~1600ml)	>40%(>1600ml)

【例1】各类型休克的根本变化是

A. 代谢性酸中毒　　B. 脉搏快　　C. 尿量少

D. 组织灌注不足　　E. 低血压(2019)

【例2】外科最常见的休克

A. 感染性休克　　B. 心源性休克和低血容量性休克　　C. 心源性休克

D. 失血性休克　　E. 低血容量性休克和感染性休克(2024)

【例3】休克代偿期表现不包括

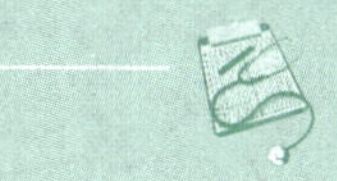

A. 舒张压升高　B. 兴奋　C. 过度通气
D. 烦躁　E. 血压下降(2020)

【例4】诊断休克失代偿期的必备条件是
A. 脉率>90次/分　B. 收缩压<90mmHg　C. 脉压<20mmHg
D. 尿量<35ml/h　E. 中心静脉压<5cmH_2O(2022)

【例5】患者，男，40岁。高处坠落伤2小时。查体：T36.8℃，R18次/分，P130次/分，BP75/57mmHg。神志尚清，口渴，面色苍白。估计该患者出血量为
A. 300~500ml　B. 600~800ml　C. 800~1600ml
D. 1600~2000ml　E. 2000ml以上(2020)

2. 诊断

关键是早期发现并准确分期：①凡遇到严重损伤、大量出血、重度感染者，应想到并发休克的可能；②临床观察中，对于有出汗、兴奋、心率加快、脉压小或尿量减少等症状者，应疑有休克；③若病人神志淡漠、反应迟钝、皮肤苍白、呼吸浅快、收缩压<90mmHg、少尿或无尿，则标志病人已进入休克失代偿期。

记忆：休克的诊断方法为**一看二摸三测四量**，即一看(是否神志淡漠、反应迟钝、面色苍白)，二摸(是否脉搏快而弱)，三测(血压是否降低)，四量(是否尿量<30ml/h)。

3. 休克的监测

(1)一般监测　共有5项监测指标。

精神状态	是脑组织血液灌注和全身循环状况的反映
皮肤黏膜温度、色泽	是体表血液灌注情况的标志
血压	收缩压<90mmHg、脉压<20mmHg是休克存在的表现 血压并不是反映休克程度的唯一指标
脉率	是休克监测中的重要生理指标之一，休克指数=脉率/收缩压 休克指数≈0.5，无休克；>1.0~1.5，有休克；>2.0，为严重休克
尿量	是反映肾血液灌注情况的重要指标 尿量<25ml/h、比重增加表明仍存在肾血管收缩和供血量不足；血压正常但尿量仍少且比重偏低，提示有急性肾衰竭可能；尿量维持在30ml/h以上，表明休克已好转

(2)特殊监测

①中心静脉压(CVP)　中心静脉压代表右心房或者胸腔段腔静脉内压力的变化，可反映全身血容量与右心功能之间的关系。CVP的正常值为5~10cmH_2O。当CVP<5cmH_2O时，表示血容量不足；高于15cmH_2O时，提示心功能不全、静脉血管床过度收缩或肺循环阻力增高；若CVP超过20cmH_2O，则表示存在充血性心力衰竭。

②动脉血气分析　有助于了解休克时患者酸碱平衡的情况。

③动脉血乳酸盐测定　组织灌注不足可引起无氧代谢和高乳酸血症，监测乳酸盐水平有助于估计休克及复苏的变化趋势。乳酸的水平与病人的预后密切相关，持续的高乳酸血症往往表明预后不良。

【例6】休克纠正后，提示急性肾衰竭的表现是
A. 血压正常，尿量>30ml/h，尿比重降低　B. 血压正常，尿量<25ml/h，尿比重降低
C. 血压偏高，尿量>30ml/h，尿比重降低　D. 血压偏低，尿量<25ml/h，尿比重升高
E. 血压偏低，尿量<30ml/h，尿比重升高(2024)

【例7】休克患者动态监测中心静脉压值为25cmH_2O，表示
A. 肺梗死　B. 静脉血管床过度收缩　C. 肺循环阻力增加

D. 血容量不足　　E. 充血性心力衰竭

【例 8】休克指数的计算方法是

A. 收缩压和舒张压之比　　B. 心率与收缩压之比　　C. 脉率与舒张压之比

D. 脉率与脉压之比　　E. 脉率与收缩压之比(2017)

【例 9】抗休克治疗时,与病情好转、尿量增加直接相关的指标是

A. 肾血流灌注　　B. 心排血量　　C. 动脉舒张压

D. 肺毛细血管楔压　　E. 中心静脉压(2022)

4. 休克的治疗

(1)紧急治疗　包括积极处理引起休克的原发伤病,如创伤制动、大出血止血、保证呼吸道通畅等。及早建立静脉通路,并用药维持血压。

(2)补充血容量　是纠正休克引起的组织低灌注和缺氧的关键。

(3)积极处理原发病　外科疾病引起的休克,多存在需手术处理的原发病变。应在积极抗休克的同时进行手术,以免延误抢救时机。

(4)纠正酸碱平衡失调　根本措施是改善组织灌注,并适时纠正酸中毒。

(5)心血管活性药物的应用　在容量复苏的同时应用血管活性药物,可以迅速升高血压和改善循环。

二、低血容量性休克

1. 临床表现和诊断

①中心静脉压降低、回心血量减少、心排血量下降造成低血压。

②经神经内分泌机制引起外周血管收缩,血管阻力增加和心率增快。

③微循环障碍导致各组织损害和器官功能不全。

④通常当迅速失血量超过全身总血量的 20%时,即出现休克。

2. 治疗

(1)补充血容量　根据血压和脉率变化来估计失血量。补液首选平衡盐溶液,必要时输入胶体溶液、血液。若 Hb>100g/L 不必输血;Hb<70g/L 可输入浓缩红细胞;Hb70~100g/L 可根据病情决定是否输血。

中心静脉压	血压	原因	处理原则
低	低	血容量严重不足	充分补液
低	正常	血容量不足	适当补液
高	低	心功能不全或血容量相对过多	给强心药,纠正酸中毒,舒张血管
高	正常	容量血管过度收缩	舒张血管
正常	低	心功能不全或血容量不足	补液试验

注意:做补液试验是为区分"CVP 正常,血压下降"的原因是心功能不全,还是血容量不足。方法为 0.9% NaCl 溶液 250ml 静脉滴注 5~10 分钟,如输液后血压升高、CVP 不变提示血容量不足;如血压不变、CVP 上升 3~5cmH_2O,提示心功能不全。注意应与鉴别肾衰竭时的补液试验相区别。

(2)止血　若病人有活动性出血,应尽快查明原因,及时处理,必要时紧急手术止血。

(3)对症治疗　在休克纠正过程中,应重视纠正酸中毒、维持水和电解质平衡。

【例 10】迅速出血后出现休克症状,表明至少已丢失全身总血量的

A. 10%　　B. 15%　　C. 20%

D. 25%　　E. 30%(2016)

【例 11】失血性休克扩充血容量首选的液体是

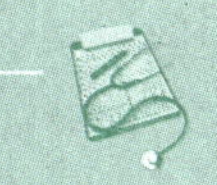

A. 全血　B. 中分子右旋糖酐　C. 平衡盐溶液
D. 血浆　E. 10%葡萄糖溶液

【例12】男,25岁。因车祸伤致肝破裂、失血性休克,经急诊手术后腹腔出血得到控制。给予充分补液后脉搏100次/分,血压125/82mmHg,中心静脉压15cmH_2O。目前首选的治疗措施是
A. 继续补液　B. 补液试验　C. 给予强心剂
D. 给予血管扩张剂　E. 给予糖皮质激素(2023)

【例13】女性,43岁。失血性休克患者经充分补液及纠酸治疗后,测得患者血压70/52mmHg,中心静脉压(CVP)15cmH_2O,进一步治疗措施是
A. 静脉滴注平衡盐溶液　B. 静脉滴注广谱抗生素　C. 给予升压药物
D. 给予扩血管药物　E. 给予小剂量糖皮质激素(2024)

三、感染性休克

感染性休克是外科常见并且治疗较为困难的一类休克,常继发于革兰氏阴性杆菌为主的感染,如急性腹膜炎、胆道感染、绞窄性肠梗阻及泌尿系感染等,也称为内毒素性休克。革兰氏阴性杆菌内毒素与体内补体、抗体或其他成分结合,刺激交感神经而引起血管痉挛,损伤血管内皮细胞,促使组胺、激肽、前列腺素及溶酶体酶等炎症介质释放,引起全身炎症反应综合征(SIRS),最终导致微循环障碍、代谢紊乱及器官功能不全。SIRS的诊断标准:①体温>38℃或<36℃;②心率>90次/分;③呼吸急促(>20次/分)或过度通气,$PaCO_2$<32.29mmHg;④白细胞计数>12×10^9/L或<4×10^9/L,或未成熟白细胞>10%。

1. 临床表现

(1)分型　感染性休克的血流动力学有高动力型和低动力型两种。

①高动力型　又称高排低阻型休克,表现为外周血管扩张,阻力降低,心排血量增高,血流分布异常,动静脉短路开放增加,细胞代谢障碍和能量生成不足。病人皮肤比较温暖干燥,故又称为暖休克。

②低动力型　又称低排高阻型休克,表现为外周血管收缩,微循环淤滞,大量毛细血管渗出导致血容量和心排血量减少。病人皮肤湿冷,故又称为冷休克。

(2)临床表现　感染性休克的临床表现如下。

临床表现	冷休克(低动力型)	暖休克(高动力型)
神志	躁动、淡漠或嗜睡	清醒
皮肤色泽	苍白、发绀或花斑样发绀	淡红或潮红
皮肤温度和湿度	湿冷或出冷汗	比较温暖、干燥
毛细血管充盈时间	延长	1~2秒
脉搏	细速	慢、搏动清楚
脉压(mmHg)	<30	>30
尿量(ml/h)	<25	>30

【例14】感染性休克的常见病原体为
A. 革兰氏阴性细菌　B. 革兰氏阳性细菌　C. 病毒
D. 支原体　E. 钩端螺旋体(2018)

【例15】感染性休克的临床特点是
A. 暖休克患者神志淡漠或嗜睡　B. 冷休克患者,每小时尿量大于30ml
C. 暖休克患者,每小时尿量大于30ml　D. 冷休克患者脉搏慢、搏动清楚
E. 暖休克患者毛细血管充盈时间延长(2017)

【例 16】男,50 岁。转移性右下腹痛 2 天,体温 38.5℃,既往有糖尿病病史 10 年。给予抗炎补液治疗。白细胞 19.2×10^9/L,中性粒细胞 0.91。BP130/80mmHg,P110 次/分,R20 次/分。入院 2 小时后患者疼痛加重,烦躁不安。T40℃,BP70/50mmHg,R28 次/分,腹肌紧张,压痛明显。患者可能的休克类型是

A. 感染性　B. 失血性　C. 神经源性

D. 过敏性　E. 心源性(2020)

2. 治疗

治疗原则是在休克未纠正以前,应着重治疗休克,同时治疗感染;在休克纠正后,应重点治疗感染。

(1)病因治疗　首先是病因治疗。

(2)补充血容量　休克的治疗首先以输注平衡盐溶液为主,配合适当的胶体液、血浆或全血,恢复足够的循环血量。一般应行中心静脉压(CVP)监测,维持正常 CVP 值。

(3)控制感染　主要措施是应用抗菌药物和处理原发感染灶。

(4)纠正酸碱失衡　感染性休克的病人,常有严重的酸中毒,且发生较早,应予以纠正。

(5)心血管活性药物的应用　经补充血容量、纠酸后,休克仍未好转者,应采用扩血管药物治疗。

(6)糖皮质激素　能抑制多种炎症介质的释放,稳定溶酶体膜,缓解全身性炎症反应。应早期、大剂量使用,可达正常用量的 10~20 倍,维持不宜超过 48 小时。

注意:①外科休克的治疗原则为先盐后糖、先晶后胶,先快后慢。
②抢救感染性休克时,糖皮质激素的应用原则是早期、大量、短期。

【例 17】外科救治感染性休克时不正确的做法是

A. 应用抗菌药物　B. 补充血容量　C. 采用血管扩张药物治疗

D. 使用糖皮质激素　E. 待休克好转后手术处理感染灶(2016)

【例 18】应用糖皮质激素治疗感染性休克时,其使用量为常规用量的

A. 1/4　B. 1/2　C. 2 倍

D. 5 倍　E. 10 倍以上(2017)

【例 19】感染性休克时大剂量应用糖皮质激素治疗的时间最长不宜超过

A. 1 天　B. 5 天　C. 3 天

D. 7 天　E. 2 天(2018)

四、心源性休克

1. 临床表现

(1)早期　可有烦躁不安、焦虑或激动、脉率增快、面色及皮肤苍白、出冷汗、肢体湿冷、心悸、心慌、呼吸困难等。体征有口唇和甲床略带青紫,心率增快,可闻及期前收缩,可出现心律失常,脉搏尚有力,收缩压偏低或在正常范围,舒张压升高,脉压缩小,尿量减少。

(2)中期　随着病情发展,休克程度加重。中度休克时,除上述表现外,神志尚清楚,软弱无力,表情淡漠,反应迟钝,脉搏细弱,收缩压<80mmHg,脉压<20mmHg,口渴,尿量明显减少。

(3)晚期　患者昏迷,可发生急性心力衰竭、呼吸衰竭、肾衰竭、肝衰竭、脑功能障碍而死亡。

2. 辅助检查

(1)血液学检查　急性心肌梗死常有血清肌钙蛋白、肌酸磷酸激酶增加。

(2)心电图　急性心肌梗死所致的心源性休克以 ST 段抬高最常见,但 ST 段压低或非特异性 ST 段改变约占 25%。某些患者可见新发的心室内传导异常。

(3)超声心动图　对诊断极有价值,可作出急性心肌梗死机械并发症的诊断。

(4)有创检查　如动脉压、中心静脉压、肺动脉楔压、心排血量测定等。

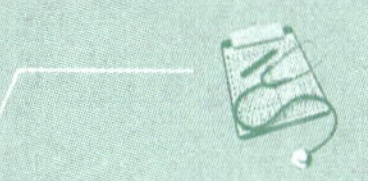

3. 诊断

①有引起心源性休克的病因；②有低灌注的临床表现：肢体湿冷、尿量减少、精神状态改变；③有血流动力学改变：持续低血压，收缩压<90mmHg，心排血量显著降低[CI<2.2L/(min·m^2)]，左心室舒张末压>18mmHg。

4. 治疗

(1)一般紧急处理 取平卧位，保持呼吸道通畅，吸氧，建立静脉通道，监测尿量，观察周围血管灌注。

(2)镇痛 使用吗啡、哌替啶，以减轻患者疼痛。

(3)纠正低氧血症 维持 PaO_2 达到 100mmHg，$PaCO_2$ 35~40mmHg。

(4)维持血压 若血压急剧下降，应立即开始静脉滴注间羟胺，也可同时加入多巴胺，以维持血压。

(5)纠正心律失常 伴有显著心动过速或心动过缓的各种心律失常均可加重休克，需积极纠正。

(6)补充血容量 休克时血容量不是绝对减少，而是相对减少，所以补充血容量极为必要。

(7)对症治疗、应用血管活性药物等

五、过敏性休克

1. 临床表现与诊断

①接触外界某些抗原性物质后，引起强烈的致命性全身反应。

②患者在短期内发生面色苍白、情绪紧张、神志不清或昏厥等。

③有明显休克表现，血压下降。

④既往有相关物质过敏史。

2. 治疗

①立即移去过敏原或致敏的药物，停止接触致敏物质。

②立即皮下注射肾上腺素 0.5~1mg，必要时适量重复应用。

③应用抗过敏药物，如静脉滴注地塞米松、氢化可的松等，直至休克好转。

④抢救时，血压仍不能维持正常者，可给予升压药物如多巴胺等。

⑤保持呼吸道通畅，给氧。

⑥严密监测生命体征，调整用药。

【例 20】男，18 岁。因“感冒”自行服用“抗菌药物”半小时后突然出汗、面色苍白。查体：脉搏 120 次/分，血压 40/20mmHg，神志不清，面色苍白，脉搏细速，四肢冰冷。该患者首要治疗措施是

A. 多巴胺静脉滴注　　B. 肾上腺素皮下注射　　C. 地塞米松静脉滴注

D. 吸氧、心电监护　　E. 补充血容量(2023)

常考点 中心静脉压的概念、临床意义；各型休克的区别及处理。

参考答案——详细解答见《2025 国家临床执业及助理医师资格考试历年考点精析(上、下册)》

1. ABCDE　2. ABCDE　3. ABCDE　4. ABCDE　5. ABCDE　6. ABCDE　7. ABCDE
8. ABCDE　9. ABCDE　10. ABCDE　11. ABCDE　12. ABCDE　13. ABCDE　14. ABCDE
15. ABCDE　16. ABCDE　17. ABCDE　18. ABCDE　19. ABCDE　20. ABCDE

第4章　外科病人的代谢与营养治疗

▶考纲要求

①外科病人的代谢变化和营养状况评定。②肠外营养。③肠内营养。

▶复习要点

一、外科病人的代谢变化和营养状况评定

1. 正常情况下的物质代谢

人体在正常生命活动中需要不断摄取各种营养物质,通过转化和利用以维持机体新陈代谢。食物中的碳水化合物、脂肪、蛋白质、水、电解质、微量元素、维生素等营养底物进入人体后,参与体内一系列代谢过程,通过合成代谢使人体组织器官生长、发育、修复及再生,并为机体生命活动提供必不可少的能源。

(1)**碳水化合物**　主要功能是供能,同时也是细胞结构的重要成分。正常情况下,碳水化合物提供55%~65%维持机体正常功能所需的能量。大脑神经细胞、肾上腺等则完全依赖葡萄糖氧化供能。

(2)**蛋白质**　是构成生物体的重要组成成分,在生命活动中起着极其重要的作用。蛋白质的主要生理功能是参与构成机体各种细胞组织,维持细胞组织的生长、更新和修复,参与多种重要的生理功能和氧化供能。

(3)**脂肪**　主要生理功能是提供能量、构成身体组织、供给必需脂肪酸并携带脂溶性维生素等。

2. 能量代谢

(1)机体能量消耗组成、测定及计算

①基础能量消耗　机体每日的能量消耗包括基础能量消耗(BEE)、食物的生热效应、兼性生热作用、活动的生热效应几个部分。其中,基础能量消耗在每日总能量消耗中所占比例最大(60%~70%),是机体维持正常生理功能和内环境稳定等活动所消耗的能量。BEE可按Harris-Benedict公式计算。

$$男性\ BEE(kcal/d)=66+13.7W+5.0H-6.8;女性\ BEE(kcal/d)=655+9.6W+1.85H-4.7A$$

其中,W为体重(kg),H为身高(cm),A为年龄(岁)。

注意:这个公式没有错,尤其女性BEE并没有少个小数点,别再指错了,嘿嘿。参阅10版《外科学》P38。

②静息能量消耗　由于基础代谢率的测定要求十分严格,临床实践中通常测定机体静息能量消耗(REE)而非基础能量消耗(BEE)。Weir公式是间接测热法计算机体24小时静息能量消耗的公式。

$$REE(kcal/d)=[3.9(VO_2)+1.1(VCO_2)]\times1440$$

其中,VO_2为氧耗量(L/min),VCO_2为二氧化碳产生量(L/min)。

③两者之差　Harris-Benedict公式是健康机体基础能量消耗的估算公式,临床上各种疾病状态下病人的实际静息能量消耗值与Harris-Benedict公式估算值之间存在一定的差异,如择期手术REE约增加10%,严重创伤、多发性骨折、感染时可增加20%~30%,大面积烧伤最大可增加100%左右。

(2)机体能量需要量的确定　临床上多采用经验公式来估算病人的能量需求。

非肥胖病人能量摄入量为25~30kcal/(kg·d)。

BMI≥30kg/m^{2}的肥胖病人,推荐的能量摄入量应为正常目标量的70%~80%。

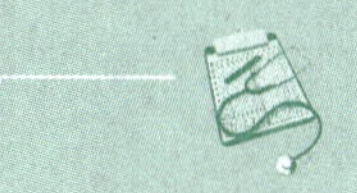

3. 饥饿和创伤状态下机体代谢改变

(1)饥饿状态下机体代谢改变　①饥饿早期,机体利用肝脏和肌肉中的糖原储备消耗供能。然后依赖糖异生供能。肝脏和肌肉蛋白质分解以提供糖异生的前体物质,蛋白质合成下降。②饥饿晚期,脂肪动员增强,成为主要能源物质,体内酮体形成,大脑和其他组织越来越多地利用酮体作为能源。

(2)创伤状态下机体代谢改变　外科感染、手术创伤等应激状态下,机体发生一系列代谢改变,其特征为静息能量消耗增加、高血糖及蛋白质分解增强。

①碳水化合物的代谢变化　应激状态下,内源性葡萄糖异生明显增强,机体对糖的利用率下降,组织器官对葡萄糖的氧化利用下降,外周组织对胰岛素抵抗,从而造成高血糖。

②蛋白质的代谢变化　蛋白质分解增加,尿氮排出增加,出现负氮平衡,其程度和持续时间与创伤应激程度、创伤前营养状况、病人年龄、应激后营养摄入有关。

③脂肪的代谢变化　脂肪是应激病人的重要能源,创伤应激时机体脂肪分解增强,其分解产物可作为糖异生的前体物质,从而减少蛋白质分解,保存机体蛋白质。

4. 营养状态评定

(1)临床检查　是通过病史采集、体格检查来发现是否存在营养不良。体格检查可以发现肌肉萎缩、毛发脱落、皮肤损害、水肿或腹水、必需脂肪酸及维生素缺乏的体征并判定其程度。

(2)人体测量　通过测量体重、脂肪和肌肉含量,判断机体营养状况,监测营养治疗效果。

项目	测定方法	临床意义
体重	是机体脂肪组织、瘦组织群、水和矿物质的总和,是营养评价中最简单、直接而可靠的方法	体重丢失>10%(无时间限定) 或 3 个月体重丢失>5%,即存在营养不良
BMI	体质量指数(BMI)是反映营养不良及肥胖的可靠指标,BMI=体重(kg)/身高^2(m^2)	正常 18.5~24kg/m^2,<18.5kg/m^2 为营养不良 25~30kg/m^2 为超重,>30kg/m^2 为肥胖
皮褶厚度	用卡尺测量三头肌皮褶厚度(TSF)	推算脂肪及肌肉总量,间接反映热能的变化
臂围	用软尺测量上臂周径	推算脂肪及肌肉总量,间接反映热能的变化
握力测定	是营养状况评价的一个良好客观指标 正常男性握力≥35kg,正常女性握力≥23kg	握力与机体营养状况密切相关 是反映肌肉功能十分有效的指标

(3)生化及实验室检查　常用指标如下。

项目	测定方法	临床意义
血浆蛋白	常用的血浆蛋白指标有白蛋白、前白蛋白、转铁蛋白、视黄醇结合蛋白	可反映机体蛋白质营养状况、疾病严重程度、预测手术风险程度,是临床上常用的营养评价指标之一
氮平衡	氮平衡=摄入氮-排出氮 氮的摄入量大于排出量为正氮平衡 氮的摄入量小于排出量为负氮平衡	氮平衡是评价机体蛋白质代谢状况的可靠指标 正氮平衡时机体合成代谢大于分解代谢 负氮平衡时机体分解代谢大于合成代谢
免疫功能	测定外周血淋巴细胞总数	正常值(2.5~3.0)×10^9/L,<1.8×10^9/L 为营养不良

(4)综合性营养评价指标　结合多项营养评价指标来评价病人营养状况,以提高诊断的灵敏度和特异度。常用的综合营养评价指标包括主观全面评定、微型营养评定。

(5)人体组成测定　可准确地测定机体脂肪组织(体脂)、瘦组织群和体细胞群等各组成含量。

【例 1】关于外科手术病人术后能量代谢的叙述,错误的是

A. 葡萄糖分解增加　　B. 负氮平衡　　C. 脂肪动员增加
D. 蛋白质分解增加　　E. 机体代谢加快(2022)

【例 2】男,60 岁,体重 55kg。全胃切除术后 5 天,左上腹疼痛,腹腔引流管内可见少量肠液。查体:

T37.2℃,P100次/分,R19次/分,BP130/80mmHg,左上腹轻压痛,无反跳痛、肌紧张。予禁食,肠外营养。该患者的REE(实际静息能量消耗)大约是

A. 60%　　B. 80%　　C. 100%

D. 140%　　E. 200%(2018)

【例3】排除体液因素,提示成人存在营养不良的指标是实际体重至少比标准体重低

A. 10%　　B. 20%　　C. 25%

D. 30%　　E. 35%(2019)

【例4】评估患者营养状况的指标不包括

A. 血浆前白蛋白　　B. 血浆白蛋白　　C. 血清转铁蛋白

D. 外周血血小板计数　　E. 外周血淋巴细胞计数(2023)

A. 氮平衡试验　　B. 三头肌皮褶厚度　　C. 血清转铁蛋白

D. 上臂中部周长　　E. 肌酐/身高指数

【例5】反映机体蛋白质营养状况的是

【例6】评价患者营养摄入水平和分解代谢状况的是

二、肠外营养

1. 概念

肠外营养(PN)是指通过胃肠道以外途径(即静脉途径)提供营养的方式。

2. 制剂

(1)**碳水化合物**　葡萄糖是肠外营养中最主要的能源物质,供给量为3~3.5g/(kg·d),供能约占总热量的50%~60%。严重应激状态下,葡萄糖供给量降至2~3g/(kg·d),以避免摄入过量所致的代谢副作用。

(2)**脂肪乳剂**　是肠外营养中较理想的能源物质,供能占总热量的30%~40%,剂量为甘油三酯0.7~1.3g/(kg·d)。肝功能不良的病人宜选用中/长链脂肪乳剂。

(3)**氨基酸制剂**　氨基酸是肠外营养的氮源物质,是机体合成蛋白质所需的底物。肠外营养时推荐的氨基酸摄入量为1.2~1.5g/(kg·d),严重分解代谢状态下需要量增加。

(4)**电解质、维生素、微量元素**　根据病情,适量供给。

(5)**肠外营养液的组成**　如下。

成分	内容	供给量
能量供给	葡萄糖(5%、10%、50%葡萄糖) 脂肪乳剂(10%、20%、30%脂乳)	每日总能量25kcal/kg 按糖脂比=1:1计算(应激状态下1:2)
氮源	氨基酸	每日供氮14g(相当于7%氨基酸1500ml)
电解质	钾钠钙镁氯磷(10%KCl、10%NaCl、10%葡萄糖酸钙、25%$MgSO_4$、格利福斯)	酌量(根据每日急查电解质结果而定)
维生素	水溶性和脂溶性维生素	水溶性和脂溶性维生素复方制剂各1支
微量元素	锌、铜、锰、铁、铬、碘等	复方注射剂1支

3. 全营养混合液(TNA)

将各种营养素在体外先混合在3L塑料袋内,称全营养混合液(TNA)。最近有将TNA制成三腔袋的产品,腔内分别装氨基酸、葡萄糖和脂肪乳剂,有隔膜将各成分分开,以防相互反应。临用时用手加压即可撕开隔膜,使各成分立即混合。为使输入的营养物质在体内获得更好的代谢、利用,减少污染等并发症的机会,主张采用全营养液混合方法将各种营养制剂混合配制后输注。

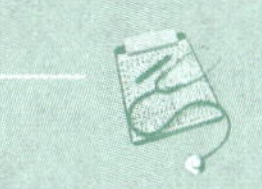

4. 输入途径

肠外营养的输入途径主要有中心静脉和周围静脉途径。

(1)中心静脉途径　适用于需要长期(>2周)肠外营养,需要高渗透压营养液的病人。临床上常用的中心静脉途径有颈内静脉、锁骨下静脉、经头静脉或贵要静脉插入中心静脉导管(PICC)。

(2)周围静脉途径　适用于只需短期(<2周)肠外营养者。周围静脉是指浅表静脉,大多数是上肢末梢静脉。周围静脉途径具有应用方便、安全性高、并发症少而轻等优点。

5. 适应证

凡是需要营养治疗,但无法通过胃肠道途径供给或通过胃肠道无法满足机体对营养素需要量的病人均为肠外营养的适应证,具体如下。

①1周以上不能进食或因胃肠道功能障碍或不能耐受肠内营养者。

②通过肠内营养无法达到机体需要的目标量时应该补充肠外营养。

6. 并发症

(1)静脉导管相关并发症　分为非感染性并发症和感染性并发症两大类。

①非感染性并发症　大多数发生于中心静脉导管放置过程中,如气胸(最常见)、空气栓塞(最严重)、血管或神经损伤;少数是长期应用、导管护理不当或拔管操作所致,如导管脱出、导管折断、导管堵塞等。

②感染性并发症　主要是指中心静脉导管相关感染。周围静脉则可发生血栓性静脉炎。肠外营养的感染性并发症主要是导管性脓毒症,其发病与置管技术、导管使用、导管护理密切相关。临床表现为突发寒战、高热,重者可致感染性休克。发生上述症状后,应先做输液袋内液体的细菌培养及血培养,丢弃输液袋及输液管,更换输液。观察8小时,若发热仍不消退,则需拔除中心静脉导管,并做导管尖端培养。一般拔管后无须使用抗生素,发热即可自行消退。若24小时后发热仍不消退,则应选用抗生素。导管性脓毒症的预防措施包括:放置导管应严格无菌操作;避免中心静脉导管的多用途使用,不宜用于输注血制品、抽血、测压;应用全营养混合液的全封闭输液系统;置管后应定期进行导管护理等。

(2)代谢性并发症　肠外营养提供的营养物质直接进入血液循环,营养底物过量或不足均容易引起机体代谢紊乱和器官功能异常,产生代谢性并发症,如高血糖、低血糖、氨基酸代谢紊乱、高血脂、电解质紊乱及酸碱失衡、必需脂肪酸缺乏、再喂养综合征、维生素及微量元素缺乏症等。

①补充不足

A. 血清电解质紊乱　以低钾血症、低磷血症最常见。

B. 微量元素缺乏　以锌缺乏最多见,常表现为口周及肢体皮疹、皮肤皱痕、神经炎等。

C. 必需脂肪酸缺乏　长期TPN治疗,若不及时补充脂肪乳剂,可发生必需脂肪酸缺乏症,常表现为皮肤干燥、鳞状脱屑、脱发、伤口愈合迟缓等。只需每周补充脂肪乳剂1次,即可预防必需脂肪酸的缺乏。

②糖代谢异常　低血糖主要是由胰岛素用量过大或突然停止输注高浓度葡萄糖所致。高血糖主要是由葡萄糖输注速度太快或机体的糖利用率下降所致,严重的高血糖可导致高渗性非酮性昏迷。

(3)脏器功能损害

①肝功能损害　长期肠外营养可引起肝脏损害,表现为肝脂肪浸润和胆汁淤积,其与葡萄糖超负荷导致的肝脂肪变性(最主要原因)、长期禁食时肠内缺乏食物刺激、肠道激素的分泌受抑制、不恰当的营养物质摄入等有关。为减少这种并发症的发生,应采用双能源,以脂肪乳剂替代部分能源,减少葡萄糖用量。

②肠屏障功能减退　长期禁食可导致肠黏膜上皮绒毛萎缩、通透性增加,肠道免疫功能障碍,导致肠道细菌易位而引发肠源性感染。

③胆囊内胆泥和结石形成　实施TPN治疗3个月者,胆结石发生率可高达30%,尽早改用肠内营养治疗是预防胆结石最有效的措施。

(4)代谢性骨病　部分长期肠外营养的病人出现骨钙丢失、骨质疏松、血清碱性磷酸酶增高、高钙血症、尿钙排出增加、四肢关节疼痛,甚至出现骨折等表现,称为代谢性骨病。

注意:①置放中央静脉导管最常选用的血管是颈内静脉或锁骨下静脉。
②置放中央静脉导管最严重的并发症是空气栓塞。
③长期全胃肠外营养可导致肝功能损害,主要原因是葡萄糖超负荷引起的肝脂肪变性。

【例 7】患者,男,55 岁。车祸后行脾切除、小肠大肠破裂修补术,术后转入 ICU。当前,营养治疗应选择
A. 插胃管行肠内营养　B. 插十二指肠管行肠内营养　C. 空肠造瘘行肠内营养
D. 经周围静脉行肠外营养　E. 锁骨下静脉穿刺置管行肠外营养(2024)

【例 8】一般不首选肠外营养治疗的是
A. 严重脓毒症患者　B. 不宜经口进食超过 7 天者　C. 脑外伤昏迷者
D. 小肠仅剩 50cm 者　E. 急性重症胰腺炎患者

【例 9】男性,70 岁。胃癌行全胃切除术后 3 天。术后经中心静脉行肠外营养支持。腹腔引流管及导尿管均未拔除。2 小时前突发寒战、高热,伴轻度烦躁。查体:体温 39.6℃,脉搏 115 次/分,呼吸 25 次/分,血压 95/55mmHg,双肺未闻及干、湿啰音,腹部切口无红肿、渗液,中上腹轻压痛,无反跳痛及肌紧张。腹腔引流管通畅,引流液清亮,每天约 50ml。导尿管通畅,颜色淡黄。该患者发热最可能的原因是
A. 手术切口感染　B. 腹腔脓肿　C. 肺部感染
D. 尿路感染　E. 中心静脉导管相关性感染(2024)

【例 10】长期肠外营养引起肝脂肪变性的主要原因是
A. 过高的能量供给　B. 输注白蛋白过量　C. 胆汁淤积
D. 糖、氨基酸配比不合理　E. 维生素配比不合理(2020)

三、肠内营养

1. 概念

肠内营养(EN)是指通过胃肠道途径提供营养的方式,它具有符合生理状态、能维持肠道结构和功能完整、费用低、使用和监护简便、并发症较少等优点,因而是营养治疗的首选方法。

2. 制剂

肠内营养制剂根据其组成,分为非要素型、要素型、组件型及疾病专用型四类。

	制剂组成	临床特点	适应证
非要素型	也称整蛋白型制剂,以整蛋白或蛋白质游离物为氮源	渗透压接近等渗,口感较好,口服或管饲均可,使用方便,耐受性强	胃肠道功能较好的病人,是应用最广泛的肠内营养制剂
要素型	氨基酸或多肽、葡萄糖、脂肪、矿物质和维生素的混合物	成分明确,营养全面,不需要消化即可直接吸收,含残渣少,不含乳糖,但口感较差	胃肠道消化、吸收功能部分受损的病人,如短肠综合征、胰腺炎病人
组件型	主要有蛋白质组件、脂肪组件、糖类组件、维生素组件、矿物质组件等	以某种或某类营养素为主,是对完全型肠内营养制剂进行补充或强化的制剂	适合病人的特殊营养需要
疾病专用型	根据不同疾病特征设计的针对特殊病人的专用制剂	糖尿病、肝病、肿瘤、肺病、肾病、创伤等专用制剂	专病专用

3. 适应证

若机体胃肠道具有吸收营养素的能力,且能耐受肠内营养制剂,病人因原发疾病或因治疗需要而不能或不愿经口摄食,或摄食量不足以满足机体合成代谢需要时,均可采用肠内营养。

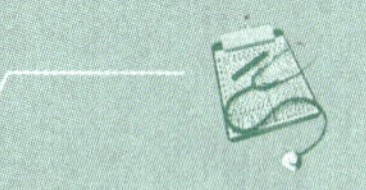

(1)胃肠功能正常但营养物质摄入不足或不能摄入者　如昏迷(脑外伤)、大面积烧伤、复杂大手术后、危重病症(非胃肠道疾病)等病人。这类病人胃肠道功能基本正常,应尽量采用肠内营养。

(2)胃肠功能不良者　如消化道瘘、短肠综合征等病人。消化道瘘病人所用的肠内营养制剂应以肽类为主,可减轻对消化液分泌的刺激作用。营养液最好能输至瘘口的远端肠道,或采取措施将肠外瘘的瘘口暂时封堵,以减少肠内营养液输入后从瘘口大量流失。

(3)胃肠功能基本正常但其他脏器功能不良者　如糖尿病、肝肾衰竭、急性胰腺炎等病人,原则上只要胃肠功能正常,仍属于肠内营养的适应证。

4. 并发症

(1)机械性并发症　主要有鼻、咽及食管损伤,喂养管堵塞,喂养管拔出困难,造口并发症等。

(2)胃肠道并发症　恶心、呕吐、腹泻、腹胀、肠痉挛等是常见的消化道并发症。腹泻是肠内营养最常见的并发症,引起腹泻的常见原因包括:①肠腔内渗透负荷过重;②小肠对脂肪不耐受;③输注速度过快,营养液通过肠腔时间缩短,胆盐不能再被吸收;④营养液中葡萄糖被肠内细菌转变为乳酸;⑤营养液被细菌、真菌等污染;⑥营养液温度过低;⑦低清蛋白血症。

(3)代谢性并发症　包括水、电解质及酸碱代谢异常,糖代谢异常,微量元素、维生素及脂肪酸缺乏。

(4)感染性并发症　主要与营养液误吸、营养液污染有关。吸入性肺炎是肠内营养最严重的并发症,常见于幼儿、老年人、意识障碍病人。防止胃内容物潴留及反流是预防吸入性肺炎的重要措施。

【例 11】男,56 岁。全胃切除术后 3 天行肠内营养,第 4 天出现腹泻。分析原因不包括

A. 营养液温度过低　　B. 营养液污染　　C. 小肠对脂肪耐受改变
D. 肠腔内渗透压过高　　E. 营养液输注速度过慢(2018)

【例 12】鼻饲肠内营养时,最易发生的并发症是

A. 急性胰腺炎　　B. 肠易激综合征　　C. 急性胆管炎
D. 吸入性肺炎　　E. 急性胃肠炎(2017)

【例 13】外科病人鼻饲输注营养液时,为预防吸入性肺炎最主要的措施是

A. 尽量减少液体总量　　B. 降低输液速度　　C. 输注营养液时采取半卧位
D. 同时给予促胃动力药　　E. 控制营养液输注速度(2019)

【例 14】女性,70 岁。急性脑梗死伴意识障碍,留置鼻胃管进行肠内营养治疗,2 周后出现胃潴留,量约 400ml/d。对该患者的适宜处理是

A. 行空肠造瘘,给予肠内营养　　B. 改用鼻空肠管,给予肠内营养
C. 停用肠内营养,改用肠外营养　　D. 继续留置鼻胃管,减少肠内营养液用量
E. 加用促胃肠动力药,观察胃潴留情况(2024)

A. 短肠综合征　　B. 冠状动脉搭桥手术后　　C. 肺癌根治手术后
D. 长期昏迷患者　　E. 直肠癌 Miles 术后

【例 15】需要接受肠内营养的是

【例 16】需要接受肠外营养的是(2021)

常考点　应激代谢特点;肠内营养、肠外营养的适应证和并发症。

参考答案——详细解答见《2025 国家临床执业及助理医师资格考试历年考点精析(上、下册)》

1. ABCDE　2. ABCDE　3. ABCDE　4. ABCDE　5. ABCDE　6. ABCDE　7. ABCDE
8. ABCDE　9. ABCDE　10. ABCDE　11. ABCDE　12. ABCDE　13. ABCDE　14. ABCDE
15. ABCDE　16. ABCDE

第 5 章　外科感染

考纲要求

①浅部组织及手部细菌性感染。②脓毒症。③破伤风。

复习要点

一、浅部组织及手部细菌性感染

1. 疖

(1)病因　疖是单个毛囊及其周围组织的急性细菌性化脓性感染,大多为金黄色葡萄球菌(金葡菌)感染,偶可因表皮葡萄球菌或其他病菌致病。好发于颈项、头面、背部毛囊与皮脂腺丰富的部位。

(2)临床特点　初始局部皮肤有红、肿、痛的小硬结(直径<2cm)。数日后肿痛范围扩大,硬结中央组织坏死、软化,出现黄白色脓栓,触之稍有波动感。继而,脓栓自行脱落、破溃。脓液流尽后炎症逐步消退。

位于危险三角(鼻根及两侧上唇角之间)的疖,严禁挤压,以免致病菌经内眦静脉、眼静脉进入颅内海绵状静脉窦,引起化脓性海绵状静脉窦炎,出现颜面部进行性肿胀,寒战、高热,头痛,呕吐,昏迷,甚至死亡。

(3)治疗

①局部处理　红肿阶段可选用热敷、超短波、红外线等理疗,也可敷贴金黄散、玉露散或鱼石脂软膏。出现脓点或波动感时,可用碘酊点涂,或用小刀头将脓栓剔出,但严禁挤压,出脓后敷以碘伏湿纱条。

②药物应用　若有发热、头痛、全身不适等症状,可选用青霉素、磺胺类抗菌药物。

2. 痈

痈是指多个相邻毛囊及其周围组织的急性细菌性化脓性感染,致病菌以金黄色葡萄球菌多见。

(1)病因　感染常从毛囊底部开始,沿深筋膜向外周扩展,进入毛囊群而形成多个脓头。

(2)临床表现　好发于中、老年人,大部分病人合并有糖尿病。好发于项部、背部。初起表现为局部小片皮肤硬肿、热痛,肤色暗红,其中可有数个脓点,多有畏寒、发热、食欲减退和全身不适。随后皮肤硬肿范围增大,周围呈浸润性水肿,引流区域淋巴结肿大,局部疼痛加剧,全身症状加重。晚期局部可破溃流脓,使疮口呈蜂窝状。唇痈容易引起颅内化脓性海绵状静脉窦炎,危险性更大。

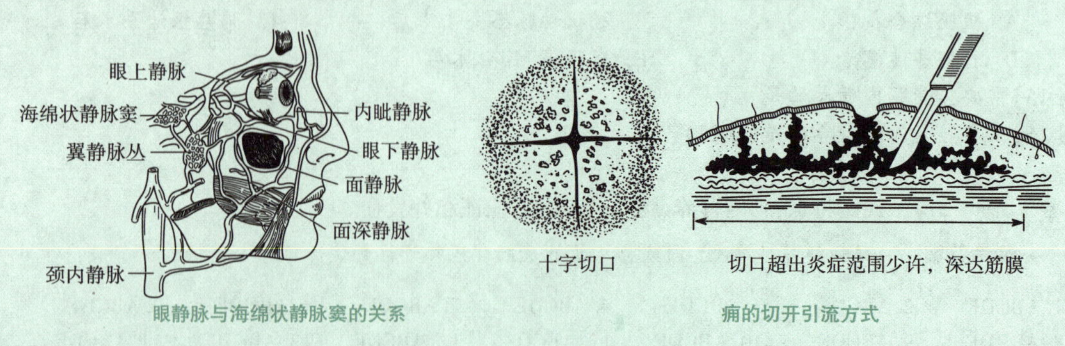

眼静脉与海绵状静脉窦的关系　　痈的切开引流方式

(3)治疗

①药物应用　可先选用青霉素或复方新诺明,以后根据细菌培养及药敏试验结果选药。

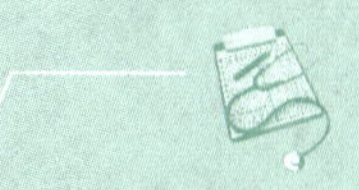

②局部湿敷 初期仅有红肿时,可用50%硫酸镁湿敷,鱼石脂软膏、金黄散等敷贴。

③切开引流 若出现多个脓点、表面紫褐色或已破溃流脓时,需及时切开引流。可在静脉麻醉下,做"+"或"++"形切口切开引流。切口线应达到病变边缘健康组织,深度须达到痈的基底部(深筋膜层),清除已化脓和尚未化脓但已失活的组织,在脓腔内填塞生理盐水或凡士林纱条,外用干纱布绷带包扎。

【例1】下列疾病的患者中,最易合并疖病的是

A. 消化性溃疡　B. 糖尿病　C. 门静脉高压症
D. 胃癌　E. 肝炎(2022)

【例2】男,60岁。唇部疖肿3天,如脓头被挤破,最可能发生的危险是

A. 化脓性海绵状静脉窦炎　B. 脑内脓肿　C. 面颈部蜂窝织炎
D. 上颌骨骨髓炎　E. 眼球化脓性感染(2019)

【例3】男,62岁。项背部皮肤红肿7天。初起时为小片皮肤硬肿,约3cm×2cm,有多个脓点,随后皮肤肿胀范围增大,出现浸润性水肿,局部疼痛加重,周围皮肤呈紫褐色,范围约6cm×5cm。体温39.2℃。既往糖尿病病史15年。下列处理方法中正确的是

A. 红外线理疗　B. 50%硫酸镁湿敷　C. 作"+"形切口引流
D. 切缘应达到病变边缘　E. 一期清创后缝合(2024)

3. 急性蜂窝织炎

急性蜂窝织炎是发生在皮下、筋膜下、肌间隙或深部蜂窝组织的急性、弥漫性、化脓性感染。

(1)病因 致病菌主要是溶血性链球菌,其次为金黄色葡萄球菌,也可为大肠埃希菌或其他链球菌。由于溶血性链球菌感染后可释放溶血素、链激酶、透明质酸酶等,故其炎症不易局限,与正常组织分界不清,扩散迅速。

(2)临床特点 表浅者初起时患处红、肿、热、痛,继之炎症迅速沿皮下向四周扩散,肿胀明显,疼痛剧烈。此时局部皮肤发红、指压后褪色,边缘界限不清,可出现不同大小的水疱,病变部位引流淋巴结肿痛。病变加重时,皮肤水疱溃破出水样液,部分肤色变褐。

(3)治疗

①抗菌治疗 首选青霉素或头孢类抗生素,疑有厌氧菌感染时加用硝基咪唑类药物,症状严重者可用碳青霉烯类药物。

②局部处理 浅表急性蜂窝织炎,可用50%硫酸镁溶液湿敷,或敷贴金黄散、鱼石脂软膏等;若形成脓肿,应及时切开引流。口腔颌面部急性蜂窝织炎则应尽早切开减压,以防喉头水肿而压迫气管。

③对症处理 改善病人全身状态和维持内环境的稳定,高热时可选用冷敷物理降温,进食困难时输液维持营养和体液平衡,呼吸急促时给予吸氧等辅助通气。

【例4】男,30岁。喉结下肿痛1周。肿胀渐至颈中部,能讲话。查体:T38.7℃,BP100/60mmHg,右颈部明显肿胀、压痛,皮肤不红、无波动。WBC15×10^9/L,血培养阴性。该患者最可能的诊断是

A. 急性颌下腺炎　B. 急性淋巴管炎　C. 颈部蜂窝织炎
D. 急性咽喉炎　E. 急性腮腺炎(2019)

4. 丹毒

丹毒是乙型溶血性链球菌感染皮肤淋巴管网所致的急性非化脓性炎症。治愈后容易复发。

(1)病因 致病菌多为乙型溶血性链球菌。常有全身反应,但局部很少有组织坏死或化脓。

(2)临床表现 起病急,好发于下肢与面部,表现为片状微隆起的皮肤红疹,色鲜红、中间稍淡,边界清楚,有的可起水疱,局部有烧灼样疼痛。病变范围向外周扩展时,中央红肿消退而转变为棕黄色。附近淋巴结常肿大、有触痛,但少见化脓或破溃。下肢丹毒反复发作可导致淋巴水肿,甚至发展为"象皮肿"。

(3)治疗 卧床休息,抬高患肢。局部以50%硫酸镁溶液湿热敷。全身应用抗菌药物,静脉滴注青霉素、头孢菌素等。局部及全身症状消失后,继续用药3~5天,以防复发。

(4)浅部组织细菌性感染的比较 金黄色葡萄球菌简称金葡菌,乙型溶血性链球菌简称乙型溶链。

	概念	常见致病菌	特点
疖	单个毛囊及其周围组织的急性化脓性感染	金葡菌	危险三角的疖可导致颅内感染
疖病	不同部位同时发生或在一段时间内反复发生疖	金葡菌	可合并糖尿病
痈	指多个相邻毛囊及周围组织的急性化脓性感染,也可由多个疖融合而成	金葡菌	可合并糖尿病,好发于颈背部 行脓肿切排时,可"+"字切开
急性蜂窝织炎	是指疏松结缔组织的急性感染,可发生在皮下、筋膜下、肌间隙或深部蜂窝组织	溶血性链球菌、金葡菌	不易局限,迅速扩散,无明显分界,局部淋巴结常受累,明显毒血症
丹毒	皮肤淋巴管网的急性感染	乙型溶链	很少坏死或化脓,"象皮肿"

	痈	急性蜂窝织炎	丹毒	脓肿
部位	多个毛囊和皮脂腺	各层软组织内	网状淋巴管	软组织或器官
致病菌	金葡菌	溶血性链球菌、金葡菌	乙型溶链	金葡菌
特点	紫红色,边界不清,唇痈易引起颅内化脓性海绵状静脉窦炎	不易局限,迅速扩散,无明显分界,局部淋巴结常受累	好发于下肢,片状皮肤红疹、色鲜红、中间稍淡、境界较清楚	病变局限,分界清楚,波动感,穿刺有脓
治疗	"+"字切开引流 清除坏死组织	抗生素 广泛切开引流	抗生素、局部热敷 硫酸镁湿敷	抗生素 脓肿切排

【例5】男,39岁。3天前突然发热、畏寒,左下肢片状红疹,微隆起,色鲜红,中间稍淡,边界清楚,伴有烧灼样疼痛。有足癣史10余年。其最可能感染的病原体是

A. 真菌　　B. 腐生葡萄球菌　　C. 表皮葡萄球菌

D. 乙型溶血性链球菌　　E. 金黄色葡萄球菌(2017、2023)

5. 急性淋巴管炎和淋巴结炎

(1)病因 是指病原菌如乙型溶血性链球菌、金黄色葡萄球菌等,从皮肤黏膜破损处或其他感染病灶侵入淋巴系统,导致淋巴管与淋巴结的急性炎症,多属非化脓性感染。

急性淋巴管炎在浅层可沿皮下结缔组织层的淋巴管蔓延,表现为丹毒(网状淋巴管炎)与浅层管状淋巴管炎;而深层淋巴管炎病变深在隐匿,体表无变化。体表急性淋巴结炎多好发于颌下、颈部、腋窝、肘内侧、腹股沟或腘窝,感染源于口咽炎症、足癣、皮损等。

(2)临床表现

①急性淋巴管炎 管状淋巴管炎多见于四肢。表浅病变在表皮下可见红色条线,有触痛,扩展时红线向近心端延伸,中医称"红丝疔"。皮下深层的淋巴管炎不出现红线,可有条形触痛带。

②急性淋巴结炎 轻者局部淋巴结肿大,疼痛;炎症加重时肿大淋巴结可粘连成团而形成肿块,皮肤表面可发红、发热,疼痛加重;严重的淋巴结炎可因坏死形成局部脓肿而有波动感,溃破流脓。

(3)治疗

①急性淋巴管炎 应着重治疗原发感染病灶。发现皮肤有红线条时,可用50%硫酸镁溶液湿敷。

②急性淋巴结炎 未形成脓肿时,应积极治疗如疖、痈、急性蜂窝织炎等原发感染,淋巴结炎多可在原发感染控制后得以消退。若已形成脓肿,除应用抗菌药物外,还需切开引流。

【例6】男性,20岁。左足外伤3天。未经特殊处理。3天后左小腿出现两条向近心端延伸的红线,触痛明显。最可能的诊断是

A. 急性管状淋巴管炎　　B. 急性网状淋巴管炎　　C. 急性淋巴结炎

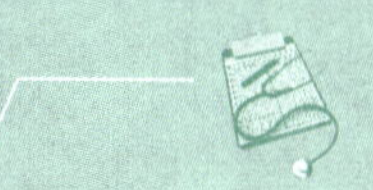

D. 急性蜂窝织炎　　E. 急性浅静脉炎(2024)

6. 甲沟炎

(1)病因　甲沟炎是皮肤沿指(趾)甲两侧形成的甲沟及其周围组织的化脓性细菌感染,常由微小刺伤、挫伤、逆剥或剪指甲过深等引起。致病菌多为金黄色葡萄球菌。

(2)临床特点　常先发生在一侧甲沟皮下,局部红、肿、热、痛。发生化脓后甲沟皮下出现白色脓点,有波动感,但不易破溃,可以蔓延至甲根或对侧甲沟,形成半环形脓肿;脓肿向甲下蔓延形成指(趾)甲下脓肿。如不及时治疗则会导致慢性甲沟炎或慢性指(趾)骨骨髓炎。

(3)治疗

①脓肿未形成时　局部可选用鱼石脂软膏等外敷,超短波、红外线理疗等,并口服敏感抗菌药物。

②已形成脓肿时　应沿甲沟旁纵行切开引流。甲根处的脓肿,需要分离拔除部分指甲甚至全部指甲,术中应避免损伤甲床,以利于指甲再生。

7. 脓性指头炎

(1)病因　脓性指头炎为手指末节掌面的皮下化脓性细菌感染,多因甲沟炎加重、指尖或手指末节皮肤受伤后引起。致病菌多为金黄色葡萄球菌。

(2)临床特点　起初为指头针刺样痛,轻度肿胀。继而指头肿胀加重,有剧烈跳痛。感染加重时,可因神经末梢受压麻痹而疼痛缓解,晚期末节指骨可并发骨髓炎。

(3)治疗

①炎症初期,应悬吊前臂、平放患手,给予敏感抗生素,以金黄散局部外敷。

②若患指剧烈疼痛、肿胀明显,应及时切开引流,以免发生指骨坏死及骨髓炎。手术时选用末节指(趾)侧面作纵切口,切口远侧不超过甲沟1/2,近侧不超过指(趾)节横纹,通畅引流;脓腔较大者宜作对口引流,剪去多余脂肪,有死骨应当除去;避免作鱼口状切口,以免术后瘢痕影响手指功能。

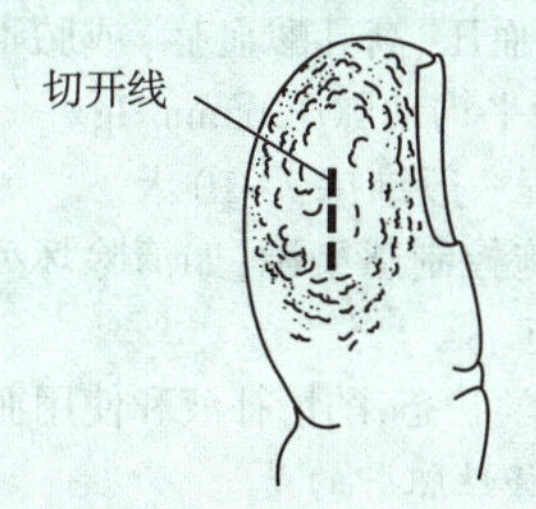

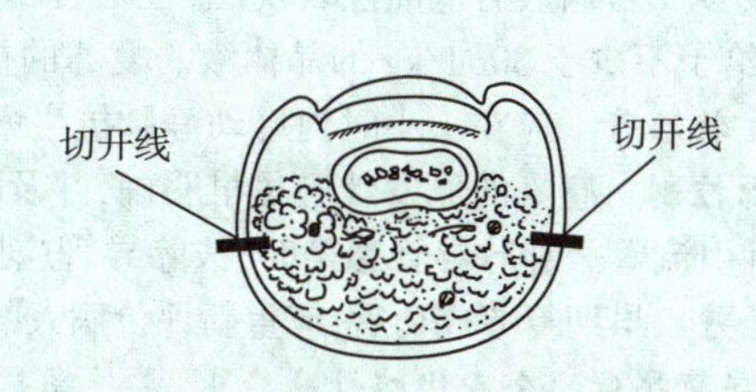

脓性指头炎与切开引流线

【例7】男,25岁。左手食指红、肿、热、痛2天。4天前曾被木刺刺伤左手食指。实验室检查:WBC12×10^9/L,N0.79。该患者最可能感染的致病菌是

A. 大肠埃希菌　　B. 金黄色葡萄球菌　　C. 铜绿假单胞菌
D. 破伤风梭菌　　E. 草绿色链球菌(2024)

【例8】女,28岁。右中指末节红肿8天,疼痛剧烈。掌侧肿胀明显,予切开引流。患指应采用的正确切口是

A. 关节皱褶处切开　　B. 掌侧横行切开　　C. 甲根处切开
D. 背侧切开　　E. 侧面纵行切开(2022)

二、脓毒症

全身性外科感染主要是指脓毒症。脓毒症是指致病菌在血中大量繁殖,释放毒素引起的全身性炎症反应,同时有脓肿形成或全身播散,体温、循环、呼吸有明显改变,可以区别于一般非侵入性的局部感染。

1. 病因

包括致病菌数量多、毒力强和机体免疫力低下,常继发于严重创伤后的感染和各种化脓性感染,如大面

积烧伤创面感染、急性弥漫性腹膜炎等。脓毒症多见于革兰氏阴性菌感染,革兰氏阳性菌感染相对少见。

2. 临床表现

(1)共有临床表现 ①发热、寒战;②心率加快、脉搏细速,呼吸急促或困难;③神志改变,如淡漠、烦躁、谵妄、昏迷;④肝脾可肿大,可出现皮疹。

(2)特有临床表现 不同致病菌引发的脓毒症有不同的临床特点。

	革兰氏阴性杆菌	革兰氏阳性球菌	厌氧菌	真菌
致病菌种类	大肠杆菌、铜绿假单胞菌 变形杆菌、克雷伯菌	金黄色葡萄球菌、肠球菌 表皮葡萄球菌	拟杆菌、厌氧葡萄球菌 梭状杆菌、厌氧链球菌	白色念珠菌、曲霉菌 毛霉菌、新型隐球菌
原发病灶	腹膜炎、腹腔感染 大面积烧伤感染	严重的痈、蜂窝织炎 骨关节化脓性感染	脓肿、会阴部感染 口腔颌面部坏死性感染	长期使用广谱抗生素或免疫抑制剂、长期留置导管
特点	主要毒性为内毒素,所致脓毒症较严重,可出现"三低"现象、发生脓毒症休克多见	多为金黄色葡萄球菌 转移性脓肿多见 常伴高热、皮疹	常与需氧菌形成混合感染 感染灶组织坏死明显 有特殊腐臭味	属于条件性感染,可出现结膜瘀斑、视网膜灶性絮样斑等栓塞表现

注意:革兰氏阴性杆菌的"三低"现象——低温、低白细胞、低血压。

(3)实验室检查 ①白细胞计数明显增高,可达(20~30)×10^9/L 以上;②可有不同程度的酸中毒、氮质血症、溶血,尿中出现蛋白质、血细胞等;③寒战发热时抽血进行细菌培养,阳性率高。多次血培养阴性者,应考虑厌氧菌或真菌性脓毒症,可抽血作厌氧菌培养,或作尿、血液真菌检查及培养。

3. 治疗

(1)早期复苏 若病人有低灌注表现(急性器官功能障碍、低血压、高乳酸血症)或脓毒症休克,在最初 3 小时内应给予不少于 30ml/kg 的晶体液。复苏的初始目标为平均动脉压 65mmHg。

(2)抗微生物治疗 应在 1 小时内启动静脉抗生素治疗,疗程一般维持 7~10 天。

(3)感染源控制 感染的原发灶应尽早明确,并及时采取措施控制感染源,如清除坏死组织和异物、消灭死腔、脓肿引流等。静脉导管感染时,拔除导管应属首要措施。

(4)辅助治疗 早期复苏成功后,应重新评价病人的血流动力学状态,酌情补液和使用血管活性药物。

【例 9】下列致病菌导致的全身化脓性感染中,常伴高热、皮疹、转移性脓肿的是

A. 铜绿假单胞菌　B. 肺炎链球菌　C. 新型隐球菌
D. 金黄色葡萄球菌　E. 变形杆菌(2024)

【例 10】全身感染时,可导致低体温、低白细胞、低血压的致病菌是

A. 肺炎链球菌　B. 金黄色葡萄球菌　C. 变形杆菌
D. 溶血性链球菌　E. 破伤风梭菌(2020)

三、破伤风

破伤风是由破伤风梭菌引起的特异性感染。破伤风梭菌是一种革兰氏阳性梭状芽胞杆菌,为厌氧菌,只能在狭深伤口的无氧环境中繁殖生长。平时存在于人畜的肠道,随粪便排出体外,以芽胞状态分布于自然界。在缺氧环境中,破伤风梭菌的芽胞发育成增殖体,迅速繁殖并产生大量外毒素(痉挛毒素)和溶血毒素。主要是痉挛毒素引起一系列的临床症状。可见,破伤风是一种毒血症。

1. 临床表现

破伤风潜伏期一般为 7~8 天,病程 3~4 周。潜伏期越短,预后越差;伤口部位距中枢越近,预后越差。典型症状是在肌紧张性收缩(肌强直、发硬)的基础上,阵发性强烈痉挛。任何轻微的刺激(如光、

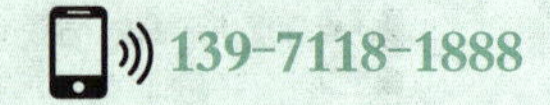

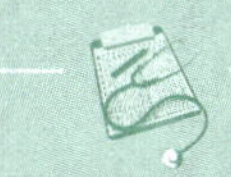

声、接触、饮水等）均可诱发，每次发作持续数秒至数分钟。发作时病人神志清楚，表情痛苦。一般无发热，高热往往提示有肺部感染。破伤风病人肌肉抽搐的顺序与临床表现的对应关系如下。

抽搐肌肉及顺序	临床症状	抽搐肌肉及顺序	临床症状
①咀嚼肌	张口困难（牙关紧闭）	④背腹肌	角弓反张
②面部表情肌	苦笑面容	⑤四肢肌	屈膝半握拳
③颈项肌	颈项强直	⑥膈肌	呼吸停止

2. 诊断

主要根据外伤史和临床表现进行诊断。伤口厌氧菌培养难以发现破伤风梭菌。

3. 治疗

治疗的关键是控制和解除痉挛，预防窒息。

伤口处理	改变破伤风梭菌的厌氧环境，使其不能生长繁殖（3%过氧化氢溶液冲洗）
大剂量破伤风抗毒素	可中和游离的毒素，只在早期应用有效，若毒素已与神经组织结合，则难以收效
破伤风人免疫球蛋白（TIG）	在早期应用有效，TIG剂量为3000~6000U，一般只需肌内注射一次
抗生素治疗	首选青霉素，可抑制破伤风梭菌生长，也可选用甲硝唑
避免刺激	病人入院后，应住隔离病室，避免光、声等刺激，避免打扰病人，可减少抽搐次数
镇静解痉药物	10%水合氯醛保留灌肠，冬眠合剂一号静脉滴注，苯巴比妥肌内注射等
防治并发症	主要并发症有窒息、肺不张、肺部感染等。窒息是破伤风病人的主要死因

4. 预防

（1）早期清创　破伤风梭菌是厌氧菌，其生长繁殖必须有缺氧的环境。因此，创伤后早期彻底清创，改善局部循环，是预防破伤风发生的重要措施。

（2）主动免疫　注射破伤风类毒素，可使人体产生抗体而获得主动免疫力。每隔5~7年皮下注射类毒素0.5ml，作为强化注射。接受全程主动免疫者，伤后只需肌内注射0.5ml类毒素，即可在3~7日内形成有效的免疫抗体，不需注射破伤风抗毒素（TAT）。

（3）被动免疫　对于伤前未接受自动免疫的伤员，应尽早皮下注射破伤风抗毒素（TAT）1500~3000IU，大人、小孩剂量相同，有效期约为10日。对于深部创伤，可能感染厌氧菌的病人，可在1周后追加注射1次量。抗毒素易引起过敏反应，注射前必须进行皮内试验。如过敏，应行脱敏法注射。目前最佳的被动免疫是肌内注射250~500IU破伤风人免疫球蛋白（TIG）。

【例11】破伤风的典型症状是肌紧张性收缩，最晚受累的肌肉是
A. 四肢肌　B. 背腹肌　C. 膈肌
D. 面部表情肌　E. 咀嚼肌(2023)

【例12】男，50岁。右足底被刺伤1周。阵发性肌痉挛，临床诊断为破伤风。最严重的临床表现是
A. 呼吸肌痉挛　B. 呼吸肌断裂　C. 牙关紧闭
D. 咬肌紧张　E. 角弓反张(2024)

常考点　外科感染概述；脓毒血症的鉴别；破伤风和气性坏疽的临床表现、治疗。

参考答案——详细解答见《2025国家临床执业及助理医师资格考试历年考点精析（上、下册）》

1. ABCDE　2. ABCDE　3. ABCDE　4. ABCDE　5. ABCDE　6. ABCDE　7. ABCDE
8. ABCDE　9. ABCDE　10. ABCDE　11. ABCDE　12. ABCDE

第6章 创伤与烧伤

▶考纲要求

①创伤概论,诊断与治疗。②烧伤:热力烧伤。

▶复习要点

一、创伤概论

1. 创伤的诊断

(1)受伤史 详细的受伤史对了解损伤机制和估计伤情发展有重要意义。

(2)体格检查 首先应从整体上观察伤员状态,判断伤员的一般情况,区分伤情轻重。对于生命体征平稳者,可做进一步仔细检查;伤情较重者,可先着手急救,在抢救中逐步检查。

(3)辅助检查 对某些部位创伤有重要的诊断价值,但应根据伤员的全身情况选择必需的项目,以免增加伤员的痛苦和浪费时间、人力和物力。

①实验室检查 首先是常规检查。血常规和血细胞比容可判断失血或感染情况;尿常规可提示泌尿系统损伤和糖尿病;血、尿淀粉酶可判断有无胰腺损伤。电解质检查可分析水、电解质和酸碱紊乱情况。

②穿刺和导管检查 诊断性穿刺是一种简单、安全的辅助方法。放置导尿管可诊断尿道或膀胱损伤。监测中心静脉压可辅助判断血容量和心功能。心包穿刺可证实心包积液和积血。

③影像学检查 X线检查可用于骨折、胸腹部脏器损伤的诊断。CT检查可用于诊断颅脑损伤、某些腹部实质脏器及腹膜后的损伤。B超检查可发现胸腹腔的积血、肝脾破裂等。选择性血管造影可帮助确定血管损伤和某些隐蔽的器官损伤。

2. 创伤的治疗

(1)检伤分类 自然灾害(如地震、滑坡、泥石流等)和重大交通事故可出现成批伤员,医务人员现场急救时首先需要进行检伤分类。批量伤员处理的优先顺序一般分为四类:

①危重病人(第一优先) 有危及生命的严重创伤,但经及时治疗能够获救者,应给予红色标记,优先给予护理及转运。现场先简单处理致命伤、控制大出血、支持呼吸等。如昏迷、气道阻塞等病人。

②重症病人(第二优先) 有严重损伤,但经急救处理后生命体征或伤情暂时稳定,可在现场短暂等候而不危及生命或导致肢体残缺者,给予黄色标记,给予次优先转运。如不伴意识障碍的头部创伤等病人。

③轻症病人(第三优先) 可自行行走,无严重损伤,可适当延迟转运和治疗者,给予绿色标记。

④死亡或濒死者(第四优先) 已死亡或无法挽救的致命性创伤造成的濒死状态。如呼吸、心跳已停止者,给予黑色标记,停放在特定区域,等待相应后续处理。

(2)院前创伤急救 急救的目的是挽救生命和稳定伤情。必须优先抢救的急症包括心跳、呼吸骤停,窒息,大出血,张力性气胸,休克等。常用的急救技术主要有复苏、通气、止血、包扎、固定和搬运等。

①复苏 心跳、呼吸骤停时,应立即进行心脏按压、口对口人工呼吸等急救。

②通气 对呼吸道阻塞的病人,应立即解除梗阻,以最简单、最迅速有效的方式给予通气,常用的方法有手指掏出致阻塞异物、抬起下颌、环甲膜穿刺或切开、气管插管、气管切开等。

③止血 常用止血方法有指压法、加压包扎法、填塞法和止血带法。

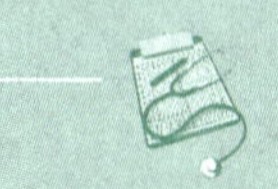

	操作要点	适应证
指压法	头颈部大出血时压迫颈总动脉 上臂出血时压迫腋动脉或肱动脉,下肢出血时压迫股动脉	大动脉出血
加压包扎法	用灭菌纱布、敷料填塞伤口,加压包扎	小动脉、静脉损伤出血
填塞法	先用无菌纱布铺盖伤口,再以纱布填充,加压包扎	肌肉、骨端渗血
止血带法	使用止血带止血	四肢伤大出血,且加压包扎无法止血

使用止血带应注意:A. 不必缚扎过紧,以能止住出血为度;B. 应每隔1小时放松1~2分钟,且使用时间不应超过4小时;C. 上止血带的伤员必须有显著标志,并注明启用时间,优先转送;D. 松解止血带之前,应先输液或输血,补充血容量,准备好止血用材料,再松止血带;E. 因止血带使用时间过长,远端肢体已发生坏死者,应在原止血带的近端加上新止血带,再行截肢术。

④包扎　包扎的目的是保护伤口,减少污染,压迫止血,固定骨折、关节和敷料并止痛。最常用的材料是绷带、三角巾、四头带。无上述物品时,可就地取材,用干净毛巾、手绢、衣服等替代。

⑤固定　骨关节损伤时须固定制动,以减轻疼痛,避免骨折端损伤血管、神经,以利防治休克和搬运后送。

⑥搬运　正确的搬运可减少伤员痛苦,避免继发损伤。多采用担架或徒手搬运。

(3)进一步救治　伤员经现场急救运送至救治机构后,应立即对伤情进行判断、分类,然后进行救治。

①判断伤情　根据创伤分类方法及指标进行伤情判断和分类,常简单分为三类。

第一类　致命性创伤,如危及生命的大出血、窒息、开放性或张力性气胸。应作紧急复苏后手术治疗。

第二类　生命体征尚平稳的伤员,可观察或复苏1~2小时,应作好交叉配血、必要检查及手术准备。

第三类　潜在性创伤,性质尚未明确,有可能手术治疗者,应密切观察,并作进一步检查。

②呼吸和循环支持　维持呼吸道通畅,积极抗休克治疗。

③防治感染　遵循无菌原则,使用抗菌药物。抗菌药物在伤后2~6小时内使用可起预防作用。

④密切观察　严密注视伤情变化,特别是对严重创伤怀疑有潜在性损伤的病人。

⑤对症支持治疗　主要是维持水、电解质和酸碱平衡,保护重要脏器功能,并给予营养支持。

(4)闭合性创伤的治疗

①浅部软组织挫伤、扭伤　常用物理疗法,伤后初期局部冷敷,12小时后热敷等。

②闭合性骨折和脱位　应先复位,然后根据情况选用各种外固定或内固定。

③头、颈、胸、腹部闭合伤　可造成深部组织器官的损伤,甚至危及生命,应高度重视。

(5)开放性创伤的处理　①开放性伤口常有污染,应行清创术。伤后6~8小时内进行清创,一般可达到一期愈合。清创术的目的是将污染伤口变成清洁伤口,为组织愈合创造良好条件。如果伤口污染较重或处理时间已超过伤后8~12小时,但尚未发生明显感染,皮肤的缝线暂不结扎,伤口内留置盐水纱条引流。24~48小时后伤口仍无明显感染者,可将缝线结扎使创缘对合。如果伤口已感染,则取下缝线,按感染伤口进行处理。②感染伤口的处理用等渗盐水纱布条敷在伤口内,引流脓液,促使肉芽组织生长。

(6)清创术　①先用无菌敷料覆盖伤口,用无菌刷和肥皂液清洗周围皮肤;②去除伤口敷料后取出异物、血块、脱落的组织碎片,用生理盐水反复冲洗;③铺无菌巾;④切除创缘皮肤1~2mm,必要时扩大创口,但肢体部位应沿纵轴切开,经关节的切口应作S形切开;⑤切除失活组织,清除血肿、凝血块和异物,对损伤的肌腱和神经可酌情修复或仅用周围组织掩盖;⑥彻底止血;⑦再次用生理盐水反复冲洗伤腔;⑧彻底清创后,伤后时间短和污染轻的伤口可予缝合。

【例1】某建筑物突然坍塌,搜救员发现一伤员脸部擦伤,手臂轻微渗血,其余四肢无异常。根据伤员情况,应该给予标记的颜色是

A. 红色　　B. 黄色　　C. 绿色

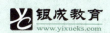

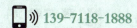

D. 黑色　　E. 不标记(2024)

【例 2】严重胸腹联合损伤后,必须首先处理的是

A. 轻度血压下降　　B. 急性弥漫性腹膜炎　　C. 粉碎性胸椎骨折

D. 张力性气胸　　E. 粉碎性腰椎骨折(2020)

【例 3】止血带法止血,总使用时间一般不超过

A. 1 小时　　B. 2 小时　　C. 4 小时

D. 6 小时　　E. 8 小时(2022)

【例 4】软组织挫伤早期正确的处理是

A. 理疗　　B. 应用镇痛药　　C. 冷敷

D. 热敷　　E. 局部使用抗生素(2018)

【例 5】女,35 岁。右小腿前不慎被锄头砸伤 2 小时,右胫前皮肤创口 3cm,未见畸形。清创术中错误的处理是

A. 清创后放置引流片　　B. 清洗创口周围皮肤　　C. 上下纵行延长切口

D. 清除泥沙等异物　　E. 过氧化氢冲洗(2019)

二、烧伤

热力烧伤是指由热物体包括火焰、热液体(如水、汤、油等)、热气体(如蒸汽等)或热固体(如金属、木炭等)通过热能传导与转移,造成机体组织损伤。

1. 烧伤面积的计算

烧伤面积的估算是指皮肤烧伤区域占全身体表面积的百分数。

(1)中国九分法　为便于记忆,将体表面积划分为 11 个 9%的等份,另加 1%,构成 100%的总体表面积,即头颈部=1×9%;双上肢=2×9%;躯干部=3×9%;双下肢=5×9%+1%,共为 11×9%+1%。

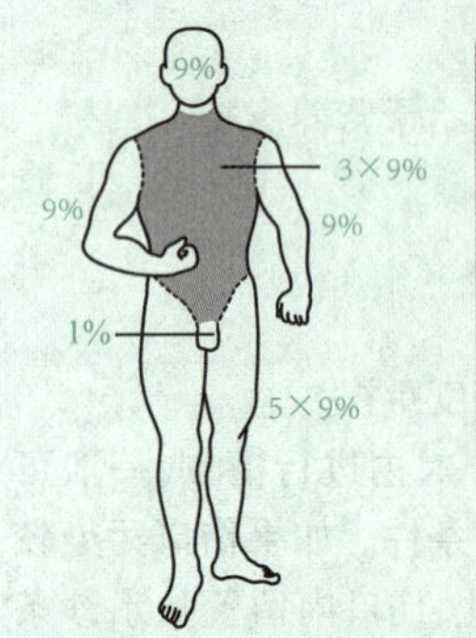

部位(%)	占成人体表面积		占儿童体表面积(%)
头颈部9×1	发部3%+面部3%+颈部3%	(9%)	9+(12－年龄)
双上肢9×2	双手5%+双前臂6%+双上臂7%	(18%)	9×2
躯干部9×3	躯干前13%+躯干后13%+会阴1%	(27%)	9×3
双下肢9×5+1	双足7%+双小腿13%+双大腿21%+双臀5%	(46%)	9×5+1－(12－年龄)

成年女性双足及臀部各为6%

烧伤面积估算(九分法)

注意:①会阴部 1%计入躯干部,共计:躯干前 13%+躯干后 13%+会阴 1%=3×9%。

②成年男性双足占 7%,双臀占 5%;成年女性双足及双臀各占 6%,计算时应注意区分男女。

③12 岁以下儿童计算烧伤面积时,头颈部及双下肢应注意校正。

(2)手掌法　成人或儿童五指并拢,一个掌面的面积约为自身总体表面积的 1%,故将应用病人自己掌面大小来估算烧伤面积的方法称为手掌法。

【例 6】女,36 岁。不慎跌入热水池中烫伤双下肢(不包括臀部)。按新九分法估算,其烧伤面积是

A. 43%　　B. 41%　　C. 40%

D. 39%　　E. 42%(2021)

2. 烧伤深度的判定

烧伤深度按三度四分法分类如下。Ⅰ度:仅伤及表皮浅层,生发层健在;浅Ⅱ度:伤及表皮生发层和

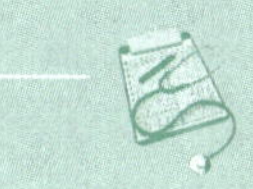

真皮乳头层；深Ⅱ度：伤及真皮深层；Ⅲ度：伤及皮肤全层。

	Ⅰ度烧伤	浅Ⅱ度烧伤	深Ⅱ度烧伤	Ⅲ度烧伤
损伤深度	表皮浅层 生发层健在	生发层、真皮乳头层	皮肤的真皮深层，即网状层，但残留皮肤附件	皮肤全层，甚至皮下、肌肉、骨骼、内脏
水疱	无	大水疱/大小不一水疱	可有，小水疱	无
创面	红斑状、干燥 轻度红肿、无感染	创面红润、潮湿 红肿明显	创面微湿，红白相间 水肿明显	创面焦黄、炭化焦痂 树枝状栓塞的血管
感觉	烧灼感	疼痛明显，感觉过敏	痛觉较迟钝	痛觉消失
拔毛试验	剧痛	痛	微痛	不痛，且易拔除
局部温度	微增	增高	略低	发凉
愈合时间	3 天左右	1~2 周	3~4 周	>4 周
愈合方式	脱屑愈合，无瘢痕	无瘢痕，有色素沉着	瘢痕愈合	无上皮再生，需植皮

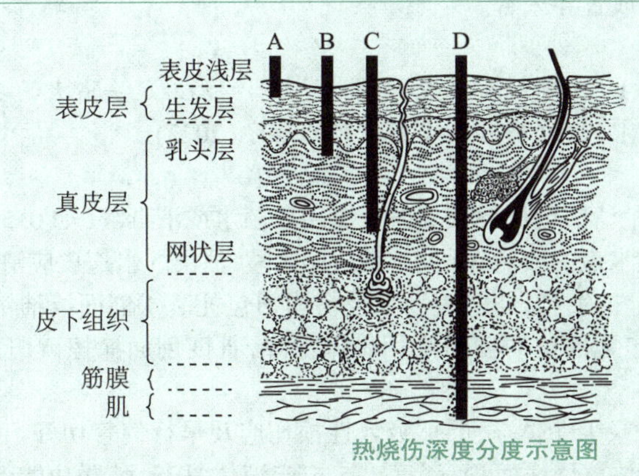

热烧伤深度分度示意图

3. 烧伤严重性分度

(1)**轻度烧伤**　Ⅱ度烧伤面积 10%以下。

(2)**中度烧伤**　Ⅱ度烧伤面积 11%~30%；或Ⅲ度烧伤面积不足 10%。

(3)**重度烧伤**　烧伤总面积 31%~50%；或Ⅲ度烧伤面积 11%~20%；或Ⅱ度、Ⅲ度烧伤面积虽不到上述百分比，但已发生休克、合并较重的吸入性损伤和复合伤等。

(4)**特重烧伤**　烧伤总面积 50%以上；或Ⅲ度烧伤面积 20%以上。

严重程度	轻度烧伤	中度烧伤	重度烧伤	特重烧伤
(Ⅱ度)烧伤面积	<10%	11%~30%	31%~50%	>50%
或Ⅲ度烧伤面积	0	<10%	11%~20%	>20%
或烧伤总面积			31%~50%	>50%

【例 7】下列属于重度烧伤的是

A. 烧伤总面积 55%　　B. Ⅰ度烧伤 30%　　C. Ⅰ度烧伤 25%

D. Ⅱ度烧伤 8%　　E. Ⅱ度烧伤 45%(2024)

【例 8】男，26 岁。在工厂被锅炉高温蒸汽烫伤双上肢，伤处红肿明显，有大小不一的水疱形成，内含淡黄的澄清液体，创面红润、潮湿。对该患者病情描述正确的是

A. 患处痛觉迟钝　　B. 愈后一般无色素沉着　　C. 愈后常有瘢痕增生

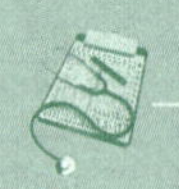

D. 未伤及皮肤的真皮层　　E. 如不感染,1~2周内愈合(2019、2021)

【例9】女性,33岁。右手臂烫伤3小时。查体:右手前臂红肿,可见大小不等的水疱,破损处创面潮红。其烧伤面积及烧伤深度是

A. 轻度,Ⅰ度　　B. 轻度,浅Ⅱ度　　C. 轻度,深Ⅱ度

D. 中度,浅Ⅱ度　　E. 中度,深Ⅱ度(2024)

4. 现场急救和治疗

(1)迅速脱离热源　当遭遇火焰烧伤时应尽快脱离火场,脱去燃烧衣物,或采用就地翻滚、用水浇淋或跳入水池等方式灭火。着火时,切忌奔跑和呼喊,以避免风助火势及头面部烧伤或吸入性损伤的发生。热液浸渍衣裤,宜迅速用冷水冲淋后剪开取下,避免强力剥脱造成撕脱水疱、皮肤等组织而发生再损伤。

(2)冷疗　伤员救出火场后,立即冷疗是烧伤后即刻最重要的救护措施。方法是将创面用洁净的冷水等冲洗或浸泡,或用冷水浸湿的毛巾、纱垫等敷于创面。冷疗0.5~1小时。

(3)保持呼吸道通畅　吸入性损伤者的治疗应特别注意保持呼吸道通畅,要及时气管插管,给予吸氧。

(4)转运　现场急救后,应及时送医。严重大面积烧伤早期应避免长途转运,休克期最好就近输液抗休克或加作气管切开。建立输液通道,放置导尿管。

【例10】烧伤现场的急救措施不包括

A. 立即用清水冲洗创面　　B. 干净纱布覆盖创面　　C. 脱去着火的衣物

D. 碘附擦拭创面　　E. 立即转移到安全通风的地方(2022)

5. 入院早期治疗

(1)轻度烧伤　主要是创面处理,包括清洁创周健康皮肤。①用灭菌水或消毒液(如0.5%~1%碘伏等)清洁、消毒创面,去除异物。②完整的水疱抽液后保留水疱皮,已污秽、沾染的水疱皮应清除。③如果用包扎疗法,内层用油质纱布,可添加适量抗生素,外层用吸水敷料均匀包扎。④创面清洁消毒后,在烧伤早期均宜行包扎治疗。会阴部等不易包扎部位的创面可用暴露治疗,Ⅲ度创面涂擦碘酊后行暴露治疗。⑤使用抗生素和破伤风抗毒素。

(2)中、重度烧伤　①了解受伤史,记录生命体征,严重吸入性损伤应及早行气管切开。②建立输液通道开始输液。③留置导尿管。④清创,估算烧伤面积、深度。⑤拟定液体复苏、脏器功能保护等计划。⑥根据创面情况采取包扎、半暴露或暴露疗法。⑦病情趋于平稳后,尽早进行创面切(削)痂手术。

【例11】男性,28岁。头面部及颈部烧伤1小时。1小时前,因火灾导致头面部及颈部烧伤,伴呼吸困难。查体:鼻毛烧焦,头面颈部及前臂烧伤,颈部黑色焦痂,裸露部分伤口基底呈灰白色。首选治疗措施是

A. 气管插管　　B. 气管切开　　C. 进行焦痂创面清创

D. 焦痂创面切开　　E. 应用抗生素预防感染(2024)

【例12】男,20岁。右大腿烧伤3小时,面积约为8%,分布有数个大水疱,创面湿润,痛觉明显。其创面处理应是

A. 新洁尔灭消毒烧伤处,包扎　　B. 烧伤处涂碘酒,覆盖敷料

C. 将水疱消毒后穿刺抽液,定时换药　　D. 消毒后将水疱全部剪除,包扎

E. 暴露伤口,观察

6. 烧伤休克

(1)临床表现与诊断　①心率增快,脉搏细弱,听诊心音低弱。②早期脉压变小,随后血压下降。③呼吸浅快。④尿量减少是低血容量性休克的一个重要标志,成人尿量<20ml/h常提示血容量不足。⑤口渴,烦躁不安,四肢冰冷。⑥血液化验结果常为血液浓缩、低血钠、低蛋白、酸中毒。

(2)液体复苏　烧伤早期大量渗出,可导致低血容量性休克,故液体复苏是防治休克最主要的措施。

①烧伤后第一个24小时　烧伤后第一个24小时,失液量按每1%Ⅱ度、Ⅲ度烧伤总面积及每千克

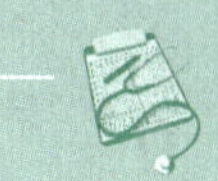

体重补充平衡盐溶液和胶体液各1ml与0.5ml计算；再加上基础水分2000ml（5%葡萄糖溶液）。伤后8小时内补入计算失液量的一半，后16小时补入另一半。

②烧伤后第二个24小时　均匀补充平衡盐溶液和胶体液，补液量为第一个24小时补液量的一半，基础水分量不变。

③补液量计算举例　一烧伤面积60%、体重50kg的病人，第1个24小时补液总量为60×50×1.5+2000=6500ml，其中胶体液为60×50×0.5=1500ml，平衡盐溶液为60×50×1=3000ml，水分为2000ml。伤后前8小时内输入总量的一半即3250ml，后16小时补入总量的另一半3250ml。第2个24小时，胶体液减半为750ml，平衡盐溶液减半为1500ml，基础水分仍为2000ml，于24小时内均匀补入。

早期补液方案	第1个24小时补液量	第2个24小时补液量
每1%Ⅱ、Ⅲ度烧伤总面积每千克体重补液量	成人1.5ml 其中，平衡盐溶液为1ml、胶体液0.5ml	第1个24小时的1/2
基础需要量（5%葡萄糖溶液）	成人2000ml	同左

注意：①10版《外科学》P77：无论轻、中、重度烧伤，第1个24小时补液，晶体液与胶体液的比例均为2∶1。
②9版《外科学》P135：第1个24小时补液，轻、中度烧伤者晶体液与胶体液的比例均为2∶1，广泛深度烧伤为1∶1。

7. 烧伤全身性感染

感染是烧伤最常见的并发症，是引起烧伤病人死亡的最主要原因。

（1）病因　①肠源性感染；②静脉导管感染（最常见的医源性感染）。致病菌多为革兰氏阴性杆菌。

（2）诊断依据　①性格改变，可表现为兴奋、多语、定向障碍，继而出现幻觉、迫害妄想，大喊大叫；②体温骤升或骤降；③心率>140次/分；④呼吸急促；⑤创面骤变；⑥白细胞计数骤升或骤降。

（3）治疗　怀疑有感染，但在致病菌不明确时，应根据菌群流行规律及临床表现等经验性选用双联或三联高效广谱抗生素。明确微生物种属后，即选择敏感抗生素治疗。

（13～14题共用题干）男，40岁。体重60kg，右上肢肩关节以下、右下肢膝关节以下烧伤深度为浅Ⅱ度至深Ⅱ度，右足部烧伤深度为Ⅲ度。

【例13】该患者的烧伤总面积为

A. 20%　　B. 38%　　C. 37%
D. 19%　　E. 18%

【例14】该患者第一个24小时的补液量应为

A. 2500ml　　B. 1700ml　　C. 2000ml
D. 3700ml　　E. 4000ml（2019）

▶▶常考点　烧伤面积的估算及烧伤深度的判断；烧伤治疗原则；电烧伤特点。

参考答案——详细解答见《2025国家临床执业及助理医师资格考试历年考点精析（上、下册）》

1. ABCDE　2. ABCDE　3. ABCDE　4. ABCDE　5. ABCDE　6. ABCDE　7. ABCDE
8. ABCDE　9. ABCDE　10. ABCDE　11. ABCDE　12. ABCDE　13. ABCDE　14. ABCDE

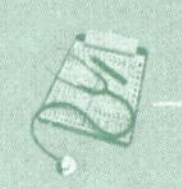

第7章　围术期处理

▶考纲要求

①手术前准备。②手术后处理。

▶复习要点

围术期是指从决定手术治疗时起,到与本次手术有关的治疗基本结束为止的一段时间,包括术前、术中和术后三个阶段。围术期处理目的是为病人手术顺利康复做充分而细致的工作,并促进术后尽快康复。

一、术前准备

1. 手术时限分类

按照手术的时限性,外科手术可分为以下三类。

手术分类	定义	举例
急症手术	应在最短时间内进行必要的准备后立即进行的抢救手术	外伤性肠破裂手术
限期手术	手术时间虽可选择,但不宜延迟过久,应在尽可能短的时间内做好术前准备	恶性肿瘤根治术
择期手术	可在充分的术前准备后,选择合适时机进行的手术	腹股沟疝修补术

【例1】按手术期限,下列属于限期手术的是

A. 慢性阑尾炎切除术　B. 直肠癌根治术　C. 完全性肠梗阻造瘘术

D. 可复性股疝修补术　E. 急性上消化道穿孔修补术

2. 一般准备

(1)**心理准备**　病人术前容易出现恐惧、紧张及焦虑等情绪,医务人员应给予充分的关怀和鼓励,就病人的病情、手术的必要性和预期疗效、围手术期可能发生的并发症、术后的恢复过程和预后进行详细的解释说明,使病人及家属能以积极的心态配合围手术期诊疗。

(2)**生理准备**　对病人的生理状态进行调整,使病人能在较好的状态下安全度过手术和术后的治疗过程。

适应性锻炼	术前练习在床上大小便,教会病人正确咳嗽。有吸烟、饮酒史的病人,术前4周应戒烟、戒酒
输血和补液	施行中、大型手术者,术前应做好血型鉴定和交叉配血试验,备血 对有水、电解质及酸碱平衡失调和贫血、低蛋白血症的病人,应在术前予以纠正
预防感染	预防性抗生素的给药方法:应在切皮前30~60分钟输注完毕;手术时间>3小时或术中出血>1500ml,术中可重复使用1次;预防用药时间一般不超过24小时,个别情况可延长至48小时
胃肠道准备	术前8~12小时开始禁食,术前4小时禁止饮水,以防术中呕吐而引起窒息或吸入性肺炎 胃肠道手术者,术前1~2天进流质饮食;幽门梗阻者,术前应洗胃 结直肠手术者,术前2~3天开始口服肠道制菌剂,术前1天和当天清晨行清洁灌肠或结肠灌洗
其他	手术前夜,可给予镇静剂,以保证良好的睡眠;妇女月经来潮时,应延迟手术日期

【例2】患者,55岁。因结肠癌准备行结肠癌根治术,胃肠道术前准备事项,正确的是

A. 术前1天口服肠道抗菌药物　B. 术前1天禁食　C. 术前4小时开始禁水

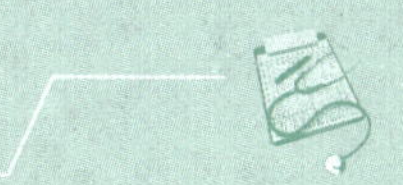

D. 术前4天开始进流质饮食　　E. 幽门梗阻者需用5%葡萄糖洗胃(2024)

3. 特殊准备

(1)营养不良 若血浆白蛋白<30g/L或转铁蛋白<0.15g/L,术前应行营养支持,以纠正营养不良。

(2)脑血管病 近期有脑卒中病史者,择期手术应推迟至少2周,最好6周。

(3)高血压 血压在160/100mmHg以下,不作特殊准备。非急诊手术病人血压>180/100mmHg,术前应服降压药。对原有高血压病史,进入手术室后血压急骤升高者,应与麻醉医生共同处理。

(4)肺功能障碍 术前戒烟极为重要。急性呼吸道感染者,择期手术应推迟至治愈后1~2周。阻塞性呼吸道疾病者,围手术期应用支气管扩张药。哮喘急性发作期,择期手术应推迟。

(5)肾疾病 急性肾衰竭的危险因素包括:术前血尿素氮和肌酐升高、充血性心力衰竭、老年、术中低血压、阻断腹主动脉、脓毒症、使用肾毒性药物等。术前准备应最大限度地改善肾功能。如需透析治疗,应在计划手术24小时以内进行。

(6)糖尿病 ①仅以饮食控制血糖水平满意者,术前不需要特殊准备。②口服降糖药的病人,应继续服用至手术的前一日晚上;服长效降糖药物者,应在术前2~3日停服。禁食病人需静脉输注葡萄糖加胰岛素,维持血糖轻度升高状态(5.6~11.2mmol/L)。③平时用胰岛素者,术前应以葡萄糖和胰岛素维持正常糖代谢,在手术日晨停用胰岛素。④伴有酮症酸中毒的病人,需要接受急诊手术,应当尽可能纠正酸中毒、血容量不足、电解质紊乱(特别是低血钾)。对于糖尿病病人,术前应将糖化血红蛋白水平控制在7%以下,术中应监测并调控血糖浓度不超过8.33mmol/L。

(7)凝血障碍 术前10天停用抗血小板药噻氯匹定和氯吡格雷,术前7天停用阿司匹林,术前2~3天停用其他非甾体抗炎药。当Plt<50×10^9/L时,建议输血小板;大手术或涉及血管部位的手术,应保持Plt>75×10^9/L;神经系统手术,应保持Plt≥100×10^9/L。

(8)下肢深静脉血栓形成的预防 围手术期发生静脉血栓形成的危险因素包括:年龄>40岁,肥胖,有血栓形成病史,静脉曲张,吸烟,大手术(特别是盆腔、泌尿外科、下肢和恶性肿瘤手术)。

【例3】择期手术病人需进行营养支持治疗的是血浆白蛋白

A. <30g/L　　B. <31g/L　　C. <32g/L
D. <33g/L　　E. <34g/L(2019)

【例4】急性上呼吸道感染患者拟行腹腔镜胆囊切除术,手术需延期至急性上呼吸道感染症状恢复后

A. 1~3天　　B. 3~5天　　C. 5~7天
D. 7~14天　　E. 14~21天(2023)

【例5】针对糖尿病患者的术前准备,下列正确的是

A. 口服长效降糖药者,应在术前1天停药　　B. 既往用胰岛素者,手术日晨也需用胰岛素
C. 既往仅饮食控制病情者,改用胰岛素控制　　D. 合并酮症酸中毒者,暂不实施择期手术
E. 禁食患者需要葡萄糖加胰岛素维持血糖值较低水平

【例6】女,68岁。确诊为右肺癌,拟行手术治疗。既往有糖尿病病史10年,高血压病史3年。入院查体:血压180/110mmHg,空腹血糖12mmol/L。关于术前准备措施,错误的是

A. 观察病情　　B. 将血糖降至5.6~11.2mmol/L　　C. 给予患者心理安慰
D. 将血压快速降至正常　　E. 不可以将血压快速降至正常(2022)

二、术后处理

1. 常规处理与监测

(1)术后医嘱 包括诊断、施行的手术、监测方法和治疗措施。

(2)监测 应常规监测生命体征,包括体温、脉率、血压、呼吸频率、尿量情况,记录液体出入量。应

采用经皮氧饱和度监测仪动态观察动脉血氧饱和度。

(3)静脉输液 术后静脉输液量应根据病人术中的失血失液量和输血补液量,结合术后病人的进食进水情况进行综合计算。

(4)引流管 应记录引流管的种类、吸引压力、灌洗次数,观察引流管有无脱落、阻塞、扭曲及引流物性质、颜色和数量。拔管时间:乳胶片在术后1~2天;烟卷引流3天内;T管14天;胃肠减压管在肛门排气后。

2. 卧位

手术后,应根据麻醉方式和病人的全身情况、术式、疾病的性质等选择体位,使病人处于合适的体位。

全麻未清醒	平卧,头转向一侧	蛛网膜下腔麻醉	平卧6小时
颅脑手术,无休克或昏迷	15°~30°头高脚低斜坡卧位	颈、胸手术后	高半坐位卧式
腹部手术后	低半坐位卧式或斜坡卧位	脊柱或臀部手术后	俯卧或仰卧位
休克病人	下肢抬高15°~20°,头和躯干抬高20°~30°的特殊体位		

【例7】患者腹部手术后无明显不适,应采取的体位是

A. 低半坐位　　B. 高半坐位　　C. 15°~30°头高脚低位

D. 平卧位　　E. 下肢抬高15°~20°,头部和躯干抬高20°~30°(2023)

3. 术后不适的处理

(1)疼痛 麻醉作用消失后,切口受到刺激时会出现疼痛。处理:对于开腹手术,推荐连续中胸段硬膜外病人自控镇痛联合非甾体抗炎药。腹腔镜手术的镇痛方案可选择局麻药切口浸润镇痛或连续浸润镇痛、外周神经阻滞联合低剂量阿片类药物病人自控静脉镇痛和非甾体抗炎药。

(2)呃逆 其原因可能是神经中枢或膈肌直接受刺激。施行上腹部手术后,如果出现顽固性呃逆,要特别警惕膈下积液或感染。应作B超、X线摄片、CT检查,一旦明确有膈下感染,需要及时处理。

4. 胃肠道功能

剖腹手术后,胃肠道蠕动减弱。麻醉、手术对小肠蠕动影响很小,胃蠕动恢复较慢,右半结肠需48小时,左半结肠需72小时。胃和空肠手术后,上消化道功能的恢复需要2~3天。在食管、胃和小肠手术后,有显著肠梗阻、神志欠清醒以及急性胃扩张的病人,应留置鼻胃管,直到胃肠蠕动恢复。

5. 术后活动

术后早期下床活动可促进呼吸、胃肠、肌肉骨骼等多系统功能恢复,有利于预防肺部感染、压疮和下肢深静脉血栓形成,有利于肠道蠕动和膀胱收缩功能的恢复,从而减少腹胀和尿潴留的发生。

6. 缝线拆除

(1)拆线时间 头、面、颈部在术后4~5日拆线;下腹部、会阴在术后6~7日拆线;胸部、上腹部、背部、臀部手术在术后7~9日拆线;四肢手术在术后10~12日拆线;减张缝合在术后14日拆线。

(2)切口分类 对初期完全缝合的切口,拆线时应记录切口愈合情况。

①清洁切口(Ⅰ类切口) 指缝合的无菌切口,如甲状腺大部切除术、腹股沟疝修补术等。

②可能污染切口(Ⅱ类切口) 指手术时可能带有污染的缝合切口,如胃大部切除术等。皮肤不容易彻底消毒的部位、6小时内的伤口经过清创术缝合、新缝合的切口再度切开者。

③污染切口(Ⅲ类切口) 指邻近感染区或组织直接暴露于污染或感染物的切口,如阑尾穿孔的阑尾切除术、肠梗阻坏死的手术等。

(3)切口愈合

①甲级愈合 用“甲”字代表,指愈合优良,无不良反应。

②乙级愈合 用“乙”字代表,指愈合处有炎症反应,如红肿、硬结、血肿、积液等,但未化脓。

③丙级愈合 用“丙”字代表,指切口化脓,需要作切开引流等处理。

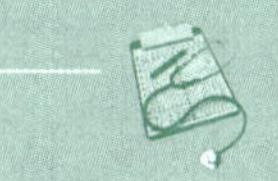

应用上述分类分级方法,观察切口愈合情况并作记录。如甲状腺大部切除术后愈合优良,则记以“Ⅰ/甲”;胃大部切除术后切口血肿,则记以“Ⅱ/乙”。

【例8】腹部手术后,原则上鼓励早期活动,其理由不包括

A. 促进切口愈合　　B. 改善全身血液循环　　C. 减少深静脉血栓形成
D. 减少肺部并发症　　E. 减少腹腔感染

【例9】男性,45岁。胃癌患者行开腹胃癌根治术。既往无糖尿病、高血压病史。伤口正常愈合,拆线时间一般为术后

A. 4~5天　　B. 6~7天　　C. 7~9天
D. 10~12天　　E. 12天以上(2024)

【例10】男,70岁。因急性胆囊炎行胆囊切除术,术后第8天,上腹部切口拆线时可见切口敷料被少许渗液侵染,切口中段局部皮肤微红,可触及结节,有轻压痛,无脓液渗出,无波动感。此患者切口愈合情况是

A. Ⅰ/乙　　B. Ⅱ/甲　　C. Ⅱ/乙
D. Ⅱ/丙　　E. Ⅲ/乙(2024)

7. 术后主要并发症的防治

并发症	原因	预防及处理
术后出血	术中止血不完善,创面渗血未完全控制,结扎线脱落,凝血功能障碍	手术时严格止血,结扎必须规范牢靠,关腹前仔细检查
发热	术后最常见的症状 包括感染性发热和非感染性发热	查明原因,对症处理
肺膨胀不全	上腹部手术、老年、肥胖、长期吸烟	叩击胸背部,鼓励咳嗽和深呼吸,及时吸痰
术后肺炎	肺膨胀不全、异物吸入、大量分泌物	50%以上为革兰氏阴性杆菌感染,针对性用药
肺栓塞	长骨骨折、关节置换	立即行呼气末正压通气、利尿治疗
切口裂开	营养不良、缝合技术欠佳、腹压增加所致,表现为淡红色液体流出	减张缝合;及时处理腹胀 咳嗽时最好平卧;适当的腹部包扎
切口感染	细菌入侵、血肿、异物、局部血供不良、机体抵抗力降低	切口红肿处拆除缝线,使脓液流出 已形成脓肿者,敞开引流
尿潴留	会阴部、盆腔手术后常见	导尿
尿路感染	尿潴留是基本原因	防止和及时处理尿潴留,抗生素的应用

【例11】女,74岁。行胃癌根治术后7天,咳嗽后腹正中伤口内有大量淡红色液体流出。最可能出现的情况是

A. 切口内血肿　　B. 切口皮下积液　　C. 切口裂开
D. 切口下异物　　E. 切口感染

常考点　特殊病人的术前准备;术后处理。

参考答案——详细解答见《2025国家临床执业及助理医师资格考试历年考点精析(上、下册)》

1. ABCDE　2. ABCDE　3. ABCDE　4. ABCDE　5. ABCDE　6. ABCDE　7. ABCDE
8. ABCDE　9. ABCDE　10. ABCDE　11. ABCDE

第8章　颅内压增高与颅脑损伤

▶考纲要求

①颅内压增高。②头皮损伤:血肿,裂伤,撕脱伤。③颅骨骨折:颅盖骨折,颅底骨折。④脑损伤:脑震荡,脑挫裂伤,颅内血肿。

▶复习要点

一、颅内压增高

颅内压增高是颅脑损伤、肿瘤、血管病、脑积水、炎症等多种病理损害发展至一定阶段,导致颅内压持续超过正常上限,从而引起的相应综合征。成人正常颅内压为70~200mmH_2O。

1. 病因

(1)颅内占位性病变挤占了颅内空间　如颅内血肿、脑肿瘤、脑脓肿等。

(2)脑组织体积增大　如脑水肿。

(3)脑脊液循环和/或吸收障碍　导致高颅压性脑积水。

(4)脑血流过度灌注或静脉回流受阻　见于脑肿胀、静脉窦血栓等。

(5)先天性畸形使颅腔的容积变小　如狭颅症、颅底凹陷症等。

【例1】以下生理性与病理性因素中,不影响颅内压力变化的是

A. 脑脊液动力学改变　　B. 颅骨的完整性　　C. 脑组织肿胀
D. 脑组织血流改变　　E. 颅骨密度改变(2019)

2. 临床表现

头痛+恶心、呕吐+视神经乳头水肿=颅内压增高的三主征。

(1)头痛　为颅内压增高最常见的症状之一,以早晨或晚间为重,部位多在额部及颞部。头痛程度随颅内压的增高而进行性加重。用力、咳嗽、弯腰、低头活动时常使头痛加重。

(2)呕吐　呕吐呈喷射性,易发生于饭后,当头痛剧烈时易发生恶心、呕吐。

(3)视神经乳头水肿　为颅内压增高的客观体征。表现为视神经乳头充血,边缘模糊不清,中央凹消失,视神经乳头隆起,静脉怒张。若视神经乳头水肿长期存在,则视神经乳头颜色苍白,视力减退,视野向心性缩小,称为视神经继发性萎缩。若颅内压增高不能及时解除,视力恢复困难,严重者甚至失明。

(4)意识障碍　疾病初期意识障碍者可出现嗜睡、反应迟钝。严重病例可出现昏睡、昏迷、瞳孔散大、对光反射消失,发生脑疝、去脑强直。

(5)库欣反应　急性颅内压增高时,可引起血压升高、心率缓慢、脉压增大、呼吸减慢、体温升高等,称为库欣(Cushing)反应。这些生命体征改变是颅内高压时,延髓内后组脑神经核功能紊乱所致。

(6)其他症状和体征　小儿可有头颅增大、头皮和额眶部浅静脉怒张、颅缝增宽、前囟饱满隆起。头颅叩诊呈破罐音(Macewen征)。

【例2】颅内压增高的主要临床表现是

A. 头晕、恶心　　B. 头痛、呕吐、视乳头水肿　　C. 咳嗽、咳痰
D. 腹痛、腹泻　　E. 头晕、视物模糊、视乳头水肿(2024)

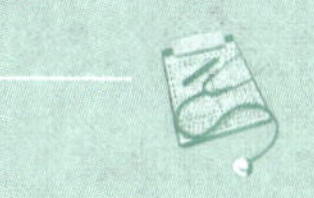

【例3】急性颅内压增高时患者早期生命体征改变为

A. 血压升高,脉搏变缓,脉压变小　　B. 血压升高,脉搏增快,脉压增大
C. 血压降低,脉搏变缓,脉压变小　　D. 血压降低,脉搏增快,脉压变小
E. 血压升高,脉搏变缓,脉压增大(2015)

3. 治疗

(1)一般治疗

观察监测	所有颅内压增高的病人,均应留院观察。密切注意神志、瞳孔、血压、呼吸、脉搏及体温变化
频繁呕吐	应禁食,以防吸入性肺炎;补液量应以维持出入量平衡为度,补液过度可使颅内压增高恶化
轻泻剂	用轻泻剂来疏通大便,严禁病人用力排便,严禁作高位灌肠,以免颅内压骤升发生脑疝
气管切开	对昏迷病人及咳痰困难者,应行气管切开,以保持呼吸道通畅,防止呼吸不畅使颅内压更高

(2)病因治疗　对于无手术禁忌的颅内占位性病变,首先应考虑作病变切除。颅内压增高引起的急性脑疝,应进行紧急抢救或手术处理。

(3)降低颅内压治疗　适用于颅内压增高但暂时尚未查明原因,或已查明原因,但仍需要非手术治疗的病例。若病人意识清楚、颅内压轻度增高,可口服给药。若意识障碍、颅内压重度增高,则静脉给药。

①口服药物　氢氯噻嗪、乙酰唑胺、氨苯蝶啶、呋塞米、50%甘油盐水溶液。

②静脉注射制剂　20%甘露醇(首选药物)、呋塞米、20%尿素转化糖、尿素山梨醇。

(4)糖皮质激素　可减轻脑水肿,缓解颅内压增高,但对激素与颅脑创伤所致的脑水肿无明确疗效。

(5)脑脊液体外引流　经脑室缓慢释放脑脊液少许,可以有效缓解颅内压增高。

(6)巴比妥治疗　大剂量异戊巴比妥钠可降低脑代谢,减少氧耗,降低颅内压。

(7)过度换气　动脉血 PCO_2 每下降1mmHg,可使脑血流量递减2%,从而使颅内压下降。

(8)对症治疗　头痛者可给予镇痛剂,但忌用吗啡和哌替啶,以防止呼吸中枢抑制。

【例4】颅内压增高导致的昏迷,合并呼吸道梗阻时,最快速有效的处理措施是

A. 吸氧　　B. 气管插管　　C. 气管切开
D. 应用呼吸兴奋剂　　E. 及时清除呼吸道分泌物(2024)

二、头皮损伤

1. 解剖特点

头皮损伤均由直接外力造成,损伤类型与致伤物有关。钝器可造成头皮挫伤、不规则裂伤或头皮血肿,锐器损伤的伤口整齐,头发绞入机器则可引起头皮撕脱伤。观察头皮损伤情况,在颅脑损伤的诊治中有一定的帮助,因为:①头皮损伤的情况可判断受伤外力的性质和大小,头皮损伤的部位常是着力点,着力点的判断有助于推断脑损伤的部位;②头皮血供丰富,伤后极易失血,可导致病人尤其是儿童失血性休克;③头皮抗感染和愈合能力较强,但一旦感染,有可能引起颅骨骨髓炎和颅内感染。

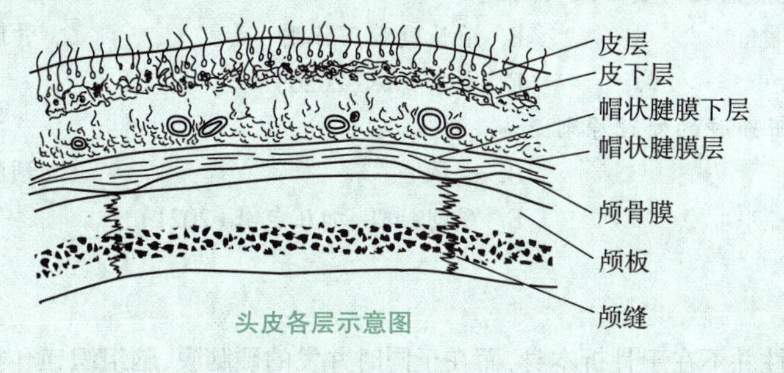

头皮各层示意图

【例5】头皮裂伤可在24小时内清创缝合的原因是

A. 头皮神经丰富　B. 头皮具有垂直纤维带　C. 头皮血供丰富

D. 头皮坚韧　E. 头皮富有毛囊结构(2018)

2. 头皮血肿

头皮富含血管,遭受钝器损伤后,可发生血管破裂,因此可能出现没有头皮裂伤却存在头皮血肿的情况。头皮血肿分皮下血肿、帽状腱膜下血肿、骨膜下血肿三类,处理原则如下。

	皮下血肿	帽状腱膜下血肿	骨膜下血肿
血肿位置	皮下层和帽状腱膜层之间	帽状腱膜下的蜂窝组织	颅缝之间的骨膜下
血肿特点	体积小,较局限,易于看出,无波动感,周边较中心硬,易误诊为凹陷骨折	可扩散至全头,不受颅缝限制,触之较软,有明显波动感,出血量可达数百毫升,可致失血性休克	也较大,一般不超过颅缝,血肿张力较高,可有波动感,应注意是否伴有颅骨骨折
治疗原则	无须特殊处理 短期内可自行吸收	①血肿较小者,可加压包扎,待其自行吸收。②血肿较大者,穿刺抽吸后再加压包扎。③反复穿刺加压包扎,血肿仍不能缩小者,需注意是否有凝血障碍或其他原因	处理原则与帽状腱膜下血肿相似,但对于伴有颅骨骨折者不宜强力加压包扎,以防血液经骨折缝流入颅内,引起硬脑膜外血肿

注意:①皮下血肿——比较局限,无波动感,周边较中心硬,易误诊为凹陷骨折。

②帽状腱膜下血肿——较大,甚至可延及全头,不受颅缝限制,触之较软,有明显波动。

③骨膜下血肿——较大,但不超过颅缝,张力较高,可有波动。

3. 头皮裂伤

(1)特点及诊断　①由于头皮血供丰富,出血较多,可引起失血性休克。②锐器所致的头皮裂伤,创缘整齐,少数锐器可进入颅内造成开放性损伤。③钝器所致的头皮裂伤常伴颅骨骨折或脑损伤。

(2)治疗　①应检查有无颅骨和脑损伤。②压迫止血、清创缝合。③检查伤口深处有无骨折或碎骨片,如发现有脑脊液或脑组织外溢,须按开放性脑损伤处理。④头皮裂伤应尽早清创缝合,由于头皮血供丰富,其一期缝合时限可放宽至24小时(一般伤口为6~8小时)。术中应将裂口内的头发、泥沙等异物彻底清除;明显挫伤污染的创缘应切除,但不可切除过多,以免缝合时产生张力。

4. 头皮撕脱伤

(1)特点及诊断　是最严重的头皮损伤,均因头发卷入高速转动的机器内所致。由于皮肤、皮下组织和帽状腱膜三层紧密连接,所以在强烈的牵扯下,往往将头皮自帽状腱膜下间隙全层撕脱,有时还连同部分骨膜一并撕脱。伤后失血多,易发生失血性休克。

(2)治疗　治疗时应在压迫止血、防治休克、清创、抗感染的前提下,行中厚皮片植皮术。对骨膜已撕脱者,需在颅骨外板上多处钻孔至板障,待肉芽组织生长后植皮。

【例6】头部外伤后,最常扪及头皮下波动的是

A. 皮下血肿　B. 帽状腱膜下血肿　C. 骨膜下血肿

D. 皮下积液　E. 皮下积脓(2020)

【例7】巨大帽状腱膜下血肿的处理原则是

A. 热敷　B. 冷敷　C. 预防感染

D. 抽吸引流　E. 穿刺抽吸、加压包扎(2021)

三、颅骨骨折

颅骨骨折的危害性并不在于骨折本身,而在于同时并发的硬脑膜、脑组织、颅内血管、脑神经的损伤。

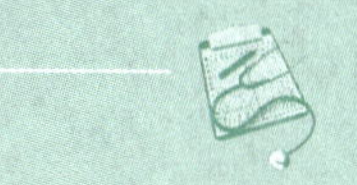

1. 分类

(1)按骨折形态分　分为线形骨折、凹陷骨折、粉碎骨折、洞形骨折。

(2)按骨折部位分　分为颅盖骨折、颅底骨折。

(3)按创伤性质分　分为开放性骨折、闭合性骨折。颅底骨折虽不与外界直接沟通，但如伴有硬脑膜破损引起脑脊液漏或颅内积气，一般为内开放性骨折。

2. 颅盖骨折

颅盖骨折分为线形骨折和凹陷骨折两种，前者还包括颅缝分离，较多见，后者包括粉碎骨折。

(1)线形骨折　线形骨折多为颅骨全层骨折，少数为内板断裂。骨折线多为单一的，也可多发，呈线条状或放射状，宽度一般为数毫米。

①诊断　线形骨折可伴头皮损伤，骨折线本身靠触诊很难发现，主要靠颅骨 X 线片或 CT 片确诊。

②治疗　线形骨折本身无须处理，但骨折线通过脑膜血管沟或静脉窦所在部位时，要警惕硬脑膜外血肿的发生。骨折线通过气窦者，可导致颅内积气，应注意预防颅内感染。

(2)凹陷骨折　多为颅骨全层凹陷，少数为内板内陷。陷入骨折片周边的骨折线呈环状或放射状。婴幼儿颅骨质软，着力点处的颅骨可产生乒乓球样凹陷。

①诊断　范围较大、凹陷明显、头皮出血不多时，此类骨折触诊可确定。但凹陷不深的骨折，易与头皮血肿混淆，需经 CT 检查鉴别。凹陷骨折的骨折片陷入颅内时，其下方的脑组织受压或挫裂伤，临床上可出现相应病灶的神经功能障碍、颅内压增高、癫痫。如凹陷的骨折片刺破静脉窦可引起致命的大出血。

②治疗　凹陷骨折好发于额骨及顶骨。手术指征：A. 凹陷深度>1cm；B. 位于脑重要功能区；C. 骨折片刺入脑内；D. 骨折引起瘫痪、失语等神经功能障碍或癫痫者。手术禁忌证：非脑功能区的轻度凹陷；无脑组织受压症状的静脉窦处凹陷骨折。

【例 8】男，40 岁。车祸外伤后 10 小时，当时无昏迷。入院时查体：神志清楚，答话切题，右侧肢体肌力 4 级，霍夫曼征阳性，头颅 X 线片及 CT 均提示左顶骨凹陷骨折，直径 3cm，深度 2cm。该患者正确的治疗是

A. 抗感染治疗
B. 手术摘除凹陷的骨折碎片，解除对脑组织的压迫
C. 脱水治疗
D. 观察病情变化，决定下一步治疗方案
E. 保守治疗，应用神经营养剂(2015)

3. 颅底骨折

颅底骨折可由颅盖骨折延伸而来，少数因头部挤压伤或着力点位于颅底水平造成。颅底骨折多为线形骨折，也有粉碎性骨折。由于颅底结构上的特点，横行骨折线在颅前窝可由框顶达到筛板，在颅中窝常沿颞骨岩部前缘走行甚至将蝶鞍横断。纵行骨折线邻近中线者，常在筛板、视神经孔、破裂孔、颞骨岩部内侧和岩枕裂直达枕骨大孔的线上，靠外侧者常在框顶、圆孔和卵圆孔的线上，甚至出现颞骨岩部横断。

(1)临床表现　主要有耳、鼻出血或脑脊液漏；脑神经损伤；皮下或黏膜下淤血斑。颅底骨折分为颅前窝、颅中窝和颅后窝骨折，其临床表现如下。

	颅前窝骨折	颅中窝骨折	颅后窝骨折
临床特征	脑脊液鼻漏，“熊猫眼”征(眶周淤血斑)	脑脊液鼻漏、耳漏	Battle 征
助记方法	眼——熊猫眼征、球结膜淤血斑 鼻——脑脊液鼻漏、嗅神经损伤	鼻——脑脊液鼻漏 耳——脑脊液耳漏	枕——Battle 征(乳突和枕下部淤血)
神经损伤	Ⅰ	Ⅱ~Ⅷ	Ⅸ~Ⅻ

(2)诊断

①临床表现　颅底骨折主要依靠临床表现来进行诊断。

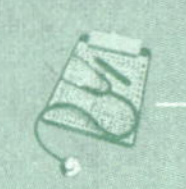

②CT 检查　头颅 CT 可明确诊断,颅底高分辨率 CT(HRCT)有助于对骨折的精确定位。

③MRI 检查　T_2 加权像有助于发现脑脊液漏的漏口。

(3)治疗

①颅底骨折如为闭合性,本身无须特殊治疗。

②若合并脑脊液漏,即为开放性颅脑损伤,病人须取头高位并绝对卧床休息,避免用力咳嗽、打喷嚏和擤鼻涕,同时给予抗生素预防颅内感染治疗,不可堵塞或冲洗破口处,不做腰穿。

③绝大多数漏口在伤后 1~2 周内自行愈合。若超过 1 个月仍不停止漏液,可考虑手术修补硬脑膜。

④伤后视力减退,疑为碎骨片挫伤或血肿压迫视神经者,应争取在 24 小时内行视神经探查减压术。

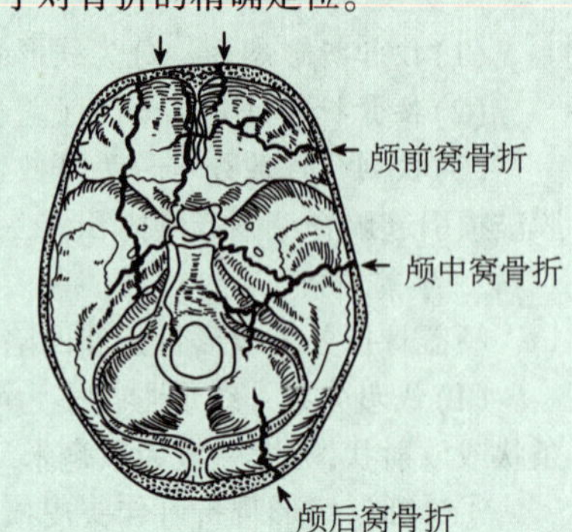

常见颅底骨折线位置

注意:①颅盖骨折的诊断主要依靠颅骨 X 线片或 CT 骨窗相,而不是临床表现。

②颅底骨折的诊断主要依靠临床表现,而不是颅骨 X 线片。

③CT 可确诊颅底骨折,HRCT 可对颅底骨折精确定位。

④MRI 有助于发现脑脊液漏的漏口。

【例 9】颅前窝骨折造成的“熊猫眼”征是指

A. 双侧视神经乳头水肿　B. 乳突部皮下淤血　C. 双眼视网膜出血

D. 眶周广泛淤血斑　E. 双额部皮肤青紫(2020)

【例 10】女性,22 岁。车祸后鼻腔溢出血性液体 1 小时。查体:鼻腔内可见淡红色血性液流出。CT 显示颅前窝骨折。该骨折最易损伤的神经是

A. 眶上神经　B. 视神经　C. 鼻睫神经

D. 动眼神经　E. 嗅神经(2024)

【例 11】提示颅后窝骨折的临床表现是

A. 脑脊液鼻漏　B. Battle 征　C. 视神经损伤

D.“眼镜征”　E. 嗅神经损伤

【例 12】关于颅底骨折的叙述,不正确的是

A. 颅前窝骨折可有“熊猫眼”征　B. 诊断依据主要是临床表现　C. X 线片可显示颅内积气

D. CT 无法显示颅底骨折　E. 单纯性颅底骨折可保守治疗(2023)

【例 13】女,35 岁。车祸后昏迷,被送至医院 3 小时后清醒。查体:神志尚清,双侧眶周青紫,右鼻孔有血性液体流出,嗅觉丧失,能遵嘱活动。临床诊断颅底骨折最可靠的依据是

A. 右鼻孔流出血性液体　B. 同向性偏盲　C. 嗅觉丧失

D. 眶周青紫　E. 伤后昏迷时间较长(2021)

【例 14】患者,女性,35 岁。骑自行车不慎摔伤头部 3 小时。查体:神志清楚,右侧外耳道流出血性液体。最可能的诊断为

A. 枕骨骨折　B. 颞骨鳞部骨折　C. 颅前窝骨折

D. 颅中窝骨折　E. 颅后窝骨折(2024)

四、脑损伤

1. 受伤机制

(1)脑损伤分类　脑损伤分为原发性损伤和继发性损伤两大类。原发性脑损伤包括脑震荡、脑挫裂伤和弥漫性轴索损伤,继发性脑损伤包括脑水肿、脑肿胀和颅内血肿。

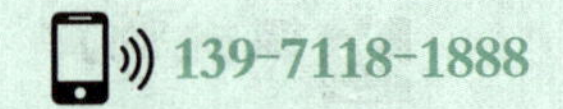

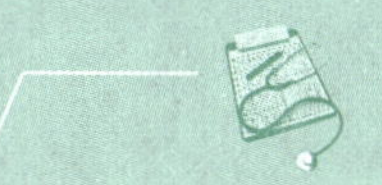

(2)**闭合性脑损伤的受伤机制**　闭合性脑损伤多由头部接触较钝物体或间接暴力所致,不伴头皮或颅骨损伤,或虽有头皮、颅骨损伤,但脑膜完整,无脑脊液漏。造成闭合性脑损伤的作用力分为接触力和惯性力两种。单由接触力造成的脑损伤,其范围较为固定和局限,可无早期昏迷表现。而由惯性力引起的脑损伤则较为分散和广泛,常有早期昏迷表现。

通常将受力侧的损伤称为冲击伤,其对侧损伤则称为对冲伤。在惯性力的加速或减速过程中,脑损伤组织受到的剪切力和张力不仅发生在受力处局部,而且常常发生在受力处相对部位,称为对冲性损伤。

注意:①前额着地→额颞叶受伤;②颞部着地→对侧颞叶受伤;③枕部着地→额颞叶受伤;④颞枕部着地→额颞叶受伤;⑤顶盖部着地→颞枕叶内侧受伤;⑥正常瞳孔直径为3~4mm。

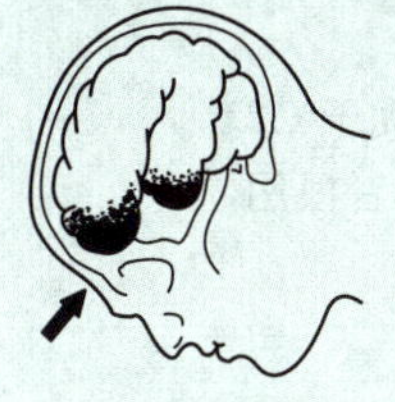

前额→额颞叶

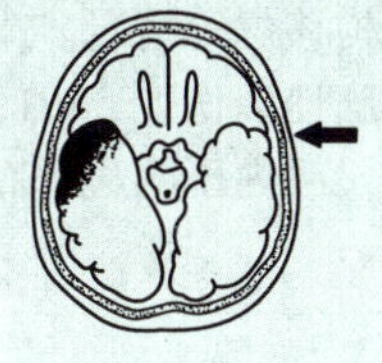

颞部→对侧颞叶

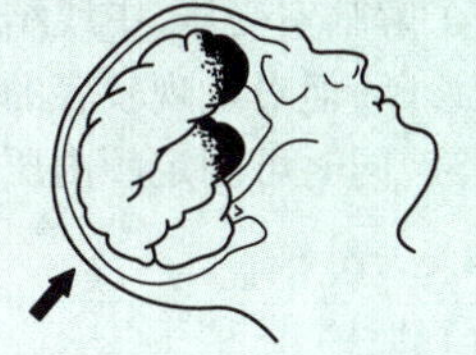

枕部→额颞叶

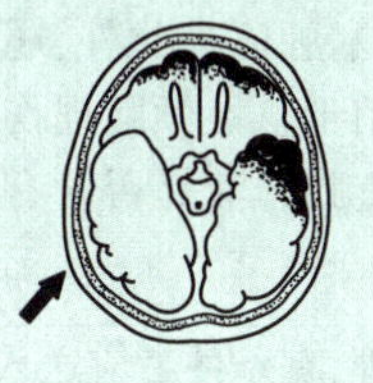

颞枕部→额颞叶

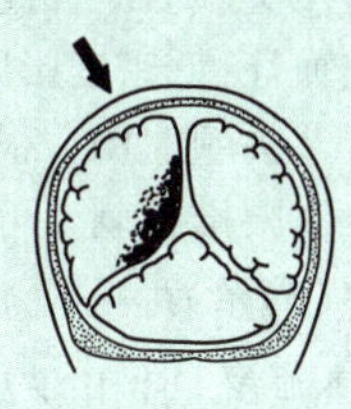

顶盖部→颞枕叶内侧

【例15】下列属于对冲性脑挫裂伤的是

A. 着力点处大脑凸面的损伤　　B. 左枕着力出现右额颞极的损伤
C. 枕部着力出现枕叶的损伤　　D. 额部着力出现额叶的损伤
E. 左颞顶着力出现左顶叶的损伤(2016)

2. 脑震荡

脑震荡是最轻的脑损伤,其特点为伤后即刻发生短暂的意识障碍和逆行性遗忘。

(1)临床表现与诊断

①颅脑外伤史　有明确的脑外伤史。

②意识障碍　伤后立即出现短暂的意识障碍,持续数分钟至十几分钟,一般≤半小时。有的仅表现为瞬间意识混乱或恍惚,并无昏迷。意识恢复后,对受伤当时和伤前近期的情况不能记忆,即逆行性遗忘。

③伴随症状　面色苍白、瞳孔改变、出冷汗、血压下降、呼吸浅慢等自主神经和脑干功能紊乱的表现。

④伤后表现　可出现头痛、头晕、疲乏无力、失眠、耳鸣、心悸、畏光、情绪不稳等,短期内可自行好转。

⑤体格检查　神经系统检查无阳性体征。

⑥脑脊液检查　如作腰椎穿刺,发现颅内压和脑脊液均在正常范围。

⑦头颅CT检查　无异常发现。

(2)治疗　无须特殊治疗,一般卧床休息5~7天即可。酌情应用镇静、镇痛药物,消除病人的畏惧心理,多数病人在2周内恢复正常,预后良好。

【例16】男,23岁。头部外伤3小时。3小时前头部被钝器击打后立即出现意识障碍,15分钟后清醒。查体:神志清楚,不能回忆起受伤经过,神经系统检查无异常发现。最可能的诊断是

A. 脑挫裂伤　　B. 弥漫性轴索损伤　　C. 脑干损伤
D. 脑震荡　　E. 硬脑膜外血肿(2024)

3. 脑挫裂伤

脑挫裂伤是头部遭受暴力造成的原发性脑器质性损伤,既可发生于着力点,也可发生在对冲部位。

(1)临床表现　可因损伤部位、范围、程度不同而异。

①意识障碍　是脑挫裂伤最突出的症状之一。伤后立即发生,持续时间长短不一,由数分钟至数小时、数日、数月乃至迁延性昏迷,与脑损伤轻重程度有关。

②头痛、恶心、呕吐　为脑挫裂伤最常见的症状,伤后1~2周最明显。

③生命体征　轻中度脑挫裂伤病人的血压、脉搏、呼吸无明显改变。重度脑挫裂伤病人由于颅内压增高,可出现血压上升、脉搏变慢、呼吸深慢,危重者出现病理呼吸。

④局灶症状和体征　伤后立即出现与脑挫裂伤部位相应的神经功能障碍或体征,如运动区损伤可出现对侧肢体瘫痪、语言中枢损伤可出现失语等。但额叶、颞叶前端等"哑区"的损伤,可无明显神经功能障碍。

(2)诊断　根据伤后立即出现意识障碍、局灶症状和体征及较明显的头痛、恶心、呕吐等,多可诊断为脑挫裂伤。但发生在额叶、颞叶等"哑区"的损伤,可无明显症状和体征,确诊常需必要的辅助检查。

①头颅CT　目前最常用的检查。典型CT表现为局部脑组织内有高低密度混杂影,点片状高密度影为出血灶,低密度影则为水肿区。此外,还可了解脑室受压、中线结构移位等情况。

②头颅MRI　很少用于急性颅脑损伤的诊断,但对发现较轻的脑挫裂伤灶,MRI优于CT。

③腰椎穿刺　可检查脑脊液是否含有血液,同时可测定颅内压。颅内压明显增高者慎用。

(3)治疗

严密观察	应由专人护理,有条件者应送入ICU监护
体位	清醒病人,可将床头抬高15°~30°,以利于颅内静脉血回流 昏迷病人,宜采用侧卧位或侧俯卧位,以免涎液或呕吐物误吸
呼吸道	保持呼吸道通畅是脑挫裂伤治疗的一项重要措施,对昏迷病人必须及时清除呼吸道分泌物
营养支持	对于血流动力学稳定的病人,早期可采用肠外营养支持。如病情允许,尽早使用肠内营养
躁动	对于躁动不安者,应查明原因,应特别警惕可能为脑疝发生前的表现
癫痫	脑挫裂伤后癫痫可进一步加重脑缺氧,应进行紧急处理
高热	可使代谢率增高,加重脑缺氧和脑水肿。中枢性高热者可采用亚低温冬眠治疗
脑水肿	戊巴比妥、神经节苷脂、胞磷胆碱、乙酰谷酰胺、高压氧舱治疗
手术治疗	继发性脑水肿严重,脱水治疗无效 颅内血肿清除后,颅内压无缓解,脑挫裂伤区继续膨出 脑挫裂伤灶或血肿清除后,病情好转,转而又恶化,出现脑疝

【例17】男,48岁。摔倒后枕部着地。昏迷30分钟。急诊头颅CT检查示双额颞叶高低密度混杂影,最可能的诊断是

A. 脑干损伤　B. 脑震荡　C. 蛛网膜下腔出血

D. 脑挫裂伤　E. 硬脑膜下血肿(2020)

【例18】头部外伤后腰椎穿刺检查脑脊液呈血性,最常见的临床情况是

A. 脑震荡　B. 急性颅内血肿　C. 脑挫裂伤

D. 急性硬脑膜外血肿　E. 急性硬脑膜下血肿(2019)

4. 颅内血肿

(1)形成机制

①硬脑膜外血肿　多见于颞部、额顶部和颞顶部,出血主要来源于脑膜中动脉。

②硬脑膜下血肿　主要来源于脑皮质血管,多由对冲性脑挫裂伤所致,好发于额极、颞极及底面。

③脑内血肿　浅部血肿多由挫裂的脑皮质血管破裂所致,多位于额极、颞极及其底面。

【例19】急性硬脑膜外血肿最常合并的颅脑损伤是

A. 脑积水　B. 脑挫伤　C. 颅骨骨折

D. 脑干损伤　E. 脑水肿(2021)

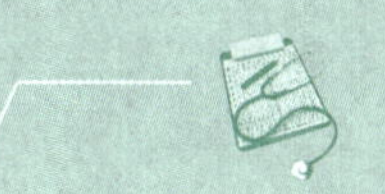

(2)临床表现

	硬脑膜外血肿	急性硬脑膜下血肿	脑内血肿
外伤史	颅盖部、颞部外伤史	有头部外伤史	可有外伤史
血肿部位	颅骨与硬脑膜之间	硬脑膜下腔	脑挫裂伤附近,白质深部
出血来源	脑膜中动脉最常见	脑皮质血管多见	脑皮质血管多见
好发部位	颞区75%、额顶区12%	额极、颞极及其底面	额极、颞极及其底面
意识障碍	典型表现:昏迷—清醒—昏迷 有中间清醒期	伤后持续昏迷,无中间清醒期 意识障碍进行性加深	伤后持续昏迷,无中间清醒期 意识障碍进行性加深
颅内压↑	清醒时有头痛、恶心、呕吐 血压增高、呼吸和脉搏缓慢	可有头痛、恶心、呕吐 可有生命体征改变	可有头痛、恶心、呕吐 可有生命体征改变
瞳孔改变	幕上血肿病瞳缩小—散大—双侧散大;幕下血肿较少出现瞳孔改变,容易呼吸骤停	复合型血肿,容易出现脑疝,瞳孔进行性散大;单纯型或亚急性血肿瞳孔改变出现较晚	瞳孔进行性散大

(3)颅内血肿的CT表现 ①急性期表现为高密度影,亚急性期和慢性期表现为等密度影、混杂密度影或低密度影。②局部脑沟、脑回受压移位和变形。③中线结构移位。④脑室、脑池受压移位或变形。

	血肿常见分布部位	CT征象
硬脑膜外血肿	颞部(常见)、额部、顶部、枕部	颅骨内板与硬脑膜之间双凸镜形或弓形高密度影
急性硬脑膜下血肿	额极、颞极及其底面	颅骨内板下新月形或半月形高密度影
慢性硬脑膜下血肿	颅骨内板下方	颅骨内板下新月形或半月形低密度影
脑内血肿	额极、颞极及其底面	脑挫裂区附近类圆形或不规则高密度影

【例20】硬脑膜外血肿CT扫描的典型影像学改变是

A. 双凸镜形高密度影　B. 双凸镜形低密度影　C. 新月形高密度影
D. 不规则高密度影　E. 高低密度混杂影(2024)

(4)颅脑损伤后瞳孔及意识的变化

	瞳孔变化	意识变化	光反射
硬脑膜外血肿	病瞳由小变大	昏迷—清醒—昏迷	光反射消失
硬脑膜下血肿	瞳孔进行性散大	进行性意识障碍,无中间清醒期	—
小脑幕切迹疝	病瞳由小变大	嗜睡—浅昏迷—深昏迷	光反射迟钝—消失
枕骨大孔疝	双瞳孔忽大忽小	较早发生呼吸骤停	—
颅前窝骨折	伤后瞳孔即散大,无进行性恶化	—	光反射消失

记忆:①急性硬脑膜**外**血肿有中间**清醒**期,记忆为"到**外**面散步,**清醒清醒**"。
②急性硬脑膜**外**血肿CT示弓形(双凸镜形)高密度影,记忆为"**外**公(弓)"。
③急性硬脑膜**下**血肿CT示新**月**形高密度影,记忆为"**下**个**月**"。

常考点 重点内容,需全面掌握。

参考答案——详细解答见《2025国家临床执业及助理医师资格考试历年考点精析(上、下册)》

1. ABCDE　2. ABCDE　3. ABCDE　4. ABCDE　5. ABCDE　6. ABCDE　7. ABCDE
8. ABCDE　9. ABCDE　10. ABCDE　11. ABCDE　12. ABCDE　13. ABCDE　14. ABCDE
15. ABCDE　16. ABCDE　17. ABCDE　18. ABCDE　19. ABCDE　20. ABCDE

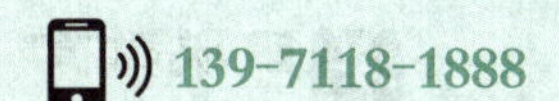

第 9 章　甲状腺疾病

▶▶考纲要求

①甲状腺功能亢进的外科治疗。②甲状腺癌。

▶▶复习要点

一、甲状腺功能亢进的外科治疗

1. 手术治疗

(1)手术适应证　①继发性甲亢或高功能腺瘤;②中度及中度以上的原发性甲亢;③腺体较大且有压迫症状,或胸骨后甲状腺肿;④抗甲状腺药物、^{131}I 治疗后复发;⑤合并甲状腺癌。

(2)手术禁忌证　老年病人或有严重器质性疾病不能耐受手术者,妊娠早、晚期。

2. 术前准备

(1)一般准备和术前检查

一般准备	精神紧张者给予镇静催眠药;心率过快者给予普萘洛尔;心力衰竭者给予洋地黄
颈部 X 线片或 CT	了解有无气管受压或移位(气管软化试验)
心电图和心脏超声	了解有无心律失常和心力衰竭
喉镜检查	确定声带功能
测定基础代谢率	了解甲亢程度,选择手术时机

(2)药物准备　是术前准备的重要环节。药物准备的常用方法包括以下几种。

①抗甲状腺药物加碘剂　甲亢病人均应在术前服用抗甲状腺药物,待甲亢症状得到基本控制后,改服碘剂 2 周,再进行手术。常用的碘剂是复方碘化钾溶液(Lugol 液),每日 3 次,从每次 3 滴开始,以后逐日每次增加一滴,至每次 16 滴为止,然后维持此剂量,以 2 周为宜。

②单用抗甲状腺药物　将甲状腺功能控制到正常再手术,适用于继发性甲亢、高功能腺瘤病人。

③β 受体拮抗剂　适用于对抗甲状腺药物过敏,或甲状腺功能虽正常但合并心动过速者。

注意:①碘剂仅适用于原发性甲亢,继发性甲亢和高功能腺瘤术前不常规推荐使用碘剂。
②抗甲状腺药物可导致甲状腺肿大和动脉性充血,手术时易于出血。
③碘剂可使甲状腺血流量减少,腺体充血减少,甲状腺变小变硬,易于手术操作。
④碘剂只抑制甲状腺素释放,而不抑制其合成,凡不准备施行手术者,严禁服用碘剂。

(3)手术时机的选择

手术时机的决定因素	基础代谢率(BMR)<+20%
手术时机的参考因素	脉率变慢、脉压减小是适当手术时机的重要标志
甲亢基本得到控制的标志	BMR<+20%,脉率<90 次/分,病人情绪稳定,睡眠良好,体重增加
甲状腺本身的表现	甲状腺变小变硬;甲状腺血管杂音减小

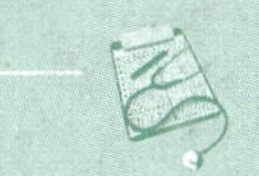

【例1】女,52岁。心悸、手心出汗6个月。体重下降3kg。查体:体温37.1℃,呼吸15次/分,脉搏90次/分,血压130/74mmHg,甲状腺左叶触及一大小2cm×2cm的结节,质硬,可随吞咽上下活动,心、肺、腹(-)。放射性核素扫描显示甲状腺左叶有一高度浓集区。该患者最合适的治疗是

A. 口服丙硫氧嘧啶　　B. 口服碘剂　　C. ^{131}I放射治疗
D. 手术治疗　　E. 口服普萘洛尔(2024)

【例2】甲状腺功能亢进症术前准备必须进行的检查不包括

A. 基础代谢率　　B. 心电图　　C. 颈部X线片
D. 喉镜　　E. 锁骨上淋巴结超声(2024)

【例3】女,28岁。甲状腺肿大3年。性情急躁,怕热,多汗,心悸,食欲强但消瘦。有哮喘病史。拟行手术治疗,其术前药物准备措施应首选的是

A. 单用复方碘剂　　B. 单用硫脲类药物　　C. 单用普萘洛尔
D. 应用普萘洛尔+硫脲类药物　　E. 先用硫脲类药物,后加用复方碘剂

【例4】为抑制甲状腺功能亢进患者甲状腺素的释放,外科手术前选择的常用药物是

A. 甲巯咪唑　　B. 复方碘溶液　　C. 卡比马唑
D. 丙硫氧嘧啶　　E. 普萘洛尔

【例5】甲状腺功能亢进患者术前准备可以手术的基础代谢率,降至

A. +10%以下　　B. +20%以下　　C. +25%以下
D. +30%以下　　E. +35%以下

3. 术后并发症

(1)术后呼吸困难和窒息　多发生在术后48小时内,是术后最严重的并发症。

①常见原因　包括出血及血肿压迫气管;喉头水肿;气管塌陷;双侧喉返神经损伤。

	双侧喉返神经损伤	气管塌陷	切口内出血
原因	声带处于内收位使声门关闭所致,呼吸困难出现快且进展迅速	巨大甲状腺切除后气管失去支撑,出现自主呼吸后,肺内负压使气管塌陷加重	出血压迫气管
时间	手术台上或在手术间	术后1~3小时出现	术后24~48小时

②临床表现　主要为进行性呼吸困难。轻者呼吸困难不易被发现;中度者往往坐立不安、烦躁;重者可有端坐呼吸、吸气性三凹征,甚至口唇、指端发绀和窒息。

③治疗　急救措施为立即床旁抢救,及时剪开缝线,敞开切口,迅速除去血肿。如此时病人呼吸仍无改善,则应立即施行气管插管。待情况好转后,再送手术室作进一步检查、止血和其他处理。

注意:甲状腺手术后最严重并发症是呼吸困难和窒息,严重并发症是甲状腺危象。

【例6】甲状腺大部切除后48小时内,需注意最危急的并发症为

A. 喉上神经内侧支损伤　　B. 喉返神经单侧损伤　　C. 手足抽搐
D. 呼吸困难和窒息　　E. 甲状腺危象(2021)

【例7】女,28岁。因甲状腺功能亢进症行甲状腺次全切除,术后12小时突发呼吸困难。查体:面色青紫,颈部皮肤肿胀。引起呼吸困难最可能的原因是

A. 气管塌陷　　B. 甲状腺危象　　C. 切口内出血
D. 喉上神经损伤　　E. 喉返神经损伤(2022)

【例8】女,55岁。因甲状腺功能亢进症行甲状腺次全切除术后1小时,突感呼吸困难。查体:面色青紫。引起呼吸困难最可能的原因是

A. 气管塌陷　　B. 双侧喉返神经损伤　　C. 切口内出血

D. 喉上神经内外支损伤　　E. 甲状腺危象(2019)

注意:①切口内出血所致呼吸困难——临床上最常见,好发于术后 24~48 小时,多有颈部肿胀。
②气管塌陷所致呼吸困难——临床上少见,好发于术后 1~3 小时,多无颈部肿胀。

(2)喉上神经和喉返神经损伤　迷走神经行走在气管、食管沟内,发出喉上神经及喉返神经支配甲状腺。喉上神经分内支和外支。喉返神经分前支和后支。损伤后的临床表现如下。

神经	支配	损伤后临床表现
喉上神经内支	声门裂以上喉黏膜的感觉	喉部黏膜感觉丧失,进食或饮水时误咽
喉上神经外支	环甲肌	环甲肌瘫痪,引起声带松弛、音调降低
喉返神经前支	声带内收肌、除环杓后肌外的其余喉肌	一侧后支伤——可无症状 一侧前支或全支伤——大多声音嘶哑 两侧后支伤——呼吸困难,甚至窒息 两侧前支伤或全支伤——失声、呼吸困难
喉返神经后支	声带外展肌、环杓后肌	

注意:①喉上神经内支损伤表现为饮水呛咳,喉上神经外支损伤表现为音调降低。
②喉返神经损伤临床表现多样,主要为声音嘶哑。

【例 9】一患者行甲状腺次全切除术后出现声音嘶哑。喉镜检查显示左侧声带麻痹,分析手术中可能损伤的结构是

A. 舌下神经　　B. 喉上神经　　C. 舌咽神经
D. 左侧喉返神经　　E. 右侧喉返神经

(3)甲状旁腺功能减退　多在术后 1~3 天出现症状。

①原因　手术时误伤甲状旁腺或其血液供给受累,血钙浓度下降至 2.0mmol/L 以下。

②临床表现　A. 多数病人面部、唇部或手足部针刺样麻木感或强直感。B. 严重者出现面肌和手足伴有疼痛的持续性痉挛,甚至发生喉和膈肌痉挛,引起窒息死亡。C. 血钙下降至 2.0mmol/L 以下。

③治疗

A. 手足抽搐发作时,立即静脉注射 10%葡萄糖酸钙或氯化钙 10~20ml。

B. 症状较轻者可口服葡萄糖酸钙或乳酸钙片剂。

C. 症状较重或长期不能恢复者,可加服维生素 D_3,以促进钙在肠道内的吸收。

D. 限制肉类、乳品和蛋类食品的摄入,因该类食品含磷较高,影响钙的吸收。

E. 口服双氢速甾醇(双氢速变固醇,DT10)油剂,能明显提高血中钙含量,降低神经肌肉的应激性。

F. 永久性甲状旁腺功能减退者,可行同种异体甲状旁腺移植。

注意:①甲状腺手术后并发呼吸困难和窒息——多发生在术后 48 小时内。
②甲状腺手术后并发甲状腺危象——多发生于术后 12~36 小时。
③甲状腺手术后并发手足抽搐——多发生于术后 1~3 天。

【例 10】女性,45 岁。甲状腺癌行甲状腺全切术后 1 天。突发颜面部、四肢麻木伴手足抽搐 1 小时。查体:体温 37.4℃,脉搏 109 次/分,呼吸 18 次/分,血压 100/60mmHg。神志清楚,腱反射亢进。应立即给予的治疗措施是

A. 静脉滴注甲泼尼龙　　B. 静脉注射 10%葡萄糖酸钙　　C. 静脉注射呋塞米
D. 静脉注射地西泮　　E. 静脉滴注平衡盐溶液(2024)

(4)甲状腺危象　多发生在术后 12~36 小时内,为甲亢术后的严重并发症,是因甲状腺素过量释放引起的暴发性肾上腺素能兴奋现象。

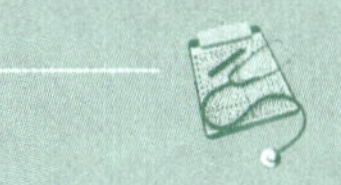

①常见原因　术前准备不充分，甲亢症状未能得到很好控制，手术应激。

②临床表现　归纳为 12 字："上吐下泻，高热大汗，谵妄昏迷"。死亡率达 20%~30%。

③预防　充分的术前准备、轻柔的手术操作是预防的关键。

④治疗　应用镇静剂、降温、吸氧、维持水电解质平衡、碘剂（口服+静脉滴注）、肾上腺素阻断剂（利血平、普萘洛尔）、氢化可的松等。

A. 手足抽搐　　B. 呼吸困难和窒息　　C. 呛咳
D. 声音嘶哑　　E. 高热、呕吐、心率增快、大汗淋漓

【例 11】甲状旁腺损伤常表现为

【例 12】甲状腺危象常表现为（2021）

二、甲状腺癌

甲状腺癌是最常见的甲状腺恶性肿瘤，约占全身恶性肿瘤的 1%。

1. 病理类型

(1)乳头状癌　分化好，恶性程度低。常有多中心病灶，较早出现颈淋巴结转移，但预后较好。

(2)滤泡状腺癌　肿瘤生长较快，且有血管侵犯倾向。颈淋巴结转移仅占 10%，但易经血行转移到肺、骨等器官，预后不如乳头状癌。

(3)未分化癌　发展迅速，高度恶性，约 50%早期便有颈淋巴结转移，易侵犯周围器官，并发生肺、骨等远处转移。预后很差，平均存活 3~6 个月，一年生存率仅 5%~15%。

(4)髓样癌　来源于滤泡旁细胞（C 细胞），可分泌降钙素。恶性程度中等，可有颈淋巴结转移和血行转移，预后不如分化型甲状腺癌，但较未分化癌好。

	乳头状癌	滤泡状腺癌	未分化癌	髓样癌
占比	60%（成人）、100%（儿童）	20%	15%	7%
好发年龄	30~50 岁女性	40~60 岁女性	70 岁左右老年人	—
恶性程度	较低	中度恶性	高度恶性	中度恶性
颈淋巴结	转移早	10%转移	早，50%转移	可有转移
远处转移	少	33%有	迅速	可有
预后	好（5 年生存率>90%）	较好	最差（存活 3~6 个月）	较差

注意：①甲状腺乳头状癌尽管颈淋巴结转移很早，但预后很好，这点与我们常规印象相反。
②甲状腺髓样癌来源于滤泡旁降钙素分泌细胞，属于神经内分泌肿瘤，应排除 MEN-Ⅱ。

2. 临床表现

(1)甲状腺肿块　初期多表现为无症状结节，少数以颈淋巴结肿大为首要表现就诊。

(2)侵犯症状　肿物常可压迫或侵犯气管、食管、神经等，出现呼吸障碍、吞咽障碍、声音嘶哑等症状。晚期可转移到肺、骨等器官，出现相应的临床表现。

(3)其他　髓样癌可产生降钙素、前列腺素、5-羟色胺等，病人可有腹泻、面部潮红和多汗等表现。

【例 13】对诊断甲状腺癌最有意义的临床表现除甲状腺肿物外，还伴有

A. 吞咽困难　　B. 声音嘶哑　　C. 体重减轻
D. 明显疼痛　　E. 明显憋气（2016）

3. 诊断与鉴别诊断

(1)诊断　主要诊断依据包括：

①临床表现　甲状腺肿块，部分可有压迫症状，一般不伴甲亢症状。

②B 超检查　可对甲状腺肿块作出初步诊断。

③病理学检查　术前可行细针穿刺细胞学检查,80%可明确诊断。

(2)鉴别诊断　需与甲状腺良性病变相鉴别。

4. 治疗

(1)乳头状癌和滤泡状癌　属于分化型甲状腺癌,宜手术治疗,并辅以 TSH 抑制、放射性核素治疗。

①手术治疗　甲状腺的切除范围目前虽有争议,但最小范围为腺叶(加峡部)切除已达成共识。

A. 甲状腺全切或近全切　有颈部放射史;已有远处转移;双侧癌结节;肉眼可见的甲状腺腺外侵犯;肿瘤直径>4cm;双侧颈多发淋巴结转移。

B. 腺叶(加峡部)切除　无颈部放射史;无远处转移;无甲状腺腺外侵犯;无明显临床淋巴结转移;肿瘤直径<1cm。若肿瘤直径在 1~4cm,应充分评估是否具有相对的高危因素并结合病人意愿决定手术方式。

C. 颈淋巴结清扫　颈淋巴结清扫的范围仍有争议,行病灶同侧中央区淋巴结清扫在国内已达成共识。不主张对临床淋巴结阴性(CN_0)病人行预防性侧颈淋巴结清扫术,仅对术前穿刺病理证实、影像学怀疑或术中冰冻病理证实的侧颈淋巴结转移的病人行治疗性侧颈淋巴结清扫术,没有器官受累时通常行改良型侧颈淋巴结清扫术(Ⅱ~Ⅴ区),即指保留胸锁乳突肌、颈内静脉及副神经的侧颈淋巴结清扫。

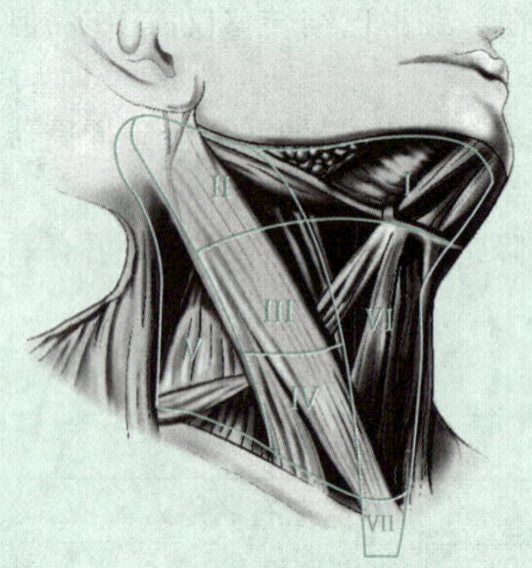

颈部淋巴结分区

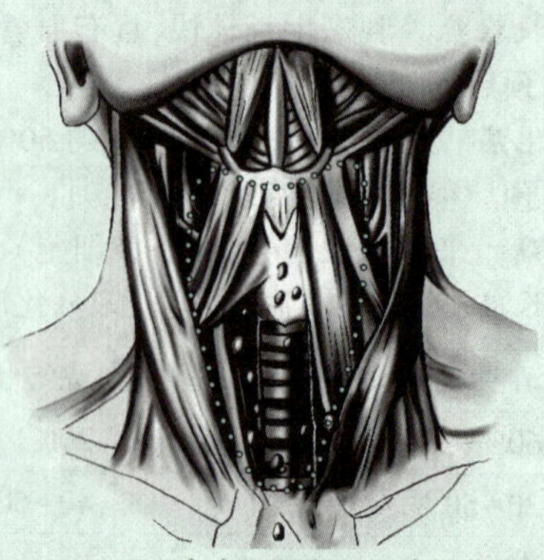

中央区颈淋巴结清扫范围

②TSH 抑制治疗　近全切或全切术后终身服用甲状腺素片,可抑制 TSH 分泌,抑制癌组织的生长。

③放射性核素治疗　适用于有转移者。甲状腺组织和分化型甲状腺癌细胞均具有摄 ^{131}I 功能,利用 ^{131}I 发射出的 β 射线的电离辐射生物效应可破坏残余甲状腺组织和癌细胞,从而达到治疗目的。

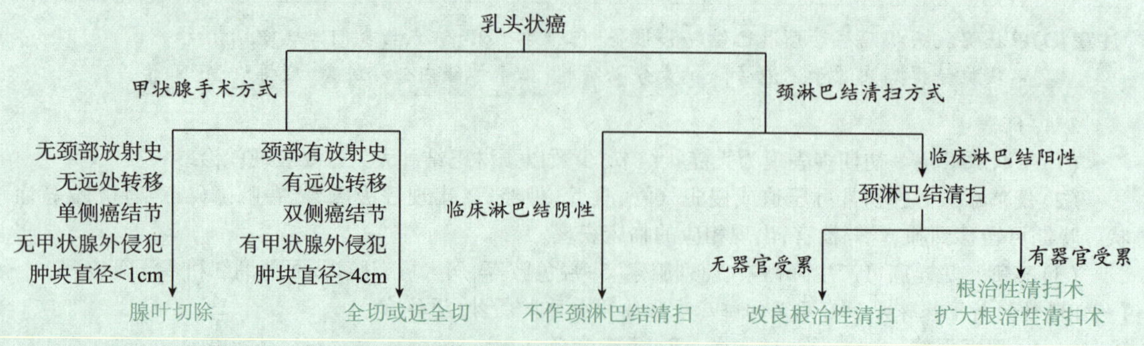

甲状腺乳头状癌手术方式的选择

(2)髓样癌　手术是治疗髓样癌最有效的手段,多主张甲状腺全切或近全切。

(3)未分化癌　主要行外照射治疗。

【例 14】甲状腺癌预后最好的病理类型是

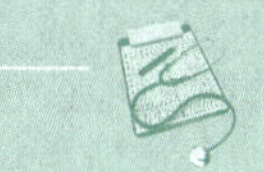

A. 鳞状细胞癌　　B. 乳头状癌　　C. 髓样癌
D. 滤泡状癌　　E. 未分化癌

A. 乳头状癌　　B. 滤泡状腺癌　　C. 未分化癌
D. 髓样癌　　E. 转移癌

【例 15】分泌大量降钙素的甲状腺癌是

【例 16】恶性程度最高的甲状腺癌是

【例 17】左侧甲状腺乳头状癌，伴同侧第Ⅳ区淋巴结转移，适宜的手术方式为
A. 甲状腺全切除+改良根治性颈淋巴结清扫术
B. 甲状腺左叶切除+改良根治性颈淋巴结清扫术
C. 甲状腺次全切除术+根治性颈淋巴结清扫术
D. 甲状腺左叶切除+Ⅵ区淋巴结清扫术
E. 甲状腺全切除+扩大根治性颈淋巴结清扫术(2022)

【例 18】甲状腺癌颈部淋巴结的最小清扫范围是
A. Ⅱ区清扫　　B. Ⅲ区清扫　　C. Ⅳ区清扫
D. Ⅴ区清扫　　E. Ⅵ区清扫(2023)

▶▶常考点　重点内容，应全面掌握。

参考答案——详细解答见《2025 国家临床执业及助理医师资格考试历年考点精析(上、下册)》

1. ABCDE　2. ABCDE　3. ABCDE　4. ABCDE　5. ABCDE　6. ABCDE　7. ABCDE
8. ABCDE　9. ABCDE　10. ABCDE　11. ABCDE　12. ABCDE　13. ABCDE　14. ABCDE
15. ABCDE　16. ABCDE　17. ABCDE　18. ABCDE

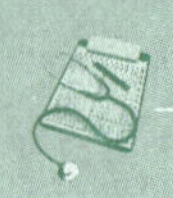

第 10 章　乳房疾病

▶▶考纲要求

①急性乳腺炎。②乳腺囊性增生病。③乳腺纤维腺瘤。④乳腺癌。

▶▶复习要点

一、急性乳腺炎

急性乳腺炎是乳腺的急性化脓性感染,多发生于产后哺乳期的妇女,以初产妇更为多见,往往发生在产后 3~4 周。

1. 病因

乳汁淤积和细菌入侵是本病的致病原因。致病菌主要为金黄色葡萄球菌。

【例 1】发生哺乳期急性乳腺炎的主要病因是

A. 乳晕皮肤皲裂　　B. 乳汁淤积,细菌入侵　　C. 乳腺组织发育不良

D. 乳汁分泌障碍　　E. 乳腺囊性增生病(2019)

2. 临床表现

(1)局部症状　乳房疼痛、局部红肿、发热。也可伴有患侧腋淋巴结肿大、压痛。

(2)全身中毒症状　随着炎症加重,可出现寒战、高热、脉搏加快,白细胞计数、中性粒细胞计数及 C 反应蛋白明显升高。感染严重者,可并发脓毒症。

(3)脓肿形成或破溃　若炎症较重,可形成乳房脓肿。脓肿可以是单房或多房性。脓肿可向外破溃,深部脓肿还可穿至乳房与胸肌间的疏松组织中,形成乳房后脓肿。

3. 诊断

(1)临床表现　哺乳期妇女,尤其是初产妇,乳房红、肿、热、痛,全身炎症中毒症状。

(2)血常规　外周血白细胞计数明显增高。

(3)特殊检查　早期可行乳汁细菌培养;脓肿形成时可行脓腔穿刺,做脓液细菌培养+药敏试验。

4. 治疗

(1)抗生素　未形成脓肿时,给予抗生素治疗。由于最常见的致病菌为金黄色葡萄球菌,故可经验性应用青霉素治疗。对青霉素过敏者,可用红霉素。不宜使用四环素、氨基糖苷类、喹诺酮类、磺胺类和甲硝唑等药物,以防止药物经乳汁进入婴儿体内造成损害。

(2)脓肿切开引流　若已形成脓肿,应穿刺抽吸脓液并做细菌培养及药敏试验,根据药敏试验结果选择敏感抗生素。脓肿较大且有多房间隔者需切开引流。为避免损伤乳管形成乳瘘,切口应在脓肿最低点,以乳头为中心作放射状切口切开;乳晕下脓肿则应沿乳晕边缘作弧形切口。深部脓肿或乳房后脓肿可沿乳房下缘作弧形切口,经乳房后间隙引流。

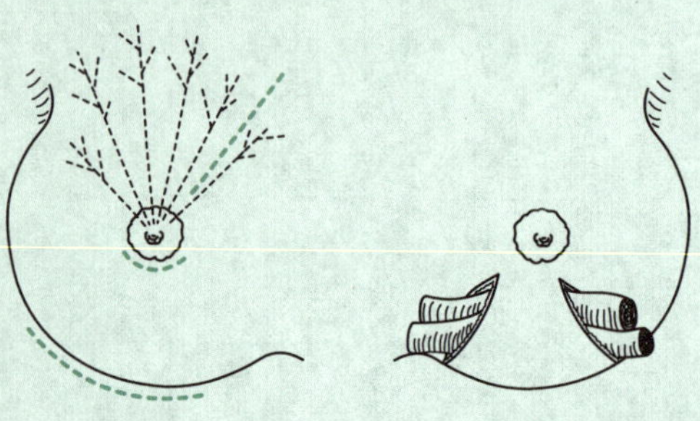

乳房脓肿的切口　　乳房脓肿的对口引流

(2~3 题共用题干)女,30 岁,哺乳期。左乳房胀

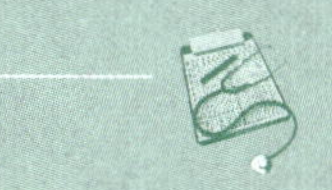

痛、发热2天。查体:体温39.4℃,脉搏106次/分。左乳房外上象限6cm×4cm范围红肿,有明显压痛和波动感。急行切开引流术。

【例2】错误的手术措施是

A. 脓腔最低处引流　B. 按轮辐方向作切口　C. 行对口引流
D. 切开扩张的乳腺导管充分引流　E. 切开后用手指探入脓腔间隔膜

【例3】术后抗感染治疗针对的主要致病菌是

A. 白色葡萄球菌　B. 金黄色葡萄球菌　C. 表皮葡萄球菌
D. 腐生葡萄球菌　E. 溶血性链球菌(2017)

5. 预防

预防关键在于避免乳汁淤积,防止乳头损伤,并保持其清洁。炎症较轻时,健侧乳房可正常哺乳,患侧乳房应停止哺乳,并以吸乳器吸尽乳汁,促使乳汁通畅排出。若感染严重或脓肿引流后并发乳瘘,应停止哺乳。可口服溴隐亭或己烯雌酚,或肌内注射苯甲酸雌二醇。

【例4】初产妇哺乳期预防急性乳腺炎的措施错误的是

A. 养成定时哺乳习惯　B. 应用抗生素预防感染　C. 防止乳头皮肤损伤
D. 注意婴幼儿口腔卫生　E. 避免乳汁淤积(2017)

二、乳腺囊性增生病

1. 概念

乳腺囊性增生病亦称乳腺病,常见于中年女性。其病理形态表现多样,增生可发生于腺管周围并伴有大小不等的囊肿形成,囊内含淡黄色或棕褐色液体;或腺管内表现为不同程度的乳头状增生,伴乳管囊性扩张;也有发生于小叶实质者,主要为乳管及腺泡上皮增生。

2. 临床表现

(1)症状　单侧或双侧乳房胀痛和肿块是本病的主要表现,部分病人表现具有周期性。乳房胀痛一般于月经前明显,月经后减轻,严重者整个月经周期都有疼痛。

(2)体征　单侧或双侧乳房内触及弥漫或局限性增厚,也可触及肿块,多质韧,与周围正常乳腺组织分界不清,但与皮肤无粘连。少数病人可伴有乳头溢液,多为清亮或淡黄色浆液性液体。

3. 诊断

根据以上临床表现,诊断并不困难,注意排除乳腺癌同时存在的可能,应嘱病人每隔3~6个月复查。

4. 治疗

(1)对症治疗　为本病的主要治疗方法,可口服中药逍遥散等。
(2)药物治疗　对症状较重者,可用他莫昔芬(三苯氧胺)治疗。
(3)观察随访　若经过药物治疗,肿块无明显消退,局部病灶可疑恶变,应行活组织检查。
(4)手术治疗　如有中、重度不典型增生,对侧乳腺癌,或有乳腺癌家族史者,可作单纯乳房切除术。

【例5】女性,42岁。双乳胀痛4个月。患者双侧乳房胀痛,月经前3~5天明显,月经后自行缓解。查体:双侧乳腺触及多发实性结节,质韧,与周围正常乳腺组织分界不清,与皮肤无粘连,无乳头溢液。该患者最可能的诊断是

A. 乳腺癌　B. 乳腺囊性增生病　C. 乳腺纤维腺瘤
D. 乳管内乳头状瘤　E. 乳腺炎(2024)

三、乳房纤维腺瘤

乳房纤维腺瘤是乳房最常见的良性肿瘤,约占3/4。本病产生的原因是小叶纤维细胞对雌激素的敏感性异常增高,可能与纤维细胞所含雌激素受体的量或质的异常有关。

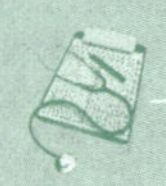

1. 临床表现

本病高发年龄是 20~25 岁,其次为 15~20 岁和 25~30 岁。好发于乳房外上象限,约 75%为单发,少数为多发。表现为乳房内圆形或分叶状、表面光滑、活动性好的无痛性肿块。除肿块外,病人常无明显自觉症状。肿块增长缓慢,月经周期对肿块的大小无明显影响。

2. 诊断

①有以上典型临床表现;②B 超提示肿块形态规则,边界清晰,边缘光滑整齐,内部回声均匀,血流信号检出率低;③穿刺活检可以确诊。

3. 治疗

治疗以手术为主,切除组织常规做病理学检查。

4. 乳房纤维腺瘤 、乳腺囊性增生病和乳腺癌的鉴别

	乳房纤维腺瘤	乳腺囊性增生病(乳腺病)	乳腺癌
好发年龄	20~25 岁	25~40 岁	45~50 岁
病程	缓慢	缓慢	快
疼痛	无	周期性(月经前痛,月经后减轻)	无
肿块	多为单个肿块,边界清楚,活动不受限	肿块多数成串,质韧,边界不清,活动不受限	常为单个肿块,质硬,不规则,边界不清,活动受限
乳头溢液	无	血性、棕色、黄色	血性、黄色、黄绿色
转移病灶	无	无	局部淋巴结
治疗	手术切除	对症治疗,必要时手术	手术为主

【例 6】女,20 岁。左乳房外上象限肿块,大小 1cm×1cm×1cm,质硬,光滑,边界清楚,活动度好,无压痛,腋窝淋巴结无肿大。最可能的诊断是

A. 乳腺癌　　B. 乳房纤维腺瘤　　C. 乳腺囊性增生病

D. 急性乳腺炎　　E. 乳房肉瘤(2022)

四、乳腺癌

1. 临床表现

乳腺癌好发于外上象限,占 45%~50%。

单发肿块	患侧乳房无痛、单发的肿块,质硬,表面不光滑,与周围组织分界不清,活动度差
乳头溢液	5%~10%的病人的首发症状是乳头血性溢液
酒窝征	癌肿累及 Cooper 韧带,使其缩短而致肿瘤表面皮肤凹陷
乳头凹陷	邻近乳头、乳晕时侵入乳管使之缩短,可把乳头牵向一侧引起乳头凹陷
“橘皮样”改变	癌细胞堵塞皮下淋巴管,引起淋巴回流障碍,出现真皮水肿,皮肤呈现“橘皮样”改变
卫星结节	癌细胞沿皮下淋巴网广泛扩散到乳房及其周围皮肤,形成小结节
炎性乳腺癌	少见,发展迅速,预后差。局部皮肤可呈炎症样表现,发红、水肿、增厚、粗糙、表面温度升高,偶有疼痛。治疗采用放化疗,禁忌手术
Paget 病	即乳头湿疹样乳腺癌。少见,恶性程度低,发展慢,乳头有瘙痒、烧灼感,以后出现乳头和乳晕的皮肤变粗糙、糜烂如湿疹样,进而形成溃疡,局部反复出现结痂和脱屑

注意:①乳腺癌的早期表现——肿块在乳房内不易推动、皮肤凹陷、乳头凹陷。

②乳腺癌的晚期表现——乳房不能推动、橘皮样变。

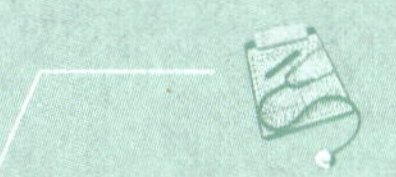

【例7】女,60岁,右乳头脱屑、结痂半年,去除右乳头表面痂皮,可见鲜红色糜烂创面。涂片细胞学检查见大而异型,胞质透明细胞,这种细胞称为

A. 印戒细胞　　B. R-S细胞　　C. 佩吉特(Paget)细胞
D. 浆细胞　　E. 类上皮细胞

【例8】患者,女,58岁。左乳房无痛性肿物2个月。查体:左乳外上象限有3cm×5cm肿块,表面不光滑,边界不清,与皮肤粘连,腋窝淋巴结肿大。最可能的诊断是

A. 乳房纤维腺瘤　　B. 乳房结核　　C. 乳腺癌
D. 乳腺囊性增生病　　E. 乳腺导管内乳头状瘤(2024)

(9~10题共用题干)女性,66岁。左乳房肿块3年。近半年来增大明显。查体:左乳皮肤凹陷,外上象限触及一肿块,大小3.0cm×2.5cm,质硬,不可推动,乳头无内陷,挤压乳头无溢液。左锁骨上方触及2枚淋巴结,最大直径约1.5cm,质韧,可推动。

【例9】该患者乳房皮肤凹陷的可能原因是

A. 侵犯Cooper韧带　　B. 侵犯皮下淋巴管　　C. 侵犯乳管
D. 侵犯毛细血管　　E. 肿瘤形状不规则

【例10】为明确诊断,首选检查为

A. 乳腺超声　　B. 乳腺MRI　　C. 乳腺增强CT
D. 空芯针穿刺活检　　E. 胸部X线片(2024)

2. 诊断与鉴别诊断

(1)诊断　病史、体格检查以及乳腺超声、钼靶检查或MRI是临床诊断的重要依据。确诊乳腺癌,要通过组织活检进行病理检查。其他检查如乳腺导管内视镜、细针抽吸细胞学检查、肿瘤标志物检查、核医学显像等也具有一定的辅助诊断价值。

(2)鉴别诊断　乳腺癌应与纤维腺瘤、乳腺囊性增生病和乳腺炎等良性疾病相鉴别。

3. TNM分期和临床分期

(1)TNM分期　多采用国际抗癌协会建议的T(原发癌瘤)、N(区域淋巴结)、M(远处转移)分期法。

T	原发瘤	N	区域淋巴结
T_0	原发癌瘤未查出	N_0	同侧腋窝淋巴结不肿大
Tis	原位癌	N_1	同侧腋窝有肿大淋巴结,尚可推动
T_1	癌瘤长径≤2cm	N_2	同侧腋窝肿大淋巴结彼此融合,或与周围组织粘连
T_2	2cm<癌瘤长径≤5cm	N_3	同侧胸骨旁淋巴结转移、锁骨上淋巴结转移
T_3	癌瘤长径>5cm	M	远处转移
T_4	癌瘤大小不计,但侵及皮肤或胸壁 炎性乳腺癌亦属之	M_0	无远处转移
		M_1	有远处转移

(2)临床分期　乳腺癌的临床分期与TNM分期的关系如下:

临床分期	TNM分期	临床分期	TNM分期
0期	$TisN_0M_0$	Ⅰ期	$T_1N_0M_0$
Ⅱ期	$T_{0\sim1}N_1M_0$、$T_2N_{0\sim1}M_0$、$T_3N_0M_0$	Ⅲ期	$T_{0\sim2}N_2M_0$、$T_3N_{1\sim2}M_0$、T_4任何NM_0、任何TN_3M_0
Ⅳ期	包括M_1的任何TN		

注意:①乳腺癌的好发部位是乳腺外上象限。②Paget病的好发部位是乳头和乳晕。

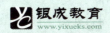

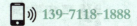

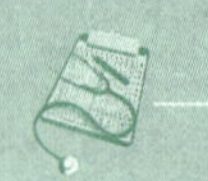
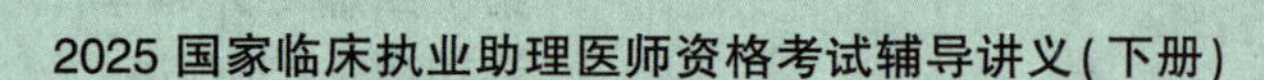

【例 11】女,45 岁。左乳外上象限扪及 4~5 cm 质硬肿块,与皮肤、胸肌无粘连,左腋窝扪及肿大孤立的质硬淋巴结,活检穿刺细胞学检查见癌细胞。其余体检未见异常。其 TNM 分期是

A. $T_3N_1M_0$　　B. $T_4N_1M_0$　　C. $T_2N_1M_0$

D. $T_2N_2M_0$　　E. $T_1N_1M_0$(2018)

4. 治疗

(1)手术治疗　乳腺癌的治疗采用的是以手术治疗为主的综合治疗策略。对早期乳腺癌病人,手术治疗是首选。全身情况差、主要脏器有严重疾病、年老体弱不能耐受手术者属手术禁忌。

手术名称	手术方式	适应证
乳腺癌根治术(Halsted 手术)	包括整个乳房、胸大肌、胸小肌及腋窝Ⅰ、Ⅱ、Ⅲ组淋巴结的整块切除	适用于肿瘤侵犯胸大肌和胸小肌者 过去乳腺癌的标准术式,现已少用
乳腺癌扩大根治术(Urban 手术)	Halsted 手术+胸廓内动、静脉及其周围的淋巴结(即胸骨旁淋巴结)切除	适用于肿瘤侵犯胸骨旁淋巴结者 手术范围大,现已较少使用
乳腺癌改良根治术(Patey 手术)	与乳腺癌根治术相比,保留了胸大肌和胸小肌,因保留了胸肌,术后外观效果较好	适用于Ⅰ、Ⅱ期乳腺癌 是目前常用的手术方式
全乳房切除术	切除整个乳房,包括腋尾部及胸大肌筋膜	原位癌、微小癌、年老体弱不宜根治者
保留乳房的乳腺癌切除术	切除范围应包括肿瘤及周围 1~2cm 的组织,确保标本的边缘无肿瘤细胞	Ⅰ、Ⅱ期乳腺癌,术后必须辅以放疗 术后乳房有适当体积,外观效果好 保乳手术在我国开展逐渐增多
前哨淋巴结活检术+腋淋巴结清扫术	临床腋淋巴结阳性者应行腋淋巴结清扫术,前哨淋巴结是指接受乳腺癌病灶引流的第一站淋巴结,可采用示踪剂显示后切除活检	临床腋淋巴结阴性者,可先行前哨淋巴结活检术,根据病理结果决定是否作腋淋巴结清扫,对前哨淋巴结阴性者可不常规做腋淋巴结清扫
乳腺腔镜手术	手术方式包括皮下部分或全部乳房切除术,腋淋巴结活检或清扫术,内乳淋巴结链切除术,假体植入物和自体组织乳房重建	具备切口隐蔽且微小的优点

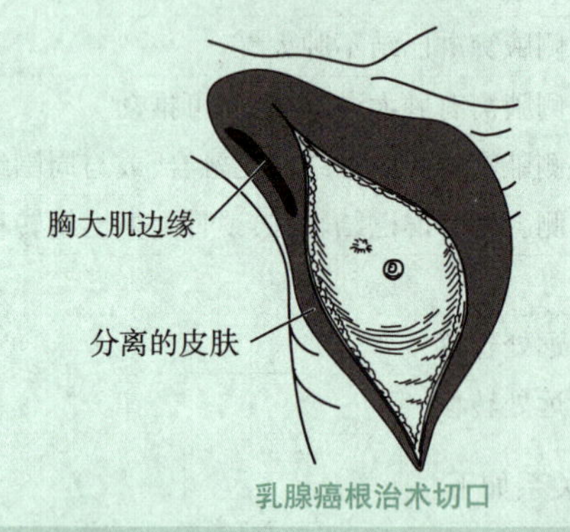

乳腺癌根治术切口

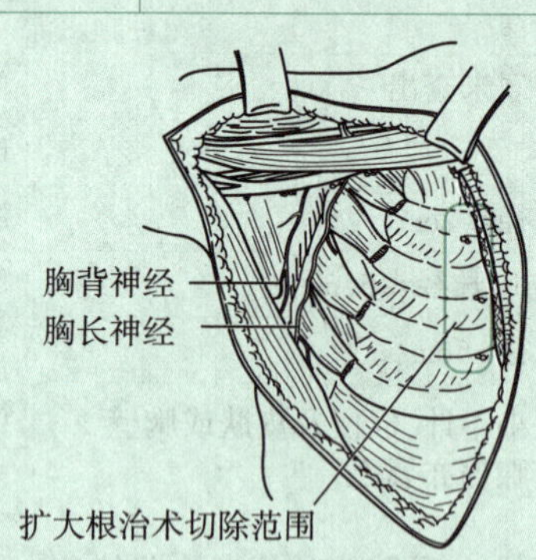

乳腺癌根治术完毕情况

注意:①Ⅰ、Ⅱ期乳腺癌原首选 Halsted 手术,现首选乳腺癌改良根治术。

②位于内象限的乳腺癌,若有胸骨旁淋巴结转移,首选乳腺癌扩大根治术(Urban 手术)。

③乳腺原位癌、微小癌,可选择全乳房切除术,术后补充放疗。

④保留乳房的乳腺癌切除术,术后必须辅以放疗。

(2)化学治疗　乳腺癌是实体瘤中化疗最有效的肿瘤之一,化疗在整个治疗中占有重要地位。

①术后辅助化疗　指征包括:浸润性乳腺癌伴腋淋巴结转移;腋淋巴结阴性而有高危复发因素者

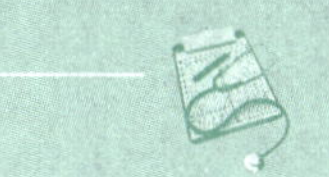

(原发肿瘤直径>2cm,组织学分级差,雌、孕激素受体阴性,癌基因 *HER2* 有过度表达者)。

对肿瘤分化差、分期晚的病例常采用 EC-T 方案(表柔比星+环磷酰胺+多西他赛或紫杉醇)。

对肿瘤分化较好、分期较早的病例常采用 TC 方案(多西他赛或紫杉醇+环磷酰胺)、EC 方案(表柔比星+环磷酰胺)。

②术前化疗 多用于肿瘤较大的三阴性和 *HER2* 阳性的病例,目的在于缩小肿瘤和/或区域淋巴结转移的大小,提高手术成功率。

(3) 内分泌治疗 乳腺癌细胞中雌激素受体(ER)和孕激素受体(PR)阳性者,约占所有乳腺癌病人的 70%,抗雌激素治疗有效,称激素依赖性肿瘤。而 ER 阴性者,对抗雌激素治疗反应差,称激素非依赖性肿瘤。因此,对激素受体阳性者应用抗雌激素治疗称为内分泌治疗。

①他莫昔芬 是最常用的抗雌激素类药物,通过与雌激素受体竞争性结合,阻断雌激素进入肿瘤细胞,抑制其生长,从而减少乳腺癌术后复发及转移。

②芳香化酶抑制剂 阿那曲唑、来曲唑、依西美坦对绝经后病人效果优于他莫昔芬,这类药物能抑制肾上腺分泌的雄激素转变为雌激素过程中的芳香化环节,从而降低雌二醇,达到治疗目的。

(4) 放射治疗 在保留乳房的乳腺癌手术后,放射治疗是一重要组成部分。乳房切除术后,对原发肿瘤直径≥5cm,或腋淋巴结转移≥4 个,或 1~3 个淋巴结转移伴有高危因素者需应用放射治疗。

(5) 靶向治疗 对于表皮生长因子受体(*HER2*)基因过度表达的乳腺癌,可使用曲妥珠单抗治疗。

注意:①乳腺癌的内分泌治疗,仅适用于雌激素受体阳性者,首选药物为他莫昔芬(三苯氧胺)。
②绝经后乳腺癌内分泌治疗首选芳香化酶抑制剂(阿那曲唑、来曲唑、依西美坦)。
③ *HER2* 基因过度表达的乳腺癌,可行靶向治疗(曲妥珠单抗)。

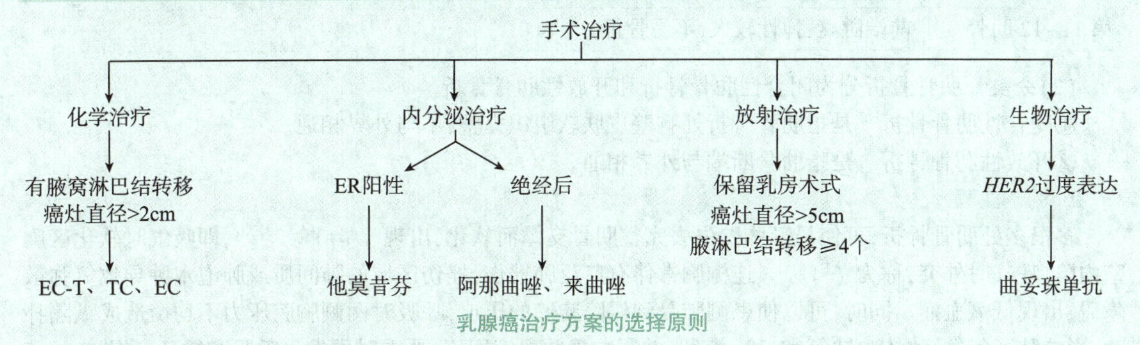

乳腺癌治疗方案的选择原则

【例 12】患者,女,35 岁。右乳房肿块半个月。查体:右乳房外上象限 10 点处约 5cm 肿物,边界不清。B 超示周边有毛刺、钙化。应采取的手术方式为
A. 保留乳房的乳腺癌切除术　　B. 单纯肿瘤切除术　　C. 全乳房切除术
D. 乳腺癌根治术　　E. 乳腺癌改良根治术+腋窝淋巴结清扫术(2022)

【例 13】女,40 岁,月经正常,右乳腺癌根治术后。病理报告为右乳腺浸润性导管癌,右腋窝淋巴结(4/20)转移,雌激素、孕激素受体检测均为阴性。最适合的治疗是
A. 应用芳香化酶抑制药　　B. 应用他莫昔芬　　C. 联合化疗
D. 应用雄激素受体抑制剂　　E. 卵巢切除(2020)

▶▶常考点　急性乳腺炎的治疗;乳腺癌的临床特点及治疗。

参考答案——详细解答见《2025 国家临床执业及助理医师资格考试历年考点精析(上、下册)》

1. ABCDE　2. ABCDE　3. ABCDE　4. ABCDE　5. ABCDE　6. ABCDE　7. ABCDE
8. ABCDE　9. ABCDE　10. ABCDE　11. ABCDE　12. ABCDE　13. ABCDE

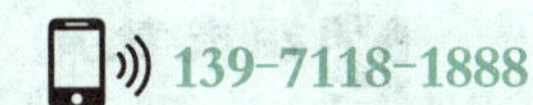

第 11 章　肋骨骨折与气胸

考纲要求

①肋骨骨折。②气胸。

复习要点

一、肋骨骨折

1. 概述

(1)好发部位　暴力直接作用可使受力处肋骨向内弯曲折断,前后挤压暴力使肋骨体段向外弯曲折断,发生肋骨骨折,好发于第 4~7 肋骨。

第 1~3 肋骨	粗短,且有锁骨、肩胛骨保护,不易发生骨折。一旦骨折,说明致伤暴力巨大
第 4~7 肋骨	较长而薄,最易发生骨折
第 8~10 肋骨	前端肋软骨形成肋弓与胸骨相连,不易骨折
第 11~12 肋骨	前端游离,弹性较大,不易骨折

(2)分类　肋骨骨折分为闭合性肋骨骨折和开放性肋骨骨折。

①闭合性肋骨骨折　是指肋骨骨折处胸壁皮肤软组织完整,不与外界相通。

②开放性肋骨骨折　是指肋骨断端与外界相通。

2. 病理生理

多根多处肋骨骨折,可使局部胸壁失去完整肋骨支撑而软化,出现反常呼吸运动,即吸气时软化区胸壁内陷,呼气时外突,称为连枷胸。连枷胸常伴有广泛肺挫伤,挫伤区域的肺间质或肺泡水肿导致氧弥散障碍,出现低氧血症。同时,可以使患侧肺受到塌陷胸壁的压迫,呼吸时两侧胸腔压力不均衡造成纵隔扑动,影响肺通气,导致体内缺氧和 CO_2 滞留,并影响静脉血液回流,严重时可发生呼吸和循环衰竭。

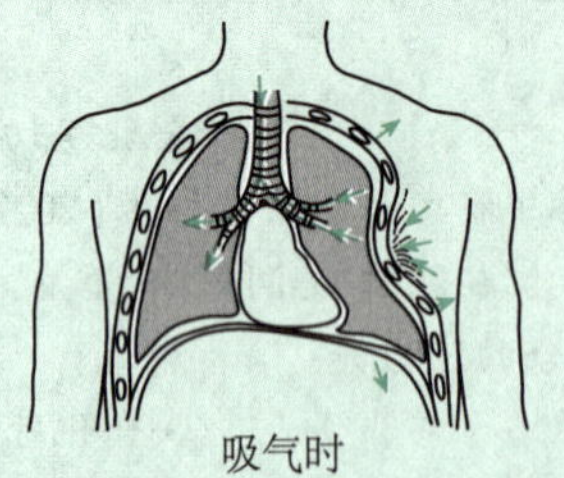

吸气时

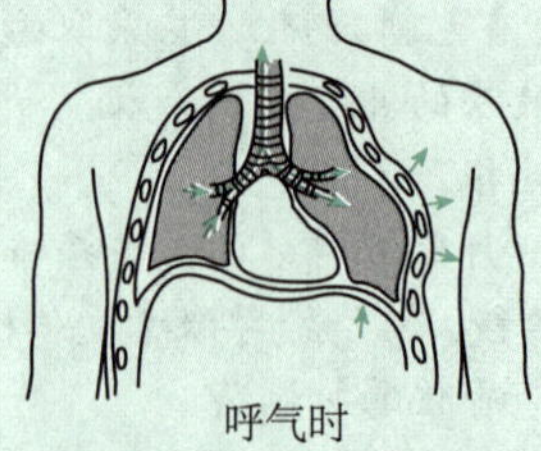

呼气时

多根多处肋骨骨折时胸壁软化区的反常呼吸运动(胸壁浮动)

【例 1】胸外伤中,最易发生骨折的肋骨是

A. 第 1 肋骨　　B. 第 2、3 肋骨　　C. 第 4~7 肋骨

D. 第 8~10 肋骨　　E. 第 11、12 肋骨(2019)

【例 2】连枷胸最突出的症状是

A. 胸壁吸吮伤口　　B. 皮下气肿　　C. 纵隔扑动

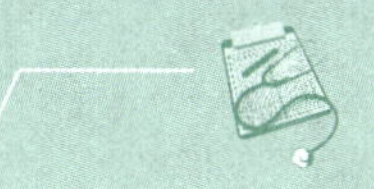

D. 反常呼吸运动　　E. 气管偏向患侧(2023)

3. 临床表现

(1)局部疼痛　肋骨骨折断端可刺激肋间神经产生局部疼痛,在深呼吸、咳嗽或转动体位时加剧。

(2)体征　局部明显压痛,皮下淤血斑,胸廓挤压征阳性,甚至产生骨摩擦音,即可与软组织挫伤鉴别。多根多处肋骨骨折时,胸壁可有畸形,并可见患侧胸壁反常呼吸运动(连枷胸)。

(3)并发症　骨折断端向内可刺破胸膜、肋间血管和肺组织,产生气胸、血胸、皮下气肿或咯血。

(4)胸片　可显示肋骨骨折线和断端错位,但不能显示前胸肋软骨骨折。

4. 治疗

肋骨骨折的治疗原则是有效控制疼痛、合理固定肋骨骨折、肺部物理治疗和早期活动。

一般肋骨骨折可采用镇痛剂,多根多处肋骨骨折则需要持久有效的镇痛方法。

(1)闭合性单处肋骨骨折　采用多头胸带或弹性胸带固定胸廓,能减少肋骨断端活动、减轻疼痛。

(2)闭合性多根多处肋骨骨折　有效镇痛和呼吸道管理是主要治疗原则。

①咳嗽无力、呼吸道分泌物滞留者应施行纤支镜吸痰和肺部物理治疗。

②呼吸功能不全者,需要气管内插管呼吸机正压通气,正压通气对浮动胸壁可起到“内固定”作用。

③胸壁软化范围小而反常呼吸运动不严重的病人,也可采用胸带固定。

(3)开放性肋骨骨折　对于连枷胸、移位明显的不稳定型肋骨骨折,开放性肋骨骨折胸壁伤口需彻底清创,可施行常规切口或电视胸腔镜下切开复位固定肋骨。

【例 3】男,47 岁。从 3 米高处坠落致左胸外伤 8 小时。查体:体温 36.5℃,脉搏 95 次/分,呼吸 16 次/分,血压 100/60mmHg。神清,气管居中,反常呼吸运动,左胸壁可触及多根多处肋骨断端,左肺呼吸音明显减弱。最佳治疗方案首选

A. 镇静止痛,鼓励排痰　　B. 胸壁加压包扎　　C. 开胸探查,肋骨固定

D. 胸腔闭式引流　　E. 胸腔穿刺排气排液

二、气胸

1. 概述

胸膜腔是不含气体的密闭的潜在性腔隙。当气体进入胸膜腔造成积气状态时,称为气胸。发生气胸后,胸膜腔内负压可变成正压,致使静脉回心血流受阻,产生不同程度的心肺功能障碍。

2. 病因

(1)肺泡、支气管、气管、食管破裂　气体从破口进入胸腔,直到压力差消失,破口可以自行闭合。但大气管、食管破口往往难以自行愈合。

(2)胸壁创口　胸膜腔与外界相通,外界空气进入胸膜腔。

(3)胸腔内感染　由产气的微生物产生的气体所致。临床上以前两种情况多见。

3. 分类

(1)按发病原因分　分为自发性、外伤性和医源性气胸。

①自发性气胸　又分为原发性和继发性。

A. 原发性自发性气胸　常发生在无肺内疾病的患者,多见于瘦高体形的青壮年,男性多见。常规 X 线检查肺部无显著病变,仅可能有位于肺尖部的胸膜下肺大疱,可能与吸烟、身高、小气道炎症有关。

B. 继发性自发性气胸　常发生在有肺内疾病的患者,由于病变引起细支气管不完全阻塞,形成肺大疱,肺大疱破裂发生气胸,如肺结核、COPD、肺癌、肺脓肿、肺尘埃沉着症、淋巴管平滑肌瘤等。

②外伤性气胸　是指胸部外伤导致胸膜腔与外界相通,外界气体进入胸膜腔内。

③医源性气胸　由诊断和治疗操作所致,如针灸、纤支镜活检、经皮肺穿刺活检等。

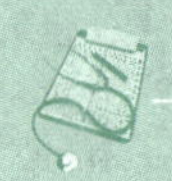

(2)按胸腔内压力分 分为闭合性、开放性和张力性气胸。

(3)按肺萎陷程度分 分为小量、中量和大量气胸。肺萎陷<30%为小量气胸,肺萎陷30%~50%为中量气胸,肺萎陷>50%为大量气胸,参阅7版《黄家驷外科学》P2022。

4. 发病机制

发生气胸时,胸膜腔内负压消失,失去了对肺的牵引作用,使肺失去膨胀能力,表现为肺容积缩小、肺活量减低的限制性通气功能障碍。初期血流量并不减少,产生通气/血流比值下降,导致低氧血症。大量气胸时,胸膜腔内变成正压,对肺产生压迫,同时失去负压吸引静脉血回心的作用,使心脏充盈减少,心搏量降低,引起心率增快、血压降低,甚至休克。张力性气胸还可引起纵隔移位,致循环障碍。

(1)闭合性气胸 胸膜破裂口较小,可随肺萎缩而闭合,空气不再继续进入胸膜腔。胸膜腔内压接近或略超过大气压。胸膜腔积气量决定伤肺萎陷的程度。

(2)开放性气胸 胸膜破裂口较大,外界空气可经胸壁伤口随呼吸自由进出胸膜腔。伤口大于气管口径时,空气出入量多,胸膜腔内压几乎等于大气压,伤肺将完全萎陷,丧失呼吸功能。

(3)张力性气胸 气管、支气管或肺损伤处形成活瓣,气体随每次吸气进入胸膜腔并集聚增多,导致胸膜腔内压高于大气压。伤肺严重萎陷,纵隔显著向健侧移位,健侧肺受压,腔静脉回流障碍。

5. 临床表现

	闭合性气胸	张力性气胸	开放性气胸
别称	单纯性气胸	高压性气胸	交通性气胸
胸膜裂口	小	呈单向活瓣作用	大,持续开启
空气进出	空气不能自由进出胸膜腔	空气只能进,不能出	可自由进出胸膜腔
胸膜腔内压	仍低于大气压	持续升高、高压	接近于0
纵隔位置	向健侧移位	向健侧显著移位	向健侧移位,纵隔扑动
气管移位	向健侧移位	向健侧显著移位	向健侧移位
伤肺	不同程度的肺萎陷	完全萎陷	肺萎陷
胸廓视诊	伤侧饱满,呼吸活动度降低	伤侧饱满	胸部吸吮伤口
皮下气肿	无	可有纵隔和皮下气肿	无
纵隔扑动	无	无	有
肺部叩诊	伤肺鼓音	伤肺鼓音	伤肺鼓音
肺部听诊	伤肺呼吸音降低	伤肺呼吸音消失	伤肺呼吸音消失
胸片检查	不同程度的肺萎陷、胸腔积气	肺完全萎陷、严重胸腔积气	肺萎陷、大量胸腔积气
治疗要点	肺压缩量<20%者先行观察 肺压缩量>20%者行穿刺抽气 自觉症状重者行闭式引流	立即穿刺抽气 自觉症状重者行闭式引流 必要时开胸探查	立即将开放性变为闭合性 自觉症状重者行闭式引流 必要时开胸探查

注意:①闭合性气胸、张力性气胸的急救处理——穿刺抽气。
②开放性气胸的急救处理——封闭创口,变开放性为闭合性。

【例4】开放性气胸主要的病理生理改变是
A. 反常呼吸运动　B. 皮下气肿　C. 纵隔扑动
D. 伤侧胸廓饱满　E. 纵隔向健侧显著移位(2023)

【例5】男,17岁,瘦高体形。运动后出现右侧胸痛2小时。为针刺样疼痛,伴呼吸困难。查体:体温36.8℃,呼吸24次/分,血压118/78mmHg,唇无发绀,气管左移,右肺叩诊鼓音,呼吸音减弱,未闻

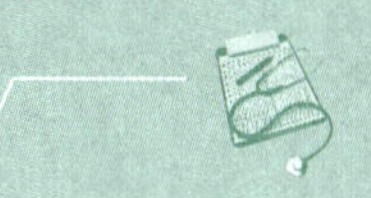

及干、湿啰音，左肺呼吸音清晰。最可能的诊断为

A. 急性心肌梗死　　B. 心绞痛　　C. 自发性气胸
D. 胸腔积液　　E. 肺不张(2024)

【例6】闭合性气胸患者，胸部X线片显示右侧肺野压缩10%，恰当的处理措施是

A. 穿刺抽气　　B. 胸腔闭式引流　　C. 手术治疗
D. 吸氧、观察　　E. 静脉滴注抗生素(2021)

6. 诊断

根据临床表现、影像学检查结果，诊断并不困难。胸部X线片或CT显示气胸线即可确诊。

【例7】诊断张力性气胸最充分的依据是

A. 呼吸困难并伴有皮下气肿　　B. 伤侧胸部叩诊呈高调鼓音　　C. 伤侧呼吸音消失
D. X线见纵隔向健侧移位　　E. 胸膜腔穿刺有高压气体(2022)

7. 治疗

(1)闭合性气胸　积气量少(肺压缩量<20%)的病人，无须特殊处理，胸腔内的积气一般可在1~2周内自行吸收。大量气胸需进行胸腔穿刺，或行胸腔闭式引流术，排除积气，促使肺尽早复张。

(2)开放性气胸　①急救处理：立即闭合胸壁伤口，将开放性气胸变为闭合性气胸，并迅速转送至医院。②进一步处理：给氧，清创，缝合胸壁伤口，胸腔闭式引流，给予抗生素预防感染；若疑有胸腔内脏损伤或进行性出血，则需行开胸探查手术。

胸腔闭式引流术的适应证：A. 中、大量气胸，开放性气胸，张力性气胸；B. 经胸腔穿刺治疗后肺无法复张者；C. 需使用机械通气或人工通气的气胸或血气胸；D. 拔除胸腔引流管后气胸或血胸复发者；E. 开胸手术后。

胸腔闭式引流术的方法：根据临床诊断确定插管部位，气胸引流在前胸壁锁骨中线第2肋间隙，血胸引流则在腋中线与腋后线间第6或第7肋间隙。引流管侧孔应深入胸腔内2~3cm。引流管外接闭式引流装置，保证胸腔内气、液体能克服3~4cmH_2O的压力，能通畅引流出胸腔，而外界空气、液体不会吸入胸腔。引流后肺膨胀良好，已无气体和液体排出，可在病人深吸气屏气时拔除引流管，并封闭伤口。

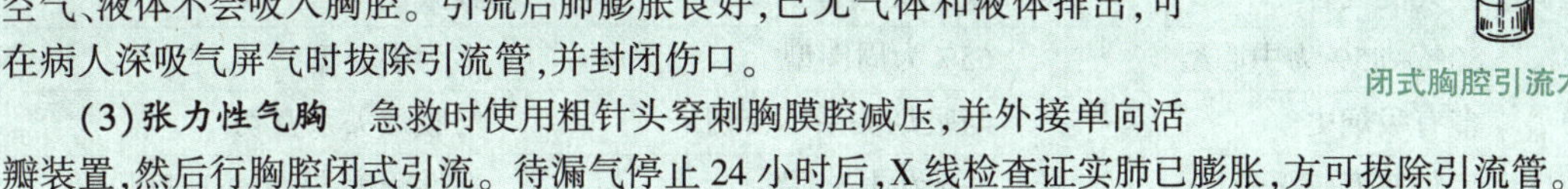

闭式胸腔引流术

(3)张力性气胸　急救时使用粗针头穿刺胸膜腔减压，并外接单向活瓣装置，然后行胸腔闭式引流。待漏气停止24小时后，X线检查证实肺已膨胀，方可拔除引流管。

A. 肺功能测定　　B. 胸部立位X线片　　C. 动脉血气分析
D. 特异性变应原检测　　E. 血清IgE测定

【例8】女，25岁。剧烈活动后胸闷、喘息发作24小时。查体：血压130/90mmHg，口唇发绀、大汗、呼吸急促，双肺可闻及哮鸣音。为评估该患者的病情严重程度，应进行的检查是

【例9】男，23岁。剧烈活动后胸闷、气短4小时。查体：呼吸24次/分，血压120/80mmHg，左肺呼吸音消失，心率102次/分，律齐，心尖部未闻及杂音。为明确诊断，首选检查是(2024)

常考点　重点内容，应全面掌握。

参考答案——详细解答见《2025国家临床执业及助理医师资格考试历年考点精析(上、下册)》

1. ABCDE　2. ABCDE　3. ABCDE　4. ABCDE　5. ABCDE　6. ABCDE　7. ABCDE
8. ABCDE　9. ABCDE

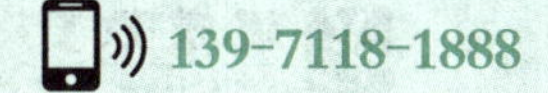

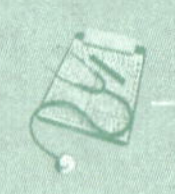

第 12 章　肺癌与食管癌

▶考纲要求

①肺癌。②食管癌。

▶复习要点

一、肺癌

1. 概述

肺癌又称原发性支气管肺癌，指的是源于支气管黏膜上皮或肺泡上皮的恶性肿瘤。近年来，肺癌的发病率已居男性肿瘤发病率的首位。20 世纪末，肺癌已成为恶性肿瘤死因中的首位。男性居多。

2. 病理

(1)大体分型　肺癌的分布，右肺多于左肺，上叶多于下叶。将起源于肺段支气管开口以近，位置靠近肺门的肺癌称为中心型肺癌；起源于肺段支气管开口以远，位于肺周围部分的肺癌称为周围型肺癌。

(2)组织学分型　WHO 对肺癌的常见组织学分型如下。

	鳞状细胞癌(鳞癌)	腺癌	小细胞癌
发病率	次常见	最常见	不常见
好发人群	男性多见	较年轻女性	老年男性
肿瘤起源	较大支气管	较小支气管上皮	较大支气管
类型	80%~85%为中心型	65%为周围型	多为中心型
吸烟史	多有吸烟史	与吸烟关系不密切	与吸烟关系密切
生长速度	生长速度较缓慢	一般生长较慢	恶性程度高，生长速度快
转移	淋巴转移早，血行转移晚	血行转移早，淋巴转移较晚	很早即可出现血行和淋巴转移
其他特点	分化程度不一，肿块较大时可发生中心坏死，形成厚壁空洞	发病年龄低于鳞癌和小细胞癌	常具有内分泌功能 对放、化疗敏感，预后差

注意：①10 版《外科学》P275：肺腺癌发病率近年上升明显，已超越肺鳞癌成为最常见的肺癌。
②10 版《病理学》P190：肺腺癌是女性最常见的肺癌类型，肺鳞癌是男性最常见的肺癌类型。
③预后最差的肺癌是小细胞肺癌，预后最好的肺癌是肺类癌。
④具有内分泌功能的肺癌类型包括小细胞肺癌、大细胞肺癌、肺类癌、非典型肺类癌。

(3)扩散及转移

①直接扩散　癌肿沿支气管壁并向支气管腔内生长，造成支气管腔阻塞；癌肿可穿越肺叶间隙侵入相邻的肺叶；肺癌可突破脏层胸膜，造成胸膜腔种植转移；癌肿可直接侵犯胸壁、纵隔内其他组织和器官。

②淋巴转移　是常见扩散途径，肺癌最易转移至右锁骨上淋巴结。小细胞癌和鳞癌较多见。

③血行转移　小细胞癌和腺癌的血行转移较鳞癌常见，最常见的远处转移部位是骨、脑、肝、肾上腺。

A. 腺鳞癌　　B. 大细胞肺癌　　C. 小细胞肺癌

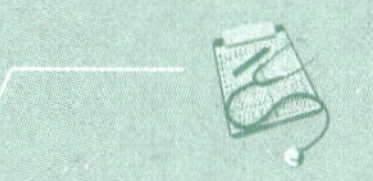

D. 鳞癌　　　　　　　　　　E. 腺癌

【例 1】早期出现纵隔淋巴结广泛转移的肺癌类型是

【例 2】最常出现癌性空洞的肺癌类型是(2019)

【例 3】患者,男性,58 岁。慢性咳嗽 4 年,痰中带血、乏力、体重减轻 2 个月。吸烟史 30 年,每天 20 支。胸部 X 线片示左上肺可见一密度较高的圆形阴影,边界不清。最可能出现肿大的浅表淋巴结是

A. 颈深部淋巴结上群　　　　B. 颈深部淋巴结下群　　　　C. 左锁骨上淋巴结

D. 右锁骨上淋巴结　　　　　E. 颈前淋巴结(2024)

3. 临床表现

(1)原发肿瘤引起的症状和体征

①咳嗽　为早期症状,常为无痰或少痰的刺激性干咳,当肿瘤引起支气管狭窄后可加重咳嗽。

②血痰或咯血　多见于中央型肺癌。肿瘤向腔内生长可有痰中带血;侵蚀大血管,可引起大咯血。

③气短或喘鸣　肿瘤向气管、支气管内生长可引起部分阻塞;转移到肺门淋巴结可压迫主支气管;转移可引起大量胸腔积液、心包积液、上腔静脉阻塞等。偶可表现为喘鸣,可闻及局限性或单侧哮鸣音。

④胸痛　与肿瘤的转移或直接侵犯胸壁有关。

⑤发热　肿瘤组织坏死可引起发热,多数发热的原因为肿瘤引起的阻塞性肺炎。

⑥消瘦　为恶性肿瘤的常见表现。

(2)肿瘤局部扩展引起的症状和体征

①胸痛　多由肿瘤侵犯胸膜或胸壁所致。肿瘤压迫肋间神经,胸痛可累及其分布区域。

②声音嘶哑　为肿瘤压迫喉返神经所致,多见于左侧。

③吞咽困难　为肿瘤侵犯或压迫食管所致。

④胸腔积液　为肿瘤转移累及胸膜、肺淋巴回流受阻所致。

⑤心包积液　为肿瘤侵犯心包、阻塞心脏的淋巴引流所致。

⑥上腔静脉阻塞综合征　为肿瘤直接侵犯纵隔,或转移的肿大淋巴结压迫上腔静脉,或腔静脉内癌栓形成所致,表现为上肢、颈面部水肿和胸壁静脉曲张。

⑦Horner 综合征　肺尖部肺癌(肺上沟瘤,亦称 Pancoast 瘤)压迫颈交感神经,引起病侧上睑下垂、瞳孔缩小、眼球内陷,同侧额部与胸壁少汗或无汗,称为 Horner 综合征。

(3)肿瘤远处转移引起的症状和体征　肺癌可转移至任何器官系统。

①中枢神经系统转移　脑转移可引起颅内压增高、眩晕、共济失调、癫痫发作、偏瘫等。

②骨骼转移　常见部位为肋骨、脊椎、骨盆、四肢长骨等,多为溶骨性病变。

③腹部转移　可转移至肝脏、胰腺、胃肠道、肾上腺等。

④淋巴结转移　右锁骨上窝淋巴结是常见转移部位,腹膜后淋巴结转移也较常见。

(4)肺癌的胸外表现　是指肺癌非转移性的胸外表现,又称副癌综合征,多见于小细胞肺癌。

①内分泌综合征　是指肿瘤细胞分泌某些具有生物活性的多肽类和胺类物质,引起相应临床表现。

内分泌综合征种类	分泌物质	临床表现	常见于
SIADH	抗利尿激素	抗利尿激素分泌异常综合征(SIADH) 表现为低钠血症、低渗透压血症	小细胞肺癌
异位 ACTH 综合征	ACTH	库欣综合征	小细胞肺癌、肺类癌
高钙血症	甲状旁腺激素	口渴、多尿、恶心、呕吐、腹痛、便秘、嗜睡、昏迷	肺鳞癌
男性乳房发育	促性腺激素	男性轻度乳房发育,常伴肥大性肺性骨关节病	大细胞肺癌
类癌综合征	5-羟色胺	喘息、皮肤潮红、水样腹泻、阵发性心动过速	小细胞肺癌、肺腺癌

②骨骼-结缔组织综合征　常累及骨骼、结缔组织。

骨骼-结缔组织综合征	临床表现	常见于
肥大性骨关节病	30%的病人有杵状指(趾),骨膜炎,新骨形成	非小细胞肺癌
肌无力样综合征	类似肌无力的症状,即随意肌肌力减退,腱反射减弱	小细胞肺癌
抗神经元抗体出现	副癌脑脊髓炎、感觉神经病变、小脑变性、边缘叶脑炎、脑干脑炎	小细胞肺癌
其他	多发性周围神经炎、亚急性小脑变性、皮质变性、多发性肌炎	各型肺癌

③血液学异常　1%~8%的病人有凝血、血栓或其他血液学异常,包括游走性血栓性静脉炎、伴心房血栓的非细菌性血栓性心内膜炎、弥散性血管内凝血伴出血、贫血,粒细胞增多、红白血病等。

【例 4】下列临床表现中,不属于副癌综合征的是
A. 神经肌肉综合征　B. 抗利尿激素分泌失调综合征　C. Horner 综合征
D. 类癌综合征　E. 肥大性肺性骨关节病(2022)

【例 5】可导致抗利尿激素分泌异常的肺癌类型是
A. 鳞癌　B. 腺癌　C. 小细胞癌
D. 大细胞癌　E. 肉瘤样癌(2023)

【例 6】可通过产生激素而导致相应临床表现的肿瘤是
A. 甲状腺肉瘤样癌　B. 食管鳞状细胞癌　C. 胃乳头状腺癌
D. 直肠腺癌　E. 肺小细胞癌(2023)

【例 7】男,68 岁。咳嗽伴痰中带血半年,头面部肿胀 3 个月。查体:双侧颈静脉怒张,上胸部浅静脉曲张。胸部 X 线片示右侧肺门占位性病变,上纵隔增宽。该患者头面部肿胀的原因是
A. 抗利尿激素分泌异常　B. 上腔静脉阻塞　C. 淋巴管阻塞
D. 心包积液　E. 肾功能不全(2024)

【例 8】男,59 岁。近 1 个月低热、胸闷、咳嗽、咳痰、痰中带有血丝。查体:右锁骨上淋巴结肿大,大小 1.5cm×1.0cm×1.0cm,质韧,固定。胸片见右肺门有一高密度影。该患者最可能的诊断是
A. 支气管肺癌　B. 支气管扩张症　C. 肺结核
D. 肺脓肿　E. 支气管肺炎(2024)

【例 9】男性,60 岁。咳嗽伴痰中带血半年、声音嘶哑 3 个月。吸烟 40 年,每天 20 支。查体:双肺未闻及干、湿啰音,右锁骨上窝触及肿大淋巴结,大小约 1cm×1cm,质硬,活动差。最可能的诊断是
A. 胰腺癌　B. 淋巴瘤　C. 肺癌
D. 食管癌　E. 肺结核(2024)

4. 诊断

(1)胸部 X 线正侧位片　是临床常用的检查手段,可发现较典型的肺内病灶。

①中心型肺癌　当癌肿向支气管腔内生长,阻塞支气管时,受累的肺段或肺叶出现肺炎征象。阻塞不完全时,呈现段、叶局限性气肿。完全阻塞时,表现为肺段、肺叶或一侧全肺不张。肺不张伴肺门淋巴结肿大,下缘可表现为"反 S 征"影像,是中心型肺癌特别是右上叶中心型肺癌的典型征象。

②周围型肺癌　早期呈局限性小斑片状阴影,边缘不清,密度较淡。晚期阴影增大,密度增高,呈圆形或类圆形,边缘呈分叶状,伴有脐凹或细毛刺征、胸膜凹陷征、支气管充气征、空泡征等。

(2)CT　对诊断中心型、周围型肺癌均有重要价值。低剂量胸部 CT 是目前肺癌筛查最有效的手段。肺癌常见 CT 征象有分叶征、毛刺征、空泡征、空气支气管征、肿瘤滋养动脉、血管切迹和集束征、胸膜凹陷或牵拉征、偏心空洞等征象。

(3)正电子发射断层扫描(PET)　可用于肺结节的鉴别诊断、肺癌分期、转移灶检测、疗效评价。

(4)磁共振检查(MRI)　并非肺癌的常用检查手段,但对肺上沟瘤的诊断具有重要价值。

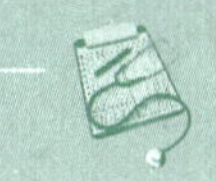

(5)**超声检查**　对肺癌分期具有重要意义。

(6)**骨扫描**　采用^{99m}Tc 标记的二膦酸盐进行骨代谢显像是肺癌骨转移筛查的重要手段。

(7)**痰细胞学检查**　中心型肺癌，特别是伴有血痰的病例，痰中找到癌细胞即可确诊。

(8)**支气管镜**　对中心型肺癌检出率较高，并可取活组织行病理学检查。

(9)**支气管内超声引导针吸活检术(EBUS-TBNA)**　可对纵隔或肺门淋巴结进行细针穿刺针吸活检，用于肺癌病理获取和淋巴结分期，比纵隔镜更加微创。

(10)**纵隔镜检查**　可明确有无纵隔淋巴结转移。

(11)**经胸壁针吸细胞学或组织学检查(TTNA)**　对周围型肺癌的肿块，若常规的痰细胞学或支气管镜检查难以确诊，可考虑行 TTNA，这项检查为有创检查，需在 B 超或 CT 引导下进行。

(12)**电视辅助胸腔镜检查(VATS)**　在其他检查未能取得病理诊断且高度怀疑肺癌时，可行 VATS。

注意：①中心型肺癌早期即可有刺激性咳嗽、痰中带血。肿块压迫可使远端支气管阻塞致肺不张。
②确诊中心型肺癌首选纤维支气管镜+活检，确诊周围型肺癌首选经胸壁穿刺活检。
③纤维支气管镜多用于诊断中心型肺癌，胸腔镜多用于诊断周围型肺癌，纵隔镜多用于诊断纵隔肿瘤。

【例 10】肺癌普查首选的检查方法是
A. 胸部 B 超　B. 胸部 CT　C. 支气管镜
D. 胸部 X 线片　E. 肿瘤标志物检测(2019)

【例 11】周围型肺癌的典型 X 线影像特点不包括
A. 团块有毛刺　B. 薄壁空洞，内见液平　C. 胸膜凹陷征
D. 孤立性团块影　E. 团块呈分叶状(2019)

【例 12】提高人群肺癌筛查检出率的首选方法是
A. 血清肿瘤标志物　B. 高分辨 CT　C. PET-CT
D. 低剂量 CT　E. 痰细胞学检查(2020)

【例 13】男，50 岁。干咳 2 周，既往有吸烟史 20 年，20 支/天。胸部 X 线片示右上肺近胸膜处可见直径 1.5cm的类圆形结节。为协助诊断，应首先采取的检查是
A. 支气管镜　B. 血清肿瘤标志物　C. 胸部 CT
D. 痰细胞学检查　E. 胸部 MRI(2021)

5. 鉴别诊断

需与肺结核(肺结核球、粟粒性肺结核、肺门淋巴结结核)、肺部炎症(支气管肺炎、肺脓肿)、肺部良性肿瘤(错构瘤、纤维瘤、软骨瘤)、支气管腺瘤、炎性假瘤、纵隔淋巴肉瘤等鉴别。

6. 治疗

(1)**治疗原则**　小细胞肺癌以非手术治疗(化疗)为主，非小细胞肺癌首选手术治疗。

(2)**手术治疗**　手术适应证：Ⅰ、Ⅱ期和部分经过选择的ⅢA 期(如 $T_3N_1M_0$)的非小细胞肺癌。

(3)**放疗**　放疗的敏感性为小细胞肺癌>鳞癌>腺癌>细支气管肺泡癌。

(4)**化疗**　肺癌的化疗分为术前化疗(新辅助化疗)、术后化疗(辅助化疗)和系统性化疗。

(5)**靶向治疗**　肺癌治疗的靶点主要有表皮生长因子受体(EGFR)、血管内皮生长因子(VEGF)、间变淋巴瘤激酶(ALK)。肺腺癌的 *EGFR* 基因突变比例超过 50%，是最重要的治疗靶点。

【例 14】男，69 岁。刺激性干咳、胸闷、右胸痛 4 个月。查体：体温 37.5℃，脉搏 92 次/分，呼吸 20 次/分，血压 128/78mmHg。消瘦，右锁骨上淋巴结肿大，质硬，活动度差，右上肺呼吸音减低。胸部 CT 示右肺门块状阴影，大小为 6cm×4cm，右侧第 4 后肋骨质破坏，纵隔淋巴结肿大。支气管镜活检病理提示肺小细胞癌。该患者的首选治疗是
A. 放射治疗　B. 靶向治疗　C. 化学治疗
D. 免疫治疗　E. 手术治疗(2024)

7. 预防

（1）避免接触与肺癌发病有关的因素 如控烟、减少大气污染，是预防肺癌发生和发展的关键。

（2）早期诊断 当肺癌出现症状时，往往已属晚期，因此对肺癌的早期诊断尤为重要，故应进行定期胸部 X 线检查。高分辨率 CT 对发现早期肺癌有重要价值。

（3）化学预防 目前尚无有效的肺癌化学预防措施，不吸烟和及早戒烟可能是预防最有效的方法。

二、食管癌

1. 病理

（1）食管的分段 食管分颈段和胸段，胸段又分为上、中、下（含腹段）三段。

	起自	止于	距门齿约
颈段	食管入口	胸骨切迹	20cm
胸上段	胸骨切迹	奇静脉弓下缘	25cm
胸中段	奇静脉弓下缘	下肺静脉下缘	30cm
胸下段	下肺静脉下缘	食管裂孔上缘	40cm
腹段	食管裂孔上缘	胃食管交界处	42cm

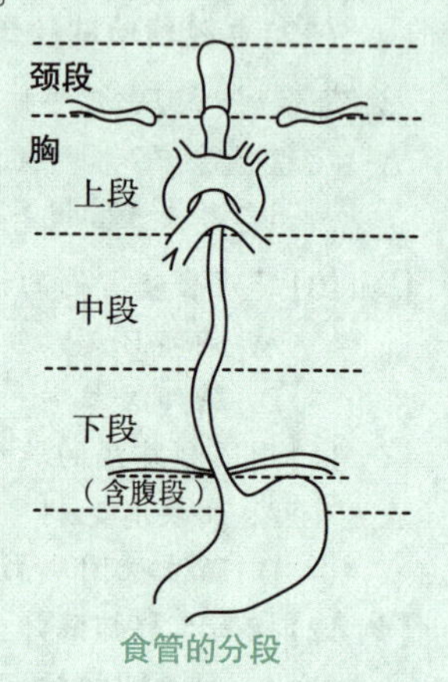

食管的分段

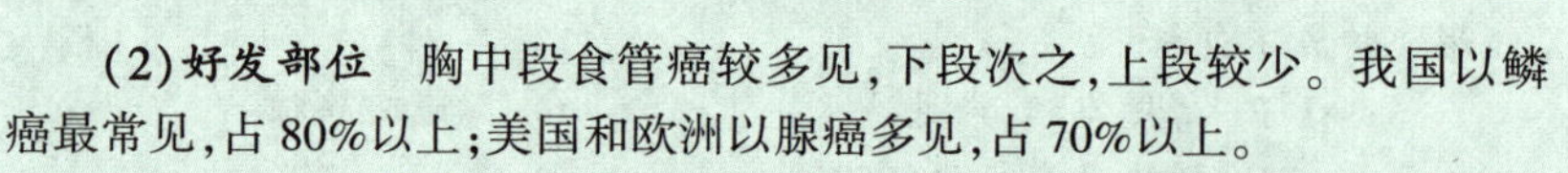
（2）好发部位 胸中段食管癌较多见，下段次之，上段较少。我国以鳞癌最常见，占 80%以上；美国和欧洲以腺癌多见，占 70%以上。

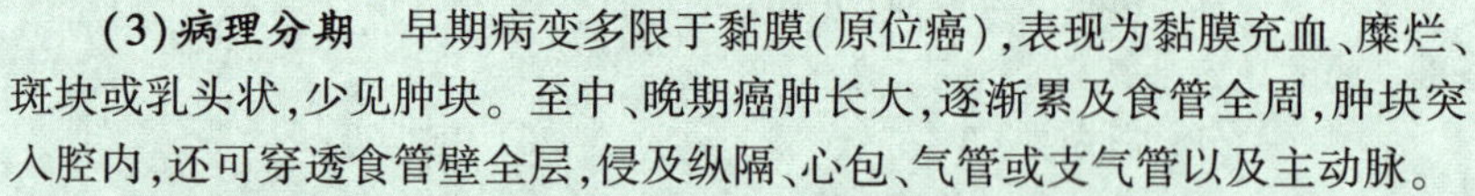
（3）病理分期 早期病变多限于黏膜（原位癌），表现为黏膜充血、糜烂、斑块或乳头状，少见肿块。至中、晚期癌肿长大，逐渐累及食管全周，肿块突入腔内，还可穿透食管壁全层，侵及纵隔、心包、气管或支气管以及主动脉。

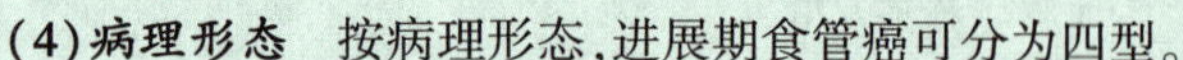
（4）病理形态 按病理形态，进展期食管癌可分为四型。

类型	病理特点
髓质型	管壁明显增厚并向腔内外扩展，癌瘤上、下端边缘呈坡状隆起
蕈伞型	瘤体向腔内呈蘑菇样突起，边缘隆起，瘤体表面多有浅表溃疡，其底部凹凸不平
溃疡型	瘤体中央呈深陷而边缘清楚的溃疡。溃疡的大小和外形不一，深入肌层，阻塞程度较轻
缩窄型	即硬化型，瘤体形成明显的环形狭窄，累及食管全部周径，较早出现阻塞症状

（5）扩散及转移 癌肿最先向黏膜下层扩散，继而向上、下及全层浸润，很易穿透疏松的外膜侵入邻近器官。淋巴转移是食管癌的主要转移途径，血行转移发生较晚。

【例 15】食管癌最常见的发生部位是

A. 胸上段　　B. 胸中段　　C. 胸下段
D. 腹段　　E. 颈段

【例 16】食管癌分型不包括

A. 髓质型　　B. 缩窄、硬化型　　C. 蕈伞形
D. 溃疡型　　E. 梗阻型（2016）

2. 临床表现

（1）早期食管癌 症状不明显，吞咽粗硬食物时偶有不适，如胸骨后烧灼样、针刺样或牵拉摩擦样疼痛。食物通过缓慢，并有停滞感或异物感。哽噎停滞感常通过吞咽水后缓解消失。症状时轻时重。

（2）中晚期食管癌 典型症状是进行性吞咽困难。晚期可有浸润症状，如侵犯喉返神经出现声音嘶哑，压迫颈交感神经产生 Horner 综合征。

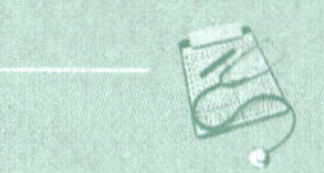

【例 17】早期食管癌的症状是

A. 持续胸背痛　　B. 声嘶　　C. 进食呛咳
D. 吞咽困难　　E. 进食梗噎(2017)

3. 诊断

(1)食管气钡双重造影　①早期食管癌表现为食管黏膜皱襞紊乱、粗糙或中断;小充盈缺损;局限性管壁僵硬,蠕动中断;小龛影。②中、晚期食管癌,可见不规则狭窄和充盈缺损,管壁僵硬。有时狭窄上方食管有不同程度的扩张。

(2)纤维胃镜+活检　病理活检可以确诊,为首选检查方法。

【例 18】男,60 岁。进食哽噎、烧灼感 2 个月。钡剂造影显示食管下段黏膜紊乱、断裂、管壁僵硬。该患者最可能的诊断是

A. 食管癌　　B. 食管炎　　C. 胃食管反流病
D. 胃炎　　E. 胃癌(2024)

【例 19】女性,23 岁。间歇性吞咽困难 3 年,X 线钡餐检查显示食管下端呈鸟嘴样狭窄。可能性最大的是

A. 食管下段癌　　B. 贲门失弛缓症　　C. 食管炎
D. 食管瘢痕性狭窄　　E. 食管平滑肌瘤(2021)

注意:①确诊食管癌首选纤维胃镜+活组织检查。贲门失弛缓症行钡餐检查呈鸟嘴征。
②门静脉高压症食管胃底静脉曲张行钡餐检查呈串珠状改变。
③食管癌行钡餐检查呈充盈缺损、管壁僵硬、龛影、黏膜断裂。
④进行性吞咽困难是食管癌的典型临床表现,间歇性吞咽困难是贲门失弛缓症的典型临床表现。

4. 鉴别诊断

食管癌应与食管良性肿瘤、贲门失弛缓症、食管良性狭窄相鉴别。

5. 治疗

(1)内镜下治疗　早期食管癌及癌前病变可以采用内镜下黏膜切除术、内镜下黏膜剥离术治疗。

(2)手术治疗　是可切除食管癌的首选治疗方法。

(3)放疗　根治性放疗多用于颈段或胸上段食管癌。

(4)化疗　食管癌化疗分为姑息性化疗、新辅助化疗(术前)、辅助化疗(术后)。

【例 20】男,75 岁。进行性吞咽困难 3 个月余,目前能进半流食。胃镜检查:食管距门齿 20cm 处发现一长约 6cm 菜花样肿物,病理报告为鳞状细胞癌。其最佳治疗方法为

A. 放疗　　B. 胃造瘘术　　C. 食管癌根治术
D. 姑息性食管癌切除术　　E. 化疗(2017)

【例 21】男,67 岁。因食管下段癌行左侧开胸手术。术后 10 天进流质饮食后出现胸闷、高热、气短,呼吸音低。查体:体温 39.6℃,呼吸 18 次/分,脉搏 100 次/分,血压 128/82mmHg。胸部 X 线片提示左侧胸腔液气平面。最可能的诊断是

A. 急性脓胸　　B. 吸入性肺炎　　C. 胃食管反流病
D. 乳糜胸　　E. 吻合口瘘(2024)

▶▶常考点　重点内容,应全面掌握。

参考答案——详细解答见《2025 国家临床执业及助理医师资格考试历年考点精析(上、下册)》

1. ABCDE	2. ABCDE	3. ABCDE	4. ABCDE	5. ABCDE	6. ABCDE	7. ABCDE
8. ABCDE	9. ABCDE	10. ABCDE	11. ABCDE	12. ABCDE	13. ABCDE	14. ABCDE
15. ABCDE	16. ABCDE	17. ABCDE	18. ABCDE	19. ABCDE	20. ABCDE	21. ABCDE

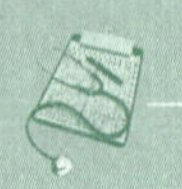

第13章 腹外疝

考纲要求

①腹外疝概论。②腹股沟疝。③股疝。

复习要点

一、腹外疝概论

疝是指体内脏器或组织离开其正常解剖部位,通过先天或后天形成的薄弱点、缺损进入另一部位。

1. 病因

(1)**腹壁强度降低** ①某些组织穿过腹壁的部位。②腹白线因发育不全成为腹壁薄弱点。

(2)**腹内压增高** 慢性咳嗽、慢性便秘、排尿困难等是引起腹内压增高的常见原因。

2. 病理解剖

(1)**组成** 腹外疝由疝环、疝囊、疝内容物和疝外被盖组成。

(2)**疝囊** 是壁腹膜的憩室样突出部,由疝囊颈和疝囊体组成。

(3)**疝囊颈** 是疝囊比较狭窄的部分,是疝环所在的部位。

(4)**疝内容物** 是进入疝囊的腹内脏器或组织,以小肠最多见,大网膜次之。

(5)**疝外被盖** 是指疝囊以外的各层组织。

3. 临床类型

①易复性疝	是指疝内容物很容易回纳入腹腔的疝,疝内容物以小肠最多见
②难复性疝	疝内容物不能回纳或不能完全回纳入腹腔内,但并不引起严重症状者
滑动性疝	疝内容物成为疝囊壁的一部分,属于难复性疝。多见于右侧,左、右之比为1:6
③嵌顿性疝	疝囊颈较小而腹内压突然增高时,疝内容物可强行扩张疝囊颈而进入疝囊,随后疝囊颈弹性收缩,又将内容物卡住,称为嵌顿性疝
Maydl疝	嵌顿的肠管包括几个肠袢,或呈W形,称逆行性嵌顿疝或Maydl疝
Richter疝	指嵌顿的内容物为肠管壁的一部分,也称为肠管壁疝
Littre疝	是指嵌顿的疝内容物为小肠憩室(通常是Meckel憩室)
Amyand疝	是指嵌顿的疝内容物为阑尾
④绞窄性疝	嵌顿疝合并肠壁血运障碍者

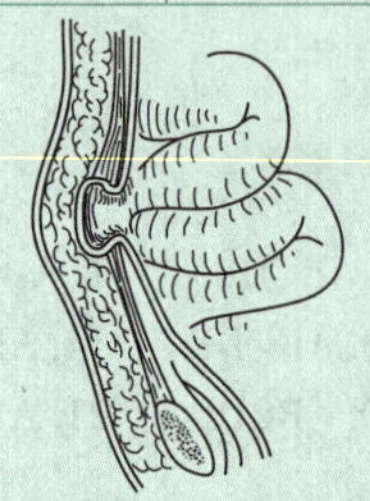

肠管壁疝(Richter疝)

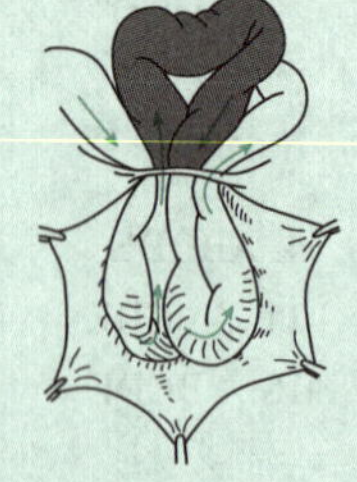

逆行性嵌顿疝(Maydl疝)

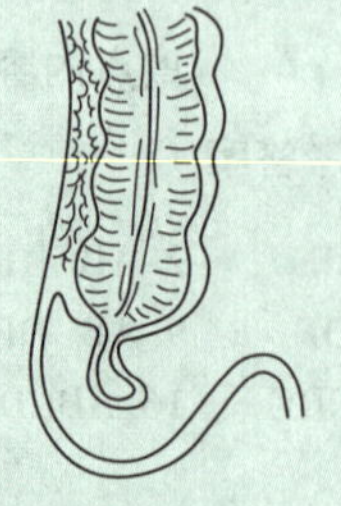

滑动性疝

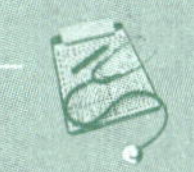

4. 治疗原则

除少数特殊情况外，腹股沟疝一般采用手术治疗。

【例1】最容易发生疝内容物坏死的临床类型是

A. 难复性疝　B. 易复性疝　C. 滑动性疝
D. 嵌顿性疝　E. 绞窄性疝(2020)

【例2】腹外疝最常见的疝内容物是

A. 大网膜　B. 乙状结肠　C. 小肠
D. 盲肠　E. 阑尾(2021)

【例3】男性，59岁。因右腹股沟斜疝行手术治疗。术中发现疝囊壁的一部分由盲肠组成。此时的诊断为

A. Richter疝　B. Littre疝　C. 滑动性疝
D. 难复性疝　E. 易复性疝(2018)

【例4】腹股沟疝的诊断首先需要明确的是

A. 是否为嵌顿性或绞窄性　B. 疝块是否落入阴囊
C. 压迫内环口，疝内容物是否仍会突出　D. 疝囊在腹壁下动脉的内侧还是外侧
E. 疝囊在精索前还是在精索后(2024)

二、腹股沟疝

腹股沟区是前外下腹壁一个三角形区域，其下界为腹股沟韧带，内界为腹直肌外侧缘，上界为髂前上棘至腹直肌外侧缘的一条水平线。腹股沟疝是指发生在这个区域的腹外疝。

1. 临床表现

(1)易复性疝　肿块常在腹压增大时出现，病人平卧休息时，肿块可向腹腔回纳而消失。

(2)难复性疝　主要特点是疝块不能完全回纳，但疝内容物未发生器质性病理改变。

(3)滑动性疝　疝块不能完全回纳，可有消化不良和便秘等症状。滑动性疝多见于右侧，左侧与右侧发病率之比约为1∶6。滑动性疝虽不多见，但疝内容物可能在疝修补手术时被错误切开，应特别注意。

(4)嵌顿性疝　表现为疝块突然增大，肿块紧张发硬，有明显疼痛，疝块无法回纳。

(5)绞窄性疝　在嵌顿性疝基础上合并肠管壁血运障碍，可出现腹膜刺激征，临床症状多较严重。

(6)腹股沟直疝　直立时出现半球形包块，不伴疼痛或其他症状。直疝很少进入阴囊，极少嵌顿。

2. 诊断与鉴别诊断

(1)诊断　根据临床表现，一般不难诊断。但区分腹股沟斜疝和直疝，有时并不容易。

(2)鉴别诊断

①腹股沟斜疝、腹股沟直疝和股疝的鉴别　如下。

	腹股沟斜疝	腹股沟直疝	股疝
发病年龄	多见于儿童与青壮年	多见于老年人	多见于40岁以上妇女
突出途径	经腹股沟管突出	由直疝三角突出	经股管突出
进入阴囊	可进入	很少进入	绝不进入
疝块外形	椭圆形或梨形，有蒂	半球形，基底较宽	半球形，位于卵圆窝处
回纳疝块后压住内环	疝块不再突出	疝块仍可突出	疝块仍可突出
精索与疝囊的关系	精索在疝囊后方	精索在疝囊前外方	—
疝囊颈与腹壁下动脉关系	疝囊颈在腹壁下动脉外侧	疝囊颈在腹壁下动脉内侧	—
嵌顿机会	较多	极少	最易嵌顿(占60%)

②睾丸鞘膜积液　肿块完全局限在阴囊内,可清楚扪及上界,透光试验阳性,而疝块则为阴性。

③交通性鞘膜积液　肿块的外形与睾丸鞘膜积液相似。于每日起床后或站立活动时肿块缓慢出现并增大。平卧或睡觉后肿块逐渐缩小,挤压肿块,其体积可逐渐缩小。透光试验阳性。

④精索鞘膜积液　肿块较小,在腹股沟管内,牵拉同侧睾丸可见肿块移动。

⑤隐睾　肿块较小,挤压肿块可出现特有的胀痛感觉。如病侧阴囊内睾丸缺如,则诊断更为明确。

⑥急性肠梗阻　若嵌顿的疝内容物为肠管,则可伴发急性肠梗阻。

【例 5】老年人最常见的不容易发生嵌顿的腹外疝是

A. 腹股沟直疝　　B. 腹股沟斜疝　　C. 股疝

D. 切口疝　　E. 脐疝(2022)

【例 6】男,63 岁。右腹股沟区可复性包块 6 个月。平卧时包块可还纳入腹腔。查体:右侧腹股沟区有一大小约为 5cm×4cm 的包块,可还纳回腹腔,按压内环口后包块不再出现。最可能的诊断为

A. 睾丸鞘膜积液　　B. 股疝　　C. 腹股沟直疝

D. 腹股沟斜疝　　E. 腹股沟皮下脂肪瘤(2024)

【例 7】男,30 岁。右下腹可复性包块 2 年。查体:右侧腹股沟区可见梨形包块,平卧回纳后压住腹股沟管深环不再突出,无压痛。以下最可能的情况是

A. 直疝三角部分腹壁薄弱　　B. 精索在疝囊前外侧　　C. 疝囊颈位于腹壁下动脉外侧

D. 盲肠是疝囊壁的一部分　　E. 部分膀胱壁为疝囊壁的一部分(2021)

【例 8】男,71 岁。左侧腹股沟区有一包块,大小 3cm×4cm×4cm,站立时出现,平卧时消失。该患者最可能的诊断是

A. 腹股沟斜疝　　B. 腹股沟斜直疝　　C. 股疝

D. 嵌顿疝　　E. 脐疝(2022)

3. 治疗

(1)非手术治疗　适用于:①1 岁以下的婴幼儿;②年老体弱者;③伴严重疾病禁忌手术者。

(2)手术治疗　腹股沟疝最有效的治疗方法是手术修补。

①传统的疝修补术　即疝囊高位结扎、加强或修补腹股沟管管壁,各种修补术式如下。

术式	加强部位	手术方法	适用证
Ferguson	加强前壁	在精索前方将腹内斜肌下缘和联合腱缝至腹股沟韧带上,目的是消灭腹内斜肌弓状下缘与腹股沟韧带之间的空隙	腹横筋膜无显著缺损 腹股沟管后壁健全的病例
Bassini	加强后壁	提起精索,在其后方把腹内斜肌下缘和联合腱缝至腹股沟韧带上,置精索于腹内斜肌与腹外斜肌腱膜之间	腹横筋膜松弛、腹股沟管薄弱者,临床应用最广泛
Halsted	加强后壁	把腹外斜肌腱膜也在精索后方缝合,把精索移至腹壁皮下层与腹外斜肌腱膜之间	腹横筋膜松弛、腹股沟管薄弱者
Shouldice	加强后壁	将疝修补重点放在内环及腹横筋膜	较大的成人腹股沟斜疝、直疝
McVay	加强后壁	在精索后方把腹内斜肌下缘和联合腱缝至耻骨梳韧带上	适用于后壁薄弱严重病例、股疝

记忆:加强腹股沟管前壁的修补术式为 Ferguson——记忆为前夫(F),其他均为加强后壁的修补术式。

②无张力疝修补术　是在无张力情况下,利用人工高分子材料进行修补,具有术后疼痛轻、恢复快、复发率低等优点。常用的方法有三种:平片无张力疝修补术(Lichtenstein 手术)、疝环充填式无张力疝修补术(Rutkow 手术)、巨大补片加强内脏囊手术(Stoppa 手术)。

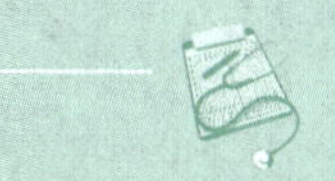

③经腹腔镜疝修补术(LIHR)　方法有四种:经腹腔的腹膜前修补(TAPP)、完全经腹膜外路径的修补(TEP)、腹腔内的补片修补(IPOM)、单纯疝环缝合法。

注意:①只做疝囊高位结扎,不做修补——1岁以上的小儿疝、绞窄疝、绞窄性斜疝并感染者。
②只做修补,不做疝囊高位结扎——无张力疝修补。
③既不做疝囊高位结扎,也不做修补——1岁以下的婴幼儿、年老体弱者、伴严重疾病禁忌手术者。
④需紧急手术者——嵌顿疝、绞窄疝。

【例9】男,74岁。腹股沟疝修补术后2年,复发3个月,要求再次手术治疗。考虑患者年老、腹壁薄弱,最适宜的术式是
A. Bassini法　B. McVay法　C. Halsted法
D. Ferguson法　E. Lichtenstein法

A. Halsted法　B. Shouldice法　C. McVay法
D. Ferguson法　E. Lichtenstein术

【例10】重点行腹横筋膜加强缝合的方法是(2020)
【例11】加强腹股沟管前壁的疝修补术是(2020)
【例12】常用于股疝修补的手术方法是(2022、2023)
【例13】属于无张力疝修补术的手术方法是(2023)

(3)嵌顿性疝的处理原则

①手法复位　嵌顿性疝具备下列情况者可先试行手法复位:A.嵌顿时间在3~4小时以内,局部压痛不明显,无腹部压痛或腹肌紧张等腹膜刺激征者;B.年老体弱或伴其他严重疾病而估计肠袢尚未绞窄者。

②手术治疗　除上述情况外,嵌顿性疝原则上应紧急手术治疗,以防止疝内容物坏死,并解除伴发的肠梗阻。手术的关键在于正确判断疝内容物的活力,然后根据病情确定处理方法。

(4)绞窄性疝的处理原则　绞窄性疝嵌顿的肠管已有血运障碍,应手术切除坏死的肠管,一期肠吻合,只作疝囊高位结扎,一般不作一期疝修补,以免因感染而致修补失败。

【例14】女,62岁。右侧股疝嵌顿10小时。查体:腹胀明显,右下腹局限性压痛(+),肌紧张,肠鸣音亢进。右侧腹股沟韧带下方隆起肿块,有压痛。手术时发现小肠坏死,行坏死小肠切除后,下一步正确的手术措施是
A. 单纯疝囊高位结扎术　B. McVay法疝修补术　C. Bassini法疝修补术
D. Halsted法疝修补术　E. Ferguson法疝修补术

(15~16题共用题干)男孩,6个月。右阴囊可复性肿物5个月。5个月前,哭闹时发现右阴囊有一肿物,安静平卧时肿物明显缩小或消失。2小时前哭闹时肿物再次突出,伴呕奶。查体:右阴囊可见一梨形肿物,大小约3cm×3cm。

【例15】最有可能的诊断是
A. 嵌顿疝　B. 睾丸炎　C. 睾丸扭转
D. 睾丸发育异常　E. 交通性鞘膜积液

【例16】该患儿的首选治疗是
A. 使用止痛剂　B. 抗生素治疗　C. 试行手法复位
D. 地西泮镇静　E. 继续观察(2024)

三、股疝

疝囊通过股环、经股管向卵圆窝突出的疝,称为股疝。由于股管几乎是垂直的,疝块在卵圆窝处向前转折时形成一锐角,且股环本身较小,周围又多坚韧的韧带,因此股疝容易嵌顿。在腹外疝中,股疝嵌顿

者最多,高达 60%。股疝一旦嵌顿,可迅速发展为绞窄性疝。

1. 好发情况

股疝的发病率占腹外疝的 3%~5%,多见于 40 岁以上妇女。

2. 病因

(1)**解剖因素** 女性骨盆宽大、联合肌腱和腔隙韧带薄弱,以致股管上口宽大松弛而易发病。

(2)**腹内压增高** 妊娠是腹内压增高的主要原因。

3. 临床表现

疝块往往不大,常在腹股沟韧带下方卵圆窝处表现为一半球形的突起。平卧回纳内容物后,疝块有时不能完全消失,这是因为疝囊外有很多脂肪堆积。由于疝囊颈较小,故咳嗽冲击感不明显。股疝发生嵌顿时,常伴有较明显的急性机械性肠梗阻的症状。

4. 诊断与鉴别诊断

根据好发人群、临床表现,本病不难诊断,需与腹股沟斜疝、脂肪瘤、肿大的淋巴结、大隐静脉曲张结节样膨大、髂腰部结核性脓肿等相鉴别。

5. 治疗

股疝容易嵌顿,容易绞窄,因此,诊断明确后,应及时手术治疗。最常用的手术是 McVay 修补术,此法不仅能加强腹股沟管后壁而用于修补腹股沟疝,同时还能堵住股环而用于修补股疝。

A. 股疝　　B. 腹股沟斜疝　　C. 腹股沟直疝
D. 睾丸鞘膜积液　　E. 交通性鞘膜积液

【例 17】右侧腹股沟韧带下方半球形隆起,轻压痛,回纳后肿块不能完全消失。最可能的诊断是

【例 18】左侧腹股沟可复性包块,半球形肿物,质软,压迫内环口,用力咳嗽后肿物仍突出。最可能的诊断是(2024)

▶**常考点**　重点内容,需全面掌握。

参考答案——详细解答见《2025 国家临床执业及助理医师资格考试历年考点精析(上、下册)》

1. ABCDE　2. ABCDE　3. ABCDE　4. ABCDE　5. ABCDE　6. ABCDE　7. ABCDE
8. ABCDE　9. ABCDE　10. ABCDE　11. ABCDE　12. ABCDE　13. ABCDE　14. ABCDE
15. ABCDE　16. ABCDE　17. ABCDE　18. ABCDE

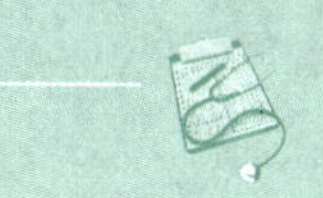

第 14 章　腹部闭合性损伤与继发性腹膜炎

考纲要求

①腹部闭合性损伤概论。②肝破裂。③脾破裂。④继发性腹膜炎。

复习要点

一、腹部损伤概论

1. 临床表现

(1)差异很大　由于致伤原因及伤情的不同,腹部损伤的临床表现差异极大。一般单纯腹壁损伤的症状和体征较轻,可表现为受伤部位疼痛,皮下瘀斑,局限性腹壁肿胀和压痛。如伴有内脏挫伤,可无明显症状或有腹痛,严重者可出现腹腔内出血或腹膜炎。

(2)实质脏器损伤　肝、脾、胰、肾等或大血管损伤的主要临床表现为腹腔内或腹膜后出血,严重者可发生休克。腹痛呈持续性,一般并不剧烈,腹膜刺激征也不明显。但肝破裂、胰腺损伤可出现明显腹痛和腹膜刺激征。体征最明显处一般即是损伤所在。移动性浊音虽然是腹腔内出血的有力证据,但出血量较大时才会出现,对早期诊断帮助不大。肾脏损伤时可出现血尿。

(3)空腔脏器破裂　胃肠道、胆道、膀胱等空腔脏器破裂的主要表现为局限性或弥漫性腹膜炎。最为突出的是腹膜刺激征,其程度因空腔器官内容物不同而异。通常是胃液、胆汁、胰液的刺激最强,肠液次之,血液最轻。伤者可因肠麻痹而出现腹胀,严重时可发生感染性休克。空腔脏器破裂者也可有程度不同的出血,但出血量一般不大,除非合并邻近大血管损伤。

【例 1】男,34 岁。左上腹外伤 3 小时。3 小时前左上腹被木棍撞击后,感剧痛。查体:体温 37.2℃,脉搏 110 次/分,呼吸 18 次/分,血压 80/60mmHg,面色苍白,四肢湿冷,左上腹腹肌紧张,轻度压痛,无明显反跳痛,移动性浊音(±)。最可能的诊断是

A. 脾破裂　　B. 肝破裂　　C. 十二指肠破裂
D. 胰腺破裂　　E. 胃破裂(2024)

【例 2】破裂后液体进入腹腔引起腹膜刺激征最严重的腹部实质脏器是

A. 肾上腺　　B. 肾脏　　C. 肝脏
D. 胰腺　　E. 脾脏(2019)

2. 辅助检查

(1)诊断性腹腔穿刺术和腹腔灌洗术　阳性率可达 90%以上。如果诊断性腹腔穿刺抽到不凝血,提示脏器破裂所致内出血。抽不到液体并不排除内脏损伤的可能性。诊断性腹腔灌洗符合下列之一项者为阳性:①灌洗液含有肉眼可见的血液、胆汁、胃肠内容物或证明是尿液;②显微镜下红细胞>100×10^9/L 或白细胞>0.5×10^9/L;③淀粉酶>34.3IU/L;④灌洗液中发现细菌。

(2)X 线检查　腹腔游离气体为胃肠道破裂的证据,立位腹部平片表现为膈下新月形阴影。腹膜后积气提示腹膜后十二指肠或结直肠穿孔。

(3)B 超检查　主要用于诊断肝、脾、胰、肾等实质脏器的损伤。

(4)CT 检查　对实质性脏器损伤有重要诊断价值。

(5)诊断性腹腔镜检查 可应用于一般状况良好而不能明确有无损伤或损伤部位的病人。

注意:①实质性脏器损伤最简单、最可靠的检查方法是诊断性腹腔穿刺术和腹腔灌洗术。
②空腔脏器破裂最简单、最有意义的检查方法是立位腹部平片(或透视)。

【例3】腹部损伤时作诊断性腹腔穿刺,抽出不凝固血液,最可能的诊断为
A. 空腔脏器破裂 B. 误穿入腹腔血管 C. 前腹壁血肿
D. 实质性器官破裂 E. 后腹膜间隙血肿(2018、2022)

【例4】肝、脾损伤后可能发生的主要危险是
A. 腹腔内出血 B. 腹膜炎 C. 全身感染
D. 肠麻痹 E. 胃肠道出血(2021)

3. 诊断及鉴别诊断

(1)有无内脏损伤 有下列情况之一者,应考虑有腹内脏器损伤:①早期出现休克,尤其是出血性休克征象;②腹部疼痛且进行性加重,并伴恶心、呕吐等消化道症状;③明显腹膜刺激征;④气腹表现;⑤腹部出现移动性浊音;⑥便血、呕血或尿血;⑦直肠指检发现前壁有压痛或波动感,或指套染血。腹部损伤病人如发生顽固性休克,首先考虑腹内脏器损伤所致,其次考虑是否有其他部位的合并伤。

(2)何种脏器受到损伤 以下各项对于判断何种脏器损伤有一定价值:①有恶心、呕吐、便血、气腹者多为胃肠道损伤;②有排尿困难、血尿、外阴或会阴部牵涉痛者,提示泌尿系脏器损伤;③有肩部牵涉痛者,多提示上腹部脏器损伤,其中以肝和脾破裂为多见;④有下位肋骨骨折者,注意肝或脾破裂的可能;⑤有骨盆骨折者,提示直肠、膀胱、尿道损伤的可能。

(3)是否存在多发性损伤 多发性损伤可能有以下几种情况:①腹内某一脏器有多处损伤;②腹内有一个以上脏器损伤;③除腹部损伤外,尚有腹部以外的合并损伤;④腹部以外损伤累及腹内脏器。

(4)进行严密观察 对于暂时不能明确有无腹部内脏损伤而生命体征尚平稳的病人,应严密观察。

①观察的内容 每15~30分钟测定一次血压、脉率和呼吸;每30分钟检查一次腹部体征;每30~60分钟测定一次红细胞计数、血红蛋白和血细胞比容;必要时可重复行诊断性腹腔穿刺或灌洗术。

②观察期间的要求 不能随便搬动伤者,以免加重伤情;禁用或慎用止痛剂,以免掩盖伤情;暂禁食水,以免有胃肠道穿孔而加重腹腔污染。

③观察期间要进行下列处理 积极补充血容量,并防治休克;应用广谱抗生素,以预防和治疗可能存在的腹内感染;疑有空腔脏器破裂或有明显腹胀时,应进行胃肠减压。

(5)剖腹探查指征 ①出现口渴、烦躁、脉率增快、体温及白细胞计数上升或红细胞计数进行性下降;②腹痛和腹膜刺激征进行性加重或范围扩大;③肠蠕动减弱或消失,或腹部逐渐膨隆;④膈下有游离气体,肝浊音界缩小或消失,或者出现移动性浊音;⑤积极抗休克后病情未见好转或继续恶化;⑥消化道出血;⑦腹腔穿刺抽出气体、不凝血、胆汁、胃肠内容物等;⑧直肠指检有明显触痛。

4. 治疗

(1)急救处理 对于已确诊或高度怀疑腹内脏器损伤者,应做好紧急术前准备,力争尽早手术。

(2)抢救休克 腹部损伤(尤其实质性脏器损伤)很容易发生休克,故防治休克是救治的重要环节。

①实质脏器破裂出血伴休克 应边快速补液抗休克,边准备手术。

②空腔脏器破裂 休克发生较晚,应在休克纠正的前提下进行手术治疗。

(3)手术切口选择 常选用正中切口,进腹迅速,创伤和出血较少。

注意:①腹部损伤剖腹探查手术切口常选择腹部正中切口。
②急性继发性腹膜炎剖腹探查时若不能确定原发病灶,则选择右旁正中切口为好。

(4)探查和处理腹腔的顺序

①探查顺序 通常应先探查肝、脾等实质性器官,同时探查膈肌、胆囊等有无损伤;接着从胃开始,逐

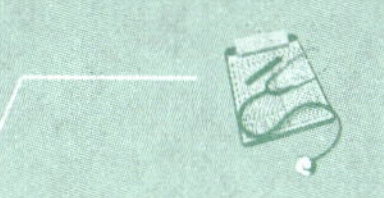

段探查十二指肠球部、空肠、回肠、大肠及其系膜，然后探查盆腔脏器，再后则切开胃结肠韧带显露网膜囊，检查胃后壁和胰腺；如有必要，最后还应切开后腹膜探查十二指肠降部、水平部和升部。

②处理顺序 应先处理出血性损伤，后处理空腔器官破裂伤；对于空腔器官破裂伤，应先处理污染重的损伤，后处理污染轻的损伤，即按结肠→回肠→空肠→胃的顺序进行处理。

【例5】对疑有腹腔内空腔脏器破裂的腹部闭合性损伤患者，在观察期内处理错误的是
A. 使用广谱抗生素 B. 注射止痛剂 C. 禁饮食
D. 胃肠减压 E. 补充血容量(2019)

【例6】腹部闭合性损伤行剖腹探查的指征不包括
A. 膈下游离气体 B. 腹穿抽出不凝血 C. 恶心、呕吐加剧
D. 全身情况恶化 E. 腹膜刺激征进行性加重(2022)

【例7】男，42岁。腹部撞伤3小时，持续性腹痛，未排尿。查体：体温37.5℃，脉搏110次/分，血压90/60mmHg，腹式呼吸受限，腹稍胀，全腹肌紧张，压痛(+)，腹部移动性浊音(+)，肠鸣音消失。实验室检查：Hb100g/L，WBC12×10^9/L。最佳治疗方案是
A. 胃肠减压观察 B. 广谱抗生素治疗观察 C. 急症剖腹探查
D. 导尿，留置尿管观察 E. 抗休克治疗观察(2020)

【例8】因腹部闭合性损伤行剖腹探查手术时，应最先探查的器官是
A. 胰腺 B. 结肠 C. 肝、脾
D. 胃、十二指肠 E. 盆腔器官(2023)

二、肝破裂与脾破裂

	肝破裂	脾破裂
发病率	肝脏损伤在腹部损伤中占20%~30% 肝是腹部开放性损伤中最易受损的器官	脾是腹腔脏器最容易受损的器官之一 脾损伤占腹部创伤的40%~50% 占腹部闭合性损伤的20%~40%，开放性损伤的10%
病因	开放性损伤、闭合性损伤	闭合性损伤、开放性损伤
病理	分3种：真性破裂、被膜下破裂、中央型破裂	分3种：真性破裂(85%)、被膜下破裂、中央型破裂
临床表现	空腔脏器和实质性脏器损伤的双重表现： ①腹腔内出血；②腹膜炎体征（胆汁外溢）； ③黑便、呕血（胆道出血）	①典型实质性脏器损伤的表现：腹腔内出血 ②可发生延迟性脾破裂，一般发生在伤后2周，也可迟至数月（该知识点考过多次）
合并症	右下位肋骨骨折	左下位肋骨骨折
破裂	右肝破裂多于左肝	多位于脾上极和膈面，85%合并包膜、实质破裂
处理	边术前准备，边紧急手术： ①暂时控制出血，尽快查明伤情 ②清创缝合术，肝动脉结扎术 ③肝切除术，纱布填塞法	处理原则：抢救生命第一，保脾第二 边术前准备，边紧急手术： ①脾切除、脾破裂修补、脾片移植、腹腔镜 ②保守治疗仅适用于轻度单纯性脾破裂
并发症	继发性肝脓肿	脾切除后凶险性感染(OPSI)，发生率1% 致病菌为肺炎链球菌，多发于2岁以下的婴幼儿

注意：①脾是腹部闭合性损伤中最易受损的器官，脾是腹部内脏最易受损的器官。
②肝是腹部开放性损伤中最易受损的器官。
③腹部外伤史+腹腔内出血（血压下降、心率增快）提示实质性脏器损伤（脾破裂）。
④腹部外伤史+腹膜刺激征提示空腔脏器损伤（胃、肠破裂）。
⑤腹部外伤史+腹腔内出血+腹膜刺激征提示肝破裂。

(9~11 题共用题干)男,23 岁。突然晕倒 2 小时。5 天前因车祸撞伤左下胸部,曾卧床休息 2 天。查体:P140 次/分,R30 次/分,BP75/60mmHg。神志清,面色苍白,左下胸有皮肤瘀斑,腹部膨隆,轻度压痛,反跳痛,移动性浊音阳性,肠鸣音减弱。

【例 9】最可能的诊断是

A. 小肠破裂　　B. 结肠破裂　　C. 胃破裂
D. 脾破裂　　E. 肾破裂

【例 10】为尽快明确诊断,首选的辅助检查是

A. 腹部 MRI　　B. 胸部 X 线片　　C. 腹部 B 超
D. 腹部 CT　　E. 腹部 X 线片

【例 11】最佳的处理方法是

A. 小肠修补术　　B. 结肠修补术　　C. 胃修补术
D. 脾切除术　　E. 肾切除术

三、继发性腹膜炎

1. 病因

(1)空腔脏器穿孔　腹腔内空腔脏器穿孔、外伤引起的腹壁或内脏破裂,是继发性腹膜炎最常见的病因,如胃十二指肠溃疡急性穿孔、急性胆囊炎穿孔、外伤造成的肠管破裂、膀胱破裂等。

(2)炎症扩散　腹腔内脏器炎症的扩散也是常见病因,如急性阑尾炎、女性生殖器官化脓性感染。

(3)其他　其他腹部手术中的腹腔污染,如胃肠道、胆管、胰腺吻合口渗漏等。

2. 致病菌

以大肠埃希菌最常见,其次为厌氧拟杆菌、链球菌、变形杆菌。一般都是混合性感染,故毒性较强。

3. 病理生理

①胃肠内容物和细菌进入腹腔后,腹膜充血水肿,并产生大量浆液性渗出液,以稀释腹腔内的毒素。

②大量巨噬细胞、中性粒细胞渗出,加以坏死组织、细菌和凝固的纤维蛋白,使渗出液变混浊而成为脓液。以大肠埃希菌为主的脓液呈黄绿色,常与其他致病菌混合感染而变得稠厚,并有粪便的特殊臭味。

③病情较轻时,渗出液逐渐被吸收,炎症消散,自行修复和痊愈。

④若局限部位化脓,积聚于膈下、肠袢间、盆腔,则可形成局限性脓肿。

⑤腹膜炎治愈后,腹腔内多有不同程度的粘连,部分可导致粘连性肠梗阻。

A. 变形杆菌　　B. 大肠埃希菌　　C. 肺炎链球菌
D. 铜绿假单胞菌　　E. 厌氧拟杆菌

【例 12】引起继发性腹膜炎的细菌主要是

【例 13】通过血行播散引起的原发性腹膜炎致病菌主要是

注意:①继发性腹膜炎的致病菌以大肠埃希菌最多见,一般为混合性感染。
②原发性腹膜炎的致病菌以溶血性链球菌、肺炎链球菌最多见。
③继发性腹膜炎最常见的病因为空腔脏器穿孔及外伤。
④原发性腹膜炎最常见的病因是血行感染。

4. 临床表现

(1)症状　腹痛(最主要的临床表现)、恶心、呕吐、体温升高、脉搏加快、感染中毒症状。

腹痛一般都很剧烈,难以忍受,呈持续性,疼痛从原发灶部位开始,随炎症扩散而延及全腹。

(2)腹部体征　腹胀、腹式呼吸减弱或消失。腹部压痛、腹肌紧张和反跳痛是腹膜炎的典型体征,尤以原发部位最明显。腹胀加重是病情恶化的一项重要标志。腹胀是判断病情变化的一项重要标志。胃肠或胆囊穿孔可引起强烈的腹肌紧张,甚至呈“木板样”强直。腹部叩诊因胃肠胀气而呈鼓音。胃十二

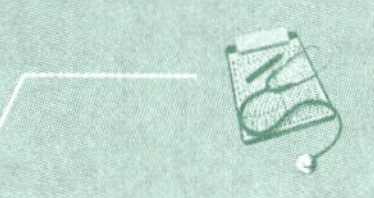

指肠穿孔时，肝浊音界缩小或消失。腹腔内积液较多时，可叩出移动性浊音。

(3) **直肠指检**　直肠前窝饱满及触痛，表明盆腔已有感染或已形成盆腔脓肿。

【例 14】急性弥漫性腹膜炎提示病情加重的体征是

A. 肠鸣音减弱或消失　　B. 腹部压痛加重　　C. 腹肌紧张加重
D. 腹痛加重　　E. 腹胀加重(2023)

5. 诊断

根据病史和典型体征，白细胞计数及分类，辅助检查结果，腹膜炎的诊断一般比较容易。

(1) **X 线检查**　腹部立位平片示小肠普遍胀气伴多个小液平面提示肠麻痹，膈下游离气体提示胃肠穿孔。

(2) **超声检查**　可显示腹腔内有不等量的液体，但不能鉴别液体的性质。可在超声引导下行腹腔穿刺抽液或腹腔灌洗，有助于诊断。

(3) **腹腔穿刺**　急性腹膜炎诊断中，最重要的就是病因判断。腹腔穿刺液的性质有助于病因判断。

(4) **CT 检查**　腹膜炎时腹腔胀气明显，有时超声检查难以明确诊断，选择 CT 检查尤为重要。

【例 15】女，45 岁。突发持续性中上腹痛，阵发加重 2 小时。疼痛向背部放射，频繁呕吐。查体：腹肌紧张，全腹明显压痛和反跳痛，移动性浊音阳性。血 WBC15×10^9/L。ECG 示心房颤动。为进一步确诊，最有意义的检查是

A. 尿三胆　　B. 凝血功能　　C. 腹部 X 线片
D. 诊断性腹腔穿刺　　E. B 超

6. 治疗

(1) **非手术治疗**　对病情较轻，或病程较长超过 24 小时，且腹部体征已减轻或有减轻趋势者，或伴有严重心肺等脏器疾病不能耐受手术者，可行非手术治疗。

半卧位	①可促使腹腔渗液流向盆腔，减少吸收并减轻中毒症状；②有利于渗液局限和引流 ③可促使腹内脏器下移，腹肌松弛，减轻因腹胀挤压膈肌对呼吸和循环产生的影响
禁食、胃肠减压	持续胃肠减压，抽出胃肠道内容物和气体，以减少消化道内容物继续流入腹腔 减轻胃肠内积气，改善胃壁的血运，有利于炎症的局限和吸收，促进胃肠道恢复蠕动
纠正水、电解质紊乱	禁食、胃肠减压、腹腔内大量渗液，易导致体内水、电解质紊乱
抗生素治疗	继发性腹膜炎多为大肠埃希菌、肠球菌、厌氧菌混合感染，首选第三代头孢菌素
营养支持	急性腹膜炎病人的代谢率约为正常人的 140%，故应加强营养支持

(2) **手术治疗**　绝大多数继发性腹膜炎需要及时手术治疗。手术原则为处理原发灶，清理腹腔，充分引流。手术适应证为：①经非手术治疗 6~8 小时后，腹膜炎症状及体征不缓解反而加重者；②腹腔内原发病严重，如胃肠道穿孔、胆囊坏疽、绞窄性肠梗阻、腹腔内脏损伤破裂等；③腹腔内炎症较重，有大量积液，出现严重的肠麻痹或中毒症状，尤其是有休克表现者；④腹膜炎病因不明确，且无局限趋势者。

【例 16】在多数情况下，继发性腹膜炎最主要的治疗方案是

A. 静脉注射抗生素　　B. 胃肠减压　　C. 营养支持
D. 手术治疗　　E. 临床观察

四、腹腔脓肿

1. 膈下脓肿

(1) **诊断**　根据病史、临床表现及辅助检查进行诊断。

①病史　具有急性腹膜炎、腹腔内脏器的炎性病变、腹部手术等病史。

②全身症状　发热，脉率增快，乏力，盗汗，厌食，消瘦等。

③局部症状　脓肿部位可有持续性钝痛。可出现呃逆、咳嗽、胸痛、胸腔积液、肺不张等症状。

④体征　右季肋区叩痛,局部皮肤凹陷性水肿,皮温升高。右膈下脓肿可有肝浊音界扩大。

⑤X线检查　显示胸膜反应、胸腔积液、肺下叶部分不张;膈下占位阴影;胃底受压。

⑥超声检查　对膈下脓肿的诊断及鉴别诊断帮助很大,可在超声指导下穿刺抽脓、冲洗脓腔。

(2)治疗　既往主要采用手术治疗。近年来,常采用经皮穿刺置管引流术。

①经皮穿刺置管引流术　适用于与体壁靠近的、局限性单房脓肿。

②切开引流术　适用于肝右叶上、下位置靠前及膈左下靠前的脓肿。可通过多种切口和途径切开引流,切开腹壁各层至腹膜外,沿腹膜外层向上分离,接近脓肿,用注射器试穿,抽取脓液作细菌培养+药敏试验。沿穿刺方向和途径进入脓腔,用手指探查脓腔分开间隔,吸净脓液,置管引流。脓肿周围一般都有粘连,只要不分破粘连,脓液不会流入腹腔或扩散。

2. 盆腔脓肿

(1)诊断　①急性腹膜炎治疗过程中,如阑尾穿孔或结直肠手术后,出现体温升高,典型的直肠或膀胱刺激征,里急后重,大便频而量少,有黏液便,尿频,排尿困难等,应考虑盆腔脓肿的可能。②腹部体检多无阳性发现。③直肠指检可在直肠前壁触及向肠腔内膨起、有触痛、有时有波动感的肿物。④已婚病人可作阴道检查,以协助诊断,若为盆腔脓肿,可行后穹隆穿刺。⑤下腹部、经直肠或经阴道超声,均有助于明确诊断。

(2)治疗　①盆腔脓肿较小或尚未形成时,可采用非手术治疗。②脓肿较大时,需行手术治疗。可经直肠穿刺抽脓+引流。已婚女病人可经后穹隆穿刺后引流。

3. 膈下脓肿和盆腔脓肿的鉴别

	膈下脓肿	盆腔脓肿
病因	平卧时位置最低,脓液积聚于膈下	腹腔最低位,脓液积聚于盆腔
临床特点	全身症状重,可刺激膈下产生胸膜炎 经皮穿刺置管引流术,可治愈80%的膈下脓肿	伴直肠、膀胱刺激症状,腹部检查多为阴性 直肠指检可触及波动性肿物
诊断	①有急性腹膜炎、腹腔内脏穿孔、腹部手术数日后发热、腹痛病史 ②X线:透视可见患侧膈肌升高、胸膜反应 ③B超可用于诊断,也可引导穿刺 ④CT对诊断、鉴别诊断帮助较大	有急性腹膜炎、腹部手术史 直肠膀胱刺激症状 直肠指检;经直肠、阴道后穹隆穿刺抽脓 经直肠或阴道B超可明确诊断 必要时作CT检查
治疗	非手术治疗,B超引导下穿刺抽脓,手术治疗	非手术治疗,经直肠引流,经后穹隆引流

(17~18题共用题干)男,33岁。因急性坏疽性阑尾炎行阑尾切除,术后第10天出现发热,体温39.2℃,腹胀、恶心,肛门有下坠感,里急后重,曾排便4次,为黏液样便。

【例17】此时首先应选用的检查是

A. 大便培养　B. 腹部X线片　C. 血常规

D. 腹部B超　E. 直肠指诊

【例18】诊断明确后,除抗感染和支持疗法外,以下处理措施应首选的是

A. 经下腹正中切口进入腹腔引流　B. 经直肠穿刺抽液定位后切开引流

C. 经原麦氏切口进入腹腔引流　D. 腹腔透热理疗　E. 温盐水加甲硝唑灌肠

常考点　诊断性腹穿,腹部闭合伤的特点及处理原则;肝脾破裂;急性化脓性腹膜炎为重点内容。

参考答案——详细解答见《2025国家临床执业及助理医师资格考试历年考点精析(上、下册)》

1. ABCDE　2. ABCDE　3. ABCDE　4. ABCDE　5. ABCDE　6. ABCDE　7. ABCDE
8. ABCDE　9. ABCDE　10. ABCDE　11. ABCDE　12. ABCDE　13. ABCDE　14. ABCDE
15. ABCDE　16. ABCDE　17. ABCDE　18. ABCDE

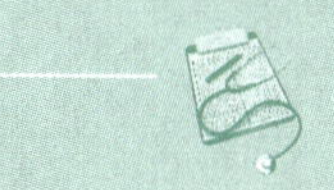

第15章　消化性溃疡与胃癌

▶▶考纲要求

①消化性溃疡的手术治疗。②胃癌。

▶▶复习要点

一、消化性溃疡的手术治疗

目前外科手术治疗主要是针对消化性溃疡的并发症，以穿孔修补术为主，术后仍需正规的抗溃疡药物治疗。部分患者可以应用胃大部切除术治疗，但迷走神经切断术已基本不再应用。

1. 穿孔缝合术

(1)适应证　胃十二指肠溃疡穿孔。

(2)注意事项　①沿胃中轴进、出针，贯穿全层；②防止缝到对面胃壁；③穿孔处胃壁水肿明显，打结时要松紧适度，以免缝线切割组织；④可以先覆盖大网膜，再结扎缝线，可以防止切割组织；⑤怀疑恶变者，应在穿孔处取组织作病理检查。

2. 胃大部切除术

(1)治疗机制

①切除了胃体大部，壁细胞和主细胞数量减少，使得胃酸和胃蛋白酶原分泌大为减少。

②切除了胃窦部，减少了G细胞分泌胃泌素所引起的胃酸分泌，使体液性胃酸分泌减少。

③切除了溃疡的好发部位。

④切除了溃疡本身。

(2)手术方法　包括胃的切除和重建胃肠连续性。切除范围包括胃远端的2/3～3/4。根据胃肠道重建方式，手术方式分为胃十二指肠吻合毕(Billroth)Ⅰ式和胃空肠吻合毕(Billroth)Ⅱ式。吻合口可置于横结肠前或横结肠后。胃空肠吻合口大小以3～4cm为宜，过大易发生倾倒综合征，过小影响胃排空。

①毕Ⅰ式胃大部切除术　在胃大部切除后，将残胃直接与十二指肠吻合，适宜胃溃疡的治疗。

②毕Ⅱ式胃大部切除术　在胃大部切除后，将残胃与近端空肠吻合，十二指肠残端缝闭，适用于胃溃疡与十二指肠溃疡。

注意：①胃溃疡首选毕Ⅰ式胃大部切除术，十二指肠溃疡首选毕Ⅱ式胃大部切除术。
②迷走神经切断术治疗消化性溃疡，国内很少应用。

3. 手术适应证

(1)胃溃疡　①包括抗Hp在内的严格内科治疗无效的顽固性溃疡，如溃疡不愈合、短期内复发者；②发生溃疡出血、瘢痕性幽门梗阻、溃疡穿孔、溃疡穿透至胃壁外者；③溃疡巨大(直径>2.5cm)者；④高位溃疡者；⑤胃十二指肠复合性溃疡者；⑥溃疡不能除外恶变或已经恶变者。

(2)十二指肠溃疡　①出现严重并发症：急性穿孔、大出血、瘢痕性幽门梗阻；②经正规内科治疗无效的顽固性溃疡。

【例1】男，45岁。5年来每于餐后半小时出现上腹饱胀、疼痛，持续约2小时后可自行缓解，常有反酸、嗳气,偶有大便颜色发黑。近期行上消化道 X 线钡剂造影提示胃窦小弯侧 1cm 大小壁外龛影,边缘光滑。该患者若手术治疗,常采用的术式是

A. 全胃切除术　　B. 毕Ⅰ式胃大部切除术　　C. 毕Ⅱ式胃大部切除术

D. 选择性迷走神经切除术　　E. 高选择性迷走神经切断术

【例 2】患者,男,52 岁。上腹部疼痛反复发作 5 年,近 7 天出现腹胀、呕吐。经 X 线钡餐检查诊断为十二指肠溃疡伴幽门梗阻。最适宜的手术方式是

A. 毕Ⅰ式胃大部切除术　　B. 毕Ⅱ式胃大部切除术　　C. 胃空肠吻合术

D. 迷走神经干切断术　　E. 选择性胃迷走神经切断术

4. 胃大部切除术的术后并发症

(1)分类　胃大部切除术的并发症分为早期并发症和远期并发症两类。

①早期并发症　术后出血、术后胃瘫、胃肠壁缺血坏死、吻合口瘘、十二指肠残端破裂、术后肠梗阻。

②远期并发症　倾倒综合征、碱性反流性胃炎、溃疡复发、营养性并发症、残胃癌等。

【例 3】属于胃大部切除术后远期并发症的是

A. 倾倒综合征　　B. 术后胃瘫　　C. 吻合口瘘

D. 十二指肠残端破裂　　E. 术后出血(2024)

(2)术后出血　胃大部切除术后 24 小时内胃管内抽出咖啡色胃液一般不超过 300ml。若术后 24 小时后胃管内仍可不断吸出新鲜血液,则为术后出血。发生在术后 24 小时以内的胃出血,多为术中止血不确切;术后 4~6 天发生出血,常为吻合口黏膜坏死脱落而致;术后 10~20 天发生出血,多为吻合口缝线处感染、黏膜下脓肿腐蚀血管所致。绝大多数采用非手术治疗即可止血,保守治疗无效者需再次手术止血。

【例 4】胃大部切除术后 24 小时以内的胃出血,最常见的原因是

A. 凝血障碍　　B. 吻合口张力过高　　C. 术中止血不确切

D. 吻合口感染　　E. 吻合口黏膜脱落坏死

(3)术后胃瘫　术后胃瘫是胃手术后以胃排空障碍为主的综合征。胃瘫通常发生于术后 2~3 天,多发生在饮食由禁食改为流质或流质改为半流质时。病人出现恶心呕吐,呕吐物多呈绿色。X 线上消化道造影检查,见残胃扩张、无张力,蠕动波少而弱,胃肠吻合口通过欠佳。需行保守治疗,如禁食,持续胃肠减压,营养支持,纠正水、电解质紊乱,使用促进胃肠蠕动的药物,不宜再次手术治疗。

注意:胃大部切除术后胃瘫属于动力性胃通过障碍,无器质性病变,多数病人经保守治疗可以好转,严禁立即再次手术。保守治疗包括禁食、胃肠减压、营养支持、促进胃动力等。

【例 5】男,68 岁。因胃溃疡出血行毕Ⅰ式胃大部切除术。术后第 6 天,有肛门排气后开始进流质饮食,进食后腹胀并呕吐,呕吐物中含胆汁。腹部可见胃型,无蠕动波。X 线片示残胃内大量胃液潴留。产生此症状最可能的原理是

A. 近端空肠梗阻　　B. 远端空肠梗阻　　C. 残胃蠕动功能障碍

D. 吻合口水肿　　E. 吻合口不全梗阻

(4)十二指肠残端破裂　见于十二指肠残端处理不当或毕Ⅱ式输入袢梗阻。表现为病人突发上腹部剧痛,伴发热、腹膜刺激征,腹腔穿刺有胆汁样液体。一旦确诊,应立即手术。

【例 6】患者,男,48 岁。因消化性溃疡穿孔行毕Ⅱ式胃大部切除术,术后第 5 天突发持续性剧烈腹痛,伴发热。查体:体温 39.8℃,呼吸 20 次/分,脉搏 100 次/分,血压 115/96mmHg,表情痛苦,双肺未闻及湿啰音,腹肌紧张,右上腹明显压痛、反跳痛,未闻及肠鸣音,无移动性浊音。导致患者剧烈腹痛的原因可能是

A. 十二指肠残端破裂　　B. 腹腔出血　　C. 术后胃瘫

D. 输入袢梗阻　　E. 细菌性肝脓肿(2024)

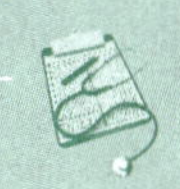

(5)术后肠梗阻　分为以下输入袢梗阻、输出袢梗和吻合口梗阻类型。其中,输入袢梗阻又细分为急性完全性输入袢梗阻和慢性不全性输入袢梗阻。

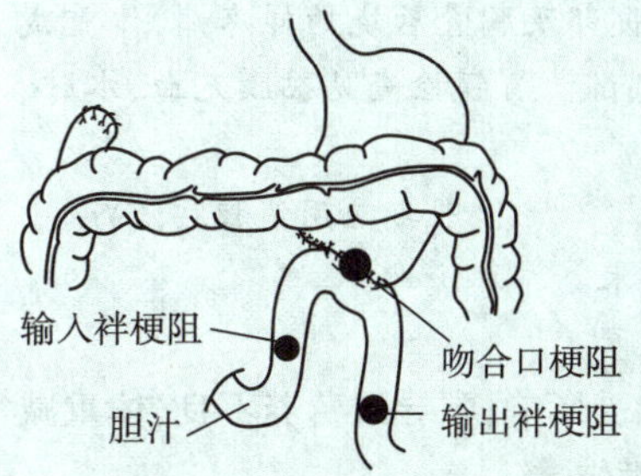

梗阻部位	呕吐物性质	治疗方案
吻合口梗阻	含食物，不含胆汁	保守治疗无效时手术治疗
输出袢梗阻	含食物及胆汁	保守治疗无效时手术治疗
急性完全性输入袢梗阻	量少，不含胆汁	立即手术治疗
慢性不全性输入袢梗阻	大量胆汁，几乎不含食物	保守治疗无效时手术治疗

(7~9 共用题干)男,55 岁。间断上腹疼痛 5 年。多为夜间饥饿痛,进食可缓解,近 3 个月来加重,口服“奥美拉唑”效果不显著。查体:腹部无明显阳性体征。

【例 7】现拟行手术治疗,手术方式不包括

A. 毕Ⅰ式胃大部切除术　B. 毕Ⅱ式胃大部切除术　C. 选择性迷走神经干切断术
D. 高选择性迷走神经切断术　E. 全胃切除术

【例 8】胃大部切除术后 3 个月,患者感上腹饱胀不适,间断呕吐食物和胆汁,最可能的并发症是

A. 吻合口瘘　B. 吻合口梗阻　C. 输出袢梗阻
D. 完全性输入袢梗阻　E. 不全性输入袢梗阻

【例 9】手术后患者有低血糖综合征,此时常表现为

A. 呕吐物为食物,不含胆汁　B. 呕吐物为胆汁,不含食物　C. 呕吐物既有胆汁也有食物
D. 呕吐物是隔夜宿食　E. 无呕吐(2023)

(6)倾倒综合征　胃大部切除术后,由于失去了幽门的节制功能,胃内容物排空过快,产生一系列临床症状,称为倾倒综合征,多见于毕Ⅱ式吻合。根据进食后出现症状的时间,分为早期和晚期两种类型。

	早期倾倒综合征	晚期倾倒综合征
发生时间	进食后半小时	进食后 2~4 小时
发病机制	与餐后高渗性胃内容物快速进入肠道,导致肠道内分泌细胞大量分泌血管活性物质有关	食物进入肠道后,刺激胰岛素大量分泌,继而导致反应性低血糖,故也称低血糖综合征
临床表现	心悸、出冷汗、乏力、面色苍白等短暂血容量不足的表现,伴恶心呕吐、腹部绞痛、腹泻	头晕、面色苍白、出冷汗、乏力、脉搏细弱
治疗措施	饮食调整,少量多餐,避免过甜的高渗食品 严重者用生长抑素治疗,手术宜慎重	饮食调整,减缓碳水化合物的吸收 严重病例皮下注射生长抑素

【例 10】胃大部切除术后病人,发生早期倾倒综合征的最晚时间是餐后

A. 20 分钟　B. 50 分钟　C. 40 分钟
D. 30 分钟　E. 10 分钟

【例 11】多见于毕Ⅱ式术后的并发症的是

A. 倾倒综合征　B. 碱性反流性胃炎　C. 营养性并发症
D. 溃疡复发　E. 残胃癌

(7)碱性反流性胃炎　碱性物质反流至残胃,导致胃黏膜充血水肿、糜烂,胃黏膜屏障受损。临床表现为三联征(上腹或胸骨后烧灼痛,进食加重,抑酸剂无效;胆汁性呕吐,呕吐后腹痛仍旧;体重下降)。多发生于术后数月至数年。抑酸剂治疗无效,宜少食多餐、餐后勿平卧,口服胃黏膜保护剂、胃动力促进

剂等。重症者可采取手术治疗,将毕(Billroth)Ⅱ式吻合改为 Roux-en-Y 吻合+迷走神经切断。

【例 12】男,32 岁。因十二指肠溃疡行 BillrothⅡ式胃大部切除术后 6 个月。术后出现反酸、烧心症状,应用抑酸剂治疗无效。上述症状逐渐加重,并呕吐胆汁样物,上腹部及胸骨后烧灼样疼痛,体重减轻。查体:贫血貌,消瘦,营养不良,巩膜无黄染。胃液中无游离酸。胃镜检查见黏膜充血、水肿、糜烂。最适当的治疗措施是

A. 采用少食多餐方式　　B. 应用 H_2 受体拮抗剂　　C. 长期应用消胆胺治疗
D. 注意餐后勿平卧　　E. 行 Roux-en-Y 胃空肠吻合术

(8)营养性并发症

①营养不良　胃大部切除术后由于残胃容量减小,消化吸收功能受影响,常导致营养不良,体重减轻。应针对病因,调节饮食,少食多餐,选择高蛋白、低脂肪食谱,补充维生素。

②贫血　胃大部切除后壁细胞数量减少,胃酸和内因子分泌减少,胃酸减少可导致缺铁性贫血,内因子减少可导致巨幼细胞性贫血,前者应给予铁剂治疗,后者应给予叶酸、维生素 B_{12} 治疗。

③腹泻与脂肪泻　粪便中排出的脂肪超过摄入量的 7%,称为脂肪泻。可进少渣易消化高蛋白饮食,应用考来烯胺(消胆胺)和抗生素治疗。

④骨病　多发生于术后 5~10 年,可分为隐性骨质软化、骨质疏松和混合型,可补充钙剂和维生素 D。

(9)残胃癌　因良性疾病行胃大部切除术后 5 年以上,残胃发生的原发癌称为残胃癌。

【例 13】胃大部切除术后发生残胃癌的最短时间是术后

A. 1 年　　B. 5 年　　C. 10 年
D. 15 年　　E. 20 年

二、胃癌

1. 病因

(1)地域环境　在我国的西北和东部沿海地区,胃癌发病率明显高于南方地区。

(2)饮食生活因素　长期食用熏烤、盐腌食品的人群,胃远端癌的发病率高,与食品中亚硝酸盐、真菌毒素、多环芳烃化合物等致癌物含量高有关。食物中缺乏新鲜蔬菜、水果与发病也有一定的关系。吸烟者胃癌发病危险性较不吸烟者高 50%。

(3)幽门螺杆菌(Hp)感染　Hp 阳性者胃癌发生的危险性是 Hp 阴性者的 3~6 倍。

(4)癌前病变　胃溃疡、胃腺瘤性息肉、慢性萎缩性胃炎、胃大部切除术后残胃、胃黏膜上皮异型增生。

(5)遗传和基因　胃癌病人有血缘关系的亲属其胃癌发病率较对照组高 4 倍。胃癌的发生与抑癌基因 *P53*、*APC*、*RB* 等缺失,癌基因 *K-RAS*、*EGFR* 等过度表达有关。

2. 病理

(1)大体类型　胃癌好发于胃窦部(占 50%),可分为早期胃癌和进展期胃癌。

①早期胃癌　是指病变仅累及黏膜或黏膜下层者,不论病灶大小、有无淋巴结转移。

直径<0.5cm 的胃癌称为微小胃癌。直径<1.0cm 的胃癌称为小胃癌。

早期胃癌根据形态可分为以下三型:

分型	别称	病理特点
Ⅰ型	隆起型	癌灶突向胃腔
Ⅱ型	表浅型	癌灶比较平坦,没有明显的隆起与凹陷 Ⅱ型还可分为三个亚型,即Ⅱa 浅表隆起型,Ⅱb 浅表平坦型,Ⅱc 为浅表凹陷型
Ⅲ型	凹陷型	为较深的溃疡

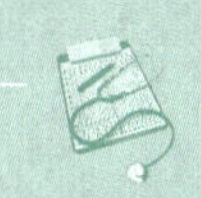

②进展期胃癌　是指癌组织浸润深度超过黏膜下层。按 Borrmann 分型法分为四型：

分型	别称	病理特点
Ⅰ型	息肉型，肿块型	为边界清楚突入胃腔的块状癌灶
Ⅱ型	溃疡局限型	为边界清楚并略隆起的溃疡状癌灶
Ⅲ型	溃疡浸润型	为边界模糊不清的溃疡，癌灶向周围浸润
Ⅳ型	弥漫浸润型	癌肿沿胃壁各层全周性浸润生长，边界不清 若全胃受累，胃腔缩窄，胃壁僵硬如革囊状，称皮革胃，恶性程度极高，发生转移早

(2)组织类型　WHO 2000 年将胃癌分为腺癌（肠型和弥漫型）、乳头状腺癌、管状腺癌、黏液腺癌、印戒细胞癌、腺鳞癌、鳞状细胞癌、小细胞癌、未分化癌及其他。其中，以腺癌最多见。

(3)胃癌的扩散与转移

①淋巴转移　为最常见的转移途径，进展期胃癌的淋巴转移率高达 70%左右，侵及黏膜下层的早期胃癌淋巴转移率近 20%。胃癌可经胸导管转移至左锁骨上淋巴结，即菲尔绍（Virchow）淋巴结。

②直接浸润　胃癌常浸润扩展至癌灶外 6cm，胃窦癌可向十二指肠浸润，通常浸润在幽门下 3cm 以内。

③血行转移　可转移至肝、肺、胰、骨骼，其中以肝转移最常见。

④腹膜种植　当胃癌浸润至浆膜外后，肿瘤细胞脱落并种植在腹膜和脏器浆膜上，可形成结节。女性病人胃癌细胞经腹膜种植或血行转移，形成卵巢转移性肿瘤，称为 Krukenberg 瘤。

注意：①胃癌好发于胃窦部（占 50%）。②胃溃疡好发于胃小弯（《内科学》为胃角和胃窦小弯）。③消化性溃疡急性穿孔好发于前壁，慢性穿孔好发于后壁。④消化性溃疡出血好发于后壁。⑤微小胃癌、小胃癌、胃的原位癌均属于早期胃癌。

【例 14】患者，男，68 岁。饱餐后腹胀、腹痛、呕吐 1 周。近期体重下降 7kg。既往有类似情况发生。2 年前胃镜检查提示“消化性溃疡”，间断口服抑酸药物治疗，最近自觉药物效果欠佳。查体：贫血貌，全腹软，轻压痛。最可能的诊断是

A. 胃癌　B. 十二指肠溃疡　C. 胃溃疡
D. 食管癌　E. 慢性非萎缩性胃炎（2024）

【例 15】男，62 岁。上腹胀、隐痛 2 个月，伴食欲缺乏、乏力、消瘦，大便发黑。查体：消瘦，浅表淋巴结无肿大，双肺呼吸音清，未闻及干、湿啰音，心律齐，腹软，无压痛。上消化道钡剂造影见胃窦部小弯侧黏膜紊乱，可见直径 3.5cm 不规则充盈缺损，胃壁僵直。其最常见的扩散转移途径是

A. 淋巴转移　B. 腹腔内种植　C. 血行转移
D. 直接浸润　E. 胃肠道内转移

3. 临床表现

(1)早期胃癌　无明显症状。有时出现上腹部不适，进食后饱胀、恶心等非特异性症状。

(2)进展期胃癌　疼痛与体重减轻为最常见症状。病人常有明确的上消化道症状。

4. 诊断

下列人群应重点检查以防漏诊：①40 岁以上，既往无胃病史而出现上述消化道症状者，或已有溃疡病史但腹痛规律改变者；②有胃癌家族史；③有胃癌前期病变者，如萎缩性胃炎、胃溃疡、胃息肉、胃大部切除术病史者；④原因不明的消化道慢性失血者；⑤短期内体重明显减轻者。

常用检查有电子胃镜（最有效的方法）、X 线钡餐、螺旋 CT、正电子发射计算机断层成像（PET）检查等。

5. 治疗

(1)内镜下治疗　直径<2cm 的无溃疡表现的分化型黏膜内癌，可在内镜下行胃黏膜切除术。

(2)手术治疗　外科手术是胃癌的主要治疗手段，分为根治性手术和姑息性手术两类：

①根治性手术　胃癌根治的标准术式是 D_2 淋巴结清扫的胃切除术，要求胃切断线距肿瘤边缘>5cm。

②姑息性手术 是指原发灶无法切除,针对胃癌导致的梗阻、穿孔、出血等并发症而作的手术,如胃空肠吻合术、空肠造口术、穿孔修补术、姑息性胃大部切除术等。姑息性胃切除术不仅可以消除肿瘤出血、穿孔等危及生命的并发症,而且生存期较其他姑息性手术延长。

(3)化学治疗 早期胃癌根治术后原则上不必辅助化疗,有下列情况者需行化疗:①癌灶面积>$5cm^2$;②病理组织分化差;③淋巴结有转移;④多发癌灶;⑤年龄<40 岁;⑥进展期胃癌根治术后,无论有无淋巴结转移均需化疗。常用化疗方案为 FAM(氟尿嘧啶+多柔比星+丝裂霉素)、MF(丝裂霉素+氟尿嘧啶)、ELP(叶酸钙+氟尿嘧啶+依托泊苷)等。

(4)其他治疗 包括放疗、免疫治疗、靶向治疗、中医中药治疗等。靶向治疗包括曲妥珠单抗(抗 HER-2 抗体)、贝伐珠单抗(抗 VEGFR 抗体)和西妥昔单抗(抗 EGFR 抗体)。

【例 16】在胃癌的各种检查方法中,术前即能明确肿瘤浸润深度的是

A. 腹部 CT　　B. 腹部 MRI　　C. PET

D. 电子胃镜　　E. X 线钡餐检查(2022、2023)

【例 17】男,41 岁。胃部不适、食欲缺乏 3 个月。胃镜检查发现胃窦前壁直径 0.5cm 的浅溃疡,幽门螺杆菌阳性。超声胃镜示病变侵及浅肌层,病理可见印戒细胞。最适当的治疗是

A. 根除幽门螺杆菌治疗　　B. 应用质子泵抑制剂　　C. 经胃镜病变黏膜切除术

D. 手术治疗　　E. 应用胃黏膜保护剂

【例 18】男,51 岁。上腹部胀痛 8 个月,突发剧痛 2 小时。消瘦,贫血貌,左锁骨上淋巴结肿大 1.8cm×1.5cm,质硬。全腹肌紧张,上腹明显压痛、反跳痛(+)。腹部 X 线透视可见膈下游离气体。下一步治疗最合理的术式为

A. 胃空肠吻合术　　B. 姑息性胃大部切除术　　C. 胃造瘘术

D. 穿孔修补术　　E. 胃癌根治术

▶常考点 重点内容,应全面掌握。

参考答案——详细解答见《2025 国家临床执业及助理医师资格考试历年考点精析(上、下册)》

1. ABCDE　2. ABCDE　3. ABCDE　4. ABCDE　5. ABCDE　6. ABCDE　7. ABCDE
8. ABCDE　9. ABCDE　10. ABCDE　11. ABCDE　12. ABCDE　13. ABCDE　14. ABCDE
15. ABCDE　16. ABCDE　17. ABCDE　18. ABCDE

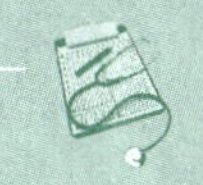

第 16 章　急性肠梗阻与急性阑尾炎

考纲要求

①急性肠梗阻。②急性阑尾炎。

复习要点

一、急性肠梗阻

任何原因引起的肠内容物通过障碍,统称为肠梗阻,是外科常见的急腹症之一。

1. 病因和分类

(1)按梗阻原因分　可分为机械性、动力性、血运性肠梗阻三类。

机械性肠梗阻	系机械性因素引起肠腔狭小或不通,致使肠内容物不能通过,是临床上最常见的类型 肠外因素——如粘连带压迫、疝嵌顿、肿瘤压迫 肠壁因素——如肠套叠、炎症性狭窄、肿瘤、先天性畸形 肠腔内因素——如蛔虫梗阻、异物、粪块、胆石堵塞等
动力性肠梗阻	是由于神经抑制或毒素刺激,以致肠壁肌运动紊乱,导致肠蠕动丧失或肠管痉挛 麻痹性肠梗阻——常见,多发生在腹腔手术后、腹部创伤、弥漫性腹膜炎、低钾血症 痉挛性肠梗阻——少见,可见于急性肠炎、肠功能紊乱、慢性铅中毒
血运性肠梗阻	由于肠系膜血管栓塞或血栓形成,肠管血运障碍,肠管失去蠕动能力 肠腔虽无阻塞,但肠内容物停止运行

(2)按肠壁有无血运障碍分　分为单纯性和绞窄性两类。单纯性肠梗阻是指仅有肠内容物通过受阻,但无肠管血运障碍。绞窄性肠梗阻是指肠梗阻伴有肠壁血运障碍者。

(3)按梗阻部位分　分高位(空肠)梗阻、低位小肠(回肠)梗阻和结肠梗阻。结肠梗阻时因有回盲瓣的作用,肠内容物只能从小肠进入结肠,而不能反流,故又称“闭袢性肠梗阻”。

(4)按梗阻程度分　分为完全性肠梗阻和不完全性肠梗阻。

(5)按病程发展快慢分　分急性肠梗阻和慢性肠梗阻。

【例 1】患者,男,40 岁。腹痛、腹胀 2 天。患者 2 天前无明显诱因出现下腹部阵发性疼痛,逐渐加剧,后转为持续性疼痛。伴腹胀,呕吐胃内容物 2 次,量共约 300ml。2 天来,肛门未排气、排便。10 年前因急性阑尾炎行阑尾切除术,术后恢复好。查体:右下腹有长约 4cm 切口瘢痕,腹胀,下腹轻压痛,无反跳痛,无移动性浊音,肠鸣音亢进。最可能的诊断是

A. 肠扭转　　B. 麻痹性肠梗阻　　C. 机械性肠梗阻
D. 痉挛性肠梗阻　　E. 绞窄性肠梗阻(2024)

2. 临床表现

(1)共同临床症状　痛、吐、胀、闭(停止排气排便)。

①腹痛　机械性肠梗阻的腹痛呈阵发性绞痛性质,可伴高亢的肠鸣音,呈气过水声或高调金属音。若腹痛间歇期不断缩短,甚至成为剧烈的持续性腹痛,应警惕绞窄性肠梗阻的可能。麻痹性肠梗阻因无肠蠕动,故无阵发性腹痛,仅表现为持续性胀痛或不适,听诊肠鸣音减弱或消失。

②呕吐　高位肠梗阻呕吐出现早,呕吐较频繁,呕吐物为胃及十二指肠内容物。低位肠梗阻呕吐出现晚,初期为胃内容物,后期为粪样物。绞窄性肠梗阻呕吐物呈血性。麻痹性肠梗阻呕吐呈溢出性。

③腹胀　高位肠梗阻腹胀不明显,低位肠梗阻及麻痹性肠梗阻腹胀明显,遍及全腹。结肠梗阻时,表现为腹周膨胀显著。腹部隆起不均匀对称为闭袢性肠梗阻的特点。

④排气排便停止　完全性肠梗阻时,肠内容物不能通过梗阻部位,表现为停止排气排便。

(2)体征　单纯性肠梗阻早期全身情况无明显变化,可表现为脱水。

①视诊　机械性肠梗阻常见肠型和蠕动波;肠扭转时腹胀多不对称;麻痹性肠梗阻时腹胀均匀。

②触诊　单纯性肠梗阻可有轻压痛,无腹膜刺激征;绞窄性肠梗阻时,可有固定性压痛和腹膜刺激征。

③叩诊　绞窄性肠梗阻时,腹腔有渗液,移动性浊音可呈阳性。

④听诊　机械性肠梗阻时肠鸣音亢进,有气过水声或金属音;麻痹性肠梗阻时,肠鸣音减弱或消失。

(3)辅助检查

①血常规　血液浓缩,白细胞计数、血红蛋白、血细胞比容均可增高。

②血气分析和电解质　可了解水、电解质及酸碱失衡情况。

③腹部X线检查　一般在肠梗阻发生4~6小时,X线检查即可显示肠腔内气体。立位X线片可见多数液平面及气胀肠袢。空肠梗阻示"鱼肋征"。回肠梗阻示"阶梯状液平面"。结肠梗阻示结肠袋形,结肠胀气位于腹部周边。

④钡剂灌肠　主要用于诊断肠套叠、乙状结肠扭转。

3. 诊断与鉴别诊断

(1)判定是否为肠梗阻　大多数病人具有典型临床表现,诊断并不困难。

(2)判断肠梗阻的性质　区分是机械性、动力性,还是血运性肠梗阻。

(3)判断是单纯性,还是绞窄性梗阻　这点极为重要,以下应考虑绞窄的可能:

①腹痛发作急骤,初始即为持续性剧烈腹痛,或在阵发加重之间仍有持续性疼痛;

②早期出现休克,抗休克治疗不见好转;

③有腹膜炎的表现,体温上升、脉率增快、白细胞计数增高;

④腹胀不对称,腹部有局部隆起及有压痛的肿块(孤立胀大的肠袢);

⑤呕吐出现早而频繁,呕吐物、胃肠减压液、肛门排出物为血性,或腹腔穿刺有血性液体;

⑥腹部X线显示孤立扩大的肠袢,不随时间而改变位置;

⑦经积极的非手术治疗症状体征无明显改善。

	单纯性肠梗阻	绞窄性肠梗阻
发病	较缓慢,以阵发性腹痛为主	发病急,腹痛剧烈,为持续性绞痛
腹胀	均匀全腹胀	不对称,晚期出现麻痹性肠梗阻
肠鸣音	气过水音,金属音	气过水音
腹部压痛	轻,部位不固定	固定压痛
腹膜刺激征	无	有压痛、反跳痛、肌紧张
一般情况	良好	有中毒症状,如脉快、发热、白细胞和中性粒细胞增高
休克	无	中毒性休克,进行性加重
腹腔穿刺	阴性	可见血性液体或炎性渗出液
血性大便	无	可有,尤其乙状结肠扭转或肠套叠时
X线检查	小肠袢扩张呈梯形排列	可见孤立、位置及形态不变的肠袢,腹部局限性密度增高等

(4)判断梗阻的部位　①高位肠梗阻呕吐发生早而频繁,腹胀不明显。X线检查提示肠腔胀气不明

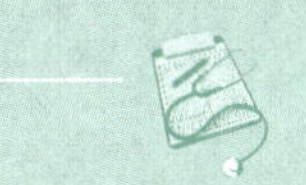

显,无明显扩张胀气的肠袢。②低位肠梗阻腹胀明显,但呕吐出现晚而次数较少,并可有粪样物。腹部平片可见明显胀大的肠袢,腹中部呈现多数"阶梯状"液平面。

(5)判断梗阻的程度　区分是完全性肠梗阻,还是不完全性肠梗阻。

(6)判断梗阻的病因　粘连性肠梗阻最多见,其发生率占肠梗阻的 40%~60%。新生儿以肠道先天性畸形多见,2 岁以内小儿以肠套叠多见,儿童肠梗阻以蛔虫多见,老年人以肿瘤和粪块堵塞多见。结肠梗阻多为肿瘤所致。

注意:①结肠梗阻、肠扭转为典型的闭袢性肠梗阻,肠套叠及蛔虫性肠梗阻并不属于闭袢性肠梗阻。
②高位肠梗阻腹胀不明显,呕吐发生早,呕吐频繁,呕吐物为胃及十二指肠内容物。
③低位肠梗阻腹胀明显,呕吐发生晚,呕吐物为粪样物。
④腹部 X 线片:空肠梗阻示鱼肋征,回肠梗阻示阶梯状液平面,结肠梗阻示结肠袋形。

【例 2】关于低位肠梗阻的叙述,正确的是
A. 腹胀、腹痛不明显　　B. 呕吐物多为胃内容物　　C. 梗阻多位于空肠
D. 呕吐出现较早　　E. X 线腹透见腹部数个"阶梯状"液平面(2022)

【例 3】老年人初发机械性肠梗阻最常见的病因是
A. 蛔虫团块阻塞　　B. 乙状结肠扭转　　C. 腹股沟疝嵌顿
D. 小肠扭转　　E. 肿瘤

【例 4】单纯机械性肠梗阻腹痛最主要的特点是
A. 持续性绞痛　　B. 持续性胀痛　　C. 持续性隐痛
D. 间歇性隐痛　　E. 阵发性绞痛

【例 5】男,62 岁。腹部阵发性疼痛伴腹胀,停止排气排便 2 天。既往有类似发作,但较轻。查体:P100 次/分,BP110/70mmHg,腹肌紧张,压痛明显,反跳痛阳性,移动性浊音阳性。最可能的诊断是
A. 单纯性机械性肠梗阻　　B. 绞窄性肠梗阻　　C. 不全性粘连性肠梗阻
D. 麻痹性肠梗阻　　E. 完全性高位肠梗阻

4. 治疗

(1)非手术治疗　仅适用于单纯性粘连性不完全性肠梗阻,麻痹性、痉挛性、蛔虫性、粪块堵塞性肠梗阻,炎症引起的不完全性肠梗阻,肠套叠早期。非手术治疗包括胃肠减压,纠正水、电解质失衡,防治感染。

(2)手术治疗　适用于绞窄性肠梗阻、肿瘤及先天性肠道畸形引起的肠梗阻、非手术治疗无效的肠梗阻。手术方式包括单纯解除梗阻、肠段切除、肠短路吻合术、肠造口或肠外置术等。

【例 6】男性,65 岁。腹痛、腹胀、停止排气排便 6 小时。呕吐胃内容物 2 次,每次约 150ml。20 年前行阑尾切除。查体:体温 37℃,脉搏 85 次/分,血压 115/85mmHg。腹部膨隆,右下腹肌紧张,轻压痛,无反跳痛。目前首要的治疗是
A. 广谱抗生素　　B. 补液　　C. 纠正水、电解质紊乱
D. 手术治疗　　E. 禁食,胃肠减压(2024)

二、急性阑尾炎

1. 应用解剖

(1)麦氏点(McBurney 点)　是阑尾的体表投影点,相当于脐与右髂前上棘连线中外 1/3 交界处。

(2)阑尾尖端指向　有 6 种类型:回肠前位、盆位、盲肠后位、盲肠下位、盲肠外侧位、回肠后位。

(3)阑尾动脉　是回结肠动脉的分支,属于终末动脉,故急性阑尾炎易导致阑尾坏疽穿孔。

(4)阑尾静脉　阑尾的炎症可经阑尾静脉、回结肠静脉、肠系膜上静脉、门静脉至肝脏,因此阑尾的炎症既可引起门静脉炎,也可引起肝脓肿。

(5)阑尾的神经支配 阑尾的神经由交感神经纤维经腹腔丛和内脏小神经传入,其传入的脊髓节段在 T_{10}、T_{11},因此急性阑尾炎初期常表现为脐周牵涉痛(属内脏性疼痛),经过 6~8 小时后,阑尾炎症刺激壁腹膜,可引起右下腹痛,这就是急性阑尾炎的典型腹痛表现——转移性右下腹痛的发病机理。

【例 7】右下腹麦氏点压痛、反跳痛、肌紧张是急性阑尾炎的典型体征。其发生的主要机制是

A. 炎症致盲肠痉挛　B. 内脏神经反射　C. 炎症致阑尾痉挛

D. 阑尾腔压力增高　E. 炎症刺激壁腹膜

2. 病因

(1)阑尾管腔阻塞 是急性阑尾炎最常见的病因,阻塞的原因为淋巴滤泡明显增生(60%)、肠石(35%)、异物、炎性狭窄、食物残渣、蛔虫、肿瘤等。

(2)细菌入侵 致病菌多为肠道内的各种革兰阴性杆菌(大肠埃希菌)和厌氧菌。

(3)其他 阑尾先天畸形,如阑尾过长、过度扭曲、管腔细小、血运不佳等。

【例 8】女,30 岁。转移性右下腹痛 5 天,加重伴畏寒、发热 2 天。查体:全腹肌紧张,有明显压痛和反跳痛,麦氏点压痛明显,肠鸣音消失。腹腔穿刺抽出脓性液体,细菌培养结果最有可能是

A. 粪链球菌　B. 铜绿假单胞菌　C. 变形杆菌

D. 金黄色葡萄球菌　E. 大肠埃希菌

3. 病理

(1)病理类型 分 4 型,即急性单纯性、急性化脓性、坏疽性及穿孔性、阑尾周围脓肿。

(2)急性阑尾炎转归 炎症消退、炎症局限化(形成阑尾周围脓肿)、炎症扩散。

4. 临床表现与诊断

(1)典型的转移性右下腹痛 见于 70%~80%的病人,故并非所有病人都具有该典型腹痛表现。

(2)右下腹压痛、反跳痛 最常见的重要体征。压痛点常位于麦氏点,可随阑尾位置的变异而改变,但压痛点始终在一个固定的位置上。发病早期腹痛尚未转移至右下腹时,右下腹便可出现固定性压痛,同样具有诊断意义。老人和小孩压痛可能不明显。

(3)右下腹包块 若体检发现右下腹饱满,扪及一压痛性包块,边界不清,固定,应考虑阑尾周围脓肿。

(4)腰大肌试验(psoas 征) 提示阑尾位置较深,阑尾位于腰大肌前方、盲肠后位或腹膜后位。

(5)闭孔内肌试验(obturator 征) 提示阑尾位置较低,阑尾靠近闭孔内肌。

(6)结肠充气试验(Rovsing 征) 急性阑尾炎时可阳性,但阴性不能排除诊断。

(7)经肛门指检 在直肠右前方常有压痛。当形成阑尾脓肿时,可触及痛性肿块。

5. 鉴别诊断

应与消化性溃疡穿孔、右侧输尿管结石、妇产科疾病、急性肠系膜淋巴结炎等鉴别。

注意:①对急性阑尾炎诊断最有意义的临床症状是转移性右下腹疼痛。
②对急性阑尾炎诊断最有意义的体征是右下腹固定性压痛。其阳性意义大于腰大肌试验、闭孔内肌试验、结肠充气试验阳性。
③病程较长的急性阑尾炎,可发展为阑尾周围脓肿,解题时应注意此知识点。
④阑尾炎炎症可经阑尾静脉→回结肠静脉→门静脉→肝,故急性阑尾炎可引起门静脉炎、肝脓肿。
⑤急性阑尾炎的渗液可经右下腹髂窝流至盆腔,引起急性盆腔炎。

【例 9】可判断阑尾位于盲肠后位的阳性体征是

A. 结肠充气试验阳性　B. 闭孔内肌试验阳性　C. 腰大肌试验阳性

D. Murpy 征阳性　E. Culen 征阳性(2024)

【例 10】急性阑尾炎最有诊断价值的体征是

A. 腰大肌试验阳性　B. 闭孔内肌试验阳性　C. 结肠充气试验阳性

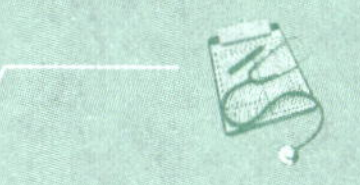

D. 麦氏点固定性压痛　　E. 肠鸣音减弱(2022)

6. 治疗

(1)**非手术治疗**　适用于单纯性阑尾炎、急性阑尾炎的早期、其他严重疾病不能耐受手术者。

(2)**手术治疗**　绝大多数急性阑尾炎一旦确诊,应早期施行阑尾切除术。

(3)**阑尾切除术并发症**　腹腔内出血(最严重)、切口感染(最常见)、粘连性肠梗阻、阑尾残株炎、粪瘘。

(11~12 题共用题干)女,25 岁。转移性右下腹痛 8 小时。伴恶心、呕吐,呕吐物为胃内容物。查体:体温 38.7℃,脉搏 105 次/分,呼吸 20 次/分,血压 110/82mmHg,神志清楚,皮肤、巩膜无黄染,右下腹压痛、反跳痛、肌紧张。

【例 11】该患者可能的诊断是
A. 急性肠梗阻　　B. 急性阑尾炎　　C. 急性胰腺炎
D. 胃溃疡穿孔　　E. 急性胃肠炎

【例 12】首选治疗方法是
A. 抗感染　　B. 补液　　C. 胃肠减压
D. 生长抑素　　E. 手术治疗(2024)

7. 特殊类型阑尾炎

	小儿阑尾炎	老年阑尾炎	妊娠阑尾炎	慢性阑尾炎
主诉	无	不强烈	不强烈	经常性右下腹痛
临床症状	不典型	不典型	不明显	可轻可重
穿孔率	高	高	穿孔后不易包裹局限	不高
体征	不明显	不明显	不明显	阑尾部位局限性固定压痛
死亡率	高	高	可造成母子危险	不高
并发症	多	多	较多	不多
感染扩散	易扩散	易扩散	易扩散	不易扩散
治疗原则	早期手术	及时手术	早期手术	手术切除阑尾

【例 13】关于小儿急性阑尾炎的特点,正确的是
A. 宜保守治疗　　B. 穿孔率较高　　C. 死亡率较低
D. 不发热、症状不明显　　E. 右下腹体征明显(2022)

【例 14】老年人急性阑尾炎的临床特点是
A. 阑尾容易缺血、坏死　　B. 显著腹肌紧张　　C. 常有寒战、高热
D. 腹痛、恶心明显　　E. 右下腹压痛明显(2024)

【例 15】女,25 岁。妊娠 5 个月,因转移性右下腹痛 2 小时就诊。经检查诊断为急性阑尾炎。其治疗措施错误的是
A. 行阑尾切除术　　B. 围手术期加用黄体酮　　C. 手术切口应偏低
D. 尽量不用腹腔引流　　E. 可应用广谱抗生素

▶▶ **常考点**　肠梗阻诊断与鉴别;阑尾解剖;急性阑尾炎的临床特点;特殊类型阑尾炎的临床特点。

参考答案——详细解答见《2025 国家临床执业及助理医师资格考试历年考点精析(上、下册)》

1. ABCDE　2. ABCDE　3. ABCDE　4. ABCDE　5. ABCDE　6. ABCDE　7. ABCDE
8. ABCDE　9. ABCDE　10. ABCDE　11. ABCDE　12. ABCDE　13. ABCDE　14. ABCDE
15. ABCDE

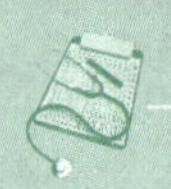

第 17 章　结、直肠与肛管疾病

考纲要求

①结、直肠癌。②痔。③肛裂。④直肠肛管周围脓肿。⑤肛瘘。

复习要点

一、结肠癌

1. 病因

(1)遗传突变　约 70%的结肠癌是由腺瘤性息肉演变而来,从腺瘤到癌的演变过程,遗传突变包括癌基因激活、抑癌基因失活、错配修复基因突变、基因过度表达。

(2)高危因素　结肠癌高危因素如下,应与直肠癌高危因素进行鉴别。

	结肠癌	直肠癌
基本病因	病因不明	病因不明
饮食因素	高脂肪和蛋白质饮食、低膳食纤维、高龄、肥胖、吸烟	高动物脂肪和动物蛋白、低纤维饮食
遗传因素	遗传性非息肉性结肠癌的错配修复基因突变携带者	+
癌前病变	家族性肠息肉病、绒毛状腺瘤、腺瘤性息肉、炎症性肠病、结肠血吸虫病肉芽肿、溃疡性结肠炎、结肠腺瘤、管状腺瘤	家族性肠息肉病、绒毛状腺瘤、直肠血吸虫病肉芽肿、直肠慢性炎症、直肠腺瘤

注意:①癌变率——家族性肠息肉病(癌变率约 100%)、绒毛状腺瘤(约 50%)、管状腺瘤、混合性腺瘤。
②不癌变——增生性息肉、炎性息肉、幼年性息肉。

2. 病理和分期

(1)大体分型　根据肿瘤的大体形态,结肠癌可分为以下三型。

溃疡型	其特点是向肠壁深层生长并向周围浸润,是结肠癌常见类型(约占 50%)
隆起型	肿瘤向肠腔内生长,好发于右半结肠,特别是盲肠
浸润型	沿肠壁浸润,容易引起肠腔狭窄和肠梗阻,多发生于左半结肠

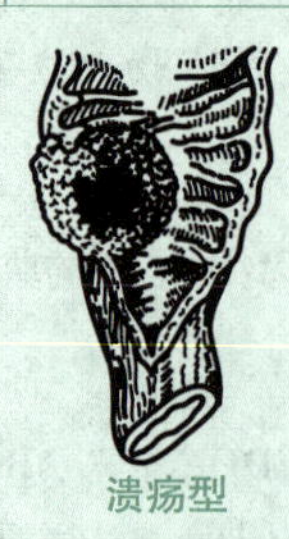
溃疡型

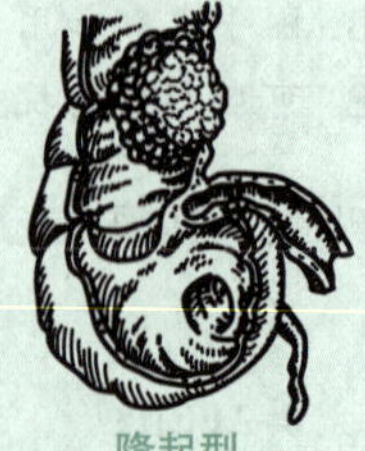
隆起型

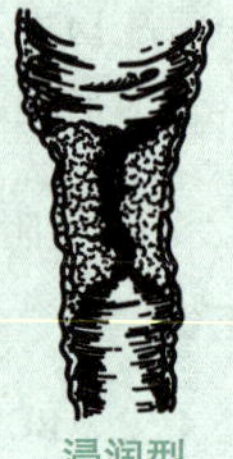
浸润型

(2)组织学分类　可分为腺癌(管状腺癌、乳头状腺癌、黏液腺癌、印戒细胞癌),腺鳞癌,未分化癌。

【例 1】直肠息肉中癌变倾向最大的是

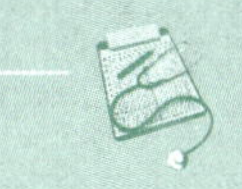

A. 管状腺瘤　　B. 绒毛状腺瘤　　C. 增生性息肉
D. 炎性息肉　　E. 幼年性息肉(2017)

【例 2】右侧结肠癌最多见的大体形态是
A. 浸润型　　B. 溃疡型　　C. 肿块型
D. 浸润溃疡型　　E. 弥漫型(2018)

3. 临床表现

(1)排便习惯与粪便性状改变　常为最早出现的症状,多表现为排便次数增加、腹泻、便秘,粪便中带血、脓液或黏液。

(2)腹痛　常为定位不确切的持续性隐痛,出现肠梗阻时则腹痛加重或为阵发性绞痛。

(3)腹部包块　多为瘤体本身,有时可能为梗阻近侧肠腔内的积粪。肿块大多坚硬,呈结节状。

(4)肠梗阻症状　为中晚期症状,多表现为慢性低位不完全性肠梗阻。当发生完全性肠梗阻时,症状加剧。左半结肠癌有时以急性完全性结肠梗阻为首发症状。

(5)全身症状　包括贫血、消瘦、乏力、低热、肝大、黄疸、水肿、腹水、直肠前凹肿块、锁骨上淋巴结肿大及恶病质等。

(6)临床特点　①右半结肠肠腔大,以隆起型多见,易坏死、出血及感染,因此以腹痛、腹部肿块和全身症状为主。②左半结肠肠腔小,以浸润型多见,易引起肠腔狭窄梗阻,因此以梗阻症状、排便习惯与粪便性状改变等症状为主。

4. 诊断

(1)高危人群　结肠癌早期症状多不明显,易被忽视。凡 40 岁以上有以下任一表现者应列为高危人群:①一级亲属有结直肠癌病史者。②有癌症病史或肠道腺瘤或息肉病史。③大便隐血试验阳性者。④以下五种表现具有两项及两项以上者:黏液血便、慢性腹泻、慢性便秘、慢性阑尾炎病史及精神创伤史。

(2)辅助检查　对高危人群应行下列检查。

检查项目	临床意义
结肠镜	首选检查,镜下取活组织检查可以明确诊断
X 线钡剂灌肠	次选检查,对结肠癌有很大诊断价值
B 超和 CT	有助于了解腹部肿块、肿大淋巴结、肝内有无转移
血清 CEA	约 45%病人血清癌胚抗原(CEA)升高,无特异性诊断价值,主要用于术后判断预后和复发
血清 CA19-9	约 30%病人血清糖类抗原 19-9 升高,无特异性诊断价值,主要用于术后判断预后和复发

(3)结肠癌和直肠癌的比较

	结肠癌	直肠癌
发病情况	占大肠癌 40%,大肠癌的好发部位为直肠	占大肠癌 60%,直肠癌的好发部位为壶腹部
发病年龄	41~65 岁多发	青年人(<30 岁)发病率高
大体类型	溃疡型(最常见)、隆起型、浸润型	溃疡型(占 50%)、隆起型、浸润型
组织学类型	腺癌(管状腺癌、乳头状腺癌、黏液腺癌、印戒细胞癌),腺鳞癌,未分化癌	腺癌(管状腺癌、乳头状腺癌、黏液腺癌、印戒细胞癌),腺鳞癌,未分化癌
转移途径	淋巴转移(最主要)、直接浸润、血行转移、种植	淋巴转移(最主要)、直接浸润、血行转移、种植
诊断	结肠镜+活检+CEA	直肠指检+肛镜+活检+CEA
治疗	结肠癌根治术	Miles、Bacon、Dixon、Hartmann 手术

(4)右侧、左侧结肠癌及直肠癌的鉴别　如下。

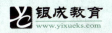

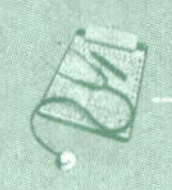

	右侧结肠癌	左侧结肠癌	直肠癌
肿块性质	隆起型多见	浸润型多见	溃疡型多见(50%以上)
发生转移	晚	早	早
腹部肿块	可有	较少扪及,偶尔肛诊可及	无
全身症状	重	轻	少见
贫血	可有	少见	少见(晚期可有)
大便隐血	多无	多有	阳性
肠梗阻	多无	常有	可有
手术方式	一期或二期手术	二期手术为主	有肠梗阻二期手术,无则一期

【例3】升结肠癌主要临床表现为

A. 肠梗阻　B. 便秘　C. 便血

D. 里急后重　E. 贫血(2019)

【例4】女,75岁。腹部肿块伴乏力15天。活动后气促,无发热,食欲尚可,大便1~2次/天,暗红色。查体:体温36.1℃,脉搏98次/分,血压115/80mmHg。皮肤、巩膜无黄染,腹软,肝、脾肋下未触及,右上腹触及一直径8cm肿块,质硬,移动性浊音阴性,肠鸣音正常。血常规:Hb66g/L,RBC 2.2×10^{12}/L,WBC5.2×10^{9}/L,中心粒细胞0.71,血小板110×10^{9}/L。最可能的诊断是

A. 肠结核　B. 原发性肝癌　C. 胆囊癌

D. 结肠癌　E. 溃疡性结肠炎(2024)

【例5】针对40岁以上人群进行结肠癌筛查,首选检查是

A. 血清肿瘤标志物　B. 结肠镜　C. X线钡剂造影

D. 粪便隐血试验　E. 腹部B超(2024)

5. 治疗

(1)结肠癌根治性手术　要求整块切除肿瘤及其远、近两端10cm以上的肠管,并包括系膜和区域淋巴结。常用术式包括:①右半结肠切除术适用于盲肠癌、升结肠癌、结肠肝曲癌。②横结肠切除术适用于横结肠癌。③左半结肠切除术适用于结肠脾曲癌、降结肠癌。④乙状结肠癌根治术适用于乙状结肠癌。

(2)结肠癌并发急性肠梗阻　应在胃肠减压、纠正水和电解质紊乱及酸碱失衡后,早期手术。

①右侧结肠癌伴急性肠梗阻　作右半结肠切除一期回肠结肠吻合术。

②左侧结肠癌伴急性肠梗阻　可手术切除,一期吻合,或置入支架缓解梗阻,后行根治性手术。若粪便较多,可行术中灌洗后予以吻合。若肠管扩张、水肿明显,可切除肿瘤后,行近端造口、远端封闭。如肿物不能切除,可在梗阻部位的近侧作横结肠造口。对肿瘤不能切除者,则行姑息性结肠造口;短路手术、支架置入或肠梗阻导管置入等也是可选的有效方案。

(3)化学治疗　常用方案为FOLFOX(奥沙利铂+亚叶酸钙+氟尿嘧啶)、CAPEOX(奥沙利铂+卡培他滨)。

【例6】男,50岁。右下腹隐痛伴低热、贫血4个月。下消化道X线钡剂造影示回盲部有充盈缺损,升结肠起始部肠腔狭窄。血CEA明显增高。下列手术治疗术式最合理的是

A. 回肠、横结肠吻合术　B. 全结肠切除术　C. 局部切除

D. 右半结肠切除术　E. 回肠造口术(2020)

二、直肠癌

我国直肠癌的特点:①直肠癌比结肠癌发生率高,大约占结直肠癌的60%;②低位直肠癌所占的比例高,约占直肠癌的60%~75%,绝大多数癌肿可在直肠指诊时触及。

1. 临床表现

(1)症状　直肠癌早期无明显症状,癌肿影响排便或破溃出血时才出现症状。局部症状出现的频率依次为便血 80%~90%、便频 60%~70%、便细 40%、黏液便 35%、肛门痛 20%、里急后重 20%、便秘 10%。

①直肠刺激症状　便意频繁,排便习惯改变,便前肛门有下坠感,里急后重,排便不尽感,下腹痛。

②癌肿破溃出血症状　大便表面带血及黏液,甚至有脓血便。

③肠腔狭窄症状　癌肿侵犯致肠管狭窄,可有不完全性肠梗阻的表现。

④局部侵犯症状　直肠癌侵犯前列腺、膀胱、阴道,可出现尿频、尿痛、血尿、阴道异常分泌物。

(2)体征

①直肠指检　70%的直肠癌可在直肠指检时触及,因此直肠指检是诊断低位直肠癌最重要的体格检查,凡遇直肠刺激症状、便血、大便变细等均应进行直肠指检。

②腹股沟淋巴结肿大　齿状线以下的直肠癌,可有腹股沟淋巴结肿大。

③并发症或晚期体征　直肠癌合并肠梗阻可表现为腹部膨隆、肠鸣音亢进。肝转移可表现为肝大、黄疸、移动性浊音。晚期可表现为营养不良或恶病质。

2. 辅助检查

(1)大便潜血　为大规模普查或高危人群的初筛方法。阳性者再作进一步检查。

(2)癌胚抗原(CEA)　CEA 不能用于早期诊断,因为仅 45%的结直肠癌病人初诊时 CEA 升高。血清 CEA 水平与肿瘤分期正相关。CEA 主要用于评估肿瘤负荷、监测术后复发。

(3)糖类抗原 19-9(CA19-9)　约 30%的直肠癌病人血清 CA19-9 升高,其临床意义与 CEA 相似。

(4)内镜检查　分为肛门镜、乙状结肠镜、结肠镜,可明确诊断,为首选检查。

(5)影像学检查

腔内超声	对 T 分期的敏感性为 81%~96%,特异性为 91%~98%
MRI 检查	可评估肿瘤浸润肠壁的深度、淋巴结是否转移、直肠系膜筋膜是否受累
CT 检查	可评估肝、肺是否有远处转移
PET-CT	常用于已有淋巴结转移的结直肠癌、术后检查怀疑复发转移
腹部 B 超	结、直肠癌手术时 10%~15%同时存在肝转移,故腹部 B 超应作为常规检查

注意:①确诊直肠癌、结肠癌首选的检查方法是结肠镜检+活组织检查。
②直肠癌的普查首选大便潜血检查,监测直肠癌的预后及复发首选血清 CEA。

【例 7】有关直肠癌的描述,错误的是
A. 多有里急后重、肛门下坠感　B. 常以完全性肠梗阻就诊　C. 组织学类型主要为腺癌
D. 多有带黏液的血便　E. 早期可表现为大便习惯改变(2021)

【例 8】男性,58 岁。排黏液脓血便 3 个月。大便每天 5~6 次,伴肛门坠胀感,里急后重。首先应进行的检查是
A. 直肠指检　B. 腹部 CT　C. 结肠镜
D. 胃镜　E. 腹部 B 超(2024)

【例 9】对明确直肠癌局部浸润状况最有意义的检查是
A. 结肠镜　B. 全消化道 X 线钡剂造影　C. 结肠 X 线钡剂造影
D. 腹部 B 超　E. 盆腹部增强 CT(2019)

【例 10】直肠癌术后,最常用于监测复发的肿瘤标志物是
A. CA19-9　B. CA153　C. AFP
D. CA242　E. CEA(2021)

3. 手术治疗

直肠癌手术方式的选择应根据癌肿所在部位、大小、活动度、细胞分化程度、术前的排便控制能力等因素综合判断。直肠癌向远端肠壁浸润一般不超过2cm,手术时要求切缘距肿块下缘2cm以上。

(1)局部切除 适用于早期瘤体小、T_1N_0、分化程度高的直肠癌,尤其适用于难以耐受根治术的病人。入路有经肛和经骶后两种,整块切除肿物至全层直肠壁,并保证至少3mm切缘。如果病理发现切缘阳性、黏膜下浸润深度超过1mm、脉管浸润或分化差等局部复发的高危因素,应追加根治性直肠切除术。

(2)腹会阴切除术(Miles 手术) 适用于肛管外括约肌或肛提肌受累,以及术前肛门失禁的病人。切除范围包括全部直肠、肠系膜下动脉及其区域淋巴结、全直肠系膜、肛提肌、坐骨直肠窝内脂肪、肛管及肛门周围3~5cm的皮肤、皮下组织及全部肛门括约肌,于左下腹行永久性乙状结肠单腔造口。

(3)经腹直肠癌切除术(Dixon 手术) 是目前应用最多的直肠癌根治术。适合于肛管外括约肌和肛提肌未受累,且无肛门失禁的病人。根治原则要求肿瘤远端切缘至少2cm;低位直肠癌至少1cm。

(4)经腹直肠癌切除、近端造口、远端封闭手术(Hartmann 手术) 是指切除肿瘤后,近端结肠造口,远端残腔封闭。适用于一般情况很差,不能耐受Miles手术或急性梗阻不宜行Dixon手术的病人。

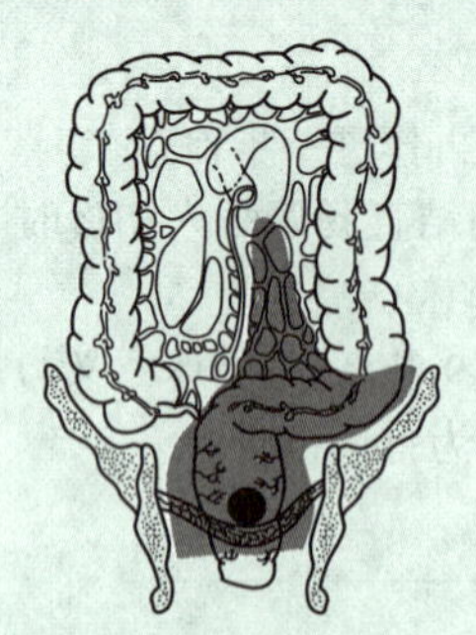
Dixon手术

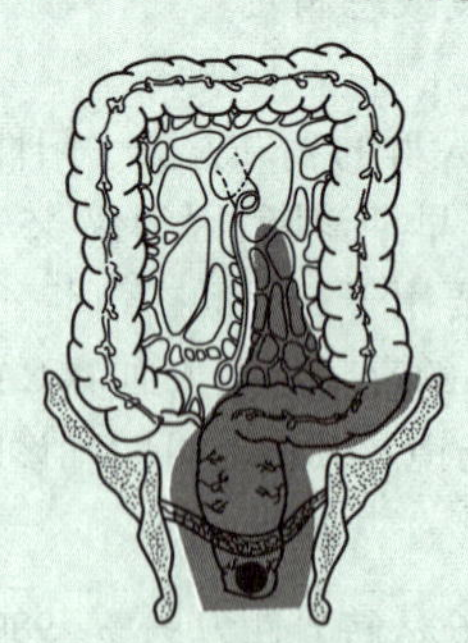
Miles手术

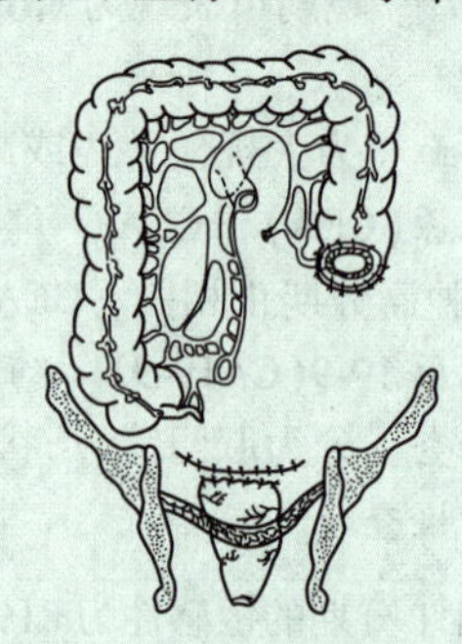
Hartmann手术

注意:7版《黄家驷外科学》P1644:直肠癌的手术方式根据肿块距肛门的距离而定。直肠癌下缘距肛门<5cm选用Miles手术,直肠癌下缘距肛门5~7cm以上选用Dixon手术。与10版《外科学》P423观点不一致。答题时常参考《黄家驷外科学》观点。

【例11】男,46岁。因直肠癌入院。癌肿距肛缘5cm,大小为2cm×1cm。拟行手术治疗,患者强烈要求保留肛门。该患者是否可以保肛的病理依据是癌肿

A. 周围淋巴结状况　B. 浸润肠壁的深度　C. 是否侵及泌尿系统

D. 向下的纵向浸润范围　E. 组织学分类

【例12】直肠癌距离齿状线8cm,宜选用的手术方式是

A. 局部切除术　B. Dixon 手术　C. Miles 手术

D. Hartmann 手术　E. Parks 手术(2024)

三、肛裂

1. 概念

肛裂是齿状线下肛管皮肤全层裂伤后形成的小溃疡。方向与肛管纵轴平行,呈梭形或椭圆形,常引起肛门剧烈疼痛。多见于青壮年人,绝大多数裂口位于肛管后位,少数发生于前位,极少发生于侧位。

2. 临床表现

(1)疼痛 主要症状是肛门疼痛。粪便通过肛管时,裂口内神经末梢受到刺激,肛管产生撕裂样或刀割样疼痛。便后刺激减轻,疼痛暂时缓解,可间歇数分钟,称疼痛间歇期。随之因肛管括约肌痉挛,再次出现剧痛,此期持续1小时至数小时后方可缓解,直至再次排便又出现长时间剧痛,称之为周期性疼

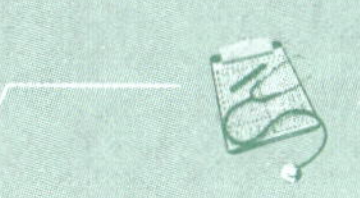

痛，是本病的特点。

(2)便血　便后带血或滴血，量较少，色鲜红，时有时无，粪便表面或手纸染血。

(3)便秘　因害怕疼痛，恐惧排便，久忍大便，粪块水分被吸收而干硬，久而久之引起便秘。

3. 诊断

(1)临床表现　典型的周期性疼痛、便秘、出血。

(2)体格检查　发现肛裂"三联征"。慢性裂口上端的肛门瓣和肛乳头水肿，形成肥大乳头；下端皮肤因炎症、水肿及静脉、淋巴回流受阻，形成袋状皮垂向下突出于肛门外，称为前哨痔。因肛裂、前哨痔、肛乳头肥大常同时存在，故称为肛裂"三联征"，是肛裂的典型临床表现。

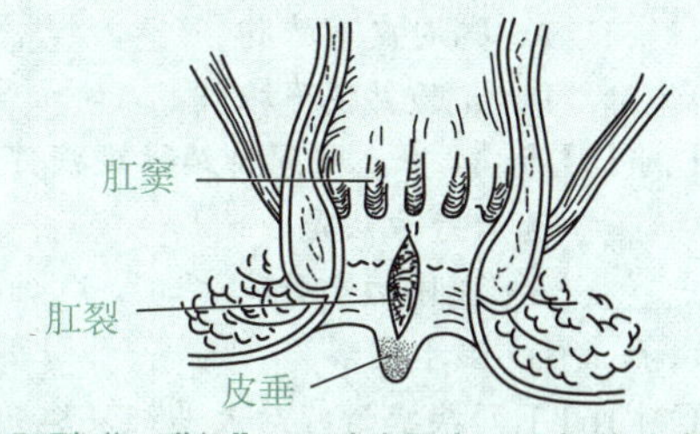

肛裂"三联征"=肛乳头肥大+肛裂+前哨痔

4. 治疗

(1)治疗原则　消除症状，解除痉挛，中断恶性循环，促进局部愈合。

(2)非手术治疗　①调理饮食，增加膳食纤维摄入；②润肠通便；③温水坐浴；④扩肛疗法。

(3)手术治疗　包括肛裂切除术、肛管内括约肌切断术等。

【例 13】不宜行直肠指诊的疾病是

A. 肛裂　　B. 肛窦炎　　C. 内痔

D. 肛瘘　　E. 肛周脓肿

四、直肠肛管周围脓肿

肛周脓肿是指肛管直肠周围软组织或其间隙发生的急性化脓性感染，并形成脓肿，是肛管直肠周围脓肿的简称。脓肿若治疗不及时或方法不恰当，易向深部组织蔓延或自行破溃后形成肛瘘。常见的致病菌有大肠埃希菌、金黄色葡萄球菌、链球菌和铜绿假单胞菌。

1. 诊断

	肛周皮下脓肿	坐骨直肠窝脓肿	骨盆直肠间隙脓肿
发生率	最常见	较常见	较少见
发病机制	肛腺感染向下达肛周皮下形成	肛腺感染穿过外括约肌向外扩散到坐骨肛管间隙而形成	坐骨直肠间隙脓肿向上穿破肛提肌进入骨盆直肠间隙
脓肿特点	位置浅表，一般不大	位置较深，较大(60~90ml)	位置更深，较大
局部症状	局部症状明显 呈肛周持续性跳痛	局部症状明显，呈持续性跳痛 排尿困难，里急后重	局部症状不明显，直肠坠胀感 便意不尽，排尿困难
全身症状	全身中毒症状不明显	全身中毒症状明显	全身中毒症状明显
体检	局部红肿，硬结，压痛 脓肿形成时有波动感	患侧肛门红肿，双臀不对称 肛诊有深压痛，波动感	会阴部正常 直肠壁触痛性肿块，波动感
诊断穿刺	可抽出脓液	可抽出脓液	抽出脓液可确诊

注意：①肛周皮下脓肿局部症状重，全身症状轻。骨盆直肠间隙脓肿局部症状轻，全身症状重。
②坐骨直肠窝脓肿局部症状和全身症状都重。

2. 治疗

(1)非手术治疗　包括抗生素治疗、温水坐浴、局部理疗、润肠通便。

(2)手术治疗　脓肿一旦确诊，应尽早手术治疗。脓肿切开引流是治疗肛周脓肿的首选方法。

【例 14】全身感染症状重而局部症状不明显的疾病是

A. 肛周皮下脓肿　　B. 坐骨肛管间隙脓肿　　C. 骨盆直肠间隙脓肿

D. 直肠黏膜下脓肿　　E. 肛裂(2024)

【例 15】男,44 岁。肛周持续性跳痛伴发热 3 天。体温 38.6℃。肛旁左侧皮肤红肿、压痛、有波动感。首选治疗方法是

A. 脓肿切开引流　　B. 应用广谱抗生素　　C. 局部理疗

D. 温水坐浴　　E. 穿刺抽脓,注射抗生素(2024)

【例 16】下列疾病治疗后最易继发肛瘘的是

A. 肛周脓肿　　B. 内痔　　C. 外痔

D. 混合痔　　E. 肛裂(2020)

五、肛瘘

肛瘘是指肛管直肠周围的肉芽肿性管道,由内口、瘘管、外口三部分组成。

1. 诊断

(1)**症状**　外口持续或间断流出少量脓性、血性分泌物为主要症状。

(2)**体检**　在肛周皮肤上可见到单个或多个外口,挤压时有脓液或脓血性分泌物排出。

(3)**瘘管造影**　瘘管造影发现窦道存在,即可确诊。

(4)**Goodsall 规律**　在肛门中间画一横线,若外口在线后方,瘘管常是弯型,且内口常在肛管后正中处;若外口在此线前方,瘘管常是直型,内口常在肛门相应的放射状方向的肛窦上。外口数目越多,距离肛缘越远,肛瘘越复杂。

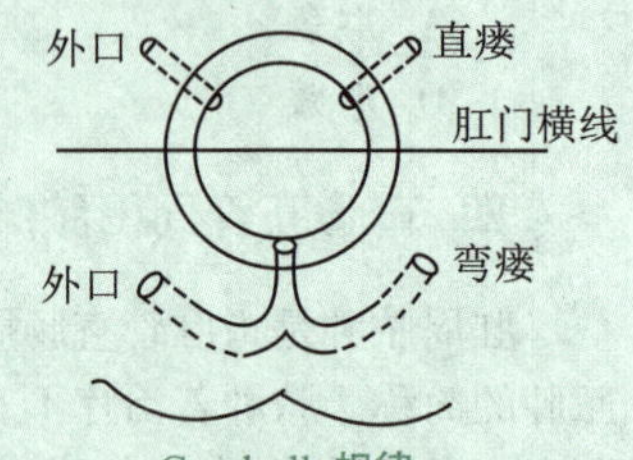

Goodsall 规律

2. 治疗

肛瘘不能自愈,必须手术治疗。治疗原则是将瘘管切开,形成敞开的创面,促进其愈合。肛瘘手术的关键是尽量减少肛管括约肌的损伤,防止肛门失禁,避免复发。

(1)**堵塞法**　用生物蛋白胶自外口注入封堵,对单纯性肛瘘可采用,但治愈率较低。

(2)**瘘管切开**　适用于低位肛瘘。

(3)**挂线疗法**　适用于距肛门 3~5cm 内,低位或高位单纯性肛瘘,或作为复杂性肛瘘切开、切除的辅助治疗。该法最大优点是不会造成严重肛门失禁,且操作简单、出血少、换药痛苦相对较小。

(4)**肛瘘切除**　适用于低位单纯性肛瘘、高位肛瘘结构中瘘管成熟的较低部位或括约肌外侧部分。

【例 17】女,42 岁。肛门处潮湿、瘙痒,有黏液流出 3 个月。查体:截石位 8 点处肛缘旁可见一小孔,挤压时有脓液排出。该患者最可能的诊断是

A. 内痔脱出　　B. 外痔　　C. 混合痔

D. 肛瘘　　E. 肛裂(2022)

【例 18】男,32 岁。反复发作肛门胀痛伴畏寒、发热 2 个月。症状逐渐加重,排尿不适,肛门旁出现局部红肿疼痛,继之破溃出脓液。确保疗效的关键步骤是

A. 瘘管切开,形成敞开的创面　　B. 抗感染治疗后手术　　C. 首先充分扩肛

D. 明确破溃外口和内口的位置　　E. 1:5000 高锰酸钾溶液坐浴(2017)

六、痔

痔是最常见的肛肠疾病。内痔是由肛垫的支持结构、静脉丛及动静脉吻合发生病理性改变,导致肛垫充血、增生、肥大、移位而形成。外痔是齿状线远侧皮下静脉丛的病理性扩张或结缔组织增生形成的。内痔通过丰富的静脉丛吻合支与相应部位的外痔相互融合为混合痔。

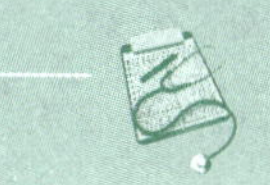

1. 临床表现

(1)内痔　表现为出血和脱出,间歇性便时出血是内痔的常见症状,内痔好发于截石位 3、7、11 点。

内痔分度	临床特点
Ⅰ度	便时带血、滴血,便后出血可自行停止,无痔脱出
Ⅱ度	排便时有痔脱出,便后可自行还纳,可伴出血
Ⅲ度	排便或久站、咳嗽、劳累、负重时痔脱出肛门外,需用手辅助还纳,可伴出血
Ⅳ度	痔脱出不能还纳或还纳后又脱出,可伴出血

(2)外痔　主要临床表现是肛缘皮赘或小肿物、肛门不适、潮湿不洁,有时有瘙痒。发生急性血栓形成时,可伴有肛门剧痛,称为血栓性外痔。

(3)混合痔　表现为内痔和外痔的症状同时存在。混合痔呈环状脱出肛门外,脱出的痔块在肛周呈梅花状,称为环状痔。脱出的痔块若被痉挛的括约肌嵌顿,以致水肿、淤血,甚至坏死,称为嵌顿性痔。

(4)体检　首先做肛门视诊,内痔除Ⅰ度外,其他三度均可在肛门视诊时见到。对有脱垂者,最好在蹲位排便后立即观察。直肠指检对痔的诊断意义不大,主要在于排除直肠癌、直肠息肉等病变。

2. 治疗

(1)治疗原则　无症状的痔不需治疗;有症状的痔重在减轻或消除症状而非根治;以非手术治疗为主。

(2)一般治疗　在痔的初期和无症状的痔,只需保持大便通畅,防治便秘和腹泻。热水坐浴可改善局部血液循环。血栓性外痔有时经局部热敷,外敷消肿止痛药物后,疼痛可缓解而不需手术。

(3)非手术治疗　包括注射治疗、胶圈套扎治疗、多普勒超声引导下痔动脉结扎术等。

(4)手术治疗　包括痔切除术、吻合器痔上黏膜环切钉合术(PPH)、血栓外痔剥离术等。

A. 内痔　　B. 外痔　　C. 肛周脓肿
D. 肛裂　　E. 肛瘘

【例 19】女性,65 岁。间歇性便后出血 2 年。排便时可见软性肿物脱出肛门,便后自行回纳。最可能的疾病是

【例 20】女性,56 岁。便秘,便后肛门出现刀割样疼痛 1 天。厕纸可见新鲜血液。最可能诊断(2024)

3. 易混概念

肛裂三联症	齿状线上肛乳头肥大+肛裂+前哨痔=肛裂三联症
前哨痔	肛裂时下端皮肤因炎症、水肿及静脉、淋巴回流受阻,形成袋状皮垂向下突出于肛门外
内痔	齿状线上方直肠上静脉丛曲张团块形成。最常见,肛诊时不能扪及
外痔	齿状线下方直肠下静脉丛曲张团块形成
混合痔	由直肠上、下曲张静脉丛相互吻合形成
环状痔	晚期混合痔突出于肛门外,在肛周呈梅花状,称为环状痔,也称花圈痔
嵌顿痔	指痔核脱出肛门外后,括约肌痉挛嵌顿,以致水肿、出血、坏死。可伴剧痛

常考点　结肠癌及直肠癌的特点、手术方式的选择;痔、肛裂、肛瘘、肛周脓肿的临床特点。

参考答案——详细解答见《2025 国家临床执业及助理医师资格考试历年考点精析(上、下册)》

1. ABCDE　2. ABCDE　3. ABCDE　4. ABCDE　5. ABCDE　6. ABCDE　7. ABCDE
8. ABCDE　9. ABCDE　10. ABCDE　11. ABCDE　12. ABCDE　13. ABCDE　14. ABCDE
15. ABCDE　16. ABCDE　17. ABCDE　18. ABCDE　19. ABCDE　20. ABCDE

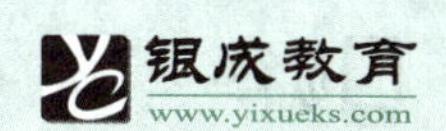

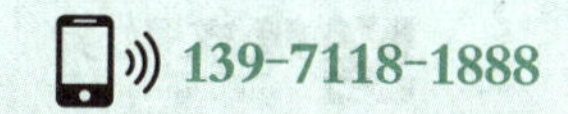

第18章　细菌性肝脓肿与门静脉高压症

考纲要求

①细菌性肝脓肿。②门静脉高压症。

复习要点

一、细菌性肝脓肿

1. 病因与发病机制

(1)胆道　主要感染途径(约占50%)。化脓性胆管炎时,细菌可逆行进入肝脏引起细菌性肝脓肿。

(2)门静脉　如坏疽性阑尾炎、胃肠道憩室炎等,细菌可突破肠道屏障经门静脉入肝。

(3)肝动脉　体内任何部位的化脓性病变,当并发菌血症时,细菌可经肝动脉侵入肝。

(4)直接蔓延　肝毗邻器官或组织存在感染病灶,细菌可循淋巴系统侵入或直接扩散感染至肝。

(5)开放性肝损伤　细菌可直接经伤口侵入肝,形成脓肿。

2. 临床表现

炎症表现	寒战、高热、体温升高、周身乏力
消化道症状	恶心、呕吐、食欲缺乏
局部症状	肝区疼痛、肝大、肝区叩痛。肝区钝痛或胀痛多为持续性,可伴右肩牵涉痛
溃破症状	①向上溃破→右侧脓胸;②向下溃破→急性腹膜炎;③向左溃破→穿入心包;④向膈下溃破→膈下脓肿;⑤向肝内溃破→侵犯肝内血管致大量出血

3. 辅助检查

(1)实验室检查　白细胞总数和中性粒细胞比例增高,CRP增高,ESR增快。

(2)超声检查　阳性诊断率超过96%,为首选检查方法。

(3)CT检查　阳性诊断率90%,可显示多发小脓肿。

(4)胸腹部X线　右叶脓肿可使右膈肌升高,肝阴影增大或局限性隆起。

【例1】女,40岁。右上腹胀痛伴畏寒、发热2天,巩膜黄染1天。查体:T39℃,P100次/分,右上腹部压痛、反跳痛及肌紧张明显,肝区叩击痛阳性。血WBC18.2×10^9/L,N0.85。B超示胆囊及胆总管结石。该患者最可能感染的致病菌是

A. 草绿色链球菌　　B. 大肠埃希菌　　C. 金黄色葡萄球菌
D. 铜绿假单胞菌　　E. 肺炎链球菌

【例2】男,66岁。右上腹痛伴寒战、高热3天。既往高血压病史30年。查体:体温39.8℃,脉搏112次/分,呼吸22次/分,血压128/90mmHg,皮肤、巩膜无黄染,双肺未闻及干、湿啰音,腹平坦,右上腹肌紧张,压痛,移动性浊音阴性,肠鸣音减弱。血常规:红细胞3.5×10^{12}/L,白细胞20.9×10^9/L,N0.81。腹部B超示肝右叶低回声,大小8cm×6cm,边缘欠清晰。最可能的诊断是

A. 右侧膈肌下脓肿　　B. 细菌性肝脓肿　　C. 阿米巴肝脓肿
D. 急性化脓性胆管炎　　E. 原发性肝癌(2024)

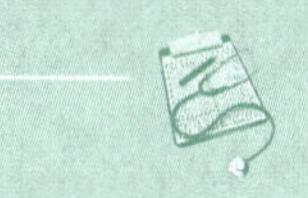

4. 诊断与鉴别诊断

(1)诊断　根据病史、临床表现、B 超和 X 线检查,即可诊断本病。必要时,在 B 超引导下行诊断性穿刺,抽出脓液即可确诊。

(2)鉴别诊断　如下。

	细菌性肝脓肿	阿米巴性肝脓肿
好发年龄	>50 岁	20~40 岁
男女比例	1.5:1	>10:1
病史	继发于胆道感染或其他化脓性疾病	继发于阿米巴痢疾
症状	急骤严重,全身中毒症状明显,寒战高热	起病慢,可有高热,或不规则发热、盗汗
血液化验	白细胞和中性粒细胞增高 血液细菌培养可阳性	白细胞增高。如无细菌感染,细菌培养阴性 血清阿米巴抗体阳性
粪便检查	无特殊发现	部分病人可找到阿米巴滋养体或包囊
脓液	多为黄白色脓液,涂片和培养可发现细菌	多为棕褐色脓液,无臭味,镜检可有滋养体 如无混合感染,涂片和培养无细菌
试验治疗	抗阿米巴治疗无效	抗阿米巴治疗有效
脓肿	较小,常多发	较大,常单发,多见于肝右叶

5. 治疗

(1)全身支持疗法　营养支持,纠正水和电解质平衡失调,纠正低蛋白血症。

(2)抗生素治疗　可以选用第三代头孢菌素+甲硝唑或者氨苄西林、氨基糖苷类+甲硝唑。

(3)经皮肝穿刺脓肿置管引流术　适用于直径 3~5cm 的单个脓肿,可在 B 超或 CT 引导下行穿刺抽尽脓液并置管引流。多数肝脓肿可经抗生素联合穿刺抽液或置管引流治愈。

(4)手术治疗　适用于脓肿较大、分隔较多;脓肿已穿破胸腔或腹腔;胆源性肝脓肿;慢性肝脓肿。

(3~4 题共用题干)女性,48 岁。右上腹痛 3 天,寒战、高热 1 天。查体:体温 39.5℃,脉搏 100 次/分,血压 120/80mmHg,皮肤、巩膜无黄染,右上腹压痛,轻度肌紧张,肝区叩击痛阳性。外周血 WBC17.5×10^9,N0.85。胸部 X 线片示右侧膈肌抬高,右肋膈角稍钝。腹部 B 超示肝右叶可见 5cm×5cm 内壁粗糙的低回声区,其内可见随体位改变的密集漂浮细点状回声。

【例 3】该患者最可能的诊断是

A. 原发性肝癌　B. 阿米巴性肝脓肿　C. 细菌性肝脓肿

D. 膈下脓肿　E. 急性梗阻性化脓性胆管炎

【例 4】该患者的首选治疗是

A. 经皮肝穿刺引流　B. 腔内注射酒精　C. 肝右叶切除

D. 肝动脉栓塞　E. 肝右叶部分切除(2024)

二、门静脉高压症

门静脉高压症是指各种原因导致门静脉血流受阻和/或血流量增加所引起的门静脉系统压力增高,继而引起脾大和脾功能亢进,食管胃底静脉曲张、呕血或黑便和腹水等的临床综合征。

1. 发病机制

门静脉主干由肠系膜上、下静脉和脾静脉汇合而成,门静脉高压症形成后,可以发生下列病理变化:

(1)脾大和脾功能亢进　门静脉压力升高后,脾静脉血回流受阻,脾窦扩张,脾髓组织增生,脾脏肿大。血流流经脾脏时驻留时间延长,遭到脾脏吞噬细胞吞噬的机会增大;脾吞噬细胞吞噬功能增强,吞噬大量血细胞,导致外周血白细胞、血小板和红细胞减少,称为脾功能亢进(脾亢)。

(2)交通支扩张 门静脉高压时,门腔静脉交通支大量开放,并扩张、扭曲形成静脉曲张。

门腔静脉交通支	门脉高压症时交通支扩张的后果
胃底、食管下段交通支	最重要的交通支,曲张静脉破裂可导致上消化道大出血
直肠下端、肛管交通支	直肠上、下静脉丛扩张可引起继发性痔
前腹壁交通支	脐旁静脉与腹上、下深静脉交通支扩张,引起前腹壁静脉曲张,呈"海蛇头"体征
腹膜后交通支	临床意义相对较小,偶可曲张破裂引起腹膜后血肿

(3)腹腔积液(腹水) 腹水产生的机制如下。

①门静脉压力升高,使门静脉系统毛细血管床的滤过压增高。

②肝硬化引起的低蛋白血症,造成血浆胶体渗透压降低及淋巴液生成增加。

③淋巴液自肝表面、肠浆膜面漏入腹腔形成腹水。

④门静脉高压症时,门静脉内血流量增加,有效循环血量减少,继发性醛固酮分泌增多,导致水钠潴留而加剧腹水形成。

⑤慢性肝病时,醛固酮、抗利尿激素在肝内的灭活减少,导致水钠潴留。

【例 5】对诊断门静脉高压最有价值的依据是

A. 肝功能异常　B. 脾大和脾功能亢进　C. 食管胃底静脉曲张

D. 腹水征阳性　E. 肝掌阳性(2018)

【例 6】门静脉血流受阻后,首先出现的是

A. 充血性脾大　B. 门静脉高压性胃病　C. 脾功能亢进

D. 肝性脑病　E. 腹水(2017)

2. 临床表现

(1)临床表现 症状和体征如下。

脾大	门静脉高压症时,首先出现淤血性脾大
脾亢	外周血细胞减少,表现为白细胞、血小板、红细胞均减少,但以前两者减少最常见
交通支扩张	食管下段胃底曲张静脉破裂导致上消化道大出血,表现为呕血、黑便;前腹壁静脉曲张
腹水	肝功能减退、门静脉高压症共同作用导致腹水
肝功能减退	疲乏、嗜睡、厌食、黄疸、腹水、肝病面容、蜘蛛痣、肝掌、男性乳腺发育、睾丸萎缩
肝硬化	早期可触及质地较硬、边缘较钝而不规则的肝,晚期肝脏缩小难以触及

(2)肝功能 Child-Pugh 分级 A 级总分 5~6 分,肝功能良好;B 级总分 7~9 分,肝功能中等;C 级总分≥10 分,肝功能差。

项目	1分	2分	3分
血清胆红素(μmol/L)	<34.2	34.2~51.3	>51.3
血浆清蛋白(g/L)	>35	28~35	<28
凝血酶原延长时间(秒)	1~3	4~6	>6
腹水	无	少量,易控制	中等量,难控制
肝性脑病	无	轻度	中度以上

【例 7】肝功能 Child-Pugh 分级依据,不包括

A. 血清胆红素值　B. 血清白蛋白值　C. 食管静脉曲张程度

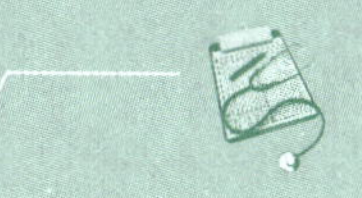

D. 是否存在腹水及其程度　　E. 凝血酶原时间(2019)

3. 治疗

(1)治疗目的　主要针对食管胃底曲张静脉破裂出血,脾大、脾亢,顽固性腹水进行治疗。

(2)食管胃底曲张静脉破裂出血　应根据病人的具体情况及肝功能分级选择适宜治疗措施。

①非手术治疗　适用于一般情况不良,肝功能较差(黄疸、大量腹水,Child C 级),难以耐受手术者。

补液输血	发生急性出血时,应尽快建立有效的静脉通道进行补液,监测病人生命体征
药物治疗	止血——首选血管收缩剂,如加压素、生长抑素、奥曲肽;β 受体阻滞剂如普萘洛尔可预防出血 预防感染——使用头孢类广谱抗生素 其他——质子泵抑制剂、利尿、预防肝性脑病、护肝治疗
内镜治疗	内镜下硬化剂治疗、内镜下食管曲张静脉套扎术,后者是控制急性出血的首选方法
三腔管压迫止血	是紧急情况下暂时控制出血的有效方法,可使 80%病人出血得到控制,压迫不宜超过 24 小时 插管 50~60cm,胃气囊充气 150~200ml,食管气囊充气 100~150ml,管端悬吊 0.25~0.5kg 物品 病人应侧卧或头侧转,放置时间不宜>3~5 天,每隔 12 小时应放空气囊 10~20 分钟
TIPS	经颈静脉肝内门体分流术(TIPS)可明显降低门静脉压力,用于治疗急性出血和预防再出血,适用于药物和内镜治疗无效、外科手术后再出血、等待肝移植的病人

注意:①门静脉高压症食管胃底静脉破裂大出血,肝功能 Child C 级者应保守治疗,严禁手术治疗。
②生长抑素、奥曲肽是治疗食管胃底静脉曲张出血最常用的药物(10 版《内科学》P424)。
③内镜治疗(EVL)是控制食管静脉曲张急性出血的首选方法(10 版《外科学》P455)。
④TIPS 主要用于药物治疗、内镜治疗无效者,但易并发肝性脑病,发生率为 20%~40%。

②手术治疗　肝功能较好(Child A 级或 B 级)者,可手术治疗,首选贲门周围血管离断术。肝功能 Child C 级病人一般不主张手术,尽量采取非手术治疗。

(3)脾大、脾功能亢进　脾切除是治疗脾功能亢进最有效的方法。

(4)顽固性腹水　可采用腹腔穿刺外引流、TIPS、腹腔-上腔静脉转流术、腹水皮下转流术等治疗。

【例 8】外科治疗肝硬化门静脉高压症公认的重点是
A. 治疗和预防出血　　B. 控制腹水　　C. 预防肝癌
D. 防治门静脉高压性胃病　　E. 治疗脾功能亢进(2016)

【例 9】女,39 岁。呕血、黑便 1 天。既往肝炎病史 20 年。查体:贫血貌,巩膜轻度黄染,腹膨隆,脾肋下 8cm,腹水征(+)。需要立即实施的措施中不包括的是
A. 静脉滴注生长抑素　　B. 静脉滴注血管升压素　　C. 开腹探查止血
D. 输血、输液　　E. 急诊胃镜检查、止血(2020)

【例 10】男,42 岁。乏力、腹胀、纳差半年。经常牙龈出血。血常规:RBC2. 50×10^{12}/L,WBC2. 96×10^{9}/L,Plt56×10^{9}/L。上消化道钡剂造影提示食管下段呈蚯蚓状充盈缺损。该患者出现上述血象最主要的原因是
A. 营养不良　　B. 脾功能亢进　　C. 再生障碍性贫血
D. 多发性骨髓瘤　　E. 淋巴瘤(2024)

常考点　肝脓肿的诊断及治疗;门静脉高压症的病理及治疗。

参考答案——详细解答见《2025 国家临床执业及助理医师资格考试历年考点精析(上、下册)》

1. ABCDE　2. ABCDE　3. ABCDE　4. ABCDE　5. ABCDE　6. ABCDE　7. ABCDE
8. ABCDE　9. ABCDE　10. ABCDE

第 19 章　胆道疾病

考纲要求

①胆石病。②急性胆囊炎。③急性梗阻性化脓性胆管炎。

复习要点

一、胆石病

胆石病包括胆囊结石和胆管结石,是常见病和多发病。

1. 胆囊结石

胆囊结石主要为胆固醇结石或以胆固醇为主的混合型结石和黑色素结石。主要见于成年人,发病率在 40 岁以后随年龄增长,女性多于男性。

(1)临床表现

大多数病人无症状,称为无症状胆囊结石。胆囊结石的典型症状为胆绞痛,但只在少数病人出现。

①胆绞痛　为典型临床表现,多发生于饱餐、进食油腻食物后或睡眠中体位改变时。疼痛位于右上腹或上腹部,呈阵发性,或持续性疼痛阵发性加剧,可向右肩胛部和背部放射,可伴恶心、呕吐。

②上腹隐痛　常被误诊为"胃病"。

③胆囊积液　胆囊结石长期嵌顿或阻塞胆囊管但未合并感染者,胆囊黏膜吸收胆汁中的胆色素,并分泌黏液性物质,导致胆囊积液。积液呈透明无色,称为白胆汁。

④其他　胆囊结石极少引起黄疸;细小的胆囊结石进入胆总管成为胆总管结石;也可诱发胆源性胰腺炎;大的结石通过瘘管进入肠道,偶可引起胆石性肠梗阻;结石及炎症的长期刺激可诱发胆囊癌。

(2)诊断

①临床表现　典型的胆绞痛是诊断的重要依据。

②B 超检查　为首选的影像学确诊方法,其诊断准确率接近 100%。B 超提示胆囊内有强回声团,随体位改变而移动,其后有声影。

③X 线片　10%~15%的胆囊结石含钙量超过 10%,这时腹部 X 线片也可看到,有助于确诊。

④CT、MRI 检查　可显示胆囊结石,但不作为常规检查。

(3)治疗　首选胆囊切除。

①无须手术　儿童胆囊结石、无症状的成人胆囊结石,一般不做预防性胆囊切除,可观察随诊。

②胆囊切除　有症状和/或并发症的胆囊结石,首选腹腔镜胆囊切除术。

胆囊切除的适应证:A. 结石数量多及结石直径≥2~3cm;B. 胆囊壁钙化或瓷性胆囊;C. 伴有胆囊息肉(直径≥1cm);D. 胆囊壁增厚(>3mm)即伴有慢性胆囊炎。

③胆总管探查　行胆囊切除时,有下列情况应同时行胆总管探查术:A. 胆总管有梗阻,包括梗阻性黄疸,胆总管结石,反复发作胆绞痛、胆管炎、胰腺炎;B. 术中胆道造影证实或扪及胆总管内有结石、蛔虫、肿块;C. 胆总管扩张直径>1cm,胆管壁明显增厚,发现胰腺炎或胰头肿物,胆管穿刺抽出脓性、血性胆汁或泥沙样胆色素颗粒;D. 胆囊结石小,有可能进入胆总管。胆总管探查后应常规放置 T 管。

【例 1】女,45 岁。右上腹痛 2 天,2 天前聚餐后突发右上腹疼痛,伴恶心,呕吐胃内容物 1 次。查体:体温

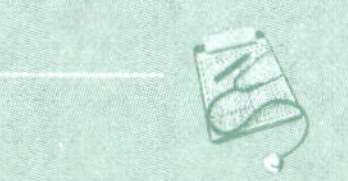

37.3℃,血压 130/80mmHg,右上腹压痛(+),Murphy 征阳性。血 WBC14.1×10⁹/L,N0.82。进一步检查首选

A. 腹部 B 超　　B. 腹部 CT　　C. 立位腹部 X 线片
D. 磁共振胆胰管成像　　E. ERCP(2020)

【例 2】女,60 岁。5 年前 B 超检查发现单个胆囊结石,直径 1cm,无不适。1 个月前复查 B 超发现胆囊结石增大至 3cm,伴上腹部不适。查体:腹软,无压痛,肝、脾肋下未触及。最适合的治疗方法是

A. 随诊观察,不予处理　　B. 给予消炎、利胆药　　C. 体外冲击波碎石
D. 保胆取石术　　E. 胆囊切除术(2024)

【例 3】胆囊切除术中需探查胆总管的指征是

A. 胆囊多发结石　　B. 胆囊增大　　C. 胆总管直径>1cm
D. 胆囊结石直径超过 2cm　　E. 胆囊结石伴有胆囊息肉(2017)

2. 肝外胆管结石

肝外胆管结石是指发生于左、右肝管汇合部以下的胆管结石,分为原发性结石和继发性结石。原发性结石多为棕色胆色素类结石。继发性结石主要是胆囊结石排进胆总管并停留在胆总管内,故多为胆固醇类结石或黑色素结石;少数可能来源于肝内胆管结石。

(1)临床表现　一般无症状或仅有上腹部不适,当结石造成胆管梗阻时可出现反复腹痛或黄疸;如继发胆管炎,可出现典型的 Charcot 三联征:腹痛、寒战高热和黄疸。

①腹痛　为剑突下或右上腹阵发性疼痛,或持续性疼痛阵发性加剧,可向右肩或背部放射。这是结石下移嵌顿于胆总管下端或壶腹部,Oddi 括约肌痉挛所致。当结石上浮,嵌顿解除,腹痛可缓解。

②寒战高热　胆管梗阻继发感染导致胆管炎,可引起全身性感染,约 2/3 的病人出现寒战高热。

③黄疸　胆管梗阻后可出现黄疸。黄疸可呈间歇性和波动性。常伴尿色加深,粪色变浅。

④体格检查　平时无发作时可无阳性体征。合并胆管炎时,可有不同程度的腹膜炎征象,主要在右上腹。如有广泛渗出或穿孔,也可出现弥漫性腹膜炎体征。胆囊或可触及,有触痛。

(2)诊断

①实验室检查　当合并胆管炎时,可有白细胞计数增高,血清总胆红素、结合胆红素、转氨酶、碱性磷酸酶均增高。尿胆红素升高,尿胆原降低,粪胆原减少。

②B 超　为首选检查方法。B 超能发现结石并明确结石大小及部位。

③CT 扫描　能发现胆管扩张和结石的部位,可排除肠气干扰,而显示胆总管远端结石。

④PTC 和 ERCP　经皮肝穿刺胆管造影(PTC)和内镜逆行胰胆管造影(ERCP)均为有创检查,适合于梗阻性黄疸、胆管扩张者,但可诱发胆管炎、急性胰腺炎、出血、胆漏等并发症。

(3)治疗　以手术为主。术中应尽量取尽结石、解除胆道梗阻、术后保持胆汁引流通畅。

①非手术治疗　应用抗生素、解痉、利胆,纠正水、电解质失衡,加强营养支持,护肝等。

②胆总管切开取石+T 管引流　为首选方法,可采用腹腔镜或开腹手术。适用于单纯胆总管结石,胆管上下端通畅,无狭窄或其他病变者。若伴有胆囊结石和胆囊炎,应同时行胆囊切除术。为防止和减少结石残留,术中应做胆道镜、胆道造影、超声检查。术中应妥善固定 T 管。放置 T 管后应注意:A. 观察胆汁引流的量和性状,术后 T 管引流胆汁 200~300ml/d,较澄清,如 T 管无胆汁引出,应检查 T 管有无脱落或扭曲;如胆汁过多,应检查 T 管下端有无梗阻;如胆汁浑浊,应注意有无结石遗留或胆管炎症有无控制。B. 术后 10~14 天可行 T 管造影,造影后应继续引流 24 小时以上,再试行闭管。如病人无明显不适,即可关闭 T 管。C. 如胆道通畅无结石,开腹手术可于术后 4 周左右拔管,腹腔镜手术可适当延长拔管时间。D. 若 T 管造影发现有结石遗留,应在术后 4~8 周再施行胆道镜检查和取石。

③内镜下 Oddi 括约肌切开术(EST)　ERCP 检查时,可行 EST,向胆总管送入取石篮取出结石。

④经内镜鼻胆管引流术(ENBD)　合并胆道感染者,可行 ENBD,待炎症控制后再择期处理结石。

(4)**胆囊结石和胆总管结石的比较** 如下。

	胆囊结石	胆总管结石
病史	消化不良,右上腹不适,多在深夜急性发作	反复发作史
腹痛	右上腹绞痛	上腹或右上腹绞痛
黄疸	一般无	波动性、中度黄疸
发热	低热	寒战高热
体征	胆囊区触痛及肌紧张,可能触及肿大的胆囊	剑突右下方触痛,肌紧张不明显,腹直肌右侧较紧
血 AST	急性期增高,3~4 天后下降	黄疸时增高,过后迅速降低

【例 4】女,58 岁。因胆囊结石、肝内胆管结石合并肝左外叶萎缩,行胆囊切除、肝左外叶切除、胆总管切开取石及 T 管引流术。术后 2 周来院复查,为了解胆总管是否残留结石,应进行的检查是

A. 腹部 B 超　B. 经 T 管胆道造影　C. PTCD

D. MRCP　E. ERCP(2022)

【例 5】患者,女性,55 岁。上腹部绞痛伴高热 1 天,皮肤黄染 2 小时。1 天前患者饱餐后出现阵发性右上腹痛,进行性加剧,向右肩放射,呕吐 2 次,为胃内容物,量约 200ml。尿色深黄。查体:体温 39.6℃,脉搏 108 次/分,呼吸 30 次/分,血压 150/95mmHg,皮肤、巩膜黄染,心、肺(-),右上腹肌紧张,压痛、反跳痛(+)。该患者最可能的诊断是

A. 胆囊结石　B. 急性胆囊炎　C. 肝外胆管结石

D. 胰头癌　E. 急性梗阻性化脓性胆管炎(2024)

二、急性胆囊炎

急性胆囊炎是胆囊管梗阻和细菌感染引起的炎症。约 95%的病人有胆囊结石,称为结石性胆囊炎。

1. 临床表现

发病情况	女性多见,50 岁以前为男性的 3 倍,50 岁以后为 1.5 倍
上腹部疼痛	可阵发性绞痛,放射至右肩、肩胛和背部。夜间发作常见,饱餐、进食肥腻食物易诱发
消化道症状	常伴恶心呕吐、厌食、便秘等
中毒症状	病人常有发热,通常无寒战。若出现寒战高热,则表明病情严重,如胆囊坏疽、穿孔、积脓等
黄疸	10%~20%的病人可出现轻度黄疸
体格检查	右上腹胆囊区有压痛,有些病人可触及肿大而有压痛的胆囊,Murphy 征阳性
并发症	并发胆囊穿孔可导致急性弥漫性腹膜炎,为最严重的并发症

注意:①尽管临床上 10%~20%急性胆囊炎病人可有轻度黄疸,但医考中心的常见观点是"无黄疸"。
②急性胆囊炎 Murphy 征阳性,但慢性胆囊炎 Murphy 征阴性,只在急性发作时才表现为阳性。
③急性胆囊炎时可触及肿大有压痛的胆囊,Murphy 征阳性。
④胰头癌时可触及肿大而无痛的胆囊(Courvoisier 征),Murphy 征阴性。

2. 诊断与鉴别诊断

(1)**诊断** 根据典型临床表现,结合实验室和影像学检查,诊断一般不难。

①血常规和肝功能　85%的病人白细胞增高。血清转氨酶、碱性磷酸酶、胆红素等均可增高。

②B 超　B 超为首选诊断方法。B 超对急性胆囊炎的诊断准确率为 85%~95%。B 超检查可见:胆囊增大、囊壁增厚(>4mm);明显水肿时可见"双边征";胆囊内结石显示强回声,后伴声影。

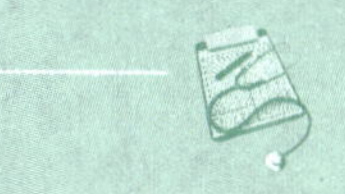

(2)鉴别诊断 急性胆囊炎需与消化性溃疡穿孔、急性胰腺炎、高位阑尾炎、肝脓肿、胆囊癌、结肠肝曲癌、小肠憩室穿孔、右侧肺炎、胸膜炎、肝炎等鉴别。

3. 治疗

急性结石性胆囊炎最终需手术治疗,原则上应争取择期手术。

(1)非手术治疗 包括禁食,输液,营养支持,补充维生素,纠正水、电解质及酸碱失衡,应用抗生素。

(2)手术治疗 急诊手术适应证包括:①发病 48~72 小时以内者;②经非手术治疗无效或病情恶化者;③有胆囊穿孔、弥漫性腹膜炎、并发急性化脓性胆管炎、急性出血坏死性胰腺炎者。

【例 6】男,59 岁。饱餐后右上腹绞痛,伴恶心、呕吐。查体:体温 37.5℃,脉搏 70 次/分,呼吸 19 次/分,血压 115/70mmHg,右上腹压痛,腹肌紧张,Murphy 征阳性。该患者最可能的诊断是

A. 急性阑尾炎　B. 急性胰腺炎　C. 消化性溃疡穿孔
D. 急性腹膜炎　E. 急性胆囊炎(2024)

【例 7】女性,42 岁。饱餐后出现上腹部疼痛 6 小时。疼痛向右肩及右背部放射,伴恶心,无呕吐。查体:体温 37.0℃,血压 110/90mmHg,右上腹腹肌轻度紧张,有压痛、反跳痛。该患者可能出现的体征是

A. 胃肠蠕动波　B. 橄榄形包块　C. Cullen 征
D. Murphy 征　E. 移动性浊音(2024)

三、急性梗阻性化脓性胆管炎(AOSC)

急性梗阻性化脓性胆管炎(AOSC)是急性胆管炎的严重阶段,也称急性重症胆管炎(ACST)。其发病基础是胆道梗阻和细菌感染。急性胆管炎时,如胆道梗阻未解除,可发展为 AOSC 危及病人生命。

1. 病因

最常见病因是肝内外胆管结石,其次为胆道寄生虫、胆管狭窄、恶性肿瘤、PTC、ERCP 等。

A. 胆囊结石　B. 胆管结石　C. 胆囊癌
D. 胆管癌　E. 胆道蛔虫病

【例 8】引起急性梗阻性化脓性胆管炎最常见的原因是

【例 9】具有突发性剑突下钻顶样剧烈疼痛症状的疾病是

2. 临床表现

(1)病史 男女发病比例接近,青壮年多见。多数病人有反复胆道感染病史和/或胆道手术史。

(2)Charcot 三联征 腹痛、寒战高热、黄疸称为 Charcot 三联征,常见于急性胆管炎。

(3)Reynolds 五联征 本病除有急性胆管炎的 Charcot 三联征外,还有休克、中枢神经系统受抑制表现,称为 Reynolds 五联征。

(4)体格检查 高热,脉搏快而弱,血压降低,唇发绀,全身皮肤可有出血点和皮下瘀斑。剑突下或右上腹压痛,可有腹膜刺激征。肝常肿大并有压痛、叩击痛。胆总管梗阻者可有胆囊肿大。

3. 诊断

(1)实验室检查 白细胞计数显著增高,肝功能有不同程度的损害。

(2)B 超检查 首选检查,床边 B 超可及时了解胆道梗阻的部位、肝内外胆管扩张情况及病变性质。

(3)CT 或 MRCP 检查 病情稳定者可以选择。

(4)PTC 或 ERCP 适用于经皮肝穿刺胆道置管引流术(PTCD)或经内镜鼻胆管引流术(ENBD)减压者。

【例 10】患者,女性,55 岁。上腹部绞痛伴高热 1 天,皮肤黄染 2 小时。腹痛位于右上腹,呈阵发性、进行性加剧,向右肩放射,伴呕吐。尿少,尿色深黄。查体:体温 39.0℃,呼吸 18 次/分,脉搏 110 次/分,血压 86/55mmHg,神志模糊,皮肤、巩膜黄染,心、肺无明显异常,上腹肌紧张,压痛、反跳痛,肝、脾肋下未及。该患者最可能的诊断是

A. 胆囊结石　B. 急性胆囊炎　C. 肝外胆管结石

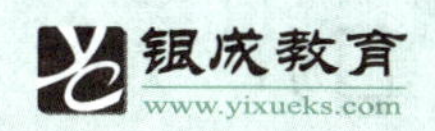

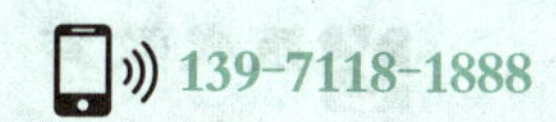

D. 胰头癌　　　　　　　E. 急性梗阻性化脓性胆管炎(2024)

4. 治疗

(1)非手术治疗　既是治疗手段,又可作为术前准备。主要包括:尽快恢复血容量;足量应用抗生素;纠正水、电解质紊乱和酸碱失衡;对症治疗;经以上治疗病情仍未改善,应在抗休克的同时急诊手术。

(2)紧急胆管减压引流　立即解除胆道梗阻并引流,如胆总管切开减压 T 管引流、ENBD 和 PTCD。

	急性胆囊炎	急性胆管炎	急性梗阻性化脓性胆管炎
临床表现	胆绞痛(阵发性右上腹疼痛)	典型 Charcot 三联征	轻症者 Charcot 三联征 重症者 Reynolds 五联征
首选检查	B 超	B 超	B 超
首选治疗	胆囊切除	胆总管切开取石、T 管引流,若有胆囊结石,应加胆囊切除	急诊解除胆道梗阻(胆总管切开减压 T 管引流)
黄疸	无	有	有
血压降低	无	无	重症者有(试题一般为此类)
精神症状	无	无	重症者有(试题一般为此类)

注意:①Charcot 三联征——腹痛+寒战高热+黄疸,提示急性胆管炎。

②Reynolds 五联征——Charcot 三联征+休克+神经精神症状,提示急性梗阻性化脓性胆管炎。

(11~13 题共用题干)女,68 岁。突发上腹阵发性绞痛 2 小时,短时间内寒战、高热,小便呈浓茶样,随后嗜睡。查体:T39.6℃,P128 次/分,R30 次/分,BP80/50mmHg。神志不清,躁动,巩膜黄染,右上腹肌紧张,有压痛和反跳痛。

【例 11】导致该患者所患疾病最可能的病因是

A. 胆管肿瘤　　B. 胆管结石　　C. 胆道蛔虫

D. 胆管狭窄　　E. 胆管畸形

【例 12】以下非手术治疗措施中,错误的是

A. 持续吸氧　　B. 联合使用足量抗生素　　C. 纠正水、电解质代谢紊乱

D. 输注 2 个单位红细胞　　E. 禁食、胃肠减压

【例 13】急症手术最有效的手术方式是

A. 胆总管切开减压术　　B. 腹腔镜胆囊切除术　　C. 胆囊造瘘术

D. 胆总管空肠吻合术　　E. 胆总管十二指肠吻合术

▶常考点　考试重点,需全面掌握。

参考答案——详细解答见《2025 国家临床执业及助理医师资格考试历年考点精析(上、下册)》

1. ABCDE　2. ABCDE　3. ABCDE　4. ABCDE　5. ABCDE　6. ABCDE　7. ABCDE

8. ABCDE　9. ABCDE　10. ABCDE　11. ABCDE　12. ABCDE　13. ABCDE

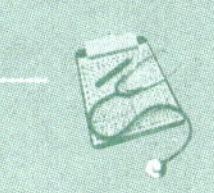

第 20 章　急性胰腺炎与胰腺癌

考纲要求

①急性胰腺炎。②胰腺癌。

复习要点

一、急性胰腺炎

急性胰腺炎是一种常见的急腹症。按病理改变过程，分为急性水肿性和急性出血坏死性胰腺炎。按临床病情，分为轻症急性胰腺炎、中重症急性胰腺炎和重症急性胰腺炎。

1. 病因

胆道疾病	占 50%以上，称胆源性胰腺炎，是我国最常见病因
饮酒	国外最常见的病因(约占 60%)，在我国是常见病因之一
暴饮暴食	最常见诱因。因此急性胰腺炎也称为“节日病”
代谢性疾病	高脂血症(占 7%)、高钙血症(甲状旁腺功能亢进所致)
十二指肠液反流	当十二指肠内压力增高，十二指肠液可向胰管内反流，导致急性胰腺炎
医源性因素	ERCP 可导致 2%~10%病人发生胰腺炎，胰管空肠吻合口狭窄可导致残余胰腺炎
肿瘤	胰腺导管内乳头状黏液肿瘤、胰腺癌可导致胰管梗阻，从而发生急性胰腺炎
药物	5-氨基水杨酸、硫唑嘌呤、巯嘌呤、阿糖胞苷、去羟肌苷、呋塞米、噻嗪类利尿剂、雌激素、甲硝唑、丙戊酸、对乙酰氨基酚、糖皮质激素、磺胺类等可引起急性胰腺炎
创伤	上腹部钝器伤(腹部方向盘伤)、穿通伤、手术创伤(尤其胆胰手术)均可导致胰腺炎

注意：①急性胰腺炎最常见的病因，在我国为胆道疾病在西方国家为过量饮酒。
②急性胰腺炎最常见的诱因为暴饮暴食。应注意“病因”和“诱因”的区别。

【例 1】国人急性胰腺炎最常见的病因是
A. 药物　　B. 自身免疫异常　　C. 胆道疾病
D. 高脂血症　　E. 酒精(2021、2022)

【例 2】可导致急性胰腺炎的药物是
A. 法莫替丁　　B. 青霉素　　C. 生长抑素
D. 奥美拉唑　　E. 糖皮质激素(2020)

2. 临床表现

(1)**腹痛**　是本病的主要症状，常于饱餐后和饮酒后突然发作，为左上腹剧痛，呈持续性，向左肩及左腰背部放射。胆源性胰腺炎的腹痛始发于右上腹，逐渐向左侧转移。

(2)**腹胀**　腹胀与腹痛同时存在。腹膜后炎症越严重，腹胀越明显。腹腔积液时可加重腹胀，病人排便、排气停止。腹腔内压增高可导致腹腔间隔室综合征。

(3)**恶心、呕吐**　早期即可出现，呕吐剧烈且频繁。呕吐后腹痛不缓解为急性胰腺炎的特点。

(4)**腹膜炎体征** 水肿性胰腺炎时压痛多只限于上腹部,常无明显肌紧张。坏死性胰腺炎时腹部压痛明显,可伴有肌紧张和反跳痛。腹腔渗液量大者移动性浊音为阳性。

(5)**发热** 轻症急性胰腺炎可不发热或有轻度发热。重症急性胰腺炎可有持续发热。

(6)**黄疸** 若胆道结石嵌顿或肿大胰头压迫胆总管可出现黄疸。

(7)**休克** 重症急性胰腺炎可有休克。

(8)**体征** 少数严重病人的胰腺出血可经腹膜后途径渗入皮下,在腰部、季肋部和下腹部皮肤出现大片青紫色瘀斑,称为 Grey-Turner 征;若出现在脐周,称为 Cullen 征。

(9)**其他** 血钙降低时,可出现手足抽搐。

A. Grey-Turner 征　　B. Murphy 征　　C. Courvoisier 征
D. 腹膜刺激征　　E. 移动性浊音

【例 3】重症急性胰腺炎最有意义的体征

【例 4】消化性溃疡穿孔最有意义的体征(2024)

3. 辅助检查

(1)**血、尿淀粉酶测定** 血清、尿淀粉酶测定是最常用的诊断方法。消化道穿孔、肠梗阻、胆囊炎、肠系膜缺血和腮腺炎等疾病均可导致淀粉酶升高。血清、尿淀粉酶超过正常上限值 3 倍才能确诊为急性胰腺炎。淀粉酶值越高,诊断正确率越大。但淀粉酶升高的幅度与胰腺炎的病情严重程度不成比例。因为轻症急性胰腺炎血清淀粉酶升高,但重症急性胰腺炎血清淀粉酶可升高、正常,甚至降低。

(2)**实验室检查** 血清、尿淀粉酶测定是最常用的诊断方法。

	临床特点	意义
血清 AMS	血清淀粉酶(AMS)发病数小时开始升高,6~8 小时可测到,24 小时达高峰,4~5 天逐渐降至正常	血清 AMS>500U/dl(Somogyi 法)确诊 血清淀粉酶高低与病情并不平行
尿淀粉酶	24 小时开始升高,48 小时达高峰,1~2 周后恢复正常	正常值 80~300U/dl(Somogyi 法)
CRP	C 反应蛋白(CRP)增高	发病 48 小时>150mg/ml 提示病情较重
血清脂肪酶	发病 24~72 小时开始升高,持续 7~10 天降至正常	有特异性,比较客观的诊断指标
白细胞	多数升高	全身炎症反应的表现,无特异性
腹水淀粉酶	诊断性腹腔穿刺抽出血性渗出液	淀粉酶升高对诊断很有帮助
血糖	升高(血糖正常值 3.9~6.0mmol/L)	持续>11.1mmol/L 提示胰腺坏死,预后不良
血钙	降低(血钙正常值 2.25~2.75mmol/L)	<2mmol/L 提示出血坏死性胰腺炎,预后不良

注意:①10 版《外科学》P489:尿淀粉酶于发病后 24 小时开始升高。
②7 版《内科学》P472:尿淀粉酶于发病后 12~24 小时开始升高(10 版《内科学》已删除)。
③10 版《外科学》P488:血清淀粉酶发病数小时开始升高,24 小时达高峰,4~5 天后逐渐降至正常。
④10 版《内科学》P443:血清淀粉酶发病 2~12 小时开始升高,48 小时开始下降,持续 3~5 天。

A. IgG4　　B. 补体 C3　　C. 总胆固醇
D. 直接胆红素　　E. 脂肪酶

【例 5】对诊断自身免疫性胰腺炎最有价值的血清学检查是

【例 6】对诊断急性胰腺炎最有价值的血清学检查是(2024)

注意:自身免疫性胰腺炎是由自身免疫介导,以胰腺和胰管结构改变为特征、糖皮质激素治疗有效的一种特殊类型的慢性胰腺炎,40%~60%的患者 IgG4 阳性。参阅 16 版《实用内科学》P2261。

【例 7】提示急性胰腺炎病情加重的实验室检查指标是

A. 血钙降低　　B. 血清淀粉酶升高　　C. 尿淀粉酶升高

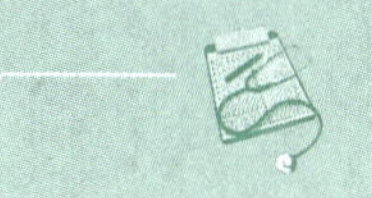

D. 血清脂肪酶升高　　　　E. 血清正铁白蛋白升高(2022)

【例 8】女,48 岁。进大量肉食后上腹痛伴呕吐 6 小时。腹痛为持续性,阵发加重,向左腰背部放射,呕吐物为胃内容物。对明确诊断最有意义的实验室检查是

A. 尿淀粉酶　　　　B. 血淀粉酶　　　　C. 血白细胞计数
D. 血胆红素　　　　E. 尿常规(2021)

(3)**影像学检查**　最具有诊断价值的影像学检查是增强 CT。

	临床特点	意义
B 超	可见胰腺肿大、胰周积液;胰腺水肿时为均匀低回声;出血坏死时为粗大强回声;胆道结石、胆管扩张,提示胆源性胰腺炎	可作为初筛检查,易受胃肠气体干扰,影响诊断准确性
增强 CT	为诊断胰腺坏死的最佳方法。在胰腺弥漫性肿大的基础上,出现质地不均、液化、蜂窝状低密度区,则可诊断为胰腺坏死	最具诊断价值的影像学检查
MRI	MRCP 可清晰地显示胆管及胰管,对诊断胆道结石、胆胰管解剖异常引起的胰腺炎有重要作用	可提供与 CT 类似的诊断信息

注意:①急性胰腺炎时,最有诊断价值的检查是血清淀粉酶测定,最早出现异常的检查指标是血淀粉酶。
②急性胰腺炎时,最具有诊断价值的影像学检查是增强 CT(10 版《外科学》P489)。

【例 9】男,55 岁。饮酒及高脂饮食后突发上腹疼痛 4 小时,向背部放射,伴呕吐、大汗、尿黄色。对诊断最有帮助的辅助检查是

A. 上消化道 X 线钡剂造影　　　　B. 腹部 CT　　　　C. 肝胆核素扫描
D. 立位腹部 X 线片　　　　E. 胃镜(2022)

4. 诊断

(1)**诊断**　符合以下 3 项中的 2 项,即可诊断为急性胰腺炎:①与急性胰腺炎临床表现相符合的腹痛;②血清淀粉酶和/或脂肪酶水平高于正常上限值 3 倍;③影像学改变符合急性胰腺炎。

(2)**鉴别诊断**　应与消化性溃疡穿孔、胆石症、急性胆囊炎、急性肠梗阻、心肌梗死等相鉴别。

5. 治疗

(1)**非手术治疗**　适用于轻症急性胰腺炎及尚无外科干预指征的中重症和重症急性胰腺炎。

禁食、胃肠减压	为急性胰腺炎的基础治疗。持续胃肠减压可防止呕吐、减轻腹胀、降低腹内压
补充体液	急性胰腺炎时,大量液体丢失,应大量静脉输液
防治休克	急性胰腺炎最常见的并发症就是休克,因此补充体液、防治休克是关键
解痉镇痛	在诊断明确的情况下给予解痉镇痛药,常用的有山莨菪碱、阿托品 吗啡虽可引起 Oddi 括约肌张力增高,但对预后无不良影响
抑制胰酶活性	抑肽酶、加贝酯
抑制胰腺分泌	质子泵抑制剂、H_2 受体阻滞剂、生长抑素、胰蛋白酶抑制剂均可抑制胰腺分泌
营养支持	禁食期主要靠全肠外营养。待病情稳定,肠功能恢复后可早期给予肠内营养
抗生素的应用	有感染证据时使用抗生素,常见致病菌有大肠埃希菌、铜绿假单胞菌、肺炎克雷伯菌等

(2)**手术治疗**　手术适应证:①不能排除其他急腹症;②伴胆总管下端梗阻或胆道感染;③合并肠穿孔、大出血或胰腺假性囊肿;④胰腺和胰周坏死感染。手术方式主要是坏死组织清除加引流术。

【例 10】女,30 岁。饮酒后突发上腹痛 4 小时,无发热。血常规:Hb120g/L,WBC8. 5×10^9/L,Plt125×10^9/L。血淀粉酶 1032U/L。腹部 B 超提示胰腺略饱满。首要的治疗措施是

A. 应用 5-氟尿嘧啶　　　　B. 应用广谱抗生素　　　　C. 禁食、胃肠减压

D. 胆管引流　　E. 剖腹探查(2020)

【例 11】急性胰腺炎的手术指征不包括

A. 伴胆总管下端梗阻　　B. 合并大出血或假性囊肿　　C. 胰周组织坏死继发感染
D. 血清淀粉酶>1000U/L　　E. 急性腹膜炎不能排除其他急腹症(2023)

二、胰腺癌

胰腺癌多见于胰头、颈部,胰体、尾部次之,罕见弥漫性病变或多中心性病变。90%为导管腺癌,比较少见的类型有黏液性囊腺癌、腺泡细胞癌、腺鳞癌等。

1. 临床表现

常见的临床症状是腹痛、饱胀不适、黄疸、食欲缺乏、消瘦等。

(1)上腹痛　常为首发症状。约 15%的病人无疼痛。

(2)黄疸　是胰头癌最突出的临床表现(占 90%),通常呈进行性加重,尿液如浓茶,大便呈白陶土样,伴皮肤瘙痒,是癌肿压迫或浸润胆总管所致。在胰头癌压迫胆总管时,黄疸逐渐加深,胆囊显著肿大,但无压痛,称为库瓦西耶征(Courvoisier 征)。

(3)消化道症状　如食欲缺乏、腹胀、腹泻或便秘等,部分病人可有恶心、呕吐。

【例 12】胰头癌最常见的临床表现是

A. 腹痛、黄疸和消瘦　　B. 腹痛、黄疸和呕吐　　C. 腹痛、黄疸和上腹包块
D. 黄疸、消瘦和上腹包块　　E. 黄疸、消瘦和腹胀

【例 13】胰头癌常见的首发临床表现是

A. 黄疸　　B. 稀便　　C. 贫血
D. 上腹隐痛　　E. 皮肤瘙痒

2. 诊断

CA19-9	糖类抗原 19-9(CA19-9)是胰腺癌最重要的肿瘤标志物,常用于胰腺癌辅助诊断及治疗随访
B 超检查	主要用于常规检查,对胰胆管扩张比较敏感,但对胰腺常显示不清
CT 检查	胰腺动态薄层增强扫描及三维重建是首选的影像学检查,能清晰显示肿瘤大小、位置、密度及血供情况,并判断肿瘤与血管、邻近器官的关系,评估肿瘤可切除性
MRI 检查	可清晰显示胰周肿大淋巴结和肝内转移病灶

注意:①Courvoisier 征阳性是指胰头癌压迫胆总管导致胆道阻塞、黄疸进行性加深、胆囊显著肿大但无压痛。
②急性胰腺炎首选的影像学检查方法是 B 超,判断胰腺坏死程度的首选检查方法是增强 CT。
③胰腺癌首选的影像学检查是 CT,判断肿瘤切除可能性的首选检查也是 CT。

【例 14】常用于胰腺癌诊断和术后随访的肿瘤标志物为

A. CA19-9　　B. CA153　　C. CA125
D. AFP　　E. CEA(2022)

3. 治疗

胰十二指肠切除术(Whipple 手术)是治疗胰头癌的经典手术方式。

常考点　急性胰腺炎的全部内容;胰腺癌与壶腹部癌的临床特点。

参考答案——详细解答见《2025 国家临床执业及助理医师资格考试历年考点精析(上、下册)》

1. ABCDE　2. ABCDE　3. ABCDE　4. ABCDE　5. ABCDE　6. ABCDE　7. ABCDE
8. ABCDE　9. ABCDE　10. ABCDE　11. ABCDE　12. ABCDE　13. ABCDE　14. ABCDE

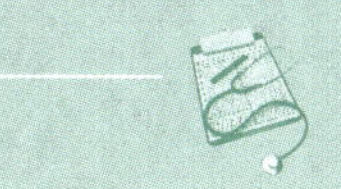

第 21 章　下肢静脉疾病

▶考纲要求

①单纯性下肢静脉曲张。②下肢深静脉血栓形成。

▶复习要点

一、单纯性下肢静脉曲张(原发性下肢静脉曲张)

下肢静脉由浅静脉、深静脉、交通静脉和肌肉静脉组成。浅静脉有小隐静脉和大隐静脉两条主干。①小隐静脉起自足背静脉网的外侧,自外踝后方上行,逐渐转至小腿屈侧中线并穿入深筋膜,注入腘静脉,可有一上行支注入大隐静脉。②大隐静脉是人体最长的静脉,起自足背静脉网的内侧,经内踝前方沿小腿和大腿内侧上行,在腹股沟韧带下穿过卵圆窝注入股总静脉。大隐静脉在膝平面下,分别由前外侧和后内侧分支与小隐静脉交通。于注入股总静脉前,大隐静脉主要有 5 个分支,即阴部外静脉、腹壁浅静脉、旋髂浅静脉、股外侧静脉和股内侧静脉。

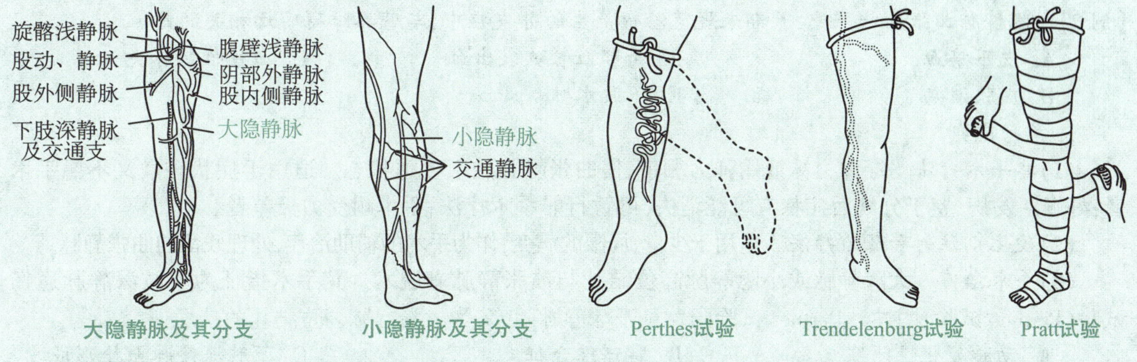

大隐静脉及其分支　小隐静脉及其分支　Perthes试验　Trendelenburg试验　Pratt试验

1. 病因

静脉壁软弱、静脉瓣膜缺陷及浅静脉内压升高,是引起浅静脉曲张的主要原因。①静脉壁软弱和静脉瓣膜缺陷,与遗传因素有关。②长期站立、重体力劳动、妊娠、慢性咳嗽、习惯性便秘等后天因素,使瓣膜承受过度的压力,逐渐松弛,不能紧密关闭。循环血量经常超负荷,造成压力升高,静脉扩张,而形成相对性瓣膜关闭不全。当隐-股静脉或隐-腘静脉连接处的瓣膜遭到破坏而关闭不全后,就可影响远侧和交通静脉的瓣膜。由于离心越远的静脉承受的静脉压越高,因此曲张静脉在小腿部远比大腿部明显。

2. 临床表现

(1)下肢静脉曲张　以大隐静脉曲张多见,单独的小隐静脉曲张较为少见。以左下肢多见,但双下肢可先后发病。主要临床表现为下肢浅静脉扩张、迂曲,下肢沉重感、乏力感。

(2)皮肤营养性变化　当交通静脉瓣膜破坏后,可出现踝部肿胀和足靴区皮肤营养性变化,如皮肤色素沉着、皮炎、湿疹、皮下脂质硬化、溃疡形成。

3. 诊断

根据下肢静脉曲张的临床表现及体格检查,诊断并不困难。必要时可选用辅助检查。

(1)Perthes 试验(深静脉通畅试验)　用止血带结扎大腿浅静脉主干,嘱病人用力踢腿或作下蹬活动连续 10 余次,迫使静脉血液向深静脉回流,使曲张静脉排空。若活动后浅静脉曲张更明显,张力增高,甚至有胀痛,则表明深静脉不通畅。

(2)**Trendelenburg 试验**(大隐静脉瓣膜功能试验) 病人平卧,抬高患肢使静脉排空,在大腿根部结扎止血带,阻断大隐静脉。然后让病人站立,迅速释放止血带,如出现自上而下的静脉逆向充盈,提示瓣膜功能不全。

(3)**Pratt 试验**(交通静脉瓣膜功能试验) 病人仰卧,抬高患肢,在大腿根部扎止血带,然后从足趾向上至腘窝缚缠第一根弹力绷带,再自止血带处向下,扎上第二根弹力绷带。让病人站立,一边向下解开第一根弹力绷带,一边向下继续缚缠第二根弹力绷带,如果在两根绷带之间的间隙内出现曲张静脉,即提示该处有功能不全的交通静脉。

(4)**其他检查** 如容积描记、彩色多普勒超声、静脉造影等,可以更准确地判断病变性质及部位。

4. 鉴别诊断

(1)**原发性下肢深静脉瓣膜功能不全** 症状相对较重,下肢静脉造影可见深静脉瓣膜关闭不全。

(2)**下肢深静脉血栓形成后综合征** 如鉴别有困难,应作超声或下肢静脉造影。

(3)**动静脉瘘** 患肢皮肤温度升高,局部有时可扪及震颤或有血管杂音,浅静脉压力明显上升,静脉血的含氧量增高。

【例 1】女性,60 岁。左下肢静脉迂曲 10 年。近来发现久站后左下肢明显肿胀及皮肤瘙痒。查体:左小腿内侧多处浅静脉迂曲,无皮肤溃疡,无明显皮肤色素沉着。以下建议,不正确的是

A. 避免久站　　B. 避免久坐　　C. 减少下肢活动
D. 使用弹力袜　　E. 休息时抬高患肢(2024)

【例 2】大隐静脉曲张症状严重,长期未规范治疗产生的并发症中,与营养障碍密切相关的是

A. 皮下瘀血　　B. 局部血管破裂出血　　C. 血栓性静脉炎
D. 皮肤溃疡　　E. 下肢水肿

5. 治疗原则

(1)**非手术疗法** 穿弹力袜或用弹力绷带,使曲张静脉处于萎瘪状态。适用于症状轻微又不愿手术者;妊娠期发病,鉴于分娩后症状有可能消失,可暂行非手术疗法;手术耐受力极差者。

(2)**硬化剂注射和压迫疗法** 适用于少量、局限的病变;作为手术的辅助治疗,处理残留的曲张静脉。

(3)**手术治疗** 大隐静脉或小隐静脉高位结扎与曲张静脉剥脱术。其手术指征为下肢深静脉通畅试验(Perthes 试验)阴性。Perthes 试验阳性见于深静脉阻塞,为大隐静脉高位结扎的禁忌证。

A. 动脉硬化性闭塞症　　B. 雷诺综合征　　C. 下肢深静脉血栓形成
D. 血栓闭塞性脉管炎　　E. 单纯性下肢静脉曲张

【例 3】可通过高位结扎及剥脱术治疗的疾病是

【例 4】可出现 Homans 征阳性的疾病是

二、下肢深静脉血栓形成

1. 病因

静脉损伤、血流缓慢和血液高凝状态是造成深静脉血栓形成的三大因素。

(1)**静脉损伤** 可造成内皮脱落及内膜下层胶原裸露,或静脉内皮及其功能损害,引起多种生物活性物质释放,启动内源性凝血系统,同时静脉电荷改变,导致血小板聚集、黏附,形成血栓。

(2)**血流缓慢** 造成血流缓慢的因素有:久病卧床、术中术后、肢体制动状态、久坐不动。

(3)**血液高凝状态** 见于妊娠、产后、术后、长期服用避孕药、肿瘤组织裂解产物等。

【例 5】女,26 岁。剖宫产术后 1 周,左下肢肿胀 5 天。查体:左小腿 Homans 阳性。其病因不包括

A. 高凝状态　　B. 妊娠　　C. 术后长时间卧床

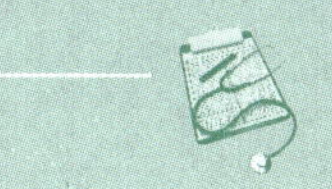

D. 剖宫产术后　　　　　　　　E. 早日下地活动(2022)

2. 临床表现

深静脉是血液回流的主要通路,一旦因血栓形成阻塞管腔,必然引起远端静脉回流障碍的症状。深静脉血栓形成以下肢深静脉最常见,根据发病部位及病程,分型如下。

(1)根据急性血栓形成的解剖部位分型 分为中央型、周围型、混合型。

	中央型	周围型	混合型
血栓形成部位	髂-股静脉血栓形成	股静脉或小腿深静脉血栓形成	全下肢深静脉血栓形成
肿胀部位	全下肢明显肿胀	小腿肿胀或大腿肿胀	全下肢明显肿胀
临床症状	病侧髂窝、股三角区疼痛和压痛,浅静脉扩张,病肢皮温和体温均升高。左侧多于右侧	①股静脉血栓形成者,大腿肿痛,下肢肿胀不明显;②小腿深静脉血栓形成者,小腿肿痛,患足不能着地踏平,作踝关节过度背屈试验可致小腿剧痛(Homans 征阳性)	全下肢明显肿痛,股三角区、腘窝、小腿肌层均有压痛,常伴体温升高和脉率加快(股白肿)。晚期可出现下肢动脉供血障碍

(2)根据临床病程演变分型 分为闭塞型、部分再通型、再通型、再发型。

3. 诊断

(1)诊断 一侧下肢突然肿胀,伴胀痛、浅静脉扩张,应疑诊下肢深静脉血栓形成。

(2)超声多普勒检查 可判断下肢主干静脉是否阻塞。

(3)下肢静脉顺行造影 能显示静脉形态作出确定诊断。主要的X线征象为:①闭塞或中断:深静脉主干被血栓完全堵塞而不显影,或出现造影剂在静脉某一平面突然受阻的征象,见于血栓形成的急性期。②充盈缺损:主干静脉腔内出现圆柱状造影剂密度降低区域,边缘可有线状造影剂显示形成轨道征,是静脉血栓的直接征象,为急性深静脉血栓形成的诊断依据。③再通。④侧支循环形成。

【例6】男,60岁。直肠癌根治术后4天。晨起时发现左下肢肿胀,左大腿皮温升高,股三角区深压痛,左足背动脉搏动存在。最可能的诊断是

A. 血栓性浅静脉炎　　　　B. 下肢动脉栓塞　　　　C. 下肢深静脉血栓形成
D. 大隐静脉曲张　　　　E. 淋巴水肿(2024)

4. 治疗原则

(1)非手术治疗 出血是抗凝、溶栓治疗的严重并发症,因此治疗期间要严密观察凝血功能的变化,维持凝血时间(CT)不超过正常值的2~3倍(CT正常值8~12分)、活化部分凝血活酶时间(APTT)延长1.5~2.5倍、凝血酶时间(TT)不超过60秒(正常16~18秒)、凝血酶原时间(PT)不超过对照值1.3~1.5倍、INR控制在2.0~3.0。

①祛聚药物 可应用阿司匹林、双嘧达莫、右旋糖酐、丹参等。

②抗凝治疗 可应用普通肝素、低分子肝素、华法林等。

③溶栓治疗 可应用尿激酶、链激酶、组织型纤溶酶原激活剂(t-PA)等,溶解血栓。

(2)手术治疗 取栓术最常用于下肢深静脉血栓形成,取栓术的时机应在发病后3~5天内。

▶**常考点** 原发性下肢静脉曲张和下肢深静脉血栓形成的诊断及治疗。

参考答案——详细解答见《2025国家临床执业及助理医师资格考试历年考点精析(上、下册)》

1. ABCDE　2. ABCDE　3. ABCDE　4. ABCDE　5. ABCDE　6. ABCDE

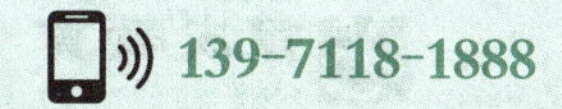

第 22 章　泌尿系统损伤

考纲要求

①肾外伤(肾损伤)。②前尿道外伤(前尿道损伤)。③后尿道外伤(后尿道损伤)。

复习要点

一、肾损伤

1. 病因

(1)开放性损伤　又称穿透性损伤,因枪弹、刀刃等锐器致伤,有创口与外界相通。

(2)闭合性损伤　又称钝性损伤,因直接暴力或间接暴力所致,一般没有创口与外界相通。

(3)医源性损伤　经皮肾穿刺活检、肾造瘘、体外冲击波碎石等操作均可造成不同程度的肾损伤。

(4)自发性破裂　肾自身存在病变(如肾积水、肾肿瘤、肾结核、肾囊性疾病等)时更易受损伤,极轻微的损伤也可造成严重的"自发性"肾破裂。

2. 病理

肾损伤有多种类型,临床上以闭合性肾损伤最多见,可分为以下病理类型。

(1)肾挫伤　损伤仅限于部分肾实质,形成肾瘀斑和/或包膜下血肿,肾包膜、肾盂肾盏黏膜完整。临床症状轻微,损伤涉及肾集合系统时可有少量血尿。

(2)肾部分裂伤　肾近包膜部位裂伤,伴肾包膜破裂,可致肾周血肿。若肾近集合系统部位裂伤伴有肾盏肾盂黏膜破裂,则可有明显血尿。

(3)肾全层裂伤　肾实质深度裂伤,外及肾包膜,内达肾盏肾盂黏膜。常引起广泛的肾周血肿、血尿和尿外渗。肾横断或破裂时,可导致部分肾组织缺血。

(4)肾蒂血管损伤　比较少见。肾蒂或肾段血管部分或全部撕裂,可引起大出血、休克。

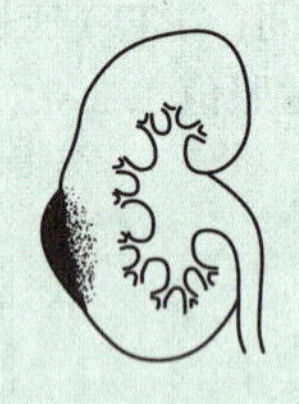
肾挫伤

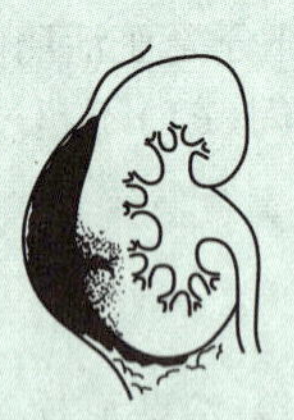
肾部分裂伤

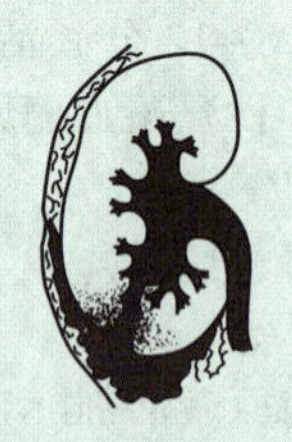
肾全层裂伤

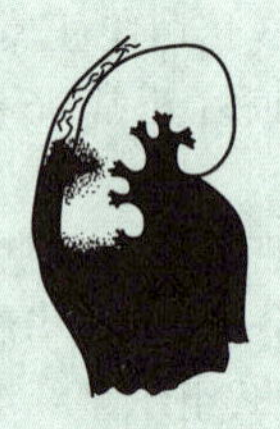
肾横断伤

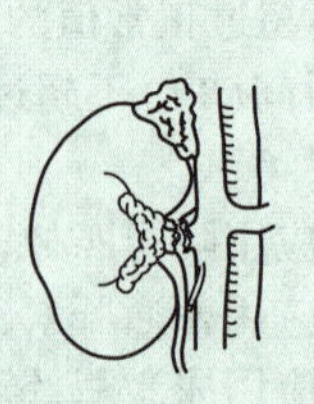
肾蒂血管外伤

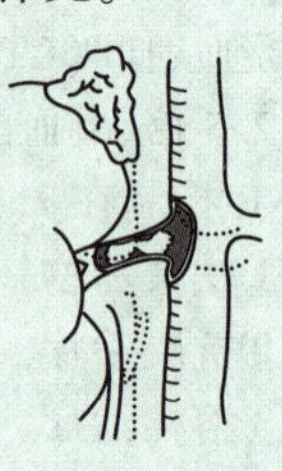
肾动脉内膜断裂

【例 1】肾损伤病情最严重的病理类型是

A. 自发性肾破裂　　B. 肾挫伤　　C. 肾部分裂伤

D. 肾全层裂伤　　E. 肾蒂血管损伤(2022)

【例 2】一病人于 3 小时前从 2 米高处跌下,左腰部撞击伤,无昏迷,血压正常,左腰部疼痛伴轻压痛,无包块。尿常规:RBC5~10 个/HPF。最可能的诊断是

A. 肾挫伤　　B. 肾部分裂伤　　C. 肾全层裂伤

D. 肾蒂断裂　　E. 输尿管损伤

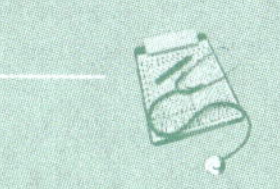

3. 临床表现

肾损伤主要表现为出血和尿外渗,应注意与尿道损伤相鉴别。

	肾损伤	前尿道损伤	后尿道损伤
血尿	可有	尿道出血	尿道出血
休克	可有	一般无休克	可有休克
尿外渗	尿外渗、疼痛	可有	可有
其他	腰腹部肿块、发热	局部血肿、排尿困难	血肿、排尿困难

4. 诊断

根据病史及体检结果,可作出初步诊断。

尿常规	血尿为诊断肾损伤的重要依据之一,主要用于肾损伤的筛查
B 超检查	可提示肾损伤的部位和程度,有无包膜下和肾周血肿、尿外渗,其他器官损伤及对侧肾等情况
CT 检查	可清晰显示肾皮质裂伤、尿外渗和血肿范围,为首选检查(10 版《外科学》已删除) 对比剂增强 CT 是肾损伤中泌尿生殖系统成像的最佳检测方法
MRI 检查	诊断肾损伤的作用与 CT 类似,但对血肿的显示比 CT 更具有特征性
IVU	排泄性尿路造影(IVU)可评价肾损伤的范围和程度,但临床上一般不作为首选
RP	逆行肾盂造影(RP)易招致感染,不宜应用

注意:①肾损伤的首选检查是 CT 而不是尿常规。诊断肾癌最可靠的影像学检查方法是 CT。
②肾挫伤若不累及肾集合系统,可不出现血尿,故不能将尿常规作为肾挫伤的首选检查。

【例 3】协助诊断肾挫伤,首要的检查是
A. 静脉尿路造影　　B. 腹部 CT 平扫　　C. 血细胞比容
D. 尿常规　　E. 血肌酐(2020)

【例 4】肾损伤不宜进行的检查是
A. B 超　　B. CT　　C. 逆行肾盂造影
D. 动脉造影　　E. 静脉尿路造影(2024)

5. 治疗

(1)急诊处理　对有大出血、休克的病人需迅速给予输血、补液等治疗,同时做好手术探查的准备。

(2)保守治疗　绝对卧床 2~4 周,病情稳定、血尿消失后才可以允许病人离床活动。恢复后 2~3 个月内不宜参加体力劳动或竞技运动。

(3)手术治疗　适应证:①血流动力学不稳定,如发生休克;②扩大/搏动性肾血肿(通常提示肾动脉裂伤);③疑似肾血管蒂撕脱;④肾盂输尿管连接部破裂。术中依具体情况选择作肾修补、肾部分切除或肾切除。只有在严重肾全层裂伤或肾蒂血管损伤,无法修复而危及生命时,才可考虑施行病侧肾切除。

【例 5】男,22 岁。因闭合性腹部损伤 2 小时入院。查体:体温 37.6℃,脉搏 110 次/分,呼吸 18 次/分,血压 80/60mmHg。快速补液后,急诊手术探查发现右侧腹膜后血性肿胀,右肾全层裂伤,有活动性出血,左肾未见异常。最合适的处理措施是
A. 纱布压迫止血　　B. 右肾修补术　　C. 右肾大部切除术
D. 右肾切除术　　E. 血肿切开引流(2024)

二、尿道损伤

尿道损伤是泌尿系统最常见的损伤,多见于男性。男性尿道以尿生殖膈为界,分前、后两段。前尿道

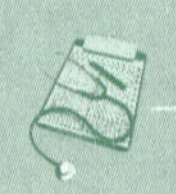

包括阴茎部和球部,后尿道包括膜部和前列腺部。尿道损伤以球部和膜部多见。

1. 前尿道损伤

(1)病因 男性前尿道损伤多发生于球部,因这段尿道固定在会阴部。

①骑跨伤 会阴部骑跨伤时,将尿道挤向耻骨联合下方,引起尿道球部损伤。

②医源性损伤 反复插导尿管、尿道器械操作也可引起前尿道损伤。

(2)病理 根据尿道损伤程度,可分为挫伤、裂伤和断裂。

①尿道挫伤 仅有局部水肿和出血,愈合后一般不发生尿道狭窄。

②尿道裂伤 尚有部分尿道壁完整,但愈合后常有瘢痕性尿道狭窄。

③尿道断裂 伤处完全离断,断端退缩、分离。

(3)临床表现 主要表现为尿道出血、排尿困难、尿外渗。

①尿道出血 损伤后鲜血自尿道外口滴溢,为前尿道损伤最常见症状。

②疼痛 局部疼痛及压痛,常见排尿痛,并向阴茎头及会阴部放射。

③局部血肿 尿道骑跨伤可引起会阴部、阴囊处肿胀、瘀斑及蝶形血肿。

④排尿困难 尿道裂伤或断裂可引起排尿困难或尿潴留。

⑤尿外渗 尿道裂伤或断裂后,尿液可渗入周围组织。

A. 尿道球部损伤 尿液渗入会阴浅筋膜包绕的会阴浅袋,使会阴、阴囊、阴茎肿胀。因会阴浅筋膜的远端附着于腹股沟部,近侧与腹壁浅筋膜深层相连续,后方附着于尿生殖膈,故尿液不会外渗到两侧股部。

B. 尿道阴茎部损伤 如阴茎筋膜完整,外渗的尿液局限于阴茎筋膜内,表现为阴茎肿胀。若阴茎筋膜破裂,则尿外渗范围扩大,与尿道球部损伤相同。

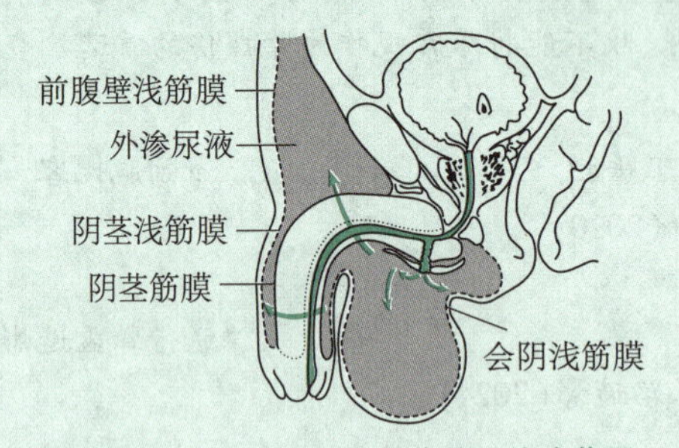

前尿道(尿道球部)损伤的尿外渗范围

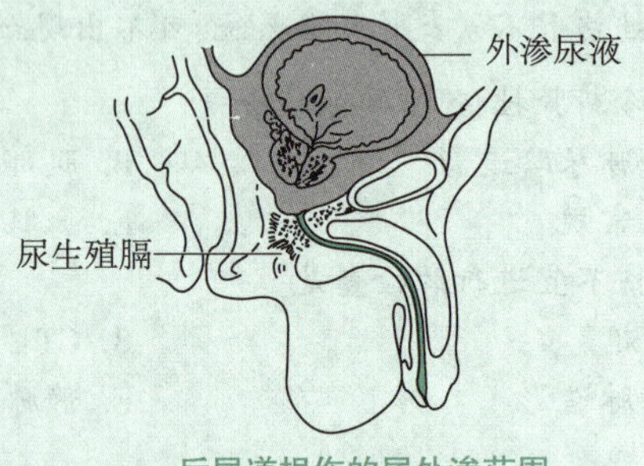

后尿道损伤的尿外渗范围

(4)诊断 根据会阴部骑跨伤史、典型症状、尿外渗分布的区域,可确定诊断。

①诊断性导尿 可了解尿道的完整性和连续性。如一次导尿成功,提示尿道损伤不严重。如一次插入困难,说明可能有尿道裂伤或断裂伤,不应勉强反复试插,以免加重损伤。

②逆行尿道造影 可显示尿道损伤部位和程度。尿道挫伤无造影剂外溢;如有外溢则提示部分裂伤;如造影剂未进入后尿道而大量外溢,提示尿道有严重裂伤或断裂。

【例 6】男,40 岁。4 小时前不慎从 2m 高处跌下,骑跨在脚手架上。感会阴部疼痛,伤后小便未解。查体:会阴肿胀、淤血。行尿道逆行造影可见尿液外漏,最先外漏的部位是

A. 会阴浅筋膜　　B. 会阴深筋膜　　C. 腹壁周围
D. 膀胱周围　　E. 耻骨后间隙(2024)

A. 试插导尿管　　B. 尿道造影　　C. 尿道探子
D. B 超　　E. 尿道镜检查

【例 7】确定尿道损伤部位及程度,应选用的方法是

【例 8】检查尿道是否连续、完整,首选的方法是(2018)

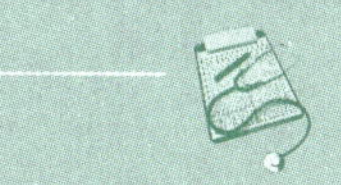

(5)治疗

①紧急处理　尿道球部海绵体严重出血可致休克,应立即压迫会阴部,行抗休克治疗,尽早手术。

②尿道挫伤　无须特殊治疗,可行止血、止痛、预防感染等治疗,必要时插入导尿管引流 1 周。

③尿道裂伤　如导尿管插入顺利,可留置导尿管引流 2 周。如插入失败,可能有尿道部分断裂,应立即行经会阴尿道修补术,并留置导尿管 2~3 周。

④尿道断裂　球部远端和阴茎部尿道完全断裂,会阴、阴茎、阴囊可有大血肿,应及时经会阴切口探查,然后行尿道端端吻合术,留置导尿管 3 周。

⑤并发症处理　积极处理尿外渗、尿道狭窄和尿瘘。

2. 后尿道损伤

(1)病因　膜部尿道穿过尿生殖膈,当骨盆骨折时,附着于耻骨下支的尿生殖膈突然移位,产生剪切样暴力,使薄弱的膜部尿道撕裂,甚至在前列腺尖处撕断。

(2)病理　后尿道断裂后,尿液沿前列腺尖处外渗到耻骨后间隙、膀胱周围。

(3)临床表现

①休克　骨盆骨折所致后尿道损伤,一般较严重,常因合并大出血,引起创伤性、失血性休克。

②疼痛　下腹部痛,局部肌紧张,并有压痛。

③排尿困难　尿道撕裂或断裂后,尿道的连续性中断,常引起排尿困难、尿潴留。

④尿道出血　尿道外口常无流血或仅有少量血液流出。

⑤尿外渗及血肿　尿液一般外渗至耻骨后间隙和膀胱周围。

(4)诊断

①病史　骨盆挤压伤若出现尿潴留,应考虑后尿道损伤。

②直肠指检　可触及直肠前方血肿、压痛,前列腺尖端可浮动。若血染指套,提示合并直肠损伤。

③X 线检查　骨盆前后位片可显示骨盆骨折。

(5)治疗

①紧急处理　骨盆骨折的病人需平卧,不能随意搬动。合并大出血休克者,须行抗休克治疗。

②早期处理　包括试插导尿管,尿潴留者可行膀胱造瘘,部分无休克的病人可行尿道会师复位术。

③尿道狭窄的处理　为预防尿道狭窄,去除导尿管后应定期行尿道扩张。

(6)前尿道损伤和后尿道损伤的鉴别

	前尿道损伤	后尿道损伤
常见病因	骑跨伤	骨盆骨折
损伤部位	尿道球部、阴茎部(以球部多见)	尿道膜部、前列腺部(以膜部多见)
临床表现	疼痛、尿道溢血、排尿困难	疼痛、尿道出血(少见)、排尿困难
	尿外渗(至会阴、阴茎、阴囊)	尿外渗(至耻骨后间隙、膀胱周围)
	局部血肿	休克、血肿
诊断	导尿、逆行尿道造影	导尿、经膀胱尿道造影、直肠指检
治疗	导尿管引流,导尿失败立即行尿道修补(经会阴) 病情严重者行耻骨上膀胱造瘘 术后定期尿道扩张	耻骨上膀胱造瘘 3 个月后行尿道修补(经腹-会阴) 术后定期尿道扩张

注意:①**前**尿道损伤多见于**骑**跨伤,多为**球**部损伤——记忆为**前骑球**。

②**后**尿道损伤多见于**骨**盆骨折,多为**膜**部损伤——记忆为**后骨膜**。

③骨盆挤压征和分离征阳性为骨盆骨折的特征性表现。

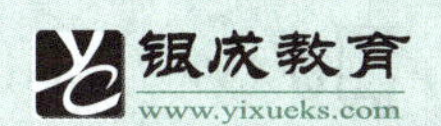

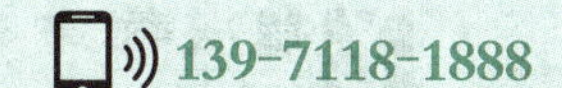

【例 9】尿道球部损伤的常见病因是

A. 骑跨伤　　B. 插导尿管损伤　　C. 骨盆骨折
D. 前列腺损伤　　E. 医源性损伤(2024)

【例 10】男性,20 岁。墙体倒塌后砸伤下腹部 2 小时。无法排尿。查体:体温 37.4℃,脉搏 100 次/分,呼吸 18 次/分,血压 110/94mmHg。骨盆挤压试验和分离试验阳性。尿道口少量出血。最可能的合并伤是

A. 前尿道损伤　　B. 后尿道损伤　　C. 输尿管损伤
D. 膀胱损伤　　E. 肾皮质损伤(2024)

▶▶常考点　重点内容,应全面掌握。

参考答案——详细解答见《2025 国家临床执业及助理医师资格考试历年考点精析(上、下册)》

1. ABCDE　2. ABCDE　3. ABCDE　4. ABCDE　5. ABCDE　6. ABCDE　7. ABCDE
8. ABCDE　9. ABCDE　10. ABCDE

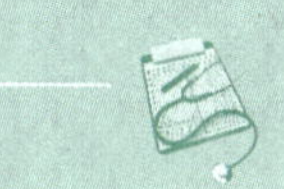

第23章　泌尿、男生殖系统感染

考纲要求

①前列腺炎。②附睾炎。③泌尿系统结核。

复习要点

一、前列腺炎

前列腺炎是指前列腺受到致病菌感染和/或某些非感染因素刺激而出现的骨盆区域疼痛或不适、排尿异常、性功能障碍等临床表现。前列腺炎是成年男性的常见病。

1. 急性前列腺炎

(1)临床表现　发病突然,表现为尿频、尿急、排尿痛、会阴部坠胀感。可发生排尿困难或尿潴留。常可伴急性膀胱炎。直肠指检示前列腺肿胀、压痛、局部温度升高,表面光滑,形成脓肿时有波动感。

(2)诊断　根据急性感染史,典型临床表现及体检,即可诊断急性前列腺炎。尿沉渣检查有白细胞增多,血液和/或尿细菌培养可阳性。

(3)治疗

①一般治疗　卧床休息,输液,止痛,解痉,退热等对症治疗。

②耻骨上穿刺造瘘　如有急性尿潴留,应避免经尿道导尿,可行耻骨上穿刺造瘘。

③抗感染治疗　常选用喹诺酮类(环丙沙星、氧氟沙星)、头孢菌素、妥布霉素、氨苄西林等。淋病奈瑟菌感染选用头孢曲松。厌氧菌感染选用甲硝唑。

④外科治疗　少数并发前列腺脓肿者,可经会阴切开引流。

【例1】男,42岁。寒战、高热、尿频、尿急、尿痛、排尿困难、会阴部胀痛1天。查体:尿道口无分泌物和红肿。首先考虑的疾病是

A. 膀胱结石　　B. 急性前列腺炎　　C. 急性尿道炎
D. 急性膀胱炎　　E. 急性附睾炎

2. 慢性细菌性前列腺炎

(1)临床表现　大多数慢性前列腺炎病人没有急性炎症过程。

排尿改变	尿频、尿急、尿痛,排尿时尿道不适或灼热
尿道分泌物	排尿和便后尿道口“滴白”。合并精囊炎时,可有血精
疼痛	会阴部、下腹隐痛不适,有时腰骶部、耻骨上、腹股沟区等有酸胀感
性功能减退	可有勃起功能障碍、早泄、遗精或射精痛
精神神经症状	头晕、头胀、乏力、疲惫、失眠、情绪低落、疑虑焦急等
并发症	可表现为变态反应,如虹膜炎、关节炎、神经炎、肌炎等

(2)诊断　本病的诊断依据有:反复的尿路感染发作;前列腺按摩液中持续有致病菌存在。

①直肠指检　前列腺饱满、增大、质软、轻度压痛。病程长者,前列腺缩小,变硬,不均匀,有硬结。

②前列腺液检查　白细胞>10个/HPF,卵磷脂小体减少,可诊断为前列腺炎。

③B 超　显示前列腺组织结构界限不清、混乱，提示前列腺炎。

(3)治疗　治疗效果不明显。首选红霉素、多西环素(强力霉素)等穿透力较强的抗菌药物。可采取热水坐浴、理疗、前列腺按摩、中医治疗等。应忌酒及辛辣食物，避免长时间骑、坐。

(4)慢性细菌性前列腺炎与慢性非细菌性前列腺炎的鉴别　如下。

	慢性细菌性前列腺炎	慢性非细菌性前列腺炎
发病率	少见	常见
慢性前列腺炎症状	有	有
反复尿路感染发作	常有	无
直肠指检	前列腺饱满、质软、轻压痛	同左
前列腺液检查	WBC>10 个/HPF，细菌培养阳性	WBC>10 个/HPF，细菌培养阴性(7 版《外科学》P661 观点)
病原体	大肠埃希菌、变形杆菌、克雷伯杆菌、葡萄球菌	衣原体、支原体、滴虫、真菌、病毒
治疗	①治疗效果不理想 ②综合治疗(抗菌药物、坐浴、前列腺按摩、活血化瘀等)	①抗病原体治疗 ②综合治疗(坐浴、前列腺按摩、α受体阻滞剂等)

注意：急性前列腺炎严禁前列腺按摩，以免感染扩散；但慢性前列腺炎可行前列腺按摩。

【例 2】男，29 岁。尿频、尿急、尿痛伴尿道内不适 1 年余。近日晨起排尿终末可见尿道口"滴白"，下腹部及会阴部隐痛，无寒战和高热。最可能的诊断是

A. 良性前列腺增生　　B. 慢性膀胱炎　　C. 急性细菌性前列腺炎
D. 慢性前列腺炎　　E. 慢性尿道炎

二、附睾炎

	急性附睾炎	慢性附睾炎
病因	常由泌尿系感染和前列腺炎、精囊炎、性传播疾病扩散而致	常由急性附睾炎治疗不彻底形成，少数无急性炎症过程
致病菌	大肠埃希菌(最常见)、淋球菌、衣原体、病毒	同左
全身症状	起病突然，全身症状明显，寒战、高热	无明显全身症状
局部症状	患侧阴囊明显肿胀、皮肤红肿，会阴部放射痛	阴囊轻度不适，或坠胀感，休息后好转
膀胱刺激征	可伴尿频、尿急、尿痛	一般无膀胱刺激征
体检	附睾睾丸、精索均增大增粗 肿大以附睾头尾部为甚	附睾局限性增厚肿大，与睾丸界限清楚 精索输精管可增粗
诊断	根据典型临床表现，易于诊断	根据临床表现，不易诊断
鉴别诊断	附睾结核，睾丸扭转	结核性附睾炎
治疗	卧床休息，托起阴囊，止痛，热敷，精索封闭，广谱抗生素，脓肿切开	托起阴囊，局部热敷，理疗；若局部疼痛剧烈、反复发作、影响工作，可切除附睾

【例 3】关于急性附睾炎的治疗，错误的是

A. 将阴囊托起　　B. 热敷　　C. 性生活能减轻症状
D. 抗生素治疗　　E. 有脓肿形成时切开引流(2024)

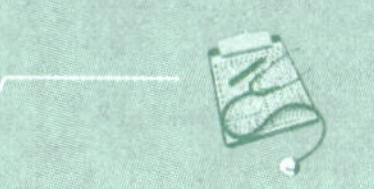

三、泌尿系统结核

泌尿系统结核包括肾结核、输尿管结核、膀胱结核和尿道结核，其中肾结核是考试重点。肾结核是由结核分枝杆菌引起的慢性进行性破坏性病变，是全身结核病的一部分。

1. 病理

90%的肾结核起源于肺结核，少数继发于骨关节结核或消化道结核。

(1)病理肾结核　结核分枝杆菌经血行感染进入肾，在双侧肾皮质形成多发性结核灶。若病人免疫状况良好，这种微小病变可自行愈合，常不出现症状，称为病理肾结核，但可在尿中查到结核分枝杆菌。

(2)临床肾结核　若病理肾结核未能自愈，结核分枝杆菌经肾小管到达肾髓质，发展为髓质肾结核，穿破肾盂肾盏，形成结核性肾盂肾炎，出现临床症状及影像学改变，称为临床肾结核。绝大多数为单侧病变。

(3)肾结核的病理变化　肾结核的早期病变主要是肾皮质结核结节。如病灶逐渐浸润扩大，可形成干酪样脓肿，从肾乳头处破入肾盏肾盂形成空洞性溃疡，蔓延至全肾。

(4)肾自截　输尿管结核结节、溃疡及纤维化、管腔狭窄或闭塞，含结核分枝杆菌的尿液不能流入膀胱，膀胱病变逐渐好转，膀胱刺激征逐渐缓解，尿液检查趋于正常，这种情况称为“肾自截”。

(5)膀胱挛缩　膀胱结核结节相互融合形成溃疡、肉芽肿。结核性溃疡可以累及全膀胱，病变愈合致使膀胱壁广泛纤维化和瘢痕收缩，膀胱容量显著减小(<50ml)，称为膀胱挛缩。膀胱挛缩后膀胱内压升高，导致膀胱尿液反流，引起对侧肾积水。膀胱挛缩、对侧肾积水都是肾结核的晚期并发症。

注意：①病理肾结核属于早期病变，为皮质肾结核，无临床症状，多累及双侧肾皮质。
②临床肾结核属于较晚期病变，为髓质肾结核，有临床症状，多累及单侧肾髓质。
③肾结核可导致对侧肾积水，而不是同侧肾积水，属于晚期病变。

2. 临床表现

发病特点	好发于 20~40 岁的青壮年，男性多于女性。90%为单侧性
尿频、尿急、尿痛	膀胱刺激征为肾结核的典型症状之一。尿频为最早出现的症状
血尿	是肾结核的重要症状，常为终末血尿，为结核性膀胱炎在排尿终末膀胱收缩所致
脓尿	肾结核的常见症状
腰痛和肿块	一般无明显腰痛，继发感染、输尿管堵塞时可有腰部钝痛或绞痛 较大肾积脓、对侧巨大肾积水时可触及腰部肿块
男生殖系统结核	男性肾结核 50%~70%合并生殖系统结核，主要表现为附睾结核
全身症状	全身结核症状

注意：①肾结核的病变在肾，症状在膀胱(膀胱刺激征=尿频、尿急、尿痛)。
②髋关节结核的病变在髋关节，症状在膝关节，表现为膝关节疼痛。
③肾结核的血尿多为终末血尿，而不是全程血尿；肾外伤为全程血尿。

【例 4】肾结核多起源于
A. 肠结核　　B. 骨结核　　C. 肺结核
D. 膀胱结核　　E. 生殖系结核

【例 5】病变在肾，但症状表现在膀胱的疾病是
A. 肾癌　　B. 肾结石　　C. 肾结核
D. 尿路感染　　E. 膀胱结石(2022)

3. 诊断

(1)典型临床表现　长期慢性膀胱刺激征，经抗菌药物治疗无效。

(2)**尿液常规** 尿液呈酸性,尿蛋白阳性,有较多红细胞和白细胞。

(3)**尿液抗酸杆菌** 尿沉渣涂片抗酸染色 50%~70%的病例可找到抗酸杆菌。但找到抗酸杆菌不能作为诊断的唯一依据,因枯草杆菌、包皮垢杆菌也是抗酸杆菌。

(4)**尿液结核分枝杆菌培养** 阳性率可达 90%,对诊断有决定性意义,但需时较长(4~8 周)。

(5)**尿路平片(KUB)** 可见到病肾局灶或斑点状钙化影或全肾广泛钙化。

(6)**静脉尿路造影(IVU)** 可了解分侧肾功能、病变程度和范围,是确诊肾结核的检查方法,对肾结核治疗方案的选择必不可少。肾结核 IVU 常显示一侧肾功能正常,另一侧"无功能"未显影。

(7)**B 超** 简单易行,对中晚期病例可初步确定病变部位,较易发现对侧肾积水及膀胱挛缩。

(8)**CT 和 MRI** 在静脉尿路造影显影不良时,CT 和 MRI 有助于确定诊断。

(9)**膀胱镜检查** 病变以膀胱三角区和病侧输尿管口周围最明显。必要时可取活组织行病理检查,以明确诊断。当膀胱挛缩容量<50ml、有急性膀胱炎时禁忌检查。

注意:①对肾结核最有价值的确诊方法——尿液结核分枝杆菌培养,但少用;其次为静脉尿路造影(IVU)。
②对肾结核治疗方案的选择有决定意义的检查——静脉尿路造影(IVU)。
③对膀胱癌最有价值的检查方法——膀胱镜检查。

【例 6】膀胱刺激征是指
A. 尿急、尿痛、血尿　B. 尿频、尿痛、排尿困难　C. 尿频、尿急、尿痛
D. 尿急、血尿、排尿困难　E. 血尿、尿痛、尿失禁

【例 7】肾结核的典型症状是
A. 血尿　B. 脓尿　C. 肿块
D. 腰痛　E. 膀胱刺激征

【例 8】以尿频、尿急为主要症状,抗生素治疗无效的疾病是
A. 肾结核　B. 肾积水　C. 肾肿瘤
D. 肾结石　E. 急性肾炎(2021)

【例 9】女,40 岁。膀胱刺激征伴低热 1 周。尿常规:RBC20~30 个/HPF,WBC20~30 个/HPF。尿路平片可见肾脏钙化斑。最可能的诊断是
A. 急性肾小球肾炎　B. 肾结核　C. 肾病综合征
D. 急性肾盂肾炎　E. 急性膀胱炎(2024)

【例 10】女,31 岁。反复尿频、尿痛 1 年,使用抗生素治疗无效。尿液检查的结果可能是
A. 尿呈酸性,有脓细胞,尿沉渣革兰染色无细菌
B. 尿呈酸性,有脓细胞,尿沉渣革兰染色有细菌
C. 尿呈中性,无脓细胞,尿沉渣革兰染色有细菌
D. 尿呈碱性,无脓细胞,尿沉渣革兰染色无细菌
E. 尿呈碱性,有脓细胞,尿沉渣革兰染色有细菌(2023)

【例 11】对确诊肾结核有决定性意义的检查是
A. 膀胱镜检查　B. 尿结核分枝杆菌培养　C. 静脉尿路造影
D. 肾 CT　E. 尿液中找抗酸杆菌(2023)

【例 12】患者,女,32 岁。尿频、尿急、尿痛进行性加重半年。伴右侧腰部胀痛及午后低热,抗生素治疗不见好转。对诊断具有决定性意义的尿液检查是
A. 尿相差显微镜　B. 尿蛋白定量　C. 尿普通细菌培养
D. 尿细胞学检查　E. 尿沉渣找结核分枝杆菌(2024)

4. 鉴别诊断

(1)**非特异性膀胱炎** 多为大肠埃希菌感染,常见于女性,发病突然,开始即有显著的尿频、尿急、尿痛,经抗感染治疗后症状很快缓解或消失,病程短,但易复发。

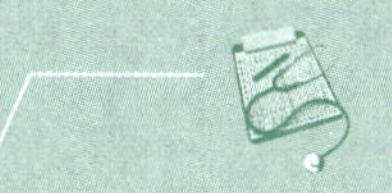

(2)其他原因引起的血尿　肾结核以终末血尿多见,但泌尿系统肿瘤常为全程无痛性肉眼血尿;肾输尿管结石引起的血尿常伴有肾绞痛;膀胱结石引起的血尿常表现为排尿中断;非特异性膀胱炎的血尿主要在急性阶段出现,血尿与膀胱刺激症状同时发生。

5. 治疗

(1)药物治疗　临床肾结核是进行性、破坏性病变,不经治疗不能自愈。

①适应证　药物治疗适用于早期肾结核,如尿中有结核分枝杆菌而影像学上肾盏、肾盂无明显改变,或仅见一两个肾盏呈不规则虫蛀状,在正确应用抗结核药物后多能治愈。

②药物选择　首选吡嗪酰胺、异烟肼、利福平、链霉素等杀菌药物。

③化疗方案　多采用三联治疗,如吡嗪酰胺+异烟肼+利福平。早期病例至少需用药6~9个月。连续半年尿中未找见结核分枝杆菌,称为稳定转阴。5年不复发即可认为治愈。

(2)手术治疗

①手术指征　凡药物治疗6~9个月无效,肾破坏严重者,应在药物治疗的配合下行手术治疗。

②肾切除　肾切除前抗结核治疗应不少于2周。

一侧严重肾结核、对侧正常——患肾切除。

双肾结核(一侧重、另一侧轻)——先药物治疗,再切除病重侧肾。

双肾结核(一侧重、另一侧肾积水)——先引流肾积水,再切除病重侧肾。

③保留肾组织的肾结核手术　如肾部分切除适用于病灶局限于肾的一极;结核病灶清除术适用于局限于肾实质表面闭合性的结核性脓肿,与肾集合系统不相通者。

④解除输尿管狭窄的手术　输尿管结核致使管腔狭窄引起肾积水,如肾结核病变轻,功能良好,狭窄较局限,狭窄位于中上段者,可以切除狭窄段,行输尿管对端吻合术。

⑤膀胱挛缩的手术治疗　肾结核并发膀胱挛缩,在患肾切除及抗结核治疗3~6个月,待膀胱结核完全愈合后,对侧肾正常、无结核性尿道狭窄的病人,可行肠膀胱扩大术。

【例13】左肾结核无功能,右肾轻度积水,功能正常,经抗结核治疗仍有膀胱刺激症状。该患者下一步治疗方案为

A. 继续抗结核治疗　　B. 加强支持疗法　　C. 左肾切除术
D. 右肾造瘘术　　E. 对症治疗

(14~15题共用题干)男,18岁。反复左侧腰部胀痛3年余,B超见左肾重度积水,左输尿管显示不清。总肾功能正常。尿常规:RBC(-),WBC5~10个/HPF。IVU检查示左肾显影不清晰,右肾正常。

【例14】为明确病变部位,最常用的检查方法是

A. KUB　　B. 放射性核素肾显像　　C. B超
D. 逆行肾盂造影　　E. CT平扫

【例15】有效的治疗方法是

A. 抗感染治疗　　B. 肾盂输尿管成形　　C. 继续观察
D. 放置输尿管支架引流　　E. 左肾切除

▶常考点　重点内容,应全面掌握。

参考答案——详细解答见《2025国家临床执业及助理医师资格考试历年考点精析(上、下册)》

1. ABCDE　2. ABCDE　3. ABCDE　4. ABCDE　5. ABCDE　6. ABCDE　7. ABCDE
8. ABCDE　9. ABCDE　10. ABCDE　11. ABCDE　12. ABCDE　13. ABCDE　14. ABCDE
15. ABCDE

第 24 章 尿路梗阻

考纲要求

①良性前列腺增生。②急性尿潴留。

复习要点

一、良性前列腺增生

良性前列腺增生(BPH),也称前列腺增生症,是引起中老年男性排尿障碍最为常见的一种良性疾病。

1. 病因

年龄的增长和有功能的睾丸是良性前列腺增生发病的两个必备条件。①本病的发病率随年龄的增大而增加,男性在 40 岁以后前列腺可有不同程度的增生,多在 50 岁以后出现临床症状。②前列腺的正常发育有赖于雄激素,受性激素的调控,前列腺间质细胞和腺上皮细胞相互影响,各种生长因子的作用,随着年龄增大体内性激素平衡失调以及雌、雄激素的协调效应等,可能是前列腺增生的重要病因。

2. 临床表现

(1)症状与前列腺大小不成比例 前列腺增生多在 50 岁后出现症状。症状严重程度与前列腺体积大小之间并不一致,而取决于引起梗阻的程度、病变发展速度以及是否合并感染等,症状可时轻时重。

(2)尿频 是最常见的早期症状。随着病情发展,尿频逐渐加重,并出现急迫性尿失禁。

(3)排尿困难 是前列腺增生最重要的症状,病情发展缓慢,典型表现为排尿迟缓、断续、尿流细而无力、射程短、终末滴沥、排尿时间延长。膀胱过度充盈可出现充溢性尿失禁。

(4)尿潴留 当梗阻加重达一定程度时,可使膀胱逼尿肌功能受损,可发生慢性尿潴留。在前列腺增生的任何阶段,可因气候变化、劳累、饮酒等,使前列腺充血水肿导致急性尿潴留。

【例 1】良性前列腺增生最典型的临床表现是

A. 血尿　B. 尿频　C. 尿失禁
D. 夜尿增多　E. 进行性排尿困难(2024)

【例 2】良性前列腺增生最早出现的症状是

A. 肉眼血尿　B. 尿频　C. 尿潴留
D. 进行性排尿困难　E. 尿急(2018、2023)

【例 3】男,70 岁。进行性排尿困难 3 年,加重伴尿失禁 2 天。此尿失禁为

A. 充溢性尿失禁　B. 压力性尿失禁　C. 真性尿失禁
D. 混合性尿失禁　E. 急迫性尿失禁

3. 诊断与鉴别诊断

(1)诊断 根据典型临床表现,诊断并不困难。一般需作下列检查:

①直肠指检　是重要检查方法,良性前列腺增生病人均需做此项检查。

②超声检查　可测定前列腺体积大小、膀胱残余尿量。

③尿流率检查　可以确定病人排尿的梗阻程度。最大尿流率<15ml/s 表明排尿不畅;如<10ml/s 表明梗阻严重,是手术指征之一。

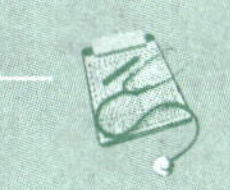

④血清前列腺特异性抗原(PSA)测定　有助于排除前列腺癌。

注意:①良性前列腺增生最早的症状是尿频,最重要的症状是进行性排尿困难。
②良性前列腺增生最简便、最重要的检查是直肠指检;最简便的影像学检查是B超。
③确诊良性前列腺增生最有意义的检查是细胞学穿刺。

(2)鉴别诊断　本病需与前列腺癌、膀胱颈挛缩、尿道狭窄、神经源性膀胱功能障碍等相鉴别。

4. 治疗

(1)观察等待　若症状较轻,不影响生活质量,一般无须治疗,可观察等待。

(2)药物治疗　常用药物包括α受体拮抗剂、5α还原酶抑制剂等。两类药物常合用。

	α受体拮抗剂	5α还原酶抑制剂
代表药物	特拉唑嗪、阿夫唑嗪、多沙唑嗪	非那雄胺、度他雄胺
作用机制	降低膀胱颈、前列腺平滑肌的张力,减少尿道阻力,改善排尿功能	在前列腺内阻止睾酮转变为有活性的双氢睾酮,进而使前列腺体积部分缩小,改善排尿症状
适应证	症状较轻,前列腺增生体积较小的病人	前列腺增生体积较大的病人
注意事项	副作用有头晕、鼻塞、直立性低血压	服药3个月左右才能见效,停药后症状易复发

(3)手术治疗　适用于反复尿潴留、血尿、泌尿系感染,膀胱结石,合并腹股沟疝、痔或脱肛。

①经尿道前列腺切除术(TURP)　适用于大多数良性前列腺增生病人,是目前最常用的手术方式。

②开放手术　适用于巨大前列腺、合并巨大膀胱结石,采用耻骨上经膀胱或耻骨后前列腺切除术。

③膀胱造瘘　如有尿路感染,应先行膀胱造瘘,抗感染治疗,待症状改善后再择期手术。

(4)其他疗法　经尿道前列腺切开术、经尿道前列腺剜除术、经尿道前列腺汽化术、经尿道球囊扩张术、前列腺水蒸气消融、前列腺动脉栓塞、前列腺尿道支架等。

注意:①手术指征为残余尿量>50ml、最大尿流率<10ml/s。尿流率正常值:男≥15ml/s,女≥20ml/s。
②B超检查——正常前列腺大小为4cm×3cm×2cm(《医学超声影像学》P234)。

【例4】男,72岁。进行性排尿困难6年,近1周出现排尿疼痛伴发热,体温39℃。B超提示前列腺增大,残余尿400ml,双肾积水。尿常规:WBC30~50个/HPF。血BUN及Scr升高。入院后首选的治疗是
A. 抗感染治疗　B. α受体阻滞剂　C. 5α还原酶抑制剂
D. 前列腺切除　E. 耻骨上膀胱造瘘+抗感染治疗(2018)

【例5】男,65岁。进行性排尿困难2年,加重3个月,药物治疗无效。B超检查:残余尿100ml,双肾无积水,最大尿流率10ml/s。心、肺、肝、肾功能正常。首选的治疗方法是
A. 耻骨后前列腺切除　B. 经尿道热疗　C. 耻骨上膀胱造瘘
D. 经尿道前列腺切除　E. 耻骨上经膀胱前列腺切除(2020)

(6~7题共用题干)男,68岁。尿频、尿急5年,加重伴排尿困难10天。5年前出现尿频、尿急,偶有尿痛,伴夜尿增多,每晚2~3次。10天前饮酒后,尿频、尿急症状加剧,夜尿增至每晚4~5次,无血尿、腰痛。直肠指诊示前列腺增大,中央沟变浅,质硬,未触及硬性结节。B超示前列腺大小为4.4cm×3.1cm×3.0cm,外形规则,残余尿量60ml。血清PSA2.69μg/L。

【例6】该疾病早期累及的部位是
A. 中央带　B. 外周带　C. 移行带
D. 尿道部　E. 尿道纤维括约肌

【例7】该患者首选的治疗方法是
A. 等待观察　B. 留置导尿　C. 口服α受体拮抗剂

D. 膀胱造瘘　　　　E. 经尿道前列腺切除(2024)

二、急性尿潴留

尿潴留是指膀胱内充满尿液而不能排出,常常由排尿困难发展到一定程度引起。

1. 病因

(1)机械性梗阻 前列腺增生(老年男性最多见)、前列腺肿瘤、膀胱颈挛缩、膀胱颈肿瘤、尿道结石。

(2)动力性梗阻 中枢或周围神经系统病变,如脊髓或马尾损伤、肿瘤、糖尿病、骶麻术后等;直肠或盆腔手术损伤副交感神经丛;使用各种松弛平滑肌的药物,如阿托品、普鲁苯辛、山莨菪碱等。

2. 诊断

根据病史和典型临床表现,尿潴留的诊断并不困难。

(1)临床表现 急性尿潴留发病突然,膀胱内充满尿液不能排出,胀痛难忍,辗转不安。体检可见耻骨上膀胱呈半球形膨胀,叩诊为浊音,用手按压有明显尿意。

(2)B 超检查 B 超检查可明确诊断。

3. 治疗

(1)治疗原则 解除梗阻,恢复排尿。

(2)急诊处理 导尿术是解除急性尿潴留最简便常用的方法。

(3)粗针头耻骨上膀胱穿刺吸出尿液 适用于不能插入导尿管的急性尿潴留患者。

(4)耻骨上膀胱造瘘 若无膀胱穿刺造瘘器械,可手术行耻骨上膀胱造瘘。

【例 8】引起急性尿潴留的病因中,属于动力性梗阻的是

A. 膀胱结石　　　　B. 膀胱肿瘤　　　　C. 尿道狭窄

D. 外伤性脊髓损伤　　　　E. 良性前列腺增生(2019)

【例 9】男,70 岁。良性前列腺增生 10 年,口服药物治疗。1 天前饮酒后出现不能自行排尿,下腹胀痛。首选的治疗方法是

A. 耻骨上膀胱穿刺　　　　B. 前列腺切除手术　　　　C. 耻骨上膀胱穿刺造瘘

D. 口服 α_1 受体阻滞剂　　　　E. 导尿并留置导尿管(2021)

注意:①老年男性急性尿潴留最常见的病因是前列腺增生。②急性尿潴留的处理首选导尿术。

常考点 前列腺增生和急性尿潴留为重点内容,应全面掌握。

参考答案——详细解答见《2025 国家临床执业及助理医师资格考试历年考点精析(上、下册)》

1. ABCDE　2. ABCDE　3. ABCDE　4. ABCDE　5. ABCDE　6. ABCDE　7. ABCDE　8. ABCDE　9. ABCDE

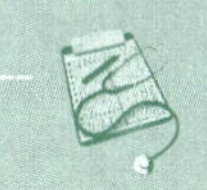

第 25 章　尿路结石

▶▶考纲要求

①尿路结石概述。②上尿路结石。

▶▶复习要点

一、尿路结石概述

泌尿系统结石又称尿石症，可分为上尿路结石和下尿路结石，前者指肾结石和输尿管结石，后者指膀胱结石和尿道结石。

1. 病因

(1)代谢异常　影响结石形成的因素很多，代谢异常为常见原因。

①形成尿结石的物质排出增加　尿液中钙(甲状旁腺功能亢进)、草酸(内源性合成增加)、尿酸(痛风)、胱氨酸(家族性胱氨酸尿症)排出量增加。

②尿 pH 改变　在碱性尿中易形成磷酸镁铵及磷酸盐沉淀;在酸性尿中易形成尿酸和胱氨酸结晶。

③尿中抑制晶体形成和聚集的物质减少　如枸橼酸、焦磷酸盐、酸性黏多糖、镁等。

④尿量减少　使盐类和有机物质浓度增高。

(2)局部病因　尿路梗阻、感染、尿路存在异物，均是诱发结石形成的局部因素。

(3)药物相关因素　引起肾结石的药物分为两类:①尿液浓度高而溶解度较低的药物，如氨苯蝶啶、茚地那韦、硅酸镁、磺胺类药物等;②能够诱发结石形成的药物，如乙酰唑胺、维生素 D、维生素 C、皮质激素等，这些药物在代谢过程中可引起其他成分结石的形成。

2. 尿路结石的成分及性质

	草酸钙结石	磷酸钙、磷酸镁铵结石	尿酸盐结石	胱氨酸结石
发病	最常见	少见	少见	罕见
病因	不明	尿路感染和梗阻	尿酸代谢异常	家族性遗传性疾病
特点	质硬，不易碎，粗糙，不规则，桑葚样，棕褐色	易碎，粗糙，不规则，鹿角形，灰白色、黄色或棕色	质硬，光滑，颗粒状，黄色或红棕色	质坚，光滑，蜡样，淡黄色至黄棕色
平片	易显影	可见多层现象	不显影	不显影

【例 1】碱性尿液中容易形成的尿路结石是

A. 尿酸结石　　B. 草酸结石　　C. 胱氨酸结石
D. 磷酸盐结石　　E. 黄嘌呤结石(2023)

【例 2】与尿路感染有关的泌尿系统结石是

A. 草酸盐结石　　B. 磷酸镁铵结石　　C. 胱氨酸结石
D. 黄嘌呤结石　　E. 尿酸结石(2020)

3. 病理生理

(1)尿路结石的好发部位　输尿管结石常位于三个生理狭窄处(肾盂输尿管连接处、输尿管跨过髂血管处、输尿管膀胱壁段),其中,以输尿管下 1/3 最多见。

(2)尿路结石可引起泌尿道直接损伤、梗阻、感染或恶性变

①直接损伤　结石本身的直接刺激,可致尿路黏膜充血、水肿,甚至糜烂或脱落。

②尿路梗阻　肾盂结石进入输尿管可自然排出;也可停留在尿路的任何部位,引起急性完全性尿路梗阻或慢性不完全性尿路梗阻,最终导致肾积水和肾功能损害。

③尿路感染　尿路结石合并梗阻时,由于尿液淤滞,易并发尿路感染,而感染又会引发结晶的析出和沉淀,使原有结石体积迅速增大,结果进一步加重尿路梗阻,由此形成恶性循环。

④恶性变　结石在肾盏内缓慢长大,充满肾盂及部分或全部肾盏,形成鹿角形结石。结石可合并感染,也可无任何症状,少数病例尿路移行上皮发生鳞化可继发鳞癌。

【例 3】鹿角形结石引起泌尿道的病理生理改变,最严重的后果是

A. 尿路上皮恶性变　　B. 肾积水　　C. 尿路梗阻

D. 尿路感染　　E. 尿毒症

二、上尿路结石

肾和输尿管结石为上尿路结石,主要症状是疼痛和血尿。

1. 临床表现

(1)疼痛　肾结石可引起肾区疼痛伴肋脊角叩击痛。肾盂内大结石及肾盏结石可无明显临床症状,活动后出现上腹或腰部钝痛。输尿管结石可引起肾绞痛或输尿管绞痛。

(2)血尿　多为镜下血尿,少数可见肉眼血尿。有时活动后镜下血尿是上尿路结石的唯一临床表现。

(3)恶心呕吐　常见于输尿管结石引起的尿路梗阻。

(4)膀胱刺激征　常见于结石伴感染或输尿管膀胱壁段结石。

2. 诊断

(1)典型临床表现　与活动有关的疼痛和血尿,尤其是典型的肾绞痛,疼痛发作时有肾区叩击痛,有助于本病的诊断。

(2)尿液检查　能见到肉眼或镜下血尿。

(3)B 超　为首选影像学检查,能显示结石的高回声及其后方的声影,可发现尿路平片不能显示的小结石和 X 线透光结石。

(4)尿路平片　能发现 90%的 X 线阳性结石。正侧位片可除外腹腔内其他钙化阴影,如胆囊结石、肠系膜淋巴结钙化、静脉石等。侧位片显示上尿路结石位于椎体前缘之后,腹腔内钙化阴影位于椎体之前。

(5)静脉尿路造影　可以评价肾结石所致的肾结构和功能改变。

(6)逆行肾盂造影　主要在其他方法不能确定结石部位时采用。

(7)CT　CT 平扫能发现以上检查不能显示的或较小的输尿管结石。有助于鉴别不透光的结石、肿瘤、凝血块等。

右肾鹿角形结石

(8)内镜检查　包括肾镜、输尿管镜、膀胱镜检查等。通常在尿路平片未显示结石,静脉尿路造影有充盈缺损而不能确诊时,借助于内镜可以明确诊断和进行治疗。

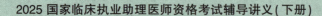

【例 4】男,30 岁。右侧腰腹部疼痛伴恶心、呕吐 1 天。尿常规 RBC20~30 个/HPF。腹部 X 线片未见明显异常。B 超示右肾积水,右侧输尿管上段扩张,下段因肠积气干扰显示不清。为明确诊断,首选检查为

A. 逆行肾盂造影　　B. 核素肾扫描　　C. MRU

D. 尿液细菌培养　　E. CT 平扫

【例 5】鉴别上尿路结石与腹腔钙化灶常用的检查方法是

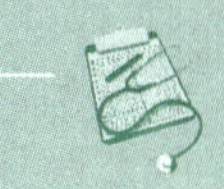

A. 静脉尿路造影　　B. CT　　C. 腹部侧位X线片
D. B超　　E. MRI(2018)

3. 鉴别诊断

需与急性阑尾炎、异位妊娠、卵巢囊肿扭转、急性胆囊炎、胆石症、肾盂肾炎等鉴别。

4. 治疗

(1)病因治疗　少数病人能找到形成结石的病因,如甲状旁腺瘤,切除腺瘤即可防止复发;尿路梗阻者,需要解除梗阻,才能避免结石复发。

(2)药物治疗　直径<0.6cm、表面光滑、结石以下无尿路梗阻时,可采用药物排石治疗。

纯尿酸结石	枸橼酸氢钾钠、碳酸氢钠碱化尿液,口服别嘌醇,饮食调节
胱氨酸结石	碱化尿液、α-巯丙酰甘氨酸和乙酰半胱氨酸有溶石作用,卡托普利可预防胱氨酸结石的形成
感染性结石	控制感染,口服氯化铵酸化尿液,使用脲酶抑制剂,限制食物中磷酸的摄入,应用氢氧化铝凝胶减少肠道对磷酸的吸收,大量饮水增加尿量
解痉镇痛	肾绞痛的治疗以解痉镇痛为主,如非甾体镇痛抗炎药、阿片类(哌替啶、曲马多)、解痉药(阿托品)

(3)体外冲击波碎石(ESWL)　大多数的上尿路结石可采用此方法治疗。

①适应证　直径≤2cm的肾结石和输尿管上段结石。输尿管下段结石治疗成功率比输尿管镜取石低。

②禁忌证　结石远端尿路梗阻、妊娠、出血性疾病、严重心脑血管病、主动脉或肾动脉瘤等。

③碎石效果　与结石部位、大小、性质、是否嵌顿等因素有关。结石体积较大且无肾积水的肾结石,由于碎石没有扩散空间,效果较差,需多次碎石。胱氨酸、草酸钙结石质硬,不易粉碎。

④并发症　一过性肉眼血尿、肾周围血肿、尿路感染、"石街"、肾绞痛。

(4)经皮肾镜碎石取石术(PCNL)　适用于大部分需手术干预的肾结石,包括鹿角形结石,直径≥2.0cm的肾结石、有症状的肾盏结石或憩室内结石、ESWL治疗失败者。

(5)输尿管镜碎石取石术(URL)　适用于中下段输尿管结石、ESWL失败的输尿管上段结石、X线阴性的输尿管结石、停留时间长的嵌顿性结石、ESWL治疗所致的"石街"。输尿管软镜适用于直径<2cm肾结石的治疗。

(6)腹腔镜输尿管切开取石(LUL)　适用于直径>2cm的输尿管结石,经ESWL、输尿管镜手术治疗失败者。一般不作为首选治疗方案,手术入路有经腹腔和经腹膜后两种,后者只适合于输尿管上段结石。

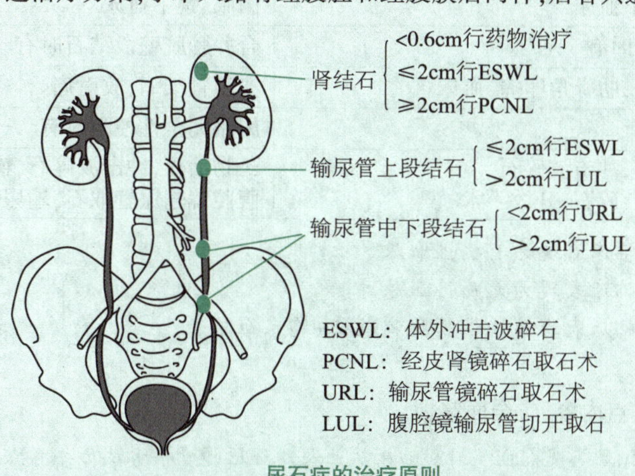

尿石症的治疗原则

(7)开放手术治疗　由于ESWL及内镜技术的普遍开展,开放手术现已少用。

①肾盂切开取石术　适用于肾盂输尿管梗阻合并肾盂结石,可在取石的同时解除梗阻。

②肾实质切开取石术　适用于肾盏结石,尤其是肾盂切开不易取出或多发性肾盏结石。

③肾部分切除　适用于结石在肾的一极或结石所在肾盏有明显扩张、实质萎缩。

④肾切除术　因结石导致肾结构严重破坏,功能丧失,或合并肾积脓,而对侧肾功能良好,可将病肾切除。

⑤输尿管切开取石术　适用于嵌顿较久或其他方法治疗失败的结石。

⑥双侧尿路结石的手术原则　双侧上尿路同时存在结石约占尿路结石病人的15%,手术治疗原则如下。

双侧输尿管结石——先处理梗阻严重侧。条件许可时,应尽可能同时行双侧输尿管取石。

一侧肾结石+另一侧输尿管结石——先处理输尿管结石。

双侧肾结石——先处理容易取出且安全的一侧。若肾功能极差,梗阻严重,全身情况差,宜先行肾造瘘。

【例6】肾绞痛发作时,首选的治疗方法是

A. 中药排石　B. 抗感染　C. 饮水、补液

D. 碱化尿液　E. 解痉止痛(2019)

【例7】男,46岁。反复左腰部胀痛6个月,疼痛加重伴高热1周,经抗感染治疗后症状无缓解。左腰部触痛明显。既往有左肾绞痛、血尿病史。血常规:WBC11.2×10^9/L,N0.80。尿常规:WBC(++++)。B超和KUB检查提示左输尿管上段结石,长径1.5cm,平第4腰椎横突,左肾重度积水。首选治疗方法是

A. 输尿管切开取石　B. 经皮肾镜碎石取石　C. 体外冲击波碎石

D. 肾穿刺造瘘　E. 输尿管镜碎石取石

【例8】上尿路结石体外冲击波碎石的禁忌证是

A. 血尿　B. 腰部疼痛　C. 合并肾积水

D. 结石直径1.5cm　E. 结石远端尿路梗阻(2020)

【例9】患者,男,35岁。左侧腰背部疼痛1天。无尿频、尿急。KUB及CT检查发现左肾盂内有一12mm×9mm的高密度结节。该患者首选的治疗措施是

A. 药物碎石　B. 体外冲击波碎石　C. 经皮肾镜取石

D. 膀胱镜取石　E. 经输尿管镜取石(2024)

5. 肾结石与输尿管结石的鉴别

	肾结石	输尿管结石
疼痛	肾区疼痛,大肾盂或肾盏结石可无症状	肾绞痛,腰部或上腹部阵发性疼痛
血尿	肉眼、镜下血尿	肉眼、镜下血尿
膀胱刺激征	合并感染时有	合并膀胱壁段结石时有
典型症状	肾区疼痛,肋脊角叩痛,血尿	典型肾绞痛,放射痛
恶心呕吐	无	尿路完全性梗阻时有
治疗	药物治疗,冲击波碎石 肾镜取石、碎石,开放手术	药物治疗,冲击波碎石,输尿管镜取石、碎石 腹腔镜输尿管取石,输尿管切开取石

注意:①肾结石的典型临床表现为有痛性血尿。

②肾肿瘤的典型临床表现为无痛性血尿。

③肾结核的典型临床表现为慢性膀胱刺激征+终末血尿。

常考点　重点内容,应全面掌握。

参考答案——详细解答见《2025国家临床执业及助理医师资格考试历年考点精析(上、下册)》

1. ABCDE　2. ABCDE　3. ABCDE　4. ABCDE　5. ABCDE　6. ABCDE　7. ABCDE
8. ABCDE　9. ABCDE

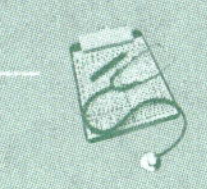

第26章　泌尿系统肿瘤

考纲要求

①肾癌。②膀胱癌。③前列腺癌。

复习要点

一、肾癌(肾细胞癌)

肾细胞癌简称为肾癌,占成人恶性肿瘤的3%~5%、肾恶性肿瘤的85%。

1. 病理

(1)大体　肾癌常为单发,多数为类圆形的实性肿瘤,肿瘤大小不等,常有假包膜,切面以黄色、黄褐色和棕色为主,其中约20%的病例合并囊性变及钙化。

(2)病理类型　肾癌起源于肾小管上皮细胞,病理类型包括透明细胞癌、乳头状细胞癌、嫌色细胞癌、集合管癌、肾髓质癌和未分类的肾细胞癌等。其中透明细胞癌占70%~80%,因细胞质内含大量糖原、胆固醇脂和磷脂类物质,在切片制作过程中这些物质被溶质溶解,细胞质在镜下呈透明状。

(3)扩散　肾癌穿透假包膜后,可侵入肾周筋膜及邻近器官,向内侵及肾盂肾盏引起血尿,还可扩展至肾静脉、下腔静脉形成癌栓,经血液、淋巴转移至肺、肝、骨、脑等。淋巴转移最先到肾蒂淋巴结。

A. 移行细胞癌　　B. 透明细胞癌　　C. 横纹肌肉瘤
D. 鳞癌　　E. 腺癌

【例1】膀胱肿瘤最常见的组织类型是

【例2】肾细胞癌最常见的组织类型是(2017)

2. 临床表现

(1)好发人群　肾癌高发年龄为50~70岁。男女比例约3:2。早期常无明显临床症状。

(2)典型症状　血尿、疼痛和肿块,称为肾癌"三联征"。

①血尿　最为常见,表现为间歇性、无痛、肉眼血尿,表明肿瘤已侵入肾盏、肾盂。

②疼痛　常为腰部钝痛或隐痛,多由肿瘤生长牵张肾包膜或侵犯腰大肌、邻近器官所致。

③肿块　肿瘤较大时,在腹部或腰部可被触及。

(3)副瘤综合征　10%~20%的病人可出现副瘤综合征,表现为发热、高血压、红细胞增多、血小板增多、高钙血症、高血糖等。

(4)转移性肿瘤症状　肾癌最常见的转移部位为肺、骨、肝、肾上腺。如肿瘤侵犯左肾静脉或形成静脉癌栓,可发生同侧精索静脉曲张。

3. 诊断

(1)B超　可作为肾癌的常规筛查。

(2)CT检查　对肾癌确诊率高,是目前诊断肾癌最可靠的影像学方法。

(3)MRI检查　对肾癌诊断的准确性与CT相仿。

【例3】男性,50岁。间歇性无痛性肉眼血尿3个月,经检查诊断为左侧肾癌。该患者出现血尿表明

A. 早期肾癌　　B. 晚期肾癌　　C. 肿瘤内出血

D. 肾癌已侵入肾门　　E. 肾癌已侵入肾盏、肾盂(2022)

【例 4】诊断肾细胞癌最可靠的影像学方法是

A. CT 平扫　　B. 尿路平片+静脉尿路造影　　C. B 超

D. 肾动脉造影　　E. CT 增强扫描(2019)

4. 治疗

(1)肾部分切除术　主要适用于 T_1 期肾癌;部分 T_2 期肾癌、发生于解剖性或功能性孤立肾的肾癌。

(2)根治性肾切除术　是肾癌最主要的治疗方法,主要应用于无法行肾部分切除术的 T_1 期肾癌以及 T_2~T_4 期肾癌。根治性肾切除术范围:肾脏及肾周脂肪、输尿管上段。根治性肾切除术通常不常规行淋巴结清扫,术中发现淋巴结肿大或术前影像学怀疑淋巴结转移时行淋巴结清扫术。

(3)全身治疗　肾癌对放疗和化疗均不敏感。分子靶向药物与免疫联合治疗可显著提高晚期病人的肿瘤控制率,延长总体生存期。

【例 5】男,58 岁。体检时超声检查发现左肾有一 3.0cm×3.0cm 大小占位性病变。增强 CT 检查提示肿瘤强化明显,有较完整的边界,未侵及左肾集合系统,腹膜后淋巴结无肿大。右肾形态及功能正常。该患者合适的治疗是

A. 分子靶向药物治疗　　B. 放射治疗　　C. 左肾动脉栓塞术

D. 左肾部分切除术　　E. 根治性左肾切除术(2024)

二、膀胱癌

膀胱癌是最常见的泌尿系统肿瘤,绝大多数来自上皮组织,其中 90%以上为尿路上皮癌。鳞癌和腺癌各占 2%~3%;1%~5%来自间叶组织,多数为肉瘤如横纹肌肉瘤,多见于儿童。

1. 病理

(1)组织学类型　90%为尿路上皮癌,鳞癌和腺癌各占 2%~3%,来自间叶组织的肉瘤占 1%~5%。

(2)生长方式　分为原位癌、乳头状癌和浸润性癌。原位癌局限在黏膜内,无乳头,也无浸润基底膜现象,但与肌层浸润性直接相关。尿路上皮癌多为乳头状,高级别者常有浸润。

(3)浸润深度　是肿瘤临床和病理分期的依据,是判断预后的最有价值指标之一。根据癌浸润膀胱壁的深度,采用 TNM 分期标准,临床上将 T_{is}、T_a、T_1 期肿瘤称为非肌层浸润性膀胱癌,T_2 及以上则称为肌层浸润性膀胱癌。原位癌一般分化不良,高度恶性,易向肌层浸润性进展。TNM 分期标准如下。

T_a	非浸润性乳头状癌	N	区域淋巴结
T_{is}	原位癌	N_x	区域淋巴结无法评估
T_1	肿瘤侵及上皮下结缔组织	N_0	无区域淋巴结转移
T_2	肿瘤侵犯肌层	N_1	真骨盆区(髂内、闭孔、髂外、骶前)单个淋巴结转移
T_{2a}	肿瘤侵犯浅肌层(内 1/2)	N_2	真骨盆区(髂内、闭孔、髂外、骶前)多个淋巴结转移
T_{2b}	肿瘤侵犯深肌层(外 1/2)	N_3	髂总淋巴结转移
T_3	肿瘤侵犯膀胱周围组织	M	远处转移
T_{3a}	显微镜下发现肿瘤侵犯膀胱周围组织	M_x	远处转移无法评估
T_{3b}	肉眼可见肿瘤侵犯膀胱周围组织	M_0	无远处转移
T_4	肿瘤侵犯前列腺、子宫、阴道、盆壁、腹壁	M_1	有远处转移
T_{4a}	肿瘤侵犯前列腺、精囊、子宫或阴道		
T_{4b}	肿瘤侵犯盆壁或腹壁		

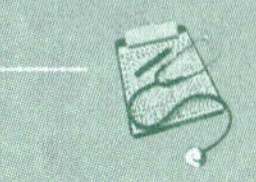

(4)转移　淋巴转移是最主要的转移途径。

①淋巴转移　主要转移至闭孔、髂血管等处盆腔淋巴结。

②直接浸润　可向膀胱壁浸润,突破浆膜层侵及邻近器官。

③血行转移　多在晚期,主要转移至肝、肺、肾上腺等。

④种植转移　见于尿道上皮、腹部切口、腹腔。

膀胱肿瘤的分期

【例 6】膀胱癌在病理上最重要的是

A. 组织类型　　B. 分化程度
C. 病变部位　　D. 浸润深度
E. 生长方式

【例 7】采用 TNM 分期标准,膀胱肿瘤浸润浅肌层的分期是

A. T_a 期　　B. T_1 期
C. T_{2a} 期　　D. T_{2b} 期　　E. T_3 期(2019)

2. 临床表现

(1)好发人群　膀胱癌好发于 50~70 岁男性。

(2)血尿　血尿是膀胱癌最常见和最早出现的症状。80%~90%的病人以间歇性、无痛性、全程肉眼血尿为首发症状,可自行减轻或停止,易给病人造成"好转"或"治愈"的错觉而延误治疗。

(3)膀胱刺激征　尿频、尿急、尿痛多为晚期表现。

(4)排尿困难　三角区及膀胱颈部肿瘤可造成膀胱出口梗阻,导致排尿困难和尿潴留。

3. 诊断

中老年出现无痛性肉眼血尿,应首先想到膀胱癌的可能。

(1)尿常规检查　反复尿沉渣镜检示红细胞计数>5 个/HPF,应警惕膀胱癌可能。

(2)尿细胞学检查　尿细胞学检查诊断膀胱癌的灵敏度为 13%~75%,特异度为 85%~100%。

(3)B 超检查　容易发现直径>0.5cm 的肿瘤,可作为病人的首选检查。

(4)IVU 检查　较大的肿瘤可显示为充盈缺损。

(5)CT 和 MRI 检查　可以判断肿瘤浸润膀胱壁深度、淋巴结和内脏转移的情况。

(6)膀胱镜检查　膀胱癌最常位于侧壁和后壁。膀胱镜+活检是诊断膀胱癌最可靠的方法。

【例 8】男,67 岁。体检发现膀胱占位性病变 1 周。行泌尿系统 CT 检查提示膀胱颈部肿物,大小 1.8cm×1.5cm,有蒂,增强可见不均匀强化。最可能出现的症状是

A. 膀胱区胀痛　　B. 排尿困难　　C. 尿频
D. 尿急　　E. 尿痛(2024)

【例 9】男,60 岁。无痛性肉眼血尿 2 周。无尿频、尿急。直肠指检触及膀胱底部 3.0cm×2.5cm 肿块,质硬。最可能的诊断是

A. 良性前列腺增生　　B. 膀胱癌　　C. 膀胱结石
D. 睾丸鞘膜积液　　E. 交通性鞘膜积液(2024)

A. 膀胱癌　　B. 肾挫伤　　C. 肾结核
D. 肾癌　　E. 肾结石

【例 10】出现腰痛、腰部肿块、血尿,最可能的疾病是

【例 11】出现间歇性无痛性肉眼血尿,最可能的疾病是(2022)

4. 治疗

(1)非肌层浸润性膀胱癌(T_{is}、T_a、T_1 期)　多采用经尿道膀胱肿瘤切除术(TURBT),术后辅助膀胱灌注化疗或免疫治疗。TURBT 既是膀胱癌的重要诊断方法,同时也是首选的治疗手段。

(2)肌层浸润性膀胱癌(T_2~T_4 期)　应采用根治性膀胱切除术+盆腔淋巴结清扫术。

(3)膀胱非尿路上皮癌(鳞癌和腺癌) 根治性膀胱切除术+盆腔淋巴结清扫术是其主要治疗方式。

【例12】血尿患者,膀胱镜见膀胱右侧壁有2.5cm×1.0cm新生物,有蒂,距右输尿管口3cm,活检诊断移行细胞癌T_1期。首选的治疗方法是

A. 膀胱灌注化疗　B. 经尿道膀胱肿瘤切除术　C. 膀胱部分切除术

D. 膀胱全切除　E. 放疗

【例13】男,52岁。无痛性肉眼血尿3个月。膀胱镜检查见膀胱三角区有一4cm×3cm新生物,呈浸润性生长,病理诊断为膀胱腺癌。最适宜的治疗方法是

A. 膀胱部分切除　B. 经尿道膀胱肿瘤电切　C. 化疗

D. 根治性膀胱切除　E. 放疗(2022)

【例14】女,62岁。膀胱炎病史多年,近期反复出现肉眼血尿。膀胱镜检查可见膀胱左侧壁乳头状肿瘤,大小1.5cm×1cm,有蒂,活组织病理检查为尿路上皮癌Ⅰ级。最适宜的治疗措施是

A. 放疗　B. 膀胱内药物灌注治疗　C. 膀胱全切除术

D. 开放保留膀胱手术　E. 经尿道膀胱肿瘤电切术(2018)

三、前列腺癌

前列腺癌是老年男性的常见恶性肿瘤,目前已位居泌尿、男生殖系统恶性肿瘤第一位。

1. 病理

(1)病理类型 包括腺泡腺癌(占95%)、导管内癌、导管腺癌、鳞癌、神经内分泌肿瘤等。

(2)好发部位 好发于前列腺外周带,常为多病灶起源。

(3)组织学分级 按Gleason评分≤6分、7分、≥8分,将病人分为低危、中危、高危组,评分越高,预后越差。

(4)临床分期 前列腺癌的临床分期多采用TNM分期系统,分为4期。

T_1期是指前列腺增生手术标本中偶然发现的小病灶;T_2期是指肿瘤局限于前列腺包膜内;T_3期是指肿瘤穿破包膜或侵犯精囊;T_4期是指肿瘤侵犯膀胱颈、尿道外括约肌、直肠、肛提肌和/或盆壁。

T_x	原发肿瘤不能评价	N	区域淋巴结
T_0	无原发肿瘤证据	N_x	区域淋巴结不能评估
T_1	不能被扪及和影像学难以发现的临床隐匿肿瘤	N_0	无区域淋巴结转移
T_{1a}	偶发肿瘤体积<所切除组织体积的5%	N_1	区域淋巴结转移
T_{1b}	偶发肿瘤体积>所切除组织体积的5%	M	远处转移
T_{1c}	穿刺活检发现肿瘤(如由于前列腺特异性抗原升高)	M_x	远处转移无法评估
T_2	局限于前列腺内的肿瘤	M_0	无远处转移
T_{2a}	肿瘤限于单叶的1/2	M_1	有远处转移
T_{2b}	肿瘤超过单叶的1/2但限于该单叶	M_{1a}	有区域外淋巴结转移
T_{2c}	肿瘤侵犯两叶	M_{1b}	骨转移
T_3	肿瘤突破前列腺包膜	M_{1c}	其他器官组织转移
T_{3a}	肿瘤侵犯包膜外(单侧或双侧)		
T_{3b}	肿瘤侵犯精囊		
T_4	肿瘤固定或侵犯精囊外组织(尿道外括约肌、直肠、肛提肌、盆壁)		

A. T_1期　B. T_2期　C. T_{3a}期

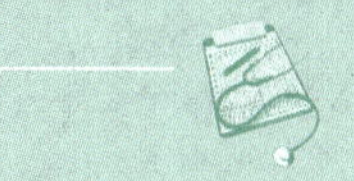

D. T_{3b} 期　　　　E. T_4 期

【例 15】患者前列腺特异性抗原阴性，经尿道前列腺切除术后病理检查发现前列腺癌病灶，可能的分期是

【例 16】前列腺癌根治术后，病理报告突破两叶包膜，未侵犯精囊，最可能的分期是(2023)

2. 临床表现

(1)早期 多数无明显临床症状，常因体检或者在其他非前列腺癌手术后通过病理检查发现。

(2)中期 可表现为尿频、尿急、排尿困难，甚至尿潴留或尿失禁等。

(3)晚期 可有浸润、转移症状。

3. 诊断

直肠指检、血清前列腺特异性抗原(PSA)测定、超声引导下穿刺活检是诊断前列腺癌的三个主要方法。

(1)直肠指检 可以发现前列腺结节，质地坚硬。

(2)PSA 升高 前列腺特异性抗原(PSA)是前列腺癌重要的血清标志物。前列腺癌常伴血清 PSA 升高。PSA 正常参考值为 0~4ng/ml。

(3)前列腺穿刺活检 是病理确诊前列腺癌的主要方法，多在经直肠超声的引导下进行。

(4)MRI 可对肿瘤局部侵犯程度及有无盆腔淋巴结转移作出初步评估。

【例 17】患者，男性，75 岁。尿频、尿急、排尿困难 1 年。直肠指检扪及前列腺增大，中间沟消失，可触及黄豆大小的结节，质硬。为明确诊断，首选的检查是

A. 前列腺液常规检查　　B. 静脉肾盂造影　　C. 前列腺穿刺活检
D. 尿流动力学检查　　E. 血清前列腺特异性抗原(2024)

4. 治疗

(1)手术治疗 根治性前列腺切除术是治疗前列腺癌最有效的方法，并根据病人危险分层和淋巴结转移情况决定是否行淋巴结清扫。手术可通过传统开放手术、腹腔镜、机器人腹腔镜等完成。

(2)放射治疗 分为根治性放疗、术后辅助放疗和姑息性放疗。

(3)内分泌治疗 包括去势治疗和抗雄激素治疗。去势治疗是通过去除体内雄激素，抑制前列腺癌的生长，包括手术去势和药物去势。抗雄激素药物可阻断体内雄激素与受体结合，抑制雄激素受体活性，达到抑制肿瘤细胞生长的目的。

(4)其他治疗 包括冷冻治疗、高强度聚焦超声、化疗、免疫治疗、靶向治疗等。

注意：①早期前列腺癌(肿瘤局限于前列腺内部)应行根治性前列腺切除术或根治性放疗。
②局部进展期(肿瘤突破前列腺包膜但未发生转移)、转移性前列腺癌应行 ADT 为主的姑息性治疗。

【例 18】男，62 岁。进行性排尿困难 1 年。直肠指检示前列腺稍增大，左侧叶有 1 枚黄豆大小硬结，PSA15ng/ml。MRI 见前列腺增大，边界清，左侧外周带有低信号病灶，精囊形态正常。前列腺穿刺诊断为前列腺癌，Gleason 分级评分 3+4=7。其余检查未见异常。首选的治疗方法是

A. 根治性前列腺切除术　　B. 经尿道前列腺切除术　　C. 内分泌治疗
D. 全身化疗　　E. 前列腺冷冻治疗(2017)

▶▶常考点 重点内容，应全面掌握。

参考答案——详细解答见《2025 国家临床执业及助理医师资格考试历年考点精析(上、下册)》

1. ABCDE　2. ABCDE　3. ABCDE　4. ABCDE　5. ABCDE　6. ABCDE　7. ABCDE
8. ABCDE　9. ABCDE　10. ABCDE　11. ABCDE　12. ABCDE　13. ABCDE　14. ABCDE
15. ABCDE　16. ABCDE　17. ABCDE　18. ABCDE

第27章 隐睾与鞘膜积液

▶▶考纲要求

①隐睾症。②鞘膜积液。

▶▶复习要点

一、隐睾症

隐睾症是指睾丸下降异常,使睾丸不能降至阴囊而停留在腹膜后、腹股沟管或阴囊入口处。

1. 病因

①胚胎时期牵引睾丸下降的索带异常或缺如。

②先天性睾丸发育不全、睾丸对性激素不敏感,失去了激素对睾丸下降的动力作用。

③在胎儿发育过程中,母体缺乏促性腺激素,影响了睾丸下降的动力作用。

2. 诊断

(1)阴囊内无睾丸 出生时即发现一侧或双侧阴囊内无睾丸。单侧多见,双侧仅占10%~20%。

(2)体格检查 单侧隐睾症者,可见双侧阴囊不对称。双侧隐睾症者,可见双侧阴囊扁平,阴囊内不能扪及睾丸。约80%在腹股沟管部位可扪及偏小而活动的睾丸。

3. 治疗

(1)内分泌治疗 1岁以内的睾丸有自行下降的可能。若1岁以后睾丸仍未下降,可短期应用绒毛膜促性腺激素,500U,肌内注射,每周2次,总剂量5000~10000U。

(2)手术治疗 若2岁以前睾丸仍未下降,应采用睾丸固定术将其拉下。若睾丸萎缩,又不能被拉下并置入阴囊,而对侧睾丸正常,则可将未降睾丸切除。双侧腹腔内隐睾不能下降复位者,可作睾丸移植术。

【例1】男孩,2岁。发现左腹股沟区包块1周。查体:左腹股沟区可触及一包块,大小1.5cm×2.0cm×1.5cm,质韧,光滑,活动可,不能还纳腹腔,左侧阴囊空虚。治疗宜选择

A. 继续观察　　B. 注射绒毛膜促性腺激素　　C. 睾丸固定术

D. 无张力疝修补术　　E. 睾丸自体移植术(2024)

二、鞘膜积液

睾丸和/或精索鞘膜囊内积聚的液体增多而形成囊性肿块者,称为鞘膜积液。

1. 病因

胚胎早期,睾丸位于腹膜后第2~3腰椎旁,以后逐渐下降,7~9个月时睾丸经腹股沟管下降至阴囊。同时附着于睾丸的腹膜也一并下降形成鞘状突。出生前后与腹腔相通的鞘状突部分闭合,仅睾丸周围的鞘状突最终形成一鞘膜囊,其紧贴睾丸表面的囊壁称为脏层,而靠近阴囊组织的称为壁层。正常时鞘膜囊仅有少量浆液,当鞘膜的分泌与吸收功能失去平衡,如分泌过多或吸收过少,都可形成鞘膜积液。

2. 分型

鞘状突在不同的部位闭合不全,可形成各种类型的鞘膜积液。

(1)睾丸鞘膜积液 鞘状突闭合正常,但睾丸鞘膜囊内有较多积液,呈球形或卵圆形。由于睾丸、附

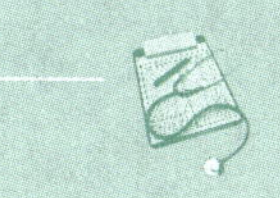

睾被包裹，体检时睾丸不能触及。

(2)精索鞘膜积液　鞘状突的两端闭合，而中间的精索鞘膜囊未闭合且有积液，积液与腹腔、睾丸鞘膜囊都不相通，又称精索囊肿。呈椭圆形、梭形或哑铃形，沿精索生长，其下方可扪及正常睾丸、附睾。

(3)睾丸、精索鞘膜积液　出生前鞘状突在内环处闭合，而精索处未闭合，并与睾丸鞘膜囊连通。外观呈梨形。外环口虽受积液压迫而扩大，但与腹腔不相通。

(4)交通性鞘膜积液　鞘状突完全未闭合，鞘膜囊的积液可经一小管与腹腔相通。有时可有肠管或大网膜进入鞘膜囊，导致先天性腹股沟疝。

3. 临床表现

	睾丸鞘膜积液	精索鞘膜积液	睾丸、精索鞘膜积液	交通性鞘膜积液
一般特性	临床上最多见	又称精索囊肿	主要见于婴儿	又称先天性鞘膜积液
鞘状突	闭合正常，但睾丸鞘膜内有较多积液	两端闭合，而中间的精索鞘膜未闭合且有积液	鞘状突在内环处闭合，在精索处未闭合	鞘状突完全未闭合
相通情况	鞘膜囊独立，与腹腔、精索鞘膜囊均不相通	鞘膜囊独立，与腹腔、睾丸鞘膜囊均不相通	睾丸鞘膜囊与精索鞘膜囊相通，与腹腔不通	鞘膜囊与腹腔相通
肿物形态	球形、卵圆形	椭圆形、梭形	梨形	条索形
透光试验	阳性	阳性	阳性	阳性
平卧后	肿物不消失	肿物不消失	肿物不消失	肿物可消失
睾丸扪诊	不能扪及睾丸	能扪及睾丸	不能扪及睾丸	能扪及睾丸
肿物特点	表面光滑，有弹性，无压痛	肿物与睾丸分界清楚，牵拉睾丸时肿物上下移动	肿物位于阴囊内，外环口受积液压迫而扩大	站立时肿物出现，平卧时肿物消失

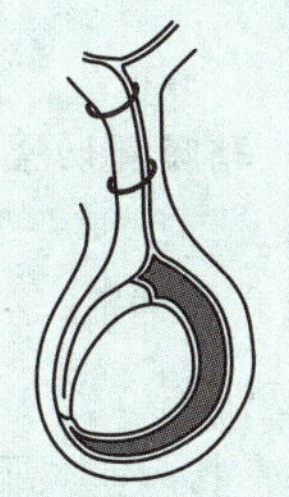
睾丸鞘膜积液

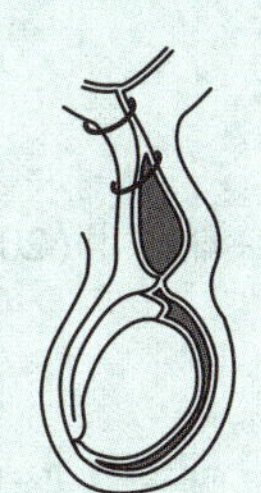
精索鞘膜积液

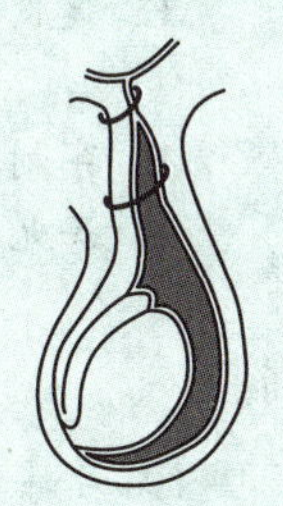
睾丸、精索鞘膜积液

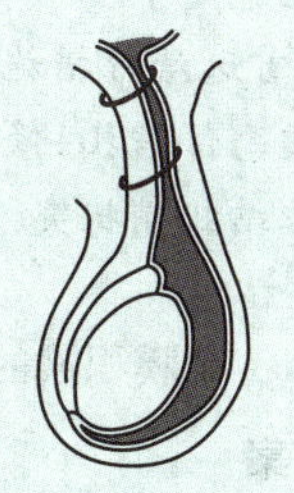
交通性鞘膜积液

4. 诊断

根据病史、临床表现及体检特点，容易诊断。

(1)透光试验　为可靠检查方法。在暗室内或用黑色纸筒罩于阴囊，手电筒由阴囊肿物下方上照时，积液有透光性，为透光试验阳性。若为睾丸肿物或腹股沟斜疝，则无透光性，为透光试验阴性。*注意：若积液为脓性、血性或乳糜性时，透光试验也为阴性。*

(2)阴囊B超　呈液性暗区，有助于与睾丸肿瘤及腹股沟斜疝的鉴别。

5. 鉴别诊断　参阅上表。

6. 治疗

(1)婴儿先天性鞘膜积液　可自行吸收消退，无须急于手术治疗，1岁以后仍存在的建议手术治疗。

(2)睾丸鞘膜积液　成人的睾丸鞘膜积液，如积液量少，无任何症状，不需要手术治疗。积液量多，体积大伴明显的症状，可行睾丸鞘膜切除+翻转术。

(3)精索鞘膜积液　需将鞘膜囊全部切除。

(4) **交通性鞘膜积液** 应在内环处高位结扎鞘状突。

(5) **继发性睾丸鞘膜积液** 若为损伤性积血,可采用保守治疗。若乳糜状积液中找到微丝蚴者,则需口服乙胺嗪治疗,并行睾丸鞘膜翻转术。

【例 2】阴囊内无痛性包块,透光试验阳性。最可能的诊断是

A. 睾丸肿瘤　B. 腹股沟斜疝　C. 附睾结核

D. 精索静脉曲张　E. 鞘膜积液(2019)

【例 3】男孩,3 岁。右侧阴囊内肿块,光滑,有波动感,右侧睾丸未触及,卧位时肿块不消失。首先考虑的诊断是

A. 腹股沟疝　B. 精索鞘膜积液　C. 隐睾

D. 睾丸鞘膜积液　E. 交通性鞘膜积液

【例 4】男,4 岁。右侧阴囊肿大,质软,透光试验阳性,平卧后可消失。最可能的诊断是

A. 附睾囊肿　B. 腹股沟斜疝　C. 交通性鞘膜积液

D. 睾丸鞘膜积液　E. 睾丸肿瘤(2022)

A. 精索鞘膜积液　B. 腹股沟斜疝　C. 睾丸鞘膜积液

D. 交通性鞘膜积液　E. 睾丸肿瘤

【例 5】阴囊囊性肿块,卧位时肿块缩小或消失,透光试验阳性。最可能的诊断是

【例 6】阴囊囊性肿块,卧位无缩小,表面光滑,无压痛,摸不到睾丸,透光试验阳性。最可能的诊断是

(7~8 共用题干)男性,53 岁。进行性右侧睾丸肿大 1 年。无疼痛,行走不便。查体:右侧睾丸 6cm×5cm×4cm,无压痛,右侧睾丸不能扪及,平卧后肿大的睾丸不缩小,透光试验阳性。

【例 7】该患者最可能的诊断是

A. 睾丸鞘膜积液　B. 精索鞘膜积液　C. 交通性鞘膜积液

D. 睾丸肿瘤　E. 腹股沟斜疝

【例 8】该患者首选治疗措施是

A. 疝囊高位结扎+修补术　B. 穿刺抽液　C. 鞘膜囊切除术

D. 高位结扎鞘状突　E. 睾丸鞘膜切除+翻转术(2023)

常考点 鞘膜积液的鉴别诊断。

参考答案——详细解答见《2025 国家临床执业及助理医师资格考试历年考点精析(上、下册)》

1. ABCDE　2. ABCDE　3. ABCDE　4. ABCDE　5. ABCDE　6. ABCDE　7. ABCDE
8. ABCDE

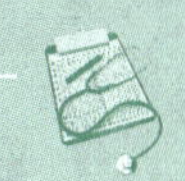

第 28 章　骨折概论

▶考纲要求

骨折概论。

▶复习要点

一、骨折的成因、分类、临床表现与影像学检查

骨折是指骨的完整性和连续性中断。

1. 骨折成因

骨折成因	定义	举例
病理性骨折	骨折由骨骼疾病所致，受轻微外力即可发生骨折	骨髓炎、骨肿瘤导致的骨折
直接暴力骨折	暴力直接作用于受伤部位造成骨折，常伴有不同程度的软组织损伤	车轮撞击小腿致胫腓骨骨干骨折
间接暴力骨折	力量通过传导、杠杆、旋转和肌收缩使受伤部位远端肢体因作用力和反作用力的关系发生骨折	跌倒时以手掌撑地，暴力向上传导，可致桡骨远端骨折
疲劳性骨折	也称应力性骨折，长期、反复、轻微的直接或间接损伤可致肢体某一特定部位骨折	远距离行军易致第 2、3 跖骨骨折

2. 骨折分类

①根据骨折处皮肤、黏膜的完整性分类　分为闭合性骨折和开放性骨折。

②根据骨折的程度和形态分类　按骨折线的方向及形态可分为横形骨折、斜形骨折、螺旋形骨折、粉碎性骨折、青枝骨折、嵌插骨折、压缩骨折、骨骺损伤。

③根据骨折端稳定程度分类　分为稳定性骨折、不稳定性骨折。

骨折分类	定义	举例
闭合性骨折	骨折处皮肤或黏膜完整，骨折端不与外界相通	不伴皮肤破损的 Colles 骨折
开放性骨折	骨折处皮肤或黏膜破裂，骨折端与外界相通	伴直肠破裂的尾骨骨折
不完全骨折	骨的完整性和连续性部分中断	裂缝骨折、青枝骨折
完全骨折	骨的完整性和连续性全部中断	嵌插骨折、压缩骨折、骨骺分离、凹陷骨折
稳定性骨折	骨折端不易发生移位的骨折	裂缝骨折、青枝骨折、横形骨折、压缩骨折、嵌插骨折
不稳定性骨折	骨折端易发生移位的骨折	斜形骨折、螺旋形骨折、粉碎性骨折

【例 1】下列选项中，属于不完全骨折的是

A. 横形骨折　　B. 裂缝骨折　　C. 压缩性骨折
D. 螺旋形骨折　　E. 嵌插骨折(2022)

3. 骨折端移位

成角移位	两骨折端的纵轴线交叉形成前、后、内、外成角
短缩移位	两骨折端相互重叠或嵌插,使其缩短
旋转移位	远侧骨折端围绕骨的纵轴旋转
侧方移位	以近侧骨折端为准,远侧骨折端向前、后、内、外的侧方移位
分离移位	两骨折端在纵轴上相互分离,形成间隙

4. 骨折的临床表现

(1)全身表现 主要包括休克和发热。

①休克 骨折所致的出血是主要原因,特别是骨盆骨折、股骨骨折和多发性骨折,其出血量大者可达2000ml 以上。严重的开放性骨折或并发重要内脏器官损伤时亦可导致休克甚至死亡。

②发热 骨折后体温一般正常,出血量较大的骨折,可有低热。开放性骨折出现高热时,应考虑感染。

(2)局部表现 包括一般表现和特有体征。

①骨折的一般表现 为局部疼痛、肿胀、功能障碍。

②骨折的特有体征 为局部畸形、异常活动、骨擦音或骨擦感。具有这三个体征之一者,即可诊断为骨折。但有些骨折如裂缝骨折、嵌插骨折、脊柱骨折、骨盆骨折,没有这三个典型的骨折特有体征。

【例 2】骨折的特有特征为

A. 局部畸形　　B. 张力性水疱　　C. 局部疼痛
D. 局部肿胀　　E. 皮下瘀斑(2022)

【例 3】属于骨折全身表现的是

A. 发热　　B. 功能障碍　　C. 肿胀
D. 疼痛　　E. 肢体活动障碍(2024)

5. 骨折的影像学检查

(1)骨折的 X 线检查 为首选且常规的检查。可以帮助了解骨折的类型和骨折端移位情况,对于骨折的治疗具有重要指导意义。有些轻微的裂缝骨折,急诊拍片未见明显骨折线,应于伤后 2 周拍片复查。此时,骨折断端的吸收常可出现骨折线。

(2)骨折的 CT 检查 对于骨和关节解剖部位复杂或常规 X 线难以检查的部位,CT 能提供更多的诊断信息,如骨盆、髋、骶骨、骶髂关节、胸骨、脊柱等部位的骨折。

(3)骨折的 MRI 检查 磁共振对软组织层次的显示和观察椎体周围韧带、脊髓损伤情况较好。还可以发现 X 线平片及 CT 未能发现的隐匿性骨折并确定骨挫伤的范围。

二、骨折的并发症

1. 骨折的早期并发症

(1)休克 严重创伤、骨折引起大出血或重要器官损伤所致。每次失血量超过总血量的 20%(800ml)即可引起休克。骨盆骨折、股骨干骨折出血量常超过 800ml,易导致失血性休克。

(2)脂肪栓塞综合征 多见于股骨干骨折。是由于骨折处髓腔内血肿张力过大,骨髓被破坏,脂肪滴进入破裂的静脉窦内,引起肺、脑脂肪栓塞。主要表现为低氧血症、神经系统异常和瘀点状皮疹。

(3)重要脏器损伤 下位肋骨骨折可造成肝、脾破裂。肋骨骨折可造成肺损伤。骨盆骨折可造成膀胱和尿道损伤。骶尾骨骨折可导致直肠损伤。

【例 4】最易出现失血性休克的骨折是

A. 脊柱骨折　　B. 股骨颈骨折　　C. 肱骨外上髁骨折
D. 骨盆骨折　　E. 肱骨干骨折(2018)

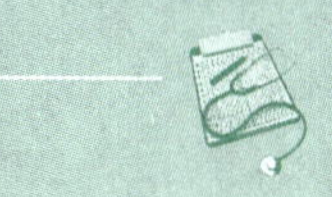

【例5】男,35岁。左股骨干骨折内固定术后2天,突发右胸痛,咳嗽,氧饱和度显示92%,心、肺查体未见明显异常。应首先考虑的诊断是

A. 脂肪栓塞　B. 急性呼吸窘迫综合征　C. 肺血栓栓塞
D. 胸膜炎　E. 肺不张(2021)

(4)**重要周围组织损伤**　骨折易造成血管、神经损伤,如下。

骨折部位	合并伤	骨折部位	合并伤
锁骨骨折	臂丛损伤	肱骨中下1/3骨折	桡神经
肱骨髁上骨折	肱动脉、正中神经	伸直型肱骨髁上骨折	前臂骨筋膜室综合征
股骨颈骨折	股骨头坏死	股骨髁上骨折	腘动脉
股骨下1/3骨折	腘动脉、静脉,胫神经、腓总神经	腓骨颈骨折	腓总神经
胫骨上段骨折	胫前或胫后动脉	胫骨中1/3骨折	小腿骨筋膜室综合征
耻骨骨折	尿道	尾骨骨折	直肠

注意:解题时注意"肱骨髁上骨折≠肱骨内上髁骨折"。

(5)**骨筋膜室综合征**　是指由骨、骨间膜、肌间隔和深筋膜形成的骨筋膜隔室内肌肉和神经因急性缺血而产生的一系列早期综合征。常见于前臂掌侧和小腿,多由创伤性骨折后血肿和组织水肿引起骨筋膜隔室内内容物体积增加,或外包扎过紧、局部压迫使骨筋膜隔室容积减小而导致骨筋膜室内压力增高所致。当压力达到一定程度,可使供应肌肉的小动脉关闭,形成缺血—水肿—缺血的恶性循环,从而导致"骨筋膜室高压→濒临缺血性肌挛缩→缺血性肌挛缩→坏疽"的结果。

早期可根据以下四个体征确定诊断:①患肢感觉异常;②被动牵拉受累肌肉出现疼痛(肌肉被动牵拉试验阳性);③肌肉在主动屈曲时出现疼痛;④筋膜隔室即肌腹处有压痛。

骨筋膜隔室综合征常并发肌红蛋白尿、高钾血症等,治疗时应予以足量补液促进排尿。如果筋膜室压力>30mmHg,应及时行筋膜切开减压手术。

【例6】肱骨中下1/3骨折最可能导致

A. 桡神经损伤　B. 坠积性肺炎　C. 尺动脉损伤
D. 缺血性骨坏死　E. 创伤性关节炎

【例7】下肢外伤后,小腿外侧和足背感觉障碍。X线片示腓骨颈骨皮质不连续。受损的神经是

A. 胫神经　B. 腓肠神经　C. 腓总神经
D. 坐骨神经　E. 股神经(2022)

【例8】男,25岁。1小时前重物砸伤右前臂,诊断为尺桡骨双骨折。手法复位、管型石膏固定术后X线示复位满意。此后疼痛不能缓解,且持续加重。查体:石膏固定稳妥,右手部皮肤感觉减退,手指主动活动受限,被动牵拉疼痛加重。首先应给予的处理措施是

A. 应用消肿、止痛药物　B. 立即松绑石膏托　C. 抬高患肢,促进血液回流
D. 骨筋膜室切开减压术　E. 继续观察(2022)

2. 骨折的晚期并发症

(1)**坠积性肺炎**　主要发生于因骨折长期卧床不起的病人,特别是老年、体弱和伴有慢性病的病人。

(2)**压疮**　严重创伤性骨折,长期卧床不起,身体骨突起处受压,局部血液循环障碍,易形成压疮。常见部位有骶骨部、髋部、足跟部。

(3)**下肢深静脉血栓形成**　多见于骨盆骨折或下肢骨折,下肢长时间制动,静脉血回流缓慢,加之创伤所致血液高凝状态,易导致血栓形成。

(4)**感染**　骨折后局部血运不良、软组织条件差,或开放性骨折清创不彻底、软组织覆盖欠佳等可引

起感染。

(5)创伤性骨化性肌炎 又称损伤性骨化。由于关节扭伤、脱位或关节附近骨折,骨膜剥离形成骨膜下血肿,处理不当使血肿扩大,血肿机化并在关节附近软组织内广泛骨化,造成严重关节活动功能障碍。常见于肘关节。

(6)创伤性关节炎 关节内骨折,未能达解剖复位,骨愈合后使关节面不平整,长期磨损致使关节活动时出现疼痛。

(7)关节僵硬 患肢长时间固定,静脉和淋巴回流不畅,关节周围组织中浆液纤维性渗出和纤维蛋白沉积,发生纤维粘连,同时关节囊和周围肌肉挛缩,致使关节活动障碍。

(8)急性骨萎缩 即损伤所致关节附近的疼痛性骨质疏松和软组织萎缩,亦称反射性交感神经性营养不良。好发于手、足骨折后,典型症状是疼痛和血管舒缩紊乱。

(9)缺血性骨坏死 骨折可破坏某一骨折端的血液供应,从而使该骨折端发生缺血性坏死。常见的有腕舟骨骨折、股骨颈骨折后发生的缺血性骨坏死。

(10)缺血性肌挛缩 是骨筋膜室综合征处理不当的严重后果。可由骨折和软组织损伤直接所致,更常见的是骨折处理不当造成,特别是外固定过紧。典型畸形是爪形手和爪形足。

骨折并发症	常见或好发部位	骨折并发症	常见或好发部位
脂肪栓塞综合征	股骨干骨折	骨筋膜室综合征	前臂掌侧、小腿
创伤性骨关节炎	关节内骨折	损伤性骨化	肘关节(肱骨髁上骨折)
缺血性骨坏死	股骨头下型骨折	缺血性肌挛缩	前臂掌侧、小腿(爪形手或爪形足)

注意:①长期卧床的骨折并发症——坠积性肺炎、压疮、下肢深静脉血栓形成。
②骨折和关节损伤最常见的并发症——关节僵硬。
③骨折最严重的晚期并发症——缺血性肌挛缩(爪形手或爪形足)。
④急性骨萎缩为骨折的晚期并发症,而不是早期并发症。

【例9】属于骨折晚期并发症的是
A. 急性骨萎缩　B. 休克　C. 骨筋膜室综合征
D. 脂肪栓塞综合征　E. 周围神经损伤(2020)

【例10】骨筋膜室综合征的晚期并发症是
A. 缺血性骨坏死　B. 肾衰竭　C. 缺血性肌挛缩
D. 肺栓塞　E. 损伤性骨化(2023)

【例11】男性儿童,左肘摔伤急诊就医,小夹板外固定后,前臂高度肿胀,手部青白发凉,麻木无力。经X线片诊断为左肱骨髁上骨折。若不及时处理,其最可能的后果是
A. 感染　B. 缺血性骨坏死　C. 骨化性肌炎
D. 关节僵硬　E. 缺血性肌挛缩(2022)

A. 膝关节　B. 肘关节　C. 前臂
D. 上臂　E. 大腿

【例12】最容易发生骨筋膜室综合征的部位是
【例13】最容易发生损伤性骨化的部位是(2020)

三、骨折愈合的分期及临床愈合标准、影响骨折愈合的因素、急救处理

1. 骨折愈合过程

骨折愈合分三个阶段:血肿炎症机化期、原始骨痂形成期、骨痂改造塑形期。

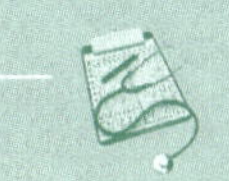

(1)血肿炎症机化期　这一过程约在骨折后2周完成。

①血肿形成　肉芽组织形成过程,骨折导致骨髓腔、骨膜下、周围组织血管破裂出血,在骨折断端及其周围形成血肿。伤后6~8小时,由于内、外凝血系统被激活,骨折断端的血肿凝结成块。

②无菌性炎症反应　严重的损伤和血管断裂使骨折端缺血,可致部分软组织和骨组织坏死,在骨折处引起无菌性炎症反应。

③肉芽组织形成　缺血和坏死的细胞所释放的产物,引起局部毛细血管增生扩张、血浆渗出、水肿和炎症细胞浸润,而使血肿机化形成肉芽组织。

④纤维连接　骨折端坏死的骨细胞、成骨细胞及被吸收的骨基质,均向周围释放内源性生长因子。在炎症期刺激间充质细胞聚集、增殖及血管增生,并向成骨细胞转化。骨形态发生蛋白(BMP)具有独特的诱导成骨作用,主要诱导未分化的间充质细胞分化形成软骨和骨。肉芽组织内成纤维细胞合成和分泌大量胶原纤维,转化为纤维结缔组织,使骨折两端连接起来,称为纤维连接。

(2)原始骨痂形成期　成人一般需3~6个月。

①内骨痂和外骨痂的形成　首先形成内骨痂和外骨痂,骨内、外膜增生,新生血管长入,成骨细胞大量增生,合成并分泌骨基质,使骨折端附近内、外形成的骨样组织逐渐骨化,形成新骨,即膜内成骨。由骨内、外膜紧贴骨皮质内、外形成的新骨,分别称为内骨痂和外骨痂。

②临床愈合　骨痂不断钙化加强,当其达到足以抵抗肌肉收缩及剪力和旋转力时,则骨折达到临床愈合。此时,X线平片上可见骨折处有梭形骨痂阴影,但骨折线仍隐约可见。骨折愈合过程中,膜内成骨速度比软骨内成骨快,而膜内成骨又以骨外膜为主。

(3)骨痂改造塑形期　这一过程需1~2年。原始骨痂中新生骨小梁逐渐增粗,排列逐渐规则和致密。骨折端的坏死骨经破骨和成骨细胞的侵入,完成死骨清除和新骨形成的爬行替代过程,使骨折部位形成骨性连接。随着肢体活动和负重,根据Wolff定律,骨的机械强度取决于骨的结构,成熟骨板经过成骨细胞和破骨细胞相互作用,在应力轴线上成骨细胞相对活跃,有更多新骨生成坚强的板层骨,而在应力轴线以外,破骨细胞相对活跃,使多余的骨痂逐渐被吸收而清除。髓腔重新沟通,骨折处恢复正常骨结构。

2. 骨折临床愈合标准

临床愈合是骨折愈合的重要阶段,其标准为:①局部无压痛及纵向叩击痛。②局部无异常活动。③X线片显示骨折处有连续性骨痂,骨折线模糊。④拆除外固定后,如为上肢能向前平举1kg重物持续1分钟;如为下肢不扶拐能在平地连续步行3分钟,并不少于30步;连续观察2周骨折处不变形(10版《外科学》P621已删除了标准④)。

【例14】骨折愈合过程中,属于血肿机化演进期表现的是

A. 可形成内骨痂、外骨痂　　B. 出现无菌性炎症反应　　C. 出现膜内化骨
D. 多出现软骨内化骨　　E. 可形成环状骨痂、髓内骨痂(2018)

【例15】完成骨折血肿炎症机化期一般需要

A. 1周　　B. 2周　　C. 3周
D. 4周　　E. 5周(2021)

【例16】关于上肢骨折临床愈合标准,不正确的叙述是

A. 局部无压痛　　B. X线片显示骨折处有连续性骨痂
C. 局部无异常活动　　D. 拆除外固定后上肢平举0.5kg重物达1分钟
E. 局部无纵向叩击痛(2019)

3. 影响骨折愈合的因素

(1)全身因素　包括年龄和健康状况。

①年龄　不同年龄骨折愈合差异很大,如新生儿股骨骨折2周后即可达到坚固愈合,成人股骨骨折一般需3个月左右。儿童骨折愈合较快,老年人则所需时间更长。

②健康状况　健康状况欠佳,特别是患有慢性消耗性疾病者,如糖尿病、营养不良、恶性肿瘤以及钙磷代谢紊乱病人,骨折愈合时间明显延长。

(2)局部因素　影响骨折愈合的局部因素如下。

骨折的类型	螺旋形和斜形骨折,骨折断面接触面大,愈合较快 横形骨折断面接触面小,愈合较慢。多发性骨折或一骨多段骨折,愈合较慢
骨折部位的血供	这是影响骨折愈合的重要因素,骨折端血供不良易发生骨折延迟愈合 ①骨折两断端血液供应良好,则愈合快——多见于干骺端骨折,如胫骨髁骨折 ②骨折段一端血液供应差,则愈合慢——如胫骨中、下1/3骨折 ③骨折段两端血液供应都差,则愈合更慢 ④骨折段完全丧失血液供应——如股骨颈关节囊内骨折易导致股骨头缺血坏死
软组织损伤程度	严重软组织损伤,特别是开放性骨折,会影响骨折的愈合
软组织嵌入	阻碍骨折端的对合和接触,可导致骨折难愈合,甚至不愈合
感染	局部感染可导致化脓性骨髓炎,出现软组织坏死以及形成死骨,严重影响骨折愈合

(3)治疗方法的影响　多次手法复位失败、术中软组织和骨膜剥离过多、碎片摘除过多、骨折固定不牢固、骨牵引不当、过早和不恰当的功能锻炼都可使骨折愈合延迟。

【例17】影响骨折愈合最重要的因素是

A. 血液供应障碍　B. 创面范围大　C. 局部感染

D. 异物清除不彻底　E. 年老(2022)

【例18】胫骨中下段多段闭合性骨折功能复位后发生骨不愈合,最可能的原因是

A. 未达到解剖复位　B. 骨折端血液供应差　C. 功能锻炼不够

D. 未用促骨折愈合药物　E. 骨折端软组织嵌入(2021)

4. 骨折的急救

骨折急救的目的是用最为简单而有效的方法抢救生命、保护患肢、迅速转运,以便尽快妥善处理。

(1)抢救休克　首先检查病人全身情况,如处于休克状态,应注意保温,尽量减少搬动,有条件时应立即输液、输血。对合并颅脑损伤处于昏迷状态者,应注意保持呼吸道通畅。

(2)包扎伤口　开放性骨折,绝大多数伤口出血可用加压包扎止血。大血管出血,加压包扎不能止血时,可采用止血带止血。创口用无菌敷料或清洁布类予以包扎,以减少再污染。若骨折端已戳出伤口,并已污染,严禁复位,以免将污物带到伤口深处,应送至医院经清创处理后,再行复位。

(3)妥善固定　固定是骨折急救的重要措施。凡疑有骨折者,均应按骨折处理。闭合性骨折者,急救时不必脱去患肢的衣裤和鞋袜,以免过多地搬动患肢,增加疼痛。若患肢肿胀严重,可用剪刀将患肢衣袖和裤脚剪开,减轻压迫。骨折有明显畸形,并有穿破软组织或损伤附近重要血管、神经的危险时,可适当牵引患肢,待稳定后再行固定。骨折固定的目的:①避免骨折端在搬运过程中对重要血管、神经、内脏的损伤;②减少骨折端的活动,减轻病人疼痛;③便于运送。

(4)迅速转运　病人经初步处理、妥善固定后,应尽快地转运至最近的医院进行治疗。

【例19】骨折急救处理中不正确的是

A. 包扎伤口　B. 妥善的外固定　C. 首先抢救生命

D. 外露的骨折端立即复位　E. 迅速运往医院(2017)

【例20】女性,50岁。汽车撞伤左小腿,局部肿痛畸形,反常活动,有片状皮肤擦伤出血。现场紧急处理时最重要的是

A. 创口消毒　B. 创口包扎　C. 创口缝合

D. 夹板固定　E. 迅速运送医院,由医院处理(2018)

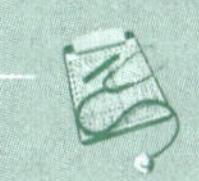

【例 21】男,50 岁,车祸致左小腿骨折,断端外露,活动性出血。查体:体温 36.6℃。脉搏 96 次/分,血压 140/80mmHg,心率 96 次/分,双肺呼吸音清晰,未闻及干、湿啰音,腹软,无压痛。现场急救,行小夹板外固定的目的是

A. 利于手术复位　　B. 防止休克　　C. 减少出血
D. 预防脂肪栓塞　　E. 防止搬运中加重损伤(2019)

四、骨折的治疗原则

1. 骨折的治疗原则

(1)复位　是将移位的骨折段恢复正常或近乎正常的解剖关系,重建骨的支架作用。

(2)固定　即将骨折维持在复位后的位置,使其在良好对位情况下达到牢固愈合,是骨折愈合的关键。

(3)功能锻炼及康复　早期合理的功能锻炼和康复治疗,是恢复患肢功能的重要保证。

2. 骨折的复位

(1)解剖复位　骨折端通过复位,恢复了正常的解剖关系,对位和对线完全良好时,称解剖复位。

(2)功能复位　经复位后,两骨折端虽未恢复至正常的解剖关系,但骨折愈合后对肢体功能无明显影响者,称功能复位。功能复位的标准是:①骨折部位的旋转移位、分离移位必须完全矫正。②成角移位必须完全复位,否则关节内、外侧负重不平衡,易引起创伤性关节炎。肱骨干骨折稍有畸形,对功能影响不大。③长骨干横形骨折,骨折端对位至少达 1/3,干骺端骨折至少应对位 3/4。

注意:①缩短移位,成人下肢骨缩短<1cm;儿童若无骨骺损伤,下肢缩短<2cm 在生长发育时可自行矫正。②成角移位,与关节活动方向一致者可自行矫正;侧方成角移位、与关节活动方向垂直者必须完全复位。这两条骨折功能复位的标准,10 版《外科学》P622 已删除,以前常考。

(3)复位方法　包括手法复位(闭合复位)和切开复位。

①手法复位　是指应用手法使骨折或脱位复位。骨折应争取达到功能复位,否则必须手术复位。

②切开复位　手术切开骨折部位的软组织,暴露骨折端,在直视下将骨折复位,称为切开复位。

切开复位的指征:A. 骨折端之间有肌肉或肌腱等软组织嵌入;B. 关节内骨折;C. 骨折并发主要血管、神经损伤;D. 多处骨折;E. 四肢斜形、螺旋形、粉碎性骨折等不稳定性骨折及脊柱骨折并脊髓损伤者;F. 老年人四肢骨折需尽早离床活动。

【例 22】骨折治疗原则中的首要步骤是

A. 功能锻炼　　B. 内固定　　C. 复位
D. 包扎　　E. 外固定(2017)

【例 23】女,21 岁。左胫骨下段横形骨折,经手法复位石膏固定后复查 X 线片。符合功能复位的是

A. 断端重叠 2cm　　B. 断端分离 1cm　　C. 断端旋转 5°
D. 骨折向外侧成角 5°　　E. 骨折向前方成角 5°(2020)

【例 24】骨折切开复位相比于闭合复位的最大优点是

A. 达到解剖复位　　B. 降低感染风险　　C. 制动时间缩短
D. 缩短骨折愈合时间　　E. 减少骨折部位创伤

(25~27 题共用题干)男,40 岁。半小时前车祸中受伤,右大腿疼痛剧烈。查体:右大腿中段向外侧成角畸形并有异常活动。

【例 25】现场急救处理首先应进行的是

A. 右下肢骨牵引　　B. 输血、输液　　C. 抗生素治疗
D. 右下肢临时固定　　E. 应用止血药

【例 26】入院后首选的辅助检查是

A. X线片　　B. CT　　C. B超
D. 血管造影　　E. MRI

【例27】若患者急诊查体血压60/40mmHg,心率150次/分。首先应进行的处理是
A. 应用大剂量抗生素　　B. 立即补充血容量　　C. 切开复位内固定
D. 右大腿夹板固定　　E. 探查血管神经(2021)

3. 骨折的固定

(1)外固定　常用的外固定有小夹板、支具、石膏绷带、持续牵引、骨外固定器等。

(2)内固定　主要用于闭合复位或切开复位后,采用金属内固定物将已复位的骨折予以固定。

4. 开放性骨折的处理

开放性骨折的处理原则是及时处理创口,尽可能地防止感染,力争将开放性骨折转化为闭合性骨折。

(1)清创的时间　原则上,清创越早,感染机会越少,治疗效果越好。通常伤后6~8小时内是清创的黄金时间,经过彻底清创缝合术后,绝大多数可以一期愈合。超过8小时后,感染的可能性增大。

(2)清创　清创是将污染的创口,经过清洗、消毒,然后切除创缘、清除异物,切除坏死和失去活力的组织,使之变成清洁的创口。

①清洗　无菌敷料覆盖创口,用无菌刷、肥皂液刷洗病肢2~3次,用无菌生理盐水冲洗。然后用0.1%活力碘冲洗创口或用纱布浸湿0.1%活力碘敷于创口,再用无菌生理盐水冲洗,常规消毒铺巾后行清创术。

②切除创缘皮肤　切除创缘皮肤1~2mm,皮肤挫伤者,应切除失去活力的皮肤。由浅至深,清除异物,切除污染和失去活力的皮下组织、筋膜、肌肉。清除污染部分后,保留肌腱、神经和血管并给以修复。

③关节韧带和关节囊的处理　关节韧带和关节囊严重挫伤者,应予以切除。若仅有污染,则应在彻底切除污染物的情况下,尽量予以保留,对关节的稳定和以后的功能恢复十分重要。

④骨外膜的处理　骨外膜应尽量保留,可以促进骨愈合。若已污染,可仔细将其表面切除。

⑤骨折端的处理　彻底清理干净的同时,应尽量保持骨的完整性,以利于骨折愈合。污染骨需用咬骨钳去除。粉碎性骨折的骨片应仔细加以处理。小骨片需根据骨折块是否有软组织连接慎重处理。较大骨片,尤其是与周围组织尚有联系的骨片,应予以保留,否则将造成骨缺损影响骨折愈合。

⑥再次清洗　彻底清创后,用无菌生理盐水再次冲洗创口及周围2~3次。然后用0.1%的活力碘浸泡或湿敷创口3~5分钟,再次清洗后应更换手套、敷单、手术器械,继续进行组织修复手术。

(3)骨折固定与组织修复　包括骨折固定、重要软组织修复、创口引流。

(4)闭合创口　对于第一、二度开放性骨折,清创后大多数创口能一期闭合。第三度开放性骨折,在清创后伤口可使用高分子材料作为临时覆盖物。待肿胀消退后,直接缝合切口或者进行游离植皮。

(5)固定　清创过程完成后,根据伤情选择适当的固定方法固定患肢。应使用抗生素预防感染。

【例28】开放性骨折处理正确的是
A. 不能切除创口的边缘　　B. 失去活力的大块肌肉组织可以部分保留
C. 已污染的骨膜应完全切除　　D. 游离污染的小骨片应该去除
E. 用毛刷洗刷创口内污染的骨质

▶常考点　骨折概论方面的内容是考试重点,应熟练掌握。

参考答案——详细解答见《2025国家临床执业及助理医师资格考试历年考点精析(上、下册)》

1. ABCDE　2. ABCDE　3. ABCDE　4. ABCDE　5. ABCDE　6. ABCDE　7. ABCDE
8. ABCDE　9. ABCDE　10. ABCDE　11. ABCDE　12. ABCDE　13. ABCDE　14. ABCDE
15. ABCDE　16. ABCDE　17. ABCDE　18. ABCDE　19. ABCDE　20. ABCDE　21. ABCDE
22. ABCDE　23. ABCDE　24. ABCDE　25. ABCDE　26. ABCDE　27. ABCDE　28. ABCDE

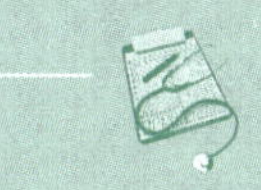

第29章　骨折各论

▶考纲要求

①锁骨骨折。②肱骨近端骨折。③肱骨干骨折。④肱骨髁上骨折。⑤桡骨远端骨折。⑥股骨颈骨折。⑦股骨转子间骨折。⑧髌骨骨折。⑨胫腓骨骨折。⑩踝部骨折。⑪踝部扭伤。⑫脊柱骨折与脊髓损伤。⑬骨盆骨折。

▶复习要点

一、锁骨骨折

1. 临床表现

(1)症状　骨折后出现局部肿胀、瘀斑,肩关节活动时疼痛加剧。病人常用健手托住肘部,减少肩部活动引起的骨折端移动而导致的疼痛,头部向患侧偏斜,以减轻因胸锁乳突肌牵拉骨折近端所致疼痛。

(2)体检　可扪及骨折端,有局限性压痛,有骨摩擦感。

(3)X线　上胸部正位X线平片是不可缺少的检查方法。

2. 诊断

若体检时有骨摩擦感,易于诊断。对于无移位或儿童的青枝骨折,单靠物理检查有时难以作出正确诊断,此时上胸部的正位X线片可明确诊断。应注意锁骨骨折合并神经、血管损伤。

3. 治疗

(1)三角巾悬吊　儿童的青枝骨折、成人的无移位骨折,仅用三角巾悬吊3~6周即可开始活动。

(2)手法复位+"8"字绷带固定　有移位的锁骨中段骨折,手法复位后行横形"8"字绷带固定。

(3)切开复位内固定　手术指征:①病人不能忍受"8"字绷带固定的痛苦;②复位后再移位,影响外观;③合并神经、血管损伤;④开放性骨折;⑤陈旧性骨折不愈合;⑥锁骨外侧端骨折合并喙锁韧带断裂。

【例1】男童,8岁。不慎摔倒致右肩部疼痛2小时。查体:皮肤无破溃,右锁骨中段隆起,压痛明显,可触及骨擦感。最适宜的处理方法是

A. 理疗、按摩　　B. 三角巾悬吊　　C. 手法复位加胸带固定
D. 切开复位内固定　　E. 手法复位加"8"字绷带固定(2024)

【例2】锁骨骨折不需要手术的是

A. 锁骨近端骨折2/3对位　　B. 不能耐受"8"字绷带固定　　C. 陈旧性骨折不愈合
D. 开放性损伤后3小时　　E. 锁骨外端骨折伴喙锁韧带断裂(2023)

二、肱骨近端骨折

1. 解剖概要

肱骨近端包括肱骨大结节、小结节和肱骨外科颈三个重要的解剖部位。肱骨外科颈为肱骨大结节、小结节移行为肱骨干的交界部位,该部位是松质骨和密质骨的交接处,易发生骨折。

2. 诊断

根据骨折多有间接暴力病史和X线、CT检查结果,可明确诊断。

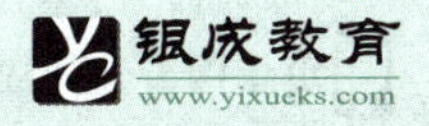

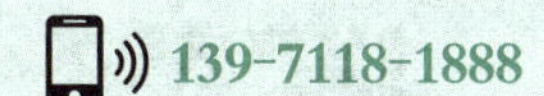

3. 治疗

(1)保守治疗 ①对于无移位的肱骨近端骨折,可用上肢三角巾悬吊 3~4 周,复查 X 线片示有骨愈合迹象后,开始肩部功能锻炼。②对于有轻度移位的两部分骨折且病人对功能要求不高者也可使用三角巾悬吊 3~4 周,复查 X 线片示有骨愈合时,可开始肩部功能锻炼。

(2)手术治疗 多数移位的肱骨近端骨折行切开复位内固定,可得到良好的功能恢复。

【例 3】女,72 岁。摔倒后左肩部着地受伤,肩部肿胀,疼痛,肩关节活动障碍。X 线片显示左侧肱骨外科颈骨皮质连续性中断,无明显移位。首选的治疗方法是

A. 切开复位内固定　B. 小夹板外固定　C. 三角巾悬吊贴胸位固定

D. 石膏外固定　E. 尺骨鹰嘴骨牵引+夹板固定(2021)

三、肱骨干骨折

1. 临床表现及诊断

(1)症状 受伤后,上臂出现疼痛、肿胀、畸形、皮下瘀斑和上肢活动障碍。

(2)体检 可发现假关节活动,骨摩擦感,骨传导音减弱或消失。若合并桡神经损伤,可出现垂腕,各手指掌指关节不能背伸,拇指不能伸,前臂旋后障碍,手背桡侧皮肤感觉减退或消失。

(3)X 线片 可确定骨折类型、移位方向。

2. 治疗

(1)手法复位外固定 肱骨干横形、短斜形骨折可采用手法复位外固定治疗。

(2)切开复位内固定 手术指征:①手法复位失败,骨折端对位对线不良,估计愈合后影响功能;②骨折有分离移位,或骨折端有软组织嵌入;③合并神经血管损伤;④陈旧骨折不愈合;⑤影响功能的畸形愈合;⑥同一肢体有多发性骨折;⑦8~12 小时内污染不重的开放性骨折。

四、肱骨髁上骨折

1. 临床表现

(1)好发人群 肱骨髁上骨折好发于 10 岁以下儿童。

(2)症状 儿童有手着地受伤史,肘部出现疼痛、肿胀、皮下瘀斑,肘部向后突出并处于半屈位。

(3)体检 局部明显压痛,有骨擦音及假关节活动,肘前方可扪到骨折断端,肘后三角关系正常。

	伸直型肱骨髁上骨折	屈曲型肱骨髁上骨折
发生率	多见(占 97%)	少见(占 3%)
受伤机制	跌倒时手掌着地	跌倒时肘关节后方着地
远折端	向上移位	向前移位
近折端	向前下移位	向后下移位
并发症	容易损伤正中、尺、桡神经及肱动脉	不易损伤正中神经、肱动脉
临床表现	受伤后肘部疼痛、肿胀、皮下瘀斑 肘部向后突出并处于半屈位	受伤后肘部疼痛、肿胀、皮下瘀斑
体格检查	局部压痛,有骨擦音,假关节活动 肘前方可扪及骨折断端。肘后三角关系正常	肘上方压痛,后方可扪及骨折端。肘后方软组织较少,折端锐利,可刺破皮肤形成开放性骨折

注意:①肱骨髁上骨折——未累及肘关节,肘后三点关系不发生改变,肘后三角正常。

②肘关节脱位——累及肘关节,肘后三点关系发生了改变,肘后三角异常。

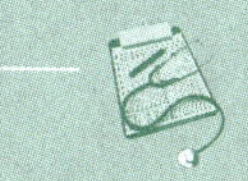

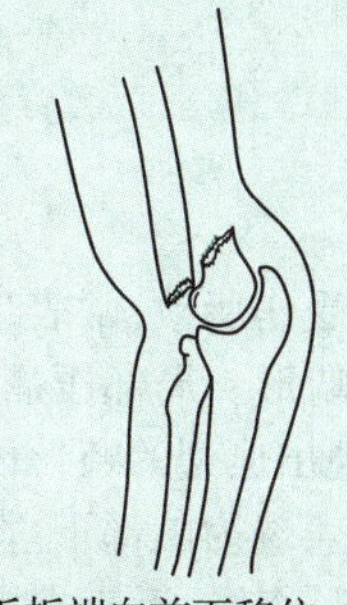

近折端向前下移位
远折端向上移位
伸直型肱骨髁上骨折

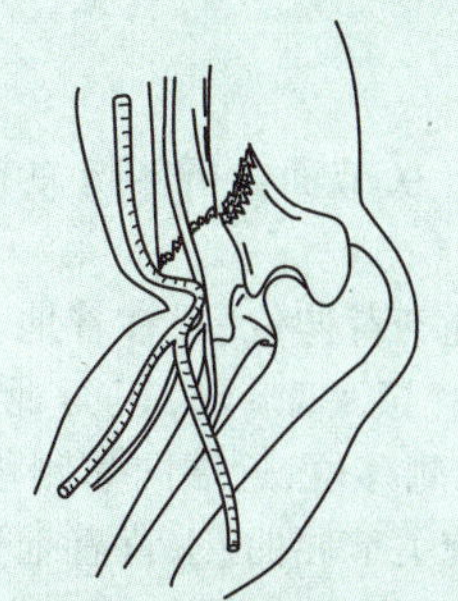

近折端向前下移位
易损伤肱动脉和正中神经
伸直型肱骨髁上骨折

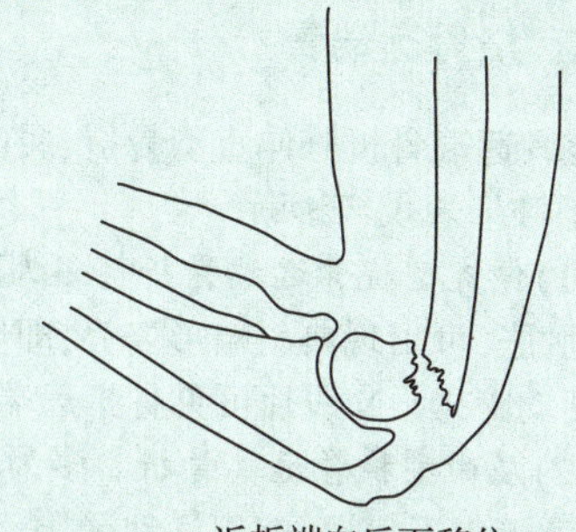

近折端向后下移位
远折端向前移位
屈曲型肱骨髁上骨折

2. 诊断

根据儿童手掌着地受伤史，肘部出现疼痛、肿胀、皮下瘀斑，肘部向后突出并处于半屈位，应考虑肱骨髁上骨折。拍摄肘部正侧位X线片可明确诊断。但应注意有无神经、血管损伤。

3. 伸直型肱骨髁上骨折的治疗

(1)手法复位外固定 受伤时间短，局部肿胀较轻，没有血液循环障碍者，可行手法复位外固定。

(2)手术治疗 手术指征：①手法复位失败；②小的开放性伤口，污染不重；③有神经、血管损伤。

(3)康复治疗 无论手法复位外固定，还是切开复位内固定，术后应严密观察肢体血液循环及手的感觉、运动功能。抬高病肢，早期进行手指及腕关节屈伸活动，4~6周后可进行肘关节屈伸活动。

(4)骨筋膜室综合征 伸直型肱骨髁上骨折由于近折端向前下移位，极易刺破肱动脉，加上损伤后的组织反应，局部肿胀严重，均会影响远端肢体血液循环，导致前臂骨筋膜室综合征。

①诊断 在伸直型肱骨髁上骨折的诊疗过程中，应严密观察前臂肿胀程度及手的感觉运动功能，若出现高张力肿胀，手指主动活动障碍，被动活动剧烈疼痛（剧烈疼痛是诊断骨筋膜室综合征的主要临床表现），桡动脉搏动难以扪及，手指皮温降低，感觉异常，即可确诊。

②治疗 应紧急手术，切开前臂掌、背侧深筋膜，充分减压，给予脱水剂、血管扩张剂，则可能防止前臂缺血性肌挛缩的发生。如果已出现"5P"征（Painlessness 无痛、Pulselessness 脉搏消失、Pallor 皮肤苍白、Paresthesia 感觉异常、Paralysis 肌麻痹），则为时已晚，即便手术减压也难以避免发生缺血性肌挛缩。

注意：①急性动脉栓塞"5P"征为Pain（疼痛）、Pallor（苍白）、Pulselessness（无脉）、Paresthesia（感觉异常）、Paralysis（运动障碍）（10版《外科学》P326）。
②骨筋膜室综合征"5P"征为Painlessness、Pallor、Pulselessness、Paresthesia、Paralysis（10版《外科学》P636）。

【例4】伸直型肱骨髁上骨折多见于
A. 老年女性　B. 老年男性　C. 儿童
D. 中年女性　E. 中年男性(2010、2023)

【例5】男孩，10岁。摔倒时左手肘后部着地，出现左肘部疼痛、肿胀、活动受限。查体：左肘部肿胀、畸形。X线片示左侧肱骨远端骨折，远折端向前移位，骨折线从前上斜向后下方，未累及关节面。最可能的诊断是
A. 肱骨内髁骨折　B. 肱骨外髁骨折　C. 肱骨髁间骨折
D. 伸直型肱骨髁上骨折　E. 屈曲型肱骨髁上骨折(2024)

【例6】不属于肱骨髁上骨折的临床表现是
A. 肘部疼痛肿胀　B. 肘部皮下瘀斑　C. 肘后三角异常
D. 手部皮肤苍白、皮温较低　E. 前臂缺血性肌坏死(2020)

五、桡骨远端骨折

桡骨远端骨折分伸直型骨折、屈曲型骨折、关节面骨折伴腕关节脱位。

1. 临床表现与诊断

(1)伸直型桡骨远端骨折 多为腕关节处于背伸位、手掌着地、前臂旋前时受伤所致,常表现为局部疼痛、肿胀,可出现典型畸形姿势,即侧面观呈"银叉"畸形,正面观呈"刺刀样"畸形。局部压痛明显,腕关节活动障碍。X线片可见骨折远端向桡、背侧移位,近端向掌侧移位,因此表现出典型的畸形体征。

(2)屈曲型桡骨远端骨折 多为跌倒时腕关节屈曲、手背着地受伤所致,常表现为腕部下垂,局部肿胀,腕背侧皮下瘀斑,腕部活动受限。检查局部有明显压痛。X线片可发现典型移位,近折端向背侧移位,远折端向掌侧、尺侧移位。

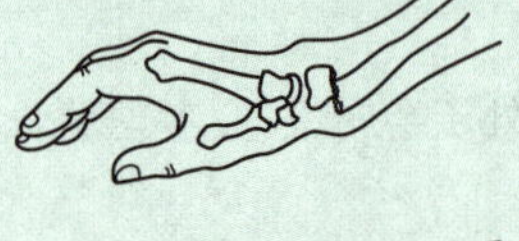
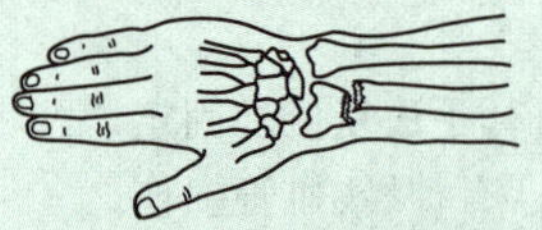
骨折远端向桡侧、背侧移位
骨折近端向掌侧移位
伸直型桡骨远端骨折

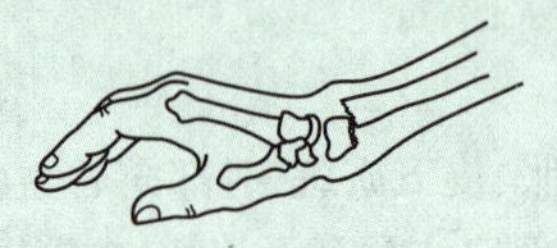
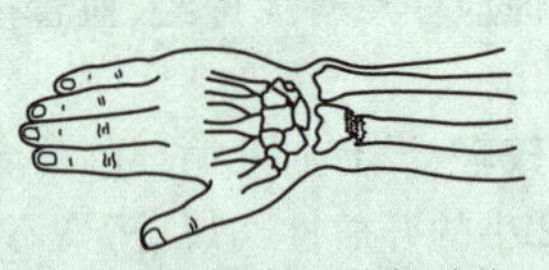
骨折远端向掌侧、桡侧移位
骨折近端向背侧移位
屈曲型桡骨远端骨折

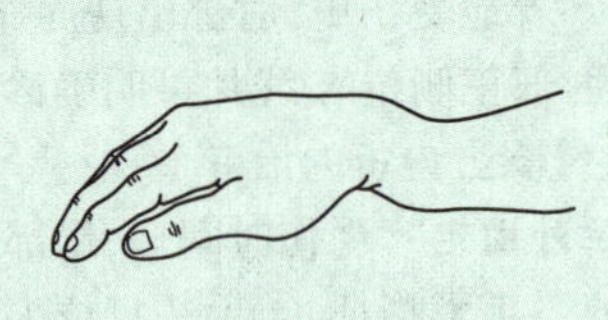
"银叉"畸形
(侧面观)

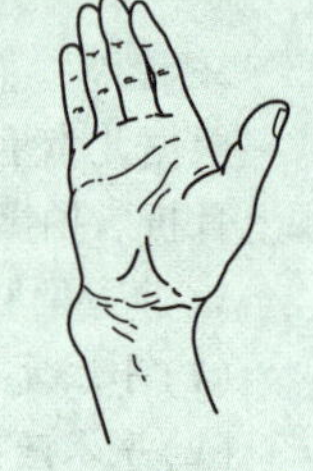
"刺刀样"畸形
(正面观)

伸直型桡骨远端骨折后的畸形

	伸直型桡骨远端骨折	屈曲型桡骨远端骨折
别称	Colles 骨折	Smith 骨折、反 Colles 骨折
发生率	多见	少见
受伤机制	跌倒时,腕关节背伸,手掌小鱼际着地	跌倒时,腕关节屈曲,手背着地
骨折远端	向桡侧、背侧移位	向掌侧、桡侧移位
骨折近端	向掌侧移位	向背侧移位
典型畸形	侧面呈"银叉"畸形,正面呈"刺刀样"畸形	—
治疗	手法复位+小夹板或石膏外固定 手术——严重粉碎性骨折移位明显、手法复位失败	手法复位+小夹板或石膏外固定 手术——外固定不能维持复位者

2. 治疗

(1)伸直型桡骨远端骨折 以手法复位外固定为主,部分需要手术治疗。手术指征:①严重粉碎性骨折移位明显,桡骨下端关节面破坏;②手法复位失败,或复位成功,但外固定不能维持复位。

(2)屈曲型桡骨远端骨折 可采用手法复位,小夹板或石膏外固定。复位后若极不稳定,外固定不能维持复位者,行切开复位内固定。

【例7】女,75岁。摔倒时右手撑地,腕部疼痛、肿胀。查体:右腕部呈"刺刀样"畸形。最可能的诊断是

A. Galeazzi 骨折　　B. Colles 骨折　　C. Monteggia 骨折
D. Chance 骨折　　E. Smith 骨折(2021)

六、股骨颈骨折

1. 解剖概要

(1)股骨颈易发生骨折的原因 股骨头、颈与髋臼共同构成髋关节,是躯干与下肢的重要连接装置

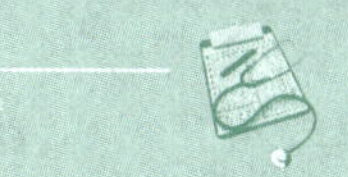

及承重结构。股骨颈的长轴线与股骨干纵轴线之间形成颈干角，为 110°～140°，平均为 127°。在重力传导时，力线并不沿股骨颈中心线传导，而是沿股骨小转子、股骨颈内缘传导，又称为“股骨矩”。若颈干角变大，为髋外翻；若颈干角变小，为髋内翻。颈干角改变，可使力的传导发生改变，故容易导致骨折。从矢状面观察，股骨颈的长轴线与股骨干的纵轴线也不在同一平面上，股骨颈有向前的角，称为前倾角。

127°

股骨的颈干角

(2)成人股骨头的血供特点　成人股骨头的血液供应有多种来源：

①小凹动脉　股骨头圆韧带内的小凹动脉，提供股骨头凹部的血液循环。

②股骨干滋养动脉升支　沿股骨颈进入股骨头。经股骨颈骨折时，该支受损，可导致股骨头缺血坏死。

③旋股内、外侧动脉的分支　是股骨头、颈的重要营养动脉。旋股内侧动脉发自股深动脉，在股骨颈基底部关节囊滑膜反折处，分为骺外侧动脉、干骺端上侧动脉和干骺端下侧动脉进入股骨头。骺外侧动脉供应股骨头 2/3～4/5 区域的血液循环，是股骨头最主要的供血来源。旋股外侧动脉也发自股深动脉，其分支供应股骨头小部分血液循环。旋股内、外侧动脉的分支互相吻合，在股骨颈基底部形成动脉环，营养股骨颈。旋股内侧动脉损伤是导致股骨头缺血坏死的主要原因。

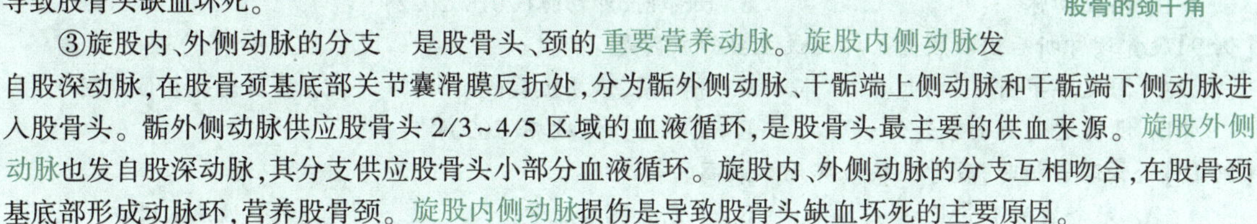

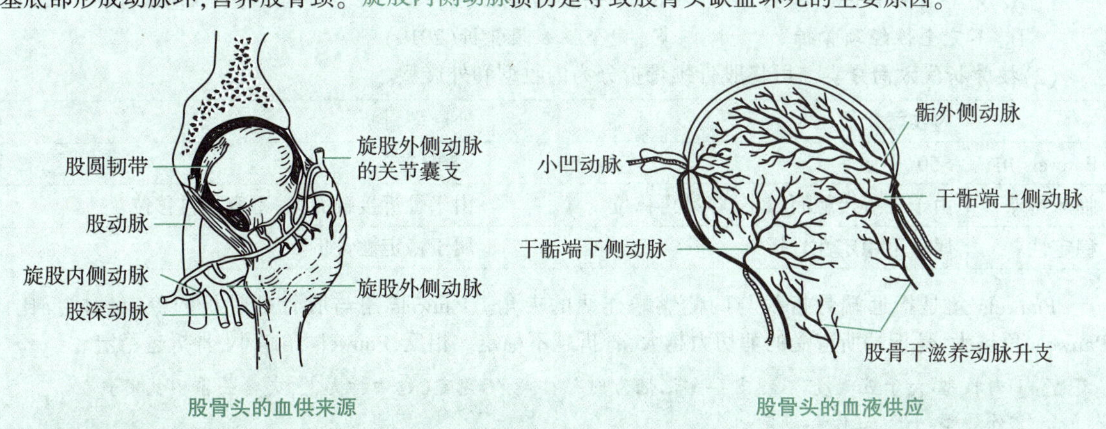

股骨头的血供来源　　股骨头的血液供应

2. 分类

(1)按骨折线部位分类　将股骨颈骨折分为股骨头下骨折、经股骨颈骨折和股骨颈基底骨折三类。

①股骨头下骨折　骨折线在股骨头下，股骨头仅有小凹动脉很少量的供血，致使股骨头严重缺血，故最易发生股骨头缺血坏死。

②经股骨颈骨折　骨折线位于股骨颈中部，股骨头也有明显供血不足，较易发生股骨头缺血坏死。

③股骨颈基底骨折　骨折线位于股骨颈与大、小转子间连线处。由于有旋股内、外侧动脉分支吻合成的动脉环提供血液循环，对骨折部血液供应的干扰较小，骨折容易愈合，不易发生股骨头缺血坏死。

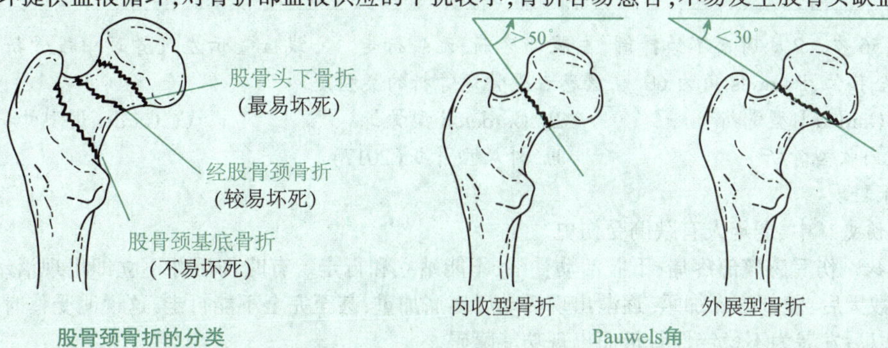

股骨颈骨折的分类　　Pauwels角

	股骨头下骨折	经股骨颈骨折	股骨颈基底骨折
骨折线位置	位于股骨头下	股骨颈中部,常呈斜形	股骨颈与大、小转子间连线处
损伤血管	旋股内、外侧动脉发出的营养支主要是旋股内侧动脉的分支	股骨干发出滋养动脉升支	有旋股内、外侧动脉分支合成的动脉环提供血液循环
并发症	最易导致股骨头缺血坏死	较易导致股骨头缺血坏死	骨折容易愈合,不易坏死

【例 8】股骨头的主要血液供应来源是

A. 旋股内、外侧动脉的分支　　B. 股圆韧带内的小凹动脉　　C. 股骨干的滋养动脉升支
D. 闭孔动脉　　E. 阴部内、外动脉(2018、2022)

【例 9】股骨颈骨折后出现股骨头坏死最主要的原因是

A. 固定不牢固　　B. 年龄高、体质虚弱　　C. 采用切开复位内固定
D. 没有达到解剖学复位　　E. 股骨头血运破坏(2020)

【例 10】股骨颈骨折时,股骨头缺血坏死率最高的是

A. 完全性头下骨折　　B. 不完全性基底骨折　　C. 完全性基底骨折
D. 不完全性经颈骨折　　E. 完全性经颈骨折(2019)

(2)**按骨折线方向分类**　可将股骨颈骨折分为内收型和外展型。

	内收型骨折	外展型骨折
Pauwels 角	>50°	<30°
临床特点	由于骨折接触面较小,容易再移位	由于骨折接触面大,不容易再移位
稳定性	属于不稳定性骨折	属于稳定性骨折

Pauwels 角是指远端骨折线与两侧髂嵴连线的夹角。Pauwels 角与股骨颈骨折的稳定性成反比,Pauwels 角越大,骨折端所遭受的剪切力越大,骨折越不稳定。相反,Pauwels 角越小,骨折越稳定。

记忆:①内收型-大于五十度-不稳定——记忆为内人打我,不稳定(媳妇打丈夫,夫妻关系不稳定)。
②外展型-小于三十度-稳定。

(3)**按移位程度分类**　Garden 分型常用,根据骨折近端正位 X 线片上骨折移位程度分为 4 型。

分型	临床特点	占股骨颈骨折的百分比(%)
Ⅰ型	不完全骨折,骨的完整性部分中断或嵌插骨折	0
Ⅱ型	完全骨折但不移位	21.8
Ⅲ型	完全骨折,部分移位且股骨头与股骨颈有接触	62.8
Ⅳ型	完全移位的骨折	15.4

【例 11】女,56 岁。2 小时前不慎摔倒,左髋部疼痛、无法行走。X 线检查示左股骨颈中段骨折并有短缩完全移位,Pauwels 角为 60°。该患者股骨颈骨折的类型是

A. GardenⅠ型骨折　　B. GardenⅡ型骨折　　C. GardenⅢ型骨折
D. 内收型骨折　　E. 外展型骨折(2017)

3. 临床表现

(1)**外伤史**　中、老年人有跌倒受伤史。

(2)**症状**　伤后感髋部疼痛,下肢活动受限,不能站立和行走。有时伤后并不立即出现活动障碍,仍能行走,但数天后,髋部疼痛加重,逐渐出现活动后疼痛加重,甚至完全不能行走,这说明受伤时可能为稳定性骨折,以后发展为不稳定性骨折而出现功能障碍。

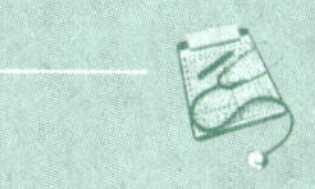

(3)**体检**　①患肢外旋畸形,一般在45°~60°。这是由于骨折远端失去了关节囊及髂股韧带的稳定作用,附着于大转子的臀中肌、臀小肌、臀大肌的牵拉和附着于小转子的髂腰肌和内收肌群的牵拉,而发生外旋畸形。②股骨颈骨折伤后很少出现髋部肿胀和瘀斑,可出现局部压痛和轴向叩击痛。③肢体测量可发现患肢短缩。在平卧位,由髂前上棘向水平画垂线,再由大转子与髂前上棘的垂线画水平线,构成Bryant三角。股骨颈骨折时,此三角底边较健侧缩短。在侧卧位并半屈髋时,由髂前上棘与坐骨结节之间画线,为Nélaton线,正常情况下,大转子在此线上;若大转子超过此线而位于之上,表明大转子有向上移位。

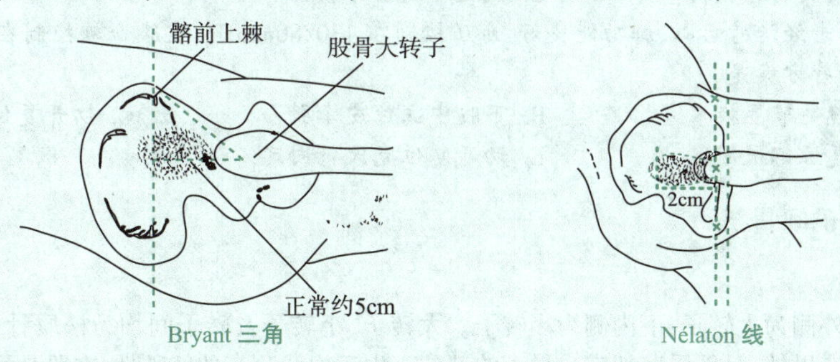

4. 诊断

根据髋部受伤史,临床表现及体检,即可诊断。X线检查可明确骨折的部位、类型、移位情况。

5. 治疗

(1)**非手术治疗**　年龄过大,全身情况差,合并严重心、肺、肾、肝等功能障碍不能耐受手术者,要尽早预防和治疗全身并发症,全身情况允许后尽早手术治疗。

①24小时内能完成手术　在待手术期,24小时内能完成手术的病人可以穿防旋鞋。

②24小时内不能完成手术　在待手术期,24小时内不能完成手术的要给予皮肤牵引或胫骨结节牵引,牵引重量为体重的1/11~1/7。

(2)**手术治疗**　首选手术治疗,尤其有移位的股骨颈骨折、65岁以上老人的股骨头下骨折。

①闭合复位内固定　由于不切开关节囊,不暴露骨折端,对股骨头血液循环干扰较小,故术后骨折不愈合、股骨头坏死的发生率均较低,应尽量采用此法。

②切开复位内固定　适用于闭合复位失败、青壮年的陈旧骨折不愈合。

③人工关节置换术　对全身情况尚好,预期寿命比较长的GardenⅢ、Ⅳ型股骨颈骨折的老年病人,选择全髋关节置换术。对全身情况差、合并症比较多、预期寿命比较短的老年病人,选择半髋关节置换术。

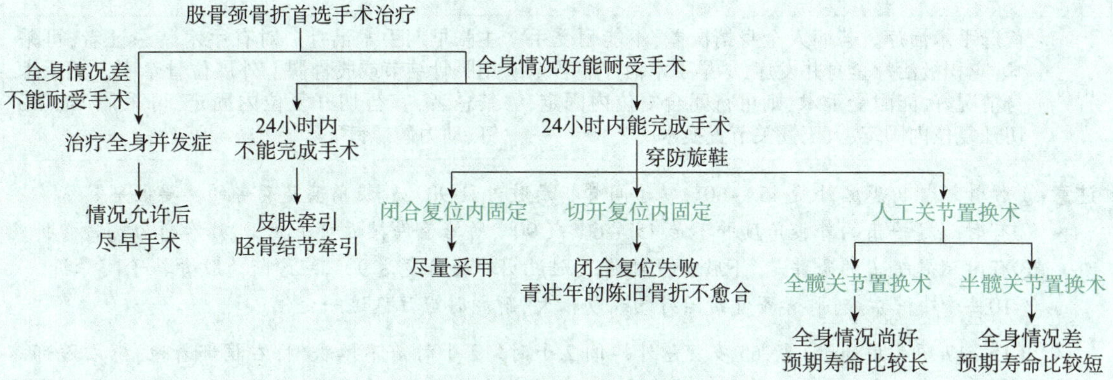

股骨颈骨折的治疗方案选择

(12~14题共用题干)女,76岁。跌倒后左髋部疼痛,不能站立行走。既往高血压、肺心病、糖尿病病史20余年,一般状态差。查体:BP190/110mmHg,左髋部压痛,左下肢呈短缩及外旋畸形。X线检查示股骨头下骨折,Pauwels角55°,GardenⅢ型。

【例 12】首先应采取的治疗措施是
A. 闭合复位内固定　　B. 切开复位钢板固定　　C. 人工全髋关节置换术
D. 外固定架固定　　E. 下肢中立位皮牵引

【例 13】若该患者后期出现股骨头坏死,最主要的原因是
A. 股深动脉损伤　　B. 闭孔动脉损伤　　C. 小凹动脉损伤
D. 旋股内侧动脉损伤　　E. 旋股外侧动脉损伤

【例 14】如果该患者经治疗后心、肺功能良好,血压控制在 130/80mmHg,空腹血糖控制在 7~8mmol/L,那么最佳治疗方案是
A. 人工髋关节置换术　　B. 下肢中立位皮牵引　　C. 切开复位髓内钉固定
D. 切开复位钢板固定　　E. 切开复位克氏针固定

七、股骨转子间骨折

1. 解剖概要

股骨上端上外侧为大转子,下内侧为小转子。大转子、小转子及转子间均为松质骨。转子间处于股骨干与股骨颈的交界处,是承受剪切应力最大的部位。由于力线分布的特殊性,在股骨颈、干连接的内后方,形成致密的纵行骨板,称为股骨矩。股骨矩的存在决定了转子间骨折的稳定性。

2. 临床表现

受伤后,转子区出现疼痛、肿胀、瘀斑和下肢不能活动。检查发现转子间压痛,下肢外旋畸形明显,可达 90°,有轴向叩击痛。测量可发现下肢短缩。

3. 诊断、鉴别诊断与治疗

(1)诊断　根据外伤史、临床表现及体检,即可诊断。X 线片可明确骨折类型及移位情况。

(2)鉴别诊断与治疗　股骨转子间骨折与股骨颈骨折两者的临床特点不同,应予以鉴别。

	股骨颈骨折	股骨转子间骨折
分类	按骨折线部位分头下、经股骨颈、基底骨折;按骨折线方向分内收、外展骨折;按移位程度分 4 型	按 Tronzo-Evans 的分类方法分为Ⅰ、Ⅱ、Ⅲ、Ⅳ、Ⅴ型,其中以Ⅲ最多见
临床表现	①外伤史;②髋部疼痛、下肢不能活动;③局部压痛、轴向叩击痛;④下肢缩短;⑤患肢外旋 45°~60°	①外伤史;②转子区疼痛、肿胀、瘀斑,下肢不能活动;③局部压痛、轴向叩击痛;④下肢缩短;⑤患肢外旋 90°
治疗	首选手术治疗。若病人全身情况差,不能耐受手术,应积极治疗全身并发症,尽早手术治疗。若全身情况好,能耐受手术,则可行闭合复位内固定、切开复位内固定、人工髋关节置换术	主张早期手术治疗。对有手术禁忌证者,可采用胫骨结节或股骨髁上外展位骨牵引。无手术禁忌者,宜行切开复位内固定,可采用 Gamma 钉、动力髋螺钉

注意:①股骨颈骨折患肢外旋 45°~60°、转子间骨折患肢外旋 90°,外旋角度是两者的主要区别。
②有时试题给出的外旋角度并不是 45°~60°或 90°,所给条件接近哪个数据,就诊断为哪种骨折。
③有时试题给出的条件是"下肢极度外旋",则说明外旋角度为 90°,应诊断为股骨转子间骨折。
④10 版《外科学》对股骨颈骨折治疗的改动很大,解题时应注意这一变化。

(15~17 题共用题干)男,65 岁。意外摔倒 2 小时。2 小时前不慎跌倒,右髋部着地,感右髋部疼痛,下肢活动受限。既往身体健康。查体:右髋部皮肤瘀斑,肿胀,压痛明显,右下肢轴向叩击痛阳性,外旋 90°,短缩畸形。

【例 15】该患者最可能的诊断是
A. 股骨转子间骨折　　B. 股骨颈骨折　　C. 骨盆骨折

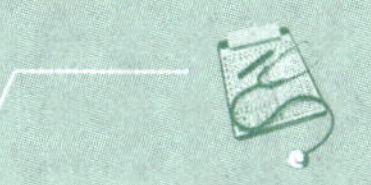

D. 股骨骨折　　E. 髋关节脱位

【例16】为明确诊断，首选检查是

A. X线片　　B. MRI　　C. 关节镜
D. CT　　E. 超声

【例17】该患者的首选治疗方法是

A. 卧床休息　　B. 持续性皮牵引　　C. 持续性骨牵引
D. 闭合复位内固定　　E. 股骨头置换(2024)

八、髌骨骨折

1. 解剖概要

髌骨是人体最大的籽骨。前方有股四头肌腱膜覆盖，并向下延伸形成髌韧带，止于胫骨结节。两侧为髌旁腱膜。后面为关节软骨面，与股骨髁髌面形成髌股关节。髌骨与其周围的韧带、腱膜共同形成伸膝装置，是下肢活动中十分重要的结构。髌骨在膝关节活动中有重要的生物力学功能。若髌骨被切除，髌韧带更贴近膝的活动中心，使伸膝的杠杆力臂缩短，股四头肌则需要比正常多30%的肌力才能伸膝，多数病人尤其老年人不能承受这种力，因此，髌骨骨折后，应尽可能恢复其完整性。

2. 病因及分类

(1)直接暴力　常致髌骨粉碎性骨折，如跌倒时跪地，髌骨直接撞击地面，发生粉碎性骨折。

(2)肌牵拉暴力　常致髌骨横形骨折，如跌倒时，为防止倒地，股四头肌猛烈收缩以维持身体平衡，将髌骨撕裂，造成髌骨横形骨折。

3. 临床表现

伤后膝前肿胀，有时可扪及骨折分离出现的凹陷。

4. 诊断

(1)膝关节正、侧位X线检查　可明确骨折的部位、类型及移位程度，是选择治疗方法的重要依据。

(2)MRI和膝关节镜检查　可发现髌骨骨折常合并交叉韧带、侧副韧带、半月板损伤。

5. 治疗

(1)无移位的髌骨骨折　采用非手术治疗。保持膝关节伸直位，用石膏托或下肢支具固定4~6周。

(2)移位0.5cm以内的横形骨折　采用非手术治疗。在治疗过程，应注意观察骨折端移位情况。

(3)>0.5cm的分离骨折　应手术治疗，采用切开复位、克氏针钢丝张力带固定或钢丝捆扎固定。

(4)髌骨上极或下极骨折　若骨折块较大，可采用上述方法治疗。若骨折块太小，可予以切除，用钢丝缝合重建髌韧带，术后膝关节伸直位固定4~6周。

(5)髌骨粉碎性骨折　若关节面不平整，应手术治疗，恢复关节面的平滑，复位后用钢丝环绕捆扎固定，术后膝关节伸直位固定4~6周；对严重粉碎性骨折，无法恢复髌骨软骨面完整性时，可摘除髌骨，修补韧带。

九、胫腓骨骨折

1. 解剖概要

(1)胫骨　胫骨是支撑体重的重要骨骼，位于皮下，前方的胫骨嵴是骨折后手法复位的重要标志。胫骨干横切面呈三棱形，在中、下1/3交界处变成四边形。三棱形和四边形交界处是骨折的好发部位。由于整个胫骨均位于皮下，骨折端易穿破皮肤，成为开放性骨折。胫骨上端与下端关节面是相互平行的，若骨折对位对线不良，使关节面失去平衡，改变了关节的受力面，易发生创伤性关节炎。

(2)腓骨　腓骨的上、下端与胫骨构成上、下胫腓联合，为微动关节。腓骨不产生单独运动，但可承受1/6的负重。胫腓骨间有骨间膜连接，踝关节承受的力除沿胫骨干向上传递外，也经骨间膜由腓骨传导。

2. 并发症

骨折类型	常见并发症	成因
胫骨上 1/3 骨折	下肢缺血坏死	此处相对固定的胫后动脉受损,导致下肢严重血液循环障碍
胫骨中 1/3 骨折	下肢血液循环障碍、缺血坏死,严重者导致骨筋膜室综合征	小腿的肌筋膜与胫骨、腓骨和胫腓骨间膜一起构成四个筋膜室。骨折后骨髓腔出血、肌肉损伤出血或血管损伤出血,均可引起骨筋膜室高压,导致骨筋膜室综合征
胫骨下 1/3 骨折	延迟愈合或不愈合	从胫骨干上、中 1/3 交界处进入骨内的营养动脉受损,胫骨下 1/3 几乎无肌肉附着
腓骨颈骨折	腓总神经损伤	在腓骨颈,腓总神经由腘窝后、外侧斜向下外方,经腓骨颈进入腓骨长、短肌及小腿前方肌群

注意:①胫骨中下 1/3 处易发生骨折的原因——骨形态转变处(三棱形和四边形交界处)。
②胫骨下 1/3 骨折易发生延迟愈合的原因——骨营养动脉损伤。

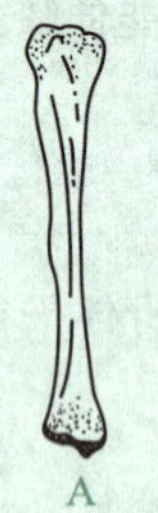
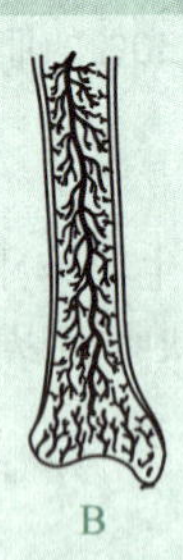
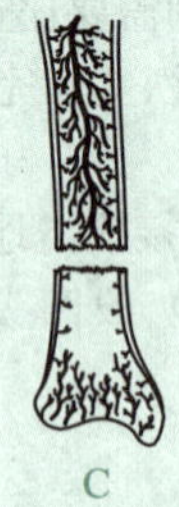

A 许多小血管经胫骨两端的小孔进入骨内,故胫骨两端血运丰富
B 滋养动脉由血管孔自上而下进入骨干,保证中、下1/3血液供应
C 胫骨干中、下1/3骨折后,滋养动脉断裂,远端丧失大部分血供

胫骨骨折对血液循环的影响

3. 治疗

(1)**治疗目的** 矫正成角、旋转畸形,恢复胫骨上、下关节面的平行关系,恢复肢体长度。

(2)**无移位的胫腓骨干骨折** 采用石膏固定。

(3)**有移位的横形或短斜形胫腓骨骨折** 采用手法复位+石膏固定。

(4)**不稳定的胫腓骨干双骨折** 采用微创或切开复位,可选择钢板螺钉或髓内针固定。

(5)**单纯胫骨干骨折** 由于有完整腓骨的支撑,多无明显移位,可用石膏固定 10~12 周后下地活动。

(6)**单纯腓骨干骨折** 无须特殊治疗。为减少下地活动时疼痛,可用石膏固定 3~4 周。

【例 18】胫骨中下 1/3 交界处易骨折,其主要原因是

A. 胫骨形状有棱角 B. 负重量较大 C. 该处皮下软组织少
D. 易受直接或间接暴力 E. 骨的形态转变移行处(2017)

【例 19】男性,35 岁。因车祸右小腿受伤,经拍 X 线片,诊断为右胫骨中下 1/3 交界处斜形骨折。其易发生

A. 骨筋膜室综合征 B. 脂肪栓塞 C. 延迟愈合或不愈合
D. 血管损伤 E. 神经损伤(2019)

【例 20】男,16 岁。左胫腓骨闭合性骨折,管型石膏外固定,3 小时后左小腿出现胀痛,并持续加重,足趾麻木,被动牵拉痛。对其首要的处理是

A. 给予止痛药物、继续观察 B. 立即拆除石膏 C. 给予脱水药、继续观察
D. 给予抗生素治疗 E. 不需处理、继续观察(2016)

【例 21】男,26 岁。右小腿受伤 12 小时。查体:右小腿中段前方皮肤有一 10cm 长伤口,软组织挫伤严重,胫骨断端外露,外侧足背动脉搏动对称,感觉正常。彻底清创后最适宜的进一步治疗方法是

A. 螺丝钉固定 B. 髓内针固定 C. 石膏固定
D. 钢板固定 E. 外固定架固定(2020)

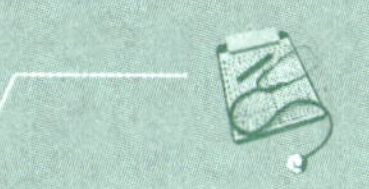

十、踝部骨折

1. 临床表现与诊断

(1)临床表现 踝部肿胀明显,可见瘀斑、内翻或外翻畸形,有活动障碍,局部压痛,可触及骨擦感。

(2)诊断 踝关节正位、侧位X线片可明确骨折的部位、类型、移位方向。

2. 治疗

(1)无移位的和无下胫腓联合分离的单纯内踝或外踝骨折 踝关节中立位或内翻(内踝骨折)/外翻(外踝骨折)位石膏固定6~8周。

(2)有移位的内踝或外踝单纯骨折 手法复位难以成功,应微创或切开复位内固定治疗。

(3)下胫腓联合分离 常在内、外踝损伤时出现,应首先复位固定骨折,这样才能使下胫腓联合复位。为防止术后不稳定,采用螺钉固定、高强度线或者下胫腓弹性固定装置固定下胫腓联合。

【例22】男,37岁,工地工人。左足摔伤1小时。查体:体温37.0℃,脉搏100次/分,血压125/82mmHg,左踝皮肤无破损,左踝关节肿胀、畸形,左胫骨远端压痛,左踝不能活动。X线片示左胫骨远端关节面严重塌陷,胫腓远端分离。该患者首选的治疗是

A. 手法复位,石膏固定　B. 手法复位,小夹板固定　C. 踝关节骨牵引
D. 外固定架牵引　E. 切开复位加内固定(2024)

十一、踝部扭伤

1. 临床表现与诊断

(1)临床表现 踝部扭伤后出现疼痛、肿胀、皮下瘀斑,活动时疼痛加重。检查可以发现伤处有局限性压痛点,踝关节跖屈位加压,使足内翻或外翻时疼痛加重,应诊断为踝部韧带损伤。

(2)X线片 对韧带部分损伤、松弛或完全断裂的诊断有时比较困难。在加压情况下的极度内翻位行踝关节正位X线片检查,可发现外侧关节间隙显著增宽,或在侧位片上发现距骨向前半脱位,多为外侧副韧带完全损伤。踝关节正、侧位X线片可发现撕脱骨折。

2. 治疗

(1)急性损伤 应立即冷敷,48小时后可局部理疗,促进组织愈合。

(2)韧带部分损伤或松弛者 在踝关节背屈90°位,极度内翻位(内侧副韧带损伤时)或外翻位(外侧副韧带损伤时)石膏固定,或用宽胶布、绷带固定2~3周。

【例23】男,18岁。右踝扭伤2小时。右踝肿胀,外踝前方轻压痛,关节稳定性可,X线未见骨折移位,早期治疗不恰当的措施是

A. 局部按摩　B. 休息,减少行走　C. 弹力绷带适当固定
D. 冷敷　E. 右下肢抬高(2023)

十二、脊柱骨折与脊髓损伤

1. 临床表现及诊断

(1)外伤史 有严重外伤史,如交通事故、高空坠落、重物撞击腰背部等。

(2)胸腰椎损伤 伴有脊髓或马尾神经损伤者可出现双下肢运动、感觉、括约肌功能障碍。

(3)查体 逐个按压棘突检查,胸腰段脊柱骨折常可摸到后凸畸形。

(4)影像学检查 ①首选X线摄片。②凡有中柱损伤或有神经症状者均需做CT或MRI检查。

2. 急救搬运

(1)搬运工具 脊柱骨折者急救搬运方式至关重要,常用担架、木板或门板搬运。

(2)搬运方法 对胸腰椎受伤伤员,先使其两下肢伸直,担架或木板放在伤员一侧,三人用手同时平

托将伤员移至担架或木板上(平托法),或两至三人使伤员保持平直状态,成一整体滚动至担架或木板上(滚动法)。不要使躯干扭转,禁用搂抱或一人抬头、一人抬足的方法,因这些方法将增加脊柱的弯曲,加重脊柱和脊髓的损伤。

(3)**牵引** 对颈椎损伤的伤员,要有专人托扶头部,沿纵轴向上略加牵引,使头、颈随躯干一同移动。

3. 治疗

(1)**非手术治疗** 适用于单纯压缩性骨折,椎体压缩不到1/3。

(2)**手术治疗** 有脊髓压迫者,应及早手术解除压迫,把保证脊髓功能恢复作为首要问题。

手术指征包括:①颈、胸、腰椎骨折脱位有关节突交锁;②影像学检查显示有骨折碎片进入椎管内压迫脊髓;③截瘫平面不断上升;④非手术治疗效果不佳。

十三、骨盆骨折

1. 临床表现

(1)**外伤史** 多有强大暴力外伤史,主要是车祸、高空坠落和工业意外。

(2)**可存在严重的多发伤** 休克等常见。如为开放性损伤,死亡率高达40%~70%。

(3)**体征** 骨盆骨折常有下列体征:

①骨盆分离试验及挤压试验阳性 检查者双手交叉撑开两髂嵴,使骨盆前环产生分离,如出现疼痛即为骨盆分离试验阳性。检查者用双手挤压病人的两髂嵴,伤处出现疼痛,为骨盆挤压试验阳性。

②两侧肢体不等长 测量胸骨剑突与两髂前上棘之间的距离,向上移位的一侧长度变短。

③会阴部瘀斑 会阴部瘀斑是耻骨及坐骨骨折的特有体征。

2. 并发症

(1)**腹膜后血肿** 骨盆各骨为松质骨,邻近有许多动脉、静脉丛,骨盆骨折广泛出血可致失血性休克。

(2)**盆腔内脏器损伤** 包括膀胱、后尿道、直肠损伤。耻骨支骨折移位容易并发尿道损伤。

(3)**神经损伤** 主要是腰骶神经丛和坐骨神经损伤。

(4)**脂肪栓塞与静脉栓塞** 盆腔内静脉丛破裂可引起脂肪栓塞,发生率可达35%~50%。

注意:①骨盆挤压和分离试验阳性、会阴部瘀斑为骨盆骨折的特有体征。

②脊髓位于椎管内,下端平 L_1 下缘,故骨盆骨折不会造成脊髓损伤。

【例24】耻骨骨折不易出现

A. 血尿　　B. 会阴部瘀斑　　C. 坐骨神经损伤

D. 骨盆挤压试验阳性　　E. 骨盆分离试验阳性

常考点 重点内容,请全面掌握。

参考答案——详细解答见《2025国家临床执业及助理医师资格考试历年考点精析(上、下册)》

1. ABCDE　2. ABCDE　3. ABCDE　4. ABCDE　5. ABCDE　6. ABCDE　7. ABCDE
8. ABCDE　9. ABCDE　10. ABCDE　11. ABCDE　12. ABCDE　13. ABCDE　14. ABCDE
15. ABCDE　16. ABCDE　17. ABCDE　18. ABCDE　19. ABCDE　20. ABCDE　21. ABCDE
22. ABCDE　23. ABCDE　24. ABCDE

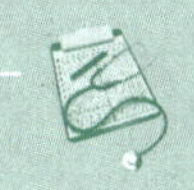

第 30 章　关节脱位、手外伤与断肢(指)再植

考纲要求

①肩关节脱位。②桡骨头半脱位。③髋关节后脱位。④手外伤。⑤断肢(指)再植。

复习要点

一、肩关节脱位

1. 解剖概要

参与肩关节运动的关节包括盂肱关节、肩锁关节、胸锁关节及肩胸关节,但以盂肱关节的活动最为重要。习惯上将盂肱关节脱位称为肩关节脱位。盂肱关节由肱骨头与肩胛盂构成。肩胛盂浅,面积仅占肱骨头面积的 1/4~1/3,关节囊和韧带松弛薄弱,故有利于肩关节活动,但缺乏稳定性。

2. 分类

根据肱骨头脱位的方向,可分为前脱位、后脱位、上脱位及下脱位四型,以前脱位最多见。肩胛盂关节面朝向前下外,前侧关节囊更为薄弱,故肱盂关节以前脱位最为常见,占所有肩关节脱位的 95%以上。

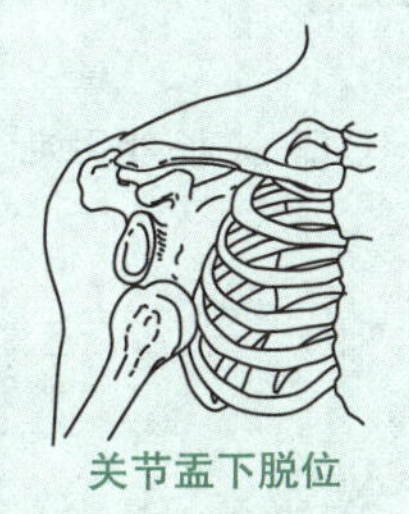
关节盂下脱位

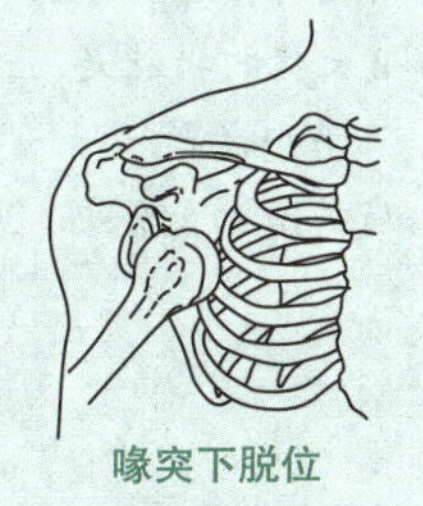
喙突下脱位

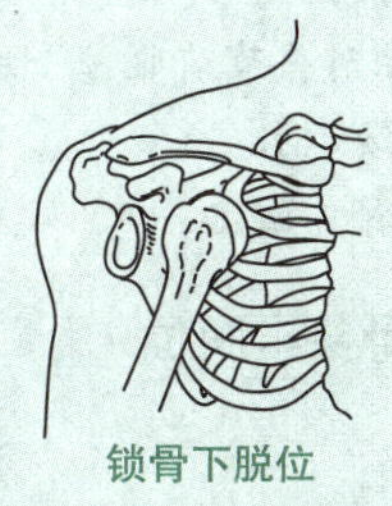
锁骨下脱位

注意:①肩关节脱位最为常见,约占全身关节脱位的 50%,次常见的关节脱位为肘关节脱位。
②肩关节脱位以前脱位多见,肘关节脱位、髋关节脱位以后脱位多见。

【例 1】下列最易发生脱位的关节是
A. 肩关节　　B. 髋关节　　C. 膝关节
D. 肘关节　　E. 踝关节(2018)

【例 2】肩关节脱位时,肱骨头最容易脱出的方向是
A. 前方　　B. 外侧　　C. 内侧
D. 上方　　E. 后方(2019)

3. 临床表现

(1)**外伤史**　上肢外展外旋或后伸着地受伤史。

(2)**症状**　肩部疼痛、肿胀、肩关节活动障碍。

(3)**特殊姿势**　病人以健手托住病侧前臂、头向病侧倾斜。

(4)**体格检查**　方肩畸形,肩胛盂处有空虚感,上肢弹性固定,Dugas 征阳性。严重创伤时,肩关节前脱位可合并神经血管损伤,应注意检查病侧上肢的感觉和运动功能。Dugas 征阳性是指将病侧肘部紧贴胸壁时,手掌搭不到健侧肩部,或手掌搭在健侧肩部时,肘部无法贴近胸壁。

4. 辅助检查

(1)X 线检查　可明确肩关节脱位的类型、移位方向及有无撕脱骨折。

(2)CT 扫描　目前临床常规行 CT 扫描。

5. 治疗

(1)手法复位　肩关节前脱位首选手法复位加外固定。手法复位以 Hippocrates 法(足蹬法)最常用。

(2)切开复位　肩关节后脱位往往不能顺利手法复位,可行切开复位加外固定治疗。

(3)固定方法　单纯性肩关节脱位复位后可用三角巾悬吊固定上肢 3 周。

(4)康复治疗　固定期间须活动腕部与手指,解除固定后,鼓励病人主动锻炼肩关节向各个方向活动。

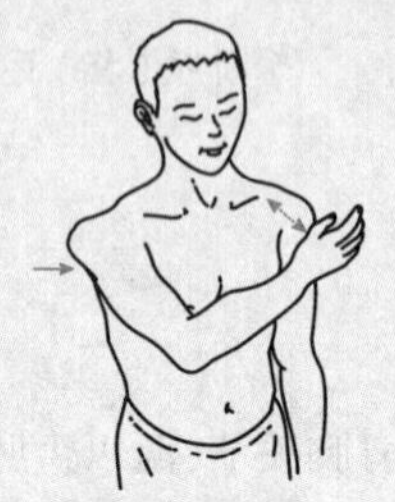
Dugas征阳性及方肩畸形

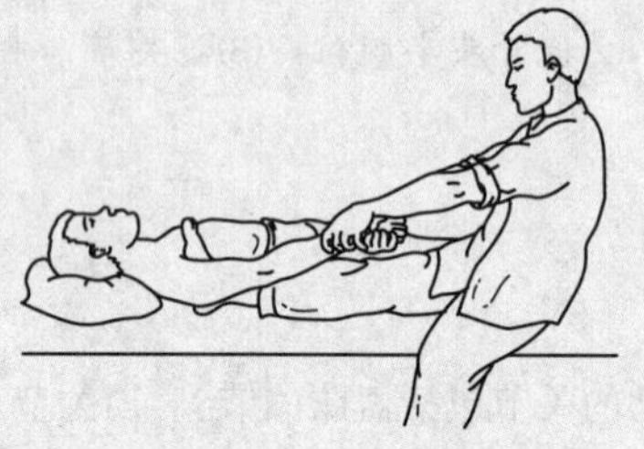
Hippocrates法(足蹬法)

【例 3】女,38 岁。右肩部外伤后疼痛、活动受限 2 小时。查体:右侧肩胛盂处有空虚感,Dugas 征阳性。X 线检查未见骨折。首选的治疗方法是

A. 切开复位　B. 肩部绷带固定　C. 三角巾悬吊固定

D. 外展支具固定　E. 麻醉下 Hippocrates 法复位(2020)

【例 4】单纯性肩关节前脱位手法复位后应立即采取的措施是

A. 持续牵引　B. 三角巾悬吊　C. 夹板外固定

D. 石膏外固定　E. 肩关节功能锻炼(2021)

二、桡骨头半脱位

1. 病因

桡骨头半脱位好发于 5 岁以下的儿童,由于桡骨头发育尚不完全,环状韧带薄弱,当腕、手被向上提拉、旋转时,肘关节囊内负压增加,使薄弱的环状韧带或部分关节囊嵌入肱骨小头与桡骨头之间,取消牵拉力以后,桡骨头不能回到正常解剖位置,而是向桡侧移位,形成桡骨头半脱位。

2. 临床表现

(1)受伤史　儿童的腕、手有被动向上牵拉受伤的病史。

(2)症状　病儿感肘部疼痛,活动受限,前臂处于半屈位及旋前位。

(3)体征　检查肘部外侧有压痛。

3. 诊断

(1)诊断依据　根据儿童手、腕向上牵拉史及临床表现,即可作出诊断。

(2)X 线检查　对诊断无帮助,因为桡骨头半脱位是唯一拍片阴性的关节脱位。

4. 治疗

(1)手法复位　不用麻醉即可进行手法复位。术者一手握住小儿腕部,另一手托住肘部,以拇指压在桡骨头部位,肘关节屈曲至 90°,作轻柔的前臂旋后、旋前活动,反复数次,并用拇指轻轻推压桡骨头即可复位。复位成功的标志是可有轻微的弹响声,肘关节旋转、屈伸活动正常。

(2)外固定　复位后不必固定,但须告诫家长不可再暴力牵拉,以免复发。

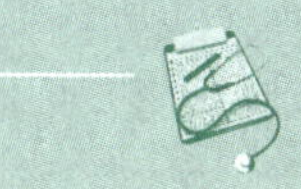

注意:①确诊桡骨头半脱位主要依据上肢牵拉史而不是 X 线片。
②桡骨头半脱位是唯一 X 线片阴性的关节脱位;手法复位后无须外固定。

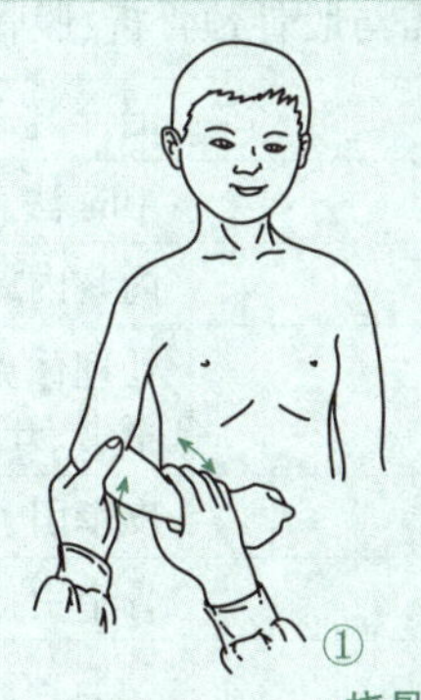

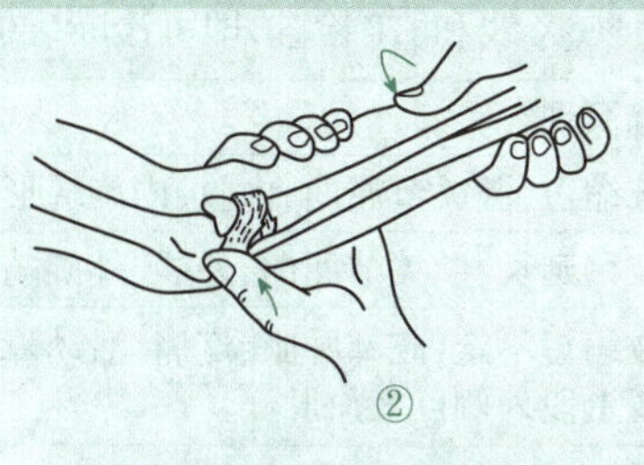

①拇指直接按在桡骨小头处
②将前臂作旋后、旋前活动

桡骨头半脱位的复位方法

【例 5】桡骨头半脱位易发生的年龄是
A. 26~30 岁　B. 21~25 岁　C. 16~20 岁
D. 10~15 岁　E. 5 岁以下

【例 6】男童,3 岁。玩耍后右臂不适,拒绝活动,但无畸形和肿胀,经屈肘 90°做前臂旋前、旋后运动后症状好转。出现该情况的原因是
A. 肘关节过度屈曲　B. 肘关节过度外旋　C. 肘关节过度内旋
D. 肘关节过度外翻　E. 前臂过度拉伸(2024)

【例 7】女孩,3 岁。1 小时前被牵拉右前臂后哭闹不安,不肯用右手持物。查体:右前臂处于半屈旋前位,右肘部轻度压痛,无明显肿胀。X 线检查未见明显异常。最可能的诊断是
A. 尺神经损伤　B. 肘关节脱位　C. 桡神经损伤
D. 正中神经损伤　E. 桡骨头半脱位

【例 8】复位后不需要固定的骨折或脱位是
A. 桡骨头半脱位　B. 孟氏骨折　C. 盖氏骨折
D. Colles 骨折　E. 桡骨骨折(2022)

三、髋关节脱位

1. 分类

按股骨头脱位后的方向,分为前脱位、后脱位和中心脱位,其中以后脱位最常见,占 85%~90%。

	髋关节后脱位	髋关节前脱位	髋关节中心脱位
发生率	85%~90%	较为少见	少见
临床表现	外伤史,明显疼痛,髋关节不能主动活动,病肢短缩 髋关节屈曲、内收、内旋畸形	外伤史,病肢比健肢稍长 髋关节屈曲、外展、外旋畸形 腹股沟处肿胀,可扪及股骨头	外伤史,病肢短缩不定 髋部肿胀、疼痛、活动障碍 大腿上段外侧方常有大血肿
合并症	坐骨神经损伤	很少出现合并伤	腹部内脏损伤,后腹膜间隙出血

注意:①髋关节后脱位表现为病肢短缩,髋关节前脱位表现为病肢稍延长。
②髋关节中心脱位病肢短缩情况取决于股骨头内陷的程度。

2. 后脱位的临床表现

(1)**外伤史**　明显外伤史,通常暴力很大,例如车祸或高处坠落。
(2)**症状**　髋部明显的疼痛,髋关节不能主动活动。

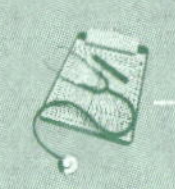

(3)**体检** 病肢缩短，髋关节呈屈曲、内收、内旋畸形。可以在臀部摸到脱出的股骨头，大转子上移。

3. 后脱位的诊断

根据外伤史、临床表现、X线和CT检查，即可诊断。但需与股骨颈骨折、股骨转子间骨折相鉴别。

	临床表现	治疗方法
髋关节后脱位	病肢缩短，髋关节屈曲、内收、内旋畸形	Allis法
髋关节前脱位	病肢稍延长，髋关节屈曲、外展、外旋畸形	内收内旋法复位
髋关节中心脱位	病肢缩短不定，髋部肿胀、疼痛、活动障碍 大腿上段外侧巨大血肿	处理休克和内脏损伤 牵引、开放复位内固定
股骨颈骨折	病肢缩短，外旋45°~60°	皮牵引、闭合/开放复位内固定
股骨转子间骨折	病肢缩短，外旋90°	骨牵引、开放复位内固定

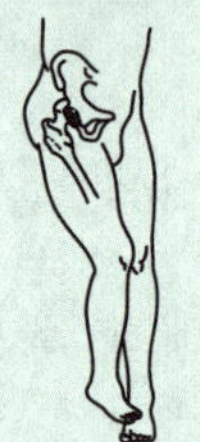
髋关节后脱位

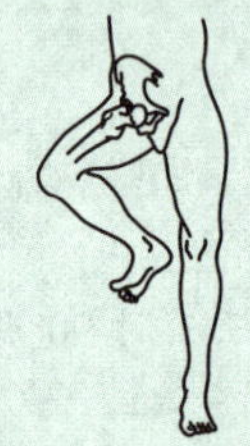
髋关节前脱位

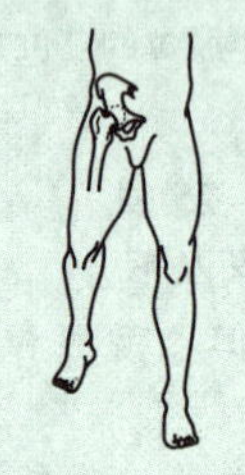
髋关节中心脱位

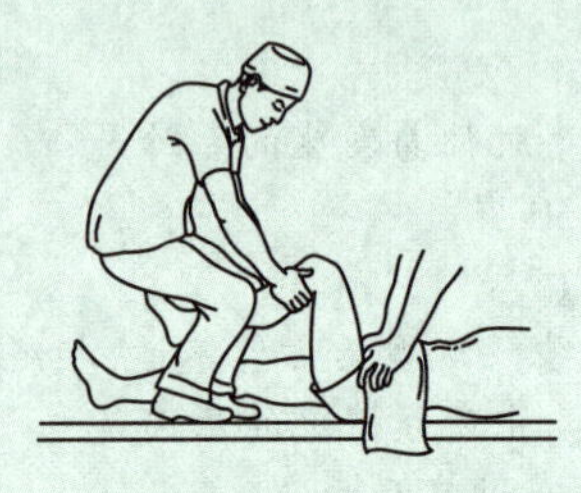
髋关节后脱位的复位方法——Allis法

【例9】关于髋关节脱位的说法，正确的是
A. 髋关节脱位以前脱位最为常见
B. 髋关节脱位不容易合并骨折
C. 复位后应立即活动，防止关节僵硬
D. 手法复位2周后再下地活动，避免关节损伤
E. 复位后卧床期间进行股四头肌锻炼(2024)

【例10】髋关节后脱位的常见体征是
A. 髋关节外旋
B. 髋关节外展
C. 髋关节伸直
D. 大转子上移
E. 患肢延长(2021)

【例11】髋关节前脱位的典型临床表现是
A. 伸直、外展、外旋畸形
B. 屈曲、外展、外旋畸形
C. 屈曲、内收、内旋畸形
D. 伸直、外展、内收畸形
E. 屈曲、外旋、内收畸形(2022)

【例12】男，21岁。车祸致右髋关节受伤，出现右髋部疼痛、外展、外旋、屈曲畸形，弹性固定。正确的诊断是
A. 髋关节前脱位
B. 股骨干骨折
C. 骨盆骨折
D. 髋关节后脱位
E. 髋关节中心脱位(2017)

4. 后脱位的治疗

(1)**Ⅰ型的治疗** Ⅰ型即单纯脱位或伴有髋臼后壁小骨折块，多采用手法复位+外固定。

①复位 常用的复位方法为Allis法，即提拉法。复位宜早，最初24~48小时是复位的黄金时期，应尽可能在24小时内复位完毕，48~72小时后再复位十分困难。

②固定 复位后病肢作皮肤牵引或穿丁字鞋2~3周，不必石膏固定。

③功能锻炼 卧床期间作股四头肌收缩动作。2~3周后开始活动关节。4周后扶双拐下地活动。

(2)**Ⅱ~Ⅳ型的治疗** 由于合并关节内骨折，故应早期切开复位+内固定。

A. 肩关节前脱位
B. 肘关节脱位
C. 膝关节脱位
D. 腕关节脱位
E. 髋关节脱位

【例13】适合用Hippocrates手法复位的关节脱位是

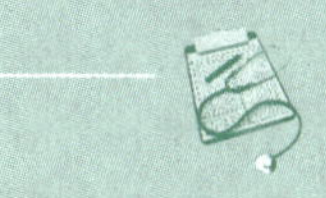

【例14】适合Allis法手法复位的关节脱位是(2018、2023)

四、手外伤及断肢(指)再植

1. 手外伤急救处理

(1)**止血**　手外伤创面出血,可通过局部压迫止血。因此局部加压包扎是手外伤最简单而行之有效的止血方法。禁忌采用束带类物在腕平面以上捆扎,因为捆扎过紧、时间过长易导致手指坏死;若捆扎压力不够,只将静脉阻断而动脉未能完全阻断,出血会更加严重,故这是一种错误的止血方法。

(2)**创口包扎**　采用无菌敷料或清洁布类包扎伤口,避免进一步污染。创口内不宜用药。

(3)**局部固定**　可因地制宜、就地取材,固定于腕平面以上,以减轻疼痛、防止进一步损伤。

(4)**迅速转运**　目的是赢得处理的最佳时间。

2. 断肢(指)的急救处理

(1)**现场急救**　包括止血、包扎、保存断肢(指)和迅速转送。

(2)**完全性断肢近端的处理**　同手外伤的急救处理。

(3)**不完全性断肢的处理**　应将肢体用木板固定,迅速送医院处理。

(4)**离断肢体的保存**　如受伤地点距医院较近,可将离断的肢体用无菌敷料包好,勿须作任何处理,连同病人一起迅速送医院处理。如需远距离运送,则应采用干燥冷藏法保存。不能让断肢与冰块直接接触,以防冻伤,也不能用任何液体浸泡。到达医院后,检查断肢(指),用无菌敷料包裹,放于无菌盘中,置入4℃冰箱内。

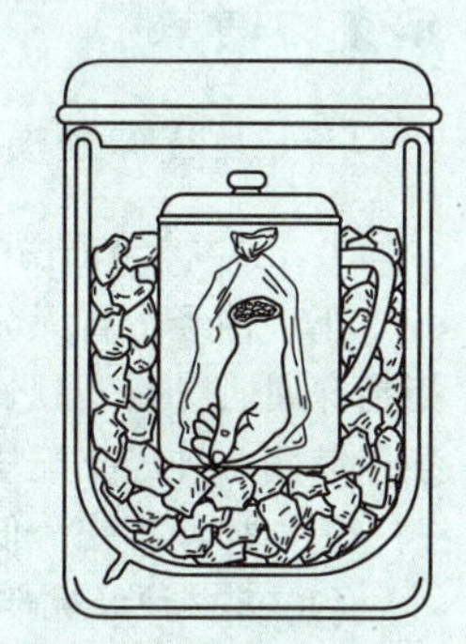
断手的保存法

【例15】断指远距离运输的保存方法是

A. 酒精浸泡　　B. 放入碘伏中　　C. 干燥冷藏保存
D. 通风保存　　E. 冰冻保存(2024)

▶常考点　肩关节和髋关节脱位的特点。

参考答案——详细解答见《2025国家临床执业及助理医师资格考试历年考点精析(上、下册)》

1. ABCDE　2. ABCDE　3. ABCDE　4. ABCDE　5. ABCDE　6. ABCDE　7. ABCDE
8. ABCDE　9. ABCDE　10. ABCDE　11. ABCDE　12. ABCDE　13. ABCDE　14. ABCDE
15. ABCDE

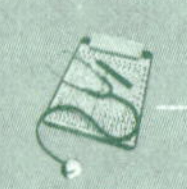

第 31 章　周围神经损伤

考纲要求

①正中神经损伤。②尺神经损伤。③桡神经损伤。④坐骨神经损伤。⑤腓总神经损伤。

复习要点

一、上肢神经损伤

1. 正中神经损伤的表现

正中神经上臂无分支,前臂段有很多分支,支配旋前圆肌、指浅屈肌、桡侧腕屈肌、掌长肌、示指及中指指深屈肌、拇长屈肌、旋前方肌。在手掌部支配拇短展肌、拇短屈肌外侧头、拇对掌肌和 1、2 蚓状肌。3 条指掌侧总神经支配桡侧 3 个半手指掌面和近侧指关节以远背侧的皮肤。

正中神经损伤分低位损伤(腕部损伤)和高位损伤(肘上损伤)。

(1)正中神经腕部损伤　所支配的鱼际肌、蚓状肌麻痹,表现为拇指对掌功能障碍、手的桡侧半感觉障碍,特别是示、中指远节感觉消失。

(2)正中神经肘上损伤　所支配的前臂肌也麻痹,除上述表现外,另有拇指和示、中指屈曲功能障碍。

【例 1】男,32 岁。右手肘上切割伤 2 小时。查体:右侧拇指对掌功能障碍,示指、中指屈曲障碍。最可能损伤的神经是

A. 正中神经　　B. 尺神经　　C. 桡神经

D. 尺神经和桡神经　　E. 正中神经和桡神经(2024)

2. 尺神经损伤的表现

尺神经为臂丛内侧束延续,于肱动脉内侧下行。在前臂段发出分支支配尺侧腕屈肌、环指、小指指深屈肌,在腕上 5cm 发出手背支支配手背尺侧皮肤,在腕尺管(Guyon 管)分为深、浅支。深支穿小鱼际肌进入手掌深部,支配小鱼际肌,全部骨间肌和 3、4 蚓状肌,拇收肌,拇短屈肌内侧头。浅支支配手掌尺侧及尺侧一个半手指的皮肤感觉。尺神经易在腕部和肘部损伤。

(1)尺神经腕部损伤　主要表现为骨间肌、蚓状肌、拇收肌麻痹所致的环指、小指爪形手畸形,手指内收、外展障碍,Froment 征,手部尺侧半和尺侧 1 个半手指感觉障碍,特别是小指感觉消失。

(2)尺神经肘部损伤　除上述表现外,另有环指、小指末节屈曲功能障碍,一般仅表现为屈曲无力。

【例 2】肱骨髁上骨折后出现手指不能内收、外展,夹纸试验阳性。最可能损伤的神经是

A. 桡神经　　B. 肌皮神经　　C. 尺神经

D. 正中神经　　E. 腋神经

3. 桡神经损伤的表现

桡神经来自臂丛后束,沿肱三头肌外侧头下行,于肱桡肌与桡侧腕长伸肌之间进入前臂,分为深、浅两支。浅支与桡动脉伴行,在肱桡肌深面于桡骨茎突上 5cm 转向背侧,至手背桡侧及桡侧三个半手指皮肤。深支又称骨间背侧神经,绕桡骨颈、穿旋后肌入前臂背侧。桡神经在上臂分支支配肱三头肌;在肘部支配肱桡肌、桡侧腕长伸肌,其深支支配桡侧腕短伸肌、旋后肌、尺侧腕伸肌、指总伸肌、示指和小指固有伸肌、拇长展肌和拇长、短伸肌。

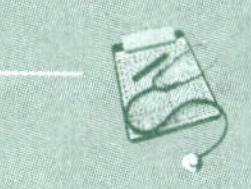

(1)桡神经在肱骨中、下 1/3 交界处损伤　桡神经在此处紧贴骨面，容易损伤，表现为伸腕、伸拇、伸指、前臂旋后障碍，手背桡侧(虎口区)感觉异常。典型畸形是垂腕。

(2)桡神经桡骨头处损伤　桡骨头脱位可导致桡神经损伤，因桡侧腕长伸肌功能完好，故伸腕功能基本正常，仅有伸拇、伸指障碍，无手部感觉障碍。

受损神经	临床特点(运动功能障碍)	临床特点(运动和感觉障碍)
正中神经腕部伤	拇指对掌障碍	示指、中指远节感觉障碍
正中神经肘上伤	拇指对掌障碍 拇指屈曲障碍	示指、中指远节感觉障碍 示指、中指屈曲障碍
尺神经腕部伤	爪形手	手部尺侧一个半指头感觉障碍
尺神经肘上伤	爪形手	手部尺侧一个半指头感觉障碍 环指、小指末节屈曲障碍
桡神经肱骨中下 1/3 处受损	伸腕、伸拇、伸指障碍 前臂旋后障碍、垂腕	桡侧三个半指头感觉障碍 手背虎口区感觉障碍
桡神经桡骨头处受损	伸腕正常，伸拇、伸指障碍	无手部感觉障碍

注意：①桡神经损伤表现为腕下垂，坐骨神经损伤表现为足下垂，腓总神经损伤表现为足内翻下垂。
②尺神经损伤表现为爪形手，正中神经损伤表现为扳机手，正中神经+尺神经损伤表现为猿掌。

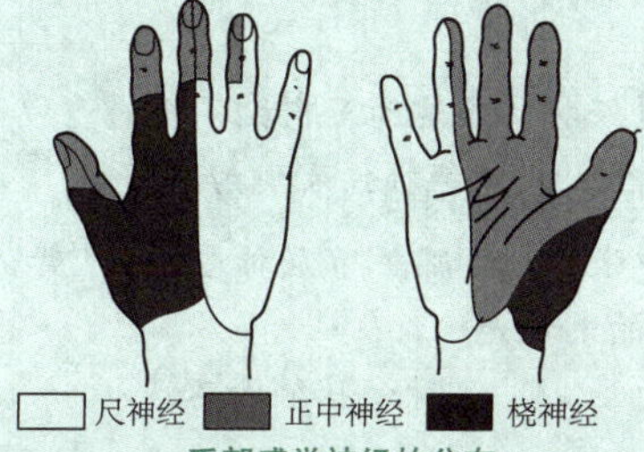

手部感觉神经的分布

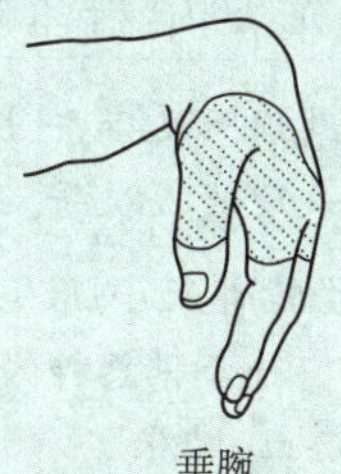
垂腕
桡神经损伤

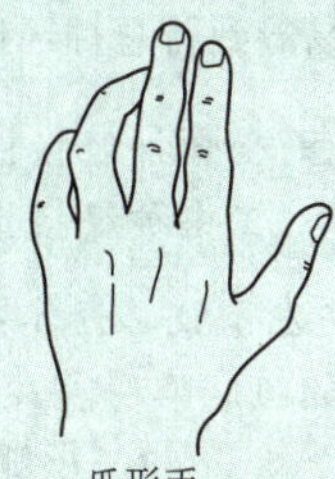
爪形手
尺神经损伤

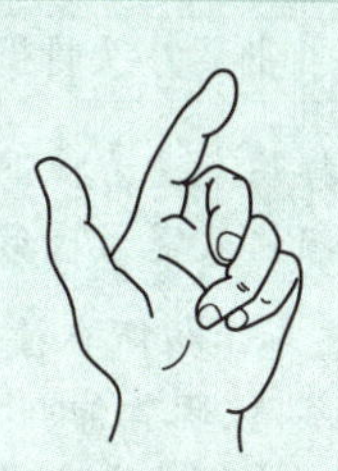
扳机手
正中神经损伤

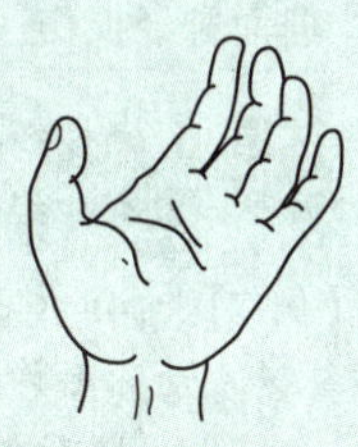
猿掌
正中+尺神经损伤

【例 3】男，24 岁。左腕部切割伤 12 小时，伤及桡神经。其临床表现是

A. 拇、示、中指不能屈曲　　B. 不能屈腕　　C. 手部内在肌萎缩
D. 手背虎口区域麻木　　E. 手掌桡侧感觉减弱

【例 4】男性，30 岁。被枪弹击伤臂中段。体检：垂腕，各手指不能伸直，拇指、食指、中指背侧麻木，肘关节屈伸活动正常。X 线片示肱骨中段见 1 个弹头带状金属异物，骨质未见断裂。其最可能的神经损伤是

A. 桡神经　　B. 正中神经　　C. 尺神经
D. 臂丛神经　　E. 以上均不正确(2021)

A. 桡神经损伤　　B. 尺神经损伤　　C. 正中神经损伤
D. 肌皮神经损伤　　E. 腋神经损伤

【例 5】可出现拇指对掌功能障碍的是

【例 6】可出现伸腕、伸拇、前臂旋后功能障碍和虎口区感觉异常的是(2024)

二、下肢神经损伤

1. 坐骨神经损伤的表现

坐骨神经源自 L_4、L_5、S_1 ~ S_3 神经。经坐骨切迹穿梨状肌下缘入臀部，在臀大肌深面、大转子与坐骨

结节中点下行,股后部在股二头肌与半膜肌之间行走,至腘窝尖端分为胫神经和腓总神经,沿途分支支配股后部的股二头肌、半腱肌和半膜肌。损伤后表现依损伤平面而定。

(1)坐骨神经高位损伤 髋关节后脱位、臀部刀伤、臀肌挛缩手术伤、臀部肌内注射药物等,均可导致高位损伤,表现为股后部肌肉、小腿和足部所有肌肉全部瘫痪,导致膝关节不能屈、踝关节与足趾运动功能完全丧失,呈足下垂。小腿后外侧和足部感觉丧失。

(2)坐骨神经股后中、下部损伤 表现为腘绳肌正常,膝关节屈曲功能保存,踝、足趾功能障碍。

2. 腓总神经损伤的表现

腓总神经于腘窝沿股二头肌内缘斜向外下,经腓骨长肌两头之间绕腓骨颈,分为腓浅、腓深神经。腓浅神经于腓骨长、短肌间下行,小腿下 1/3 穿出深筋膜至足背内侧和中间。腓深神经于趾长伸肌和胫骨前肌间,贴骨间膜下降,与胫前动、静脉伴行,于跗、趾长伸肌之间至足背。支配小腿前外侧伸肌群、小腿前外侧和足背皮肤。腓骨颈骨折易引起腓总神经损伤,导致小腿前外侧伸肌麻痹,出现踝背伸、外翻功能障碍,呈足内翻下垂畸形。伸跗、伸趾功能丧失,小腿前外侧和足背前、内侧感觉障碍。

损伤神经	临床表现
坐骨神经损伤	臀部高位伤:①膝关节不能屈曲,由于股四头肌健全,膝关节呈伸直状态 ②踝关节与足趾运动功能丧失(足下垂) ③大腿后部肌肉、小腿和足部所有肌肉瘫痪 ④小腿后外侧和足部感觉丧失 股后中、下部伤:①膝关节功能正常;②腘绳肌正常;③踝、足趾功能障碍
腓总神经损伤	腓骨小头骨折易导致腓总神经损伤:足内翻下垂畸形

注意:①桡神经损伤表现为腕下垂,坐骨神经损伤表现为足下垂,腓总神经损伤表现为足内翻下垂。
②尺神经损伤表现为爪形手,正中神经损伤表现为扳机手,正中神经+尺神经损伤表现为猿掌。

【例 7】女,45 岁。不慎被汽车撞伤左下肢。查体:左膝部及小腿淤血、肿胀、疼痛,膝关节屈伸受限,足背动脉触诊不清,踝背伸、外翻功能障碍。其中,符合腓总神经损伤的表现是

A. 踝背伸、外翻功能障碍　B. 小腿瘀血,肿胀　C. 足背动脉触诊不清
D. 膝关节屈伸受限　E. 小腿疼痛,活动受限

【例 8】女,66 岁。人工膝关节置换术后膝关节周围加压包扎。1 天后发现右足不能背屈,跖屈正常,足背动脉搏动正常。最可能的原因是

A. 腓总神经损伤　B. 骨筋膜室综合征　C. 坐骨神经损伤
D. 胫神经损伤　E. 深静脉血栓

【例 9】患者,男,56 岁。被自行车撞伤右膝外侧。检查发现踝关节不能主动背伸。X 线检查示腓骨小头骨折。首先考虑的诊断是腓骨小头骨折合并

A. 坐骨神经损伤　B. 胫神经损伤　C. 腓总神经损伤
D. 胫前肌撕裂伤　E. 腓骨长、短肌撕裂伤(2021)

常考点 重点内容,需全面掌握。

参考答案——详细解答见《2025 国家临床执业及助理医师资格考试历年考点精析(上、下册)》

1. ABCDE　2. ABCDE　3. ABCDE　4. ABCDE　5. ABCDE　6. ABCDE　7. ABCDE
8. ABCDE　9. ABCDE

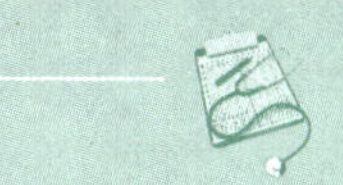

第32章　运动系统慢性损伤

考纲要求

①概论。②狭窄性腱鞘炎。③粘连性肩关节囊炎。④股骨头坏死。⑤颈椎病。⑥腰椎间盘突出症。

复习要点

一、运动系统慢性损伤概论

运动系统慢性损伤是临床常见病损。参与运动的组织结构(骨、关节、肌肉、肌腱、韧带、筋膜、滑囊及其毗邻的血管、神经等)因反复的机械运动受损,表现出相应的临床症状和体征。

1. 病因

(1)全身疾病　全身疾病造成的局部组织病理性紧张、痉挛。

(2)局部血管痉挛　环境温度变化引起局部血管痉挛,循环供给下降,局部代谢产物积聚。

(3)局部机械损伤　长期重复同一个姿势,超越了人体局部的代偿能力,造成组织损伤。

(4)局部异常应力　操作中技术不熟练、注意力不集中、姿势不正确,导致局部异常应力。

(5)应力分布不均　身体生理结构或姿态性异常,应力分布不均。

(6)急性转为慢性　急性损伤未得到正确的康复而转为慢性损伤。

2. 临床特点

慢性损伤可累及机体的多处组织和器官,临床表现常有以下共性:

①局部长期慢性疼痛,无明确外伤史。

②特定部位有一压痛点或肿块,常伴有某种特殊的体征。

③局部炎症,但无明显急性炎症表现。

④近期有与疼痛部位相关的过度活动史。

⑤部分病人有可导致运动系统慢性损伤的姿势、工作习惯或职业史。

3. 治疗原则

(1)减少损伤因素　限制致伤动作、纠正不良姿势、增强肌力、维持关节的非负重活动和适时改变姿势使应力分散,减少损伤性因素、增加保护性因素是治疗和防止复发的关键。

(2)物理治疗　理疗、按摩等物理治疗可改善局部血液循环、减少粘连、软化瘢痕,有助于改善症状。局部涂抹非甾体抗炎药或中药制剂后按摩可增加皮肤渗透,减轻局部炎症。

(3)非甾体抗炎药　合理应用非甾体抗炎药。非甾体抗炎药种类较多,是治疗运动系统慢性损伤的常用药物,对于减轻或消除局部炎症有明显疗效,可短期间断使用,长期使用会有不同程度的不良反应,其中以胃肠道黏膜损害最多见,其次为肝肾损害。

(4)糖皮质激素　局部注射有助于抑制炎症,减轻粘连,临床上常用。但该方法有明确的适应证:多在表浅部位进行,并且不能多次使用,否则局部过量甾体类激素会引起肌腱、韧带等组织的退行性变加重。血糖控制不佳的糖尿病病人、免疫力低下的病人局部注射糖皮质激素容易发生感染。

(5)手术治疗　狭窄性腱鞘炎、神经卡压综合征及腱鞘囊肿等可行手术治疗。

【例1】运动系统慢性损伤的病因不包括

A. 操作技术不熟练，使局部产生异常应力　　B. 生理结构异常，应力分布均匀
C. 全身疾病造成的局部组织痉挛　　D. 慢性损伤超过了人体局部的代偿能力
E. 急性损伤后未得到正确的康复转为慢性损伤（2022）

【例 2】运动系统慢性损伤使用糖皮质激素进行封闭治疗，下列说法不正确的是
A. 多在浅表部位进行　　B. 须多次反复使用
C. 可抑制局部炎症反应　　D. 局部注射可加速附近肌腱、韧带退变
E. 有助于迅速缓解疼痛症状（2024）

二、狭窄性腱鞘炎

1. 解剖概要与发病机制

狭窄性腱鞘炎系指腱鞘因机械性摩擦而发生的慢性无菌性炎症改变。腱鞘分为两层，外层为纤维性鞘膜，内层为滑液膜，滑液膜又分为壁层和脏层。脏、壁层两端形成盲囊，其间含有少量滑液，有润滑和保持肌腱活动度的功能。腱鞘和骨形成弹性极小的“骨-纤维隧道”。腱鞘的近侧或远侧缘为较硬的边缘，在掌指关节处腱鞘增厚最明显，称为环状韧带。肌腱在此韧带边缘长期、过度用力摩擦后，即可发生肌腱和腱鞘的损伤性炎症。四肢肌腱凡经过“骨-纤维隧道”处，均可发生腱鞘炎，如肱二头肌长头腱鞘炎，拇长伸肌和指总伸肌腱鞘炎，腓骨长、短肌腱鞘炎，指屈肌腱鞘炎、拇长屈肌腱鞘炎、拇长展肌与拇短伸肌腱鞘炎等。其中以后三种最多见。手与腕部狭窄性腱鞘炎是最常见的腱鞘炎。在手指常发生屈肌腱鞘炎，又称弹响指或扳机指；在拇指发生拇长屈肌腱鞘炎，又称弹响拇；在腕部为拇长展肌和拇短伸肌腱鞘炎，又称桡骨茎突狭窄性腱鞘炎。

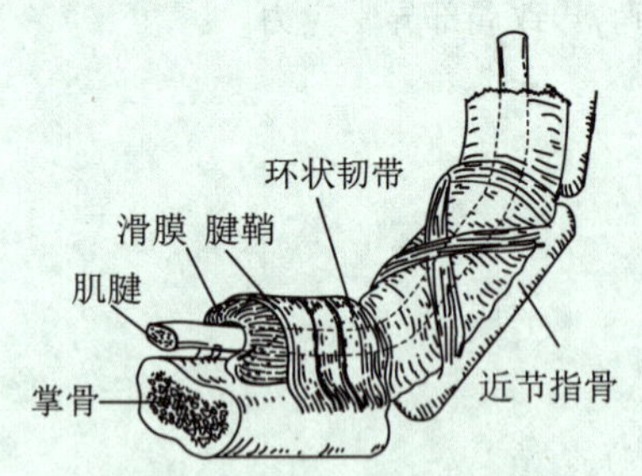

屈指肌腱的骨-纤维隧道示意图

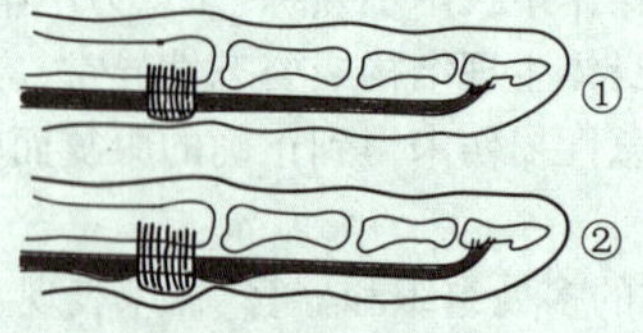

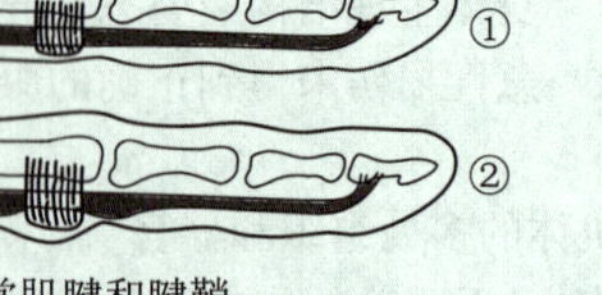

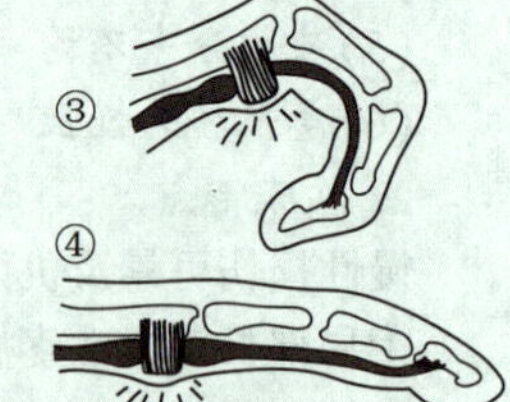

①正常肌腱和腱鞘
②发病时肌腱和腱鞘肿胀
③手指主动屈曲时发生弹响
④手指伸直时发生弹响

弹响指发生机制示意图

2. 临床表现和诊断

（1）弹响指和弹响拇　起病缓慢。初时，晨起患指发僵、疼痛，缓慢活动后即消失。随病程延长逐渐出现弹响伴明显疼痛，严重者患指屈曲，不敢活动。各手指发病的频度依次为中指、环指最多，示、拇指次之，小指最少。病人主诉疼痛常在近侧指间关节，而不在掌指关节。体检时可在远侧掌横纹处触及黄豆大小的痛性结节，屈伸患指该结节随屈肌腱上、下移动，或出现弹拨现象，并感到弹响，即发生于此处。

（2）桡骨茎突狭窄性腱鞘炎　腕关节桡侧疼痛，逐渐加重，无力提物。检查时皮肤无炎症表现，在桡骨茎突表面或其远侧有局限性压痛，有时可触及痛性结节。握拳尺偏腕关节时，桡骨茎突处出现疼痛，称为 Finkelstein 试验阳性。

注意：①狭窄性腱鞘炎病人常主诉近侧指间关节痛，而不在掌指关节。
②狭窄性腱鞘炎病人在远侧掌横纹处（并不是近侧指间关节）可扪及痛性结节。

3. 治疗

（1）初始治疗中使用保守疗法　包括调整手部活动、夹板固定、短期使用非甾体抗炎药。
（2）局部封闭　对于症状严重或扳机征发作频繁的病人，首次就诊时即注射糖皮质激素可能有益。
（3）狭窄腱鞘切开减压术　适用于非手术治疗无效的病人。

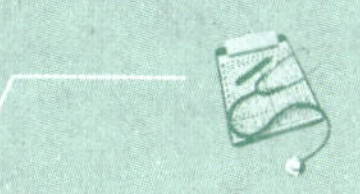

【例3】拇指活动时出现弹响伴疼痛，最可能的原因是

A. 尺神经损伤　　B. 腱鞘囊肿　　C. 桡神经损伤
D. 狭窄性腱鞘炎　　E. 正中神经损伤(2020)

【例4】患者，女，69岁。右拇指掌指关节疼痛及弹响3个月。查体：掌指关节可触及一黄豆大小的结节，压痛明显，屈伸拇指时可感到弹响发生于结节处。最可能的诊断是

A. 神经纤维瘤　　B. 腱鞘囊肿　　C. 滑囊炎
D. 掌指关节脱位　　E. 狭窄性腱鞘炎(2024)

三、粘连性肩关节囊炎(肩周炎)

粘连性肩关节囊炎又称肩周炎、冻结肩、五十肩，是多种原因致肩盂肱关节囊炎性粘连、僵硬，以肩关节周围疼痛、各方向活动(尤其外展外旋、内旋后伸活动)受限为特点。

1. 临床表现

(1)自限性　本病有自限性，一般在6~24个月可自愈，但部分不能恢复到正常功能水平。

(2)发病　本病多为中老年患病，女性多于男性，左侧多于右侧，亦可两侧先后发病。

(3)肩关节活动受限　肩各方向主动、被动活动均不同程度受限，以外旋外展和内旋后伸最重。

(4)压痛点　肩周痛以肩袖间隙区、肱二头肌长腱压痛为主。

粘连性肩关节囊炎外展姿势

2. 诊断

(1)肩关节X线片　见肩关节结构正常，可有不同程度的骨质疏松。

(2)肩关节MRI　见关节囊增厚。MRI对鉴别诊断意义较大。

3. 鉴别诊断

本病需与肩袖损伤、肩峰下撞击综合征、肩关节不稳、颈椎病等相鉴别。

【例5】肩周炎的临床特点为

A. 活动时疼痛、功能受限　　B. 静息时疼痛、功能受限　　C. 活动时疼痛、功能无受限
D. 静息时无痛、功能受限　　E. 活动时无痛、功能受限(2016)

【例6】属于肩周炎诊断依据的是

A. 男性多于女性　　B. 右侧多于左侧　　C. 肩部疼痛，与动作无关
D. 肩关节外展、外旋、后伸受限　　E. 肩部三角肌无萎缩

4. 治疗

(1)理疗　早期给予理疗、针灸，适度的推拿按摩，可改善症状。

(2)痛点注射　痛点局限时，可局部注射醋酸泼尼松龙，能明显缓解疼痛。

(3)止痛剂　疼痛持续、夜间难以入睡时，可短期服用非甾体抗炎药。

(4)主动活动肩关节　无论病程长短、症状轻重，均应每日进行肩关节的主动活动。

(5)手术治疗　对症状持续且重者，以上治疗无效时，可行关节镜下松解粘连。

(6)原发病治疗　对肩外因素所致的粘连性肩关节囊炎，除局部治疗外，还需治疗原发病。

【例7】肩周炎不正确的治疗方法是

A. 理疗　　B. 封闭　　C. 按摩
D. 服用非甾体抗炎药　　E. 限制肩关节活动(2018)

四、股骨头坏死

股骨头坏死为股骨头血供中断或受损，使骨细胞及骨髓成分死亡，引起骨组织坏死及随后发生的修复共同导致股骨头结构改变及塌陷，引起髋关节疼痛及功能障碍的疾病。

1. 临床表现

(1)**症状** 非创伤性股骨头坏死多见于中年男性,双侧受累者占 50%~80%。早期多为腹股沟、臀部和髋部的疼痛,偶伴有膝关节疼痛。疼痛间断发作并逐渐加重,如果是双侧病变,可呈交替性疼痛。股骨头坏死早期可无临床症状,常通过拍摄 X 线片而发现。

(2)**体检** 腹股沟区深压痛,可放射至臀或膝部,"4"字试验阳性,内收肌压痛,髋关节活动受限,其中以内旋、屈曲、外旋活动受限最为明显。

2. 影像学检查

(1)**X 线片** 股骨头血液供应中断后 12 小时骨细胞即坏死,但在 X 线平片上看到股骨头密度改变至少需要 2 个月或更长时间。X 线片早期表现为硬化、囊性变及由股骨头弧形透明带构成的"新月征"(具有诊断价值);晚期股骨头因塌陷失去原有球面结构,以及呈现退行性关节炎的表现。

(2)**CT** 可发现早期细微骨质改变,较普通 X 线片敏感,但不如核素扫描及 MRI 敏感。

(3)**MRI** 是一种有效的早期无创诊断方法。

(4)**放射性核素扫描** 比 MRI、CT 更为敏感,对早期诊断具有很大的价值。与 X 线片相比,常可提前 3~6 个月诊断股骨头缺血坏死,其准确率可达 91%~95%。

注意:①股骨头缺血坏死的早期诊断首选放射性核素扫描,次选 MRI。
②转移性骨肿瘤的诊断首选——放射性核素骨显像。
③髋关节结核的早期诊断首选——MRI。
④急性血源性骨髓炎的早期诊断首选——局部脓肿分层穿刺+细菌涂片检查。
⑤化脓性关节炎的早期诊断首选——关节腔穿刺+关节液检查。

(8~9 题共用题干)患者,男,51 岁。右髋关节疼痛 1 年。休息后可缓解,无消瘦、乏力。查体:右侧腹股沟区压痛(+),右侧"4"字试验(+),RF(-)。X 线片:双侧髋关节间隙正常,右股骨头弧形透明带。

【例 8】该患者初步诊断为

A. 骨关节炎　B. 强直性脊柱炎　C. 脊柱结核
D. 髋关节结核　E. 股骨头坏死

【例 9】最有价值的辅助检查是

A. HLA-B27　B. 结核菌素试验　C. MRI
D. B 超　E. 关节腔穿刺积液检查(2024)

3. 治疗

(1)**非手术治疗** 包括保护性负重、药物治疗、物理治疗等。

(2)**手术治疗** 包括髓芯减压术、带血管蒂骨移植、截骨术、人工关节置换术等。

【例 10】女,60 岁。右髋部疼痛 20 余年,近 2 年加重。步行 200m 即出现明显髋痛,不能盘腿,髋关节内外旋均受限。X 线检查示右髋关节间隙消失,关节边缘骨质增生,股骨头变扁,头臼失去正常对合关系。首选的治疗方法是

A. 股骨近端截骨术　B. 关节镜清理术　C. 人工全髋关节置换术
D. 人工股骨头置换术　E. 口服非甾体抗炎药(2021)

五、颈椎病

颈椎病是指因颈椎间盘退变及其继发性改变,刺激或压迫相邻脊髓、神经、血管等组织而出现一系列症状和体征的综合征。

1. 分型

根据对脊髓、神经、血管等重要组织的压迫不同,可将颈椎病分为 4 种基本类型,即神经根型、脊髓

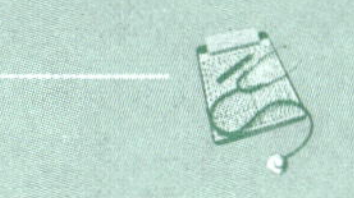

型、椎动脉型、交感型，其中以神经根型最常见，占50%~60%。

2. 临床表现

(1)神经根型颈椎病　最常见。由于突出的椎间盘、增生的钩椎关节压迫相应的神经根所致。

①症状　开始多为颈肩痛，短期内加重，并向上肢放射。皮肤可有麻木、过敏等异常，同时可有上肢肌力下降、手指动作不灵活。

②体征　患侧颈部肌肉痉挛，颈肩部肌肉可有压痛，患肢活动有不同程度受限。臂丛神经牵拉试验(Eaton试验)及压头试验(Spurling征)可出现阳性，表现为诱发根性疼痛。

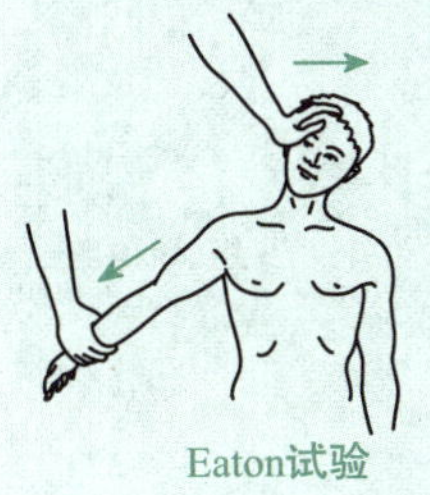
Eaton试验

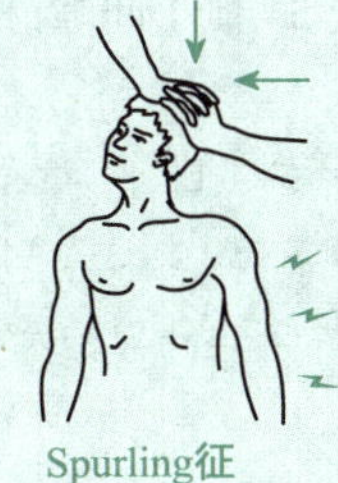
Spurling征

Eaton试验：检查者一手扶病侧颈部，一手握病腕，向相反方向牵拉。此时因臂丛神经被牵张，刺激已受压之神经根而出现放射痛为阳性

Spurling征：病人端坐，头后仰并偏向病侧，检查者用手掌在其头顶加压，出现颈痛并向患手放射，为Spurling征阳性

(2)脊髓型颈椎病　是由颈椎退变结构压迫脊髓所致。

①症状　表现为四肢感觉、运动、反射、二便功能障碍，为颈椎病最严重的类型。病人出现上肢或下肢麻木无力、僵硬，双足踩棉花感，束带感，双手精细动作障碍。后期可出现二便功能障碍。

②体征　可有感觉障碍平面，肌力减退，四肢腱反射活跃或亢进，而浅反射减弱或消失。Hoffmann征、Babinski征等病理征可呈阳性。

(3)椎动脉型颈椎病　是由颈椎退变，机械压迫椎动脉所致。

①症状　椎-基底动脉供血不足的表现，如头晕、恶心、耳鸣、偏头痛、转动颈椎时突发眩晕而猝倒。

②体检　神经系统检查可正常。

(4)交感型颈椎病　是颈椎退变结构压迫颈部交感神经所致。表现为颈项痛、心悸、心律不齐。

注意：①神经根型颈椎病上肢放射痛、压头试验及臂丛神经牵拉试验阳性；②脊髓型颈椎病病理反射阳性；③椎动脉型颈椎病眩晕、猝倒，神经系统检查阴性；④脊髓型颈椎病严禁牵引、推拿、按摩。

3. 诊断

(1)X线片　可见颈椎生理前凸消失、椎体前后缘骨赘形成、椎间隙变窄。

(2)CT检查　可见颈椎间盘突出、颈椎管矢状径变小、黄韧带骨化、硬膜外腔脂肪消失、脊髓受压。

(3)MRI检查　可见椎间盘突出、硬膜外腔消失、脊神经受压。

(4)椎动脉造影　椎动脉型颈椎病可有阳性发现。

【例11】女，40岁。颈肩痛3个月，伴右手麻木，无视物模糊、行走不稳和眩晕。查体：颈部压痛，伴右上肢放射痛，压头试验阳性，右手"虎口区"麻木，右侧伸腕肌肌力减弱，Hoffman征阴性。考虑颈椎病，最可能的类型是

A. 神经根型　　B. 交感神经型　　C. 脊髓型
D. 椎动脉型　　E. 复合型(2020)

A. 椎动脉型颈椎病　　B. 脊髓型颈椎病　　C. 交感神经型颈椎病
D. 神经根型颈椎病　　E. 复合型颈椎病

【例12】手指麻木伴上肢放射痛，压头试验阳性，最可能的颈椎病类型是

【例13】手足无力、括约肌功能障碍、脚踩棉花感，最可能的颈椎病类型是(2019)

4. 治疗

(1)非手术治疗　神经根型、椎动脉型、交感型颈椎病主要行保守治疗。措施包括颈椎牵引、颈部制

动、理疗、改善不良工作体位和睡眠姿势、调整枕头高度等方法。

(2)手术治疗 ①脊髓型颈椎病一旦确诊,应及时手术治疗。②神经根性疼痛剧烈,保守治疗无效;脊髓或神经根明显受压,伴有神经功能障碍;症状虽不严重,但保守治疗半年无效,均应手术治疗。

六、腰椎间盘突出症

腰椎间盘突出症是指腰椎间盘发生退行性改变以后,在外力作用下,纤维环部分或全部破裂,单独或者连同髓核、软骨终板向外突出,刺激或压迫寰椎神经和神经根引起的以腰腿痛为主要症状的一种病变。腰椎间盘突出症是引起腰腿痛的最常见原因,最常累及腰 4~腰 5 及腰 5~骶 1 间隙(L_4~L_5、L_5~S_1 间隙,即 L_5、S_1 神经),约占 95%。

注意:①L_4~L_5=L_5,L_5~S_1=S_1。等号左边 L_4~L_5、L_5~S_1 指椎间隙,等号右边 L_5、S_1 指脊神经。

②L_4~L_5 椎间孔出来的神经根为 L_4,但 L_4~L_5 椎间盘突出压迫的常为 L_5,这是因为 L_4 已经向神经根管转出,L_5 发出后经侧隐窝下行,故常受累。同理,L_5~S_1 椎间盘突出压迫的是 S_1。

1. 临床表现

(1)症状和体征 首次发病常在半弯腰持重或突然扭腰动作过程中发生。

发病	男女比例(4~6):1,好发于 20~50 岁
腰痛	最先出现的症状(发生率 91%)
坐骨神经痛	疼痛为放射性,由臀部、大腿后外侧、小腿外侧至足跟部或足背
马尾神经受压	中央型的腰椎间盘突出症可压迫马尾神经,出现大小便功能障碍和鞍区感觉异常
腰椎侧凸	如髓核突出在神经根的肩部——上身向健侧弯曲,腰椎凸向患侧可松弛受压的神经根 当突出髓核在神经根腋部时——上身向患侧弯曲,腰椎凸向健侧可缓解疼痛
腰部活动受限	以前屈受限最明显(因前屈位是导致发病的重要体位),发生率约为 100%
压痛及骶棘肌痉挛	89%的病人在病变间隙的棘突间有压痛,约 1/3 病人有腰部骶棘肌痉挛

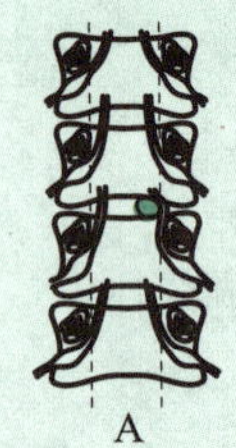
A
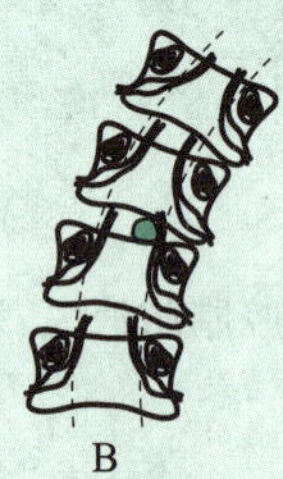
B
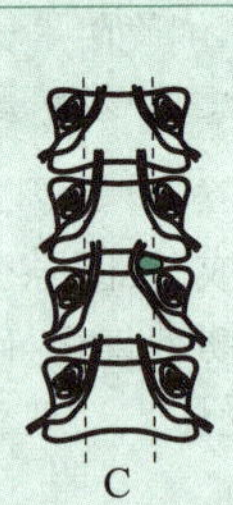
C
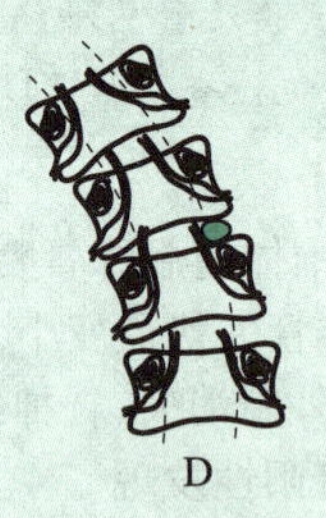
D

姿势性脊柱侧凸与缓解神经根受压的关系

A. 椎间盘突出在神经根腋部时 B. 神经根所受压力可因脊柱凸向健侧而缓解
C. 椎间盘突出在神经根外侧时 D. 神经根所受压力可因脊柱凸向患侧而缓解

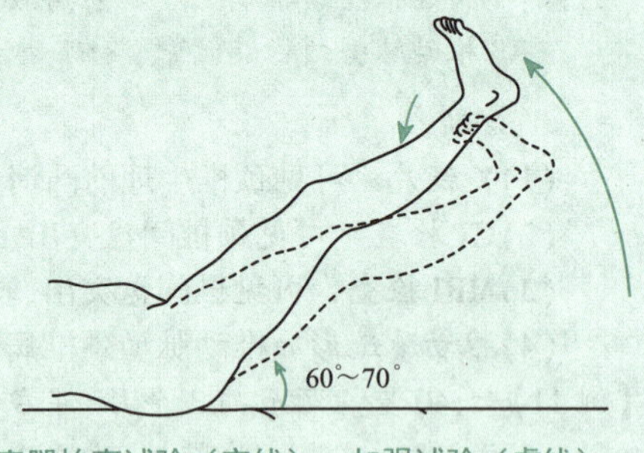

直腿抬高试验(实线),加强试验(虚线)

(2)直腿抬高试验及加强试验均为阳性 病人仰卧,伸膝,被动抬高患肢,正常人神经根有 4mm 的滑动度,下肢抬高到 60°~70°始感腘窝不适。本症病人神经根受压或粘连使滑动度减少或消失,抬高在 60°以内即可出现坐骨神经痛,称直腿抬高试验(Lasegue 征)阳性。在直腿抬高试验阳性时,缓慢降低患肢高度,待放射痛消失,再被动背屈踝关节以牵拉坐骨神经,如又出现放射痛,称加强试验阳性。

(3)神经系统表现 据此可进行定位诊断。

①感觉异常 多数病人有感觉异常。腰 5 神经根受累者,小腿外侧和足背的痛、触觉减退;骶 1 神经根受压时,外踝附近及足外侧的痛、触觉减退。

②肌力下降 腰 5 神经根受累表现为足踇趾背伸肌力下降。骶 1 神经根受压表现为足跖屈肌力减弱。

③反射异常 踝反射减弱或消失表示骶 1 神经根受累;骶 3~骶 5 马尾神经受压,则表现为肛门括约

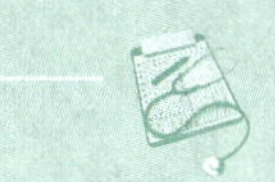

肌张力下降及肛门反射减弱或消失。

受累神经	关键感觉区	关键运动肌	反射
$L_2(L_1 \sim L_2)$	大腿前中部	屈髋肌(髂腰肌)	—
$L_3(L_2 \sim L_3)$	股骨内髁	膝伸肌(股四头肌)	膝反射
$L_4(L_3 \sim L_4)$	内踝	足背伸肌(胫前肌)	—
$L_5(L_4 \sim L_5)$	第三跖趾关节背侧	足踇长伸肌(表现为踇趾背伸无力)	—
$S_1(L_5 \sim S_1)$	足跟外侧	足跖屈肌(表现为足跖屈无力)	踝反射

2. 诊断

(1)X 线片　通常作为常规检查,但不能直接反映是否存在椎间盘突出。

(2)造影检查　脊髓造影、硬膜外造影、椎间盘造影等方法可间接显示有无椎间盘突出及程度。

(3)CT　可显示脊柱骨性结构的细节。对本病的诊断具有较大价值。

(4)MRI　能清楚地显示人体解剖结构的图像,对腰椎间盘突出的诊断有极大帮助。

3. 鉴别诊断

本病需与腰肌劳损、第三腰椎横突综合征、梨状肌综合征、腰椎管狭窄症、腰椎结核等相鉴别。

【例 14】以下节段最常发生腰椎间盘突出的是

A. $T_{12} \sim L_1$　　B. $L_1 \sim L_2$　　C. $L_2 \sim L_3$

D. $L_3 \sim L_4$　　E. $L_4 \sim L_5$(2018)

【例 15】鉴别中央型腰椎间盘突出症与椎管内肿瘤最有意义的检查是

A. 鞍区感觉　　B. 肛门括约肌　　C. X 线

D. MRI　　E. CT(2022)

4. 治疗

(1)非手术治疗　80%的患者可经非手术治疗缓解或痊愈。

(2)手术治疗　适用于经半年以上非手术治疗无效者。中央型突出有马尾神经综合征应急诊手术。

(16~18 题共用题干)男,35 岁。1 个月前搬重物时突然出现腰痛,经理疗 1 周腰痛缓解,后逐渐出现右下肢放射痛,劳累、咳嗽、排便时症状加重,无低热、盗汗。查体:直腿抬高试验阳性。

【例 16】最可能的诊断是

A. 强直性脊柱炎　　B. 腰椎骨折　　C. 类风湿关节炎

D. 腰椎结核　　E. 腰椎间盘突出症

【例 17】对其定位、定性、诊断最有帮助的检查是

A. 电生理检查　　B. X 线　　C. 核素扫描

D. CT　　E. B 超

【例 18】目前首选的治疗方法是

A. 手术治疗　　B. 加大腰部活动　　C. 应用非甾体抗炎药

D. 背肌锻炼　　E. 休息牵引

常考点　颈椎病;腰椎间盘突出症;其他考点散乱。

参考答案——详细解答见《2025 国家临床执业及助理医师资格考试历年考点精析(上、下册)》

1. ABCDE　2. ABCDE　3. ABCDE　4. ABCDE　5. ABCDE　6. ABCDE　7. ABCDE
8. ABCDE　9. ABCDE　10. ABCDE　11. ABCDE　12. ABCDE　13. ABCDE　14. ABCDE
15. ABCDE　16. ABCDE　17. ABCDE　18. ABCDE

第33章 骨与关节感染

考纲要求

①急性血源性骨髓炎。②化脓性关节炎。③骨与关节结核概论。④脊柱结核。⑤髋关节结核。

复习要点

一、急性化脓性骨髓炎(急性血源性骨髓炎)

急性化脓性骨髓炎多发生于儿童和青少年,以骨质破坏与吸收为主。最常发生于胫骨近端和股骨远端,胫骨远端、肱骨近端、髂骨等部位也可发生。

1. 病因

(1)致病菌 最常见的致病菌是金黄色葡萄球菌,其次是乙型溶血性链球菌和革兰氏阴性杆菌。

(2)好发部位 儿童长骨干骺端(胫骨近端和股骨远端)为好发部位,胫骨远端、肱骨近端、髂骨等部位也可发生。

(3)发病机制 致病菌先在身体其他部位形成感染灶,一般位于皮肤或黏膜,如疖、痈、扁桃体炎或中耳炎等。原发病灶处理不及时、不正确或机体抵抗力下降、营养不良、疲劳等情况下,细菌进入血液循环,发生菌血症甚至脓毒症。菌栓进入骨滋养动脉后滞留于长骨干骺端的毛细血管内,这是因为该处血流缓慢。儿童骨骺板附近的微小终末动脉与毛细血管往往更为弯曲,形成血管袢,血流丰富且缓慢,细菌更易沉积,因此儿童长骨干骺端为好发部位。局部外伤后组织损伤、出血可能是本病诱因。

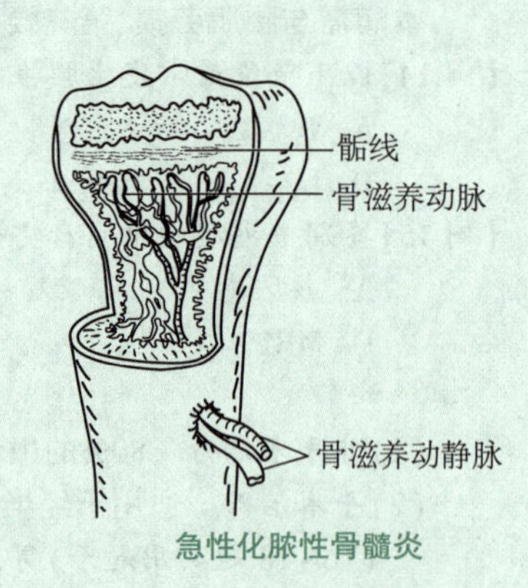

急性化脓性骨髓炎

【例1】男性,14岁。右膝关节剧痛3天。1周前曾患背部毛囊炎,口服"头孢菌素"病情好转。查体:体温38.8℃,心、肺、腹无明显异常,右侧胫骨上端深压痛。X线片提示右侧膝关节无异常。该患儿可能感染的致病菌是

A. 产气荚膜梭菌
B. 梭状芽孢杆菌
C. 乙型溶血性链球菌
D. 金黄色葡萄球菌
E. 大肠埃希菌(2024)

【例2】儿童化脓性骨髓炎的脓肿不易进入关节腔的原因是

A. 骺板起屏障作用
B. 关节囊对关节腔具有保护作用
C. 脓液容易局限和吸收
D. 儿童关节对细菌的抵抗力强
E. 脓肿容易经由软组织溃破(2018)

2. 临床表现

自然病程	3~4周
好发人群	儿童及青少年
好发部位	长骨干骺端,以胫骨近端和股骨远端最多见
全身症状	畏寒、高热、恶心、精神不振
局部症状	患处红、肿、热、剧痛,局限性压痛,关节半屈曲位

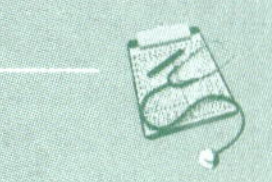

3. 辅助检查

临床检查	白细胞计数增高、血沉增快、C反应蛋白，血培养可阳性
X线片	起病14天内阴性，故不能用于早期诊断
CT检查	有助于评价骨膜下脓肿、软组织脓肿以及骨破坏的具体部位和范围
MRI检查	可早期发现局限于骨内的炎性病灶，并能明确病灶范围、水肿程度和有无脓肿形成
早期确诊	局部脓肿分层穿刺涂片发现脓细胞或细菌即可确诊，为早期诊断的首选方法

【例3】对于急性化脓性骨髓炎早期诊断最具价值的检查是

A. B超　　B. 白细胞计数　　C. CT
D. X线　　E. 局部分层穿刺涂片与培养(2019)

【例4】男孩，8岁。高热伴右下肢剧痛、不能活动2天。查体：T39.4℃，P135次/分，精神不振，右胫骨上端微肿，有深压痛。白细胞 26×10^9/L，血沉80mm/h。X线检查未见明显异常，核素扫描显示右胫骨上端有浓聚区。最可能的诊断是

A. 风湿性关节炎　　B. 膝关节结核　　C. 急性化脓性骨髓炎
D. 恶性骨肿瘤　　E. 急性化脓性关节炎(2020)

4. 诊断与鉴别诊断

(1)诊断依据　①全身中毒症状如高热寒战，局部持续剧痛，患肢不愿活动，皮肤发红、肿胀、皮温高，有深压痛；②白细胞计数增高，中性粒细胞比例升高，血沉增快，C反应蛋白升高，血培养可能发现致病菌；③分层穿刺见脓液，涂片阳性；④X线平片发现骨质破坏、骨膜反应，因X线表现多在起病2周后出现，故不能作为早期诊断依据。

(2)鉴别诊断　本病需与蜂窝织炎、深部脓肿、风湿病、化脓性关节炎、骨肉瘤、尤因肉瘤等鉴别。

5. 治疗

(1)支持治疗　目的是提高机体免疫力，可少量多次输新鲜血，给予高蛋白、高维生素饮食。

(2)抗生素治疗　治疗原则是早期、联合、足量、全程，一旦考虑急性化脓性骨髓炎，应立即开始足量抗生素治疗。一般要持续使用到症状和体征消失、血象正常及手术引流液清亮。

(3)局部治疗　包括患肢制动和手术治疗。手术治疗宜早，方法包括钻孔引流术、开窗减压引流术。

二、化脓性关节炎

化脓性关节炎为关节内化脓性感染，多见于儿童，好发于髋、膝关节。

1. 病因

化脓性关节炎的常见致病菌为金黄色葡萄球菌(约占85%)，其他还有乙型溶血性链球菌、白色葡萄球菌、淋病奈瑟球菌、肺炎球菌和肠道杆菌等。

(1)血源性传播　身体其他部位化脓性病灶内的细菌通过血液循环播散至关节内。

(2)直接蔓延　邻近关节的化脓性病灶直接蔓延至关节腔内，如髂骨骨髓炎蔓延至髋关节。

(3)开放性关节损伤　开放性关节损伤发生感染。

2. 临床表现

(1)全身症状　起病急骤，有寒战、高热等症状，体温可达39℃以上。

(2)局部症状　关节疼痛与功能障碍。浅表关节如膝、肘关节局部红、肿、热、痛明显，关节常处于半屈曲位。深部关节，如髋关节因有厚实的肌肉，局部红、肿、热都不明显，关节常屈曲、外旋、外展。

(3)浮髌试验　关节腔内积液在膝部最明显，可见髌上囊明显隆起，浮髌试验阳性。

3. 辅助检查

(1)血液检查　外周血白细胞计升高，血沉增快，C反应蛋白升高。寒战期抽血培养可检出病原菌。

(2)**关节穿刺和关节液检查** 对早期诊断很有价值。

(3)**X 线检查** 早期可见关节周围软组织肿胀阴影,膝关节间隙增宽,骨质疏松;随后出现关节软骨破坏,关节间隙进行性变窄,并有虫蚀状骨质破坏。X 线表现出现较晚,不能作为早期诊断依据。

注意:①化脓性关节炎的早期诊断首选关节腔穿刺+关节液检查。
②急性血源性骨髓炎的早期诊断首选局部脓肿分层穿刺+细菌涂片检查。

【例 5】男性,11 岁。左膝外伤 1 周。1 周前左膝摔伤,3 天后出现寒战、高热。查体:体温 39.6℃,左膝肿胀,皮温升高,压痛明显,浮髌试验阳性。实验室检查:外周血 WBC15×10^9/L。ESR85mm/h。膝关节 X 线片未见明显异常。该患者最可能的诊断是

A. 反应性关节炎 B. 化脓性关节炎 C. 创伤性关节炎
D. 关节结核 E. 急性血源性骨髓炎(2024)

【例 6】化脓性关节炎早期诊断中,最有价值的方法是

A. 关节活动度检查 B. X 线检查 C. MRI 检查
D. 关节液检查 E. 手术探查(2017)

4. 鉴别诊断

	急性血源性骨髓炎	化脓性关节炎
致病菌	金黄色葡萄球菌	金黄色葡萄球菌
好发人群	儿童	儿童
好发部位	长骨干骺端	髋、膝关节
病理	骨坏死,死骨形成,骨壳,骨性死腔	浆液性纤维性脓性渗出,关节软骨破坏、关节强直
临床表现	起病急,寒战高热	起病急,寒战高热
中毒症状	严重	严重
局部症状	患处红、肿、痛,可溃破,病理性骨折	关节红、肿、痛、功能障碍,浮髌试验阳性,关节间隙早期增宽、晚期变窄
X 线	14 天内阴性,骨膜反应、骨质稀疏	早期无改变,骨质疏松,关节间隙早期增宽、晚期变窄

5. 治疗

(1)**全身治疗** 早期足量全程静脉使用敏感抗生素,同时加强全身支持治疗。
(2)**关节腔注射抗生素** 适用于浆液性渗出期和浆液纤维素性渗出期。
(3)**关节腔持续冲洗** 适用于浅表大关节如膝关节的浆液纤维素性渗出期。
(4)**关节镜手术** 适用于浆液纤维素性渗出期和脓性渗出期。
(5)**关节切开引流术** 适用于浆液纤维性渗出期和脓性渗出期。
(6)**患肢制动** 用皮肤牵引或石膏固定关节于功能位,以减轻疼痛,控制感染扩散。
(7)**手术治疗** 后期如存在病理性脱位,可行矫形手术,髋关节强直者可行人工全髋关节置换术。

注意:①膝关节——因位置表浅,多使用关节腔内注射抗生素或腔内持续性灌洗。
②髋关节——因位置较深,穿刺插管难以成功,应及时作切开引流。

三、骨与关节结核概论

骨与关节结核是由结核分枝杆菌侵入骨或关节而引起的一种继发性感染性疾病。

1. 病理变化

骨与关节结核的最初病理变化是单纯性滑膜结核或单纯性骨结核,以后者多见。如果病变进一步发

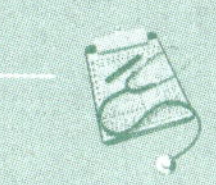

展，结核病灶侵及关节腔，破坏关节软骨面，称为全关节结核。全关节结核若不能控制，便会出现破溃，产生瘘管或窦道，并引起继发感染，此时关节已完全毁损，必定会遗留各种关节功能障碍。

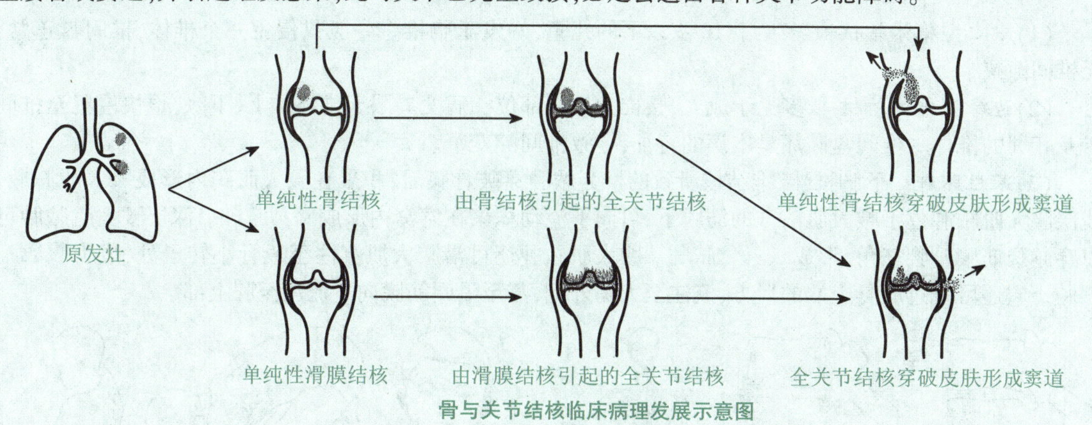

骨与关节结核临床病理发展示意图

2. 临床表现

(1)结核中毒症状 起病较缓慢，症状隐匿，可有轻微结核中毒症状，如午后低热、乏力、盗汗、消瘦。

(2)骨与关节结核 可有脊柱结核、髋关节结核、膝关节结核的临床表现。

(3)结核性脓肿 结核进一步发展，导致病灶部位积聚了大量脓液、结核性肉芽组织、死骨和干酪样坏死组织。由于无红、热等急性炎症反应表现，故结核性脓肿称为“冷脓肿”或“寒性脓肿”。

(4)后遗症 如关节强直、关节屈曲挛缩畸形、脊柱后凸畸形、双下肢不等长等。

3. 辅助检查

(1)实验室检查 与肺结核检查相似。

血常规	可有轻度贫血，血白细胞计数一般正常
血沉	活动期明显增快，静止期正常，是用来检测病变是否静止和有无复发的重要指标
涂片抗酸染色镜检	骨或关节结核脓液标本抗酸杆菌涂片，是诊断骨与关节结核最为经典的方法
结核分枝杆菌培养	是骨与关节结核诊断的重要指标，需要4~8周才能出结果，阳性率30%~50%
免疫学检查	结核菌素试验、T细胞斑点试验、血清结核抗体

(2)影像学检查

X线检查	一般起病6~8周后，才有X线片改变，故不能用于早期诊断
CT检查	可清楚显示寒性脓肿、死骨与病骨，可在CT引导下穿刺抽脓和活检
MRI检查	可用于早期诊断。可显示炎性阶段的异常信号和脊髓受压情况
超声检查	探查深部寒性脓肿，可在超声定位下穿刺抽脓进行涂片和细菌培养
关节镜检查	关节镜检查及滑膜活检对诊断滑膜结核很有价值

4. 治疗

(1)抗结核治疗 抗结核治疗应遵循“早期、联合、适量、规律、全程”的原则。

(2)局部制动 石膏固定、支具固定、牵引等。

(3)局部注射 适用于早期单纯性滑膜结核病例，常用药物为异烟肼。

(4)手术治疗 包括脓肿切开引流术、病灶清除术、融合术、截骨术、人工关节置换术等。

四、脊柱结核

脊柱结核发病率占骨与关节结核的首位，约占50%，绝大多数发生于椎体，附件结核仅占1%~2%。

腰椎结核发生率最高,其次为胸椎、颈椎。儿童和成人均可发生。

1. 病理

(1)中心型椎体结核 多见于10岁以下的儿童,好发于胸椎。一般只侵犯一个椎体,椎间盘正常,无椎间隙狭窄。

(2)边缘型椎体结核 多见于成人,腰椎为好发部位。病变局限于椎体的上、下缘,很快侵犯至椎间盘及相邻的椎体。椎间盘破坏是本病的特征,导致椎间隙变窄。

(3)寒性脓肿 下胸椎、腰椎结核所致的椎旁脓肿穿破骨膜后,积聚在腰大肌鞘内形成腰大肌脓肿。浅层腰大肌脓肿位于腰大肌前方的筋膜下,可向下流动积聚在髂窝内形成髂窝脓肿。深层腰大肌脓肿可以穿越腰筋膜到腰三角,形成腰三角脓肿。腰大肌脓肿还可沿腰大肌流注至股骨小转子处,成为腹股沟脓肿。它还可绕过股骨上端的后方,流注至大腿外侧,甚至沿阔筋膜向下流注至膝上部。

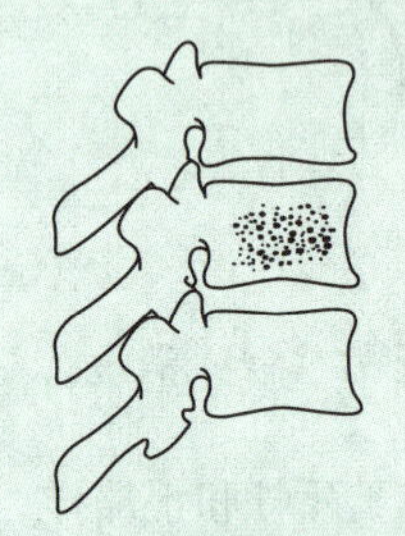
中心型脊柱结核

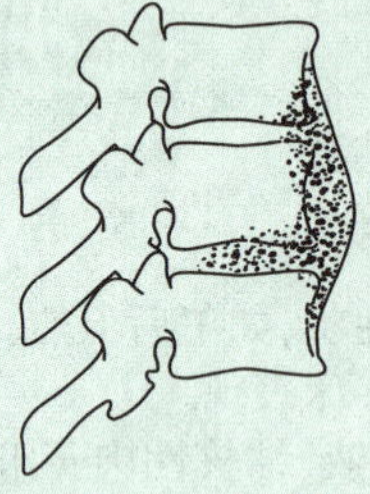
边缘型脊柱结核

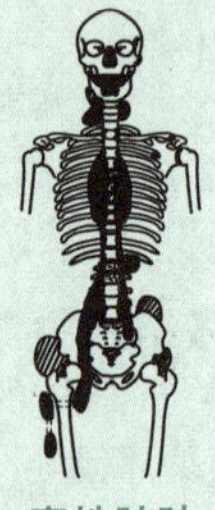
寒性脓肿

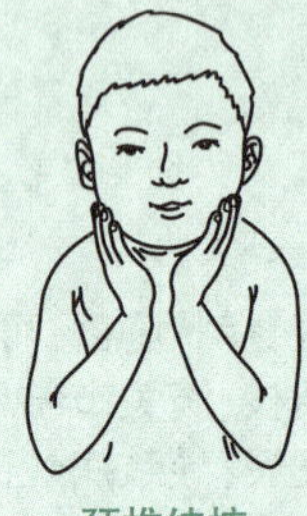
颈椎结核

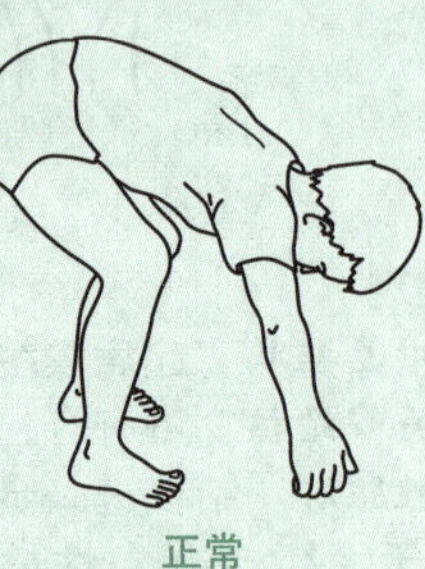
正常

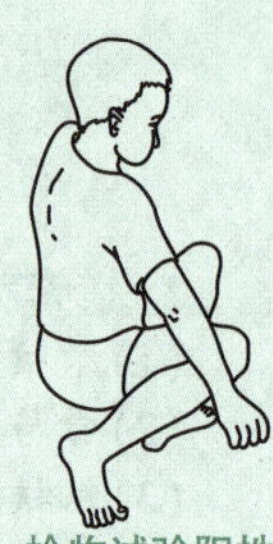
拾物试验阳性

2. 临床表现

(1)结核中毒症状 有午后低热、疲倦、消瘦、盗汗等全身症状。儿童常有夜啼、呆滞或性情急躁等。

(2)局部症状 主要有疼痛、肌肉痉挛、脊柱活动受限、神经功能障碍等。疼痛是最先出现的症状,休息时减轻,劳累后加重。局部可有压痛及叩痛。

(3)局部畸形 颈椎结核可摸到寒性脓肿所致的颈部肿块。胸椎结核可有脊柱后凸畸形。腰椎结核可有拾物试验阳性。病人从地上拾物时,不能弯腰,需挺腰屈膝屈髋下蹲才能取物,称拾物试验阳性。

(4)寒性脓肿 少数病人以寒性脓肿为首发症状就诊。

注意:①胸椎结核——脊柱后凸畸形常见,可为首发就诊症状。
②腰椎结核——脊柱后凸畸形不严重,拾物试验阳性,寒性脓肿可沿"腰大肌→髂窝→腹股沟"发展。

3. 辅助检查

(1)X线片 表现以骨质破坏和椎间隙狭窄为主(典型表现);脊柱侧弯或后凸畸形;椎旁软组织阴影增宽。椎体结核分为中心型和边缘型两种。

①中心型椎体结核 骨质破坏位于椎体中央,椎体压缩成楔状,前窄后宽。不累及椎间盘,椎间隙正常。

②边缘型椎体结核 骨质破坏位于椎体上下缘,累及邻近两个椎体,椎间隙狭窄,椎旁软组织阴影增宽。

(2)CT检查 可清晰显示骨质破坏的程度。CT检查对腰大肌脓肿有独特的诊断价值。

(3)MRI检查 在结核炎性浸润阶段即可显示异常信号,能清楚地显示脊柱结核椎体骨炎、椎间盘破坏、椎旁脓肿及脊髓神经有无受压和变性。对脊柱结核具有早期诊断价值,为必不可少的检查方法。

4. 诊断与鉴别诊断

根据病史、症状、体征、影像学检查,典型病例不难诊断。

(1)强直性脊柱炎 多累及骶髂关节,以后背疼痛为主。X线检查无骨破坏与死骨,脊柱呈"竹节"样改变。胸椎受累后会出现胸廓扩张受限等临床表现,血清HLA-B27多为阳性。

(2)化脓性脊椎炎 发病急,有高热、明显疼痛,进展快,早期血培养可检出致病菌。

(3)腰椎间盘突出症 无全身症状,有下肢神经根受压症状。X线片无骨质破坏,MRI可确诊。

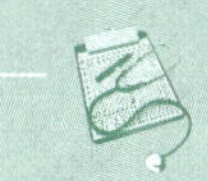

(4)**脊柱肿瘤**　多见于老年人,X 线片可见骨质破坏累及椎弓根,椎间隙正常,无椎旁软组织阴影。

	临床特点	椎间隙或关节间隙
中心型脊柱结核	多见于 10 岁以下的儿童,好发于胸椎,一般只侵犯一个椎体	椎间隙正常
边缘型脊柱结核	多见于成人,好发于腰椎,常累及椎间盘及相邻椎体,椎间盘破坏	椎间隙狭窄
脊柱转移癌	多见于老年人,先侵犯椎弓根,后累及椎体,一般无椎旁软组织影	椎间隙正常

【例 7】女性,37 岁。无诱因腰痛半年。查体:腰椎 3 压痛,叩击痛,直腿抬高试验阴性,拾物试验阳性。X 线片示腰椎 3 上缘及腰椎 4 下缘破坏,边缘模糊,腰大肌影像模糊。该患者最可能的诊断是

A. 腰椎结核　B. 腰椎肿瘤　C. 腰大肌损伤
D. 腰椎退行性变　E. 骨质疏松症(2024)

【例 8】女,38 岁。低热 2 个月,左大腿根部肿物 10 天。查体:左腹股沟可触及 5cm×5cm 质软圆形肿物,轻度压痛。B 超显示为低回声肿物。腰椎 X 线片上见腰大肌阴影增宽,L_2、L_3 椎体边缘骨质破坏,L_2~L_3 椎间隙狭窄。首先应考虑的诊断是

A. 骨结核　B. 类风湿关节炎　C. 转移性骨肿瘤
D. 骨髓炎　E. 骨巨细胞瘤(2022)

【例 9】脊柱结核主要的 X 线表现是

A. 椎体骨质破坏和椎间隙增宽　B. 椎体骨质增生和椎间隙狭窄　C. 脊柱竹节样改变
D. 椎体骨质破坏和椎间隙狭窄　E. 椎弓根骨质破坏和椎间隙正常(2020)

5. 治疗

脊柱结核治疗的目的是彻底清除病灶,解除神经压迫,重建脊柱稳定性,矫正脊柱畸形。

(1)**抗结核药物治疗**　有效的药物治疗是杀灭结核分枝杆菌、治愈脊柱结核的根本措施。

(2)**矫形治疗**　躯干支具、石膏背心、石膏床等,限制脊柱活动,减轻疼痛,矫正畸形。

(3)**脓肿穿刺或引流**　适用于脓肿较大者,可局部注入抗结核药物加强局部治疗。

(4)**窦道换药**　脊柱结核的窦道可长期不愈合。

(5)**手术治疗**　手术适应证:①经规范抗结核药物治疗症状无缓解;②病灶内有较大的死骨及寒性脓肿;③窦道经久不愈;④骨质破坏严重,脊柱不稳定;⑤出现脊髓和马尾神经受压迫症状或截瘫;⑥严重后凸畸形。手术治疗原则:①术前 2~4 周规范抗结核化疗;②术中彻底清除病灶,解除脊髓及神经压迫,重建脊柱稳定性;③术后继续完成规范化疗全疗程。

五、髋关节结核

髋关节结核占全身骨与关节结核发病率的第 3 位,仅次于脊柱和膝关节,好发于儿童,多为单侧发病。

1. 临床表现

(1)**结核中毒症状**　起病缓慢,有低热、乏力、倦怠、食欲缺乏、消瘦、贫血等全身症状。

(2)**局部症状**　多为单发性,早期症状为疼痛,小儿则表现为夜啼。儿童常诉膝关节疼痛,如不加注意,会延误诊断。

(3)**体征**　股骨头破坏后可形成病理性后脱位。

(4)**体格检查**　"4"字试验、髋关节过伸试验、托马斯(Thomas)征阳性。

注意:①髋关节结核"4"字试验、髋关节过伸试验、Thomas 征阳性;②腰椎结核拾物试验阳性、寒性脓肿;③髋关节结核病变在髋,症状在膝(膝部疼痛);④肾结核病变在肾,症状在膀胱(膀胱刺激征)。

2. 辅助检查

(1)**X 线片**　对诊断髋关节结核十分重要。①局限性骨质疏松是最早的放射学表现。②晚期常有破

坏性关节炎、硬化、空洞和死骨。③可出现病理性脱位。

(2)CT 检查 能清楚显示髋关节积液量,发现微小骨破坏病灶,有助于早期诊断。

(3)MRI 检查 与 CT 相仿,但更能显示骨内的炎性浸润,有助于早期诊断。

3. 治疗

(1)全身支持治疗 改善全身情况,增强机体的抵抗力。

(2)药物治疗 在结核病灶活动期和手术前、后,规范应用抗结核药物。

(3)牵引 有髋部剧烈疼痛、肌肉痉挛、屈曲畸形者,应作皮肤牵引或骨牵引以缓解疼痛、矫正畸形。

(4)手术治疗 非手术治疗无效者,可行手术治疗。

单纯性滑膜结核	关节内注射抗结核药物;若无效,行滑膜切除+皮肤牵引+丁字鞋功能位制动 3 周
单纯性骨结核	尽早行病灶清除术,以免发展为全关节结核
早期全关节结核	应及时行病灶清除术。儿童病例不作关节融合术
晚期全关节结核	若病变已静止,髋关节出现纤维性强直,宜作髋关节融合术 若髋关节有明显屈曲、内收或外展畸形,可作转子下截骨矫形术 若结核病灶已完全控制,为了恢复关节功能,可作人工髋关节置换术

【例 10】有关髋关节结核的描述,正确的是

A. 多见于儿童　　B. 双侧发病居多　　C. 不会形成寒性脓肿

D. “4”字试验阴性　　E. 髋关节过伸试验阴性(2018)

【例 11】男,35 岁。腰背部疼痛 3 个月,伴有乏力、盗汗。查体:双下肢感觉、运动功能正常。X 线显示 $L_2 \sim L_3$椎间隙狭窄,腰大肌影增宽。最适宜的治疗方法是

A. 抗结核药物治疗　　B. 局部注射抗炎药物　　C. 腰背部理疗按摩

D. 加强腰背肌锻炼　　E. 立即行病灶清除手术

【例 12】女,28 岁。进行性背痛半年,下肢乏力,食欲减退。查体:T37.8℃,P90 次/分,R18 次/分,BP110/60mmHg,未见皮疹,双肺呼吸音清,未闻及干、湿啰音,心律齐,未闻及杂音,腹软,无肌紧张,移动性浊音阴性,胸椎后凸,有叩痛。X 线片示第 6、7 胸椎间隙变窄,椎旁软组织阴影增宽。实验室检查:血常规:Hb118g/L,WBC7.0×10^9/L,L0.40,Plt122×10^9/L,ESR600mm/h。最可能的诊断是

A. 胸椎间盘突出症　　B. 化脓性脊椎炎　　C. 胸椎结核

D. 胸椎血管瘤　　E. 胸椎转移癌(2023)

▶常考点 急性骨髓炎的特点及治疗;化脓性关节炎的诊断;脊柱结核和髋关节结核的诊断。

参考答案——详细解答见《2025 国家临床执业及助理医师资格考试历年考点精析(上、下册)》

1. ABCDE　2. ABCDE　3. ABCDE　4. ABCDE　5. ABCDE　6. ABCDE　7. ABCDE

8. ABCDE　9. ABCDE　10. ABCDE　11. ABCDE　12. ABCDE

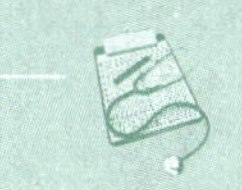

第 34 章　骨关节炎

考纲要求

骨关节炎。

复习要点

骨关节炎是一种以关节软骨退行性变和继发性骨质增生为特征的慢性关节疾病。

1. 临床表现

关节疼痛	初期为轻微疼痛，以后逐渐加重，休息时好转，活动后加重；也有的表现为休息痛
关节压痛	关节局部有压痛，在伴关节肿胀时尤为明显
关节僵硬	表现为晨僵，晨僵时间一般不超过 30 分钟。活动后缓解
关节肿大	手部关节肿大变形，可出现 Heberden 结节和 Bouchard 结节 部分膝关节因骨赘形成或关节积液也会造成关节肿大
骨擦音(感)	由于关节软骨破坏、关节面不平，关节活动时可出现骨擦音(感)，多见于膝关节
关节活动障碍	关节疼痛，活动度下降，肌肉萎缩，软组织挛缩，关节交锁等
实验室检查	血常规、蛋白电泳、免疫复合物、血清补体均正常 伴有滑膜炎的病人可出现 C 反应蛋白(CRP)和血沉(ESR)轻度升高
X 线检查	表现为非对称性关节间隙变窄，软骨下骨硬化和/或囊性变，关节边缘增生和骨赘形成

2. 诊断标准

主要根据临床症状和 X 线检查进行诊断。美国风湿病学会提出的分类诊断标准如下。

(1)手骨关节炎分类标准

临床标准：具有手疼痛、酸痛和晨僵，并具备以下 4 项中至少 3 项，可诊断为手骨关节炎：①10 个指定关节中硬性组织肥大≥2 个；②远端指间关节硬性组织肥大≥2 个；③掌指关节肿胀<3 个；④10 个指定的指关节中关节畸形≥1 个。注：10 个指定关节是指双侧第 2、3 指远端和近端指间关节及第 1 腕掌关节。

(2)膝骨关节炎分类标准

①临床标准　具有膝痛并具备以下 6 项中至少 3 项，可诊断为膝骨关节炎：A. 年龄≥50 岁；B. 晨僵<30 分钟；C. 骨擦感；D. 骨压痛；E. 骨性肥大；F. 膝触之不热。

②临床+放射学标准　具有膝痛和骨赘，并具备以下 3 项中至少 1 项，可诊断为膝骨关节炎：A. 年龄≥40 岁；B. 晨僵<30 分钟；C. 骨擦感。

(3)髋骨关节炎分类标准　临床+放射学标准：具有髋痛，并具备以下 3 项中至少 2 项，可诊断为髋骨关节炎：①血沉≤20mm/h；②X 线示股骨头和/或髋臼骨赘；③X 线示髋关节间隙狭窄。

3. 治疗

(1)非药物治疗　包括病人教育、物理治疗、行动支持、改变负重力线等。

(2)药物治疗　包括非甾体抗炎药、关节腔药物注射(透明质酸、糖皮质激素)。

(3)手术治疗　包括游离体摘除术、经关节镜行关节清理术、截骨术、关节融合和关节成形术等。

常考点　往年很少考。

第 35 章　骨肿瘤

▶▶考纲要求

①骨肿瘤概论。②骨软骨瘤。③骨巨细胞瘤。④骨肉瘤。

▶▶复习要点

一、骨肿瘤概论

凡发生在骨内或起源于各种骨组织成分的肿瘤,不论是原发性、继发性还是转移性肿瘤,统称骨肿瘤。

1. 诊断

(1)影像学检查

①X 线检查　良性骨肿瘤具有界限清楚、密度均匀的特点,多为膨胀性病损或者外生性生长,通常无骨膜反应。恶性骨肿瘤的病灶多不规则,呈虫蛀样或筛孔样,密度不均,界限不清,可有骨膜反应,如日光射线形态(Codman 三角)多见于骨肉瘤。“葱皮”现象多见于尤因肉瘤。

②CT 和 MRI 检查　可更清楚地显示肿瘤的范围,识别肿瘤侵袭的程度。

③ECT 检查　可早期发现可疑骨转移灶,但特异性不高,不能单独作为诊断依据,须经 X 线片或 CT 证实。

④DSA 检查　可显示肿瘤血供情况,以利于做选择性血管栓塞和注入化疗药物。

(2)病理检查　是骨肿瘤确诊的唯一可靠检查,分为穿刺活检、切开活检两种。

(3)生化测定　大多数骨肿瘤病人化验检查是正常的。凡骨质有迅速破坏时,如广泛溶骨性病变,血钙往往升高;血清碱性磷酸酶反映成骨活动,在成骨性肿瘤如骨肉瘤中有明显升高;男性酸性磷酸酶升高提示转移性骨肿瘤来自前列腺癌。尿本周蛋白阳性提示骨髓瘤的存在。

2. 良性骨肿瘤与恶性骨肿瘤的鉴别

	良性骨肿瘤	恶性骨肿瘤
常见与否	多见	少见
最常见疾病	骨软骨瘤	骨肉瘤
疼痛	多无(恶变或骨折时可有疼痛)	常有
病理性骨折	可有	常有
导致截瘫	可	可
肿块	质硬无压痛	有压痛
血管怒张	无	有
远处转移	无	有
X 线	界限清楚,密度均匀 多为外生性生长,骨皮质膨胀变薄 病灶周围有硬化性反应骨 通常无骨膜反应 骨质破坏呈单房性或多房性,内有骨化影	界限不清,病灶不规则,密度不均 骨破坏区不规则,呈虫蚀样或筛孔样 可见 Codman 三角(骨肉瘤)、“葱皮”现象(尤因肉瘤) 骨质破坏,溶骨性缺损

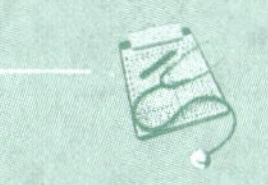

3. 治疗原则

手术治疗应根据外科分期来选择手术界限和方法，尽量达到既切除肿瘤，又可保全肢体的目的。

(1)良性骨肿瘤的外科治疗　①刮除植骨术，适用于良性骨肿瘤及瘤样病变。②外生性骨肿瘤的切除，手术关键是完整切除肿瘤骨质、软骨帽及软骨外膜，防止复发。

(2)恶性骨肿瘤的外科治疗　包括保肢治疗和截肢治疗。

(3)化学治疗　可提高恶性骨肿瘤病人的生存率和保肢率。

(4)放射疗法　骨肉瘤对放疗不敏感。尤因肉瘤对放疗敏感，能有效控制局部病灶。

二、骨软骨瘤、骨巨细胞瘤和骨肉瘤的鉴别

	骨软骨瘤	骨巨细胞瘤	骨肉瘤
病变性质	良性	交界性	恶性
好发年龄	青少年	20~40 岁	10~25 岁
好发部位	长骨干骺端	长骨干骺端和椎体，特别是股骨远端和胫骨近端	股骨远端、胫骨近端和肱骨近端的干骺端
生长方式	向外生长	骨内生长	骨内向骨外生长
病史	长	中等，半年至 1 年	短，3 个月至半年
临床表现	肿块，生长缓慢	肿胀，疼痛，关节活动受限	肿胀，疼痛进行性加重
病理骨折	一般无	可有	可有
病理分级	典型三层结构	基质细胞，巨细胞 3 级	肉瘤细胞，瘤性骨样组织
X 线片	干骺端向外的骨性突起 表面为软骨帽，不显影 厚薄不一，可见不规则钙化影	骨端偏心位、溶骨性、囊性破坏 无骨膜反应，膨胀生长 骨皮质变薄，呈肥皂泡样改变	不规则骨质破坏 Codman 三角 软组织块影，瘤骨
边界	清晰	清晰，可有部分模糊	边界不清
主要治疗	一般不需治疗，有指征时手术	手术切除为主，化疗无效	综合治疗，保肢手术/截肢

【例 1】骨肉瘤的好发部位是
A. 长骨干　B. 长骨干骺端　C. 短骨干骺端
D. 骨盆　E. 脊柱(2024)

【例 2】患者，女性，21 岁。右大腿下端肿痛 2 个月。查体：右大腿下端肿胀、压痛。X 线片示股骨下端有界限不清的骨质破坏区，骨膜增生呈放射状阴影。最可能的诊断是
A. 骨转移瘤　B. 骨肉瘤　C. 骨巨细胞瘤
D. 骨结核　E. 骨髓炎(2024)

常考点　良、恶性骨肿瘤的区别。

参考答案——详细解答见《2025 国家临床执业及助理医师资格考试历年考点精析(上、下册)》

1. ABCDE　2. ABCDE

第十五篇　妇产科学

第1章　女性生殖系统解剖

▶考纲要求

女性生殖系统解剖概述。

▶复习要点

一、外生殖器解剖

女性外生殖器是指生殖器外露的部分,又称为外阴,位于两股内侧间,前为耻骨联合,后为会阴,包括阴阜、大阴唇、小阴唇、阴蒂和阴道前庭。

外阴组成	解剖学	临床意义或常考点
阴阜	为耻骨联合前方的皮肤隆起,皮下脂肪组织丰富	青春期开始生长呈倒三角形的阴毛
大阴唇	外侧面为皮肤,内含皮脂腺和汗腺;内侧面湿润似黏膜;皮下为疏松结缔组织和脂肪组织,含丰富的血管、神经、淋巴管	外伤后易形成血肿 未产妇两侧大阴唇自然合拢 产后向两侧分开,绝经后大阴唇可萎缩
小阴唇	位于两侧大阴唇内侧的一对薄皮肤皱襞	表面湿润,无毛,富含神经末梢
阴蒂	由海绵体组成,分阴蒂头、阴蒂体和阴蒂脚三部分	阴蒂头富含神经末梢,为性反应器官
阴道前庭	为一菱形区域,前为阴蒂,后为阴唇系带,两侧为小阴唇。内有前庭球、前庭大腺、尿道外口、阴道口	前庭大腺(又称巴氏腺)腺管口阻塞,可形成前庭大腺囊肿或脓肿。尿道外口后壁有尿道旁腺,容易有细菌潜伏

【例1】18岁,女学生。骑自行车与三轮车相撞,自觉外阴疼痛难忍并肿胀就诊。根据女性外阴解剖学特点,可能发生的是

A. 小阴唇裂伤　　B. 处女膜破裂　　C. 大阴唇血肿
D. 阴道前庭损伤　　E. 前庭大腺肿大伴出血

【例2】下列关于女性外阴解剖结构的描述,正确的是

A. 处女膜的表面上皮为柱状上皮　　B. 大阴唇的外侧为皮肤,内侧为黏膜
C. 阴道前庭有尿道外口、阴道口和肛门　　D. 阴蒂分为阴蒂头和阴蒂脚两部分
E. 前庭大腺位于大阴唇后部,被球海绵体肌覆盖

二、内生殖器解剖

女性内生殖器位于真骨盆内,包括阴道、子宫、输卵管和卵巢,后两者合称子宫附件。

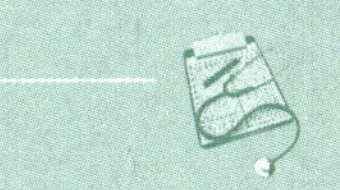

1. 阴道

阴道为性交器官，也是月经血排出及胎儿娩出的通道。

(1)位置和形态　阴道位于真骨盆下部中央，前壁长7~9cm，与膀胱及尿道相邻；后壁长10~12cm，与直肠贴近。子宫颈与阴道间的圆周状隐窝，称为阴道穹隆。按其位置分为前、后、左、右四个部分，其中后穹隆位置最深，临床上可经此穿刺、引流或作为手术入路。

(2)组织结构　阴道壁从内向外由黏膜、肌层、纤维组织膜构成。黏膜层由非角化复层鳞状上皮覆盖，无腺体，有很多横行皱襞，有较大伸展性。肌层由内环和外纵两层平滑肌构成，纤维组织膜与肌层紧密粘贴。阴道壁富有静脉丛，损伤后易出血或形成血肿。

2. 子宫

(1)形态　子宫重50~70g，长7~8cm，宽4~5cm，厚2~3cm，容量约5ml。子宫分子宫体和子宫颈两部分。子宫顶部称为子宫底。子宫体与子宫颈之间形成最狭窄的部分，称为子宫峡部，在非孕期长约1cm；在妊娠期逐渐伸展延长，妊娠末期可达7~10cm，形成子宫下段，成为软产道的一部分。子宫峡部的上端因解剖上狭窄，称为解剖学内口；下端因在此处子宫内膜转变为子宫颈黏膜，称为组织学内口。子宫颈内腔呈梭形，称为子宫颈管，成年妇女长2.5~3.0cm，其下端称为子宫颈外口，通向阴道。子宫颈以阴道为界，分为上下两部，上部占子宫颈的2/3，两侧与子宫主韧带相连，称为子宫颈阴道上部；下部占子宫颈的1/3，伸入阴道内，称为子宫颈阴道部。未产妇的子宫颈外口呈圆形；经产妇受分娩影响形成横裂。

(2)组织结构　子宫体和子宫颈的组织结构不同。

①子宫体　子宫体壁由3层组织构成，由内向外分为子宫内膜层、肌层和浆膜层。子宫内膜分三层，即致密层、海绵层和基底层。内膜表面2/3为致密层和海绵层，统称为功能层，受卵巢性激素影响，发生周期性变化而脱落。基底层为靠近子宫肌层的1/3内膜，不受卵巢性激素的影响，不发生周期性变化。子宫肌层由大量平滑肌组织、少量弹力纤维与胶原纤维组成，分为3层：内层肌纤维环形排列，痉挛性收缩可形成子宫收缩环；中层肌纤维交叉排列，在血管周围形成"8"字形围绕血管，收缩时能压迫血管，控制子宫出血；外层肌纤维纵行排列，极薄，是子宫收缩的起点。子宫浆膜层为覆盖子宫底部及其前后面的脏腹膜。在子宫前面有膀胱子宫陷凹，在子宫后面有直肠子宫陷凹，也称道格拉斯腔(Douglas pouch)。

②子宫颈　子宫颈管黏膜为单层高柱状上皮，黏膜内腺体分泌碱性黏液，形成黏液栓堵塞子宫颈管。子宫颈阴道部由复层鳞状上皮覆盖。子宫颈外口柱状上皮和鳞状上皮移行区是子宫颈癌的好发部位。

(3)位置　子宫位于盆腔中央。子宫底位于骨盆入口平面以下，子宫颈外口位于坐骨棘水平稍上方。子宫的正常位置依靠子宫韧带、骨盆底肌和筋膜的支托，这些支持结构异常可导致子宫脱垂。

(4)子宫韧带　共4对，即圆韧带、阔韧带、主韧带和宫骶韧带。

子宫韧带	解剖特点	功能
子宫圆韧带	起自子宫角前面、输卵管近端的稍下方，经腹股沟管止于大阴唇前端	维持子宫呈前倾位
子宫阔韧带	子宫动静脉和输尿管从阔韧带基底部穿过，卵巢动静脉从卵巢悬韧带(骨盆漏斗韧带)中穿行	限制子宫向两侧倾斜
子宫主韧带	又称宫颈横韧带，在阔韧带下部，横行于子宫颈两侧和骨盆侧壁之间	固定子宫颈位置 防止子宫下垂
子宫骶韧带	起自子宫体子宫颈交界处，向两侧绕过直肠达第2、3骶椎前面的筋膜	向后向上牵引子宫颈 维持子宫前倾位置

记忆：①维持子宫**前**倾的是子宫**圆**韧带、子宫**骶**韧带——记忆为**钱(前)是圆的(骶)**。
②防止子宫**下垂**的是子宫**主**韧带——记忆为"猪"(主)下楼梯。
③防止子宫侧倾的是子宫阔韧带——记忆为四个子宫韧带中最后剩下的一个。

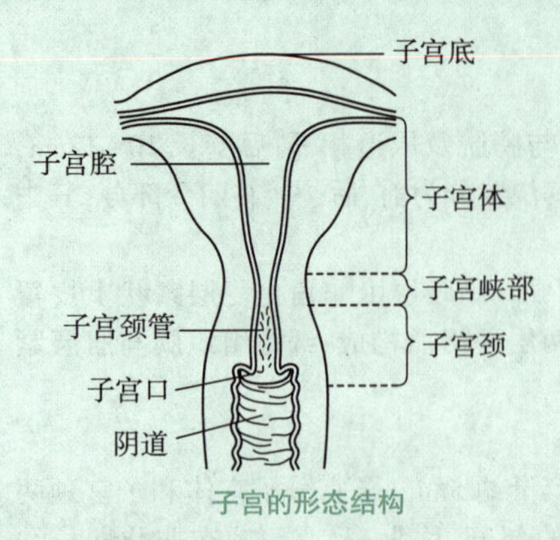

子宫的形态结构

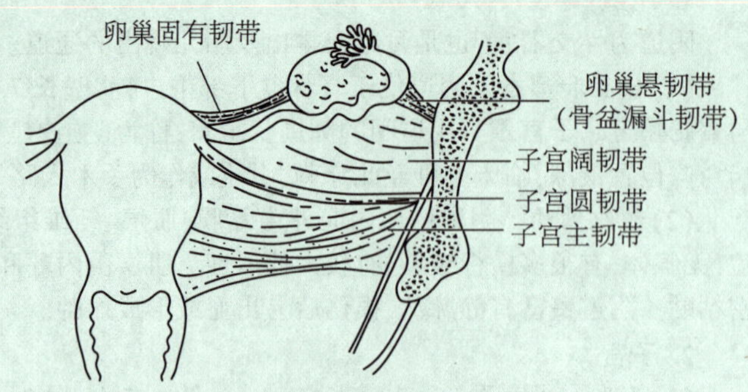

子宫各韧带（子宫骶韧带未显示)

【例 3】关于女性内生殖器解剖,正确的是

A. 子宫韧带共有 3 对
B. 阴道穹隆四部中前穹隆最深
C. 子宫内膜各层均发生周期性变化
D. 子宫峡部非孕期长约 2cm
E. 站立时直肠子宫陷凹为女性腹膜腔最低位置

【例 4】关于子宫峡部解剖学特点,正确的是

A. 为子宫较宽的部分
B. 妊娠期变软不明显
C. 下端为解剖学内口
D. 临产后子宫下段平脐
E. 非孕时长度约为 1cm

【例 5】骨盆漏斗韧带内走行的组织结构是

A. 输卵管
B. 中肾管遗迹
C. 输尿管
D. 卵巢动静脉
E. 子宫动静脉(2023)

【例 6】欲行全子宫加双附件切除,不需要切断的韧带是

A. 圆韧带
B. 卵巢固有韧带
C. 卵巢悬韧带
D. 阔韧带
E. 主韧带

【例 7】正常情况下,防止子宫下垂的韧带主要是

A. 子宫主韧带
B. 子宫阔韧带
C. 子宫圆韧带
D. 宫骶韧带
E. 卵巢固有韧带(2021)

3. 输卵管

输卵管为精子和卵子结合场所及运送受精卵的通道。

(1)分部 输卵管长 8~14cm,由内向外分 4 部分,即间质部、峡部、壶腹部和伞部。其中,间质部管腔最狭窄;壶腹部为常见受精部位;伞部有“拾卵”作用。

(2)构成 输卵管从内向外分为三层:黏膜层、平滑肌层和浆膜层。黏膜层由单层高柱状上皮覆盖,上皮细胞分为纤毛细胞、无纤毛细胞、楔状细胞和未分化细胞四种。

4. 卵巢

卵巢为一对扁椭圆形的性腺,是产生与排出卵子,并分泌甾体激素的性器官。由外侧的卵巢悬韧带和内侧的卵巢固有韧带悬于盆壁与子宫之间。青春期前卵巢表面光滑,青春期开始排卵后,表面逐渐凹凸不平。育龄期妇女卵巢大小约 4cm×3cm×1cm,重 5~6g,绝经后卵巢逐渐萎缩变小、变硬。

卵巢表面无腹膜,由单层立方上皮覆盖,称为生发上皮。上皮的深面有一层致密纤维组织,称为卵巢白膜。再往内为卵巢实质,又分为外层的皮质和内层的髓质。皮质由大小不等的各级发育卵泡、黄体和它们退化形成的残余结构及间质组织组成;髓质由疏松结缔组织及丰富的血管、神经、淋巴管、少量平滑肌纤维构成。

【例 8】卵巢表面的组织为

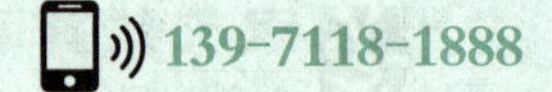

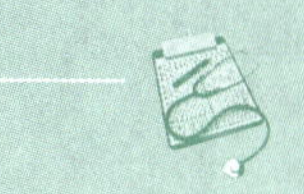

A. 腹膜　　B. 卵巢白膜　　C. 卵巢皮质
D. 结缔组织　　E. 生发上皮

【例9】关于卵巢形态学特征，说法正确的是
A. 卵巢白膜是平滑肌组织　　B. 成年妇女卵巢重约15g　　C. 卵巢表面无腹膜
D. 髓质内含许多始基卵泡　　E. 皮质内含血管、神经、淋巴管

三、血管、淋巴与神经

1. 生殖系统血管分布

(1)动脉　女性内、外生殖器的血液供应主要来自卵巢动脉、子宫动脉、阴道动脉及阴部内动脉。

动脉	起源	血供范围
卵巢动脉	腹主动脉	主要支配卵巢、输卵管。在子宫角附近与子宫动脉卵巢支吻合
子宫动脉	髂内动脉前干分支	在腹膜后沿骨盆壁向下向前行，经子宫阔韧带达子宫外侧，相当于子宫颈内口水平约2cm处，横跨输尿管至子宫侧缘，分上下两支：上支再分为子宫体支、子宫底支、输卵管支、卵巢支；下支分布于子宫颈、阴道上段
阴道动脉	髂内动脉前干分支	分布于阴道中下段前后壁、膀胱顶、膀胱颈
阴部内动脉	髂内动脉前干终支	分出痔下动脉、会阴动脉、阴唇动脉、阴蒂动脉4支

注意：阴道上段由子宫动脉供血，中段主要由阴道动脉供血，下段主要由阴部内动脉和痔中动脉供血。

(2)静脉　盆腔静脉与同名动脉伴行，但数目比其动脉多，并在相应器官及其周围形成静脉丛，且相互吻合，使盆腔静脉感染容易蔓延。卵巢静脉与同名动脉伴行，右侧卵巢静脉汇入下腔静脉，左侧卵巢静脉汇入左肾静脉，因肾静脉较细，容易发生回流受阻，故左侧盆腔静脉曲张较多见。

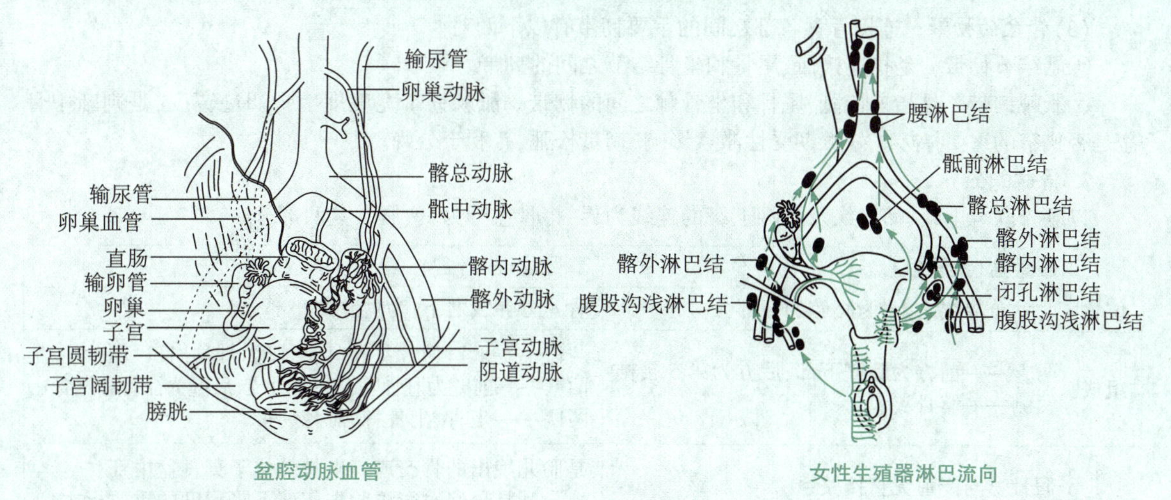

盆腔动脉血管　　女性生殖器淋巴流向

2. 生殖系统的淋巴引流

(1)外生殖器淋巴　分深浅两部分。腹股沟浅淋巴结分上下两组，上组沿腹股沟韧带排列，收纳外生殖器、阴道下段、会阴、肛门部的淋巴；下组位于大隐静脉末端周围，收纳会阴及下肢的淋巴。其输出管大部分汇入腹股沟深淋巴结。腹股沟深淋巴结位于股静脉内侧，收纳阴蒂、腹股沟浅淋巴，汇入髂外和闭孔淋巴结。

(2)盆腔淋巴　分为3组：髂淋巴组(由闭孔、髂内、髂外、髂总淋巴结组成)；骶前淋巴组(位于骶骨前面)；腰淋巴组(也称腹主动脉旁淋巴组，位于腹主动脉旁)。

3. 生殖系统的神经支配

女性内、外生殖器由躯体神经和自主神经共同支配。

(1)外生殖器的神经支配 主要由阴部神经支配,分布于会阴、阴唇、肛门周围。

(2)内生殖器的神经支配 主要由交感神经和副交感神经支配。子宫平滑肌有自主节律活动,完全切断其神经后仍能有节律性收缩,还能完成分娩活动,因此低位截瘫产妇仍能自然分娩。

四、骨盆与盆底

1. 骨盆的组成

(1)骨盆的骨骼 骨盆由骶骨、尾骨和左右两块髋骨组成。

骨盆的组成	临床意义
骶骨	由5~6块骶椎融合而成,其向前突出的部分,称为骶岬
尾骨	由4~5块尾椎构成
髋骨	每块髋骨由髂骨、坐骨和耻骨融合而成

(2)骨盆的关节 包括耻骨联合、骶髂关节和骶尾关节。

骨盆的关节	临床意义
耻骨联合	在骨盆前方两耻骨之间,由纤维软骨连接 妊娠期受女性激素影响变松动,分娩过程中可出现轻度分离,有利于胎儿娩出
骶髂关节	在骨盆后方,两髂骨与骶骨相接
骶尾关节	有一定活动度,分娩时尾骨后移可加大出口前后径

(3)骨盆的韧带 连接骨盆各部之间的重要韧带有以下两对。

①骶结节韧带 是指连接骶、尾骨和坐骨结节之间的韧带。

②骶棘韧带 是指连接骶、尾骨和坐骨棘之间的韧带。骶棘韧带宽度即坐骨切迹宽度,是判断中骨盆是否狭窄的重要指标。妊娠期受性激素影响,韧带松弛,有利于分娩。

2. 骨盆的分界

以耻骨联合上缘、髂耻缘及骶岬上缘的连线为界,将骨盆分为真、假骨盆两部分。

	假骨盆(大骨盆)	真骨盆(小骨盆)
位置	骨盆分界线之上,为腹腔的一部分	骨盆分界线之下,为盆腔的一部分
组成	两方——前方为腹壁下部,后方为第5腰椎 两侧——髂骨翼	两口——上口为骨盆入口,下口为骨盆出口 两壁——前壁为耻骨联合和耻骨支,后壁为骶骨和尾骨 两侧——坐骨、坐骨棘、骶棘韧带
功能	假骨盆与产道无直接关系 某些径线的长短有助于了解真骨盆大小	是胎儿娩出的骨产道。坐骨棘位于真骨盆中部 坐骨棘是分娩时衡量胎先露部下降程度的重要标志 两坐骨棘连线的长短是衡量中骨盆横径的重要径线

【例10】子宫动脉来自

A. 腹主动脉　　B. 髂总动脉　　C. 髂内动脉

D. 髂外动脉　　E. 肾动脉

【例11】卵巢动静脉通过的韧带是

A. 圆韧带　　B. 主韧带　　C. 宫骶韧带

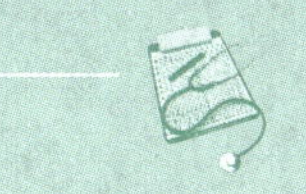

D. 阔韧带　　E. 骨盆漏斗韧带

【例12】不是女性生殖器官血液供应主要来源的动脉是

A. 髂外动脉　　B. 卵巢动脉　　C. 子宫动脉

D. 阴道动脉　　E. 阴部内动脉

3. 骨盆的类型

根据骨盆形状，分为以下4种基本类型。

	女型骨盆	扁平型骨盆	类人猿型骨盆	男型骨盆
所占比例	52%~58.9%(最常见)	23.2%~29%	14.2%~18%	1%~3.7%
骨盆入口	呈横椭圆形	呈扁椭圆形	呈长椭圆形	略呈三角形
解剖特点	入口横径较前后径长 骨盆侧壁直 耻骨弓较宽 坐骨棘不突出 坐骨棘间径≥10cm	入口横径>前后径，耻骨弓宽，骶骨失去正常弯度，变直向后翘或呈深弧形，骨盆浅	入口横径<前后径，骨盆两侧壁稍内聚，坐骨棘突出，坐骨切迹较宽，耻骨弓较窄，骶骨向后倾斜，骨盆前部较窄而后部较宽	骨盆两侧壁内聚，坐骨棘突出，坐骨切迹呈高弓形，耻骨弓较窄，骶骨较直而前倾，出口后矢状径较短，骨盆腔呈漏斗形
骨性产道	正常	易致入口平面狭窄	易致中骨盆及骨盆出口平面狭窄	

上述4种骨盆基本类型是理论上的归类，临床所见多是混合型骨盆。

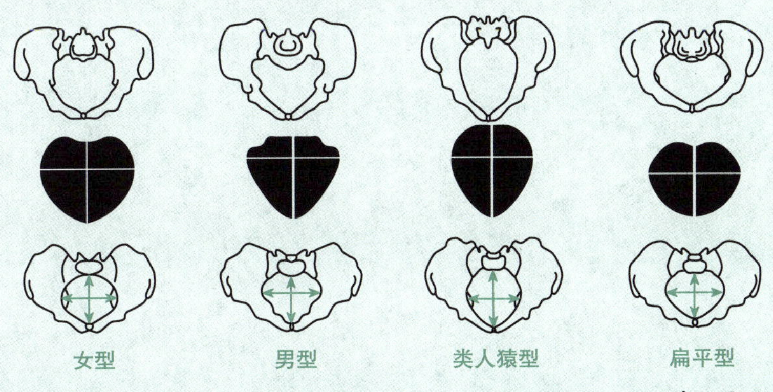

A. 女型骨盆　　B. 男型骨盆　　C. 单纯扁平型骨盆

D. 类人猿型骨盆　　E. 骨软化症骨盆

【例13】骨盆入口呈横椭圆形，入口横径较前后径稍长，耻骨弓较宽，属于

【例14】骨盆入口呈横椭圆形，骶岬向前下凸出，骨盆入口横径正常，属于

4. 骨盆底的组成及会阴解剖

(1)骨盆底的组成　骨盆底由多层肌肉和筋膜构成，封闭骨盆出口，承托并保持盆腔脏器于正常位置。骨盆底前方为耻骨联合和耻骨弓，后方为尾骨尖，两侧为耻骨降支、坐骨升支和坐骨结节。两侧坐骨结节前缘的连线将骨盆底分为前后两个三角区：前三角区为尿生殖三角，有尿道和阴道通过；后三角区为肛门三角，有肛管通过。骨盆底由外向内分为以下3层：

①外层　位于外生殖器、会阴皮肤及皮下组织的下面，由会阴浅筋膜及其深面的三对肌肉及一括约肌组成，即球海绵体肌、坐骨海绵体肌、会阴浅横肌和肛门外括约肌。

②中层　为泌尿生殖膈，由上、下两层坚韧的筋膜及其间的一对会阴深横肌及尿道括约肌组成。

③内层　为盆膈，是骨盆底最坚韧的一层，由肛提肌及其内、外面各覆一层筋膜组成。

(2)**会阴解剖** 会阴是指位于阴道口和肛门之间的楔形软组织,又称会阴体,会阴伸展性大,妊娠后期会阴组织变软,有利于分娩。分娩时需保护会阴,避免发生裂伤。

【例 15】骨盆底部起支撑作用的肌肉主要是

A. 肛提肌 B. 会阴深横肌 C. 尿道括约肌

D. 球海绵体肌 E. 肛门外括约肌(2022)

5. 内生殖器与邻近器官的关系

(1)**尿道** 女性尿道长 4~5cm,短而直,与阴道邻近,容易引起泌尿系统感染。

(2)**膀胱** 当盆底肌肉及其筋膜受损时,膀胱与尿道可随子宫颈及阴道前壁一并脱出。

(3)**输尿管** 应熟悉输尿管走行,结扎子宫动脉及打开输尿管隧道时,应避免损伤输尿管。

(4)**直肠** 直肠前面与阴道后壁相连,当盆底肌肉与筋膜受损时,常与阴道后壁一并脱出。

(5)**阑尾** 若妊娠期发生阑尾炎时,增大的子宫可使阑尾向外上方移位。

常考点 女性内、外生殖器解剖;卵巢的功能。

参考答案——详细解答见《2025 国家临床执业及助理医师资格考试历年考点精析(上、下册)》

1. ABCDE 2. ABCDE 3. ABCDE 4. ABCDE 5. ABCDE 6. ABCDE 7. ABCDE
8. ABCDE 9. ABCDE 10. ABCDE 11. ABCDE 12. ABCDE 13. ABCDE 14. ABCDE
15. ABCDE

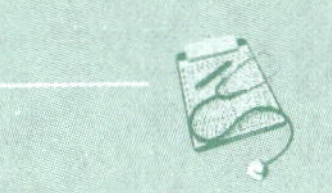

第2章　妊娠生理与妊娠诊断

考纲要求

①妊娠生理概述。②妊娠诊断概述。

复习要点

一、妊娠生理概述

妊娠是胚胎和胎儿在母体内生长发育的过程。成熟卵子受精是妊娠的开始，胎儿及其附属物自母体排出是妊娠的终止。妊娠是非常复杂、变化极为协调的生理过程。

1. 受精和着床

(1)受精　获能的精子与次级卵母细胞在输卵管内结合形成受精卵的过程称为受精，多发生在排卵后数小时内。

(2)受精卵形成的过程　受精卵形成的过程包括精子获能、顶体反应、透明带反应、受精卵的形成。

(3)受精卵着床的条件　受精第6~7日后胚胎植入子宫内膜的过程称为着床。受精卵着床的必备条件有：①透明带消失；②囊胚的细胞滋养细胞分化出合体滋养细胞；③囊胚和子宫内膜同步发育且功能协调；④体内分泌足量的雌激素和孕激素。子宫有一个极短的窗口期允许受精卵着床。

2. 胎儿发育分期和生理特点

(1)循环系统　胎儿的营养供给和代谢产物排出，均需经胎盘转输后由母体完成。胎儿体内无纯动脉血，而是动静脉混合血。进入肝、心、头部及上肢的血液含氧量较高且营养丰富，以适应需要。进入肺及身体下半部的血液含氧量及营养较少。

解剖学特点	数量	临床意义
脐静脉	1条	出生后闭锁为肝圆韧带
脐动脉	2条	出生后闭锁为腹下韧带
动脉导管	1条	出生后2~3个月闭锁为动脉韧带
卵圆孔	1个	生后因左心房压力增高开始关闭，多在出生后6个月完全闭锁

记忆：脐带含有一条脐静脉和两条脐动脉——记忆为一静两动。

(2)血液系统

①红细胞生成　妊娠第5周卵黄囊开始造血，以后肝、骨髓、脾逐渐具有造血功能。

②血红蛋白生成　妊娠前半期均为胎儿血红蛋白，至妊娠最后4~6周，成人血红蛋白增多。

③白细胞生成　妊娠8周以后，胎儿血液循环中出现粒细胞；妊娠12周，胸腺、脾产生淋巴细胞。

(3)呼吸系统　B超于妊娠11周可见胎儿胸壁运动，16周出现能使羊水进出呼吸道的呼吸运动。

(4)神经系统　妊娠6个月脑脊髓和脑干神经根的髓鞘开始形成。妊娠中期胎儿内、外及中耳已形成，妊娠24~26周胎儿已能听见一些声音。妊娠28周胎儿眼开始出现对光反应。

(5)消化系统　妊娠10~16周胃肠功能基本建立。

(6)泌尿系统　妊娠11~14周胎儿肾已有排尿功能，妊娠14周胎儿膀胱内已有尿液。

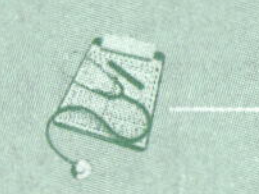
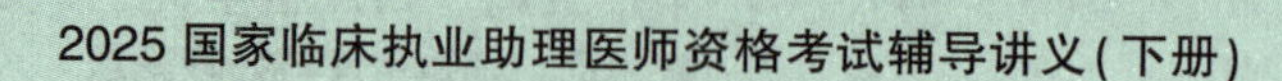

(7)内分泌系统 胎儿甲状腺于妊娠第 6 周开始发育。妊娠 10~12 周已能合成甲状腺激素。

(8)生殖系统 胎儿睾丸在妊娠第 9 周开始分化发育,卵巢在妊娠 11~12 周开始分化发育。

3. 胎盘的结构及功能

(1)胎盘的结构

①胎盘的结构 胎盘由羊膜、叶状绒毛膜和底蜕膜构成。

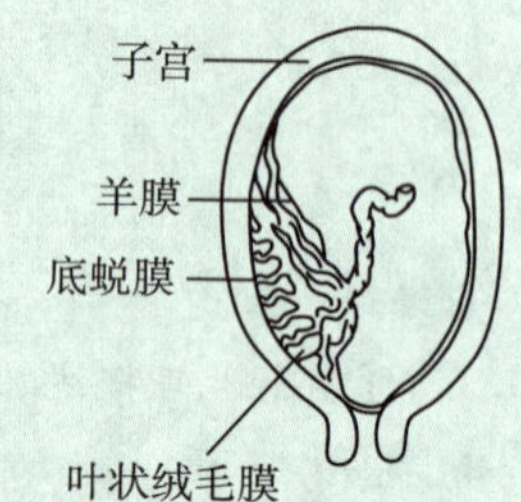

胎盘的结构

A. 羊膜 为附着于胎盘胎儿面的半透明薄膜。表面光滑,无血管、神经及淋巴组织。电镜下见羊膜上皮细胞表面有微绒毛,使羊水与羊膜间进行交换。

B. 叶状绒毛膜 构成胎盘的胎儿部分,为胎盘的主要结构。晚期囊胚着床后,着床部位的滋养层细胞迅速分裂增殖,内层为细胞滋养细胞,是分裂生长的细胞;外层为合体滋养细胞,是执行功能的细胞。滋养层内面有一层胚外中胚层,与滋养层共同组成绒毛膜。与底蜕膜相接触的绒毛营养丰富、发育良好,称为叶状绒毛膜。

C. 底蜕膜 来自胎盘附着部位的子宫内膜,构成胎盘的母体部分,占胎盘很小部分。

②胎盘的功能 胎盘具有物质交换功能、防御功能、合成功能和免疫功能。

A. 物质交换功能 包括气体交换、营养物质供应、排出胎儿代谢产物。

物质交换类型	生理特点
气体交换	母儿间 O_2 和 CO_2 在胎盘中以简单扩散方式进行交换,相当于胎儿呼吸系统的功能
营养物质供应	葡萄糖是胎儿代谢的主要能源,以易化扩散方式通过胎盘,胎儿体内的葡萄糖均来自母体 氨基酸、钙、磷、碘、铁以主动运输方式通过胎盘 游离脂肪酸、水、钾、钠、镁、脂溶性维生素以简单扩散方式通过胎盘
排出代谢产物	胎儿代谢产物,如尿素、尿酸、肌酐、肌酸等,经胎盘转输入母血,由母体排出体外

B. 防御功能 胎盘屏障作用极为有限。各种病毒(如风疹病毒、巨细胞病毒)、大部分药物等,均可通过胎盘影响胎儿。母血中免疫球蛋白如 IgG 能通过胎盘,使胎儿在生后短时间内获得被动免疫。

C. 合成功能 胎盘合体滋养层细胞能合成多种激素、酶、神经递质和细胞因子。

	合成部位	生理特点	临床意义
人绒毛膜促性腺激素	合体滋养细胞	受精卵着床后 1 日可由母体血清中测出人绒毛膜促性腺激素(hCG),妊娠 8~10 周达峰值,持续 10 日后迅速下降,产后 2 周消失	血 hCG 检测是诊断早孕最敏感方法,血尿 hCG 检测用于早孕诊断
人胎盘催乳素	合体滋养细胞	妊娠 5 周可在母血中测出人胎盘催乳素(hPL),妊娠 39~40 周达高峰,并维持至分娩,分娩后迅速下降,产后 7 小时即测不出	用于监测胎盘功能
雌激素	卵巢黄体,胎儿-胎盘单位	妊娠末期,雌二醇(E_2)为非孕妇女的 100 倍 雌三醇(E_3)为非孕妇女的 1000 倍	血 E_3 测定可监测胎盘功能
孕激素	卵巢妊娠黄体 合体滋养细胞	随妊娠进展逐渐增高,至妊娠足月时达高峰	在雌激素协同作用下,对子宫内膜、乳腺等起作用
缩宫素酶	合体滋养细胞	随妊娠进展逐渐增多,至妊娠末期达高值	灭活缩宫素,维持妊娠
耐热性碱性磷酸酶	合体滋养细胞	于妊娠 16~20 周母血中可检测,随妊娠进展逐渐增高,分娩后下降,产后 3~6 日消失	评价胎盘功能的指标

注意:①监测胎盘功能:血清雌三醇(最有意义)>人胎盘催乳素>耐热性碱性磷酸酶。

②诊断早孕:血尿 hCG 可诊断早孕,放射免疫法测定血清 hCG 为诊断早孕最敏感的方法。

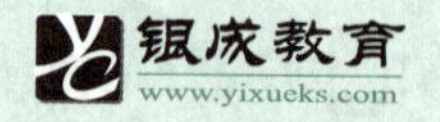

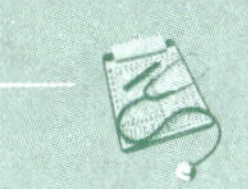

D. 免疫功能　胎儿是同种半异体移植物。正常妊娠母体能容受、不排斥胎儿，具体机制尚不清楚。

(2)胎膜的结构　胎膜由绒毛膜和羊膜组成。

(3)脐带的结构　脐带是母体与胎儿进行气体交换、营养物质供应和代谢产物排出的重要通道。足月妊娠的脐带长 30~100cm，平均 55cm，直径 0.8~2.0cm。脐带含 1 条脐静脉和 2 条脐动脉。

(4)羊水的来源及功能　充满在羊膜腔内的液体，称为羊水。

羊水来源	妊娠早期(<14 周)的羊水主要来自母体血清经胎膜进入羊膜腔的透析液 妊娠中期以后，胎儿尿液成为羊水的主要来源，使羊水的渗透压逐渐降低 妊娠晚期(≥28 周)胎肺参与羊水的生成，每日约 350ml 液体从肺泡分泌至羊膜腔 羊膜、脐带华通胶及胎儿皮肤渗出液体，但量少
羊水吸收	①胎儿吞咽是羊水吸收的主要方式(500~700ml/d)；②羊水由胎膜吸收； ③脐带每小时吸收羊水 40~50ml；④20 孕周前，胎儿角化前皮肤可吸收羊水，但量很少
羊水量	妊娠 8 周 5~10ml，妊娠 10 周 30ml，妊娠 20 周 400ml，妊娠 38 周 1000ml，此后羊水量逐渐减少，妊娠 40 周羊水量 800ml。过期妊娠可减少至 300ml 以下
羊水性状	妊娠足月羊水比重 1.007~1.025，pH7.20。妊娠早期羊水无色澄清 足月羊水略混浊、不透明，内悬胎脂、胎儿脱落上皮细胞、毳毛、毛发、少量白细胞、白蛋白、尿酸盐
羊水成分	羊水含水分(98%~99%)、无机盐及有机物(1%~2%)、大量激素和酶
羊水功能	保护胎儿；保护母体

记忆：①妊娠早期羊水主要来自母体的血清——记忆为血泡。
②妊娠中期羊水主要来自胎儿的尿液——记忆为尿泡。
③妊娠晚期胎儿肺也参与羊水的生成——记忆为痰泡。

A. 促性腺激素　　B. 孕激素　　C. 雌激素
D. 人胎盘泌乳素　　E. 人绒毛膜促性腺激素

【例 1】有助于早孕诊断的激素是

【例 2】主要由胎儿-胎盘单位合成的激素是(2024)

【例 3】孕妇血清人绒毛膜促性腺激素(hCG)浓度达高峰是在妊娠
A. 5~7 周　　B. 8~10 周　　C. 11~13 周
D. 14~16 周　　E. 17~19 周

【例 4】正常脐带内含有
A. 一条脐动脉，一条脐静脉　　B. 两条脐动脉，一条脐静脉　　C. 两条脐动脉，两条脐静脉
D. 一条脐动脉，两条脐静脉　　E. 两条脐动脉

【例 5】女，43 岁。G_3P_1，初产。宫底在脐与剑突之间，胎心 142 次/分。此时，羊水的主要来源是
A. 胎儿尿液和肺　　B. 胎儿尿液和脐带　　C. 胎儿尿液和皮肤
D. 胎儿尿液和胎膜　　E. 胎儿皮肤(2022)

【例 6】正常妊娠 38 周时的羊水量约为
A. 500ml　　B. 800ml　　C. 1000ml
D. 1200ml　　E. 1500ml

4. 母体各系统的变化

(1)生殖系统的变化

①子宫　妊娠期及分娩后，子宫是变化最大的器官。

A. 子宫大小　随着妊娠进展，子宫体逐渐增大变软。至妊娠足月时子宫体积达 35cm×25cm×22cm；

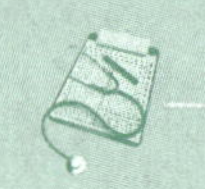
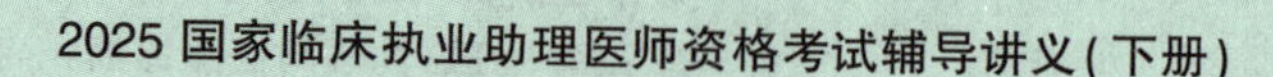

容量约 5000ml,是非孕期的 500~1000 倍;重量约 1100g,增加近 20 倍。妊娠 12 周以后,增大的子宫逐渐超出盆腔,在耻骨联合上方可触及。自妊娠 12~14 周起,子宫可出现不规律无痛性收缩,这种生理性无痛宫缩称为 Braxton Hicks 收缩,即假性宫缩,其特点为宫缩稀发、不规律、不对称,随妊娠进展而增加。

B. 子宫血流量　妊娠期子宫血流量增加。妊娠早期子宫血流量为 50ml/min,主要供应子宫肌层和蜕膜。妊娠足月时子宫血流量为 450~650ml/min,80%~85%供应胎盘。

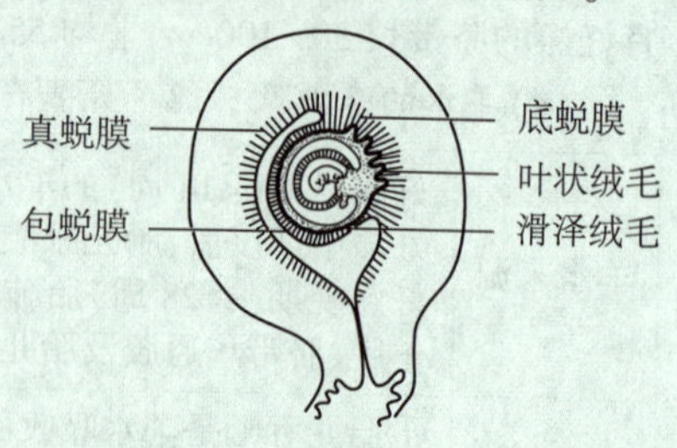

早期妊娠子宫蜕膜与绒毛的关系

C. 子宫内膜　受精卵着床后,在雌、孕激素作用下,子宫内膜腺体增大,腺上皮细胞内糖原增加,结缔组织细胞肥大,血管充血,此时的子宫内膜称为蜕膜。按蜕膜与囊胚的关系,将蜕膜分为底蜕膜、包蜕膜和真蜕膜三个部分。妊娠 14~16 周,羊膜腔明显增大,包蜕膜和真蜕膜相贴近,宫腔消失。

底蜕膜	囊胚着床部位的子宫内膜,与叶状绒毛膜相贴,以后发育成为胎盘的母体部分
包蜕膜	覆盖在囊胚表面的蜕膜,随囊胚发育逐渐突向宫腔
真蜕膜	底蜕膜和包蜕膜以外覆盖宫腔其他部分的蜕膜

D. 子宫峡部　位于宫体与宫颈之间最狭窄的组织结构。非孕时长约 1cm,妊娠后子宫峡部变软,逐渐伸展拉长变薄,扩展成宫腔的一部分,临产后伸展至 7~10cm,成为产道的一部分,称为子宫下段。

E. 宫颈　在激素作用下,宫颈充血、水肿,宫颈管内腺体增生、肥大,使宫颈自妊娠早期逐渐变软,呈紫蓝色。妊娠期宫颈黏液增多,形成黏稠的黏液栓,具有保护宫腔免受外来感染侵袭的作用。

②卵巢　妊娠期排卵和新卵泡发育均停止。于妊娠 6~7 周前产生大量雌激素和孕激素,以维持妊娠。

③输卵管　妊娠期输卵管伸长,但肌层并不增厚。黏膜层上皮细胞稍扁平,在基质中可见蜕膜细胞。

④阴道　妊娠期阴道黏膜变软,充血水肿呈紫蓝色(Chadwick 征)。阴道壁皱襞增多,周围结缔组织变疏松,肌细胞肥大,伸展性增加,有利于分娩时胎儿的通过。阴道脱落细胞及分泌物增多。阴道上皮细胞含糖原增加,乳酸含量增多,阴道 pH 降低,不利于致病菌生长,有利于防止感染。

⑤外阴　妊娠期外阴部充血,皮肤增厚,大小阴唇色素沉着,伸展性增加,利于分娩时胎儿的通过。妊娠时由于增大的子宫压迫,盆腔及下肢静脉血回流障碍,孕妇可有外阴或下肢静脉曲张,产后多消失。

(2)乳房的变化　妊娠期胎盘分泌大量雌激素刺激乳腺腺管发育,分泌大量孕激素刺激乳腺腺泡发育。

①妊娠早期　乳房开始增大,充血明显。孕妇自觉乳房发胀是妊娠早期的常见表现。

②妊娠中期　乳腺腺泡增生可导致乳腺增大并出现结节。乳头增大变黑,易勃起。乳晕颜色加深,其外围的皮脂腺肥大形成散在的结节状隆起,称为蒙氏(Montgomery)结节。

③妊娠晚期　妊娠末期,尤其接近分娩期,挤压乳房时,可有少量淡黄色稀薄液体溢出,称为初乳。

④产后　孕期有多种激素参与乳腺发育,为泌乳做准备。产后胎盘娩出,雌、孕激素水平迅速下降。

(3)循环系统的变化

①心脏　妊娠期增大的子宫使膈肌升高,心脏向左、上、前方移位,心脏沿纵轴顺时针方向扭转,加之血流量增加及血流速度加快,心浊音界稍扩大,心尖搏动左移 1~2cm。部分孕妇可于心尖部闻及Ⅰ~Ⅱ级柔和吹风样收缩期杂音,第一心音分裂及第三心音,产后逐渐消失。心电图因心脏左移出现电轴左偏约 15°。心脏容量至妊娠晚期约增加 10%,心率于妊娠晚期休息时每分钟增加 10~15 次。

②心输出量　自妊娠 8~10 周逐渐增加,至妊娠 32~34 周达高峰,持续至分娩。

③血压　妊娠早期及中期血压偏低,妊娠 24~26 周后血压轻度升高。一般收缩压无变化,舒张压轻度降低,脉压稍增大。

(4)血液的变化　①血容量于妊娠 6~8 周开始增加;至妊娠 32~34 周达高峰,增加 40%~45%;平均

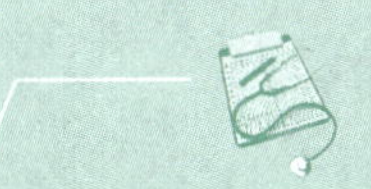

约1450ml,维持此水平直至分娩。②妊娠期骨髓造血增加,网织红细胞轻度增多。白细胞计数轻度增加。妊娠期血液处于高凝状态。

(5)泌尿系统的变化　妊娠期肾脏略增大,肾血浆流量及肾小球滤过率维持在高水平。

(6)呼吸系统的变化　妊娠期肺活量无明显变化,肺通气量约增加40%,易发生上呼吸道感染。

(7)消化系统的变化　妊娠期受大量雌激素的影响,齿龈易出血。妊娠期易诱发胆囊炎及胆石症。

(8)内分泌系统的变化

①促性腺激素　妊娠黄体及胎盘分泌的大量雌激素、孕激素,对下丘脑及腺垂体的负反馈作用,使黄体生成素(LH)、卵泡刺激素(FSH)分泌减少,故妊娠期间卵巢内的卵泡不再发育成熟,也无排卵。

②催乳素　妊娠7周开始增多,妊娠足月前达高峰。催乳素可促进乳腺发育,为产后泌乳作准备。

③肾上腺皮质激素　妊娠期ACTH分泌增加,导致肾上腺皮质分泌糖皮质激素、醛固酮、睾酮均增加。

激素类型	分泌部位	临床意义
皮质醇↑	束状带	因具有生物活性的游离皮质醇仅为10%,故孕妇无肾上腺皮质功能亢进的表现
醛固酮↑	球状带	由于具有活性作用的游离醛固酮仅为30%~40%,不致引起过多的水钠潴留
睾酮↑	网状带	孕妇可有阴毛、腋毛增多增粗

④促黑素细胞激素(MSH)　分泌增加,使孕妇皮肤色素沉着。

⑤甲状腺激素　妊娠期受TSH和hCG的作用,甲状腺呈中度增大。血清甲状腺激素虽然增加,但游离甲状腺激素并未增加,因此孕妇无甲状腺功能亢进症的表现。

⑥甲状旁腺激素　妊娠早期孕妇血清甲状旁腺激素水平降低,中晚期逐渐增高。

(9)皮肤的变化　妊娠期MSH增加,导致孕妇多处色素沉着。初产妇可出现妊娠纹。

(10)新陈代谢的变化　①基础代谢率早期下降,中晚期增高;②妊娠期间体重平均增加12.5kg;③妊娠期胰岛素分泌增多,因此孕妇空腹血糖略低;④妊娠期能量消耗增多;⑤孕妇对蛋白质需求增加,呈正氮平衡;⑥妊娠期机体水分平均增加7L,至妊娠末期组织间液增加1~2L,可致水肿;⑦妊娠期铁、钙等需要量增加,应适当补充。

(11)骨骼、关节和韧带的变化　妊娠期间骨质无改变。部分孕妇自觉腰骶部及肢体疼痛不适。

注意:①乳晕深褐色结节(蒙氏结节)是指妊娠时,乳晕周围皮脂腺增生出现深褐色结节。
②阴道黏膜紫蓝色(Chadwick征)是指妊娠时,阴道黏膜变软,充血水肿呈紫蓝色。
③库弗莱尔(Couvelaire)子宫也称为子宫胎盘卒中,是指胎盘早剥发生子宫胎盘卒中,血液渗透至子宫浆膜层时,子宫表面呈现紫蓝色瘀斑。
④子宫表面紫蓝色结节是指侵蚀性葡萄胎、绒毛膜癌的肿瘤细胞浸润子宫表面形成的紫蓝色结节。

【例7】妊娠子宫开始出现不规律无痛性收缩的时间是
A. 自妊娠16周起　B. 自妊娠12周起　C. 自妊娠20周起
D. 自妊娠28周起　E. 自妊娠24周起

【例8】关于妊娠期子宫的生理变化,正确的是
A. 妊娠12周后可在耻骨联合上方触及　B. 子宫增大主要是因为肌细胞数目增多
C. 妊娠晚期子宫轻度左旋　D. 妊娠足月时,子宫容量约500ml
E. 妊娠早期子宫呈对称的球形(2022)

【例9】底蜕膜在妊娠过程中将发育为
A. 叶状绒毛膜　B. 胎膜　C. 羊膜
D. 胎盘的母体部分　E. 固定绒毛

【例10】初孕妇,26岁,妊娠38周。查体:P90次/分,R18次/分,BP120/80mmHg。叩诊心浊音界稍向左

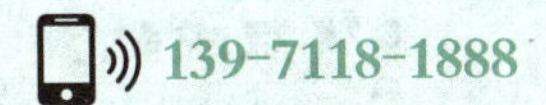

扩大,心尖部闻及2/6级收缩期吹风样杂音,踝部轻度水肿。最可能的诊断是

A. 风湿性心脏病合并妊娠　　B. 妊娠期高血压疾病性心脏病　　C. 围生期心肌病

D. 正常妊娠改变　　E. 心脏病合并妊娠,性质待查

二、妊娠诊断概述

1. 临床分期

(1)**早期妊娠**　妊娠14周之前称为早期妊娠。

(2)**中期妊娠**　妊娠14~27周称为中期妊娠。

(3)**晚期妊娠**　妊娠第28周及其以后,称为晚期妊娠。

本书中的孕周描述是指整周,如14周是指14^{+0}~14^{+6}周,14~27周是指14^{+0}~27^{+6}周。

2. 早期妊娠的诊断

(1)早期妊娠的症状和体征

	临床症状和体征	临床意义
停经	生育期、有性生活史的妇女,平时月经周期规则,一旦月经过期,应考虑妊娠;停经10日以上,应高度怀疑妊娠	停经是妊娠最早的症状 但不是妊娠特有的症状
早孕反应	停经6周左右出现畏寒、头晕、流涎、乏力、嗜睡、食欲缺乏、喜食酸物、恶心、晨起呕吐等症状,称为早孕反应	多在停经12周左右自行消失
尿频	前倾增大的子宫在盆腔内压迫膀胱所致	子宫增大超出盆腔后,尿频消失
乳房变化	自觉乳胀,静脉显露,乳头增大,乳晕色素加深,蒙氏结节	哺乳妇女妊娠后乳汁明显减少
妇科检查	阴道黏膜和宫颈阴道部充血呈紫蓝色,黑加征(Hegar)阳性,子宫逐渐增大变软,呈球形	停经8周,子宫为非孕时的2倍 停经12周,子宫为非孕时的3倍

(2)辅助检查与诊断

	检测方法	临床意义
妊娠试验	受精后10日即可用放射免疫法测出血清hCG 临床上多采用早早孕试纸检测尿液hCG	hCG阳性和临床表现可诊断妊娠 hCG对诊断妊娠有极高特异性
B超检查	经阴道B超最早在停经35日,宫腔内见到妊娠囊 妊娠6周,见到胚芽和原始心管搏动可确诊 停经14周,测量胎儿头臀长度,能较准确估计孕周	①确诊早期妊娠快速、准确 ②经阴道B超较经腹部B超可提前1周诊断早孕
超声多普勒	子宫区能听到胎心音,110~160次/分	可以确诊早期妊娠、活胎
宫颈黏液检查	宫颈黏液少而稠,涂片镜检见排列成行的椭圆体,早期妊娠可能性较大;若宫颈黏液稀薄,涂片镜检出现羊齿植物叶状结晶,可排除早期妊娠	此法诊断早期妊娠特异性不强
基础体温	双相型基础体温的已婚妇女,若出现高温相18天持续不降,则早期妊娠可能性大	高温相若超过3周,早孕可能性更大

注意:①蒙氏结节是指妊娠时,乳晕周围皮脂腺增生出现的深褐色结节。

②停经6~8周时,双合诊检查子宫峡部极软,感觉宫颈与宫体似不相连,称黑加征。

③Chadwick征是指妊娠时,阴道黏膜变软,充血水肿呈紫蓝色。

④诊断早孕首选妊娠试验,其中测定血hCG较尿hCG早。

⑤临床上诊断早孕最常用的方法是早孕试纸检测尿液hCG。

⑥确诊妊娠的方法、确诊活胎的方法为超声检查。

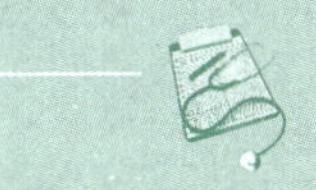

【例11】女,26岁。既往身体健康。B超结果显示早孕8周,胚胎存活。查体时,可发现的阳性体征是
A. 心尖区舒张期杂音　　B. 耻骨联合上方触及宫底　　C. 阴道皱襞减少
D. 乳房红肿、疼痛　　E. 妇科检查感觉宫颈与宫体之间好似无衔接(2024)

【例12】确诊早期妊娠最有价值的检查是B超见到
A. 节律性胎动　　B. 妊娠囊　　C. 卵黄囊
D. 胚芽　　E. 原始心管搏动(2022、2023)

3. 中、晚期妊娠的诊断

(1)病史与症状　有早期妊娠的经过,感到腹部逐渐增大,自觉胎动。

(2)体征与检查

①子宫增大　腹部检查见子宫增大,手测宫底高度或尺测耻上子宫长度可以估计胎儿大小及孕周。

妊娠周数	手测宫底高度	尺测子宫长度(cm)	常考点
12周末	耻骨联合上2~3横指	—	多普勒胎心听诊仪能探测到胎心音
16周末	脐耻之间	—	—
20周末	脐下1横指	18(15.3~21.4)	初孕妇自觉胎动;腹壁可触及胎体
24周末	脐上1横指	24(22.0~25.1)	触诊能区分胎头、胎背
28周末	脐上3横指	26(22.4~29.0)	—
32周末	脐与剑突之间	29(25.3~32.0)	32~34周胎动达高峰
36周末	剑突下2横指	32(29.8~34.5)	—
40周末	脐与剑突之间或略高	33(30.0~35.3)	—

②胎动　孕妇常在妊娠20周左右自觉胎动。胎动随妊娠进展逐渐增强,至妊娠32~34周达高峰,妊娠38周后逐渐减少。妊娠28周以后,正常胎动≥10次/2小时。

③胎体　妊娠20周后,经腹壁能触到胎体;24周后触诊能区分胎头、胎背、胎臀和胎儿肢体。

④胎心音　听到胎心音能够确诊妊娠且为活胎。

听诊时机	妊娠12周末	多普勒胎心听诊仪能探测到胎心音
	妊娠18~20周	用听诊器可听到胎心音
	正常胎心音	110~160次/分
听诊部位	妊娠24周前	多在脐下正中或偏左、偏右
	妊娠24周后	多在胎背
	先露部位	头先露时多在脐下;臀先露时多在脐上;肩先露时多在脐周
胎心音鉴别	子宫杂音	血液流过扩大的子宫血管时出现的柔和吹风样低音响,与孕妇心搏数一致
	腹主动脉音	为单调的咚咚样强音响,与孕妇心搏数一致
	脐带杂音	为脐带血流受阻出现的与胎心率一致的吹风样低音响,改变体位后可消失。若脐带杂音持续存在,应注意有无脐带缠绕的可能

(3)辅助检查与诊断

①超声检查　B超不仅能显示胎儿数目、胎产式、胎先露、胎方位、有无胎心搏动、胎盘位置、羊水量,还可评估胎儿体重、了解发育情况。在妊娠20~24周,可采用超声进行胎儿系统的检查,筛查胎儿结构畸形。

②彩色多普勒超声　可检测子宫动脉、脐动脉和胎儿动脉的血流速度波形。

4. 胎产式、胎先露及胎方位的概念

	胎产式	胎先露	胎方位
定义	指胎体纵轴与母体纵轴的关系	指最先进入骨盆入口的胎儿部分	指胎儿先露部的指示点与母体骨盆的关系
分类	①纵产式指胎体纵轴与母体纵轴平行者,占 99.75% ②横产式指胎体纵轴与母体纵轴垂直者,占 0.25% ③斜产式指胎体纵轴与母体纵轴交叉者	①纵产式有头先露、臀先露;②横产式有肩先露;③头先露分枕先露、前囟先露、额先露、面先露;④臀先露分单臀先露、完全臀先露、不完全臀先露;⑤复合先露	①指示点:枕先露为枕骨,面先露为颏骨,臀先露为骶骨,肩先露为肩胛骨 ②根据每个指示点与母体骨盆入口左、右、前、后、横不同而有不同胎位

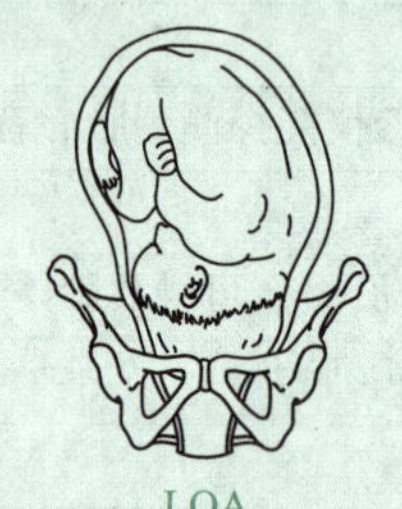
LOA

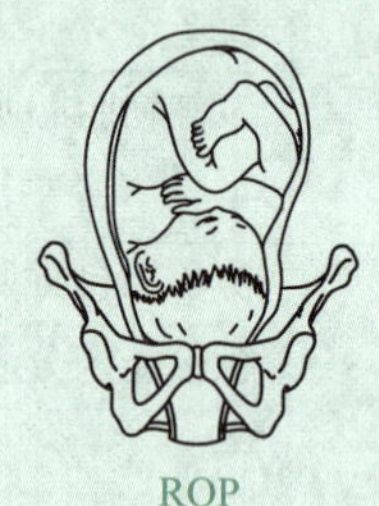
ROP

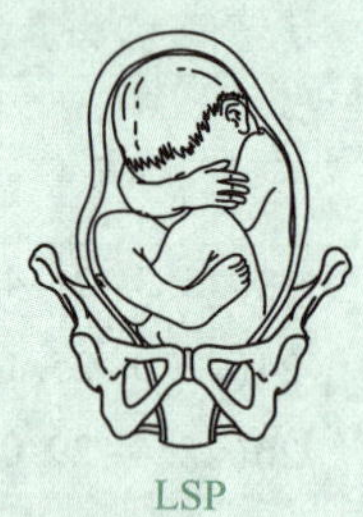
LSP

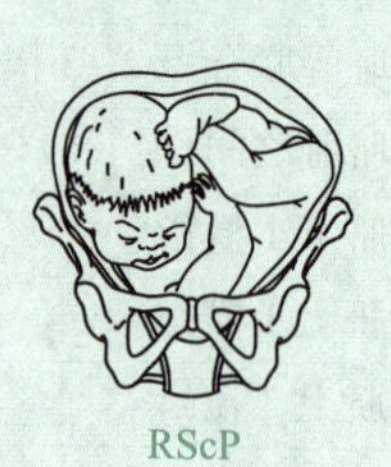
RScP

枕先露、面先露、臀先露各有 6 种胎方位,肩先露有 4 种胎方位。

枕先露——枕左前(LOA),枕左横(LOT),枕左后(LOP),枕右前(ROA),枕右横(ROT),枕右后(ROP)
面先露——颏左前(LMA),颏左横(LMT),颏左后(LMP),颏右前(RMA),颏右横(RMT),颏右后(RMP)
臀先露——骶左前(LSA),骶左横(LST),骶左后(LSP),骶右前(RSA),骶右横(RST),骶右后(RSP)
肩先露——肩左前(LSCA),肩左后(LSCP),肩右前(RSCA),肩右后(RSCP)

胎先露和胎方位的关系和种类

【例 13】在孕妇腹壁上听诊,与母体心率相一致的音响是

A. 胎心音　　B. 子宫杂音　　C. 脐带杂音
D. 胎动音　　E. 肠蠕动音

【例 14】胎头矢状缝与骨盆入口左斜径一致的胎位是

A. 枕左前位　　B. 枕右前位　　C. 枕左横位
D. 枕右横位　　E. 枕右后位(2024)

A. 胎方位　　B. 胎先露　　C. 骨盆轴
D. 胎姿势　　E. 胎产式

【例 15】胎体纵轴与母体纵轴的关系

【例 16】胎儿先露部的指示点与母体骨盆的关系(2018、2023)

▶常考点　胎儿发育;胎盘的结构和功能;羊水;早孕的诊断。

参考答案——详细解答见《2025 国家临床执业及助理医师资格考试历年考点精析(上、下册)》

1. ABCDE　2. ABCDE　3. ABCDE　4. ABCDE　5. ABCDE　6. ABCDE　7. ABCDE
8. ABCDE　9. ABCDE　10. ABCDE　11. ABCDE　12. ABCDE　13. ABCDE　14. ABCDE
15. ABCDE　16. ABCDE

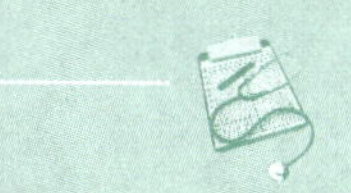

第3章　产前检查与孕期保健

▶▶考纲要求

产前检查与孕期保健概述。

▶▶复习要点

一、产前检查

1. 围产期的概念

围产期指产前、产时和产后的一段时间。

我国围产期定义是从妊娠达到或超过28周至产后1周。

【例1】我国现阶段采用的围产期是指

A. 从妊娠满28周至产后6周　B. 从妊娠满28周至产后4周　C. 从妊娠满20周至产后1周
D. 从妊娠满28周至产后1周　E. 从胚胎成型至产后1周

2. 推算及核对预产期

(1)推算预产期(EDC)　推算方法是按末次月经(LMP)第1日算起,月份加9或减3,日数加7。采用辅助生殖技术受孕者,可根据移植胚胎日期推算末次月经,然后再确定预产期。

(2)核对预产期　妊娠早期进行超声检查者,应根据超声检查结果来复核预产期,尤其对记不清末次月经日期或于哺乳期无月经来潮而受孕者,应采用超声检查来协助推算预产期。在妊娠14周前采用胎儿顶臀长(CRL)判断,在妊娠14周及以后采用双顶径、头围、腹围和股骨长度综合判断。超声检查越早,估计孕龄越准确;若有多次超声检查结果,应该采用更早的结果推算预产期。目前认为妊娠早期超声检测胎儿CRL是估计孕周最准确的指标。

注意:①俗话说"十月怀胎",这里推算预产期时,月份不能+10,只能+9。
②预产期根据上述公式计算后,还需根据实际年份、月份进行调整。
③《妇产科学》中所说的月份都是以每月28天计算的。
④若记不清末次月经,则妊娠早期应用超声检测胎儿顶臀长是估计孕周最准确的指标。

【例2】计算预产期的方法是从末次月经

A. 第3天算起　B. 第4天算起　C. 第2天算起
D. 第1天算起　E. 第5天算起

【例3】女,27岁。尿妊娠试验阳性,平素月经规律,最后一次月经为2024年1月12日。预产期应为

A. 2024年10月12日　B. 2024年10月19日　C. 2024年10月23日
D. 2024年11月19日　E. 2024年11月23日(2024)

3. 四步触诊法

妊娠中晚期,应采用四步触诊法检查子宫大小、胎产式、胎先露、胎方位及胎先露是否衔接。

(1)第1步手法　检查者两手置于宫底部,手测宫底高度,估计胎儿大小与孕周数是否相符。然后以两手指腹相对轻推,判断宫底部的胎儿部分,胎头硬而圆且有浮球感,胎臀软而宽且形状不规则。

(2)第2步手法　检查者左右手分别置于腹部左右侧,一手固定,另一手轻轻深按检查。触及平坦

饱满者为胎背,可变形的高低不平部分为胎儿肢体。有时感到胎儿肢体活动。

(3)**第 3 步手法** 检查者右手拇指与其余 4 指分开,置于耻骨联合上方握住胎先露部,进一步查清是胎头或胎臀,左右推动以确定是否衔接。若胎先露部仍浮动,表示尚未入盆。若已衔接,则胎先露部不能推动。

(4)**第 4 步手法** 检查者左右手分别置于胎先露部的两侧,向骨盆入口方向向下深按,再次核对胎先露部的诊断是否正确,并确定胎先露入盆的程度。

(3)**产科检查** 包括腹部检查、骨盆测量、阴道检查等。

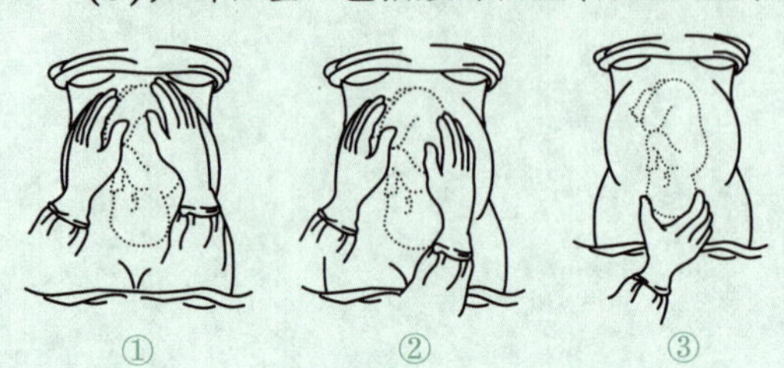

胎儿检查的四步触诊法

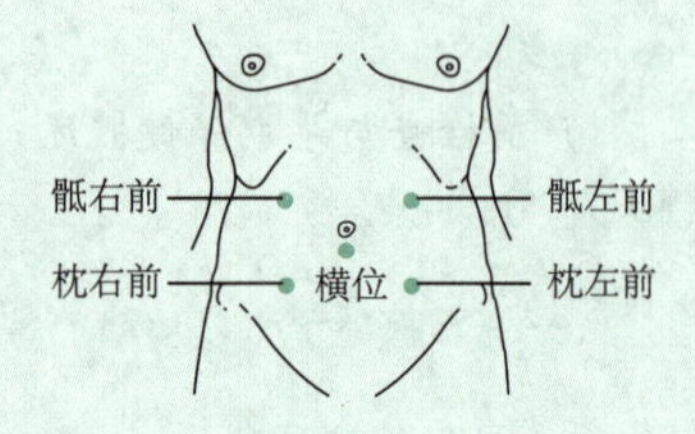

不同胎位胎心音的听诊部位

二、评估胎儿健康的技术

1. 确定是否为高危儿

高危儿包括:①孕龄<37 周或≥42 周;②出生体重<2500g;③小于胎龄儿或大于胎龄儿;④生后 1 分钟内 Apgar 评分 0~3 分;⑤产时感染;⑥高危妊娠产妇的新生儿;⑦手术产儿;⑧新生儿的兄姐有严重的新生儿病史或新生儿期死亡等。

【例 4】高危儿主要指

A. 产后感染　B. 新生儿的兄姐有婴儿期死亡　C. 高危产妇分娩的新生儿
D. 出生体重>2500g　E. 孕龄>37 周或<42 周

2. 胎动监测

胎动监测是孕妇自我评价胎儿宫内状况的简便经济的有效方法。一般妊娠 16~20 周开始自觉胎动,胎动夜间和下午较为活跃。胎动常在胎儿睡眠周期消失,持续 20~40 分钟。妊娠 28 周以后,胎动计数<6 次/2 小时提示有胎儿缺氧可能。

3. 电子胎心监护(EFM)

电子胎心监护已经成为评估胎儿健康的重要手段。其优点是能连续观察并记录胎心率(FHR)的动态变化,同时描记子宫收缩和胎动情况,反映三者间的关系。

(1)**胎心率基线** 指任何 10 分钟内胎心波动范围在 5 次/分内的平均胎心率(除外胎心加速、减速和显著变异的部分),至少持续 2 分钟的图形,该图形可以是不连续的。

①正常胎心率基线 110~160 次/分。

②胎儿心动过速 胎心基线>160 次/分,持续≥10 分钟。

③胎儿心动过缓 胎心基线<110 次/分,持续≥10 分钟。

胎心率基线与摆动

(2)**胎心率基线变异** 指每分钟胎心率自波峰到波谷的振幅改变。按照振幅波动程度分为:①变异消失,振幅波动完全消失;②微小变异,振幅波动≤5 次/分;③中等变异(正常变异),振幅波动 6~25 次/分;④显著变异,振幅波动>25 次/分。

(3)**胎心加速** 指基线胎心率突然显著增加,开始到波峰时间<30 秒。从胎心率开始加速至恢复到

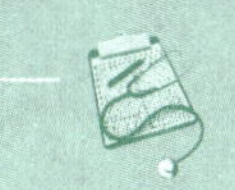

基线胎心率水平的时间为加速时间。

①妊娠≥32 周胎心加速标准　胎心加速≥15 次/分,持续时间≥15 秒,但不超过 2 分钟。

②妊娠<32 周胎心加速标准　胎心加速≥10 次/分,持续时间≥10 秒,但不超过 2 分钟。

③延长加速　胎心加速持续 2~10 分钟。胎心加速≥10 分钟则考虑胎心率基线变化。

(4)**胎心减速**　指宫缩时出现的暂时性胎心率减慢,分为以下几种。

①早期减速　指伴随宫缩出现的减速,通常是对称性地、缓慢地下降到最低点再恢复到基线。减速的开始到胎心率最低点的时间≥30 秒,减速的最低点常与宫缩的峰值同时出现;一般来说,减速的开始、最低值及恢复与宫缩的起始、峰值及结束同步。早期减速为宫缩时胎头受压引起。

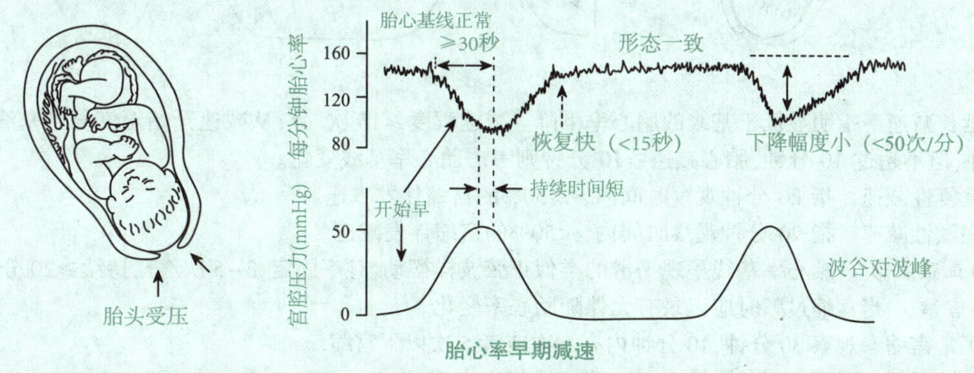

胎心率早期减速

②晚期减速　指伴随宫缩出现的减速,通常是对称性地、缓慢地下降到最低点再恢复到基线。减速的开始到胎心率最低点的时间≥30 秒,减速的最低点通常延迟于宫缩峰值;一般来说,减速的开始、最低值及恢复分别落后于宫缩的起始、峰值及结束。晚期减速多见于胎盘功能不良、胎儿缺氧,多为胎儿预后不良的信号。

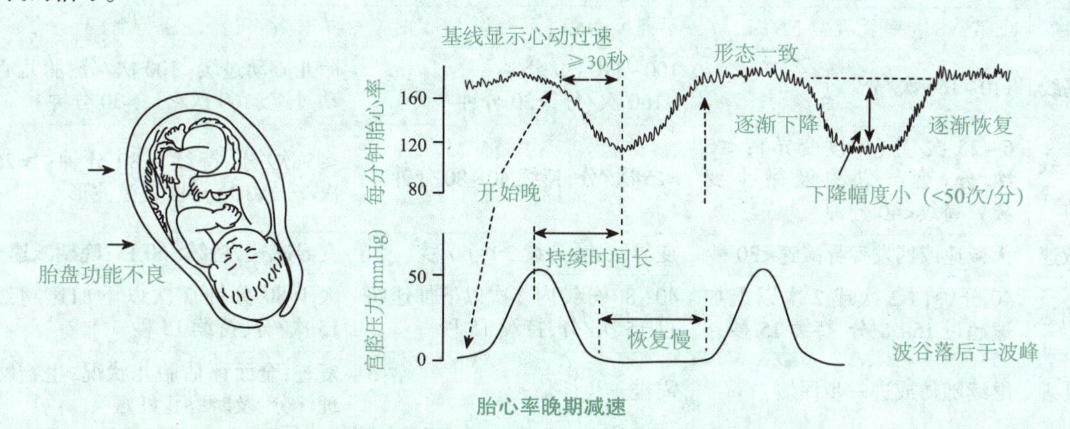

胎心率晚期减速

③变异减速　指突发的显著的胎心率急速下降。减速的开始到最低点的时间<30 秒,胎心率下降≥15 次 /分,持续时间≥15 秒,但<2 分钟。当变异减速伴随宫缩,减速的起始、深度和持续时间与宫缩之间无固定规律。典型的变异减速是先有一初始加速的肩峰,紧接一快速的减速,之后快速恢复到正常基线伴有一继发性加速(双肩峰)。变异减速为宫缩时脐带受压,迷走神经兴奋所致。

注意:①早期减速——波峰对波谷,为宫缩时胎头受压所致。
②晚期减速——波谷落后于波峰,为胎盘功能不良所致。
③变异减速——波峰波谷早晚不定,为脐带受压所致。

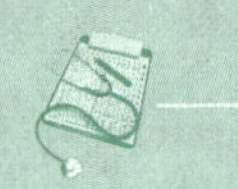

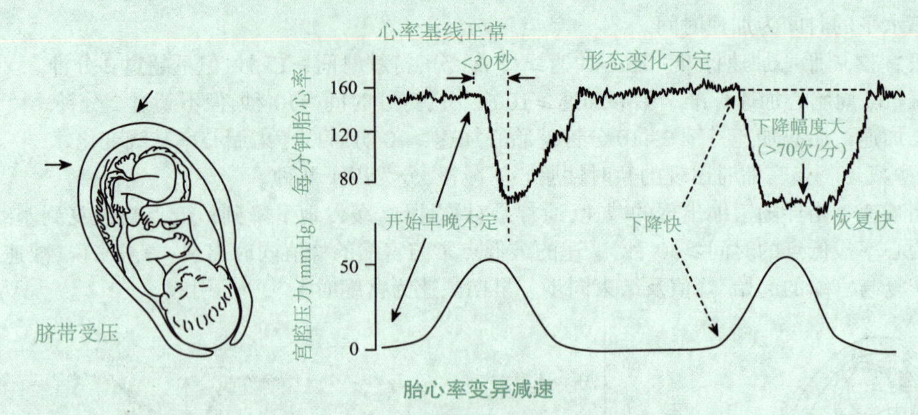

胎心率变异减速

④延长减速　指明显低于基线的胎心率下降。减速程度≥15 次/分,从减速开始至恢复到基线持续≥2 分钟,但不超过 10 分钟,胎心减速≥10 分钟则考虑胎心率基线变化。

⑤反复性减速　指 20 分钟观察时间内,≥50%的宫缩伴发减速。

⑥间歇性减速　指 20 分钟观察时间内,<50%的宫缩伴发减速。

(5)正弦波形　胎心率基线呈现平滑的类似正弦波样摆动,频率固定,3~5 次/分,持续≥20 分钟。

(6)宫缩　当宫缩过频时应记录有无伴随胎心率变化。

①正常宫缩　观察 30 分钟,10 分钟内有 5 次或者 5 次以下宫缩。

②宫缩过频　观察 30 分钟,10 分钟内有 5 次以上宫缩。

4. 预测胎儿宫内储备能力

(1)无应激试验(NST)　指在无宫缩、无外界负荷刺激下,连续观察胎心率宫缩图,以了解胎儿储备能力,常用于产前监护。结果判读分为三型:正常 NST、不典型 NST 和异常 NST。

参数	正常 NST(有反应型 NST)	不典型 NST(可疑型 NST)	异常 NST(无反应型 NST)
基线	110~160 次/分	100~110 次/分 >160 次/分,<30 分钟	胎儿心动过缓<100 次/分;胎儿心动过速>160 次/分,>30 分钟
基线变异	6~25 次/分(中度变异);≤5 次/分(变异缺失及微小变异),持续<40 分钟	≤5 次/分,持续 40~80 分钟	≤5 次/分,持续≥80 分钟;≥25 次/分,>10 分钟,正弦波形
减速	无减速或偶发变异减速<30 秒	变异减速,持续 30~60 秒	变异减速,持续>60 秒;晚期减速
加速	40 分钟内 2 次或 2 次以上加速超过 15 次/分,持续 15 秒	40~80 分钟内 2 次以下加速超过 15 次/分,持续 15 秒	大于 80 分钟 2 次以下加速超过 15 次/分,持续 15 秒
处理	继续随访或进一步评估	需进一步评估	复查;全面评估胎儿状况;生物物理评分;及时终止妊娠

(2)缩宫素激惹试验(OCT)　其原理是用缩宫素诱导宫缩后,利用电子胎心监护仪记录胎心率的变化。OCT 图形的判读主要基于是否出现晚期减速和变异减速。

①阴性　没有晚期减速或重度变异减速。

②可疑(有下述任意 1 种表现)　间断出现晚期减速或重度变异减速;宫缩过频(>5 次/10 分);宫缩伴胎心减速,时间>90 秒;出现无法解释的监护图形。

③阳性　≥50%的宫缩伴随晚期减速。

5. 产时胎心监护图形的判读

2015 年中华医学会围产医学分会制定的《电子胎心监护应用专家共识》如下。

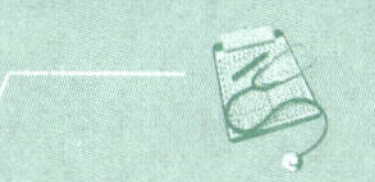

	Ⅰ类电子胎心监护	Ⅱ类电子胎心监护	Ⅲ类电子胎心监护
诊断条件	同时满足下列5条:①胎心率基线110~160次/分;②基线变异为中度变异;③无晚期减速及变异减速;④存在或缺乏早期减速;⑤存在或缺乏加速	除Ⅰ类和Ⅲ类电子胎心监护的其他情况,均归为Ⅱ类	电子胎心监护有2种情况:①胎心率基线无变异并且存在下面任何1种情况:A.复发性晚期减速,B.复发性变异减速,C.胎心过缓(胎心率基线<110次/分);②正弦波形
意义	胎儿酸碱平衡正常	不能确定存在胎儿酸碱失衡	胎儿存在酸碱平衡失调即胎儿缺氧
处理原则	常规监护 不需特殊处理	持续胎儿监护,采取其他方法来判定胎儿有无缺氧,可能需要宫内复苏来改善胎儿状况	立即纠正胎儿缺氧,如改变体位、吸氧、停止使用缩宫素、纠正低血压,若无效,则紧急终止妊娠

6. 胎儿生物物理评分

是综合电子胎心监护及超声检查所示某些生理活动,以判断胎儿有无急、慢性缺氧的一种产前监护方法。常用的是Manning评分法,其满分为10分,8~10分提示无急、慢性缺氧,6~8分提示可能有急性或慢性缺氧,4~6分提示有急性或慢性缺氧,2~4分提示有急性缺氧伴慢性缺氧,0分提示有急性、慢性缺氧。

项目	2分(正常)	0分(异常)
NST(20分钟)	≥2次胎动伴胎心加速≥15次/分,持续≥15秒	<2次胎动,胎心加速<15次/分,持续<15秒
FBM(30分钟)	胎儿呼吸运动(FBM)≥1次,持续≥30秒	无或持续<30秒
胎动(30分钟)	≥3次躯干和肢体活动,连续出现计1次	≤2次躯干肢体活动
胎儿张力	≥1次躯干伸展后复屈,手指摊开合拢	无活动;肢体完全伸展;伸展缓慢,部分复屈
羊水量	羊水最大暗区垂直深度>2cm	无或最大暗区垂直深度≤2cm

【例5】下列胎心电子检测结果提示胎儿缺氧的是

A. 胎心率出现早期减速　B. 胎心率出现变异减速　C. 胎心率出现晚期减速
D. 胎心率出现加速　E. 胎心率出现无应激试验反应型

A. 胎儿缺氧　B. 胎儿状况良好　C. 胎儿受镇静药物影响
D. 宫缩时胎头受压　E. 宫缩时脐带受压,兴奋迷走神经

【例6】胎心率减速出现在宫缩高峰后,下降慢,持续时间长,恢复慢,临床提示的情况是
【例7】胎心率减速与宫缩无固定关系,下降迅速且下降幅度大,恢复也迅速,临床提示的情况是

注意:①胎心率加速是胎儿良好的表现,散发的、暂时的胎心率加速是无害的。
②宫缩时胎头受压表现为早期减速,脐带受压表现为变异减速。胎儿宫内缺氧表现为晚期减速。

【例8】胎心率晚期减速的主要原因是

A. 宫缩时胎头受压　B. 宫缩时脐带受压　C. 迷走神经兴奋
D. 胎盘功能减退　E. 胎盘早剥(2022)

7. 胎肺成熟度的监测

(1)孕周　妊娠满34周(经妊娠早期超声核对)胎肺发育基本成熟。
(2)卵磷脂/鞘磷脂比值　若羊水卵磷脂/鞘磷脂(L/S)比值≥2,提示胎肺成熟。
(3)羊水振荡试验(泡沫试验)　可间接估计L/S比值。
(4)磷脂酰甘油(PG)　PG阳性提示胎肺成熟。

【例9】正常胎儿成熟度的判定,正确的是

A. 羊水卵磷脂/鞘磷脂比值>1,提示胎儿肺成熟

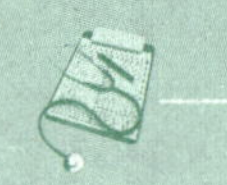

B. 羊水肌酐值≥88.4μmol/L(1mg%)提示胎儿肾成熟

C. 羊水胆红素类物质 ΔOD_{450}<0.10,提示胎儿肝成熟

D. B 超测胎头双顶径>8.5cm,提示胎儿成熟

E. 羊水含脂肪细胞出现率>10%,提示胎儿皮肤成熟

三、孕期营养和体重管理

1. 孕期营养的指南

(1)膳食指南 根据 2016 年中国营养学会发布的《孕期妇女膳食指南》,建议孕妇在一般人群膳食指南基础上,增加以下 5 条内容:①补充叶酸,常吃含铁丰富的食物,选用碘盐。②妊娠呕吐严重者,可少量多餐,保证摄入含必要量碳水化合物的食物。③妊娠中晚期适量增加奶、鱼、禽、蛋、瘦肉的摄入。④适量身体活动,维持孕期适宜增重。⑤禁烟酒,积极准备母乳喂养。

(2)妊娠早期

①膳食清淡、适口 易于消化,并有利于减少妊娠反应。

②少食多餐 进食的餐次、数量、种类及时间应根据孕妇的食欲和反应的轻重及时进行调整。

③保证摄入富含碳水化合物的食物 妊娠早期应保证每日至少摄入 130g 碳水化合物,首选易消化的粮谷类食。因妊娠反应严重而不能正常进食足够碳水化合物的孕妇应及时就医,避免对胎儿早期脑发育造成不良影响。此时不必过分强调平衡膳食。

④多摄入富含叶酸的食物并补充叶酸 妊娠早期缺乏叶酸可增加胎儿发生神经管畸形的风险。妇女应从计划妊娠开始多摄取富含叶酸的动物肝脏、深绿色蔬菜及豆类。每日额外补充叶酸 400~800μg。

⑤戒烟、禁酒 烟草中的尼古丁和烟雾中的氰化物、一氧化碳可导致胎儿缺氧和营养不良、发育迟缓。酒精也可通过胎盘进入胎儿体内造成胎儿宫内发育不良、中枢神经系统发育异常等。

(3)妊娠中晚期

①增加优质蛋白质 适当增加鱼、禽、蛋等优质蛋白质,妊娠中期每日增加 50g,妊娠晚期再增加 75g。

②增加奶类 适当增加奶类的摄入。奶类富含蛋白质,也是钙的良好来源。

③增加碘的摄入 孕期碘的推荐摄入量为 230μg/d。

④常吃含铁的食物 孕妇是缺铁性贫血的高发人群,给予胎儿铁储备的需要,妊娠中期开始要增加铁的摄入,每日增加 20~50g 红肉,每周吃 1~2 次动物内脏或血液。

⑤适量身体活动 维持体重的适宜增长,每日进行不少于 30 分钟的中等强度的身体活动。

⑥禁烟、戒酒,少吃刺激性食物 烟草和酒精对胚胎发育的各个阶段有明显的毒性作用。

2. 体重增加推荐

(1)孕妇体重增长 孕妇体重增长可以影响母儿的近、远期健康。近年来超重与肥胖孕妇的增加,孕妇体重增长过多增加了大于胎龄儿、难产、产伤、妊娠期糖尿病等的风险。孕妇体重增长不足与胎儿生长受限、早产儿、低出生体重等不良妊娠结局有关。因此要重视孕妇体重管理。

(2)运动指导 孕妇运动是体重管理的另一项措施。通过运动能增加肌肉力量,促进机体新陈代谢;促进血液循环和胃肠运动,减少便秘;增强腹肌、腰背肌、盆底肌的能力;锻炼心肺功能,释放压力,促进睡眠。但孕期不宜开展跳跃、震动、球类、登高、长途旅行等具有一定风险的运动。

▶常考点 预产期;胎儿监测;胎儿成熟度检测。

参考答案——详细解答见《2025 国家临床执业及助理医师资格考试历年考点精析(上、下册)》

1. ABCDE 2. ABCDE 3. ABCDE 4. ABCDE 5. ABCDE 6. ABCDE 7. ABCDE
8. ABCDE 9. ABCDE

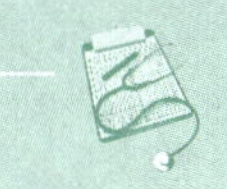

第4章　妊娠并发症

▶考纲要求

①自然流产。②异位妊娠。③子痫前期-子痫。④早产。⑤过期妊娠。

▶复习要点

一、自然流产

1. 概念

(1)自然流产　是指胚胎或胎儿尚未具有生存能力而自发性丢失者。我国将其定义为妊娠未达到28周、胎儿体重不足1000g而终止者。自然流产约占所有妊娠的15%~25%,其中80%为早期流产。

(2)早期流产　发生在妊娠12周前者,称为早期流产。

(3)晚期流产　发生在妊娠12周或之后者,称为晚期流产。

(4)流产分类　分为自然流产和人工流产。胚胎着床后31%发生自然流产,其中80%为早期流产。

注意:①妊娠满28周及以上,胎儿及其附属物从临产开始到全部从母体娩出的过程,称为分娩。
②妊娠满28周至不满37周期间分娩称为早产;妊娠满37周至不满42周期间分娩称为足月产。妊娠满42周及以后分娩称为过期产。

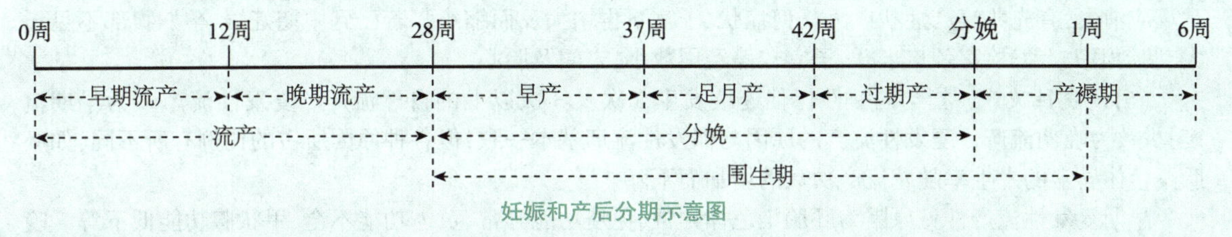

妊娠和产后分期示意图

【例1】关于分娩的概念,正确的是

A. 妊娠满37周至不满42足周分娩为足月产　B. 妊娠43周之后分娩为过期产
C. 妊娠28周至37周分娩为早产　D. 妊娠28周及28周以内分娩为流产
E. 临产后胎儿死亡为死胎

2. 病因

(1)胚胎因素　胚胎染色体异常是早期妊娠丢失最常见的原因,占50%~60%,中期妊娠丢失约占1/3,晚期妊娠丢失仅占5%。染色体异常包括数目异常和结构异常,前者以三体最多见,结构异常主要有平衡易位、倒置、缺失、重叠、嵌合体等。

(2)母体因素　包括全身性疾病、生殖器官异常、内分泌异常、强烈应激与不良习惯、免疫功能异常等。

(3)父亲因素　精子染色体异常可以导致自然流产。

(4)环境因素　过多接触放射线及化学毒物(如砷、铅、甲醛、苯、氯丁二烯)等,可引起流产。

注意:①早期流产的最常见原因为胚胎因素——胚胎染色体异常(占50%~60%)。
②晚期流产最常见的原因为母体因素——宫颈重度裂伤、宫颈内口松弛引发胎膜早破等。

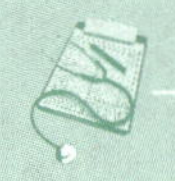

A. 胚胎染色体异常　　B. 免疫功能异常　　C. 黄体功能不足
D. 宫颈口松弛　　E. 甲状腺功能减退症

【例 2】早期流产的最常见原因是
【例 3】晚期习惯性流产的常见原因是

3. 临床表现

主要为停经后阴道流血和腹痛。

(1)早期流产　妊娠物排出前胚胎多已死亡。开始时绒毛与蜕膜剥离，血窦开放，出现阴道流血，剥离的胚胎和血液刺激子宫收缩，排出胚胎及其他妊娠物，产生阵发性下腹部疼痛。胚胎及其附属物完全排出后，子宫收缩，血窦闭合，出血停止。

(2)晚期流产　胎儿排出前多数还有生机，其原因多为子宫解剖异常，其临床过程与早产相似，胎儿娩出后胎盘娩出，出血不多；也有少数流产前胎儿已死亡，其原因多为非解剖因素所致。

4. 临床类型

(1)先兆流产　指妊娠 28 周前先出现少量阴道流血，无妊娠物排出，随后出现阵发性下腹痛或腰背痛。妇科检查(妇检)宫颈口未开，胎膜未破，子宫大小与停经周数相符。经休息和治疗后症状消失，可继续妊娠；若阴道流血增多或下腹痛加重，可发展为难免流产。

(2)难免流产　指流产不可避免。在先兆流产基础上，阴道流血增多，阵发性下腹痛加剧，或有阴道流液(胎膜破裂)。妇检宫颈口已扩张，有胚胎组织堵塞宫颈口，子宫大小与停经周数基本相符或略小。

(3)不全流产　难免流产继续发展，部分妊娠物排出宫腔，部分残留于宫腔内、宫颈口，或胎儿排出后胎盘滞留宫腔或嵌顿于宫颈口，影响子宫收缩，导致大量出血，甚至发生休克。妇检见宫颈口已扩张，宫颈口有妊娠物堵塞及持续性流血，子宫小于停经周数。

(4)完全流产　指妊娠物已完全排出，阴道流血停止，腹痛消失。妇检宫颈口已关闭，子宫接近正常大小。

(5)稽留流产(过期流产)　指胚胎或胎儿死亡后滞留宫腔内，未能及时自然排出者。典型表现为早孕反应消失，有先兆流产症状或无任何症状，子宫不再增大反而缩小。若已到中期妊娠，孕妇腹部不见增大，胎动消失。妇检宫颈口未开，子宫较停经周数小，未闻及胎心。

(6)复发性流产　指与同一性伴侣连续发生 3 次及 3 次以上的自然流产。复发性流产多为早期流产，少数为晚期流产。复发性流产的原因与偶发性流产基本一致，但各种原因所占的比例有所不同，如胚胎染色体异常的发生率随着流产次数的增加而下降。

早期复发性流产常见原因为胚胎染色体异常、免疫功能异常、黄体功能不全、甲状腺功能低下等。晚期复发性流产的常见原因为子宫解剖异常、自身免疫异常、血栓前状态等。

(7)流产合并感染　流产过程中，若阴道流血时间长，有组织残留于宫腔内或非法堕胎，有可能引起宫腔内感染，常为厌氧菌及需氧菌混合感染，严重感染可扩展至盆腔、腹腔甚至全身。

注意：稽留流产的特点为“四无一小”，即无早孕反应，无胎心，无胎动，无宫口开大，子宫缩小。

A. 先兆流产　　B. 难免流产　　C. 不全流产
D. 完全流产　　E. 稽留流产

【例 4】女性，28 岁，已婚。停经 49 天，阴道少量流血。B 超示宫内妊娠，胚胎存活。最可能的诊断是
【例 5】女性，26 岁，已婚。妊娠 13 周，无不适。查体：子宫在耻骨联合上未扪及，宫颈口无妊娠物堵塞，胎心未闻及，胚胎如 8 周大小。最可能的诊断是(2022)

5. 诊断

根据病史、体检及辅助检查结果，容易确诊。

(1)B 超检查　可明确孕囊的位置、形态及有无胎心搏动，确定妊娠部位和胚胎是否存活，以指导正确的治疗方法。不全流产及稽留流产可借助 B 超协助确诊。

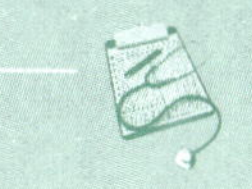

(2)妊娠试验　采用 hCG 检测试纸条检测尿液，可快速明确是否妊娠。

(3)孕激素测定　因孕酮呈脉冲式分泌，血孕酮的测定值波动程度很大，对临床指导意义不大。

6. 鉴别诊断

	先兆流产	难免流产	不全流产	完全流产
出血量	少	中→多	少→多	少→无
下腹痛	无或轻	加剧	减轻	无
组织排出	无	无	部分排出	全部排出
宫颈口	闭	扩张	扩张或有组织物堵塞	闭
子宫大小	与妊娠周数相符	相符或略小	小于妊娠周数	正常或略大

注意：①先兆流产——宫颈口未开。
②难免流产——宫颈口已扩张，胚胎组织堵塞于宫颈口，子宫大小与停经周数相符或略小。
③不全流产——宫颈口扩张，宫颈口有妊娠物堵塞，子宫大小小于停经周数。
④稽留流产——早孕反应消失，宫颈口未开，子宫不再增大反而缩小。

【例 6】女，27 岁，已婚。停经 9 周，阵发性下腹痛 3 天，阴道少量流血 2 天。为判断是否能继续妊娠，首选的辅助检查是

A. 尿妊娠试验　　B. B 超检查　　C. 胎心监测
D. 胎盘功能检查　　E. 监测血孕酮

7. 处理

(1)先兆流产　适当休息，禁性生活。黄体功能不全者可肌内注射孕激素；甲状腺功能减退者可补充甲状腺素。经治疗，若症状消失，超声检查提示胚胎存活，可继续妊娠。若临床症状加重，超声检查发现胚胎发育不良，血 hCG 持续不升或下降，表明流产不可避免，应终止妊娠。

(2)难免流产　一旦确诊，应尽早使胚胎或胎儿及胎盘组织完全排出。

①早期流产　应及时行清宫术，对妊娠物应仔细检查，并送病理检查。

②晚期流产　子宫较大，出血较多，可静脉滴注缩宫素，促进子宫收缩止血。必要时行清宫术。

(3)不全流产　一经确诊，应尽快行刮宫术或钳刮术，清除宫腔内残留组织。阴道大出血休克者，应同时输液输血，并给予抗生素预防感染。

(4)完全流产　症状消失，B 超检查证实无宫腔内残留物，无须特殊处理。

(5)稽留流产　处理较为困难。胎盘组织机化，与子宫壁紧密粘连，致使刮宫困难。晚期流产稽留时间过长可发生凝血功能障碍，导致弥散性血管内凝血(DIC)，造成严重出血。处理前应检查血常规、血小板计数及凝血功能，并做好输血准备。

①口服炔雌醇　若凝血功能正常，可口服 3~5 日雌激素，提高子宫肌对缩宫素的敏感性。

②子宫<12 孕周者　可行刮宫术，术中肌内注射缩宫素，手术应特别小心，避免子宫穿孔。

③子宫≥12 孕周者　可使用米非司酮加米索前列醇，或静脉滴注缩宫素，促使胎儿、胎盘排出。

④出现凝血功能障碍　应使用肝素、纤维蛋白原、输新鲜血或血浆等，待凝血功能好转后再行刮宫。

(6)复发性流产　根据不同的病因分别进行处理。

①染色体异常夫妇　应于孕前进行遗传咨询，确定是否可以妊娠及妊娠方式。

②子宫黏膜下肌瘤　可在宫腔镜下行摘除术，影响妊娠的肌壁间肌瘤可考虑行切除术。

③纵隔子宫、宫腔粘连　应在宫腔镜下行纵隔切除、粘连松解术。

④宫颈机能不全　应在妊娠 12~14 周行预防性宫颈环扎术。

⑤自身免疫性疾病及血栓前状态　需与风湿免疫科医师共同管理。

⑥黄体功能不全　可补充孕激素制剂治疗。

⑦甲状腺功能减退　应在孕前及整个孕期补充甲状腺素。

(7)流产合并感染　治疗原则为控制感染的同时尽快清除宫内残留物。

①若阴道流血不多,可先用广谱抗生素 2~3 日,待感染控制后再行刮宫。

②若阴道流血量多,可在静脉滴注抗生素及输血的同时,先用卵圆钳将宫内残留大块组织夹出,使出血量减少,切不可用刮匙全面搔刮宫腔,以免感染扩散。术后继续使用抗生素,待感染控制后再行彻底刮宫。

③若已合并感染性休克,应积极抗休克治疗,待病情稳定后再行彻底刮宫。

④若感染严重或盆腔脓肿形成,应行手术引流,必要时切除子宫。

A. 稽留流产　　B. 不全流产　　C. 先兆流产
D. 难免流产　　E. 完全流产

【例 7】最容易发生宫内感染的流产类型是

【例 8】最容易发生 DIC 的流产类型是

【例 9】阴道少量流血,B 超提示宫内胎儿存活的流产类型是(2023)

【例 10】一经确诊,应立即清宫的自然流产是
A. 稽留流产　　B. 难免流产　　C. 不全流产
D. 先兆流产　　E. 完全流产(2022)

【例 11】女,29 岁。停经 80 天,阴道流血 1 周伴发热 3 天。查体:体温 38.5℃,脉搏 115 次/分,血压 83/50mmHg,面色苍白,阴道分泌物恶臭味,有血迹,组织样物,宫颈口有肉样组织,伴血液持续流出。子宫约孕 2 个月大,有压痛。外周血白细胞 26×10^9/L,N0.9。治疗除抗休克、抗感染外,还需立即紧急采取的措施是
A. 静脉滴注缩宫素　　B. 彻底清宫　　C. 立即产钳夹出残留物
D. 立即行子宫切除术　　E. 宫腔镜下清除宫内残留组织(2024)

二、异位妊娠

受精卵在宫腔以外着床称为异位妊娠,习惯称宫外孕。异位妊娠以输卵管妊娠最常见(占 95%),少见的还有卵巢妊娠、腹腔妊娠、宫颈妊娠、子宫阔韧带妊娠。输卵管妊娠以壶腹部妊娠最多见,约占 78%,其次为峡部、伞部,间质部妊娠较少见。

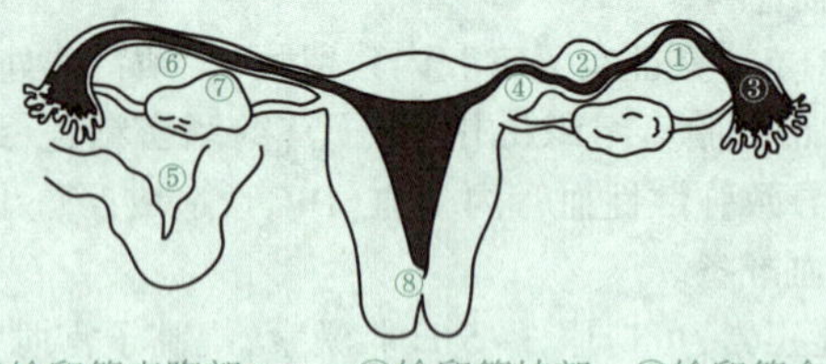

①输卵管壶腹部78%;②输卵管峡部;③输卵管伞部;
④输卵管间质部;⑤腹腔;⑥阔韧带;⑦卵巢;⑧宫颈

异位妊娠的部位

【例 12】输卵管妊娠最常见的着床部位在输卵管的
A. 伞部　　B. 壶腹部　　C. 峡部
D. 壶腹部与峡部连接部　　E. 间质部

1. 病因

(1)输卵管炎症　是异位妊娠的主要病因。可分为输卵管黏膜炎和输卵管周围炎。

(2)输卵管妊娠史或手术史　输卵管绝育史和重建术史等。

(3)输卵管发育不良或功能异常　输卵管过长、肌层发育差、黏膜纤毛缺乏、双输卵管、输卵管憩室

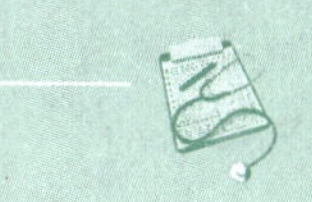

或有输卵管副伞等，均可导致输卵管妊娠。

(4)辅助生殖技术　所致输卵管妊娠的发生率为2.8%。

(5)避孕失败　宫内节育器避孕失败、口服紧急避孕药失败，发生异位妊娠的机会较大。

(6)其他　子宫肌瘤、卵巢肿瘤压迫输卵管，影响输卵管管腔通畅，使受精卵运动受阻。

2. 病理

(1)输卵管妊娠的特点　输卵管管腔狭小，管壁薄且缺乏黏膜下组织，其肌层远不如子宫肌壁厚与坚韧，妊娠时不能形成完好的蜕膜，不利于胚胎的生长发育，常发生以下结局：

①输卵管妊娠流产和破裂　如下。

	输卵管妊娠流产	输卵管妊娠破裂	输卵管间质部妊娠破裂
好发时间	多见于妊娠8~12周	多见于妊娠6周	多见于妊娠12~16周
好发部位	输卵管壶腹部	输卵管峡部	输卵管间质部
腹痛程度	较轻	剧烈	剧烈，犹如子宫破裂
出血量	出血量一般不多	出血量多，可致休克	出血量很大，短期内致休克
出血方式	完全流产时，出血量不多，很少引起休克。不全流产时，可反复出血，形成输卵管血肿、盆腔血肿等	一般为短时间内大量出血，但也可反复出血，在盆腔和腹腔内形成血肿	多为短时间内大量出血，症状极为严重，往往短时间内发生低血容量性休克

注意：①输卵管妊娠流产——多见于妊娠8~12周，腹痛轻，出血少，一般不发生休克。
②输卵管妊娠破裂——多见于妊娠6周，腹痛剧烈，出血量多，可发生休克。
③输卵管间质部妊娠破裂——多见于妊娠12~16周，腹痛剧烈，出血凶猛，常发生休克。

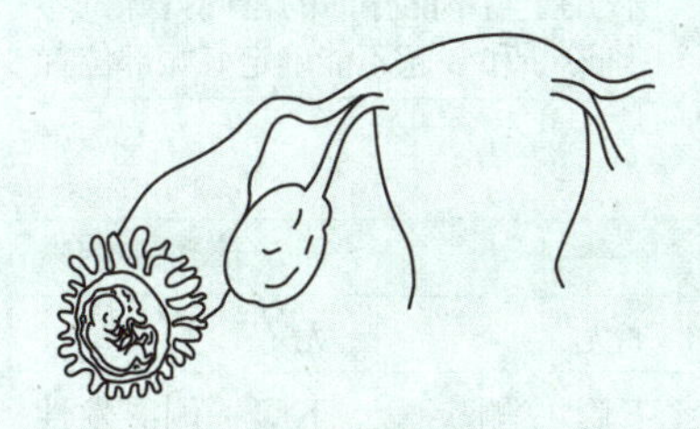

输卵管妊娠流产

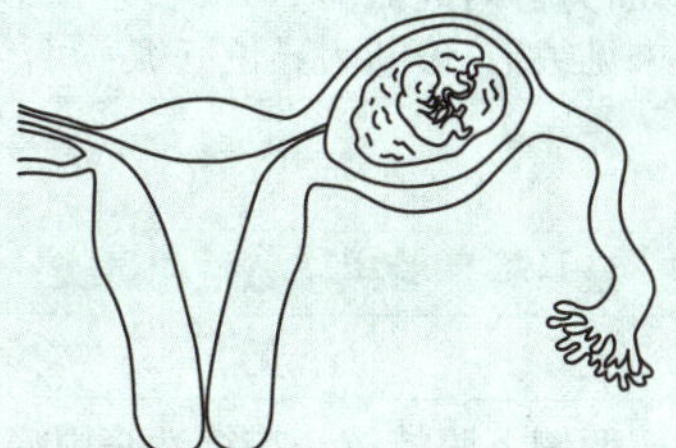

输卵管间质部妊娠

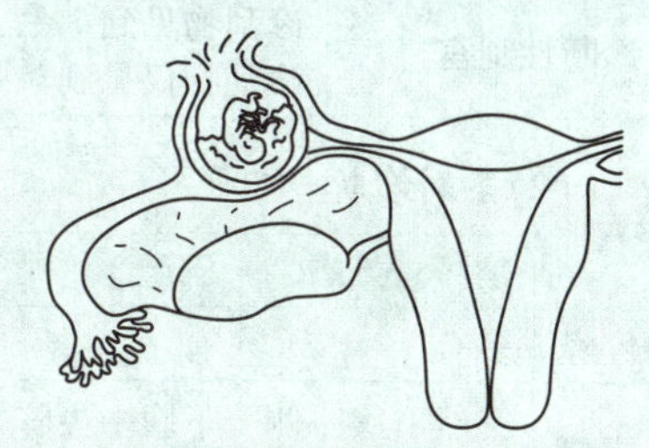

输卵管妊娠破裂

②陈旧性异位妊娠　输卵管妊娠流产或破裂，若长期反复内出血形成的盆腔血肿不消退，血肿机化变硬并与周围组织粘连，称为陈旧性异位妊娠。机化性包块可存在多年，甚至钙化形成石胎。

③继发性腹腔妊娠　输卵管妊娠流产或破裂，胚胎从输卵管排入腹腔内或子宫阔韧带内，多数死亡，偶尔也有存活者。若存活胚胎的绒毛组织附着于原位或排至腹腔后重新种植而获得营养，可继续生长发育，形成继发性腹腔妊娠。

(2)子宫的变化　合体滋养层细胞产生hCG，月经停止，子宫变大变软，子宫内膜出现蜕膜反应。

①蜕膜　若胚胎死亡，滋养细胞活力消失，蜕膜自宫壁剥离而发生阴道流血。有时蜕膜可完整剥离，随阴道流血排出三角形蜕膜管型。排出的组织见不到绒毛，无滋养细胞，血hCG下降。

②子宫内膜　形态学改变多样。若胚胎死亡已久，内膜可呈增生期改变，有时见Arias-Stella(A-S)反应。若胚胎死亡后部分渗入肌层的绒毛仍存活，黄体退化迟缓，内膜可呈分泌反应。

3. 临床表现

典型症状为停经、腹痛、阴道流血，即异位妊娠三联征。

(1)停经　多有6~8周停经史，有20%~30%患者无停经史。

(2)腹痛　是输卵管妊娠的主要症状，占95%。输卵管妊娠发生流产或破裂之前，常表现为一侧下

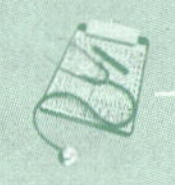

腹部隐痛;当发生流产或破裂时,突感一侧下腹部撕裂样疼痛,伴恶心、呕吐。

(3)**阴道流血** 胚胎死亡后常有不规则阴道流血,一般不超过月经量,可伴蜕膜排出。

(4)**晕厥与休克** 为腹腔内出血及剧烈腹痛所致。症状轻重与阴道流血量不成正比。

(5)**腹部包块** 输卵管妊娠流产或破裂时所形成的血肿时间较久,血液凝固与周围组织粘连所致。

(6)**腹腔内出血征象** 贫血貌,脉搏细弱,血压下降,下腹部压痛反跳痛,可有移动性浊音。

(7)**妇科检查**

①阴道 阴道内常有来自宫腔的少许血液。阴道后穹隆饱满,有触痛,后穹隆穿刺可抽出血液。

②输卵管 输卵管妊娠未发生流产或破裂者,除子宫略增大外,可触及胀大的输卵管及轻度压痛。

③子宫 宫颈举痛或摇摆痛为输卵管妊娠的主要体征之一。内出血较多时,子宫有漂浮感。

4. 诊断与鉴别诊断

(1)**诊断** 输卵管妊娠未发生流产或破裂时临床表现不明显,诊断困难。发生破裂后诊断不难。

	检查方法	临床意义
B 超检查	必不可少的检查,经阴道 B 超准确性高。表现为宫腔内未见妊娠囊,宫旁见胚芽、原始心管搏动可确诊	具有确诊价值
血尿 hCG 测定	对早期诊断异位妊娠至关重要 异位妊娠时患者血 hCG 水平较宫内妊娠低	早期诊断的重要方法 保守治疗的效果评价
孕酮测定	血清孕酮对判断正常妊娠胚胎的发育情况有帮助	对预测异位妊娠意义不大
阴道后穹隆穿刺	适用于腹腔内出血者,抽出暗红色不凝血为阳性	简单可靠的诊断方法
腹腔镜检查	目前很少将其作为检查手段,而是作为手术治疗	以前是异位妊娠诊断的金标准
诊断性刮宫	诊刮物见到绒毛,诊断为宫内妊娠 诊刮物仅见到蜕膜未见绒毛,诊断为异位妊娠	仅用于与不能存活的宫内妊娠的鉴别诊断和 B 超不能确定妊娠部位者

(2)**鉴别诊断** 如下。

	输卵管妊娠	流产	急性输卵管炎	急性阑尾炎	黄体破裂	卵巢囊肿蒂扭转
停经	多有	有	无	无	多无	无
腹痛	突然下腹一侧撕裂样剧痛	下腹中央阵发性坠痛	两侧下腹持续性疼痛	持续性脐周痛转至右下腹	下腹一侧突发性疼痛	下腹一侧突发性疼痛
阴道流血	量少,暗红色,蜕膜管型排出	鲜红色,有血块或绒毛排出	无	无	无阴道出血;或有,如月经量	无
休克	休克程度与外出血不成正比	休克程度与外出血成正比	无	无	无休克,或有轻度休克	无
体温	正常,有时低热	正常	升高	升高	正常	稍高
盆腔检查	宫颈举痛,宫旁肿块	宫口稍开,子宫增大变软	举宫颈时,两侧下腹疼痛	直肠指检时右侧高位压痛	无肿块触及一侧附件压痛	宫颈举痛,卵巢肿块,触痛
Hb	下降	正常或稍低	正常	正常	下降	正常
穿刺检查	阴道后穹隆穿刺抽出不凝血	阴道后穹隆穿刺阴性	穿刺可抽出渗出液或脓液	阴道后穹隆穿刺阴性	阴道后穹隆穿刺可抽出血液	阴道后穹隆穿刺阴性
hCG	多为阳性	多为阳性	阴性	阴性	阴性	阴性
B 超	一侧附件低回声区及妊娠囊	子宫腔内可见妊娠囊	可见两侧附件低回声区	子宫附件区无异常回声	可见一侧附件低回声区	一侧附件低回声区,有条索状带

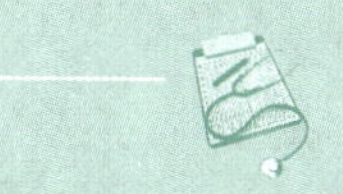

注意：①异位妊娠——子宫有漂浮感，子宫一侧或其后方触及痛性肿块，边界不清。
②宫内妊娠诊刮物可见绒毛；异位妊娠诊刮物为蜕膜，无绒毛，可从阴道排出三角形蜕膜组织。
③输卵管妊娠破裂诊断首选阴道后穹隆穿刺。
④宫颈举痛——输卵管妊娠、急性盆腔炎、卵巢囊肿蒂扭转。

【例13】女，28岁。在急诊室经检查后考虑为输卵管妊娠破裂。最有价值的病史及体检结果是
A. 下腹坠胀感明显　B. 有停经史　C. 一侧下腹部持续性剧痛
D. 出现多次呕吐，面色苍白　E. 阴道流血量与重度贫血外貌不成比例

【例14】女，26岁。停经50天，左下腹胀痛不适2天，肛门坠胀1天。平素月经规律。血压90/60mmHg。与诊断无关的体征是
A. 后穹隆饱满　B. 宫颈光滑　C. 宫颈举痛
D. 宫颈软并着色　E. 子宫稍大变软

(15~17题共用题干)女，30岁，已婚。平时月经规律，停经40天，右下腹剧痛4小时伴头晕及肛门坠胀感。查体：血压80/56mmHg，面色苍白，痛苦貌，下腹部压痛及反跳痛(+)，尤以右侧为著，肌紧张不明显，移动性浊音(+)。妇科检查：宫颈举痛，宫体稍大，右附件区触及不规则包块，大小约4cm×3cm×3cm，压痛(+)，血红蛋白100g/L。

【例15】该患者最可能的诊断是
A. 卵巢黄体囊肿破裂　B. 输卵管妊娠破裂　C. 卵巢囊肿蒂扭转
D. 卵巢滤泡囊肿破裂　E. 卵巢子宫内膜异位囊肿破裂

【例16】该患者简单可靠的辅助检查是
A. 宫腔镜检查　B. 阴道后穹隆穿刺　C. 腹部CT检查
D. 腹部X线检查　E. 腹腔镜检查

【例17】该患者正确的处理措施是
A. 中药活血化瘀　B. 肌内注射甲氨蝶呤　C. 局部注射甲氨蝶呤
D. 手术治疗　E. 对症处理，严密观察

5. 治疗

(1)手术治疗

①手术指征　A.生命体征不稳定或有腹腔内出血征象者；B.异位妊娠有进展者(如血hCG>3000IU/L、有胎心搏动、附件区大包块等)；C.随诊不可靠者；D.药物治疗禁忌或无效者；E.持续性异位妊娠者。

②手术方式　根据是否保留患侧输卵管，可分为保守手术和根治手术两类：

A.保守手术　适用于有生育要求的年轻妇女，特别是对侧输卵管已切除或有明显病变者。

输卵管妊娠保守手术后，残余滋养细胞有可能继续生长，再次发生出血，引起腹痛等，称为持续性异位妊娠。故术后应密切监测血hCG水平。若术后血hCG升高、术后12日血hCG仍未下降至术前值的10%以下，均可诊断为持续性异位妊娠，可给予甲氨蝶呤治疗，必要时需再次手术。

B.根治手术　适用于无生育要求的输卵管妊娠、内出血并发休克的急症患者。输卵管间质部妊娠，应争取在破裂前手术治疗。输卵管妊娠手术通常在腹腔镜下完成，若生命体征不稳定，则行经腹手术。

(2)药物治疗　化疗前必须确诊异位妊娠并排除宫内妊娠。

①适应证　输卵管妊娠未发生破裂；妊娠囊直径<4cm；血hCG<5000IU/L；无腹腔内出血。

②禁忌证　生命体征不稳定；异位妊娠破裂；妊娠囊直径≥4cm或≥3.5cm伴胎心搏动；药物过敏。

③治疗方案　甲氨蝶呤肌内注射或在B超引导下穿刺注入输卵管的妊娠囊内。甲氨蝶呤可抑制滋养细胞增生，破坏绒毛，使胚胎组织坏死、脱落、吸收。

(3)期待治疗　适用于病情稳定、血清hCG<2000IU/L，且呈下降趋势者。

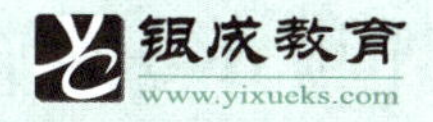

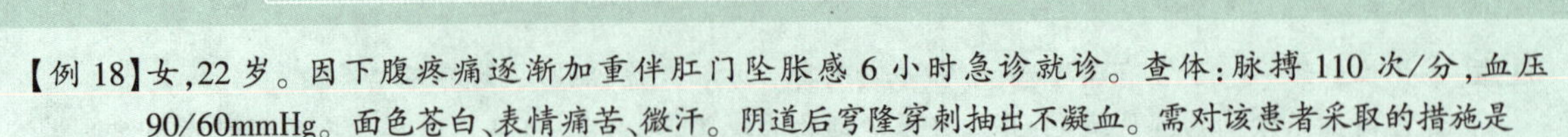

【例 18】女，22 岁。因下腹疼痛逐渐加重伴肛门坠胀感 6 小时急诊就诊。查体：脉搏 110 次/分，血压 90/60mmHg。面色苍白、表情痛苦、微汗。阴道后穹隆穿刺抽出不凝血。需对该患者采取的措施是

A. 中药活血化瘀治疗　B. 立刻行腹腔镜探查术　C. 期待疗法，密切随访

D. 立刻行刮宫术　E. 静脉滴注甲氨蝶呤

【例 19】女，30 岁。停经 45 天，阴道少量流血 1 天，平素月经规律。查体：脉搏 96 次/分，血压 100/60mmHg。妇科检查：子宫稍大，左侧附件区增厚，压痛明显。B 超提示左侧附件区有一 3cm×3cm×2cm 大小包块，少量盆腔积液。首选的处理是

A. 超声引导下包块穿刺　B. 诊断性刮宫　C. 严密观察

D. 介入治疗　E. 血 hCG 测定

三、子痫前期-子痫

1. 概念

妊娠期高血压疾病是妊娠与血压升高并存的一组疾病，包括妊娠期高血压、子痫前期、子痫、慢性高血压并发子痫前期、妊娠合并慢性高血压。大纲只需要掌握子痫前期-子痫。

2. 分类

(1)妊娠期高血压　妊娠 20 周后出现血压≥140/90mmHg，于产后 12 周内恢复正常；尿蛋白阴性；产后方可确诊。

(2)子痫前期　诊断标准有两条：①妊娠 20 周后出现血压≥140/90mmHg，伴有蛋白尿[随机尿蛋白≥(++)，或尿蛋白/肌酐比值≥0.3，或尿蛋白≥0.3g/24h]。②妊娠 20 周后出现血压≥140/90mmHg，虽无蛋白尿，但合并下列任何 1 项者：血小板减少（血小板<100×10^9/L）；肝功能损害（血清转氨酶水平为正常值 2 倍以上）；肾功能损害（血肌酐为正常值 2 倍以上）；肺水肿；新发头痛；视觉障碍。

(3)子痫　子痫前期基础上发生不能用其他原因解释的抽搐。

(4)慢性高血压并发子痫前期　慢性高血压女性妊娠前无蛋白尿，妊娠 20 周后出现蛋白尿；或妊娠前有蛋白尿，妊娠后蛋白尿明显增加；或血压进一步升高；或出现血小板减少（血小板<100×10^9/L）；或出现其他肝肾功能损害、肺水肿、新发头痛或视觉障碍等严重表现。

(5)妊娠合并慢性高血压　妊娠 20 周前出现血压≥140/90mmHg，妊娠期无明显加重；或妊娠 20 周后首次诊断高血压并持续到产后 12 周以后。

3. 子痫前期

(1)危险因素　初产、肥胖、子痫前期家族史（母亲或姐妹）、年龄≥35 岁、个人病史因素（低体重儿或小于胎龄儿分娩史、前次不良妊娠结局、距前次妊娠间隔时间≥10 年）为中危因素。子痫前期病史（尤其伴有不良妊娠结局）、多胎妊娠、慢性高血压、糖尿病、肾脏疾病、自身免疫性疾病（如系统性红斑狼疮、抗磷脂综合征）为高危因素。

(2)病理生理变化及对母儿影响　基本病理生理变化是全身小血管痉挛和血管内皮细胞损伤。全身各脏器各系统灌流减少，对母儿造成危害，甚至导致母儿死亡。

(3)诊断　妊娠 20 周后出现高血压（血压≥140/90mmHg）、蛋白尿，应考子痫前期。

有下列表现之一者，则诊断为重度子痫前期：①血压≥160/110mmHg；②血小板减少（<100×10^9/L）；③肝功能损害（血清转氨酶水平为正常值 2 倍以上）；④肾功能损害（血肌酐为正常值 2 倍以上）；⑤肺水肿；⑥新发头痛；⑦视觉障碍。

注意：①解题时，只要有抽搐、昏迷发生，即应诊断为子痫。

②妊娠期高血压、妊娠合并慢性高血压，要随访到产后 12 周才能确诊，故很少出现此类试题。

【例 20】发生子痫前期的高危因素不包括

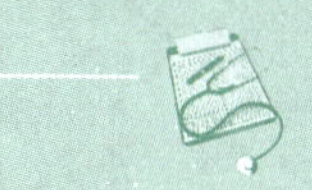

A. 双胎妊娠　　B. 糖尿病　　C. 羊水过多
D. 前置胎盘　　E. 营养不良

【例21】妊娠期高血压疾病的基本病变为
A. 慢性弥散性血管内凝血　　B. 全身小动脉痉挛　　C. 血液高度浓缩
D. 水钠严重潴留　　E. 肾素-血管紧张素-前列腺素系统平衡失调

(4)治疗

①降压　降压治疗的目的是预防子痫、心脑血管意外、胎盘早剥等严重母儿并发症。

降压指征	血压≥160/110mmHg必须积极降压治疗 血压≥140/90mmHg可考虑降压,尤其是并发脏器功能损伤时
降压目标	收缩压控制在130~139mmHg,舒张压控制在80~89mmHg为宜
常用药物	拉贝洛尔、硝苯地平、甲基多巴、尼卡地平、尼莫地平、硝酸甘油、酚妥拉明、硝普钠
严禁使用	血管紧张素转换酶抑制剂(ACEI)、血管紧张素Ⅱ受体拮抗剂(ARB)、利尿剂

②解痉　防治子痫首选硫酸镁,效果优于地西泮、苯巴比妥和冬眠合剂等镇静药。

作用机制	镁离子抑制运动神经末梢释放乙酰胆碱,阻断神经肌肉接头间的信息传递,使骨骼肌松弛 镁离子刺激血管内皮细胞合成前列环素,抑制内皮素合成,缓解血管痉挛状态 镁离子通过阻断谷氨酸通道阻滞钙离子内流,解除血管痉挛,减少内皮细胞损伤 镁离子可提高孕妇和胎儿血红蛋白的亲和力,改善氧代谢
用药指征	控制子痫抽搐,防止再抽搐;预防重度子痫前期发展为子痫;子痫前期临产前用药预防抽搐
用药方案	静脉给药结合肌内注射,用药过程中可监测血镁浓度。硫酸镁用药量<25g/d
毒性作用	正常血镁浓度0.75~1mmol/L,治疗浓度为1.8~3.0mmol/L,若浓度>3.5mmol/L即可发生镁中毒 镁中毒首先表现为膝反射减弱或消失,继之全身肌张力减退、呼吸困难、复视、呼吸肌麻痹等
使用条件	膝反射存在;呼吸≥16次/分;尿量≥17ml/h或≥400ml/24h;备有10%葡萄糖酸钙
中毒处理	一旦出现镁中毒,应立即静脉注射10%葡萄糖酸钙10ml
疗程	用至产后24~48小时停药,用药时限不超过5日

③镇静　硫酸镁无效时,可使用镇静药物来预防和控制子痫,常用药物为地西泮、苯巴比妥等。

④利尿　子痫前期患者一般不主张应用利尿剂。仅在全身性水肿、急性心衰、肺水肿、脑水肿、肾功能不全时,酌情使用呋塞米。甘露醇主要用于脑水肿,心衰患者禁用。

⑤促胎肺成熟　孕周<34周的患者,预计1周内可能分娩者,应给予糖皮质激素促胎肺成熟治疗。

⑥分娩时机和方式　子痫前期患者经积极治疗无效时,终止妊娠是唯一有效的治疗措施。分娩时机选择如下。如无剖宫产指征,应阴道试产;若不能短时间内阴道分娩,可放宽剖宫产指征。

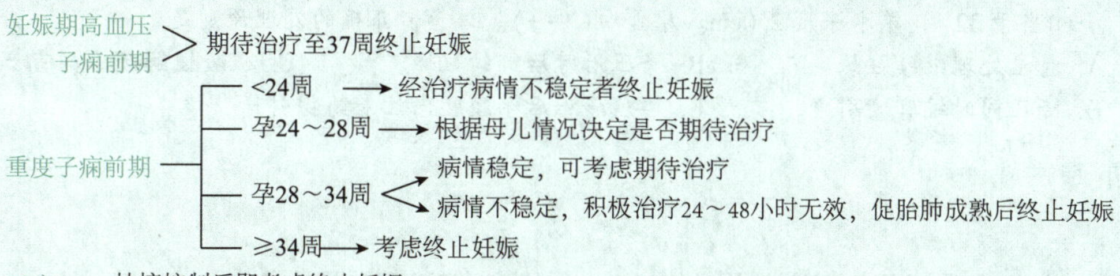

【例22】女性,25岁,妊娠38周。血压升高1天。既往身体健康。查体:体温36.8℃,心率80次/分,血压140/100mmHg,双下肢无水肿,尿蛋白(-)。最可能的诊断是

A. 妊娠期高血压　　B. 子痫　　C. 子痫前期
D. 妊娠合并慢性高血压　　E. 慢性高血压并发子痫前期(2024)

【例 23】女性,30 岁,高血压病史 5 年。心率 88 次/分,备孕状态。首选的降压药物是
A. 卡托普利　　B. 阿替洛尔　　C. 拉贝洛尔
D. 氢氯噻嗪　　E. 缬沙坦(2021)

【例 24】硫酸镁中毒时最早出现的临床表现是
A. 呼吸加快　　B. 尿量减少　　C. 呼吸减慢
D. 膝反射消失　　E. 心率加快

【例 25】子痫的首选治疗药物是
A. 硝普钠　　B. 硝苯地平　　C. 胺碘酮
D. 地西泮　　E. 硫酸镁(2024)

【例 26】应用硫酸镁治疗重度子痫前期时,最先出现的中毒反应是
A. 急性肾衰竭　　B. 肌张力减退　　C. 膝反射消失
D. 呼吸抑制　　E. 心跳停止(2024)

4. 子痫

(1)临床表现 前驱症状短暂,表现为抽搐、面部充血、口吐白沫、深昏迷;随之深部肌肉僵硬,很快发展成典型的全身高张阵挛惊厥、有节律的肌肉收缩和紧张,持续 1~1.5 分钟,其间患者无呼吸动作;此后抽搐停止,呼吸恢复,但患者仍昏迷,最后意识恢复,但易激惹、烦躁。

(2)诊断和鉴别诊断 子痫通常在子痫前期的基础上发生抽搐,但应与癫痫、脑炎、脑肿瘤、脑血管畸形破裂出血、糖尿病高渗性昏迷、低血糖昏迷相鉴别,通过询问病史及检查,一般不难鉴别。

(3)治疗 处理原则是控制抽搐,一旦抽搐控制即可考虑终止妊娠。

①一般急诊处理　子痫发作时需保持气道通畅,维持呼吸、循环功能稳定。

②控制抽搐　首选硫酸镁静脉注射。若存在硫酸镁应用禁忌或硫酸镁治疗无效,可考虑使用地西泮、苯妥英钠或冬眠合剂控制抽搐。子痫患者产后需继续应用硫酸镁 24~48 小时。

③降低颅压　20%甘露醇 250ml 快速静脉滴注降低颅内压。

④控制血压　脑血管意外是子痫患者死亡最常见的原因,当血压≥160/110mmHg 时应积极降压。

⑤纠正缺氧和酸中毒　面罩和气囊吸氧,给予适量 4%碳酸氢钠纠正酸中毒。

⑥适时终止妊娠　一旦抽搐控制后即可考虑终止妊娠。

注意:①控制妊娠子痫抽搐首选硫酸镁静脉注射。
②重度子痫前期患者剧烈头痛、呕吐,为颅内压增高所致,治疗首选甘露醇快速静脉滴注。
③重度子痫前期患者的降压治疗,首选拉贝洛尔静脉滴注。

【例 27】女,35 岁,初产妇。妊娠 34^{+1} 周,头痛 1 天。查体:血压 170/110mmHg,胎心率 150 次/分,胎儿大小相当于 32 周,羊水深度 2.0cm。尿蛋白(+++)。该患者正确的处理原则是
A. 对症处理继续妊娠　　B. 降压治疗后继续妊娠　　C. 硫酸镁解痉后剖宫产
D. 降压同时缩宫素引产　　E. 解痉降压后羊膜腔内注射药物引产

四、早产

1. 概念

早产指妊娠达到 28 周但不足 37 周分娩者。此时娩出的新生儿称为早产儿。

2. 分类

(1)根据病因分类 早产分为自发性早产和治疗性早产。

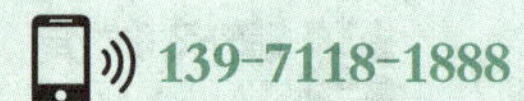

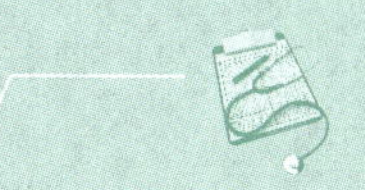

(2)根据分娩孕周分类　早产分为早期早产和晚期早产。早期早产指发生于妊娠达28周但不足34周的早产。晚期早产指发生于妊娠达34周但不足37周的早产。

3. 病因

常见病因包括既往自发性早产史及中期妊娠流产史、母亲年龄过大或过小、消瘦、妊娠间隔短、多胎妊娠、子宫畸形、阴道流血、妊娠合并症及并发症等。

4. 临床表现

早产的主要临床表现是子宫收缩，最初为不规则宫缩，常伴有少许阴道流血或血性分泌物，可逐渐发展为规则宫缩，其分娩启动过程与足月临产相似。早产可分为先兆早产和早产临产两个阶段：

(1)先兆早产　指规律宫缩(20分钟≥4次)伴宫颈管进行性缩短。

(2)早产临产　指规律宫缩(20分钟≥4次)伴宫颈管进行性缩短，且宫口扩张≥2cm。

5. 诊断与鉴别诊断

诊断早产一般并不困难，但应与妊娠晚期出现的生理性子宫收缩(Braxton Hicks contractions)相鉴别。生理性子宫收缩一般不规则、无痛感，且不伴有宫颈管缩短和宫口扩张等改变，又称假早产。

6. 治疗

(1)治疗原则　在母胎安全的前提下，胎膜完整者期待治疗至34周，胎膜早破者则按照未足月胎膜早破的原则处理。

(2)一般治疗　注意适当休息与合理饮食，积极给予心理支持，加强母胎监测及动态评估。

(3)抑制宫缩治疗　先兆早产患者，通过适当控制宫缩，可能有助于延长妊娠时间；早产临产患者，宫缩抑制剂虽不能阻止早产分娩，但可为促胎肺成熟治疗和宫内转运赢得时机。常用的宫缩抑制剂包括钙通道阻滞剂(硝苯地平)、前列腺素合成酶抑制剂(吲哚美辛)、β受体激动剂(利托君)、缩宫素受体拮抗剂(阿托西班)。

(4)促胎肺成熟　妊娠<34周，1周内有可能分娩的孕妇，应使用糖皮质激素(地塞米松)促胎儿肺成熟。妊娠34~36周应结合患者及家属意愿，知情同意后可以使用。

(5)适时停止早产治疗　①宫缩进行性增强，经过治疗无法控制者；②衡量利弊，继续妊娠对母儿的风险大于终止妊娠的风险；③妊娠≥34周。

(6)产时处理与分娩方式　大部分早产儿可经阴道分娩。

7. 预防

①加强孕前及产前保健　于孕前和产前及早识别早产高危因素，并对高危因素进行评估和处理。

②宫颈环扎术　包括经阴道宫颈环扎术和经腹宫颈环扎术。

A. 经阴道宫颈环扎术　分为以下三种。

预防性宫颈环扎术　以病史为指征的宫颈环扎术，是指有3次及以上的妊娠中期自然流产史或自发性早产史，或有1次及以上的妊娠中期无痛性宫颈扩张史，一般建议于妊娠12~14周手术。

紧急宫颈环扎术　以体格检查为指征的宫颈环扎术，是指在妊娠中期排除临产及胎盘早剥的前提下，体格检查发现宫口已扩张、羊膜囊已脱出宫颈外口，应进行的环扎术。

应急性宫颈环扎术　以超声为指征的宫颈环扎术，是指有妊娠中期自然流产史或自发性早产史，本次妊娠24周前宫颈长度≤25mm，应进行的环扎术。

B. 经腹宫颈环扎术　又可分为开腹和腹腔镜宫颈环扎术，主要适用于明确诊断宫颈机能不全且既往经阴道环扎失败者，或因宫颈切除术史等解剖因素无法实施经阴道宫颈环扎者。

③孕酮制剂　一般用于妊娠中期短宫颈，或有妊娠中期流产史或自发性早产史的孕妇。

④子宫颈托　虽有报道，但其有效性和临床应用仍有很大争议。

【例28】应行预防性宫颈环扎术的是

A. 曾有3次以上药物流产史的孕妇　　B. 曾有3次以上人工流产史的孕妇

C. 曾有3次以上稽留流产史的孕妇　　D. 曾有3次以上足月胎膜早破史的孕妇
E. 曾有3次以上妊娠中期自然流产史的孕妇(2023)

【例 29】女,32 岁,G_3P_0。习惯性流产3次。为预防流产,行预防性宫颈环扎术的时机为妊娠
A. 8~10 周　　B. 10~12 周　　C. 12~14 周
D. 14~16 周　　E. 16~18 周(2023)

(30~32 题共用题干)初产妇,27 岁。妊娠32周,阴道少量流血及规律腹痛2小时。肛门检查:宫颈管消失,宫口开大1.5cm。

【例 30】该患者最可能的诊断是
A. 先兆早产　　B. 胎盘早剥　　C. 前置胎盘
D. 晚期流产　　E. 早产临产

【例 31】该患者不恰当的处理措施是
A. 静脉滴注硫酸镁　　B. 使用缩宫素引产　　C. 使用少量镇静剂
D. 口服沙丁胺醇　　E. 左侧卧位

【例 32】为促使胎肺成熟,应给予
A. 5%葡萄糖液　　B. 三磷酸腺苷　　C. 倍他米松
D. 硝苯地平　　E. 辅酶 A

注意:①10 版《妇产科学》P101:早产临产的诊断标准为宫口扩张≥2cm。
②9 版《妇产科学》P96:早产临产的诊断标准为宫颈扩张≥1cm。

五、过期妊娠

1. 概念

平时月经周期规则,妊娠达到或超过42周(≥294 日)尚未分娩者,称为过期妊娠。近年来由于对妊娠≥41 周孕妇的积极处理,过期妊娠的发生率明显下降。

2. 病因

(1)雌、孕激素比例失调　内源性前列腺素和雌二醇不足而孕酮水平增高,导致孕激素优势,抑制缩宫素的作用,延迟分娩发动,导致过期妊娠。

(2)头盆不称　头盆不称和胎位异常,可使胎先露部不能紧贴子宫下段及宫颈口,反射性子宫收缩减少,容易发生过期妊娠。

(3)胎儿畸形　如无脑儿导致雌激素分泌减少,小而不规则的胎儿不能紧贴子宫下段及宫颈口诱发宫缩,导致过期妊娠。

(4)遗传因素　过期妊娠可能与遗传有关。胎盘硫酸酯酶缺乏症的胎儿,肾上腺和肝脏产生的16α-羟基硫酸脱氢表雄酮不能脱去硫酸根转变为雌二醇及雌三醇,从而使血清雌二醇及雌三醇明显减少,降低子宫对缩宫素的敏感性,使分娩难以启动。

3. 病理

(1)胎盘　过期妊娠的胎盘病理有两种类型。

①胎盘功能正常　除重量略增加外,胎盘外观和镜检均与足月妊娠相似。

②胎盘功能障碍　胎盘老化,胎盘功能减退。

(2)羊水　正常妊娠38周后,羊水量逐渐减少,妊娠42周后羊水量迅速减少,约30%减至300ml以下;羊水粪染率明显增高;若同时伴有羊水过少,则羊水粪染率达71%。

(3)胎儿　过期妊娠胎儿生长模式与胎盘功能有关,可分为以下3种:

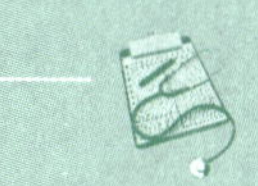

①正常生长及巨大胎儿　胎盘功能正常者，能维持胎儿继续生长，约25%成为巨大胎儿。

②胎儿过熟综合征　胎儿表现出过熟综合征的特征性外貌，与胎盘功能减退、胎盘血流灌注不足、胎儿缺氧及营养缺乏有关。典型表现为“小老人”。

③胎儿生长受限　可与过期妊娠共存。

4. 诊断

(1)核实孕周　①以末次月经第1日计算；②根据排卵日推算；③根据性交日期推算预产期；④根据辅助生殖技术的日期推算预产期；⑤根据早孕反应出现时间、胎动时期、妇检发现的子宫大小等推算预产期；⑥根据超声检查确定孕周；⑦根据妊娠早期血、尿hCG增高的时间推算孕周。

(2)评价胎儿宫内状况　确定胎盘功能是否正常是诊断的关键。

	检查方法	临床意义
胎动计数	正常胎动计数>10次/2小时	胎动明显减少提示胎儿宫内缺氧
电子胎心监护	如无应激试验(NST)为无反应型需进一步做缩宫素激惹试验(OCT)	多次反复出现晚期减速提示胎盘功能减退，胎儿明显缺氧；出现胎心变异减速，常提示脐带受压，多与羊水过少有关
B超检查	观察胎动、肌张力、呼吸运动和羊水量	判断宫内胎儿安危

5. 对母儿的影响

(1)对围产儿影响　如胎儿过熟综合征、胎儿窘迫、胎粪吸入综合征、新生儿窒息、巨大儿等。

(2)对母体影响　产程延长和难产率增高，使手术产率及母体产伤明显增加。

6. 处理

妊娠≥41周即应考虑终止妊娠。一旦过期妊娠，则应终止妊娠。

(1)促宫颈成熟　评价宫颈成熟度的主要方法是Bishop评分。如Bishop评分≥7分，可直接引产；Bishop评分<7分，引产前应先促宫颈成熟。常用方法：使用前列腺素E_2阴道制剂和宫颈扩张球囊。

(2)引产术　宫颈已成熟即可行引产术，常用静脉滴注缩宫素，诱发宫缩直至临产。

(3)剖宫产术　过期妊娠时，胎儿窘迫风险增加，可适当放宽剖宫产指征。

【例33】与过期妊娠无关的是

A. 羊水过多　B. 头盆不称　C. 巨大胎儿
D. 雌、孕激素比例失调　E. 胎盘缺乏硫酸酯酶

【例34】过期妊娠孕妇需迅速终止妊娠的情况是

A. 12小时胎动18次　B. 无应激试验反应型　C. 胎儿监护早期减速
D. 缩宫素激惹试验阳性　E. B超羊水最大暗区垂直深度40mm

▶▶常考点　重点内容，请全面掌握。

参考答案——详细解答见《2025国家临床执业及助理医师资格考试历年考点精析(上、下册)》

1. ABCDE　2. ABCDE　3. ABCDE　4. ABCDE　5. ABCDE　6. ABCDE　7. ABCDE
8. ABCDE　9. ABCDE　10. ABCDE　11. ABCDE　12. ABCDE　13. ABCDE　14. ABCDE
15. ABCDE　16. ABCDE　17. ABCDE　18. ABCDE　19. ABCDE　20. ABCDE　21. ABCDE
22. ABCDE　23. ABCDE　24. ABCDE　25. ABCDE　26. ABCDE　27. ABCDE　28. ABCDE
29. ABCDE　30. ABCDE　31. ABCDE　32. ABCDE　33. ABCDE　34. ABCDE

第5章 妊娠合并内外科疾病

考纲要求

①妊娠合并心脏病。②妊娠合并糖尿病。

复习要点

一、妊娠合并心脏病

1. 临床表现

(1)心脏病对妊娠的影响 妊娠合并心脏病患者,先天性心脏病占35%~50%,最为常见。

①先天性心脏病 包括左向右分流型、右向左分流型、无分流型三类。

	左向右分流型	右向左分流型	无分流型
别称	潜伏青紫型	青紫型	无青紫型
举例	房间隔缺损、室间隔缺损 动脉导管未闭	法洛四联症 艾森门格综合征	肺动脉瓣狭窄、主动脉缩窄 马方综合征
对妊娠的影响	分流量小时,能耐受妊娠及分娩 分流量大时应矫正后妊娠或终止妊娠	对妊娠耐受力差,不宜妊娠 若已妊娠,应尽早终止妊娠	轻度狭窄可耐受妊娠,中重度狭窄和马方综合征者不宜妊娠

②风湿性心脏病 以二尖瓣狭窄最多见,占风湿性心脏病(风心病)的2/3~3/4。

风心病类型	对妊娠的影响
二尖瓣狭窄	轻度狭窄可耐受妊娠;重度狭窄、伴肺动脉高压者不宜妊娠,已妊娠者应早期终止妊娠
二尖瓣关闭不全	一般情况下能较好耐受妊娠
主动脉瓣狭窄	严重者应手术矫正后再考虑妊娠
主动脉瓣关闭不全	一般可以耐受妊娠

③心肌炎 可发生于妊娠任何阶段。急性心肌炎病情控制良好者,可在严密监护下妊娠。心肌严重受累者,妊娠期发生心衰的危险性很大。柯萨奇B组病毒感染导致心肌炎时,病毒可能导致胎儿宫内感染。

④功能异常性心脏病 主要包括各种无心血管结构异常的心律失常,可否妊娠应请专科医师协助。

⑤妊娠期高血压疾病性心脏病 无心脏病病史的妊娠期高血压疾病孕妇,突然发生以左心衰竭为主的全心衰竭,称为妊娠期高血压疾病性心脏病。及时诊治,常能度过妊娠期和分娩期。产后病因消除,病情会逐步缓解,多不遗留器质性心脏病变。

⑥围产期心肌病 指妊娠晚期至产后6个月内发生的扩张型心肌病。初次心力衰竭经治疗后1/3~1/2可完全康复,再次妊娠可能复发。曾患围产期心肌病、心力衰竭且遗留心脏扩大者,不宜再次妊娠。

(2)妊娠合并心脏病对胎儿的影响 不宜妊娠的患者一旦妊娠,或妊娠后心功能恶化者,流产、早产、死胎、胎儿生长受限、胎儿窘迫、新生儿窒息的发生率均明显增高。围产儿死亡率是正常妊娠的2~3倍。

【例1】建议在妊娠12周前行人工流产的心脏病类型是

A. 动脉导管未闭　　B. 二尖瓣关闭不全　　C. 二尖瓣狭窄伴肺动脉高压

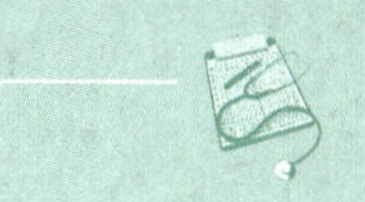

D. 轻度室间隔缺损　　　　　　　E. 二尖瓣狭窄行人工球囊扩张术后

2. 诊断

(1)病史　妊娠前有心悸、气短、心力衰竭史，或曾有风湿热病史。

(2)症状　劳力性呼吸困难、端坐呼吸、咯血，经常性胸闷、胸痛等。

(3)体征　发绀、杵状指、持续性颈静脉怒张、心脏杂音、心包摩擦音、舒张期奔马律、交替脉等。

(4)心电图　有严重心律失常，如心房颤动、心房扑动、三度房室传导阻滞、ST-T改变等。

(5)影像学检查　X线检查显示心脏扩大。超声检查提示心肌肥厚、瓣膜运动异常、心内结构畸形。

3. 常见并发症

(1)心力衰竭　最易发生在妊娠32周后、分娩期及产褥早期。表现为：①轻微活动后即出现胸闷、心悸、气短；②休息时心率>110次/分，呼吸频率>20次/分；③夜间常因胸闷而坐起呼吸，或到窗口呼吸新鲜空气；④肺底部出现少量持续性湿啰音，咳嗽后不消失。

(2)感染性心内膜炎　是指由细菌、真菌和其他微生物直接感染而发生的心瓣膜或心壁内膜炎症。最常见的症状是发热、心脏杂音、栓塞表现。若不及时控制，可诱发心力衰竭。

(3)肺动脉高压　超声心动图估测肺动脉收缩压≥40mmHg可诊断为肺动脉高压。

(4)静脉血栓栓塞和肺栓塞　妊娠时血液呈高凝状态，心脏病患者伴静脉压增高及静脉淤滞者，发生深静脉血栓风险增加，一旦栓子脱落可发生肺栓塞，甚至导致孕产妇死亡。

(5)恶性心律失常　多在原有心脏病的基础上发生。

4. 处理

(1)孕前咨询及评估　应根据心脏病类型、病变程度、心功能分级，作出能否耐受妊娠的诊断。

①可以妊娠　心脏病变较轻，心功能Ⅰ～Ⅱ级且既往无心力衰竭史，也无其他并发症者，可以妊娠。

②不宜妊娠　心脏病变较重、心功能Ⅲ～Ⅳ级、有极高孕产妇死亡和严重母儿并发症风险者，不宜妊娠。年龄>35岁，心脏病病程较长者，发生心力衰竭的可能性极大，不宜妊娠。

(2)妊娠期

①决定是否继续妊娠　凡不宜妊娠的心脏病孕妇，应在早孕期（妊娠12周以前）终止妊娠。妊娠中期首次产检者，终止妊娠的时机和方法应根据医疗条件及病情而定。

②产前检查　妊娠32周后，发生心力衰竭的风险增高，应酌情增加产检次数。发现早期心力衰竭征象，应立即住院。妊娠期经过顺利者，应在妊娠36～38周提前住院待产。

③防治心力衰竭　保证充分休息，避免过劳及情绪激动。合理膳食及适宜体重增加。积极预防和治疗引起心力衰竭的诱因。一旦发生急性心力衰竭，需多学科协同抢救。妊娠晚期发生心力衰竭，原则是待心力衰竭控制后再行产科处理。

④终止妊娠的时机　A. 心脏病妊娠风险低且心功能Ⅰ级者，可以妊娠至足月；若出现严重心脏并发症或心功能下降，则提前终止妊娠。B. 妊娠风险较高但心功能Ⅰ级的心脏病患者可以妊娠至32～36周终止妊娠。C. 有妊娠禁忌的严重心脏病患者，一旦诊断需尽快终止妊娠。

(3)分娩期　于妊娠晚期，应提前选择好适宜的分娩方式。

①经阴道分娩　适用于心功能Ⅰ～Ⅱ级、胎儿不大、胎位正常、宫颈条件良好者。

A. 第一产程　安慰及鼓励产妇，消除紧张情绪。适当应用地西泮、哌替啶等镇静剂。一旦发现心力衰竭征象，应取半卧位，高浓度面罩吸氧，静脉注射洋地黄，产程开始后即应给予抗生素预防感染。

B. 第二产程　要避免用力屏气，积极助产，尽可能缩短第二产程。

C. 第三产程　胎儿娩出后，可适当予以腹部加压，以防腹压骤降而诱发心力衰竭。为防止产后出血过多，可静脉注射缩宫素，禁用麦角新碱，以防静脉压增高。

②剖宫产　有产科指征或心功能Ⅲ～Ⅳ级者，均应择期剖宫产。

(4)产褥期　分娩后3日内，尤其产后24小时仍是发生心力衰竭的危险时期，产妇须充分休息并密切监护。产后出血、感染和静脉血栓栓塞是严重的并发症,极易诱发心力衰竭,应重点预防。心脏病妊娠风险低且心功能Ⅰ级者可以母乳喂养。

【例 2】对妊娠早期心脏病孕妇能否继续妊娠,最主要的判定依据是

A. 心脏病种类　B. 胎儿大小　C. 病变部位
D. 孕妇年龄　E. 心功能分级

【例 3】关于妊娠合并心脏病的描述,正确的是

A. 均应剖宫产终止妊娠　B. 所有孕妇均可母乳喂养　C. 容易发生心力衰竭
D. 有心力衰竭史者可以妊娠　E. 最危险的时期是产褥期后 2 周

【例 4】经产妇,28 岁。合并风湿性心脏病,现妊娠 38 周,心功能Ⅰ级,规律宫缩 7 小时来院。枕左前位,胎心 152 次/分,估计胎儿 3300g,宫口开大 4cm,胎头=0。本例正确的处理措施是

A. 静脉滴注缩宫素,尽可能缩短第一产程　B. 不行阴道试产,行剖宫产术结束分娩
C. 适当使用镇静剂,阴道助产　D. 试产期间若出现心衰症状,应立即行剖宫产
E. 避免用力屏气加腹压,胎头吸引或产钳助产

【例 5】女,35 岁,初产妇。妊娠 34 周,心慌,不能平卧 1 天。查体:脉搏 120 次/分,呼吸 30 次/分,血压 140/90mmHg。心界向左下扩大,双肺满布湿啰音,胎心率 145 次/分。正确的处理措施是

A. 纠正心力衰竭后期待治疗　B. 纠正心力衰竭后引产　C. 纠正心力衰竭后剖宫产
D. 纠正心力衰竭同时破膜引产　E. 纠正心力衰竭同时剖宫产

【例 6】女,36 岁,妊娠 8 周。心悸、气短 2 天。3 年前确诊为“风湿性心脏病,二尖瓣狭窄”。2 年前因“心力衰竭”住院治疗。适宜的处理是

A. 应用洋地黄　B. 二尖瓣扩张术　C. 负压吸引流产术
D. 继续妊娠　E. 药物流产

二、妊娠合并糖尿病

1. 类型

(1)孕前糖尿病(PGDM)合并妊娠　是指孕前糖尿病的基础上合并妊娠。

(2)糖尿病前期合并妊娠　包括空腹血糖受损(IFG)和糖耐量受损(IGT)合并妊娠。

(3)妊娠期糖尿病(GDM)　指妊娠前血糖正常,妊娠期才出现的糖代谢异常。

2. 妊娠期糖代谢的特点

(1)妊娠早中期　随孕周的增加,胎儿对营养物质的需求量增加。胎儿主要通过胎盘从母体获取葡萄糖供能,因此孕妇血浆葡萄糖水平随妊娠进展而降低,空腹血糖约降低 10%。因此,空腹时孕妇清除葡萄糖的能力较非妊娠期增强。

(2)妊娠中晚期　孕妇体内拮抗胰岛素样物质(如人胎盘催乳素、雌激素、孕激素、皮质醇和胎盘胰岛素酶)增加,使孕妇对胰岛素的敏感性随孕周增加而下降,为维持正常糖代谢水平,机体胰岛素需求量增加。故胰岛素分泌无法满足孕期需求者,出现血糖升高,从而使既往无糖尿病的孕妇发生妊娠期糖尿病,特别是有高危因素者,更容易发生妊娠期糖尿病。

3. 临床表现

妊娠期糖尿病经口服葡萄糖耐量试验(OGTT)筛查确诊,一般无明显临床表现。

4. 诊断

①对所有尚未被诊断孕前糖尿病的孕妇,在妊娠 24~28 周行 75g OGTT;28 周后首次产检的孕妇若空腹血糖正常,也需行 OGTT。75g OGTT 的诊断标准:空腹及服糖后 1 小时、2 小时的血糖阈值分别为 5.1mmol/L、10.0mmol/L、8.5mmol/L。任何一点血糖值达到或超过上述标准即诊断为妊娠期糖尿病。

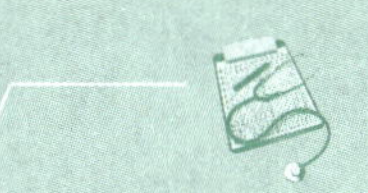

②在医疗资源缺乏地区，建议妊娠24~28周首先检查空腹血糖（FBG），FBG≥5.1mmol/L者，可以直接诊断为妊娠期糖尿病，不必行75g OGTT。

5. 处理

(1)孕期血糖的管理 绝大多数妊娠期糖尿病孕妇，都可以通过医学营养治疗、运动指导等措施达到理想的血糖控制，仅有少部分需要加用降糖药物治疗。

①医学营养治疗 是妊娠期糖尿病血糖管理的最主要手段。

②运动指导 运动可降低妊娠期基础胰岛素抵抗，提高血糖达标率。

③妊娠期血糖控制目标 餐前及空腹<5.3mmol/L、餐后1小时<7.8mmol/L、餐后2小时<6.7mmol/L、夜间血糖不低于3.3mmol/L。

④药物治疗 经医学营养治疗和运动指导，血糖不能达标，应及时加用降糖药物治疗，首选胰岛素。

(2)孕期母儿监护 除监测血糖外，产检时还需监测血压、水肿情况、尿蛋白及胎儿状况。

(3)分娩时机 ①A1型妊娠期糖尿病：若无母儿并发症，在严密监测下可在妊娠40周终止妊娠。②A2型妊娠期糖尿病：若血糖控制良好且无母儿并发症，在严密监测下可在妊娠39周终止妊娠。

(4)分娩方式 妊娠期糖尿病不是剖宫产的指征。如怀疑巨大胎儿、胎儿窘迫、胎位异常、既往有死胎史或其他产科指征者，可适当放宽剖宫产手术指征。

(5)分娩期及产褥期处理

①阴道分娩的产时处理 由于产程中进食不规律，使用胰岛素的孕妇，应停用皮下注射胰岛素，改静脉滴注，并根据监测的血糖值调整胰岛素用量。

②剖宫产的围术期处理 使用胰岛素者在手术日停止皮下注射胰岛素，术前与术中监测血糖，尽量使血糖控制在5.0~8.0mmol/L。术后每2~4小时测1次血糖，直至饮食恢复。

③产后处理 孕期使用胰岛素者在产后大多不再需要使用胰岛素。鼓励母乳喂养。产后4~12周需行OGTT，结果正常者建议此后每1~3年复查OGTT。

④新生儿出生后的处理 无论出生时状况如何，均应视为高危儿，需早吸吮，早开奶，并在出生后30分钟内行首次血糖检测。一旦发现新生儿低血糖，需及时滴服葡萄糖液。

(7~9题共用题干)初产妇，妊娠34周，首次就诊。查体：血压120/80mmHg，身高160cm，体重80kg，宫高32cm，下肢水肿。血常规：Hb119g/L，RBC3.75×10^{12}/L，WBC9.9×10^9/L，Plt120×10^9/L。空腹血糖5.8mmol/L，随机尿蛋白(±)。

【例7】本次就诊，最需要进行的检查是

A. 尿量测定　B. 空腹及三餐后血糖　C. OGTT
D. 下肢水肿程度　E. 24小时动态血压

【例8】进一步治疗是

A. 无需治疗　B. 医学营养治疗、运动指导　C. 口服降糖药
D. 胰岛素治疗　E. 促进肺成熟

【例9】若4周后B超提示胎儿体重4300g，患者坐骨结节间径7.5cm，则首选治疗是

A. 等待自然分娩　B. 促宫颈成熟　C. 催产素引产
D. 产钳助产　E. 择期剖宫产(2024)

▶▶常考点 妊娠合并心脏病、糖尿病的诊断及处理原则。

参考答案——详细解答见《2025国家临床执业及助理医师资格考试历年考点精析(上、下册)》

1. ABCDE　2. ABCDE　3. ABCDE　4. ABCDE　5. ABCDE　6. ABCDE　7. ABCDE
8. ABCDE　9. ABCDE

第6章 胎儿异常

▶考纲要求

①胎儿生长受限。②胎儿窘迫。③死胎。

▶复习要点

一、胎儿生长受限

1. 概念

(1)小于胎龄儿(SGA) 是指超声估测体重或腹围低于同胎龄应有体重或腹围第10百分位数的胎儿。并非所有的小于胎龄儿均为病理性的生长受限。小于胎龄儿还包含了部分健康小样儿,这部分小于胎龄儿除体重及体格发育较小以外,各器官并没有结构异常及功能障碍,无宫内缺氧表现。

(2)胎儿生长受限(FGR) 指受到母体、胎儿、胎盘疾病等病理因素影响,胎儿生长未达到其应有的潜能,多表现为胎儿的估测体重或腹围小于相应胎龄的第10百分位数,但部分胎儿的估测体重可在相应胎龄的正常范围(第10百分位数到第90百分位数),甚至大于相应胎龄的第90百分位数。

(3)严重的FGR 是指胎儿估测体重或腹围小于相应胎龄第3百分位数或伴有血流异常。

2. 病因

(1)母体因素 最常见,占50%~60%。

①营养因素 孕妇存在偏食、妊娠剧吐以及摄入蛋白质、维生素及微量元素不足等情况,胎儿营养供应不足,可导致胎儿生长受限。

②妊娠并发症与合并症 如妊娠期高血压疾病、多胎妊娠、胎盘早剥、过期妊娠、妊娠期肝内胆汁淤积症等,均可导致胎盘灌注减少,从而影响胎儿的生长。

③其他 胎儿生长与孕妇年龄、地域、体重、身高、经济状况等因素相关。

(2)胎儿因素 某些胎儿遗传疾病,如染色体病、基因组病、单基因病等可表现为胎儿生长受限。

(3)胎盘因素 胎盘各种病变可导致子宫胎盘血流量减少,胎儿血供不足。

(4)脐带因素 单脐动脉,脐带过长、过细、扭转、打结等。

3. 诊断

胎儿生长受限的诊断流程包括核实孕周、超声评估和积极寻找病理因素。

(1)核实孕周 根据孕妇的月经史、辅助生殖技术的相关信息和早、中孕期超声结果核实孕周。

(2)超声评估胎儿生长 测量胎儿双顶径、头围、腹围和股骨长度,并采取适宜的胎儿生长曲线估测胎儿体重(EFW)。EFW低于对应胎龄胎儿估重的第10百分位数或胎儿腹围(AC)低于对应胎龄胎儿腹围的第10百分位数,则诊断小于胎龄儿。

(3)寻找引起小于胎龄儿的病理因素 如发现存在相关的病理因素则可诊断胎儿生长受限。

①母体因素的排查 详细评估母体病史,包括妊娠合并症。

②胎儿因素的排查 建议详细的超声结构筛查,评估胎儿是否存在结构发育异常,必要时采用介入性产前诊断技术获取胎儿的细胞或DNA,对胎儿进行遗传学检测,评估是否合并胎儿遗传问题。

③胎盘、脐带因素的排查 建议采用超声对胎儿附属物进行扫查,积极查找与胎儿生长受限相关的

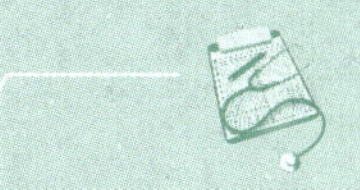

胎盘脐带因素。

4. 处理

(1)一般治疗　目前尚无证据表明,对胎儿生长受限孕妇采取营养补充、吸氧、住院治疗、低分子量肝素等能够改善胎儿的生长和宫内健康状况。

(2)胎儿监护　明确诊断后,应每隔2~3周超声动态评估胎儿生长趋势。

(3)分娩时机　胎儿状况良好,胎盘功能正常,妊娠未足月、孕妇无合并症及并发症者,可以在密切监护下妊娠至足月。妊娠≥37周的胎儿生长受限,应考虑适时终止妊娠。

(4)分娩方式选择　胎儿生长受限胎儿对缺氧耐受力差,胎儿胎盘贮备不足,难以耐受分娩过程中子宫收缩时的缺氧状态,应适当放宽剖宫产指征。

【例1】最可能导致胎儿生长受限的主要危险因素是

A. 子宫发育畸形　　B. 两次刮宫史　　C. 母体双阴道单子宫

D. 孕妇年龄小于35岁　　E. 合并卵巢小囊肿

二、胎儿窘迫

胎儿窘迫指胎儿在子宫内因急性或慢性缺氧,危及其健康和生命的综合症状。急性胎儿窘迫多发生在分娩期;慢性胎儿窘迫常发生在妊娠晚期,可延续至分娩期并加重。

1. 病因

母体血液含氧量不足、母胎间血氧运输及交换障碍、胎儿自身因素异常,均可导致胎儿窘迫。

(1)胎儿急性缺氧　系因母胎间血氧运输及交换障碍或脐带血液循环障碍所致。常见因素有:

①胎盘异常　前置胎盘、胎盘早剥。

②脐带异常　脐带真结、脐带扭转、脐带脱垂、脐带血肿等。

③母体严重血液循环障碍致胎盘灌注急剧减少　如各种原因导致休克等。

④药物因素　如缩宫素使用不当,应用麻醉剂及镇静剂过量。

(2)胎儿慢性缺氧

①母体血液含氧量不足　如合并先天性心脏病、肺部感染、慢性肺功能不全、哮喘反复发作等。

②子宫胎盘血管硬化、狭窄、梗死　如妊娠期高血压疾病、慢性肾炎、糖尿病、过期妊娠等。

③胎儿运输及利用氧能力下降　如胎儿严重的心血管疾病、呼吸系统疾病,严重胎儿结构异常,胎儿贫血,胎儿宫内感染、颅内出血及颅脑损伤等。

2. 临床表现与诊断

(1)急性胎儿窘迫　主要发生在分娩期。多因脐带异常、胎盘早剥、宫缩过强等引起。

①产时胎心率异常　产时胎心率变化是急性胎儿窘迫的重要征象。电子胎心监护提示反复性晚期减速、变异减速或胎心过缓(胎心率基线<110次/分),提示胎儿缺氧严重。

②羊水胎粪污染　依据胎粪污染的程度不同,羊水污染分3度:Ⅰ度浅绿色;Ⅱ度黄绿色、浑浊;Ⅲ度稠厚、呈棕黄色。单纯的羊水胎粪污染不能直接诊断胎儿窘迫,需结合胎儿监护结果综合评估。

③胎动异常　多表现为胎动减弱及次数减少,进而消失。

④脐动脉血气分析　脐血pH<7.00、碱剩余<-12.00mmol/L、乳酸≥6.00mmol/L,提示胎儿酸血症。

(2)慢性胎儿窘迫　主要发生在妊娠晚期,常延续至临产并加重。多因妊娠期高血压疾病等所致。

①胎动减少　为胎儿缺氧的重要表现。正常胎动计数≥10次/2小时,<6次/2小时提示胎儿缺氧。

②产前电子胎心监护异常　无应激试验异常提示有胎儿缺氧可能。

③胎儿生物物理评分低　≤4分提示胎儿缺氧,5~6分为可疑胎儿缺氧。

④胎儿多普勒超声血流异常　胎儿生长受限的脐动脉多普勒血流可表现为脐动脉搏动指数升高,提

示有胎盘功能障碍。

注意:①单纯的羊水胎粪污染不能直接诊断胎儿窘迫。
②正常胎动≥10次/2小时,若<6次/2小时提示胎儿缺氧可能。
③正常胎心率为110~160次/分,胎儿严重缺氧的胎心率<100次/分。

【例2】诊断胎儿窘迫的可靠依据是
A. 胎儿头皮血pH7.28　B. 胎心监护出现频发晚期减速　C. 胎动时胎心率170次/分
D. 胎心监护出现多个变异减速　E. 宫缩时胎心率减慢,宫缩间期可恢复

3. 处理

(1)急性胎儿窘迫　应采取果断措施,改善胎儿缺氧状态。

①一般处理　应该立即采取相应措施纠正胎儿缺氧,包括改变孕妇体位、吸氧、停止使用缩宫素、抑制宫缩、纠正孕妇低血压等措施,并迅速查找病因。

②病因治疗　若为不协调性子宫收缩过强,或因缩宫素使用不当引起宫缩过频过强,应给予特布他林抑制宫缩。若为羊水过少,有脐带受压征象,条件允许时可考虑经腹羊膜腔输液。

③尽快终止妊娠　根据产程进展,决定分娩方式,做好新生儿复苏准备。

A. 宫口未开全　Ⅲ类电子胎心监护图形,宫口未开全或短期内无法阴道分娩,应立即行剖宫产。

B. 宫口开全　骨盆各径线正常者,胎头双顶径已达坐骨棘平面以下,一旦诊断为胎儿窘迫,应尽快行阴道助产术结束分娩。

(2)慢性胎儿窘迫　根据孕周、胎儿成熟度及胎儿缺氧程度综合判断,制定处理方案。

①一般处理　主诉胎动减少者,应进行全面检查以评估母儿状况;采取侧卧位;治疗妊娠合并症。

②期待疗法　孕周小、估计胎儿娩出后存活可能性小的孕妇,尽量保守治疗延长胎龄,同时促胎肺成熟后适时终止妊娠。

③终止妊娠　妊娠近足月或胎儿已成熟,胎动减少,电子胎心监护异常、胎儿生物物理评分≤4分者,建议行剖宫产术终止妊娠。

【例3】25岁,初产妇。妊娠38周,规律宫缩12小时,自然破膜8小时,宫口开大3cm,胎心率110次/分,胎心监护有多个晚期减速出现。正确处置应是
A. 急查尿雌激素/肌酐比值　B. 吸氧,严密观察产程进展　C. 立即行剖宫产术
D. 静脉滴注缩宫素,加速产程　E. 静脉注射25%葡萄糖液内加维生素C

三、死胎

1. 概念

妊娠≥20周或胎儿体重≥350g,胎儿分娩时无呼吸、心跳、脐带搏动或随意肌的明确运动等生命迹象,称为死胎。胎儿在分娩过程中死亡,也是死胎的一种。由于严重胎儿结构异常或胎儿不能存活的胎膜早破而引产的情况不属于死胎范畴。

2. 病因

(1)胎盘及脐带因素　胎盘大量出血或脐带异常,导致胎儿缺氧。胎盘因素包括前置胎盘、胎盘早剥、血管前置、急性绒毛膜羊膜炎、绒毛膜血管瘤、绒癌等;脐带因素包括脐带打结、脐带脱垂等。

(2)胎儿因素　如胎儿严重结构异常、胎儿生长受限、双胎特殊并发症、胎儿感染、严重遗传性疾病、母儿血型不合等。

(3)孕妇因素

①妊娠合并症　如抗磷脂综合征、糖尿病、心血管疾病、各种原因引起的休克等。

②子宫局部因素　如子宫张力过大或收缩力过强、子宫畸形、子宫破裂等影响胎盘和胎儿。

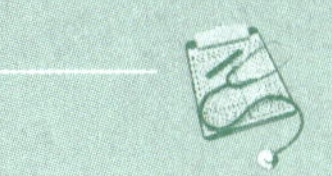

3. 临床表现和诊断

(1)症状　孕妇自觉胎动消失,腹部不再继续长大。

(2)腹部检查　听不到胎心,子宫大小与停经周数不符。

(3)B 超检查　可确诊。B 超提示胎心和胎动消失,胎儿死亡过久见颅板塌陷,颅骨重叠。

4. 病理生理

胎儿死亡后约 80%在 2~3 周自然娩出,死胎在宫腔内停留过久可能引起母体凝血功能障碍。若胎儿死亡后 3 周仍未排出,退行性变的胎盘组织释放凝血活酶进入母体血液循环,激活血管内凝血因子,可能出现弥散性血管内凝血(DIC)。胎死宫内 4 周以上,DIC 发生概率增加,可引起分娩时的严重出血。

5. 处理

(1)尽早引产　死胎一经确诊,应尽早引产。引产方法有多种,包括阴道放置米索前列醇、经羊膜腔注入依沙吖啶及催产素引产等。原则是尽量经阴道分娩,剖宫产仅限于特殊情况下使用。

(2)预防 DIC　单胎胎儿死亡 4 周尚未排出者,应行凝血功能检查,异常者给予治疗使纤维蛋白原和血小板恢复到有效止血水平,然后再引产,并备新鲜血,注意预防产后出血和感染。

【例 4】关于死胎正确的说法是

A. 妊娠 24 周后胎儿在子宫内死亡　　B. 听不到胎心时可确诊为死胎
C. 一旦确诊为死胎,应尽快引产　　D. 死胎只能阴道分娩
E. 胎儿死亡 4 天尚未排出,必须行凝血功能检查

▶▶常考点　胎儿窘迫的表现及处理。

参考答案——详细解答见《2025 国家临床执业及助理医师资格考试历年考点精析(上、下册)》

1. ABCDE　2. ABCDE　3. ABCDE　4. ABCDE

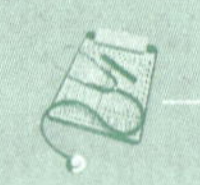

第7章 胎儿附属物异常

▶考纲要求

①前置胎盘。②胎盘早剥。③胎膜早破。④脐带先露与脐带脱垂。

▶复习要点

一、前置胎盘

1. 概念

妊娠28周以后,胎盘位置低于胎先露部,附着在子宫下段、下缘毗邻或覆盖宫颈内口称为前置胎盘。为妊娠晚期阴道流血最常见的原因,也是妊娠期严重并发症之一。

2. 病因

(1)**胎盘异常** 包括胎盘形态和大小异常。胎盘位置正常而副胎盘位于子宫下段接近宫颈内口;胎盘面积过大和膜状胎盘大而薄延伸至子宫下段;双胎较单胎妊娠前置胎盘的发生率高1倍。

(2)**子宫内膜病变或损伤** 剖宫产、子宫手术史、多次流产刮宫史、产褥感染、盆腔炎等可引起子宫内膜损伤,导致前置胎盘。前次剖宫产手术瘢痕妨碍胎盘于妊娠晚期随着子宫峡部的伸展而上移等。

(3)**受精卵滋养层发育迟缓** 滋养层尚未发育到可以着床的阶段时,受精卵已达宫腔,继续下移,着床于子宫下段进而发育成前置胎盘。

(4)**其他高危因素** 辅助生殖技术使用的促排卵药物,改变了体内性激素水平,由于受精卵的体外培养和人工植入,造成子宫内膜与胚胎发育不同步,人工植入时可诱发宫缩,导致其着床于子宫下段。

【例1】前置胎盘的常见致病因素不包括

A. 受精卵滋养层发育迟缓　　B. 子宫内膜炎　　C. 双胎妊娠

D. 多次刮宫史　　E. 初孕妇

3. 分类

根据胎盘下缘与宫颈内口的关系,将前置胎盘分为以下4类。

(1)**完全性前置胎盘** 也称中央性前置胎盘,胎盘组织完全覆盖宫颈内口。

(2)**部分性前置胎盘** 胎盘组织部分覆盖宫颈内口。

(3)**边缘性前置胎盘** 胎盘下缘附着于子宫下段,下缘到达宫颈内口,但未超越宫颈内口。

(4)**低置胎盘** 胎盘附着于子宫下段,边缘距宫颈内口<2cm。

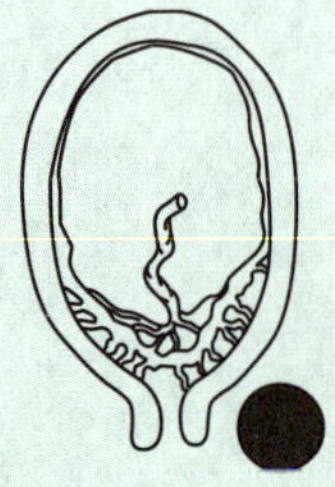
完全性前置胎盘

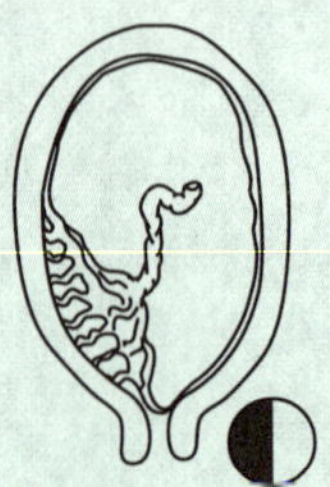
部分性前置胎盘

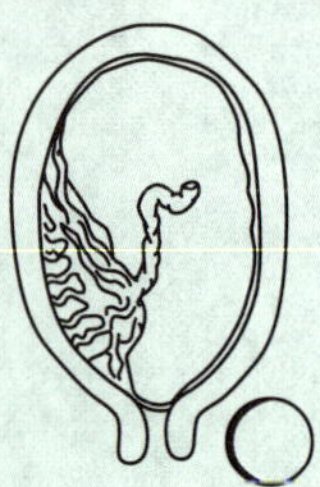
边缘性前置胎盘

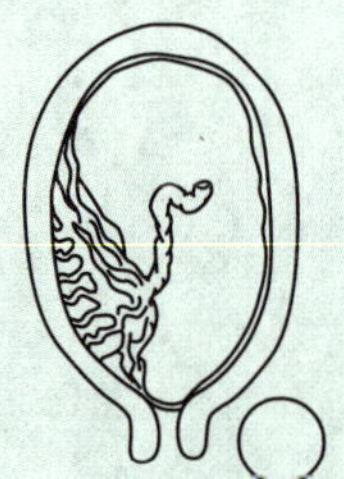
低置胎盘

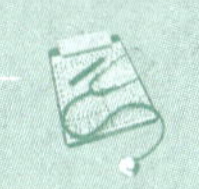

4. 临床表现

(1)典型症状　典型症状为妊娠晚期或临产后(孕28周后),发生无明显诱因、无痛性反复阴道流血。初次出血量较少,但也可发生大量出血导致失血性休克。出血发生时间、出血量多少以及反复发生次数与前置胎盘类型有关。完全性前置胎盘初次出血多在妊娠28周左右,称为"警戒性出血";边缘性前置胎盘出血多发生在妊娠晚期或临产后,出血量较少。

(2)失血表现　患者大量出血呈现面色苍白、脉搏细弱、四肢湿冷、血压下降等休克表现。

(3)腹部检查　子宫软,无压痛,轮廓清楚,大小与孕周相符。临产时检查宫缩为阵发性,间歇期子宫完全松弛。当前置胎盘附着于子宫前壁时,可在耻骨联合上方闻及胎盘血流杂音。

(4)胎儿检查　由于胎盘占据子宫下段,影响胎先露部衔接入盆,故胎先露高浮,1/3合并胎位异常。反复出血或一次出血量过多,可使胎儿宫内缺氧,胎心音异常甚至消失,严重者胎死宫内。

	完全性前置胎盘	部分性前置胎盘	边缘性前置胎盘
定义	胎盘组织完全覆盖宫颈内口	胎盘组织部分覆盖宫颈内口	胎盘下缘附着于子宫下段,下缘到达宫颈内口,未超越宫颈内口
阴道流血	多在妊娠28周左右首次流血	介于完全性和边缘性之间	多发生于妊娠晚期或临产后
出血量	阴道流血量多	介于完全性和边缘性之间	阴道流血量少

【例2】前置胎盘阴道流血的特征是
A. 阴道流血常有外伤史　B. 子宫收缩时阴道流血停止　C. 无痛性阴道流血
D. 有痛性阴道流血　E. 阴道流血量与贫血严重程度不相符

【例3】女,28岁。妊娠29周。反复无痛性阴道流血3次,且每次出血量逐渐增多。超声诊断为前置胎盘。此患者最可能的类型是
A. 前置状态　B. 完全性　C. 部分性
D. 边缘性　E. 低置性

5. 诊断

(1)病史和临床表现　根据妊娠晚期无痛性阴道出血,且既往有多次刮宫史、分娩史、子宫手术史,孕妇不良生活习惯,辅助生殖技术受孕或高龄孕妇等,即可对前置胎盘作出初步诊断。

(2)阴道检查　应采用B超确定胎盘位置。若前置胎盘诊断明确,无须再行阴道检查。禁止肛查。

(3)B超检查　为首选确诊检查方法,既可确诊前置胎盘,还可明确前置胎盘的类型。

(4)MRI检查　怀疑合并胎盘植入者,可行MRI检查,以了解胎盘植入子宫肌层的深度。

6. 鉴别诊断

前置胎盘应与胎盘早剥、前置血管破裂、宫颈病变等鉴别,结合病史、B超检查不难鉴别。

【例4】初产妇,32岁,G_4P_0。妊娠35周,因阴道无痛性中等量流血2天入院。查体:脉搏72次/分,血压120/80mmHg。产科检查:子宫长度33cm,无宫缩,头先露高浮,胎心率150次/分。该患者最可能的诊断是
A. 早产　B. 临产　C. 胎盘早剥
D. 宫颈炎　E. 前置胎盘

A. 前置胎盘　B. 妊娠合并阑尾炎　C. 胎盘早剥
D. 先兆早产　E. 先兆子宫破裂

【例5】初孕妇,妊娠36周。重度子痫前期患者,突然剧烈腹痛。查体:子宫板状硬,压痛,该患者最可能发生了

【例6】初孕妇,妊娠35周。晨起发现臀下床单血染。查体:子宫软,无压痛,大小与妊娠周数相符,耻骨

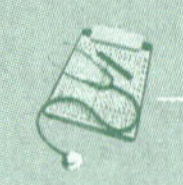

联合上方听到胎盘杂音。该患者最可能的诊断是

7. 对母儿的影响

(1)产时及产后出血 剖宫产时当子宫切口无法避开附着于前壁的胎盘,导致出血明显增多。胎儿娩出后,子宫下段肌组织菲薄,收缩力差,附着于此处的胎盘不易完全剥离,一旦剥离,因开放的血窦不易关闭,常发生产后出血,量多且不易控制。

(2)贫血及感染 若孕期反复多次出血,可致贫血,细菌经阴道上行侵入靠近宫颈外口的胎盘剥离面,容易发生感染。

(3)围产儿预后不良 治疗性早产率增加,低体重儿发生率和新生儿死亡率增高。出血量多可致胎儿窘迫,甚至发生胎死宫内或新生儿死亡。

8. 处理

(1)治疗原则 抑制宫缩、纠正贫血和适时终止妊娠。

(2)期待疗法 适用于妊娠<36周、胎儿存活、一般情况良好、阴道流血量少、无须紧急分娩的孕妇。

①一般处理 注意休息,禁止直肠指检和不必要的阴道检查,密切观察阴道流血量,监护胎儿宫内情况,维持正常血容量,必要时输血。常规备血,做好急诊手术准备。

②纠正贫血 目标使血红蛋白含量≥110g/L,血细胞比容≥0.30,以增加母体储备。

③抑制宫缩 有早产风险的患者,可给予宫缩抑制剂,防止因宫缩引起的进一步出血。

④糖皮质激素 妊娠34周前有早产风险时,应使用地塞米松促进胎肺成熟。

(3)终止妊娠

①指征 A.出血量大甚至休克,为挽救孕妇生命,无须考虑胎儿情况,应立即终止妊娠;B.出现胎儿窘迫等产科指征时,胎儿已可存活,可行急诊手术;C.临产后诊断的前置胎盘,出血量较多,估计短时间内不能分娩者,也应终止妊娠;D.无临床症状的前置胎盘,根据类型决定分娩时机。

前置胎盘类型	处理原则
前置胎盘合并胎盘植入	于妊娠34~37周终止妊娠
完全性前置胎盘	于妊娠≥37周择期终止妊娠
边缘性前置胎盘	于妊娠≥38周择期终止妊娠
部分性前置胎盘	应根据胎盘遮盖宫颈内口情况适时终止妊娠

②方式 包括剖宫产和阴道分娩。

A.剖宫产 是前置胎盘终止妊娠的主要方式。

B.阴道分娩 仅适用于边缘性前置胎盘、低置胎盘、枕先露、阴道流血不多、无头盆不称和胎位异常、估计短时间内能结束分娩者,可在有条件的医疗机构行阴道试产。

A. 严密观察产程进展　　B. 剖宫产　　C. 手术助产缩短第二产程
D. 人工破膜　　E. 静脉滴注缩宫素引产

【例7】女,28岁,初产妇,妊娠40周。规律性宫缩8小时,宫口开大4cm,胎心率140次/分,骨盆无异常,此时最合适的处理是

【例8】女,30岁,初产妇,妊娠36周,规律性腹痛伴阴道大量出血2小时,B超示中央性前置胎盘,胎儿双顶径8.9cm,胎心率130次/分,目前最适宜的处理措施是

(9~11题共用题干)初孕妇,25岁。妊娠31周,从妊娠29周起反复3次阴道流血,量少,无腹痛。再次阴道流血同月经量。查体:脉搏88次/分,血压110/70mmHg。子宫软,无宫缩,枕左前位,胎头高浮,胎心率144次/分。

【例9】首先考虑的诊断是

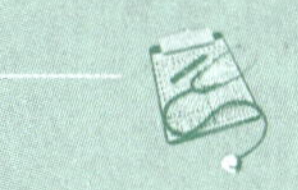

A. 低置胎盘　　B. 中央性前置胎盘　　C. 边缘性前置胎盘
D. 部分性前置胎盘　　E. 前置血管破裂

【例10】应进行的辅助检查是
A. 测定血雌三醇值　　B. 血常规及尿常规　　C. B超检查
D. 肛查判断宫颈是否扩张　　E. 盆腔X线片

【例11】错误的处理方法是
A. 卧床休息,应用宫缩抑制剂　　B. 继续流血,应行剖宫产术　　C. 输液备血
D. 出血停止可期待治疗　　E. 直接阴道检查确定前置胎盘类型

二、胎盘早剥

1. 概念

胎盘早剥指妊娠20周后正常位置的胎盘在胎儿娩出前,部分或全部从子宫壁剥离,发病率约为1%。属于妊娠晚期严重并发症,疾病发展迅猛,若处理不及时可危及母儿生命。

2. 病因

(1)血管病变　妊娠期高血压疾病尤其是重度子痫前期、慢性高血压、慢性肾脏疾病或全身血管病变的孕妇,底蜕膜螺旋小动脉痉挛或硬化,引起远端毛细血管变性坏死甚至破裂出血,血液在底蜕膜与胎盘之间形成血肿,致使胎盘与子宫壁分离,发生胎盘早剥。

(2)机械性因素　腹部钝性创伤会导致子宫突然拉伸或收缩而诱发胎盘早剥。

(3)宫腔内压力骤减　未足月胎膜早破;双胎妊娠分娩时,第一胎娩出过速;羊水过多时,人工破膜后羊水流出过快,可使宫腔内压力骤减,子宫骤然收缩,胎盘与子宫壁发生错位而剥离。

(4)其他因素　高龄多产、有胎盘早剥史的孕妇再发胎盘早剥的风险明显增高。其他因素还包括吸烟、吸毒、绒毛膜羊膜炎、接受辅助生殖技术助孕、有血栓形成倾向等。

A. 葡萄胎　　B. 胎盘早剥　　C. 前置胎盘
D. 前置血管　　E. 子宫破裂

【例12】子痫前期常导致的并发症是
【例13】妊娠33周,反复无痛性阴道出血3次,最可能的诊断是

3. 病理

主要病理改变是底蜕膜出血、形成血肿,使该处胎盘自子宫壁剥离。

(1)显性剥离(外出血)　如剥离面积小,血液易凝固而出血停止,可无明显临床表现。如继续出血,胎盘剥离面也随之扩大,形成较大胎盘后血肿,血液可冲开胎盘边缘及胎膜经宫颈管流出,称为显性剥离。

(2)隐性剥离(内出血)　如胎盘边缘或胎膜与子宫壁未剥离,或胎头进入骨盆入口压迫胎盘下缘,使血液积聚于胎盘与子宫壁之间而不能外流,故无阴道流血表现,称为隐性剥离。

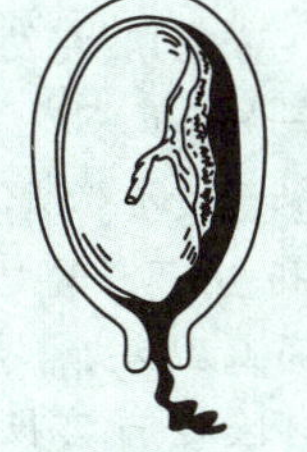
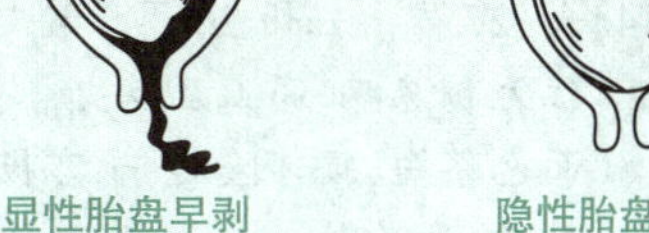

显性胎盘早剥　　隐性胎盘早剥

当隐性剥离内出血急剧增多时,胎盘后血液积聚于胎盘和子宫壁之间,压力不断增加,血液浸入子宫肌层,引起肌纤维分离、断裂、变性。血液浸入浆膜层时,子宫表面呈蓝紫色瘀斑,以胎盘附着处明显,称为子宫胎盘卒中,又称库弗莱尔(Couvelaire)子宫。血液还可渗入卵巢生发上皮下、输卵管系膜、子宫阔韧带内。大量组织凝血活酶从剥离处的胎盘绒毛和蜕膜中释放进入母体血液循环,激活凝血系统并影响血供,导致多器官功能障碍。促凝物质入血,激活纤维蛋白溶解系统,引起继发性纤溶亢进。大量凝血因子消耗,最终导致凝血功能障碍。

4. 临床表现

(1)**有痛性阴道流血** 典型临床表现是妊娠 20 周后出现有痛性阴道流血,可伴有子宫张力增高和子宫压痛,尤以胎盘剥离处最明显。阴道流血特征为陈旧不凝血,但出血量往往与疼痛程度、胎盘剥离程度不一定符合,尤其是后壁胎盘的隐性剥离。

(2)**腹部检查** 早期通常以胎心率异常为首发变化,宫缩间歇期子宫呈高张状态,胎位触诊不清。严重时子宫呈板状,压痛明显,胎心率改变或消失。

(3)**分级** 分级标准如下。

分级	临床特征
0 级	胎盘母体面有小凝血块,无症状,分娩后回顾性诊断
1 级	无阴道流血或少量阴道流血;子宫轻压痛;产妇无休克;无胎儿窘迫
2 级	无阴道流血至中等量阴道流血;子宫强直性收缩,有明显压痛;产妇无休克;胎儿窘迫
3 级	无阴道流血至大量阴道流血;子宫强直性收缩,触诊呈板状;产妇休克;胎儿死亡;1/3 有凝血功能异常

5. 诊断及鉴别诊断

(1)**诊断** 根据病史、症状、体征,结合实验室及超声检查结果,不难做出临床诊断。

①B 超 显示胎盘和子宫壁之间出现边缘不清的液性低回声区,胎盘异常增厚或胎盘边缘圆形裂开。

②电子胎心监护 可协助判断胎儿的宫内状况。

(2)**鉴别诊断** 胎盘早剥、前置胎盘和先兆子宫破裂的鉴别如下。

	胎盘早剥	前置胎盘	先兆子宫破裂
发病时期	多见于孕 20 周后、分娩期	多见于孕 28 周、临产	多见于分娩期
病史	妊娠期高血压疾病、外伤史	多次刮宫、分娩、子宫手术史	常有剖宫产史
发病	起病急	多无明显诱因	产程长、梗阻性难产
腹痛	突发性剧烈腹痛	无腹痛	下腹剧痛难忍
典型症状	剧烈腹痛,胎心变化 阴道出血量不多或无出血	无痛性反复阴道出血 有外出血表现	病理性缩复环、下腹压痛 胎心率改变、血尿
检查子宫	子宫板状硬 宫缩间歇期不能松弛	子宫软,无压痛 子宫大小与妊娠周数相符	病理性缩复环 子宫下段压痛
检查胎儿	胎位不清,胎心音可消失	胎先露高浮,易发生胎位异常	多有胎心率异常,胎先露升高

注意:①胎盘早剥——分娩期,突发剧烈腹痛,子宫板状硬,阴道无出血或出血量少。

②前置胎盘——妊娠晚期或临产,无痛性反复阴道出血,无子宫收缩(子宫软)。

③先兆子宫破裂——分娩期,下腹剧痛难忍,子宫强直性收缩,病理性缩复环。

【例 14】女,27 岁。妊娠 36 周。晨起突然出现持续性腹痛且逐渐加重,感头痛、恶心。阴道少量流血。既往无糖尿病、高血压病史。查体:体温 36.9℃,脉搏 100 次/分,呼吸 17 次/分,血压 158/90mmHg,面色苍白,腹部隆起,子宫板状硬,胎方位不清,胎心音 100 次/分。最可能的诊断是

A. 胎盘早剥　　B. 前置胎盘　　C. 先兆子宫破裂

D. 子宫破裂　　E. 临产(2024)

6. 并发症

(1)**胎儿窘迫或死胎** 如胎盘早剥面积大,出血多,胎儿可因缺血缺氧发生胎儿窘迫或死亡。

(2)**弥散性血管内凝血(DIC)** 胎盘早剥是妊娠期发生凝血功能障碍最常见的原因,约 1/3 伴有死胎发生。临床表现为皮肤黏膜及注射部位出血,阴道出血不凝,甚至发生血尿、咯血和呕血。

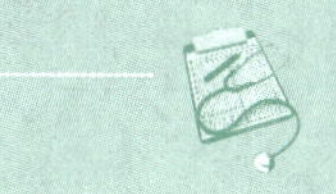

(3)**失血性休克**　发生子宫胎盘卒中时,子宫肌层收缩受影响,可导致产后大出血。

(4)**急性肾衰竭**　主要是产后大出血使肾灌注减少所致。

(5)**羊水栓塞**　胎盘早剥时,羊水经剥离面开放的子宫血管进入母体血液循环,触发羊水栓塞。

7. 对母儿的影响

(1)**对母体的影响**　剖宫产率、贫血发生率、产后出血率、DIC 发生率均升高。

(2)**对胎儿的影响**　胎儿急性缺氧,早产率、新生儿窒息率、围产儿死亡率明显增高。

8. 治疗

治疗原则为早期识别、纠正休克、及时终止妊娠、防治并发症。

(1)**纠正休克**　积极输血,迅速补充血容量及凝血因子,维持全身血液循环系统的稳定。

(2)**监测胎儿宫内情况**　连续监测胎心以判断胎儿宫内情况。

(3)**及时终止妊娠**　一旦确诊 2、3 级胎盘早剥应及时终止妊娠。

①阴道分娩　适用于 0~1 级患者,一般情况良好,病情较轻,以外出血为主,宫口已扩张,估计短时间内可结束分娩。产程中发现异常征象,应行剖宫产术。

②剖宫产　1 级胎盘早剥,出现胎儿窘迫征象者;2 级胎盘早剥,不能在短时间内结束分娩者;3 级胎盘早剥,产妇病情恶化,胎死宫内,不能立即分娩者;破膜后产程无进展者;产妇病情急剧加重危及生命时,不论胎儿是否存活,均应立即行剖宫产术。

(4)**处理并发症**　处理产后出血,纠正凝血功能障碍和肾衰竭。

(15~17 题共用题干)初孕妇,30 岁。妊娠 40 周,子痫前期。3 小时前突然腹痛伴阴道流血,色鲜红,量较多。查体:P116 次/分,BP100/80mmHg,胎位不清,胎心音消失,宫颈管未消失,宫口未开大。

【例 15】该患者最可能的诊断是

A. 子宫破裂　　B. 先兆子宫破裂　　C. 胎盘早剥
D. 前置胎盘　　E. 早产

【例 16】此时最有价值的辅助检查是

A. 血常规、尿常规　　B. B 超检查　　C. 眼底检查
D. 凝血功能检查　　E. 胎盘功能测定

【例 17】此时最恰当的处理措施是

A. 纠正休克为主,死胎不急于引产　　B. 立即扩张宫口、破膜,缩宫素引产
C. 纠正休克同时尽快剖宫产　　D. 立即人工破膜,等待自然分娩
E. 静脉滴注缩宫素引产

三、胎膜早破

1. 概念

(1)**胎膜早破**　临产前胎膜自然破裂称为胎膜早破(PROM)。

(2)**足月胎膜早破**　妊娠≥37 周发生者称为足月胎膜早破。

(3)**未足月胎膜早破**　妊娠<37 周发生胎膜自然破裂者,称为未足月胎膜早破。

2. 病因

(1)**生殖道感染**　主要原因。病原微生物上行侵袭宫颈内口局部胎膜,导致胎膜早破。

(2)**羊膜腔压力增高**　宫腔压力过高如双胎妊娠、羊水过多、巨大胎儿等。

(3)**胎膜受力不均**　胎位异常、头盆不称使胎先露部不能衔接,前羊膜囊受力不均,导致胎膜破裂。

(4)**创伤**　羊膜腔穿刺不当、性生活刺激、撞击腹部等均可能引起胎膜早破。

(5)**营养因素**　孕妇铜、锌及维生素等缺乏,影响胎膜的胶原纤维、弹力纤维合成,胎膜抗张能力下降,易引起胎膜早破。

【例 18】胎膜早破的病因不包括

A. 病原微生物上行感染　　B. 羊膜腔压力增高　　C. 胎膜受力不均

D. 维生素 C 缺乏　　E. 钙缺乏

3. 临床表现

(1)阴道流液　孕妇突感较多液体自阴道流出,增加腹压时阴道流液量增多。无腹痛。

(2)阴道检查　孕妇取平卧位,两腿屈膝分开,可见液体自阴道流出。触不到前羊膜囊,上推胎先露时阴道流液量增多,有时可见胎脂和胎粪。

(3)肛诊　将胎先露部上推,见阴道流液量增多。

(4)阴道窥器检查　可见液体自宫颈口内流出或后穹隆有液池形成。

4. 辅助检查

(1)阴道液 pH 测定　阴道分泌物的正常 pH 为 3.8~4.5,羊水 pH 为 7.1~7.3,阴道液 pH≥6.5 时支持胎膜早破的诊断。

(2)阴道液涂片检查(ferning 试验)　阴道后穹隆积液涂片见到羊齿状结晶。

(3)宫颈阴道液生化检查　胰岛素样生长因子结合蛋白-1(IGFBP-1)、可溶性细胞间黏附分子-1(sICAM-1)、胎盘 α 微球蛋白-1(PAMG-1)检测有助于胎膜早破的诊断。

注意:①无痛性阴道流液为胎膜早破;无痛性阴道流血为前置胎盘;有痛性阴道流血为胎盘早剥。
②大多数产科疾病首选 B 超检查,但胎膜早破例外。

5. 对母儿影响

(1)对母体的影响

①感染　宫内感染的风险随破膜时间延长和羊水量减少程度而增加。

②胎盘早剥　胎膜早破后宫腔压力改变,容易发生胎盘早剥。

③剖宫产率增加　羊水减少致使脐带受压、宫缩不协调、胎儿窘迫,需要剖宫产终止妊娠。

(2)对围产儿的影响

①早产　胎膜早破是早产的主要原因之一。

②感染　并发绒毛膜羊膜炎时,易引起新生儿吸入性肺炎、颅内感染、败血症等。

③脐带脱垂和受压　胎膜早破易导致脐带脱垂和脐带受压。

④胎肺发育不良及胎儿受压　破膜时孕周越小,胎肺发育不良风险越高。羊水过少可出现胎儿受压。

【例 19】关于胎膜早破的正确描述是

A. 胎膜早破要立即剖宫产　　B. 双胎妊娠易发生胎膜早破　　C. 指临产后发生的胎膜破裂

D. 生殖道感染是其唯一原因　　E. 足月胎膜早破不需要任何处理

6. 处理

一旦诊断胎膜早破,首先应评估母儿状态,排除感染(绒毛膜羊膜炎)、胎盘早剥、胎儿窘迫、胎位异常等情况。

(1)足月胎膜早破

①随着破膜时间延长,宫内感染风险增加,破膜超过 12 小时应预防性应用抗菌药物,同时尽量避免频繁阴道检查。

②引产　若无明确剖宫产指征,宜在破膜后 2~12 小时积极引产。宫颈成熟的孕妇,首选缩宫素引产。宫颈不成熟且无阴道分娩禁忌证者,可应用前列腺素制剂促宫颈成熟,试产过程中应严密监测母胎情况。

③剖宫产　有明确剖宫产指征时宜行剖宫产终止妊娠。

(2)未足月胎膜早破　应根据孕周、母胎情况、孕妇和家属意愿综合决策。

①期待疗法　适用于妊娠 24~27 周,要求期待治疗者;妊娠 28~33 周,无继续妊娠禁忌者。

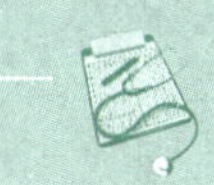

一般处理	绝对卧床，保持外阴清洁，避免不必要的肛门和阴道检查，监测母胎情况
促胎肺成熟	妊娠<34周者，应给予地塞米松肌内注射，促进胎肺成熟
预防感染	及时预防性使用抗生素（青霉素类、大环内酯类），5～7日为一疗程
抑制宫缩	妊娠<34周者，给予β受体激动剂（利托君）48小时，配合促胎肺成熟治疗
胎儿脑神经的保护	妊娠<34周有早产风险者，给予硫酸镁静脉滴注，预防早产儿脑瘫发生

②终止妊娠　不宜继续妊娠者，应考虑终止妊娠。

A.引产　妊娠<24周的PPROM，由于胎儿存活率极低、母胎感染风险大，以引产为宜；妊娠24～27周者，可根据孕妇意愿决定；妊娠28～33周无继续妊娠禁忌证（如感染、胎盘早剥、脐带脱垂或胎儿窘迫等），宜期待治疗。

B.终止妊娠指征　妊娠34～36周者，可个体化处理，一般建议终止妊娠。

C.终止妊娠方式　无明确剖宫产指征时应阴道试产。有剖宫产指征时（胎头高浮，胎位异常，宫颈不成熟，胎肺成熟，明显羊膜腔感染，伴胎儿窘迫），应选择剖宫产终止妊娠。

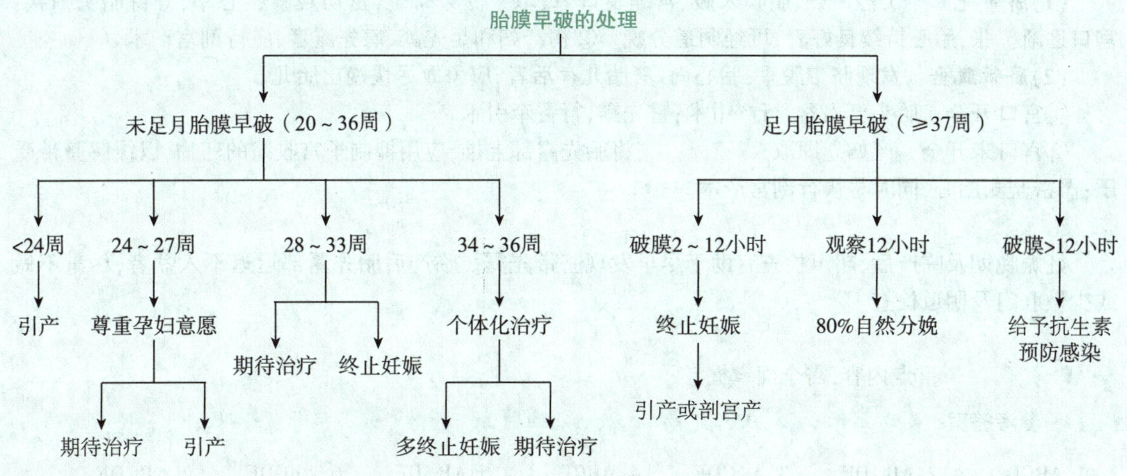

【例20】女，31岁，G_1P_0，妊娠41周。阴道流液3小时，颜色清亮，无腹痛。平素月经规律，妊娠经过顺利。1天前，超声检查示羊水指数6.5cm。产科检查：骨盆测量正常，LOA，胎心140次/分。NST反应型。目前恰当的处理是

A. 继续观察产程进展　　B. 行人工破膜以加速产程　　C. 积极引产

D. 立即行剖宫产术　　E. 静注哌替啶以缓解产妇紧张情绪（2024）

四、脐带先露与脐带脱垂

胎膜未破时脐带位于胎先露部前方或一侧，称为脐带先露或隐性脐带脱垂。胎膜破裂时脐带脱出于宫颈口外，降至阴道内甚至露于外阴部，称为脐带脱垂。

1. 病因

(1)胎先露部尚未衔接时　如头盆不称、胎头入盆困难。

(2)胎位异常　如臀先露、肩先露、枕后位等。

(3)胎儿、羊水异常　如胎儿过小、羊水过多。

(4)脐带异常　如脐带过长、脐带附着异常。

(5)胎盘位置过低　如低置胎盘等。

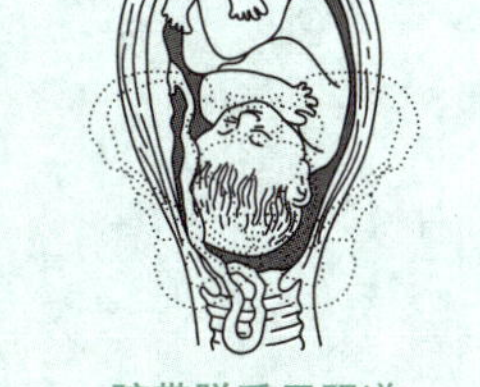

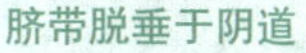

脐带脱垂于阴道　　脐带脱垂于会阴

2. 对母儿影响

(1)对母体影响 增加剖宫产率及手术助产率。

(2)对胎儿影响 发生在胎先露部尚未衔接、胎膜未破时的脐带先露，因宫缩时胎先露部下降，一过性压迫脐带导致胎心率异常。胎先露部已衔接、胎膜已破者，脐带受压于胎先露部与骨盆之间，引起胎儿缺氧，甚至胎心完全消失；以头先露最严重，肩先露最轻。若脐带血液循环阻断超过 7～8 分钟，可胎死宫内。

3. 诊断

(1)胎膜未破 于胎动、宫缩后胎心率突然变慢，改变体位、上推胎先露部及抬高臀部后迅速恢复者，应考虑有脐带先露的可能，临产后应行胎心监护。

(2)胎膜已破 胎膜已破出现胎心率异常，应立即行阴道检查，了解有无脐带脱垂和有无脐带血管搏动。在胎先露部旁或其前方以及阴道内触及脐带者，或脐带脱出于外阴者，即可确诊。

(3)超声检查 特别是彩色多普勒超声检查有助于明确诊断。

4. 处理

(1)脐带先露 ①经产妇、胎膜未破、宫缩良好者，取头低臀高位，密切观察胎心率，等待胎头衔接；宫口逐渐扩张，胎心持续良好者，可经阴道分娩。②初产妇和足先露、肩先露者，应行剖宫产术。

(2)脐带脱垂 发现脐带脱垂，胎心尚好，胎儿存活者，应争取尽快娩出胎儿。

①宫口开全 胎头已入盆，行产钳术；臀先露，行臀牵引术。

②宫口未开全 产妇立即取头低臀高位，将胎先露部上推，应用抑制子宫收缩的药物，以缓解脐带受压；严密监测胎心，同时尽快行剖宫产术。

5. 预防

妊娠晚期及临产后，超声检查有助于尽早发现脐带先露。临产后胎先露部迟迟不入盆者，尽量不做或少做肛门及阴道检查。

▶▶常考点 重点内容，需全面掌握。

参考答案——详细解答见《2025 国家临床执业及助理医师资格考试历年考点精析(上、下册)》

1. ABCDE 2. ABCDE 3. ABCDE 4. ABCDE 5. ABCDE 6. ABCDE 7. ABCDE
8. ABCDE 9. ABCDE 10. ABCDE 11. ABCDE 12. ABCDE 13. ABCDE 14. ABCDE
15. ABCDE 16. ABCDE 17. ABCDE 18. ABCDE 19. ABCDE 20. ABCDE

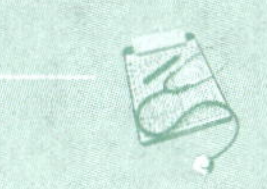

第 8 章　正常分娩

▶考纲要求

正常分娩概述。

▶复习要点

妊娠达到及超过 28 周(196 日),胎儿及附属物从临产开始至全部从母体娩出的过程称为分娩。妊娠达到 28 周不足 37 周(196~258 日)分娩称为早产。妊娠达到 37 周不足 42 周(259~293 日)分娩称为足月产。妊娠达到及超过 42 周(≥294 日)分娩称为过期产。

一、影响分娩的因素

决定分娩的因素是产力、产道、胎儿及社会心理因素。

1. 产力

将胎儿及其附属物从子宫内逼出的力量称产力。产力包括子宫收缩力(简称宫缩)、腹壁肌和膈肌收缩力(俗称腹压)和肛提肌收缩力。

(1)子宫收缩力　是临产后的主要产力,贯穿于整个分娩过程中。临产后的宫缩能迫使宫颈管消失、宫口扩张、胎先露部下降、胎儿和胎盘娩出。临产后正常宫缩的特点为“三性一作用”。

①节律性　子宫节律性收缩是临产的重要标志。每次子宫收缩都是由弱渐强(进行期),维持一定时间(极期),一般 30~40 秒,随后从强渐弱(退行期),直至消失进入间歇期。间歇期一般为 5~6 分钟。随产程进展宫缩持续时间逐渐延长,间歇期逐渐缩短。如此反复,直至分娩结束。

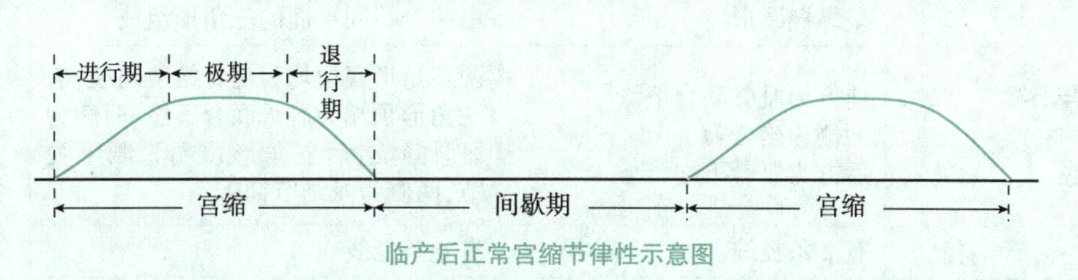

临产后正常宫缩节律性示意图

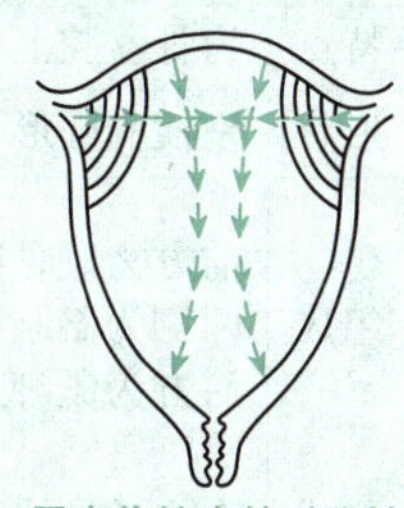

子宫收缩力的对称性

②对称性　正常宫缩起自两侧子宫角部,迅速向子宫中线集中,左右对称,再以 2cm/s 的速度向子宫下段扩散,约 15 秒可均匀协调地遍及整个子宫,此为子宫收缩的对称性。

③极性　宫缩以子宫底部最强最持久,向下逐渐减弱,此为子宫收缩的极性。

④缩复作用　每当宫缩时,子宫体部肌纤维缩短变宽,间歇期虽松弛,但不能完全恢复到原来长度,经过反复收缩,肌纤维越来越短,这种现象称缩复作用。缩复作用可使宫腔容积逐渐缩小、胎先露下降、宫颈管消失、宫口扩张。

(2)腹壁肌和膈肌收缩力　是第二产程时娩出胎儿的重要辅助力量。宫口开全后,每当宫缩时,前羊水囊或胎先露部压迫骨盆底组织及直肠,反射性地引起排便动作,产妇主动屏气,向下用力,腹壁肌和膈肌强有力地收缩使腹内压增高。腹压在第二产程末期配以宫缩时运用最有效,能迫使胎儿娩出,在第三产程也可促使已剥离的胎盘娩出。过早用腹压易使产妇疲劳和宫颈水肿,致使产程延长。

(3)肛提肌收缩力 可协助胎先露部在骨盆腔进行内旋转。当胎头枕部位于耻骨弓下时,能协助胎头仰伸及娩出。当胎盘娩出至阴道时,肛提肌收缩力有助于胎盘娩出。

	子宫收缩力	腹壁肌和膈肌收缩力	肛提肌收缩力
简称	宫缩	腹压	—
产程	贯穿于分娩全过程	第二、三产程	第二、三产程
作用	是临产后的主要产力,临产后的宫缩能使宫颈管缩短消失、宫口扩张、胎先露部下降和胎儿娩出	是第二产程时娩出胎儿的重要辅助力,在第三产程可迫使剥离的胎盘娩出	可协助胎先露部在骨盆腔进行内旋转;胎头枕部位于耻骨弓下时,能协助胎头仰伸及娩出;当胎盘降至阴道时,能协助胎盘娩出

注意:①腹壁肌和膈肌收缩力是第二产程时娩出胎儿的重要辅助力量。
②肛提肌收缩力主要协助胎先露部在骨盆腔进行内旋转。

【例 1】临产后正常宫缩起自
A. 两侧宫角部 B. 两侧子宫侧壁 C. 宫颈部
D. 子宫下段 E. 宫底部

【例 2】不属于临产后正常宫缩特点的是
A. 节律性 B. 规律性 C. 对称性
D. 极性 E. 缩复作用

2. 产道

产道是胎儿从母体娩出的通道,包括骨产道和软产道两部分。

(1)骨产道 指真骨盆。骨盆腔有 3 个假想平面,每个平面又由多条径线组成。

①骨盆入口平面、中骨盆平面与骨盆出口平面 如下。

	骨盆入口平面	中骨盆平面	骨盆出口平面
特点	为骨盆腔上口	为骨盆最小平面,最狭窄部分	为骨盆腔下口
形状	呈横椭圆形	呈纵椭圆形	由两个不同平面的三角形组成
组成	前方为耻骨联合上缘 两侧为髂耻缘 后方为骶岬上缘	前方为耻骨联合下缘 两侧为坐骨棘 后方为骶骨下端	两三角形底边均为坐骨结节间径;前三角形顶端为耻骨联合下缘,两侧为耻骨降支;后三角形顶端为骶尾关节,两侧为骶结节韧带
径线	有 4 条径线	有 2 条径线	有 4 条径线
径线定义	①入口前后径——耻骨联合上缘中点至骶岬上缘正中点的距离,平均约为 11cm ②入口横径——左右髂耻缘间的最大距离,平均约为 13cm ③左(右)入口斜径——左(右)骶髂关节至右(左)髂耻隆起间距离,平均约为 12.75cm	①中骨盆前后径——耻骨联合下缘中点通过两侧坐骨棘连线中点至骶骨下端间的距离,平均约为 11.5cm ②中骨盆横径即坐骨棘间径,指两侧坐骨棘间的距离,平均约为 10cm	①出口前后径——耻骨联合下缘至骶尾关节间的距离,平均约为 11.5cm ②出口横径(坐骨结节间径)——两侧坐骨结节内侧缘距离,平均约为 9cm ③出口前矢状径——耻骨联合下缘至坐骨结节连线中点的距离,平均约为 6cm ④出口后矢状径——骶尾关节至坐骨结节连线中点距离,平均约为 8.5cm

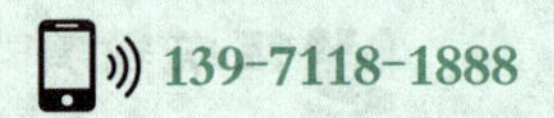

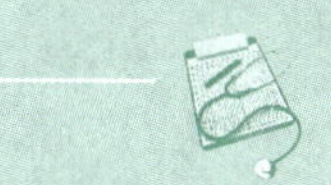

注意:①与分娩关系密切——骨盆入口前后径、中骨盆横径(坐骨棘间径)、出口横径(坐骨结节间径)。
②判断骨盆入口平面狭窄的重要指标是骨盆入口前后径(或骶耻外径)、对角径。
③判断中骨盆狭窄的重要指标是中骨盆横径(坐骨棘间径)、坐骨切迹宽度。

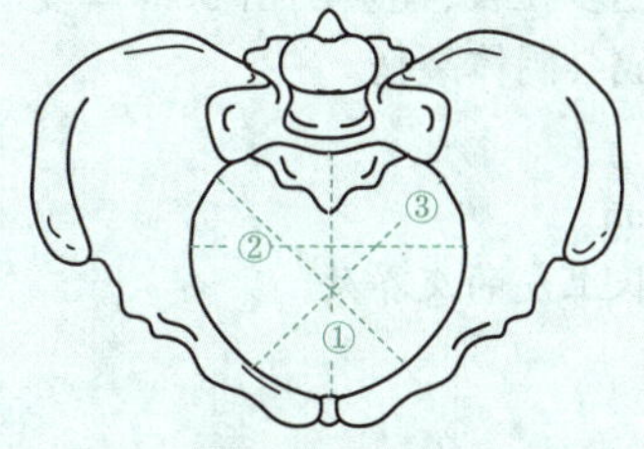

①前后径11cm
②横径13cm
③斜径12.75cm
骨盆入口平面的4条径线

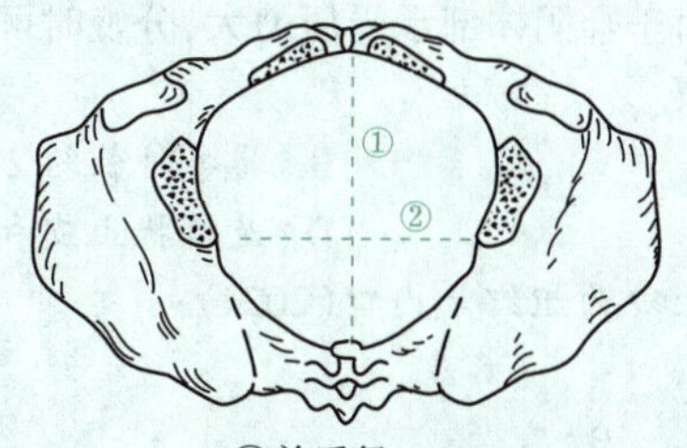

①前后径11.5cm
②横径10cm
中骨盆平面的2条径线

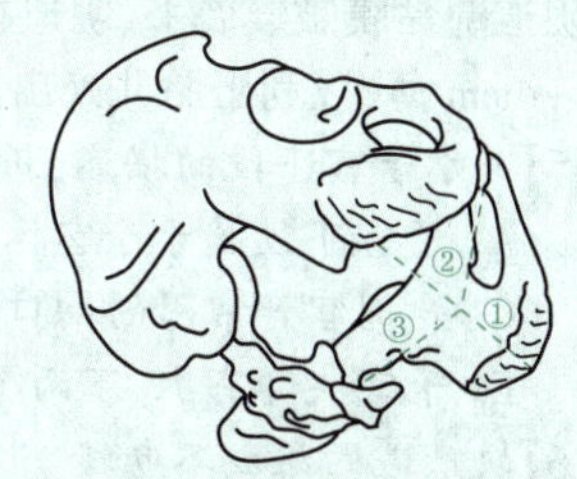

①出口横径；②前矢状径；③后矢状径
①+③>15cm经阴道分娩
①+③<15cm行剖宫产
骨盆出口平面（斜面观）

【例3】骨盆测量数值为正常的是
A. 髂棘间径20cm　　B. 髂嵴间径22cm　　C. 骶耻外径17cm
D. 坐骨棘间径8.5cm　　E. 坐骨结节间径9cm

【例4】有助于判断中骨盆狭窄的重要指标是
A. 骶耻外径　　B. 髂嵴间径　　C. 髂棘间径
D. 坐骨结节间径　　E. 坐骨切迹宽度

②骨盆轴　指连接骨盆各假想平面中点的曲线。此轴上段向下向后,中段向下,下段向下向前。

③骨盆倾斜度　指女性直立时,骨盆入口平面与地平面所成的角度,一般为60°。

(2)软产道　是由子宫下段、宫颈、阴道及盆底软组织共同组成的弯曲管道。

①子宫下段形成　由非孕时的子宫峡部形成。子宫峡部上界为宫颈管最狭窄的解剖学内口,下界为宫颈管的组织学内口。未孕时子宫峡部长约1cm,妊娠12周后逐渐伸展为宫腔的一部分,随着妊娠的进展被逐渐拉长,至妊娠末期形成子宫下段。临产后,规律的宫缩使子宫下段进一步拉长达7~10cm,成为软产道的一部分。由于子宫体部肌纤维的缩复作用,使上段肌壁越来越厚,下段肌壁被动牵拉而越来越薄。在子宫内面的上、下段交界处形成环状隆起,称生理性缩复环。生理情况下,此环不能从腹部见到。

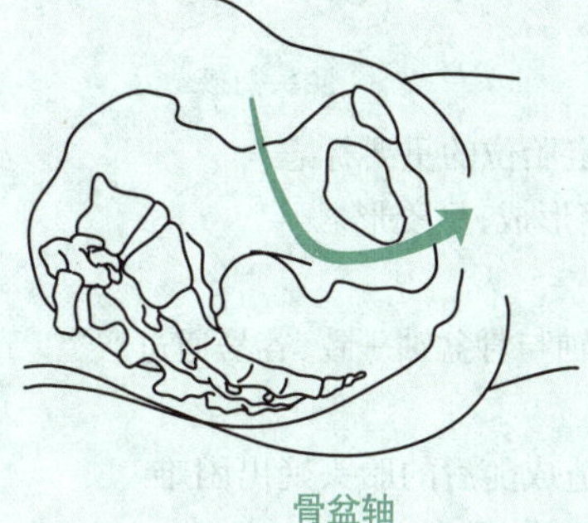
骨盆轴

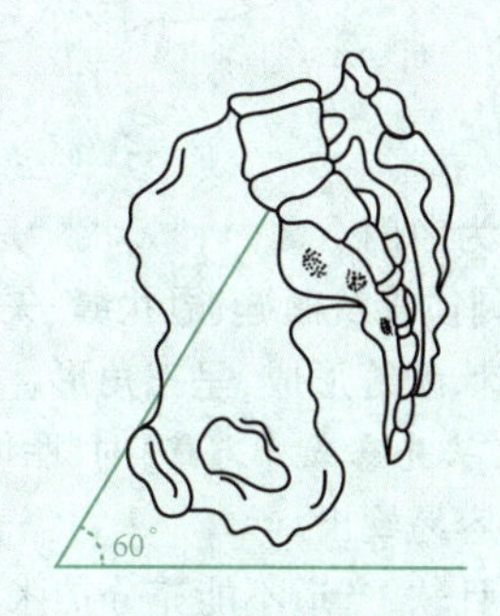

骨盆倾斜度

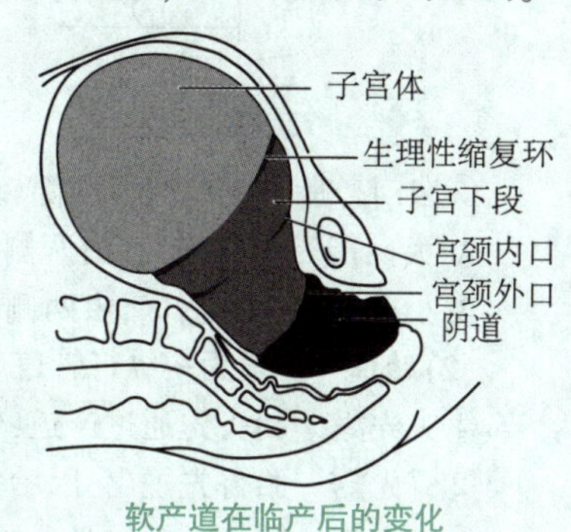

软产道在临产后的变化

②宫颈的变化　主要表现为宫颈管消失和宫口扩张。

A. 宫颈管消失　临产前宫颈管长2~3cm,临产后由于宫缩牵拉及胎先露、前羊膜囊的直接压迫,使宫颈内口向上向外扩张,宫颈管形成漏斗状,随后宫颈管逐渐变短、消失。初产妇通常是先宫颈管消失,随后宫口扩张;经产妇通常是宫颈管消失与宫口扩张同时进行(记忆为看来经验很重要)。

B. 宫口扩张　临产时,初产妇的宫颈外口仅容一指尖。临产后,子宫收缩及缩复向上牵拉使得宫口扩张。产程不断进展,当宫口开全(10cm)时,妊娠足月胎头方能通过。

③阴道、骨盆底及会阴的变化 正常阴道伸展性良好,一般不影响分娩。临产后前羊膜囊及胎先露部将阴道上部撑开,破膜以后胎先露部下降直接压迫盆底,软产道下段形成一个向前向上弯曲的筒状通道,阴道壁黏膜皱襞展平、阴道扩张变宽。肛提肌向下向两侧扩展,肌纤维逐步拉长,使会阴由5cm厚变成2~4mm薄,以利于胎儿娩出。但由于会阴体部承受压力大,分娩时可造成会阴体裂伤。

【例5】关于子宫下段的描述,正确的是

A. 子宫下段属于子宫体
B. 非孕时长约2~3cm
C. 是剖宫产常用的切口部位
D. 是鳞状上皮和柱状上皮的交界处
E. 子宫峡部有上、下两个口,上口为组织学内口(2024)

【例6】软产道的组成不包括

A. 阴道
B. 宫颈
C. 子宫下段
D. 阔韧带
E. 骨盆底软组织(2024)

3. 胎儿

(1)胎头各径线及囟门 胎儿颅骨由2块顶骨、额骨、颞骨及1块枕骨构成,形成颅缝及前、后囟。

①胎头各径线 胎头径线主要有以下4条,临床上常用B超测量双顶径(BPD)以判断胎儿大小。

	临床意义	正常值
双顶径	为两侧顶骨隆突间的距离,为胎头最大横径	9.3cm
枕额径	为鼻根上方至枕骨隆突间的距离,胎头以此径衔接	11.3cm
枕下前囟径	也称小斜径,为前囟中央至枕骨隆突下方的距离,胎头俯屈后以此径通过产道	9.5cm
枕颏径	也称大斜径,指颏骨下方中央至后囟顶部的距离	13.3cm

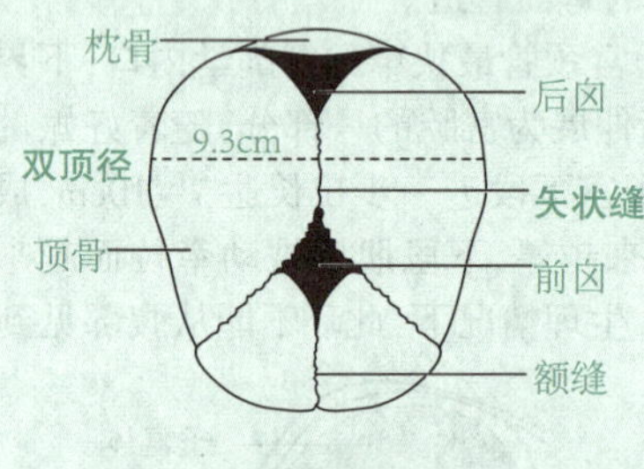

颅缝及囟门

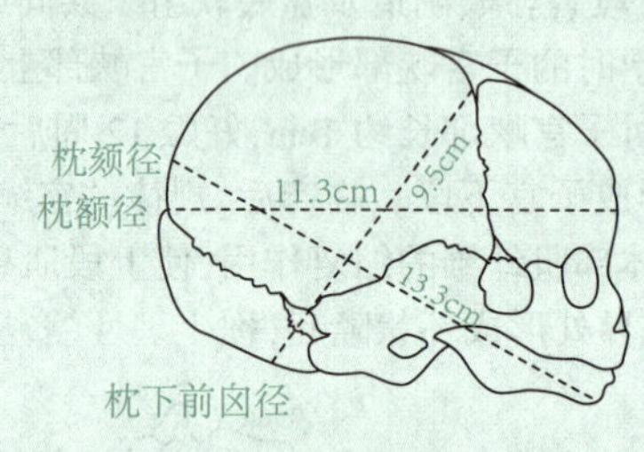

胎头径线

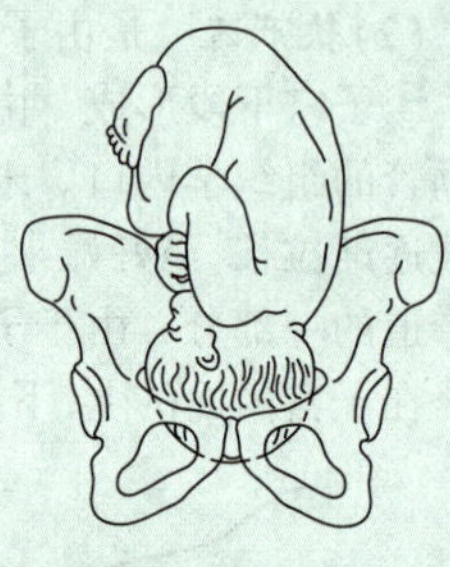
胎头衔接

②囟门 胎头颅缝交界空隙较大处,称为囟门。囟门和矢状缝是确定胎位的重要标志。

A. 大囟门 也称前囟,由两侧额骨、两侧顶骨及额缝、冠状缝、矢状缝形成,呈菱形。

B. 小囟门 也称后囟,由两侧顶骨、枕骨、颅缝形成,呈三角形。

(2)胎位 产道为一纵行管道。纵产式(头先露或臀先露)时,胎体纵轴与骨盆轴一致,容易通过产道。

①头先露 胎头先通过产道,较臀先露容易娩出。

②臀先露 胎臀先娩出,因胎头周径小且软,产道不能充分扩张,会造成随后的胎头娩出困难。

③肩先露 胎体纵轴与骨盆轴垂直,足月活胎不能通过产道,对母儿威胁极大。

(3)胎儿畸形 如脑积水、联体双胎等,由于胎头或胎体过大,通过产道常发生困难。

4. 社会心理因素

产妇的社会心理因素也是影响分娩的重要因素之一。

【例7】枕先露行阴道助产时,确定胎位除注意囟门外,可作为依据的颅缝是

A. 额缝
B. 矢状缝
C. 冠状缝

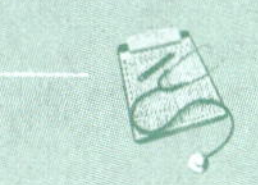

D. 人字缝　　　　E. 颞缝

二、枕先露的分娩机制

临床上枕先露最常见，占95%~97%，其中以枕左前位最多见。

1. 枕左前位的分娩机制

(1)衔接 胎头双顶径进入骨盆入口平面，颅骨最低点接近或到达坐骨棘水平，称为衔接。胎头呈半俯屈状态进入骨盆入口，以枕额径衔接。由于枕额径(11.3cm)大于骨盆入口前后径(11cm)，胎头矢状缝多在骨盆入口右斜径上，胎头枕骨在骨盆左前方。部分初产妇在预产期前1~2周内衔接。经产妇多在临产后才衔接。若初产妇已临产而胎头仍未衔接，应警惕存在头盆不称。

(2)下降 胎头沿骨盆轴前进的动作称为下降。下降贯穿于分娩全过程。促使胎头下降的因素有：①宫缩时通过羊水传导，压力经胎轴传至胎头；②宫缩时宫底直接压迫胎臀；③胎体伸直伸长；④腹肌收缩使腹压增加。胎头下降程度是判断产程进展的重要标志，尤其在活跃期和第二产程。

(3)俯屈 当胎头以枕额径进入骨盆腔降至骨盆底时，胎头枕部遇到肛提肌阻力，进一步俯屈，使胎头衔接时的枕额径(周径34.8cm)变为枕下前囟径(周径32.6cm)，有利于胎头继续下降。

(4)内旋转 当胎头下降至骨盆底遇到阻力时，胎头为适应前后径长、横径短的特点，枕部向母体中线方向旋转45°达耻骨联合后方，使其矢状缝与中骨盆及骨盆出口前后径相一致的动作，称为内旋转。胎头于第一产程末完成内旋转动作。

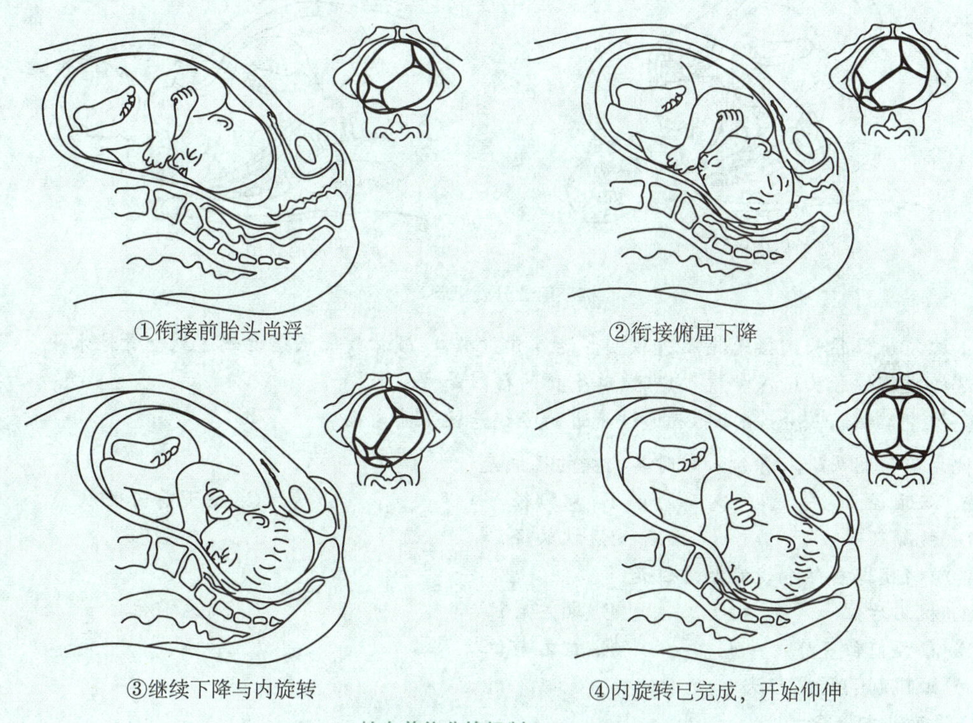

枕左前位分娩机制-1

(5)仰伸 胎头下降达阴道外口时，宫缩和腹压继续迫使胎头下降，而肛提肌收缩力又将胎头向前推进，两者的合力使胎头沿骨盆轴下段向下向前的方向转向上。当胎头枕骨下部达耻骨联合下缘时，即以耻骨弓为支点，胎头逐渐仰伸，胎头的顶、额、鼻、口、颏相继娩出。当胎头仰伸时，胎儿双肩径进入骨盆入口左斜径。

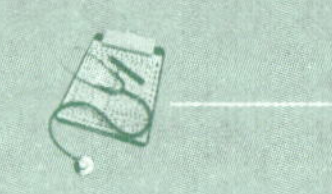

(6)复位及外旋转 胎头娩出时,胎儿双肩径沿骨盆入口左斜径下降。胎头娩出后,为使胎头与胎肩恢复正常解剖关系,胎头枕部向母体左外旋转45°,称为复位。胎肩在盆腔内继续下降,前肩向前向母体中线旋转45°时,胎儿双肩径转成与骨盆出口前后径相一致的方向,胎头枕部需在外继续向母体左外侧旋转45°,以保持胎头与胎肩的垂直关系,称为外旋转。

(7)胎肩及胎儿娩出 外旋转后,胎儿前肩在耻骨弓下先娩出,后肩从会阴体前缘娩出,胎体及下肢随之娩出,完成分娩全部过程。

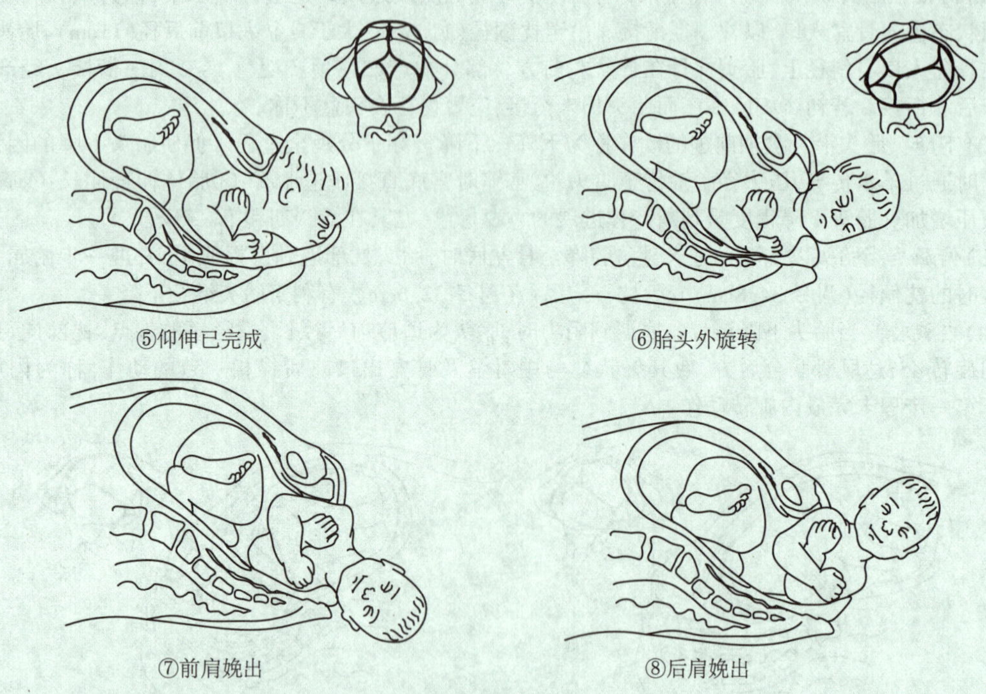

枕左前位分娩机制-2

注意:①枕左前位胎头衔接是指胎头**双顶径**进入骨盆入口,颅骨最低点接近或达到坐骨棘水平。
②枕左前位胎头进入骨盆入口时,其衔接的径线是枕额径。
③枕左前位正常分娩时,胎头通过产道的径线是枕下前囟径。

【例8】枕左前位胎头进入骨盆入口时其衔接的径线是

A. 双顶径　　B. 双颞径　　C. 枕下前囟径
D. 枕额径　　E. 枕颏径

【例9】能够经阴道自然分娩的胎方位是

A. 枕右后位　　B. 颏左后位　　C. 肩左前位
D. 颏左前位　　E. 枕右前位

2. 分娩机制的记忆方法

(1)明确基本概念

①分娩机制实际上是胎先露部为适应骨盆各个平面的不同形态,被动地进行的一系列适应性旋转,以最小径线通过产道的过程。也就是说,以最小头径适应最小骨盆径,而最大头径从最大骨盆径里走。

②枕下前囟径是最小头径,俯屈后就以这条径线通过产道,也就是以最小径线通过产道。

③衔接,是双顶径入盆的官方说法,这是先兆临产时母体有“胎儿下降感”的原因。

④入口平面是左右径>前后径,而中骨盆平面和出口平面是前后径>左右径,这是产生旋转的原因。

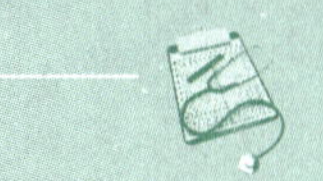

⑤整个分娩过程大致分为两个部分，即胎头娩出（包括衔接+俯屈+内旋转）和双肩娩出（仰伸+复位），而双肩娩出过程其实就是重复胎头娩出的过程。

⑥枕左前位的分娩过程可简单归纳为入盆→低头→低着头往中线一歪→抬头娩出脑袋→脑袋在外面后，助产士把头一扭→往下按前肩娩出→往上抬后肩娩出。

⑦枕左前是以母体为标准——胎儿的枕，母体的左，母体的前；左右斜径是以母体的骶髂关节为起点，骶髂关节与小囟门（胎头矢状缝）的关系，故枕左前对应右斜径，枕右前对应左斜径。

(2)枕左前位的分娩过程归纳表

	衔接	俯屈	内旋转	仰伸	复位
定义	双顶径入盆的官方说法	低头，将最小径线朝向骨盆	头向中轴方向旋转，头保持俯屈	抬头，出阴道外口，抬头娩出	回到以前位置，故也称外旋转
胎儿径线	枕额径	枕下前囟径(最小)	胎头前后径(最大)	双肩径	双肩径
骨盆平面	入口平面	入口平面（左右>前后）	中骨盆-出口平面（前后>左右）	入口平面	中骨盆-出口平面
骨盆关键径线	入口斜径与矢状缝重合	前后径（最小）	前后径（最大）	入口斜径与双肩径重合	前后径（最大）
备注	胎头最低点平坐骨棘	最小头径适应最小骨盆径	最大头径从最大骨盆径中走	头已出，差肩膀	前肩出，继之后肩出

三、先兆临产及临产的诊断

1. 先兆临产

分娩发动前，往往出现一些预示即将临产的症状，如不规律宫缩、胎儿下降感以及阴道少量淡血性分泌物（俗称见红），称为先兆临产。

(1)不规律宫缩　又称假临产。分娩发动前，由于子宫肌层敏感性增强，可出现不规律宫缩。其特点：①宫缩频率不一致，持续时间短、间歇时间长且无规律；②宫缩强度未逐渐增强；③常在夜间出现而于清晨消失；④不伴有宫颈管缩短、宫口扩张等；⑤给予镇静剂能将其抑制。

(2)胎儿下降感　又称轻松感。由于胎先露部下降、入盆衔接使宫底降低，孕妇自觉上腹部较前舒适，下降的胎先露部可压迫膀胱引起尿频。

(3)见红　分娩发动前24~48小时内，因宫颈内口附近的胎膜与该处的子宫壁分离，毛细血管破裂而少量出血，与宫颈管内的黏液相混合呈淡血性黏液排出，称为见红，是分娩即将开始的比较可靠征象。若阴道流血较多，达到或超过月经量，应考虑是否为病理性产前出血，常见原因有前置胎盘或胎盘早剥。

2. 临产诊断

(1)临产　临产的重要标志为有规律且逐渐增强的子宫收缩，持续30秒或以上，间歇5~6分钟，同时伴随进行性宫颈管消失、宫口扩张和胎先露部下降。用镇静剂不能抑制临产。确定是否临产需严密观察宫缩的频率、持续时间及强度。消毒外阴后行阴道检查，了解宫颈长度、位置、质地、扩张情况及先露高低。注意：临产的标志不是见红。

【例10】属于临产的标志是

A. 羊水流出　　B. 阴道流血　　C. 腹痛

D. 胎膜早破　　E. 规律宫缩和宫口扩张(2022)

【例11】女，25岁，初孕妇。孕38周，不规律下腹痛3小时，少量见红。宫颈长2.5cm，S-2。胎心监护为NST反应型。应诊断为

A. 先兆临产　　B. 临产　　C. 流产

D. 前置胎盘　　E. 胎盘早剥(2024)

(2)判断宫颈成熟度　目前多采用 Bishop 评分法判断宫颈成熟度,以估计试产的成功率。该评分法满分为 13 分,>9 分均成功,7~9 分的成功率为 80%,4~6 分的成功率为 50%,≤3 分均失败。

指标	0 分	1 分	2 分	3 分
宫口开大(cm)	0	1~2	3~4	≥5
宫颈管消退(未消退为 2~3cm)	0~30%	40%~50%	60%~70%	≥80%
先露位置(坐骨棘水平 S=0)	-3	-2	-1~0	+1~+2
宫颈硬度	硬	中	软	—
宫口位置	朝后	居中	朝前	—

【例 12】Bishop 宫颈成熟度评分,得 2 分的是

A. 宫口开大 4cm　　B. 先露位置-2　　C. 宫颈管消退 80%

D. 宫口位置后方　　E. 宫颈中等硬度

四、产程的分期

1. 总产程与产程的分期

(1)总产程　总产程即分娩全过程,是指从规律宫缩开始,至胎儿、胎盘娩出的全过程。

(2)产程的分期　临床上,总产程分为第一产程、第二产程和第三产程三个时期。

	第一产程	第二产程	第三产程
别称	宫颈扩张期	胎儿娩出期	胎盘娩出期
定义	指从规律宫缩开始到宫颈口开全(10cm)的过程	指从宫口开全(10cm)至胎儿娩出的过程	指从胎儿娩出到胎盘娩出的过程
所需时间	初产妇需 11~12 小时 经产妇需 6~8 小时	无硬膜外麻醉:初产妇≤3 小时,经产妇≤2 小时 有硬膜外麻醉:初产妇≤4 小时,经产妇≤3 小时	需 5~15 分钟 不应超过 30 分钟

2. 第一产程的临床表现及处理

第一产程为正式临产到宫口开全(10cm)。由于临产时间有时难以确定,因此推荐初产妇确定正式临产后,宫颈管完全消退可住院待产。经产妇在确定临产后尽快住院分娩。

(1)临床表现　第一产程主要表现为规律宫缩、宫口扩张、胎先露下降、胎膜破裂。

临床表现	临床含义	注意事项
规律宫缩	开始时子宫收缩力弱,持续时间较短约 30 秒,间歇期较长(5~6 分钟) 随之宫缩加强,持续时间延长(50~60 秒),间歇期缩短(2~3 分钟) 当宫口开全时,宫缩持续时间可长达 1 分钟,间歇期仅 1~2 分钟	规律宫缩是临产后的主要产力
宫口扩张	表现为宫颈管逐渐变软、变短、消失,宫颈展平并逐渐扩大 当宫口开全时,子宫下段、宫颈、阴道共同形成桶状的软产道	宫口扩张速度开始较慢,后期速度加快
胎先露下降	随着产程进展,先露部逐渐下降,并在宫口开大 4~6cm 后快速下降,直到先露部达到外阴及阴道口	胎先露下降是能否经阴道分娩的重要指标
胎膜破裂	胎先露部衔接后,将羊水分隔为前后两部,前羊水约 100ml 当宫缩时,羊膜腔压力增加到一定程度时胎膜自然破裂,前羊水流出	自然分娩胎膜破裂多发生在宫口近开全时

(2)产程观察及处理　第一产程观察的项目包括子宫收缩、宫口扩张、胎先露下降和胎膜破裂。

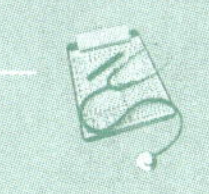

①子宫收缩　包括宫缩频率、强度、持续时间、间歇时间等。观察子宫收缩的方法如下。

A. 腹部触诊法　最简单最重要的方法。助产人员将手掌放在产妇的腹壁上感受宫缩。

B. 仪器监测　用电子监护仪显示宫缩强度、频率，每次宫缩持续时间，这些是反映宫缩的客观指标。

②宫口扩张　经阴道指诊检查宫口扩张情况。建议潜伏期每 4 小时进行 1 次阴道检查，活跃期每 2 小时进行 1 次阴道检查。根据宫口扩张情况，将第一产程分为潜伏期和活跃期。

	潜伏期	活跃期
定义	指从临产规律宫缩开始至宫颈口扩张 5cm	指宫颈口扩张 5cm 至宫颈口开全(5~10cm)
宫口扩张	速度慢	速度快(≥0.5cm/h)
胎头下降	胎头下降不明显	胎头下降快，约 0.86cm/h
所需时间	初产妇<20 小时，经产妇<14 小时	<8 小时
异常延长	初产妇>20 小时，经产妇>14 小时	>8 小时，或宫颈口扩张<0.5cm/h

③胎先露(胎头)下降　经阴道指诊检查胎头下降情况。以胎头颅骨最低点与坐骨棘平面关系标明胎头下降程度。坐骨棘平面是判断胎头高低的标志。阴道检查可触及坐骨棘，胎头颅骨最低点平坐骨棘时，以“0”表示；在坐骨棘平面上 1cm 时，以“-1”表示；在坐骨棘平面下 1cm 时，以“+1”表示，其余依此类推。

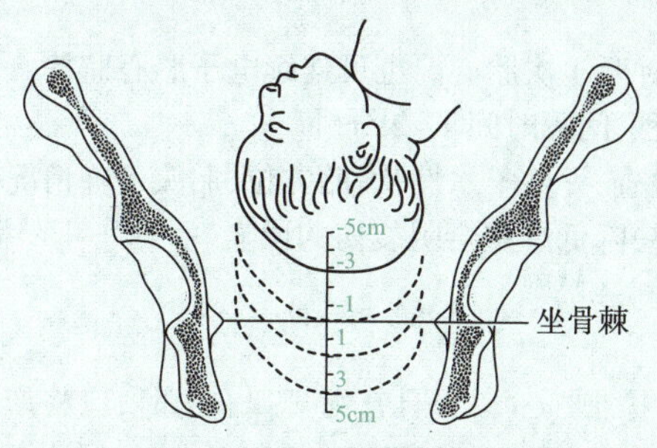

坐骨棘平面是判断胎头高低的标志

S−3　胎头颅骨最低点在坐骨棘平面以上3cm

S0　胎头颅骨最低点平坐骨棘平面

S+3　胎头颅骨最低点在坐骨棘平面以下3cm

阴道检查判断胎头高低示意图

④胎膜破裂　多在宫口近开全时自然破膜，前羊水流出。一旦胎膜破裂，应立即监测胎心，观察羊水性状，检查宫缩，记录破膜时间。若有胎心异常，应立即阴道检查排除脐带脱垂。

(3)胎心观察及处理　胎心监测是产程中极为重要的观察指标。

①听诊器听取胎心音　胎心应在宫缩间歇期听诊。潜伏期至少每 60 分钟听诊 1 次，活跃期至少每 30 分钟听诊 1 次。

②电子胎心监护仪评估胎心率　可观察胎心率变异及其与宫缩的关系，密切监测胎儿宫内情况。

(4)母体观察及处理

①生命体征　每 4 小时测量 1 次产妇生命体征并记录。

②阴道流血　观察有无阴道异常流血，警惕前置胎盘、胎盘早剥、前置血管破裂出血等情况。

③饮食　产妇宜少量多次摄入无渣饮食，保证充沛的体力。

④活动与休息　宫缩不强且未破膜时，产妇可在室内适当活动。

⑤排尿　鼓励产妇每 2~4 小时排尿 1 次，以免膀胱充盈影响宫缩及胎头下降，必要时导尿。

⑥精神支持　产妇的精神状态可影响宫缩和产程进展。

注意：①产程进展的标志是胎头下降及宫口扩张。②了解胎头下降的标志是坐骨棘平面。③经阴道检查确诊胎方位的标志是矢状缝及囟门。

【例 13】临产后的胎心监护，错误的是

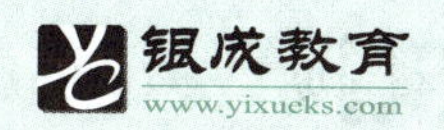

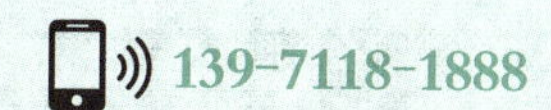

A. 听胎心应在宫缩间歇期宫缩刚结束时　　B. 潜伏期应每小时听胎心 1 次
C. 活跃期应每 30 分钟听胎心 1 次　　D. 第二产程应每 15 分钟听胎心 1 次
E. 胎心每次应听 1 分钟

【例 14】女,30 岁,初产妇。孕 39 周,规律宫缩 6 小时,宫口开大 2cm,骨盆测量无异常,胎膜未破,胎儿体重 3250g,胎心率 150 次/分。此时的正确处理是
A. 继续观察产程进展　　B. 静滴缩宫素以加强宫缩　　C. 行人工破膜以加速产程
D. 立即行剖宫产术　　E. 给予镇静剂以缓解产妇紧张情绪(2024)

3. 第二产程的临床表现及处理

第二产程是胎儿娩出期,即从宫口开全(10cm)至胎儿娩出。

(1)临床表现

胎膜破裂	宫口近开全或开全后胎膜多自然破裂。若仍未破膜,可影响胎头下降,应于宫缩间歇期人工破膜
胎头拨露	胎头于宫缩时露出于阴道口,在宫缩间歇期又缩回阴道内
胎头着冠	当胎头双顶径越过骨盆出口,宫缩间歇期胎头不再回缩
胎儿娩出	胎头娩出后,胎头复位及外旋转,随后前肩、后肩、胎体相继娩出,后羊水随之涌出

(2)产程观察及处理

①密切监测胎心　第二产程宫缩频而强,应每 5 分钟听 1 次胎心。也可连续电子胎心监护。

②密切监测宫缩　第二产程宫缩持续时间可达 60 秒,间隔时间 1~2 分钟。

③阴道检查　每隔 1 小时或有异常情况时行阴道检查,评估羊水性状、胎方位、胎头下降情况。

④会阴护理　会阴热敷或按摩有助于保持会阴完整,降低严重会阴裂伤的风险。

⑤指导产妇用力　正确运用腹压是缩短第二产程的关键。

(3)接产

①接产准备　初产妇宫口开全(10cm)、经产妇宫口扩张 5cm 以上且宫缩规律有力时,应将产妇送上分娩床做分娩准备。消毒外阴,接产者准备接产。

②接产时应注意保护会阴　接产者站在产妇右侧,当胎头拨露使阴唇后联合紧张时,开始保护会阴。保护会阴并协助胎头俯屈,让胎头以最小径线(枕下前囟径)在宫缩间歇时缓慢通过阴道口,这是预防会阴撕裂的关键,产妇屏气必须与接产者配合。

③会阴切开　不应对初产妇常规会阴切开。若会阴过紧或胎儿过大、估计分娩时会阴撕裂不可避免者,或母儿有病理情况急需结束分娩者,可行会阴切开。一般在胎头着冠时切开,以减少出血。

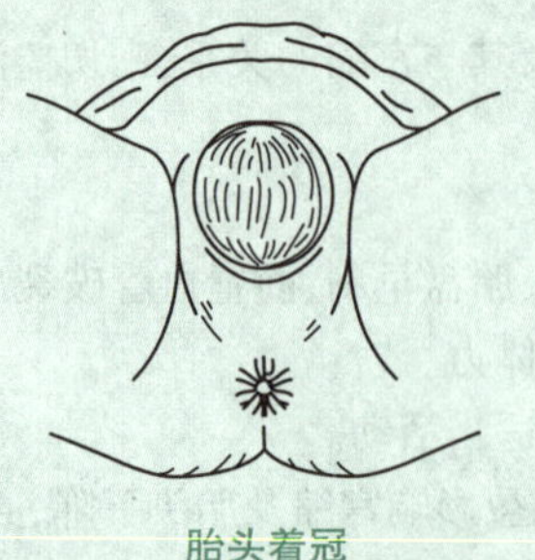
胎头着冠

保护会阴

【例 15】临产后进入第二产程的主要标志是
A. 外阴膨隆　　B. 胎头拨露　　C. 胎头着冠
D. 宫口开大 10cm　　E. 肛门括约肌松弛

【例 16】初产妇枕先露时,开始保护会阴的时间是

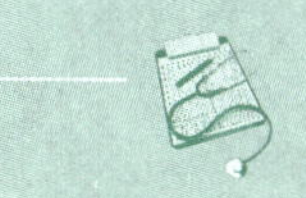

A. 宫口开全　　B. 胎头可见到时　　C. 胎头着冠时
D. 胎头复位时　　E. 胎头拨露使阴唇后联合紧张时

4. 第三产程的临床表现及处理

第三产程为胎盘娩出期，即从胎儿娩出到胎盘娩出，需5~15分钟，不应超过30分钟。

(1)临床表现　胎儿娩出后，宫腔容积明显减小，胎盘与子宫壁发生错位剥离，胎盘剥离面出血形成积血。子宫继续收缩，使胎盘完全剥离而娩出。

胎盘剥离征象有：①宫体变硬呈球形，胎盘剥离后降至子宫下段，下段被动扩张，宫体呈狭长形被推向上方，宫底升高达脐上；②阴道口外露的脐带段自行延长；③阴道少量流血；④用手掌尺侧在产妇耻骨联合上方轻压子宫下段，宫体上升而外露的脐带不再回缩。胎盘剥离后从阴道排出体外。

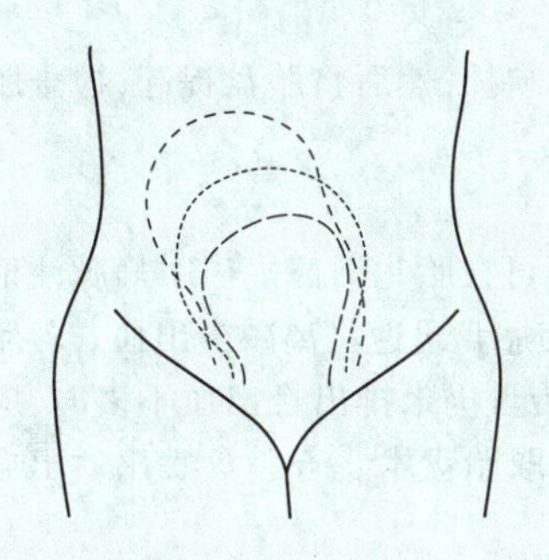

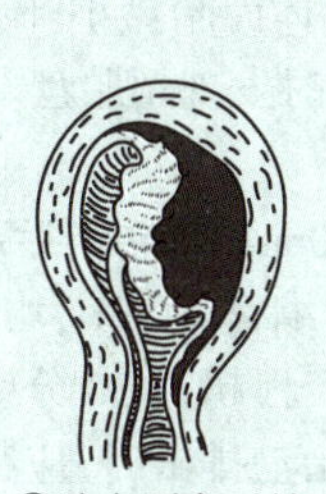

①胎盘剥离开始

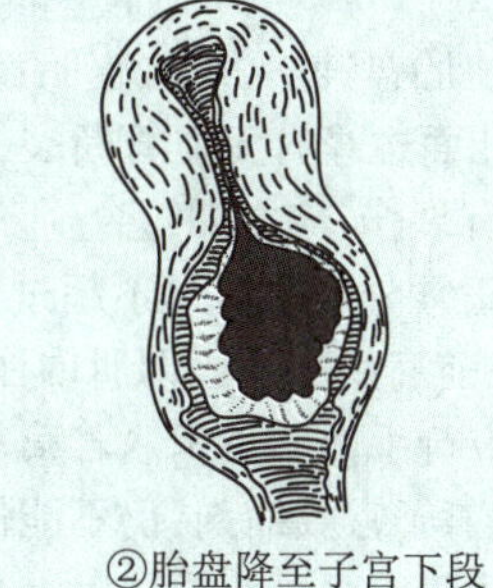

②胎盘降至子宫下段

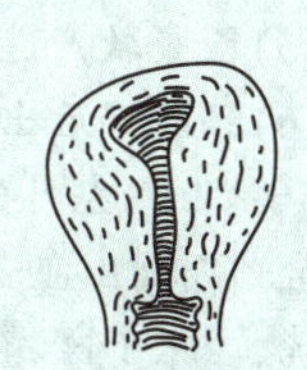

③胎盘娩出后

胎盘剥离时子宫的形状

记忆：胎盘剥离的征象记忆为——子宫缩成球，脐带不回缩，阴道血少流，医生摸摸手。

(2)新生儿处理

①一般处理　新生儿出生后置于辐射台上擦干、保暖。

②清理呼吸道　用吸球吸去气道黏液及羊水，当确定气道通畅仍未啼哭时，可用手轻拍新生儿足底，待新生儿啼哭后，即可处理脐带。

③新生儿阿普加(Apgar)评分　是判断新生儿窒息及严重程度的常用方法，由以下5项体征组成，每项体征赋值0分、1分或2分，然后将5项分值相加，即为Apgar评分的分值。满分为10分，8~10分为正常新生儿，4~7分为轻度窒息，0~3分为重度窒息。

体征	0分	1分	2分
每分钟心率	0	<100次	≥100次
呼吸	0	浅慢，不规则	佳，哭声响亮
肌张力	松弛	四肢稍屈曲	四肢屈曲，活动好
喉反射	无反射	有些动作	咳嗽，恶心
皮肤颜色	全身苍白	躯体红润，四肢青紫	全身粉红

出生后1分钟、5分钟进行评分。1分钟评分可评估出生时状况，反映宫内的情况。5分钟评分则反映复苏效果，与近期和远期预后关系密切。我国新生儿窒息标准为：A. 5分钟Apgar评分≤7分，仍未建立有效呼吸；B. 脐动脉血气pH<7. 15；C. 排除其他引起低Apgar评分的病因；D. 产前具有可能导致窒息的高危因素。其中，A、B、C为必要条件，D为参考指标。

④脐动脉血气pH　代表新生儿在产程中血气变化的结局，提示有无缺氧、酸中毒及其严重程度，反映窒息的病理生理本质，较Apgar评分更为客观，更具有特异性。

⑤处理脐带　剪断脐带后在距脐根上方0. 5cm处用丝线、弹性橡皮圈或脐带夹结扎，残端消毒包扎。

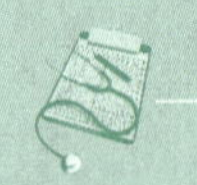

(3)协助胎盘娩出 当胎盘完全剥离后,于宫缩时以左手握住宫底并按压,右手轻拉脐带,协助娩出胎盘。胎盘完全排出后,按摩子宫刺激其收缩以减少出血。

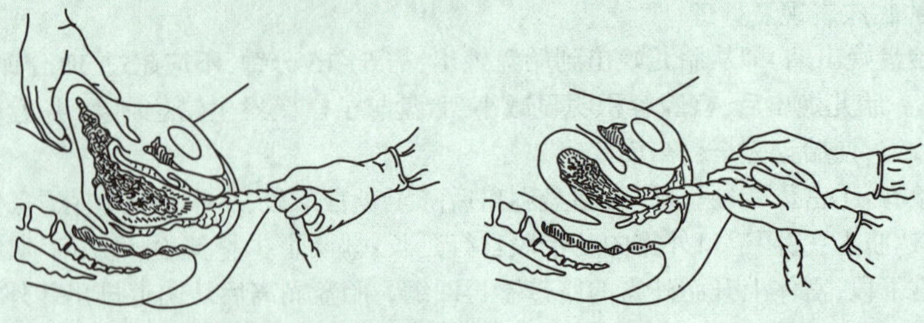

协助胎盘和胎膜娩出

(4)检查胎盘胎膜 将胎盘铺平,先检查胎盘母体面胎盘小叶有无缺损,然后将胎盘提起,检查胎膜是否完整,再检查胎盘胎儿面边缘有无血管断裂,及时发现副胎盘。

(5)检查软产道 若有裂伤,应立即缝合。

(6)预防产后出血 正常分娩出血量不超过 300ml。预防产后出血可在胎儿前肩娩出时静脉注射缩宫素 10~20U,也可在胎儿前肩娩出后立即肌内注射缩宫素 10U,均能使胎盘迅速剥离减少出血。若胎盘未完全剥离而出血多时,应行手取胎盘术。若第三产程超过 30 分钟,胎盘仍未排出且出血不多时,应排空膀胱、轻压子宫、静脉注射子宫收缩剂;仍不能使胎盘排出时,应行手取胎盘术。若胎盘娩出后出血较多,可经下腹部直接在宫体肌壁内或肌内注射麦角新碱 0.2~0.4mg。

注意:①缩宫素在胎儿前肩娩出时静脉注射,在前肩娩出后肌内注射。
②麦角新碱于胎盘娩出后使用。

(7)观察产后一般情况 胎盘娩出 2 小时内是产后出血的高危期,应严密观察。

【例 17】新生儿娩出后首先应
A. 断脐
B. 擦洗新生儿面部
C. 清理呼吸道
D. 刺激新生儿足部
E. 抓紧娩出胎盘及胎膜

【例 18】新生儿出生后 1 分钟的 Apgar 评分及其意义,错误的是
A. 满分为 10 分,属正常新生儿
B. 7 分以上只需进行一般处理
C. 4 分以下缺氧严重,应紧急抢救
D. 应于出生 5 分钟内再次评分
E. 评分根据呼吸、心率及皮肤颜色

【例 19】经阴道分娩时,为预防产后出血,肌内注射麦角新碱应在
A. 胎头拨露阴唇后联合紧张时
B. 胎头已着冠时
C. 胎头娩出时
D. 胎肩娩出时
E. 胎盘娩出时

【例 20】初产妇,29 岁。胎儿娩出 30 分钟后,出现阴道流血 200ml,用手在产妇耻骨联合上方轻压子宫下段时,外露脐带回缩,此时正确的处理措施是
A. 等待胎盘剥离
B. 按压宫底,牵拉脐带
C. 立即输血
D. 徒手剥离胎盘
E. 子宫体注射麦角新碱

常考点 重点内容,需全面掌握。

参考答案——详细解答见《2025 国家临床执业及助理医师资格考试历年考点精析(上、下册)》

1. ABCDE 2. ABCDE 3. ABCDE 4. ABCDE 5. ABCDE 6. ABCDE 7. ABCDE
8. ABCDE 9. ABCDE 10. ABCDE 11. ABCDE 12. ABCDE 13. ABCDE 14. ABCDE
15. ABCDE 16. ABCDE 17. ABCDE 18. ABCDE 19. ABCDE 20. ABCDE

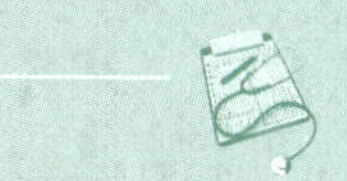

第9章　异常分娩

考纲要求

①概述。②产力异常。③产道异常。④胎位异常。

复习要点

一、概述

1. 概念

异常分娩又称难产,其影响因素包括产力、产道、胎儿及社会心理因素,这些因素既相互影响又互为因果。任何因素发生异常,或者四个因素间相互不能适应,都可能使分娩进程受到阻碍,称为异常分娩。

2. 病因

(1)产力异常　包括各种收缩力异常(子宫、腹肌、膈肌、肛提肌),其中主要是子宫收缩力异常。

(2)产道异常　包括骨产道异常和软产道异常,以骨产道狭窄多见。

(3)胎儿异常　包括胎位异常、胎儿相对过大和胎儿发育异常。

3. 临床表现

(1)母体表现

①产妇全身衰竭症状　产程延长,产妇烦躁不安、体力衰竭、进食减少等。

②产科情况　表现为子宫收缩乏力或过强、宫颈扩张缓慢或停滞、胎先露下降延缓或停滞。

(2)胎儿表现　胎头未衔接或延迟衔接、胎位异常、胎头水肿、胎儿颅骨缝过度重叠、胎儿窘迫等。

(3)产程异常

①产程曲线异常　产程图是产程监护和识别难产的重要手段,产程进展的标志是宫口扩张和胎先露部下降。宫缩乏力导致的产程曲线异常如下。

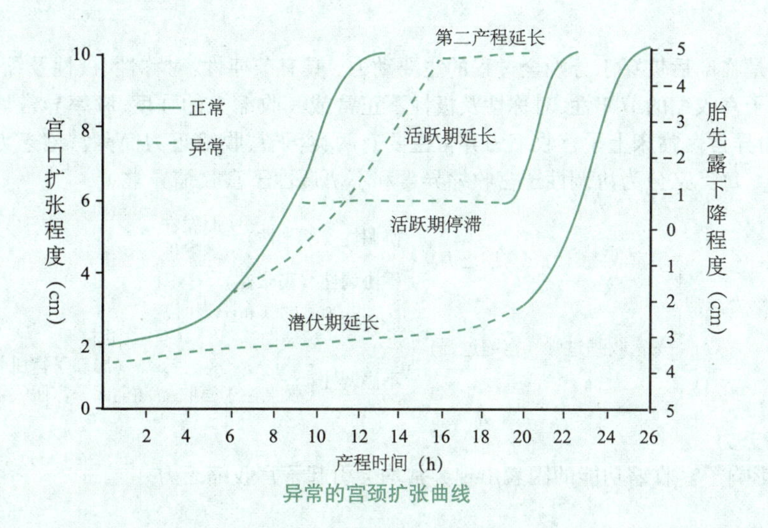

异常的宫颈扩张曲线

②产程异常　包括第一产程异常、第二产程异常。前者包括潜伏期延长、活跃期异常(活跃期延长、活跃期停滞);后者包括胎头下降延缓、胎头下降停滞和第二产程延长。

异常产程类型	临床意义
潜伏期延长	从临产规律宫缩开始至宫口扩张5cm,称为潜伏期 初产妇>20小时、经产妇>14小时,称为潜伏期延长
活跃期延长	从宫口扩张5cm至宫口开全(10cm)称为活跃期 活跃期宫口扩张速度<0.5cm/h,称为活跃期延长
活跃期停滞	当破膜且宫颈口扩张≥5cm,若宫缩正常,宫颈口停止扩张≥4小时 若宫缩欠佳,宫颈口停止扩张≥6小时,称为活跃期停滞
第二产程延长	从宫口开全(10cm)至胎儿娩出称为第二产程。初产妇>3小时,经产妇>2小时(硬膜外麻醉镇痛分娩时,初产妇>4小时,经产妇>3小时),产程无进展(胎头无下降和旋转),称为第二产程延长
胎头下降延缓	第二产程初产妇胎头先露下降速度<1cm/h,经产妇<2cm/h,称为胎头下降延缓
胎头下降停滞	第二产程胎头先露停留在原处不下降>1小时,称为胎头下降停滞
滞产	总产程指开始出现规律宫缩至胎儿胎盘娩出。总产程>24小时,称为滞产

4. 处理

(1)阴道试产　若无明显的头盆不称,原则上可阴道试产。

(2)剖宫产　产程中一旦发现严重的胎位异常如胎头呈高直后位、前不均倾位、额先露及颏后位,应停止阴道试产,立即行剖宫产术结束分娩。

A. 活跃期停滞　　B. 活跃期延长　　C. 潜伏期延长
D. 第二产程延长　　E. 正常产程

【例1】初产妇,25岁。妊娠39周,临产10小时,宫缩正常,羊水清亮,宫口开大6cm,头先露,S=+1,4小时后宫口仍是6cm。最可能的诊断是

【例2】初产妇,26岁。妊娠38周,临产22小时,胎心136次/分,宫口开大2cm,枕先露,S=2。最可能的诊断是

二、产力异常

1. 分类

子宫收缩力是临产后贯穿于分娩全过程的主要动力,具有节律性、对称性、极性及缩复作用的特点。任何原因引发的子宫收缩的节律性、对称性及极性不正常或其收缩力的强度、频率异常均称为子宫收缩力异常,简称产力异常。临床上子宫收缩力异常主要有两类:子宫收缩乏力简称宫缩乏力及子宫收缩过强简称宫缩过强。每类又分为协调性子宫收缩异常和不协调性子宫收缩异常。

- 子宫收缩力异常
  - 子宫收缩乏力(宫缩乏力)
    - 协调性(低张性)
      - 原发性
      - 继发性
    - 不协调性(高张性)
  - 子宫收缩过强(宫缩过强)
    - 协调性
      - 急产(无阻力时)
      - 病理性缩复环(有阻力时)
    - 不协调性
      - 子宫痉挛性狭窄环(局部子宫肌收缩)
      - 强直性子宫收缩(全部子宫肌收缩)

2. 子宫收缩乏力

(1)病因　影响子宫收缩功能的因素出现异常均会引起子宫收缩乏力。

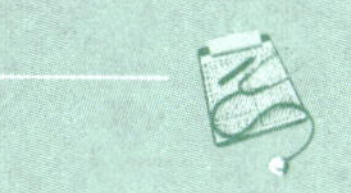

子宫肌源性因素	任何影响子宫肌纤维正常收缩功能的因素,均可导致宫缩乏力,如子宫肌纤维过度伸展(羊水过多、巨大胎儿、多胎妊娠)、子宫畸形、子宫肌瘤、经产妇、高龄产妇
头盆不称或胎位异常	由于胎头下降受阻,先露部不能紧贴子宫下段及宫颈内口,不能刺激子宫收缩
内分泌失调	产妇体内乙酰胆碱、宫缩素、前列腺素合成减少,子宫对缩宫物质的敏感性降低
精神源性因素	产妇对分娩有恐惧、紧张等精神心理障碍
其他因素	在产程早期大量使用宫缩抑制剂、解痉镇静剂,可直接抑制子宫收缩

(2)临床表现及诊断

①协调性宫缩乏力　又称低张力性子宫收缩乏力。特点是子宫收缩的节律性、对称性、极性均正常,仅收缩力弱,宫缩<2次/10分钟,持续时间短,间歇期较长。根据宫缩乏力的发生时间分为以下两类:

A.原发性宫缩乏力　少见,是指产程早期出现的宫缩乏力。

B.继发性宫缩乏力　多见,是指产程早期宫缩正常,在进展到第一产程活跃期后期或第二产程后宫缩强度减弱,使产程延长或停滞,多伴胎位异常或中骨盆狭窄。

②不协调性宫缩乏力　又称高张力性子宫收缩乏力。特点是宫缩失去正常的节律性、对称性,尤其是极性,胎先露不能如期下降,为无效宫缩。

	协调性宫缩乏力	不协调性宫缩乏力
别称	低张力性子宫收缩乏力	高张力性子宫收缩乏力
发生率	约占分娩总数的4%	约占分娩总数的1%
类型	多属于继发性宫缩乏力	多属于原发性宫缩乏力
发生时间	多发生于第一产程活跃期后期	多发生于潜伏期(需与假临产鉴别)
发病情况	中骨盆与骨盆出口狭窄、胎先露下降受阻	头盆不称、胎位异常
子宫收缩	具有正常的节律性、对称性、极性,而收缩力弱 兴奋点起自两侧子宫角部 子宫收缩波由上向下扩散	无规律性、节律性、极性,尤其无极性 兴奋点起自子宫下段 子宫收缩波由下向上扩散
宫缩时间	持续时间短,间歇期长且不规律,宫缩<2次/10分钟	收缩波小而不规律,频率高,节律不协调
宫缩特点	宫缩高峰时,宫体隆起不明显 指压宫底仍可出现凹陷	宫缩时宫底不强子宫下段强 间歇期子宫壁也不能完全松弛
宫腔内压	宫缩时宫腔内压力常<15mmHg,致使宫颈不能如期扩张、胎先露不能如期下降,导致产程延长,甚至停滞	尽管宫缩时宫腔内压力常≥20mmHg,但由于宫缩无极性,故胎先露不能下降,宫口不能扩张,属于无效宫缩
临床特点	孕妇无下腹剧痛 宫缩间歇期子宫肌松弛	孕妇自觉下腹持续疼痛,拒按,烦躁不安 宫缩间歇期子宫肌张力仍高
胎儿窘迫	出现晚	出现早
镇静剂	效果不明显	效果明显
缩宫素	效果良好	效果不佳(宫缩未恢复时禁用)

注意:①继发性宫缩乏力指产程开始宫缩正常,在活跃期或第二产程宫缩转弱,多由中骨盆狭窄引起。
②原发性宫缩乏力指产程一开始就出现宫缩乏力,宫口不能扩张,胎先露不能如期下降。

【例3】初产妇,26岁。宫口开全1小时40分,先露+1,枕右后位,宫缩由强转弱50分钟,宫缩间隔由2分钟延长为6~8分钟。最可能的原因是

A.骨盆出口狭窄　　B.骨盆入口狭窄　　C.产妇乏力、肠胀气

D. 原发性子宫收缩乏力　　　　E. 中骨盆狭窄

(3)对产程及母儿的影响

①对产程的影响　宫缩乏力使产程进展缓慢甚至停滞。原发性宫缩乏力引起潜伏期延长，继发性宫缩乏力根据其发生时限不同,分别导致第一、二产程延长或停滞。

②对母体的影响　产程延长会导致产妇休息欠佳。第二产程延长者可因产道受压过久,发生产后尿潴留;受压组织长期缺血,可导致软产道受损、产后出血和产褥感染。

③对胎儿的影响　不协调性宫缩乏力时子宫收缩间歇期子宫壁不能完全松弛,易发生胎儿窘迫;产程延长使胎头及脐带等受压时间过久,易导致新生儿窒息、产伤、颅内出血及吸入性肺炎等。

(4)处理

①协调性宫缩乏力　首先应明确病因。若发现有头盆不称或胎位异常,应及时行剖宫产。无头盆不称和胎位异常,且无胎儿窘迫征象,估计能经阴道分娩者,则应加强宫缩。

A. 第一产程　在消除精神紧张、补充营养、排便、及时导尿的基础上,通过以下方法加强子宫收缩:

	原理	适应证	备注
强镇静剂	解除产妇对分娩的心理顾虑与紧张情绪有效	潜伏期出现的宫缩乏力,可肌内注射强镇静剂哌替啶、吗啡	绝大多数潜伏期宫缩乏力者在充分休息后可自然转入活跃期
人工破膜	破膜后胎头紧贴子宫下段及宫颈内口,反射性引起子宫收缩,加速产程进展	宫口扩张超过 3~5cm、无头盆不称、胎头已衔接而产程延缓	破膜前要检查胎儿有无脐带先露,人工破膜时机应在宫缩间歇期,破膜后要注意检查有无脐带脱垂。破膜后宫缩无改善再用缩宫素
静脉滴注缩宫素	缩宫素可促进子宫收缩加快产程进展	协调性宫缩乏力、胎心良好、胎位正常、头盆相称、宫口≥3cm	有明显产道梗阻、瘢痕子宫者不宜应用缩宫素

B. 第二产程　宫缩乏力若无头盆不称,应静脉滴注缩宫素加强宫缩;若母儿状况良好,胎头下降至 S+3 水平及以下,可等待自然分娩或行阴道助产分娩;若处理后胎头下降无进展或伴胎儿窘迫,胎头位置在 S+2 水平以上,应及时行剖宫产术。

C. 第三产程　胎肩娩出后可立即将缩宫素 10~20U 加入 25%葡萄糖液 20ml 内静脉推注,以预防产后出血。对产程长、破膜时间久、手术产者,应给予抗生素预防感染。

②不协调性宫缩乏力　处理原则是调节子宫不协调性收缩,使其恢复正常节律性和极性。

可给予哌替啶或吗啡肌内注射,经充分休息多可恢复为协调性子宫收缩,若此时宫缩仍较弱,按协调性宫缩乏力处理。在子宫收缩未恢复为协调性之前,严禁使用缩宫剂。伴有胎儿窘迫征象及头盆不称者或应用镇静剂后宫缩仍不协调者,应考虑行剖宫产术。

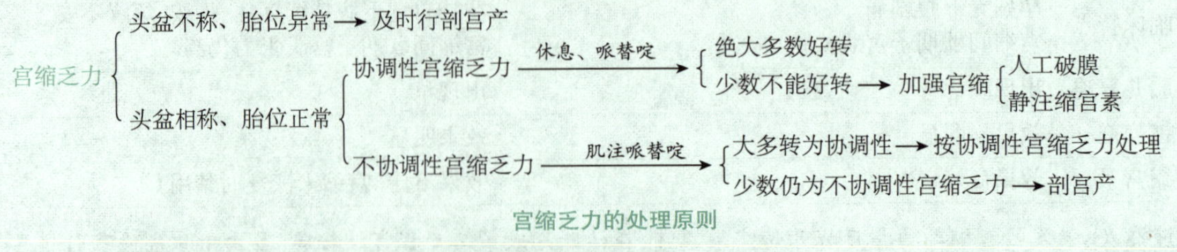

宫缩乏力的处理原则

【例 4】协调性子宫收缩乏力行人工破膜适用的临床情况是

A. 臀先露,宫口开大 2cm　　B. 胎头高直后位,宫口开大 2cm　C. 足先露,宫口开大 4cm

D. 肩先露,宫口开大 3cm　　E. 枕先露,S=0,宫口开大 4cm

(5~7 题共用题干)25 岁,初产妇。妊娠 39 周,阵发性腹痛 20 小时,10~12 分钟宫缩 1 次,持续 30

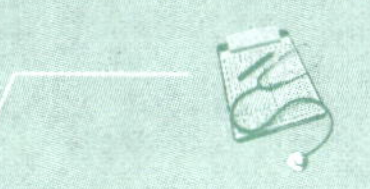

秒,宫口开大3cm。

【例5】出现上述临床表现的原因是
A. 子宫收缩对称性异常　B. 子宫收缩节律性异常　C. 子宫收缩极性异常
D. 子宫收缩缩复作用异常　E. 腹肌和膈肌收缩力异常

【例6】此时的处理原则应是
A. 肌内注射缩宫素　B. 静脉滴注麦角新碱　C. 肌内注射哌替啶
D. 人工破膜　E. 立即行剖宫产术

【例7】若进入第二产程后,胎头+3,胎心率90次/分,此时的处理应是
A. 立即行剖宫产术　B. 等待自然分娩　C. 行产钳术助娩
D. 静脉滴注缩宫素　E. 静脉注射地西泮

注意:①缩宫素用于催产只能静脉滴注,不能肌内注射,肌内注射只能用于产后止血。
②麦角新碱可选择性兴奋子宫平滑肌,但剂量稍大即可引起包括宫体和宫颈在内的子宫平滑肌强直收缩,妊娠后期子宫对其敏感性增强,因此不能用于催产和引产,只能用于产后子宫出血。

【例8】不协调性子宫收缩乏力的正确处理应是
A. 针刺合谷、三阴交穴位　B. 温肥皂水灌肠　C. 肌内注射哌替啶
D. 人工破膜　E. 静脉滴注缩宫素

3. 子宫收缩过强

(1)临床表现与诊断

①协调性子宫收缩过强　子宫收缩的节律性、对称性及极性均正常,仅子宫收缩力过强、过频。

A. 急产　若产道无阻力,产程常短暂,总产程<3小时分娩者,称为急产,以经产妇多见。

B. 病理性缩复环　若存在产道梗阻或瘢痕子宫,宫缩过强时可出现病理性缩复环,甚至子宫破裂。

②不协调性子宫收缩过强

A. 强直性子宫收缩　子宫收缩失去节律性、无间歇,呈持续性强直性收缩,常见于缩宫剂使用不当。产妇因持续性腹痛常出现烦躁不安,腹部拒按,胎心听不清,不易查清胎位。若合并产道梗阻,亦可出现病理性缩复环、血尿等先兆子宫破裂征象。

B. 子宫痉挛性狭窄环　子宫局部平滑肌持续不放松,痉挛性不协调性收缩形成的环形狭窄。多因精神紧张、过度疲劳和不适当使用缩宫剂或粗暴实施阴道内操作所致。狭窄环位于胎体狭窄部及子宫上下段交界处如胎儿颈部、腰部,不随宫缩上升,与病理性缩复环不同。产妇可出现持续性腹痛,烦躁不安,胎心率时快时慢,宫颈扩张缓慢,胎先露部下降停滞,手取胎盘时可在宫颈内口上方直接触及此环。第三产程时常出现胎盘嵌顿。

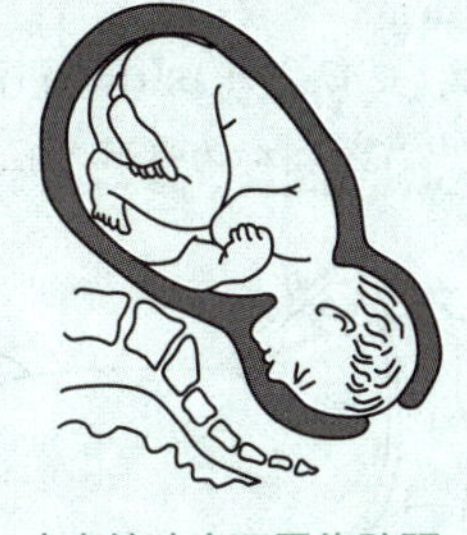
痉挛性狭窄环围绕胎颈

围绕胎体较小的部位
子宫上下段交界处
宫颈外口
痉挛性狭窄环好发部位

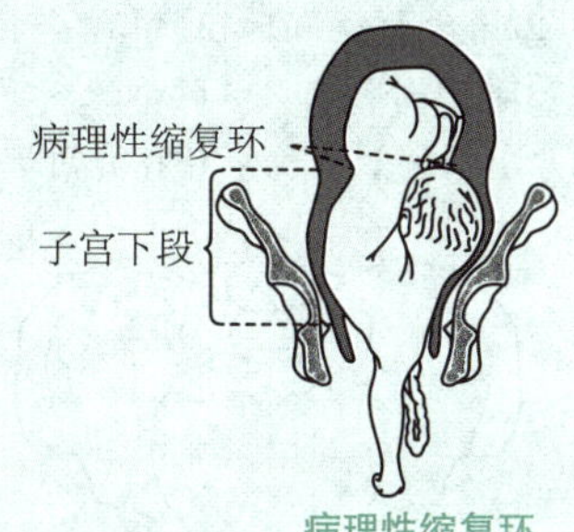

病理性缩复环

(2)对产程及母儿影响

①对产程及母体的影响　协调性子宫收缩过强可致急产,易造成软产道裂伤,甚至子宫破裂;不协调性子宫收缩过强形成子宫痉挛性狭窄环或强直性子宫收缩时,可导致产程异常、胎盘嵌顿、产后出血、产

褥感染及手术产概率增加。

②对胎儿的影响　子宫收缩过强使子宫胎盘血流减少,子宫痉挛性狭窄环使产程停滞并延长,易发生胎儿窘迫、新生儿窒息甚至死亡。胎儿娩出过快,胎儿在产道内压力解除过快,致使新生儿颅内出血。若接产准备不充分,新生儿易发生感染、骨折及外伤。

(3)处理

①有急产史者应提前住院待产,临产后慎用缩宫剂及加强宫缩的措施,包括灌肠、人工破膜等。

②发生强直性子宫收缩或子宫痉挛性狭窄环时,应当停止阴道内操作及缩宫剂使用。给予宫缩抑制剂。若宫缩恢复正常则等待自然分娩或阴道助产;若宫缩不缓解,已出现病理性缩复环而宫口未开全,胎头位置较高或出现胎儿窘迫征象者,应立即行剖宫产术;若发生胎死宫内且宫口已开全者,使用药物缓解宫缩,阴道助产处理死胎。

【例 9】初孕妇,32 岁。妊娠 39 周,规律宫缩 8 小时,随后持续腹痛,拒按,无间歇期,胎心音不清,宫口开大 5cm,胎头 S-1,后囟位于 1 点处。该患者最可能的诊断是

A. 协调性宫缩乏力　　B. 强直性子宫收缩　　C. 先兆子宫破裂

D. 持续性枕后位　　E. 宫颈扩张活跃期停滞

三、产道异常

1. 骨产道异常

骨盆径线过短或形态异常,致使骨盆腔小于胎先露部可通过的限度,阻碍胎先露部下降,影响产程顺利进展,称为狭窄骨盆。狭窄骨盆是以径线长短衡量的。

(1)分类

①骨盆入口平面狭窄　常见于扁平型骨盆,主要为骨盆入口平面前后径狭窄。诊断骨盆入口平面狭窄的最重要指标为对角径<11.5cm、骨盆入口前后径<10.0cm。其狭窄程度分为以下 3 级。

	Ⅰ级	Ⅱ级	Ⅲ级
别称	临界性狭窄	相对性狭窄	绝对性狭窄
对角径	11.5cm	10.0~11.0cm	≤9.5cm
骨盆入口前后径	10.0cm	8.5~9.5cm	≤8.0cm
骶耻外径	18.0cm	16.5~17.5cm	≤16.0cm
分娩方式	绝大多数可经阴道分娩	可试产后决定是否经阴道分娩	需剖宫产分娩

注意:①对角径是指骶骨岬上缘中点到耻骨联合下缘的距离,正常值为 12.5~13.0cm。

②骨盆入口前后径(真结合径)= 对角径-(1.5~2.0cm),正常值为 11.0cm。

③骶耻外径为第 5 腰椎棘突下米氏菱形窝上角至耻骨联合上缘中点的距离,正常值为 18.0~20.0cm。

④10 版《妇产科学》P180:判断骨盆入口平面狭窄的指标是对角径,但试题中常用指标为骶耻外径。

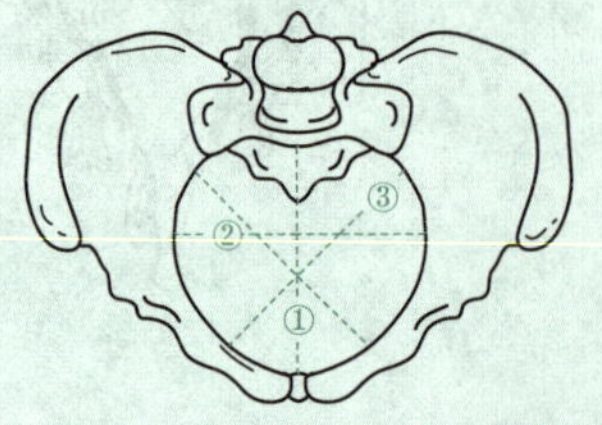

①前后径11.0cm;②横径13.0cm;③斜径12.75cm

骨盆入口平面的4条径线

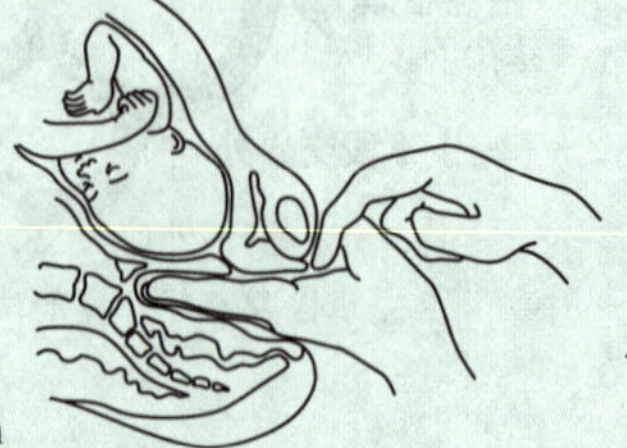
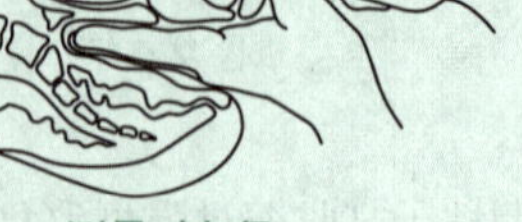

测量对角径

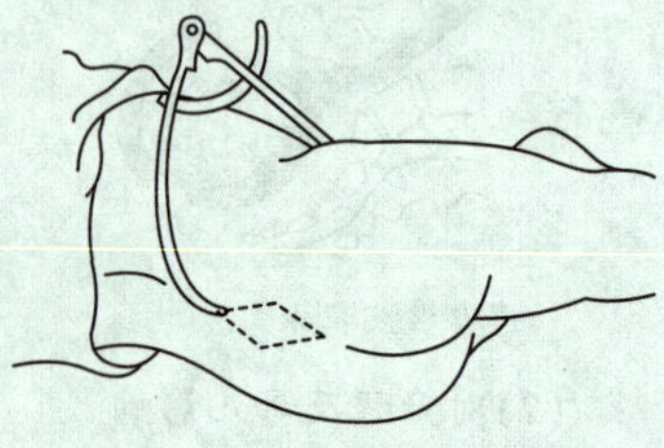

测量骶耻外径

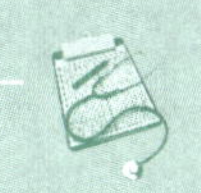

扁平型骨盆常见以下2种类型。

A.单纯扁平骨盆 骨盆入口呈横扁圆形，骶岬向前下突出，使骨盆入口前后径缩短而横径正常。

B.佝偻病性扁平骨盆 骨盆入口呈横的肾形，骶岬向前突，骨盆入口前后径短。骶骨变直向后翘。尾骨呈钩状突向骨盆出口平面。由于坐骨结节外翻，耻骨弓角度增大，骨盆出口横径变宽。

②中骨盆平面狭窄 较骨盆入口平面狭窄更为常见，主要见于男型骨盆及类人猿型骨盆，以坐骨棘间径及中骨盆后矢状径狭窄为主，其狭窄程度分为以下3级。

	Ⅰ级	Ⅱ级	Ⅲ级
别称	临界性狭窄	相对性狭窄	绝对性狭窄
坐骨棘间径	10.0cm	8.5~9.5cm	≤8.0cm
坐骨棘间径+中骨盆后矢状径	13.5cm	12.0~13.0cm	≤11.5cm

注意：①坐骨棘间径为两坐骨棘之间的距离，正常值为10.0cm，是中骨盆最短的径线。

②坐骨切迹宽度代表中骨盆后矢状径，其宽度为坐骨棘与骶骨下部间的距离，即骶棘韧带宽度。正常值为3横指(5.5~6.0cm)。"中骨盆后矢状径"与后述的"骨盆出口后矢状径"不同！

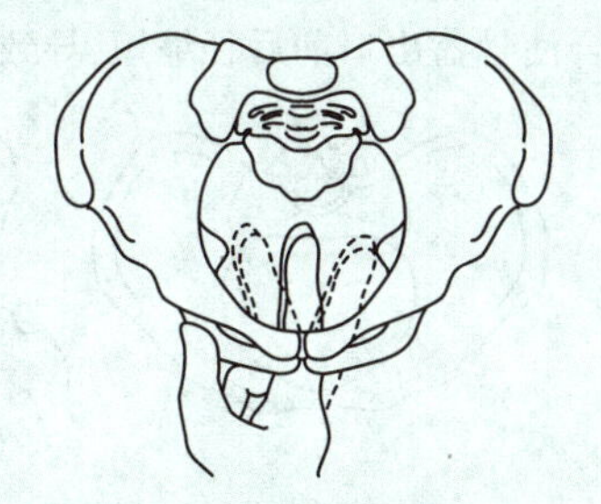
测量坐骨棘间径

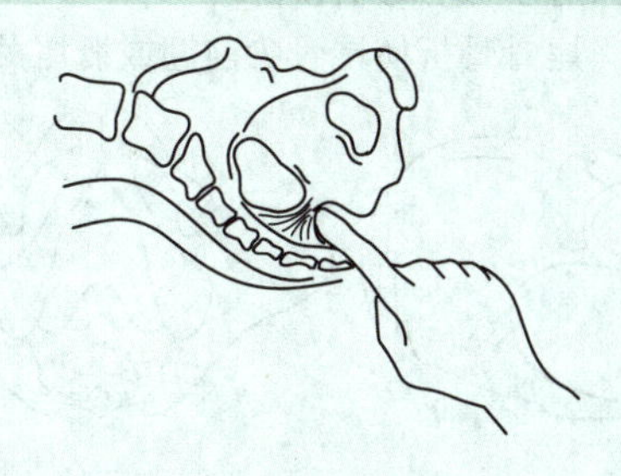
测量坐骨切迹宽度

③骨盆出口平面狭窄 常与中骨盆平面狭窄相伴行，主要见于男型骨盆，以坐骨结节间径和骨盆出口后矢状径狭窄为主，其狭窄程度分为以下3级。

	Ⅰ级	Ⅱ级	Ⅲ级
别称	临界性狭窄	相对性狭窄	绝对性狭窄
坐骨结节间径	7.5cm	6.0~7.0cm	≤5.5cm
坐骨结节间径+骨盆出口后矢状径	15.0cm	12.0~14.0cm	≤11.0cm

注意：①坐骨结节间径(出口横径)为两坐骨结节内侧缘的距离，为骨盆出口横径的长度，正常值为8.5~9.5cm。若坐骨结节间径<8.0cm，应加测骨盆出口后矢状径。

②骨盆出口后矢状径为坐骨结节间径中点至骶骨尖端的长度，正常值为8.0~9.0cm。

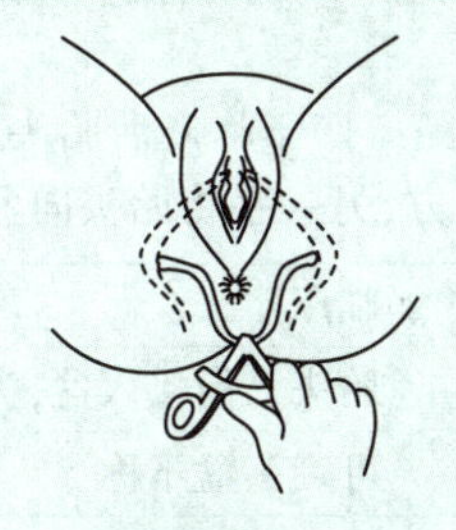
测量坐骨结节间径

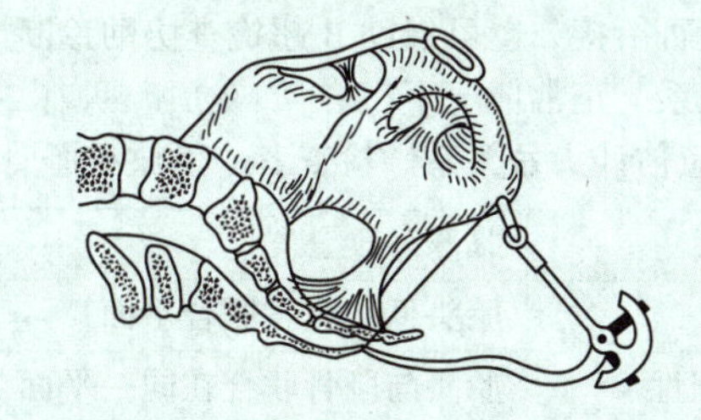
测量出口后矢状径

④中骨盆及骨盆出口平面狭窄 中骨盆及骨盆出口平面常同时狭窄，常见以下两种类型。

A. 漏斗型骨盆　骨盆入口各径线值正常。两侧骨盆壁内收,状似漏斗得名。其特点是中骨盆及骨盆出口平面均明显狭窄,使坐骨棘间径、坐骨结节间径缩短,坐骨切迹宽度(骶棘韧带宽度)<2 横指,耻骨弓角度<90°,坐骨结节间径+骨盆出口后矢状径<15cm,常见于男型骨盆。

B. 横径狭窄骨盆　与类人猿型骨盆类似。骨盆各平面横径均缩短,入口平面呈纵椭圆形。常因中骨盆及骨盆出口平面横径狭窄导致难产。

注意:①正常值:骨盆入口前后径 11.0cm,坐骨棘间径 10.0cm,坐骨结节间径 8.5~9.5cm。
②诊断骨盆入口狭窄的标准是骨盆入口前后径<10.0cm、骶耻外径<18.0cm、对角径<11.5cm。
③诊断中骨盆狭窄平面的标准是坐骨棘间径<10.0cm、坐骨棘间径+中骨盆后矢状径<13.5cm。
④诊断骨盆出口狭窄的标准是坐骨结节间径<8.0cm、坐骨结节间径+骨盆出口后矢状径<15cm。

⑤骨盆三个平面狭窄　骨盆外形属于女型骨盆,但骨盆三个平面各径线均比正常值小 2.0cm 或更多,称为均小骨盆,多见于身材矮小、体形匀称的妇女。

⑥畸形骨盆　指骨盆失去正常形态及其对称性,如偏斜骨盆和骨盆骨折所致的畸形骨盆。

A. 偏斜骨盆　其特征是骨盆两侧的侧斜径(一侧髂后上棘与对侧髂前上棘间径)或侧直径(同侧髂后上棘与髂前上棘间径)之差>1.0cm。

B. 骨盆骨折　尾骨骨折使尾骨尖前翘或骶尾关节融合使骨盆出口前后径缩短,导致骨盆出口狭窄。

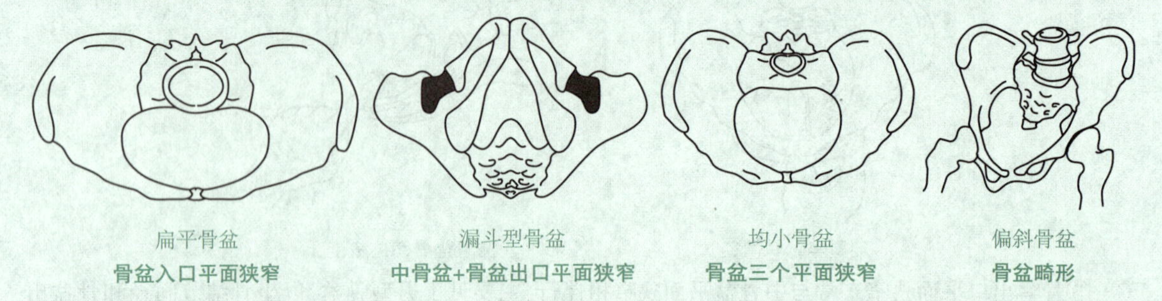

扁平骨盆　骨盆入口平面狭窄　漏斗型骨盆　中骨盆+骨盆出口平面狭窄　均小骨盆　骨盆三个平面狭窄　偏斜骨盆　骨盆畸形

(2)临床表现

①骨盆入口平面狭窄　头盆不称,临产后胎头迟迟不入盆,胎头跨耻征阳性,常见潜伏期及活跃期早期产程延长,甚至产程停滞。

②中骨盆平面狭窄　胎头衔接后下降至中骨盆平面时,由于中骨盆横径狭窄致使胎头内旋转受阻,双顶径受阻于中骨盆狭窄部位,导致持续性枕后(横)位,经阴道分娩受阻。因持续性枕后(横)位引起继发性宫缩乏力,多导致第二产程延长甚至停滞。

③骨盆出口平面狭窄　常与中骨盆平面狭窄并存。易致继发性宫缩乏力和第二产程停滞,胎头双顶径不能通过骨盆出口平面。不宜强行阴道助产,否则会导致严重的软产道裂伤及新生儿产伤。

(3)诊断

①一般检查　观察腹部形态,初产妇呈尖腹者,提示可能为骨盆入口平面狭窄。四步法了解胎先露、胎方位及胎先露是否衔接。也可借助 B 超检查协助诊断。

②估计头盆关系　正常情况下,初产妇在预产期前 1~2 周,经产妇于临产后胎头应入盆。若已临产胎头仍未入盆,则应估计头盆关系。检查者一手放在耻骨联合上方,另一手将胎头向盆腔方向推压。

头盆关系	临床表现	临床意义
胎头跨耻征阴性	胎头低于耻骨联合平面	胎头已衔接入盆,头盆相称
胎头跨耻征可疑阳性	胎头与耻骨联合在同一平面	可疑头盆不称
胎头跨耻征阳性	胎头高于耻骨联合平面	头盆不称,胎头不能入盆

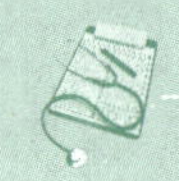

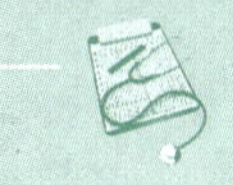

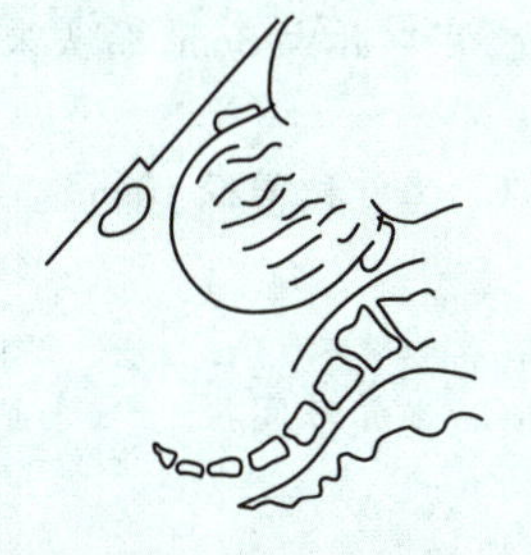

跨耻征阴性（头盆相称）

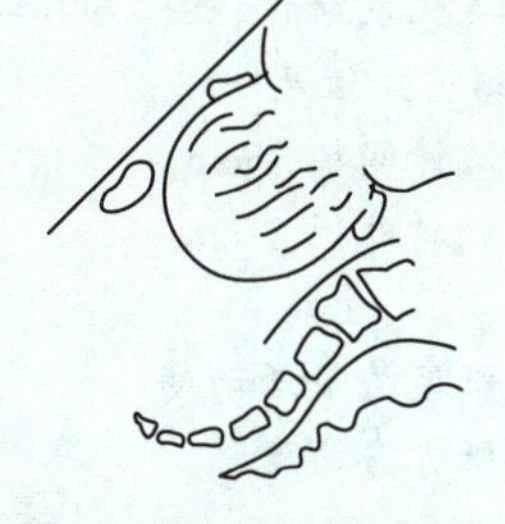

跨耻征可疑阳性（头盆可能相称）

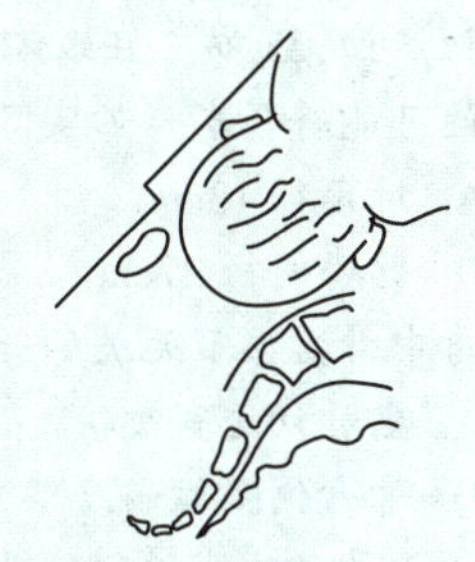

跨耻征阳性（头盆不称）

③骨盆测量　包括骨盆内测量和骨盆外测量。

均小骨盆	骨盆各平面径线<正常值 2.0cm 或以上
扁平骨盆	对角径<11.5cm
漏斗型骨盆	坐骨结节间径<8.0cm、坐骨切迹宽度<2 横指、耻骨弓角度<90°
中骨盆平面狭窄	坐骨棘间径<10.0cm
骨盆出口平面狭窄	坐骨结节间径<8.0cm、坐骨结节间径+骨盆出口后矢状径<15.0cm

④胎位及产程动态监测　初产妇临产后胎头仍未衔接或呈臀先露、肩先露等异常胎先露；胎头内旋转受阻，呈持续性枕横位、枕后位等；产力和胎位正常而产程进展缓慢，均提示狭窄骨盆可能。

(4) 对产程及母儿的影响

①对产程的影响　骨盆狭窄，胎先露下降受阻，导致继发性宫缩乏力，造成产程延长或停滞。

②对产妇的影响　若为骨盆入口平面狭窄，影响胎先露部衔接，容易发生胎位异常。若为中骨盆平面狭窄，影响胎头内旋转，容易发生持续性枕横位或枕后位。胎头长时间嵌顿于产道内，产道受压过久，可形成尿瘘或粪瘘。严重梗阻性难产伴宫缩过强，形成病理性缩复环，可导致先兆子宫破裂或子宫破裂。因胎膜早破、手术助产增加及产程异常，行阴道检查次数过多，产褥感染机会也增加。

③对胎儿的影响　骨盆入口狭窄使胎头高浮，容易发生胎膜早破、脐带脱垂，导致胎儿窘迫。产程延长，胎头受压，易发生缺氧缺血。产道狭窄，手术助产机会增多，易发生新生儿产伤及感染。

(5) 处理

①骨盆入口平面狭窄、中骨盆平面狭窄、骨盆出口平面狭窄的处理

	骨盆入口平面狭窄	中骨盆平面狭窄	骨盆出口平面狭窄
骨盆测量	对角径<11.0cm 骨盆入口前后径<9.5cm	坐骨棘间径<10.0cm 坐骨切迹宽度<2 横指	坐骨结节间径<8.0cm，坐骨结节间径+骨盆出口后矢状径<15.0cm
临床表现	胎先露不能衔接，胎头不能入盆，胎头跨耻征阳性，胎位异常，继发性宫缩乏力，产程延长或停滞	胎头内旋转受阻，易发生持续性枕横位或枕后位，产妇活跃期或第二产程延长或停滞，继发性宫缩乏力	第一产程进展顺利 胎头达盆底受阻 第二产程停滞，继发性宫缩乏力 胎头双顶径不能通过出口横径
处理原则	绝对性狭窄者不能经阴道分娩，应行剖宫产。相对性狭窄者可试产，试产 2~4 小时胎头不能入盆，行剖宫产	若宫口开全，胎头双顶径达坐骨棘平面以下，可经阴道分娩；若双顶径未达坐骨棘水平，或出现胎儿窘迫，则行剖宫产	若坐骨结节间径+骨盆出口后矢状径<15.0cm，诊断为骨盆出口平面狭窄，不应进行试产，应行剖宫产结束分娩

②均小骨盆的处理　均小骨盆表现为骨盆三个平面狭窄。若胎儿不大，产力、胎位、胎心均正常，头盆相称，可以阴道试产。若胎儿较大，头盆不称，应及时行剖宫产。

③畸形骨盆的处理　若畸形严重，明显头盆不称，应尽早行剖宫产。

【例 10】初产妇,25 岁。妊娠 41 周,宫缩规律,枕左前位,胎心率 144 次/分,宫口开大 3cm,胎头未衔接。最可能符合本产妇实际情况的骨盆测量数值是

A. 对角径 13cm　　B. 髂棘间径 25cm　　C. 坐骨棘间径 10cm
D. 髂嵴间径 27cm　　E. 骶耻外径 17cm

【例 11】与中骨盆狭窄无关的是

A. 坐骨切迹宽度　　B. 骶尾关节活动度　　C. 坐骨棘间径
D. 骨盆侧壁倾斜度　　E. 骶骨弯曲度

【例 12】属于骨盆狭窄的径线是

A. 髂棘间径 24cm　　B. 骶耻外径 19cm　　C. 骨盆入口前后径 10cm
D. 坐骨棘间径 10cm　　E. 坐骨结节间径 7.5cm,出口后矢状径 8cm

【例 13】胎头跨耻征阳性的初产妇于临产后检查,不可能出现的是

A. 子宫收缩力异常　　B. 病理性缩复环　　C. 胎头衔接
D. 胎膜早破　　E. 胎位异常

【例 14】初产妇,妊娠 38 周。骨盆外测量骶耻外径 19.5cm,髂棘间径 25cm,髂嵴间径 28cm,坐骨棘间径 9cm,坐骨结节间径 7.5cm。该孕妇的骨盆应诊断为

A. 女型骨盆　　B. 漏斗型骨盆　　C. 类人猿型骨盆
D. 扁平骨盆　　E. 均小骨盆

【例 15】初产妇,27 岁。妊娠 40 周,规律宫缩 12 小时。产科检查:胎头高浮,宫口开大 3cm,胎头枕骨靠近骶岬,胎心率 140 次/分。最恰当的处理措施是

A. 静脉滴注地诺前列酮　　B. 静脉滴注缩宫素　　C. 等待宫口开全产钳助娩
D. 等待经阴道分娩　　E. 尽早进行剖宫产术

(16~18 题共用题干)初产妇,妊娠 39 周,骨盆各径线为对角径 13cm,坐骨棘间径 9.5cm,坐骨结节间径 7cm,耻骨弓角度 80°。

【例 16】本例骨盆的诊断是

A. 扁平骨盆　　B. 中骨盆狭窄　　C. 漏斗骨盆
D. 均小骨盆　　E. 畸形骨盆

【例 17】估计胎儿体重 3700g,其分娩方式应为

A. 等待自然分娩　　B. 试产　　C. 剖宫产
D. 产钳助产　　E. 胎头吸引

【例 18】若出口后矢状径为 8.5cm,估计能从阴道分娩的条件是

A. 持续性枕后位　　B. 估计胎儿体重 2800g　　C. 胎儿窘迫
D. 完全臀先露　　E. 以上都不是

2. 软产道异常

软产道由阴道、宫颈、子宫及骨盆底软组织构成。软产道异常所致的难产少见。

四、胎位异常

胎位异常是造成难产的主要因素,包括头先露、臀先露及肩先露等胎位异常。

1. 持续性枕后位和枕横位

(1)**概念**　当胎头以枕后位或枕横位衔接,胎头双顶径抵达中骨盆平面时完成内旋转动作,大多数能向前转成枕前位,胎头得以最小径线通过骨盆最窄平面顺利经阴道自然分娩。若经充分试产,胎头枕部不能转向前方,仍位于母体骨盆后方或侧方,致使分娩发生困难者,称为持续性枕后位或持续性枕横

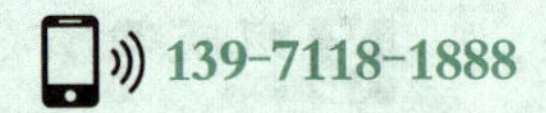

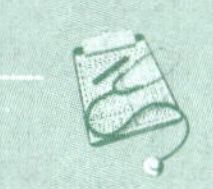

位。发生率约占分娩总数的 5%。

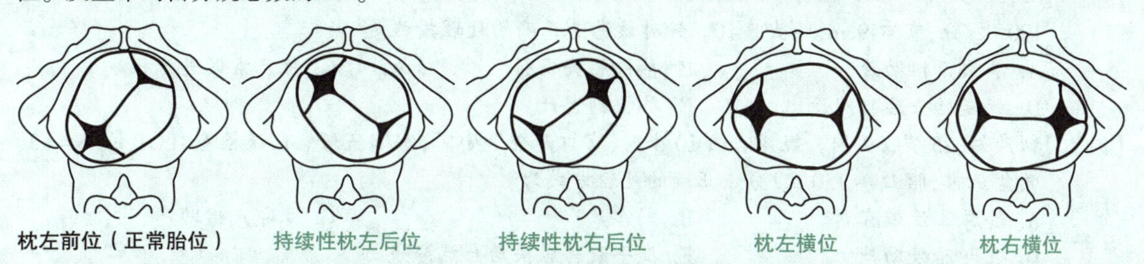

(2)临床表现　分娩发动后胎头枕后位衔接导致胎头俯屈不良及下降缓慢,宫颈不能有效扩张,易致协调性宫缩乏力,使第二产程延长。当出现持续性枕后位时,初产妇的分娩时间平均增加 2 小时,而经产妇平均增加 1 小时。此外,由于胎儿枕部压迫直肠,产妇自觉肛门坠胀及排便感,宫口尚未开全时过早使用腹压,致其体力消耗过大,宫颈前唇水肿,使胎头下降延缓或停滞,产程延长。

(3)腹部检查　前腹壁易触及胎儿肢体,胎背偏向母体后方或侧方, 胎心多在胎儿肢体侧闻及。

(4)阴道检查及肛门检查　枕后位时盆腔后部空虚。

若胎头矢状缝位于骨盆左斜径上,前囟在骨盆右前方,后囟在骨盆左后方,则为枕左后位。

若胎头矢状缝位于骨盆右斜径上,前囟在骨盆左前方,后囟在骨盆右后方,则为枕右后位。

若胎头矢状缝与骨盆横径一致,后囟位于骨盆左侧,则为枕左横位。

若胎头矢状缝与骨盆横径一致,后囟位于骨盆右侧,则为枕右横位。

若宫口开全,因胎头水肿、颅骨重叠而无法触清颅缝及囟门时,可借助胎儿耳郭及耳屏位置及方向判定胎方位。若耳郭朝向骨盆后方,则为枕后位;若耳郭朝向骨盆侧方,则为枕横位。

(5)超声检查　通过超声探测胎头枕部及眼眶方位即可明确胎头的位置。

(6)处理　持续性枕后位、枕横位无骨盆异常、胎儿不大时,可试产,应严密观察产程。

①第一产程

A. 潜伏期　保证产妇充分休息与营养,可注射哌替啶。若宫缩乏力, 可使用缩宫素。

B. 活跃期　宫口开全之前不宜过早用力屏气。除外头盆不称后,在宫口开大超过 3~5cm 可行人工破膜同时阴道检查,了解骨盆大小,静脉滴注缩宫素加强宫缩,可能经阴道分娩。如果在试产过程中出现胎儿窘迫征象或经人工破膜、静脉滴注缩宫素等处理效果不佳,每小时宫口开大<0. 5cm 或无进展时,应行剖宫产术结束分娩。

②第二产程　若第二产程进展缓慢,初产妇已近 2 小时,经产妇已近 1 小时,应行阴道检查确定胎方位。若 S+3 及以下(双顶径已达坐骨棘及以下)时,可先徒手将胎头枕部转向前方或用胎头吸引器(或产钳)辅助将胎头转至枕前位后阴道助产。若转成枕前位困难,亦可向后转至正枕后位产钳助产。若第二产程延长而胎头双顶径仍在坐骨棘以上或 S+2 以上,或伴胎儿窘迫时,应考虑行剖宫产术。

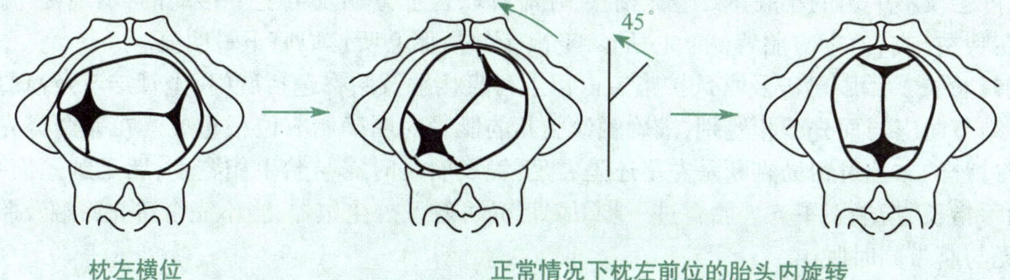

枕左横位　　正常情况下枕左前位的胎头内旋转

③第三产程　由于产程延长容易继发产后宫缩乏力,胎盘娩出后应立即给予子宫收缩剂,以防发生产后出血。

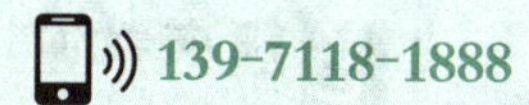

【例 19】女,30 岁,初产妇。妊娠 41 周,规律宫缩 10 小时,已破膜。产科检查:LOT,羊水黄绿色,胎心率 100 次/分,宫口 9cm,胎头 S=0。针对该患者正确的处理措施是

A. 尽快产钳助娩　　B. 尽快胎头吸引　　C. 催产素促进产程

D. 旋转胎头后自然娩出　　E. 尽快剖宫产

【例 20】初产妇,25 岁,39 周。规律宫缩 10 小时,宫口开全 2 小时,宫缩良好。阴道检查:LOT 位,S=+3,骨盆正常,胎心率 150 次/分。正确的处理方式为

A. 静脉滴注缩宫素　　B. 剖宫产　　C. 立即产钳助产

D. 立即胎吸助产　　E. 徒手旋转胎头后自然分娩

2. 臀先露

臀先露是最常见的异常胎位,以骶骨为指示点,有骶左(右)前、骶左(右)横、骶左(右)后 6 种胎方位。

(1)分类　根据胎儿双下肢的姿势,可将臀先露分为以下三类。

类型	别称	临床特点	发病率
混合臀先露	完全臀先露	胎儿双髋关节以及双膝关节均屈曲,先露部位为胎儿臀部及双足	较多见
单臀先露	腿直臀先露	胎儿双髋关节屈曲以及双膝关节伸直,先露部位为胎儿臀部	最多见
足先露	不完全臀先露	胎儿以一足或双足、一膝或双膝、一足一膝为先露 膝先露一般是暂时的,产程开始后常转为足先露	较少见

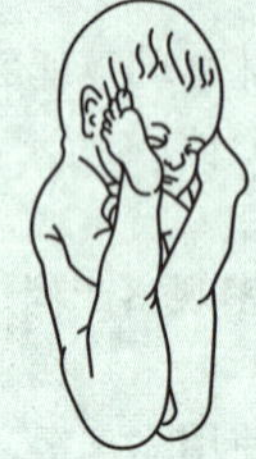

单臀先露

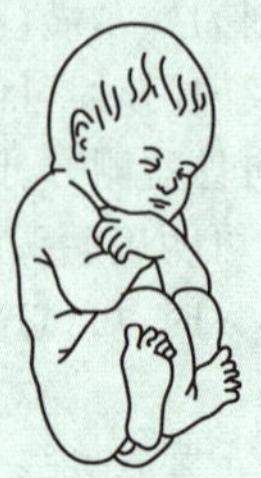

完全臀先露

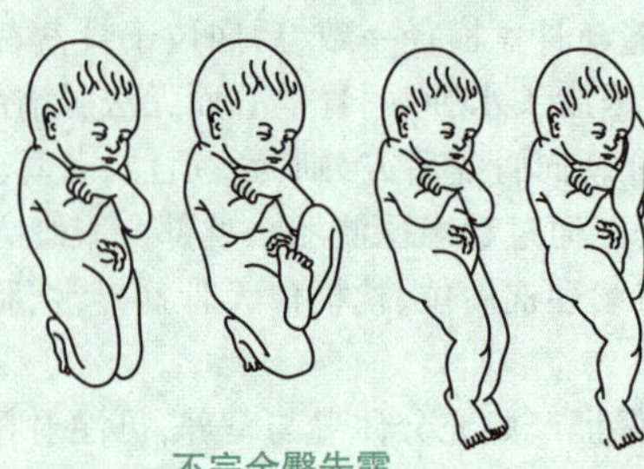

不完全臀先露

【例 21】围产儿预后相对较好的臀先露是

A. 单足先露　　B. 混合臀先露　　C. 单臀先露

D. 单膝先露　　E. 双膝先露

(2)临床表现　妊娠晚期孕妇胎动时常有季肋部胀痛感,临产后因胎足及胎臀不能充分紧贴子宫下段、宫颈及宫旁盆底神经丛,宫口扩张缓慢,产程延长,容易发生宫缩乏力。足先露时容易发生胎膜早破和脐带脱垂。

(3)腹部四步触诊　宫底部可触及圆而硬的胎头、按压时有浮球感。在腹部一侧可触及宽而平坦的胎背,对侧可触及不平坦的小肢体。若未衔接,在耻骨联合上方触及可上下移动的,不规则、宽而软的胎臀。通常在脐左(或右)上方胎背侧胎心听诊响亮,衔接后胎心听诊以脐下最明显。

(4)阴道检查　胎膜已破及宫颈扩张 3cm 以上可直接触及胎臀包括肛门、坐骨结节及骶骨等。触及肛门、坐骨结节时应与面先露相鉴别,准确触诊胎儿的骶骨对明确胎方位很重要。在完全臀先露时可触及胎足,通过趾的方位可帮助判断是左足还是右足;触及胎足时需与胎手相鉴别,胎足趾短而平齐,且有足跟,而胎手指长,指端不平齐。胎臀进一步下降后尚可触及外生殖器,当不完全臀先露触及胎儿下肢时应注意有无与脐带同时脱出。

(5)超声检查　可以确定臀先露的类型,并估计胎儿大小。

(6)处理

①妊娠期　妊娠 36 周前,大部分臀先露能自行转为头先露,无须处理。若妊娠 36 周后仍为臀先露

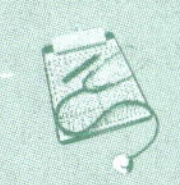

可采用外倒转术进行矫正方法。外倒转术一般于妊娠36~37周后实施，需排除阴道分娩禁忌证，术前给予宫缩抑制剂，做好紧急剖宫产的准备。

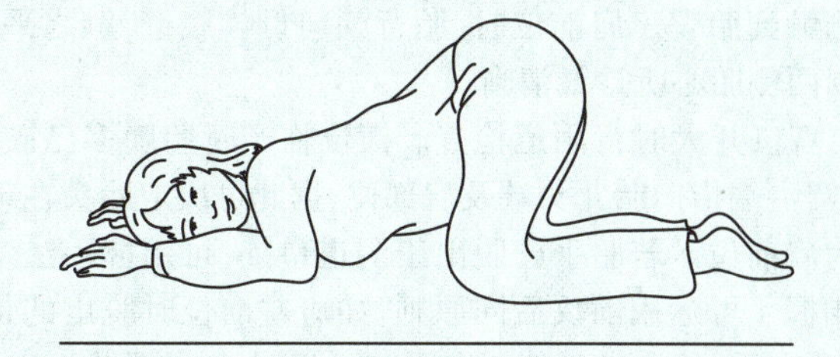
胸膝卧位

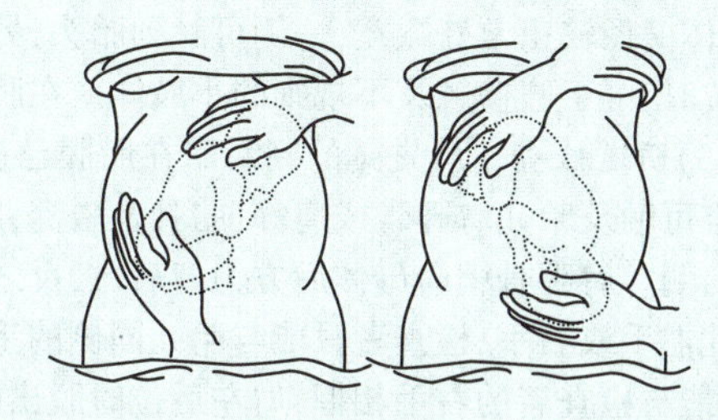
臀先露外倒转术

②分娩期处理　绝大多数选择剖宫产。

A. 择期剖宫产　指征为骨盆狭窄、瘢痕子宫、估测胎儿体重>3500g、胎儿生长受限、胎儿窘迫、胎头仰伸位、有难产史、妊娠合并症、脐带先露和不完全臀先露、无臀先露助产经验等。

B. 阴道分娩　适用于孕周≥36周；单臀先露；胎儿体重2500~3500g；无胎头仰伸；骨盆大小正常者。应由有臀先露助产经验的医师和助产士进行处理。

【例22】26岁初孕妇，妊娠38周，主诉肋下有块状物。腹部检查：子宫呈纵椭圆形，胎先露部较软且不规则，胎心在脐上偏左。应诊断为

A. 枕先露　B. 臀先露　C. 面先露
D. 肩先露　E. 复合先露

【例23】女，30岁。初产妇，身高160cm。妊娠39^{+1}周，规律腹痛2小时。查体：足先露，胎膜未破，胎心率138次/分，骨盆测量正常，宫口开大1cm，估计胎儿体重3950g。恰当的处理措施是

A. 取胸膝卧位　B. 行外转胎位术　C. 尽快剖宫产
D. 观察产程进展　E. 人工破膜

【例24】选用外转胎位术纠正臀先露的最佳时期是

A. 妊娠28~30周　B. 妊娠30~32周　C. 妊娠32~34周
D. 妊娠36~37周　E. 妊娠38~40周

3. 肩先露

胎先露部为肩，称为肩先露，为对母儿最不利的胎位。此时胎体横卧于骨盆入口之上，胎体纵轴与母体纵轴相垂直。以肩胛骨为指示点，有肩左前、肩左后、肩右前、肩右后4种胎方位。

(1)临床表现

①宫缩乏力　肩先露不能紧贴子宫下段及宫颈口，缺乏直接刺激，容易发生宫缩乏力。

②胎膜早破　肩先露时，先露部胎肩对宫颈压力不均，容易导致胎膜早破。

③胎儿窘迫　破膜后羊水迅速外流，胎儿上肢或脐带容易脱出，导致胎儿窘迫。

④嵌顿性肩先露　随着产程进展，胎肩及胸廓一部分被挤入骨盆入口，胎儿颈部进一步侧屈，使胎头折向肢体腹侧，嵌顿在一侧髂窝，胎臀则嵌顿在对侧髂窝或折叠在宫腔上部，胎肩先露侧上肢脱垂入阴道，另一侧上肢脱出于阴道口，形成嵌顿性肩先露。

⑤病理性缩复环　嵌顿性肩先露，子宫收缩加强时，子宫上段越来越厚，子宫下段被动扩张越来越薄。由于子宫上下段肌壁厚薄相差悬殊，形成环状凹陷，并随宫缩逐渐升高，甚至可以高达

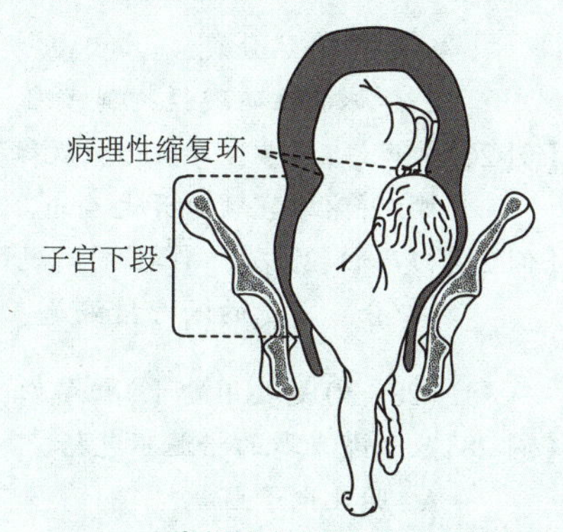

嵌顿性肩先露与病理性缩复环

脐上,形成病理性缩复环,是子宫破裂的先兆。

(2)**腹部检查** 子宫呈横椭圆形,宫底高度低于孕周,宫底部触不到胎头或胎臀,耻骨联合上方空虚;宫体横径较正常妊娠宽,一侧可触到胎头,另侧触到胎臀。肩前位时,胎背朝向母体腹壁,触之平坦;肩后位时,可于腹壁触及不规则的小肢体。在脐周两侧胎心听诊最清晰。

(3)**阴道检查** 肩先露的判断需在胎膜已破、宫口开大时行阴道检查。横位临产时胎膜多已破,阴道检查可触及胎儿肩胛骨或肩峰、肋骨及腋窝,腋窝尖端指向胎儿头端及肩部位,据此可决定胎头在母体左或右侧。肩胛骨朝向母体后方为肩后位,反之为肩前位。若胎手已脱出于阴道口外,可用握手法鉴别是胎儿左手或右手,检查者只能与胎儿同侧的手相握。可运用前反后同原则:如肩左前位时脱出的是右手,只能与检查者的右手相握;肩左后位时脱出的是左手,检查者只能用左手与之相握,以此类推。

(4)**处理**

①妊娠期 妊娠后期发现肩先露应及时矫正,可试行外倒转术转成头先露。

②分娩期 足月活胎首选剖宫产。出现先兆子宫破裂征象时,无论胎儿死活,均应行剖宫产。

【例25】嵌顿性肩先露通常不易引起

A. 病理性缩复环　　B. 宫腔内感染　　C. 脐带脱垂
D. 胎盘早剥　　E. 胎死宫内

五、异常分娩的诊治要点

1. 诊断要点

异常分娩常发生在分娩过程中,故应仔细观察产程,结合病史、体格检查,综合分析才能发现异常情况,如产妇出现胎头下降受阻、宫口扩张延缓或停滞、宫缩力异常、胎膜早破、胎儿窘迫等。

2. 处理要点

重点内容,常考,参阅下图。

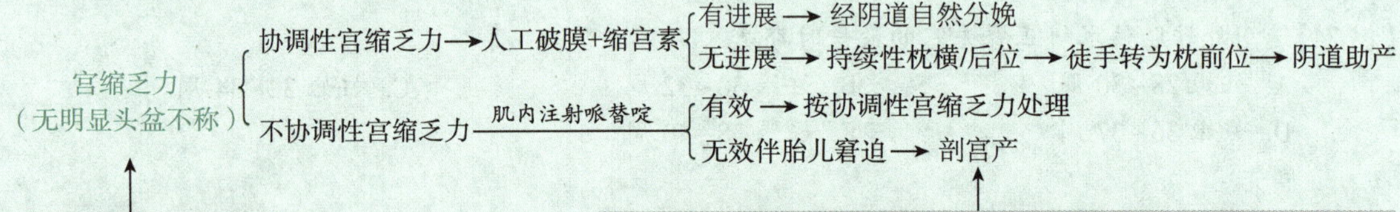

异常分娩处理示意图

A. 等待自然分娩　　B. 静脉滴注缩宫素加强宫缩　　C. 立即剖宫产
D. 静脉滴注硫酸镁抑制宫缩　　E. 米索前列醇加强宫缩

【例26】初产妇,24岁。孕41周,规律下腹疼痛6小时,骨盆测量正常,胎儿发育正常。胎心率150次/分,枕左前位,宫颈口开大4cm。正确的处理措施是

【例27】初产妇,23岁。孕42周。规律宫缩6小时,宫颈口开大4cm,胎膜破裂,羊水黄绿色,胎心率102次/分。首选的治疗措施是

(28~30题共用题干)初孕妇,26岁。妊娠38周,自觉胎动减少10小时入院。

【例28】应立即采取的措施不包括

A. 胎儿电子监护　　B. 间歇吸氧　　C. 左侧卧位
D. 胎儿生物物理评分　　E. 立即终止妊娠

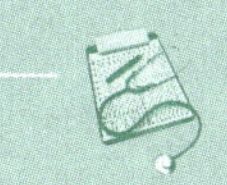

【例 29】入院后 B 超检查提示羊水平段 5cm，无应激试验反应型。此时正确的处理措施是

A. 人工破膜　　B. 间歇吸氧并严密观察　　C. 复查无应激试验
D. 静脉滴注缩宫素　　E. 米索前列醇引产

【例 30】5 小时后，产程发动，听诊胎心率 100 次/分。此时最恰当的处理措施是

A. 加压给氧　　B. 产钳助产　　C. 给予宫缩抑制剂
D. 继续观察　　E. 剖宫产

▶▶常考点　重点内容，需全面掌握。

参考答案——详细解答见《2025 国家临床执业及助理医师资格考试历年考点精析(上、下册)》

1. ABCDE　2. ABCDE　3. ABCDE　4. ABCDE　5. ABCDE　6. ABCDE　7. ABCDE
8. ABCDE　9. ABCDE　10. ABCDE　11. ABCDE　12. ABCDE　13. ABCDE　14. ABCDE
15. ABCDE　16. ABCDE　17. ABCDE　18. ABCDE　19. ABCDE　20. ABCDE　21. ABCDE
22. ABCDE　23. ABCDE　24. ABCDE　25. ABCDE　26. ABCDE　27. ABCDE　28. ABCDE
29. ABCDE　30. ABCDE

第 10 章　分娩并发症

考纲要求

①产后出血。②羊水栓塞。③子宫破裂。

复习要点

一、产后出血

1. 概念

产后出血指胎儿娩出后24小时内,阴道分娩者出血量≥500ml,剖宫产者≥1000ml,或者失血后伴有低血容量的症状或体征。严重产后出血指胎儿娩出后24小时内出血量≥1000ml。产后出血是分娩期常见并发症,是导致我国孕产妇死亡的首要原因。

【例1】产后出血是指

A. 胎儿娩出后2小时出血超过500ml　　B. 胎盘娩出后出血超过500ml

C. 胎儿娩出后12小时内出血超过1000ml　　D. 剖宫产1小时内出血超过1000ml

E. 胎儿娩出后24小时内出血超过500ml

2. 病因

子宫收缩乏力、胎盘因素、软产道裂伤及凝血功能障碍是产后出血的主要原因。

(1)子宫收缩乏力　是产后出血最常见的原因。可引起子宫收缩乏力性出血的因素有:

①全身因素　产妇精神过度紧张、疲乏、体质虚弱、高龄、肥胖或合并慢性全身性疾病。

②产科因素　产程延长、急产以及前置胎盘、胎盘早剥、妊娠期高血压疾病、宫腔感染等。

③子宫因素　子宫过度膨胀(多胎妊娠、羊水过多、巨大胎儿);子宫肌壁损伤(剖宫产史、肌瘤剔除术后、产次过多);子宫病变(子宫肌瘤、子宫畸形、子宫肌纤维变性)等。

④药物因素　临产后过多使用镇静剂、麻醉剂、子宫收缩抑制剂等。

(2)胎盘因素

①胎盘滞留　膀胱充盈使已剥离的胎盘滞留宫腔、胎盘嵌顿、胎盘剥离不全等。

②胎盘植入　可导致严重产后出血,甚至子宫破裂。

③胎盘部分残留　可影响子宫收缩而出血。

(3)软产道损伤　阴道手术助产、巨大胎儿分娩、急产而致软产道损伤出血。

(4)凝血功能障碍　胎盘早剥、死胎、羊水栓塞、重度子痫前期等,可引起DIC导致子宫大量出血。

【例2】产后出血最常见的原因是

A. 胎盘植入　　B. 血小板减少　　C. 子宫收缩乏力

D. 胎盘嵌顿　　E. 胎盘粘连

3. 临床表现

胎儿娩出后阴道流血,严重者出现失血性休克、重度贫血等相应表现。

(1)阴道流血　根据阴道流血特点,可初步判断产后出血原因。

①软产道裂伤　胎儿娩出后立即发生阴道流血,鲜红色,应考虑软产道裂伤。

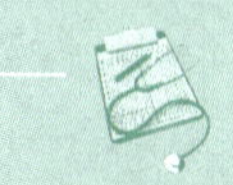

②胎盘因素　胎儿娩出后数分钟出现阴道流血，暗红色，应考虑胎盘因素。

③子宫收缩乏力　胎盘娩出后阴道流血较多，应考虑子宫收缩乏力或胎盘、胎膜残留。

④凝血功能障碍（DIC）　胎儿或胎盘娩出后阴道持续流血，且血液不凝，应考虑凝血功能障碍。

⑤阴道血肿　低血容量症状表现明显，伴阴道疼痛而阴道流血不多，应考虑阴道血肿。

⑥剖宫产出血　主要表现为胎儿胎盘娩出后胎盘剥离面的广泛出血，亦有子宫切口出血严重者。

(2)低血压症状　头晕、面色苍白、呼吸加快、脉搏细数、皮肤湿冷、烦躁等。

4. 诊断及处理

(1)测量失血量　方法有称重法、容积法、面积法、休克指数法、血红蛋白测定。

(2)明确产后出血原因及处理　临床上，以子宫收缩乏力引起的产后出血最常见。

出血原因	临床表现及病因	治疗
子宫收缩乏力	胎盘娩出后宫底应平脐或脐下 1 横指，子宫收缩呈球形、质硬。宫缩乏力时宫底升高、质软、轮廓不清，阴道流血多	按摩子宫、应用宫缩剂、宫腔纱条填塞、结扎盆腔血管、切除子宫
胎盘因素	表现为胎儿娩出后数分钟出现阴道流血，色暗红。胎儿娩出 10 分钟内胎盘未娩出，阴道大量流血，应考虑胎盘残留、胎盘部分剥离、胎盘粘连或植入等	取出胎盘；若有胎盘植入，切忌强行剥离，以子宫切除为宜
软产道损伤	胎儿娩出后立即发生阴道流血，色鲜红，应考虑软产道裂伤	彻底止血，逐层缝合裂伤
凝血功能障碍	持续阴道流血，血液不凝；全身多部位出血、身体瘀斑；血小板、纤维蛋白原减少，凝血酶原时间延长	输鲜血，补充血小板、纤维蛋白原、凝血因子，处理 DIC

5. 预防

(1)产前预防　加强围产保健，预防及治疗贫血，对有可能发生产后出血的高危人群进行一般转诊和紧急转诊。

(2)产时预防　密切观察产程进展，防止产程延长，正确处理第二产程，积极处理第三产程。预防性使用宫缩剂是处理第三产程最重要的措施。

(3)产后预防　因产后出血多发生在产后 2 小时内，故胎盘娩出后，密切监测生命体征，包括血压、脉搏、阴道流血量、子宫高度、膀胱充盈情况，及早发现出血和休克。鼓励产妇排空膀胱，与新生儿早接触、早吸吮，以便能反射性引起子宫收缩，减少出血量。

【例 3】经产妇，27 岁，妊娠 39 周，双胎妊娠。第一儿枕先露自然分娩，第二儿间隔 8 分钟臀位助产娩出，历经 10 分钟娩出胎盘，随后阴道流血量达 600ml。最可能的诊断是

A. 副胎盘残留　B. 胎盘残留　C. 子宫收缩乏力
D. 宫颈裂伤　E. 凝血功能障碍(2021)

【例 4】女，30 岁。孕 39 周，皮肤黄染、乏力、呕吐 1 周。入院胎心监护显示胎心率 108 次/分，反复变异减速。行急诊剖宫产，娩出一 3200g 男婴，15 分钟后胎盘娩出，子宫缩小，质硬，但阴道持续流血，量共约 1900ml，无血凝块。该患者阴道出血的原因可能是

A. 晚期产后出血　B. 前置胎盘　C. 宫缩乏力
D. 凝血功能异常　E. 胎盘早剥(2022)

【例 5】胎儿娩出后 4 分钟，产妇出现大量阴道流血，最可能的原因是

A. 阴道静脉破裂　B. 宫颈裂伤　C. 子宫收缩乏力
D. 胎盘部分剥离　E. 凝血功能障碍(2020)

A. 胎盘残留　B. 凝血功能异常　C. 胎盘植入
D. 子宫收缩乏力　E. 宫颈裂伤

【例 6】初产妇,28 岁,妊娠 39 周。宫口开全 2 小时。因胎儿呼吸窘迫产钳助产一活婴,体重 3500g。胎儿娩出后阴道有持续性鲜红色血液流出,出血量共约 650ml。最可能的出血原因是

【例 7】经产妇,32 岁,妊娠 41 周。阴道分娩一活婴,体重 3900g,5 分钟后胎盘娩出,随之有阵发性阴道流血,子宫轮廓不清。最可能的出血原因是(2021)

(8~10 题共用题干)初产妇,32 岁。宫口开全后 2 小时行会阴侧切低位产钳术助产。娩出一体重 4000g 男婴。15 分钟后胎盘娩出,遂缝合侧切口。

【例 8】对该产妇正确的处理是

A. 留置产房由家属陪护 24 小时　B. 留置产房观察 1 小时　C. 留置产房观察 2 小时
D. 留置产房观察 4 小时　E. 立刻送回病房由家属监护

【例 9】该产妇胎盘娩出 30 分钟后,阴道出现大量流血。1 小时后产妇出现心慌、气短、口渴,查体:P110 次/分,BP90/50mmHg。面色苍白,子宫软,轮廓不清,阴道有大量血凝块。导致该产妇产后出血最可能的原因是

A. 阴道裂伤　B. 胎盘残留　C. 宫缩乏力
D. 凝血功能障碍　E. 子宫破裂

【例 10】此时应立即采取的措施是

A. 注射缩宫药物　B. 缝合撕裂阴道　C. 手取残留胎盘
D. 缝合破裂子宫　E. 静脉注射止血药物(2019)

二、羊水栓塞

1. 概念

羊水栓塞是产科特有的罕见并发症。以起病急骤、病情凶险、预测困难为其临床特点,因在临产和分娩过程中羊水及胎儿异体抗原进入母体血液循环,引起肺动脉高压、低氧血症、循环衰竭、弥散性血管内凝血以及多器官功能衰竭等一系列病理生理变化及临床表现,是导致孕产妇死亡的重要原因之一。其发病率(1.9~7.7)/10 万,死亡率 19%~86%。

【例 11】临床少见而产妇病死率极高的分娩期并发症是

A. 产后出血　B. 脐带脱垂　C. 子痫
D. 子宫破裂　E. 羊水栓塞

2. 病因

(1)诱发因素　高龄初产、经产妇、宫颈裂伤、羊水过多、多胎妊娠、子宫收缩过强、急产、胎膜早破、前置胎盘、子宫破裂、剖宫产和刮宫术等可能是羊水栓塞的诱发因素。

(2)羊膜腔内压力过高　临产后,特别是第二产程子宫收缩时羊膜腔内压力可高达 100~175mmHg。当羊膜腔内压力明显超过静脉压时,羊水有可能被挤入破损的微血管而进入母体血液循环。

(3)血窦开放　分娩过程中各种原因引起的宫颈或宫体损伤、血窦破裂,羊水可通过破损血管或胎盘后血窦进入母体血液循环。

(4)胎膜破裂　大部分羊水栓塞发生在胎膜破裂以后,羊水可从子宫蜕膜或宫颈管破损的小血管进入母体血液循环中。

3. 病理生理

羊水成分进入母体循环是羊水栓塞发生的先决条件,可能发生的病理生理变化如下。

(1)过敏样反应　羊水中的抗原成分可引起Ⅰ型变态反应,出现过敏样反应。

(2)肺动脉高压　羊水中的有形物质形成小栓子,刺激肺组织产生和释放血管活性物质,使肺血管反射性痉挛,导致肺动脉高压、急性右心衰竭,而左心房回心血流减少,左心排血量明显减少,引起周围血

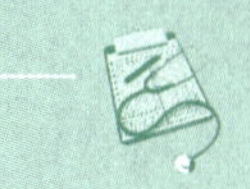

液循环衰竭，使血压下降，产生一系列休克症状，产妇可因重要脏器缺血而突然死亡。

(3)炎症损伤　羊水栓塞所致的炎性介质系统突然激活，引起全身炎症反应综合征(SIRS)。

(4)弥散性血管内凝血(DIC)　妊娠期母体血呈高凝状态，羊水中含有大量促凝物质，易发生 DIC。

【例 12】孕产妇首先发生右心衰竭的疾病是

A. 妊娠合并二尖瓣狭窄　B. 子痫　C. 羊水栓塞
D. 重型胎盘早剥　E. 产褥感染

4. 临床表现

羊水栓塞起病急骤，来势凶险。70%发生在阴道分娩时，19%发生在剖宫产时。大多发生在分娩前 2 小时至产后 30 分钟之间。极少发生在中期妊娠引产、羊膜腔穿刺术中和外伤时。

(1)典型羊水栓塞　以骤然出现的低氧血症、低血压、凝血功能障碍为特征，此为羊水栓塞三联征。

①前驱症状　30%~40%的患者会出现非特异性前驱症状，如呼吸急促、胸痛、憋气、寒战、呛咳、头晕、乏力、心慌、恶心、呕吐、麻木、胎心减速、胎心基线变异消失等。

②呼吸循环功能衰竭　突发呼吸困难、发绀、抽搐、意识丧失；脉搏细数、血压急剧下降、血氧饱和度下降；肺底部湿啰音；病情严重者可出现心室颤动、心搏骤停，于数分钟内猝死。

③凝血功能障碍　出现以子宫出血为主的全身出血倾向，如切口渗血、全身皮肤黏膜出血、针眼渗血、血尿、消化道大出血等。

④多脏器功能损害　全身脏器均可受损，中枢神经系统和肾脏也是常见的受损器官。

(2)不典型羊水栓塞　临床症状隐匿、较轻，病情发展缓慢，缺乏急性呼吸、循环衰竭等症状。当其他原因不能解释患者临床症状并作出诊断时，应考虑羊水栓塞的可能性。

【例 13】关于羊水栓塞的叙述，错误的是

A. 栓子含有羊水有形成分　B. 易引起 DIC　C. 易引起右心衰竭
D. 易引起低氧血症　E. 常引起Ⅱ型变态反应(2023)

5. 诊断

(1)诊断标准　羊水栓塞的诊断是临床诊断，需符合以下 5 条：①急性发生的低血压或心搏骤停；②急性低氧血症，呼吸困难、发绀或呼吸停止；③凝血功能障碍，有凝血因子消耗或纤溶亢进的实验室证据，或表现为严重的出血，但无其他可以解释的原因；④上述症状发生在分娩、剖宫产术、刮宫术或产后短时间内(多数发生在胎盘娩出后 30 分钟内)；⑤上述出现的症状和体征不能用其他疾病来解释。

(2)注意事项　目前尚无统一的羊水栓塞诊断标准，母血中找到胎儿或羊水成分不再作为诊断的必须依据。即使血液或器官组织找到羊水有形物质，如果临床表现不支持，也不能诊断为羊水栓塞；相反，血液或器官组织未找到羊水有形物质，但是临床表现支持，也应诊断为羊水栓塞。

6. 处理

治疗原则是维持呼吸循环等生命体征及保护器官功能，并针对性进行生命支持治疗。

呼吸支持治疗	保持呼吸道通畅，选择面罩、无创呼吸机、气管插管甚至体外膜肺氧合等增加氧合
循环支持治疗	维持血流动力学稳定(血管活性药物、正性肌力药物)、解除肺动脉高压(依前列醇)、补充血容量、处理心搏骤停(心肺复苏)
抗过敏	应用大剂量糖皮质激素治疗羊水栓塞尚存在争议
纠正凝血功能障碍	凝血功能评估，大量输血，同时可进行抗纤溶治疗，不推荐肝素治疗
维持内环境稳定	预防肾衰竭。循环呼吸衰竭常伴有代谢性酸中毒等内环境紊乱及肾功能损害
产科处理	羊水栓塞发生于分娩前，应立即终止妊娠；心搏骤停患者应立即心肺复苏；孕 23 周以上时可行紧急剖宫产；应积极处理产后出血

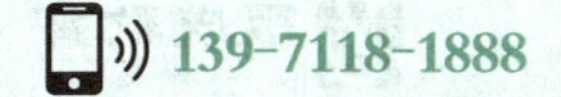

7. 预防

人工破膜时,不推荐剥膜,以减少子宫颈管小血管的破损,同时避免在宫缩时进行人工破膜。剖宫产术中,刺破羊膜前需保护好子宫切口处的开放性血管。掌握缩宫素的应用指征,避免宫缩过强造成的不良影响。对于死胎、胎盘早剥等,需监测凝血功能,并采取相应的处理措施。同时,应避免产伤、子宫破裂和子宫颈裂伤等并发症的发生。

【例 14】初产妇,29 岁,妊娠 40 周。自然临产,宫缩强。胎膜破裂后产妇突然出现呛咳、烦躁不安,继而出现呼吸困难,昏迷。该患者最可能的诊断是

A. 羊水栓塞　　B. 胎盘早剥　　C. 子痫

D. 子痫前期　　E. 子宫破裂

【例 15】初产妇,26 岁。孕 40 周,临产后宫缩强,宫口开大 9cm 时自然破膜。破膜后突然发生咳嗽、呼吸困难、发绀、血压下降。最可能发生的情况是

A. 子宫破裂　　B. 前置胎盘　　C. 羊水栓塞

D. 胎盘早剥　　E. 胎膜早破

【例 16】抢救羊水栓塞的首要措施是

A. 纠正 DIC 及继发性纤溶　　B. 纠正呼吸、循环衰竭　　C. 纠正肾衰竭

D. 立即终止妊娠　　E. 切除子宫

三、子宫破裂

子宫破裂是指在妊娠期或分娩过程中子宫体部或子宫下段发生的破裂,是一种严重的产科并发症。

1. 病因

(1)子宫手术史(瘢痕子宫)　是近年来导致子宫破裂的常见原因,如剖宫产术、子宫肌瘤剔除术、宫角切除术、子宫成形术后形成瘢痕,在妊娠晚期或分娩期由于子宫腔内压力增高,可使瘢痕破裂。前次手术后伴感染、切口愈合不良、剖宫产后间隔时间过短而再次妊娠者,临产后发生子宫破裂的风险更高。

(2)梗阻性难产　常见于头盆不称、巨大胎儿、胎位异常、畸形胎儿的分娩。

(3)不协调收缩或过强收缩　缩宫素、前列腺素等不当使用所致的子宫不协调收缩或过强收缩。

(4)产科手术损伤　宫颈口未开全时行产钳助产、臀牵引术或中高位产钳牵引等造成子宫撕裂伤。

(5)其他　子宫发育异常或多次宫腔操作,局部肌层菲薄导致子宫自发破裂。

2. 临床表现

多数由先兆子宫破裂进展为子宫破裂。胎儿窘迫、胎心率异常是常见的临床表现。

(1)好发时期　子宫破裂多发生于分娩期,部分发生于妊娠晚期。

(2)先兆子宫破裂　常见于产程长、有梗阻性难产因素的产妇,主要有以下四大表现:

①下腹剧痛　子宫呈强直性或痉挛性过强收缩,产妇烦躁不安,呼吸、心率加快,下腹剧痛难忍。

②病理性缩复环　胎先露部下降受阻,子宫收缩过强,子宫体部肌肉增厚变短,子宫下段肌肉变薄拉长,在两者间形成环状凹陷,称为病理性缩复环,随着产程进展,该环可逐渐上升平脐或脐上,压痛明显。

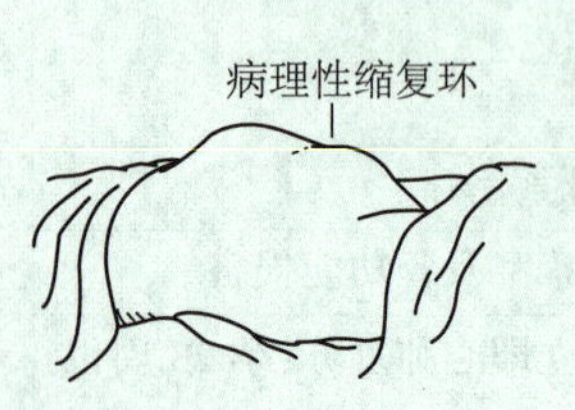

先兆子宫破裂

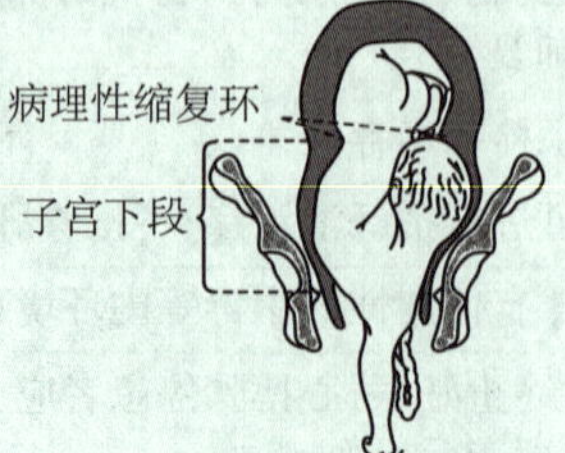

病理性缩复环

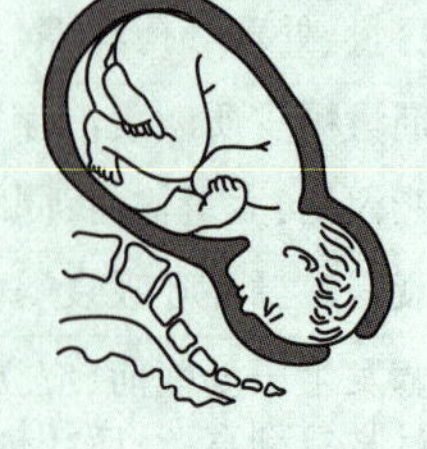
痉挛性狭窄环围绕胎颈

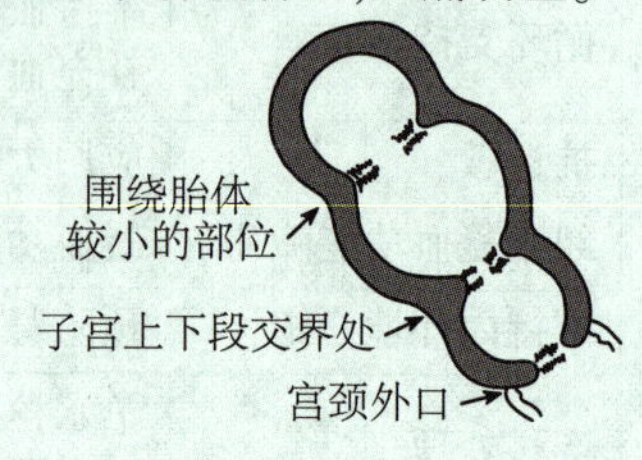

痉挛性狭窄环好发部位

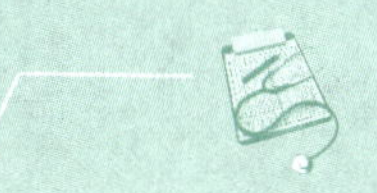

③血尿　膀胱受压充血，出现排尿困难及血尿。

④胎心率异常　因宫缩过强、过频，无法触清胎体，胎心率加快或减慢或听不清。

注意：①10版《妇产科》P162：临产后，在子宫内面的上、下段交界处存在生理性缩复环。
②10版《妇产科》P179：子宫痉挛性狭窄环常见于不协调性宫缩过强。
③10版《妇产科》P206：病理性缩复环常见于先兆子宫破裂、嵌顿性肩先露。
④10版《妇产科》P206：血尿常见于先兆子宫破裂。

【例17】与病理性缩复环关系最密切的是

A. 先兆子宫破裂　　B. 子宫破裂　　C. 临产
D. 先兆临产　　E. 先兆早产(2024)

【例18】初产妇，29岁。妊娠40周，规律宫缩8小时后出现烦躁不安。查体：体温37.2℃，呼吸20次/分，血压120/80mmHg，腹部拒按，脐下方可见一环状凹陷，宫口开大3cm，S=-3，胎位、胎心不清。导尿为肉眼血尿。该患者最可能的诊断是

A. 羊水栓塞　　B. 子宫破裂　　C. 先兆子宫破裂
D. 重型胎盘早剥　　E. 急性阑尾炎(2024)

(3)子宫破裂　分不完全性子宫破裂和完全性子宫破裂。

	不完全性子宫破裂	完全性子宫破裂
破裂层次	子宫肌层部分或完全破裂，但浆膜层完整	子宫肌层全层破裂
发生部位	子宫下段剖宫产切口瘢痕破裂	子宫体部瘢痕破裂
是否相通	宫腔与腹腔不相通，胎儿及附属物仍在宫腔内	宫腔与腹腔相通，羊水、血液、胎儿进入腹腔内
腹痛	腹痛不明显 仅在不完全破裂处有明显压痛、腹痛症状	下腹撕裂样剧痛，子宫收缩停止，之后出现持续性全腹痛、压痛反跳痛
出血征象	出血体征不明显。若破裂口累及两侧子宫血管可致急性大出血，或阔韧带血肿	血液进入腹腔，形成腹腔内出血 可有失血性休克征象
胎儿检查	多有胎心率异常	腹壁下扪及胎体，子宫位于侧方，胎心胎动消失
阴道检查	子宫一侧扪及压痛性包块(阔韧带血肿)	先露部升高，宫颈缩小，扪及子宫下段裂口
先兆破裂	常缺乏先兆子宫破裂的典型症状	常继发于先兆子宫破裂症状之后

A. 先兆子宫破裂　　B. 子宫破裂　　C. 前置胎盘
D. 胎盘早剥　　E. 羊水栓塞

【例19】产妇下腹压痛，烦躁不安，腹部可见病理性缩复环，胎心不清。最可能的诊断是

【例20】产妇生产过程中，下腹部突发撕裂样疼痛，宫缩消失，下腹痛缓解片刻后扩散至全腹，伴血压下降。最可能的诊断是(2024)

3. 诊断

(1)病史　常有剖宫产、产程延长、梗阻性难产等病史。

(2)症状及体征　子宫下段压痛、胎心异常、胎先露部上升、宫颈口缩小、阴道流血。

(3)B超检查　可明确破裂部位及与子宫的关系。

4. 鉴别诊断

(1)胎盘早剥　起病急，可有剧烈腹痛、胎心变化、内出血休克等表现，易与先兆子宫破裂混淆。但胎盘早剥者常有妊娠期高血压疾病史或外伤史，子宫呈板状硬，无病理性缩复环，胎位不清，B超提示胎盘后血肿。

(2)难产并发腹腔感染 有产程长、多次阴道检查史,腹痛和腹膜炎体征;阴道检查胎先露无上升、宫颈口无回缩;B 超示胎儿位于宫腔内、子宫无缩小;患者体温升高、白细胞计数增多。

5. 处理

(1)先兆子宫破裂 应立即抑制子宫收缩并尽快手术,可采用全身麻醉。

(2)子宫破裂 应在抢救休克的同时,无论胎儿是否存活均应尽快手术治疗。

①手术方式 子宫破口整齐、破裂时间短、无明显感染者,可行破口修补术;子宫破口大、不整齐、有明显感染者,应行次全子宫切除术;破口大、裂伤累及宫颈者,应行全子宫切除术。

②控制感染 手术前后足量足疗程使用广谱抗菌药物控制感染。

③转院治疗 严重休克者应尽可能就地抢救,若必须转院,应在输血输液及生命体征稳定的情况下方可转送。

6. 预防

(1)提前入院待产 做好产前保健,有子宫破裂高危因素患者,提前入院待产。

(2)严密观察产程进展 警惕并尽早发现先兆子宫破裂征象并及时处理。

(3)严格掌握缩宫剂应用指征 应有专人监护、严密观察,避免宫缩过强;瘢痕子宫的孕妇阴道试产时应严密监测,并具备紧急手术的条件。

(4)规范操作 正确掌握产科手术助产的指征及操作常规。

【例 21】重型胎盘早剥与先兆子宫破裂共有的临床表现是

A. 合并妊娠期高血压疾病　B. 剧烈腹痛　C. 跨耻征阳性
D. 子宫呈板状硬　E. 出现病理性缩复环

【例 22】初产妇,23 岁。妊娠 40 周,临产 8 小时后出现烦躁不安,呼吸加快,下腹疼痛,拒按,胎心听不清,查体见下腹部近脐下方一环状凹陷,导尿为血尿。该患者最可能的诊断是

A. 羊水栓塞　B. 子宫破裂　C. 先兆子宫破裂
D. 重型胎盘早剥　E. 急性阑尾炎

【例 23】初孕妇,24 岁,妊娠 38 周。腹痛 2 天,加剧 1 小时。查体:血压 130/90mmHg,心率 106 次/分。下腹拒按,阴道口可见胎儿上肢、胎心音消失。导尿呈淡红色。首选的处理措施是

A. 行胎头吸引术　B. 内倒转后臀牵引　C. 行毁胎术
D. 行产钳助产术　E. 立即剖宫产

常考点 产后出血的定义及病因判断;羊水栓塞;先兆子宫破裂的临床表现及治疗。

参考答案——详细解答见《2025 国家临床执业及助理医师资格考试历年考点精析(上、下册)》

1. ABCDE　2. ABCDE　3. ABCDE　4. ABCDE　5. ABCDE　6. ABCDE　7. ABCDE
8. ABCDE　9. ABCDE　10. ABCDE　11. ABCDE　12. ABCDE　13. ABCDE　14. ABCDE
15. ABCDE　16. ABCDE　17. ABCDE　18. ABCDE　19. ABCDE　20. ABCDE　21. ABCDE
22. ABCDE　23. ABCDE

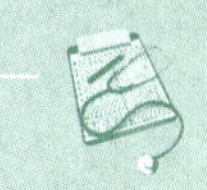

第 11 章　产褥期与产褥期疾病

▶考纲要求

①正常产褥概述。②产褥感染概述。

▶复习要点

一、正常产褥

产褥期指从胎盘娩出至产妇全身各器官除乳腺外恢复至正常未孕状态所需的一段时间，通常为 6 周。

1. 产褥期母体各系统的变化

(1)生殖系统的变化

①子宫　产褥期子宫变化最大。子宫在胎盘娩出后逐渐恢复至未孕状态的全过程，称为子宫复旧。子宫于产后 6 周恢复到妊娠前大小。子宫内膜再生约需 3 周，但胎盘附着部位内膜完成修复需至产后 6 周。子宫复旧导致开放的子宫螺旋动脉和静脉窦压缩变窄，数小时后血管内形成血栓，出血量逐渐减少直至停止。产后子宫下段肌纤维缩复，逐渐恢复为非孕时的子宫峡部。产后 1 周宫颈内口关闭，宫颈管复原。产后 4 周宫颈恢复至非孕时形态。分娩后初产妇的宫颈外口由产前圆形，变为产后"一"字形横裂。

②阴道　阴道黏膜皱襞在产后 3 周重现，但阴道至产褥期结束时仍不能完全恢复至未孕的紧张度。

③外阴　分娩后外阴轻度水肿，产后 2~3 日消退。轻度会阴撕裂或侧切缝合后，产后 3~4 日愈合。

④盆底组织　若能于产褥期坚持做产后康复锻炼，盆底肌可能在产褥期内即恢复至接近未孕状态。

(2)乳房的变化　产后乳房的最大变化是泌乳。当胎盘剥离娩出后，产妇血中的雌激素、孕激素、胎盘催乳素水平急剧下降，抑制下丘脑分泌的催乳素抑制因子释放，在催乳素作用下，乳汁开始分泌。哺乳可促进乳汁分泌。吸吮是保持乳腺不断泌乳的重要条件。初乳指产后 7 日内分泌的乳汁，极易消化，是新生儿早期最理想的天然食物。4 周内乳汁逐渐转变为成熟乳，蛋白质含量逐渐减少，脂肪和乳糖含量逐渐增多。初乳和成熟乳均含有大量抗体，有助于新生儿抵抗疾病侵袭。

(3)循环系统及血液系统的变化　胎盘剥离后，子宫胎盘血液循环终止且子宫缩复，大量血液从子宫涌入产妇体循环，加之妊娠期潴留的组织间液回吸收，产后 72 小时内，产妇循环血量增加 15%~25%，应注意预防心衰的发生。循环血量于产后 2~3 周恢复至未孕状态。产褥早期血液处于高凝状态，血清纤维蛋白原、凝血酶等于产后 2~4 周降至正常。血红蛋白水平于产后 1 周左右回升。白细胞总数于产褥早期较高，血小板数量增多。

(4)消化系统的变化　妊娠期胃肠蠕动和肌张力减弱，胃液中盐酸分泌量减少，产后需 1~2 周逐渐恢复。产后 1~2 日内产妇常感口渴，喜进流质或半流质食物。产褥期活动减少，肠蠕动减弱，容易便秘。

(5)泌尿系统的变化　妊娠期体内潴留的大量水分主要经肾脏排出，故产后 1 周内尿量增多。产后 24 小时内，易发生尿潴留。妊娠期发生的肾盂及输尿管扩张，产后需 2~8 周恢复正常。

(6)内分泌系统的变化　雌激素、孕激素水平急剧下降，于产后 1 周降至未孕时水平。人胎盘催乳素于产后 6 小时已不能测出。哺乳产妇的催乳素水平于产后下降，但仍高于非孕时水平。不哺乳产妇的催乳素水平于产后 2 周降至非孕时水平。

(7)腹壁的变化　初产妇腹壁紫红色妊娠纹变成银白色陈旧妊娠纹。腹壁紧张度在产后 6~8 周恢复。

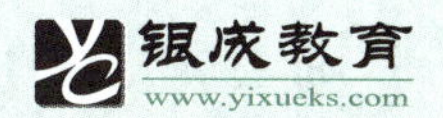

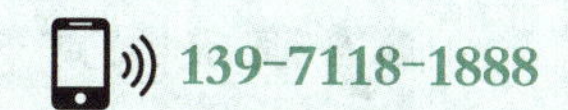

2. 产褥期临床表现

(1)生命体征 产后体温多在正常范围内。

①体温 可在产后24小时内略升高，一般不超过38℃，可能与产程延长致过度疲劳有关。

②泌乳热 产后3~4日出现乳房血管、淋巴管极度充盈，乳房胀大，体温37.8~39℃，称为泌乳热，一般持续4~16小时，体温即下降，不属病态，但需排除其他原因，尤其是感染引起的发热。

③产后脉搏 在正常范围内，一般略慢，60~70次/分。

④产后呼吸 呼吸深慢，是由产后腹压降低，膈肌下降，妊娠期的胸式呼吸变为胸腹式呼吸所致。

⑤产后血压 维持在正常水平，变化不大。

(2)子宫复旧 胎盘娩出后，子宫圆而硬，宫底在脐下一指。产后第1日略上升至脐平，以后每日下降1~2cm，至产后1周在耻骨联合上方可触及，于产后10日子宫降入骨盆腔内，腹部检查触不到宫底。

(3)产后宫缩痛 于产后1~2日出现，持续2~3日自然消失，多见于经产妇。

(4)恶露 产后随子宫蜕膜脱落，含有血液、坏死蜕膜等组织经阴道排出，称为恶露。正常恶露有血腥味，但无臭味，持续4~6周，总量250~500ml。恶露分类如下：

分类	性状	镜检	持续时间
血性恶露	含大量血液，鲜红色，量多，可有小血块	见大量红细胞、坏死蜕膜及少量胎膜	3~4日
浆液恶露	含大量浆液，淡红色	见较多坏死蜕膜组织、宫腔渗出液、宫颈黏液，少量红细胞及白细胞，且有细菌	约10日
白色恶露	含大量白细胞，色泽较白，质黏稠	大量白细胞、坏死蜕膜组织、表皮细胞及细菌	3周

记忆：①血性恶露、浆液恶露和白色恶露分别持续3~4日、10日、3周。
②血性恶露三四日，浆液恶露有十日，白色恶露二十一日。

(5)褥汗 产后1周内皮肤排泄功能旺盛，排出大量汗液，不属于病态。

【例1】初产妇，26岁。顺产后3天。查体：T38.2℃，BP120/80mmHg。双侧乳房胀痛。阴道流出血性恶露，无异味。会阴切口略红，无渗出。宫底平脐，无压痛。该产妇体温高于正常的原因可能是

A. 泌乳热　B. 急性子宫内膜炎　C. 会阴切口感染
D. 急性乳腺炎　E. 产后体温调节功能失常(2022)

【例2】初产妇，28岁。足月经阴道分娩，产后第8天，身体状况良好，无发热，无腹痛。该产妇排出的恶露性质最可能是

A. 混合型恶露　B. 浆液恶露　C. 血性恶露
D. 红色恶露　E. 白色恶露(2024)

【例3】女，31岁。自然分娩后1天。诉下腹部阵发性疼痛。查体：体温37.8℃，宫底平脐，质硬，无压痛，阴道少量流血，暗红色，量少于月经量。该产妇属于

A. 正常产褥　B. 产褥感染　C. 软产道裂伤
D. 产后出血　E. 子宫复旧不良(2023)

3. 产褥期处理

(1)产后2小时内的处理 产后2小时内极易发生严重并发症，如产后出血、子痫、心衰等，应在产房内严密观察产妇的生命体征、子宫收缩情况及阴道流血量，并注意宫底高度及膀胱是否充盈等。

(2)饮食 产后1小时可让产妇进流质或清淡半流质食物，以后进普通饮食。哺乳产妇应补铁3个月。

(3)排尿 产后5日内尿量明显增多，应尽早自行排尿。产后4小时内应让产妇排尿。

(4)排便 产后卧床休息，肠蠕动减弱，容易便秘。若发生便秘，可口服缓泻剂。

(5)观察子宫复旧及恶露 每日手测宫底高度，以了解子宫复旧情况。每日观察恶露情况。

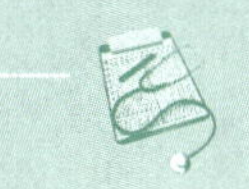

(6)会阴处理　消毒擦洗外阴,保持会阴部清洁及干燥。会阴侧切于产后3~5日拆线。

(7)观察情绪变化　产后3~10日产妇情绪不稳定,可表现为轻度抑郁。

(8)乳房护理　推荐母乳喂养,按需哺乳,24小时母婴同室,做好早接触、早吸吮。于产后1小时内开始哺乳,可通过新生儿吸吮动作刺激泌乳。哺乳开始后,下述情况应分别处理:

①乳胀　哺乳前湿热敷3~5分钟,并按摩乳房,频繁哺乳,排空乳汁。

②催乳　鼓励乳母树立信心,按需哺乳、夜间哺乳,适当调节饮食,喝营养丰富的肉汤。

③退奶　产妇不能哺乳,应尽早退奶。最简单的方法是停止哺乳,必要时辅以药物,常用退奶方法有:生麦芽煎服、芒硝外敷。不推荐使用甾体激素、溴隐亭退奶。

④乳头皲裂　轻者可继续哺乳。哺乳前湿热敷3~5分钟,挤出少许乳汁,使乳晕变软,以利新生儿含吮乳头和大部分乳晕。乳头皲裂严重者应停止哺乳,可挤出或用吸乳器将乳汁吸出后喂给新生儿。

(9)预防产褥中暑　产褥中暑表现为高热,水、电解质紊乱,循环衰竭和神经系统功能损害等。

【例4】初产妇,25岁,足月顺产后第3天,母乳喂养,乳房胀痛,无红肿。乳汁排出不畅,体温37.6℃。恰当的处理方法是

A. 生麦芽煎服　　B. 少喝水　　C. 让新生儿吸吮双乳

D. 抗生素治疗　　E. 用芒硝外敷

4. 母乳喂养

(1)母乳喂养的益处　WHO提倡母乳喂养,母乳喂养对母婴健康均有益。

①对新生儿有益　可以提供满足其发育所需的营养,提高免疫力,促进婴儿牙齿及颜面部的发育,增加母婴感情。

②对母亲有益　可促进子宫复旧,推迟月经复潮及排卵时间,降低母亲患乳腺癌、卵巢癌的风险。

(2)不宜或暂停母乳喂养的指征　包括母亲患传染病急性期、严重器官功能障碍性疾病、严重的产后心理障碍和精神疾病、婴儿患有乳糖不耐受症等不宜进行母乳喂养的疾病,母亲酗酒、暴怒、服用对婴儿有影响的特殊药物等。

二、产褥感染

1. 产褥感染和产褥病率的概念

(1)产褥感染　指分娩及产褥期生殖道受病原体侵袭,引起的局部或全身感染,其发病率约6%。

(2)产褥病率　指分娩24小时以后的10日内,每日间隔4小时测量体温,有2次体温≥38℃。产褥病率常由产褥感染引起,但也可由生殖道以外感染,如急性乳腺炎、上呼吸道感染、泌尿系统感染、血栓静脉炎等原因所致。

2. 病因

(1)诱因　正常女性阴道对外界致病因子侵入有一定防御能力,其对入侵病原体的反应与病原体的种类、数量、毒力和机体的免疫力有关。只有在机体免疫力与病原体毒力及数量之间平衡失调时,才会导致感染。产妇体质虚弱、营养不良、孕期贫血、孕期卫生不良、胎膜早破、羊膜腔感染、慢性疾病、产科手术、产程延长、产前产后出血、多次宫颈检查等,均可成为产褥感染的诱因。

(2)病原体种类　需氧性链球菌是外源性产褥感染的主要致病菌,其中以β-溶血性链球菌致病性最强。大肠埃希菌属、葡萄球菌、厌氧菌、支原体、淋病奈瑟球菌等均可导致产褥感染。

(3)感染途径　包括内源性感染和外源性感染,以前者更重要。

①内源性感染　寄生于生殖道的微生物平时并不致病,但在产妇抵抗力降低时可引起感染。

②外源性感染　是指外界病原体进入产道所致的感染。可通过医务人员消毒不严或被污染衣物、用具、各种手术器械及产妇临产前性生活等途径侵入机体。

【例5】产褥感染最不可能的诱因是

A. 多产　　B. 胎膜早破　　C. 孕期贫血

D. 剖腹产手术　　E. 孕期营养不良(2024)

3. 病理及临床表现

发热、疼痛、异常恶露是产褥感染的三大主要症状。按感染发生部位分类如下。

	临床表现	备注
急性外阴炎	会阴部疼痛,坐位困难,可有低热,局部伤口红肿、发硬、伤口裂开,压痛,脓性渗出物流出	多见于会阴裂伤、会阴侧切
急性阴道炎	阴道黏膜充血、水肿、溃疡,脓性渗出物增多	多见于阴道裂伤
急性子宫颈炎	感染向深部蔓延,达宫旁组织,引起盆腔结缔组织炎	多见于子宫颈裂伤
急性子宫内膜炎	子宫内膜充血、坏死,阴道内大量脓性分泌物且有臭味	病原体侵入子宫蜕膜层
急性子宫肌炎	腹痛,脓性恶露增多,子宫压痛明显,复旧不全,伴高热	感染侵入子宫肌层
急性输卵管炎	下腹痛,伴发热,附件区压痛明显,可触及炎性包块	感染扩散至输卵管
急性盆腔结缔组织炎	下腹痛,肛门坠胀,伴寒战高热,下腹腹膜刺激征 严重者形成冰冻骨盆	淋病奈瑟菌上行感染常见
急性盆腔腹膜炎	下腹腹膜刺激征明显,可伴全身症状,直肠刺激征	感染扩散至子宫浆膜
急性弥漫性腹膜炎	伴明显全身中毒症状,直肠刺激征明显	腹膜渗出多,可形成肠粘连
脓毒血症	全身性感染的症状	死亡率高
血栓性静脉炎	常累及子宫静脉、卵巢静脉、髂内静脉、髂总静脉、阴道静脉	可形成股白肿

4. 诊断及鉴别诊断

(1)诊断

①病史　详细询问病史及分娩过程,对产后发热者,首先应考虑产褥感染。

②全身及局部检查　仔细检查腹部、盆腔及会阴伤口,确定感染部位和严重程度。

③辅助检查　B超、CT、MRI能够对感染形成的炎性包块、脓肿做出定位及定性诊断。

④确定病原体　通过宫腔分泌物、脓肿穿刺物、后穹隆穿刺物作细菌培养+药敏试验,必要时作血培养和厌氧菌培养。病原体抗原和特异性抗体检测可作为快速确定病原体的方法。

(2)鉴别诊断　本病需与上呼吸道感染、急性乳腺炎、泌尿系统感染相鉴别。

5. 治疗

(1)支持治疗　加强营养,纠正水、电解质紊乱,取半卧位,有利于恶露引流或使炎症局限于盆腔。

(2)胎盘胎膜残留处理　经有效抗感染的同时,清除宫腔内残留物。患者急性感染伴高热,应有效控制感染,同时行宫内感染组织的钳夹术,在感染彻底控制、体温正常后,再彻底清宫。

(3)应用抗生素　未确定病原体时,应根据临床表现及临床经验,选用广谱高效抗生素,然后依据细菌培养和药敏试验结果,调整抗生素种类和剂量,保持有效血药浓度。

(4)手术治疗　会阴伤口或腹部伤口感染,应及时切开引流;盆腔脓肿可经腹或后穹隆穿刺或切开引流;子宫严重感染,经积极治疗无效,应及时行子宫切除术。

▶常考点　正常产褥的表现。

参考答案——详细解答见《2025国家临床执业及助理医师资格考试历年考点精析(上、下册)》

1. ABCDE　2. ABCDE　3. ABCDE　4. ABCDE　5. ABCDE

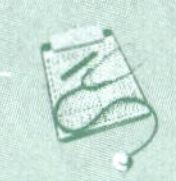

第12章　外阴与阴道炎

考纲要求

①滴虫阴道炎。②外阴阴道假丝酵母菌病。③细菌性阴道病。④盆腔炎性疾病。

复习要点

一、滴虫阴道炎

1. 病因

滴虫阴道炎又称阴道毛滴虫病,是由阴道毛滴虫引起的常见阴道炎,也是常见的性传播疾病。

2. 传播方式

(1)经性交直接传播　是主要传播方式。由于男性感染滴虫后常无症状,易成为传染源。

(2)间接传播　经被污染的浴盆、浴巾、坐式便器、衣物等间接传播。

【例1】滴虫阴道炎最常见的传播途径是

A. 间接接触感染　　B. 性直接接触感染　　C. 经淋巴循环感染
D. 经血液循环感染　　E. 内源性感染

3. 临床表现

(1)潜伏期　为4~28日,70%~85%患者无症状或有轻微症状。

(2)阴道分泌物增多　分泌物为稀薄脓性,泡沫状,有异味,灰黄色。呈泡沫状、有异味是滴虫无氧酵解碳水化合物,产生腐臭气体所致。

(3)外阴瘙痒　瘙痒部位主要为阴道口及外阴。

(4)泌尿道感染　可合并尿道感染,表现为尿频、尿痛,有时可见血尿。

(5)妇科检查　阴道黏膜充血,散在出血点,甚至子宫颈有出血斑点,形成"草莓样"子宫颈。

4. 诊断

根据典型临床表现容易诊断,阴道分泌物中找到滴虫即可确诊。最简便的方法是阴道分泌物生理盐水湿片法,显微镜下可见到呈波状运动的阴道毛滴虫及增多的白细胞被推移。

【例2】女,35岁。白带增多伴外阴瘙痒1月余。妇科检查:宫颈散在红色斑点,后穹隆有大量稀薄脓性泡沫状分泌物。其最可能感染的病原体是

A. 厌氧菌　　B. 白色念珠菌　　C. 淋菌
D. 加德纳菌　　E. 阴道毛滴虫

5. 治疗

(1)全身用药　滴虫阴道炎患者常同时存在尿道、尿道旁腺、前庭大腺多部位滴虫感染,治疗时需全身用药,单纯局部用药不易彻底治愈。治疗首选甲硝唑或替硝唑。甲硝唑能通过乳汁排泄,故哺乳期用药不宜哺乳。

(2)性伴侣的治疗　本病主要由性行为传播,性伴侣应同时进行治疗,并告知患者及性伴侣治愈前应避免无保护性行为。

(3)随访及治疗失败的处理　滴虫阴道炎患者再感染率很高,可考虑对患有滴虫阴道炎的所有性活

跃女性在最初治疗后3个月内重新进行检测。考虑为初次治疗失败且排除再次感染者,可增加用药剂量及疗程,建议同时进行药敏试验。

【例3】治疗滴虫阴道炎最常用的药物是

A. 青霉素　　B. 甲硝唑　　C. 氟哌酸

D. 头孢拉定　　E. 制霉菌素

【例4】治疗哺乳期妇女滴虫阴道炎,最适宜的方法是

A. 甲硝唑口服　　B. 甲硝唑栓置入阴道　　C. 甲硝唑口服及置入阴道

D. 1%龙胆紫涂抹阴道黏膜　　E. 局部用克林霉素软膏

二、外阴阴道假丝酵母菌病

1. 病因

外阴阴道假丝酵母菌病(VVC)曾称外阴阴道念珠菌病、念珠菌性阴道炎,是由假丝酵母菌引起的常见外阴阴道炎。

2. 传染途径

(1)内源性感染　为主要传染途径。假丝酵母菌作为机会致病菌,可寄生于人的阴道、口腔、肠道,这3个部位的假丝酵母菌可互相传染。

(2)性交直接传染　通过性交直接传染少见。

(3)间接传染　少部分患者通过接触污染的衣物间接传染。

3. 分类

	单纯性外阴阴道假丝酵母菌病	复杂性外阴阴道假丝酵母菌病
发生频率	散发或非经常发作	复发性
临床表现	轻到中度	重度、复发
真菌种类	白假丝酵母菌	非白假丝酵母菌
宿主情况	免疫功能正常、非孕期	免疫功能低下、妊娠、应用免疫抑制剂、糖尿病

4. 临床表现

(1)外阴阴道瘙痒　症状明显,持续时间长,严重者坐立不安,以夜晚更加明显。

(2)阴道分泌物　其特征为白色稠厚,呈凝乳状或豆腐渣样。

(3)疼痛　部分患者可出现外阴部烧灼痛、性交痛以及尿痛。

(4)妇科检查　外阴红斑、水肿,可伴有抓痕,严重者可见皮肤皲裂、表皮脱落。阴道黏膜红肿,小阴唇内侧及阴道黏膜附有白色块状物,擦除后露出红肿黏膜面。

(5)临床分度　按VVC临床评分标准,评分<7分为轻、中度VVC;评分≥7分为重度VVC。

评分项目	0分	1分	2分	3分
瘙痒	无	偶有发作,可被忽视	能引起重视	持续发作,坐立不安
疼痛	无	轻	中	重
阴道黏膜充血、水肿	无	轻	中	重
外阴抓痕、皲裂、糜烂	无	/	/	有
分泌物量	无	较正常稍多	量多,无溢出	量多,有溢出

【例5】外阴阴道假丝酵母菌病最主要的传染途径是

A. 性交传染　　B. 血行传染　　C. 间接传染

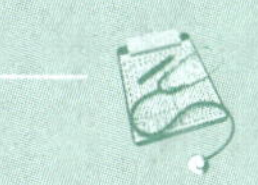

D. 直接传染　　E. 内源性传染

【例6】女性,60岁。外阴瘙痒、阴道分泌物增多4天。分泌物白色稠厚,呈豆腐渣样。既往糖尿病病史15年。查体:阴道黏膜红肿、附着白色块状物,擦除后露出红肿黏膜面。最可能的诊断是

A. 萎缩性阴道炎　　B. 细菌性阴道病　　C. 滴虫阴道炎
D. 淋病　　E. 外阴阴道假丝酵母菌病(2024)

5. 诊断

本病的诊断不难,若在阴道分泌物中找到假丝酵母菌的芽生孢子或假菌丝即可确诊。

6. 治疗

(1)消除诱因　及时停用广谱抗菌药物、雌激素等药物,积极治疗糖尿病。患者应勤换内裤,用过的毛巾等生活用品用开水烫洗。

(2)单纯性外阴阴道假丝酵母菌病　常采用唑类抗真菌药物。

①局部用药　可选用克霉唑、咪康唑、制霉菌素制剂放置于阴道深部。

②全身用药　对于未婚妇女、不宜采用局部用药者,可使用氟康唑顿服。

(3)复杂性外阴阴道假丝酵母菌病

①重度外阴阴道假丝酵母菌病　在单纯性外阴阴道假丝酵母菌病治疗的基础上,疗程延长1倍。

②复发性外阴阴道假丝酵母菌病(RVVC)　指1年内有症状并经真菌学证实的外阴阴道假丝酵母菌病发作4次或以上。抗真菌治疗分为初始治疗和巩固治疗,初始治愈后给予巩固治疗半年。

③妊娠期外阴阴道假丝酵母菌病　以局部治疗为主,以小剂量长疗程为佳,禁用唑类药物。

(4)性伴侣治疗　无须对性伴侣进行常规治疗。

【例7】女,29岁。外阴瘙痒伴分泌物增多3天。妇科检查:外阴及阴道黏膜充血,阴道内大量豆渣状分泌物。正确的处理是

A. 克林霉素治疗　　B. 甲硝唑治疗　　C. 常规阴道冲洗
D. 抗真菌治疗　　E. 雌激素治疗

【例8】复发性外阴阴道假丝酵母菌病(RVVC)的维持治疗应持续

A. 1个月　　B. 3天　　C. 3个月
D. 6个月　　E. 7~14天

A. 甲硝唑　　B. 青霉素　　C. 克林霉素
D. 克霉唑　　E. 雌激素

【例9】女性,35岁。阴道分泌物增多半月。查体:阴道内浅黄色稀薄白带,泡沫状,臭味。首选治疗药物是

【例10】女性,35岁。阴道分泌物增多伴外阴瘙痒1个月。查体:阴道内分泌物增多,白色稠厚,呈豆腐渣样。首选治疗药物是(2021)

三、细菌性阴道病

细菌性阴道病是阴道内正常产生 H_2O_2 的乳杆菌减少或消失,而厌氧菌增多导致的阴道内源性感染。

1. 病因

正常阴道内以乳杆菌占优势,细菌性阴道病时,乳杆菌减少,导致其他厌氧微生物大量繁殖,引起阴道微生态失调。主要病原体有加德纳菌、动弯杆菌、普雷沃菌、紫单胞菌、拟杆菌、阴道阿托波菌等。

2. 临床表现

(1)无临床症状　10%~40%患者无临床症状。

(2)阴道分泌物增多　稀薄,白色,均质,有鱼腥臭味。分泌物呈鱼腥臭味,是厌氧菌产生的胺类物质(尸胺、腐胺、三甲胺)所致。

(3)外阴瘙痒 有轻度外阴瘙痒或烧灼感,性交后症状加重。

(4)妇科检查 阴道黏膜无明显充血等炎症表现。分泌物呈灰白色、均匀一致、稀薄状,常黏附于阴道壁,但容易从阴道壁拭去。

3. 诊断

主要采用 Amsel 临床诊断标准和革兰氏染色 Nugent 评分实验室诊断标准。

(1)Amsel 临床诊断标准 下列 4 项中具备 3 项,即可诊断为细菌性阴道病。①匀质、稀薄、灰白色阴道分泌物。②阴道分泌物 pH>4.5。③胺试验(whiff test)阳性:取阴道分泌物少许放在玻片上,加入10%氢氧化钾溶液 1~2 滴,产生烂鱼肉样腥臭气味,系因胺遇碱释放氨。④线索细胞阳性:线索细胞为细胞表面及周围黏附大量加德纳菌及其他厌氧菌的阴道脱落鳞状上皮细胞。

(2)Nugent 评分法 将阴道分泌物涂片行革兰氏染色,在油镜下观察不同细菌形态,进行量化评分,总分范围为 0~10 分;评分 0~3 分为正常,4~6 分为细菌性阴道病中间态,≥7 分诊断为细菌性阴道病。

评分	乳杆菌样菌	加德纳菌及类杆菌样菌	革兰氏染色不定的弯曲小杆菌
0	++++	0	0
1	+++	+	+或++
2	++	++	+++或++++
3	+	+++	-
4	0	++++	-

4. 鉴别诊断

	细菌性阴道病	外阴阴道假丝酵母菌病	滴虫阴道炎
病原体	加德纳菌、厌氧菌	假丝酵母菌	阴道毛滴虫
传染途径	正常菌群失调所致 无传染性	主要为内源性传染 性交直接传染、间接传染少见	主要为性交直接传染 间接传染少见
临床表现	阴道分泌物增多 无或轻度外阴瘙痒	重度外阴瘙痒 轻度阴道分泌物增多	阴道分泌物增多 轻度外阴瘙痒
分泌物	均质、稀薄、白色、鱼腥臭味	白色稠厚,呈凝乳状或豆腐渣样	灰黄色、稀薄、脓性、泡沫状、臭味
分泌物 pH	阴道分泌物 pH>4.5	阴道分泌物 pH<4.5	阴道分泌物 pH>4.5
胺试验	阳性	阴性	可为阳性
显微镜检	线索细胞,极少白细胞	孢子及假菌丝,少量白细胞	阴道毛滴虫,大量白细胞
阴道黏膜	无明显充血炎症表现,分泌物黏附于阴道壁,黏度低,易从阴道壁拭去	红肿,小阴唇及阴道黏膜有白色片状薄膜或凝乳状物覆盖,擦除后露出红色黏膜面	充血,散在出血点,"草莓样"宫颈,后穹隆有大量白带,泡沫状分泌物
确诊方法	无。只有临床诊断:线索细胞及胺试验阳性,阴道 pH>4.5,阴道分泌物阳性	阴道分泌物中找到芽生孢子或假菌丝可确诊	阴道分泌物中找到滴虫可确诊
治疗	全身治疗:口服甲硝唑 局部:甲硝唑栓、克林霉素	全身和局部用药:咪康唑、氟康唑、克霉唑、制霉菌素	全身用药:甲硝唑、替硝唑
性伴侣	无须常规治疗	无须常规治疗	需同时治疗
妊娠期	需治疗,甲硝唑、克林霉素	局部治疗,禁用唑类药物	治疗需知情同意

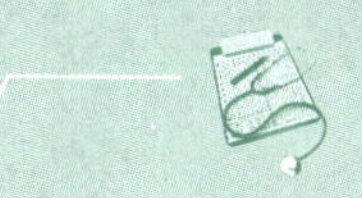

注意:①线索细胞提示细菌性阴道病,挖空细胞提示 HPV 感染。
②需对配偶同时治疗的是滴虫阴道炎、(沙眼衣原体、淋病奈瑟菌性)子宫颈炎、急性盆腔炎。
③无须对配偶常规治疗的是细菌性阴道病、外阴阴道假丝酵母菌病、萎缩性阴道炎。

5. 治疗

(1)全身用药　首选甲硝唑,次选替硝唑,也可选用克林霉素。

(2)局部治疗　首选 0.75%甲硝唑凝胶阴道给药,每日 1 次,连用 5 日;或甲硝唑阴道泡腾片 0.2g,阴道给药,每晚 1 次,连用 7 日;或 2%克林霉素软膏 5g,阴道涂抹,每晚 1 次,连用 7 日。可选方案:克林霉素栓剂 0.1g,阴道给药,每晚 1 次,连用 3 日。

(3)性伴侣治疗　性伴侣不需常规治疗。

(4)妊娠期细菌性阴道病的治疗　口服甲硝唑或克林霉素,连用 7 日。

【例 11】细菌性阴道病最常见的病原体是
A. 金黄色葡萄球菌　B. 溶血性链球菌　C. 大肠埃希菌
D. 加德纳菌　E. 沙眼衣原体

【例 12】女,32 岁。白带增多 1 个月。患者阴道分泌物增多,有鱼腥味,伴外阴瘙痒。2 个月前有上呼吸道感染史。妇科检查:阴道黏膜无明显充血水肿,分泌物增多,稀薄,灰白色。最可能的诊断是
A. 细菌性阴道病　B. 外阴阴道假丝酵母菌病　C. 萎缩性阴道炎
D. 滴虫阴道炎　E. 衣原体阴道炎(2024)

【例 13】女,32 岁。阴道分泌物增多 1 月。查体:阴道内稀薄白带。阴道 pH 值为 5,阴道分泌物线索细胞阳性。首选的治疗药物是
A. 链霉素　B. 甲硝唑　C. 红霉素
D. 氧氟沙星　E. 青霉素(2020、2023)

四、盆腔炎性疾病

1. 概念

盆腔炎性疾病指女性上生殖道的一组感染性疾病,主要包括子宫内膜炎、输卵管炎、输卵管卵巢脓肿、盆腔腹膜炎,以输卵管炎、输卵管卵巢炎最常见。

2. 高危因素

(1)年龄　盆腔炎性疾病的高发年龄为 25~44 岁,与频繁性活动、子宫颈柱状上皮异位等有关。

(2)性活动　盆腔炎多发生在性活跃期妇女,尤其是初次性交年龄小、有多个性伴侣、性交过频者。

(3)下生殖道感染　如淋病奈瑟球菌性子宫颈炎、沙眼衣原体性子宫颈炎以及细菌性阴道病与盆腔炎性疾病的发生密切相关。

(4)子宫腔内手术操作后感染　如刮宫术、输卵管通液术、子宫输卵管造影术、宫腔镜检查等。

(5)性卫生不良　经期性交、使用不洁月经垫等,均可导致盆腔炎。

(6)邻近器官炎症直接蔓延　如阑尾炎、腹膜炎等蔓延至盆腔,病原体以大肠埃希菌多见。

(7)盆腔炎性疾病再次急性发作　盆腔炎性疾病所致的盆腔广泛粘连、输卵管损伤、输卵管防御能力下降,容易造成再次感染,导致急性发作。

3. 临床表现

(1)症状　下腹痛、阴道分泌物增多是最常见症状。可有月经异常、腹膜炎症状、全身中毒症状。

(2)腹部检查　有下腹压痛、反跳痛及肌紧张,叩诊鼓音明显,肠鸣音减弱或消失。

(3)妇科检查　如下。

阴道	可见脓性臭味分泌物
子宫颈	充血、水肿,宫颈管口可见脓性分泌物流出,子宫颈举痛,穹隆饱满
子宫体	稍大,有压痛,活动受限,子宫两侧压痛明显
单纯输卵管炎	可触及增粗的输卵管,压痛明显
输卵管积脓或输卵管卵巢脓肿	可触及包块且压痛明显,不活动
子宫旁结缔组织炎	子宫旁一侧或两侧片状增厚,或两侧子宫骶韧带高度水肿、增粗,压痛明显
盆腔脓肿形成	后穹隆触痛明显,可在直肠子宫陷凹处触及包块,并有波动感

4. 诊断

(1)最低标准 子宫颈举痛或子宫压痛或附件区压痛。

(2)附加标准 ①口腔温度超过 38.3℃;②子宫颈异常黏液脓性分泌物或子宫颈脆性增加;③阴道分泌物生理盐水湿片镜检出现大量白细胞;④红细胞沉降率升高;⑤C-反应蛋白升高;⑥实验室检查证实的子宫颈淋病奈瑟球菌或衣原体阳性。

(3)特异标准 ①子宫内膜活检证实子宫内膜炎;②阴道超声或磁共振成像检查显示输卵管增粗,输卵管积液,伴或不伴有盆腔积液、输卵管卵巢包块;③腹腔镜检查发现盆腔炎性疾病征象。

在作出盆腔炎性疾病的诊断后,需进一步明确病原体。

【例 14】女性,28 岁。G_1P_0。月经期性生活后出现下腹部疼痛 3 日。为持续性腹痛,伴阴道分泌物增多。查体:下腹轻压痛,无反跳痛。妇检可见阴道脓性分泌物,有臭味;子宫颈充血、水肿,子宫颈举痛(+)。外周血 WBC15×10^9/L,N89%。最可能的诊断是

A. 急性盆腔炎　　B. 异位妊娠　　C. 黄体破裂
D. 子宫肌瘤　　E. 痛经(2024)

【例 15】盆腔炎性疾病的最低诊断标准是

A. 血 C-反应蛋白升高　　B. 体温超过 38.3℃　　C. 红细胞沉降率升高
D. 宫颈脓性分泌物　　E. 宫颈举痛或子宫压痛或附件区压痛

5. 治疗

(1)抗菌药物治疗 盆腔炎性疾病多为混合感染,选择的抗菌药物应覆盖所有可能的病原体。首选方案为β-内酰胺类+甲硝唑+四环素类,可选方案为喹诺酮类+甲硝唑,或大环内酯类+甲硝唑。

(2)影像学引导下的穿刺治疗 穿刺治疗联合抗菌药物可作为盆腔脓肿的治疗手段之一。

(3)手术治疗 手术指征包括:①输卵管卵巢脓肿或盆腔脓肿经药物治疗 48~72 小时无效者;②经药物治疗后病情虽有好转,但脓肿持续存在(2~3 周);③脓肿破裂。

【例 16】女性,35 岁。下腹痛伴发热 2 天。查体:体温 38.9℃,急性病容,下腹部有压痛、反跳痛及肌紧张。妇科检查:阴道脓性分泌物,宫颈举痛,双侧附件区增厚,有压痛。最可能的诊断是

A. 卵巢囊肿破裂　　B. 卵巢囊肿蒂扭转　　C. 盆腔炎性疾病
D. 急性子宫颈炎　　E. 子宫腺肌病(2024)

▶常考点 阴道炎的鉴别诊断;盆腔炎性疾病的临床表现及诊断。

参考答案——详细解答见《2025 国家临床执业及助理医师资格考试历年考点精析(上、下册)》

1. ABCDE　2. ABCDE　3. ABCDE　4. ABCDE　5. ABCDE　6. ABCDE　7. ABCDE
8. ABCDE　9. ABCDE　10. ABCDE　11. ABCDE　12. ABCDE　13. ABCDE　14. ABCDE
15. ABCDE　16. ABCDE

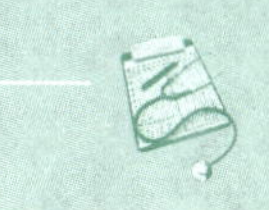

第13章　子宫内膜异位症、子宫腺肌病与盆腔脏器脱垂

考纲要求

①子宫内膜异位症。②子宫腺肌病。③盆腔脏器脱垂。

复习要点

一、子宫内膜异位症

1. 概念

子宫内膜组织(腺体和间质)出现在子宫体以外的部位时,称为子宫内膜异位症,简称内异症。异位内膜可侵袭全身任何部位,但绝大多数位于盆腔脏器和壁腹膜,其中以卵巢、宫骶韧带最常见,其次为子宫及其他脏腹膜、阴道直肠隔等部位。

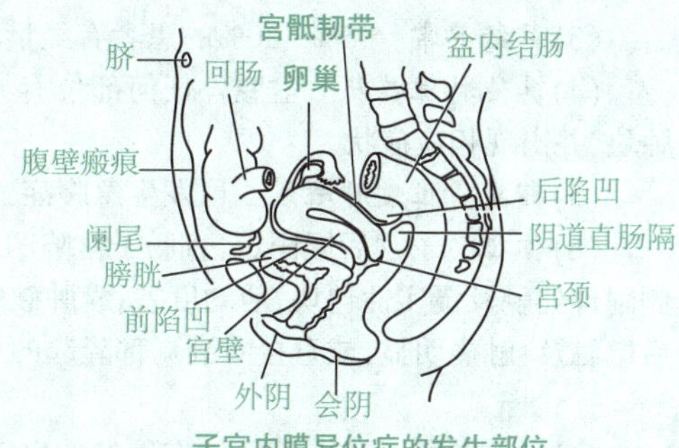

子宫内膜异位症的发生部位

内异症是激素依赖性疾病,在自然绝经、人工绝经后,异位内膜病灶可逐渐萎缩吸收;妊娠或使用性激素抑制卵巢功能,可暂时阻止疾病的发展。内异症在形态学上呈良性表现,但在临床行为学上类似恶性肿瘤,如可种植、侵袭及远处转移等。

2. 病因

(1)种植学说　月经期间子宫内膜腺上皮和间质细胞可随经血逆流,经输卵管进入盆腔,种植于卵巢和邻近的盆腔腹膜,并在该处继续生长、蔓延,形成盆腔内异症。

(2)体腔上皮化生学说　卵巢表面上皮、盆腔腹膜均由胚胎期具有高度化生潜能的体腔上皮分化而来,在受到卵巢激素、经血或慢性炎症的反复刺激后,能被激活转化为子宫内膜样组织。

(3)诱导学说　未分化的腹膜组织在内源性生物化学因素诱导下,可发展成为子宫内膜组织,种植的内膜可以释放化学物质诱导未分化的间充质形成子宫内膜异位组织。

(4)遗传因素　内异症具有一定的家族聚集性,某些患者的发病可能与遗传有关。

(5)免疫与炎症因素　研究表明,免疫调节异常在子宫内膜异位症的发生、发展各环节起重要作用。

(6)其他因素　郎景和提出“在位内膜决定论”,认为在位子宫内膜的生物学特性是内异症发生的决定因素,局部微环境是影响因素。

3. 病理

内异症的基本病理变化为异位子宫内膜随卵巢激素变化而发生周期性出血,导致周围纤维组织增生、粘连、囊肿形成,最终发展为大小不等的实质性结节或包块。

(1)卵巢型内异症　最常见,可累及一侧或双侧卵巢,病灶分两种类型。

①微小病变型　为位于卵巢浅表层的红色、紫蓝色、褐色斑点或小囊。

②典型病变型　又称囊肿型。异位内膜在卵巢皮质内生长,形成单个或多个囊肿,称为卵巢子宫内膜异位囊肿。囊肿表面呈灰蓝色,大小不一,直径多在5cm左右。陈旧性血液聚集在囊内形成咖啡色黏稠液体,似巧克力样,俗称卵巢巧克力囊肿。因囊肿周期性出血,囊内压力增大,囊壁易反复破裂,破裂后

囊内容物刺激腹膜发生局部炎性反应和组织纤维化,导致卵巢与邻近器官、组织紧密粘连,造成囊肿固定、活动受限,手术时囊壁极易破裂。

(2)腹膜型内异症 分布于盆腔腹膜和脏器表面,以子宫骶韧带、直肠子宫陷凹、子宫后壁下段浆膜最常见。表现为局部颗粒状结节,宫骶韧带增粗或结节样改变。输卵管内异症可造成管腔不通,导致不孕症。

(3)其他部位的内异症 包括手术切口瘢痕、肺、胸膜等部位的内异症。

(4)镜检 典型的异位内膜组织在镜下可见子宫内膜腺体、间质、纤维素及红细胞/含铁血黄素细胞4种成分。镜下找到少量内膜间质细胞或红细胞/含铁血黄素细胞,即可确诊内异症。。

【例1】子宫内膜异位症较少累及的部位是

A. 输卵管　　B. 直肠子宫陷凹　　C. 宫骶韧带
D. 子宫后壁下段　　E. 卵巢

4. 临床表现

内异症的临床表现因人和病变部位的不同而多种多样,症状特征与月经周期密切相关。

(1)下腹痛及痛经 是内异症的主要症状,可表现为痛经、慢性盆腔痛、性交痛及急腹痛。典型症状为继发性痛经、进行性加重。疼痛多位于下腹、腰骶,疼痛严重程度与病灶大小不一定成正比。

(2)不孕 内异症患者不孕率高达50%。

(3)月经异常 15%~30%的患者有经量增多、经期延长、月经淋漓不尽。

(4)其他特殊症状 盆腔外任何部位有异位内膜种植生长时,均可在局部出现周期性疼痛、出血和肿块,并出现相应症状。

(5)卵巢异位囊肿破裂 可发生急腹症,症状类似输卵管妊娠破裂,但无腹腔内出血。

(6)体征 子宫后倾固定,直肠子宫陷凹、子宫骶韧带或子宫后壁下方可触及触痛性结节,一侧或双侧附件处触及囊实性包块,活动度差;囊肿破裂时腹膜刺激征阳性。病变累及直肠阴道间隙时,可在阴道后壁触及、触痛明显,或直接看到局部隆起的小结节或紫蓝色斑点。

5. 诊断

(1)临床诊断 生育期女性有继发性痛经且进行性加重、不孕或慢性盆腔痛、性交痛,结合妇科检查触及盆腔内有触痛性结节就可以临床诊断内异症。

(2)超声检查 是诊断卵巢异位囊肿和膀胱、直肠内异症的重要方法。

(3)血清糖类抗原125(CA125)测定 内异症患者可有血清CA125升高。CA125诊断内异症的灵敏度和特异度均较低,不作为独立的诊断依据,但有助于监测病情变化、评估疗效和预测复发。

(4)手术诊断 腹腔镜检查是公认的内异症手术诊断的最佳方法,可确诊本病,并进行临床分期。

6. 鉴别诊断

(1)卵巢恶性肿瘤 早期无症状,有症状时多呈持续性腹痛、腹胀,病情发展快,B超显示混合性或实性包块,血清CA125多显著增高(>100U/ml)。腹腔镜检查或剖腹探查可鉴别。

(2)盆腔炎性包块 多有急性盆腔感染史,疼痛无周期性,可伴发热、白细胞增高,抗生素治疗有效。

(3)子宫腺肌病 痛经症状与内异症相似,但多位于下腹正中且更剧烈,子宫多呈均匀性增大,质硬。经期检查时子宫触痛明显。此病常与内异症并存。

【例2】女,32岁。进行性痛经8年,加重3年,婚后4年未孕。查体:子宫后位,大小正常,子宫左后方可触及约5cm的囊性包块,张力较大,触痛。血CA125为50U/ml,抗子宫内膜抗体(+)。首先应考虑的诊断是

A. 卵巢上皮癌　　B. 转移性卵巢肿瘤　　C. 子宫内膜异位症
D. 盆腔结核　　E. 盆腔炎性包块

【例3】女,25岁。继发性痛经5年,加重2年。查体:双侧附件区手拳大小囊性包块,界限不清,不活动,无压痛。CA125为83U/ml。最可能的诊断是

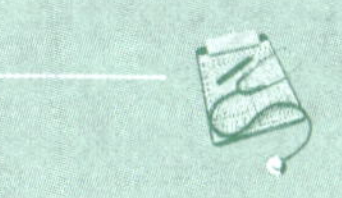

A. 卵巢子宫内膜异位囊肿　　B. 卵巢癌　　C. 输卵管积水
D. 卵巢良性肿瘤　　E. 输卵管、卵巢脓肿

【例4】子宫内膜异位症临床分期的依据是
A. 彩色超声多普勒检查　　B. 典型病史及妇科检查　　C. 宫腔镜检查
D. 腹腔镜检查　　E. 血清CA125测定

7. 治疗

(1)治疗目的　消除病灶,减轻疼痛,促进生育,减少复发。

(2)药物治疗　适用于未合并不孕及附件包块的盆腔疼痛患者;或者有附件包块,但直径<4cm的患者;或者手术治疗前的先期药物治疗,使异位病灶缩小软化,有利于缩小手术范围和手术操作。

①非甾体抗炎药　可抑制前列腺素的合成,减轻疼痛。

②孕激素　单用人工合成高效孕激素,通过抑制垂体促性腺激素分泌,造成无周期性的低雌激素状态,并与内源性雌激素共同作用,造成高孕激素性闭经和内膜蜕膜化形成假孕。地诺孕素日剂量低,对肝肾功能及代谢影响小,耐受性好,可作为内异症长期管理的首选药物。

③口服避孕药　是最早用于治疗内异症的激素类药物,其目的是降低垂体促性腺激素水平,并直接作用于子宫内膜和异位内膜,导致内膜萎缩和经量减少。长期连续服用避孕药造成类似妊娠的人工闭经,称为假孕疗法。适用于轻度内异症患者。

④促性腺激素释放激素激动剂(GnRH-a)　在短期促进垂体LH和FSH释放后,持续抑制垂体分泌促性腺激素,导致卵巢激素水平明显下降,出现暂时性闭经,此疗法又称药物性卵巢切除。常用药物有亮丙瑞林、戈舍瑞林。

⑤孕激素受体拮抗剂　米非司酮与子宫孕激素受体的亲和力是孕酮的5倍,具有强抗孕激素作用,造成闭经使病灶萎缩。

⑥雄激素衍生物　为假绝经疗法。孕三烯酮可拮抗孕激素和雌激素。达那唑可抑制FSH、LH峰,抑制卵巢合成雌激素和孕激素,导致子宫内膜萎缩,出现闭经。

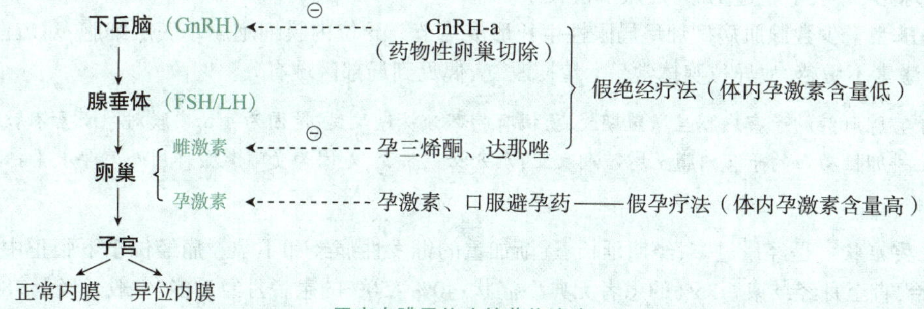

子宫内膜异位症的药物治疗

(3)手术治疗　适用于药物治疗无效或合并不孕或附件包块直径≥4cm者,首选腹腔镜手术。

	保留生育功能手术	保留卵巢功能手术	根治性手术
手术方式	切除异位内膜病灶 保留子宫、一侧或双侧卵巢	切除盆腔内病灶及子宫 保留一侧或部分卵巢	切除子宫、双侧附件及异位内膜病灶
适应证	药物治疗无效、年轻、有生育要求者	Ⅲ或Ⅳ期、症状明显、无生育要求且<45岁	45岁以上的重症患者
复发率	40%	5%	几乎不复发
术后治疗	尽早妊娠,使用药物减少复发	无特殊	无须补充雌激素

(4)内异症相关不孕的治疗　①单纯药物治疗对自然妊娠无效。②对于希望生育的轻症患者,首选腹腔镜手术治疗。③对于希望生育的重症患者,应积极施行辅助生殖技术助孕。

【例 5】女性,35 岁。发现右附件区囊性肿块 3 个月。腹腔镜手术剥离右卵巢子宫内膜异位囊肿,术后不宜使用的药物为

A. 孕激素　　B. GnRH-a　　C. 达那唑

D. 孕三烯酮　　E. 雌激素

【例 6】女,30 岁。继发性痛经 7 年,婚后 2 年未孕。妇科检查:子宫后位,正常大小,固定,左侧附件区触及 5~6cm 囊性包块,边界欠清,固定,CA125 升高。该患者首选的治疗方法是

A. 人工助孕　　B. 手术治疗　　C. 中药治疗

D. 激素治疗　　E. 止痛治疗

【例 7】子宫内膜异位症根治手术适用于

A. 45 岁以上重度患者　　B. 45 岁以下轻度患者　　C. 45 岁以上轻度患者

D. 45 岁以下重度患者　　E. 45 岁以下中度患者

二、子宫腺肌病

1. 概念

子宫腺肌病是由子宫内膜腺体及间质侵入子宫肌层生长所引起的良性疾病。多发生于 30~50 岁经产妇,约 15%的患者同时合并内异症,约半数患者合并子宫肌瘤。

2. 病因

有学者认为子宫腺肌病由基底层子宫内膜侵入肌层生长所致,多次妊娠及分娩、人工流产、慢性子宫内膜炎等造成子宫内膜基底层损伤,与子宫腺肌病发病密切相关。

3. 病理

(1)弥漫型　异位内膜在子宫肌层多呈弥漫性生长,累及后壁居多,故子宫呈均匀性增大,前后径增大明显,呈球形,一般不超过 12 周妊娠子宫大小。

(2)局限型　少数腺肌病病灶呈局限性生长形成结节。异位内膜细胞属基底层细胞,对雌激素有反应,但对孕激素不敏感,故异位腺体常呈增殖期改变,偶见到局部区域有分泌期改变。

注意:①子宫腺肌病的子宫内膜呈增殖期改变,偶有局部分泌期改变,是因为异位内膜对孕激素不敏感。

②无排卵性功血的子宫内膜呈增殖期改变,无分泌期改变,是因为受雌激素作用而无孕激素拮抗。

4. 临床表现

(1)主要症状　是经量过多、经期延长、逐渐加重的继发性痛经和不孕。痛经位于下腹正中,常于经前 1 周开始,直至月经结束。35%的患者无典型症状;40%~50%的患者月经过多,一般月经量>80ml。

(2)妇科检查　子宫呈均匀增大或有局限性结节隆起,质硬且有压痛,经期压痛更甚。

5. 诊断

根据典型的进行性痛经、月经过多史,妇科检查子宫均匀性增大或局限性隆起,质硬且有压痛,可作出初步诊断。确诊取决于术后的病理学检查。

	子宫腺肌病	子宫内膜异位症
典型症状	逐渐加重的进行性痛经	继发性痛经、进行性加重
腹痛部位	下腹正中	下腹、腰骶部、盆腔中部
月经异常	经量增多、经期延长	经量增多、经期延长、淋漓不尽
子宫附件	子宫均匀性增大 局限性结节,质硬,有压痛	无子宫增大,子宫后壁或直肠子宫陷凹痛性结节 一侧或双侧附件处触及囊实性包块

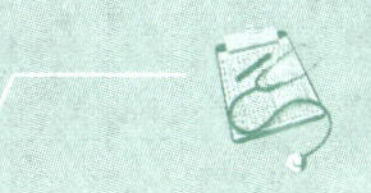

注意：①子宫腺肌病——痛经，月经量多，经期延长，子宫均匀性增大，局限性痛性结节，附件正常。
②子宫内膜异位症——痛经，月经量多，经期延长，子宫无增大，盆底痛性结节，附件囊实性包块。
③子宫腺肌病、子宫内膜异位症均可有 CA125（正常值<35U/ml）升高，3 版《实用妇产科学》P629。

【例 8】子宫腺肌病的典型症状是
A. 月经周期缩短　B. 月经量减少　C. 阴道不规则流血
D. 继发性痛经进行性加重　E. 阴道分泌物增多

【例 9】女性，44 岁。人工流产后进行性痛经 6 年，经量增多半年。妇科检查：子宫均匀性增大，如妊娠 10 周大小，质硬，有压痛，双侧附件未触及肿块。B 超示子宫肌层增厚，回声不均。最可能的诊断是
A. 子宫肌瘤　B. 子宫内膜癌　C. 子宫内膜炎
D. 子宫腺肌病　E. 子宫内膜异位症（2024）

6. 治疗

(1)药物治疗　目前无根治性的有效药物，症状较轻、有生育要求及近绝经期患者可试用非甾体抗炎药、口服避孕药、口服孕激素类药物、GnRH-a 或左炔诺孕酮宫内释放系统（LNG-IUS）治疗，均可缓解症状，但停药后症状可复现。

(2)手术治疗　①年轻或希望生育的子宫腺肌瘤患者，可试行病灶切除术，但术后有复发风险。②症状严重、无生育要求或药物治疗无效者，可行全子宫切除术。③是否保留卵巢，取决于卵巢有无病变和患者年龄。

（10～12 题共用题干）女，53 岁。继发性痛经 8 年，加重 3 年。痛经时需使用止痛药物，近 3 年效果差。妇科查体：宫体后位，子宫均匀增大，如孕 12 周大小，质硬，有压痛，两侧附件未及异常，盆腔未触及肿物。

【例 10】该患者最可能的诊断是
A. 子宫内膜异位症　B. 子宫腺肌病　C. 子宫内膜癌
D. 子宫肌瘤　E. 子宫息肉

【例 11】为明确诊断，首先进行的辅助检查是
A. 妇科超声　B. 阴道镜　C. 宫腔镜
D. 盆腔 CT　E. PET-CT

【例 12】该患者的首选治疗方式为
A. 子宫病灶切除术　B. 子宫次全切除术　C. 全子宫切除术
D. 广泛子宫切除术　E. 改良性广泛子宫切除术（2024）

三、盆腔脏器脱垂

盆腔脏器脱垂是指盆腔脏器脱出于阴道内或阴道外，包括膀胱膨出、尿道膨出、直肠膨出等。子宫脱垂是指子宫从正常位置沿阴道下降，宫颈外口达坐骨棘水平以下，甚至子宫全部脱出于阴道口以外。

1. 病因

(1)妊娠、分娩　为最主要病因。妊娠、分娩，特别是产钳或胎吸下困难的阴道分娩，盆腔筋膜、韧带和肌肉可能因过度牵拉而导致其支撑力量被削弱。若产后过早参加体力劳动，特别是重体力劳动，将影响盆底组织张力的恢复而发生盆腔器官脱垂。

(2)衰老　随着年龄的增长，特别是绝经后出现的支持结构的萎缩，在发病中具有重要作用。

(3)腹压增加　如慢性咳嗽、腹腔积液、腹型肥胖、持续便秘可导致盆腔器官脱垂。

(4)医源性原因　包括没有充分纠正手术时所造成的盆腔支持结构缺损。

2. 临床表现

(1)症状　轻症患者一般无症状。重度脱垂韧带筋膜有牵拉，盆腔充血，患者有不同程度的腰骶部

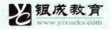

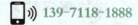

酸痛或下坠感。阴道前壁膨出常伴有尿频、排尿困难、残余尿增加,部分患者可发生压力性尿失禁。阴道后壁膨出常表现为便秘。盆腔器官脱出后,轻者经卧床休息,能自行回纳,重者则不能回纳。

(2)体征 阴道前后壁组织或子宫颈及子宫体可脱出阴道口外。脱垂的阴道前后壁、子宫颈黏膜常增厚角化,可有溃疡和出血。阴道后壁膨出,直肠指检手指向前方可触及向阴道凸出的直肠。位于后穹隆部的球形突出是肠疝,直肠指检可触及疝囊内的小肠。年轻患者的子宫脱垂常伴子宫颈延长并肥大。

3. 临床分度

(1)我国分度法 以患者平卧用力向下屏气时,子宫下降最低点为分度标准,将子宫脱垂分为3度。

	Ⅰ度子宫脱垂	Ⅱ度子宫脱垂	Ⅲ度子宫脱垂
分类	①轻型:子宫颈外口距处女膜缘<4cm,未达到处女膜缘 ②重型:子宫颈外口已达处女膜缘,阴道口可见宫颈	①轻型:子宫颈脱出阴道口,子宫体仍在阴道内 ②重型:部分子宫体脱出阴道口	子宫颈及子宫体全部脱出阴道口外
症状	多无自觉症状	不同程度的腰骶部痛、下坠感 行走不便,脱出后可还纳	多伴Ⅲ度阴道前壁脱垂 易出现尿潴留、压力性尿失禁
体征	无明显体征	子宫颈及阴道黏膜明显增厚 子宫颈肥大、延长	子宫颈及阴道黏膜明显增厚 子宫颈肥大、延长

(2)国际上采用的POP-Q分度法 将子宫脱垂分为0~Ⅳ度。

【例13】子宫脱垂最常见的病因是

A. 慢性咳嗽　　B. 肥胖体型

C. 习惯性便秘　　D. 分娩损伤

E. 长期重体力劳动(2015、2020、2022)

【例14】女,58岁。绝经8年,发现阴道内脱出肿物3个月,休息后可消失。妇科检查:平卧位屏气向下用力时,宫颈脱出阴道口外,宫体仍在阴道内。该患者子宫脱垂的临床分度是

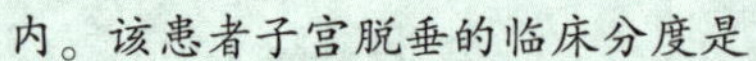

子宫脱垂分度

A. Ⅲ度　　B. Ⅱ度重型　　C. Ⅰ度轻型

D. Ⅱ度轻型　　E. Ⅰ度重型

4. 诊断

根据病史及检查所见容易确诊。妇科检查前,应嘱患者向下屏气判断脱垂的最重程度,并予以分度。嘱患者在膀胱充盈时咳嗽,观察有无溢尿情况,即压力性尿失禁情况。注意子宫颈的长短,行子宫颈细胞学检查。若为重度子宫脱垂,可触摸子宫大小,将脱出的子宫还纳,行双合诊检查子宫两侧有无包块。

【例15】女,59岁,G_5P_4。阴道脱出肿物2年,平卧位后可自行还纳,无阴道流血及流液。妇科检查:外阴老年型,子宫颈位于处女膜缘外2cm,表面充血,子宫颈口局部充血、点状出血,还纳后检查阴道黏膜光滑,双合诊无异常。最可能的诊断是

A. 外阴癌　　B. 子宫脱垂　　C. 子宫颈癌

D. 子宫颈肥大　　E. 子宫黏膜下肌瘤(2024)

5. 处理

(1)非手术治疗 为子宫脱垂的一线治疗方法,包括应用子宫托、盆底康复治疗、行为指导。

(2)手术治疗 目的是缓解症状,恢复正常的解剖位置和脏器功能,有满意的性功能并能够维持效果。

①阴道封闭术　分为阴道半封闭术和阴道全封闭术,术中将阴道前后壁剥离创面相对缝合,以部分或完全封闭阴道,术后失去性交功能,仅适用于年老体弱不能耐受较大手术者。

②盆底重建手术　通过吊带、网片、缝线将阴道穹隆组织或子宫骶韧带悬吊固定于骶骨前纵韧带、骶

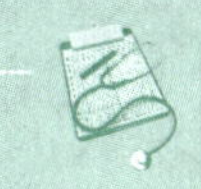

棘韧带,也可行自身子宫骶韧带缩短缝合术,子宫可以切除或保留。手术可经阴道、经腹腔镜或开腹完成。

A. 自身组织修复重建手术　包括阴道前后壁修补术、骶棘韧带缝合固定术、子宫骶韧带悬吊术。

B. 经腹或腹腔镜阴道/子宫骶骨固定术　即将顶端悬吊于骶骨前纵韧带进行重建。

C. 经阴道网片植入手术　顶端植入吊带悬吊至骶棘韧带水平,阴道前后壁植入网片进行重建。

D. 曼氏(Manchester)手术　即阴道前后壁修补、子宫主韧带缩短及子宫颈部分切除,适用于年轻子宫颈延长者。

6. 预防

避免腹压增加的疾病。子宫脱垂者在子宫切除时行顶端重建,以免术后发生穹隆膨出和肠膨出。

(16~17题共用题干)女,60岁,G_4P_4。近两年来阴道脱出一肿物,逐渐增大。妇科检查:宫颈光滑,屏气用力后宫颈和部分宫体脱出阴道口外,子宫萎缩,双侧附件正常。

【例16】对该患者子宫脱垂程度判断正确的是

A. Ⅰ度轻型　　B. Ⅲ度　　C. Ⅱ度轻型
D. Ⅰ度重型　　E. Ⅱ度重型

【例17】该患者适宜的治疗方法是

A. 放置子宫托　　B. 经阴道子宫切除术　　C. 阴道纵隔形成术
D. Manchester手术　　E. 盆底肌肉锻炼

常考点　子宫内膜异位症和子宫腺肌病的诊断和治疗;子宫脱垂的分度与治疗。

参考答案——详细解答见《2025国家临床执业及助理医师资格考试历年考点精析(上、下册)》

1. **A**BCDE　2. AB**C**DE　3. **A**BCDE　4. ABC**D**E　5. ABCD**E**　6. A**B**CDE　7. **A**BCDE
8. ABC**D**E　9. ABC**D**E　10. A**B**CDE　11. **A**BCDE　12. AB**C**DE　13. ABC**D**E　14. ABC**D**E
15. A**B**CDE　16. ABCD**E**　17. A**B**CDE

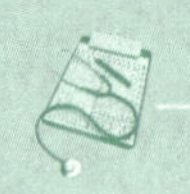

第 14 章　子宫颈肿瘤与子宫肿瘤

考纲要求

①子宫颈上皮内病变。②子宫颈癌。③子宫肌瘤。④子宫内膜癌。

复习要点

一、子宫颈上皮内病变

1. 概念

子宫颈上皮内病变是与子宫颈浸润癌密切相关的一组子宫颈病变,包括经组织学确认的子宫颈鳞状上皮内病变和腺上皮内病变,是子宫颈癌的前驱病变。筛查子宫颈上皮内病变并进行严格管理是预防子宫颈癌的有效措施。

2. 子宫颈组织学特点

(1)子宫颈转化区　子宫颈上皮由子宫颈阴道部鳞状上皮和子宫颈管柱状上皮组成,子宫颈鳞状上皮与柱状上皮交界的部位称为鳞-柱交接部,称为子宫颈转化区,又称子宫颈移行带。

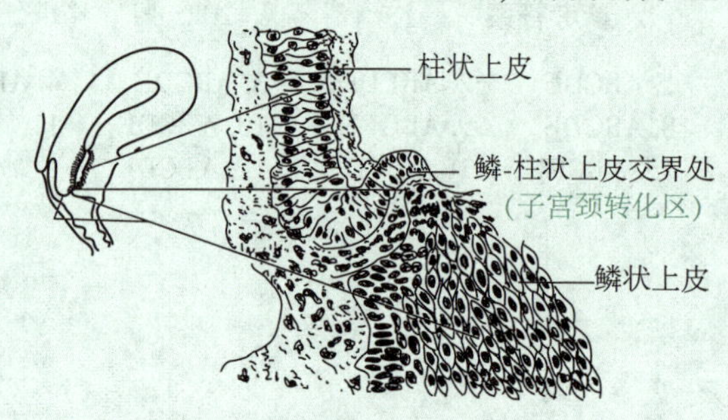

子宫颈转化区

(2)鳞状上皮化生　转化区表面被覆的柱状上皮被鳞状上皮替代称为鳞状上皮化生。在转化区形成过程中,新生的鳞状上皮覆盖子宫颈腺管口或伸入腺管,将腺管口堵塞,腺管周围的结缔组织增生或形成瘢痕压迫腺管,使腺管变窄或堵塞,腺体分泌物潴留于腺管内形成子宫颈腺囊肿,又称纳博特囊肿。子宫颈腺囊肿可作为辨认转化区的一个标志。

(3)子宫颈鳞状上皮内病变　转化区成熟的化生鳞状上皮对致癌物的刺激相对不敏感,但未成熟的化生鳞状上皮却代谢活跃,在人乳头瘤病毒等的作用下,发生细胞异常增生、分化不良、排列紊乱、细胞核异常、有丝分裂增加,最后形成子宫颈鳞状上皮内病变。因此,转化区是子宫颈癌的好发部位。

3. 病理学诊断和分级

子宫颈上皮内病变在组织学上分为鳞状上皮内病变和腺上皮内病变。

(1)子宫颈鳞状上皮内病变(SIL)

①过去分级　子宫颈鳞状上皮内病变曾称子宫颈上皮内瘤变(CIN),分为 3 级。

CIN 分级	别称	病理特点
CIN1	轻度异型	上皮下 1/3 层细胞核增大,核染色稍加深,核分裂象少,细胞极性正常
CIN2	中度异型	上皮下 1/3~2/3 层细胞核明显增大,核深染,核分裂象较多,细胞极性尚存
CIN3	重度异型 +原位癌	病变细胞占据 2/3 层以上或全部上皮,细胞核异常增大,核质比例显著增大 核形不规则,核分裂象多,细胞拥挤,排列紊乱,无极性

②现在分级　子宫颈鳞状上皮内病变现采用二级分类法, 即分为低级别鳞状上皮内病变(LSIL)和

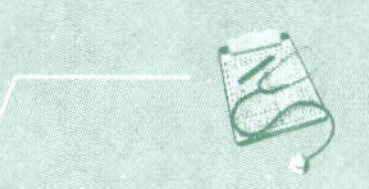

高级别鳞状上皮内病变(HSIL)。

A. LSIL　相当于 CIN1 级,鳞状上皮基底及副基底样细胞增生,细胞核极性轻度紊乱,有轻度异型性,核分裂象少,局限于上皮下 1/3 层,上皮的上 2/3 层为分化成熟的上皮成分,其间常见异型挖空细胞,是 HPV 感染后致细胞核增大、核周出现空晕的特征性细胞表现。P16 免疫组化染色可辅助诊断。

B. HSIL　相当于大部分 CIN2 级和 CIN3 级,鳞状上皮全层核异型,出现核深染,染色质增粗,核膜不规则,核质比例增加,核分裂象增多。异型细胞扩展到上皮下 2/3 层甚至全层,P16 在上皮>2/3 层面内呈弥漫连续阳性。

(2)子宫颈腺上皮内病变

子宫颈腺上皮内病变曾称腺上皮内瘤变,后更名为原位腺癌(AIS),又称高级别腺上皮内瘤变,是子宫颈腺上皮的高级别病变,也是子宫颈腺癌的癌前病变,如不治疗,有进展为浸润性腺癌的风险。

4. 临床表现

无特殊症状。偶有阴道分泌物增多,伴或不伴异味。也可在性生活或妇科检查后出现接触性出血。检查子宫颈可光滑,或仅见局部红斑、白色上皮,或糜烂样表现,未见明显病灶。

5. 诊断

遵循三阶梯诊断流程,即子宫颈癌筛查、筛查异常转诊阴道镜检查和组织病理学诊断。

(1)筛查　对有性生活史的适龄女性开展子宫颈癌筛查是发现子宫颈上皮内病变和早期子宫颈浸润癌的有效手段。筛查方法包括 HPV 核酸检测、子宫颈细胞学检查(巴氏涂片细胞学检查法、液基细胞学检查法)、联合筛查、肉眼筛查等。

(2)阴道镜检查　是子宫颈上皮内病变及早期子宫颈癌诊断的重要步骤,可明确病变部位并指导活检和治疗。

(3)组织病理学检查　是确诊子宫颈上皮内病变的可靠方法。

【例 1】女,45 岁。性交后出血半年。妇科检查:子宫颈Ⅰ度糜烂状。子宫颈细胞学检查结果为低度鳞状上皮内病变(LSIL)。为明确诊断,下一步应首选的处理是

A. 子宫颈电热圈切除术　　B. 子宫颈冷刀锥切　　C. 子宫颈管搔刮
D. HPV-DNA 检测　　E. 阴道镜下活检

6. 治疗

(1)LSIL　原则上无须治疗,进行临床观察,并根据细胞学检查结果分层管理。

(2)HSIL　根据病理分级和个人意愿及就诊医院的条件来选择治疗方式。

①推荐行子宫颈锥切术,包括子宫颈环形电切术(LEEP)和冷刀锥切术(CKC)。

②阴道镜检查充分且无子宫颈管病变的 CIN2 可采用消融治疗,但需谨慎选择。

③CIN2 患者若有生育需求,可间隔 6 个月进行随访观察,如果随访期间诊断 CIN3 或 CIN2 持续 2 年,需行子宫颈切除性手术。

④经子宫颈锥切术确诊、年龄较大、无生育要求的 HSIL 也可行全子宫切除术。

(3)AIS　病变常为多灶性、跳跃性,对活检确诊的 AIS 患者进行子宫颈诊断性锥切术排除浸润性腺癌后,首选治疗为全子宫切除术,若有生育需求,手术切缘阴性的患者可随访观察。

(2~4 题共用题干)女,38 岁。接触性出血半年。妇科检查:外阴,阴道无异常,子宫颈轻度糜烂,触之易出血,子宫正常大小,宫旁组织及双侧附件未触及异常。

【例 2】首选的检查方法是

A. 阴道镜检查　　B. LEEP 锥切术　　C. 子宫颈活检
D. 子宫颈冷刀锥切术　　E. 子宫颈细胞学检查

【例 3】若检查结果为鳞状上皮内高度病变(HSIL),首选的处理方法是

A. 阴道镜下活检　　B. 子宫颈锥切术　　C. 子宫颈碘试验

D. 分段诊刮术　　E. 子宫颈细胞学检查

【例 4】若为子宫颈上皮内瘤变Ⅲ级,宜采取的处理方法是

A. 子宫切除术　　B. 放射治疗　　C. 化学治疗

D. 子宫颈锥切术　　E. 随访观察(2016、2022)

二、子宫颈癌

子宫颈癌简称宫颈癌,是最常见的妇科恶性肿瘤。高发年龄为 50~55 岁。由于子宫颈癌筛查的普及,得以早期发现和治疗子宫颈癌和癌前病变,其发病率和死亡率明显下降。

1. 病因

(1)人乳头瘤病毒(HPV)感染　90%的子宫颈癌有高危型 HPV 感染,其中以 16、18 等亚型最常见。

(2)性行为及分娩次数　多个性伴侣、初次性生活<16 岁、早年分娩、多产与子宫颈癌发生有关。

(3)其他　免疫功能低下、吸烟、口服避孕药、营养不良等。

【例 5】与子宫颈癌的发生密切相关的因素是

A. HSV-1　　B. HSV-2　　C. CMV

D. HPV6、HPV11　　E. HPV16、HPV18(2023)

【例 6】不属于子宫颈癌相关危险因素的是

A. 未生育　　B. 过早性生活　　C. 不洁性行为

D. 多个性伴侣　　E. 吸烟(2017、2022)

2. 组织发生及发展

子宫颈转化区为子宫颈癌好发部位。目前认为子宫颈癌的发生、发展是由子宫颈上皮细胞异型性量变到质变的肿瘤化转变过程。SIL 形成后继续发展,突破上皮下基底膜,浸润间质,形成子宫颈浸润癌。

3. 病理变化

(1)肉眼观

类型	病例特点	最常累及
外生型	最常见,癌灶向外生长,外观呈乳头状或菜花样,组织脆,易出血	阴道
内生型	癌灶向子宫颈深部组织浸润,子宫颈表面光滑或仅有轻度柱状上皮异位,子宫颈肥大变硬,呈桶状	子宫旁组织
溃疡型	上述两型癌组织继续发展合并感染坏死,脱落后形成溃疡,似火山口状	阴道及子宫旁组织
颈管型	癌灶发生于子宫颈管内,外观变化不明显,易漏诊	子宫下段

(2)镜下观

	子宫颈鳞状细胞癌	子宫颈腺癌	子宫颈腺鳞癌
发病率	占子宫颈癌的 75%~80%	占子宫颈癌的 15%~20%	占子宫颈癌的 3%~5%
肉眼观	外生型(最常见) 内生型、溃疡型、颈管型	子宫颈管内生长、管外生长 沿管壁生长、侵犯宫旁组织	形态多变
镜下观	微小浸润癌、浸润癌	普通型子宫颈腺癌、黏液型腺癌	含腺癌和鳞癌两种成分

微小浸润癌指在高级别鳞状上皮内病变基础上,肿瘤细胞突破基底膜,间质内浸润深度≤5mm。

浸润癌是指肿瘤细胞突破基底膜,间质内浸润深度>5mm。

【例 7】子宫颈癌最常见的病理类型是

A. 鳞腺癌　　B. 腺癌　　C. 恶性腺癌

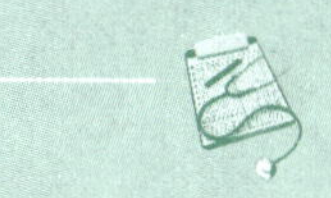

D. 黏液腺癌　　　E. 鳞状细胞癌

4. 转移途径

主要为直接蔓延和淋巴转移,血行转移极少见。

(1)直接蔓延　最常见,癌组织向邻近器官及组织扩散。①常向下累及阴道壁;②极少向上由子宫颈管累及子宫体;③向两侧扩散可累及子宫主韧带及子宫颈旁、阴道旁组织直至骨盆壁;④向前累及膀胱;⑤向后累及直肠。

(2)淋巴转移　较常见。淋巴转移一级组为盆腔淋巴结包括子宫旁淋巴结、子宫颈旁淋巴结、闭孔淋巴结、髂内淋巴结、髂外淋巴结、髂总淋巴结、骶前淋巴结;二级组为腹主动脉旁淋巴结、腹股沟淋巴结;远处可转移至纵隔淋巴结和锁骨上淋巴结。

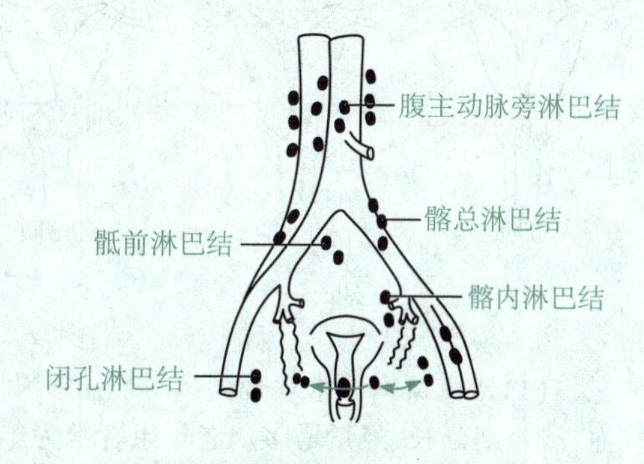

子宫颈癌淋巴转移示意图

(3)血行转移　少见,晚期可转移至肺、肝、骨骼等。

A. 淋巴转移和种植　　　B. 血行转移和淋巴转移　　　C. 直接蔓延和种植
D. 直接蔓延和淋巴转移　　　E. 血行转移

【例 8】子宫颈癌的主要播散方式为
【例 9】卵巢癌的主要播散方式为
【例 10】绒毛膜癌的主要播散方式为

5. 临床分期

国际妇产科联盟(FIGO,2018)的临床分期标准如下。

分期	标准
Ⅰ期	癌灶局限在子宫颈(包括累及子宫体)
ⅠA	镜下浸润癌,最大间质浸润深度≤5mm
ⅠA1	间质浸润深度≤3mm
ⅠA2	间质浸润深度>3mm,但≤5mm
ⅠB	癌灶局限于子宫颈,间质浸润深度>5mm(超过ⅠA 期)
ⅠB1	癌灶浸润深度>5mm,最大径线≤2cm
ⅠB2	癌灶最大径线>2cm,但≤4cm
ⅠB3	癌灶最大径线>4cm
Ⅱ期	癌灶已超出子宫,但未达阴道下 1/3 或骨盆壁
ⅡA	癌灶累及阴道上 2/3,无子宫旁受累
ⅡA1	癌灶最大径线≤4cm
ⅡA2	癌灶最大径线>4cm
ⅡB	有子宫旁受累,但未达骨盆壁
Ⅲ期	癌灶累及阴道下 1/3 和/或扩散到骨盆壁和/或导致肾盂积水或无功能肾和/或累及盆腔和/或主动脉旁淋巴结
ⅢA	癌灶累及阴道下 1/3,但未达骨盆壁
ⅢB	癌灶已达骨盆壁和/或导致肾盂积水或无功能肾(除外已知其他原因)
ⅢC	不论肿瘤大小和扩散范围,癌灶累及盆腔和/或主动脉旁淋巴结
ⅢC1	仅盆腔淋巴结转移
ⅢC2	腹主动脉旁淋巴结转移
Ⅳ期	癌灶浸润膀胱黏膜或直肠黏膜(活检证实)和/或超出真骨盆(泡状水肿不属于Ⅳ期)
ⅣA	癌灶侵袭邻近盆腔器官
ⅣB	癌灶扩散至远处器官

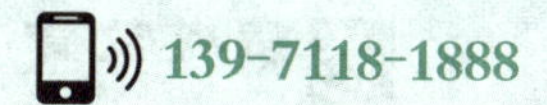

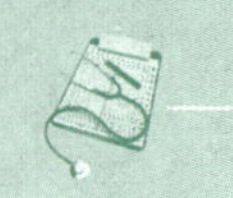

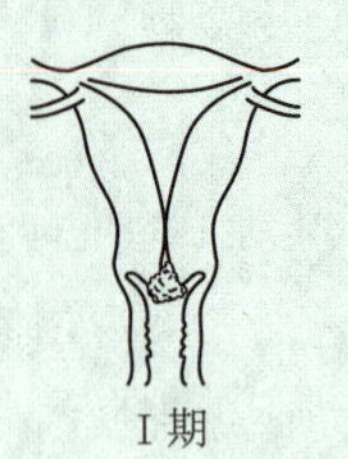

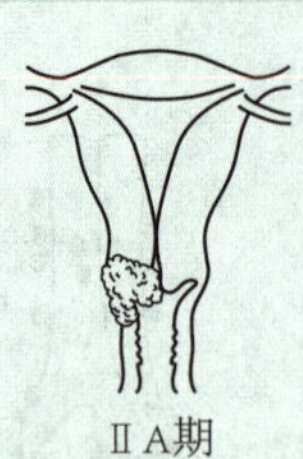

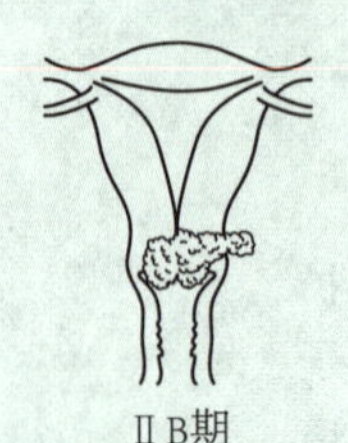

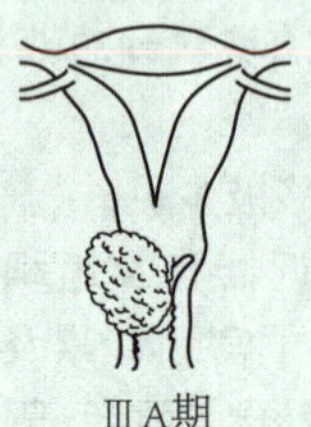

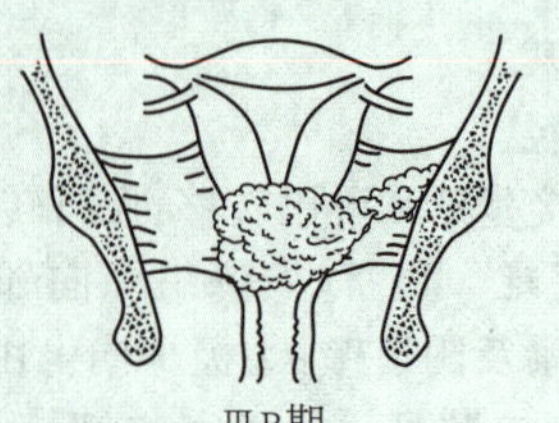

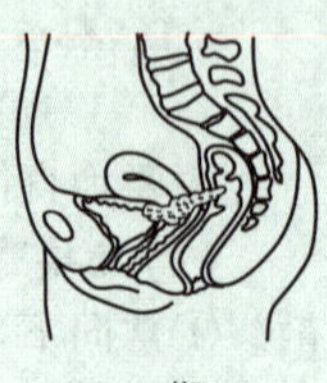

子宫颈癌的FIGO临床分期

6. 临床表现

(1)阴道流血 常表现为接触性出血,即性生活或妇科检查后阴道流血。也可表现为不规则阴道流血,或经期延长、经量增多。老年患者常为绝经后不规则阴道流血。

(2)阴道分泌物增多 可为白色或血性、稀薄如水样、腥臭味的阴道分泌物。晚期可有大量米泔样或脓性恶臭味阴道分泌物。

(3)晚期症状 癌肿浸润膀胱可有尿频、尿急;压迫或浸润输尿管可致肾积水等。

(4)体征 外生型子宫颈癌可见息肉状、菜花状赘生物,常伴感染,质脆易出血;内生型表现为子宫颈肥大、质硬、子宫颈增粗,甚至呈桶状。晚期癌组织坏死脱落,形成溃疡或空洞伴恶臭味。

7. 诊断与鉴别诊断

可疑子宫颈病变应遵循"三阶梯式"诊断程序进行检查:HPV检测(初筛首选)和子宫颈脱落细胞学检查;提示异常再行阴道镜检查;若病变处有明显赘生物或破溃,可直接进行活组织检查明确诊断。

(1)阴道镜检查 是早期子宫颈癌诊断的重要步骤。

(2)子宫颈和子宫颈管活组织检查 是子宫颈上皮内病变和子宫颈癌确诊的依据。当子宫颈病变明显时,可直接在病变区取材;若子宫颈外观病变不明显,可依次行醋酸染色和碘染色。醋酸试验是用3%~5%的醋酸溶液涂染子宫颈表面,异常上皮细胞尤其是上皮内病变细胞发生更多卵白凝固变化,显现出不透明发白现象,称为醋酸白现象;碘试验是用碘溶液涂染子宫颈表面,正常子宫颈阴道部鳞状上皮含丰富糖原,涂染后呈棕色或深褐色,未着色区说明该处上皮缺乏糖原,可为炎性或其他病变区。在醋酸发白区或碘未着色区取材行活检,可提高诊断率。

(3)子宫颈锥切术 具有诊断和治疗双重功能。

(4)影像学检查 病理检查确诊后,行胸部X线摄片、超声、CT、MRI等检查评估病情。

(11~13题共用题干)女,44岁。接触性阴道出血5个月。妇科检查:左侧阴道穹窿消失;子宫颈左上唇有直径3.5cm菜花样肿物,接触性出血明显;子宫体形态正常。三合诊检查:左侧宫旁组织增厚、结节状,未累及骨盆壁。

【例11】最可能的诊断是

A. 子宫颈癌　B. 子宫颈肌瘤　C. 子宫颈结核
D. 子宫颈尖锐湿疣　E. 子宫颈息肉

【例12】该患者病变最可能的始发部位是

A. 子宫颈解剖学内口　B. 子宫颈组织学内口　C. 子宫颈鳞状上皮
D. 子宫颈柱状上皮　E. 子宫颈移行带

【例13】其临床分期最可能为

A. ⅠB期　B. ⅡA期　C. ⅡB期
D. ⅢA期　E. ⅢB期(2024)

8. 治疗

根据临床分期、患者年龄、生育要求,制订个体化治疗方案。总原则为手术和放疗为主,化疗为辅。

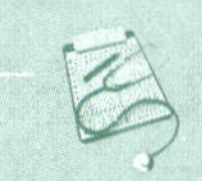

分期	治疗方案
ⅠA1	有生育要求者——无淋巴脉管间隙浸润者，行子宫颈锥形切除术 有淋巴脉管间隙浸润者，行子宫颈锥形切除术+盆腔淋巴结切除术 无生育要求者——无淋巴脉管间隙浸润者，行筋膜外全子宫切除术 有淋巴脉管间隙浸润者，行改良广泛性子宫切除术+盆腔淋巴结切除术
ⅠA2	有生育要求者——子宫颈锥形切除术+盆腔淋巴结切除术 无生育要求者——改良广泛性子宫切除术+盆腔淋巴结切除术
ⅠB1	有生育要求者——肿瘤直径<2cm者行广泛子宫颈切除术+盆腔淋巴结切除术 无生育要求者——广泛性子宫切除术+盆腔淋巴结切除术
ⅡA1	广泛性子宫切除术+盆腔淋巴结切除术（必要时行腹主动脉旁淋巴结取样）
ⅠB2、ⅡA2	广泛性子宫切除术+盆腔淋巴结切除术+术后辅助放疗 或新辅助化疗后+广泛性子宫切除术+盆腔淋巴结切除术+术后辅助放疗或放、化疗
ⅡB、Ⅲ、Ⅳ	根治性放疗或放、化疗

（14~16题共用题干）女，38岁，G_6P_2。接触性阴道出血1年余。妇科检查：阴道无异常，子宫颈前唇可见菜花状赘生物，最大径线3cm，质脆，触之易出血，子宫大小正常。三合诊：子宫旁无增厚及结节，附件区未触及异常。

【例14】为明确诊断，首选检查是

A. 盆腔超声　　B. 盆腔CT　　C. 宫腔镜
D. 子宫颈活检　　E. 宫颈细胞学检查

【例15】与患者发病关系最密切的病原体是

A. HSV　　B. HIV　　C. EBV
D. HCV　　E. HPV

【例16】该患者首选治疗方案是

A. 手术治疗　　B. 激光治疗　　C. 冷冻疗法
D. 放射治疗　　E. 化学治疗(2024)

9. 预后

子宫颈癌预后与临床期别、病理类型及治疗方法密切相关。ⅠB期与ⅡA期手术与放疗效果相近，近年来临床研究显示手术疗效高于放疗。子宫颈腺癌放疗效果不如鳞癌，早期易有淋巴转移，预后差。肿瘤分化程度、手术切缘阳性、淋巴脉管间隙浸润及淋巴转移部位和侵袭程度也与预后相关，术后病理显示上述不良情况应给予相应辅助治疗。

10. 随访

子宫颈癌完成治疗后2年内应每3~6个月复查1次；3~5年内每6~12个月复查1次；第6年开始每年复查1次。随访内容可包括妇科检查、高危型HPV检测、阴道脱落细胞学检查（保留子宫颈者行子宫颈脱落细胞学检查）、血清肿瘤标志物（如血鳞状上皮细胞癌抗原）和影像学检查。

11. 预防

子宫颈癌是可以预防的恶性肿瘤。

①一级预防　应加强公众卫生宣教，普及子宫颈癌预防知识；推广HPV疫苗接种，通过阻断HPV感染预防子宫颈癌的发生，特别是对青少年女性。

②二级预防　规范子宫颈癌筛查，做到早期发现、早期诊断。

③三级预防　实施子宫颈癌规范治疗，提高患者生存率和生活质量。

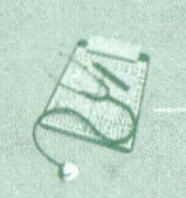

三、子宫肌瘤

子宫肌瘤是女性生殖器官最常见的良性肿瘤,也是体内最常见的良性肿瘤,由平滑肌及结缔组织组成。常见于30~50岁女性,20岁以下少见。研究显示60%~80%女性患有大小不等的子宫肌瘤。

1. 分类

(1)按子宫肌瘤生长部位 分为子宫体肌瘤(约90%)和子宫颈肌瘤(约10%)。

(2)按子宫肌瘤与子宫肌壁的关系 子宫肌瘤分为3类:

①肌壁间肌瘤 占60%~70%,肌瘤位于子宫肌壁间。

②浆膜下肌瘤 约占20%,肌瘤向子宫浆膜面生长。

③黏膜下肌瘤 占10%~15%,肌瘤向子宫腔方向生长,突出于子宫腔,表面为子宫内膜覆盖。

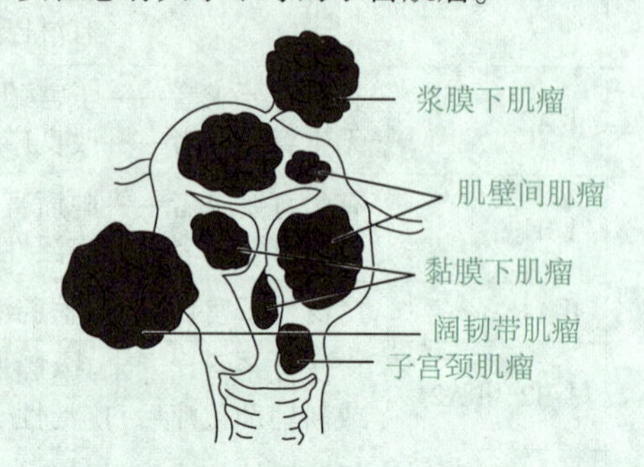

各型子宫肌瘤

2. 病理

(1)大体观 肌瘤为实质性球形包块,表面光滑,质硬。切面呈灰白色,可见旋涡状或编织状结构。

(2)镜下观 主要由梭形平滑肌细胞和不等量纤维结缔组织构成,瘤细胞与正常平滑肌细胞相似,排列成旋涡状或束状,胞质红染,核为杆状,两端钝圆,核分裂象少见。

注意:①女性生殖器最常见的良性肿瘤是子宫肌瘤。②最常见的妇科恶性肿瘤是子宫颈癌。③死亡率最高的女性生殖系统恶性肿瘤是卵巢癌。

3. 肌瘤变性

	病理特点及临床意义	镜下特点
玻璃样变	又称透明变性,最常见。肌瘤剖面旋涡状结构消失,由均匀透明样物质取代	病变区肌细胞消失 为均匀透明无结构区
囊性变	玻璃样变继续发展,肌细胞坏死液化,即可发生囊性变,此时子宫肌瘤变软,肌瘤内出现大小不等的囊腔	囊腔为玻璃样变的肌瘤组织构成,内壁无上皮覆盖
红色样变	多见于妊娠期或产褥期,为肌瘤的特殊类型坏死。患者可有剧烈腹痛,伴恶心、呕吐,发热,白细胞计数增高,肌瘤迅速增大、压痛,剖面为暗红色,有腥臭味,质软	组织水肿,瘤体内小静脉血栓形成,广泛出血伴溶血,肌细胞减少
肉瘤样变	多见于绝经后子宫肌瘤伴疼痛和出血的患者,表现为绝经后妇女肌瘤在短期内迅速增大	平滑肌细胞增生,排列紊乱 旋涡状结构消失,细胞有异型性
钙化	多见于蒂部细小、血供不足的浆膜下肌瘤以及绝经后妇女的肌瘤。X线摄片可清楚看到钙化阴影	钙化区为层状沉积,呈圆形 有深蓝色微细颗粒

【例17】子宫肌瘤发生红色样变常见于

A. 妊娠期　　B. 月经中期　　C. 绝经前期

D. 红斑狼疮治疗期　　E. 生育期

【例18】初孕妇,35岁。妊娠22周,腹痛伴发热1天。无阴道流血。既往子宫肌瘤病史5年。查体:体温38.5℃,未触及宫缩。B超显示子宫前壁一个5cm×5cm实性凸起。血常规:WBC15×10^9/L。最可能的诊断是子宫肌瘤

A. 合并感染　　B. 囊性变　　C. 玻璃样变

D. 红色样变　　E. 肉瘤样变(2022)

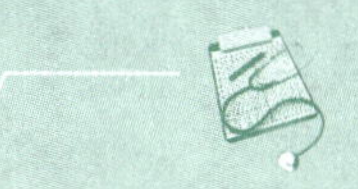

4. 临床表现

症状与肌瘤部位(最有关)、大小、有无变性相关,而与肌瘤数目关系不大。

(1)经量增多及经期延长 为子宫肌瘤最常见的症状。多见于体积较大的肌壁间肌瘤及黏膜下肌瘤。长期经量增多可继发贫血,出现乏力、心悸等症状。月经周期基本正常。

(2)下腹包块 当子宫肌瘤逐渐增大,子宫超过妊娠 3 个月大时,患者可从下腹部触及包块。黏膜下肌瘤可脱入阴道内,甚至阴道外,患者可因脱出肿物就诊。

(3)阴道分泌物增多 子宫黏膜下肌瘤合并坏死感染,可有血性或脓血性、伴有恶臭的阴道流液。

(4)压迫症状 肌瘤可压迫膀胱、输尿管等引起相应症状。

(5)不孕 1%~2%的不孕是由子宫肌瘤引起的,其中黏膜下肌瘤最常见。

(6)其他 子宫肌瘤红色变性时有急性下腹痛,伴呕吐、发热及肿瘤局部压痛;浆膜下子宫肌瘤蒂扭转可有急性腹痛;黏膜下子宫肌瘤由子宫腔向外排出时也可引起腹痛。

(7)体征 较大子宫肌瘤可在下腹部触及实性包块。妇科检查触及子宫增大,表面不规则结节。浆膜下肌瘤可扪及单个实质性肿块与子宫有蒂相连。黏膜下肌瘤位于子宫腔内者子宫均匀增大。

5. 诊断与鉴别诊断

根据病史及体征,诊断多无困难。B 超、MRI、宫腔镜、腹腔镜等均可协助诊断。应与下列疾病鉴别。

(1)妊娠子宫 妊娠者有停经史、早孕反应,子宫随停经月份增大变软,借助血或尿 hCG、B 超可确诊。

(2)卵巢肿瘤 多无月经改变,肿块多呈囊性,位于子宫一侧。借助 B 超可以鉴别。

(3)子宫腺肌病 可有子宫增大、月经增多等。局限型子宫腺肌病类似子宫肌壁间肌瘤,质硬。但子宫腺肌病继发性痛经明显,子宫多呈均匀增大,较少超过 3 个月妊娠子宫大小,经前与经后子宫大小有变化。B 超检查、外周血 CA125 检测有助于诊断。

【例 19】患者,女性,30 岁。持续阴道流血 10 天。经量增多,经期延长,无痛经。经阴道彩超提示子宫肌层内不均匀低回声结节,多发,长径 0.9~1.5cm。最可能的诊断是

A. 胎盘早剥　　B. 前置胎盘　　C. 子宫肌瘤
D. 子宫腺肌症　　E. 功能失调性子宫出血(2024)

【例 20】女性,25 岁。未避孕未孕 2 年,经量增多半年。月经规律,无痛经。子宫检查:子宫大小正常,无压痛,未触及其他异常。妇科超声提示子宫腔内有一低回声团,大小 2cm×2cm。尿妊娠试验阴性。可能的诊断是

A. 子宫肉瘤　　B. 子宫内膜癌　　C. 子宫腺肌病
D. 妊娠子宫　　E. 子宫黏膜下肌瘤(2024)

6. 治疗

(1)观察 无症状子宫肌瘤患者一般不需要治疗。每 3~6 个月随访 1 次。

(2)药物治疗 适用于有症状、全身情况不宜手术者,或者术前应用纠正贫血等症状。

①促性腺激素释放激素激动剂(GnRH-a) 常用药物有亮丙瑞林、戈舍瑞林等。可抑制垂体 FSH 和 LH 分泌,降低患者雌激素至绝经后水平,缩小瘤体,缓解症状,但停药后病情可反复。

应用指征:A. 术前用药控制症状、纠正贫血;B. 近绝经女性,提前过渡到绝经,避免手术。

②促性腺激素释放激素拮抗剂(GnRH-ant) 可抑制促性腺激素和性激素释放而发挥治疗效应。

③选择性孕激素受体调节剂 米非司酮可作为术前用药或提前绝经使用,但不宜长期使用。

④性激素类药物 如复方口服避孕药,可缓解月经过多等症状,但缩小肌瘤体积的作用不明显。

(3)手术治疗 是子宫肌瘤最有效的治疗方法。子宫肌瘤切除术适用于希望保留生育功能的患者。子宫切除术适用于肌瘤多而大、症状明显、无生育要求或怀疑子宫肌瘤恶变者。手术适应证:①月经过多致继发性贫血;②肌瘤体积过大;③有疼痛或压迫症状;④影响妊娠;⑤可疑肌瘤恶变。

(4)其他治疗 如子宫动脉栓塞术、高能聚焦超声治疗等。

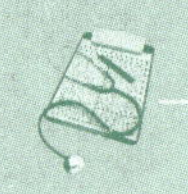

7. 子宫肌瘤合并妊娠

(1)子宫肌瘤对妊娠及分娩的影响 与其引起的子宫解剖学改变有关。黏膜下肌瘤及突向子宫腔的肌壁间肌瘤可影响女性受精卵着床,导致早期流产;肌壁间肌瘤过大可使子宫腔变形或子宫内膜供血不足引起流产。生长位置较低的子宫肌瘤可妨碍胎先露下降,导致妊娠后期及分娩时胎位异常、胎盘早剥、产道梗阻等,胎儿娩出后易因胎盘附着面大或排出困难及子宫收缩不良等导致产后出血。

(2)妊娠对肌瘤的影响 妊娠期及产褥期子宫肌瘤易发生红色变性。浆膜下肌瘤可发生扭转。

(3)处理 妊娠合并子宫肌瘤患者多能自然分娩,但应预防产后出血。若子宫肌瘤阻碍胎儿下降应行剖宫产术终止妊娠,术中是否同时切除子宫肌瘤,需根据肌瘤大小、部位和患者情况而定。

【例 21】女性,35 岁。单位组织体格检查时,B 超发现多发性子宫肌瘤,最大直径 2.0cm×2.5cm×2.5cm。自觉无任何不适。该患者恰当的治疗措施是

A. 无须治疗,定期随访　B. GnRH-α 药物治疗　C. 子宫肌瘤切除术

D. 子宫切除术　E. 子宫动脉栓塞术(2024)

四、子宫内膜癌

子宫内膜癌是发生于子宫内膜的一组上皮性恶性肿瘤,以来源于子宫内膜腺体的腺癌最常见。

1. 病因

(1)性激素因素 内源性和外源性雌激素与子宫内膜癌发病关系越来越明确。在缺乏孕激素拮抗的雌激素长期作用下,子宫内膜发生异常增生,继而癌变。

(2)代谢因素 子宫内膜癌患者常伴有肥胖、糖尿病、高血压,统称子宫内膜癌"三联征"。

(3)遗传因素 少数子宫内膜癌为遗传性,约占 5%。

(4)其他因素 不孕不育、月经因素(初潮早、绝经晚)与子宫内膜癌相关。

2. 病理

(1)肉眼观 不同组织类型内膜癌的肉眼观无明显区别。大体可分为弥散型和局灶型两型。

(2)镜下观 分为以下 5 型。

类型	占比	病理特点
内膜样癌	80%~90%	以腺癌最多见。内膜腺体高度异型增生,上皮复层,形成筛孔状结构
浆液性癌	约占 10%	癌细胞异型性明显,排列不规则,可见砂粒体。恶性程度高,预后差
透明细胞癌	不足 10%	癌细胞异型性明显,或由鞋钉状细胞组成。恶性程度高,易早期转移
低分化癌	约占 2%	包括未分化癌和去分化癌,预后不良
混合性癌	罕见	通常由 2 种或以上不同组织类型子宫内膜癌组成

注意:①子宫内膜癌以内膜样癌最多见,占 80%~90%。
②子宫颈癌以鳞癌最多见,占 75%~85%。

【例 22】子宫内膜癌最多见的病理类型是

A. 腺角化癌　B. 腺癌　C. 透明细胞癌

D. 鳞腺癌　E. 鳞癌

3. 转移途径

多数子宫内膜癌生长缓慢,长期局限于子宫体内。特殊组织学类型进展迅速,短期内出现转移。其主要转移途径为直接蔓延、淋巴转移和血行转移。

(1)直接蔓延 子宫内膜癌可沿子宫内膜蔓延生长,向上沿子宫角累及输卵管,向下可累及子宫颈管及阴道。子宫内膜癌主要向肌层浸润,可累及子宫浆膜,也可种植于盆腹腔腹膜、直肠子宫陷凹等。

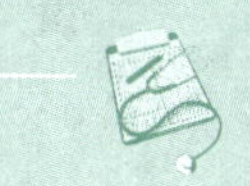

(2)淋巴转移　转移途径与肿瘤生长部位有关。

①子宫底部癌　常沿子宫阔韧带上部淋巴管网，向上至腹主动脉旁淋巴结。

②子宫角或前壁上部癌　沿子宫圆韧带淋巴管转移至腹股沟淋巴结。

③子宫下段或已累及子宫颈管癌　淋巴转移途径与子宫颈癌相同，可累及子宫旁淋巴结、闭孔淋巴结、髂内淋巴结、髂外淋巴结及髂总淋巴结。

④子宫后壁癌　可沿子宫骶韧带转移至直肠旁淋巴结。

(3)血行转移　晚期患者经血行转移至全身各器官，常见部位为肺、肝、骨等。

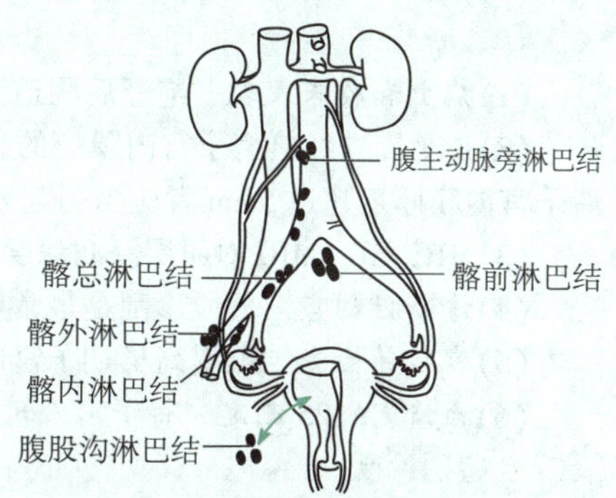

子宫内膜癌淋巴转移示意图

注意：①子宫内膜癌主要转移途径为直接蔓延、淋巴转移、血行转移，以淋巴转移最常见。
②子宫颈癌主要转移途径为直接蔓延及淋巴转移，其中以直接蔓延最常见。
③卵巢癌的主要转移途径为盆腹腔种植转移和淋巴转移。
④绒毛膜癌的主要转移途径为血行转移。

4. 分期

多采用国际妇产科联盟(FIGO,2009)修订的手术-病理分期，如下。

分期	描述
Ⅰ期	肿瘤局限于子宫体
ⅠA	肿瘤浸润深度<1/2肌层
ⅠB	肿瘤浸润深度≥1/2肌层
Ⅱ期	肿瘤侵袭子宫颈间质，但无子宫体外蔓延
Ⅲ期	肿瘤局部和/或区域扩散
ⅢA	肿瘤累及子宫浆膜和/或附件
ⅢB	肿瘤累及阴道和/或子宫旁组织
ⅢC	盆腔淋巴结和/或腹主动脉旁淋巴结转移
ⅢC1	盆腔淋巴结转移
ⅢC2	腹主动脉旁淋巴结转移伴和/或不伴盆腔淋巴结转移
Ⅳ期	肿瘤侵袭膀胱和/或直肠黏膜，和/或远处转移
ⅣA	肿瘤侵袭膀胱和/或直肠黏膜
ⅣB	远处转移，包括腹腔内和/或腹股沟淋巴结转移

【例23】子宫内膜癌已累及宫颈间质，其分期应为
A. ⅠB期　　B. Ⅲ期　　C. ⅠA期
D. Ⅱ期　　E. Ⅳ期

5. 临床表现

约90%的患者出现阴道流血或阴道分泌物增多症状。

(1)阴道流血　主要表现为绝经后阴道流血，尚未绝经者可表现为经量增多、经期延长或月经紊乱。

(2)阴道分泌物增多　多为血性液体或浆液性分泌物，合并感染则有脓血性分泌物，恶臭。

(3)下腹疼痛　若肿瘤累及子宫颈内口，可引起子宫腔积脓，出现下腹胀痛及痉挛样疼痛。

(4)**体征**　早期无异常发现。晚期可有子宫增大,合并子宫腔积脓时可有明显触痛。

6. 诊断

(1)**病史和临床表现**　绝经后阴道流血、绝经过渡期月经紊乱患者,均应考虑子宫内膜癌。

(2)**B 超检查**　典型子宫内膜癌的超声图像为子宫腔内不均质回声区,可显示丰富血流信号。绝经后子宫内膜厚度超过 5mm 者应当引起重视。

(3)**MRI、CT**　MRI 对肌层浸润深度和子宫颈间质浸润有较准确的判断。CT 可协助判断子宫外转移。

(4)**诊断性刮宫**　分段诊刮是最常用的诊断方法。

(5)**宫腔镜检查**　可提高早期子宫内膜癌的诊断率。

(6)**血清 CA125 测定**　有子宫外转移者,血清 CA125 升高。也可作为疗效观察的指标。

7. 鉴别诊断

绝经后及绝经过渡期阴道流血,为子宫内膜癌最常见的症状,故应与阴道流血的各种疾病相鉴别。

(1)**功能失调性子宫出血**　表现为经量增多、经期延长、不规则阴道流血,妇检正常,分段诊刮可确诊。

(2)**萎缩性阴道炎**　主要表现为血性白带。检查可见阴道黏膜变薄、充血、有出血点等。

(3)**子宫黏膜下肌瘤或内膜息肉**　有月经过多或不规则阴道流血,可行宫腔镜、分段诊刮确诊。

(4)**子宫颈管癌、子宫肉瘤及输卵管癌**　可有阴道排液增多或不规则流血。分段诊刮、B 超有助于确诊。

注意:①确诊子宫颈癌首选的检查——子宫颈和宫颈管活检。②确诊子宫内膜癌首选的检查——分段诊刮。③子宫颈癌的普查筛查首选——子宫颈刮片细胞学检查。④确诊外阴癌的首选检查——活检。⑤诊断子宫内膜癌的关键——绝经+少量阴道流血(+子宫增大)。

【例 24】女性,60 岁。原发不育、绝经 6 年,高血压史,不规则阴道少量流血 2 天。妇科检查:除子宫增大如妊娠 6 周外,余均正常。确诊方法应是

A. B 型超声检查　　B. 血清 CA125 测定　　C. 盆腔磁共振成像

D. 细胞学检查　　E. 分段诊刮

【例 25】绝经后妇女子宫内膜癌最常见的临床表现是

A. 阴道脓性分泌物　　B. 下腹包块　　C. 下腹疼痛

D. 阴道流血　　E. 经量增多、经期延长(2024)

8. 治疗

(1)**治疗原则**　手术治疗为首选治疗模式。有复发危险因素者术后需行辅助治疗;晚期转移/复发患者需行综合治疗;早期低危年轻患者可以采用保留生育功能的药物治疗。

(2)**保留生育功能治疗**　需严格掌握适应证,首选药物为高效孕激素。

(3)**手术治疗**　为首选治疗方法。手术时可明确分期,癌组织可行雌、孕激素受体检测。

分期	手术方式
Ⅰ期	筋膜外全子宫切除+双侧附件切除,加(或不加)盆腔及腹主动脉旁淋巴结清扫
Ⅱ期	改良广泛性子宫切除+双侧附件切除+盆腔及腹主动脉旁淋巴结取样术
Ⅲ期和Ⅳ期	手术方式应个体化。手术范围与卵巢癌相同,进行肿瘤细胞减灭手术

(4)**放疗**　是治疗子宫内膜癌有效方法,包括近距离照射及体外照射两种。

(5)**内分泌治疗**　除保留生育功能治疗外,内分泌药物常用于晚期复发子宫内膜癌的综合治疗。

(6)**化疗**　高危患者术后或晚期转移/复发子宫内膜癌常需化疗。

【例 26】女,63 岁,G_3P_1。阴道不规则流血 1 月。既往高血压病史 10 年,糖尿病病史 8 年。分段诊刮病理结果显示子宫内膜腺体高度异型增生,形成筛孔样结构,腺体少,宫颈黏膜未见异常。盆腔 MRI 检查显示子宫韧带完整,未见异常肿大淋巴结,首选治疗方案是

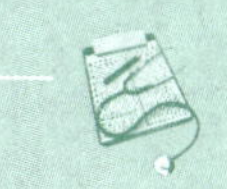

A. 手术治疗　　B. 放射治疗　　C. 化学治疗
D. 孕激素治疗　　E. 免疫治疗(2024)

【例 27】女性,55 岁。阴道流血 3 天,腹痛 2 天。行分段诊刮提示子宫内膜癌。盆腔 MRI 提示子宫内膜腺癌局限于子宫体,未侵犯子宫颈,子宫韧带完整。该患者首选的手术方式为
A. 子宫全切术　　B. 筋膜外全子宫切除加双侧附件切除术
C. 广泛性子宫全切术　　D. 改良广泛性全子宫切除加双侧附件切除术
E. 子宫次全切术(2024)

9. 常用子宫切除的术式

这些术式名称不统一,但含义相似,仅供参考。

(1) 次全子宫切除术　即切除子宫,保留子宫颈。但由于子宫颈癌发病率较高,故该术式少用。

(2) 全子宫切除术　分筋膜内全子宫切除和筋膜外全子宫切除两种。筋膜指子宫颈筋膜。

①筋膜内全子宫切除　将子宫颈筋膜切开,往下推,在子宫颈筋膜内将子宫颈切除,保留子宫颈筋膜和里面的韧带。切除了大部分容易癌变的子宫颈管和子宫颈内膜,最后将子宫颈筋膜缝合。这种术式创面小,出血少,恢复快,保留了主骶韧带和子宫颈筋膜,可以重建盆底结构,是良性病变的首选术式。

②筋膜外全子宫切除　手术范围较筋膜内全子宫切除大。在子宫颈筋膜的外面切除子宫颈,切断了主骶韧带,还切除了小部分阴道壁。该术式适用于子宫内膜重度非典型增生、早期子宫内膜癌、早期子宫颈癌。

(3) 次广泛性子宫切除术　切除宫旁和阴道 2~3cm,切除宫旁的范围较小。

(4) 广泛性子宫切除术　切除宫旁和阴道 3~4cm,切除宫旁的范围较大。

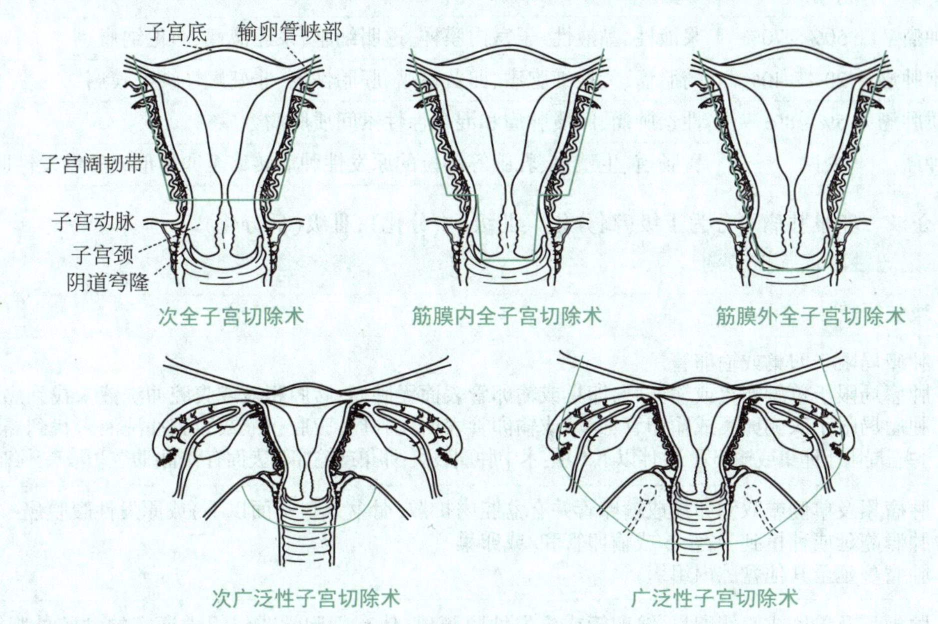

次全子宫切除术　　筋膜内全子宫切除术　　筋膜外全子宫切除术

次广泛性子宫切除术　　广泛性子宫切除术

常考点　考试重点,需全面掌握。

参考答案——详细解答见《2025 国家临床执业及助理医师资格考试历年考点精析(上、下册)》

1. ABCDE	2. ABCDE	3. ABCDE	4. ABCDE	5. ABCDE	6. ABCDE	7. ABCDE
8. ABCDE	9. ABCDE	10. ABCDE	11. ABCDE	12. ABCDE	13. ABCDE	14. ABCDE
15. ABCDE	16. ABCDE	17. ABCDE	18. ABCDE	19. ABCDE	20. ABCDE	21. ABCDE
22. ABCDE	23. ABCDE	24. ABCDE	25. ABCDE	26. ABCDE	27. ABCDE	

第15章　卵巢肿瘤

▶考纲要求

卵巢肿瘤。

▶复习要点

一、卵巢肿瘤概论

卵巢肿瘤是常见的妇科肿瘤,可发生于任何年龄。其中恶性肿瘤早期病变不易发现,晚期病例缺乏有效的治疗手段,致死率居妇科恶性肿瘤首位。

1. 组织学分类及分级

(1)**分类**　卵巢肿瘤组织成分非常复杂,是全身各脏器原发肿瘤类型最多的器官。

组织学类型	所占比例	分类
上皮性肿瘤	50%~70%	浆液性、黏液性、子宫内膜样、透明细胞、浆黏液性、布伦纳瘤
生殖细胞肿瘤	20%~40%	畸胎瘤、无性细胞瘤、卵黄囊瘤、胚胎性癌、非妊娠性绒毛膜癌
性索间质肿瘤	5%~8%	性索肿瘤、间质肿瘤和混合性性索间质肿瘤
转移性肿瘤	少见	胃肠道、生殖道、乳腺等部位的原发性肿瘤转移至卵巢形成的继发性肿瘤

(2)**分级**　卵巢肿瘤可分为Ⅰ级(高分化)、Ⅱ级(中分化)、Ⅲ级(低分化)。

2. 卵巢恶性肿瘤临床分期

分期	肿瘤范围
Ⅰ期	肿瘤局限于卵巢或输卵管
ⅠA	肿瘤局限于单侧卵巢或输卵管,卵巢或输卵管表面无肿瘤;腹腔积液或腹腔冲洗液未找到癌细胞
ⅠB	肿瘤局限于双侧卵巢或输卵管,卵巢或输卵管表面无肿瘤;腹腔积液或腹腔冲洗液未找到癌细胞
ⅠC	肿瘤局限于卵巢或输卵管,并伴以下1项:术中肿瘤破裂;卵巢或输卵管表面有肿瘤;腹腔积液有癌细胞
Ⅱ期	肿瘤累及单侧或双侧卵巢或输卵管并有盆腔内扩散(骨盆入口平面以下)或原发性腹膜癌
ⅡA	肿瘤蔓延或种植到子宫和/或输卵管和/或卵巢
ⅡB	肿瘤蔓延至其他盆腔内组织
Ⅲ期	肿瘤累及单侧或双侧卵巢、输卵管或原发性腹膜癌,伴有细胞学或组织学证实的盆腔外腹膜转移和/或证实存在腹膜后淋巴结转移
ⅢA	腹膜后淋巴结转移,伴或不伴显微镜下盆腔外腹膜受累
ⅢB	肉眼盆腔外腹膜转移,病灶最大直径≤2cm,伴或不伴腹膜后淋巴结转移
ⅢC	肉眼盆腔外腹膜转移,病灶最大直径>2cm,伴或不伴腹膜后淋巴结转移
Ⅳ期	超出腹腔的远处转移
ⅣA	胸腔积液细胞学阳性
ⅣB	肝、脾实质转移和腹膜外转移(包括腹股沟淋巴结和腹腔外淋巴结转移)

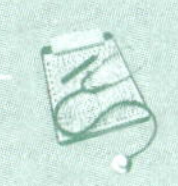

3. 恶性肿瘤转移途径

盆腹腔种植转移和淋巴转移是卵巢恶性肿瘤的主要转移途径。血行转移少见，晚期可转移至肺、胸膜、肝实质。

4. 临床表现

	卵巢良性肿瘤	卵巢恶性肿瘤
早期症状	肿瘤较小时多无症状	早期常无症状
晚期症状	肿瘤增大时，可有腹胀、腹部包块 肿瘤继续长大时，可有压迫症状	腹胀、腹部包块、腹腔积液、消瘦、贫血、压迫症状，功能性肿瘤可有阴道流血
常规检查	腹部膨隆，叩诊实音，无移动性浊音	可触及盆腹腔包块，可为双侧，实性或囊实性，表面不平，活动差，常伴有盆腹腔积液
三合诊	位于子宫一侧或双侧，类圆形，多为囊性，表面光滑，活动，与子宫无粘连；可有上腹部肿块	直肠子宫陷凹处触及质硬结节或肿块

【例 1】近年女性生殖系统恶性肿瘤中死亡率最高的是

A. 子宫颈癌　　B. 外阴癌　　C. 恶性滋养细胞肿瘤

D. 子宫内膜癌　　E. 卵巢癌

【例 2】晚期卵巢癌最常见的症状是

A. 阴道出血　　B. 便秘　　C. 腹痛

D. 腹胀　　E. 发热

5. 并发症

	蒂扭转	破裂	感染	恶变
比例	10%	3%	较少见	极少见
病理改变	蒂扭转后→静脉回流受阻→动脉血流受阻→肿瘤缺血坏死、破裂、继发感染	分自发性破裂和外伤性破裂。破裂后，囊液流入腹腔引起腹膜刺激征	多继发于肿瘤蒂扭转或破裂，也可来自邻近感染灶(阑尾脓肿)扩散	肿瘤生长迅速，尤其是双侧肿瘤，应考虑恶性
临床表现	体位改变后突发一侧下腹剧痛，伴恶心呕吐甚至休克。双合诊扪及压痛肿块	突发剧烈腹痛，伴恶心呕吐，可有腹腔内出血征、腹膜刺激征、腹水征	发热、腹痛、腹部压痛反跳痛、腹肌紧张、腹部肿块、白细胞升高	肿瘤生长迅速
处理	一经确诊，尽快手术	立即手术治疗	抗感染后手术	尽早手术

【例 3】女性，37 岁。左侧附件肿物 1 个月，突发下腹剧痛 2 小时。伴恶心、呕吐。1 个月前 B 超提示左侧附件区 10cm×10cm×9cm 囊性肿物。妇科检查：左侧附件肿物可触及，大小边界不清，后穹窿穿刺抽出 10ml 血性液体。该患者最可能的诊断是

A. 子宫残角妊娠破裂　　B. 子宫肌瘤变性　　C. 卵巢肿瘤破裂

D. 卵巢肿瘤蒂扭转　　E. 子宫浆膜下肌瘤蒂扭转(2024)

6. 诊断

(1) **初步确定**　根据患者的年龄、病史和体征，辅以必要的辅助检查初步确定：①肿块是否来自卵巢；②肿块性质是否为肿瘤；③肿块是良性还是恶性；④肿块可能的组织学类型；⑤恶性肿瘤的转移范围。

(2) **超声检查**　临床诊断符合率>90%，但不易检测出直径<1cm 的实性肿瘤。

(3) **CT、MRI、PET 检查**　为影像学检查，可了解肿瘤与周围组织的关系、有无淋巴结肿大及转移。

(4) **血清 CA125**　80%的卵巢上皮性癌患者的血清 CA125 水平升高，但近半数的早期患者并不升高，故不单独用于早期诊断，更多用于病情监测和疗效评估。

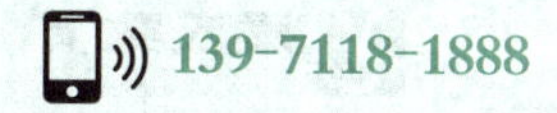

(5)血清 HE4 常与 CA125 联合应用于卵巢癌的早期检测、鉴别诊断、治疗监测及预后评估。

(6)血清 AFP 对卵黄囊瘤有特异性诊断价值。未成熟畸胎瘤、混合性无性细胞瘤,AFP 也可升高。

(7)血清 hCG 对非妊娠性绒癌有特异性。

(8)性激素 卵巢颗粒细胞瘤、卵泡膜细胞瘤可分泌雌激素,支持间质细胞瘤可分泌雄激素。

(9)腹腔镜检查 可直接观察肿瘤,并可进行活检。

注意:①血清 CA125 主要用于卵巢癌患者的病情监测、复发的判断。

②80%卵巢上皮性肿瘤患者血清 CA125 升高,其敏感性较高,但特异性较差。

③血清甲胎蛋白(AFP)对卵巢卵黄囊瘤(内胚窦瘤)有特异性诊断价值。

7. 鉴别诊断

(1)良性肿瘤与恶性肿瘤的鉴别

	卵巢良性肿瘤	卵巢恶性肿瘤
病史	病程长,逐渐增大	病程短,迅速增大
一般情况	良好	恶病质
肿块体检	多为单侧,活动,囊性,表面光滑	多为双侧,固定,实性或囊实性,表面不平,结节状
腹腔积液	常无腹腔积液	常有腹腔积液,多为血性,可查到癌细胞
B 超检查	为液性暗区,可有间隔光带,边缘清晰	液性暗区内有杂乱光团、光点,肿块边界不清
CA125	<35U/ml	>35U/ml

(2)良性肿瘤的鉴别诊断 需与卵巢瘤样病变、输卵管卵巢囊肿、子宫肌瘤、腹腔积液等相鉴别。

(3)恶性肿瘤的鉴别诊断 需与子宫内膜异位症、结核性腹膜炎、转移性卵巢肿瘤等相鉴别。

【例 4】女,18 岁。下腹疼痛 2 个月。盆腔 B 超检查子宫大小正常,左侧宫旁探及 6cm×5cm×5cm 大小肿物,边界清。血清 AFP900μg/L。最可能的诊断是

A. 卵巢畸胎瘤　　B. 卵巢内胚窦瘤　　C. 卵巢颗粒细胞瘤

D. 卵巢卵泡膜细胞瘤　　E. 卵巢无性细胞瘤

A. 血清 hCG　　B. 血清雌激素　　C. 血清 CA125

D. 血清 AFP　　E. 血清雄激素

【例 5】卵巢内胚窦瘤标志物是

【例 6】卵巢浆液性囊腺癌最常用的肿瘤标志物是

8. 治疗

卵巢肿瘤一经发现,应行手术治疗。术中应剖检肿瘤,必要时作冰冻切片组织学检查以明确诊断。

(1)手术目的 ①明确诊断;②切除肿瘤;③恶性肿瘤进行手术病理分期;④解除并发症。

(2)良性肿瘤 多行腹腔镜手术。

(3)恶性肿瘤 一般行开腹手术。术后应根据其组织学类型、组织学分级、手术病理分期、残余病灶大小,决定是否进行辅助性化疗,化疗是主要的辅助治疗。

9. 随访与监测

恶性肿瘤易复发,应长期随访和监测。一般在治疗后 2 年内,每 3 个月随访 1 次;3~5 年每 4~6 个月随访 1 次;5 年后每年随访 1 次。

二、卵巢上皮性肿瘤

卵巢上皮性肿瘤为最常见的卵巢肿瘤,占原发性卵巢肿瘤的 50%~70%,占卵巢恶性肿瘤的 85%~90%。

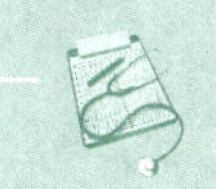

1. 组织学类型

卵巢上皮性肿瘤主要包括浆液性肿瘤、黏液性肿瘤、子宫内膜样肿瘤。

(1)浆液性肿瘤与黏液性肿瘤

	卵巢浆液性肿瘤	卵巢黏液性肿瘤
发病率	高(最常见的卵巢肿瘤)	较低(占所有卵巢肿瘤的25%)
肿瘤性质	良性——浆液性囊腺瘤(占卵巢良性肿瘤的25%) 交界性——交界性浆液性囊腺瘤 恶性——浆液性囊腺癌(占卵巢上皮癌的75%)	良性——黏液性囊腺瘤(占卵巢良性肿瘤的20%) 交界性——交界性黏液性囊腺瘤 恶性——黏液性囊腺癌(占卵巢上皮癌的20%)
良性肿瘤	单侧,球形,大小不等,表面光滑,囊性,壁薄 囊内充满淡黄色清亮囊液。单层柱状上皮	单侧,圆形,体积较大,光滑,多房,胶冻样黏液。单层柱状上皮
交界性肿瘤	双侧,中等大小,囊外生长。复层上皮≤3层	单侧,较大,光滑,囊壁厚。复层上皮≤3层
恶性肿瘤	双侧,体积较大,囊实性,结节状或分叶状 多房,出血坏死。复层上皮>3层	单侧,体积较大,囊实性 囊壁有乳头或实质区。复层上皮>3层

(2)子宫内膜样肿瘤

①良性肿瘤　较少见,多为单房,表面光滑,囊壁衬以单层柱状上皮,似正常子宫内膜腺体,间质内可有含铁血黄素的吞噬细胞。

②子宫内膜样交界性肿瘤　也很少见,常为单侧,表面光滑,体积较大。

③子宫内膜样癌　占卵巢癌的10%,肿瘤多为单侧,较大(平均直径11cm),切面实性或囊实性,有乳头生长,囊腔内多为血性液体。镜下特点与子宫内膜癌极相似,多为高分化腺癌,常伴鳞状分化。

2. 治疗

(1)卵巢良性上皮性肿瘤　一经确诊为卵巢肿瘤,应手术治疗。

①年轻患者　年轻、单侧肿瘤患者行患侧卵巢肿瘤切除或附件切除术,双侧肿瘤应行卵巢肿瘤切除术,尽可能保留正常卵巢组织。

②绝经后期患者　对侧卵巢正常的围绝经期或绝经后患者可行患侧附件切除或子宫附件切除术。

(2)卵巢交界性上皮性肿瘤　手术是卵巢交界性上皮性肿瘤最主要的治疗方法。

(3)卵巢恶性上皮性肿瘤(卵巢癌)

①手术治疗　卵巢癌的主要治疗手段。

②化疗　多数上皮性癌对化疗非常敏感,即使已有广泛转移也能取得显著疗效。除经过全面分期手术的ⅠA期和ⅠB期黏液性癌、低级别浆液性癌、低级别子宫内膜样癌不需化疗外,其他患者均需化疗。常用化疗药物有顺铂、卡铂、紫杉醇、多西他赛、多柔比星脂质体、吉西他滨等。常用化疗方案是TC(紫杉醇T+卡铂C)、PC(顺铂P+环磷酰胺C)、TP(紫杉醇T+顺铂P)。

③靶向治疗　可作为辅助治疗手段,如血管内皮生长因子(VEGF)的抑制剂贝伐珠单抗可用于初次化疗的联合用药和维持治疗。

④放疗　其治疗价值有限,对于复发患者可选用姑息性局部治疗。

【例7】卵巢上皮性肿瘤不包括

A. 浆液性囊腺瘤　B. 黏液性囊腺瘤　C. 子宫内膜样肿瘤

D. 颗粒细胞瘤　E. 透明细胞瘤

【例8】卵巢上皮癌的常用化疗方案为

A. 长春新碱+紫杉醇　B. 紫杉醇+卡铂　C. 博来霉素+长春新碱

D. 顺铂+长春新碱　E. 顺铂+长春新碱+异环磷酰胺

三、卵巢生殖细胞肿瘤

卵巢生殖细胞肿瘤是一组来源于原始生殖细胞的肿瘤,约占卵巢肿瘤的 20%~40%,好发于年轻女性,是青少年最常见的妇科肿瘤。除成熟性畸胎瘤外,大多数组织学类型为恶性肿瘤。

1. 畸胎瘤

畸胎瘤是最常见的生殖细胞肿瘤。大多数肿瘤含有至少两个或三个胚层组织成分。

	成熟畸胎瘤(皮样囊肿)	未成熟畸胎瘤
发病率	多见(占卵巢畸胎瘤的 95%以上)	少见(占卵巢畸胎瘤的 1%~3%)
好发年龄	20 岁以下女性	11~19 岁女性
肿瘤性质	良性	恶性
肉眼特点	多为单侧,中等大小,圆形或卵圆形,光滑,质韧,单房,腔内充满油脂、毛发、牙齿或骨质,囊壁可见头节	肿瘤多为实性分叶状,可有囊性区域,实体内含未成熟组织(主要为原始神经组织)
镜下特点	肿瘤由三个胚层的各种成熟组织构成,最常见为分化成熟的皮肤及附件	肿瘤由三个胚层的各种成熟组织和未成熟组织混合构成,未成熟神经组织最常见
其他特点	偶见单一胚层分化,形成高度特异性畸胎瘤,如卵巢甲状腺肿可分泌甲状腺激素导致甲亢	易复发,易转移,复发后再次手术可见到恶性程度逆转现象

【例 9】卵巢肿瘤患者盆腔 X 线片显示牙齿及骨骼提示

A. 内胚窦瘤　　B. 卵泡膜细胞瘤　　C. 纤维瘤

D. 颗粒细胞瘤　　E. 畸胎瘤

【例 10】女,30 岁。患卵巢肿瘤伴甲状腺功能亢进 4 年,如怀疑是由卵巢肿瘤引起,应考虑的肿瘤类型是

A. 颗粒细胞瘤　　B. 无性细胞瘤　　C. 卵泡膜细胞瘤

D. 高度特异性畸胎瘤　　E. 纤维瘤

2. 无性细胞瘤与卵黄囊瘤

	无性细胞瘤	卵黄囊瘤(内胚窦瘤)
肿瘤特性	中度恶性	高度恶性
好发年龄	儿童和年轻女性	女童和年轻女性
肉眼特点	右侧居多,圆形或椭圆形,通常>10cm,实性,橡皮感,光滑或分叶状,切面淡棕色	单侧居多,圆形或椭圆形,体积较大,部分囊性,组织脆,多有坏死区,切面见坏死区
镜下特点	圆形或多角形大细胞,细胞核大,瘤细胞片状或条索状排列,间质大量淋巴细胞浸润	疏松网状结构最常见,瘤细胞形态多样,能分泌甲胎蛋白,恶性程度高,生长迅速
其他特点	对放疗敏感	血清 AFP 升高具有特异性;对化疗十分敏感

注意:①对放疗敏感的卵巢肿瘤是无性细胞瘤。②对化疗敏感的卵巢肿瘤是卵巢上皮性癌、卵黄囊瘤。

【例 11】好发于儿童及青少年的卵巢肿瘤是

A. 非特异性间质瘤　　B. 上皮性肿瘤　　C. 性索间质肿瘤

D. 转移性肿瘤　　E. 生殖细胞肿瘤(2023)

【例 12】最常见于幼女和少女的卵巢肿瘤是

A. 黏液性囊腺瘤　　B. 内胚窦瘤　　C. 纤维瘤

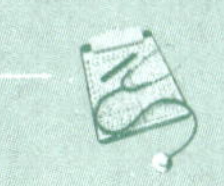

D. 颗粒细胞瘤　　E. 浆液性囊腺瘤

A. 浆液性癌　　B. 无性细胞瘤　　C. 胚胎瘤
D. 卵黄囊瘤　　E. 成熟畸胎瘤

【例 13】对放疗非常敏感的卵巢肿瘤是

【例 14】常伴 AFP 升高的卵巢肿瘤是(2022)

3. 治疗

(1)良性生殖细胞肿瘤　单侧肿瘤应行卵巢肿瘤剔除术或患侧附件切除术,双侧肿瘤者应行双侧卵巢肿瘤剔除术。绝经后妇女可考虑行全子宫+双侧附件切除术。

(2)恶性生殖细胞肿瘤

①手术治疗　无生育要求者,建议行全面分期手术。希望保留生育功能的年轻患者,无论期别早晚,均可行保留生育功能的手术。对复发者仍主张积极手术。

②化疗　首选化疗方案是 BEP(博来霉素 + 依托泊苷 + 顺铂)、EP(依托泊苷+顺铂)等。

③放疗　虽然无性细胞瘤对放疗敏感,但由于放疗对卵巢功能的损伤而极少用于初始治疗。复发性无性细胞瘤,化疗耐药后放疗仍能取得较好疗效。

A. 顺铂+博来霉素+依托泊苷　　B. 顺铂+拓扑替康　　C. 卡铂+紫杉醇
D. 卡铂+吉西他滨　　E. 顺铂+阿霉素

【例 15】卵巢上皮性癌的治疗首选

【例 16】卵巢恶性生殖细胞肿瘤的治疗首选

四、卵巢性索间质肿瘤

1. 三种性索间质肿瘤的鉴别

	颗粒细胞瘤	卵泡膜细胞瘤	支持-间质细胞瘤
肿瘤性质	低度恶性	多为良性	交界性(潜在恶性)
肿瘤分泌	雌激素	雌激素	雄激素
肉眼特点	体积较大,囊实性,常伴出血,肿瘤呈黄色,间质呈白色	单侧发生,圆形、卵圆形,分叶状,切面实性,灰黄色	实性结节、分叶状,肿瘤呈黄色或棕黄色
镜下特点	瘤细胞多边形,体积小,细胞核呈咖啡豆样 可见 Call-Exner 小体	瘤细胞短梭形,旋涡状排列,核卵圆形,胞质富含脂质呈空泡状	支持细胞和间质细胞按不同比例混合而成,不同分化程度镜下表现不一

2. 纤维瘤

占卵巢肿瘤的 2%~5%,多见于中年女性,单侧居多,表面光滑或结节状,切面灰白色,实性、坚硬。镜下见,由梭形肿瘤细胞组成,编织状排列。纤维瘤伴有腹腔积液或胸腔积液者,称为梅格斯(Meigs)综合征,手术切除肿瘤后,胸腔积液、腹腔积液可自行消失。

【例 17】容易引起子宫内膜增生的卵巢肿瘤是

A. 纤维瘤　　B. 无性细胞瘤　　C. 颗粒细胞瘤
D. 卵巢转移性肿瘤　　E. 畸胎瘤(2020)

【例 18】卵巢纤维瘤伴胸腹水形成称为

A. Meniere 综合征　　B. Down 综合征　　C. Meigs 综合征
D. Cushing 综合征　　E. 类癌综合征(2022)

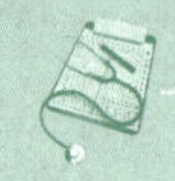

五、卵巢转移性肿瘤

由其他器官或组织的恶性肿瘤转移至卵巢形成的肿瘤称为卵巢转移性肿瘤或卵巢继发性肿瘤，占卵巢肿瘤的 5%～10%。乳腺、肠、胃、生殖道、泌尿道等是常见的原发性肿瘤器官。卵巢克鲁肯贝格瘤(Krukenberg 瘤)，又称卵巢印戒细胞癌、卵巢库肯勃瘤，是一种特殊的来源于胃肠道的转移性腺癌，以双侧多见，多为中等大小，多保持卵巢原状或呈肾形。切面多为实性，胶质样。镜下见典型的印戒细胞，细胞核被黏液挤向一侧而贴近胞膜呈半圆形，形如印戒。

【例 19】卵巢转移瘤最常见的原发部位是

A. 胃肠道　　B. 肝脏　　C. 肺
D. 乳腺　　E. 膀胱(2024)

常考点　卵巢肿瘤总论；卵巢上皮性肿瘤和卵巢生殖细胞肿瘤。

参考答案——详细解答见《2025 国家临床执业及助理医师资格考试历年考点精析(上、下册)》

1. ABCDE　2. ABCDE　3. ABCDE　4. ABCDE　5. ABCDE　6. ABCDE　7. ABCDE
8. ABCDE　9. ABCDE　10. ABCDE　11. ABCDE　12. ABCDE　13. ABCDE　14. ABCDE
15. ABCDE　16. ABCDE　17. ABCDE　18. ABCDE　19. ABCDE

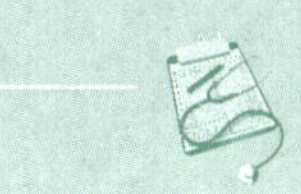

第16章　妊娠滋养细胞疾病

▶考纲要求

①葡萄胎。②妊娠滋养细胞肿瘤。

▶复习要点

一、葡萄胎

葡萄胎因妊娠后胎盘绒毛滋养细胞增生、间质水肿，而形成大小不一的水泡，水泡间借蒂相连成串，形似葡萄而得名，又称水泡状胎块。葡萄胎分为完全性葡萄胎和部分性葡萄胎两类。

1. 病理

特征	完全性葡萄胎	部分性葡萄胎
胎儿组织	缺乏	存在
胎膜、胎儿红细胞	缺乏	存在
绒毛水肿	弥漫	局限，大小和程度不一
滋养细胞包涵体	缺乏	存在
扇贝样轮廓绒毛	缺乏	存在
滋养细胞增生	弥漫，轻至重度	局限，轻至中度
滋养细胞异型性	弥漫，明显	局限，轻度

2. 临床表现

(1)停经后阴道流血　为最常见症状，多在停经8~12周开始出现不规则阴道流血。

(2)子宫异常增大、变软　因葡萄胎迅速增大，导致子宫大于停经月份，质地变软。

(3)妊娠呕吐　比正常妊娠早、症状严重、持续时间长。

(4)子痫前期征象　可在妊娠24周前出现高血压、蛋白尿、水肿，但子痫罕见。

(5)甲状腺功能亢进　心动过速、皮肤潮湿、震颤、血清游离T_3和T_4水平增高。

(6)腹痛　阵发性下腹痛，一般不剧烈，常发生于阴道流血之前。若发生卵巢黄素化囊肿扭转或破裂，可出现急腹痛。

(7)卵巢黄素化囊肿　滋养细胞分泌大量hCG，刺激卵巢卵泡内膜细胞发生黄素化所致，常为双侧，也可为单侧，大小不一，最小仅在光镜下可见，最大直径可在20cm以上。囊肿表面光滑，活动度好，切面为多房，囊壁薄，囊液清亮。黄素化囊肿一般无症状，多在葡萄胎清宫后2~4个月自行消退。

注意：①停经后阴道不规则流血——完全性葡萄胎。
②绝经后阴道不规则流血——子宫内膜癌。
③异常妊娠后阴道不规则流血——妊娠滋养细胞肿瘤（常继发于葡萄胎、流产、足月产）。
④B超检查宫腔内落雪征或蜂窝征——完全性葡萄胎的特征性超声影像。

3. 诊断

(1)临床诊断　凡有停经后不规则阴道流血、子宫异常增大、hCG水平异常升高,都要考虑葡萄胎。若阴道排出葡萄样水泡组织和超声呈现"蜂窝状"或"落雪状"回声则支持诊断。

(2)B超检查　是常用的辅助检查。典型超声征象为子宫大于相应孕周,无妊娠囊或胎心搏动,宫腔内充满不均质密集状或短条状回声,呈"落雪状"或"蜂窝状"。常可检测到双侧或一侧卵巢囊肿。

(3)血清hCG测定　葡萄胎时,滋养细胞高度增生,产生大量hCG,血清hCG常>100000U/L,且持续不降,最高可达240万U/L。>8万U/L支持诊断。

(4)DNA倍型分析　流式细胞计数是最常用的染色体倍体分析方法。完全性葡萄胎的染色体核型为二倍体,部分性葡萄胎为三倍体。

【例1】女,30岁。停经8周,自测尿hCG阳性。查体:子宫如孕3个月大小。实验室检查:血hCG110000IU/L。超声检查未见原始心管搏动,子宫腔内充满不均质密集回声,呈"落雪状"。行清宫术,刮出物肉眼可见水泡状物,送病理检查的可能结果是

A. 滋养层细胞增生,绒毛间质内血管增多　　B. 滋养层细胞增生,绒毛高度水肿
C. 滋养层异型细胞增多,未见绒毛结构　　D. 滋养层细胞减少,未见绒毛结构
E. 滋养层细胞减少,未见绒毛间质血管(2024)

4. 鉴别诊断

(1)流产　先兆流产有停经、阴道流血、腹痛等症状,妊娠试验阳性,B超见胎囊及胎心搏动。葡萄胎时多数子宫大于相应孕周,hCG持续高值,B超显示葡萄胎特点。

(2)双胎妊娠　子宫大于相应孕周的单胎妊娠,无阴道出血,B超可确诊。

5. 治疗

(1)清宫　葡萄胎诊断一经成立,应及时清宫。①葡萄胎清宫术应在超声引导下由有经验的妇科医师操作。②一般选用吸刮术,刮出物送病检是葡萄胎的确诊方法。③由于葡萄胎清宫时出血较多,子宫大而软,容易穿孔,所以清宫应在手术室内进行,在输液、备血准备下,充分扩张宫颈管,选用大号吸管吸引。④为减少出血、预防子宫穿孔,可在充分扩张宫颈管和开始吸宫后静脉滴注缩宫素。⑤通常一次清宫即可。若有持续子宫出血或超声提示有妊娠物残留,需要第二次清宫。⑥在清宫过程中,若发生滋养细胞进入子宫血窦造成肺动脉栓塞,要及时给予心功能及呼吸功能支持治疗。

(2)卵巢黄素化囊肿　囊肿在清宫后自行消退,一般不需要处理。

(3)预防性化疗　不常规推荐。预防性化疗应在葡萄胎排空前或排空时实施,选用甲氨蝶呤等单一药物,一般采用多疗程化疗至hCG阴性。部分性葡萄胎不作预防性化疗。

(4)全子宫切除术　无保留生育要求的葡萄胎患者,可考虑行全子宫双侧输卵管切除术。

【例2】女,32岁。停经3个月,阴道不规则流血5天。妇科检查:子宫如妊娠4个月大小。妇科B超未见妊娠囊和胎心搏动,子宫腔内充满不均质密集状回声,呈"落雪状"改变。宜选择的治疗措施是

A. 清宫术　　B. 刮宫术　　C. 腹腔镜手术
D. 化疗　　E. 放疗(2024)

【例3】女,28岁。停经60天。子宫如孕3个月大小。实验室检查:血hCG230000IU/L。妇科超声提示宫内充满不均质密集状回声,双侧卵巢囊肿,直径均约5cm。下列治疗措施,不正确的是

A. 及时清宫　　B. 清宫前应常规输液、备血　　C. 开始吸宫后可静滴缩宫素
D. 必要时可行二次刮宫　　E. 卵巢肿物需手术治疗(2024)

6. 随访

(1)定期hCG测定　葡萄胎清宫后定期hCG测定,治疗后每周1次,直至连续3次阴性,以后每个月1次共6个月。

(2)询问病史　包括月经情况,有无阴道流血、咳嗽、咯血等症状。

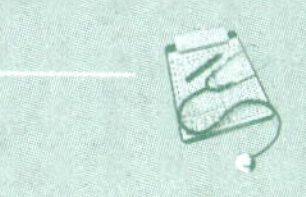

(3)**妇科检查** 必要时可行 B 超、X 线胸片、CT 检查等。

(4)**避孕** 应可靠避孕 6 个月。避孕方法推荐避孕套或口服避孕药,一般不选用宫内节育器。

【例 4】葡萄胎患者清宫后最理想的避孕方法是

A. 长效口服避孕药　B. 短效口服避孕药　C. 放置宫内节育器
D. 避孕套　E. 避孕针

二、妊娠滋养细胞肿瘤

妊娠滋养细胞肿瘤 50%继发于葡萄胎妊娠,其余继发于流产、足月妊娠或异位妊娠,其中侵蚀性葡萄胎全部继发于葡萄胎妊娠,绒癌可继发于葡萄胎妊娠,也可继发于非葡萄胎妊娠。

注意:①葡萄胎妊娠后既可继发侵蚀性葡萄胎,也可继发绒癌;非葡萄胎妊娠后只继发绒癌。
②侵蚀性葡萄胎恶性程度一般不高,大多数仅造成局部侵犯;绒癌恶性程度高,易发生肺转移。

1. 病理

	侵蚀性葡萄胎	绒毛膜癌(绒癌)
常继发于	葡萄胎	各种妊娠,如葡萄胎、流产、足月产、异位妊娠
潜伏期	葡萄胎排空后半年内	葡萄胎排空后 1 年以上
恶性程度	低,多局部侵犯,极少远处转移,预后较好	恶性程度极高,转移发生早且广泛,预后差
子宫肌壁	子宫肌壁内有多个大小不一的水泡	无水泡,有肿瘤,可单个或多个,伴出血
子宫腔	可有原发病灶,也可无原发病灶	可有肿瘤突向宫腔
子宫表面	因肿瘤浸润可见紫蓝色结节	因肿瘤浸润可见紫蓝色结节
镜检	有绒毛结构,有水泡,有肿瘤间质血管	无绒毛结构,无水泡,无肿瘤间质血管

注意:①侵蚀性葡萄胎有绒毛结构、水泡、肿瘤间质血管,绒癌无绒毛结构、无水泡、无肿瘤间质血管(记忆为三无产品)。
②侵蚀性葡萄胎和绒癌的主要鉴别要点是有无绒毛结构,前者有绒毛结构,后者无绒毛结构。

2. 临床表现

(1)**无转移性妊娠滋养细胞肿瘤** 大多数继发于葡萄胎妊娠,少数继发于流产、足月产后。

①不规则阴道流血 在葡萄胎排空、流产、足月产后,有持续的不规则阴道流血,量多少不定。

②子宫复旧不全或不均匀增大 多于葡萄胎排空后 4~6 周子宫仍未恢复到正常大小,质地偏软。

③卵巢黄素化囊肿 由于 hCG 的持续作用,两侧或一侧的卵巢黄素化囊肿可持续存在。

④腹痛 一般无腹痛,当子宫病灶穿破浆膜层、卵巢黄素化囊肿破裂时,可引起急性腹痛。

⑤假孕症状 由于 hCG、雌激素、孕激素的作用,表现为乳房增大、乳头乳晕着色,生殖道质地变软。

(2)**转移性妊娠滋养细胞肿瘤** 大多为绒癌,常继发于非葡萄胎妊娠。

转移途径	主要经血行播散,且转移发生早且广泛
转移部位	肺(80%)、阴道(30%)、盆腔(20%)、肝(10%)、脑(10%)
肺转移	可无症状,仅通过胸片、肺 CT 作出诊断。典型表现为胸痛、咳嗽、咯血、呼吸困难等
阴道转移	转移灶常位于阴道前壁,呈紫蓝色结节
肝转移	常表现为右上腹痛,肝区疼痛,黄疸
脑转移	预后凶险,为主要死因,多同时伴有肺转移、阴道转移

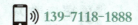

【例 5】关于妊娠滋养细胞肿瘤的发生,正确的是

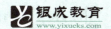

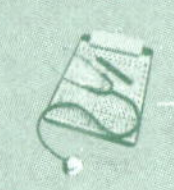

A. 侵蚀性葡萄胎可继发于流产后　　B. 侵蚀性葡萄胎不会发生子宫外转移
C. 绝经后妇女不会发生绒毛膜癌　　D. 绒毛膜癌可继发于足月妊娠或异位妊娠后
E. 侵蚀性葡萄胎多继发于葡萄胎清宫后1年以上

【例6】绒毛膜癌常见的转移部位依次是

A. 肺、盆腔、肝、脑、阴道　　B. 肺、阴道、盆腔、肝、脑　　C. 肺、脑、盆腔、肝、阴道
D. 阴道、肺、盆腔、肝、脑　　E. 肺、肝、阴道、盆腔、脑

3. 诊断

(1)初步诊断　葡萄胎、流产、足月产、异位妊娠后,出现不规则阴道流血,应考虑妊娠滋养细胞肿瘤。

(2)血清hCG测定　hCG异常是主要诊断依据。

①葡萄胎后滋养细胞肿瘤的诊断标准　葡萄胎清宫后hCG随访的过程中,凡符合下列标准中的任何1项,即可诊断为妊娠滋养细胞肿瘤:A. hCG测定4次(即1、7、14、21日)呈高水平平台状态(±10%),并持续3周或更长时间;B. hCG测定3次(即1、7、14日)上升(>10%),并至少持续2周或更长时间;C. 组织学诊断为侵蚀性葡萄胎或绒癌。

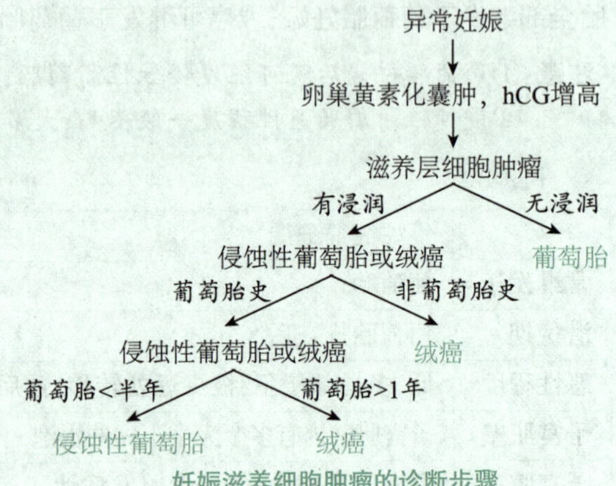

妊娠滋养细胞肿瘤的诊断步骤

②非葡萄胎后妊娠滋养细胞肿瘤的诊断标准　流产、足月产、异位妊娠后出现异常阴道流血,hCG异常增高者,应考虑滋养细胞肿瘤。

(3)B超　是诊断子宫原发病灶最常用的方法。

(4)X线胸片　诊断肺转移有价值,表现为肺部棉球状或团块状阴影,转移灶以右肺中下部多见。

(5)组织学检查　在子宫肌层内见到绒毛,则诊断为侵蚀性葡萄胎;若仅见到成片滋养细胞浸润,未见绒毛结构,则诊断为绒癌。

4. 鉴别诊断

	葡萄胎	侵蚀性葡萄胎	绒毛膜癌	胎盘残留
常继发于	无	葡萄胎	各种妊娠	流产、足月产
潜伏期	无	葡萄胎排空半年内	葡萄胎排空1年以上	无
滋养细胞增生	轻至重	轻至重,成团	重,成团	无
浸润深度	蜕膜层	肌层	肌层	蜕膜层
绒毛	有	有	无	有,退化
水泡	有,大量水泡	有,可退化	无	无,非肿瘤
间质	间质水肿明显	有间质水肿	无间质及间质血管	非肿瘤,无肿瘤间质
组织坏死	无	可有	有	无
远处转移	无	可有	有	无
肝脑转移	无	少	较多	无
hCG	阳性	阳性	阳性	阳性或阴性

【例7】女,26岁。自然流产后2个月,阴道不规则出血10天。妇科检查:阴道右侧壁紫蓝结节,直径约0.5 cm,子宫增大,质软。血hCG为380000U/L。最可能的诊断是

A. 葡萄胎　　B. 不全流产　　C. 胎盘部位滋养细胞肿瘤

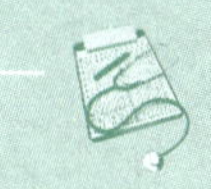

D. 侵蚀性葡萄胎　　E. 绒毛膜癌

【例8】女性，32岁。半年前行人工流产术。术后刮出物送病理检查见滋养细胞显著增生，绒毛间质血管稀少。半个月前开始咳嗽、咳痰，行胸部X线检查见双肺多发性结节，边界不清。最可能的诊断是

A. 葡萄胎　　B. 侵蚀性葡萄胎　　C. 绒毛膜癌

D. 先兆流产　　E. 稽留流产(2024)

注意：①葡萄胎妊娠后可继发侵蚀性葡萄胎或绒癌，非葡萄胎妊娠后只继发绒癌。

②葡萄胎清宫后1年以上发病者多为绒癌，半年内发病多为侵蚀性葡萄胎。

半年至1年发病者，绒癌和侵蚀性葡萄胎均有可能，间隔时间越长，绒癌可能性越大。

5. 临床分期

国际妇产科联盟(FIGO)制定的临床分期包含解剖学分期和预后评分系统两个部分。

(1)解剖学分期

分期	分期标准	分期	分期标准
Ⅰ期	病变局限于子宫	Ⅲ期	病变转移至肺，有或无生殖系统病变
Ⅱ期	病变扩散，但仍局限于生殖器(附件、阴道、阔韧带)	Ⅳ期	所有其他转移

(2)预后评分系统　预后评分≤6分者为低危，≥7分者为高危，≥13分者为极高危。

评分	0	1	2	4
年龄(岁)	<40	≥40	—	—
前次妊娠	葡萄胎	流产	足月产	—
距前次妊娠时间(月)	<4	4~6	7~12	>12
治疗前血hCG(IU/L)	$\leqslant 10^3$	$>10^3 \sim 10^4$	$>10^4 \sim 10^5$	$>10^5$
最大肿瘤大小(包括子宫)(cm)	<3	3~<5	≥5	—
转移部位	肺	脾、肾	胃肠道	肝、脑
转移病灶数目(个)	—	1~4	5~8	>8
先前失败化疗	—	—	单药	2种或2种以上药物

6. 治疗

(1)治疗原则　以化疗为主，手术和放疗为辅的综合治疗。

(2)化疗　一线化疗药物有：甲氨蝶呤、放线菌素D、氟尿嘧啶、环磷酰胺、长春新碱、依托泊苷等。低危患者首选单一药物化疗。高危患者选择联合化疗，首选EMA-CO方案(依托泊苷+放线菌素D+甲氨蝶呤)或氟尿嘧啶为主的联合化疗方案。

(3)手术　主要作为化疗的辅助治疗，仅在一些特定的情况下使用。

(4)放疗　应用较少，主要用于肝、脑转移和肺部耐药病灶的治疗。

7. 随访

治疗结束后应严密随访。每月监测hCG，持续1年；第2~3年，每3个月1次；第4~5年，每年1次。随访期间应严格避孕至少1年，一般于化疗停止≥12个月后方可妊娠。

【例9】高危滋养细胞肿瘤患者首选的化学方案是

A. PVB　　B. TP　　C. BEP

D. EMA-CO　　E. EP-EMA

【例10】女，22岁。不规则阴道流血10天。产后8个月，产后无性生活史。血hCG40000U/L。妇科B超

显示子宫内膜回声不均匀。胸部X线片示双肺中下野棉球状阴影。该患者的首选治疗措施是

A. 放疗　　B. 化疗　　C. 免疫靶向

D. 中药治疗　　E. 手术治疗(2022)

【例 11】女,42岁。人工流产术后2年,阴道断续流血6月余,近日出现咳血丝痰。血hCG为1300U/L,胸部X线片示肺部多个结节。首选的治疗方法是

A. 子宫切除术　　B. 放射治疗　　C. 肺叶切除术

D. 化学治疗　　E. 肺叶切除+子宫切除术

(12~13题共用题干)女,28岁。葡萄胎清宫术后阴道持续少量流血3个月。妇科检查:子宫如妊娠50天大小,质软,双侧附件均可触及囊性肿物,约5cm×4cm,活动好,尿hCG阳性。盆腔超声示子宫肌层有一4cm×3cm不均质回声,血流信号丰富,两侧附件区有囊肿性低回声包块。

【例 12】最可能的诊断为

A. 侵蚀性葡萄胎　　B. 不全流产　　C. 早孕合并卵巢囊肿

D. 绒毛膜癌　　E. 子宫腺肌病合并卵巢囊肿

【例 13】首选的治疗为

A. 卵巢囊肿切除术　　B. 放射治疗　　C. 子宫病灶切除术

D. 清宫术　　E. 化学治疗

常考点　葡萄胎、侵蚀性葡萄胎和绒癌的临床特点及鉴别。

参考答案——详细解答见《2025 国家临床执业及助理医师资格考试历年考点精析(上、下册)》

1. ABCDE　2. ABCDE　3. ABCDE　4. ABCDE　5. ABCDE　6. ABCDE　7. ABCDE

8. ABCDE　9. ABCDE　10. ABCDE　11. ABCDE　12. ABCDE　13. ABCDE

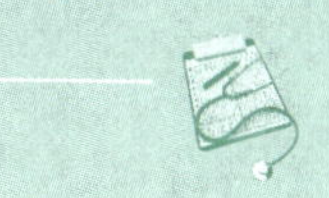

第17章　生殖内分泌疾病

考纲要求

①排卵障碍性异常子宫出血。②闭经。③绝经综合征。

复习要点

一、排卵障碍性异常子宫出血

异常子宫出血(AUB)是指与正常月经的周期频率、规律性、经期长度、经期出血量不同,来源于子宫腔内的异常出血。排卵障碍性异常子宫出血约占异常子宫出血的50%,分为无排卵性和排卵性两类,前者是无排卵或稀发排卵所致,后者主要是黄体功能异常所致。

1. 病因

无排卵性异常子宫出血常见于青春期和绝经过渡期,生育期也可发生。

(1)在青春期　下丘脑-垂体-卵巢轴激素间的反馈调节尚未成熟,大脑中枢对雌激素的反馈作用存在缺陷,下丘脑和垂体与卵巢间尚未建立稳定的周期性调节,FSH呈持续低水平,无促排卵性LH峰形成,卵巢虽有卵泡生长,但卵泡发育到一定程度即发生退行性变,形成闭锁卵泡,无排卵发生。

(2)在绝经过渡期　卵巢功能不断衰退,卵泡近于耗尽,剩余卵泡往往对垂体促性腺激素的反应低下,故雌激素低下,以致促性腺激素水平升高,FSH常比LH更高,不形成排卵期前LH高峰,故不排卵。

(3)在生育期　有时因应激、肥胖、多囊卵巢综合征等因素影响,也可发生无排卵。

2. 病理生理

(1)雌激素突破性出血　各种原因引起的无排卵均可导致子宫内膜受单一雌激素作用而无孕酮拮抗,从而引起雌激素突破性出血。雌激素突破性出血有2种类型:①雌激素缓慢累积维持在阈值水平,可发生间断性少量出血,由于仅有雌激素阈值水平的刺激,内膜修复慢,出血时间长;②雌激素维持在较高水平,子宫内膜持续增厚,但因无孕激素作用,容易发生急性突破性出血,血量汹涌。

(2)雌激素撤退性出血　在单一雌激素的持久刺激下,子宫内膜持续增生,此时,若有一批卵泡闭锁,或由于增多的雌激素对FSH的负反馈作用,使雌激素水平突然下降,内膜因失去雌激素支持而剥脱。

(3)子宫内膜出血自限机制缺陷　表现为组织脆性增加、子宫内膜脱落不完全、血管结构和功能异常、凝血与纤溶异常。

3. 子宫内膜病理改变

无排卵性异常子宫出血患者的子宫内膜受雌激素持续作用而无孕激素拮抗,可发生不同程度的增生期变化,而无分泌期变化,少数可呈萎缩性改变。

(1)增生期变化　多见于青春期患者,表现为增殖期子宫内膜、子宫内膜增生症。

(2)萎缩性改变　多见于绝经过渡期患者,表现为子宫内膜菲薄萎缩,腺体少而小,间质少而致密。

4. 临床表现

多数不排卵女性表现为月经紊乱,即失去正常周期、出血间隔长短不一、出血量多少不一。

5. 诊断

(1)病史　应注意患者年龄、月经史、婚育史及避孕措施;排除妊娠;是否存在引起异常子宫出血的器质性疾病,包括生殖器官肿瘤、感染、血液系统等;近期有无服用干扰排卵的药物等。

(2)**体检** 包括妇科检查和全身检查,以排除生殖系统结构异常和器质性病变,确定出血来源。

(3)**辅助检查** 其目的是鉴别诊断、确定病情严重程度、是否有合并症。

血液检查	评估出血严重程度,酌情行凝血功能等检查
hCG 检测	尿妊娠试验或血 hCG 检测:除外妊娠相关疾病
超声检查	可了解子宫内膜厚度及回声,有无宫腔占位性病变,观察卵巢的卵泡状态
BBT	基础体温测定(BBT)是诊断无排卵性异常子宫出血最常用的手段。无排卵性 BBT 呈单相型
性激素测定	测定下次月经前5~9日(黄体中期)血孕酮水平评估有无排卵,孕酮<3ng/ml 提示无排卵 早卵泡期测定血 LH、FSH、催乳素、雌二醇、睾酮、促甲状腺素水平,以了解无排卵的病因
诊断性刮宫	诊刮是已婚患者的首选方法,兼有诊断和止血的双重作用 适用于有性生活史、长期不规律子宫出血、药物治疗无效或存在子宫内膜癌高危因素等的患者
宫腔镜检查	可直视下选择病变区进行活检,诊断各种宫腔内病变

(4)**异常子宫出血的诊断步骤** 见下图。

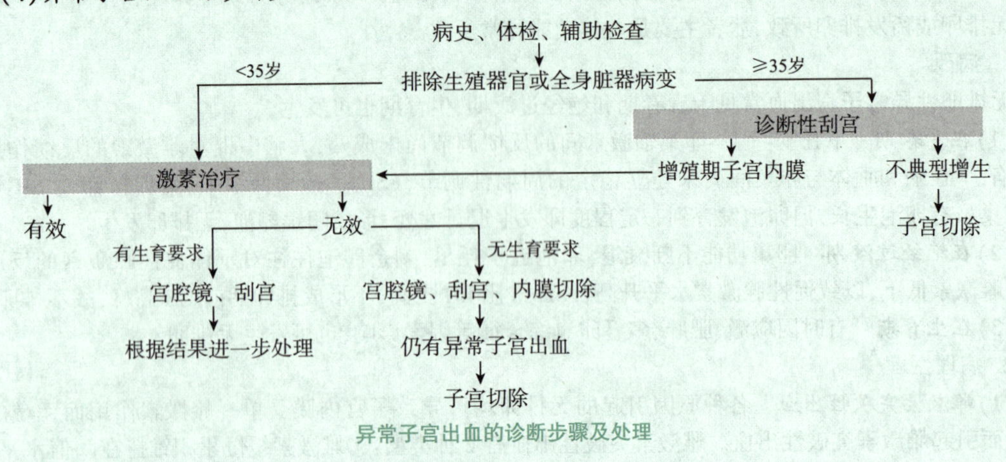

异常子宫出血的诊断步骤及处理

6. 鉴别诊断

必须除外生殖器、全身性器质性疾病导致的异常子宫出血。

【例1】无排卵性功能失调性子宫出血患者诊断性刮宫的病理结果,不可能出现的项目为

A. 分泌期与增生期内膜并存　B. 子宫内膜单纯型增生　C. 子宫内膜复杂型增生

D. 萎缩型子宫内膜　E. 增生期子宫内膜

【例2】患者,女,16岁。月经周期紊乱1年,伴经量多少不一,经期长短不定,基础体温单相。首先考虑的诊断是

A. 卵巢早衰　B. 排卵性功能失调性子宫出血　C. 子宫内膜异位症

D. 特纳综合征　E. 无排卵性功能失调性子宫出血

【例3】无排卵性功能失调性子宫出血的特点是

A. 基础体温双相,月经周期延长,经期正常　B. 基础体温单相,月经周期紊乱,经期长短不一

C. 基础体温双相,月经周期正常,经期延长　D. 基础体温单相,月经周期正常,经期长短不一

E. 基础体温双相,月经周期缩短,经期正常

7. 治疗

青春期以止血、调经为主;生育期以止血、调经、促排卵为主;绝经过渡期需除外子宫内膜癌变。

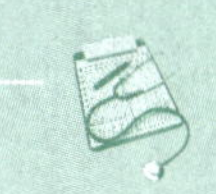

(1)止血

①性激素　为首选止血药物。对大量出血者,应在性激素治疗 6 小时内见效,24~48 小时内出血基本停止,若 96 小时仍不止血,应考虑有器质性病变。

治疗方法	药理作用	适应证
孕激素内膜脱落法	使雌激素作用下持续增生的子宫内膜转化为分泌期,停药后内膜脱落较完全,又称“药物刮宫”。停药后 3 日左右发生撤退性出血,约 1 周内血止	体内已有一定水平雌激素,Hb>90g/L,生命体征稳定
孕激素内膜萎缩法	高效合成孕激素可使内膜萎缩,达到止血目的。停药后 3~7 日发生撤药性出血	炔诺酮治疗出血量较多时
复方短效口服避孕药	雌激素使处于不同增殖期和脱落中的子宫内膜同步增殖,孕激素对其进行同步转化,止血效果好	青春期和生育期
雌激素内膜修复法	应用大剂量雌激素可迅速提高血雌激素水平,促使子宫内膜生长,短期内修复创面而止血	Hb<90g/L 的青春期患者
GnRH-a	促性腺激素释放激素激动剂(GnRH-a)通过抑制 FSH 和 LH 分泌,降低雌激素至绝经后水平,达到止血的目的,但不能立即止血	难治性异常子宫出血

②刮宫术　刮宫可迅速止血,适用于大量出血且药物治疗无效需立即止血的患者。

③辅助治疗　抗纤溶药物和促凝血药物,补充凝血因子,补充铁剂、叶酸,严重贫血者需输血治疗。

(2)调节周期　调整周期是治疗的根本,也是巩固疗效、避免复发的关键。

方法	适应证	备注
雌孕激素序贯法	内源性雌激素水平不足的青春期患者	即人工周期
复方短效口服避孕药	可以很好地控制周期,尤其适用于有避孕需求的患者	即口服避孕药
孕激素后半周期疗法	体内有一定雌激素水平的各年龄段患者	即后半周期疗法
性激素宫内释放系统	生育期或围绝经期、无生育要求的患者	左炔诺孕酮宫内释放系统

出血　孕激素（黄体酮qd×10d）　撤药性出血
雌激素（妊马雌酮1.25mg/d　21d）
雌激素—撤药性出血第5日开始，qd×21d
孕激素—服雌激素的第11日开始，qd×10d
用药日数　1　5　10　15　20
人工周期日数　6　10　15　20　25

雌孕激素序贯疗法（人工周期）示意图

出血　撤药性出血
孕激素（口服避孕药qd×21d）
孕激素—口服避孕药qd×21d
用药日数　1　5　10　15　20
人工周期日数　6　10　15　20　25

复方短效口服避孕药（雌孕激素联合疗法）示意图

出血
孕激素（qd×10～14d）
孕激素—甲羟孕酮/黄体酮qd×(10～14)d
用药日数　1　5　10　15　20
人工周期日数　6　10　15　20　25

孕激素后半周期疗法示意图

(3)促排卵　适用于生育期、有生育要求者,尤其是不孕患者。青春期不宜使用。

常用药物	适应证	备注
氯米芬	临床上最常用的促排卵药物	月经期第5日起,每晚口服50mg,连用5日
绒促性素	体内FSH有一定水平、雌激素中等水平者	常与其他促排卵药物联用
尿促性素	对氯米芬效果不佳、要求生育,尤其是不孕患者	每支尿促性素(hMG)含FSH及LH各75U

(4)手术治疗 适用于药物治疗无效、无生育要求的患者,尤其是年龄较大的患者,手术方式包括子宫内膜切除术、子宫切除术等。无排卵性异常子宫出血的处理原则归纳如下图。

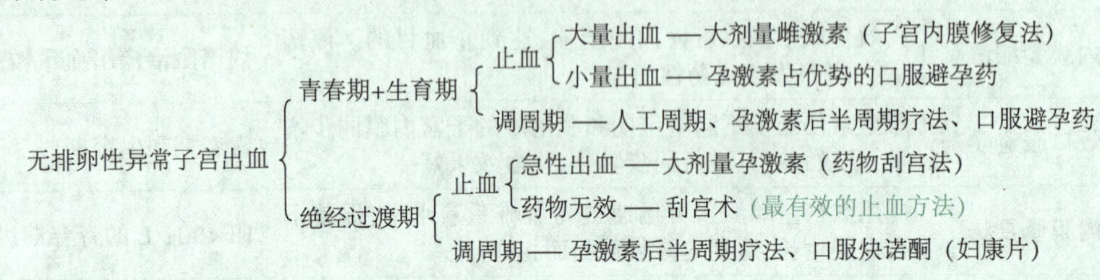

注意:①单纯孕激素疗法也称为子宫内膜脱落法、药物刮宫。
②单纯雌激素疗法也称子宫内膜修复法。
③已婚(尤其绝经期)无排卵性异常子宫出血,激素治疗前应常规诊刮,以排除宫腔内器质性病变。
④青春期无排卵性异常子宫出血可直接行激素治疗,对诊断性刮宫应慎重。

【例4】女,13岁。月经初潮后1年,月经周期1~4个月,经量多,伴血块。此次行经已8日,量仍多。主要的止血措施是

A. 大剂量雄激素　B. 大剂量雌激素　C. 小剂量孕激素
D. 抗纤溶及促凝药物　E. 诊断性刮宫术

二、闭经

闭经指无月经或月经停止6个月。

1. 分类

(1)根据既往有无月经来潮 将闭经分为原发性闭经和继发性闭经两类。

	原发性闭经	继发性闭经
定义	年龄超过13岁,第二性征未发育;或年龄超过15岁,第二性征已发育,月经还未来潮	指曾有月经、以后月经停止,包括原来月经频率正常者停经3个月或原来月经稀发者停经6个月
发病率	较少见	较常见
病因	多为先天性发育缺陷、遗传因素引起	多为下丘脑性,其次为垂体性、卵巢性、子宫性
再分类	第二性征存在的原发性闭经 第二性征缺乏的原发性闭经	下丘脑性闭经(最常见)、垂体性闭经 卵巢性闭经、子宫性闭经

(2)按照病变发生部位分 可将闭经分为下丘脑性闭经、垂体性闭经、卵巢性闭经、子宫性闭经。下生殖道发育异常可致经血外流受阻形成假性闭经。

(3)按促性腺激素水平分 可将闭经分为低促性腺激素性闭经和高促性腺激素性闭经,前者是由于下丘脑或垂体的问题引发促性腺激素水平低下导致卵巢功能低下而闭经,后者是由于卵巢本身功能减退导致的闭经。

(4)WHO分类 世界卫生组织(WHO)将闭经分为以下三型。Ⅰ型:内源性雌激素产生不足,卵泡刺

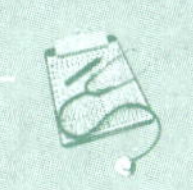

激素(FSH)水平正常或低下,催乳素(PRL)水平正常,无明显下丘脑垂体区域病变证据。Ⅱ型:内源性雌激素产生且高于早卵泡期水平,FSH 及 PRL 水平正常。Ⅲ型:内源性雌二醇水平低、FSH 水平升高,提示卵巢功能衰竭。

2. 病因

(1)原发性闭经　较少见,多为遗传原因或先天性发育缺陷引起,约 30%的患者伴有生殖道异常。

①第二性征存在的原发性闭经

MRKH 综合征	又称米勒管发育不全综合征,占青春期原发性闭经的 20%。染色体核型正常,为 46,XX,促性腺激素正常,有排卵,外生殖器、输卵管、卵巢、女性第二性征均正常,但无子宫、无阴道
生殖道闭锁	任何生殖道闭锁引起的经血流出道受阻,均可导致闭经,如处女膜闭锁、阴道闭锁
雄激素不敏感综合征	又称睾丸女性化,染色体核型为 46,XY,但 X 染色体上的雄激素受体基因缺陷。性腺为睾丸,位于腹腔内或腹股沟内,表型为女性,但阴道为盲端,子宫及输卵管缺如
真两性畸形	较少见,同时存在男性和女性性腺,染色体核型可为 XX,YY 或嵌合体
卵巢抵抗综合征	又称卵巢不敏感综合征。卵巢内多数为原始卵泡及初级卵泡,内源性 FSH 升高,卵巢对外源性促性腺激素不敏感,临床表现为原发性闭经,女性第二性征存在

②第二性征缺乏的原发性闭经　包括低促性腺激素性腺功能减退(如 Kallmann 综合征)、高促性腺激素性腺功能减退(如 Turner 综合征、Swyer 综合征)。

(2)继发性闭经　以下丘脑性闭经最常见,依次为垂体、卵巢、子宫性及下生殖道发育异常闭经。

	致病机制	常见病因
下丘脑性闭经	中枢神经系统及下丘脑功能失调或器质性病变,可影响 GnRH 分泌,导致的闭经	精神应激、体重减轻、神经性厌食、运动过度、药物、颅咽管瘤
垂体性闭经	腺垂体病变或功能失调,影响促性腺激素的分泌,从而影响卵巢功能所引起的闭经	希恩综合征(产后大出血休克导致腺垂体缺血坏死)、垂体肿瘤、空蝶鞍综合征
卵巢性闭经	卵巢分泌的性激素水平低下,子宫内膜不发生周期性变化所致的闭经,这类闭经促性腺激素升高	卵巢功能衰退、多囊卵巢综合征,卵巢功能性肿瘤(卵巢支持-间质细胞瘤、卵巢颗粒-卵泡膜细胞瘤)
子宫性闭经	感染、创伤导致宫腔粘连引起的闭经 月经调节功能正常,第二性征发育也正常	子宫内膜损伤粘连综合征也称 Asherman 综合征(最常见的子宫性闭经),子宫颈粘连
其他	其他内分泌腺功能异常也可引起继发性闭经	甲亢、甲减、肾上腺皮质功能亢进

【例 5】希恩(Sheehan)综合征属于

A. 下丘脑性闭经　　B. 神经性闭经　　C. 子宫性闭经
D. 卵巢性闭经　　E. 垂体性闭经

【例 6】原发性闭经的常见原因不包括

A. 米勒管发育不全综合征　　B. 雄激素不敏感综合征　　C. 特纳综合征
D. 多囊卵巢综合征　　E. 对抗性卵巢综合征(2022)

【例 7】最常见的继发性闭经类型是

A. 甲减性闭经　　B. 子宫性闭经　　C. 卵巢性闭经
D. 垂体性闭经　　E. 下丘脑性闭经(2022)

3. 诊断

(1)病史和体格检查　生育期妇女闭经首先需排除妊娠,通过病史及体格检查,对闭经病因及病变部位有初步了解,再通过选择性辅助检查明确诊断。

(2)**激素测定** 应停用雌、孕激素至少2周后,行FSH、LH、PRL、TSH等激素的测定,以协助诊断。

血清孕酮水平升高	提示排卵
血清雌激素水平低下	卵巢功能不正常或衰竭
睾酮水平升高	提示多囊卵巢综合征、卵巢支持-间质细胞瘤
催乳素(PRL)水平升高	高催乳素瘤(垂体瘤)、性早熟、卵巢早衰、黄体功能不全、多囊卵巢综合征
FSH、LH	FSH、LH降低提示腺垂体或下丘脑性闭经;升高提示卵巢性闭经
肥胖、多毛、痤疮	需测定胰岛素、雄激素,口服葡萄糖耐量试验(OGTT)、胰岛素释放试验

(3)**功能试验**

①孕激素试验 用于评估体内雌激素水平。试验方法为:黄体酮20mg,肌内注射,每天1次,共5天。停药后出现撤药性出血为阳性反应,提示子宫内膜已受一定水平雌激素影响,为Ⅰ度闭经。停药后无撤药性出血为阴性反应,应进一步行雌孕激素序贯试验。

②雌孕激素序贯试验 适用于孕激素试验阴性的闭经患者。试验方法为:妊马雌酮1.25mg,口服,每晚1次,连用21天,最后10天加用醋酸甲羟孕酮,10mg,口服,每晚1次,连用10天。停药后发生撤药性出血为阳性,提示子宫内膜正常,可排除子宫性闭经,引起闭经的原因是患者体内雌激素水平低落,为Ⅱ度闭经。无撤药性出血者为阴性,提示子宫内膜受损,可诊断为子宫性闭经。

③垂体兴奋试验(GnRH刺激试验) 可了解垂体对GnRH的反应性,区别垂体与下丘脑病变。试验时静脉注射GnRH100μg,测定LH值。注射LHRH后LH值升高,说明垂体功能正常,病变在下丘脑。注射GnRH后LH值无升高,说明垂体功能减退,如希恩综合征。卵巢功能不全表现为FSH、LH基值均>30U/L,GnRH兴奋试验呈活跃反应。多囊卵巢综合征表现为LH/FSH比值≥2~3,GnRH兴奋试验呈活跃反应。

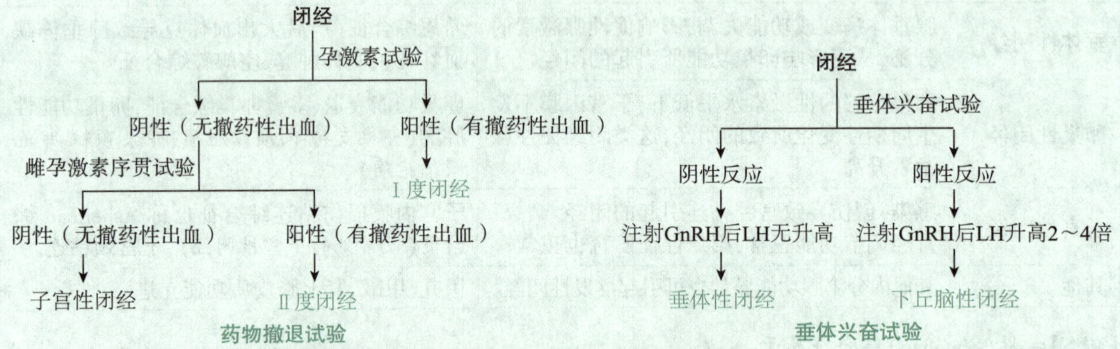

药物撤退试验　　垂体兴奋试验

(4)**影像学检查** 包括盆腔超声检查、MRI或CT、子宫输卵管造影等。

(5)**宫腔镜检查** 排除子宫腔粘连等。

(6)**腹腔镜检查** 能直视下观察卵巢形态、子宫大小,对诊断多囊卵巢综合征等有价值。

(7)**染色体检查** 用于原发性闭经病因诊断及鉴别性腺发育不全病因。

【例8】36岁,已婚妇女。闭经8个月。查子宫稍小。肌内注射黄体酮20mg连用3日,未见撤药性流血。再给予已烯雌酚1mg,连服20日,后3天加用安宫黄体酮10mg,出现撤药性流血。应诊断为

A. 子宫性闭经　B. 第Ⅰ度闭经　C. 第Ⅱ度闭经

D. 垂体性闭经　E. 下丘脑性闭经

4. 诊断步骤

(1)**原发性闭经的诊断步骤** 若为原发性闭经,应首先检查乳房及第二性征、子宫的发育情况。

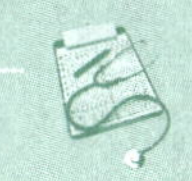

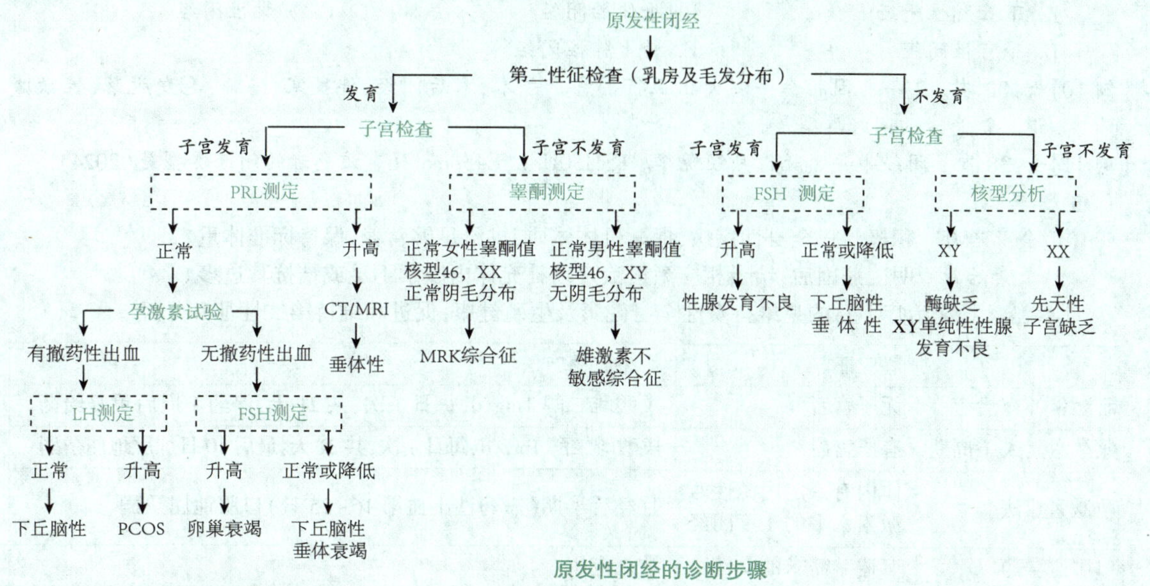

原发性闭经的诊断步骤

(2)继发性闭经的诊断步骤

继发性闭经
妊娠试验（有性生活者）
阴性
阳性
妊娠或相关疾病
孕激素试验
血PRL测定
无出血
有出血
正常
升高
雌孕激素试验
TSH测定
无出血
有出血→ FSH、LH测定
正常
升高
子宫性
甲减
FSH>25～40U/L
LH/FSH≥3
正常
FSH5～20U/L
LH5～20U/L
降低
FSH<5U/L
LH<5U/L
卵巢衰竭
PCOS
蝶鞍、头颅CT/MRI
阴性
阳性
垂体兴奋试验
垂体肿瘤
颅咽管瘤
阴性
阳性
LH不增高
LH增高
高PRL血症
垂体催乳素瘤
颅咽管肿瘤
空蝶鞍
垂体性
下丘脑性

继发性闭经的诊断步骤

【例9】患者,女性,35岁。人工流产后闭经7个月。3年前行甲状腺结节切除术。目前TSH1.89mIU/L,引起闭经的位置最可能在

A. 下丘脑　　B. 垂体　　C. 卵巢
D. 子宫　　E. 甲状腺(2024)

A. 下丘脑性闭经　　B. 垂体性闭经　　C. 卵巢性闭经
D. 子宫性闭经　　E. 肾上腺性闭经

【例 10】女,32 岁。2 年前因胎盘早剥大出血行剖宫产手术,术后闭经,伴畏寒、嗜睡、毛发脱落、性欲减退。该患者的闭经类型是

【例 11】女,38 岁。闭经半年。既往月经规律。FSH50U/L,E45pmol/L。该患者的闭经类型是(2024)

5. 治疗

(1)全身治疗　积极治疗全身性疾病,提高机体体质,供给足够营养,保持标准体重。

(2)激素治疗　明确病因后,给予相应激素治疗以补充体内激素不足或拮抗其过多。

①性激素补充治疗　目的是维持女性全身健康及生殖健康;促进和维持第二性征和月经。

	适应证	临床应用方法
雌激素补充治疗	无子宫者	戊酸雌二醇 1mg/d,每日 1 次,共 21 天,停药 1 周后重复给药
雌孕激素人工周期	有子宫者	戊酸雌二醇 1mg/d,每日 1 次,共 21 天,最后 10 日加服地屈孕酮
孕激素疗法	体内有一定内源性雌激素水平的 I 度闭经	月经后半期(撤药性出血第 16~25 日)口服地屈孕酮
口服避孕药	有避孕需求的女性	常规应用

②促排卵　适用于有生育要求的患者。常用药物有氯米芬、促性腺激素、促性腺激素释放激素。

③溴隐亭　为多巴胺受体激动剂,能抑制垂体 PRL 分泌,恢复排卵,适用于垂体催乳素瘤患者。

④其他　先天性肾上腺皮质增生所致的闭经,一般用地塞米松。甲减引起的闭经使用甲状腺片。

(3)辅助生殖技术　对于有生育要求、诱发排卵后未成功妊娠者,可采用辅助生殖技术治疗。

(4)手术治疗　针对各种器质性病变,采用相应的治疗。

①生殖器畸形　如处女膜闭锁、阴道横隔、阴道闭锁,均可通过手术切开或成形。

②Asherman 综合征　多采用宫腔镜分离粘连+大剂量雌激素和放置宫腔内支撑的治疗方法。

③肿瘤　卵巢肿瘤一经确诊,应予以手术治疗。

【例 12】促进排卵的药物不包括

A. 尿促性素　　B. 氯米芬　　C. 人绒毛膜促性腺素
D. 卵泡刺激素　　E. 孕激素

三、绝经综合征

绝经综合征是指女性绝经前后出现因性激素波动或减少所致的一系列躯体及精神心理症状。

1. 内分泌变化

绝经前后最明显的变化是卵巢功能衰退,随后表现为下丘脑-垂体功能退化。

雌激素↓	绝经后,卵巢停止排卵,卵巢极少分泌雌激素,因此雌激素水平降低
孕激素↓	绝经过渡期仍有少量孕激素分泌,绝经后无孕酮分泌
雄激素↓	绝经后雄激素来源于卵巢间质细胞及肾上腺,总体雄激素水平下降
GnRH↑	绝经后雌激素水平降低,促使 GnRH 分泌增加
促性腺激素↑(FSH/LH↑)	绝经过渡期 FSH 水平升高,LH 大致正常;血清 FSH≥25IU/L 提示进入绝经过渡期晚期 绝经后 FSH、LH 明显升高,FSH 升高更为显著,FSH/LH>1
AMH↓	由窦前卵泡和窦状卵泡的颗粒细胞分泌,绝经后抗米勒管激素(AMH)水平明显下降
抑制素 B↓	由窦状卵泡的颗粒细胞产生,绝经后抑制素 B 水平降低,为卵巢早衰的敏感指标

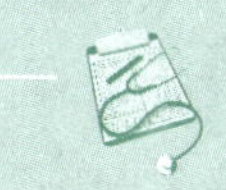

2. 临床表现

①月经紊乱　由于稀发排卵或无排卵，表现为月经周期不规则、经期持续时间长及经量增多或减少。

②血管舒缩症状　表现为潮热、多汗，为血管舒缩功能不稳定所致，是雌激素降低的特征性症状。

③精神心理症状　常表现为注意力不易集中，并且情绪波动大，如激动易怒、焦虑不安。

④骨质疏松　绝经早期可有骨量快速丢失和骨关节的退行性变。

⑤绝经生殖泌尿综合征　主要表现为泌尿生殖道萎缩症状，如生殖道干燥、反复泌尿系统感染。

⑥心血管症状和代谢异常　绝经后妇女糖脂代谢异常增加，动脉硬化、冠心病的发病风险增加。

【例13】女，50岁。近1年月经不规律，月经周期延长，经量减少，伴潮热、出汗。查体：外阴阴道黏膜菲薄，宫颈及子宫萎缩。对该患者体内激素水平阐述正确的是

A. 雌激素下降，孕激素上升，促性腺激素上升　B. 雌激素上升，孕激素上升，促性腺激素上升
C. 雌激素下降，孕激素下降，促性腺激素下降　D. 雌激素下降，孕激素下降，促性腺激素上升
E. 雌激素下降，孕激素上升，促性腺激素下降

【例14】女，52岁，已绝经1年。面色潮红、烦躁、失眠10个月，其血脂改变为

A. 低密度脂蛋白升高，高密度脂蛋白降低　B. 低密度脂蛋白升高，高密度脂蛋白升高
C. 低密度脂蛋白降低，高密度脂蛋白升高　D. 低密度脂蛋白降低，高密度脂蛋白降低
E. 极低密度脂蛋白降低，高密度脂蛋白降低（2024，超教材内容）

3. 诊断

（1）病史及临床表现　根据病史及典型临床表现不难诊断。

（2）血清FSH及E_2测定　有助于了解卵巢功能。绝经过渡期血清FSH>10U/L，提示卵巢储备功能下降。闭经、FSH>40U/L且E_2<10~20pg/ml，提示卵巢功能衰竭。

（3）抗米勒管激素（AMH）测定　AMH<1.1ng/ml提示卵巢储备功能下降，<0.2ng/ml提示即将绝经。

4. 治疗

（1）绝经激素治疗（MHT）　是对绝经相关症状最有效的治疗方法。

适应证	绝经相关症状——血管舒缩症状，精神神经症状 泌尿生殖道相关症状——生殖道干燥、烧灼，反复泌尿系统感染 骨质疏松——低骨量、骨质疏松症及有骨折风险
禁忌证	妊娠、原因不明的阴道流血、乳腺癌、性激素依赖性肿瘤、血栓性疾病、严重肝肾疾病
制剂	雌激素为主，辅以孕激素。戊酸雌二醇、尼尔雌醇、地屈孕酮等
副作用	子宫出血、性激素副作用、子宫内膜癌、卵巢癌、乳腺癌、心血管疾病、血栓性疾病、糖尿病

（2）非激素类药物　帕罗西汀可改善血管舒缩症状及精神神经症状，钙剂可减缓骨质丢失的速度。

【例15】女，60岁。无乳腺癌病史。绝经4年，阴道干涩2年，分泌物异常1个月，多次抗感染治疗无明显效果。感潮热、多汗。妇科查体、超声检查未见明显异常。建议选用的药物是

A. 糖皮质激素　B. 雌激素　C. 孕激素
D. 雄激素　E. 非甾体抗炎药（2024）

▶▶常考点　异常子宫出血的诊断及鉴别；闭经的诊断及鉴别；绝经综合征的激素特点。

参考答案——详细解答见《2025国家临床执业及助理医师资格考试历年考点精析（上、下册）》

1. ABCDE　2. ABCDE　3. ABCDE　4. ABCDE　5. ABCDE　6. ABCDE　7. ABCDE
8. ABCDE　9. ABCDE　10. ABCDE　11. ABCDE　12. ABCDE　13. ABCDE　14. ABCDE
15. ABCDE

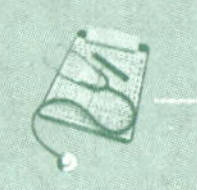

第 18 章 不孕症

▶▶考纲要求

不孕症概述。

▶▶复习要点

1. 概念及分类

(1)概念 女性未避孕正常性生活至少 12 个月未孕称为不孕症,对男性则称为不育症。

(2)分类 既往从未妊娠者为原发性不孕,既往有过妊娠而后发生的不孕为继发性不孕。

【例 1】诊断原发性不孕的依据为

A. 结婚 2 年,未避孕 1 年,未孕　　B. 结婚 2 年,安全期避孕,未孕
C. 结婚 3 年,未避孕,自然流产后未孕　　D. 结婚 4 年,避孕套避孕,近 2 年未避孕未孕
E. 结婚 4 年,人工流产 1 次,近 2 年未避孕未孕

2. 病因

导致不孕的原因,女方因素约占 40%,男方因素占 30%~40%,男女双方因素占 10%~20%。

(1)女方因素 以排卵障碍和输卵管因素居多。

①盆腔因素 是我国继发性不孕症最主要的原因,约占全部不孕因素的 35%。

输卵管病变	输卵管梗阻、周围粘连、积水和功能受损等
子宫体病变	子宫内膜病变、子宫肌瘤、子宫腺肌病、子宫腔粘连等
子宫颈因素	子宫颈管先天性异常、闭锁或狭窄、子宫颈黏液异常等
子宫内膜异位症	可能与排卵、输卵管功能、受精、黄体生成、子宫内膜容受性等异常有关
生殖器官发育异常	纵隔子宫、双角子宫、双子宫、先天性输卵管发育异常

②排卵障碍 占 25%~35%。常见原因有:下丘脑病变(低促性腺激素性无排卵);垂体病变(高催乳素血症);卵巢病变(多囊卵巢综合征);其他内分泌疾病(先天性肾上腺皮质增生症、甲状腺功能异常)。

③卵巢生殖功能的衰老 随着年龄增加,35~37 岁以上的高龄女性卵巢内对 FSH 敏感的卵泡被不断消耗,而对 FSH 不敏感的衰老卵泡则相对增加,导致卵母细胞数量减少和质量下降。

(2)男性因素 主要是生精障碍与输精障碍。

①精液异常 少精子症、弱精子症、畸形精子症、无精子症和单纯性精浆异常等。

②男性性功能障碍 勃起功能障碍、不射精或逆行射精,或性唤起障碍所致的性交频率不足等。

③免疫因素 如抗精子抗体,使射出的精子产生凝集而不能穿过宫颈黏液。

(3)不明原因性不孕 属于男女双方均可能同时存在的不孕因素,占不孕病因的 10%~20%。

【例 2】最常见的女性不孕因素是

A. 宫体因素　　B. 精神因素　　C. 阴道因素
D. 输卵管因素　　E. 宫颈因素

3. 辅助检查与诊断

(1)男方检查 是不孕(育)症夫妇首选的检查项目,需进行 2~3 次精液检查,以明确精液质量。

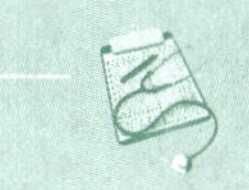

(2)女方不孕相关辅助检查

①妇科超声检查　明确子宫和卵巢大小、位置、形态；排卵监测，评估卵巢储备功能。

②激素测定　抗米勒管激素测定，血清性激素（FSH、LH、E_2、T、PRL和P）水平测定。

③输卵管通畅检查　子宫输卵管X线造影是评价输卵管通畅度的首选方法。

④基础体温测定　双相型体温变化提示排卵可能，但不能作为独立的诊断依据。

⑤宫腔镜、腹腔镜检查　适用于存在宫腔或盆腔异常的患者。

【例3】不属于卵巢功能检查范畴的是

A. 宫颈细胞学检查　　B. 性激素测定　　C. 宫颈黏液检查

D. 基础体温测定　　E. 月经期前子宫内膜活组织检查

4. 女性不孕症的治疗

(1)纠正盆腔器质性病变

①输卵管病变　输卵管成形术适用于输卵管周围粘连、远端梗阻。

②子宫病变　对于子宫肌瘤、子宫内膜息肉、宫腔粘连、纵隔子宫，应行手术治疗。

③卵巢肿瘤　有手术指征时应考虑手术剔除或切除。

④子宫内膜异位症　可通过腹腔镜进行诊断和治疗。

⑤生殖器结核　活动期应行抗结核治疗。

(2)诱发排卵　常用药物有氯米芬、来曲唑、绒促性素、尿促性素等。

(3)不明原因性不孕的治疗　对年轻、卵巢功能良好的夫妇可行期待治疗，一般不超过3年；对年龄>30岁、卵巢功能减退的夫妇，可行宫腔内夫精人工授精3~6个周期诊断性治疗。

(4)辅助生殖技术　包括人工授精、体外受精-胚胎移植及其衍生技术等。

▶常考点　不孕症定义及检测。

参考答案——详细解答见《2025国家临床执业及助理医师资格考试历年考点精析(上、下册)》

1. ABCDE　2. ABCDE　3. ABCDE

第19章 生育规划与妇女保健

▶考纲要求

①宫内节育器避孕。②激素避孕。③其他避孕方法。④人工流产。⑤生育规划的咨询。⑥妇女保健:各期保健内容。

▶复习要点

一、生育规划

计划生育是对人口的出生增长实行计划调节和控制,以实现人口与经济、社会协调发展。计划生育是妇女生殖健康的重要内容。

1. 宫内节育器避孕(IUD)

宫内节育器是一种安全、有效、简便、经济、可逆的避孕工具,为我国生育期女性最常用的避孕措施。

(1)种类 分惰性和活性两类。

①惰性宫内节育器 为第一代宫内节育器,国外以聚乙烯塑料制作的Lippes蛇形宫内节育器和国内以不锈钢制作的金属单环最为常用。由于脱落率高、带器妊娠率高,金属单环已停止生产。

②活性宫内节育器 为第二代宫内节育器,内含活性物质,如Cu^{2+}、孕激素、吲哚美辛等,这些物质能提高避孕效果,减少副作用。分为含铜宫内节育器和含药宫内节育器两大类。

A. 含铜宫内节育器 能在子宫腔内持续释放具有生物活性、有较强抗生育能力的铜离子(Cu^{2+}),其中部分同时含吲哚美辛,能够减少宫内节育器引起的月经过多及痛经。

B. 含药宫内节育器 应用最广泛的是一种含孕激素的宫内节育器——左炔诺孕酮宫内释放系统。

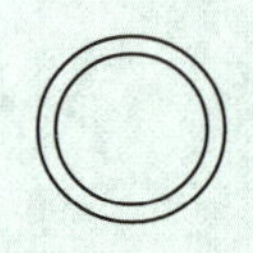
金属圆环

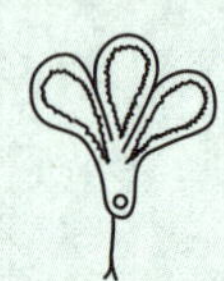
金属塑环

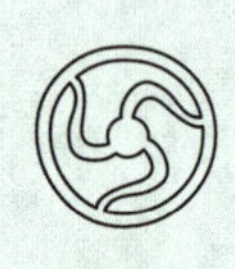
节育花

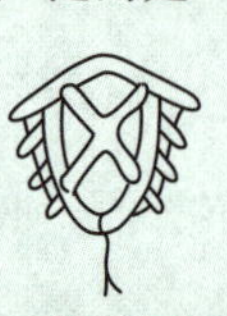
硅橡胶盾环

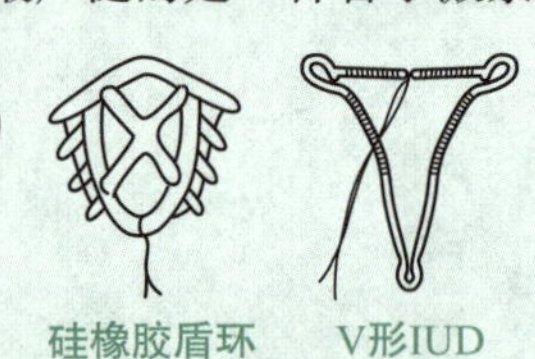
V形IUD

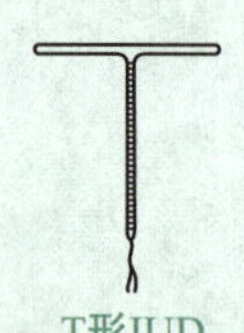
T形IUD

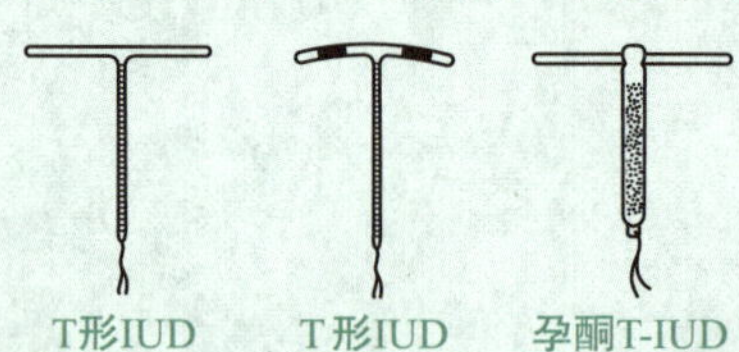
T形IUD　孕酮T-IUD

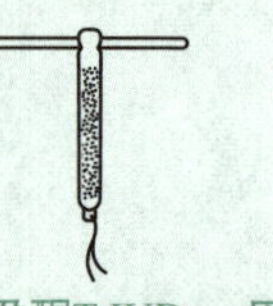
固定式IUD

(2)避孕机制 宫内节育器通过多重机制共同发挥避孕作用。

①干扰着床 异物刺激导致子宫内膜损伤及慢性炎症反应,同时产生前列腺素,改变输卵管蠕动,使受精卵运行速度与子宫内膜发育不同步,受精卵着床受阻。

②对精子和胚胎的毒性作用 铜离子具有使精子头尾分离的毒性作用,使精子不能获能。宫内节育器由于压迫局部发生炎症反应,炎症细胞对胚胎有毒性作用。

③左炔诺孕酮宫内释放系统 其避孕机制主要是孕激素的局部作用:使子宫内膜腺体萎缩,间质蜕膜化,间质炎症细胞浸润,不利于受精卵着床;改变子宫颈黏液性状,使子宫颈黏液稠厚,不利于精子穿透;改变子宫和输卵管的局部内环境,抑制精子的功能,阻止受精;可抑制部分女性排卵。

(3)宫内节育器放置术

①适应证 凡生育期女性无禁忌证需要长期避孕者。

②禁忌证 妊娠或可疑妊娠;生殖道急性炎症;生殖器官肿瘤;生殖器畸形如纵隔子宫、双子宫等;宫

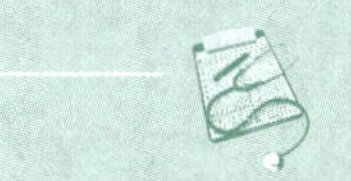

颈内口过松、子宫脱垂；严重的全身性疾病；子宫腔深度<5.5cm或>9.0cm；近3个月内有月经失调、不规则阴道流血；有铜过敏史者；人工流产出血多。

③放置时间　月经干净3~7日；左炔诺孕酮宫内释放系统在月经开始的7日内放置；产后(包括剖宫产后)立即放置；产后42日恶露已净；哺乳期放置前应先排除早孕；自然流产及药物流产于转经后放置；小于妊娠10周的负压吸宫术后可立即放置；性交后5日内作为紧急避孕方法放置。

④放置后注意事项　术后休息3日，1周内忌重体力劳动，2周内忌性交及盆浴。术后第1年1、3、6、12个月进行随访，以后每年随访1次直至停用，特殊情况随时就诊。

(4)宫内节育器的副反应　①不规则阴道流血是常见的副作用，主要表现为经量增多、经期延长或少量点滴出血。②少数女性可出现白带增多或伴有下腹胀痛。

(5)宫内节育器的并发症　包括节育器异位、嵌顿或断裂、下移或脱落，带器妊娠等。

(6)宫内节育器取出术

①适应证　计划再生育或已无性生活不再需要避孕者；放置期限已满；绝经过渡期停经1年内；拟改用其他避孕措施或绝育者；有并发症及副作用，经治疗无效；带器妊娠，包括子宫内和子宫外妊娠。

②禁忌证　并发生殖道炎症时；全身情况不良或在疾病的急性期。

③取出时间　月经干净后3~7日；带器早期妊娠行人工流产同时取出节育器；带器异位妊娠可在术前(诊刮时)、术中或术后取出；子宫不规则出血者，随时可取。

注意：①宫内节育器放置——月经干净后3~7日、人流术后当时、产后42日、剖宫产后半年。
②宫内节育器取出——月经干净后3~7日、人流术后当时。

【例1】IUD取出的时间一般选择在

A. 月经来潮6小时内　　B. 月经期第2~4日　　C. 月经前4~6日
D. 月经干净第3~7日　　E. 月经期第5~6日

(2~3题共用题干)女，28岁。G_2P_2，剖宫产术后9个月。目前哺乳期，月经已恢复，周期正常，经量中等。有乳胶过敏史。妇科查体：子宫前位，饱满，如孕40天大小，无压痛，双侧附件区未触及异常。

【例2】该妇女目前最合适的避孕方式是

A. 宫内节育器　　B. 避孕贴剂　　C. 口服复方短效避孕药
D. 男用避孕套　　E. 自然避孕法

【例3】现有避孕方法的避孕机制不包括

A. 免疫抑制　　B. 干扰受精卵着床　　C. 杀灭精子
D. 抑制HPO轴　　E. 导致子宫内膜损伤和慢性炎症(2024)

2. 激素避孕

激素避孕指女性使用甾体激素达到避孕的目的。甾体激素避孕药的激素成分是雌激素和孕激素。

(1)甾体激素避孕药的作用机制

①抑制排卵　避孕药中孕激素负反馈抑制下丘脑释放GnRH，从而抑制垂体分泌FSH和LH，干扰卵泡发育，同时直接影响垂体对GnRH的反应，不出现排卵前LH峰，排卵受到抑制。

②改变子宫颈黏液性状　孕激素使子宫颈黏液量减少，黏稠度增加，拉丝度降低，不利于精子穿透。单孕激素制剂改变子宫颈黏液作用可能为主要的避孕机制之一。

③改变子宫内膜形态与功能　子宫内膜的正常生理变化，为胚胎着床创造了必要条件，避孕药甾体激素抑制子宫内膜增殖变化，使子宫内膜与胚胎发育不同步，不适于受精卵着床。

④改变输卵管的功能　在雌、孕激素作用下，输卵管上皮纤毛功能、肌肉节段运动和输卵管液体分

泌均受到影响,进而改变了受精卵在输卵管内的正常运动。

(2)甾体激素避孕药的种类

①口服避孕药　是雌激素和孕激素组成的复合制剂。

名称	雌激素含量(mg)	孕激素含量(mg)	剂型
复方炔诺酮片	炔雌醇0.035	炔诺酮0.6	22片/板
复方醋酸甲地孕酮片	炔雌醇0.035	甲地孕酮1.0	22片/板
复方去氧孕烯片	炔雌醇0.03 炔雌醇0.02	去氧孕烯0.15 去氧孕烯0.15	21片/板 21片/板
炔雌醇环丙孕酮片	炔雌醇0.035	环丙孕酮2.0	21片/板
屈螺酮炔雌醇片	炔雌醇0.03	屈螺酮3.0	21片/板
屈螺酮炔雌醇片Ⅱ	炔雌醇0.02	屈螺酮3.0	24+4片/板
左炔诺孕酮/炔雌醇三相片			21片/板
第一相(1~6片)	炔雌醇0.03	左炔诺孕酮0.05	
第二相(7~11片)	炔雌醇0.04	左炔诺孕酮0.075	
第三相(12~21片)	炔雌醇0.03	左炔诺孕酮0.125	

②避孕针和缓释避孕药　如下。

类别	名称	雌激素含量(mg)	孕激素含量(mg)	剂型
紧急避孕药	左炔诺孕酮片 复方左炔诺孕酮片	 炔雌醇0.03	左炔诺孕酮0.75 左炔诺孕酮0.15	片 片
长效避孕针	复方庚酸炔诺酮注射液 复方甲地孕酮避孕针	戊酸雌二醇5.0 雌二醇3.5	庚酸炔诺酮50 醋酸甲地孕酮25	针 针
皮下埋植剂	左炔诺孕酮硅胶棒Ⅰ型 左炔诺孕酮硅胶棒Ⅱ型 依托孕烯植入剂		左炔诺孕酮36/根 左炔诺孕酮75/根 依托孕烯68/根	6根 2根 1根
阴道避孕环	左炔诺孕酮阴道避孕环 依托孕烯炔雌醇阴道避孕环	 炔雌醇2.7	左炔诺孕酮5.0 依托孕烯11.7	只 只

(3)适应证　生育年龄的健康妇女均可使用。

(4)禁忌证　①严重心血管疾病、血栓性疾病不宜应用,如高血压、冠心病、静脉栓塞等;②急、慢性肝炎或肾炎;③性激素依赖性肿瘤或癌前病变;④内分泌疾病,如糖尿病、甲状腺功能亢进是应用甾体激素避孕药的相对禁忌证;⑤哺乳期不宜使用含雌激素的避孕药;⑥年龄>35岁的吸烟女性;⑦精神病患者;⑧有严重偏头痛,反复发作者。

【例4】甾体激素避孕药的避孕机制不包括

A. 改变宫颈黏液的性状　B. 影响输卵管生理功能　C. 阻止精子与卵子的结合
D. 抑制排卵　E. 改变子宫内膜形态与功能

【例5】短效口服避孕药含

A. 雌激素　B. 孕激素　C. 雌激素+雄激素
D. 孕激素+雄激素　E. 雌激素+孕激素

【例6】32岁,经产妇。曾足月分娩2次。月经周期正常,经量中等。查阴道前后壁明显膨出,重度颗粒型宫颈糜烂,宫口松,子宫后倾,正常大,附件未见异常。患者要求避孕,最合适的避孕方法是

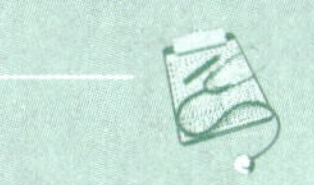

A. 安全期避孕　　B. 阴茎套避孕　　C. 外用避孕药
D. 宫内节育器　　E. 口服短效避孕药

(5)药物不良反应及处理

副作用	临床表现	处理
类早孕反应	服药初期约10%女性出现食欲缺乏、恶心、呕吐、乏力、头晕等类似早期妊娠的反应	不需处理,坚持服药数个周期后消失症状严重者可更换制剂或停药
不规则阴道流血	服药期间阴道流血又称突破性出血。多数发生在漏服避孕药后,少数未漏服避孕药者也会发生	轻者无须处理,流血多者每晚在服用避孕药同时加服雌激素直至停药
闭经	1%~2%发生闭经,常发生于月经不规则者	停药后月经不来潮需除外妊娠
体重变化	早期研制的避孕药中雄激素活性强,个别女性服药后食欲亢进,体内合成代谢增加,体重增加	更换为第三代孕激素
皮肤变化	极少数妇女面部出现淡褐色色素沉着	不需特殊处理
其他	头痛、复视、乳房胀痛	对症处理,必要时停药作进一步检查

【例7】口服避孕药的副作用不包括
A. 短期闭经　　B. 体重增加　　C. 卵巢肿瘤
D. 类早孕反应　　E. 色素沉着

【例8】口服避孕药后不规则出血,正确的处理方法是
A. 加服少量雌激素　　B. 需立即停药　　C. 加服少量孕激素
D. 加服少量雄激素　　E. 加倍服药

3. 其他避孕方法

(1)紧急避孕　无保护性生活后或避孕失败后几小时或几日内,女性为防止非意愿妊娠发生而采用的补救避孕法,称为紧急避孕。其包括放置含铜宫内节育器和口服紧急避孕药。

①适应证　避孕失败,包括避孕套破裂、滑脱;未能做到体外排精;错误计算安全期;漏服短效口服避孕药;宫内节育器脱落;性生活未使用任何避孕措施;遭受性暴力。

②方法　A. 宫内节育器,含铜宫内节育器可用于紧急避孕,特别适合希望长期避孕且符合放置节育器者及对激素应用有禁忌证者。在无保护性生活后5日(120小时)内放入,失败率低于1%。B. 紧急避孕药,主要有单孕激素制剂、抗孕激素制剂及雌孕激素复方制剂3类。

③副作用　服药后可能出现恶心、呕吐、不规则阴道流血及月经紊乱,一般不需要处理。

④注意事项　紧急避孕仅对一次无保护性生活有效,避孕有效率明显低于常规避孕方法。

(2)自然避孕(安全期避孕)　利用月经周期的特点,确定安全期,进行避孕的方法。根据女性生殖生理的知识推测排卵日期,在判断周期中的易受孕期进行禁欲而达到避孕目的。自然避孕法失败率高,并不十分可靠,不宜推广。

①日历表法　适用于月经周期规律的女性,排卵通常发生在下次月经前14日左右,据此推算出排卵前后4~5日为易受孕期,其余时间视为安全期。

②基础体温法　根据基础体温来判断排卵日期。基础体温的曲线变化与排卵时间的关系并不恒定。

③宫颈黏液观察法　根据子宫颈黏液变化来判断排卵日期,需要经过培训才能掌握。

④哺乳闭经避孕法　产后6个月内、完全哺乳、月经尚未恢复这个阶段的一种自然避孕法。

(3)外用避孕　包括阴茎套和阴道套。

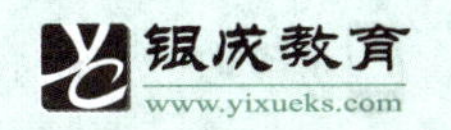

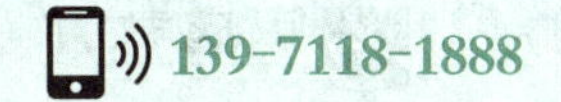

①阴茎套　为男性避孕工具,有效率高达 93%~95%。

②阴道套　为女性避孕工具,目前我国尚无供应。

注意:①最不可靠的避孕方法为安全期避孕法。②子宫脱垂、阴道膨出者不适于宫内节育器避孕。③宫颈糜烂者不适于避孕套避孕。④肝肾功能不良者不适于甾体避孕药避孕(因对肝肾功能有影响)。⑤宫内节育器适用于长期避孕者。⑥哺乳期不宜使用口服避孕药,因雌激素可抑制乳汁分泌。⑦妊娠期不宜使用口服避孕药,因口服避孕药对胎儿有致畸作用,应至少停药半年以上再受孕。

【例 9】女性,35 岁。慢性肝炎病史 3 年。妇科检查宫颈糜烂Ⅲ度,子宫正常大小,要求避孕,应选择

A. 避孕套　　B. 短效避孕药　　C. 阴道隔膜避孕

D. 宫内节育器　　E. 安全期避孕

【例 10】关于不同方法的避孕原理,错误的是

A. 安全期避孕是通过将性生活避开排卵前后 1~2 日的不安全期而达到避孕目的

B. 宫内节育器通过干扰着床而达到避孕目的

C. 阴道隔膜可阻止精子进入宫腔而达到避孕目的

D. 口服避孕药主要通过抑制排卵、阻碍受精和着床而达到避孕目的

E. 阴茎套可阻止精子进入阴道而达到避孕目的

【例 11】女,35 岁。G_6P_1。月经量增多 3 年,经期及周期正常。妇科检查:子宫前位饱满,活动差,无压痛。推荐该患者最佳的避孕方法是

A. 惰性宫内节育器　　B. 避孕套　　C. 体外排精

D. 紧急避孕药　　E. 短效口服避孕药

(4)输卵管绝育术　输卵管是卵子与精子结合受精并将受精卵运送到子宫的通道。通过手术或药物堵塞输卵管阻断精子与卵子相遇而达到绝育,称为输卵管绝育术。输卵管绝育术是一种安全、永久性节育措施,可经腹腔镜、开腹或经阴道操作完成。目前常用方法为腹腔镜下输卵管绝育术。

①适应证　要求接受绝育手术且无禁忌证者;患严重全身疾病不宜生育者。

②禁忌证　A. 24 小时内 2 次体温≥37.5℃;B. 全身状况不佳,如心肺功能不全、血液病等,不能耐受手术;C. 严重的神经症;D. 各种疾病急性期;E. 腹部皮肤有感染灶或患有急、慢性盆腔炎;F. 腹腔粘连、膈疝等,需行开腹手术。

③手术时机　非孕女性在月经干净后 2~7 日。哺乳期或闭经女性应排除早孕后再行绝育术。人工流产或分娩后宜在 48 小时内施行手术。

④并发症　出血或血肿、感染、损伤膀胱或肠管、输卵管再通。

【例 12】42 岁,妇女。患慢性肾炎 3 年,半年前因早孕行药物流产,现要求避孕指导。本例最正确的避孕措施应是

A. 安全期避孕　　B. 口服短效避孕药　　C. 皮下埋植避孕

D. 阴茎套避孕　　E. 行输卵管结扎术

【例 13】最适于进行输卵管结扎术的时间是

A. 月经来潮前 3~4 天　　B. 足月产后 14 天　　C. 难产后 72 天

D. 人工流产术后 3 天　　E. 月经后 3~4 天

4. 人工流产

(1)概念　人工流产指因非意愿妊娠、疾病等原因而采用人工方法终止妊娠,是避孕失败的补救方法。终止早期妊娠的人工流产方法包括手术流产和药物流产。

(2)手术流产　是指采用手术方法终止妊娠,包括负压吸引术和钳刮术。

①负压吸引术　利用负压吸引原理,将妊娠物从子宫腔内吸出,称为负压吸引术。

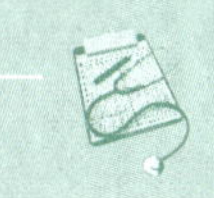

A. 适应证　妊娠10周内要求终止妊娠而无禁忌证，患有某种严重疾病不宜继续妊娠。

B. 禁忌证　生殖道炎症（如阴道炎、急慢性盆腔炎、性传播疾病）；各种疾病的急性期；全身情况不良，不能耐受手术；术前2次体温>37.5℃。

②钳刮术　指通过机械或药物方法使子宫颈松软，然后用卵圆钳钳夹胎儿及胎盘。

A. 适应证　适用于妊娠10~14周。

B. 并发症　由于胎儿较大、骨骼已形成，容易造成并发症，如出血多、子宫颈裂伤、子宫穿孔等。

【例14】患者，女性，28岁。孕7周。既往支气管哮喘病史5年。流产宜选择的方式为

A. 肌内注射缩宫素　　B. 肌内注射麦角新碱　　C. 羊膜腔注射依沙吖啶

D. 负压吸引　　E. 米非司酮+米索前列醇(2024)

【例15】女性，21岁，停经70天。3个月前检查发现室间隔缺损1.5cm²，肺动脉压为70mmHg（中度升高）。该患者的最佳处理是

A. 继续妊娠，密切观察　　B. 染色体检查　　C. 立即行心脏手术

D. 麻醉下行人工流产术　　E. 米非司酮+米索前列醇药物流产(2024)

注意：①药物流产——适用于停经≤49日。②负压吸引术——适用于妊娠10周内。③钳刮术——适用于妊娠10~14周。④利凡诺羊膜腔注射——适用于中晚期妊娠终止妊娠。

(3)人工流产并发症及处理

	临床表现	处理
人工流产综合征	指手术时疼痛刺激，使受术者在术中或术毕出现恶心呕吐、心动过缓、心律失常、面色苍白、头晕、胸闷、大汗淋漓，血压下降、昏厥、抽搐等迷走神经兴奋症状	立即停止手术，吸氧，一般能自行恢复 严重者可加用阿托品静脉注射
出血	妊娠月份较大时，因子宫较大收缩欠佳，出血量多	可在扩张子宫颈后，子宫颈注射缩宫素，并尽快取出绒毛组织，更换吸管和胶管，调整负压
子宫穿孔	为严重并发症。手术时突然感到无子宫底感觉，或手术器械进入深度超过原来所测的深度，提示子宫穿孔；发生率与手术者操作技术、子宫本身情况（如哺乳期妊娠子宫、剖宫产后瘢痕子宫）有关	立即停止手术；小的穿孔，如无脏器损伤或内出血，手术已完成，可肌内注射缩宫素；若宫内组织未吸净，应由有经验的医生完成吸宫；破口大、有内出血、有脏器损伤，应剖腹探查
漏吸	施行人工流产术未吸出胚胎及绒毛而导致继续妊娠或胚胎停止发育，称为漏吸	一旦发现漏吸，应再次行负压吸引术
空吸	误诊子宫内妊娠行人工流产术，称为空吸	吸刮出物肉眼未见绒毛，要重复妊娠试验及超声检查，确认子宫内无妊娠囊
吸宫不全	指人工流产术后部分妊娠组织物的残留，表现为术后阴道流血时间长，血量多或流血停止后再现多量流血	无明显感染时，可行清宫术，术后给予抗生素。有感染时，控制感染后再刮宫
感染	可发生急性子宫内膜炎、盆腔炎	术后应用抗生素
羊水栓塞	其症状及严重性轻于晚期妊娠发病	抗过敏，抗休克

【例16】人工流产术后12日，仍有较多阴道流血，应首先考虑的是

A. 子宫穿孔　　B. 子宫复旧不良　　C. 吸宫不全

D. 子宫内膜炎　　E. 子宫绒毛膜癌

(17~18题共用题干)女,24岁。停经6周诊断为早孕,行人工流产术,吸宫后探宫腔发现探不到宫底,出血不多,自述心悸,轻度腹痛及恶心。

【例17】最可能的诊断是

A. 子宫畸形　　B. 子宫穿孔　　C. 人工流产综合反应

D. 羊水栓塞　　E. 葡萄胎

【例18】此时该患者首选的处理方法是

A. 吸氧,给予升压药　　B. 继续手术,清空子宫　　C. 暂停手术,密切观察病情

D. 静脉注射阿托品　　E. 立即行剖腹探查术

(4)药物流产　是用药物终止早孕的一种避孕失败的补救措施。常用药物为米非司酮和米索前列醇。米非司酮是抗孕激素制剂,具有抗孕激素及抗糖皮质激素作用。米索前列醇是前列腺素类似物,具有子宫兴奋和子宫颈软化作用。两者配伍应用终止早孕完全流产率达90%以上。

①适应证　A. 早期妊娠≤49日可门诊行药物流产,>49日应酌情考虑,必要时住院流产;B. 本人自愿,血或尿hCG阳性,超声确诊为宫内妊娠;C. 存在手术流产高危因素者,如瘢痕子宫、哺乳期、子宫颈发育不良或严重骨盆畸形;D. 多次人工流产术史,对手术流产有恐惧和顾虑心理者。

②禁忌证　A. 有使用米非司酮禁忌证,如肾上腺及其他内分泌疾病、妊娠期皮肤瘙痒史、血液病、血管栓塞等病史。B. 有使用前列腺素药物禁忌证,如心血管疾病、青光眼、哮喘、癫痫、结肠炎等。C. 其他:过敏体质,妊娠剧吐,长期服用抗结核药、抗癫痫药、抗抑郁药、抗前列腺素药等。

③副作用　恶心呕吐、腹痛、腹泻、出血时间长、出血多。

【例19】米索前列醇的主要成分是

A. PGE_1　　B. PGE_2　　C. PGE_3

D. PGI_1　　E. PGI_2(2021)

【例20】属于药物流产的禁忌证的是

A. 严重骨盆畸形　　B. 妊娠剧吐　　C. 瘢痕子宫

D. 哺乳期妊娠　　E. 宫颈发育不良

5. 生育规划咨询

	选用原则	首选避孕方法	不宜选择的避孕方法
新婚期	新婚夫妇,尚未生育,应选择使用方便、不影响生育的避孕方法	首选复方短效口服避孕药 次选阴茎套(性生活适应后选用)	宫内节育器不作为首选。不适宜用安全期、体外排精及长效避孕药
哺乳期	不影响乳汁质量及婴儿健康	首选阴茎套,次选单孕激素长效避孕针或皮下埋植	避孕药膜、安全期避孕、雌孕激素复合避孕药
生育间隔期	选择长效、可逆、安全、可靠的避孕方法	各种避孕方法均适用	根据个人身体情况而定
绝经过渡期	此期仍有排卵可能,应选择以屏障避孕为主的避孕方法	阴茎套	避孕药膜、复方避孕药 安全期避孕

【例21】关于哺乳期避孕的叙述,正确的是

A. 不需避孕　　B. 应采用避孕药物　　C. 最好使用工具避孕

D. 使用埋植避孕剂　　E. 剖宫产术后3个月放置IUD

【例22】女,28岁。剖宫产术后4个月,哺乳期月经未恢复,最恰当的避孕方法应选择

A. 短效口服避孕药　　B. 安全期避孕法　　C. 宫内节育器

D. 皮下埋植法　　E. 阴茎套避孕法(2018、2022)

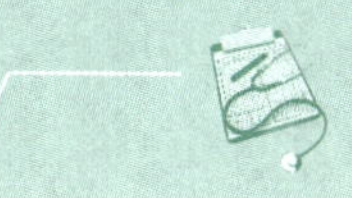

【例23】新婚夫妇拟半年后考虑妊娠来院咨询，最适宜的避孕方法应是
A. 采用安全期避孕法　B. 选择男用避孕套　C. 选择口服避孕药
D. 放置宫内节育器　E. 皮下埋植避孕药

A. IUD　B. 安全期避孕　C. 紧急避孕药
D. 复方短效口服避孕药　E. 长效复方避孕注射剂

【例24】女，24岁。未育，近半年无生育计划，首选的避孕方法是
【例25】顺产后4个月哺乳期女性，首选的避孕方法是

二、妇女保健概述

各期保健内容

(1)青春期保健　①自我保健；②营养指导；③体育锻炼；④健康教育；⑤性知识教育。

(2)生育期保健　主要是维护生殖功能正常，保证母婴安全，降低孕产妇死亡率和围产儿死亡率。

①一级预防　普及孕产期保健和生育规划技术指导。

②二级预防　妇女在生育期因孕育或节育导致的各种疾病，能做到早发现、早防治，提高防治质量。

③三级预防　提高对高危孕产妇的处理水平，降低孕产妇死亡率和围产儿死亡率。

(3)围产期保健

①孕前保健　选择最佳受孕时机，有计划妊娠，减少危险因素和高危妊娠。

②妊娠早期保健　妊娠早期是胚胎、胎儿分化发育阶段，易受外界因素及孕妇疾病的影响，导致胎儿畸形或发生流产，应注意防病、防致畸。

③妊娠中期保健　妊娠中期是胎儿生长发育较快的阶段。胎盘已形成，不易发生流产。应注意出生缺陷的筛查、妊娠并发症筛查、监测胎儿生长情况、加强营养。

④妊娠晚期保健　妊娠晚期胎儿生长发育最快，体重明显增加。应加强补充营养、孕妇自我监护、分娩及产褥期相关知识、母乳喂养等宣教。

⑤分娩期保健　我国卫健委针对分娩期提出了“五防一加强”的方针，即防产后出血、防产褥期感染、防产程停滞、防产道损伤、防新生儿窒息，加强产时监护和产程处理。

⑥产褥期保健　均在初级保健单位进行，产后访视应在产后1周内、产后14日、产后28日进行。

⑦哺乳期保健　哺乳期通常为1年，应提倡母乳喂养，哺乳期用药应慎重。

(4)围绝经期保健　中国女性开始进入围绝经期的平均年龄为46岁。

(5)老年期保健　65岁以上为老年期。

▶常考点　重点内容，需全面掌握。

参考答案——详细解答见《2025国家临床执业及助理医师资格考试历年考点精析(上、下册)》

1. ABCDE　2. ABCDE　3. ABCDE　4. ABCDE　5. ABCDE　6. ABCDE　7. ABCDE
8. ABCDE　9. ABCDE　10. ABCDE　11. ABCDE　12. ABCDE　13. ABCDE　14. ABCDE
15. ABCDE　16. ABCDE　17. ABCDE　18. ABCDE　19. ABCDE　20. ABCDE　21. ABCDE
22. ABCDE　23. ABCDE　24. ABCDE　25. ABCDE

第十六篇　儿科学

第 1 章　绪论、生长发育与儿童保健

▶考纲要求

①绪论。②生长发育。③儿童保健。

▶复习要点

一、小儿年龄分期和各期特点

在临床工作中,常将小儿年龄分为 7 期。

	时间分期	各期生理特点
胎儿期	从母亲末次月经第一天算起到出生为止,共 40 周	母亲妊娠期间如受外界不利因素影响(感染、创伤、滥用药物、接触放射性物质、毒品),都可能影响胎儿的正常生长发育,导致流产、畸形或宫内发育不良
新生儿期	指自胎儿娩出脐带结扎时开始到 28 天之前	小儿脱离母体独立生存,内外环境发生根本变化,适应能力不完善。发病率高,死亡率高。分娩过程中的损伤、感染延续存在,先天畸形出现
婴儿期	从出生至 1 岁之前	生长发育旺盛,对营养的需求量较高。容易发生消化道功能紊乱。婴儿体内来自母体的抗体减少,抗感染能力较弱,易发生各种感染
幼儿期	从 1 岁至满 3 岁之前	体格发育稍减慢,智力发育迅速。消化功能不完善,营养需求大,应给予适宜的喂养以保证正常生长发育。意外伤害发生率非常高
学龄前期	从 3 岁至 6~7 岁入小学前	体格生长减慢,智能发育迅速,与同龄儿童和社会事物有了广泛的接触,知识面得以扩大,自理能力和初步社交能力能够得到锻炼
学龄期	自入小学始(6~7 岁)到青春期前	体格生长速度相对缓慢,除生殖系统外,各系统器官外形均已接近成人。智能发育更加成熟,可以接受系统的科学文化教育
青春期	10~20 岁	女孩的青春期开始和结束年龄都比男孩早 2 年左右,体格生长发育再次加速,出现第二次高峰,生殖系统加速发育并渐趋成熟

【例 1】新生儿期是指脐带结扎到出生后

A. 1 周　　B. 2 周　　C. 3 周
D. 4 周　　E. 1 年(2024)

【例 2】儿童阶段发病率及死亡率最高的时期是

A. 新生儿期　　B. 婴儿期　　C. 幼儿期
D. 学龄前期　　E. 学龄期(2023)

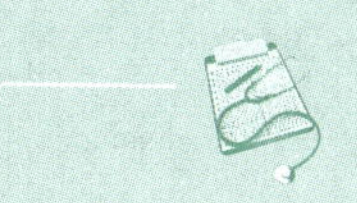

二、生长发育

人的生长发育是指从受精卵到成人的成熟过程。生长和发育是儿童不同于成人的重要特点。生长是指儿童身体各器官、系统的长大。发育是指细胞、组织、器官的分化与功能成熟。

1. 小儿生长发育规律

生长发育，不论总的速度或各器官、系统的发育顺序，都遵循一定的规律。

(1)生长发育呈现连续性、阶段性的特点　生长发育过程持续贯穿整个儿童期，但不同年龄阶段生长速度不同。例如，体重和身长的增加有两个高峰，即生后第1年和青春期。

(2)各系统、器官生长发育速度不完全同步　神经系统发育较早；淋巴系统在儿童期迅速生长，于青春期前达高峰，以后逐渐下降；生殖系统发育较晚。其他系统，如心、肝、肾、肌肉的发育基本与体格生长相平行。各系统发育速度的不同与儿童不同年龄阶段的生理功能有关。

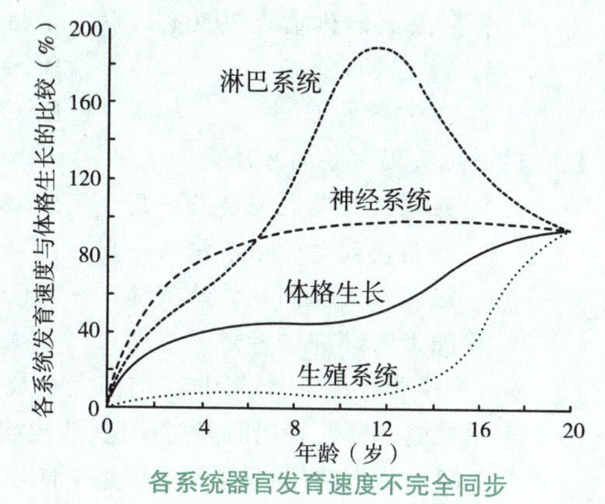

各系统器官发育速度不完全同步

(3)生长发育的一般规律　出生后运动发育的规律是：先抬头，后抬胸，再会坐、立、行（从上到下）；从臂到手，从腿到脚的活动（由近到远）；从全掌抓握到手指拾取（由粗到细）；先画直线后画圈、图形（由简单到复杂）。

(4)生长发育的个体差异　儿童生长发育虽按一定的总规律发展，但受不同遗传、环境因素的影响，存在着相当大的个体差。

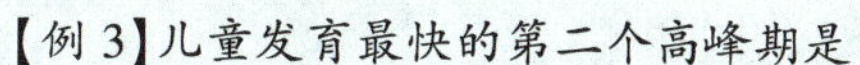
【例3】儿童发育最快的第二个高峰期是

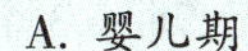
A. 婴儿期　　B. 幼儿期　　C. 学龄前期
D. 学龄期　　E. 青春期(2024)

A. 神经系统　　B. 淋巴系统　　C. 生殖系统
D. 内分泌系统　　E. 血液系统

【例4】小儿出生以后，发育先快后慢的系统是
【例5】小儿出生以后，发育先慢后快的系统是(2024)

2. 出生至青春前期的体格生长规律

(1)体重　体重即身体重量，为各器官、系统、体液的总重量。因体脂与体液变化较大，体重在体格生长指标中最易波动。体重易于准确测量，是最易获得的反映儿童生长与营养状况的指标。

年龄	体重(kg)	年龄	身长或身高(cm)
出生	3.25	出生	50
3~12月龄	[年龄(月)+9]/2	12月龄	75
1~6岁	年龄(岁)×2+8	2~6岁	年龄(岁)×7+75
7~12岁	[年龄(岁)×7-5]/2	7~10岁	年龄(岁)×6+80

(2)身高(长)　身高指头部、脊柱与下肢长度的总和。

3岁以下儿童仰卧位测量，称为身长。3岁以上儿童立位测量称为身高。身高(长)的增长规律与体重相似，也出现婴儿期和青春期两个生长高峰。出生时身长平均为50cm，生后第1年身长增长最快，约为25cm；前3个月增长11~13cm，约等于后9个月的增长值。1岁时身长约75cm。第2年身长增长速度减慢，约10~12cm，即2岁时身长约87cm。2岁以后身高每年增长6~7cm。

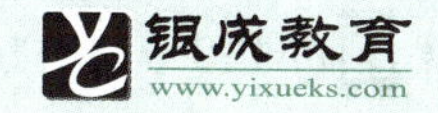

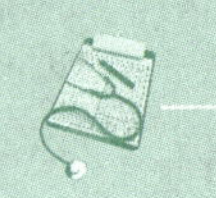

(3)头围　经眉弓上缘、枕骨结节左右对称环绕头一周的长度为头围。出生时头围相对大,平均 33~34cm。第 1 年前 3 个月头围的增长约等于后 9 个月头围的增长值(6cm),即 1 岁时头围约为 46cm,2 岁时达 48cm,5 岁时约 50cm,10 岁时约 53cm,15 岁接近成人。因此,头围的测量在 2 岁内最有价值。

(4)胸围　平乳头下缘经肩胛角下缘平绕胸一周为胸围。出生时胸围约 32cm,略小于头围 1~2cm。1 岁时胸围约等于头围(约 46cm)。1 岁至青春前期胸围应大于头围,即胸围(cm)= 头围+年龄-1。

(5)上臂围　经肩峰与鹰嘴连线中点绕臂一周即为上臂围,代表肌肉、骨骼、皮下脂肪和皮肤的生长。

(6)皮下脂肪　通过测量皮脂厚度反映皮下脂肪,常用测量部位有腹壁、背部。

【例 6】新生儿,2 天。足月经阴道顺产,出生体重 3100g,Apgar 评分为 10 分。母亲无妊娠并发症。母乳喂养,2 天后体重为 2950g,肝肋下 1 指,脾肋下未触及。最可能的诊断是

A. 新生儿败血症　　B. 新生儿溶血病　　C. 新生儿黄疸

D. 正常新生儿　　E. 新生儿脱水(2024)

【例 7】小儿头围测量的方法是

A. 经眉间到茎乳突绕头一周　　B. 经眉间上缘 2cm 到枕骨结节绕头一周

C. 经眉间到枕骨结节绕头一周　　D. 经眉弓上 2cm 到枕后结节绕头一周

E. 经眉弓上缘到枕骨结节绕头一周(2023)

3. 骨骼发育和牙齿发育

(1)头颅骨　根据骨缝闭合、前囟大小及前后囟闭合时间可评价颅骨的生长及发育情况。

①颅骨缝　婴儿娩出时经过产道,故出生时颅骨缝稍有重叠,不久重叠现象消失。

②前囟　为大囟门,呈菱形,出生时平均为 2.5cm。婴儿生后 2~3 月龄,随颅骨重叠逐渐消失前囟较出生时增大,之后逐渐骨化而变小,最迟于 2 岁闭合。前囟大小以两个对边中点连线的长短表示。

③后囟　为小囟门,呈三角形,出生时很小或已闭合,最迟 6~8 周闭合。

(2)脊柱　生后第 1 年脊柱生长快于四肢,以后四肢生长快于脊柱。出生时脊柱无弯曲。3 个月左右抬头动作的出现使颈椎前凸(第 1 个生理弯曲),6 个月后能坐,出现胸椎后凸(第 2 个生理弯曲),1 岁左右开始行走,出现腰椎前凸(第 3 个生理弯曲)。这样的脊椎自然弯曲至 6~7 岁为韧带所固定。

(3)长骨　骨化中心的出现可反映长骨的生长成熟程度。用 X 线检查测定不同年龄儿童长骨干骺端骨化中心的出现时间、数目、形态的变化,并将其标准化,即为骨龄。出生时腕部尚无骨化中心,股骨远端及胫骨近端已出现骨化中心。因此判断长骨的生长,婴儿早期应摄膝部 X 线骨片,年长儿摄左手及腕部 X 线骨片。出生后腕骨骨化中心的出现次序为:头状骨、钩骨(3 个月左右)、下桡骨骺(约 1 岁)、三角骨(2~2.5 岁)、月骨(3 岁左右)、大小多角骨(3.5~5 岁)、舟骨(5~6 岁)、下尺骨骺(6~7 岁)、豆状骨(9~10 岁)。10 岁时出全,共 10 个,故 1~9 岁腕部骨化中心的数目大约为其岁数加 1。

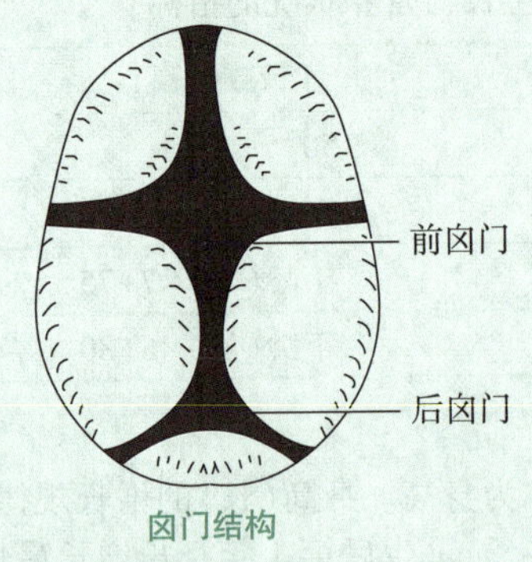

囟门结构

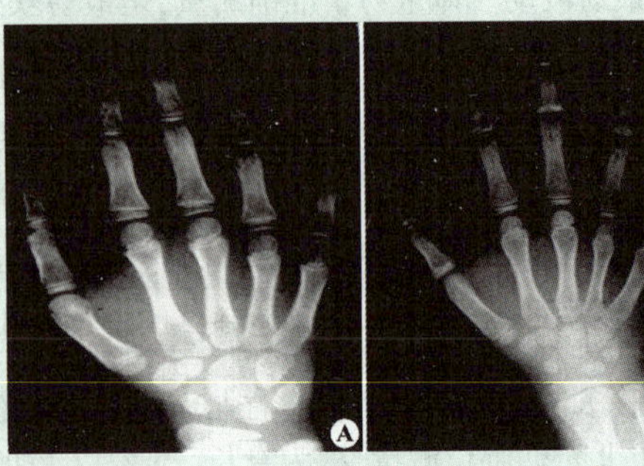

小儿腕关节X线片示骨龄

(4)乳牙　出生时乳牙已骨化。乳牙共 20 个,生后 4~10 个月开始萌出。13 个月后未萌出者为乳牙萌出延迟。乳牙萌出顺序一般为下颌先于上颌、自前向后,大多于 3 岁前出齐。

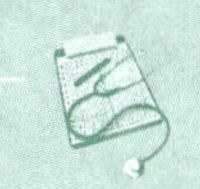

(5)恒牙　恒牙的骨化从新生儿期开始。恒牙共28~32个。6岁萌出第一颗恒牙(第一磨牙,又称六龄齿)。6~12岁阶段乳牙逐个被同位恒牙替换,其中第1、2前磨牙代替第1、2乳磨牙,此期为混合牙列期;12岁萌出第二恒磨牙;约在18岁以后萌出第三恒磨牙(智齿),也有终生不萌出第三恒磨牙者。

【例8】前囟的正确测量方法是
A. 对边中点连线　B. 邻边中点连线　C. 邻角顶点连线
D. 对角顶点连线　E. 周径长度

【例9】小儿12月时出现
A. 颈椎前凸　B. 颈椎后凸　C. 胸椎后凸
D. 腰椎前凸　E. 腰椎后凸(2022)

【例10】小儿,体重8kg,身长68cm,会抬头,会独坐,会爬,不会站,萌牙2枚。为判断骨骼发育年龄,最有临床意义的X线拍片部位是
A. 膝部　B. 左手指　C. 左手掌
D. 踝部　E. 左手腕

4. 运动和语言的发育

	粗、细动作	语言发育
新生儿	无规律、不协调动作,紧握拳	能哭叫
2个月	直立及俯卧位时能抬头	发出和谐的喉音
3个月	仰卧位变为侧卧位,用手摸东西	咿呀发音
4个月	扶髋部时能坐,坐位时抬头很稳,手能握持玩具	笑出声
5个月	扶腋下能站得直,两手各握一玩具	能喃喃地发出单词音节
6个月	能独坐一会,用手摇玩具	能发单音,能认识熟人和陌生人
7个月	会翻身,能独坐很久,双手交换玩具	能发"爸爸""妈妈",但无意识,能听懂自己名字
8个月	会爬,会自己坐起来,会拍手	重复大人所发简单音节
9个月	试独站,会从抽屉取出玩具	能懂"再见"
10~11个月	能独站片刻,扶椅能走几步,拇、食指对指拿东西	开始用单词,一个单词表示很多意义
12个月	独走,弯腰拾东西,会将圆圈套在木棍上	能叫出物品的名字,如灯、碗等
15个月	走得好,能蹲着玩,能叠一块方木	能说出自己的名字和几个词
18个月	能爬台阶,有目标地扔皮球	能认识和指出身体各部分
2岁	能双脚跳,会用勺子吃饭	会说2~3个字构成的句子
3岁	能跑,会骑三轮车,会洗手、洗脸、穿衣	能说短歌谣,数几个数
4岁	能爬梯子,会穿鞋	能唱歌
5岁	能单足跳,会系鞋带	开始识字

记忆:运动发育——二抬四翻六会坐,七滚八爬周会走。

【例11】正常小儿,身长88cm,体重12.5kg,出牙16颗,现会双脚跳,会用勺子吃饭。其最可能的年龄是
A. 1岁　B. 3岁　C. 2岁
D. 4岁　E. 5岁

【例12】男婴,8个月。已能独坐,会发"爸爸""妈妈"音,能双手递玩具。关于发育情况的描述,正确的是
A. 语言正常,运动低下　B. 语言低下,运动正常　C. 语言和运动均低下

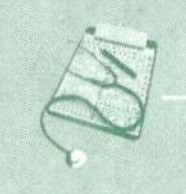

D. 语言和运动均正常　　　　E. 语言超前,运动正常(2024)

三、儿童保健

1. 计划免疫

计划免疫是根据小儿的免疫特点和传染病发生的情况而制定的免疫程序,通过有计划地使用生物制品进行预防接种,以提高人群的免疫水平、达到控制和消灭传染病的目的。

(1)国家卫健委规定的基础免疫　婴儿必须在1岁以内完成卡介苗、脊髓灰质炎三价混合疫苗、百白破疫苗(即百日咳、白喉、破伤风类毒素混合制剂)、麻疹减毒疫苗及乙型肝炎病毒疫苗接种的基础免疫,简称五苗防七病。

(2)非计划性免疫接种　根据流行地区和季节,或根据家长自己的意愿,有时也进行乙型脑炎疫苗、流行性脑脊髓膜炎疫苗、风疹疫苗、流感疫苗、腮腺炎疫苗、甲型肝炎病毒疫苗、水痘疫苗、流感杆菌疫苗、肺炎疫苗、轮状病毒疫苗等的接种。

2. 预防接种实施程序

疫苗种类	出生时	1月龄	2月龄	3月龄	4月龄	5月龄	6月龄	8月龄	9月龄	18月龄	2岁	3岁	4岁	6岁
乙肝疫苗	1	2					3							
卡介苗	1													
脊灰灭活疫苗			1	2										
脊灰减毒活疫苗					3								4	
百白破疫苗				1	2	3				4				
麻腮风疫苗								1		2				
乙脑减毒活疫苗								1			2			
乙脑灭活疫苗								1,2			3			4
A群流脑疫苗							1		2					
A+C流脑疫苗												3		4
甲肝减毒活疫苗										1				
甲肝灭活疫苗										1	2			

记忆:预防接种时间——出生乙肝卡介苗,二月脊灰炎正好,三四五月百白破,八月麻风和乙脑。

【例13】二月龄婴儿应接种的疫苗是
A. 脊髓灰质炎灭活疫苗　　B. 甲肝减毒活疫苗　　C. 乙肝疫苗
D. 百白破疫苗　　E. 麻腮风疫苗(2024)

【例14】出生6个月的小儿应该首次接种的疫苗是
A. 乙肝疫苗　　B. 水痘疫苗　　C. 风疹疫苗
D. 流脑疫苗　　E. 甲肝疫苗(2024)

▶▶**常考点**　小儿生长发育特点,预防接种程序。

参考答案——详细解答见《2025国家临床执业及助理医师资格考试历年考点精析(上、下册)》

1. ABCDE　2. ABCDE　3. ABCDE　4. ABCDE　5. ABCDE　6. ABCDE　7. ABCDE
8. ABCDE　9. ABCDE　10. ABCDE　11. ABCDE　12. ABCDE　13. ABCDE　14. ABCDE

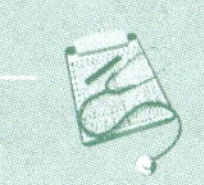

第 2 章　营养和营养障碍疾病

▶考纲要求

①儿童营养基础。②婴儿喂养。③蛋白质-能量营养不良。④维生素 D 缺乏性佝偻病。⑤维生素 D 缺乏性手足搐搦症。

▶复习要点

一、儿童营养基础

1. 概念

(1)营养　营养是指人体获得和利用食物维持生命活动的生物学过程。

(2)营养素　食物中经过消化、吸收和代谢能够维持生命活动的物质称为营养素。

根据人体的需要量或含量，营养素又分为宏量营养素和微量营养素，其中蛋白质、脂类、碳水化合物为宏量营养素，矿物质与维生素为微量营养素。

(3)膳食营养素参考摄入量　膳食营养素参考摄入量(DRI)体系主要包括以下 4 个参数。

DRIs	代号	定义
平均需要量	EAR	是某一特定性别、年龄及生理状况群体中对某营养素需要量的平均值，摄入量达到平均需要量水平时可以满足群体中 50%个体的需要，是制定推荐摄入量的基础
推荐摄入量	RNI	指可以满足某一特定性别、年龄及生理状况群体中绝大多数(97%～98%)个体对某种营养素需要量的摄入水平
适宜摄入量	AI	是当某种营养素的个体需要量的研究资料不足，无法计算平均需要量和推荐摄入量时，通过观察或实验获得的健康人群某种营养素的摄入量。适宜摄入量与推荐摄入量都可用作个体营养素摄入量的目标值，但适宜摄入量不如推荐摄入量精确
可耐受最高摄入量	UL	是营养素或食物成分的每日摄入量的安全上限。当摄入量超过可耐受最高摄入量时，发生毒副作用的危险性增加

A. 适宜摄入量(AI)　　B. 平均需要量(EAR)　　C. 推荐摄入量(RNI)
D. 参考摄入量(DRIs)　　E. 可耐受最高摄入量(UL)

【例 1】纯母乳喂养的足月产 1 月龄健康婴儿，母乳中的营养素含量就是婴儿各种营养素的

【例 2】可以满足某一特定性别、年龄及生理状况群体中绝大多数个体(97%～98%)需要量的某种营养素摄入水平是(2019)

注意：纯母乳喂养的足月健康婴儿，从出生到 6 个月，他们的营养全部来自母乳，母乳中供给的营养素量就是他们的 AI 值。参阅 8 版《预防医学》P98。

2. 儿童能量代谢

人体能量代谢的最佳状态是达到能量摄入与消耗的平衡，能量缺乏和过剩都对身体健康不利。儿童总能量消耗量包括基础代谢、食物的热效应、生长消耗、活动消耗和排泄损失五个方面。通常情况下，基

础代谢占 50%,食物热效应占 7%~8%,生长和活动消耗能量占 32%~35%,排泄损失占能量的 10%。

(1)**基础代谢** 指维持人体最基本生命活动所必需的能量消耗。基础代谢率(BMR)是反映人体基础代谢的指标。儿童基础代谢的能量需要量较成人高,随年龄增长逐渐减少。婴儿的 BMR 约为 55kcal/(kg·d),7 岁时 BMR 为 44kcal/(kg·d),12 岁时约需 30kcal/(kg·d),成人为 25~30kcal/(kg·d)。

(2)**食物热效应** 食物在人体内消化、吸收和代谢过程中会消耗能量,这种作用称为食物热效应,也称为食物特殊动力作用。食物的热效应与食物成分有关:碳水化合物的食物热效应为本身产生能量的 6%,脂肪为 4%,蛋白质为 30%。

(3)**生长消耗** 组织生长合成需消耗能量,为儿童特有。

(4)**活动消耗** 活动消耗能量个体波动较大,并随年龄增长而增加。

(5)**排泄损失** 正常情况下未经消化吸收的食物的损失约占总能量的 10%,腹泻时增加。

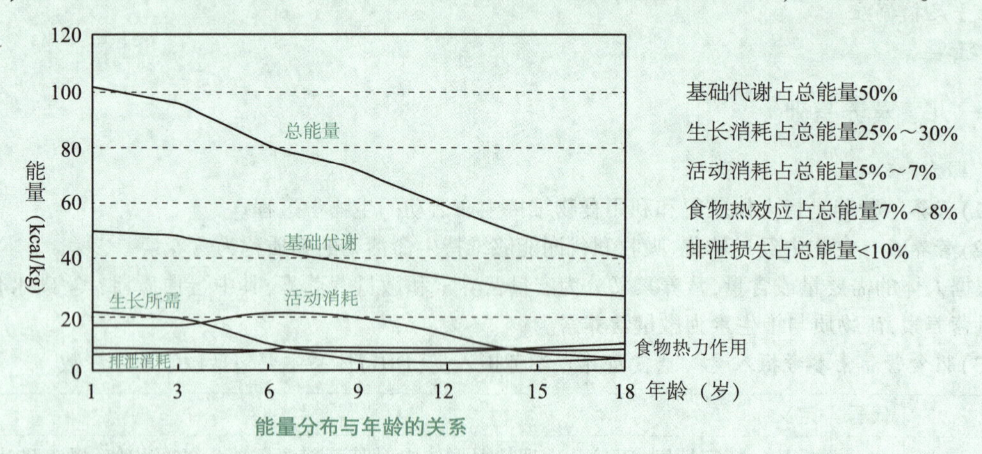

能量分布与年龄的关系

【例 3】小儿特有的能量需求是

A. 食物热力作用　B. 排泄丢失　C. 活动所需

D. 生长发育　E. 基础代谢

【例 4】婴儿每日所需热量与营养素较成人相对要高,主要是由于小儿

A. 基础代谢所需较高　B. 生长发育所需较高　C. 食物特殊动力作用

D. 活动量大所需较高　E. 消化吸收功能差,丢失较多

3. 营养素的需要

(1)**产能营养素** 包括蛋白质、脂类和碳水化合物(糖类)。

	蛋白质	脂类	糖类
功能	主要功能是构成机体组织和调节生理功能,次要作用是产能	主要作用是储能和产能	为主要供能物质
占比	供能占总能量的 8%~15%	由 48%逐渐将至 20%~30%	2 岁儿童糖类所产能量占总能量 55%~65%
RNI	1 岁内婴儿为 1.5~3g/(kg·d)	总 RNI95kcal/(kg·d) 其中脂肪占 45%~50%	总 RNI95kcal/(kg·d) 其中糖占 55%~65%
来源	优质蛋白质来源于动物和大豆	必需脂肪酸来源于植物油、母乳	谷类食物

(2)**非产能营养素**

①矿物质 通常将矿物质分为常量元素和微量元素。含量大于体重 0.01%的矿物质为常量元素,有钙、镁、钾、钠、磷、硫、氯 7 种;含量小于体重 0.01%的称为微量元素。

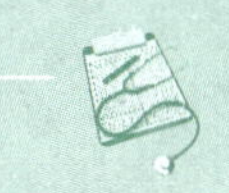

②维生素 分为脂溶性和水溶性两大类。脂溶性维生素包括维生素 A、维生素 D、维生素 E、维生素 K，大部分储存于脂肪组织与肝，不易排出体外，摄入过多时可蓄积中毒。水溶性维生素包括维生素 B 族（维生素 B_1、维生素 B_2、维生素 B_6、烟酸、叶酸、维生素 B_{12}、泛酸等）。

③水 婴儿新陈代谢旺盛，水的需要量相对较多，为 110～155ml/(kg·d)[平均 150ml/(kg·d)]，以后每 3 岁减少约 10～25ml/(kg·d)，13 岁以上儿童水量需求接近成人，约为 50～60ml/(kg·d)。

【例 5】小儿营养中最主要的能量来源是

A. 矿物质　　B. 糖类　　C. 脂类
D. 膳食纤维　　E. 蛋白质

【例 6】正常情况下，提供儿童总量 55%～65%营养素的是

A. 脂肪　　B. 碳水化合物　　C. 矿物质
D. 蛋白质　　E. 维生素(2020)

【例 7】乳儿每日水的需要量是

A. 170ml/kg　　B. 150ml/kg　　C. 120ml/kg
D. 100ml/kg　　E. 80ml/kg(2018)

二、婴儿喂养

1. 母乳喂养

(1)母乳的特点 母乳是满足婴儿生理和心理发育的天然最好食物，具有不可替代作用。

①营养丰富 母乳营养生物效价高，易被婴儿利用。产能营养素产能比例适宜。

蛋白质	母乳所含酪蛋白为 β-酪蛋白，含磷少，凝块小；所含白蛋白为乳清蛋白，促进乳糖蛋白形成 母乳中酪蛋白与乳清蛋白的比例为 1∶4，与牛乳(4∶1)有明显差别，易被消化吸收 母乳含必需氨基酸比例适宜。母乳喂养的婴儿不易发生过敏
脂类	母乳含丰富的必需脂肪酸、长链多不饱和脂肪酸及卵磷脂和鞘磷脂等，有利于智力发育 母乳中脂肪颗粒小，且含有乳脂酶使脂肪颗粒易于消化吸收
碳水化合物	母乳中乳糖含量丰富，乳糖可在肠道内完全溶解，易吸收，促进肠蠕动 乳糖不仅能促进双歧杆菌、乳酸杆菌生长，还能促进钙吸收 乳糖在小肠远端与钙形成螯合物，降低钠对钙吸收的抑制作用，避免了钙在肠腔内沉淀 乳糖转变为乳酸后使肠腔内 pH 下降，有利小肠钙的吸收
矿物质	母乳矿物质易被婴儿吸收，如母乳中钙、磷比例适当(2∶1)，钙吸收好 母乳中含低分子量的锌结合因子-配体，易吸收，锌利用率高 母乳中铁的含量低，虽然吸收率高，但生后 4 个月体内铁储存逐渐耗竭，应及时补充铁
维生素	母乳中维生素 A、C、E 均高于牛乳。膳食均衡的乳母，其乳汁中维生素多能满足婴儿所需 母乳中维生素 D、维生素 K 含量较低，应补充维生素 D、维生素 K

②生物作用

缓冲力小	对胃酸中和作用小，有助于消化吸收
免疫物质	初乳含丰富的 SIgA，母乳中的 SIgA 在胃中稳定，不被消化，可在肠道发挥作用
免疫细胞	母乳中含有大量免疫活性细胞，初乳中更多，其中巨噬细胞、淋巴细胞等可发挥免疫作用
乳铁蛋白	母乳含较多乳铁蛋白，对铁有强大的螯合能力，可抑制细菌生长
溶菌酶	母乳中的溶菌酶具有杀菌效能
调节因子	母乳中具有生长调节因子，如牛磺酸、激素样蛋白(上皮生长因子、神经生长因子)

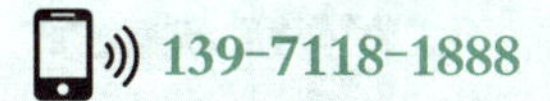

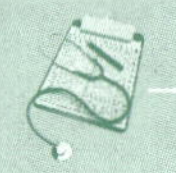

(2)母乳的成分变化

①各期母乳成分　根据时间不同,将母乳分为初乳、过渡乳和成熟乳。

	初乳	过渡乳	成熟乳
定义	孕后期与分娩 4~5 天内的乳汁	分娩 5~14 天的乳汁	分娩 14 天以后的乳汁
量	量少,每日 15~45ml	总量有所增加	量多,可达 700~1000ml/d
所含物质	含脂肪较少,蛋白质含量多,主要为免疫球蛋白;维生素 A、牛磺酸、矿物质含量丰富	脂肪含量高,蛋白质及矿物质含量渐低,乳铁蛋白和溶菌酶保持稳定,而 SIgA 迅速下降	蛋白质约为 1.1%,脂肪 3.8%,碳水化合物 7.0%,矿物质 0.2%
功能	有利于新生儿生长发育和抗感染	婴幼儿能量来源	婴幼儿能量来源

②哺乳过程的乳汁成分变化　哺乳过程分为三部分,第一部分分泌的乳汁脂肪含量低而蛋白质含量高,第二部分乳汁脂肪含量逐渐增加而蛋白质含量逐渐减低,第三部分乳汁中脂肪含量最高。

(3)母乳喂养方法　《中国居民膳食指南(2022)》推荐生后 6 个月内应坚持纯母乳喂养。

①产前准备　保证孕母合理营养,孕期体重增加适当,母体可贮存足够脂肪,供哺乳能量的消耗。

②乳头保健　孕母在妊娠后期每天用清水擦洗乳头,纠正乳头内陷,防止乳头皮肤皲裂。

③尽早开奶　吸吮是促进泌乳的关键点和始发动力。开奶应在产后 15 分钟至 2 小时内。

④回应式喂养　指符合婴儿进食特性的喂养方式,喂养的时长和频次由婴儿进食意愿和需求决定。

⑤促进乳房分泌　吸吮前热湿敷乳房,促进乳房血液循环流量。每次哺乳应让乳汁排空。

⑥正确的喂哺技巧　正确的母乳喂养姿势可刺激婴儿的口腔动力,有利于吸吮;采用适当的哺乳姿势,使母亲与婴儿均可感到放松。

(4)不宜哺乳的情况　①婴儿患有某些先天性或遗传代谢性疾病。②母亲患有传染病或精神病,当乳母患急性传染病时,可将乳汁挤出,经消毒后喂哺。乙型肝炎病毒携带者并非哺乳的禁忌证。③母亲化学物质滥用和因各种原因摄入对婴儿有毒副作用的药物。

(5)断奶　婴儿 4~6 个月起可添加一些辅食,以补充小儿营养所需,为断奶做准备。在增加辅食的同时逐渐减少哺乳次数,一般于 12 个月左右完全断奶。母乳量仍多者,也可延迟至 1.5~2 岁断奶。

2. 人工喂养

(1)概念　由于各种原因不能进行母乳喂养时,完全采用配方奶或其他动物乳,如牛乳、羊乳、马乳等喂哺婴儿,称为人工喂养。

(2)配方奶粉　配方奶粉是以牛乳为基础的改造奶制品,配方奶在设计时使各种营养素成分在尽量"接近"母乳基础上强化铁、维生素等重要营养素,使之既适合婴儿的消化能力和肾功能,又补充了母乳中相对不充足的必要营养素。在不能进行母乳喂养时,配方奶应作为优先选择的乳类来源。

(3)正确的喂哺技巧　与母乳喂养一样,人工喂养婴儿亦需要有正确的喂哺技巧,包括正确的喂哺姿势、唤起婴儿的最佳进奶状态。

(4)摄入量估计　婴儿的体重、推荐摄入量以及配方制品规格是估计婴儿配方制品摄入量的必备资料,应该按照配方奶的说明进行正确配制。一般市售婴儿配方奶粉 100g 供能约 500kcal,以<6 月龄婴儿为例,能量需要量为 90kcal/(kg·d),故需婴儿配方奶粉约 18g/(kg·d)或 135ml/(kg·d)。

【例 8】人工喂养的婴儿估计每日奶量的计算是根据

A. 能量需要量　　B. 胃容量　　C. 身高

D. 体表面积　　E. 年龄

3. 婴儿食物转换

婴儿随着生长发育的逐渐成熟,需要经历由出生时的纯乳类向固体食物转换的转乳期。

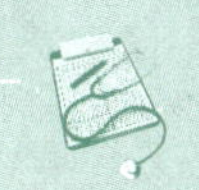

(1)转乳期食物　也称辅助食品,分为半固体食物和固体食物。

婴儿月龄	辅食性状	辅食举例
1~3月	汁状食物	水果汁、青菜汤、鱼肝油、钙剂
4~6月	泥状食物	菜泥、水果泥、含铁配方米粉、配方奶
7~9月	末状食物	稀饭、配方奶、肉末、菜末、烂面条、蛋、鱼泥、豆腐、水果
10~12月	碎食物	软饭、配方奶、碎肉、碎菜、蛋、鱼肉、豆制品、水果

记忆:①添加辅食的月份——分别记忆为春夏秋冬四季(即1~3月、4~6月、7~9月、10~12月)。
②四季分别对应添加的食物为"汁泥末碎"(支离破碎)——汁状、泥状、末状、碎食物。

(2)食物转换过程　《中国居民膳食指南(2022)》推荐满6月龄起必须添加辅食。此时,乳母的乳汁营养价值逐渐下降,不能满足婴儿生长需要,且婴儿消化道发育逐渐成熟,可以逐渐接受其他食物。

(3)辅食添加原则　从少到多,从一种到多种,从细到粗,从软到硬,注意进食技能培养。

【例9】男婴,6个月。足月顺产,出生时体重3700g,出生后母乳按需喂养,按计划预防接种。母亲前来咨询喂养方法。查体:身长68cm,体重8kg,神志清楚,皮肤及巩膜无黄染,前囟平软,口唇黏膜色泽红润,心、肺、肾及神经系统检查未见异常。合适的喂养方式是

A. 母乳喂养,不添加辅食　　B. 母乳喂养,立即添加辅食
C. 母乳喂养,1个月后添加辅食　　D. 母乳喂养,2个月后添加辅食
E. 人工喂养,1个月后添加辅食(2024)

【例10】4~6个月大的婴儿不宜添加的食物是

A. 菜泥　　B. 水果泥　　C. 配方奶
D. 肉末　　E. 米粉

【例11】男婴,3月龄。足月顺产儿,出生体重3.2kg,身长50cm,纯母乳喂养。儿童保健门诊体检:体重6kg,身长63cm,无乳牙。关于小儿喂养,正确的是

A. 继续纯母乳喂养　　B. 在母乳基础上添加汁状食物　　C. 可以添加米粉
D. 可以一次添加2~3种辅食　　E. 混合喂养,为将来停止哺乳做准备(2023)

三、蛋白质-能量营养不良

由于各种原因引起的蛋白质和/或能量摄入不足、吸收不良或消耗增多引起的机体生长发育和功能障碍,称为蛋白质-能量营养不良(PEM)。

1. 病因

(1)摄入不足

①食物短缺　贫穷、自然灾害、战争等原因导致食物缺乏,使得儿童长期处于饥饿状态。

②喂养方式不当　家长喂养知识缺乏,使婴儿长期乳类不足;辅食添加过迟或不合理(米汤、稀粥、面汤);长期以淀粉类食物为主,致使蛋白质摄入不足。

③饮食习惯　患儿挑食、偏食等不良饮食习惯使得营养素摄入不足或不均衡。

④心理异常　特别是青春期青少年为了追求苗条而节食,严重者发生神经性厌食。

⑤消化道结构及功能异常　幽门痉挛或梗阻等。

(2)吸收障碍　见于长期腹泻、肠结核等。

(3)消耗过多　疾病影响(如先天性心脏病、消化道畸形及炎症、恶性肿瘤、遗传代谢病、创伤和烧伤)、体力活动量过大。

(4)合成代谢障碍　肝硬化、肝炎等肝脏疾病可导致合成蛋白质的功能降低。

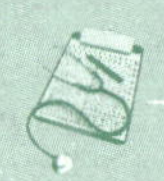
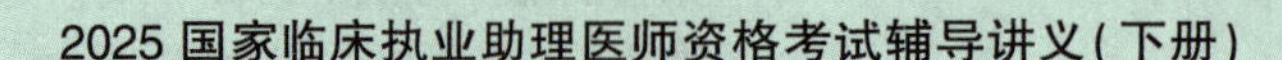

(5)高风险儿童 低出生体重儿以及双胎、多胎及早产儿等。

2. 临床表现

根据 PEM 的原因是能量或蛋白质不足还是两者均不足,临床可分以下三种表现形式。

(1)消瘦型 能量严重不足所致,早期表现是活动减少,精神较差,体重不增。随营养不良加重,皮下脂肪消耗,顺序为腹部→躯干→臀部→四肢→面颊。皮肤干燥、苍白、渐失去弹性,肌张力渐降低、肌肉松弛。随病情加重,骨骼生长减慢,身高亦低于正常。

(2)水肿型 蛋白质严重缺乏所致,以低蛋白血症和水肿为主要表现。水肿一般从下肢开始,逐渐向上发展。体格检查发现皮下脂肪消减不明显,但肌肉萎缩明显。

(3)消瘦-水肿混合型 同时存在蛋白质和能量不足的混合型营养不良。

3. 并发症

并发症	临床特点
营养性贫血	以小细胞低色素性贫血最常见,与缺乏铁、叶酸、维生素 B_{12}、蛋白质等有关
维生素缺乏	以维生素 A 缺乏常见。维生素 A 缺乏时见结膜外缘处干燥起皱褶,角化上皮堆积形成泡沫状白斑,此为特异性结膜干燥斑或毕脱斑。在营养不良时,维生素 D 缺乏症状不明显
锌缺乏	3/4 患儿伴有锌缺乏。因此免疫功能低下,易患各种感染
自发性低血糖	常见并发症,表现为突然面色苍白、神志不清、脉搏减慢、呼吸暂停、体温不升,一般无抽搐

注意:①蛋白质-能量营养不良最早出现的症状是体重不增。
②蛋白质-能量营养不良最常并发的维生素缺乏是维生素 A 缺乏(不是维生素 D 缺乏)。
③蛋白质-能量营养不良最先累及的皮下脂肪是腹部皮下脂肪。
④蛋白质-能量营养不良最后累及的皮下脂肪是面颊部皮下脂肪。

4. 诊断

诊断营养不良的基本指标为身长和体重。7 岁以下儿童营养不良的分型和分度如下。三项判断营养不良的指标,符合一项即可做出营养不良的诊断。

	体重低下	生长迟缓	消瘦
诊断标准	体重低于同年龄、同性别参照人群值的 $\bar{X}-2S$ 为体重低下	身长低于同年龄、同性别参照人群值的 $\bar{X}-2S$ 为生长迟缓	体重低于同性别、同身高参照人群值的 $\bar{X}-2S$ 为消瘦
中度	体重介于同年龄、同性别参考人群的 $(\bar{X}-3S)\sim(\bar{X}-2S)$ 为中度	身长介于同年龄、同性别参考人群的 $(\bar{X}-3S)\sim(\bar{X}-2S)$ 为中度	体重介于同年龄、同身高参考人群的 $(\bar{X}-3S)\sim(\bar{X}-2S)$ 为中度
重度	体重低于同年龄、同性别参照人群值的 $\bar{X}-3S$ 为重度	身长低于同年龄、同性别参照人群值的 $\bar{X}-3S$ 为重度	体重低于同年龄、同身高参照人群值的 $\bar{X}-3S$ 为重度
意义	反映慢性或急性营养不良	反映慢性长期营养不良	反映近期、急性营养不良

【例 12】男孩,1 岁。食欲差 3 个月。母乳少,长期以米糊、稀饭喂养,未添加其他辅食。患儿最先出现的临床表现是

A. 皮下脂肪减少　　B. 皮肤干燥　　C. 身长低于正常
D. 体重不增　　E. 肌张力降低

【例 13】男孩,4 岁。夜间视力减弱半年。平素纳差,素食为主,常患呼吸道感染和腹泻。查体:皮肤干燥,双眼角膜外侧有比托斑。该男孩缺乏的维生素可能是

A. 维生素 A　　B. 维生素 B_1　　C. 维生素 B_2

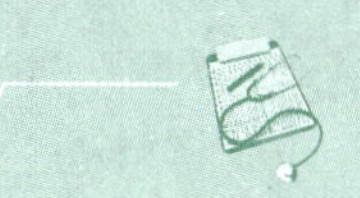

D. 维生素C　　E. 维生素D(2024)

5. 治疗

(1)祛除病因、治疗原发病　大力提倡母乳喂养,及时添加辅食,保证优质蛋白质的摄入量,及早纠正先天畸形,控制感染性疾病,根治各种消耗性疾病。

(2)营养支持　①轻-中度营养不良:注意平衡膳食,增加能量和蛋白质摄入,适量补充维生素和矿物质,培养良好饮食习惯。②重度营养不良:补充能量、蛋白质、维生素和各种微量元素。病情严重者,可给予要素饮食或进行肠外营养。重度营养不良的早期治疗要注意纠正水、电解质紊乱。

(3)对症治疗　纠正脱水、酸中毒、电解质紊乱、休克、肾衰竭、自发性低血糖。

(4)其他治疗　①给予各种消化酶(胃蛋白酶、胰酶等)以助消化;②口服各种维生素及微量元素,必要时肌内注射或静脉滴注补充;③血锌降低者补充锌剂可促进食欲、改善代谢。

(14~16题共用题干)男孩,3岁。自幼人工喂养,食欲极差,有时腹泻,身高85cm,体重7500g,皮肤干燥、苍白,腹部皮下脂肪厚度约0.3cm,脉搏缓慢,心音较低钝。

【例14】主要诊断应是

A. 先天性甲状腺功能减退症　B. 营养性贫血　C. 婴幼儿腹泻
D. 营养不良　E. 心功能不全

【例15】假设此患儿出现哭而少泪,眼球结膜有毕脱斑,则有

A. 维生素A缺乏　B. 维生素B_1缺乏　C. 维生素C缺乏
D. 维生素D缺乏　E. 维生素E缺乏

【例16】假设此患儿清晨突然面色苍白,神志不清,体温不升,呼吸暂停,首先应考虑最可能的原因是

A. 急性心力衰竭　B. 低钙血症引起喉痉挛　C. 低钾血症引起呼吸肌麻痹
D. 自发性低血糖　E. 脱水引起休克

四、维生素D缺乏性佝偻病

营养性维生素D缺乏是由于儿童体内维生素D不足导致钙和磷代谢紊乱、长骨干骺端和骨基质矿化不全,以致骨骼发生病变,是引起佝偻病最主要的原因。婴幼儿特别是小婴儿是高危人群。

1. 维生素D的来源

(1)母体-胎儿的转运　胎儿可通过胎盘从母体获得维生素D,胎儿体内25-(OH)D_3的贮存可满足生后一段时间的生长需要。

(2)食物中的维生素D　母乳含维生素D少,但配方奶粉和米粉已强化维生素D的含量,婴幼儿可从强化的食物中获得充足的维生素D。

(3)皮肤的光照合成　是人类维生素D的主要来源。人类皮肤中的7-脱氢胆骨化醇是维生素D生物合成的前体,经日光中紫外线照射可转变为胆骨化醇,即为内源性维生素D_3。

【例17】维生素D缺乏性佝偻病不易发生在哪个选项中?

A. 长期奶糕喂养　B. 患儿偏食　C. 长期米粉喂养
D. 患儿消化吸收障碍　E. 单纯母乳或牛奶喂养

2. 病因

(1)围生期维生素D不足　母亲妊娠期,特别是妊娠后期维生素D营养不足,如母亲严重营养不良、肝肾疾病、慢性腹泻,以及早产、双胎均可使得婴儿体内贮存不足。

(2)日照不足　居住地纬度、季节、空气质量、高层建筑、户外活动时间、衣着、紫外线防护措施等影响紫外线照射强度的因素均可影响维生素D的合成。

(3)生长速度快,需求增加　婴儿早期生长发育快,维生素D需求增加,体内贮存的维生素D不足,

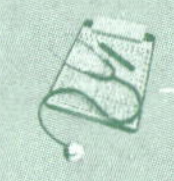

不能满足机体需要,尤其是早产儿和双胎婴儿。

(4)食物中补充维生素 D 不足 天然食物中含维生素 D 少。

(5)疾病及药物影响 ①胃肠道疾病、肝胆疾病可影响维生素 D 的吸收和羟化。②长期服用抗惊厥药物(苯巴比妥)可使体内维生素 D 不足。③糖皮质激素有对抗维生素 D 对钙的转运的作用。

3. 发病机制

维生素 D 缺乏性佝偻病可以看成是机体为维持血钙水平而对骨骼造成的损害。

(1)血钙降低 长期严重维生素 D 缺乏将造成肠道吸收钙、磷减少和低钙血症。

(2)佝偻病的发生 低钙血症刺激甲状旁腺分泌甲状旁腺激素(PTH)。PTH 分泌增加,可动员骨钙释出,使血钙浓度维持在正常水平或接近正常水平。PTH 同时也抑制肾小管重吸收磷,导致机体严重的钙、磷代谢失调。细胞外液中的钙磷乘积降低,导致钙在骨骼组织上的沉积障碍。细胞外液钙、磷浓度不足破坏了软骨细胞正常增殖、分化和凋亡的程序,导致骨基质不能正常矿化,成骨细胞代偿性增生,碱性磷酸酶分泌增加,骨样组织堆积于干骺端,骺端增厚,向外膨出形成"串珠""手足镯"。骨皮质变薄,骨质疏松,负重出现弯曲。颅骨骨化出现障碍而颅骨软化,颅骨骨样组织堆积出现"方颅"。

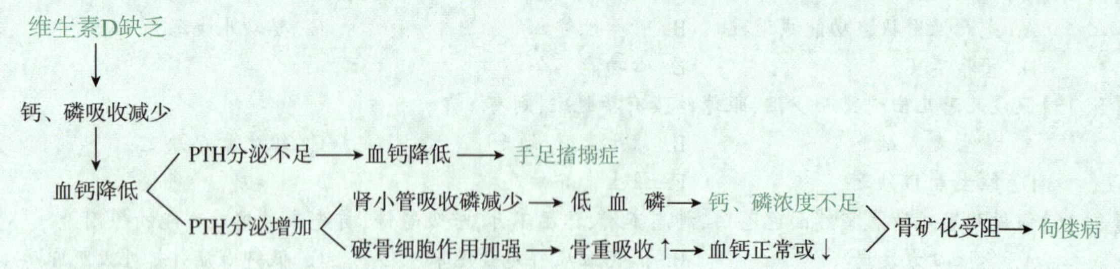

4. 临床表现

(1)好发年龄 多见于 6 个月以内,特别是 3 个月以内的小婴儿。

(2)临床分期 分以下 4 期:

①初期(早期) 多为神经系统兴奋性增高的症状,如易激怒、烦闹、汗多、枕秃等,但无特异性,仅能作为临床早期诊断的参考依据。患儿血清 25-(OH)D_3 下降,PTH 升高,一过性血钙下降,血磷降低,碱性磷酸酶(AKP)正常或稍高。此期无骨骼改变。

②活动期(激期) 出现 PTH 功能亢进和钙、磷代谢失常的典型骨骼改变。

	病变	患儿年龄	临床表现
头部	颅骨软化	3~6 个月	枕骨或顶骨软化呈乒乓球样(最早的体征),6 月龄后颅骨软化消失
	方颅	8~9 个月	由于额骨和顶骨中心增厚,双侧对称性隆起,呈方颅,头围增大
	前囟增大	迟于 1.5 岁	前囟增大,闭合延迟,重者可延迟至 2~3 岁方闭合
	出牙延迟	1 岁出牙	可晚至 1 岁出牙,2.5 岁仍未出齐。出牙顺序颠倒,牙齿缺乏釉质,易患龋齿
胸部	肋骨串珠	1 岁左右	又称佝偻病串珠,以两侧第 7~10 肋最明显
	鸡胸	1 岁左右	因肋骨骺部内陷,致使胸骨向前突出,形成鸡胸
	漏斗胸	1 岁左右	胸骨剑突部向内凹陷,形成漏斗胸
	肋膈沟	1 岁左右	膈肌附着处的肋骨牵拉而内陷形成的一条横沟,又称郝氏沟
四肢	手、足镯	>6 个月	手腕、足踝部形成的钝圆形环状隆起
	下肢畸形	>1 岁	站立行走后,可出现"O"形(膝内翻)、"X"形(膝外翻)、"K"形腿
脊柱	后弯侧弯	>1 岁	会坐会站立后,因韧带松弛可致脊柱后凸畸形,严重者可伴骨盆畸形

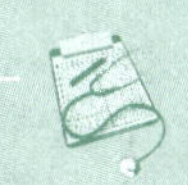

③恢复期　以上各期经治疗及日光照射后，临床症状和体征逐渐减轻或消失。血钙、磷逐渐恢复正常，碱性磷酸酶需 1~2 个月降至正常水平。治疗 2~3 周后骨骼 X 线改变有所改善，出现不规则的钙化线，以后钙化带致密增厚，骨骺软骨盘<2mm，逐渐恢复正常。

④后遗症期　多见于 2 岁以后的儿童。因婴幼儿严重佝偻病，残留不同程度的骨骼畸形。

	初期（早期）	活动期（激期）	恢复期	后遗症期
好发时期	3 个月左右	3 个月~2 岁婴儿	经治疗或日光照射后	>2 岁的儿童
临床表现	非特异性神经精神症状	骨骼改变和运动功能发育迟缓	症状减轻或接近消失	症状消失
体征	枕秃	生长发育最快部位骨骼改变，肌肉松弛	一般无	一般无
血钙	正常或稍低	稍降低	数天内恢复正常	正常
血磷	降低	明显降低	数天内恢复正常	正常
AKP	升高或正常	明显升高	1~2 个月后逐渐正常	正常
25-(OH)D_3	下降	<12ng/ml，可诊断	数天内恢复正常	正常
骨 X 线	多正常	骨骺端钙化带消失，呈杯口状、毛刷状改变，骨质疏松，骨皮质变薄，骨骺软骨盘增宽>2mm	长骨干骺端临时钙化带重现、增宽、密度增加，骨骺软骨盘增宽<2mm	干骺端病变消失

【例 18】男婴，4 个月。夜眠不安、夜啼、多汗 2 个月。冬季出生，足月顺产，纯母乳喂养。查体：精神可，前囟 2cm，按压颅骨有乒乓球样感。关于该病的发病机制，错误的是

A. 维生素 D 缺乏　B. 肠道对钙吸收减少　C. 肠道对磷吸收减少
D. 尿磷排泄增加　E. 甲状旁腺代偿不足(2024)

【例 19】维生素 D 缺乏性佝偻病激期的血生化特点是

A. 血清钙正常，血清磷降低，碱性磷酸酶降低　B. 血清钙降低，血清磷降低，碱性磷酸酶增高
C. 血清钙降低，血清磷正常，碱性磷酸酶增高　D. 血清钙降低，血清磷增高，碱性磷酸酶降低
E. 血清钙正常，血清磷降低，碱性磷酸酶增高

【例 20】男婴，10 个月。经常出现夜惊，近 1 周加重，多汗，烦闹。该患儿生后一直混合喂养，未添加辅食。此患儿体格检查最可能发现的阳性体征为

A. 皮下脂肪明显减少　B. 面色苍白　C. 皮肤弹性差
D. 肌张力增高　E. 方颅，乳牙未萌出

【例 21】男婴，4 个月。烦躁、多汗半月。冬季出生，足月顺产，母乳喂养。可能出现的体征是

A. 颅骨软化　B. 方颅　C. 鸡胸
D. X 形腿　E. O 形腿(2023)

【例 22】维生素 D 缺乏性佝偻病最早出现的骨骼改变是

A. 肋骨串珠　B. O 形腿　C. 手镯、足镯
D. 方颅　E. 颅骨软化(2021)

【例 23】营养性维生素 D 缺乏性佝偻病早期出现的症状是

A. 颅骨软化　B. O 形腿　C. 方颅
D. 串珠手　E. 神经系统兴奋(2022)

【例 24】女婴，11 个月。2 个月前因“睡眠不安、头部多汗、方颅”就诊，用维生素 D 及钙剂正规治疗 2 个月，症状好转。此时腕骨 X 线表现是

A. 临时钙化带模糊　　B. 临时钙化带致密增厚　　C. 临时钙化带消失

D. 长骨弯曲畸形,骨骺线正常　　E. 长骨短粗和弯曲,干骺端变宽呈杯口状

5. 诊断

(1)诊断依据　维生素 D 缺乏的病因、临床表现、血生化及骨骼 X 线检查。

(2)诊断标准　血清 25-(OH)D_3(正常值 10~60μg/L)水平在佝偻病初期就可明显降低,为本病最可靠的诊断指标。血清 25-(OH)D_3<12μg/L 为维生素 D 缺乏;≥20μg/L 提示维生素 D 充足。

注意:①维生素 D 缺乏性佝偻病的临床表现无特异性,故根据临床表现的诊断准确率较低。
②骨骼改变可靠;血清 25-(OH)D_3 水平为最可靠的诊断标准,但很多单位不能检测。

6. 鉴别诊断

(1)佝偻病体征的鉴别　应与黏多糖病、软骨营养不良、脑积水、先天性甲状腺功能减退症等鉴别。

(2)佝偻病病因的鉴别

病名	钙	磷	AKP	25-(OH)D_3	1,25-$(OH)_2D_3$	PTH	氨基酸尿	其他
维生素 D 缺乏性佝偻病	正常(↓)	↓	↑	↓	↓	↑	-	尿磷↑
家族性低磷血症	正常	↓	↑	正常(↑)	正常(↓)	正常	-	尿磷↑
远端肾小管性酸中毒	正常(↓)	↓	↑	正常(↑)	正常(↓)	正常(↑)	-	碱性尿
维生素 D 依赖性佝偻病Ⅰ型	↓	↓	↑	↑	↓	↑	+	
维生素 D 依赖性佝偻病Ⅱ型	↓	↓	↑	正常	↑	↑	+	
肾性佝偻病	↓	↑	正常	正常	↓	↑	-	等渗尿

注意:①10 版《儿科学》P75 第 12 行:维生素 D 依赖性佝偻病Ⅰ型患者血中 25-(OH)D_3 浓度正常。
②10 版《儿科学》P75 表 5-9:维生素 D 依赖性佝偻病Ⅰ型患者血中 25-(OH)D_3 浓度升高。

【例 25】男婴,5 个月。易激惹、烦闹、多汗半个月。早产儿,孕 36 周顺产。查体:枕秃,前囟大,颅骨软化。最可能的诊断是

A. 锌缺乏　　B. 原发性甲状腺功能减退症　　C. 维生素 A 缺乏

D. 脑积水　　E. 营养性维生素 D 缺乏性佝偻病(2024)

【例 26】男婴,6 个月。平时多汗,夜间惊醒哭闹。足月顺产,人工喂养。查体:T36.6℃,P128 次/分,枕秃明显,无颅骨软化,前囟 2cm,双肺呼吸音清,心率 128 次/分,律齐,各瓣膜区未闻及杂音,腹软,肝肋下 1cm。早期诊断的可靠指标是

A. 血磷下降　　B. 血清碱性磷酸酶升高　　C. 血钙下降

D. 长骨 X 线异常　　E. 血清 25-(OH)D_3 下降(2022)

7. 治疗

(1)治疗目的　控制活动期症状和体征,防止骨骼畸形。

(2)维生素 D 治疗　不主张采用大剂量维生素 D 治疗,应以口服治疗为主。

①口服维生素 D　活动期一般剂量为 2000~4000IU/d,连服 1 个月后改为 400~800IU/d。

②肌内注射　腹泻影响吸收时,维生素 D15 万~30 万 IU,肌内注射,1 个月后改为 400~800IU/d。

(3)补充钙剂　在补充维生素 D 的同时,应给予适量钙剂,有助于改善症状、促进骨骼发育。

(4)补充微量元素　维生素 D 缺乏性佝偻病多伴锌、铁缺乏,及时适量补充微量元素,有利于骨骼成长。

(5)矫形治疗　严重的骨骼畸形可采用外科手术矫正畸形。

8. 预防

维生素 D 缺乏性佝偻病的预防应从围生期开始,以婴幼儿为重点对象并持续到青春期。

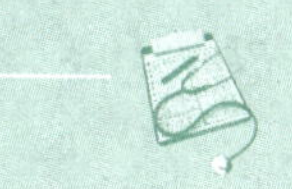

(1)胎儿期的预防

多晒太阳	孕妇应经常到户外活动,多晒太阳
饮食选择	富含维生素D、钙、磷、蛋白质等营养物质
防治妊娠并发症	对患有低钙血症、骨软化症的孕妇应积极治疗
补充维生素D	于妊娠后3个月补充维生素D800~1000IU/d,同时服用钙剂

(2)0~18岁健康儿童的预防

①户外活动　多晒太阳是预防维生素D缺乏性佝偻病简便而有效的措施,户外活动时间应在1~2h/d。6月龄以内小婴儿不宜直接阳光照射以免皮肤损伤。

②维生素D补充　为预防佝偻病,无论何种喂养方式的婴儿均需补充维生素D 400IU/d;12月龄以上儿童至少需要维生素D 600IU/d。

(3)高危人群补充　早产儿、低出生体重儿、双胎儿生后即应补充维生素D 800~1000IU/d,连用3个月后改为400~800IU/d。

【例27】男婴,10个月。出生后牛奶喂养。经常出现多汗、烦躁,近1周加重,偶有腹泻、呕吐。查体:枕秃,前囟大,方颅。实验室检查:血钙稍低,血磷降低,碱性磷酸酶增高。X线片示干骺端临时钙化带呈毛刷样。最合适的治疗措施是

A. 维生素D 330万IU肌内注射　B. 维生素D 400~800IU/d口服　C. 维生素D 2000~4000IU/d口服
D. 补充钙剂　E. 补充磷酸盐

【例28】关于小儿维生素D缺乏性佝偻病的预防措施,不正确的是

A. 适当多晒太阳　B. 孕母补充维生素D及钙剂　C. 及时添加辅食
D. 提倡母乳喂养　E. 早产儿2个月时开始补充维生素D

【例29】为预防营养性维生素D缺乏性佝偻病,小儿每日口服维生素D的剂量是

A. 1600~2000IU　B. 400~800IU　C. 1300~1500IU
D. 200~300IU　E. 900~1200IU

五、维生素D缺乏性手足搐搦症

维生素D缺乏性手足搐搦症是维生素D缺乏性佝偻病的伴发症状之一,多见于6个月以内的小婴儿。

注意:①维生素D缺乏性手足搐搦症好发于6个月以内的小婴儿。
②维生素D缺乏性佝偻病好发于6个月以内的婴儿,特别是3个月以内的小婴儿。

1. 病因

维生素D缺乏时,血钙下降而甲状旁腺不能代偿性分泌足够的甲状旁腺激素,造成总血钙低于1.75~1.80mmol/L或离子钙低于1.0mmol/L,可引起神经-肌肉兴奋性增高,出现抽搐,即为维生素D缺乏性手足搐搦症。

【例30】维生素D缺乏性手足搐搦症的发病机制与维生素D缺乏性佝偻病最根本的不同在于

A. 食物中磷含量过高　B. 维生素D缺乏的程度较重　C. 神经系统兴奋性较高
D. 食物中钙含量过低　E. 甲状旁腺反应迟钝,甲状旁腺激素代偿不足

2. 临床表现

典型症状为惊厥、喉痉挛和手足搐搦,并有程度不等的活动期佝偻病的表现。

(1)隐匿型　血钙1.75~1.88mmol/L,没有典型发作症状,但刺激神经、肌肉可引出下列体征。

①面神经征(Chvostek征)　以手指尖或叩诊锤骤击患儿颧弓与口角间的面颊部(第7脑神经孔处),引起眼睑和口角抽动为面神经征阳性,新生儿期可呈假阳性。

②腓反射　以叩诊锤骤击膝下外侧腓骨小头上腓神经处,引起足向外侧收缩者为腓反射阳性。

③陶瑟征(Trousseau 征)　以血压计袖带包裹上臂,使血压维持在收缩压和舒张压之间,5 分钟之内表现为腕关节痉挛,手腕和拇指屈曲,为陶瑟征阳性。

(2)典型发作　血钙<1.75mmol/L 时,可出现惊厥、喉痉挛和手足搐搦。

①惊厥　为最常见症状。一般无发热,表现为突发四肢抽动,两眼上窜,面肌颤动,神志不清,发作时间数秒至数分钟,发作时间长者可伴口周发绀。发作停止后,意识恢复,精神萎靡而入睡,醒后活泼如常,可数日发作 1 次,也可 1 日发作数十次。发作轻者仅有短暂眼球上窜和面肌抽动,神志清楚。

②手足搐搦　可见于较大婴儿、幼儿,表现为突发手足痉挛呈弓状,双手呈腕部屈曲状,手指伸直,拇指内收掌心,强直痉挛,足部踝关节伸直,足趾同时向下弯曲。

③喉痉挛　婴儿多见,表现为喉部肌肉及声门突发痉挛,呼吸困难,甚至窒息、缺氧死亡。

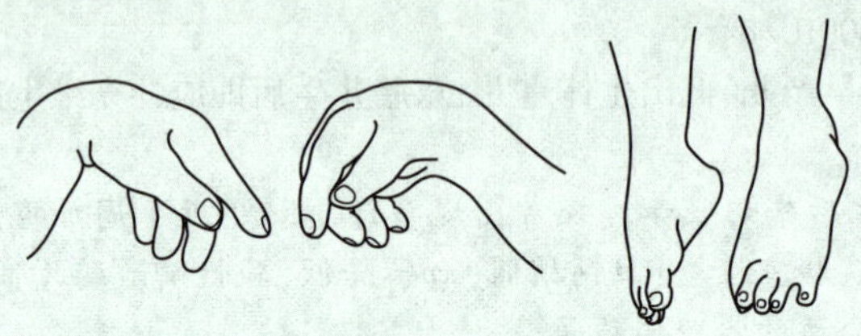

手足搐搦症病例的手足痉挛

【例 31】维生素 D 缺乏性手足搐搦症的隐性体征是

A. 喉痉挛　　B. Kernig 征阳性　　C. Brudzinski 征阳性

D. Trousseau 征阳性　　E. Babinski 征阳性

【例 32】维生素 D 缺乏性手足搐搦症发生惊厥是由于

A. 血钾浓度降低　　B. 血钠浓度降低　　C. 血钙浓度降低

D. 血磷浓度降低　　E. 血镁浓度降低

【例 33】低钙血症所导致的 Chvostek 征是指

A. 口周麻木　　B. 跟腱反射阳性　　C. 踝反射阳性

D. 指尖刺痛　　E. 面神经叩击试验阳性(2022)

【例 34】疑为维生素 D 缺乏性手足搐搦症患儿,做陶瑟征检查时,袖带的压力应维持在

A. 舒张压以下　　B. 收缩压与舒张压之间　　C. 收缩压以下

D. 舒张压以上　　E. 收缩压以上

3. 诊断

突发无热惊厥,且反复发作,发作后神志清醒而无神经系统体征,同时有佝偻病存在,总血钙低于 1.75mmol/L,离子钙低于 1.0mmol/L,即可诊断本病。

4. 鉴别诊断

(1)其他无热惊厥性疾病

①低血糖症　常发生于清晨空腹时,有进食不足或腹泻史,伴苍白、多汗及昏迷,血糖<2.2mmol/L,口服或静脉注射葡萄糖液后立即恢复。

②低镁血症　常见于年幼婴儿,常有触觉、听觉过敏,肌肉颤动,血镁<0.58mmol/L,钙剂治疗无效。

③婴儿痉挛症　为癫痫的一种表现,表现为突发头、躯干及上肢屈曲,手握拳,下肢弯曲至腹部,呈点头哈腰状搐搦和意识障碍,伴智力异常。

④甲状旁腺功能减退　表现为间歇性惊厥或手足搐搦,血磷>3.2mmol/L,血钙<1.75mmol/L。

(2)中枢神经系统感染　如脑膜炎、脑炎、脑脓肿,常伴发热和中毒症状,有颅内高压症及脑脊液改变。

(3)急性喉炎　多有上呼吸道感染症状、声音嘶哑、犬吠样咳嗽,无低钙症状,钙剂治疗无效。

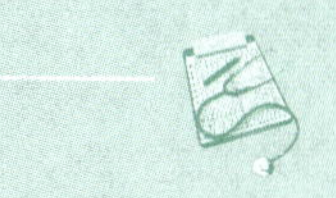

【例 35】女婴,7个月,人工喂养。低热、咳嗽2天,今日出现面部及四肢抽搐4~5次,每次20~30秒,抽搐间歇期吃奶正常。查体:T38℃,前囟2.0cm,平软,咽部略充血,双肺呼吸音粗糙。实验室检查:血WBC8×10^9/L,N0.60,血钙1.75mmol/L,血磷1.3mmol/L,血糖4.44mmol/L。除上呼吸道感染外,最可能的诊断是

A. 重症肺炎　　B. 中枢神经系统感染　　C. 低血糖症
D. 婴儿痉挛症　　E. 维生素D缺乏性手足搐搦症

注意:①维生素D缺乏性佝偻病——无惊厥,无抽搐,无喉痉挛。
②维生素D缺乏性手足搐搦症——有惊厥,有抽搐,有喉痉挛+维生素D缺乏性佝偻病症状。

【例 36】小儿,8个月。突然抽搐持续2分钟。发作时意识不清,可自行缓解,3天内抽搐4次,醒后活泼如常。不伴发热。查体:枕部颅骨有乒乓球感,可见枕秃。最可能的诊断是

A. 蛋白质-能量营养不良　　B. 维生素D缺乏性佝偻病　　C. 癫痫
D. 婴儿痉挛症　　E. 维生素D缺乏性手足搐搦症(2023)

5. 治疗

(1)急救处理

①氧气吸入　惊厥期应立即吸氧,喉痉挛者须立即将舌头拉出口外,并进行人工呼吸或加压给氧,必要时行气管插管术。

②迅速控制惊厥或喉痉挛　地西泮肌内注射或静脉注射,或10%水合氯醛保留灌肠。

(2)钙剂治疗　10%葡萄糖酸钙缓慢静脉注射,惊厥停止后改为口服钙剂。

(3)维生素D治疗　急救处理后,给予维生素D治疗佝偻病。

(37~39题共用题干)男婴,4个月。反复发作性吸气性呼吸困难伴吸气时喉鸣、口唇青紫3次。无发热,发作间期一般情况良好。枕部指压有乒乓球样感,肺、心未见异常。

【例 37】首先考虑的诊断为

A. 急性喉气管炎　　B. 支气管肺炎　　C. 气管异物
D. 急性喉炎　　E. 维生素D缺乏性手足搐搦症

【例 38】首选的检查是

A. 胸部X线片　　B. 血气分析　　C. 喉镜
D. 咽拭子培养　　E. 血电解质

【例 39】该患儿再次突然出现发作性呼吸困难缺氧时,首要的急救措施是

A. 静脉注射钙剂　　B. 补充维生素D　　C. 应用甘露醇
D. 气管插管　　E. 应用地西泮,保持呼吸道通畅

▶▶常考点　重点内容,应全面掌握。

参考答案——详细解答见《2025国家临床执业及助理医师资格考试历年考点精析(上、下册)》

1. ABCDE	2. ABCDE	3. ABCDE	4. ABCDE	5. ABCDE	6. ABCDE	7. ABCDE
8. ABCDE	9. ABCDE	10. ABCDE	11. ABCDE	12. ABCDE	13. ABCDE	14. ABCDE
15. ABCDE	16. ABCDE	17. ABCDE	18. ABCDE	19. ABCDE	20. ABCDE	21. ABCDE
22. ABCDE	23. ABCDE	24. ABCDE	25. ABCDE	26. ABCDE	27. ABCDE	28. ABCDE
29. ABCDE	30. ABCDE	31. ABCDE	32. ABCDE	33. ABCDE	34. ABCDE	35. ABCDE
36. ABCDE	37. ABCDE	38. ABCDE	39. ABCDE			

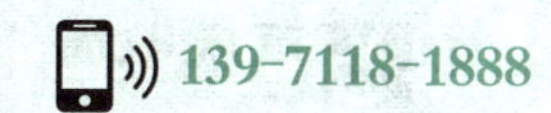

第3章　新生儿与新生儿疾病

考纲要求

①新生儿与新生儿疾病概述。②新生儿特点及护理。③新生儿窒息。④新生儿缺氧缺血性脑病。⑤新生儿黄疸。⑥新生儿败血症。

复习要点

一、新生儿与新生儿疾病概述

1. 新生儿的概念

(1)新生儿　是指从脐带结扎到生后28天内的婴儿。

(2)围生期(围产期)　是指自妊娠28周(此时胎儿体重约1000g)至生后7天。

(3)围生儿(围产儿)　是指围生期的婴儿(围产期的婴儿)。

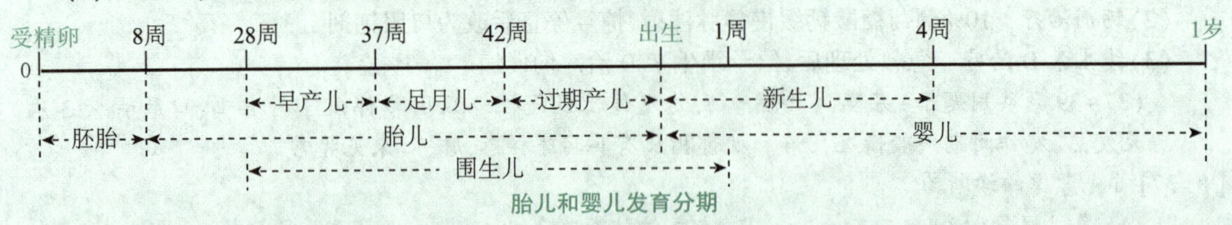

胎儿和婴儿发育分期

受精后8周的人胚称为胚胎。受精后9周起称为胎儿。从出生到生后4周称为新生儿。从出生到1岁称为婴儿。从妊娠28周至产后1周称为围生儿。胎龄<28周为流产。早产儿是指28周≤胎龄<37周的新生儿。足月儿是指37周≤胎龄<42周的新生儿。过期产儿是指胎龄≥42周的新生儿。

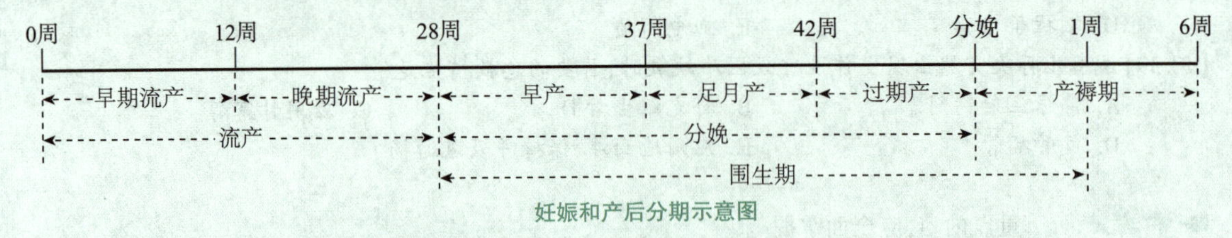

妊娠和产后分期示意图

【例1】围生期(围产期)国内采用的定义是指

A. 胎龄满27周至出生后7足天

B. 胎龄满27周至出生后15足天

C. 胎龄满28周至出生后7足天

D. 胎龄满28周至出生后15足天

E. 胎龄满29周至出生后15足天

2. 新生儿的分类方法

(1)根据出生时胎龄分类　胎龄(GA)是指从最后1次正常月经第1天起至分娩时止,通常以周表示。

①足月儿　37周≤胎龄<42周(259~293天)的新生儿。

②早产儿　胎龄<37周(<259天)的新生儿。其中,胎龄<28周为超早产儿或超未成熟儿;28~32周者称为极早产儿;32~34周者称为中度早产儿;34周≤胎龄<37周(238~258天)的早产儿为晚期早产儿。

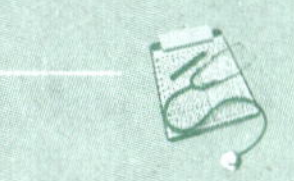

③过期产儿　胎龄≥42周(≥294天)的新生儿。

(2)根据出生体重分类　出生体重(BW)指出生后1小时内的体重。

①正常出生体重儿(NBW)　2500g≤出生体重≤4000g的新生儿。

②低出生体重儿(LBW)　出生体重<2500g的新生儿。其中,出生体重<1500g的新生儿称为极低出生体重儿;出生体重<1000g的新生儿称为超低出生体重儿。低出生体重儿大多为早产儿,也有足月儿或过期小于胎龄儿。

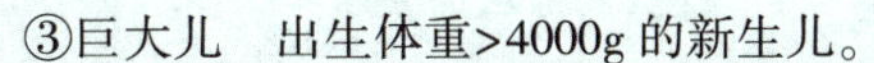

③巨大儿　出生体重>4000g的新生儿。

(3)根据出生体重和胎龄的关系分类

①适于胎龄儿　婴儿的出生体重在同胎龄出生体重的$P_{10}\sim P_{90}$之间。

②小于胎龄儿　婴儿的出生体重在同胎龄出生体重的P_{10}以下。

③大于胎龄儿　婴儿的出生体重在同胎龄出生体重的P_{90}以上。

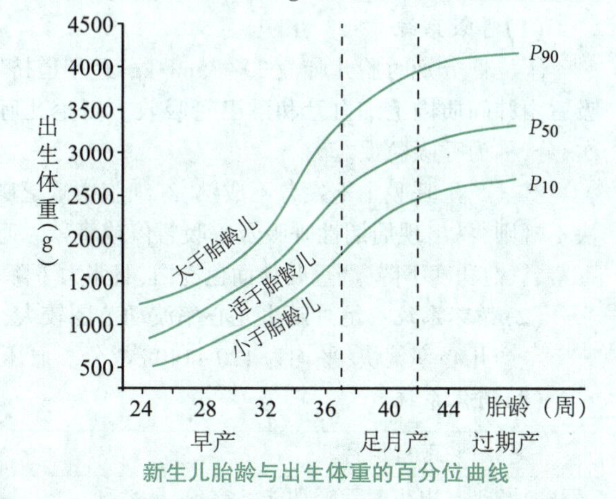

新生儿胎龄与出生体重的百分位曲线

(4)根据出生后周龄分类

①早期新生儿　生后1周以内的新生儿,也属于围生儿,其发病率和死亡率在整个新生儿期最高。

②晚期新生儿　出生后第2~4周末的新生儿。

(5)高危儿　指已发生或可能发生危重疾病而需要监护的新生儿。

二、新生儿特点及护理

1. 正常足月儿和早产儿的外观特点

	早产儿	足月儿
定义	胎龄<37周的新生儿	37周≤胎龄<42周,2500g≤出生体重≤4000g
皮肤	绛红,水肿,毳毛多	红润,皮下脂肪丰满,毳毛少
头	头更大,占全身比例1/3	头大,占全身比例1/4
头发	细而乱	分条清楚
耳壳	软,缺乏软骨,耳舟不清楚	软骨发育好,耳舟成形、直挺
乳腺	无结节或结节<4mm	结节>4mm,平均7mm
外生殖器	睾丸未降或未全降,大阴唇不能遮盖小阴唇	睾丸已降至阴囊,大阴唇遮盖小阴唇
指(趾)甲	未达指(趾)端	达到或超过指(趾)端
跖纹	足底纹理少	足纹理遍及整个足底

【例2】一顺产新生儿,胎龄35周,出生体重1900g,位于同胎龄儿平均体重的第5百分位数。对该新生儿全面而准确的诊断是

A. 早产儿,小于胎龄儿　　B. 足月儿,小于胎龄儿　　C. 足月儿,低出生体重儿

D. 早产儿,适于胎龄儿　　E. 早产儿,极低出生体重儿

【例3】36周产女婴,出生后反应好,体检其指甲外观特点是

A. 指甲硬　　B. 反甲　　C. 甲面多白纹

D. 指甲未达指尖　　E. 指甲超过指尖

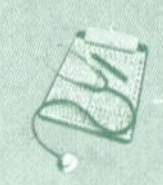
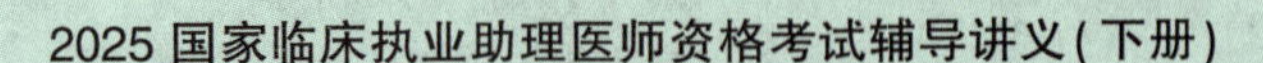

【例 4】正常足月儿的皮肤外观特点是

A. 肤色苍白,皮下脂肪丰满　B. 肤色稍黄,皮下脂肪少　C. 肤色红润,皮下脂肪少

D. 肤色红润,皮下脂肪丰满　E. 肤色稍黄,毳毛少

2. 正常足月儿和早产儿的生理特点

(1)呼吸系统

①足月分娩时胎儿肺液 30~35ml/kg,经产道挤压后 1/3~1/2 肺液由口鼻排出,其余的肺液在建立呼吸后由肺间质内毛细血管和淋巴管吸收。新生儿呼吸频率较快,安静时约为 40 次/分,如持续超过 60 次/分,称为呼吸急促。

②早产儿呼吸中枢发育不成熟,红细胞内缺乏碳酸酐酶,肺泡数量少,呼吸肌发育不全,因此呼吸浅快不规则,易出现周期性呼吸及呼吸暂停或青紫。呼吸暂停是指气流停止≥20 秒,伴心率<100 次/分或青紫、氧饱和度下降,严重时伴面色苍白、肌张力下降。因肺表面活性物质含量低,易发生呼吸窘迫综合征。

(2)循环系统　足月新生儿心率波动范围较大,通常为 90~160 次/分,血压平均为 70/50mmHg。

早产儿心率偏快,平均为 120~140 次/分。血压较低,部分伴有动脉导管未闭。

(3)消化系统

	正常足月儿	早产儿
吞咽功能	出生时吞咽功能已完善,易溢乳	吸吮能力差,吞咽反射弱,易发生哺乳困难及误吸
消化酶	除胰淀粉酶外,其余足以消化蛋白质及脂肪	消化酶接近足月儿,但胆酸少,脂肪消化能力差
胎便排出	生后 24 小时内排胎便,2~3 天排完	胎便形成少,肠蠕动差,胎便排出常延迟
黄疸	肝葡萄糖醛酸基转移酶活力低,造成新生儿生理性黄疸	肝功能更不成熟,黄疸重,持续时间长,易发生胆红素脑病
肝功能	对多种药物的处理能力低,易发生药物中毒	合成蛋白质能力差,糖原储备少,易发生低蛋白血症、水肿及低血糖

(4)泌尿系统

①足月儿出生时肾小球滤过率低,浓缩能力差,易发生水肿。新生儿一般在生后 24 小时内开始排尿,1 周内每日排尿可达 20 次。

②早产儿肾浓缩功能更差,对钠的重吸收能力差,易出现低钠血症。葡萄糖阈值低,易发生糖尿。

(5)血液系统

①足月儿出生时血红蛋白为 170g/L,出生后由于不显性失水等,血液浓缩,血红蛋白上升,24 小时达峰值,于第 1 周末恢复至出生时水平,以后逐渐下降。

②白细胞数出生后第 1 天为$(15\sim20)\times10^9$/L,3 天后明显下降,5 天后接近婴儿值。

③血小板数与成人相似。

④由于胎儿肝脏维生素 K 储存量少,凝血因子Ⅱ、Ⅶ、Ⅸ、Ⅹ活性较低。

早产儿血容量为 85~110ml/kg,周围血中有核红细胞多,白细胞和血小板稍低于足月儿。

(6)神经系统　新生儿出生时头围相对大,脑沟、脑回仍未完全形成。脊髓相对长,其末端平第 3、4 腰椎下缘,故腰穿时应在第 4、5 腰椎间隙进针。足月儿出生时已具备多种暂时性原始反射,如觅食反射、吸吮反射、握持反射、拥抱反射等。正常情况下,这些反射生后数月自然消失。正常足月儿也可出现年长儿的病理反射,如克氏征(Kernig 征)、巴宾斯基征(Babinski 征)、佛斯特征(Chvostek 征)等。

早产儿神经系统发育不成熟,原始反射难以引出。

(7)体温　新生儿体温调节中枢功能不完善,易发生低体温、低氧血症、低血糖、代谢性酸中毒或寒冷损伤。中性温度是指机体维持体温正常所需的代谢率和耗氧量最低时的环境温度。出生体重、生后日

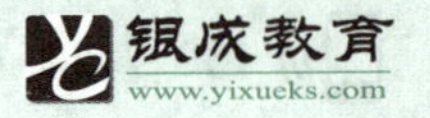

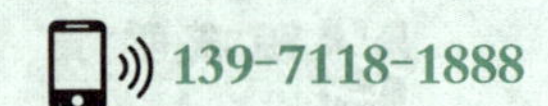

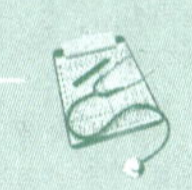

龄不同,中性温度也不同;出生体重越低、日龄越小,所需中性温度越高。新生儿正常体表温度为36.0~36.5℃,正常核心(直肠)温度为36.5~37.5℃。适宜的环境湿度为50%~60%。

出生体重(kg)	中性温度为35℃	中性温度为34℃	中性温度为33℃	中性温度为32℃
1.0	初生10天内	10天以后	3周以后	5周以后
1.5	—	初生10天内	10天以后	4周以后
2.0	—	初生2天内	2天以后	3周以后
>2.5	—	—	初生2天内	2天以后

早产儿产热能力差,寒冷时更易发生低体温,甚至硬肿症。汗腺发育差,环境温度过高时体温也易升高。

(8)能量及体液代谢　新生儿基础热量消耗为209kJ/(kg·d),总热量需418~502kJ/(kg·d)。

初生婴儿体内含水量占体重的70%~80%。生后第1天需水量为60~100ml/kg,以后每日增加30ml/kg,直至150~180ml/kg。生后体内水分丢失较多,体重下降,约1周末降至最低点,10天左右恢复到出生时体重,称为生理性体重下降。

足月儿钠需要量为1~2mmol/(kg·d),<32周的早产儿为3~4mmol/(kg·d);初生婴儿10天内一般不需补钾,以后需要量为1~2mmol/(kg·d)。

(9)免疫系统　新生儿免疫功能差,易发生呼吸道和消化道感染。血脑屏障发育不完善,易患细菌性脑膜炎。血浆中补体水平低下,调理素活性低,多形核白细胞产生及储备均少,早产儿尤甚。

(10)特殊生理状态　常见的几种特殊生理状态如下。

生理性黄疸	足月儿生后2~3天出现黄疸,4~5天达高峰,5~7天消退,最迟不超过2周消退
马牙	在口腔上腭中线和齿龈部位,有黄色、米粒大小的小颗粒,数周后可自然消退
螳螂嘴	两侧颊部各有一隆起的脂肪垫,有利于吸吮乳汁
乳腺肿大	男、女新生儿生后4~7天可有乳腺增大,2~3周消退,与来自母体的雌激素、孕激素有关
假月经	出生后5~7天阴道流出少许血性分泌物,可持续1周,与来自母体的雌激素突然中断有关
新生儿红斑	生后1~2天,在头部、躯干和四肢常出现大小不等的多形性斑丘疹,1~2天后自然消失
粟粒疹	由于皮下脂肪堆积,在鼻尖、鼻翼、颜面部形成小米大小黄白色皮疹,脱皮后自然消失

【例5】关于新生儿呼吸系统生理特点的叙述,正确的是

A. 早产儿呼吸不规则,易出现呼吸暂停　B. 湿肺是由于肺部感染炎性渗出造成的

C. 肺表面活性物质至孕28周时迅速增加　D. 肺表面活性物质是由肺泡Ⅰ型上皮细胞产生的

E. 足月儿生后第1小时呼吸频率可达80~90次/分,伴呻吟、发绀

【例6】对正常足月新生儿,暂不能引出的神经反射是

A. 吸吮反射　B. 拥抱反射　C. 握持反射

D. 腹壁反射　E. 觅食反射

【例7】足月儿每日钠的需要量是

A. 0.5~0.9mmol/kg　B. 1~2mmol/kg　C. 3~4mmol/kg

D. 5~6mmol/kg　E. 7~8mmol/kg

【例8】35周儿,出生体重1.5kg,出生3天体温不升,需置暖箱。该暖箱适宜的温度是

A. 35℃　B. 34℃　C. 33℃

D. 32℃　E. 31℃

【例9】下列不属于新生儿特殊生理性改变的是

A. 乳房增大　B. 马牙　C. 阴道出血

D. 黄疸　　E. 红臀(2023)

3. 新生儿护理

(1)保暖　采取各种保暖措施,使婴儿处于中性温度中。

(2)喂养　正常足月儿出生半小时即可抱至母亲处哺乳,以促进乳汁分泌,提倡按需哺乳。无母乳者可给配方乳,每3小时1次,每日7~8次。奶量遵循从小量渐增的原则,以吃奶后安静、无腹胀,理想的体重增长(足月儿15~30g/d,平均约20g/d)为标准。

(3)呼吸管理　保持呼吸道通畅。切忌给早产儿常规吸氧,以防高浓度氧导致早产儿患视网膜病。呼吸暂停者可经弹、拍打足底等恢复呼吸,同时给予甲基黄嘌呤类药物,如枸橼酸咖啡因、氨茶碱等。

(4)预防感染　婴儿室工作人员应严格遵守消毒隔离制度。

(5)维生素　足月儿生后应肌内注射1次维生素$K_1$0.5~1mg,早产儿连用3天,以预防新生儿出血。

(6)皮肤黏膜护理　勤洗澡,保持皮肤清洁。保持脐带残端清洁和干燥。口腔黏膜不宜擦洗。

(7)预防接种　生后3天接种卡介苗。乙肝疫苗于生后第1天、1个月、6个月接种。

(8)新生儿筛查　生后应进行先天性甲状腺功能减退症、苯丙酮尿症等先天性代谢缺陷病的筛查。

【例10】为防止早产新生儿出血,生后应立即肌内注射

A. 维生素$K_1$1mg,连用3天　B. 维生素$K_1$5mg,连用3天　C. 维生素$K_1$5mg,用1天
D. 维生素$K_1$10mg,连用3天　E. 维生素$K_1$10mg,用1天

【例11】可在新生儿期进行筛查的疾病是

A. 先天性巨结肠　B. 癫痫　C. 21-三体综合征
D. 黏多糖病　E. 先天性甲状腺功能减退,苯丙酮尿症

三、新生儿窒息

新生儿窒息是指新生儿出生后不能建立正常的自主呼吸而导致低氧血症、高碳酸血症及全身多脏器损伤,是引起新生儿死亡和儿童伤残的重要原因之一。

1. 临床表现

(1)胎儿宫内窒息　早期有胎动增加(注意:是胎动频率增加,而不是胎动强度增加),胎心率≥160次/分。晚期则胎动减少,甚至消失,胎心率<100次/分;羊水胎粪污染。

(2)Apgar评分评估　Apgar评分是国际上公认的评价新生儿窒息的最简捷、实用的方法。

内容包括皮肤颜色、心率、对刺激的反应、肌张力和呼吸5项指标。每项0~2分,共10分。分别于生后1分钟、5分钟、10分钟进行评分。需复苏的新生儿到15分钟、20分钟时仍需评分。Apgar评分8~10分为正常,4~7分为轻度窒息,0~3分为重度窒息。1分钟评分反映窒息严重程度;5分钟评分反映了复苏的效果,有助于判断预后。新生儿Apgar评分标准如下。

体征	0分	1分	2分
皮肤颜色	青紫或苍白	躯干红,四肢青紫	全身红
心率(次/分)	无	<100	>100
弹足底或插鼻管反应	无反应	有些动作,如皱眉	哭,打喷嚏
肌张力	松弛	四肢略屈曲	四肢活动
呼吸	无	慢,不规则	正常,哭声响

【例12】不属于新生儿窒息Apgar评分内容的是

A. 皮肤颜色　B. 心率　C. 呼吸
D. 肌张力　E. 拥抱反射

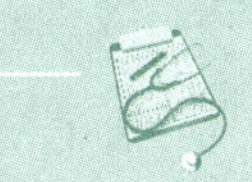

【例13】足月新生儿。出生时1分钟躯干红而四肢青紫，心率90次/分，呼吸慢而不规律，四肢略屈曲，插鼻管有皱眉反应，其1分钟Apgar评分是

A. 4分　　B. 5分　　C. 6分
D. 7分　　E. 8分（2017、2022）

（3）**多器官受损症状**　缺氧缺血可造成多器官受损，对缺氧的敏感性：脑细胞>心肌细胞>肝细胞>肾上腺细胞>纤维细胞、上皮细胞、骨骼肌细胞。因此各器官损伤发生的频率和程度可有差异。

中枢神经系统	缺氧缺血性脑病、颅内出血
呼吸系统	胎粪吸入综合征、肺出血、呼吸窘迫综合征
心血管系统	持续性肺动脉高压、缺氧缺血性心肌损害（各种心律失常、心力衰竭、心源性休克）
泌尿系统	肾功能不全、肾衰竭、肾静脉血栓形成
代谢方面	低血糖、高血糖、低钙血症、低钠血症、高碳酸血症、黄疸加重或时间延长
消化系统	应激性溃疡、坏死性小肠炎
血液系统	DIC、血小板减少等

2. 诊断

（1）**美国制定的窒息诊断标准**　①脐动脉血显示严重代谢性或混合性酸中毒，pH<7；②Apgar评分0~3分，并且持续>5分钟；③新生儿早期有神经系统表现，如惊厥、昏迷或肌张力降低；④出生早期有多器官功能不全的证据。

（2）**我国制定的新生儿窒息诊断和分度标准**　①产前具有可能导致窒息的高危因素；②1分钟或5分钟Apgar评分≤7分，仍未建立有效自主呼吸；③脐动脉血pH<7.15；④排除其他引起低Apgar评分的病因。以上②~④为必要条件，①为参考指标。

【例14】一新生儿，出生时身体红，四肢青紫，呼吸24次/分，不规则，心率90次/分，四肢能活动，弹足底有皱眉反应。最可能的诊断是

A. 新生儿轻度缺氧缺血性脑病　B. 新生儿中度缺氧缺血性脑病　C. 新生儿重度窒息
D. 新生儿重度缺氧缺血性脑病　E. 新生儿轻度窒息

3. 治疗

（1）**复苏方案**　生后立即进行复苏和评估，而不应延迟至1分钟Apgar评分后进行。采用国际公认的ABCDE复苏方案。呼吸、心率、血氧饱和度是窒息复苏评估的三大指标。

步骤	英文	含义	临床意义
A	Airway	建立通畅的气道	是复苏的根本措施
B	Breathing	建立呼吸	是复苏的关键措施
C	Circulation	维持正常循环	—
D	Drugs	药物治疗	—
E	Evaluation	评估	贯穿整个复苏过程中

（2）**复苏步骤和程序**　根据ABCDE复苏方案，复苏分以下几个步骤：

①快速评估　出生后立即用数秒时间快速评估：A. 足月吗？B. 羊水清吗？C. 有呼吸或哭声吗？D. 肌张力好吗？如任何1项为“否”，则进行初步复苏。

②初步复苏　保暖；摆好体位；清理呼吸道（新生儿娩出后，立即用吸球或吸管吸净口、咽和鼻腔的黏液）；擦干；刺激（弹足底）。以上步骤应在30秒内完成。

③正压通气　如新生儿仍有呼吸暂停或喘息样呼吸,心率<100 次/分,应立即行正压通气。足月儿可用空气复苏,早产儿开始给 30%~40%的氧。正压通气需要 20~25cmH_2O,通气频率 40~60 次/分。经正压通气 30 秒钟后,如有自主呼吸,且心率>100 次/分,可逐步减少并停止正压呼吸。如自主呼吸不充分,或心率<100 次/分,则继续行气囊面罩或气管插管正压通气。

④胸外心脏按压　如正压通气 30 秒后心率持续<60 次/分,应同时进行胸外心脏按压。按压部位为胸骨体下 1/3 处,按压频率为 90 次/分(每按压 3 次,正压通气 1 次),按压深度为胸廓前后径的 1/3。

⑤药物治疗　新生儿复苏时很少需要用药。

A. 肾上腺素　经有效气管插管气囊正压通气、同时胸外按压 60 秒后,心率仍持续<60 次/分,应立即给予肾上腺素脐静脉导管内注入或气管导管内注入,若需重复给药,则应选择静脉途径。

B. 扩容剂　在有效的正压通气、胸外按压和使用肾上腺素后,如心率仍<60 次/分,并有血容量不足的表现时,应给予生理盐水 5~10ml/kg,于 5~10min 静脉缓慢输注,必要时可重复使用。

C. 碳酸氢钠　在复苏过程中一般不推荐使用碳酸氢钠。

(15~16 题共用题干)足月儿,因其母"前置胎盘"急诊剖宫产娩出。羊水呈血性,生后无自主呼吸,全身苍白。经气管插管、正压通气及胸外心脏按压后心率仍<60 次/分。

【例 15】首选的治疗药物为

A. 异丙肾上腺素　　B. 去甲肾上腺素　　C. 阿托品
D. 肾上腺素　　E. 多巴胺

【例 16】假设经过上述药物治疗、胸外心脏按压后心率仍<60 次/分,皮肤仍苍白,下一步的处理是

A. 血浆扩容　　B. 生理盐水扩容　　C. 呋塞米利尿
D. 毛花苷丙强心　　E. 静脉滴注碳酸氢钠纠酸(2024)

四、新生儿缺氧缺血性脑病

新生儿缺氧缺血性脑病(HIE)是指胎龄≥35 周新生儿因围产期窒息引起的部分或完全缺氧、脑血流减少或暂停而导致胎儿或新生儿脑损伤。有特征性的神经病理和病理生理改变以及临床上脑病症状。

1. 病因

凡是造成母体和胎儿间血液循环和气体交换障碍,使血氧浓度降低的因素均可造成窒息。

(1)**母亲因素**　妊娠高血压综合征、大出血、心肺疾病、严重贫血或休克。

(2)**胎盘因素**　胎盘早剥、前置胎盘、胎盘功能不良或结构异常。

(3)**胎儿因素**　胎儿生长受限、早产儿、过期产或先天畸形等。

(4)**脐带因素**　脐带脱垂、压迫、打结或绕颈。

(5)**分娩过程因素**　滞产、急产、胎位异常,手术或应用麻醉药等。

(6)**新生儿因素**　包括呼吸和循环功能不全所致的严重缺氧,如反复呼吸暂停和呼吸窘迫综合征、心动过缓、心力衰竭、休克及红细胞增多症等。

【例 17】新生儿缺氧缺血性脑病的主要病因是

A. 宫内感染　　B. 吸入羊水　　C. 体温过低
D. 窒息　　E. 肺表面活性物质缺乏

2. 临床表现

(1)**出生至 12 小时**　婴儿不容易被唤醒,呈周期性呼吸。瞳孔反应完整,可有自发性眼动。半数患儿表现为肌张力减低、颤动或惊厥,拥抱、握持、吸吮和吞咽反射可能缺如或抑制。

(2)**出生 12~24 小时**　激惹,惊厥或发生呼吸暂停、颤动和近端肢体软弱无力,拥抱反射亢进。

(3)**出生 24~72 小时**　深度昏睡或昏迷,常在一段时间不规则呼吸之后呼吸停止。

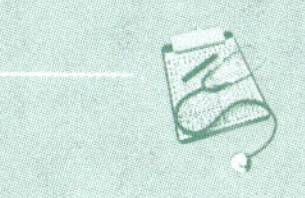

(4)出生72小时后　临床上分轻、中、重三度。

临床表现	轻度HIE	中度HIE	重度HIE
意识	激惹	嗜睡	昏迷
肌张力	正常	减低	松软
拥抱反射	活跃	减弱	消失
吸吮反射	正常	减弱	消失
惊厥	可有肌阵挛	常有	有,可呈持续性
中枢性呼吸衰竭	无	有	明显
瞳孔改变	扩大	缩小	不等大,对光反射迟钝
脑电图	正常	低电压,可有痫样放电	暴发抑制,等电位
病程	症状在72小时内消失	症状在14天内消失	症状可持续数周
预后	预后好	可能有后遗症	病死率高,存活者多有后遗症

【例18】足月婴儿出生时全身皮肤青紫,Apgar评分为3分。查体:昏迷,吸吮反射消失,肌张力低下,心率慢,呼吸不规则,诊断为缺氧缺血性脑病。临床分度为

A. 极轻度　B. 轻度　C. 中度
D. 重度　E. 极重度

3. 辅助检查

(1)血气分析　新生儿出生时取脐动脉血行血气分析,pH降低可反映胎儿宫内缺氧、酸中毒程度。

(2)颅脑超声　可在病程早期(72小时内)进行,并可动态监测。

(3)CT　可了解颅内出血范围和类型。最佳检查时间为生后4~7天。

(4)MRI　对早期(伤后1~2天)脑组织缺血的诊断更敏感。

(5)脑电图　应在生后1周内检查,可客观地反映脑损害的严重程度、判断预后,为首选检查。

注意:①HIE病后1~2天首选MRI,72小时内选用B超检查,4~7天内选用CT,1周内选用脑电图。
②若不考虑HIE病程,诊断HIE首选脑电图检查。

【例19】有助于确定新生儿缺氧缺血性脑病损害严重程度和判断预后的检查首选

A. 脑氢质子磁共振波谱　B. 头颅CT　C. 头颅MRI
D. 脑电图　E. 颅脑超声检查

【例20】女婴,出生30小时。出现嗜睡伴肌张力低下,初步诊断为缺氧缺血性脑病。为了解患儿丘脑、基底节有无病灶,应首选的检查是

A. 头颅CT　B. 脑电图　C. 颅脑透照试验
D. B超　E. 头颅MRI

4. 诊断

(1)足月儿HIE的诊断标准　同时具备以下4条者可确诊,第4条暂时不能确定者可作为拟诊病例。

①有明确的可导致胎儿宫内窘迫的异常产科病史,以及严重的胎儿宫内窘迫表现(胎心率<100次/分,持续5分钟以上和/或羊水Ⅲ度污染),或在分娩过程中有明显窒息史。②出生时有重度窒息:Apgar评分1分钟≤3分,并延续至5分钟时仍≤5分和出生时脐动脉血pH≤7.00。③出生后不久出现神经系统症状,并持续24小时以上,如意识改变。④排除电解质紊乱、单纯颅内出血和产伤等原因引起的抽搐,以及宫内感染、遗传代谢性疾病和其他先天性疾病所引起的脑损伤。

(2)早产儿HIE的诊断标准　目前暂无。

【例 21】女婴,2 天。嗜睡 1 天来诊,足月产,有窒息史。查体:呼吸 30 次/分,面色发绀,前囟饱满紧张,心率 90 次/分,心音低钝,四肢肌张力差,拥抱反射消失。最可能的诊断是

A. 胎粪吸入综合征　　B. 新生儿湿肺　　C. 新生儿低血糖

D. 新生儿肺透明膜病　　E. 新生儿缺氧缺血性脑病

5. 治疗

(1)**支持治疗**　①维持良好的通气功能是支持疗法的中心,保持 PaO_2 介于 50~70mmHg、$PaCO_2$ 和 pH 在正常范围。②维持脑和全身良好的血流灌注是支持疗法的关键措施。③维持血糖在正常范围。

(2)**控制惊厥**　首选苯巴比妥静脉滴注,负荷量为 20mg/kg。顽固性惊厥者加用咪达唑仑。

(3)**治疗脑水肿**　避免输液过量是预防和治疗脑水肿的基础,根据出量决定液体入量。第一天液体总量一般为 60~80ml/kg。不建议应用利尿剂、激素和甘露醇。

(4)**亚低温治疗**　治疗窗应于生后 6 小时内,越早疗效越好,持续 72 小时。

【例 22】新生儿缺氧缺血性脑病时发生惊厥,首选的药物是

A. 甘露醇　　B. 地塞米松　　C. 苯巴比妥

D. 苯妥英钠　　E. 呋塞米

注意:①新生儿缺氧缺血性脑病惊厥的治疗首选苯巴比妥静脉滴注。
②维生素 D 缺乏性手足搐搦症惊厥的治疗首选地西泮静脉注射或肌内注射。
③热性惊厥的治疗首选地西泮静脉注射。
④新生儿惊厥的治疗首选苯巴比妥静脉注射。

五、新生儿黄疸

新生儿黄疸也称新生儿高胆红素血症,是因胆红素在体内积聚引起的皮肤或其他器官黄染。新生儿血清胆红素超过 85μmol/L 时,则可出现肉眼可见的黄疸。

1. 新生儿胆红素代谢的特点

(1)**胆红素生成相对过多**　新生儿每天生成的胆红素高于成人(新生儿 6~10mg/kg,成人 3~4mg/kg),其原因是:胎儿血氧分压低,红细胞数量代偿性增加,出生后血氧分压升高,过多的红细胞破坏。

(2)**血浆白蛋白联结胆红素的能力不足**　刚娩出的新生儿常有不同程度的酸中毒,可减少游离胆红素与白蛋白联结;早产儿胎龄越小,白蛋白含量越低,其联结游离胆红素的量也越少。

(3)**肝细胞处理胆红素的能力差**　非结合胆红素进入肝细胞后,与 Y、Z 蛋白结合,而新生儿出生时肝细胞内 Y 蛋白含量极微,尿苷二磷酸葡萄糖醛酸基转移酶活性差,生成结合胆红素的量较少。

(4)**肠肝循环特点**　新生儿肠蠕动性差、肠道菌群尚未完全建立,而肠腔内 β-葡糖醛酸酐酶活性相对较高,可将结合胆红素转变成非结合胆红素,再通过肠道重吸收,导致肠肝循环增加,血胆红素增高。

2. 新生儿黄疸分类

	新生儿生理性黄疸	新生儿病理性黄疸
出现时间	足月儿:2~3 天出现,4~5 天达高峰,5~7 天消退 早产儿:3~5 天出现,5~7 天达高峰,7~9 天消退	生后 24 小时内出现
持续时间	足月儿最迟 2 周消退,早产儿最迟 3~4 周消退	黄疸于足月儿>2 周,早产儿>4 周消退
血清胆红素	足月儿<221μmol/L,早产儿<257μmol/L 每日升高<85μmol/L,或每小时升高<8.5μmol/L	足月儿>221μmol/L,早产儿>257μmol/L 每日升高>85μmol/L,或每小时升高>8.5μmol/L
其他条件	一般情况好	黄疸退而复现;血清结合胆红素>34μmol/L

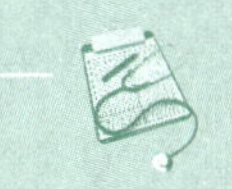

注意：①7版《儿科学》P115：病理性黄疸血清总胆红素足月儿>221μmol/L，早产儿>257μmol/L。
②10版《儿科学》P113：病理性黄疸是指超过小时胆红素风险曲线的 P_{95}（不利于解题）。

【例23】不符合新生儿生理性黄疸的原因是
A. 红细胞的寿命短　B. 红细胞数量多　C. 红细胞内酶发育不成熟
D. 肠道内正常菌群尚未建立　E. 肝功能不成熟

【例24】不符合新生儿病理性黄疸特点的是
A. 黄疸退而复现　B. 血清胆红素>221μmol/L　C. 生后24小时内出现黄疸
D. 黄疸持续时间<1周　E. 每日血清胆红素升高>85μmol/L

【例25】男婴，7天。生后第3天面部出现黄染，逐渐加重。胎龄38周，出生体重3.2kg，母乳喂养，一般情况好。实验室检查：Hb152g/L，血清TBil171μmol/L，DBil3.4μmol/L。首先考虑的诊断为
A. 新生儿生理性黄疸　B. 新生儿溶血病　C. 新生儿败血症
D. 新生儿母乳性黄疸　E. 新生儿肝炎

3. 新生儿病理性黄疸的病因

（1）胆红素生成过多　因红细胞破坏过多及肠肝循环增加，所以血清胆红素增多。

①红细胞增多症　母-胎或胎-胎输血、脐带结扎延迟、宫内生长迟缓、糖尿病母亲所生婴儿。

②血管外溶血　较大的头皮血肿、皮下血肿、颅内出血、内脏出血等。

③同族免疫性溶血　见于母婴血型不合，如ABO或Rh血型不合等；我国以ABO溶血病多见。

④感染　细菌、病毒、螺旋体、衣原体、支原体和原虫等引起的重症感染皆可致溶血。

⑤肠肝循环增加　先天性肠道闭锁、巨结肠均可使胎粪排泄延迟，胆红素重吸收增加。

⑥母乳喂养与黄疸　母乳喂养相关的黄疸常指母乳喂养的新生儿在生后一周内，由于生后数天内排便延迟等，血清胆红素升高。母乳性黄疸常指母乳喂养的新生儿在生后1~3个月内仍有黄疸。

⑦红细胞酶缺陷　葡萄糖-6-磷酸脱氢酶（G-6-PD）、丙酮酸激酶和己糖激酶缺陷均可影响红细胞正常代谢，使红细胞变形能力减弱，滞留和破坏于网状内皮系统。

⑧红细胞形态异常　遗传性球形红细胞增多症、遗传性椭圆形红细胞增多症引起溶血。

⑨血红蛋白病　地中海贫血，其他血红蛋白肽链数量和质量缺陷而引起溶血。

⑩其他　维生素E缺乏和低锌血症等使细胞膜结构改变导致溶血。

（2）肝脏胆红素代谢障碍　肝细胞摄取和结合胆红素障碍，使血清非结合胆红素升高。影响因素如缺氧、感染、Crigler-Najjar综合征、Gilbert综合征、Lucey-Driscoll综合征、某些药物（磺胺、水杨酸盐、维生素 K_3、吲哚美辛、毛花苷丙）、先天性甲状腺功能低下等。

（3）胆汁排泄障碍　肝细胞排泄结合胆红素障碍，可使结合胆红素增高，若同时伴有肝细胞受损，也可有未结合胆红素增高。如新生儿肝炎、Dubin-Johnson综合征、先天性胆道闭锁等。

【例26】导致新生儿胆红素生成过多的疾病是
A. 新生儿败血症　B. 胆汁黏稠综合征　C. 先天性胆道闭锁
D. 新生儿窒息　E. 先天性甲状腺功能减退症

六、新生儿败血症

新生儿败血症是指病原体侵入新生儿血液循环并生长、繁殖、产生毒素而引起的全身性炎症反应。

1. 病因

（1）病原菌　以凝固酶阴性的葡萄球菌最常见，其次为大肠埃希菌、克雷伯菌属、铜绿假单胞菌等。

（2）非特异性免疫功能　①屏障功能差：皮肤、呼吸道、消化道、血脑屏障功能均不全，细菌易侵入血液循环导致细菌性感染。②淋巴结发育不全，缺乏吞噬细菌的过滤作用。③补体成分含量低，机体对某

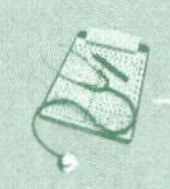

些细菌抗原的调理作用差。④中性粒细胞产生及储备均少。⑤单核细胞产生细胞因子的功能低下。

(3)特异性免疫功能 ①新生儿体内 IgG 主要来自母体,且与胎龄有关,胎龄越小,IgG 含量越低,因此早产儿更易感染;②IgM 和 IgA 分子量大,不能通过胎盘,新生儿体内含量很低,因此对革兰氏阴性杆菌易感;③由于未曾接触特异性抗原,T 细胞为初始 T 细胞,产生细胞因子的能力低下。

2. 临床表现

(1)根据发病时间分早发型和晚发型

	早发型新生儿败血症	晚发型新生儿败血症
起病时间	生后 3 天内	出生 3 天后
感染发生	在出生前或出生时	在出生后
传播途径	常由母婴垂直传播引起	常由水平传播引起
致病菌	以大肠埃希菌等革兰氏阴性杆菌为主	以葡萄球菌、机会致病菌为主
临床特点	常伴有肺炎	常有脐炎或肺炎
病死率	病死率高	病死率较低

(2)早期表现 早期症状和体征不典型,无特异性,尤其是早产儿。一般表现为反应差、嗜睡、少吃、少哭、少动,甚至不吃、不哭、不动,发热或体温不升,体重不增。出现以下表现时应高度怀疑败血症。

黄疸	有时是败血症的唯一表现,表现为黄疸迅速加重,或退而复现,严重时可发展为胆红素脑病
肝脾大	出现较晚,一般为轻至中度肿大
出血倾向	皮肤黏膜瘀点、瘀斑,消化道出血,肺出血
休克	皮肤呈大理石样花纹,毛细血管充盈时间延长,血压下降,尿少或无尿
其他	呕吐、腹胀、中毒性肠麻痹、呼吸窘迫、青紫
合并症	可合并脑膜炎、肺炎、坏死性小肠结肠炎、化脓性关节炎、肝脓肿、骨髓炎等

注意:①新生儿败血症的一般表现为“五不一低下”——不吃、不哭、不动、体重不增、体温不升、反应低下。
②新生儿败血症较特殊的临床表现——黄疸退而复现(黄疸退而复现也见于病理性黄疸)。

【例 27】提示败血症的较特殊的表现是

A. 精神欠佳 B. 体温不稳定 C. 哭声减弱
D. 黄疸退而复现 E. 食欲欠佳

3. 辅助检查

(1)细菌学检查 ①血培养应在使用抗生素治疗之前进行。②脑脊液涂片及培养具有确诊意义。③病原菌抗原及 DNA 检测:采用对流免疫电泳、酶联免疫吸附试验等方法,用已知抗体测血、脑脊液和尿中未知致病菌抗原;还可采用 DNA 探针等分子生物学技术协助诊断。

(2)非特异性检查 外周血 WBC$<5\times10^9$/L 或$>20\times10^9$/L,血小板$<100\times10^9$/L,C-反应蛋白(CRP)≥8μg/ml,血清降钙素原(PCT)>2.0μg/L。

4. 诊断

(1)确诊败血症 具有临床表现并符合下列任意一条:①血培养或无菌体腔液培养出致病菌;②如果血培养培养出机会致病菌,则必须于另次(份)血,或无菌体腔内,或导管尖端培养出同种细菌。

(2)临床诊断败血症 具有临床表现且具备以下任意一条:①非特异性检查结果异常的项目≥2 条;②血标本病原菌抗原或 DNA 检测阳性。

【例 28】女,8 天,足月顺产,母乳喂养。近 2 日来哭声低弱,吐奶。查体:体温不升,前囟平软,面色发灰,

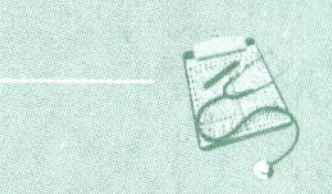

脐部有脓性分泌物。最可能的诊断是

A. 颅内出血　　B. 新生儿肝炎　　C. 新生儿败血症

D. 脐炎　　E. 新生儿溶血病(2024)

5. 治疗

(1)抗生素治疗　用药原则为早期用药,静脉用药,联合给药,疗程足够,注意药物毒副作用。

抗菌药物	主要病原菌
青霉素	肺炎球菌、链球菌、对青霉素敏感的葡萄球菌、革兰氏阴性球菌
氨苄西林	流感嗜血杆菌、革兰氏阴性杆菌、革兰氏阳性球菌
苯唑西林	耐青霉素葡萄球菌
羧苄西林	铜绿假单胞菌、变形杆菌、多数大肠埃希菌、沙门菌
哌拉西林	铜绿假单胞菌、变形杆菌、大肠埃希菌、肺炎球菌
头孢拉定	金黄色葡萄球菌、链球菌、大肠埃希菌
头孢呋辛酯	革兰氏阴性杆菌、革兰氏阳性球菌
头孢噻肟	革兰氏阴性菌、革兰氏阳性菌、需氧菌、厌氧菌
头孢曲松	革兰氏阴性菌、耐青霉素葡萄球菌
头孢他啶	铜绿假单胞菌、脑膜炎双球菌、革兰氏阴性杆菌、革兰氏阳性厌氧球菌
红霉素	革兰氏阳性菌、衣原体、支原体、螺旋体、立克次体
万古霉素	金黄色葡萄球菌、链球菌
甲硝唑	厌氧菌

(2)处理严重并发症　①抗休克;②纠正酸中毒和低氧血症;③减轻脑水肿。

(3)支持治疗　注意保温,供给足够热能和液体,维持血糖和血电解质在正常水平。

(4)免疫治疗　①静脉注射免疫球蛋白。②重症患儿可行交换输血,换血量100~150ml/kg。

A. 万古霉素　　B. 阿米卡星　　C. 甲硝唑

D. 青霉素　　E. 氨苄西林

【例29】新生儿厌氧菌败血症的治疗首选

【例30】新生儿金黄色葡萄球菌败血症的治疗首选

▶▶常考点　考试重点,需全面掌握。

参考答案——详细解答见《2025国家临床执业及助理医师资格考试历年考点精析(上、下册)》

1. ABCDE　2. ABCDE　3. ABCDE　4. ABCDE　5. ABCDE　6. ABCDE　7. ABCDE
8. ABCDE　9. ABCDE　10. ABCDE　11. ABCDE　12. ABCDE　13. ABCDE　14. ABCDE
15. ABCDE　16. ABCDE　17. ABCDE　18. ABCDE　19. ABCDE　20. ABCDE　21. ABCDE
22. ABCDE　23. ABCDE　24. ABCDE　25. ABCDE　26. ABCDE　27. ABCDE　28. ABCDE
29. ABCDE　30. ABCDE

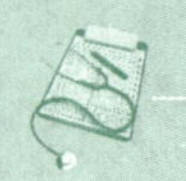

第4章 免疫性疾病

▶▶考纲要求

川崎病。

▶▶复习要点

川崎病又称皮肤黏膜淋巴结综合征,是一种急性全身性中、小动脉炎,易累及冠状动脉,表现为发热、皮疹、球结膜充血、口腔黏膜充血、手足红斑、硬性水肿和颈部淋巴结肿大。好发于婴幼儿。

1. 临床表现

发热	39~40℃,持续7~14天,呈稽留热或弛张热,抗生素治疗无效
四肢末梢改变	急性期手掌、足底潮红和硬性水肿,手指和脚趾出现从甲周开始的脱皮(膜状脱皮)
皮疹或卡疤红肿	发热后5天内出现躯干和四肢斑丘疹、猩红热样、多形性红斑样皮疹 卡疤红肿是指原卡介苗接种处急性炎症,是川崎病的一项相对特异的早期表现
球结膜充血	发热后出现双侧球结膜非渗出性充血,无脓性分泌物
口唇及口腔表现	口唇红、干燥、皲裂、脱皮和出血;口咽黏膜弥漫性充血,舌乳头突起、充血,呈草莓舌
颈淋巴结肿大	通常为单侧,直径≥1.5cm,表面不红,无化脓,可有触痛,大多局限于颈前三角
心脏表现	于病程第1~6周出现心包炎、心肌炎、心内膜炎、心律失常 冠状动脉损害多见于病程第2~4周。<2岁男孩,ESR、Plt、CRP明显升高是冠状动脉病变高危因素 心肌梗死、冠状动脉瘤破裂可导致心源性休克,甚至猝死
其他	间质性肺炎、无菌性脑膜炎、关节痛、关节炎

【例1】川崎病的冠状动脉损害多发生于病程的

A. 2周　　B. 2~4周　　C. 2~3个月

D. 1年　　E. 半年(2024)

【例2】男孩,1岁,发热9天。查体:T39℃,眼结膜充血,口唇鲜红、干裂,舌呈草莓样,皮肤有浅红色斑丘疹,右颈淋巴结蚕豆大,双肺呼吸音粗,心率130次/分,腹软,肝、脾无肿大,指、趾端少许膜状脱皮。实验室检查:血WBC19×10^9/L,N0.72,L0.28,Plt420×10^9/L,ESR120mm/h。最可能的诊断为

A. 猩红热　　B. 幼年类风湿关节炎　　C. 传染性单核细胞增多症

D. 川崎病　　E. 金黄色葡萄球菌败血症

2. 辅助检查

(1)血液检查　白细胞计数升高,以中性粒细胞为主;血红蛋白降低;血小板增高;C反应蛋白、血清淀粉样蛋白升高,血沉增快,血清转氨酶增高。

(2)免疫学检查　血清IgG、IgM、IgA、IgE和血液循环免疫复合物升高;总补体和C3正常或增高。

(3)心电图　早期示非特异性ST-T变化;心包炎时可有广泛ST段抬高和低电压;心肌梗死时ST段明显抬高、T波倒置及异常Q波。

(4)超声心动图　为最重要的辅助检查。急性期可见心包积液,左心室内径增大、冠状动脉瘤。

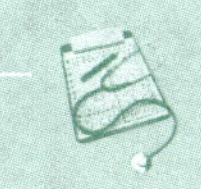

(5)冠状动脉造影　如超声检查有多发性冠状动脉瘤、疑有冠状动脉狭窄者,应进行冠状动脉造影。

(6)多层螺旋CT血管成像　在检测冠状动脉狭窄、血栓、血管钙化方面明显优于超声心动图。

3. 诊断与鉴别诊断

(1)完全性川崎病的诊断　发热,并具有以下至少4项主要临床特征。①双侧球结膜充血。②口唇及口腔的变化:口唇干红,草莓舌,口咽部黏膜弥漫性充血。③皮疹(包括单独出现的卡疤红肿)。④四肢末梢改变:急性期手足发红、肿胀,恢复期甲周脱皮。⑤非化脓性颈部淋巴结肿大。

(2)不完全性川崎病的诊断　如果发热≥5天,但主要临床特征<4项,则需要结合血沉、C反应蛋白等实验室检查和超声心动图综合评估是否为不完全性川崎病。

(3)鉴别诊断　本病需与渗出性多形性红斑、全身型幼年型特发性关节炎、药物超敏反应、败血症、EB病毒感染、猩红热等发热出疹性疾病相鉴别。

【例3】川崎病的诊断标准不包括

A. 关节疼痛,肿大　　B. 双眼球结膜充血,唇红干裂和草莓舌

C. 发热呈稽留热或弛张热　　D. 遍布全身的荨麻疹样、麻疹样、猩红热样皮疹

E. 手足皮肤广泛硬性水肿,继之手掌、脚底有弥漫性红斑或膜样脱皮

【例4】女孩,2岁。发热、皮疹1周。1周前无明显诱因出现高热,最高体温39.6℃。3天前躯干部出现红色皮疹。静脉滴注“头孢曲松钠”3天,皮疹消退,但仍有发热。查体:体温38.6℃,脉搏136次/分,呼吸23次/分。颈淋巴结肿大,单个,直径2.5cm,有触痛。双眼球结膜充血,口唇干燥、潮红,口腔黏膜弥漫性充血,心、肺、腹未见异常。实验室检查:WBC16×10^9/L,N0.78,L0.15,CRP66mg/L。最可能的诊断是

A. 川崎病　　B. 猩红热　　C. 麻疹

D. 风疹　　E. 传染性单核细胞增多症(2024)

4. 治疗

治疗目标是减轻并终止全身炎症反应,预防冠状动脉病变的发生发展,并防止冠状动脉血栓形成。

(1)阿司匹林　可抗血小板聚集。对于阿司匹林禁忌者,可选用双嘧达莫或氯吡格雷口服。

(2)静脉注射丙种球蛋白　宜于发病早期(10天以内)应用,可迅速退热,预防冠状动脉病变发生。

(3)糖皮质激素　因可能促进血栓形成,增加发生冠状动脉病变的风险,影响冠状动脉病变修复,故不宜单独应用,可与阿司匹林和双嘧达莫合并使用。主要用于丙种球蛋白治疗无效的患儿。

(4)抗血小板聚集　没有冠状动脉病变者,一般应用小剂量抗血小板药物3个月;有冠状动脉病变者,应持续服用小剂量抗血小板药物;冠状动脉病变严重者,须联合应用阿司匹林或氯吡格雷。

(5)抗凝治疗　有巨大冠状动脉瘤形成、心肌梗死病史、急性血栓形成者,须进行抗凝或溶栓治疗。

(6)手术　严重的冠状动脉病变需要进行冠状动脉旁路移植术或经导管介入手术。

【例5】川崎病急性期的最佳治疗药物是

A. 阿司匹林　　B. 糖皮质激素　　C. 丙种球蛋白

D. 糖皮质激素+阿司匹林　　E. 丙种球蛋白+阿司匹林

常考点　川崎病的诊断及治疗。

参考答案——详细解答见《2025国家临床执业及助理医师资格考试历年考点精析(上、下册)》

1. ABCDE　2. ABCDE　3. ABCDE　4. ABCDE　5. ABCDE

第5章　感染性疾病

考纲要求

①常见发疹性疾病(麻疹、风疹、幼儿急疹、水痘、手足口病、猩红热)。②结核病概述。③原发性肺结核。

复习要点

一、麻疹

1. 概念

麻疹是由麻疹病毒引起的传染性极强的疾病。临床上以发热、上呼吸道炎、结膜炎、口腔麻疹黏膜斑(Koplik 斑)、全身斑丘疹及疹退后遗留色素沉着伴糠麸样脱屑为特征。

2. 临床表现

(1)潜伏期　大多为 6~18 天,平均 10 天左右。

(2)前驱期　也称出疹前期,常持续 3~4 天,主要表现如下。

①发热　多为中度以上发热,热型不一。

②上感及结膜炎表现　在发热同时出现咳嗽、打喷嚏、咽部充血、结膜充血、眼睑水肿、畏光、流泪等。

③麻疹黏膜斑(Koplik 斑)　是麻疹早期的特异性体征,常在出疹前 1~2 天出现。开始时见于上下磨牙相对的颊黏膜上,如沙砾大小的灰白色小点,周围有红晕,常在 1~2 天内迅速增多,可累及整个颊黏膜及唇部黏膜,于出疹后 1~2 天消失,可留有暗红色小点。

④其他表现　如全身不适、食欲减退、精神不振等。婴儿可有呕吐、腹泻等消化系统症状。

(3)出疹期　多在发热 3~4 天后出疹,此时全身中毒症状加重,体温可突然高达 40℃,咳嗽加剧,伴嗜睡或烦躁不安,重者有谵妄、抽搐。出疹特点是先上后下、先小后大、先红后暗:皮疹先出现于耳后、发际,渐及额、面、颈部,自上而下蔓延至躯干、四肢,最后达手掌与足底;皮疹初为红色斑丘疹,呈充血性,疹间皮肤正常,不伴痒感;以后部分融合成片,颜色加深,呈暗红色。此期肺部可闻及干、湿啰音。

(4)恢复期　若无并发症,出疹 3~4 天后退热,皮疹按出疹的先后顺序开始消退,疹退后皮肤留有棕褐色色素沉着伴糠麸样脱屑,一般 7~10 天消退。

潜伏期 10天左右	前驱期 3~4天	出疹期 3~4天	恢复期 7~10天
	发热　麻疹斑	出疹	疹退热退

麻疹病程示意图

注意:①Koplik 斑,也称麻疹黏膜斑,是麻疹的特征性体征。

②麻疹的出疹特点:先上后下、先小后大、先红后暗。先上后下指"耳后发际—额面颈—躯干四肢—手掌足底";先小后大指"小的斑丘疹—片状融合";先红后暗指"红色—颜色加深—暗红"。

3. 并发症

(1)肺炎　最常见并发症,临床症状较重、体征明显,预后较差,占麻疹患儿死因的 90% 以上。由麻疹病毒本身引起的间质性肺炎多不严重。继发性肺炎病原体多为细菌性,金黄色葡萄球菌、肺炎链球菌、

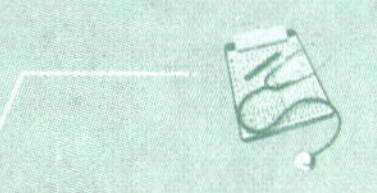

流感嗜血杆菌等较常见，该病易并发脓胸和脓气胸。

(2)喉炎　由于麻疹病毒本身可导致整个呼吸道炎症，故麻疹患儿常有轻度喉炎表现。

(3)心肌炎　轻者仅有心音低钝、心率增快，重者可出现心力衰竭、心源性休克。

(4)麻疹脑炎　常在出疹后 2~6 天再次发热，临床表现和脑脊液改变与病毒性脑炎相似，与麻疹轻重无关。病死率高。存活者可伴有智力障碍、瘫痪、癫痫等后遗症。

(5)营养不良与维生素 A 缺乏　维生素 A 缺乏可导致干眼症。

【例 1】女童，3 岁。5 天前出现发热、咳嗽，伴流涕、打喷嚏。2 天前出现皮疹，咳嗽加剧，体温较前升高。查体：耳后及面部出现充血性斑丘疹，结膜充血，口腔黏膜粗糙、充血。最可能的诊断是

A. 麻疹　　B. 风疹　　C. 猩红热
D. 川崎病　　E. 幼儿急疹(2024)

【例 2】小儿麻疹最常见的并发症是

A. 心肌炎　　B. 脑炎　　C. 肺炎
D. 喉炎　　E. 结膜炎(2023)

【例 3】最易并发维生素 A 缺乏症的疾病是

A. 幼儿急疹　　B. 麻疹　　C. 川崎病
D. 风疹　　E. 咽结膜热

4. 治疗

麻疹没有特异性治疗方法，主要为对症治疗、加强护理和预防并发症。

(1)一般治疗　卧床休息，保持室内适当的温度、湿度和空气流通，避免强光刺激。注意皮肤、眼、鼻、口腔清洁。鼓励多饮水，给予易消化和营养丰富的食物。

(2)对症治疗　高热时可酌情使用退热剂，但应避免急骤退热，特别是在出疹期。烦躁者可适当给予镇静剂。频繁剧咳者可用镇咳剂或雾化吸入。

(3)并发症的治疗　有并发症者给予相应治疗，继发细菌感染可给予抗生素。

5. 预防

提高人群免疫力，减少麻疹易感人群数是消除麻疹的关键。

(1)主动免疫　采用麻疹减毒活疫苗预防接种。我国儿童免疫规划程序规定出生后 8 个月为麻疹疫苗的初种年龄，18~24 月龄儿童要完成第 2 剂次接种。

(2)被动免疫　接触麻疹患儿后 5 天内应立即注射免疫血清球蛋白（丙种球蛋白）0.25ml/kg，可预防发病或减轻症状。被动免疫可维持 3~8 周。

(3)控制传染源　一般隔离至出疹后 5 天，合并肺炎者延长至出疹后 10 天。对接触麻疹的易感儿应隔离检疫 3 周，并给予被动免疫。

(4)切断传播途径　流行期间易感儿童避免到人群密集的场所去。

A. 5 天　　B. 21 天　　C. 7 天
D. 10 天　　E. 14 天

【例 4】麻疹合并肺炎时应隔离至出疹后

【例 5】接触麻疹的易感者需检疫观察的时间是

二、水痘

1. 病因

水痘是由水痘-带状疱疹病毒（VZV）引起的具有高度传染性的儿童期出疹性疾病，经飞沫或接触传播。其临床特点为皮肤黏膜相继出现和同时存在斑疹、丘疹、疱疹和结痂等各类皮疹。与带状疱疹为同一病毒所引起的两种不同表现的临床病症，水痘为原发感染，带状疱疹是复发性感染。

2. 临床表现

(1)**前驱症状** 发疹前可出现前驱症状,如发热、不适、厌食等。

(2)**皮疹特点** 前驱症状后24~48小时出现皮疹。

①首发于头、面和躯干,继而扩展到四肢,末端稀少,呈向心性分布。

②最初的皮疹为红色斑疹和丘疹,继之变为透明饱满的水疱,24小时后水疱混浊并中央凹陷,水疱易破溃,2~3天后迅速结痂。

③"四世同堂",即斑疹、丘疹、疱疹、结痂同时出现。伴明显痒感。

④黏膜皮疹还可出现在口腔、眼结膜、生殖器等处,易破溃形成浅溃疡。

⑤水痘为自限性疾病,全身症状较轻,10天左右痊愈。

⑥皮疹结痂后一般不留瘢痕。

【例6】水痘不会出现的临床表现是

A. 最初表现为斑丘疹　　B. 皮疹首发于头面部和躯干　　C. 皮疹呈向心性分布

D. 丘疹和结痂同时出现　　E. 皮疹结痂后常遗留瘢痕(2023)

【例7】女孩,6岁。发热1天,皮疹半天。查体:体温38℃,颜面部、躯干部出现红色斑丘疹,部分为薄壁水疱,四肢未见皮疹,心、肺、腹检查未见异常。最可能的诊断是

A. 麻疹　　B. 水痘　　C. 猩红热

D. 风疹　　E. 幼儿急疹(2024)

3. 并发症

(1)**继发皮肤感染** 最常见,如脓疱疮、蜂窝织炎及脓毒症等。

(2)**水痘肺炎** 多见于免疫缺陷者和新生儿,多发生于患病后1~5天。

(3)**神经系统并发症** 可见水痘后脑炎、横贯性脊髓炎、面神经瘫痪、Reye综合征等。

(4)**其他** 少数病例可发生心肌炎、肝炎、肾炎、关节炎等。

【例8】水痘最常见的并发症是

A. 肺炎　　B. 心肌炎　　C. 脑炎

D. 血小板减少　　E. 皮肤感染

4. 治疗

(1)**治疗原则** 水痘为自限性疾病,无合并症时以一般治疗和对症处理为主。

(2)**抗病毒治疗** 首选阿昔洛韦,应在出疹后48小时内应用。

(3)**抗生素治疗** 继发细菌感染时可以应用。

(4)**皮肤瘙痒** 可局部使用炉甘石洗剂,必要时可给少量镇静剂。

5. 预防

(1)**控制传染源** 隔离患儿至皮疹全部结痂为止。对有接触史的易感儿童,应检疫3周。

(2)**保护易感人群**

①主动免疫 注射水痘减毒活疫苗,可预防易感小儿发生水痘,可持续10年以上。

②被动免疫 对正在使用大剂量糖皮质激素、免疫功能受损、恶性病患儿,接触过患者的孕妇以及患水痘母亲的新生儿,在接触水痘72小时内肌内注射水痘-带状疱疹免疫球蛋白,可起到被动免疫作用。

三、风疹

1. 病因

风疹是由风疹病毒引起的一种急性呼吸道传染病,临床上以低热、皮疹及耳后、枕部淋巴结肿大和全身症状轻微为特征,主要经飞沫传播。妊娠早期感染风疹后,病毒可通过胎盘传给胎儿而导致各种先天畸形,称为先天性风疹综合征。

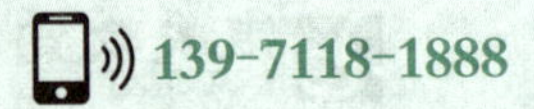

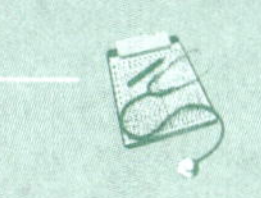

2. 临床表现

(1)潜伏期 一般为14~21天,表现为“上感”症状。

(2)前驱期 1~2天,症状多较轻微,有低热和卡他症状,耳后、枕部、后颈部淋巴结稍大。

(3)出疹期 ①出疹时间:多于发热1~2天后出疹,1天内出齐。②出疹顺序:面颊部→颈部→躯干→四肢,但手掌、足底常无皮疹。③皮疹形态多变,呈猩红热样斑疹,疹退时体温恢复正常。④淋巴结肿大:此期患儿耳后、两侧颈部浅表淋巴结肿大明显。⑤皮疹多于3天内迅速消退,疹退后不留色素沉着。

【例9】女孩,5岁。发热,体温38℃,发热1天后出疹,从面部开始,24小时皮疹遍布全身,72小时皮疹消退,枕后、耳后淋巴结肿大。最可能的诊断是

A. 手足口病　　B. 幼儿急疹　　C. 风疹

D. 猩红热　　E. 麻疹

【例10】风疹与麻疹的主要鉴别点是

A. 全身症状轻　　B. 皮疹为全身性分布　　C. 呈充血性斑丘疹

D. 皮疹1日内出齐　　E. 外周血白细胞减少

3. 治疗

目前尚无特效的抗病毒治疗方法,主要是对症治疗(如退热、止咳)、加强护理、适当的支持治疗。

4. 预防

(1)控制传染源 隔离患儿至出疹后5天。妊娠3个月内应避免与风疹病人接触,若有接触史,可于接触后5天内注射丙种球蛋白。对已确诊为风疹的早期孕妇,应考虑终止妊娠。

(2)保护易感人群

①主动免疫 对于儿童、易感孕龄妇女,可接种风疹减毒活疫苗。因风疹减毒活疫苗可通过胎盘感染胎儿,故孕妇不宜接种该疫苗。

②被动免疫 对于体弱、妊娠早期接触风疹患儿者,可注射高效免疫球蛋白,以起到预防作用。

四、幼儿急疹

1. 病因

幼儿急疹又称婴儿玫瑰疹,是由人类疱疹病毒6型引起的急性出疹性传染病,其临床特点是持续性高热3~5天,热退出疹。本病多见于6~18个月小儿,3岁以后少见。

2. 临床表现

(1)潜伏期 7~15天,平均10天。

(2)发热期 突起高热,体温39~40℃,持续3~5天,可伴惊厥。咽峡部充血、头颈部浅表淋巴结轻度肿大、轻微腹泻。全身症状轻微。

(3)出疹期 发热3~5天体温骤退,同时出现皮疹。皮疹呈红色斑疹、斑丘疹,很少融合,主要见于躯干、颈部、上肢。皮疹于1~3天消退,无色素沉着,也无脱皮。

3. 治疗

本病无特殊治疗,主要是对症支持治疗。

【例11】幼儿急疹的病原体是

A. 柯萨奇病毒　　B. EB病毒　　C. 水痘-带状疱疹病毒

D. 麻疹病毒　　E. 人类疱疹病毒6型(2024)

五、猩红热

1. 病因

猩红热是一种由A组乙型溶血性链球菌所致的急性呼吸道传染病,临床上以发热、咽峡炎、全身弥

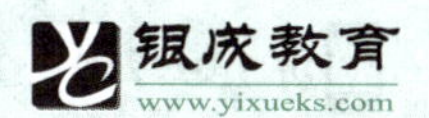

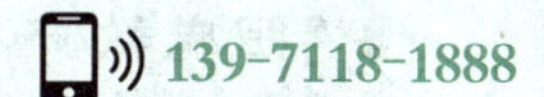

漫性红色皮疹及疹退后皮肤脱屑为特征。多见于5~15岁儿童。

2. 临床表现

(1)潜伏期 通常为2~3天,短者1天,长者5~6天。

(2)前驱期 从发病到出疹为前驱期,一般不超过24小时。突发高热,伴咽痛、头痛、腹痛,可有咽炎、扁桃体炎。婴儿在起病时烦躁或惊厥。病初舌被白苔,舌尖及边缘红肿,突出的舌乳头也呈白色,称白草莓舌。4~5天后,白舌苔脱落,舌面光滑鲜红,舌乳头红肿突起,称红草莓舌。

(3)出疹期 发病后1~2天出疹。

①出疹顺序 先为颈部、腋下、腹股沟等处,24小时内遍及全身。

②皮疹特点 全身皮肤弥漫性充血发红,其间广泛存在密集而均匀的红色细小丘疹,呈鸡皮样,触之有砂纸感,压之退色,有痒感,疹间无正常皮肤,以手按压则红色可暂时消退数秒,出现苍白的手印,此种现象称为贫血性皮肤划痕;面部潮红无皮疹,口唇周围发白,形成口周苍白圈;皮肤皱褶处如腋窝、肘窝及腹股沟等处,皮疹密集,其间有出血点,形成明显的横纹线,称为帕氏(Pastia)线;在皮疹旺盛时,于腹部、手足上可见到粟状汗疱疹。

(4)恢复期 体温正常,一般情况好转,皮疹按出疹顺序消退。疹退后1周开始脱皮,其顺序同出疹顺序,面部躯干糠屑样脱皮,手足大片状脱皮。脱皮期可达6周,无色素沉着。

注意:猩红热的三大特点——红草莓舌、贫血性皮肤划痕、帕氏(Pastia)线。

【例12】手足皮肤呈大片状脱皮,且无色素沉着的发疹性疾病是

A. 猩红热　　B. 麻疹　　C. 幼儿急疹

D. 水痘　　E. 风疹

【例13】女孩,9岁。发热伴咽痛2天。今日全身皮肤出现鲜红色粟粒疹,疹间皮肤充血。咽部充血明显,白色草莓舌,腋下、肘窝可见帕氏线。最可能的诊断是

A. 猩红热　　B. 水痘　　C. 小儿急疹

D. 手足口病　　E. 麻疹(2022)

3. 并发症

(1)化脓性并发症 包括中耳炎、乳头炎、淋巴结炎、扁桃体周围脓肿、咽后壁脓肿、蜂窝织炎。

(2)严重并发症 包括败血症、脑膜炎、骨髓炎。

(3)少见并发症 少数患儿病后2~3周可出现变态反应,主要表现为肾小球肾炎或风湿热。

4. 治疗

(1)抗生素治疗 首选青霉素,共7~10天。青霉素过敏者,可改用红霉素或头孢菌素。

(2)一般治疗 呼吸道隔离,卧床休息,供给充足的水分和营养,防止继发感染。

5. 预防

(1)控制传染源 隔离患儿至痊愈及咽拭子培养阴性。

(2)切断传播途径 消毒处理患儿的分泌物及污染物,戴口罩检查患儿。

(3)保护易感者 密切接触患者的易感儿,可口服复方磺胺甲噁唑3~5天,也可肌内注射长效青霉素。

六、手足口病

1. 概念

手足口病是由肠道病毒引起的急性发热出疹性疾病,好发于5岁以下儿童。由于病毒的传染性很强,常常造成流行。主要通过消化道、呼吸道、密切接触等途径传播。大多数患儿症状轻微,主要表现为发热、口腔和四肢末端的斑丘疹、疱疹。但肠道病毒71型感染所致的患儿,少数可出现无菌性脑膜炎、脑干脑炎、脑脊髓炎、肺水肿等严重症状,个别重症患儿病情进展迅速可致死亡。

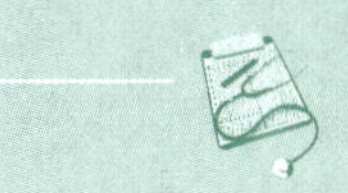

2. 病因

引起手足口病的病原体主要为肠道病毒,我国以肠道病毒71型、柯萨奇病毒A组16型多见。

【例14】小儿重症手足口病的病原体多为

A. 埃可病毒　　B. 人类疱疹病毒6型　　C. 柯萨奇病毒A组16型

D. 肠道病毒71型　　E. 轮状病毒

3. 临床表现

急性起病,大多有发热,可伴有咳嗽、流涕、食欲不振等非特异性症状。

(1)手、足、臀部　患儿手、足、臀部出现斑丘疹和疱疹,偶见于躯干,呈离心性分布。

(2)口腔　可见散发性疱疹或溃疡,多位于舌、颊黏膜和硬腭等处,引起口腔疼痛,患儿拒食、流涎。

(3)皮损特点　手、足、口、臀四个部位("四部曲")可出现斑丘疹和疱疹,皮疹具有不痛、不痒、不结痂、不结疤的"四不"特征。手、足、口病损在同一患者不一定全部出现。水疱和皮疹通常在1周内消退。

4. 治疗

目前尚无特效抗病毒药物和特异性治疗手段,主要是对症治疗。

5. 预防

我国研发的EV71手足口病灭活疫苗已被批准上市,但尚未纳入儿童免疫计划。

6. 常见发疹性疾病的鉴别

	麻疹	水痘	风疹	幼儿急疹	猩红热
病原体	麻疹病毒	水痘-带状疱疹病毒	风疹病毒	人类疱疹病毒6型	A组乙型溶血性链球菌
潜伏期	10天左右	14天	14~21天	10天	2~3天
全身症状	呼吸道卡他性炎	全身症状轻	全身症状轻	一般情况好,可有高热惊厥	中毒症状重,可有高热
其他症状	结膜炎,口腔黏膜麻疹斑	低热、不适、厌食	耳后、枕后淋巴结肿大及压痛	耳后、枕后淋巴结肿大,腹泻	咽炎,扁桃体炎,颈部淋巴结肿大
出疹时间	发热3~4天出疹	发热1~2天出疹	发热1~2天出疹	热退出疹	发热1~2天出疹
皮疹特点	红色斑丘疹,疹间皮肤正常	斑疹、丘疹、疱疹、结痂	斑丘疹,疹间皮肤正常	红色细小、密集斑丘疹	皮肤充血,上有针尖大小丘疹
出疹顺序	头面部→颈→躯干→四肢	头面部→躯干→四肢	面部→躯干→四肢	头面颈躯干多,四肢少,1天出齐	颈、腋下、腹股沟24小时遍及全身
疹退后	有色素沉着 有细小脱屑	一般不留瘢痕	无色素沉着 无脱屑	无色素沉着 无脱屑	大片状脱皮
皮疹发热	出疹时高热	低热出疹	发热后出疹	热退出疹	出疹时高热
治疗原则	无特异治疗	无特异,阿昔洛韦	无特异治疗	无特异治疗	青霉素
主动免疫	麻疹减毒活疫苗	水痘减毒活疫苗	风疹减毒活疫苗	—	无
被动免疫	丙种球蛋白	水痘-带状疱疹免疫球蛋白	丙种球蛋白	—	无
隔离时间	出疹后5天,合并肺炎者10天	皮疹全部结痂	出疹后5天	—	患儿痊愈,咽拭子培养阴性

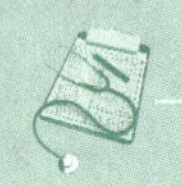

注意:①水痘、风疹、猩红热均为发热 1~2 天出疹,麻疹为发热 3~4 天出疹,幼儿急疹为热退出疹。
②水痘的皮疹呈向心性分布、"四世同堂"。手足口病皮疹呈"四不"(不痛、不痒、不结痂、不结疤)特征。
③水痘、风疹、幼儿急疹的特点为疹退后无色素沉着、无脱皮。
麻疹的特点为疹退后有色素沉着、细小脱皮。猩红热的特点为疹退后大片脱皮。

七、结核病概述

结核病是由结核分枝杆菌引起的慢性感染性疾病。全身各个脏器均可受累,但以肺结核最常见。结核分枝杆菌为需氧菌,革兰氏染色阳性,抗酸染色呈红色。在固体培养基上需 4~6 周才出现菌落。

1. 结核菌素试验

(1)结核菌素试验 小儿受结核分枝杆菌感染 4~8 周后结核菌素试验即呈阳性反应。结核菌素试验属于迟发型变态反应。硬结平均直径<5mm 为阴性,5~9mm 为阳性(+),10~19mm 为中度阳性(++),≥20mm 为强阳性(+++),局部除硬结外,还有水肿、破溃、淋巴管炎及双圈反应等为极强阳性(++++)。

注意:结核菌素试验的结果是以硬结直径为判断标准的,不是以局部红斑直径作为判断标准。

(2)阳性反应见于 ①接种卡介苗后;②年长儿无明显临床症状,仅呈一般阳性反应,表示曾感染过结核分枝杆菌;③婴幼儿,尤其是未接种卡介苗者,阳性反应多表示体内有新的结核病灶,年龄越小,活动性结核的可能性越大;④强阳性反应者,表示体内有活动性结核病;⑤由阴性反应转为阳性反应,或反应强度由原来<10mm 增至>10mm,且增幅超过 6mm 时,表示新近有感染。

接种卡介苗后与自然感染阳性反应的主要区别如下。

	接种卡介苗后	自然感染
硬结直径	多为 5~9mm	多为 10~15mm
硬结颜色	浅红	深红
硬结质地	较软,边缘不整	较硬,边缘清楚
阳性反应持续时间	较短,2~3 天即消失	较长,可达 7~10 天以上
阳性反应的变化	有较明显的逐年减弱的倾向 一般于 3~5 年内逐渐消失	短时间内反应无减弱倾向 可持续若干年,甚至终身

(3)阴性反应见于 ①未感染过结核分枝杆菌。②结核迟发型变态反应前期(初次感染后 4~8 周内)。③假阴性反应,由于机体免疫功能低下或受抑制所致,如部分危重结核病;急性传染病,如麻疹、水痘、风疹、百日咳等;体质极度衰弱,如重度营养不良、重度脱水、重度水肿等,应用糖皮质激素或其他免疫抑制剂治疗时;原发或继发免疫缺陷病。④技术误差或结核菌素失效。

【例 15】小儿,3 岁。出生时曾接种过卡介苗,2 岁时 PPD 试验为阴性,3 岁时 PPD 试验硬结直径为 18mm。该小儿最可能的情况是

A. 过卡介苗接种后　B. 既往感染过结核分枝杆菌　C. 新近感染结核分枝杆菌
D. PPD 试验阳性　E. PPD 试验假阳性(2024)

【例 16】男,2 岁。咳嗽 1 个月,伴低热。足月顺产,按期预防接种。查体:心、肺未见明显异常。PPD 试验硬结直径为 16mm,持续 7 天留有色素。其临床意义最可能是

A. PPD 试验假阳性　B. 接种卡介苗后反应　C. 曾感染过结核分枝杆菌
D. 新近感染结核分枝杆菌　E. 体内有活动性结核病(2024)

2. 结核病的治疗

(1)抗结核治疗目的 杀灭病灶中的结核分枝杆菌,防止血行播散。

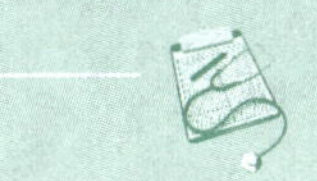

(2)抗结核治疗原则　早期治疗、适宜剂量、联合用药、规律用药、坚持全程、分段治疗。

(3)常用抗结核药物　可分为以下两类。

①杀菌药　包括全杀菌药(异烟肼 INH、利福平 RFP)、半杀菌药(链霉素 SM、吡嗪酰胺 PZA)。

②抑菌药　包括乙胺丁醇(EMB)、乙硫异烟胺(ETH)。

(4)抗结核治疗方案

①标准疗法　用于无明显症状的原发性肺结核。每日服用 INH、RFP 和/或 EMB,疗程 9~12 个月。

②两阶段疗法　用于活动性原发性肺结核、急性粟粒性结核病、结核性脑膜炎。

A. 强化治疗阶段　联合使用 3~4 种杀菌药物,长程化疗需 3~4 个月,短程化疗需 2 个月。

B. 巩固治疗阶段　联合使用 2 种抗结核药物,长程化疗需 12~18 个月,短程化疗一般为 4 个月。

③短程疗法　如 2HRZ/4HR、2SHRZ/4HR、2EHRZ/4HR。

3. 预防

(1)控制传染源　结核分枝杆菌涂片阳性患者是小儿结核病的主要传染源,早期发现及合理治疗结核分枝杆菌涂片阳性患者,是预防小儿结核病的根本措施。

(2)普及卡介苗接种　卡介苗接种的禁忌证包括:①先天性胸腺发育不全症或重症联合免疫缺陷病患者、HIV 患者;②急性传染病恢复期;③注射局部有湿疹或患全身性皮肤病;④结核菌素试验阳性。

(3)预防性抗结核治疗　可采用 INH,疗程 6~9 个月;或 INH+RFP,疗程 3 个月。

适应证:①密切接触家庭内开放性肺结核者;②3 岁以下婴幼儿未接种卡介苗而结核菌素试验阳性者;③结核菌素试验新近由阴性转为阳性者;④结核菌素试验阳性伴结核中毒症状者;⑤结核菌素试验阳性,新患麻疹或百日咳小儿;⑥结核菌素试验持续阳性小儿需较长期使用糖皮质激素者。

【例 17】女孩,1 岁。未接种过卡介苗,其父患活动性肺结核,时有咯血。目前小儿与父母生活在一起,但无任何症状。小儿胸部 X 线片未见异常,PPD 试验(+)。除隔离父亲外,宜对小儿采取的措施是

A. 立即接种卡介苗　B. 口服异烟肼,疗程 6~9 个月　C. 继续观察,暂不做任何处理

D. 口服利福平,疗程 1 年　E. 口服利福平+异烟肼,疗程 1 年

八、原发性肺结核

原发性肺结核是原发性结核病中最常见者,为结核分枝杆菌初次侵入肺部后发生的原发感染,是小儿肺结核的主要类型,占儿童各型肺结核总数的 85.3%。原发性肺结核包括原发综合征和支气管淋巴结结核。前者由肺原发病灶、局部淋巴结病变和两者相连的淋巴管炎组成;后者以胸腔内淋巴结肿大为主。

【例 18】肺结核原发综合征的临床表现是

A. 病灶常为多发结节　B. 肺内可有一个或多个空洞　C. 肺内常见结核球

D. 病灶位于锁骨上、下　E. 原发病灶、淋巴管炎及肺门淋巴结结核

1. 病理

(1)好发部位　肺部原发病灶多位于右侧,肺上叶底部和下叶的上部,近胸膜处。

(2)基本病变　基本病变为渗出、增殖、坏死。渗出性病变以炎症细胞、单核细胞及纤维蛋白为主要成分;增殖性改变以结核结节及结核性肉芽肿为主;坏死的特征性改变为干酪样改变。

(3)主要特征　结核性炎症的主要特征是上皮样细胞结节及朗格汉斯细胞。

2. 临床表现

(1)结核中毒症状　一般起病缓慢,可有低热、食欲缺乏、疲乏、盗汗等结核中毒症状,多见于年龄较大儿童。婴幼儿及症状较重者可急性起病,高热可达到 39~40℃,但一般情况尚好,与发热不相称,持续 2~3 周后转为低热,并伴结核中毒症状,干咳和轻度呼吸困难是最常见的症状。

(2)生长发育障碍　婴儿可表现为体重不增或生长发育障碍。

(3)过敏状态 高度过敏状态小儿可出现疱疹性结膜炎、皮肤结节性红斑、一过性关节炎。

(4)胸内淋巴结压迫症状 压迫气管分叉处可出现类似百日咳样痉挛性咳嗽;压迫支气管使其部分阻塞时可引起喘鸣;压迫喉返神经可致声嘶;压迫静脉可致颈静脉怒张。

(5)体征 可有周围淋巴结肿大。肺部体征不明显,与肺内病变不一致。婴儿可有肝肿大。

【例 19】女童,4 岁。持续低热 10 天。伴阵发性痉挛性咳嗽和乏力。查体:体温 38.2℃,呼吸 24 次/分,双肺闻及少量干啰音。胸部 X 线片显示右肺门区圆形致密阴影,边界清晰。该患儿最可能的诊断是

A. 支气管哮喘　B. 急性支气管炎　C. 急性支气管肺炎
D. 支气管淋巴结结核　E. 百日咳(2024)

3. 诊断

(1)原发综合征 表现为肺内实质浸润伴肺门淋巴结、纵隔淋巴结肿大。局部炎性淋巴结相对较大而肺部的初染灶相对较小是原发性肺结核的特征。X 线胸片上呈现典型哑铃状双极影者已少见。

(2)支气管淋巴结结核 是小儿原发性肺结核 X 线胸片最为常见的表现形式。分为 3 种类型:

①炎症型 呈现从肺门向外扩展的密度增高阴影,边缘模糊,此为肺门部肿大淋巴结阴影。

②结节型 表现为肺门区域圆形或卵圆形致密阴影,边缘清楚,突向肺野。

③微小型 其特点是肺纹理紊乱,肺门形态异常,肺门周围呈小结节状及小点片状模糊阴影。

(3)CT 扫描 检查结果较 X 线检查准确,有助于对疑诊原发综合征但胸部平片正常的患者进行诊断。

(4)纤维支气管镜检查 可用于支气管结核的诊断。

4. 鉴别诊断

本病需与上呼吸道感染、支气管炎、百日咳、风湿热、伤寒、各种肺炎、支气管异物等相鉴别。

5. 治疗

(1)无明显症状者 选用标准疗法,即 INH+RFP 和/或 EMB,疗程 9~12 个月。

(2)活动性原发型肺结核 宜采用直接督导下短程化疗,常用方法为 2HRZ/4HR。

(20~22 题共用题干)男,4 岁。因反复低热、咳嗽和盗汗 15 天就诊。查体:T37.5℃,右眼球结膜充血,内眦部有一疱疹,咽部充血,右颈部可触及黄豆大小淋巴结,无明显压痛,心、肺无异常,肝肋下 1.5cm。血 WBC5.6×10^9/L,L0.70。

【例 20】最可能的诊断是

A. 咳嗽变异型哮喘　B. 结核分枝杆菌感染　C. 肺炎
D. 支原体感染　E. 支气管异物

【例 21】若胸部 X 线片示肺门有直径 3cm 的圆形致密阴影,其肺部病灶的病理改变应为

A. 渗出、水肿、坏死　B. 充血、水肿、渗出　C. 渗出、增殖、坏死
D. 充血、水肿、坏死　E. 充血、水肿、增殖

【例 22】宜采取的治疗措施是

A. 应用大环内酯类抗生素　B. 糖皮质激素治疗　C. 抗结核治疗
D. 抗病毒治疗　E. 支气管镜取异物

常考点 发疹性传染病的出疹规律;原发性肺结核的临床表现。

参考答案——详细解答见《2025 国家临床执业及助理医师资格考试历年考点精析(上、下册)》

1. **A**BCDE　2. AB**C**DE　3. A**B**CDE　4. ABC**D**E　5. A**B**CDE　6. ABCD**E**　7. A**B**CDE
8. ABCD**E**　9. AB**C**DE　10. **A**BCDE　11. ABCD**E**　12. **A**BCDE　13. **A**BCDE　14. ABC**D**E
15. AB**C**DE　16. ABC**D**E　17. A**B**CDE　18. ABCD**E**　19. ABC**D**E　20. A**B**CDE　21. AB**C**DE
22. AB**C**DE

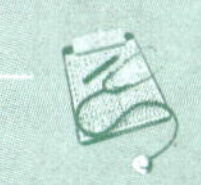

第6章　消化系统疾病

▶考纲要求

①解剖生理特点。②小儿腹泻病。

▶复习要点

一、儿童消化系统解剖生理特点

1. 口腔

足月新生儿出生时已具有较好的吸吮及吞咽功能，但口腔黏膜薄嫩，血管丰富，唾液腺不够发达，口腔黏膜易受损伤和发生局部感染；3~4个月时唾液分泌开始增加。

2. 食管

婴儿的食管呈漏斗状，腺体缺乏，食管下段括约肌发育不成熟，常发生胃食管反流。

3. 胃

婴儿胃略呈水平位，当开始行走时其位置变为垂直。胃分泌的盐酸和各种酶均较成人少，且酶活性低下，故消化功能弱。胃平滑肌发育尚未完善，在充满液体食物后易使胃扩张。早产儿胃排空更慢，易发生胃潴留。

4. 肠

儿童肠管相对比成人长，一般为身长的5~7倍（成人仅为4倍），对消化有利。婴幼儿肠黏膜肌层发育差，肠系膜柔软而长，结肠无明显结肠带与肠脂垂，升结肠与后壁固定差，易发生肠扭转和肠套叠。

5. 肝

年龄越小，肝脏相对越大。婴儿肝细胞再生能力强，不易发生肝硬化。婴儿时期胆汁分泌较少，故对脂肪的消化、吸收功能较弱。

6. 胰腺

出生后3~4个月时胰腺发育较快，胰液分泌量也随之增多，出生后1年，胰腺外分泌部分生长迅速，为出生时的3倍。酶类出现的先后顺序为：胰蛋白酶、糜蛋白酶、羧肽酶、脂肪酶、淀粉酶。婴幼儿易发生消化不良。

7. 肠道细菌

肠道菌群受食物成分的影响较大，单纯母乳喂养儿以双歧杆菌占绝对优势，人工喂养和混合喂养儿肠内的大肠埃希菌、嗜酸乳杆菌、双歧杆菌及肠球菌所占比例几乎相等。正常肠道菌群除了对侵入肠道的致病菌有一定的拮抗作用。婴幼儿肠道正常菌群脆弱，易受许多内外界因素影响而致菌群失调，导致消化功能紊乱。

8. 健康婴儿粪便

食物进入消化道至粪便排出时间因年龄而异：母乳喂养儿平均为13小时，人工喂养儿平均为15小时，成人平均为18~24小时。

(1) **胎便**　新生儿最初3天内排出的粪便，形状黏稠，呈橄榄绿色，无臭味。它由脱落的肠上皮细胞、浓缩的消化液、咽下的羊水所构成，2~3天内转变为普通的婴儿粪便。

(2)母乳喂养儿粪便 为黄色或金黄色,多为均匀膏状或带少许黄色粪便颗粒,或较稀薄、绿色、不臭,呈酸性反应(pH 4.7~5.1)。平均每日排便2~4次,一般在添加辅食后次数减少。

(3)人工喂养儿粪便 为淡黄色,较干稠,呈中性或碱性反应(pH 6~8)。早年的牛乳及其配方奶粉含酪蛋白较多,粪便有明显的蛋白质分解产物的臭味,有时可混有白色酪蛋白凝块,每日排便1~2次。

(4)混合喂养儿粪便 与喂食牛乳者相似,但较软、黄,添加淀粉类食物可使大便增多,稠度稍减,稍呈暗褐色,臭味加重。添加各类蔬菜、水果等辅食时大便外观与成人粪便相似。每日排便1~3次。

【例1】单纯母乳喂养儿占绝对优势的肠道细菌是

A. 嗜酸杆菌　　B. 双歧杆菌　　C. 大肠埃希菌
D. 金黄色葡萄球菌　　E. 肠球菌(2022)

二、小儿腹泻病

腹泻病是一组由多病原、多因素引起的以大便次数增多和大便性状改变为特点的消化道综合征。6个月至2岁婴幼儿发病率高,1岁以内约占半数。

1. 病因

(1)易感因素 ①消化系统发育尚未成熟。②生长发育快,所需营养物质相对较多。③机体及肠黏膜免疫功能不完善。④肠道菌群失调。⑤人工喂养。

(2)感染因素 肠道内感染可由病毒、细菌、真菌、寄生虫引起,以前两者多见,尤其是病毒。

(3)非感染因素 包括饮食因素和气候因素。

2. 临床表现

(1)急性腹泻的共同临床表现 分为轻型和重型。

	轻型	重型
起病	可急可缓	常急性起病
致病因素	常由饮食因素、肠道外感染引起	常由肠道内感染引起
腹泻	大便次数增多,<10次/天,每次量不多,稀薄或带水,黄绿色,有酸味,可见白色奶瓣和泡沫	腹泻频繁,每日十余次至数十次,多为黄色水样便或蛋花样便,含少量黏液,少数有血便
呕吐	食欲不振,偶有溢乳或呕吐	食欲低下,常有呕吐,严重者呕吐咖啡色液体
脱水	无	可有不同程度的脱水
电解质	无水、电解质及酸碱平衡紊乱	代谢性酸中毒、低钾血症、低钙血症、低镁血症
全身症状	无	发热、精神烦躁或萎靡、嗜睡、昏迷、休克等

(2)重型腹泻特有的临床表现 患儿可有脱水,水、电解质平衡紊乱。

①全身中毒症状 发热,烦躁,萎靡,嗜睡,昏迷,休克等。

②脱水 由于吐泻丢失体液、摄入量不足,使体液总量减少,导致不同程度的脱水。以等渗性脱水最常见,低渗性脱水次之,高渗性脱水少见。

③代谢性酸中毒 腹泻丢失大量碱性物质;进食少,肠吸收不良,热能不足,机体得不到正常能量供应,导致脂肪分解增加,产生大量酮体;脱水时血容量减少,血液浓缩,使血流缓慢,组织缺氧导致无氧酵解增多而使乳酸堆积;脱水使肾血流量亦不足,其排酸、保钠功能低下,酸性代谢产物滞留在体内。

④低钾血症 由于胃肠液中含钾较多,呕吐和腹泻丢失大量钾盐;进食少,钾摄入不足;肾脏保钾功能比保钠差,所以腹泻病常导致缺钾。患儿常表现为精神不振、无力、腹胀、心律失常、碱中毒等。

⑤低钙血症和低镁血症 腹泻患儿进食少,吸收不良,从大便丢失钙、镁,可使体内钙、镁减少,此症在活动性佝偻病和营养不良患儿更多见。但是脱水、酸中毒时由于血液浓缩、离子钙增多等原因,不出现

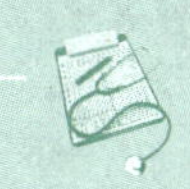

低钙的症状，待脱水、酸中毒纠正后则出现低钙症状（手足搐搦和惊厥）。极少数久泻和营养不良患儿输液后出现震颤、抽搐。用钙治疗无效时应考虑有低镁血症的可能。

【例 2】男孩，10 岁。腹泻 3 天入院，诊断为“急性肠炎”。查体：精神萎靡，四肢乏力，肠鸣音减弱。心电图示 U 波明显。针对该患儿电解质紊乱，最重要的处理措施是

A. 静脉补钾　　B. 抗感染　　C. 静脉推注钙剂
D. 止泻　　E. 肠道微生态疗法（2024）

(3)轮状病毒肠炎、诺如病毒肠炎、产毒性细菌引起的肠炎的临床特点

	轮状病毒肠炎	诺如病毒肠炎	产毒性细菌引起的肠炎
好发人群	6~24 个月婴幼儿	年长儿、成人	6~24 个月婴幼儿
好发季节	秋冬季（婴儿腹泻最常见病因）	11 月至次年 2 月为高峰	夏季
潜伏期	1~3 天	12~36 小时	1~2 天
自然病程	3~8 天	12~72 小时	3~7 天
起病急缓	起病急	急性暴发性胃肠炎的首要病因	起病较急
前驱症状	常伴发热和上感	呼吸道症状	一般无
呕吐腹泻	先吐后泻	阵发性腹痛、恶心呕吐、腹泻	重型有，轻型仅有腹泻
腹泻特点	大便次数多，量多，水分多，黄色水样或蛋花样，带少量黏液，无腥臭味	大便量中等，为稀便或水样便	轻型仅大便次数增多，重型腹泻频繁，量多，水样或蛋花样，混有黏液
全身症状	常伴脱水、酸中毒、电解质紊乱，可侵犯多个器官	畏寒、发热，头痛、乏力，肌痛，频繁呕吐可致脱水、酸中毒、低钾	常伴脱水、酸中毒、电解质紊乱
大便检查	大便镜检偶见少量白细胞	粪检及周围血象无异常	镜检无白细胞

注意：①轮状病毒肠炎为婴儿腹泻最常见的病因，好发于秋冬季。
②轮状病毒肠炎的临床特点是“三多”，即量多、次数多、水分多。

【例 3】轮状病毒肠炎容易出现

A. 败血症　　B. 脱水、酸中毒　　C. 中毒性脑病
D. 肠穿孔　　E. 高钠血症（2020）

(4)大肠埃希菌肠炎　多发生于气温较高的夏季，以 5—8 月多见，分 5 大组。

①致病性大肠埃希菌（EPEC）肠炎　多见于 1 岁以下小儿，潜伏期 1~2 天，起病缓慢。每天大便 5 至 10 余次，量中等，呈黄绿色，蛋花汤样，含较多黏液，有发霉臭味。镜检有少量白细胞。常伴呕吐，轻症者无发热和全身症状，重症者可伴发热、脱水、电解质紊乱。病程 1~2 周，体弱儿病程迁延。

②产毒性大肠埃希菌（ETEC）肠炎　潜伏期 1~2 天，起病较急。轻症者仅有大便次数稍增多。重症者腹泻频繁，量多，呈水样、蛋花汤样大便，混有黏液，伴呕吐，常发生脱水、电解质和酸碱平衡紊乱。镜检无白细胞。自然病程 3~7 天。

③侵袭性大肠埃希菌（EIEC）肠炎　潜伏期 18~24 小时。起病急，腹泻频繁，大便呈黏液状，带脓血，有腥臭味。常伴高热、腹痛、里急后重，可出现严重的中毒症状。大便镜检有大量白细胞和数量不等的红细胞，粪便细菌培养可找到 EIEC。

④出血性大肠埃希菌（EGEC）肠炎　常表现为大便次数增多，开始为黄色水样便，后转为血水便，有特殊臭味，可伴腹痛。大便镜检有大量红细胞，常无白细胞。

⑤黏附-集聚性大肠埃希菌（EAEC）肠炎　多见于婴幼儿，常表现为发热，腹泻，大便为黄色稀水状。

(5)抗生素诱发的肠炎　长期应用广谱抗生素可使肠道菌群失调，使肠道内耐药金黄色葡萄球菌、

铜绿假单胞菌、变形杆菌、某些梭状芽胞杆菌、白念珠菌等大量繁殖,引起肠炎。

	金黄色葡萄球菌肠炎	假膜性小肠结肠炎	真菌性肠炎
病因	多继发于使用大量抗生素后	由难辨梭状芽胞杆菌引起	多由白念珠菌引起
临床表现	发热、呕吐、腹泻、中毒症状 脱水、电解质紊乱、休克	腹泻,可有全身中毒症状 脱水、电解质紊乱、休克	病程迁延,常伴鹅口疮 大便次数增多
粪便特点	暗绿色,量多带黏液 少数为血便	黄绿色水样便 可有假膜排出,可有便血	黄色稀便,泡沫较多,带黏液 可见豆腐渣样细块
大便检查	大量脓细胞和革兰氏阳性球菌	大便培养可有梭状芽胞杆菌	镜检有真菌孢子和菌丝

(6)从大便性状判断致病菌

病原体	大便外观	大便镜检
轮状病毒	黄色水样或蛋花样,无腥臭味	有脂肪球,少量白细胞,无红细胞
致病性大肠埃希菌	黄绿色或蛋花样,较多黏液,有发霉臭味	少量白细胞
产毒性大肠埃希菌	量多,呈水样、蛋花汤样,混有黏液	无白细胞
侵袭性大肠埃希菌	黏液状,带脓血,有腥臭味	大量白细胞和数量不等的红细胞
金黄色葡萄球菌	暗绿色,水样,量多,黏液较多	大量脓细胞、成簇革兰氏阳性球菌
难辨梭状芽胞杆菌	假膜性小肠结肠炎为黄绿色水样便	可有假膜排出
真菌	稀黄,泡沫较多,带黏液,可见豆腐渣样细块	真菌孢子和菌丝

【例4】女婴,9个月。发热、呕吐、腹泻3天,12月份就诊。腹泻每天10~15次,黄色水样便,量大,无特殊臭味。查体:体温38℃,脉搏135次/分,前囟平软,皮肤弹性尚好,四肢末梢暖。心、肺无异常,肠鸣音亢进。粪便镜检:WBC2~3个/HPF。该患婴感染的病原体最可能是

A. 金黄色葡萄球菌　　B. 轮状病毒　　C. 白色念珠菌
D. 致病性大肠埃希菌　　E. 侵袭性大肠埃希菌(2024)

【例5】下述病原体中最易引起脓血便的是

A. 轮状病毒　　B. 产毒性大肠埃希菌　　C. 致病性大肠埃希菌
D. 隐孢子虫　　E. 鼠伤寒沙门菌(2021)

【例6】男孩,2岁半。重度营养不良,近1周出现腹泻,每天3~8次,黄色,稀薄,泡沫较多,带黏液,可见豆腐渣样细块。最可能的诊断是

A. 真菌性肠炎　　B. 侵袭性大肠埃希菌肠炎　　C. 轮状病毒肠炎
D. 金黄色葡萄球菌肠炎　　E. 耶尔森菌肠炎(2023)

3. 诊断与鉴别诊断

根据临床表现、大便性状可作出临床诊断。必须判定有无脱水,需与下列疾病相鉴别。

(1)生理性腹泻　多见于6个月以内婴儿,外观虚胖,常有湿疹,生后不久即出现腹泻,除大便次数增多外,无其他症状,食欲好,不影响生长发育。添加辅食后,大便即逐渐转为正常。

(2)导致小肠消化吸收障碍的各种疾病　如双糖酶缺乏、食物过敏性腹泻、失氯性腹泻等。

(3)细菌性痢疾　常有流行病学史,起病急,全身症状重,大便次数多,量少,排脓血便,伴里急后重。大便镜检有较多脓细胞、红细胞和吞噬细胞,大便培养有痢疾杆菌可确诊。

(4)坏死性肠炎　中毒症状较严重,腹痛、腹胀、频繁呕吐、高热、赤豆汤样血便,常伴休克。

【例7】男婴,5个月。母乳喂养,腹泻3个月,大便5~8次/天,稀糊便,无脓血,食欲好,面有湿疹,体重7.6kg。最可能的诊断是

A. 过敏性腹泻　　B. 饮食性腹泻　　C. 感染性腹泻

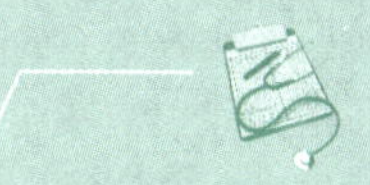

D. 生理性腹泻　　　　　　　　　E. 迁延性腹泻

4. 急性腹泻的治疗

(1)治疗原则　调整饮食,预防和纠正脱水,合理用药,加强护理,预防并发症。

(2)饮食疗法　强调继续饮食,满足生理需要,补充疾病消耗,以缩短腹泻后的康复时间。尽快恢复母乳及原来已经熟悉的饮食,由少到多,由稀到稠,喂食与患儿年龄相适应的易消化食物。

(3)口服补液　世界卫生组织推荐使用口服补液盐(ORS),可用于腹泻时预防脱水及纠正轻、中度脱水。

配方浓度	Na^+ 75mmol/L,K^+ 20mmol/L,Cl^- 65mmol/L,枸橼酸根 10mmol/L,葡萄糖 75mmol/L
新配方	NaCl 2.6g,枸橼酸钠 2.9g,氯化钾 1.5g,葡萄糖 13.5g,加水到 1000ml,总渗透压 245mOsm/L
适应证	轻度或中度脱水,无严重呕吐者
禁忌证	极度疲劳、昏迷、昏睡、腹胀者
补液量	轻度脱水者 50ml/kg,中度脱水者 100ml/kg,于 4 小时内服完

(4)静脉补液　适用于中、重度脱水。补液原则为先快后慢,先浓后淡,先盐后糖,见尿补钾。

①第 1 天静脉补液方案　现以儿童腹泻为例,制订第 1 天静脉补液方案如下图。

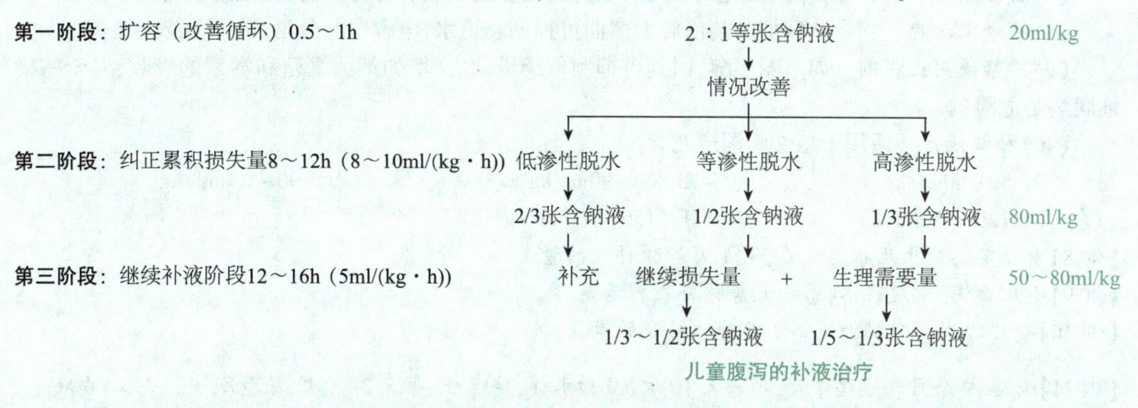

儿童腹泻的补液治疗

A. 定量(定输液总量)　包括累积损失量+继续损失量+生理需要量三个部分,故第 1 天补液总量:轻度脱水为 90~120ml/kg,中度脱水为 120~150ml/kg,重度脱水为 150~180ml/kg。

B. 定性(定输液种类)　原则为先浓后淡。等渗性脱水补充 1/2 张含钠液、低渗性脱水补充 2/3 张含钠液、高渗性脱水补充 1/3 张含钠液。若判断脱水性质有困难者,可按等渗性脱水处理。

C. 定速(定输液速度)　原则为先快后慢。补液总量的一半应在最初 8~12 小时内补完。

快速扩容	重度脱水伴休克者应先快速扩容,用 2:1 等张含钠液 20ml/kg,于 30~60 分钟内静脉注入
补充累积损失量	累积损失量(扣除扩容液量)一般在 8~12 小时内补完,每小时 8~10ml/kg
补充继续损失量+生理需要量	脱水纠正后,输液速度要慢,于 12~16 小时内补完,约每小时 5ml/kg 扩容所用的液体和电解质包括在最初 8~12 小时的补液内

D. 纠酸　输液后酸中毒一般可自行纠正,无须纠酸。对严重酸中毒者可用 1.4%碳酸氢钠纠正。

E. 补钾　见尿补钾,静脉补钾浓度≤0.3%,补钾速度>8h/d,严禁将钾盐静脉推注,补钾时间 4~6 天。

F. 补钙　为纠正低钙血症,可给予 10%葡萄糖酸钙溶液(每次 1~2ml/kg,最大量≤10ml)静脉滴注。

G. 补镁　为纠正低镁血症,可给予 25%硫酸镁溶液深部肌内注射,症状缓解后停用。

注意:①只有重度脱水伴明显周围循环障碍者才先快速扩容,轻、中度脱水无须快速扩容。
②小儿腹泻补液方案记忆为"三定三补一纠"——定量定性定速、补钾补钙补镁、纠酸。

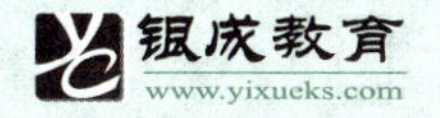

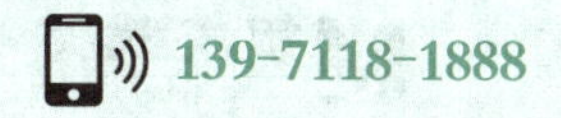

②第 2 天静脉补液方案　经第 1 天补液后,脱水和电解质紊乱已基本纠正,第 2 天及以后主要是补充继续损失量和生理需要量,继续补钾,供给热量。一般可改为口服补液。腹泻仍频繁和口服量不足者,仍需静脉补液,其补液量=生理需要量+继续损失量,于 12~24 小时内均匀静脉滴注。

生理需要量	用 1/3~1/2 张含钠液补充
继续损失量	按“丢多少补多少,随时丢随时补”的原则,用 1/3~1/2 张含钠液补充
补钾纠酸	第 2 天及以后补液时,仍要注意继续补钾和纠正酸中毒

(5)控制感染　应根据大便性状,确定是否选用抗生素。

①水样腹泻　约占 70%,多为病毒、非侵袭性细菌所致,一般不用抗生素。

②黏液脓血便　约占 30%,多为侵袭性细菌(大肠埃希菌、空肠弯曲菌、耶尔森菌、鼠伤寒沙门菌、金黄色葡萄球菌)所致,需选用敏感抗生素治疗。

(6)肠道微生态疗法　有助于恢复肠道正常菌群的生态平衡,抑制病原菌定植和侵袭,控制腹泻。常用双歧杆菌、嗜酸乳杆菌、酪酸梭状芽胞杆菌、粪链球菌、蜡样芽胞杆菌等制剂。

(7)肠黏膜保护剂　能吸附病原体和毒素,维持肠细胞的吸收和分泌功能,如蒙脱石粉。

(8)抗分泌治疗　脑啡肽酶抑制剂消旋卡多曲可抑制肠道水、电解质的分泌,治疗分泌性腹泻。

(9)严禁使用止泻剂　如洛哌丁醇,因其可抑制胃肠道动力、增加细菌繁殖和毒素的吸收,对于感染性腹泻是危险的。

(10)补锌治疗　适用于急性腹泻患儿。

A. 50~60ml/kg　　B. 60~90ml/kg　　C. 90~120ml/kg
D. 120~150ml/kg　　E. 150~180ml/kg

【例 8】重度窒息新生儿推迟喂养,第 1 天静脉补液的量是

【例 9】小儿腹泻,中度脱水,第 1 天静脉补液的量是

【例 10】小儿腹泻,重度脱水,第 1 天静脉补液的量是

【例 11】女婴,9 个月。腹泻 4 天,约每天 10 次,呈稀水样,伴呕吐,每天 2~3 次,尿量减少。查体:皮肤干,弹性差,眼窝、前囟凹陷,心音低钝。最重要的处理措施是

A. 控制感染　　B. 给予助消化药　　C. 给予肠道微生态制剂
D. 纠正水、电解质平衡紊乱　　E. 给予止吐药

5. 预防

(1)合理喂养　提倡母乳喂养,添加辅助食品时每次限一种,逐步增加,适时断奶。

(2)鉴别生理性腹泻　对于生理性腹泻的婴儿应避免不适当的药物治疗。

(3)养成良好的卫生习惯　注意乳品的保存和奶具、食具、便器、玩具等的定期消毒。

(4)预防感染　积极治疗感染性腹泻患儿,做好消毒隔离工作,防止交叉感染。

(5)规范使用抗生素　避免长期滥用广谱抗生素。

(6)接种疫苗　轮状病毒肠炎流行甚广,接种疫苗为理想的预防方法。

6. 小儿液体疗法

(1)小儿体液平衡的特点

①体液的电解质组成:细胞外液以 Na^+、Cl^-、HCO_3^- 为主,其中 Na^+ 占 90%以上;细胞内液以 K^+、Mg^{2+}、蛋白质为主,其中 K^+ 占 78%。

②年龄越小,体液总量相对越多,这是因为间质液比例较高,而血浆和细胞内液量比例与成人相近。

(2)脱水　脱水指水分摄入不足或丢失过多所引起的体液总量,尤其是细胞外液量的减少。

①脱水的程度　脱水的程度常以丢失量占体重的百分比来表示,按脱水程度分为轻、中、重三度。

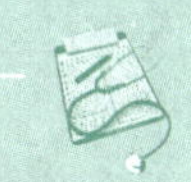

	轻度脱水	中度脱水	重度脱水
失水量	30~50ml/kg 体重	50~100ml/kg 体重	100~120ml/kg 体重
占体重	3%~5%	5%~10%	10%以上
心率增快	无	有	有
脉搏	可触及	可触及(减弱)	明显减弱
血压	正常	直立性低血压	低血压
皮肤黏膜	皮肤稍干燥,弹性尚可	皮肤苍白干燥,弹性较差	极度干燥,有花纹,弹性极差
前囟、眼窝	正常	轻度凹陷	深度凹陷,眼睑不能闭合
眼泪	哭时有泪	哭时泪少	哭时无泪
呼吸	正常	深,也可快	深和快
尿量	正常	少尿	无尿或严重少尿
精神状态	稍差,略烦躁不安	精神萎靡或烦躁不安	精神极度萎靡,表情淡漠 昏睡甚至昏迷

②脱水性质　按脱水性质,分为等渗性、低渗性和高渗性脱水3类。

	等渗性脱水	低渗性脱水	高渗性脱水
血浆渗透压	290~310mOsm/(kg·H_2O)	<290mOsm/(kg·H_2O)	>310mOsm/(kg·H_2O)
血钠浓度	130~150mmol/L	<130mmol/L	>150mmol/L
发病率	最常见	次常见	少见
病理特点	细胞内、外无渗透压梯度 细胞内容量保持原状	水从细胞外向细胞内转移 循环容量更少	水从细胞内向细胞外转移 细胞内容量减少
休克发生率	与脱水程度一致	常发生休克,且程度严重	少见,一般无明显循环障碍
体温	与原发病有关	常降低	常升高
口渴感	一般无	早期无口渴	强烈口渴
精神状态	与脱水程度一致	萎靡,嗜睡明显	嗜睡,但肌张力高、反射活跃
皮肤弹性	与脱水程度一致	湿冷,弹性极差	明显干燥,弹性可
临床特点	临床症状与脱水程度一致	细胞外液明显减少,易休克 临床症状较严重	细胞外液减少不显著 循环衰竭和氮质血症较轻

【例12】前囟凹陷常见于

A. 甲状腺功能减退　　B. 维生素A中毒　　C. 脱水

D. 脑发育不良　　E. 小头畸形

【例13】女婴,10个月。发热伴呕吐、腹泻2天。大便每天10~15次,呈蛋花汤状。呕吐频繁,尿量极少。查体:体温38.3℃,精神萎靡,皮肤弹性差,呈花纹状,前囟、眼窝明显凹陷,四肢厥冷。血钠135mmol/L。粪便镜检偶见白细胞。该患儿脱水程度和性质是

A. 中度低渗性脱水　　B. 中度等渗性脱水　　C. 重度低渗性脱水

D. 重度等渗性脱水　　E. 重度高渗性脱水(2024)

(3)小儿液体疗法时常用补液溶液配制　①张力指电解质溶液占总溶液的比值。葡萄糖溶液为非电解质溶液,因此将葡萄糖去除,其他液体的份数除以总溶液的份数,就是该溶液的张力。②配制补液溶

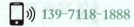

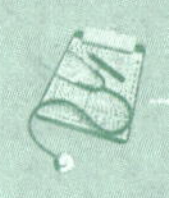

液时使用的是 1.4%$NaHCO_3$,而不是 5%$NaHCO_3$。

溶液	张力	配制方法
1:1含钠液	1/2 张	1 份 0.9%氯化钠+1 份 5%或 10%葡萄糖
1:2含钠液	1/3 张	1 份 0.9%氯化钠+2 份 5%或 10%葡萄糖
1:4含钠液	1/5 张	1 份 0.9%氯化钠+4 份 5%或 10%葡萄糖
2:1含钠液	等张	2 份 0.9%氯化钠+1 份 1.4%碳酸氢钠或 1.87%乳酸钠
2:3:1含钠液	1/2 张	2 份 0.9%氯化钠+3 份 5%或 10%葡萄糖+1 份 1.4%碳酸氢钠或 1.87%乳酸钠
4:3:2含钠液	2/3 张	4 份 0.9%氯化钠+3 份 5%或 10%葡萄糖+2 份 1.4%碳酸氢钠或 1.87%乳酸钠
口服补液盐(ORS)	2/3 张	NaCl3.5g+碳酸氢钠 2.5g+KCl1.5g+无水葡萄糖 20g,加水至 1000ml 总渗透压 245mOsm/L,其中电解质渗透压 220mOsm/L(此为 ORS 老配方)

(4)液体疗法的补液量 液体疗法包括补充生理需要量+累积损失量+继续丢失量。

①生理需要量和累积损失量

	生理需要量	累积损失量
性质	主要取决于尿量、大便丢失及不显性失水量	主要取决于脱水程度及脱水性质
简易计算	体重~10kg:每日需液量 100ml/kg 体重 11~20kg:每日需液量 1000ml+超过 10kg 体重数×50ml/kg 体重>20kg:每日需液量 1500ml+超过 20kg 体重数×20ml/kg	轻度脱水为 30~50ml/kg 中度脱水为 50~100ml/kg 重度脱水为 100~120ml/kg
补液性质	生理需要量尽量口服补充 不能口服者可静脉滴注 1/3~1/2 张含钠液 同时补充生理需要量的钾	等渗性脱水补 1/2 张含钠液 低渗性脱水补 2/3 张含钠液 高渗性脱水补 1/3 张含钠液

②继续丢失量 根据实际损失量用类似溶液补充。

(14~16 题共用题干)女婴,6 个月。腹泻 3 天。大便每天 10~15 次,为黄色水样便,量多,无腥臭,尿量稍减少。查体:口唇樱红,皮肤干燥,前囟和眼眶明显凹陷,心、肺无异常,腹软,肠鸣音活跃。经补液治疗 12 小时后,患婴口唇樱红消失,尿量增多,但出现嗜睡,心音低钝,腹胀明显,肠鸣音减弱。

【例 14】为明确诊断,首选检查为

A. 脑脊液检查　B. 血清电解质　C. 心肌酶学测定　D. 腹部超声　E. 血常规及 CRP

【例 15】目前最重要的处理

A. 抗感染　B. 静脉推注钙剂　C. 止泻　D. 肠道微生物疗法　E. 静脉补钾

【例 16】正确处理后脱水症状好转,无呕吐,食欲好,腹泻 6 次,水样变,量中等,尿量正常。适宜的处理是

A. 补充累积损失量　B. 补充累积损失量和继续损失量　C. 补充继续损失量　D. 补充生理需求量　E. 补充继续损失量和生理需要量(2024)

常考点 小儿腹泻的临床特点及液体疗法。

参考答案——详细解答见《2025 国家临床执业及助理医师资格考试历年考点精析(上、下册)》

1. ABCDE　2. ABCDE　3. ABCDE　4. ABCDE　5. ABCDE　6. ABCDE　7. ABCDE
8. ABCDE　9. ABCDE　10. ABCDE　11. ABCDE　12. ABCDE　13. ABCDE　14. ABCDE
15. ABCDE　16. ABCDE

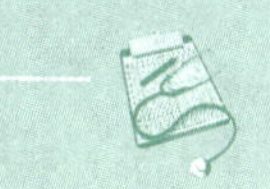

第7章　呼吸系统疾病

考纲要求

①呼吸系统解剖生理特点。②急性上呼吸道感染。③急性感染性喉炎。④毛细支气管炎。⑤支气管哮喘。⑥肺炎。

复习要点

一、呼吸系统解剖生理特点

1. 解剖特点

(1)鼻　婴幼儿鼻腔较成人相对短小,鼻道狭窄,无鼻毛,鼻黏膜柔嫩并富于血管,易于感染,感染时黏膜肿胀,易造成堵塞,导致呼吸困难或张口呼吸。

(2)鼻窦　由于鼻窦黏膜与鼻腔黏膜相连续,鼻窦口相对大,故急性鼻炎易致鼻窦炎。

(3)鼻泪管和咽鼓管　婴幼儿鼻泪管短,开口接近于内眦部,且瓣膜发育不全,故鼻腔感染常易侵入结膜引起炎症。婴儿咽鼓管较宽,且直而短,呈水平位,故鼻咽炎时易引起中耳炎。

(4)咽部　咽部较狭窄且垂直。扁桃体包括腭扁桃体和咽扁桃体。腭扁桃体1岁末逐渐增大,4~10岁发育达高峰,14~15岁时退化,故扁桃体炎常见于年长儿,婴儿则少见。咽扁桃体又称腺样体,6个月时已发育,严重的腺样体肥大是小儿阻塞性睡眠呼吸暂停综合征的重要原因。

(5)喉　喉腔狭窄,声门狭小,软骨柔软,因此轻微炎症即可引起声音嘶哑和吸气性呼吸困难。

(6)气管、支气管　婴幼儿的气管、支气管较成人短且较狭窄,黏膜柔嫩,血管丰富,软骨柔软,因缺乏弹力组织而支撑作用差,因黏液腺分泌不足易致气道干燥,故易发生呼吸道感染。

(7)肺　肺泡数量少且肺泡小,弹力组织发育较差,血管丰富,间质发育旺盛,致肺含血量多而含气量相对少,故易于感染。感染时易致黏液阻塞,引起间质炎症、肺气肿和肺不张等。

(8)胸廓　婴幼儿胸廓较短,前后径相对较长,呈桶状;肋骨呈水平位,胸腔小而肺脏相对较大;呼吸肌发育差。因此在呼吸时,肺的扩张受到限制。当肺部发生病变时,容易出现呼吸困难。

2. 生理特点

(1)呼吸频率与节律　小儿呼吸频率较快,新生儿40~44次/分,29天~12个月30次/分,1~3岁24次/分,4~7岁22次/分,8~14岁20次/分,15~18岁16~18次/分。

(2)呼吸类型　婴幼儿为腹式呼吸,后逐渐转化为胸腹式呼吸,7岁以后逐渐接近成人。

(3)肺活量　小儿肺活量为50~70ml/kg。婴幼儿呼吸储备量较小,因此小儿易发生呼吸衰竭。

(4)潮气量　小儿潮气量为6~10ml/kg,年龄越小,潮气量越小;无效腔/潮气量比值大于成人。

(5)每分通气量和气体弥散量　前者按体表面积计算与成人相近,后者按单位肺容积计算与成人相近。

(6)气道阻力　由于小儿气道管径细小,气道阻力大于成人,因此小儿发生喘息的机会较多。

(7)免疫　婴幼儿分泌型IgA(SIgA)、IgG含量低微,故易患呼吸道感染。

【例1】婴幼儿易患呼吸道感染的主要原因是

A. 呼吸浅表　　B. 呼吸频率快　　C. 呈腹式呼吸

D. 呼吸道黏膜缺少SIgA　　E. 鼻腔短小,狭窄,黏膜血管丰富

二、急性上呼吸道感染

急性上呼吸道感染系由各种病原引起的上呼吸道的急性感染,又称“感冒”,是小儿最常见的疾病。该病主要侵犯鼻和咽部,根据感染部位的不同可诊断为急性鼻炎、急性咽炎、急性扁桃体炎等。

1. 病因

(1)病毒 占90%以上,主要有鼻病毒、冠状病毒、呼吸道合胞病毒、流感病毒、副流感病毒、柯萨奇病毒、埃可病毒、腺病毒、人类偏肺病毒等。

(2)细菌 最常见为溶血性链球菌,其次为肺炎链球菌、流感嗜血杆菌等。

(3)支原体 肺炎支原体可引起上呼吸道感染。

2. 临床表现

(1)普通感冒

①局部症状 鼻塞、流涕、喷嚏、干咳、咽部不适和咽痛等,多于3~4天内自然痊愈。

②全身症状 发热、烦躁不安、头痛、全身不适、乏力等。可有食欲缺乏、呕吐、腹泻、腹痛等消化道症状。婴幼儿起病急,以全身症状为主,常有消化道症状,局部症状较轻。多有发热,体温高达39~40℃,热程在2~7天,起病1~2天内可因发热引起惊厥。

③体征 咽部充血,扁桃体肿大。可有下颌和颈淋巴结肿大。肺部听诊一般正常。

(2)流行性感冒 主要症状为发热,体温可达39~40℃,多伴头痛、四肢肌肉酸痛、乏力,少部分出现恶心、呕吐、腹泻,儿童消化道症状多于成人。

(3)两种特殊类型的急性上呼吸道感染

	疱疹性咽峡炎	咽结膜热
病原体	柯萨奇A组病毒	腺病毒3、7型
好发季节	夏秋季	春夏季
临床表现	高热、咽痛、流涎、厌食、呕吐	特征性临床表现=发热、咽炎、结膜炎 高热、咽痛、眼部刺痛,有时伴消化道症状
体格检查	咽部充血,咽腭弓、软腭、腭垂的黏膜上可见疱疹,周围有红晕,破溃后可形成小溃疡	咽部充血,白色点块状分泌物,周边无红晕,易于剥离;颈及耳后淋巴结肿大
病程	1周左右	1~2周

【例2】男婴,9个月。发热3天,烦躁、流涎1天。查体:一般状态可,前囟平坦,咽部充血,咽峡及软腭部可见直径2~3mm的疱疹及溃疡,颈部无抵抗,心、肺听诊正常。其病原体最可能为

A. 溶血性链球菌　B. 流感嗜血杆菌　C. 柯萨奇病毒
D. 腺病毒　E. 副流感病毒

A. 柯萨奇病毒　B. 带状疱疹病毒　C. 腺病毒
D. 人类疱疹病毒6型　E. 呼吸道合胞病毒

【例3】幼儿急疹的病原体是

【例4】疱疹性咽峡炎的病原体是

【例5】咽结膜热的病原体是

3. 并发症

以婴幼儿多见,病变若向邻近器官组织蔓延可引起中耳炎、鼻窦炎、咽后壁脓肿、扁桃体周围脓肿、颈淋巴结炎、喉炎、支气管炎及肺炎等。年长儿若患A组乙型溶血性链球菌咽峡炎,可引起急性肾小球肾炎和风湿热。

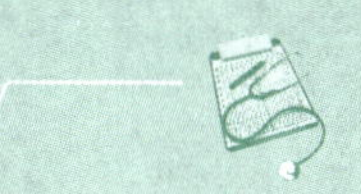

4. 诊断与鉴别诊断

根据临床表现一般不难诊断,但需与急性传染病早期、急性阑尾炎、变应性鼻炎等相鉴别。

【例6】女孩,8岁。发热伴头痛及肌肉酸痛4天。查体:咽充血,扁桃体Ⅰ度肿大。其同学中有数人发病。最可能的诊断是

A. 急性上呼吸道感染　B. 急性扁桃体炎　C. 疱疹性咽峡炎
D. 流行性感冒　E. 川崎病

5. 治疗

(1)**一般治疗**　注意休息,居室通风,适当补充水分。防止交叉感染及并发症。

(2)**抗病毒治疗**　单纯的病毒性上呼吸道感染具有一定自限性。普通感冒目前尚缺乏特异性抗病毒药物,部分中药制剂有一定的抗病毒疗效。若为流感病毒感染,可用磷酸奥司他韦口服。

(3)**抗菌治疗**　细菌性上呼吸道感染或病毒性上呼吸道感染继发细菌感染者可选用抗生素治疗。

(4)**对症治疗**　2月龄以上儿童高热者可使用退热药物,热性惊厥者可予镇静、止惊等处理,鼻塞者可酌情给予减充血剂。

三、急性感染性喉炎

急性感染性喉炎是指喉部黏膜的急性弥漫性炎症。以犬吠样咳嗽、声嘶、喉鸣、吸气性呼吸困难为临床特征。部分患者可同时累及气管或支气管,为急性喉气管支气管炎。冬春季节多发,且多见于婴幼儿。

1. 病因

(1)**常见病原体**　本病主要由病毒或细菌感染引起。常见的病毒为副流感病毒、流感病毒和腺病毒,常见的细菌为金黄色葡萄球菌、肺炎链球菌等。

(2)**喉梗阻**　由于小儿喉部解剖特点,炎症时易充血、水肿而出现喉梗阻。

2. 临床表现

起病急,症状重。可有发热、犬吠样咳嗽、声嘶、吸气性喉鸣和三凹征。

3. 诊断与鉴别诊断

根据急性发病、犬吠样咳嗽、声嘶、喉鸣、吸气性呼吸困难等临床表现不难诊断,但应与白喉、急性会厌炎、喉痉挛、喉或气管异物、喉先天性畸形等所致的喉梗阻相鉴别。

4. 治疗

(1)**一般治疗**　保持呼吸道通畅,防止缺氧加重。

(2)**糖皮质激素**　有抗炎、抗过敏和抑制变态反应等作用,有助于减轻喉头水肿,缓解喉梗阻。

(3)**控制感染**　多为病毒感染,如考虑为细菌感染,可选用适当抗生素治疗。

(4)**对症治疗**　缺氧者给予吸氧,痰多者可选用祛痰药。

(5)**气管插管**　有Ⅲ度及以上喉梗阻者,及时进行气管插管和机械通气支持,必要时行气管切开。

四、毛细支气管炎

毛细支气管炎是2~6个月小婴儿常见的下呼吸道感染,以喘息、三凹征和气促为临床特点。

1. 病因

主要由呼吸道合胞病毒引起,副流感病毒、腺病毒、鼻病毒、人类偏肺病毒、博卡病毒、肺炎支原体也可引起本病。

2. 临床表现

(1)**症状**　咳嗽与喘憋同时发生为本病特点。喘息和肺部哮鸣音为其突出表现。主要表现为下呼吸道梗阻症状,呼气相延长伴喘息,严重者可出现呼气性呼吸困难。呼吸困难可呈阵发性,间歇期喘息消

失。全身中毒症状较轻,少见高热。

(2)**体征** 呼吸浅而快,伴鼻翼扇动和吸气性凹陷,心率加快,肺部体征主要为呼气相哮鸣音,喘憋稍缓解时可闻及中细湿啰音,叩诊可呈过清音。

3. 辅助检查

(1)**血常规** 外周血白细胞总数及分类大多在正常范围。

(2)**胸部X线检查** 可见不同程度的肺充气过度或斑片状阴影,可见支气管周围炎和肺纹理增粗。

(3)**血气分析** 病情较重的患儿血气分析多有代谢性酸中毒,少数可有呼吸性酸中毒。

4. 诊断与鉴别诊断

本病多见于小婴儿,具有典型的喘息及哮鸣音,一般不难诊断。需与支气管哮喘、肺结核等相鉴别。

5. 治疗

目前尚缺乏特异、有效的治疗方法,以支持治疗和对症治疗为主。

(1)**氧疗** 当血氧饱和度持续低于90%~92%者给予吸氧,必要时给予高流量鼻导管吸氧治疗。

(2)**控制喘息** 对于喘憋严重者,可试用支气管舒张剂,无效时不再重复。不推荐常规使用全身糖皮质激素治疗。但喘憋严重患者可考虑试用全身糖皮质激素1~3天,无效者应及时停用。

(3)**抗感染治疗** 毛细支气管炎多为呼吸道合胞病毒感染所致,利巴韦林为广谱抗病毒药物,但对其有效性不明确。肺炎支原体感染者可应用大环内酯类抗生素。继发细菌感染者应用抗菌药物。

(4)**其他** 保持呼吸道通畅,保证液体摄入量,纠正酸中毒,及时处理呼吸衰竭。

五、肺炎

肺炎是指不同病原微生物或其他因素(如吸入羊水、过敏反应、免疫损伤等)所引起的终末气道、肺泡和肺间质的炎症。主要临床表现为发热、咳嗽、肺部固定性中细湿啰音,严重者可有气促、呼吸困难,还可累及循环、神经及消化等肺外系统而出现相应的临床表现。

1. 肺炎的分类

(1)**按病理分类** 大叶性肺炎、支气管肺炎和间质性肺炎。

(2)**按病因分类**

肺炎类型	病因
病毒性肺炎	呼吸道合胞病毒(最常见)、腺病毒、流感病毒、副流感病毒
细菌性肺炎	肺炎链球菌、金黄色葡萄球菌、肺炎克雷伯菌、流感嗜血杆菌、大肠埃希菌、军团菌
支原体肺炎	由肺炎支原体所致
衣原体肺炎	沙眼衣原体、肺炎衣原体、鹦鹉热衣原体
原虫性肺炎	肺包虫病、肺弓形虫病、肺血吸虫病、肺线虫病
真菌性肺炎	白念珠菌、曲霉、组织胞质菌、隐球菌、肺孢子菌
非感染病因引起	吸入性肺炎、坠积性肺炎、嗜酸性粒细胞性肺炎(过敏性肺炎)

(3)**按病程分类** 急性肺炎(病程<1个月)、迁延性肺炎(病程1~3个月)、慢性肺炎(病程>3个月)。

(4)**按病情分类** 轻症肺炎(无全身中毒症状)、重症肺炎(全身中毒症状明显)。

(5)**按发生肺炎的地区进行分类** 分为社区获得性肺炎和医院获得性肺炎。

①社区获得性肺炎(CAP) 是指原本健康的儿童在医院外获得的感染性肺炎,包括感染了具有明确潜伏期的病原体而在入院后潜伏期内发病的肺炎。

②医院获得性肺炎(HAP) 是指患儿入院时不存在,也不处于潜伏期而在入院≥48小时发生的感染性肺炎,包括在医院感染而出院48小时内发生的肺炎。

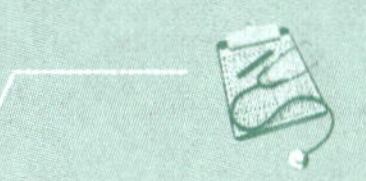

【例7】小儿肺炎的病因分类中，不包括
A. 病毒性肺炎　　B. 细菌性肺炎　　C. 衣原体肺炎
D. 嗜酸性粒细胞性肺炎　　E. 间质性肺炎

2. 病因

(1)年幼儿　约50%肺炎由病毒引起，包括呼吸道合胞病毒、流感病毒、副流感病毒、腺病毒等。

(2)年长儿　细菌、支原体感染多见。常见革兰氏阳性菌包括肺炎链球菌、金黄色葡萄球菌和A组链球菌等；常见革兰氏阴性细菌包括流感嗜血杆菌、卡他莫拉菌、大肠埃希菌和肺炎克雷伯菌等。

3. 临床表现

起病较急，发病前数日多有上呼吸道感染，主要临床表现为发热、咳嗽、咳痰和肺部固定中细湿啰音。

(1)症状

①发热　热型不定，多为不规则热，也可为弛张热或稽留热。

②咳嗽　较频繁，早期为刺激性干咳，极期咳嗽反而减轻，恢复期咳嗽有痰。

③气促、呼吸困难　肺部病变范围大者可有。

④全身症状　精神不振、食欲减退、烦躁不安，轻度腹泻或呕吐。

(2)体征　早期肺部体征无明显异常。重症可有呼吸频率增快、鼻翼扇动、吸气性凹陷和发绀。肺部啰音早期不明显，可有呼吸音粗糙、减低，以后可闻及固定的中细湿啰音，于深吸气末更为明显。

4. 辅助检查

(1)外周血检查　细菌性肺炎通常白细胞计数、C反应蛋白、前降钙素均升高。

(2)胸部X线检查　早期肺纹理增强，点状或小斑片状影，或呈现肺段或肺叶的实变阴影。间质性肺炎主要呈现肺纹理增多增粗、僵硬，弥漫性网点状的阴影，或磨玻璃样影。

(3)病原学检查　重症肺炎应在抗菌药物应用之前，尽早行病原学检查以指导治疗。

5. 诊断与鉴别诊断

(1)诊断　根据发热、咳嗽、呼吸急促，肺部闻及中、细湿啰音或X线片有肺炎改变，即可诊断。

(2)鉴别诊断　本病需与急性支气管炎、支气管异物、支气管哮喘、肺结核等相鉴别。

【例8】女孩，3岁。咳嗽5天，发热2天。查体：咽红，双侧扁桃体Ⅰ度肿大，双肺可闻及较固定的中、细湿啰音。最可能的诊断是
A. 上呼吸道感染　　B. 支气管肺炎　　C. 支气管哮喘
D. 支气管炎　　E. 毛细支气管炎

6. 严重度评估

儿童重症肺炎的简易判断标准，即出现胸壁吸气性凹陷或鼻翼扇动或呻吟之一表现，为重症肺炎。

临床特征	重症肺炎	轻症肺炎
一般情况	差	好
发热	超高热，持续高热>5天	未达重症标准
拒食或脱水征	有	无
意识障碍	有	无
低氧血症	呼吸增快，呼吸≥70次/分（婴儿），≥50次/分（>1岁）；辅助呼吸（呻吟、鼻翼扇动、三凹征）；间歇性呼吸暂停；氧饱和度<92%	无
胸片或胸部CT	≥2/3一侧肺浸润、多叶浸润、胸腔积液、气胸、肺不张、肺坏死、肺脓肿	未达重症标准
肺外并发症	有	无
判断标准	存在以上任何一项	存在上述所有表现

7. 并发症

(1)脓胸、脓气胸、肺大疱 为常见并发症。

	脓胸	脓气胸	肺大疱
病原	金黄色葡萄球菌最常见 革兰氏阴性杆菌次常见	金黄色葡萄球菌最常见 革兰氏阴性杆菌次常见	金黄色葡萄球菌最常见 革兰氏阴性杆菌次常见
临床表现	高热不退,呼吸困难加重,患侧呼吸运动受限,语颤减弱,叩诊呈浊音,呼吸音减弱,纵隔移向健侧	突然呼吸困难加重,剧烈咳嗽,烦躁不安,面色发绀,叩诊积液上方呈鼓音,呼吸音减弱或消失	体积小者无症状 体积大者可引起呼吸困难
X 线表现	立位片患侧肋膈角变钝,或呈反抛物线状阴影	立位 X 线检查可见液气面	可见薄壁空洞

(2)肺脓肿 是化脓性感染造成的肺实质空洞性损害,并形成脓腔。常见的病原菌为需氧化脓菌,如金黄色葡萄球菌、克雷伯菌等。脓肿可侵犯胸膜或破溃至胸膜腔引发脓胸。

【例 9】男孩,6 岁。发热伴咳嗽、气促 5 天。入院后患儿烦躁、气促加重。查体:体温 37.4℃,脉搏 171 次/分,呼吸 64 次/分,血压 80/58mmHg,右肺叩诊鼓音,肺部呼吸音消失,语颤减弱。该患儿的首选检查是

A. 血清电解质　　B. 心电图　　C. 超声心动图
D. 胸部立位 X 线片　　E. 动脉血气分析(2024)

8. 治疗

(1)治疗原则 采用综合治疗,原则为改善通气、控制炎症、对症治疗、防治并发症。

(2)抗生素治疗 明确为细菌感染或病毒感染继发细菌感染者应使用抗菌药物。

病原体	首选抗生素	病原体	首选抗生素
肺炎链球菌	青霉素、阿莫西林 耐药者选头孢曲松、万古霉素	金黄色葡萄球菌	苯唑西林、氯唑西林 万古霉素(甲氧西林耐药者)
流感嗜血杆菌	阿莫西林+克拉维酸	卡他莫拉菌	阿莫西林+克拉维酸
肺炎克雷伯菌	头孢他啶、亚胺培南	大肠埃希菌	头孢他啶、亚胺培南
肺炎支原体	阿奇霉素、红霉素、罗红霉素	衣原体	阿奇霉素、红霉素、罗红霉素

注意:①普通细菌性肺炎抗生素用至热退且平稳、全身症状明显改善、呼吸道症状部分改善后 3~5 天。
②肺炎链球菌肺炎疗程 7~10 天,肺炎支原体肺炎、肺炎衣原体肺炎疗程 10~14 天。
③葡萄球菌肺炎抗生素疗程为体温正常后 2~3 周停药,一般总疗程≥6 周。

(3)抗病毒治疗 可以试用利巴韦林、α-干扰素。若为流感病毒感染,可口服磷酸奥司他韦。

(4)氧疗 有缺氧表现,如烦躁、发绀、动脉血氧分压<60mmHg 时,可采用鼻前庭导管给氧,氧流量 0.5~1L/min,氧浓度≤40%。新生儿或婴幼儿可用面罩给氧,氧流量 2~4L/min,氧浓度 50%~60%。

(5)糖皮质激素 不推荐常规使用。

(6)丙种球蛋白 不推荐常规使用。

(7)脓胸和脓气胸的治疗 应及时穿刺引流,若脓液黏稠、反复穿刺抽脓不畅、发生张力性气胸时,宜行胸腔闭式引流。

【例 10】小儿支原体肺炎的首选治疗药物是

A. 阿奇霉素　　B. 左氧氟沙星　　C. 环丙霉素
D. 青霉素　　E. 头孢哌酮(2023)

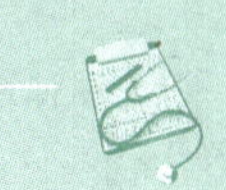

9. 几种不同病原体所致肺炎的临床特点

(1)病毒性肺炎

	呼吸道合胞病毒肺炎	腺病毒肺炎
发病率	目前最常见的病毒性肺炎	发病率第2位的病毒性肺炎
血清型	呼吸道合胞病毒只有1个血清型	腺病毒共有42个血清型,常见致病型为3、7型
好发人群	婴幼儿,尤其是1岁以内的小儿	6个月至2岁多见
临床特点	发热、呼吸困难、喘憋、口唇发绀 鼻翼扇动、三凹征	高热可持续2~3周、中毒症状重 频繁咳嗽、阵发性喘憋、嗜睡、昏迷等
体格检查	肺部多有中细湿啰音	肺部啰音出现较迟,肝脾大,麻疹样皮疹,可有心衰体征
X线表现	两肺小点片状、斑片状阴影 有不同程度的肺气肿	大小不等的片状阴影或融合成大病灶 病灶吸收慢,需数周或数月。X线改变较肺部体征早

(2)细菌性肺炎

①肺炎链球菌肺炎　是5岁以下儿童最常见的细菌性肺炎。支气管肺炎是儿童肺炎链球菌肺炎最常见的病理类型。年长儿也可表现为大叶性肺炎。临床起病多急骤,可有寒战,高热可达40℃,呼吸急促,呼气呻吟,鼻翼扇动,发绀,可有胸痛。最初数日咳嗽不重,无痰,后有铁锈色痰液。轻症者神志清楚,重症者可有烦躁、嗜睡、惊厥、谵妄、昏迷等缺氧中毒性脑病表现。胸部体征早期只有轻度叩诊浊音或呼吸音减弱,肺实变后可有典型叩诊浊音、语颤增强、管状呼吸音。消散期可闻及湿啰音。

胸部X线检查:早期可见肺纹理增强或局限于一个节段的浅薄阴影,以后有大片阴影均匀致密,占全肺叶或一个节段。少数患者出现肺大疱或胸腔积液。支气管肺炎呈斑片状阴影。

②金黄色葡萄球菌肺炎和革兰氏阴性杆菌肺炎

	金黄色葡萄球菌肺炎	革兰氏阴性杆菌肺炎
致病菌	金黄色葡萄球菌	流感嗜血杆菌、肺炎克雷伯杆菌、铜绿假单胞菌
好发人群	新生儿、婴幼儿	6个月至2岁多见
病理特点	肺组织广泛出血性坏死、多发性小脓肿形成	以肺内浸润、实变、出血性坏死为主
临床特点	肺组织破坏严重,易形成肺脓肿、脓胸、脓气胸、纵隔气肿;起病急,进展快,全身中毒症状明显;可有败血症及迁徙性化脓灶	多有数日呼吸道感染症状,病情呈亚急性,全身中毒症状明显;表现为发热、精神萎靡,嗜睡,咳嗽,呼吸困难,面色苍白,发绀
肺部体检	双肺散在中细湿啰音,可有脓胸、脓气胸体征	肺部可有湿啰音,病变融合时则有实变体征
X线表现	肺部小片状影,进展迅速,数小时内可出现小脓肿、肺大疱或胸腔积液,病灶吸收慢	肺部X线改变多种多样,基本改变为支气管肺炎征象,或呈一叶或多叶节段性炎症阴影

【例11】男婴,4个月。发热、咳嗽伴喘息2天。查体:T38.5℃,呼吸急促,可见明显三凹征,双肺可闻及明显哮鸣音,背部可闻及细湿啰音,心率140次/分,律齐,腹稍胀,肝肋下2.5cm。胸部X线片示肺气肿。最可能的诊断是

A. 肺炎支原体肺炎　　B. 金黄色葡萄球菌肺炎　　C. 支气管哮喘
D. 腺病毒肺炎　　E. 呼吸道合胞病毒肺炎

【例12】腺病毒肺炎最易出现的并发症是

A. 张力性气胸　　B. 心力衰竭　　C. 肺脓肿
D. 肺大疱　　E. 脓气胸、脓胸

【例13】男孩,2岁。持续高热,咳嗽1周,加重伴烦躁、气促1天。查体:T39.5℃,P114次/分。口唇青

紫,可见三凹征,双肺可闻及中细湿啰音,肝肋下 2cm。实验室检查:血 WBC20.0×10^9/L,N0.88,L0.12。胸部 X 线片示双肺散在斑片状阴影,可见肺大疱。最可能的诊断是

A. 腺病毒肺炎　　B. 肺炎链球菌肺炎　　C. 呼吸道合胞病毒肺炎

D. 肺炎支原体肺炎　　E. 金黄色葡萄球菌肺炎

(3)肺炎支原体肺炎与衣原体肺炎

	肺炎支原体肺炎	沙眼衣原体肺炎	肺炎衣原体肺炎
病原	肺炎支原体	沙眼衣原体	肺炎衣原体
好发人群	学龄前儿童及青年	1~3 个月婴儿	学龄前儿童
起病	缓慢或亚急性起病	起病缓慢	起病隐匿
前驱症状	全身不适,乏力,头痛,2~3 天后发热,可伴咽痛、肌痛	开始可有鼻塞、流涕等上感症状,1/2 患儿有结膜炎	无特异性临床表现,早期多有上感症状,咽痛、声音嘶哑
肺部症状	咳嗽为突出症状,初为干咳,后为顽固性剧咳,常有黏稠痰液	呼吸增快,明显阵发性不连贯咳嗽为其特征,但无百日咳回声	咳嗽最多见,1~2 周后上感症状消退,但咳嗽加重
肺部体征	肺部体征不明显,剧烈咳嗽与轻微体征不符为其特点	肺部偶闻干、湿啰音,甚至捻发音和哮鸣音	肺部偶闻干、湿啰音,哮鸣音
X 线检查	支气管肺炎、间质性肺炎、均匀一致的片状阴影似大叶性肺炎、肺门阴影增浓;游走性浸润	双侧间质性或小片状浸润,双肺过度充气	可见肺炎病灶,多为单侧下叶浸润,也可为广泛单侧或双侧性病灶

【例 14】女孩,4 岁。咳嗽 2 周,加重伴呕吐 1 周。初为轻咳,1 周后转为阵发性痉挛性咳嗽。既往未按时预防接种。查体:双肺未闻及干、湿啰音。血 WBC21×10^9/L,L0.75。该患儿最可能感染的病原体是

A. 百日咳鲍特菌　　B. 肺炎链球菌　　C. 肺炎支原体

D. 呼吸道合胞病毒　　E. 军团菌(2024)

六、支气管哮喘

支气管哮喘简称哮喘,是一种以慢性气道炎症和气道高反应性为特征的异质性疾病,是儿童期最常见的慢性呼吸道疾病。主要特征包括多种炎症细胞和细胞组分共同参与的气道慢性炎症,这种慢性炎症引起气道对各种刺激因素呈现的高反应性,导致广泛多变的可逆性气流受限,以及随病程延长而导致的气道重构。临床上表现为反复发作性的喘息、气促、胸闷或咳嗽等症状,常在夜间和/或清晨发作或加剧,多数患儿可经治疗缓解或自行缓解。

1. 临床表现

(1)症状　反复发作的喘息、咳嗽、气促、胸闷,以夜间和清晨为重,可由上呼吸道感染、变应原暴露、剧烈运动、大笑、哭闹、气候变化等诱发,常在秋冬季节或换季时发作或加重。严重发作时可有呼吸困难,呼气相延长伴有喘鸣声,甚至呈端坐呼吸,恐惧不安,大汗淋漓,面色青灰。

(2)体征　肺部听诊可闻及呼气相哮鸣音,严重者气道广泛堵塞,哮鸣音降低甚至消失,称"闭锁肺",是哮喘最危险的体征。在发作间歇期可无任何症状和体征。

2. 诊断标准

(1)儿童哮喘诊断标准　主要依赖临床表现和可逆性气流受限的证据。

①反复喘息、咳嗽、气促、胸闷,多与接触变应原、冷空气、物理、化学性刺激、呼吸道感染、运动以及过度通气(如大笑和哭吵)等有关,常在夜间和/或凌晨发作或加剧。

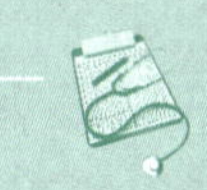

②发作时在双肺可闻及散在或弥漫性，以呼气相为主的哮鸣音，呼气相延长。

③上述症状和体征经抗哮喘治疗有效，或自行缓解。

④除外其他疾病所引起的喘息、咳嗽、气促和胸闷。

⑤临床表现不典型者(如无明显喘息或哮鸣音)，应至少具备以下1项：

A. 证实存在可逆性气流受限：

a. 支气管舒张试验阳性：吸入速效 β_2 受体激动剂15分钟之后 FEV_1 增加≥12%；

b. 抗感染治疗后肺通气功能改善：给予ICS、抗白三烯治疗4~8周后，FEV_1 增加≥12%。

B. 支气管激发试验阳性。

C. 呼气峰流量(PEF)日间变异率(连续监测2周)≥13%。

符合第①~④或第④、⑤条者，可以诊断为哮喘。

(2)咳嗽变异型哮喘诊断标准　以下①~④项为诊断的基本条件。

①咳嗽持续>4周，常在运动、夜间和/或清晨发作或加剧，以干咳为主，不伴有喘息。

②临床上无感染征象，或经较长时间抗生素治疗无效。

③抗哮喘药物诊断性治疗有效。

④排除其他原因引起的慢性咳嗽。

⑤支气管激发试验阳性和/或呼气峰流量(PEF)日间变异率(连续监测1~2周)≥13%。

⑥个人或一级、二级亲属有特应性疾病史，或变应原测试阳性。

(3)哮喘的分期　哮喘可分为以下3期：

①急性发作期　是指突然发生喘息、咳嗽、气促、胸闷等症状，或原有症状急剧加重。

②慢性持续期　是指近3个月内不同频率和/或不同程度地出现症状(喘息、咳嗽、胸闷)。

③临床缓解期　指经过治疗或未经治疗症状和体征消失，FEV_1 或PEF≥80%预计值，并维持>3个月。

(4)≥6岁儿童哮喘急性发作严重度分级　PEF为呼气峰流量，SABA为短效 β_2 受体激动剂。

临床特点	轻度	中度	重度	危重度
气短	走路时	说话时	休息时	呼吸不规则
体位	可平卧	喜坐位	前弓位	不定
讲话方式	能成句	成短句	说单字	难以说话
精神意识	可有焦虑、烦躁	常焦虑、烦躁	常焦虑、烦躁	嗜睡、意识模糊
辅助呼吸肌活动及三凹征	常无	可有	通常有	胸腹矛盾运动
哮鸣音	散在，呼气末期	响亮、弥漫	响亮、弥漫	减弱乃至消失
脉率	略增加	增加	明显增加	减慢或不规则
吸入SABA后PEF占正常预计值	>80%	60%~80%	<60%	无法完成检查
血氧饱和度(吸空气)	0.90~0.94	0.90~0.94	0.90	<0.90

【例15】女孩，6岁。反复咳嗽3个月，活动后加重，常于夜间咳醒，痰不多，无发热。抗生素治疗无效。既往有湿疹史。查体：双肺呼吸音粗，余无异常。最可能的诊断是

A. 支气管炎　　B. 支气管异物　　C. 咳嗽变异型哮喘

D. 支气管肺炎　　E. 喘息性支气管炎

(16~17题共用题干)患儿，6岁。发作性喘息、呼吸困难1天。曾诊断为“支气管哮喘”，长期吸入糖皮质激素治疗。查体：呼吸45次/分，意识模糊，心率126次/分，节律规则，双肺闻及呼气相哮鸣音，肢端暖，三凹征明显。

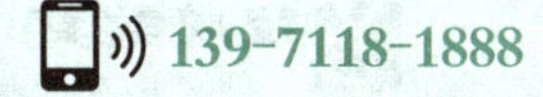

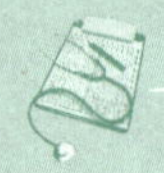

【例 16】该患儿支气管哮喘严重度分级为

A. 慢性持续期　　B. 急性发作期轻度　　C. 急性发作期中度

D. 急性发作期重度　　E. 急性发作期危重度

【例 17】此时合适的处理措施是

A. 继续吸入糖皮质激素　　B. 停用糖皮质激素　　C. 静脉注射氨茶碱

D. 立即给予吸氧治疗　　E. 吸入速效 $β_2$ 受体激动剂,静脉滴注糖皮质激素(2024)

3. 治疗

(1)哮喘慢性持续期治疗　治疗药物分为缓解药物、控制药物和重度哮喘的附加治疗药物 3 大类。

①缓解药物　在有症状时按需使用,用于快速解除支气管痉挛、改善症状,包括速效吸入和短效口服 $β_2$ 受体激动剂(SABA),吸入短效抗胆碱能药物(SAMA)、短效茶碱和全身用糖皮质激素等。

②控制药物　需每天用药并长期使用,通过抗炎作用达到控制哮喘的目的,主要包括吸入型糖皮质激素(ICS)、全身用糖皮质激素、白三烯受体拮抗剂、长效 $β_2$ 受体激动剂(LABA)、长效抗胆碱能药物(LAMA)、缓释茶碱、色甘酸钠等。

③重度哮喘的附加治疗药物　主要为生物靶向药物,如抗 IgE 单克隆抗体、抗 IL-5 单克隆抗体等。

	代表药物	临床应用特点	注意事项
吸入型糖皮质激素	布地奈德 倍氯米松	是哮喘长期控制的首选药 也是目前最有效的抗炎药物	全身不良反应少,需长期、规范吸入较长时间才能达到完全控制
白三烯调节剂	孟鲁司特 扎鲁司特	分为白三烯合成酶抑制剂和白三烯受体拮抗剂	耐受性好,副作用少,服用方便
缓释茶碱	氨茶碱	用于长期控制时,主要协助吸入型糖皮质激素抗炎	每日分 1~2 次服用 以维持昼夜血药浓度的稳定
长效 $β_2$ 受体激动剂	福莫特罗 沙美特罗	常与吸入型糖皮质激素联合应用	不良反应较少
全身性糖皮质激素	泼尼松龙 氢化可的松	仅短期用于慢性持续期重症患儿	长期应用会导致严重副作用

(2)哮喘急性发作期治疗

	代表药物	临床应用特点	注意事项
$β_2$ 受体激动剂	沙丁胺醇 特布他林	是目前临床应用最广的支气管舒张剂 吸入型速效 $β_2$ 受体激动剂是缓解哮喘急性症状的首选药物	急性发作病情较轻时可选择短期口服短效 $β_2$ 受体激动剂
全身性糖皮质激素	泼尼松龙 氢化可的松	严重哮喘发作时静脉给药(1~7 天) 病情较重的急性病例可口服给药	最有效的缓解药。不主张长期使用口服糖皮质激素治疗儿童哮喘
抗胆碱能药物	溴化异丙托品	吸入型抗胆碱能药物如溴化异丙托品舒张支气管的作用较 $β_2$ 受体激动剂弱	长期应用不易产生耐药性 不良反应少
短效茶碱	氨茶碱	可用于哮喘急性发作的治疗 但不宜单独应用治疗哮喘	需注意不良反应 长期使用,应监测茶碱血药浓度

【例 18】男孩,8 岁。2 天前因"感冒"诱发咳嗽,口服糖皮质激素无缓解。3~8 岁类似喘息发作 10 余次,曾查肺功能明显降低,支气管舒张试验阳性。查体:呼吸困难,大汗淋漓,不能平卧,面色青灰,三凹征,双肺呼吸音降低,无哮鸣音,心音较低钝。此时不适合的治疗是

A. 补液,纠正酸中毒　　B. 使用吸入型糖皮质激素　　C. 必要时辅以机械通气

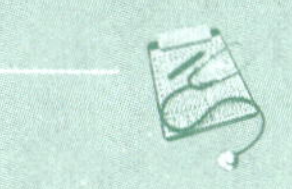

D. 氧疗　　　　　　　　E. 使用吸入型速效 β_2 受体激动剂

注意：①β_2 受体激动剂是临床上治疗哮喘应用最广泛的支气管舒张剂。
②糖皮质激素是目前治疗哮喘效果最好的药物。
③缓解哮喘急性发作的首选药物是吸入型速效 β_2 受体激动剂。
④严重哮喘发作(哮喘持续状态)的治疗首选全身性糖皮质激素静脉给药。
⑤哮喘长期控制的首选药物是吸入型糖皮质激素。
⑥控制哮喘急性发作，当 β_2 受体激动剂及茶碱类无效时，应改用全身性糖皮质激素静脉给药。

4. 预防

(1)避免危险因素　避免接触过敏原，积极治疗和清除感染灶，去除诱发因素(吸烟、呼吸道感染)。

(2)哮喘的教育和管理　是提高疗效、减少复发、提高患儿生活质量的重要措施。

(3)多形式教育　通过门诊教育、集中教育(哮喘之家活动)、媒体宣传等多种形式，向哮喘患儿及其家属宣传哮喘基本知识。

常考点　两种特殊类型的急性上呼吸道感染；各型肺炎的鉴别诊断；哮喘的诊断及治疗。

参考答案——详细解答见《2025国家临床执业及助理医师资格考试历年考点精析(上、下册)》

1. ABCDE　2. ABCDE　3. ABCDE　4. ABCDE　5. ABCDE　6. ABCDE　7. ABCDE
8. ABCDE　9. ABCDE　10. ABCDE　11. ABCDE　12. ABCDE　13. ABCDE　14. ABCDE
15. ABCDE　16. ABCDE　17. ABCDE　18. ABCDE

第 8 章　心血管系统疾病

考纲要求

①心血管系统生理特点。②先天性心脏病概述。③房间隔缺损。④室间隔缺损。⑤动脉导管未闭。⑥法洛四联症。

复习要点

一、心血管系统生理特点

1. 正常胎儿循环

(1)上半身的血液供应　胎儿时期的营养代谢和气体交换是通过脐血管连接胎盘与母体之间以弥散方式完成的。由胎盘来的动脉血经脐静脉进入胎儿体内,至肝脏下缘,约 50%的血流入肝与门静脉血流汇合,另一部分经静脉导管入下腔静脉,与来自下半身的静脉血混合,流入右心房。由于下腔静脉瓣的阻隔,来自下腔静脉的混合血(以动脉血为主)流入右心房后,约 1/3 经卵圆孔流入左心房,再经左心室流入升主动脉,主要供应心脏、脑及上肢;其余的血流入右心室。

(2)上半身的血液供应　从上腔静脉回流的来自上半身的静脉血,流入右心房后绝大部分流入右心室,与来自下腔静脉的血一起进入肺动脉。由于胎儿肺脏处于压缩状态,故肺动脉的血只有少量流入肺脏,经肺静脉回流到左心房,而约 80%的血液经动脉导管与来自升主动脉的血汇合后进入降主动脉(以静脉血为主),供应腹腔器官及下肢,同时经过脐动脉流回胎盘,换取营养及氧气。故胎儿期供应脑、心、肝及上肢的血氧量远远较下半身为高。右心室在胎儿期不仅要克服体循环的阻力,同时承担着远较左心室多的容量负荷。

2. 出生后血液循环的变化

(1)卵圆孔关闭　出生后脐血管被阻断,呼吸建立,肺泡扩张,肺小动脉管壁肌层逐渐退化,管壁变薄并扩张,肺循环压力下降,从右心室经肺动脉流入肺脏的血液增多,使肺静脉回流至左心房的血量也增多,左心房压力因而增高。当左心房压力超过右心房时,卵圆孔先在功能上关闭,到出生后 5~7 个月,解剖上大多闭合。

(2)动脉导管关闭　自主呼吸使血氧增高,动脉导管壁平滑肌受到刺激后收缩,同时,低阻力的胎盘循环由于脐带结扎而终止,体循环阻力增高,动脉导管处逆转为左向右分流,高的动脉氧分压加上出生后体内前列腺素的减少,使导管收缩、逐渐闭塞,最后血流停止,成为动脉韧带。足月儿约 80%在生后 10~15 小时动脉导管形成功能性关闭;约 80%于生后生后 3 个月、95%于生后 1 年内形成解剖性关闭。

(3)脐血管闭锁　脐血管在血流停止后 6~8 周完全闭锁,形成韧带。

3. 生理特点

(1)心率的变化　出生时心脏的迷走神经发育尚未完善,交感神经占优势,故交感神经对心脏作用较强。至 5 岁时,心脏神经调节开始具有成人的特征,10 岁时完全成熟。故年龄愈小,心率及血流速度愈快。婴儿血液循环时间平均 12 秒,学龄期儿童需 15 秒,年长儿则需 18~20 秒。

(2)心输出量的变化　按照体重或体表面积,小儿每分钟心搏出量大于成人。34 周胎儿左、右心室输出量分别为 284.71ml/(kg · min)与 365.99ml/(kg · min),胎儿期右心室占优势。出生后几天内左、右

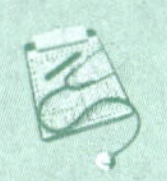

心室输出量约 400ml/(kg·min),左心室搏出量明显增高。心搏出量增高的原因主要是每千克体重的氧消耗量增加。以后 3 个月内心排血量逐渐接近成人水平,约为 100ml/(kg·min)。

A. 生后 1~2 岁　　B. 生后 3~4 个月　　C. 生后 3 个月内
D. 生后 5~7 个月　　E. 生后 8~10 个月

【例 1】小儿卵圆孔解剖上关闭的时间是

【例 2】80%的小儿动脉导管解剖上关闭的时间是

二、先天性心脏病概述

1. 先天性心脏病的分类

先天性心脏病(简称先心病)是胚胎期心脏及大血管发育异常所致的先天性畸形,是儿童最常见的心脏病。根据左、右两侧及大血管之间有无分流,将先心病分为三类。

	左向右分流型	右向左分流型	无分流型
别称	潜伏青紫型	青紫型	无青紫型
发病机制	体循环压力高于肺循环,血液从左向右分流而不出现青紫。当剧烈哭闹、屏气,右侧压力增高并超过左侧时,血液自右向左分流而出现暂时性青紫。当病情发展到梗阻性肺动脉高压时,则可发生艾森门格综合征,此时右向左分流导致的青紫持续存在	由于右侧前向血流梗阻或大血管连接异常,右心大量静脉血流入体循环,出现持续性青紫	心脏左、右两侧或动、静脉之间无异常通路或分流
常见疾病	房间隔缺损、室间隔缺损、动脉导管未闭	法洛四联症、大动脉转位、三尖瓣闭锁	肺动脉狭窄、主动脉缩窄、主动脉瓣狭窄

2. 几种常见先天性心脏病的临床表现、诊断与鉴别诊断

	房间隔缺损	室间隔缺损	动脉导管未闭	法洛四联症
发病率	占先心病 5%~10%	占先心病 50%,最常见	占先心病 10%	占先心病 12%
分流分类	左向右分流	左向右分流	左向右分流	右向左分流
临床症状	发育落后,乏力,活动后心悸气短,咳嗽,出现肺动脉高压时有青紫	发育落后,乏力,活动后心悸气短,咳嗽,出现肺动脉高压时有青紫	发育落后,乏力,活动后心悸气短,咳嗽,出现肺动脉高压时有青紫	发育落后,乏力,青紫(哭闹时加重),蹲踞,可有阵发性晕厥
杂音部位	胸骨左缘第 2~3 肋间	胸骨左缘第 3~4 肋间	胸骨左缘第 2 肋间	胸骨左缘第 2~4 肋间
杂音性质	收缩期,喷射性	全收缩期,粗糙	连续性	收缩期,喷射性
震颤	分流量大者可有	有	有	无
P_2	亢进,固定分裂	亢进	亢进	减低
肺淤血	多	多	多	少
肺野	充血	充血	充血	清晰
肺门舞蹈	有	有	有	无
房室增大	右心房、右心室	左心室、右心室	左心房、左心室	右心室
肺动脉段	凸出	凸出	凸出	凹陷
心影	梨形心	二尖瓣型心	—	靴形心

【例 3】属于无分流型先天性心脏病的是

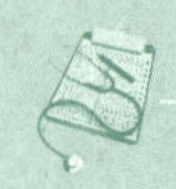

A. 室间隔缺损　　B. 房间隔缺损　　C. 法洛四联症
D. 肺动脉狭窄　　E. 动脉导管未闭

【例 4】右向左分流型先天性心脏病患者的皮肤颜色通常是
A. 青紫色　　B. 玫瑰红　　C. 樱桃红
D. 苍白　　E. 发绀(2024)

【例 5】第二心音增强呈固定分裂,常见于
A. 房间隔缺损　　B. 室间隔缺损　　C. 动脉导管未闭
D. 法洛四联症　　E. 肺动脉瓣狭窄(2021)

3. 先天性心脏病的特殊检查方法

(1)普通 X 线检查 年长儿心胸比值<50%,婴幼儿<55%。

(2)心电图 对各种心律失常具有特异性,对房室肥大、传导阻滞、电解质紊乱有提示意义。

(3)超声心动图 为无创检查,可详细提供心脏的解剖结构、功能及血流动力学信息。

(4)心导管检查 可探查心血管的异常通道,测定心腔、大血管不同部位的血氧饱和度、压力,计算心排血量、分流量及血管阻力。此外,经心导管检查还可进行心内膜活检、电生理测定。

(5)心血管造影 可明确心血管的解剖畸形,对复杂性先天性心血管畸形仍是重要的检查手段。

(6)磁共振成像 常用于主动脉弓等心外大血管畸形的诊断。

(7)计算机断层扫描 对心外大血管病变、心脏瓣膜钙化、心包缩窄、心肌病有较高诊断价值。

(8)放射性核素心血管造影 主要用于心功能测定、左向右分流定量分析和了解心肌缺血状况。

三、房间隔缺损(房缺)

1. 病理生理

(1)左至右分流 房间隔缺损表现为左向右分流,分流量与缺损大小、两侧心房压力差,尤其是心室的顺应性有关。出生后初期左、右心室壁厚度相似,顺应性也相近,故分流量不多。

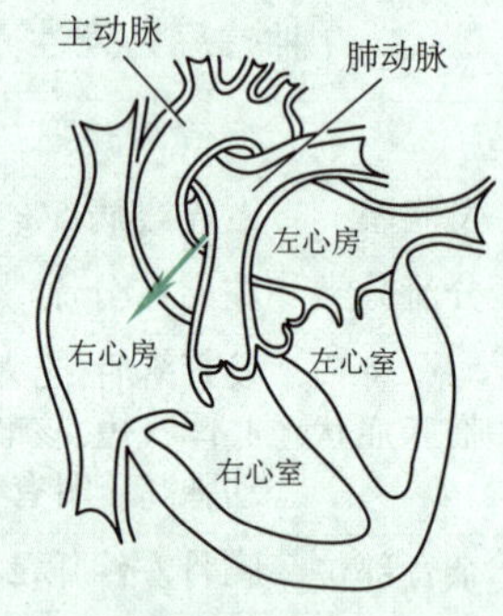

房间隔缺损(左向右分流)

(2)分流量增加 随年龄增长,肺血管阻力及右心室压力下降,右心室壁较左心室壁薄,右心室充盈阻力也较左心室低,故右心室充盈比左心室充盈更容易,所以心室舒张时,左心房血流通过缺损向右分流。

(3)分流量减少 由于右心血量增加,舒张期负荷加重,故右心房、右心室增大。肺循环血量增加,早期引起动力学压力增高,晚期则可导致肺小动脉肌层及内膜增厚,管腔狭窄,引起梗阻性肺动脉高压,使左向右分流减少,甚至出现右向左分流。

2. 临床表现

(1)症状 症状出现的早晚和轻重取决于缺损的大小。缺损小的可无症状,仅在体格检查时发现胸骨左缘第 2~3 肋间有收缩期杂音。缺损较大时分流量也大,导致肺充血,肺循环血流增多而易反复发生呼吸道感染。体循环血流量不足,表现为体形瘦长、面色苍白、乏力、多汗、活动后气促和生长发育迟缓。

(2)体征 ①多数患儿在婴幼儿期无明显体征,以后心脏增大,前胸饱满,搏动活跃,少数分流量大者可触及震颤。②第一心音亢进,肺动脉第二心音增强。③由于右心室容量增加,收缩时喷射血流时间延长,肺动脉瓣关闭落后于主动脉瓣,且不受呼吸影响,因而第二心音呈固定分裂。④由于右心室增大,大量的血流通过正常肺动脉瓣时形成相对狭窄,故在胸骨左缘第 2 肋间可闻及(2 ~3)/6 级喷射性收缩期杂音,较柔和,传导局限。⑤当肺循环血流量超过体循环达 1 倍时,则在三尖瓣听诊区可出现三尖瓣相对狭窄的短促与低频的舒张早中期杂音。随着肺动脉高压的进展,左向右分流可逐渐减少,第二心音增

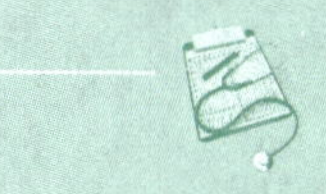

强，固定分裂消失，收缩期杂音缩短，舒张期杂音消失，但可出现肺动脉瓣及三尖瓣关闭不全的杂音。

【例6】房间隔缺损杂音产生的主要原理是

A. 主动脉瓣相对狭窄　B. 血流直接通过缺损口　C. 二尖瓣相对狭窄
D. 肺动脉瓣相对狭窄　E. 三尖瓣相对狭窄

3. 诊断

(1)X线表现　肺动脉段突出，肺野充血明显，主动脉影缩小。"肺门舞蹈"征，心影呈梨形。

(2)心电图　大多数有右心室增大伴不完全性右束支传导阻滞的图形。

(3)超声心动图　首选检查，可以确诊。

(4)心导管检查　一般不需要做心导管检查。

4. 治疗

(1)外科手术　较大的房间隔缺损有发生心力衰竭的潜在风险，故宜在儿童时期进行手术修补。

(2)介入治疗　大部分继发孔型房间隔缺损在2岁之后可通过导管或经胸介入封堵。

(7~9题共用题干)男孩，8岁。剧烈运动后胸闷、气短1个月。查体：心前区未触及震颤，胸骨左缘第2~3肋间闻及3/6级收缩期喷射性杂音，P_2增强、固定分裂。

【例7】最可能的诊断是

A. 动脉导管未闭　B. 单纯肺动脉瓣狭窄　C. 房间隔缺损
D. 中型室间隔缺损　E. 小型室间隔缺损

【例8】心脏杂音形成的最直接原因是

A. 肺动脉瓣明显狭窄　B. 右心压力负荷增加　C. 经肺动脉瓣血流量增多
D. 主动脉瓣相对狭窄　E. 血液经房间隔缺损自左心房流入右心房

【例9】最典型的心电图改变是

A. 左心室高电压　B. 左心房肥大　C. 一度房室传导阻滞
D. 二度Ⅰ型房室传导阻滞　E. 不完全性右束支传导阻滞和电轴右偏

四、室间隔缺损(室缺)

室间隔缺损是最常见的先天性心脏病，约占先天性心脏病的50%。

1. 病理生理

取决于缺损大小及肺血管阻力。左心房血液进入左心室后，一部分从左心室到主动脉至体循环，为有效循环，另一部分则自左心室经室间隔缺损分流入右心室到肺循环，为无效循环。此时两个循环量不再相等，肺循环血流量大于体循环血流量。室间隔缺损分为以下3种类型。

	小型室间隔缺损(Roger病)	中型室间隔缺损	大型室间隔缺损
缺损直径	<5mm	5~10mm	>10mm
缺损面积	<$0.5cm^2/m^2$ 体表面积	$0.5\sim1.0cm^2/m^2$ 体表面积	>$1.0cm^2/m^2$ 体表面积
病理生理	心室水平左向右分流量少，血流动力学变化不大	左向右分流量较多，肺循环血量可达体循环的1.5~3.0倍以上	大量左向右分流导致肺动脉高压，发生右向左分流
临床表现	可无症状	肺动脉收缩压和肺血管阻力可在较长时期不增高	发绀(艾森门格综合征)

【例10】所谓Roger病是指

A. 原发性房间隔缺损　B. 继发性房间隔缺损　C. 小型室间隔缺损
D. 中型室间隔缺损　E. 大型室间隔缺损

2. 临床表现

(1)**症状** 小型缺损可无症状。缺损较大时左向右分流量多,患儿多生长迟缓,体重不增,有消瘦、喂养困难,活动后乏力、气短、多汗,易患反复呼吸道感染,易导致充血性心力衰竭等。有时因扩张的肺动脉压迫喉返神经,引起声音嘶哑。

(2)**体征** ①心脏搏动增强,胸骨左缘第3、4肋间可闻及3级以上粗糙的全收缩期杂音,向四周广泛传导,可触及收缩期震颤。②大型缺损伴有明显肺动脉高压时,右心室压力显著升高,逆转为右向左分流,出现青紫,并逐渐加重,此时心脏杂音较轻而肺动脉第二心音显著亢进。

3. 诊断

根据病史、典型心脏杂音、左右心室增大、超声检查结果,不难诊断。

4. 并发症

支气管肺炎、充血性心力衰竭、肺水肿、感染性心内膜炎。

5. 治疗

(1)**内科治疗** 室间隔缺损易并发呼吸道感染、充血性心力衰竭及感染性心内膜炎等,应及时诊治。

(2)**外科手术** 大中型缺损,肺循环/体循环血流量之比>2∶1,难以控制的充血性心力衰竭,肺动脉压力持续升高超过体循环压的1/2,合并主动脉瓣反流等。心内直视手术是同时合并其他畸形或不适合介入治疗者的首选方法。部分患者特别是膜周型和肌部型室间隔缺损可通过导管或经胸介入封堵。

6. 房间隔缺损和室间隔缺损的鉴别

	房间隔缺损	室间隔缺损
小的缺损	可无症状 仅于胸骨左缘第2~3肋间闻及收缩期杂音	可无症状 仅于胸骨左缘第3~4肋间闻及收缩期杂音
体循环减少	消瘦、面色苍白、活动后气促、生长发育迟缓	消瘦、面色苍白、活动后气促、生长发育迟缓
肺循环增多	易反复发生呼吸道感染,严重者早期发生心衰	易反复发生呼吸道感染,易导致充血性心衰
肺动脉高压	剧哭、肺炎时出现暂时性青紫(暂时性右向左) 晚期出现持续性青紫(持续性右向左分流)	剧哭、肺炎时出现暂时性青紫(暂时性右向左) 晚期出现持续性青紫(持续性右向左分流)
其他表现	前胸隆起,心前区抬举感,可伴震颤	扩张的肺动脉压迫喉返神经致声嘶,可伴震颤
并发症	支气管炎、充血性心衰、肺水肿、感染性心内膜炎	支气管炎、充血性心衰、肺水肿、感染性心内膜炎
X线检查	心脏轻至中度增大,以右心房及右心室增大为主,肺动脉段突出,肺野充血,主动脉影缩小,可见"肺门舞蹈"征,梨形心	心脏轻至中度增大,以左心室及右心室增大为主,肺动脉段突出,肺野充血,肺动脉主干增粗,肺外周血管影很少
心电图	右心房及右心室肥厚,不完全性右束支阻滞	左、右心室肥厚,心衰者多伴有心肌劳损
心动图	可显示房缺位置、大小,判断分流方向及大小	可显示室缺位置、大小,判断分流方向及大小
心导管检查	一般不需要做此检查	评价肺动脉高压程度、肺血管阻力及体肺分流量
自然闭合	<3mm者多在3个月内自然闭合 >8mm者一般不会闭合	20%~50%在5岁内自然闭合 大多发生于1岁以内
内科治疗	主要是处理并发症	主要是处理并发症
手术时机	3~5岁时开胸手术。反复呼吸道感染、发生心衰、合并肺动脉高压者尽早手术	学龄前在体外循环下行修补手术,如缺损大、症状重者可于婴幼儿期手术
介入治疗	应用双面蘑菇伞装置(Amplatzer)关闭缺损	经心导管堵塞、自动置入装置(Amplatzer)

【例11】室间隔缺损伴艾森门格综合征的临床表现为

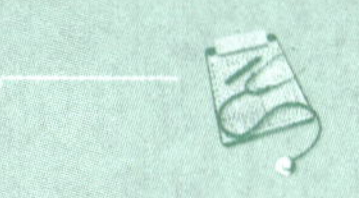

A. 生后即青紫　　B. 暂时性青紫　　C. 持续性青紫
D. 不出现青紫　　E. 差异性青紫

(12~13题共用题干)男孩,3岁。发热伴咳嗽5天,气促半天。查体:体温38.5℃,脉搏180次/分,呼吸60次/分,体重10kg,呼吸急促,三凹征(+),双肺密布细湿啰音,胸骨左缘第3~4肋间闻及粗糙的全收缩期杂音,肝肋下3cm,质软。

【例12】该患儿可能的诊断是
A. 房间隔缺损伴支气管肺炎　　B. 室间隔缺损伴心力衰竭、支气管肺炎
C. 室间隔缺损伴心力衰竭　　D. 动脉导管未闭伴心力衰竭
E. 动脉导管未闭伴支气管肺炎

【例13】该患儿目前最紧急的治疗是
A. 呼吸机辅助通气　　B. 纠正心力衰竭　　C. 控制感染
D. 心脏介入治疗　　E. 心脏外科手术(2024)

五、动脉导管未闭

动脉导管未闭(PDA)占先天性心脏病发病总数的10%。胎儿期动脉导管是血液循环的重要通道,出生后,大约15小时即发生功能性关闭,80%在生后3个月解剖性关闭。到出生后1年,在解剖学上完全关闭。若持续开放即称为动脉导管未闭。

1. 病理生理

(1)早期不出现青紫　动脉导管未闭引起的病理生理改变主要取决于分流量的大小,与导管的直径以及主、肺动脉的压差有关。由于主动脉在收缩期和舒张期的压力均超过肺动脉,因而血液通过未闭的动脉导管从主动脉向肺动脉分流(左向右分流),不出现青紫。

(2)晚期出现差异性发绀　肺动脉同时接受右心室和主动脉分流来的血液,肺动脉血流增加,使肺循环及左心房、左心室、升主动脉的血流量明显增加,左心负荷加重,其排血量达正常时的2~4倍。大量血流向肺循环可形成肺动脉高压;继之导管收缩、管壁增厚、硬化,导致梗阻性肺动脉高压,此时右心室收缩期负荷过重,右心室肥厚。当肺动脉压超过主动脉压时,左向右分流明显减少,产生肺动脉血流逆向分流入降主动脉,患儿呈现差异性发绀,即下半身青紫,左上肢可有轻度青紫,而右上肢正常。

【例14】临床上出现差异性青紫(上半身不紫而下半身紫)的先天性心脏病是
A. 法洛四联症　　B. 完全性大动脉转位　　C. 动脉导管未闭
D. 房间隔缺损　　E. 室间隔缺损

2. 临床表现

(1)症状　动脉导管细小者临床上可无症状。导管粗大者在婴幼儿期即易患反复呼吸道感染,易导致充血性心力衰竭等,出现咳嗽、气急、喂养困难、体重不增、生长发育落后等。

(2)体征

①典型杂音　胸骨左缘第2肋间闻及连续性“机器”样杂音,占整个收缩期与舒张期,常伴有震颤,杂音向左锁骨下、左锁骨上、颈部和背部传导。

②肺动脉压增高　肺动脉瓣区第二心音亢进。当肺动脉压显著增高时,血流从肺动脉向主动脉分流,出现差异性发绀。

③周围血管征　由于主动脉的血液分流到肺动脉,使动脉舒张压降低,脉压增宽,可出现周围血管征,如水冲脉、枪击音、指甲床毛细血管搏动等。

3. 诊断

(1)X线检查　动脉导管细者心影可正常。分流量大者心胸比率增大,左心室增大,左心房亦轻度增

大。肺血增多,肺动脉段突出,肺门血管影增粗,可有“肺门舞蹈”征。主动脉结正常或凸出。

(2)**超声心动图** 对诊断极有帮助。

(3)**心导管检查** 肺动脉血氧含量较右心室为高。心导管可从肺动脉通过未闭导管插入降主动脉。

【例 15】女,10 岁。年幼时反复发生肺炎,上小学后有所好转。查体:心前区隆起,胸骨左缘第 2 肋间闻及连续机器样杂音,杵状趾。经皮血氧饱和度结果示左手 90%,右手 98%,左足 85%,右足 86%。出现该现象的可能原因是

A. 房间隔缺损,右向左分流　B. 动脉导管未闭,右向左分流　C. 动脉导管未闭,左向右分流
D. 法洛四联症,右向左分流　E. 室间隔缺损,双向分流(2024)

4. 治疗

(1)**内科治疗** 出生 1 周内使用吲哚美辛治疗,可使 90%的患儿治愈,仅有 10%的患儿需手术治疗。

(2)**介入治疗** 目前大多首选介入治疗,可选择螺旋弹簧圈或蘑菇伞等封堵器关闭动脉导管。

(3)**手术治疗** 对于不适合介入治疗或合并需要处理的其他畸形时,则考虑外科手术。

【例 16】采用吲哚美辛治疗动脉导管未闭的最佳年龄段是

A. 新生儿期　B. 学龄期　C. 青春期
D. 幼儿期　E. 学龄前期

六、法洛四联症

法洛四联症是婴儿期后最常见的青紫型先天性心脏病,由右心室流出道梗阻(肺动脉狭窄)、室间隔缺损、主动脉骑跨和右心室肥厚(继发性病变)组成。

1. 病理生理

由于肺动脉狭窄,血液进入肺受阻,引起右心室代偿性肥厚。肺动脉狭窄较轻者,可由左向右分流,此时患者可无明显青紫;肺动脉狭窄严重时,出现明显的右向左分流,临床出现明显的青紫。

2. 临床表现

(1)**青紫** 为其主要表现,青紫程度和出现早晚与肺动脉狭窄程度有关,多见于毛细血管丰富的浅表部位,如唇、指/趾甲床、球结膜等。因血氧含量下降,活动耐力差,稍一活动,如啼哭、情绪激动、体力劳动、寒冷等,即可出现气急及青紫加重。

(2)**蹲踞症状** 患儿多有蹲踞症状,蹲踞可使缺氧症状暂时得以缓解。

(3)**杵状指(趾)** 发绀持续 6 个月以上,出现杵状指/趾。

(4)**阵发性缺氧发作** 多见于婴儿,表现为阵发性呼吸困难,严重者可突然晕厥、抽搐,甚至死亡。

(5)**体格检查**

	法洛四联症	动脉导管未闭
典型杂音	胸骨左缘第 2~4 肋间可闻及(2~3)/6 级粗糙喷射性收缩期杂音(肺动脉狭窄所致)	胸骨左缘第 2 肋间可闻及响亮粗糙的连续“机械样”杂音,占据整个收缩期和舒张期,于收缩期末最响,杂音向左锁骨下、颈部及背部传导
震颤	一般无收缩期震颤	于杂音最响处可扪及震颤,以收缩期明显
肺动脉压	肺动脉狭窄,肺动脉瓣区第二心音减弱	肺动脉瓣区第二心音亢进。当肺动脉压显著增高时,血液从肺动脉向主动脉分流,出现差异性发绀
其他体征	慢性缺氧表现:患儿生长发育迟缓、智能发育落后、杵状指(趾)	周围血管征:水冲脉、毛细血管搏动征、股动脉枪击音

3. 并发症

脑血栓、脑脓肿、感染性心内膜炎等。

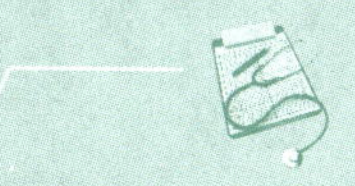

【例 17】男孩,2 岁。确诊为法洛四联症。决定该患儿病情严重程度及预后的主要因素是
A. 主动脉骑跨　B. 右心室流出道狭窄　C. 右心室肥厚
D. 室间隔缺损　E. 主动脉狭窄(2024)

【例 18】法洛四联症杂音响度主要取决于
A. 左、右心室之间压力差　B. 肺动脉狭窄的程度　C. 室间隔缺损大小
D. 主动脉骑跨程度　E. 右心室肥厚程度

【例 19】男婴,6 个月。出生时诊断为法洛四联症。近 2 天常于哭闹时突发四肢抽搐,青紫加重,神志不清,呼吸急促,持续时间 2~3 分钟。首先应考虑为
A. 缺氧发作　B. 脑栓塞　C. 心力衰竭
D. 休克　E. 脑脓肿

【例 20】男,3 岁。发育落后 2 年。出生后半年逐渐少动,青紫,活动后加重。有蹲踞现象。查体:胸骨左缘第 2~4 肋间可闻及 3/6 级收缩期杂音。胸部 X 线片提示心影呈“靴形”,肺动脉凹陷,两侧肺野清晰。该患儿最可能的诊断是
A. 法洛四联症　B. 房间隔缺损　C. 室间隔缺损
D. 肺动脉瓣狭窄　E. 动脉导管未闭(2024)

4. 诊断

(1)X 线检查　心脏大小一般正常或稍增大,典型病例前后位胸片心影呈靴状(心尖圆钝上翘,肺动脉段凹陷),肺门血管影缩小,两肺纹理减少,透亮度增加。

(2)心电图　示电轴右偏,右心室肥大。狭窄严重者可出现心肌劳损,右心房肥大。

(3)超声心动图　可见主动脉内径增宽,骑跨于室间隔之上,右心室流出道及肺动脉狭窄。

(4)心导管检查　可判断肺动脉狭窄程度、类型,证实主动脉右跨、室间隔缺损的存在。

A. 动脉导管未闭　B. 房间隔缺损　C. 小型室间隔缺损
D. 法洛四联症　E. 大型室间隔缺损

【例 21】胸部 X 线片示肺野清晰的是
【例 22】胸部 X 线片示肺血多、主动脉弓增大的是
【例 23】胸部 X 线片示肺血多,右心房、右心室增大的是

5. 治疗

(1)内科治疗　发作轻者使其取胸膝位即可缓解,重者应立即吸氧,给予去氧肾上腺素或普萘洛尔等。平时应去除引起缺氧发作的诱因,如贫血、感染,尽量保持患儿安静。

(2)外科治疗　是法洛四联症根本的治疗方法。轻症患者可考虑于学龄前行一期根治手术,但临床症状明显者应在生后 6 个月内行根治术。

▶▶常考点　四种先天性心脏病的病理生理、临床表现及鉴别诊断。

参考答案——详细解答见《2025 国家临床执业及助理医师资格考试历年考点精析(上、下册)》

1. ABCDE　2. ABCDE　3. ABCDE　4. ABCDE　5. ABCDE　6. ABCDE　7. ABCDE
8. ABCDE　9. ABCDE　10. ABCDE　11. ABCDE　12. ABCDE　13. ABCDE　14. ABCDE
15. ABCDE　16. ABCDE　17. ABCDE　18. ABCDE　19. ABCDE　20. ABCDE　21. ABCDE
22. ABCDE　23. ABCDE

第 9 章　泌尿系统疾病

考纲要求

①泌尿系统解剖生理特点。②急性肾小球肾炎。③肾病综合征。

复习要点

一、儿童泌尿系统解剖生理特点

1. 解剖特点

(1)肾脏　儿童年龄越小,肾脏相对越重。婴儿肾脏位置较低,其下极可低至髂嵴以下第 4 腰椎水平,2 岁以后始达髂嵴以上。婴儿肾脏表面呈分叶状,至 2~4 岁时,分叶完全消失。

(2)输尿管　婴幼儿输尿管长而弯曲,容易受压及扭曲而导致梗阻,发生尿潴留而诱发感染。

(3)膀胱　婴儿膀胱位置比年长儿高,随年龄增长逐渐下降至盆腔内。

(4)尿道　新生女婴尿道长仅 1cm,且外口暴露又接近肛门,易受细菌污染。男婴尿道虽较长,但常有包茎和包皮过长,尿垢积聚时也易引起上行性细菌感染。

2. 生理特点

(1)肾脏的生理功能　肾脏有许多重要功能:

①排泄功能　排出体内代谢终末产物,如尿素、有机酸等

②调节水、电解质及酸碱平衡　维持内环境相对稳定。

③内分泌功能　产生激素和生物活性物质,如促红细胞生成素、肾素、前列腺素等。

(2)胎儿肾功能　胎儿于 12 周末,已能形成尿液。但此时主要通过胎盘来完成机体的排泄和调节内环境稳定,故无肾的胎儿仍可存活和发育。

(3)肾小球滤过率(GFR)　新生儿出生时肾小球滤过率仅为成人的 1/4,2 岁时达成人水平。

(4)肾小管重吸收及排泄功能　肾小管对肾小球滤液中的水及各种溶质选择性重吸收,以保持机体内环境的稳定。足月新生儿氨基酸及葡萄糖的重吸收能力正常,出生后已能维持钠平衡。早产儿肾功能尚不成熟,葡萄糖肾阈较低,易出现糖尿。新生儿头 10 天对钾的排泄能力较差,故有高钾血症倾向。

(5)浓缩和稀释功能　新生儿及幼婴由于髓袢短、尿素形成量少、抗利尿激素分泌不足,新生儿及幼婴尿稀释功能接近成人,浓缩尿液功能不足,在应激状态下保留水分的能力低于年长儿和成人,故入量不足时易发生脱水,甚至诱发急性肾损伤。

(6)酸碱平衡　新生儿及婴幼儿时期易发生酸中毒。

(7)肾脏的内分泌功能　新生儿的肾脏已具有内分泌功能,出生时血浆肾素、血管紧张素和醛固酮水平接近成人,生后数周内逐渐降低。由于胎儿血氧分压较低,故胚肾合成促红细胞生成素较多,生后随着血氧分压的增高,促红细胞生成素合成减少。

3. 儿童排尿和尿液特点

(1)排尿次数　93%的新生儿在生后 24 小时内排尿,99%在 48 小时内排尿。生后头几天,因摄入量少,每日排尿仅 4~5 次;1 周后因新陈代谢旺盛,进水量增多而膀胱容量小,排尿突然增至 20~25 次/日;1 岁时 15~16 次/日;学龄前和学龄期为 6~7 次/日。

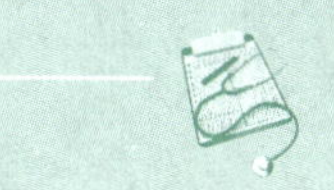

(2)排尿控制　3岁时能控制排尿。

(3)每天尿量　新生儿生后48小时正常尿量为每小时1~3ml/kg,<1岁为400~500ml/d,1~3岁为500~600ml/d,4~8岁为600~1000ml/d,9~14岁为800~1400ml/d,>14岁为1000~1600ml/d。新生儿尿量每小时<1.0ml/kg为少尿,每小时<0.5ml/kg为无尿。儿童每天尿量<250ml/m^2为少尿;每天尿量<50ml为无尿。

(4)尿液酸碱度　生后头几天因尿内含尿酸盐多而呈强酸性,以后接近中性或弱酸性,pH4.5~8。

(5)尿渗透压　新生儿尿渗透压平均为240mmol/L,婴儿尿渗透压为50~600mmol/L,1岁后接近成人水平,儿童通常为500~800mmol/L。

(6)尿比重　新生儿尿比重为1.006~1.008,儿童尿比重范围为1.003~1.030。

(7)尿蛋白　正常儿童尿中仅含微量蛋白,通常<150mg/d,定性为阴性,随意尿的尿蛋白/尿肌酐<0.2。若尿蛋白含量≥150mg/d、定性检查阳性均为异常。

(8)尿细胞和管型　正常新鲜尿液离心后镜检,RBC<3个/HPF,WBC<5个/HPF,偶见透明管型。

【例1】下列不属于小儿肾脏生理功能的是

A. 肾小球滤过功能　　B. 产生抗利尿激素　　C. 调节酸碱平衡功能
D. 浓缩和稀释功能　　E. 肾小管重吸收及排泄功能

【例2】肾脏在胎儿期合成较多的激素是

A. 1,25-$(OH)_2D_3$　　B. 前列腺素　　C. 促红细胞生成素
D. 肾素　　E. 利钠激素

二、急性肾小球肾炎(急性肾炎)

急性肾小球肾炎简称急性肾炎,是指一组病因不一,临床表现为急性起病,多有前驱感染,以血尿为主,伴不同程度蛋白尿,可有水肿、高血压、肾功能下降等特点的肾小球疾病。急性肾炎可分为急性链球菌感染后肾小球肾炎和非链球菌感染后肾小球肾炎。

1. 病因

(1)A组乙型溶血性链球菌急性感染　大多数患儿为A组乙型溶血性链球菌急性感染后引起的免疫复合物性肾小球肾炎。A组乙型溶血性链球菌急性感染以上呼吸道炎或扁桃体炎最常见,占51%,脓皮病或皮肤感染次之,占25.8%。感染后,急性肾炎发生率为0~20%。

(2)其他细菌　甲型溶血性链球菌、肺炎链球菌、金黄色葡萄球菌、伤寒杆菌、流感嗜血杆菌等。

(3)病毒　如柯萨奇病毒B4型、埃可病毒9型、麻疹病毒、腮腺炎病毒、乙型肝炎病毒等

(4)其他病原体　如疟原虫、肺炎支原体、白念珠菌、丝虫、钩虫、血吸虫、梅毒螺旋体等。

【例3】小儿急性肾小球肾炎最常见的病因是

A. 金黄色葡萄球菌　　B. A组乙型溶血性链球菌　　C. 肺炎支原体
D. 乙型肝炎病毒　　E. 肺炎链球菌(2018、2022)

2. 临床表现与分型

(1)前驱感染　90%的患儿有链球菌前驱感染,以呼吸道及皮肤感染为主。前驱感染后经1~3周急性起病。呼吸道感染者,间歇期6~12天(平均10天)。皮肤感染者,间歇期14~28天(平均20天)。

(2)典型表现　急性期常有全身不适、乏力、发热、头痛、头晕、咳嗽、气急、食欲下降等。

①血尿　50%~70%的患儿有肉眼血尿,1~2周后多转为镜下血尿。

②蛋白尿　程度不等,20%可达肾病水平,病理上常呈严重系膜增生。

③水肿　70%的患儿有水肿,一般仅累及眼睑及颜面部,重者2~3天遍及全身,呈非凹陷性。

④高血压　30%~80%的患儿有血压增高,多在病程1~2周后降至正常。

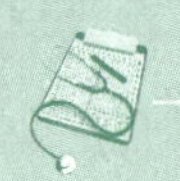

⑤尿量减少　水肿严重者可伴尿量减少。

(3)**严重表现**　少数患儿在疾病早期(2周以内)可出现下列严重症状。

①严重循环充血　常发生于起病1周以内。由于水钠潴留、血容量增加而出现循环充血。当肾炎患儿出现呼吸急促和肺部湿啰音时,应警惕循环充血,严重者可出现呼吸困难、端坐呼吸、颈静脉怒张、咳粉红色泡沫痰、双肺满布湿啰音、心脏扩大,甚至出现奔马律、肝大而硬、水肿加剧。

②高血压脑病　常发生在疾病早期,收缩压可达150~160mmHg及以上,舒张压可达100~110mmHg及以上。目前认为由于水钠潴留、血容量增加,脑血管痉挛,导致缺血、缺氧、血管渗透性增高而发生脑水肿。年长儿主诉剧烈头痛、呕吐、烦躁、意识模糊、复视或一过性失明,严重者可出现惊厥、昏迷。

③急性肾损伤　常发生于疾病初期,出现尿少、无尿等症状,引起暂时性氮质血症、电解质紊乱和代谢性酸中毒,一般持续3~5天,不超过10天。

【例4】小儿急性肾小球肾炎起病前常有皮肤感染,其前驱期多为

A. 1周以内　　B. 1~2周　　C. 2~4周

D. 3~4周　　E. 4~5周(2017、2022)

【例5】急性肾小球肾炎患儿在病程早期突然发生惊厥,最可能的原因是

A. 高血压脑病　　B. 低钙惊厥　　C. 中毒性脑病

D. 高热惊厥　　E. 低钠血症

3. 辅助检查

(1)**尿液检查**　尿蛋白可在+~+++之间,且与血尿的程度相平行。尿沉渣镜检见红细胞明显增多。

(2)**血液检查**　外周血白细胞可轻度升高或正常,血沉加快。

(3)**抗链球菌溶血素O(ASO)**　前驱感染为咽炎的患儿,ASO多在10~14天开始升高,3~5周达高峰,3~6个月后恢复正常。皮肤感染后急性肾炎ASO升高者不多。

(4)**补体C3**　80%~90%患儿血清C3下降,至第8周94%的患儿恢复正常。

(5)**抗脱氧核糖核酸酶B(DNAase-B)、抗双磷酸吡啶核苷酸酶(ADPase)和抗透明质酸酶(HAase)**　咽炎后急性肾炎ADPase滴度升高,皮肤感染后急性肾炎DNAase-B、HAase滴度升高。

(6)**肾功能**　肾小管功能正常,明显少尿时血尿素氮和肌酐可升高。

注意:①对于急性肾炎的诊断,最重要的检查方法是肾活检,其次是血清ASO和C3测定。

②10版《儿科学》P301:上呼吸道感染后1~3周出现血尿,应考虑急性肾小球肾炎。

③10版《儿科学》P302:上呼吸道感染后1~2天出现血尿,应考虑IgA肾病。

4. 诊断与鉴别诊断

根据前期有链球菌感染史,急性起病,具备血尿、蛋白尿、水肿、高血压等症状,急性期血清ASO滴度升高,C3浓度降低,可诊断为急性肾炎。急性肾炎需与下列疾病相鉴别。

(1)**IgA肾病**　以血尿为主要症状,表现为反复发作性肉眼血尿,多在上呼吸道感染后24~48小时出现血尿,多无水肿、高血压,血清C3正常。肾活检可确诊。

(2)**慢性肾炎急性发作**　无明显前期感染,除有肾炎症状外,还有贫血、肾功能异常、低比重尿或固定低比重尿,尿改变以蛋白增多为主。

(3)**原发性肾病综合征**　具有肾病综合征表现的急性肾炎需与原发性肾病综合征鉴别,肾活检可确诊。

【例6】男,14岁。咽痛2周,给予"抗感染、润喉"等治疗好转。查体:体温36.9℃,脉搏70次/分,呼吸16次/分,血压142/90mmHg,皮肤无黄染,心、肺无异常发现,腹部平软,肝、脾肋下未触及,无移动性浊音,双肾无叩痛,双下肢水肿。辅助检查:尿RBC20~30个/HPF,WBC0~5个/HPF,Pro(++)。血肌酐98μmol/L,抗链球菌溶血素"O"阳性。为明确诊断,最有意义的检查是

A. APTT、PT　　B. 腹部CT　　C. 血常规

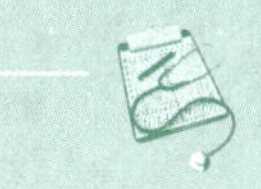

D. C3　　E. C反应蛋白(2024)

5. 治疗

(1)休息 急性期有肉眼血尿、高血压、明显水肿时需卧床休息。卧床至肉眼血尿消失、血压正常、肾功能好转可下床活动。血沉正常可上学,但应避免重体力活动。尿沉渣细胞计数正常可恢复体力活动。

(2)饮食 对有水肿、高血压者应限制水、盐摄入。食盐摄入应低于60mg/(kg·d)。有氮质血症者应限制蛋白质摄入,可给优质动物蛋白0.5g/(kg·d)。

(3)抗感染 存在感染灶时,使用青霉素或其他敏感抗生素治疗10~14天。

(4)利尿 限制水、盐摄入后仍水肿、少尿者可用氢氯噻嗪口服,无效时可用呋塞米口服。

(5)降血压 经休息、控制水盐摄入、利尿而仍有高血压者应降压治疗,可用钙离子通道阻滞剂如硝苯地平、血管紧张素转换酶抑制。

(6)严重循环充血的治疗

①严重循环充血系因血容量增加所致,而非心力衰竭,故洋地黄效果不佳,而应用利尿剂常能使其缓解。故本症治疗的重点在于纠正水钠潴留、恢复血容量,可使用呋塞米。

②表现有肺水肿者除上述处理外,可加用血管扩张剂硝普钠静脉滴注。

③上述处理无效者可采用腹膜透析或血液滤过治疗。

(7)高血压脑病的治疗 选用降压效果强而迅速的药物,如尼卡地平或硝普钠。

注意:①急性肾小球肾炎水肿主要是水钠潴留所致,其消肿治疗首选利尿剂。
②急性肾小球肾炎高血压主要是水钠潴留所致,其降压治疗首选利尿剂。
利尿治疗后血压仍高,再使用硝苯地平。参阅7版《诸福棠实用儿科学》P1637。
③急性肾小球肾炎并发严重循环充血,主要是水钠潴留所致,其治疗首选利尿剂。
④急性肾小球肾炎并发高血压脑病,其治疗首选硝普钠。

【例7】男,13岁。患急性扁桃体炎2周后出现肉眼血尿、水肿。查体:血压135/95mmHg,颜面及双下肢水肿。尿常规:红细胞满视野,蛋白质(++)。肾功能正常。血清抗链球菌溶血素"O"升高。下列治疗措施,错误的是

A. 卧床休息　　B. 抗生素　　C. 糖皮质激素
D. 利尿消肿　　E. 血管紧张素转换酶抑制剂(2024)

(8~10题共用题干)女,8岁。3周前曾患脓疱病。水肿、少尿、肉眼血尿3天,BP150/105mmHg。尿常规:Pro(+),RBC(++++),管型1~2个/HPF。ASO升高,ESR增快,血补体C3下降。

【例8】首选的降压药是

A. 卡托普利　　B. 二氮嗪　　C. 硝苯地平
D. 哌唑嗪　　E. 硝普钠

【例9】应限制钠盐摄入直到

A. 血沉正常　　B. 尿常规正常　　C. 水肿消退,血压正常
D. 补体恢复正常　　E. 肉眼血尿消失

【例10】血补体C3恢复正常的时间多为起病后

A. 1周　　B. 2周　　C. 4周
D. 8周　　E. 12周

三、肾病综合征

肾病综合征是由多种原因引起的肾小球滤过膜通透性增加,导致大量血清蛋白自尿中丢失的一组临床综合征。临床有4大特点:①大量蛋白尿(定性>+++,24小时定量≥50mg/kg);②低蛋白血症(血清白

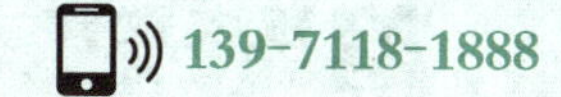

蛋白<25g/L);③高脂血症(血清胆固醇>5.7mmol/L);④不同程度的水肿。以上①②项为必备条件。

【例 11】诊断小儿肾病综合征的必备条件是

A. 明显水肿及低蛋白血症　B. 明显水肿及大量蛋白尿　C. 明显水肿及高脂血症
D. 大量蛋白尿及高脂血症　E. 大量蛋白尿及低蛋白血症(2020)

1. 分类方法

(1)按临床分型

①单纯性肾病　具有肾病综合征的四大临床特点,即典型"三高一低"临床表现者。

②肾炎性肾病　是指具有以下 4 项之一或多项者:

A. 血尿——2 周内分别 3 次以上离心尿检查 RBC≥10 个/HPF,并证实为肾小球源性血尿。

B. 高血压——反复或持续出现高血压,学龄儿童≥130/90mmHg,学龄前儿童≥120/80mmHg。

C. 肾功能不全——并排除血容量不足等所致。

D. 持续低补体血症——C3 降低。

注意:①肾病综合征——大量蛋白尿(+++~++++)、低蛋白血症(≤25g/L)。
②单纯性肾病——大量蛋白尿(+++~++++)、低蛋白血症(≤25g/L)、高脂血症、水肿。
③肾炎性肾病——单纯性肾病+尿 RBC≥10 个/HPF、血压≥130/90(120/80)mmHg、C3 降低。
④C3 正常值——成人为 0.8~1.5g/L,新生儿为成人的 50%~60%,生后 3~6 个月达到成人水平。

(2)按糖皮质激素反应分类　根据糖皮质激素正规足量治疗 4 周的效应,将肾病综合征分为:

①激素敏感型肾病　以泼尼松足量[2mg/(kg·d)]治疗≤4 周,尿蛋白转阴。

②激素耐药型肾病　以泼尼松足量治疗 4 周,尿蛋白仍为阳性。

③激素依赖型肾病　对激素敏感,但连续 2 次减量或停药 2 周内复发。

(3)按复发情况分类

①复发　是指连续 3 天,尿蛋白由阴性转为+++或++++,或 24 小时尿蛋白定量≥50mg/kg。

②频复发　是指肾病病程中半年内复发≥2 次,或 1 年内复发≥3 次。

【例 12】男孩,3 岁。眼睑及面部水肿 2 周。查体:全身高度水肿,呈凹陷性。实验室检查:血白蛋白 25g/L,总胆固醇 6.2mmol/L。尿常规:蛋白(++++),白细胞 1~2 个/HPF。为有利于该疾病的临床分型,首选的检查是

A. 血沉　B. ASO　C. 血电解质
D. 补体 C3　E. 免疫球蛋白(2022)

【例 13】男孩,10 岁。10 天前发现眼睑水肿,未行任何治疗,后水肿进行性加重。实验室检查:血清白蛋白 15g/L,C3 0.38g/L,ASO45U/ml。尿蛋白(+++),尿红细胞(++)。最可能的诊断是

A. 肾炎型肾病　B. 单纯型肾病　C. IgA 肾病
D. 急性肾小球肾炎　E. 急进性肾小球肾炎(2024)

【例 14】关于肾炎性肾病的描述,不正确的是

A. 反复高血压　B. 多表现为肾小管间质性疾病　C. C3 下降
D. 肾功能不全　E. 2 周内 3 次红细胞≥10 个/HPF(2024)

【例 15】男童,2 岁。诊断为肾病综合征,糖皮质激素治疗 3 周后尿蛋白转阴,停药 2 周后复发。该情况 1 年内出现过 3 次。患儿对糖皮质激素治疗反应的类型是

A. 激素依赖型,复发　B. 激素敏感型,频复发　C. 激素依赖型,频复发
D. 激素耐药型,复发　E. 激素耐药型,频复发(2023)

2. 临床表现

(1)诱因　一般起病隐匿,无明显诱因。30%有病毒或细菌感染史。

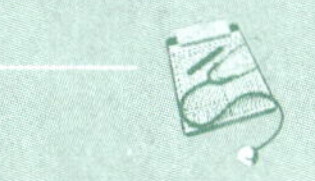

(2)水肿　为最常见症状，开始于眼睑，后逐渐遍及全身，呈凹陷性。严重者可有腹腔或胸腔积液。

(3)尿液改变　常有尿量减少，尿中常有较多泡沫，约15%患儿伴镜下血尿。

(4)血压　多数患儿血压正常，少数可有高血压症状。

(5)肾功能　约30%患儿因血容量减少而出现短暂的肌酐清除率下降，出现急性肾损伤。

注意：①肾病综合征——凹陷性水肿，从眼睑水肿开始，逐渐遍及全身。
②急性肾小球肾炎——非凹陷性水肿，从眼睑及颜面水肿开始，2~3天遍及全身。

3. 并发症

(1)感染　肾病综合征患儿极易合并各种感染。常见为呼吸道、皮肤、泌尿道感染和原发性腹膜炎等，其中上呼吸道感染最多见，占50%以上，细菌感染以肺炎链球菌为主。

(2)电解质紊乱　以低钠、低钾、低钙血症常见。患儿不恰当长期禁用食盐或长期食用不含钠的食盐代用品，过多使用利尿剂以及感染、呕吐、腹泻等因素均可致低钠血症，主要表现为厌食、乏力、懒言、嗜睡、血压下降甚至出现休克、抽搐等。

(3)低血容量　由于低蛋白血症、血浆胶体渗透压下降、显著水肿常可致有效血容量不足，尤其低钠血症时易出现低血容量性休克。

(4)血栓形成　由于肾病综合征存在高凝状态，易导致血栓形成，以肾静脉血栓形成最常见，表现为突发腰痛、出现血尿或血尿加重、少尿，甚至发生严重的急性肾损伤。下腔静脉、肺静脉、肝静脉、下肢深静脉、颅内静脉窦及肺动脉、股动脉等也可发生血栓。

(5)急性肾衰竭　5%的微小病变型肾病可并发急性肾衰竭。

(6)肾小管功能障碍　除原有肾小球的基础病变可引起肾小管功能损害外，大量尿蛋白的重吸收，可导致肾小管(主要是近曲小管)功能损害，出现肾性糖尿或氨基酸尿，严重者呈范科尼综合征。

【例16】男孩，3岁。反复呕吐、精神萎靡5天，食欲差、乏力，今日突发全身抽搐1次。既往诊断为原发性肾病综合征，正规泼尼松治疗，长期无盐饮食。最可能的原因是

A. 低钠血症　　B. 肾上腺皮质功能不全　　C. 高血压脑病
D. 低钙血症　　E. 低钾血症

4. 辅助检查

(1)尿液分析　尿蛋白定性多在(+++)，24小时尿蛋白定量≥50mg/kg，或晨尿、随机尿尿蛋白/尿肌酐≥2.0。约15%有镜下血尿。

(2)血清蛋白及胆固醇测定　血清白蛋白<25g/L。胆固醇>5.7mmol/L。

(3)血清补体测定　单纯性肾病综合征血清补体正常，肾炎性肾病综合征血清补体可下降。

(4)肾功能测定　BUN、Cr在肾炎性肾病综合征可升高，晚期可有肾小管功能损害。

(5)系统性疾病的血清学检查　对新诊断的肾病患儿需检测抗核抗体(ANA)、抗-dsDNA抗体、抗Smith抗体等。对伴有血尿、低补体血症、其他肾外临床表现的患儿尤其重要。

(6)经皮肾穿刺组织病理学检查　多数患儿不需要行肾穿刺活检术。肾穿刺活检指征：①年龄<1岁；②临床分型为肾炎型；③初治或迟发激素耐药；④激素依赖或频复发。

5. 诊断与鉴别诊断

(1)诊断标准　①大量蛋白尿：尿蛋白定性(+++)~(++++)，或24小时尿蛋白定量≥50mg/kg；②低蛋白血症：血浆白蛋白≤25g/L；③高脂血症：血浆总胆固醇>5.7mmol/L；④不同程度的水肿。

(2)鉴别诊断　原发性肾病综合征需与继发于全身性疾病的肾病综合征相鉴别。临床上须排除继发性肾病综合征后，方可诊断为原发性肾病综合征。

6. 治疗

(1)一般治疗　包括休息、饮食控制、防治感染、利尿等。

①休息　除显著水肿、并发感染、严重高血压外,一般不需卧床休息。病情缓解后逐渐增加活动量。

②饮食　显著水肿和严重高血压时应短期限制水钠摄入。病情缓解后不必继续限盐,活动期病例供盐 1~2g/d。蛋白质 1.5~2g/(kg·d),以高生物效价的动物蛋白为宜。

③防治感染　使用对肾功能无损害的抗生素。

④利尿　对水肿较重伴尿少者,可使用利尿剂。

(2)糖皮质激素　为主要治疗措施。

①初治病例　诊断确定后应尽早选用泼尼松治疗。

疗法	适应证	临床应用方法	疗程
短程疗法	初治病例	泼尼松 2mg/(kg·d),口服 4 周。4 周后减为 1.5mg/kg,隔日顿服 4 周。易复发,国内少用	共 8 周
中程疗法	各类肾病综合征的初治方案	泼尼松 2mg/(kg·d),口服。若 4 周内尿蛋白转阴,则自转阴后至少巩固 2 周,后改为隔日 2mg/kg,继续用 4 周,以后每 2~4 周减 2.5~5mg,直至停药	6 个月
长程疗法	各类肾病综合征的初治方案	泼尼松 2mg/(kg·d),口服。4 周后尿蛋白未转阴,可继续用原量至尿蛋白转阴后 2 周,一般不超过 8 周。之后改为隔日 2mg/kg,顿服,继续用 4 周,以后每 2~4 周减量 1 次,直至停药	9 个月

②复发和激素依赖型肾病综合征　可采用调整糖皮质激素的剂量和疗程、更换糖皮质激素制剂、甲泼尼龙冲击治疗。

(3)免疫抑制剂　主要用于频复发、激素依赖、激素耐药、出现激素严重副作用或存在使用激素禁忌证的患儿,可选用环磷酰胺、环孢素 A、麦考酚吗乙酯等。

(4)抗凝和溶栓治疗　肾病综合征存在高凝状态和纤溶障碍,易并发血栓形成,需加用抗凝和溶栓治疗,如肝素、尿激酶、双嘧达莫等。

(5)ACEI 或 ARB　对改善肾小球局部血流动力学、减少尿蛋白、延缓肾小球硬化均具有良好作用。常用药物有卡托普利、依那普利、氯沙坦、缬沙坦等。

【例 17】男孩,12 岁。肾病综合征初次治疗,口服泼尼松片 2mg/(kg·d),2 周后尿蛋白转阴,巩固治疗 2 周开始减量,改成隔日晨顿服 2mg/kg,共 4 周,以后每 4~6 周减量 0.5mg/kg,直至停药。此激素治疗方案为

A. 中程疗法　B. 冲击疗法　C. 替代疗法

D. 长程疗法　E. 短程疗法(2021)

▶常考点　小儿尿液特点;急性肾炎的临床表现、诊断及鉴别诊断;肾病综合征的诊断、并发症。

参考答案——详细解答见《2025 国家临床执业及助理医师资格考试历年考点精析(上、下册)》

1. ABCDE　2. ABCDE　3. ABCDE　4. ABCDE　5. ABCDE　6. ABCDE　7. ABCDE
8. ABCDE　9. ABCDE　10. ABCDE　11. ABCDE　12. ABCDE　13. ABCDE　14. ABCDE
15. ABCDE　16. ABCDE　17. ABCDE

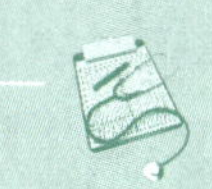

第10章 造血系统疾病

考纲要求

①小儿造血及血象特点。②小儿贫血概述。③缺铁性贫血。④营养性巨幼细胞性贫血。

复习要点

一、小儿造血和血象特点

1. 造血特点

(1)胚胎期造血 造血是血细胞形成的过程。

胚胎时期	造血部位	造血特点
第3周	卵黄囊	卵黄囊开始造血。在胚胎第6周后,中胚叶造血开始减退
第6~7周	胸腺	出现胸腺,并开始生成淋巴细胞
第6~8周	肝	肝开始造血,成为胎儿中期的主要造血器官,4~5个月达高峰,6个月后逐渐减退
第8周	脾	脾脏开始造血,胎儿5个月后功能逐渐减退,至出生时成为终生造血器官
第11周	淋巴结	淋巴结开始生成淋巴细胞,从此淋巴结成为终生造淋巴细胞、浆细胞的器官
第16周	骨髓	骨髓开始造血,并迅速成为主要造血器官,直至生后2~5周成为唯一造血场所

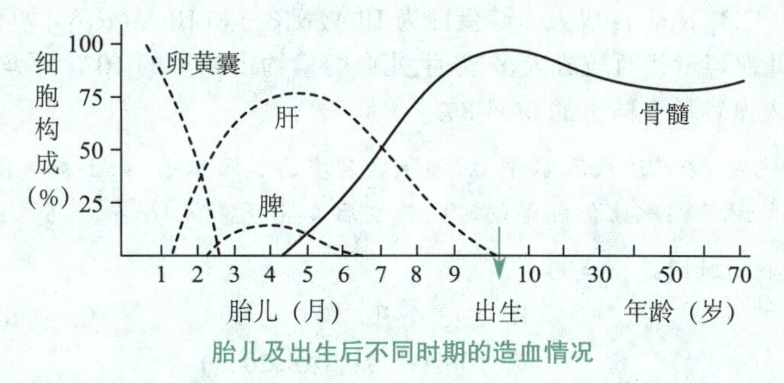

胎儿及出生后不同时期的造血情况

(2)生后造血 出生后骨髓是主要造血器官,骨髓外造血极少。

①骨髓造血 出生后主要是骨髓造血。婴幼儿期所有骨髓均为红骨髓,全部参与造血,以满足生长发育的需要。5~7岁开始,脂肪组织(黄骨髓)逐渐代替长骨中的造血组织,因此年长儿和成人红骨髓仅限于肋骨、胸骨、脊椎、骨盆、颅骨、锁骨和肩胛骨,但黄骨髓仍有潜在的造血功能,当造血需要增加时,它可转变为红骨髓而恢复造血功能。

②骨髓外造血 在正常情况下,骨髓外造血极少。出生后,尤其在婴儿期,当发生感染性贫血或溶血性贫血等造血需要增加时,肝、脾和淋巴结可随时适应需要,恢复到胎儿时的造血状态,出现肝、脾、淋巴结肿大。这是小儿造血器官的一种特殊反应,称为"骨髓外造血",感染及贫血等纠正后即恢复正常。

【例1】小儿骨髓外的造血器官是

A. 胆囊　　B. 肾上腺　　C. 淋巴管

D. 肝脏　　　　　　　　　　E. 盲肠

2. 血象特点

(1)红细胞数和血红蛋白量

时期	红细胞数和血红蛋白量	原因
出生时	RBC(5.0~7.0)×10^{12}/L,Hb150~220g/L	胎儿期相对缺氧,刺激促红细胞生成素合成
生后 6~12 小时	比出生时要高	进食较少,不显性失水
出生后	逐渐降低	自主呼吸建立,血氧含量增加,EPO 合成减少
生后 2~3 个月	RBC3.0×10^{12}/L,Hb100g/L(轻度贫血)	生理性贫血(自限性,3 个月后逐渐增加)
12 岁	成人水平	正常值

(2)网织红细胞　网织红细胞百分比在初生 3 天内为 4%~6%,于生后第 7 天迅速下降至 2%以下,并维持在较低水平,约 0.3%,以后随生理性贫血恢复而短暂上升,婴儿期以后约与成人相同。

(3)白细胞数及分类

①白细胞数的变化　初生时白细胞数为(15~20)×10^9/L,生后 6~12 小时达(21~28)×10^9/L,以后逐渐下降,1 周时平均为 12×10^9/L,婴儿期白细胞数维持在 10×10^9/L 左右,8 岁以后接近成人水平。

②白细胞分类的变化　主要是中性粒细胞与淋巴细胞比例的变化。出生时中性粒细胞占 0.65,淋巴细胞占 0.30。随着白细胞总数的下降,中性粒细胞比例逐渐下降,生后 4~6 天时两者比例相等。1~2 岁时淋巴细胞占 0.60,中性粒细胞占 0.35,之后中性粒细胞逐渐上升,至 4~6 岁两者比例又相等;以后白细胞分类与成人相似。

(4)血小板数　血小板计数为(100~300)×10^9/L。

(5)血红蛋白种类　血红蛋白分子由两对多肽链组成,构成血红蛋白分子的多肽链有 6 种,分别为 α、β、γ、δ、ε、ζ 链。正常情况下,胚胎期的血红蛋白为 Gower1($\zeta_2\varepsilon_2$)、Gower2($\alpha_2\varepsilon_2$)和 Portland($\zeta_2\gamma_2$);胎儿期为胎儿血红蛋白(HbF,$\alpha_2\gamma_2$);成人血红蛋白为 HbA($\alpha_2\beta_2$)和 HbA_2($\alpha_2\delta_2$)两种。

(6)血容量　小儿血容量相对较成人多,新生儿血容量约占体重的 10%,平均 300ml;儿童血容量占体重的 8%~10%;成人血容量占体重的 6%~8%。

注意:①外周血红细胞数 12 岁达成人水平,白细胞数 8 岁达成人水平,血小板数出生即达成人水平。
②中性粒细胞与淋巴细胞比例相等的时间为生后 4~6 天和 4~6 岁。

【例 2】婴儿生理性贫血的时间是出生后

A. 1 个月　　B. 2~3 个月　　C. 4~6 个月
D. 7~9 个月　　E. 10 个月后(2018、2023)

【例 3】女孩,5 岁。患急性感染治疗 1 周,临床表现恢复正常,门诊医生需根据外周血象的变化作分析,该患儿白细胞分类的正常比例应约为

A. 中性粒细胞 0.65,淋巴细胞 0.30
B. 中性粒细胞 0.30,淋巴细胞 0.65
C. 中性粒细胞 0.35,淋巴细胞 0.60
D. 中性粒细胞 0.60,淋巴细胞 0.35
E. 中性粒细胞 0.50,淋巴细胞 0.45

二、小儿贫血概述

1. 贫血概念

贫血是指外周血中单位容积内的红细胞数、血红蛋白量或红细胞比容低于正常。婴儿和儿童的红细胞数和血红蛋白量随年龄不同而有差异。我国将生后 10 天新生儿贫血标准规定为血红蛋白<145g/L,

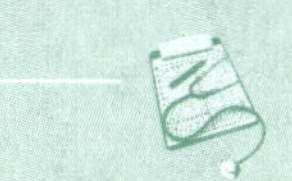

1~3个月时<90g/L,4~6个月时<100g/L为贫血。

2. 贫血分类

(1)按程度分类　根据外周血红蛋白(Hb)含量或红细胞数,可分为4度。①血红蛋白从正常下限至>90g/L者为轻度;②60~90g/L者为中度;③30~59g/L者为重度;④<30g/L者为极重度。新生儿Hb介于144~120g/L者为轻度,90~120g/L者为中度,60~89g/L者为重度,<60g/L者为极重度。

(2)按病因分类　根据造成贫血的原因,将贫血分以下3类。

①红细胞和血红蛋白生成不足

造血物质缺乏	铁缺乏(缺铁性贫血)、维生素 B_{12} 和叶酸缺乏(巨幼细胞性贫血) 维生素A缺乏、维生素 B_6 缺乏、铜缺乏、维生素C缺乏、蛋白质缺乏
骨髓造血功能障碍	再生障碍性贫血、单纯红细胞再生障碍性贫血
感染性及炎症性贫血	流感嗜血杆菌、金黄色葡萄球菌、链球菌感染
其他	慢性肾病所致贫血、铅中毒所致贫血、癌症性贫血等

②溶血性贫血　可由红细胞内在异常或红细胞外在因素引起。

A.红细胞内在异常　如红细胞膜结构缺陷(遗传性球形红细胞增多症、遗传性椭圆形红细胞增多症、棘状红细胞增多、阵发性睡眠性血红蛋白尿);红细胞酶缺乏(如葡萄糖-6-磷酸脱氢酶缺乏、丙酮酸激酶缺乏);血红蛋白合成或结构异常(地中海贫血、血红蛋白病)。

B.红细胞外在因素　如免疫因素(新生儿溶血症、自身免疫性溶血性贫血、药物所致的免疫性溶血性贫血),非免疫因素(感染、物理化学因素、毒素、脾亢、弥散性血管内凝血)。

③失血性贫血　包括急性失血和慢性失血引起的贫血。

(3)按形态分类　根据红细胞数、血红蛋白量、血细胞比容计算平均红细胞容积(MCV)、平均红细胞血红蛋白量(MCH)、平均红细胞血红蛋白浓度(MCHC),将贫血分为以下4类。

	MCV(fl)	MCH(pg)	MCHC(g/L)	举例
正常值	80~94	28~32	320~380	—
大细胞性贫血	>94	>32	320~380	巨幼细胞性贫血、骨髓增生异常综合征
正细胞性贫血	80~94	28~32	320~380	急性失血、再障、急性溶血性贫血
单纯小细胞性贫血	<80	<28	320~380	慢性肾病、慢性肝病等慢性病所致贫血
小细胞低色素性贫血	<80	<28	<320	缺铁性贫血、海洋性贫血

【例4】男婴,20天。面色苍白7天就诊。血常规Hb50g/L。该患儿属于

A. 中度贫血　　B. 极重度贫血　　C. 重度贫血

D. 正常　　E. 轻度贫血

3. 临床表现

(1)一般表现　皮肤、黏膜苍白为突出表现。重度贫血时皮肤往往呈蜡黄色。病程较长的患者易疲倦、毛发干枯、营养低下、体格发育迟缓等。

(2)造血器官反应　婴幼儿期的骨髓几乎全是红骨髓,贫血时,骨髓不能进一步代偿而出现骨髓外造血,表现为肝脾和淋巴结肿大,外周血中可出现有核红细胞、幼稚粒细胞。

(3)各系统症状

①循环和呼吸系统　贫血时可出现呼吸加速、心率加快、动脉压增高。重度贫血失代偿时,可出现心脏扩大、心前区收缩期杂音,甚至发生充血性心力衰竭。

②消化系统　胃肠蠕动及消化酶分泌功能均受影响,出现食欲减退、恶心、腹胀或便秘等。偶有舌

炎、舌乳头萎缩等。

③神经系统　常表现为精神不振、注意力不集中、情绪易激动等。年长儿童可有头痛、眩晕、眼前有黑点或耳鸣等。

④其他　溶血性贫血时可出现黄疸、血红蛋白尿等。

4. 治疗原则

(1)去除病因　这是治疗贫血的关键。

(2)一般治疗　加强护理,预防感染,改善饮食质量和搭配等。

(3)药物治疗　铁剂治疗缺铁性贫血;维生素 B_{12} 和叶酸治疗巨幼细胞性贫血;糖皮质激素治疗自身免疫性溶血性贫血;强化免疫抑制治疗再生障碍性贫血。

(4)输红细胞　当贫血引起心功能不全时,输红细胞是抢救措施。贫血越严重,一次输血量越少且速度宜慢。一般选用浓缩红细胞,每次 5~10ml/kg,速度不宜过快。

(5)造血干细胞移植　是目前根治严重遗传性溶血性贫血、再生障碍性贫血的有效方法。

(6)并发症治疗　婴幼儿贫血易合并急慢性感染、营养不良、消化功能障碍等,应积极治疗。

三、缺铁性贫血

缺铁性贫血是体内铁缺乏导致血红蛋白合成减少,临床上以小细胞低色素性贫血、血清铁蛋白减少和铁剂治疗有效为特点的贫血症。本病婴幼儿发病率最高,好发于6个月至2岁小儿。

1. 病因

(1)先天储铁不足　胎儿从母体获得的铁以妊娠最后 3 个月最多,故早产、双胎或多胎、胎儿失血和孕母严重缺铁等均可使胎儿储铁减少。

(2)铁摄入量不足　为缺铁性贫血的主要原因。母乳、牛乳、谷物中含铁量均低,如不及时添加含铁较多的辅食,容易发生缺铁性贫血。

(3)生长发育因素　婴儿期生长发育较快,3~4 个月时和 1 岁时体重分别为出生时的 2 倍和 3 倍;随着体重增加,血容量也增加较快,1 岁时血液循环中的血红蛋白增加 2 倍;未成熟儿的体重及血红蛋白增加倍数更高;如不及时添加含铁丰富的食物,则易致缺铁。

(4)铁的吸收障碍　食物搭配不合理、慢性腹泻可影响铁的吸收。

(5)铁的丢失过多　正常婴儿每天排泄铁量相比成人更多。每 1ml 血约含铁 0.5mg,长期慢性失血可致缺铁,如肠息肉、梅克尔憩室、膈疝、钩虫病等可致慢性失血,用不经加热处理的鲜牛奶喂养的婴儿可因对牛奶过敏而致肠出血(每天失血约 0.7ml)。

注意:①婴幼儿缺铁性贫血最常见的病因是铁摄入量不足(未及时添加含铁辅食)。
②成人缺铁性贫血最常见的病因是慢性失血(男性为痔出血,女性为月经过多)。

【例 5】单纯母乳喂养易导致的小儿贫血类型是

A. 缺铁性贫血　　B. 巨幼细胞性贫血　　C. 失血性贫血
D. 溶血性贫血　　E. 再生障碍性贫血(2023)

注意:①单纯母乳喂养未及时添加辅食,易导致缺铁性贫血和巨幼细胞性贫血,以前者多见。
②单纯羊奶喂养易导致营养性巨幼细胞性贫血。

【例 6】男,2 岁。偏食,不喜欢吃鱼、肉、蛋和蔬菜,喜欢啃泥土,常患口腔炎。实验室检查:血红蛋白 90g/L,血涂片示红细胞大小不等,小细胞为多。该患儿患病的主要病因是

A. 铁消耗过多　　B. 先天储铁不足　　C. 铁摄入不足
D. 红细胞破坏增加　　E. 生长发育快

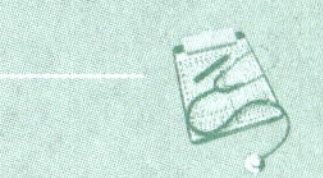

2. 临床表现

(1)**一般表现**　皮肤黏膜逐渐苍白,以唇、口腔黏膜及甲床较明显,易疲乏,不爱活动。

(2)**肝脾大**　由于髓外造血,肝、脾可轻度肿大;年龄越小,病程越久,贫血越重,肝脾大越明显。

(3)**消化系统症状**　食欲减退,少数有异食癖(如嗜食泥土、墙皮、煤渣等);可有呕吐、腹泻;可出现口腔炎、舌炎或舌乳头萎缩;重者可出现萎缩性胃炎或吸收不良综合征。

(4)**神经系统症状**　表现为烦躁不安或萎靡不振、精神不集中、记忆力减退,智力多数低于同龄儿。

(5)**心血管系统症状**　明显贫血时心率增快,严重者心脏扩大,甚至发生心力衰竭。

(6)**其他**　因细胞免疫功能降低,常合并感染。可因上皮组织异常而出现反甲。

【例7】儿童缺铁性贫血的临床表现不包括

A. 肝脾肿大　　B. 心率、呼吸加快　　C. 食欲不振
D. 肢体震颤　　E. 面色苍白

3. 辅助检查

检测项目	临床意义	生理意义或特点
外周血象	MCV<80fl,MCH<26pg,MCHC<310g/L 网织红细胞正常或轻度减少,WBC和Plt正常	呈小细胞低色素性贫血
骨髓象	增生活跃,以中、晚幼红细胞增生为主。各期红细胞均小,胞质少,偏蓝,显示胞质成熟程度落后于胞核	粒细胞和巨核细胞系一般无明显异常
血清铁蛋白	血清铁蛋白(SF)<12μg/L提示缺铁	较敏感地反映贮存铁的指标
骨髓可染铁	<15%提示贮存铁(细胞内铁)减少	反映贮存铁的敏感可靠指标
血清铁(SI)	SI<9.0~10.7μmol/L有意义	反映血浆中的铁含量
总铁结合力(TIBC)	TIBC>62.7μmol/L有意义	反映血浆中的铁含量
转铁蛋白饱和度	转铁蛋白饱和度(TS)<15%有诊断意义	反映血浆中的铁含量
红细胞游离原卟啉	红细胞游离原卟啉(FEP)>0.9μmol/L提示细胞内缺铁	反映红细胞内缺铁状况

【例8】女婴,4个月。孕34周娩出,出生体重2700g。随访发现面色苍白,心脏听诊正常。查体:Hb68g/L,RBC3.2×10^{12}/L,WBC11.2×10^9L,Plt280×10^9L,Ret0.05。外周血涂片示红细胞大小不一,以小细胞为主,中央淡染区明显。最可能的诊断是

A. 缺铁性贫血　　B. 生理性贫血　　C. 再生障碍性贫血
D. 地中海贫血　　E. 营养性巨幼红细胞贫血(2024)

【例9】下列检查项目中最能反映体内贮存铁水平的是

A. 血清转铁蛋白饱和度　　B. 骨髓铁染色　　C. 外周血网织红细胞
D. 血清铁　　E. 血清总铁结合力

4. 诊断和鉴别诊断

(1)**诊断**　根据病史,特别是喂养史、临床表现和血象特点,一般可作出诊断。进一步进行有关铁代谢的生化检查有确诊意义。必要时可行骨髓检查。用铁剂治疗有效可证实诊断。

(2)**鉴别诊断**　需与地中海贫血、异常血红蛋白病、维生素B_6缺乏性贫血、铁粒幼红细胞性贫血等鉴别。

5. 治疗

(1)**去除病因**　对饮食不当者应纠正不合理的饮食习惯和食物组成,有偏食习惯者应予纠正。如有慢性失血性疾病,如钩虫病、肠道畸形等,应予及时治疗。

(2)**铁剂治疗**

①口服铁剂　铁剂是治疗缺铁性贫血的特效药,首选口服给药。常用药物有硫酸亚铁(含元素铁

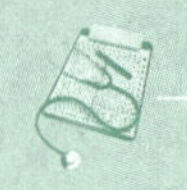

20%)、富马酸亚铁(含元素铁 33%)、葡萄糖酸亚铁(含元素铁 12%)、琥珀酸亚铁(含元素铁 35%)等。同时服用维生素 C,可促进铁的吸收。牛奶、茶、咖啡及抗酸药等与铁剂同服可影响铁的吸收。

②注射铁剂　注射铁剂易发生不良反应,故应慎用。

A. 适应证　诊断肯定,但口服铁剂后无治疗反应者;口服铁剂后胃肠反应严重不能耐受者;由于胃肠疾病胃肠手术后不能应用口服铁剂或口服铁剂吸收不良者。

B. 常用注射铁剂　山梨醇枸橼酸铁复合物、右旋糖酐铁注射液、葡萄糖氧化铁。

③铁剂治疗后的反应

A. 含铁酶　补给铁剂 12~24 小时后,细胞内含铁酶开始恢复,烦躁等精神症状减轻,食欲增加。

B. 网织红细胞　于服药 2~3 天后开始上升,5~7 日达高峰,2~3 周后降至正常。

C. 血红蛋白　治疗 1~2 周后血红蛋白逐渐上升,通常于治疗 3~4 周达到正常。如 3 周内血红蛋白上升不足 20g/L,应注意寻找原因。

D. 贮存铁　血红蛋白恢复正常后,应继续服用铁剂 6~8 周,以增加铁贮存。

(3)输红细胞　一般不必输红细胞。输红细胞的适应证是:①贫血严重,尤其是发生心力衰竭者;②合并感染者;③急需外科手术者。贫血越严重,每次输注量应越少。Hb<30g/L 者,应采用等量换血方法;Hb 在 30~60g/L 者,每次可输注红细胞悬液 4~6ml/kg;Hb>60g/L 者,不必输红细胞。

(10~12 题共用题干)女,4 个月,双胎之小。单纯母乳喂养,面色苍白,食欲减退 2 个月。查体:肤色苍白,肝肋下 3.5cm,脾肋下 1.5cm。血 Hb80g/L,RBC3.3×10^{12}/L,MCV60fl,MCH24pg,MCHC25%,Plt、WBC 正常。

【例 10】最可能的诊断是

A. 再生障碍性贫血　B. 营养性巨幼细胞性贫血　C. 感染性贫血
D. 混合性贫血　E. 缺铁性贫血

【例 11】经有效治疗后,首先出现的变化是

A. 血红蛋白上升　B. 红细胞上升　C. 网织红细胞上升
D. 红细胞游离原卟啉上升　E. 细胞内含铁酶活性开始恢复

【例 12】若 Hb 恢复正常,还需要继续药物治疗的时间是

A. 3~4 周　B. 1~2 周　C. 9~12 周
D. 13~18 周　E. 6~8 周

6. 预防

(1)母乳喂养　提倡母乳喂养,因母乳中铁的吸收利用率较高。

(2)及时添加辅食　无论母乳喂养,还是人工喂养,均应及时添加含铁丰富且铁吸收率高的辅食,并注意膳食合理搭配,婴儿如以鲜牛乳喂养,必须加热处理以减少牛奶过敏所致的肠道出血。

(3)铁强化婴幼儿食品　婴幼儿食品(谷类制品、牛奶制品等)应加入适量铁剂加以强化。

(4)给予铁剂　对早产儿,尤其是极低体重的早产儿,宜在 2 个月左右给予铁剂预防。

【例 13】早产儿使用铁剂预防贫血起始的月龄是

A. 1 个月　B. 2 个月　C. 3 个月
D. 4 个月　E. 5 个月

四、营养性巨幼细胞性贫血

营养性巨幼细胞性贫血是由于维生素 B_{12} 和/或叶酸缺乏所致的一种大细胞性贫血。主要临床特点是贫血、神经精神症状、红细胞的胞体变大、骨髓中出现巨幼红细胞、用维生素 B_{12} 和/或叶酸治疗有效。营养性巨幼细胞性贫血好发于 6 个月至 2 岁幼儿。

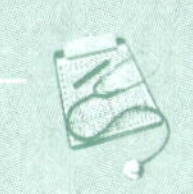

1. 病因

(1)摄入量不足　单纯母乳喂养而未及时添加辅食、人工喂养不当、严重偏食的婴幼儿,其饮食中缺乏肉类、动物肝,可致维生素 B_{12} 和叶酸缺乏。羊乳含叶酸量很低,单纯以羊奶喂养者可致叶酸缺乏。

(2)需要量增加　婴儿生长发育较快,对叶酸、维生素 B_{12} 需要量也增加。

(3)吸收或代谢障碍　慢性腹泻、回肠切除、先天性叶酸代谢障碍,均可导致叶酸缺乏。

2. 临床表现

(1)一般表现　多呈虚胖或颜面水肿,毛发纤细、稀疏、黄色,严重者皮肤有出血点或瘀斑。

(2)贫血表现　皮肤常呈蜡黄色,睑结膜、口唇、指甲等处苍白,常伴肝脾大。

(3)神经精神症状　可出现烦躁不安、易怒等症状。

①维生素 B_{12} 缺乏　表情呆滞、目光发直、对周围反应迟钝、嗜睡、不认亲人、少哭不笑,智力、动作发育落后甚至退步。重症病例可出现不规则性震颤、共济失调、踝阵挛、Babinski 征阳性。

②叶酸缺乏　不发生神经系统症状,但可导致神经精神异常。

(4)消化系统症状　常出现较早,如厌食、恶心、呕吐、腹泻、舌炎等。

3. 辅助检查

检测项目	临床意义	生理意义
外周血象	MCV>94fl,MCH>32pg,MCHC320~380g/L,血涂片可见红细胞以大细胞为主,中性粒细胞呈分叶过多。网织红细胞、白细胞、血小板减少	呈大细胞性贫血
骨髓象	增生明显活跃,以红系增生为主	红系、粒系均出现巨幼变,巨大血小板
血清维生素 B_{12}	血清维生素 B_{12}<100ng/L 为缺乏	血清维生素 B_{12} 正常值为 200~800ng/L
血清叶酸测定	血清叶酸<3μg/L 为缺乏	血清叶酸正常值为 5~6μg/L

注意:①缺铁性贫血——骨髓幼红细胞胞质发育落后于胞核,呈现“核老浆幼”。
②巨幼细胞性贫血——骨髓幼红细胞胞核发育落后于胞质,呈现“核幼浆老”。

【例 14】小儿因叶酸缺乏所致营养性巨幼细胞性贫血的原因不包括
A. 叶酸转运功能障碍　B. 单纯羊奶喂养　C. 内因子缺乏
D. 慢性腹泻　E. 生长发育较快

【例 15】维生素 B_{12} 缺乏与叶酸缺乏所致营养性巨幼细胞性贫血临床表现的主要区别点是
A. 骨髓象改变　B. 神经系统症状　C. 肝脾肿大
D. 贫血症状　E. 血象改变

【例 16】男婴,18 个月。逗之不笑,诊断为“贫血”。其外周血象中性粒细胞分叶过多是由于缺乏
A. 铁　B. 维生素 A　C. 维生素 K
D. 蛋白质　E. 维生素 B_{12}(2023)

4. 诊断与鉴别诊断

(1)诊断　根据临床表现、血象和骨髓象特点,可诊断巨幼细胞性贫血。在此基础上,如精神神经症状明显,则考虑为维生素 B_{12} 缺乏所致。有条件时,测定血清维生素 B_{12} 或叶酸水平,可进一步协助诊断。

(2)鉴别诊断　本病需与地中海贫血、异常血红蛋白病、缺铁性贫血、铁粒幼红细胞性贫血等相鉴别。

5. 治疗

(1)一般治疗　注意营养,及时添加辅食,加强护理,防止感染。

(2)去除病因　去除引起维生素 B_{12} 和叶酸缺乏的原因。

(3)维生素 B_{12} 肌内注射　有精神神经症状者应以维生素 B_{12} 治疗为主,如单用叶酸反而可加重症状。

(4)**叶酸口服** 同时口服维生素 C 有助于叶酸的吸收。补充维生素 B_{12} 和叶酸后的反应如下。

	给予铁剂	维生素 B_{12} 肌内注射	叶酸口服
用于治疗	营养性缺铁性贫血	营养性巨幼细胞性贫血	营养性巨幼细胞性贫血
精神症状	12~24 小时开始减轻	精神症状 2~4 天开始好转,但神经精神症状恢复较慢	不能改善神经精神症状
网织红细胞	2~3 天后开始上升,5~7 日达高峰,2~3 周后降至正常	2~4 天后开始上升,6~7 日达高峰,2 周后降至正常	2~4 天后开始上升,4~7 日达高峰
血红蛋白	治疗 1~2 周后开始上升,3~4 周达到正常	—	2~6 周 RBC 和 Hb 恢复正常
骨髓象	—	6~7 小时骨髓内巨幼红细胞可转为正常幼红细胞	1~2 天骨髓内巨幼红细胞可转为正常幼红细胞

(5)**补钾** 治疗初期,由于大量新生红细胞,细胞外钾转移至细胞内,可引起低钾,应预防性补钾。

6. 预防

改善哺乳母亲营养,婴儿及时添加辅食,注意饮食均衡,治疗肠道疾病,注意合理应用抗叶酸代谢药物。

【例 17】女婴,8 个月。间断腹泻 2 个月。一直母乳喂养,添加辅食少。查体:皮肤苍白,表情淡漠,舌有震颤,体形虚胖,肝肋下 1.5cm,脾脏未触及。实验室检查:Hb85g/L,RBC2.8×10^{12}/L,MCV98fl,MCH34pg,WBC5.6×10^{9}/L,Plt170×10^{9}/L。该婴儿贫血的原因是

A. 慢性感染性疾病　B. 缺铁　C. 中枢神经系统病变
D. 叶酸缺乏　E. 维生素 B_{12} 缺乏

【例 18】有明显神经精神症状的营养性巨幼细胞性贫血,应首选的治疗药物是

A. 叶酸　B. 硫酸亚铁　C. 维生素 C
D. 维生素 B_{12}　E. 右旋糖酐铁(2020、2022)

(19~21 题共用题干)男,11 个月。母乳喂养,近 3 个月面色渐苍黄,间断腹泻,原可站立,现坐不稳,手足常颤抖。体检:面色苍黄,略水肿,表情呆滞。Hb80g/L,RBC2.0×10^{12}/L,WBC6.0×10^{9}/L。

【例 19】最可能的诊断是

A. 大脑发育不全　B. 营养性缺铁性贫血　C. 维生素 D 缺乏性手足搐搦症
D. 营养性维生素 D 缺乏　E. 营养性巨幼细胞性贫血

【例 20】确诊需做的检查是

A. 脑 CT　B. 脑电图检查　C. 血清铁测定
D. 血清维生素 B_{12}、叶酸测定　E. 血清钙、磷、碱性磷酸酶测定

【例 21】该患儿最正确的治疗是

A. 静脉补钙　B. 维生素 C 口服　C. 肌内注射维生素 B_{12}
D. 肌内注射维生素 D_3　E. 肌内注射维生素 B_6

常考点 造血部位;缺铁性贫血的临床表现、鉴别、治疗;巨幼细胞性贫血的临床表现及鉴别。

参考答案——详细解答见《2025 国家临床执业及助理医师资格考试历年考点精析(上、下册)》

1. ABCDE　2. ABCDE　3. ABCDE　4. ABCDE　5. ABCDE　6. ABCDE　7. ABCDE
8. ABCDE　9. ABCDE　10. ABCDE　11. ABCDE　12. ABCDE　13. ABCDE　14. ABCDE
15. ABCDE　16. ABCDE　17. ABCDE　18. ABCDE　19. ABCDE　20. ABCDE　21. ABCDE

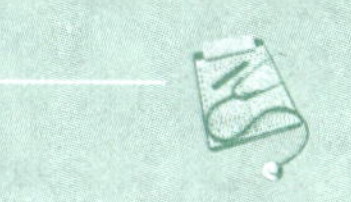

第 11 章 神经系统与内分泌系统疾病

▶考纲要求

①小儿神经系统发育特点。②热性惊厥。③急性细菌性脑膜炎。④先天性甲状腺功能减退症。

▶复习要点

一、小儿神经系统发育特点

1. 脑的发育

(1)脑的发育最迅速 在生长发育过程中,神经系统发育最早,且速度快。儿童的脑实质生长较快。

(2)神经细胞 出生时神经细胞数目已接近成人,但树突和轴突少而短。出生后,大脑皮质的神经细胞数目不再增加,以后的变化主要是神经细胞体积的增大、树突的增多、髓鞘的形成和功能的日趋成熟。

(3)神经髓鞘 髓鞘的形成时间在神经系统各部位各不相同,脊髓神经是在胎儿 4 个月时开始的,3 岁时完成髓鞘化;锥体束在胎儿 5~6 个月开始至生后 2 岁完成,皮质的髓鞘化则最晚。故婴幼儿时期,外界刺激引起的神经冲动传入大脑时,速度慢,易于泛化,且不易在大脑皮质内形成明显的兴奋灶,婴儿易疲劳而进入睡眠状态。

2. 脊髓的发育

脊髓在出生时已具备功能,2 岁时构造已接近成人。脊髓下端在新生儿期位于第 2 腰椎下缘,4 岁时上移至第 1 腰椎,故做腰椎穿刺选择穿刺部位时要注意年龄特点。

【例 1】婴幼儿时期,外界刺激不易在大脑皮质造成明确兴奋灶的原因是

A. 树突、轴突少　B. 树突、轴突短　C. 神经元少
D. 神经元体积小　E. 神经髓鞘形成和发育不完善

【例 2】脊髓下端上移至第 1 腰椎的年龄是

A. 6 个月　B. 1 岁　C. 2 岁
D. 4 岁　E. 3 岁

3. 神经反射

(1)原始反射 生后最初数月婴儿存在许多暂时性反射。随年龄增长,各自在一定的年龄期消失。当它们在应出现的时间内不出现,或该消失的时间不消失,或两侧持续不对称都提示神经系统异常。

原始反射	出现年龄	消失年龄	原始反射	出现年龄	消失年龄
拥抱反射	初生	3~6 个月	颈肢反射	2 个月	6 个月
握持反射	初生	3~4 个月	颈拨正反射	初生	6 个月
迈步反射	初生	2 个月	吸吮反射、觅食反射	初生	4~7 个月

(2)浅反射 腹壁反射要到 1 岁后才容易引出,提睾反射要到出生 4~6 个月后才明显。

(3)腱反射 新生儿期已能引出肱二头肌反射、膝反射、踝反射。腱反射减弱或消失提示神经、肌肉、神经肌肉接头处或小脑疾病。反射亢进提示上运动神经元疾患。

(4)病理反射 包括 Babinski 征、Chaddock 征、Gordon 征、Oppenheim 征。正常 18 个月以下婴儿可呈

现双侧 Babinski 征阳性,若该反射恒定不对称或 18 个月后出现阳性,提示锥体束损害。

(5)脑膜刺激征 包括颈强直、Kernig 征、Brudzinski 征。

【例 3】小儿出生时即具有一些先天性反射,不属于先天性反射的是

A. 觅食　　B. 吸吮　　C. 握持

D. 拥抱　　E. 触觉

【例 4】健康男婴,足月顺产,2 个月抬头,5 个月翻身,现可独站片刻,能模仿成人动作。该小儿目前可呈阳性的体征是

A. Babinski 征　　B. Oppenheim 征　　C. Gordon 征

D. Chaddock 征　　E. Brudzinski 征(2024)

二、热性惊厥

热性惊厥是婴幼儿时期最常见的惊厥性疾病。热性惊厥是指发生在生后 3 个月~5 岁,发热初期或体温快速上升期出现的惊厥,排除了中枢神经系统感染,既往也没有无热惊厥史。

1. 临床表现

(1)热性惊厥的发生 多发生在热性疾病初期体温骤然升高(>38℃~40℃)时。

(2)诱因 以病毒感染最多见,细菌感染率低。70%与上呼吸道感染有关。

(3)分型 临床上将热性惊厥分为单纯型和复杂型两型。

①单纯型 发作表现为全面性发作,无局灶性发作特征;发作持续时间小于 15 分钟,24 小时内或同一热性病程中仅发作 1 次。此型占热性惊厥的 75%左右。

②复杂型 具有以下特征之一:发作时间长>15 分钟;局灶性发作;惊厥在 24 小时内或同一热性病程中发作≥2 次。

2. 诊断

热性惊厥的诊断主要是根据特定的发生年龄以及典型的临床表现,最重要的是要除外可能导致发热期惊厥的其他各种疾病,如中枢神经系统感染、感染中毒性脑病、急性代谢紊乱等。

【例 5】男孩,2 岁。12 小时前无诱因发热,最高体温 39.0℃。6 小时前惊厥发作,双眼凝视,口周发绀,四肢强直,持续 1 分钟后缓解,缓解后神志迅速恢复,精神状态良好。1 小时前再次惊厥发作。查体:精神萎靡,嗜睡,颈抵抗,双侧布氏征(+)。为明确诊断,首选检查是

A. 脑电图　　B. 血常规　　C. 血生化

D. 脑脊液检查　　E. 胸部 X 线(2024)

3. 治疗

目前尚无足够证据提示短时间(<30 分钟)热性惊厥发作可引起脑损伤,应避免过度治疗。

(1)一般处理 监护生命体征;保持呼吸道通畅,防止误吸和窒息;吸氧;必要时气管插管机械通气。

(2)止惊治疗 多数惊厥发作可在 5 分钟内自行缓解,若惊厥持续超过 5 分钟,应行药物止惊治疗。

药物	适应证	用法
地西泮	如有静脉通道,首选地西泮静脉注射	肌内注射效果不好
咪达唑仑	如无静脉通道,首选咪达唑仑肌内注射	肌内注射效果好,操作简便,快速
苯巴比妥	新生儿惊厥首选苯巴比妥;其他惊厥的二线治疗	15~30mg/kg 静脉注射
水合氯醛	若无条件静脉注射地西泮、肌内注射咪达唑仑可首选水合氯醛灌肠	上述治疗无效时使用
苯妥英钠	适用于惊厥持续状态	15~20mg/kg 静脉注射

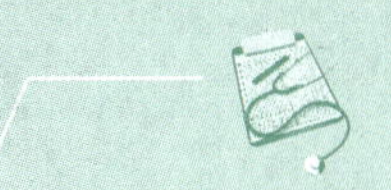

(3)病因治疗　应及时、准确地了解惊厥的病因,并进行针对性治疗。

(4)对症治疗　高热者给予药物及物理降温,维持内环境稳定。

4. 预防

绝大多数热性惊厥不主张任何预防性治疗。预防主要针对时间长、反复多次发作的惊厥。

(1)间断临时预防　在发热早期口服或直肠应用地西泮 0.3mg/kg,q8h,最多连续应用 3 次。

(2)长期预防　若间歇预防无效,可选用丙戊酸或左乙拉西坦口服。

【例 6】女,25 天。不明原因反复惊厥发作 3 次。首选的止惊药物是

A. 地西泮　　B. 苯巴比妥　　C. 苯妥英钠

D. 异丙嗪　　E. 硫喷妥钠

三、急性细菌性脑膜炎

急性细菌性脑膜炎也称为化脓性脑膜炎,是各种化脓性细菌引起的脑膜炎症,部分患者病变累及脑实质。临床上以急性发热、惊厥、意识障碍、颅内压增高和脑膜刺激征及脑脊液脓性改变为特征。

1. 病因

(1)新生儿　主要致病菌包括大肠埃希菌等革兰氏阴性杆菌、B 组链球菌、单核细胞增多性李斯特菌、脑膜炎球菌/脑膜炎奈瑟菌。

(2)<3 个月婴儿　以革兰氏阴性杆菌(大肠埃希菌、铜绿假单胞菌)、金黄色葡萄球菌多见。

(3)3 个月~3 岁婴幼儿　以流感嗜血杆菌、肺炎链球菌、脑膜炎双球菌多见。

(4)学龄前和学龄期儿童　以脑膜炎双球菌、肺炎链球菌、流感嗜血杆菌和金黄色葡萄球菌多见。

2. 临床表现

(1)发病特点　90%的化脓性脑膜炎患儿为 5 岁以下儿童,2 岁以内发病者约占 75%。流感嗜血杆菌引起的化脓性脑膜炎多集中在 2 个月至 2 岁儿童。肺炎链球菌引起的化脓性脑膜炎以冬、春季多见,而脑膜炎球菌和流感嗜血杆菌引起的化脓性脑膜炎分别以春、秋季发病多。

(2)前驱症状　大多急性起病,部分患儿发病前有数日上呼吸道或胃肠道感染病史。

(3)感染中毒及急性脑功能障碍症状　包括发热、烦躁不安和进行性加重的意识障碍。约 30%的患儿有反复的全身或局限性惊厥发作。脑膜炎双球菌感染常有瘀点、瘀斑和休克。

(4)颅内压增高表现　包括头痛、呕吐,婴儿则有前囟饱满与张力增高、头围增大等。合并脑疝时,则有呼吸不规则、突然意识障碍加重及瞳孔不等大等体征。

(5)脑膜刺激征　可有颈项强直(最常见)、Kernig 征和 Brudzinski 征阳性。

(6)新生儿化脑　年龄<3 个月的幼婴和新生儿化脑症状多不典型,主要表现为:①体温可高可低,甚至体温不升;②颅内压增高表现可不明显,幼婴不会诉头痛,可能仅有吐奶、尖叫或颅缝分离;③惊厥症状可不典型,如仅见面部、肢体轻微抽搐,或呈发作性眨眼、呼吸不规则、屏气等各种不显性发作;④脑膜刺激征不明显。

3. 辅助检查

(1)脑脊液检查　是确诊本病的重要依据。

①常规检查　典型病例表现为压力增高,外观混浊似米汤样;白细胞总数显著增高,白细胞总数≥1000×10^6/L,以中性粒细胞为主;糖含量明显降低;蛋白质显著增高。

②涂片检查　确认致病菌对明确诊断、指导治疗均有重要意义。涂片染色检查致病菌简便易行。

③细菌培养　是明确病原菌最可靠的方法。

④抗原检测　检测脑脊液中致病菌的特异性抗原,对涂片、培养阴性患者的诊断有参考价值。

(2)血培养　对所有疑似病例均应做血培养,以帮助寻找致病菌。

(3)**皮肤瘀点、瘀斑涂片** 是发现脑膜炎球菌重要而简单的方法。

(4)**外周血象** 白细胞总数大多明显增高,以中性粒细胞为主。

(5)**血清降钙素原** 血清降钙素原>0.5ng/ml 提示细菌感染。

(6)**神经影像学检查** 头颅 MRI 较 CT 更能清晰地反映脑实质病变。

4. 诊断与鉴别诊断

(1)**诊断** 凡急性发热,伴反复惊厥、意识障碍或颅内压增高表现的婴幼儿,均应注意本病的可能性,应进一步行脑脊液检查以确立诊断。

(2)**鉴别诊断** 病原学检查是鉴别诊断的关键。

	正常脑脊液	化脓性脑膜炎	结核性脑膜炎	病毒性脑膜炎	隐球菌性脑膜炎
压力	0.69~1.96kPa	不同程度增高	不同程度增高	不同程度增高	高或很高
外观	清亮透明	混浊,米汤样	微浊,毛玻璃样	清亮,个别混浊	微浊,毛玻璃样
Pandy 试验	-	+~+++	+~+++	-~+	+~+++
白细胞	$(0\sim10)\times10^6$/L	数百至数千,中性粒细胞为主	数十至数百,淋巴细胞为主	正常至数百,淋巴细胞为主	数十至数百,淋巴细胞为主
蛋白质	0.2~0.4g/L	增高或明显增高	增高或明显增高	正常或轻度增高	增高或明显增高
糖	2.8~4.5mmol/L	明显降低	明显降低	正常	明显降低
氯化物	117~127mmol/L	多数降低	多数降低	正常	多数降低
其他	—	涂片染色和培养可发现致病菌	涂片抗酸染色和培养可阳性	特异性抗体阳性,病毒培养阳性	涂片墨汁染色和培养可阳性

5. 并发症和后遗症

	主要临床表现	诊断方法
硬脑膜下积液	最常见(发生率 80%),1 岁以下婴儿多见。经有效治疗 48~72 小时后脑脊液有好转,但体温不退或退而复升,一般症状好转后出现意识障碍、惊厥、前囟隆起或颅内高压症状	头颅透光试验(首选) 头颅 CT(协助诊断) 硬膜下穿刺可确诊
脑室管膜炎	好发于治疗被延误的婴儿,表现为有效抗生素治疗下高热不退,惊厥,意识障碍,颈项强直进行性加重,角弓反张,脑脊液异常	头颅 CT 见脑室扩大
抗利尿激素异常分泌综合征	炎症刺激神经垂体致抗利尿激素(ADH)过量分泌,引起低钠血症、血浆渗透压降低、脑水肿,惊厥,意识障碍加重	头颅 CT,实验室检查
脑积水	烦躁不安,嗜睡,呕吐,惊厥发作,头颅进行性增大,颅缝分离,前囟饱满,头颅破壶音,头皮静脉怒张,进行性智力减退	头颅 CT
神经功能障碍	神经性耳聋、智力障碍、脑性瘫痪、癫痫、视力障碍、行为异常	根据临床表现进行诊断

【例 7】最能提示新生儿颅内压升高的表现是

A. 惊厥　B. 恶心、呕吐　C. 哭闹

D. 发热　E. 前囟饱满、头围增大(2023)

【例 8】儿童细菌性脑膜炎的特点是

A. 大于 5 岁儿童最多见

B. 3 个月以下婴儿的临床症状最典型

C. 可有全身或局限性惊厥发作

D. 年长儿常见少言、懒动、易倦、烦躁、易怒

E. 颅神经麻痹(2024)

【例 9】婴儿患细菌性脑膜炎时,颅内压增高表现不明显的原因是

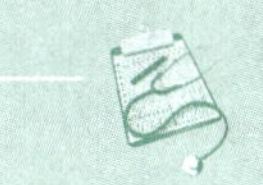

A. 脑膜炎症反应轻　B. 大脑处于抑制状态　C. 机体反应差
D. 前囟及颅骨骨缝未闭　E. 血脑屏障功能不全(2024)

【例10】男童,2岁。“肺炎链球菌肺炎”治疗1周后出现高热,咳嗽加重。查体:体温39.8℃,精神差,颈项强直,克氏征阴性,布氏征阳性。脑脊液检查:外观混浊,WBC2000×10^6/L,N0.78,Glu2.0mmol/L,Cl^-95mmol/L,Pro0.6g/L。该患儿最可能的诊断是

A. 隐球菌性脑膜炎　B. 中毒性脑病　C. 病毒性脑膜炎
D. 结核性腹膜炎　E. 急性细菌性脑膜炎(2024)

【例11】女婴,7个月。诊断为“化脓性脑膜炎”使用青霉素加头孢曲松钠治疗5天后退热,一般情况好转,近2天又发热,伴间断抽搐2次。查体:体温39.2℃,前囟饱满。脑脊液检查:白细胞数12×10^6/L,蛋白质0.4g/L,糖3mmol/L,氯化物108mmol/L。患儿病情加重应考虑为

A. 并发硬脑膜下积液　B. 脑膜炎复发　C. 并发脑积水
D. 并发脑脓肿　E. 并发脑水肿

6. 治疗

(1)抗生素治疗　用药原则是早期、足量、足疗程地使用敏感、易透过血脑屏障的抗生素。

	首选抗生素	疗程
病原菌未明	生后2~3周的早期新生儿——氨苄西林+头孢噻肟 晚期新生儿——万古霉素+头孢噻肟或头孢他啶 生后1个月以上的患儿——万古霉素+头孢噻肟或头孢曲松	根据细菌培养结果定
肺炎链球菌	首选第三代头孢菌素,疗效差时加用万古霉素 青霉素耐药率高达50%	10~14天
脑膜炎球菌	首选青霉素,少数耐药者选用第三代头孢菌素	7天
流感嗜血杆菌	敏感菌株选用氨苄西林,耐药者选用第三代头孢菌素或氯霉素	10~14天
B组链球菌	青霉素或氨苄西林联合1种三代头孢菌素	14~21天
革兰氏阴性肠道菌	氨苄西林+头孢噻肟或头孢他啶	21天以上
金黄色葡萄球菌	萘夫西林、万古霉素或利福平	21天以上

(2)糖皮质激素　抗生素迅速杀死致病菌后,内毒素释放尤为严重,此时使用糖皮质激素不仅可抑制多种炎症因子的产生,还可降低血管通透性,减轻脑水肿和颅内高压。常用地塞米松静脉注射。一般连续用2~3天,过长使用并无益处。

(3)并发症的治疗

①硬脑膜下积液　少量积液无须处理。大量积液引起颅内高压时,应行硬脑膜下穿刺放出积液,放液量每次每侧不超过15ml。大多数患儿积液逐渐减少而治愈。个别迁延不愈者,需手术引流。

②脑室管膜炎　可行侧脑室穿刺引流以缓解症状。同时,针对病原菌选择适宜抗生素脑室内注入。

③脑积水　可手术治疗,包括正中孔粘连松解、导水管扩张、脑脊液分流术。

④抗利尿激素异常分泌综合征　化脓性脑膜炎局部炎症刺激神经垂体可致抗利尿激素过量分泌,引起脑性低钠血症。确诊后用3%氯化钠6ml/kg缓慢静脉滴注,可提高血钠5mmol/L。

【例12】对病原菌尚未明确的化脓性脑膜炎患儿,首选的抗生素是

A. 氯霉素　B. 万古霉素　C. 头孢曲松
D. 阿奇霉素　E. 青霉素

(13~16题共用题干)女,8个月。因发热2天,抽搐2次,伴呕吐,吃奶量减少,喜哭,易怒就诊。母乳喂养。查体:精神差,前囟饱满,心、肺、腹无异常发现,肌张力增高。脑脊液检查:外观混浊,

白细胞 1000×10^6/L,中性粒细胞为主,糖 1mmol/L,氯化物 107mmol/L,蛋白质 2.0g/L。

【例 13】最可能的诊断是

A. 病毒性脑膜炎　B. 结核性脑膜炎　C. 隐球菌性脑膜炎
D. 急性细菌性脑膜炎　E. 中毒性脑病

【例 14】针对病因,首选的治疗药物是

A. 阿昔洛韦　B. 异烟肼　C. 甘露醇
D. 头孢曲松　E. 氟康唑

【例 15】若合并硬脑膜下积液,积液量较大,颅内压明显增高,应选择硬脑膜下穿刺放出积液,每次每侧放液量宜

A. 21~25ml　B. 31~50ml　C. 小于 15ml
D. 15~20ml　E. 26~30ml

【例 16】治疗期间,若出现抗利尿激素异常分泌综合征,开始宜选用静脉滴注氯化钠的浓度为

A. 2%　B. 0.9%　C. 0.45%
D. 1.5%　E. 3%

四、先天性甲状腺功能减退症

1. 概念

先天性甲状腺功能减退症(先天性甲减)是因甲状腺激素合成不足或其受体缺陷所造成的一种疾病。

2. 分类

(1)按病变涉及的位置分　分为原发性甲状腺功能减退症和继发性甲状腺功能减退症。

①原发性甲状腺功能减退症　是由于甲状腺本身疾病所致的甲减。

②继发性甲状腺功能减退症　其病变位于垂体或下丘脑,又称中枢性甲减。

(2)按病因分　分散发性和地方性两类。

①散发性先天性甲减　系先天性甲状腺发育不良、异位或甲状腺激素合成途径中酶缺陷所致。

②地方性先天性甲减　多见于甲状腺肿流行的山区,是由该地区水、土和食物中缺乏碘所致。

【例 17】先天性甲状腺功能减退症分类为

A. 原发性、继发性、散发性　B. 散发性、地方性　C. 碘缺乏性、非碘缺乏性
D. 遗传性、非遗传性　E. 碘缺乏性、非碘缺乏性、混合性

3. 病因

(1)散发性先天性甲状腺功能减退症

①甲状腺不发育、发育不全或异位　是造成先天性甲减的最主要原因,约占 90%,多见于女孩。

②甲状腺激素合成障碍　多见于甲状腺激素合成和分泌过程中酶(过氧化物酶、偶联酶、脱碘酶、甲状球蛋白合成酶)的缺陷,造成甲状腺素不足。多为常染色体隐性遗传病。

③TSH、TRH 缺乏　也称下丘脑-垂体性甲减或中枢性甲减。是因垂体分泌 TSH 障碍而引起的,常见于特发性垂体功能低下或下丘脑、垂体发育缺陷,其中因 TRH 不足所致者较多见。

④甲状腺或靶器官反应低下　罕见。

⑤母亲因素　母亲服用抗甲状腺药物或母亲患自身免疫性疾病,存在抗 TSH 受体抗体,通过胎盘影响胎儿,造成甲减,也称暂时性甲减,通常在 3 个月后好转。

(2)地方性先天性甲减　孕妇饮食缺碘,致使胎儿在胚胎期即因碘缺乏而导致甲状腺功能减退。

【例 18】与散发性先天性甲状腺功能减退症病因无关的是

A. 促甲状腺激素不足　B. 甲状腺发育不全　C. 甲状腺激素合成障碍

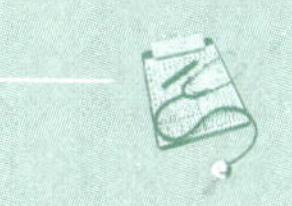

D. 甲状腺异位　　　　　　　　　　　　E. 碘缺乏

4. 临床表现

患儿症状出现的早晚及轻重程度与残留甲状腺组织的多少及甲状腺功能减退的程度有关。先天性无甲状腺或酶缺陷患儿在婴儿早期即可出现症状，甲状腺发育不良者常在生后3~6个月时出现症状。

患儿的主要临床特征包括智能落后、生长发育迟缓和生理功能低下。

(1)新生儿期表现　所有这些症状和体征均缺乏特异性，极易被误诊为其他疾病。

①患儿常为过期产　出生体重常大于 P_{90}，身长和头围可正常，前、后囟大。

②消化系统　胎便排出延迟，常有腹胀，便秘，脐疝，易被误诊为先天性巨结肠；生理性黄疸期延长。

③对外界反应差　患儿常处于睡眠状态，对外界反应低下。

④各系统代谢低下　肌张力低，吮奶差，呼吸慢，哭声低且少。

⑤产热少　体温低（常<35℃），四肢冷，末梢循环差，皮肤出现斑纹或有硬肿现象。

注意：本病早期症状缺乏特异性，易误诊为先天性巨结肠、病理性黄疸、新生儿寒冷损伤综合征等。

(2)典型症状　多数患儿常在出生半年后出现典型症状。

①特殊面容和体态　先天性甲减的特殊面容应与21-三体综合征的特殊面容相鉴别。

	先天性甲状腺功能减退症	21-三体综合征
发病时间	出生半年后	出生时即有
特殊面容	眼睑水肿，眼距宽 鼻梁低平，唇厚，舌大而宽厚、常伸出口外 头大颈短，面部黏液水肿 皮肤粗糙，面色苍黄，毛发稀疏、无光泽 患儿身材矮小，躯干长而四肢短小 腹部膨隆，常有脐疝	表情呆滞 眼裂小，眼距宽，双眼外眦上斜，可有内眦赘皮 鼻梁低平，外耳小 硬腭窄小，常张口伸舌，流涎多 头小而圆，前囟大且关闭延迟 颈短而宽
智能发育	智能发育低下，表情呆板，淡漠，神经反射迟钝，运动发育障碍	绝大多数患儿都有不同程度的智能发育障碍，随年龄增长日益明显

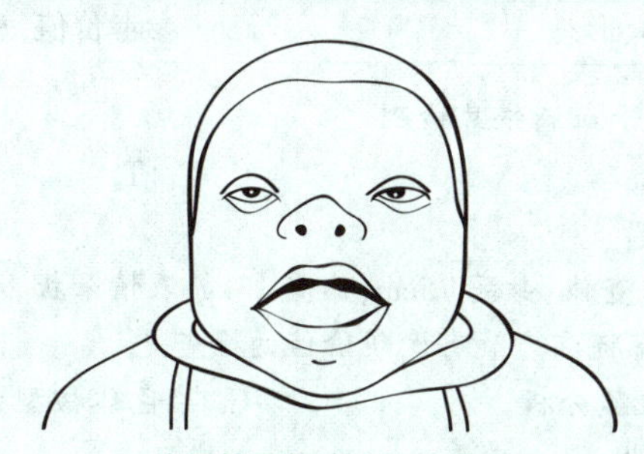
先天性甲状腺功能减退症

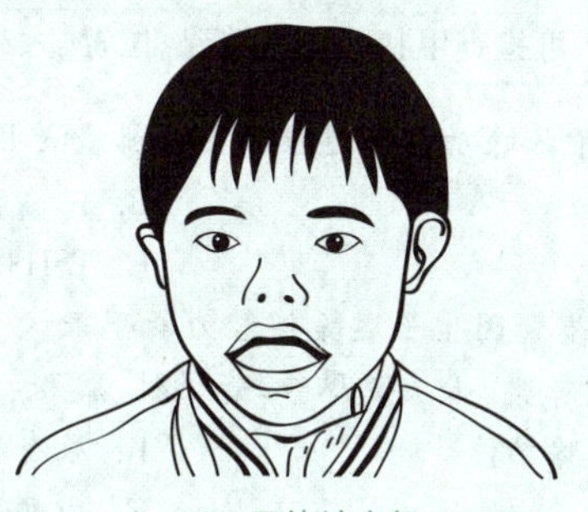
21-三体综合征

②神经系统症状　智能发育低下，注意鉴别。

	先天性甲状腺功能减退症	21-三体综合征	苯丙酮尿症	巨幼细胞性贫血
发病时间	出生半年后	出生时即有	出生正常，3~6个月开始出现症状，1岁症状明显	6个月至2岁
智能发育	智能发育低下，表情呆板，淡漠，神经反射迟钝，运动发育障碍	多数患儿都有不同程度的智能发育障碍，随年龄增长日益明显	智能发育落后为最突出症状，智商低于正常，行为异常，孤僻，多动	表情呆滞，目光发呆，对周围反应迟钝，智能和动作发育落后

③生理功能低下 精神差,安静少动,对周围事物反应少,嗜睡,食欲缺乏,声音低哑,体温低而怕冷,脉搏、呼吸缓慢,心音低钝,肌张力低,肠蠕动慢,腹胀,便秘。可伴心包积液。

(3)地方性甲状腺功能减退症 因胎儿期缺乏碘而不能合成足量甲状腺激素,影响中枢神经系统发育。

①“神经性”综合征 主要表现为共济失调、痉挛性瘫痪、聋哑、智能低下,但身材正常,甲状腺功能正常或轻度低下。

②“黏液水肿性”综合征 临床上有显著生长发育和性发育落后、智能低下、黏液性水肿。血清 T_4 降低,TSH 增高。约 25%的患儿有甲状腺肿大。

(4)TSH 和 TRH 分泌不足 患儿常保留部分甲状腺激素分泌功能,故临床症状较轻。

注意:①智能低下——21-三体综合征、苯丙酮尿症、先天性甲状腺功能减退症、巨幼细胞性贫血。

②特殊面容——21-三体综合征、先天性甲状腺功能减退症。

③21-三体综合征=“智能低下+通贯手”或“智能低下+皮肤细腻”或“智能低下+先天性心脏病”。

④先天性甲减=“智能低下+皮肤粗糙”。

⑤苯丙酮尿症=特殊鼠尿臭味。

5. 辅助检查

	检测项目	临床意义
新生儿筛查	出生 2~3 天的新生儿干血滴纸片检测 TSH 浓度作为初筛结果>15~20mU/L,再检测血清 T_4、TSH 以确诊	血滴 TSH 作为新生儿筛查手段
血清 T_4、T_3、TSH 测定	适用于新生儿筛查结果可疑、临床可疑的儿童 T_4 降低、TSH 明显升高即可确诊。血清 T_3 可降低或正常	确诊患儿的首选方法
TRH 刺激试验	如血清 T_4、TSH 均低可做此试验。正常人静脉注射 TRH20~30 分钟内出现 TSH 峰,90 分钟回到基础值。若未出现高峰,为垂体病变;若 TSH 峰甚高或明显延长,则为下丘脑病变	区分甲减为下丘脑病变所致,还是垂体病变所致
X 线检查	患儿骨龄常明显落后于实际年龄	参考价值,意义不大
核素检查	可检查甲状腺发育情况、位置、大小、形态	参考价值,意义不大

【例 19】先天性甲状腺功能减退症新生儿筛查是用干血滴纸片检测

A. T_3　　B. T_4　　C. T_3+T_4

D. TSH　　E. TSH+T_4

【例 20】女孩,3 岁。因生长迟缓伴智力低下来诊。查体:身高 75cm,体重 13kg,表情呆板,毛发稀少,皮肤粗糙,塌鼻梁,舌头宽厚,心音低钝,腹胀,有脐疝。最有诊断价值的检查是

A. 甲状腺功能　　B. 尿有机酸分析　　C. 染色体核型分析

D. 骨龄　　E. 头颅 CT

6. 诊断与鉴别诊断

根据典型临床表现和甲状腺功能测定,诊断不难,但应与下列疾病相鉴别。

(1)先天性巨结肠 患儿出生后开始便秘、腹胀,常有脐疝,但其面容、精神反应、哭声等均正常,钡剂灌肠可见结肠痉挛段和扩张段。

(2)21-三体综合征 患儿智能低下、动作发育落后,其特殊面容如前表所述,皮肤及毛发正常,无黏液水肿。染色体核型分析可资鉴别。

(3)佝偻病 患儿有动作发育迟缓,生长落后等表现,但智能正常,皮肤正常,有佝偻病体征。

【例 21】男婴,2 个月。孕 43 周分娩,出生体重 4000g,生后 48 小时排胎便,喂养困难,并常呕吐、便秘。查

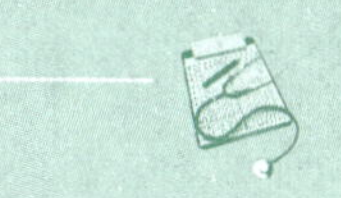

体：反应迟钝，皮肤中度黄染，心音低钝，腹胀，脐疝。最可能的诊断是

A. 婴儿肝炎综合征　　B. 先天性巨结肠　　C. 先天性甲状腺功能减退症
D. 21-三体综合征　　E. 胃食管反流病(2020、2022)

7. 治疗

(1)治疗原则　应早期确诊、尽早治疗，以避免对脑发育的损害。一旦确诊，应终身服用甲状腺制剂。

(2)甲状腺素替代治疗　常用制剂为*L*-甲状腺素钠。

①用药量　应根据甲状腺功能、临床表现进行适当调整。

②维持标准　A. TSH浓度正常、血T_4正常或偏高值，以备部分T_4转变成T_3；B. 临床表现：大便次数及性状正常，食欲好转，腹胀消失，心率维持在正常范围，智能及体格发育改善。

③药物过量的表现　烦躁、多汗、消瘦、腹痛、腹泻、发热等。

④病情随访　治疗开始时每2周1次；血清TSH和T_4正常后，每3个月1次；服药1~2年后，每6个月1次。对于TSH>10mU/L，而T_4正常的高TSH血症，复查TSH仍然持续增高者，*L*-甲状腺素钠起始治疗剂量可酌情减量。

(22~24题共用题干)女孩，3岁。身高75cm，智力低下，鼻梁低平，舌体宽厚，常伸出口外，腹轻胀，便秘，有脐疝。

【例22】最可能的诊断是

A. 黏多糖病　　B. 先天性甲状腺功能减退症　　C. 21-三体综合征
D. 骨软骨发育不良　　E. 先天性巨结肠

【例23】为明确诊断，首选的检查是

A. 染色体核型分析　　B. 尿黏多糖测定　　C. 骨龄测定
D. 血T_3、T_4、TSH　　E. B超检查肛管测压

【例24】最佳的治疗方案是

A. 无须特殊治疗　　B. 补充生长激素　　C. 补充碘剂
D. 补充甲状腺激素　　E. 补充多种维生素

▶常考点　化脓性脑膜炎的鉴别诊断、并发症；先天性甲减的病因、临床表现、实验室检查、治疗。

参考答案——详细解答见《2025国家临床执业及助理医师资格考试历年考点精析(上、下册)》

1. ABCDE　2. ABCDE　3. ABCDE　4. ABCDE　5. ABCDE　6. ABCDE　7. ABCDE
8. ABCDE　9. ABCDE　10. ABCDE　11. ABCDE　12. ABCDE　13. ABCDE　14. ABCDE
15. ABCDE　16. ABCDE　17. ABCDE　18. ABCDE　19. ABCDE　20. ABCDE　21. ABCDE
22. ABCDE　23. ABCDE　24. ABCDE

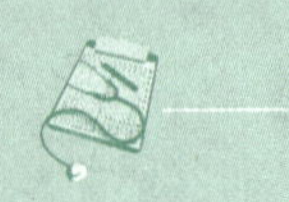

第12章 遗传性疾病

▶考纲要求

①唐氏综合征。②苯丙酮尿症。

▶复习要点

一、21-三体综合征

21-三体综合征又称唐氏综合征,原称先天愚型,是人类最早被确定的染色体病。

1. 临床表现

主要特征为智力发育落后、特殊面容和生长发育迟缓,并可伴有多种畸形。临床表现的严重程度随异常细胞核型所占百分比而异。

(1)特殊面容 出生时即有明显的特殊面容,表情呆滞、睑裂小、眼距宽、双眼外眦上斜,可有内眦赘皮,鼻梁低平、头小而圆、颈短而宽等。

(2)智力发育落后 是本病最突出严重的临床表现。大部分患儿都有不同程度智力发育障碍,随年龄增长日益明显。其行为动作倾向于定型化,抽象思维能力受损最大。

(3)生长发育迟缓 患儿出生的身长和体重均较正常儿低,生后体格发育、动作发育均迟缓,身材矮小,骨龄落后于实际年龄,出牙迟且顺序异常。

(4)伴发畸形 部分男孩可有隐睾,成年后大多无生育能力。女孩无月经,仅少数可有生育能力。约50%的患儿伴有先天性心脏病,其次是消化道畸形。

(5)皮纹特点 手掌出现猿线(俗称通贯手),轴三角的 *atd* 角一般大于45°,第4、5指桡箕增多。

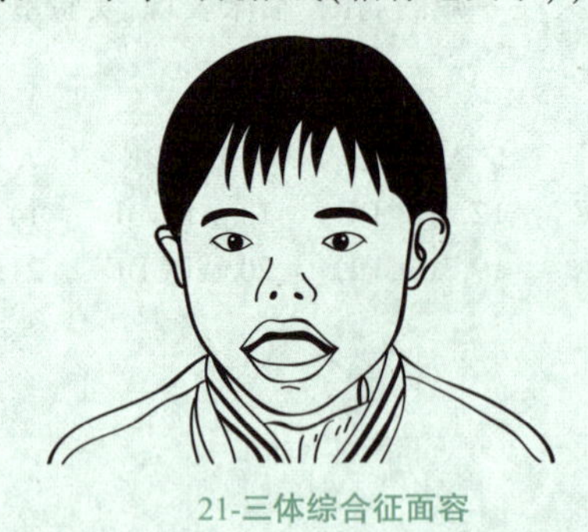

21-三体综合征面容

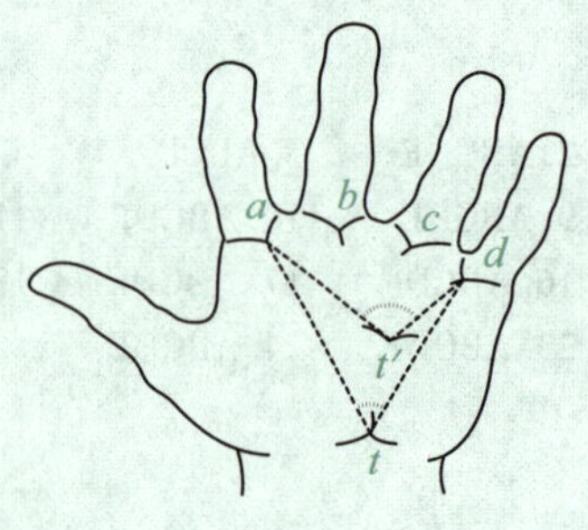

通贯手

2. 辅助检查

(1)细胞遗传学检查 正常人有23对染色体,即22对常染色体(由大至小分为A~G组)+1对性染色体(女性为XX,男性为XY)。根据染色体核型不同,将21-三体综合征分为以下3型:

①标准型 约占患儿总数的95%,患儿体细胞染色体为47条,有一条额外的21号染色体,其核型特征为47,XX,+21,或47,XY,+21。

②易位型 占2.5%~5%,染色体总数为46条,其中一条是额外的21号染色体的长臂与一条近端着丝粒染色体长臂形成的易位染色体,即发生于近端着丝粒染色体的相互易位,称罗伯逊易位。易位染色

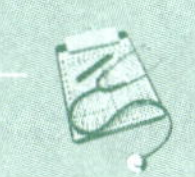

体以 13 号与 14 号染色体最为多见。如 14 号染色体与 21 号染色体罗伯逊易位导致 21-三体，例如 46，XY，der(14；21)(q10；q10)，+21。

③嵌合体型　此型占 2%～4%，由于受精卵在早期分裂过程中发生了 21 号染色体不分离，患儿体内存在两种细胞系，一种为正常细胞，一种为 21-三体细胞，形成嵌合体，其核型为 46，XY(或 XX)/47，XY(或 XX)，+21。此型患儿临床表现的严重程度与正常细胞所占百分比有关。

21-三体综合征染色体核型（47，XX，21）

(2)**荧光原位杂交**　以 21 号染色体的相应部位序列作为探针，与外周血中的淋巴细胞或羊水细胞进行杂交，可快速、准确地进行诊断。

【例 1】男孩，2 岁。因智能低下查染色体核型为 46，XY，-14，+t(14q21q)，查其母为平衡易位染色体携带者，核型应为

A. 45，XX，-14，-21，+t(14q21q)
B. 45，XX，-15，-21，+t(15q22q)
C. 46，XX
D. 46，XX，-14，+t(14q21q)
E. 46，XX，-21，+t(14q21q)

3. 诊断与鉴别诊断

(1)**诊断**　典型病例根据特殊面容、智能和生长发育落后、皮纹特点等不难诊断，但应进行染色体核型分析以确诊。新生儿或症状不典型者需进行核型分析确诊。

(2)**鉴别诊断**　需与先天性甲减鉴别。先天性甲减常有颜面黏液性水肿、头发干燥、皮肤粗糙、喂养困难、便秘、腹胀等症状，可测血清 TSH、T_4 和行染色体核型分析进行鉴别。

【例 2】男孩，2 岁半。平素喂养困难。9 个月会坐，1 岁半会走，目前不会说话。查体：身长 80cm，皮肤、毛发正常，眼裂小、眼距宽、双眼外眦上斜，鼻梁扁平，舌常伸出口外，通贯手。最可能的发病原因是

A. 苯丙氨酸代谢异常
B. 染色体异常
C. 肝功能异常
D. 甲状腺功能异常
E. 钙、磷代谢异常(2024)

A. 唐氏综合征(21-三体综合征)
B. 软骨发育不良
C. 先天性甲状腺功能减退症
D. 维生素 D 缺乏病
E. 苯丙酮尿症

【例 3】女，2 岁。智能落后，表情呆滞，眼距宽，眼裂小，鼻梁低，口半张，舌伸出口外，皮肤细嫩，肌张力低下，右侧通贯手。最可能的诊断是

【例 4】男，1 岁。智能落后，表情呆滞，皮肤毛发色素减少，有癫痫样发作，尿有鼠尿气味。最可能的诊断是

4. 产前筛查

(1)**孕母外周血血清学筛查**　是目前被普遍接受的孕期筛查方法。测定孕妇血清中 β 绒毛膜促性腺激素、甲胎蛋白、游离雌三醇浓度，并结合其年龄，计算出本病的危险度，将孕妇区分为高危与低危两类。

(2)**羊水穿刺做出最终产前诊断**　孕母外周血血清学筛查对于高危孕妇，抽取羊水进行羊水细胞染色体检查，做出产前诊断。

(3)**无创性产前筛查**　可检测到胎儿游离 DNA，用于胎儿染色体异常的筛查，目前主要用于科研。

【例 5】21-三体综合征产前诊断的确诊方法为

A. 超声波检查
B. 抽取羊水进行 DNA 检查
C. 母血甲胎蛋白测定
D. X 线检查
E. 抽取羊水进行羊水细胞染色体检查(2024)

二、苯丙酮尿症

苯丙酮尿症(PKU)是一种常染色体隐性遗传病,因苯丙氨酸羟化酶基因突变导致酶活性降低,苯丙氨酸及其代谢产物在体内蓄积导致的疾病。PKU 是先天性氨基酸代谢障碍中最为常见的一种,临床特点为智力发育落后,皮肤、毛发色素浅淡和鼠尿臭味。

【例 6】苯丙酮尿症的遗传形式为

A. 常染色体显性遗传　　B. 常染色体隐性遗传　　C. X 连锁显性遗传
D. X 连锁隐性遗传　　E. X 连锁不完全显性遗传

1. 发病机制

(1)苯丙氨酸的代谢途径　苯丙氨酸是人体必需氨基酸,食入人体内的苯丙氨酸一部分用于蛋白质合成;另一部分在苯丙氨酸羟化酶的作用下转变为酪氨酸;经转氨基途径生成苯丙酮酸的量很少。

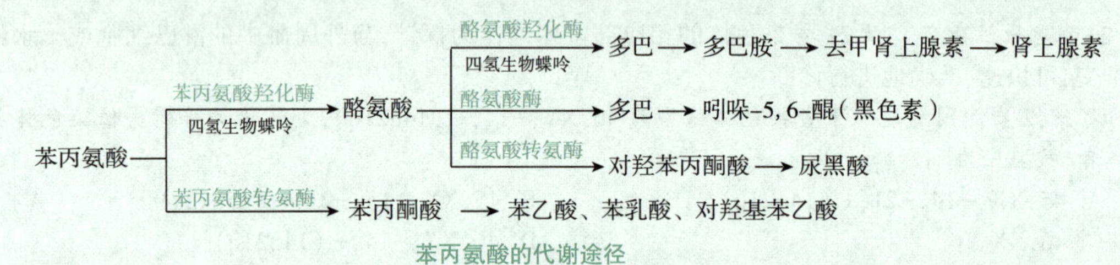

苯丙氨酸的代谢途径

(2)经典型苯丙酮尿症　为苯丙氨酸羟化酶缺乏所致。苯丙氨酸不能正常转变为酪氨酸,体内苯丙氨酸蓄积,并经转氨基作用生成苯丙酮酸。大量苯丙酮酸及其部分代谢产物(苯乳酸、苯乙酸)由尿排出,称为苯丙酮酸尿症。

(3)非经典型苯丙酮尿症　为四氢生物蝶呤缺乏所致。四氢生物蝶呤来源于三磷酸鸟苷,在其合成和再生过程中需要三磷酸鸟苷环化水解酶、6-丙酮酰四氢蝶呤合成酶、二氢生物蝶啶还原酶的催化。当这些酶缺陷时,将造成四氢生物蝶呤缺乏,而四氢生物蝶呤是苯丙氨酸羟化酶和酪氨酸羟化酶的辅酶。因此,四氢生物蝶呤的缺乏,不仅导致苯丙氨酸不能氧化成酪氨酸,而且造成多巴胺、5-羟色胺等重要神经递质的合成受阻,加重神经系统的功能损害。

【例 7】苯丙酮尿症血液中增高的是

A. 酪氨酸　　B. 苯丙氨酸　　C. 多巴胺
D. 5-羟色胺　　E. 丙氨酸

A. 二氢生物蝶啶还原酶缺乏　　B. 酪氨酸羟化酶缺乏　　C. 酪氨酸转氨酶缺乏
D. 苯丙氨酸羟化酶缺乏　　E. 苯丙氨酸转氨酶缺乏

【例 8】典型苯丙酮尿症的发病原因是

【例 9】非经典型苯丙酮尿症的发病原因是

2. 临床表现

患儿出生时正常,通常在 3~6 个月时开始出现症状,1 岁时症状明显。

(1)神经系统　以智力发育落后最为突出,智商低于正常。有行为异常,如兴奋不安、忧郁等。可有癫痫小发作,少数呈现肌张力增高和腱反射亢进。

(2)皮肤　出生数月后因黑色素合成不足,头发由黑变黄,皮肤白皙。

(3)体味　由于尿液和汗液中排出较多的苯乙酸,可有明显鼠尿臭味。

【例 10】男,4 岁。间断抽搐 1 年。1 岁后智力发育落后于同龄人,头发逐渐由黑变黄,尿液有鼠尿臭味。最可能的诊断是

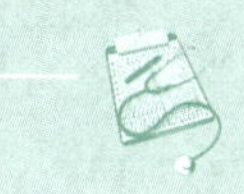

A. 苯丙酮尿症　　B. 甲状腺功能减退症　　C. 唐氏综合征
D. 营养不良　　E. 先天性脑发育不全(2024)

注意:①苯丙酮尿症患儿特有的体征是鼠尿臭味,智力发育落后为神经系统最突出的表现。
②21-三体综合征患儿的典型体征是通贯手,确诊有赖于染色体核型分析。
③智能低下——21-三体综合征、苯丙酮尿症、先天性甲状腺功能减退症、营养性巨幼细胞性贫血。
④特殊面容——21-三体综合征、先天性甲状腺功能减退症。

3. 实验室检查

检查项目	实验方法	临床意义
新生儿疾病筛查(Guthrie细菌生长抑制试验)	新生儿哺乳3~7天,采集足跟外周血,滴于专用滤纸上。该试验可半定量测定血液苯丙氨酸浓度	新生儿期初筛
血苯丙氨酸浓度测定	若Guthrie试验阳性,则应采集静脉血测定苯丙氨酸浓度,正常值<120μmol/L	经典型苯丙酮尿症>1200μmol/L
尿三氯化铁试验	是检测尿中苯丙酮酸的化学呈色法。新生儿因苯丙氨酸代谢旁路尚未健全,患儿尿液测定为阴性	较大儿童的初筛
尿2,4-二硝基苯肼试验	同"尿三氯化铁试验"	较大儿童的初筛
血浆氨基酸分析	提供生化诊断依据,鉴别其他可能的氨基酸代谢缺陷	生化诊断依据
尿液有机酸分析	提供生化诊断依据,鉴别其他可能的有机酸代谢缺陷	用于生化诊断
尿蝶呤图谱分析	高压液相层析测定尿液中新蝶呤和生物蝶呤的含量	鉴别三种非经典型PKU
DNA分析	用DNA分析法检测苯丙氨酸羟化酶、6-丙酮酰四氢蝶呤合成酶、二氢生物蝶啶还原酶的基因缺陷	产前诊断

注意:①苯丙酮尿症的产前诊断——相关酶基因缺陷的DNA分析。
②苯丙酮尿症新生儿期的筛查——Guthrie细菌生长抑制试验。
③苯丙酮尿症较大儿童的筛查——尿三氯化铁试验、尿2,4-二硝基苯肼试验。
④苯丙酮尿症的确诊——血浆氨基酸(苯丙氨酸)测定。
⑤21-三体综合征的确诊——染色体核型分析。

A. 尿蝶呤图谱分析　　B. 尿三氯化铁试验　　C. 染色体核型分析
D. 血浆氨基酸分析　　E. 血TSH测定

【例11】儿童苯丙酮尿症初筛选用的检查是
【例12】儿童苯丙酮尿症的确诊检查是

【例13】鉴别非经典型苯丙酮尿症,需进行
A. Guthrie细菌生长抑制试验　　B. 尿蝶呤图谱分析　　C. 有机酸分析
D. 尿三氯化铁试验　　E. 尿2,4-二硝基苯肼试验(2023)

【例14】关于苯丙酮尿症的说法,错误的是
A. 属于可治疗的遗传代谢性疾病　　B. 尿三氯化铁试验可用于鉴别非典型苯丙酮尿症
C. 常染色体隐性遗传病　　D. 患儿的汗液、尿液有霉臭味或鼠尿臭味
E. 患儿会出现运动能力下降(2024)

4. 诊断

根据智力落后、头发由黑变黄、特殊体味和血苯丙氨酸升高,排除四氢生物蝶呤缺乏症,即可确诊。

5. 治疗

(1)**及时治疗** 一旦确诊,应立即治疗,以避免神经系统的损害。越早治疗,预后越好。

(2)**低苯丙氨酸饮食** 患儿应采用低苯丙氨酸配方奶治疗,幼婴首选母乳喂养,因母乳中苯丙氨酸含量仅为牛奶的1/3。对幼儿添加辅食时应以低蛋白、低苯丙氨酸食物为主。低苯丙氨酸饮食治疗至少维持到青春期。终身治疗对患者更有益。

(3)**成年女性患者** 怀孕前应重新开始饮食控制,血苯丙氨酸控制在120~360μmol/L,直至分娩。

(4)**四氢生物蝶呤缺乏症患者** 需补充四氢生物蝶呤、5-羟色胺和*L*-多巴。

(15~17题共用题干)男孩,1.5岁,半岁后发现尿有怪臭味,1岁时发现智力较同龄儿童低,尿有霉臭味,近1个月经常抽搐发作。体检:表情呆滞,毛发棕黄,面部湿疹,皮肤白皙。

【例15】最可能的诊断是

A. 21-三体综合征　B. 苯丙酮尿症　C. 呆小病　D. 癫病　E. 佝偻病性手足抽搐症

【例16】首选的检查方法是

A. 血钙测定　B. 血氨基酸分析　C. 尿三氯化铁试验　D. 血清 T_3、T_4、TSH 测定　E. 染色体核型分析

【例17】应采取的治疗措施是

A. 抽搐时给予止抽药物　B. 口服甲状腺素片　C. 口服碘化钾　D. 限制苯丙氨酸摄入量　E. 静推10%葡萄糖酸钙,同时口服维生素D

▶▶常考点 21-三体综合征的核型;苯丙酮尿症的实验室检查。

参考答案——详细解答见《2025国家临床执业及助理医师资格考试历年考点精析(上、下册)》

1. ABCDE　2. ABCDE　3. ABCDE　4. ABCDE　5. ABCDE　6. ABCDE　7. ABCDE
8. ABCDE　9. ABCDE　10. ABCDE　11. ABCDE　12. ABCDE　13. ABCDE　14. ABCDE
15. ABCDE　16. ABCDE　17. ABCDE

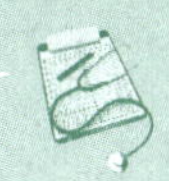

第十七篇　中医学基础

▶考纲要求

①中医基本特点：整体观念概念，辨证论治概念。②阴阳五行学说：阴阳的概念、基本内容、在中医学中的应用，五行的概念、基本内容、在中医学中的应用。③藏象学说：概念，脏腑的生理功能与特性，五脏之间的关系，五脏与六腑的关系。④精气血津液学说：精的概念、生成、功能、分类，气的概念、生成、功能、分类，血的概念、生成、运行与功能，津液的概念、分类、生成输布与排泄、功能，气血津液的相互关系。⑤望诊：望神的方法、临床表现及意义、注意事项，望色的临床表现及意义、注意事项，望舌的方法、临床表现及意义、注意事项。⑥闻诊：听声音（咳嗽、喘、哮、呕吐、嗳气）的临床表现及意义，嗅气味（口气、二便、经带）的临床表现及意义。⑦问诊：问诊内容及临床意义（寒热、汗、疼痛、头身、耳目、睡眠、饮食与口味、口渴与饮水、二便、经带）。⑧切诊：诊脉的部位与方法，常见脉象及其临床意义，诊脉的注意事项。

▶复习要点

一、中医基本特点

1. 整体观念

整体是构成事物的诸要素的统一体，是由其组成部分以一定的联系方式构成的。整体观念是对事物和现象的统一性、完整性和联系性的认识。中医学理论认为人体是一个以五脏为中心的有机的整体，人与自然界密切相关，人体受社会、生存环境影响，这种机体自身整体性及其与内外环境统一性的认识，称为整体观念。这一思想是中国古代唯物论和辩证法思想在中医学中的体现，是中医学理论体系的基本特点之一，它贯穿于中医生理、病理、诊法、辨证、治疗等理论体系之中，对临床有重要的指导意义。整体观念着眼于人体的整体功能及整体反应能力，并成为中医方法论和认识论的核心。

2. 辨证论治

辨证论治，包括辨证和论治两大方面，是中医认识疾病和治疗疾病的基本原则，是中医学对疾病的一种特殊的研究和处理方法，也是中医学的基本特点之一。中医学将“人”置于自然、社会整体的核心，既注重人的群体共性，又注意区分个体差异。在对待健康与疾病的问题上，始终注意区别整体状态下的具体的“人”，形成了中医学“辨证论治”的个体化诊疗特点。

辨证是从整体观念出发，将望、闻、问、切四诊所收集的病史、症状和体征等资料，依据中医理论，进行综合分析，辨清疾病的病因、病位、性质以及邪正关系等，从而概括、判断为某种性质的证。因而，辨证的过程就是对病人的病情作出正确的全面分析、推理、判断、诊断的过程，也可以说是分析并找出主要矛盾的过程。论治是根据辨证的结果，选择和确立相应的治疗原则和治疗方法的过程。

辨证论治作为指导临床诊治的基本规范，它指导人们辩证地看待“症”“病”与“证”的关系，既应看到同一种疾病常表现出多种不同的“证”，又须注意不同的疾病在其发展过程中的某些阶段，有时可出现类同的“证”。因此在临床治疗时，还可根据辨证结果分别采取“同病异治”或“异病同治”等方法。“症”主要是指症状，是机体因发生疾病而表现出来的异常状态，包括患者自身的各种异常感觉与医者的感觉器官所感知的各种异常表现，如头痛、身痛、发热、舌红、苔黄、脉数等。“病”，疾病的简称，是指有特定的致病因素、发病规律和病理演变的一个完整的异常生命过程，常有固定的临床表现。“证”有“证候”“证据”之意，它是机体在疾病发展过程中某一阶段的病理概括，反映了疾病某一阶段的病因、病位、性质以及邪正关系和发展趋势，揭示了疾病的本质。

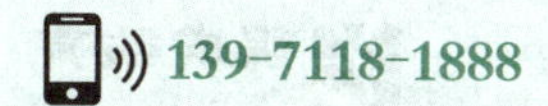

辨证论治的过程，就是中医认识疾病和治疗疾病的过程。中医强调个体差异，侧重辨证与辨病相结合，重视整体与局部、客观与微观的辩证关系。中医治病主要不是着眼于病的异同，而是着眼于病机的区别。相同的病机，其基本治法也就相同，不同的病机，其治法就不相同，即所谓"证同治亦同，证异治亦异"，实质上是由于"证"的概念中含有病机的缘故，这种针对疾病发展过程中，不同性质的"证"用不同的治疗方法去解决的法则，就是辨证论治的实质与精髓。

【例 1】中医学的基本特点是

A. 同病异治和异病同治　　B. 阴阳学说和五行学说　　C. 整体观念和辨证论治
D. 五行学说和藏象学说　　E. 辨证求因与审因论治(2024)

【例 2】机体在疾病发展过程中某一阶段的病理概括，称为

A. 症状　　B. 疾病　　C. 病机
D. 病因　　E. 证候(2024)

二、中医基础理论

1. 阴阳学说

(1)阴阳的概念　阴阳是对自然界相互关联的事物或现象对立双方的概括，或事物内部相互关联的对立双方的属性概括。

(2)阴阳学说的基本内容　阴阳的对立制约、互根互用、消长平衡与转化关系是阴阳学说的核心内容，以此关系认识自然界万物的生长、发展、变化的内在机制和规律。

①阴阳的对立制约　阴阳的对立指阴阳的属性相反，阴阳的制约指属性相反的阴阳双方相互约束的强弱变换的制约关系，表现为阴阳相互对立、阴阳相互制约两种状态。

②阴阳的互根互用　阴阳互根互用指相互对立的事物或现象之间，始终存在着相互依赖、相互为用的关系，表现为阴阳相互依存、阴阳的相互为用。

③阴阳的消长平衡　阴阳消长是指阴阳运动中量的变化，消为减少、消耗，长为增多、增长。阴阳双方始终处于减弱或增强的运动变化之中，主要表现为阴阳消长及阴阳皆长与阴阳皆消两个方面。

④阴阳的转化　阴阳转化指一切事物或现象中对立的双方，在一定条件下，向各自相反方转变的运动方式；阴阳发生由"化"至"极"的量变到质变，转向相反方。

(3)阴阳学说在中医学中的应用　阴阳学说贯穿于中医学理论体系整体，据此说明人体结构、生理功能、病证演变规律，指导临床辨证论治。

①说明人体的组织结构　中医学以阴阳学说的方法划分作为有机整体之人的组织结构。按机体部位：上部为阳、下部为阴，体表为阳、体内为阴。按胸背：背部为阳、胸部为阴。按胸腹：胸部为阳、腹部为阴。按四肢：外侧为阳、内侧为阴。按脏腑：六腑为阳、五脏为阴。按五脏：心肺居胸为阳、肝脾肾居腹为阴；而心有心阴、心阳，肾有肾阴、肾阳之分等。

属性	部位	肢体	皮肉	脏腑	五脏	心	肾
阳	上部、体表、腰	四肢外侧	皮肤	六腑	心肺	心阳	肾阳
阴	下部、体内、胸腹	四肢内侧	筋骨	五脏	肝脾肾	心阴	肾阴

②解释人体的生理功能　阴阳学说认为人体的生理活动依赖阴阳互相制约、互相促进并协调平衡。

A. 解释机体组织与功能基本关系　中医学以"阴精(物质)与阳气(功能)"的运动变化概括人体生理活动。营养物质(阴)是功能活动(阳)的动力源泉，而功能活动(阳)又促进营养物质(阴)的化生。

B. 解释生命活动的基本形式　阳主升、阴主降，而阴阳之中复有阴阳；阳中之阴则降，阴中之阳则升；人体阴与阳的升降交互运动，即是阴阳的升降出入，气的升降出入是人体生命活动的基本形式。

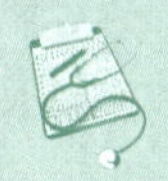

③阐明人体的病理变化　阴阳学说认为各种病因导致机体阴阳失衡，出现阴阳偏盛或偏衰而发病，即谓“阴阳乖戾，疾病乃起”。阴阳失调表现为以下四种形式。

A. 阴阳偏盛　盛即亢奋、过胜之意，偏盛指外邪（阳邪/阴邪）侵犯，邪气并于阴或阳，使其偏于亢奋，以邪气盛、正气未伤为特征的病理状态。此类证候属实证，包括阳偏盛和阴偏盛。

B. 阴阳偏衰　衰即衰减、不足之意，偏衰指阴或阳一方低于正常水平，以正气虚弱为特征的病理状态。此类证候属虚证，包括阴偏衰和阳偏衰。

C. 阴阳互损　指阴阳互根互用关系失调而出现的病理变化。

D. 阴阳转化　在一定条件作用下，不同的病理状态可能向相反的方向转化。

④指导疾病的辨治用药　中医学认为阴阳失调是疾病发生、发展变化的基本病机。疾病的临床表现固然错综复杂，且千变万化，但均可概括于“阴阳”之中。

A. 指导临床辨证　临床以“阴阳”归纳病位（表、里）、病性（寒、热）、病势（虚、实）。表、热、实属阳，里、寒、虚属阴。以阴阳作为总纲，紧扣疾病本质，执简驭繁，有效地指导临床辨证。

B. 确立基本治则　调整阴阳是临床基本治则，即泻其有余、补其不足，恢复阴阳的相对平衡。

C. 辨识药物性能　中医学以阴阳概括药物的性味和功能，作为临床用药的依据。药物性能取决于药物气、味和升降浮沉，而药物的“气、味、升降浮沉”可用阴阳属性归纳。

	四气	五味	升降浮沉
阴	寒、凉	酸、苦、咸	沉、降
阳	热、温	辛、甘（淡）	升、浮

⑤指导疾病预防　中医学认为保持机体的阴阳平衡与自然界阴阳变化协调一致，即能防病延年。

2. 五行学说

(1) 五行的概念　五行之“五”指木、火、土、金、水五种基本物质元素，五行之“行”指五种基本物质元素行列次序及运动变化。“五行”指木、火、土、金、水五种基本物质元素及其运动变化。五行强调事物的整体结构关系和运动制约形式。

(2) 五行学说的基本内容

①五行的特性　古人通过长期生活实践，发现木、火、土、金、水各有其特性。

A. 木的特性　“木曰曲直”。“曲直”指树干曲曲直直地向上、向外伸长舒展的生发姿态，借以类比具有生长、升发、条达、舒畅等特性的事物及现象，即具有此类特性的事物或现象归属“木”的范畴。

B. 火的特性　“火曰炎上”。“炎上”指火具有温热、升腾、向上的特征，具有温热、升腾等特性的事物或现象归属“火”的范畴。

C. 土的特性　“土爰稼穑”。“稼”指播种，“穑”指收获，“稼穑”指土地可供人们播种和收获农作物，具有生化、承载、受纳特性的事物或现象归属“土”的范畴。

D. 金的特性　“金曰从革”。“从”指顺从、服从，“革”指革除、改革、变革。金具有能柔能刚、变革、肃杀的特性，引申为肃杀、潜降、收敛、清洁之意，具有此类性能的事物或现象归属“金”的范畴。

E. 水的特性　“水曰润下”。“润下”指水具有滋润和向下的特性，具有寒凉、滋润、向下、静藏等特性的事物或现象归属“水”的范畴。

②事物的五行归类　五行学说根据五行特性，类比事物和现象的性质、特点、作用特性，以划分事物的五行属性。

A. 四季配五行　春主生发属木，春季多风，风与春季关系密切，风随春季而归属木；夏季属火，夏季炎热，热与夏季关系密切，热随夏季而归火；长夏属土，长夏较潮湿，湿与长夏密切关联，湿随长夏而归土；秋季属金，秋季气候干燥，燥与秋季密切关联，燥随秋而归金；冬主封藏属水，冬季寒冷，寒冷与冬季关系密切,寒冷随冬季而归水。

自然界									五行	人体								
五音	五时	五味	五色	五谷	五化	五气	五方	五季		五脏	五腑	五官	五体	五华	五志	五液	五神	五声
角	平旦	酸	青	麦	生	风	东	春	木	肝	胆	目	筋	爪	怒	泪	魂	呼
徵	日中	苦	赤	黍	长	暑	南	夏	火	心	小肠	舌	脉	面	喜	汗	神	笑
宫	日西	甘	黄	稷	化	湿	中	长夏	土	脾	胃	口	肉	唇	思	涎	意	歌
商	日入	辛	白	谷	收	燥	西	秋	金	肺	大肠	鼻	皮	毛	忧	涕	魄	哭
羽	夜半	咸	黑	豆	藏	寒	北	冬	水	肾	膀胱	耳	骨	发	恐	唾	志	呻

B. 脏腑配五行　肝属木行,肝与胆相表里,肝主筋,肝开窍于目,故胆、筋、目随肝而归木;心属火行,心与小肠相表里,心主脉,心开窍于舌,故小肠、脉、舌随心而归火;脾属土行,脾与胃相表里,脾主肌肉四肢,脾开窍于口,故胃、肌肉、口随脾而归土;肺属金行,肺与大肠相表里,肺主皮毛,肺开窍于鼻,故大肠、皮毛、鼻随肺而归金;肾属水行,肾与膀胱相表里,肾主骨生髓,肾开窍于耳及二阴,故膀胱、骨、髓、耳及二阴随肾而归水。

③五行的生克乘侮关系　五行学说以五行间的相生与相克、相乘与相侮关系,探索自然界的事物或现象的发生、发展,阐释事物及现象之间或内部的自我调控机制。

A. 五行相生是指木、火、土、金、水之间存在着有序的递相资生、助长、促进的关系。五行相生的次序:木生火、火生土、土生金、金生水、水生木。五行相生关系链之任何一行存在"生我与我生"两方面。"生我者"为我母,"我生者"为我子。以"木"为例,"生我者"是水,"我生者"是火,则水是木之"母",而火是木之"子"。五行相生关系亦称母子关系。

B. 五行相克是指木、火、土、金、水之间存在着有序的递相克制和制约的关系。五行相克的次序:木克土、土克水、水克火、火克金、金克木。五行相克关系链之任何一行都存在"克我与我克"两方面。"克我者"为我"所不胜","我克者"为我"所胜"。以"木"为例,"克我者"是金,则金是木"所不胜","我克者"是土,则土为木"所胜"。五行相克关系亦称所胜所不胜关系。

C. 五行制化是指五行间具有生中有制、制中有生的生克协调关系。没有生(化),就没有事物的发生发展;没有克(制),就不可能正常协调发展。只有生中有制、制中有生,才能维持和促进事物的相对协调和正常发展。

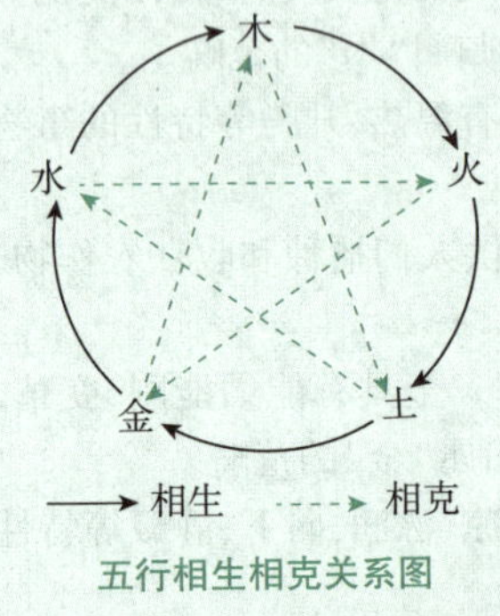

五行相生相克关系图

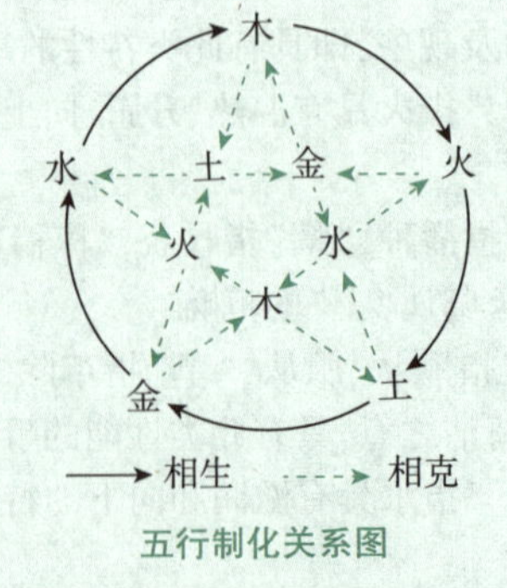

五行制化关系图

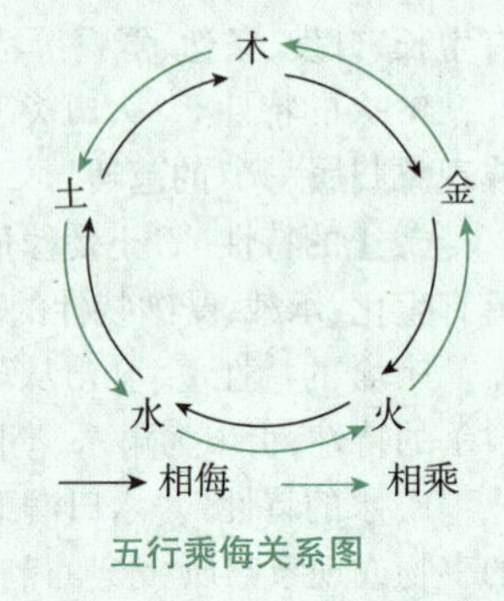

五行乘侮关系图

D. 五行间存在着生克制化关系,五行中的任何一行都有"生我、我生"和"克我、我克"四个方面的关系。五行生克制化的意义在于说明任何一个事物既受整体调节控制,其自身又影响着整体。通过这一复杂的调控机制,防止自身的某些太过或不及,以维持整体的动态平衡。

E. 五行乘侮是指五行相克太过或不及的异常变化。相乘是指五行间相克太过的异常变化,亦称倍克。相乘次序与相克同,即木乘土、土乘水、水乘火、火乘金、金乘木。相侮是指五行间反向克制的异常变

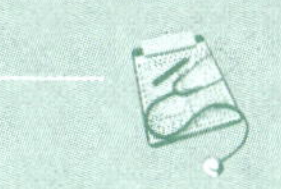

化，亦称反克。相侮次序与相克反，即木侮金、金侮火、火侮水、水侮土、土侮木。

(3) 五行学说在中医学中的应用

①说明脏腑的生理功能及其相互关系　五行学说广泛地应用于中医学对人体脏腑构成、生理功能及其相互关系的认识，形成以五脏为核心，外联六腑及对应体、华、窍和四肢百骸的中医学藏象整体系统。五脏间存在生克关系，相互制约，维持着体内的动态平衡。

A. 说明五脏的生理功能　中医学依据五行学说之五行属性，比照五脏功能特点，将脏腑分属五行，以五行来说明五脏的生理特性。

B. 阐释五脏的相互关系　中医学运用五行的生克关系，揭示五脏生理功能及其相互的内在联系，中医学认为人体五脏功能是互相关联的，而非孤立的，即五脏间存在相互资生、相互制约的关系。

②阐释脏腑病理传变　中医学借助五行的生克关系变化，阐释脏腑病理变化的相互影响，本脏之病可传至他脏，他脏之病也可影响本脏，即中医学所谓“传变”。

A. 相生关系的传变　病变顺着或逆着五行相生的次序传变。包括“母病及子”和“子病及母”。

B. 相克关系的传变　病变顺着或逆着五行相克的次序传变，包括“相乘”与“相侮”。

③指导疾病辨证　中医学认为人体是一个有机的整体，脏腑功能可反映于体表，脏腑病变亦外现于体表，临床以患者面色、声音、口味、脉象等信息作为病证辨别的依据。五行学说认为：人体五脏与五色、五音、五味、脉象有五行分类归属的联系，临床疾病辨证，当借助“望、闻、问、切”四诊所收集的临证资料，联系五行生克乘侮的变化规律，推断病位、病情及其传变趋势。

④指导临床治疗　中医学借助五行学说的生克乘侮关系确定临床治则与治法。

A. 根据相生规律确定治则　即脏虚证采用“补母脏”的原则，脏实证采用“泻子脏”的原则。

B. 根据相生规律制订治法　根据“虚者补其母”原则制订治法。

C. 根据相克规律确定治则　五行相克异常表现的三种形式，包括相克太过、相克不及、反克。依据五行相克规律，确定“抑强”与“扶弱”治则，重在制强，弱者易于平复。

D. 根据相克规律确定治法　依据“抑强”与“扶弱”的原则制订治法，如抑木扶土、培土制水、泻南补北（泻火补水）。

【例 3】五行中“木”的特性是

A. 润下　　B. 炎上　　C. 稼穑

D. 曲直　　E. 从革(2024)

【例 4】根据五行相克规律确立的治法是

A. 益火补土　　B. 滋水涵木　　C. 金水相生

D. 抑木扶土　　E. 培土生金(2024)

3. 藏象学说

(1) 藏象的基本概念　藏，是指藏于人体内的脏腑器官，即内脏。象，即征象、形象，其含义有二：一指脏腑器官的形态结构；二指脏腑的生理功能活动和病理变化表现于外的征象。所以，藏象是指人体内脏腑的生理功能活动和病理变化反映于外的征象。

(2) 脏腑的生理功能与特性　脏腑包括五脏、六腑和奇恒之腑。

①五脏　包括心、肺、脾、肝、肾。

A. 心　位于胸腔之内。心为神之舍，血之主，脉之宗，为五脏之首，在五行属火，在五脏阴阳中属阳中之阳，起着主宰人体生命活动的作用。心的主要生理功能如下。

a. 心主血脉　是指心气推动血液在脉中循行，周流全身，发挥营养和滋润作用。

b. 心主神志　是指心有主宰人体五脏六腑、形体官窍的一切生理活动和人体精神、意识、思维等心理活动的功能。

B. 肺　位于胸腔，居横膈之上。肺为魄之处，气之主，在五行属金，在五脏阴阳中属阳中之阴。

a. 肺主气,司呼吸　肺主气,包括主呼吸之气和一身之气两个方面。肺主呼吸之气是指肺是体内外气体交换的场所。肺主一身之气是指肺具有主持、调节全身之气的作用。

b. 肺主宣发和肃降　肺主宣发,是指肺气具有向上升宣和向外周布散的作用;肺主肃降,是指肺气具有向内向下清肃通降和使呼吸道保持洁净的作用。

c. 肺通调水道　是指肺气的宣发和肃降运动对体内水液的输布、运行和排泄起着疏通和调节作用。

d. 肺朝百脉,主治节　肺朝百脉是指全身的血液通过百脉会聚于肺,经肺的呼吸,进行体内外清浊之气的交换,然后再将富含清气的血液通过百脉输送至全身。肺主治节是指肺具有治理调节全身各脏腑组织生理功能的作用。

C. 脾　位于中焦,在左膈之下,形如镰刀。脾的主要生理功能如下。

a. 脾主运化　是指脾具有把饮食水谷转化为水谷精微,并将精微物质吸收转输至全身的生理功能。

b. 脾气主升　是指脾气的运动特点,以上升为主,具体表现为升清和升举内脏两个方面。

c. 脾主统血　是指脾具有统摄、控制血液在脉中正常运行,以防止逸出脉外的生理功能。

D. 肝　位于膈下,腹腔之右上方。肝为魂之处,血之藏,筋之宗,在五行中属木。肝的生理功能如下。

a. 肝主疏泄　是指肝具有疏通、畅达全身气机,使气通而不滞、散而不郁的生理功能。

b. 肝主藏血　是指肝具有贮藏血液、调节血量及防止出血的功能。

E. 肾　肾为封藏之本,精之处,先天之本,脏腑之本,在五行属水。肾的主要生理功能如下。

a. 肾藏精　是指肾具有贮存、封藏精气的生理功能。肾闭藏精气,主要是为精气在体内充分发挥其生理功能而创造必要的条件,防止精气从体内无故流失。

b. 肾主水　是指肾具有主持和调节人体津液代谢的生理功能,又称为肾的气化作用。

c. 肾主纳气　是指肾具有摄纳肺所吸入的自然界之清气,保持吸气的深度,防止呼吸表浅的功能。

在肾的上述生理功能中,肾藏精是其最基本的功能。肾主水及主纳气等功能,都是其藏精功能的延伸。因此,在认识肾的各种功能时,必须把肾藏精的功能作为最根本的功能来理解和把握。

②六腑　是胆、胃、小肠、大肠、膀胱、三焦的总称。六腑的共同生理功能是受盛和传化水谷,具有通降下行的特性。

A. 胆　为六腑之一,又为奇恒之腑。胆位于右胁下。胆的生理功能是贮存和排泄胆汁,主决断。

a. 胆贮存和排泄胆汁　胆汁来源于肝,由肝之精气所化生,味苦,呈黄绿色,贮存于胆,在饮食物的消化过程中经肝气的疏泄作用向小肠排泄,以促进饮食水谷的消化和吸收。

b. 胆主决断　是指胆具有判断事物、作出决定的作用。

B. 胃　位于腹腔上部,上接食管,下通小肠。胃的上口为贲门,下口为幽门。胃又称胃脘,分上、中、下三部。胃的主要生理功能是主受纳,腐熟水谷,主通降,以降为和。

a. 胃主受纳,腐熟水谷　受纳,是接受和容纳之意。腐熟,是指饮食物经胃的初步消化,变成食糜。饮食入口,经食管容纳并暂存胃中,进行初步消化,故胃有“太仓”之称。

b. 胃主通降,以降为和　胃主通降是指胃的向下通降运动,胃以通畅下降为顺。饮食物入胃,经胃的腐熟后,下行入小肠作进一步消化吸收,小肠将食物残渣下输于大肠,大肠传化糟粕。

C. 小肠　位于腹中,包括十二指肠、空肠和回肠,其主要生理功能如下。

a. 小肠主受盛化物　是指小肠接受经胃初步消化的食糜,即受盛作用;并对食糜进一步消化,化为精微和糟粕两部分,即化物作用。

b. 小肠主泌别清浊　是指小肠将经过胃初步消化后的食糜分为清浊两部分。清者由小肠吸收,小肠在吸收水谷精微的同时,也吸收大量水液,再经脾的运化升清作用,上输心肺,输布全身。浊者即食物残渣和部分水液,一方面经胃和小肠的作用通过阑门下送大肠,形成粪便排出体外;另一方面将脏腑代谢后产生的浊液,经肾的气化作用下输于膀胱,形成尿液排出体外。

D. 大肠　位于腹中,包括结肠和直肠。大肠的主要生理功能是主传化糟粕,是指大肠接受小肠泌别

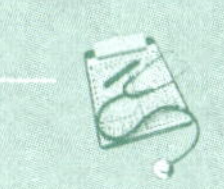

清浊后下移的食物残渣，吸收其中多余的水液，形成粪便，经肛门排出体外。

E. 膀胱　位于小腹部，居肾之下，大肠之前，其上有输尿管与肾相通，其下连尿道，膀胱的主要生理功能是贮存和排泄尿液，即人体的津液经代谢后，其浊液下输于肾，经肾的气化作用化为尿液，由膀胱贮存，即为贮存尿液；尿液在膀胱内贮存至一定程度时，通过肾的气化作用使膀胱开合有度，则尿液可及时自主地排出体外，即为排泄尿液。

F. 三焦　三焦的概念有二。一是指六腑之一；二是指人体上中下部位的划分，即三焦是上焦、中焦、下焦的合称。作为六腑之一的三焦，位于腹腔中，其主要生理功能是运行水液，通行元气。

a. 运行水液　三焦是水液运行的通道。全身水液的输布和排泄，是由肺、脾、肾等多个脏腑的协同作用共同完成的，但必须以三焦为通道，水液的升降出入运行才能正常。

b. 通行元气　三焦是元气（原气）运行的通路。元气是人体最根本的气，由肾精化生，但必须以三焦为通道才能运行全身，发挥作用。

(3) 五脏之间的关系　人体是一个有机的整体，它以五脏为中心，通过经络的联结作用，将脏腑、形体、官窍统一起来。

①心与肺　心主血脉，肺主气而司呼吸。心与肺之间的相互关系，主要表现为气与血的关系。气为血帅，血为气母，心肺生理功能的相互配合是气血正常运行的保障。

②心与脾　心主血，脾生血；心主行血，脾主统血。心与脾的关系，主要表现在血液的生成和运行方面。其一是血液生成。脾主运化而为气血生化之源，脾气健运，血液化生有源，心血充盈；心血充足，脾得濡养，脾气健运。其二是血液运行。血液在脉中运行，既有赖于心气的推动而不致迟缓，又依靠脾气的统摄而不致逸出脉外，心脾协同，血液运行正常。

③心与肝　心主行血，肝主藏血；心主神志，肝主疏泄而条达情志。心与肝的关系，主要表现在血液运行和精神情志两个方面。其一是血液运行。肝藏血，心行之。心血充足，心气旺盛，则血行正常，肝有所藏，才能充分发挥其贮藏血液和调节血量的作用；肝藏血充足，疏泄正常，随生理需求调节血量，有利于心主血脉。其二是精神情志。心主神志，主精神活动；肝主疏泄，条达情志。心血充盈，心神健旺，有利于肝气疏泄，情志调畅；肝气疏泄有度，情志畅达，有利于心神内守。

④心与肾　心与肾之间的关系，主要表现为心肾相交。心在五行属火，位居于上而属阳；肾在五行属水，位居于下而属阴。从阴阳、水火的升降理论来说，在下者以上升为顺，在上者以下降为和。心火必须下降于肾，与肾阳共同温煦肾阴，使肾水不寒；肾水必须上济于心，与心阴共同涵养心阳，使心火不亢。这种心肾之间的阴阳水火升降的互济，维持了两脏之间生理功能的协调动态平衡。

⑤肺与脾　肺司呼吸而摄纳清气，脾主运化而化生水谷之精气；肺主行水，脾主运化水液。肺与脾的关系，主要表现在气的生成和津液代谢两个方面。其一是气的生成。肺吸入的清气和脾化生的水谷精气，在肺中汇为宗气。脾化生的水谷精气，有赖于肺的宣降运动以输布全身；而肺维持生理活动所需的水谷精气又依靠脾运化水谷的作用以生成。其二是津液代谢。肺主宣发肃降和通调水道，使水液正常输布与排泄，有助于脾的运化水液功能；脾能转输津液，散精于肺，使津液正常生成和输布。

⑥肺与肝　肺主肃降，肝主升发。肺与肝的关系，主要表现在气机升降方面。肺主肃降而肝主升发，肺气以肃降为顺，肝气以升发为宜，肝升肺降，升降协调，对全身气机的调畅具有重要作用。

⑦肺与肾　肺通调水道，肾主水；肺主呼吸，肾主纳气。肺与肾的关系，主要表现在津液代谢和呼吸运动两个方面。其一是津液代谢。肺为水之上源，肾为主水之脏。肺的宣发肃降和通调水道，有赖于肾的蒸腾气化；肾主水的功能亦有赖于肺气的肃降而下归于肾和膀胱。肺肾协同，才能保证体内水液输布与排泄的正常。其二是呼吸运动。肺主气而司呼吸，肾藏精而主纳气，人体的呼吸运动虽由肺所主，但需肾纳气作用的协助。肾中精气充盛，封藏功能正常，才能将肺吸入之清气经其肃降而下纳于肾，以保持吸气的深度。故有“肺为气之主，肾为气之根”之说。

⑧肝与脾　肝主疏泄，脾主运化；肝主藏血，脾主生血统血。肝与脾的关系，主要表现在消化吸收和

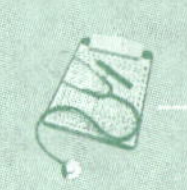
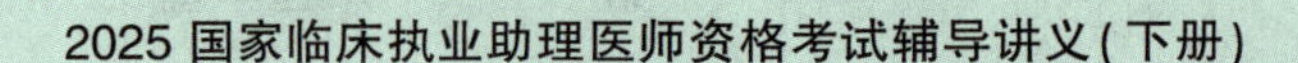

血液调控两个方面。其一是消化吸收。肝主疏泄而助脾胃运化,肝的疏泄功能正常,则脾的运化功能健旺;脾主运化,气血生化有源,肝体得以濡养而使肝气冲和条达,有利于肝的疏泄功能正常发挥。其二是血液调控。肝主藏血而调节血量、防止出血,脾主生血、统血。脾气健运,生血有源,统血有权,则肝有所藏;肝血充足,藏泄有度,血量得以正常调节,则脾气健运,气血才能运行无阻。

⑨肝与肾　肝藏血,肾藏精;肝主疏泄,肾主封藏;肝属木而肾属水,肝为水之子,肾为木之母。肝与肾的关系,主要表现在精血同源、藏泄互用和阴阳互资互制三个方面。其一是精血同源。精与血皆由水谷精微化生和充养,精血同源互化。肝藏血,肾藏精,肾精可化生肝血,肾精充盈,则肝有所养,血有所充;肾中精气的充盛,亦有赖于血的滋养,肝藏血充盛,则肾有所藏,精有所资,故称为"精血同源",亦称"肝肾同源"。其二是藏泄互用。肝主疏泄,肾主封藏,两者之间相反相成,从而调节女子月经来潮、排卵和男子泄精的生理功能。其三是阴阳互资互制。肝在五行属木,肾在五行属水,水为母,木为子,水能生木,这种母子相生的关系,称为"水能涵木"。肾阴肾阳为五脏阴阳之本,肾阴滋养肝阴,共同制约肝阳;肾阳资助肝阳,共同温煦肝脉。肝肾阴阳之间的互资互制,维持了肝肾之间的协调平衡。

⑩脾与肾　脾为后天之本,肾为先天之本;脾主运化水液,肾主水。脾与肾的关系,主要表现在后天先天和津液代谢两个方面。其一是后天与先天。脾主运化水谷精微,化生气血,为后天之本;肾藏先天之精气,是生命之源,为先天之本。脾之健运,化生精微,有赖于肾阳的温煦和推动作用;肾中精气亦有赖于水谷精微不断充养,才能保持充盛。后天与先天,相互资生,相互促进,先天激发温养后天,后天补充培育先天。两者在病理上亦相互影响,互为因果。其二是津液代谢。脾主运化水液的功能正常,须赖肾的气化作用;肾主持津液代谢,亦有赖于脾气及脾阳的协助,即所谓"土能制水"。

(4)五脏与六腑的关系

①腑与腑之间的相互关系　六腑,包括胆、胃、大肠、小肠、膀胱、三焦,其生理功能是以传化水谷、输布津液为特点。六腑之间的相互关系,主要体现于饮食物的消化吸收、津液的输布和废物的排泄等方面。

饮食物入胃,经胃的腐熟,初步消化成食糜,下传于小肠,同时胆排泄胆汁进入小肠,以助其消化。小肠受盛食糜,再进一步消化,并泌别清浊,其清者为水谷精微和津液,经脾的运化和转输,以营养全身;其浊者为剩余的水液和食物残渣,水液通过肾的气化作用经三焦渗入膀胱,形成尿液,排出体外;食物残渣下传于大肠,经大肠吸收水液并向下传导,形成粪便,排出体外。在上述食物的消化、吸收和排泄过程中,还有赖于三焦作为通道以运行水液。由于六腑传化水谷,需要不断地受纳、消化、传导和排泄,虚实更替,宜通而不宜滞,故有"六腑以通为用"之说。

②脏与腑之间的相互关系　实际上就是脏腑阴阳表里关系。脏属阴,腑属阳;脏为里,腑为表。一脏一腑,一阴一阳,一里一表,相互配合,并有经络互相络属,从而构成了脏与腑之间的密切联系。

A. 心与小肠　心与小肠通过经脉的互相络属构成了表里关系。心主血脉,心阳温煦,心血濡养,有助于小肠的化物功能;小肠化物,泌别清浊,清者经脾上输心肺,化赤为血,以养心脉。

B. 肺与大肠　肺与大肠通过经脉的相互络属而构成表里关系。肺气的肃降有助于大肠传导功能的发挥;而大肠的传导功能正常又有助于肺气的肃降。

C. 脾与胃　脾胃同居中焦,通过经脉相互络属而构成表里关系,脾胃共为气血生化之源,后天之本。脾与胃的关系,主要表现为纳运协调、升降相因、燥湿相济三个方面。其一是纳运协调。胃主受纳,为脾主运化提供前提;脾主运化,为胃的继续受纳提供条件和能量。其二是升降相因。脾胃居中,脾气主升,胃气主降,脾宜升则健,胃宜降则和。脾气升,水谷精微得以输布;胃气降,水谷及其糟粕得以下行。所以,脾升胃降不仅是水谷精微转输和食物残渣下行的动力,而且也是人体气机上下升降的枢纽。其三是燥湿相济。脾为阴脏,性喜燥而恶湿;胃为阳腑,性喜润而恶燥。脾易湿,得胃阳以制之;胃易燥,得脾阴以制之。脾湿则其气不升,胃燥则其气不降。所以,脾胃燥湿相济,阴阳相合,方能保证脾胃纳运、升降的协调,完成饮食物的运化过程。

D. 肝与胆　胆附于肝,通过经脉相互络属而构成表里关系。一方面,胆汁来源于肝,胆汁的贮藏和

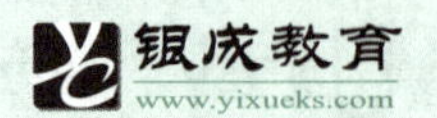

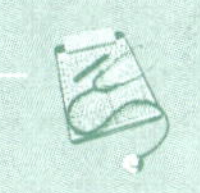

排泄有赖于肝的疏泄；而胆汁排泄通畅，又有利于肝的疏泄功能正常发挥。

E. 肾与膀胱　肾与膀胱通过经脉相互络属而构成表里关系。肾为水脏，膀胱为水腑。膀胱的贮尿和排尿功能，有赖于肾的气化和固摄作用。

【例5】下列属于五脏的是

A. 心　　B. 胃　　C. 胆
D. 三焦　　E. 脑(2024)

【例6】人体中，具有"主统血"功能的脏器是

A. 肝　　B. 心　　C. 肾
D. 脾　　E. 肺(2024)

4. 精气血津液学说

(1)精

①精的概念　人体之精可分为广义之精和狭义之精。广义之精，是指人体一切精微物质，包括气、血、津液、生殖之精以及水谷精微等。狭义之精，是指生殖之精，由肾闭藏。

②精的生成　从精的生成来源而言，精有先天之精和后天之精之分。

A. 先天之精　禀受于父母，是构成胚胎的原始物质，与生俱来。

B. 后天之精　来源于水谷，饮食水谷所化生的精微物质又称为"水谷之精"。脾主运化，变饮食水谷为水谷之精，再转输至各脏腑而化为脏腑之精，是人出生后赖以维持生命活动的精微物质。

人体之精，以先天之精为本，但需要后天之精的不断充养，才能充分发挥其生理效应；而后天之精则需要先天之精的活力资助，才能源泉不绝。

③精的功能　精，既是脏腑功能活动的物质基础，又是脏腑功能活动的产物。精的生理功能如下。

A. 繁衍生命　先天之精禀受于父母，父母将生命物质通过生殖之精遗传给后代。生殖之精承载着生命遗传物质，是新生命的"先天之精"。因此，精是生命的本原，具有繁衍生命的作用。

B. 濡养作用　精能滋润濡养人体各脏腑形体官窍。

C. 化血化气化神　精可以转化为血，是血液生成的来源之一，故精足则血旺，精亏则血虚。精也可以化气，精是气的化生本原，脏腑之精化生脏腑之气，故脏腑之精充盈则化气充足，脏腑之精亏虚则化气不足。精能化神，是神的物质基础，故精足则神全，精亏则神疲，精亡则神散。

④精的分类　精是构成人体和维持人体生命活动的基本物质，分为以下5类。

A. 生殖之精　即精子、卵子，具有携带遗传信息、传宗接代的功能。

B. 水谷之精　又称营气，即糖、脂肪、蛋白质、水、无机盐、维生素，具有营养功能。

C. 成形之精　即核酸、糖、类脂、蛋白质、钙、磷等结构性物质，是细胞更新、再生的原料。

D. 化气之精　即糖、脂肪和蛋白质等供能性物质，能够氧化供能。

E. 调节之精　即激素和细胞因子，能借助体液对人体的生殖、细胞再生、同化异化、泌尿、防御和循环起协调作用。

(2)气

①气的概念　人体之气，是人体内活力很强、运行不息的极精微物质，是构成人体和维持人体生命活动的基本物质。气，既是人体赖以生存的具体物质，如水谷之气、呼吸之气等，又是人体脏腑组织功能活动的总称，如元气、心气、脏腑之气等。

②气的生成　人体之气，来源于父母的先天之精气，饮食物中的水谷之精气，以及存在于自然界的清气，通过肾、脾胃和肺等脏腑功能的综合作用而生成。先天之精气，禀受于父母，通过肾的闭藏，才能充分发挥其生理功能。水谷之精气，来源于饮食物，依赖脾胃的运化功能，才能化生而成为人体之气的主要部分。存在于自然界的清气，则依赖于肺的呼吸功能和肾的纳气功能，才能吸入体内。因此，肾、脾胃、肺的生理功能正常并保持协调平衡，人体之气才能充沛。

③气的功能　气的生理功能主要有以下 5 个方面。

A. 推动作用　气的推动作用是指气具有激发和促进作用。主要体现为能激发和促进人体的生长发育和生殖功能,能激发和促进各脏腑经络的生理功能,能激发和促进精、血、津液的生成和运行,还能激发和兴奋精神活动。

B. 温煦作用　气的温煦作用是指阳气发挥温煦人体的作用。人体的体温恒定,各脏腑经络、形体官窍进行正常的生理活动,以及精血津液的正常运行,都有赖于气的温煦作用。

C. 防御作用　气的防御作用是指气具有护卫肌表、防御外邪入侵和祛除病邪的作用。若气的防御功能正常,则邪气不易入侵,虽有邪气入侵也不易发病,即使发病也易于治愈。

D. 固摄作用　气的固摄作用是指气对体内液态物质的固护、统摄和控制作用以防止其无故流失,以及气对脏器位置的固护作用。具体表现在固摄血液,使血液循脉而行,防止其逸出脉外;固摄汗液、尿液、唾液、胃液、肠液和精液等,控制其分泌量和排泄量,使之有度而平衡,并防止其妄泄及无故流失;固护胃、肾、子宫、大肠等脏器,不致下移。

E. 气化作用　气化是指通过气的运动而产生各种变化。气化作用的过程,实际上就是体内新陈代谢的过程,是物质转化和能量转化的过程,具体表现在精、气、血、津液各自的新陈代谢及其相互转化。

④气的分类　人体之气循行于全身,无处不到。气分为以下 4 种。

A. 元气　又名“原气”“真气”,是人体最根本、最重要的气,是人体生命活动的原动力。元气主要由肾中所藏的先天之精化生,并得到后天水谷精气的滋养补充,通过三焦而循行全身,内至脏腑,外达肌肤腠理,无处不到。

B. 宗气　是积于胸中之气,属后天之气的范畴。宗气在胸中积聚之处,称为“气海”。宗气是由肺从自然界吸入的清气和脾胃从饮食物中所化生的水谷之精气相互结合而成。

C. 营气　是行于脉中而具有营养作用的气。因其富有营养,于脉中营运不休,故称为营气。营气在脉中,是血液的重要组成部分,营与血关系密切,可分不可离,故常以“营血”并称。营气主要来自脾胃运化的水谷精微,由水谷精微中的精华部分所化生。营气与卫气相对而言,属于阴,故将营气称为“营阴”。

D. 卫气　是行于脉外而具有防御作用的气。因其有护卫人体、避免外邪入侵的作用,故称之为卫气。卫气与营气相对而言,属于阳,故又将卫气称为“卫阳”。卫气主要来自脾胃运化的水谷精微,由水谷精微中的剽悍滑利部分所化生。

(3)血

①血的概念　血,即血液,是循行于脉中的富有营养的红色液态物质,是构成人体和维持人体生命活动的基本物质。脉是血液运行的管道,血液在脉中循环于全身,所以又将脉称为“血府”。

②血的生成　血,主要由营气和津液所组成。营气和津液都来源于脾胃化生的水谷精微,所以说脾胃是气血生化之源。血液的生成过程,是中焦脾胃受纳运化饮食水谷,吸取水谷精微,其中包含化为营气的精专物质和有用的津液,再经脾气的升清上输于心肺,与肺吸入之清气相结合,贯注于脉,在心气的作用下变化而成为红色血液。

③血的运行　血液的正常运行与五脏的生理功能皆相关,血主于心,藏于肝,统于脾,布于肺,根于肾,其与心、肺、肝、脾四脏的关系尤为密切。

心主血脉,心气推动血液在脉中运行全身,发挥其营养滋润作用。心脏、脉管和血液构成了一个相对独立的系统,心气在血液循环中起着主导作用。肺朝百脉,肺主一身之气而司呼吸,肺主宣发肃降,能调节全身气机,辅助心脏,推动和调节血液的运行;尤其是宗气贯心脉以助心行血。脾主统血,全身之血有赖于脾气统摄;脾气健运,气足血旺,则气固摄有力,血行常道。肝主藏血,肝具有贮藏血液、调节血量和防止出血的功能;同时肝主疏泄,调畅气机,对血液的运行也起着重要作用。

④血的功能　血的生理功能主要有以下两个方面。

A. 营养滋润全身　血液具有营养滋润作用。血在脉管中循行于全身,内至脏腑,外达皮肉筋骨,为

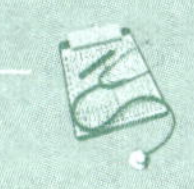

全身各脏腑组织器官的功能活动提供营养,以维持人体正常的生理活动。

B. 神志活动的主要物质基础　血液是神志活动的主要物质基础。血富有营养,能充养脏腑,人的精力充沛、神志清晰、感觉灵敏、思维敏捷,均有赖于血液的充养。

(4)津液

①津液的概念　津液是机体一切正常水液的总称,包括各脏腑组织器官的内在液体及其正常的分泌物,如胃液、肠液、关节液和涕、泪等。津液,是构成人体和维持人体生命活动的基本物质。津液是津和液的总称。津和液虽同属于水液,但两者在性状、分布和功能上有所不同,所以从概念上应加以区别。质地较清稀,流动性较大,布散于体表皮肤、肌肉和孔窍,并能渗注于血脉,起滋润作用的,称为津;质地较稠厚,流动性较小,灌注于骨节、脏腑、脑、髓等组织,起濡养作用的,称为液。

②津液的分类　津液即体液,分为以下 2 种。

A. 承载津液　即血浆、淋巴液、脑脊液、房水、组织液、细胞内液和部分存在于体外的体液,具有承载物质能量的功能。

B. 润滑津液　即浆液、滑液和部分存在于体外的体液,具有减少摩擦和湿润暴露部位的功能。

③津液的生成　津液代谢又称水液代谢,包括津液的生成、输布和排泄,涉及脾、肺、肾等多个脏腑的一系列生理活动,是一个复杂的生理过程。津液来源于饮食水谷,其生成主要与脾、胃、小肠、大肠等脏腑有关。胃受纳腐熟饮食水谷,"游溢精气"而吸收水谷中的部分精微;小肠泌别清浊,小肠主液,吸收大部分的营养物质和水分;大肠主津,大肠吸收食物残渣中的残余水分;胃、小肠、大肠所吸收的水谷精微和水液,输送至脾,经脾运化而为津液,然后通过脾气的转输而布散全身。

④津液的输布　津液的输布主要依靠脾、肺、肾、肝和三焦等脏腑生理功能的综合协调作用来完成。

A. 脾　脾主运化水谷精微,运化水液。通过脾的转输作用,一方面将津液上输于肺,另一方面又可直接将津液向四周布散。

B. 肺　肺主行水,通调水道,为水之上源。肺接受从脾转输而来的津液之后,一方面通过宣发作用将津液输布至人体上部和体表,另一方面通过肃降作用将津液输布至肾和膀胱。

C. 肾　肾主水,对津液输布起着主宰作用,表现在两个方面:一是肾的蒸腾气化作用主宰着整个津液代谢,是胃吸收水谷精微、脾散精、肺通调水道、肝气行津、小肠泌别清浊、三焦通利水道以及津液排泄等各个环节的动力,推动着津液的输布代谢;二是肾脏本身也是参与津液输布的一个重要环节,由肺下输到肾的浊液,在肾的气化作用下,将其中的清者蒸腾后经三焦上输于肺而散布全身,将其浊者化为尿液注入膀胱,排出体外。

D. 肝　肝主疏泄,调畅气机,气行则津行,促进了津液输布的通畅。

E. 三焦　三焦是水液运行的通道,三焦水道通利,津液得以正常输布。

⑤津液的排泄　津液的排泄途径主要有汗液、呼气、尿液和粪便。肺将宣发至体表的津液化为汗液,由汗孔排出体外;肺在呼气时会带走部分水分;肾将水液蒸腾气化生成尿液贮存于膀胱,并排出体外;大肠排出粪便时亦带走一些残余的水分。

⑥津液的功能　津液的生理功能如下。

A. 滋润濡养　津液既具有滋润作用,又有濡养作用。内至脏腑筋骨,外至皮肤毫毛,都有赖于津液的滋养。一般认为,津的质地清稀,其滋润作用明显;液的质地稠厚,其营养作用明显。

B. 化生血液　津液是化生血液的基本成分之一。渗入血脉的津液,具有充养和滑利血脉的作用,而且也是组成血液的基本物质。

C. 调节机体阴阳平衡　在正常情况下,人体阴阳之间处于相对的平衡状态,津液作为阴液的一部分,对调节人体的阴阳平衡起着重要作用。人体根据外界环境的变化,通过津液的自我调节使机体保持正常状态,以适应外界变化。

D. 排泄代谢产物　津液在其自身的代谢过程中,能把机体的代谢产物通过汗、尿等方式不断地排出体外,以维持机体脏腑组织器官正常的生理功能。

(5)气血津液的相互关系

①气与血的相互关系　气属阳,血属阴。气与血之间存在相互依存、相互资生和相互制约的密切关系。气是血液生成和运行的动力,血是气的化生基础和载体。因此气与血的关系,可概括为"气为血之帅,血为气之母"。

A. 气为血之帅　包括以下3个方面。

a. 气能生血　是指气参与并促进血液的生成,是血液生成的动力。在脏腑之气的作用下,从摄入的饮食物转化成水谷精微,从水谷精气转化成营气和津液,从营气和津液转化成赤色的血液,均离不开气化作用。气旺则化生血的功能强健;气虚则化生血的功能减弱,甚则可致血虚。

b. 气能行血　是指血的运行有赖于气的推动。血的运行,主要依靠心气的推动,肺主气助心行血及肝气的疏泄条达。因此,气的正常生理功能的发挥,是血液正常运行的保证,气行则血行,气滞则血瘀。

c. 气能摄血　是指气对血液具有统摄和固摄作用,使血循行于脉中而不致外逸。气能摄血,主要是通过脾统血的功能来实现。若脾气虚,气不摄血,可导致各种出血病证。

B. 血为气之母　包括以下2个方面。

a. 血能载气　是指血为气的载体,气存于血中,依附于血而不致散失,赖血之运载而达全身。

b. 血能养气　是指气的充盛及其生理功能的发挥离不开血液的濡养。

②气与津液的相互关系　气属阳,津液属阴。气与津液的关系,类似于气与血的关系。津液的生成、输布和排泄,有赖于气的升降出入运动和气化、推动、固摄作用;而气在体内的存在及运动变化,既依附于血,也依附于津液。气与津液的关系主要表现在以下4个方面。

A. 气能生津　是指气是津液生成的动力。津液来源于饮食物,饮食水谷经脾胃运化、小肠泌清别浊、大肠主津等一系列气化过程而生成,其中以脾胃之气的作用最为关键。脾胃气旺,则化生津液之力强,人体津液充足;脾胃气虚,化生津液之力弱,则津液不足。

B. 气能行津　是指津液的输布、排泄等代谢活动,有赖于气的生理功能和气的运动。通过脾气的转输,肺气的宣降,肾中精气的蒸腾气化,津液才能输布于全身;津液代谢后转变为汗液、尿液或水汽排出体外,也是通过气化作用完成的。因此,气行则水行,气停则水聚。

C. 气能摄津　是指气的固摄作用控制着津液的分泌和排泄,使体内津液量保持相对恒定,以维持津液的代谢平衡。

D. 津能载气　是指津液是气运行的载体之一。气无形而动,必须依附于有形之津液,才能存在体内。因此,津液的丢失必定导致气的耗损。

【例7】由脾胃运化的水谷之精气与肺从自然界吸入的清气结合而成的是

A. 宗气　　B. 中气　　C. 元气
D. 营气　　E. 卫气(2024)

三、中医四诊

1. 望诊

(1)望神　是指通过观察人体生命活动的整体表现来判断病情的方法。

①方法　望神时医者首先应观察眼睛的明亮度,即目光是明亮有泽还是晦暗无光;其次,应观察眼球的运动度;观察患者思维意识和精神状态是否正常;还应观察患者面部表情等。

②临床表现意义

A. 得神　又称"有神",多见神志清楚,表情自然,言语清晰,反应灵敏,精力充沛,面色明润含蓄,两目灵活明亮,呼吸顺畅,形体壮实,肌肉丰满等。提示正气充盛,脏腑功能未衰,或病情较轻,预后良好。

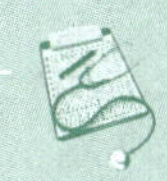

B. 少神　又称“神气不足”，多见精神不振，动作迟缓，少气懒言，思维迟钝，面色少华，两目晦滞，目光乏神等。提示正气已伤，脏腑功能不足，多见于虚证。

C. 失神　临床表现为精神萎靡，神志不清，言语断续低弱，反应迟钝，目睛呆滞或晦暗无光，呼吸气微，甚至目闭口开，手撒尿遗，或搓空理线、循衣摸床等。提示正气大伤，脏腑功能虚衰，预后较差。

D. 假神　是指垂危患者出现的暂时性的某些症状“好转”的假象，如原本精神萎靡，面色晦暗，声低气弱，懒言少食，突然精神转佳，两颊色红如妆，语声清亮，喋喋多言，思食索食等。提示病情恶化，脏腑精气将绝，预后不良。

E. 神乱　指神志意识错乱失常，主要见于癫、狂、痫、郁等病证。

③注意事项　临证望神，除了对上述各种神气的表现进行认真观察以外，还应注意以下事项。

A. 以神会神　患者神的表现往往在无意之时流露最真，故医生在接触患者之初，便要做到静心凝神，仔细观察，以医者之神会病者之神，才能达到“一会即觉”的境界。

B. 神形相参　神为形之主，形为神之舍，望神是对整体生命活动外在表现的把握，故临床望神必须做到神形相参。

C. 审慎真假　假神见于垂危患者，其“好转”的特点是突然“好转”、局部“好转”，所表现的“好转”的假象与整体病情恶化不相符合，一般为时短暂，且病情迅速恶化。

D. 明辨得失　神乱与失神的患者都有神志异常的表现，但临床意义有所不同。失神所见神昏谵语、循衣摸床等，一般出现于全身性疾病的危重阶段，是脏腑功能严重衰败的表现，属病情重笃；神乱之神志错乱的表现多反复发作，缓解时常无“神乱”现象，是疾病某一阶段心神受扰的表现，并不标志着精亏神衰或邪盛神乱，发作时所出现的“神乱”症状仅作为相关疾病诊断的主要依据。

(2)望色　是指通过观察患者皮肤色泽变化以了解病情的方法。

①临床表现及意义　皮肤色泽，是脏腑气血之外荣，因而望色能了解脏腑功能状态和气血盛衰情况。常色即正常面色与肤色，我国健康人面色应是微黄透红，明润光泽，这是人体精充神旺、气血津液充足、脏腑功能正常的表现。病色即由疾病造成的面色及全身肤色变化，包括五色善恶与变化。

A. 青色　主寒、痛、瘀血、惊风。青色属木，为气血运行不畅所致，如寒凝气滞，或瘀血内阻，或筋脉拘急，或因疼痛剧烈，或因热盛动风等均可出现，常见于面部、口唇、爪甲、皮肤等部位。

B. 赤色　主热。赤色属火，多为火热内盛，鼓动气血，充盈脉络所致，常见于面、唇、舌、皮肤等部位。主病有实热、虚热之分。外感温热，可见面赤、发热；实热证可见面赤、高热、口渴、便秘；虚热证常见两颧嫩红或潮红，多发于午后；虚损劳瘵，多见两颧潮红、午后潮热、五心烦热、盗汗等症。

C. 黄色　主湿、虚、黄疸。黄色属土，多为脾失健运，水湿不化，或气血乏源，肌肤失养而致，常见于面部、皮肤及白睛等部位。面色淡黄而晦暗无泽者为萎黄，属脾胃气虚；面目虚浮淡黄者为黄肿，属脾虚湿盛；面目一身俱黄者为黄疸，其中色黄鲜明如橘皮者为阳黄，证属湿热熏蒸，色黄晦暗如烟熏为阴黄，证属寒湿郁阻；小儿生后遍体皆黄，多为胎黄；小儿面色青黄或乍黄乍白可见于疳积。

D. 白色　主虚、寒、失血。白色属金，乃阳气虚衰，血行无力，脉络空虚，气血不荣所致，多表现在颜面、口唇、舌及皮肤、爪甲、眼眦等部位。

E. 黑色　主肾虚、水饮、瘀血、寒湿。黑色属水，为阳虚阴盛，水饮内泛，气血凝滞，经脉肌肤失养而致。

②注意事项

A. 排除非病理因素的影响　气候、昼夜、情绪、饮食等因素，均可在一定程度上影响人体气血运行而使面色发生相应的变化，故临床望色时应注意排除这些非病理因素对面色的影响，以免造成误诊。

B. 注意色与脉症互参分析　临床望面色，常须结合患者的脉象、症状等表现，全面分析判断。

C. 综合判断病色生克顺逆　前人根据五行理论，对病与色不相应时，提出按照五行生克关系以判断其顺逆，可作为临床诊病的参考。其方法是若某脏患病，所见面色为其相生之色，则属顺证；若见相克之色，则属逆证。

(3)望舌 主要是观察舌质与舌苔的变化。正常舌象概括为“淡红舌,薄白苔”,即舌质淡红明润,胖瘦适中,柔软灵活,舌苔薄白均匀,干湿适中。

①望舌的方法 望舌主要是观察舌质与舌苔的变化。

②望舌的临床意义 舌质与舌苔的变化能够客观地反映正气的盛衰、病邪的深浅、邪气的性质、疾病的进退等,还可以判断疾病的转归和预后。

A. 望舌色

淡白舌:舌色较淡红舌浅淡,主虚证、寒证,多为阳气衰弱或气血不足,使血不盈舌而致。

红舌:舌色较淡红舌为深,甚至呈鲜红色,主热证,多为热迫血行,热邪炽盛,舌之血脉充盈所致。

绛舌:舌色深红甚于红舌,主热盛,主瘀。

青紫舌:色淡紫无红者为青舌,舌深绛而暗是紫舌,两者常常并见。

B. 望舌形

老嫩:辨虚实的关键。舌体坚敛苍老,纹理粗糙,为老舌,主实证或热证,多见于热病极期;舌体浮胖娇嫩或边有齿痕,纹理细腻,为嫩舌,主虚证或寒证,多见于疾病后期。

胖瘦:舌体肥大肿胀为胖肿舌,主脾虚湿蕴;舌体瘦小薄瘪为瘦瘪舌,主气血虚或阴虚。

芒刺:舌面有乳头高突如刺,状如草莓,扪之碍手,为芒刺舌,主热盛。

裂纹:舌面有裂沟,深浅不一,常见于舌面的前半部及舌尖两侧,主阴血亏虚。

齿印:舌边有齿痕印称为齿痕舌,常与胖大舌并见,主脾虚、水湿内停。舌质淡红而嫩,边有齿痕,多为脾虚;舌质淡白,苔白湿润而有齿痕,常为寒湿困脾或阳虚水湿内停。

舌疮:以舌边或舌尖为多,形如粟粒,或为溃疡,局部红痛,多因心经热毒壅盛而成;疮不出舌面,红痛较轻,多是肝肾阴虚,虚火上炎所致。

舌下络脉:舌体上翘,舌底两侧络脉,呈青紫色。若粗大迂曲,舌有瘀斑、瘀点,多为血瘀之象。

C. 苔质

厚薄:反映病邪的深浅和重轻。透过舌苔能隐约见到舌质者为薄,不见舌质者为厚。苔薄者多邪气在表,病轻邪浅;苔厚者多邪入脏腑,病较深重。

润燥:反映津液之存亡。舌苔润泽有津,干湿适中,不滑不燥,称为润苔;舌面水分过多,伸舌欲滴,扪之湿滑,称为滑苔;舌苔干燥,扪之无津,甚则舌苔干裂,称为燥苔。

腐腻:主要反映中焦湿浊情况。颗粒粗大,苔厚疏松,状如豆腐渣,边中皆厚,易于刮脱者,称为腐苔,主食积胃肠,痰浊内蕴;颗粒细小,致密而黏,中厚边薄,刮之不脱者,称为腻苔,主湿浊、痰饮、湿温。

D. 苔色

白苔:多主表证、寒证。苔薄白为病邪在表,病情轻浅;苔薄白而滑,主外感风寒;苔白而厚,主湿浊内盛,或寒湿痰饮;苔白滑黏腻多主痰湿;若舌苔白如积粉,舌质红赤,则主湿遏热伏,或瘟疫初起;苔白厚燥裂,可见于湿温病邪热炽盛,暴伤津液。

黄苔:多主里证、热证.黄色越深,热邪越重。

灰黑苔:主里热、里寒之重证。苔色浅黑为灰苔,苔色深灰为黑苔,灰苔与黑苔只是轻重程度之差别,故常并称为灰黑苔。

③望舌的注意事项

A. 光线的影响 望舌以白天充足而柔和的自然光线为佳,如在夜间或暗处,用白色日光灯为好,光线要直接照射到舌面,避免有色光源对舌色的影响。

B. 饮食或药品的影响 饮食及药物的摄入可使舌象发生变化。如进食之后,由于食物的反复摩擦,使舌苔由厚变薄;饮水后,可使干燥舌苔变为湿润。长期服用某些抗生素,可产生黑腻苔或霉腐苔。

C. 口腔对舌象的影响 牙齿残缺,可造成同侧舌苔偏厚;镶牙、牙床不规整,可以使舌边留有齿痕;睡觉时张口呼吸,可以使舌苔增厚、干燥等。

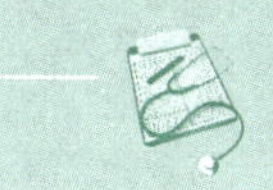

D. 伸舌姿势的影响　伸舌时舌体蜷缩，或过分用力，或伸舌时间过长，会影响舌体血液运行而引起舌色改变，或导致舌苔紧凑变样，或舌苔干湿度发生变化。

【例 8】脾虚患者的常见面色为

A. 赤色　B. 黄色　C. 黑色
D. 白色　E. 青色(2024)

【例 9】舌淡胖大而润，舌边有齿痕，多由于

A. 痰浊内蕴　B. 肺阴不足　C. 心血不足
D. 阴虚火旺　E. 阳虚水湿内停(2024)

2. 闻诊

(1)听声音的临床表现及意义

①呼吸　喘指呼吸急促，甚则鼻翼扇动，张口抬肩，难以平卧。喘有虚实之分，实喘者，发作较急，胸满声高气粗，呼出为快，多为病邪壅塞肺气；虚喘者，来势较缓，气怯声低，吸少呼多，气不得续，吸入为快，动则喘甚，为肾虚不纳气或肺气虚衰。哮指呼吸时喉中有哮鸣音，时发时止，反复难愈。多因痰饮内伏，复感外邪所诱发，临床有冷哮、热哮之别。

②咳嗽　有声无痰为咳，有痰无声为嗽，有痰有声为咳嗽。暴咳声哑为肺实；咳声低弱而少气，或久咳音哑，多为虚证；外感病多咳声重浊；小儿咳嗽阵发，连声不绝，终止时作鹭鸶叫声，为百日咳；小儿咳声嘶哑，如犬吠，可见于白喉。

③呕吐　胃气上逆，有声有物自口而出为呕吐，有声无物为干呕，有物无声为吐。虚证或寒证，呕吐来势徐缓，呕声低微无力；实证或热证，呕吐来势较猛，呕声响亮有力。

④嗳气　是气从胃中向上，出于咽喉而发出的声音。饮食之后，偶有嗳气，并非病态。若嗳出酸腐气味，兼见胸脘胀满者，是宿食不消，胃脘气滞。嗳气响亮，频频发作，得嗳气与矢气则脘腹宽舒，属肝气犯胃，常随情绪变化而嗳气减轻或增剧。嗳气低沉，无酸腐气味，纳谷不香，为脾胃虚弱，多见于久病或老人。寒气客于胃，以致胃气上逆而为噫；汗、吐、下后，胃气不和，亦致噫气不除。

(2)嗅气味的临床表现及意义

①口气　酸馊者是胃有宿食；臭秽者多属胃热；腐臭者，可为牙疳或内痈。

②二便气味　大便酸臭为肠有积热，大便溏薄味腥为脾胃虚寒，矢气奇臭为宿食积滞。小便臊臭黄赤多为湿热，小便清长色白无臭为虚寒。

③经带气味　带下色黄臭秽多为湿热，带下清稀腥臊多为寒湿。

一般而言，各种排泄物与分泌物，凡有恶臭者多属实证、热证，凡带腥味者多属虚证、寒证。

【例 10】以下符合“咳声重浊”描述的是

A. 咳声不扬　B. 咳声低微　C. 寒痰湿浊停聚于肺
D. 痰湿阻肺　E. 咳声如犬吠，伴声音嘶哑，吸气困难(2024)

3. 问诊内容及临床意义

(1)寒热　问寒热是指询问病人有无怕冷或发热的感觉。

①恶寒发热　指恶寒与发热同时出现，多为外感病的初期，是表证的特征。若恶寒重、发热轻，为外感风寒的特征；发热重、恶寒轻，为外感风热的特征；发热轻而恶风，多属外感风邪，伤风表证。

②但寒不热　指患者只感寒冷而不发热，为里寒证。新病畏寒，多为寒邪直中；久病畏寒，多为阳气虚衰。

③但热不寒　指患者只发热而无怕冷之感，为里热证。高热不退为壮热，多因里热炽盛；定时发热，或定时热甚为潮热，其中日晡潮热者，多为阳明腑实证；午后潮热，入夜加重，或骨蒸痨热者，多为阴虚；午后热盛，身热不扬者，可见于湿温病；身热夜甚者，也可见温热病热入营血。

④寒热往来　指恶寒与发热交替而发，是正邪交争于半表半里，互为进退之象，见于少阳证和疟疾。

(2)汗　汗液是阳气蒸化津液出于腠理而成。问汗可辨邪正盛衰、腠理疏密和气血盈亏。

①表证辨汗　表证无汗为表实,多为外感风寒;表证有汗为表虚或表热证。

②里证辨汗　汗出不已,动则加重者为自汗,多因阳气虚损,卫阳不固;睡时汗出,醒则汗止者为盗汗,多属阴虚内热;身大热而大汗出,多为里热炽盛,迫津外泄;汗热味咸而黏,脉细数无力,多为亡阴之证;汗凉味淡清稀,脉微欲绝者,多为亡阳之证;先恶寒战栗,继而全身大汗者为战汗,多见于急性热病正邪剧烈交争,为疾病之转折点,若汗出热退,脉静身凉为邪去正复之吉兆,而汗出身热,烦躁不安,脉来急促为邪盛正衰之危候。

③局部辨汗　头汗可因阳热或湿热;额部汗出,脉微欲绝,为元阳离散,虚阳浮越之危象;半身汗出者,多无汗部位为病侧,多因风痰、瘀血或风湿阻滞、营卫不和或中风偏枯;手足心汗出甚者,多因脾胃湿热,或阴经郁热而致。

(3)疼痛　疼痛有虚实之分。一般而言,新病剧痛属实,久病痛缓属虚。

导致疼痛的病因病机不同,即所谓"不荣则痛"和"不通则痛",可使疼痛的性质及特点各异。疼痛伴有胀感者为胀痛,为气滞所致,如见于胸胁为肝郁气滞,头目胀痛为肝阳上亢或肝火上炎;痛如针刺刀割者为刺痛,为瘀血所致;绞痛者,或为有形实邪阻滞气机,或为阴寒之邪凝滞气机;隐痛者,多为精血亏虚,或阳虚有寒;重痛者,常为湿邪困阻,气机不畅所致;酸痛见于肢体多为湿阻,见于腰膝多属肾虚;冷痛者,常因寒邪阻络或阳虚所致;灼痛者,多因邪热亢盛。痛处走窜,病位游走不定,为窜痛,或为气滞,或为风胜;痛处固定者,发于胸胁脘腹多为血瘀,见于关节的为痹证。

(4)头身胸腹　头身胸腹的临床常见症,对疾病的诊断与治疗,均有一定的意义。

①头晕　头晕,即指头脑晕眩,轻者闭目即止,重者感觉景物旋转、站立不稳,甚者晕倒的症状。

②胸闷　是指胸部痞塞满闷不适。病理常与心、肺等脏相关。

③心悸　是指患者经常自觉心跳、心慌、悸动不安,甚至不能自主,多是心神或心脏病的反映。

④胁胀　胁的一侧或两侧有胀满不舒的感觉,称为胁胀。由于肝胆居于右胁,其经脉均分布于两胁,故胁胀多见于肝胆病变。如胁胀易怒,多为情志不舒,肝气郁结;胁胀口苦,舌苔黄腻,多属肝胆湿热。

⑤脘痞　指胃脘部痞塞满闷不适,甚者或见脘胀,多属胃肠或脾胃的病变。若见患者胃脘痞满、嗳腐吞酸,多为饮食积滞所致;若见胃脘痞满、食少、便溏,多属脾胃虚弱所致。若见胃脘痞满、纳呆呕恶、苔腻,多为脾为湿困所致。

(5)耳目

①耳鸣　暴鸣渐大,或耳鸣如潮,按之尤甚属实,为肝胆火盛,上扰清窍所致。鸣声渐小,或耳鸣如蝉,按之减轻属虚,多因肝肾阴虚或肾虚精亏所致。

②耳聋　突发耳聋,多为肝胆火逆所致,属实证。耳渐聋者,多见于久病、重病,为肾虚所致,属虚证。

③重听　即听力减退,听音不清。可由风邪上袭,或痰浊上蒙所致。

④目痒　痒甚者,多属实证,常因肝经风火上扰所致。目微痒者,多属虚证,常因血虚目失濡养所致。

⑤目痛　指眼目疼痛,可单目,也可双目。一般痛剧者,多属实证;痛微者,多属虚证。

⑥目眩　风火上扰清窍或痰湿上蒙清窍所致者属实,多兼有面赤、头胀、头痛、头重等邪壅于上的症状。

(6)睡眠　以不易入睡或睡而不酣,易于惊醒或醒后难眠,甚至彻夜不眠者为失眠,为阳不入阴,神不守舍所致。虚者或为心血不足,心神失养,或为阴虚火旺,内扰心神;实证可由邪气内扰,或气机失调,或痰热食滞等所致。时时欲睡,眠而不醒,精神不振,头沉困倦者为嗜睡,实证多为痰湿内盛,困阻清阳,虚证多为阳虚阴盛或气血不足。

(7)饮食与口味　要问食欲好坏,食量多少,有无口渴,饮水多少,冷热喜恶,口味偏嗜,以及异常口味等情况,以判断胃气有无及脏腑虚实寒热。

(8)口渴与饮水　口渴可见于津液已伤,或水湿内停,津气不运。渴喜冷饮为热盛伤津;喜热饮,饮水不多或水入即吐者,可见于痰饮水湿内停,或阳气虚弱;口干但欲漱水不欲咽者,多为瘀血之象。

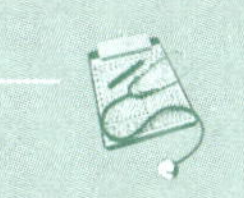

(9)二便　主要是询问二便次数、量、性状、颜色、气味以及便时有无疼痛、出血等症状,以了解脾胃、大肠的寒热虚实和肺、脾、肾及膀胱情况。

(10)经带　主要了解初潮、末次月经、绝经年龄、月经周期、行经天数、经量、经色、经质以及有无痛经、闭经等情况。

【例 11】有形实邪阻滞气机所致的疼痛是

A. 绞痛　　B. 胀痛　　C. 隐痛

D. 刺痛　　E. 灼痛(2024)

4. 切诊

(1)诊脉的部位与方法　脉诊常用"寸口诊法"。部位在手腕部的寸口,此处为手太阴肺经的原穴所在,是脉之大会,脏腑的生理和病理变化均能在这里有所反映。寸口脉分为寸、关、尺三部,通常以腕后高骨处(桡骨茎突)为标记,其内侧为关,关前(腕侧)为寸,关后(肘侧)为尺。其临床意义大致为左手寸候心、关候肝胆,右手寸候肺、关候脾胃,两手尺脉候肾。

(2)常见脉象及其临床意义

脉名	脉象	主病
浮脉	轻取即得,重按反减	表证,虚证
沉脉	轻取不应,重按始得	里证
迟脉	脉来缓慢,一息不足四至	寒证
数脉	脉来急促,一息脉来五至以上	热证
虚脉	举之无力,按之空虚,应指软弱	虚证
实脉	脉来坚实,三部有力,来去俱盛	实证
滑脉	往来流利,如珠走盘,应指圆滑	痰饮、食积、实热
洪脉	脉形宽大,状如波涛,来盛去衰	气分热盛

【例 12】主痰饮、食积的脉象是

A. 浮脉　　B. 细脉　　C. 滑脉

D. 迟脉　　E. 洪脉(2024)

(3)诊脉的注意事项

①保持环境安静　诊脉时应注意诊室环境安静,避免因环境嘈杂对医生和患者的干扰。

②注意静心凝神　医生诊脉时应安神定志,集中注意力认真体察脉象,最好不要同时进行问诊,以避免医生分散精力;患者必须平心静气,如果急走远行或情绪激动时,应让其休息片刻,待其平静后方可诊脉,避免由于活动及情绪波动引起脉象变化。

③选择正确体位　诊脉时避免让患者坐得太低或太高,以保证手与心脏在同一水平;不宜佩戴手表或其他首饰诊脉;肩、手臂不宜持包,也不要将一手搭在另一手上诊脉,以避免脉管受到压迫。

▶▶常考点　2024 年新增内容。

参考答案——详细解答见《2025 国家临床执业及助理医师资格考试历年考点精析(上、下册)》

1. ABCDE　2. ABCDE　3. ABCDE　4. ABCDE　5. ABCDE　6. ABCDE　7. ABCDE
8. ABCDE　9. ABCDE　10. ABCDE　11. ABCDE　12. ABCDE